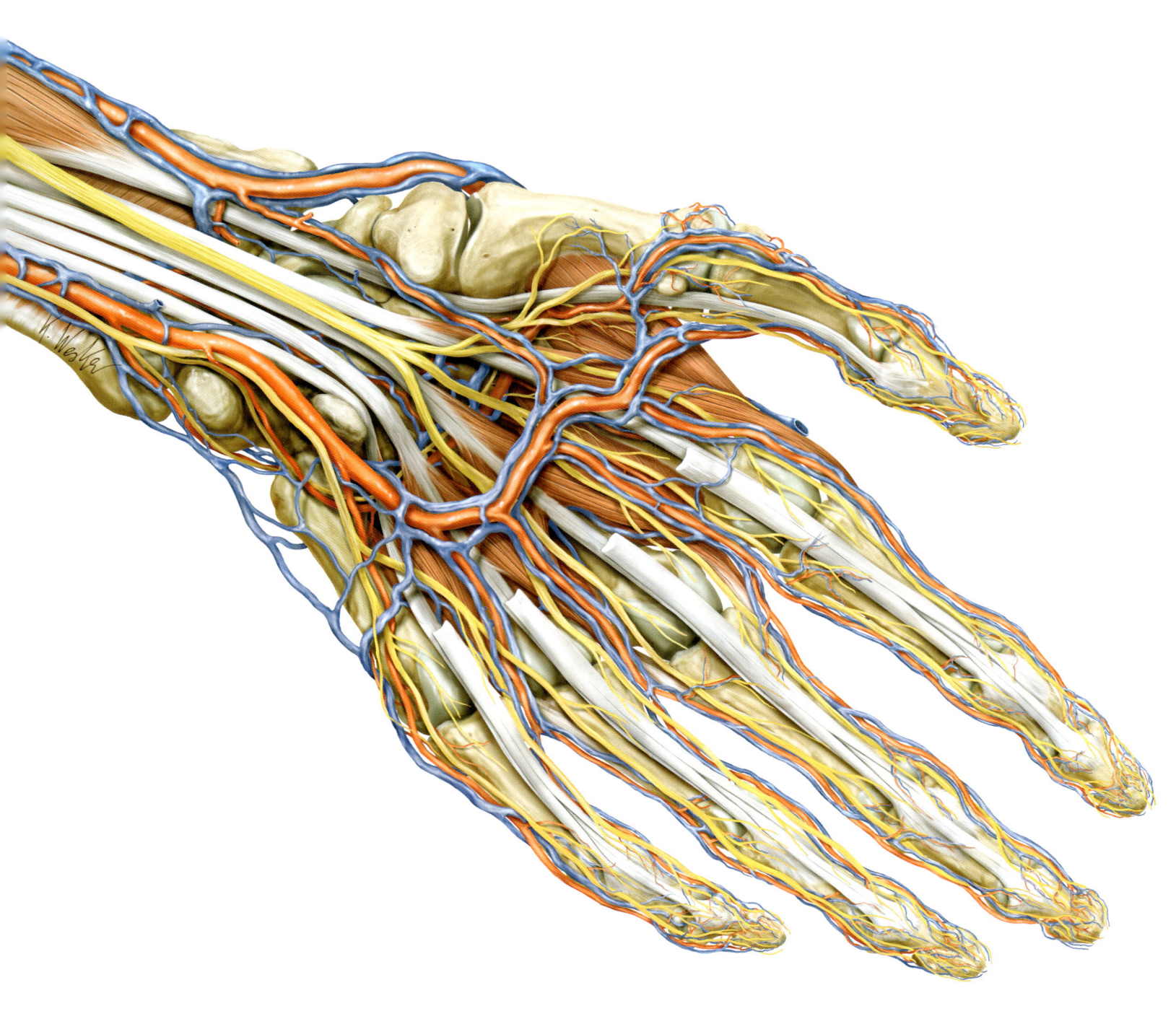

Allgemeine Anatomie und Bewegungssystem

PROMETHEUS

LernAtlas der Anatomie

Michael Schünke
Erik Schulte
Udo Schumacher

Illustrationen von
Markus Voll
Karl Wesker

6., vollständig überarbeitete und erweiterte Auflage

Georg Thieme Verlag
Stuttgart · New York

プロメテウス解剖学アトラス

解剖学総論／運動器系
第4版

監訳

坂井 建雄　順天堂大学保健医療学部　特任教授
松村 讓兒　杏林大学医学部　客員教授

訳（五十音順）

足立 和隆　SBC東京医療大学　客員教授
石田 肇　オリブ山病院　病院長補佐
伊藤 恒敏　東北大学　名誉教授
坂井 建雄　順天堂大学保健医療学部　特任教授
佐藤 康二　浜松医科大学医学部　教授
杉本 哲夫　関西医科大学　名誉教授
人見 次郎　岩手医科大学　名誉教授
松村 讓兒　杏林大学医学部　客員教授
由利 和也　高知大学　名誉教授
横山 尚彦　京都府立医科大学　名誉教授

医学書院

著者
Professor
Dr. med. Dr. rer. nat. Michael Schünke
Anatomisches Institut der
Christian-Albrechts-Universität zu Kiel
Otto-Hahn-Platz 8
24118 Kiel

Professor
Dr. med. Erik Schulte
Universitätsmedizin der
Johannes Gutenberg-Universität Mainz
Institut für Funktionelle und Klinische Anatomie
Johann-Joachim-Becher-Weg 13
55128 Mainz

Professor
Dr. med. Udo Schumacher, FRCPath, FSB, DSc
MSB Medical School Berlin
Hochschule für Gesundheit und Medizin
Rüdesheimer Straße 50
14197 Berlin

イラスト
Markus Voll, München（Homepage：www.markus-voll.de）
Karl Wesker, Berlin（Homepage：www.karlwesker.de）

Original title:
Prometheus, LernAtlas der Anatomie, Volume 1：Allgemeine Anatomie und Bewegungssystem, 6th edition,
by Michael Schünke, Erik Schulte, Udo Schumacher, with illustrations by Markus Voll and Karl H. Wesker.
Copyright © 2022 of the original German language edition by Georg Thieme Verlag KG, Stuttgart, Germany
© Fourth Japanese edition 2025 by Igaku-Shoin Ltd., Tokyo
Printed and bound in Japan

注意

医学は常に発展途上にあって進歩し続けている科学分野です．人類の医学知識はたゆまぬ研究と臨床経験によって現在も成長を続けており，とくに治療や薬物療法にしては，その質・量ともに日々高まっています．本書で採用した用量や投薬方法の記述に関しては，編著者および発行者ともに，製作時点での水準に照らして最新の内容となるように最大限の配慮を施しています．

しかしながら，各種薬剤の用量や投薬方法に関する記載は，臨床上の投薬や用量に対して保証や責任を負うものではありません．服用あるいは投薬する際には，薬剤に添付されている使用上の注意を読んで注意深く検討する必要があります．また，服用量や服用スケジュールに関する本書と添付文書との相違に関しては，必要に応じて医師や専門家にお問い合わせください．このような対応は，使用頻度の少ない薬剤や新規に導入された医薬品でとくに大切で，服用量や服用スケジュールについては，使用者が自己責任のもとに設定しなければなりません．

プロメテウス解剖学アトラス　解剖学総論／運動器系

発　行　2007年1月15日　第1版第1刷
　　　　2009年6月15日　第1版第3刷
　　　　2011年3月1日　第2版第1刷
　　　　2015年11月1日　第2版第4刷
　　　　2017年1月1日　第3版第1刷
　　　　2023年11月1日　第3版第7刷
　　　　2025年2月15日　第4版第1刷

監訳者　坂井建雄・松村讓兒
発行者　株式会社　医学書院
　　　　代表取締役　金原　俊
　　　　〒113-8719　東京都文京区本郷1-28-23
　　　　電話　03-3817-5600（社内案内）
印刷・製本　横山印刷

本書の複製権・翻訳権・上映権・譲渡権・貸与権・公衆送信権（送信可能化権を含む）は株式会社医学書院が保有します．

ISBN978-4-260-05630-4

本書を無断で複製する行為（複写，スキャン，デジタルデータ化など）は，「私的使用のための複製」など著作権法上の限られた例外を除き禁じられています．大学，病院，診療所，企業などにおいて，業務上使用する目的（診療，研究活動を含む）で上記の行為を行うことは，その使用範囲が内部的であっても，私的使用には該当せず，違法です．また私的使用に該当する場合であっても，代行業者等の第三者に依頼して上記の行為を行うことは違法となります．

JCOPY　〈出版者著作権管理機構　委託出版物〉
本書の無断複製は著作権法上での例外を除き禁じられています．複製される場合は，そのつど事前に，出版者著作権管理機構（電話 03-5244-5088，FAX 03-5244-5089，info@jcopy.or.jp）の許諾を得てください．

＊「プロメテウス／PROMETHEUS／プロメテウス解剖学」は株式会社医学書院の登録商標です．

第4版 訳者序

『プロメテウス解剖学アトラス　解剖学総論／運動器系　第4版』をここにお届けする．原書の初版全3巻は，ドイツ語原書として2004年から2006年にかけて出版され，熟練した画家の筆による精緻な原画の数々にコンピューターによる画像処理を駆使して実現した，実在感と清潔感を合わせもつ高品質の解剖図は，世界中に大きな衝撃を与えた．日本語版としては2007年から2009年にかけて出版され，わが国の読者に広く迎えられたことは，訳者の大きな喜びとするところである．

『プロメテウス解剖学アトラス』の中で本書は第1巻にあたり，四肢を中心として運動器に重点をおいたこれまでにない解剖学書として，注目を集めている．さらに内容においても，単に運動器の解剖を記述と図解により提示するだけでなく，運動機能に関する解説がきわめて充実している．医学生および臨床医だけでなく，理学療法士・作業療法士などリハビリテーションに携わる医療職の人たちからも大きな関心を集め，教科書や参考書として広く利用していただいている．

すぐれた解剖図は解剖学書の生命線であり，まさに解剖図の革新が新しい解剖学書を作り出してきたと言える．近代解剖学の出発点と目されるヴェサリウスの『ファブリカ』は，精緻な芸術的な木版画により生命を与えられ，17世紀から18世紀にかけての銅版画による繊細な表現は，ビドローやアルビヌスによる傑出した解剖図譜を生み出してきた．19世紀の木口木版画によりもたらされた解剖図と本文を一体化した編集は，解剖学書に新たな生命を吹き込み，20世紀の写真製版の技術は，解剖図の新たな表現に無限ともいえる可能性を生み出してきた．『プロメテウス解剖学アトラス』の解剖図は，人間の手で描かれたものでありながら，人工のわざとらしさを感じさせない，まさに人智を尽くして自然を再現した21世紀という時代が生み出した解剖図の最高傑作である．

原書の第2版は2007年から2009年に出版され，日本語訳第2版が2011年から2015年に出版された．原書第3版（2011年，2012年）に続く原書第4版（2014年，2015年）が，日本語訳第3版として2017年から2020年に出版された．原書第5版（2018年）に続く原書第6版が2022年に出版され，本書日本語訳第4版はその翻訳である．第1巻については，初版で542頁であったものが，第2版では大きく内容を増やして599頁になり，第3版では612頁になり，今回の第4版ではさらに充実して624頁へと大幅に増補されている．運動器の機能解剖学と臨床解剖学における近年の目覚ましい研究の進歩を取り込むとともに，医学生に必要な事項を読者にわかりやすい形で提供するというコンセプトはさらに強化されている．『プロメテウス解剖学アトラス』は，これまでの解剖学書にないすぐれた特徴を有している．見開き構成の中で視認性に優れた解剖図と文字情報を伝えるテキストをバランスよく有機的に配置すること，系統解剖学や臨床解剖学といった伝統的な枠組みに依拠せず学習内容の重要度に応じて内容を選択したことなど，まさに新しい視点からの解剖学が実現されている．第4版においてもこれらの特徴をよりよく生かす改訂がなされている．

本書「解剖学総論／運動器系」の翻訳にあたっては，初版ではドイツ語版の他に英語版を参照することができた．これは翻訳を効率的に行うにあたっては有利な事情であったが，ドイツ語版と英語版の食い違いも少なからずあり，ドイツ系の解剖学と英語系の解剖学が異なる伝統を有することも，改めて知らされることとなった．第2版以降では対応する最新の英語版が刊行されていないために，もっぱらドイツ語版に依拠することとなった．翻訳にあたっては，ドイツ語の専門家の協力を得て改訂部分について重点的に各訳者が訳稿を作成し，最終的な確認と調整を監訳者が行った．訳語については，原則として日本解剖学会監修『解剖学用語　改訂13版』に準じるとともに，初版から第3版までとの整合性を可能な限り重視した．日本語訳にあたっては瑕疵のないように最善の努力をしたつもりではあるが，至らぬところは監訳者の責である．

訳者を代表して　坂井建雄，松村讓兒
2024年11月1日

初版 訳者序

　ここに日本語訳をお届けする『プロメテウス解剖学アトラス』は，ドイツが培った肉眼解剖学の伝統と，21世紀のコンピューター技術を融合させた，解剖学の歴史の新しい1ページを開く解剖学書である．アトラスと銘打っているが，単なる解剖図譜ではない．また記述を中心に据えた教科書でもない．視認性に優れた解剖図と文字情報を伝えるテキストの特性を生かし，両者をバランスよく配置して有機的に組み合わせた，統合型の解剖学書である．しかもこれまでの系統解剖学や臨床解剖学といった伝統的な枠組みを網羅的に踏襲するのではなく，医学生の学習に必要な事項を，重要度に基づいて吟味して選択し，新しい魅力的な解剖学の枠組みを実現している．解剖図もそれに合わせて新たな構想の下に描かれ，さらに画家の優れた感性と技量に加えて，コンピューターによる画像処理を用いて，これまでにない高品質のものを実現している．

　ヴェサリウスの『ファブリカ』以来，解剖学書の歴史は，解剖図と本文を用いて複雑な人体構造をいかに表現するか，絶えざる発展の歴史であった．ヴェサリウス以降の解剖学と周辺分野における研究で深まった人体構造の理解，それに合わせた解剖学用語の整備，さらに木版画から銅版画を経て，19世紀のリトグラフ，20世紀の写真製版へと続く印刷技術の進歩，こういったすべての進歩を取り込んで，解剖学書も進化し続けてきた．目の前に見るこの新しい1冊の解剖学書に，450年余の歴史と現代の科学技術が，凝縮されている感がある．本書を手にとりページをめくると，整理された大量の情報が気持ちよく流れ込んでくる．必要な情報を求めてインターネットでホームページを探していくような快適感がある．

　本書は，全3巻構成のドイツ語版原書として2004年から2006年にかけて出版されたうちの第1巻である．現在，英語版のほかに，日本語，フランス語，スペイン語，ポルトガル語，イタリア語，オランダ語，トルコ語，インディア語での翻訳出版が始められている．またドイツ語版の第1巻が，「2004年 ドイツの最も美しい本」（ドイツ・エディトリアルデザイン財団）に選ばれ，英語版の第1巻がBenjamin Franklin Award 2006を受賞するなど，出版界でも広く注目を集めている．

　日本語版の第1巻である本書「解剖学総論／運動器系」は，運動機能に関する解説がとくに優れている．医学生および臨床医だけでなく，理学療法士・作業療法士などリハビリテーションに携わる医療職の人たちにも大いに役立つだろう．これに続いて，「頸部／胸部／腹部・骨盤」（第2巻）と「頭部／神経解剖」（第3巻）が順次発行される予定である．

　本書「解剖学総論／運動器系」の翻訳にあたっては，坂井と松村が全体に目を通しながら監訳を担当し，実力と実績のある方々に翻訳の分担をお願いした．翻訳のテキストとしてはドイツ語版を用い，必要に応じて英語版も参照した．訳語については，原則として日本解剖学会「日本語による解剖学用語」および日本解剖学会編『解剖学用語 改訂12版』に準じた．日本語訳にあたっては瑕疵がないように細心の注意をしたつもりではあるが，至らぬところは監訳者の責である．

　わが国における解剖学教育では，長年の献体の活動により十分な解剖体を得て，世界的にも類を見ない充実した人体解剖実習が実現されている．とはいえこの10年ほどの間に，医学教育を取り巻く環境が大きく変化し，基礎医学の教育においても，膨大な知識の習得を効率よく達成することが求められている．解剖学においてはさらに，医学全般の基礎として人体の構造について十分に理解を深め，解剖という行為を通して人体を扱う責務の重さを体験し，医療においてなくてはならない他者への愛を涵養するという，全人的な教育を心がけている．優れた教材の開発は，教育の困難と負担とを軽減し，より充実した解剖学教育を行うのに不可欠なものである．本書『プロメテウス解剖学アトラス』が，多くの学生たちに行き渡り，よりよい医療者となるべくその基礎を築いてくれることを願う由縁である．

訳者を代表して　坂井建雄，松村讓兒
2006年12月14日

なぜプロメテウスか？

プロメテウスは，ギリシャ神話における神々の息子である．自分の姿に似せて人間を作り出したために，神々の父であるゼウスの怒りをかってしまった．しかし伝説によれば，ゼウスは，プロメテウスが人間に火とそれによる知恵を与えたことを不用意だと考えたに違いない —— これはまた別の解釈であるが．

プロメテウスは，ギリシャ語で「先に考える者」を意味する．われわれの新しい解剖学アトラスは，その名前にふさわしいものとするために，新しい道を行かねばならない．すでに本書の構想段階において，この未踏の道への一歩を踏み出していた．その基礎になったのは，Thieme 社によるアンケートと面接調査である．これは学生と講師を対象に，ドイツ語圏および米国で行われた．出発点は，「"理想的な"解剖学アトラスはどのようなものでなければならないか」という設問であった．学生にとって理想的なアトラスというが，その学生はアトラスを使って，きわめて窮屈な時間割の中で解剖学という学科の膨大な情報をこなし，持続する堅固な知識を身につけるための学習をしなければならない．

解剖学の深い知識が，高度な能力を要する医師の診療において不可欠であることは，学習が進むにつれてますます明らかになってくる．そこには，人の体の個人差を知ることも含まれ，これは，後に所見の解釈や手術の際にきわめて重要であり，過誤を防ぐのにも役立つ．したがってプロメテウスでは，過剰な血管や不規則に走行する血管，臓器の位置の異常なども特に考慮する．

著者たちは，まさにこの解剖学 —— とくに肉眼解剖学であるが —— では，学生は他の医学の学科と比べようもないほどの困難に直面し，圧倒的な量の名称と事実を相手にしなければならないことを忘れていない．解剖学は医学の最初に教えられかつ学ばなければならず，この時期のほとんどの学生は有意義な学習技術を十分に身につけていないため，その困難はいっそう大きなものとなる．不可避の重要な事柄とそうでないものを区別することができず，さらには生理学など他の学科との関連を築くこともほとんどできないのである．

こうした背景から，学生にとって優れた設計の「学習環境」を作り上げることが，この解剖学アトラスの構想における第 1 の目標として設定された．優れた学習環境というのは，上述の困難に狙いを定めた配慮がなされ，その構成が同時に学習に役立つということである．この目標設定によって，テーマを綿密に選び出すことが可能になった．「完全網羅」では十分な基準になりえない．むしろ，そのテーマが解剖学の基礎的理解に必要であるか，それとも臨床において意義があるかを吟味した．もちろん，テーマを吟味することは，さらにテーマの重要度に差をつけるのにも役立った．

第 2 の目標は，説明の少ないあるいは説明なしの図を提供することはしない，ということであった．そこで図の情報はすべて，本文と密接に関連づけた．たとえ図がある程度「単純で自明」であったとしても，本文にある図の解説や学科を超える臨床との関連など，学習へのヒントによってさらに理解を深めることができる．そうして読者は，本文の助けによって図の一つひとつに導かれ，複雑な関係についても深い理解に到達する．こうした「単純から複雑へ」の原則が基調となっている．

肉眼解剖学のさまざまな領域（おそらく神経解剖学の一部の所見は例外だが）が，「完結した」分野に相当することは明らかな事実である．内容に関わる真の革新という意味での新知見は，ほとんどないといえる．通常，多くの領域で確立された専門知識は，変化する臨床の要求に照らして，新しい断面を得るに過ぎない．例えば断面解剖学は，80 年以上前から解剖学者に知られていたが，ほとんど用いられなかった．CT や MRI といった現代の画像診断技術によって，巨大なルネサンスがもたらされたが，断面解剖学の深い理解なしにその画像を判断することは到底できない．「新しい」は真に革新的な性格をもつ語であるが，解剖学そのものが新しいのではない．しかし新しくするべきもの —— 時代に適うという意味で —— は，教育的な編集方針とその具体的な方法である．

こうしてこの解剖学アトラスを作成する際の，原則的な方策が確立された．学習テーマを定め，それに図・説明・表から成る学習環境を与える．隣接するテーマで，この本で同様に述べられるものは，参照する．出発点はあくまでも定められた学習テーマであり，図やその基になる標本ではないので，すべての図を新しく構想し作成しなければならず，それのみに 8 年を費やした．その際，標本を原寸大に再現することは重要ではなかった．むしろ，図そのものに教育的に意味があり，解剖学的な所見を学習に役立つように提示することで，複雑な図の内容を学ぶ際の学習者の労力を軽減させるようにした．

われわれがプロメテウスという解剖学アトラスを作る目標は，解剖学という学科を学ぶ際に教育的な手引きとして学生を支援すること，このわくわくするテーマに対する感激をさらに強めること，まったくの初心者には自信を与えて解剖学への啓発的な手引きとすること，上級の学生には信頼できる情報源として，医師には熟知した参考書として役立つことである．

「もしお前が可能なところに達しようと望むなら，不可能を試みねばならぬ」（ラビンドラナート・タゴール）

Michael Schünke, Erik Schulte, Udo Schumacher, Markus Voll, Karl Wesker
Kiel, Mainz, Hamburg, München, Berlin にて
2022 年 8 月

謝 辞

まず，家族にありがとうの言葉を，そして本書を捧げる．

2005年のプロメテウス初版から数多くの指摘と提案を頂戴してきた．ここに，これまでに様々な形でプロメテウスの改善にご援助いただいたすべての方々に心より感謝を申し上げる．次の方々には特に多大な協力を賜った：Dr. rer. nat. Kirsten Hattermann, Dr. med. dent. Runhild Lucius, Prof. Dr. Renate Lüllmann-Rauch, Prof. Dr. Jobst Sievers, Dr. med. dent. Ali Therany, Prof. Dr. Thilo Wedel（以上，Christian-Albrecht 大学 Kiel 解剖学研究所）および Univ.-Prof. Dr. med. Christoph Düber（Mainz 大学医学部），Dr. med. dent. Christian Friedrichs（歯科保存治療および歯内療法専門医，Kiel），Prof. Dr. Reinhart Gossrau（Charite Berlin，解剖学研究所），Prof. Dr. Daniel Haag-Wackernagel（Basel），Dr. med. Johannes-Martin Hahn（Tübingen），Prof. Dr. med. Stefan Müller-Hülsbeck（gGmbH Flensburg DIAKO 病院），Dr. Róbert Késmárszky, MD, Prof. Susanne Klutmann（Hamburg 大学病院），Michael Kriwat（Kiel），Prof. Dr. Paul Peter Lunkenheimer（Westfälische Wilhelms 大学，Münster），Prof. Dr. Janos Mester（Hamburg 大学病院），Priv.-Doz. Dr. Jörg Detlev Moritz（Kiel 放射線科および神経放射線科診療所），Priv.-Doz. Dr. Thomas Müller（Mainz 大学医学部），Priv.-Doz. Dr. med. Dan mon O'Dey（Aachen Luisen 病院），Fußchirurgie Bad Schwartau の足外科医 Dr. Kai-Hinrich Olms, Dr. med. Dipl.-Phys. Daniel Paech（ドイツがん研究センター，Heidelberg），上級医 Dr. Thilo Schwalenberg（Leipzig 大学附属病院 泌尿器科，医長），Dr. med. Hans-Peter Sobotta（Elisabeth 公爵夫人病院 Braunschweig 財団），Prof. Katharina Spanel-Borowski（Leibzig 大学），Dr. Jürgen Specht（Frankfurt 整形外科），Prof. Dr. Christoph Viebahn（Göttingen Georg-August 大学），Dr. med. Imke Weyers（Lübeck 大学）．

特に初版の校正作業に労を費やして下さった生物学士の Gabriele Schünke, Dr. med. Jakob Fay ならびに医学生の Claudia Dücker, Simin Rassouli, Heike Teichmann, Susanne Tippmann および歯学生の Sylvia Zilles に感謝を申し上げる．また，特に図中の語句の校閲にご協力いただいた Dr. Julia Jörns-Kuhnke に感謝を申し上げる．

まさに格別の感謝を，レイアウト担当の Stephanie Gay と Bert Sender に．2人は，わかりやすさを最大限に引き出すために，図と本文を見開きで的確にレイアウトすることによって，この解剖学アトラスを教育的にも視覚的にも良質なものとするのに，多大な貢献をした．

Thieme 社の尽力がなければ，「プロメテウス」は実現しなかっただろう．こうした企画を可能にするのは常に組織ではなく人である．この企画を担当した Thieme 社の方たちには，われわれからとくに感謝せねばならない．「不可能を可能に」したのは，Thieme 社の企画編集担当の Dr. Jürgen Lüthje である．彼は著者と画家の希望を，現実の制約に見事に融合させただけではない．数年にわたる共同作業の間，5人から成るチームを一つの企画に専任させた．企画の目標は，始めからわれわれにもわかっていたが，その規模の傑出した大きさは，仕事を進めてようやくわかってきた．彼の功績は多大なものであり，乗り越えなければならない数々の障害があっても，目標に到達しようという共通の願望を，失うことがなかった．驚くべき忍耐力と，生じた問題を調整する能力は，彼と交わした無数の会話からも明らかである．彼は，われわれの心の底からの率直な感謝に値する．Dr. Jürgen Lüthje が 2018 年に退職して以来，Dr. Jochen Neuberger が大きな熱意をもって「プロメテウス」を引き継ぎ，チームとともに，さらに発展させてきたのである．

Ms. Sabine Bartl は，最良の意味で著者にとっての試金石であった．彼女は —— 医学者ではなく人文学者として —— 本文をすべて読み，図との関係について，医師ではない者（読者の多くは医学において初学者である）にも表現の論理が，実際によくわかるかを吟味した．著者は，専門分野を他の視点から見る必要があることから，やむを得ず思考を飛躍させがちであるが，彼女はそれをただちに発見し，無数の提案をして本文の改訂を支援した．彼女の示唆を基に，テーマを改訂し新しく作り上げた．彼女に感謝しなければならないのは，著者だけではない．専門的内容がよくわかるようになったことにより，読者もまた，彼女の教育的な才能による恩恵を受けているのである．

Thieme 社の教科書出版担当の Mr. Martin Spencker は，初版におけるこの企画の責任者であり，一方では Thieme 社と著者と画家との間の調整の，最終的な裁定者であった．問題と不明点を，型にとらわれず迅速に解決する彼の能力に大いに助けられた．彼が，著者と画家のさまざまな要望に対して公明正大で，あらゆる議論において聡明かつ公正であることにより，この企画は幾度となく弾みをつけられ，オープンで協力的な共同作業の

枠組みが作られた．彼にも大きな感謝をせねばならない．

　Thieme社の担当者たちとの共同作業は，例外なく，どの時点でも気持ちよく好意的なものであった．残念ながら紙面の都合で，「プロメテウス」の完成に何らかの形で加わってくれたすべての人の名前を挙げることはできない．そこでとくに深く関わった人に限ることにする．Antje Bühlは，編集アシスタントとして当初から参加し，縁の下の力持ちとして数多くの仕事をこなしてくれた．たとえばレイアウトを確認するために繰り返し読み，図中の語句の校正を助けた．Yvonne Straßburg，Michael ZepfとLaura Diemandは，本の製作に従事し，すべての人たちを代表して，本書が期日通りに印刷され，製本されるよう手配し，できあがるまでの全体について，製造者としての最善のノウハウをもって関わった．Susanne Tochtermann-WenzelとAnja Jahnは画像に関する技術的な質問に対するサポートをしてくれた．Julia Ferschは「プロメテウス」がeRefでもアクセスできるようにしてくれた．Ms. Almut LeopoldとDr. Wilhelm Kuhnは，すばらしい索引を作ってくれた．Marie-Luise KürschnerとNina Jentschkeは表紙の魅力的なできばえに貢献してくれた．「プロメテウス」のマーケティング，販売，広報活動を担当するすべての人たちを代表して，Dr. Thomas Krimmer，Liesa Arendt，Birgit Carlsen，Stephanie Eilmann，Marion HammとAnne Döblerに感謝する．

著者一同
2022年8月

プロメテウスを作った人たち

　プロメテウスのような「作品」は，関わる人々が密に協力し合うことでのみ生まれるものである．解剖学教授の Michael Schünke，Erik Schulte，Udo Schumacher と，解剖学イラストレーターの Markus Voll，Karl Wesker との間の活発な意見交換があって初めて，本書のような教育的かつ芸術的な総合作品が完成したのである．

　一貫して見開き 2 頁で学習単元を完結させることは，それ自体が非常に挑戦的な試みである．著者は内容を正確に選び，まとめ，図説を付さなければならない．そして，これらの内容がアトラスでどのように表現されるか，どれだけ魅力的で記憶に残るかは，イラストの質に大きく左右される．プロメテウスには現在，約 5,000 点のイラストがある！　これらのイラストを描くために，Markus Voll と Karl Wesker は解剖学イラストレーションの分野で数十年の経験を積み，解剖学コレクションを訪ね，標本を研究し，古今の解剖学の作品を精査してきた．こうした基盤の上にプロメテウスが誕生したのである．

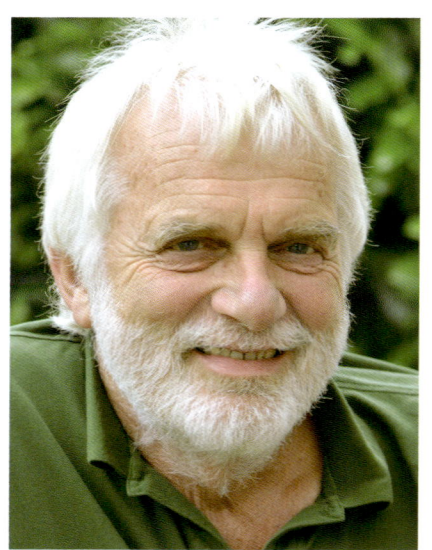

Photo: private

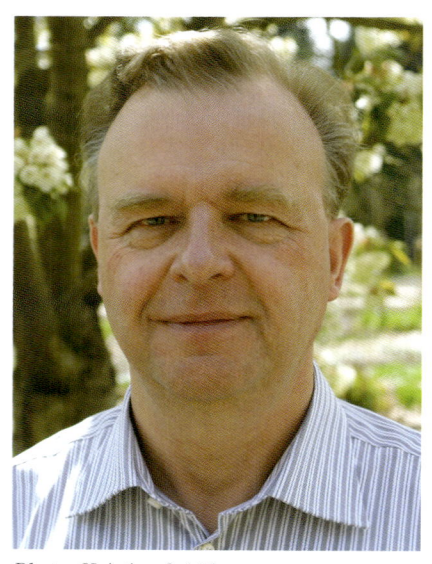

Photo: Kristina Schäfer

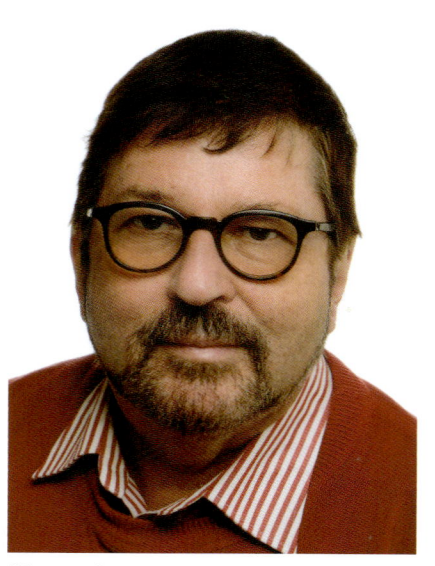

Photo: private

Prof. Dr. med. Dr. rer. nat. Michael Schünke

Kiel 大学解剖学研究所
Tübingen および Kiel で生物学と医学を学ぶ．医学生や理学療法士に対する集中的な教育活動に従事．教科書や翻訳書など多数の著書がある．

Prof. Dr. med. Erik Schulte

Mainz 大学医学部機能および臨床解剖学研究所
Freiburg で医学を学ぶ．医学生に対する集中的な教育活動に従事し，Mainz での優れた教育実績に対する賞を受賞．

Prof. Dr. med. Udo Schumacher

MSB Berlin メディカルスクール
Kiel で医学を学び，Philadelphia の Wistar 解剖学・生物学研究所で 1 年間の留学を経験．医学生，理学療法士，および専門医候補者（FRCS）に対する集中的な教育活動に従事．Southampton での数年間の滞在中に，学際的かつ統合的な教育の経験を積んだ．

本書はあなたを一歩一歩確実に解剖学の世界へ導き，解剖学が後の実践的な活動においてどれほど重要な役割を果たすかを示している．腫瘍切除のための腸の手術，中耳炎の鼓膜穿刺，妊婦の検査など，すべからく解剖学の深い知識が必要である．解剖学をなくして誰も優れた医師にはなれないのである．

プロメテウスも学習すること自体から逃れることはできないが，プロメテウスによってより楽しく知識を身につけることが可能になることを著者とイラストレーターが保証する．

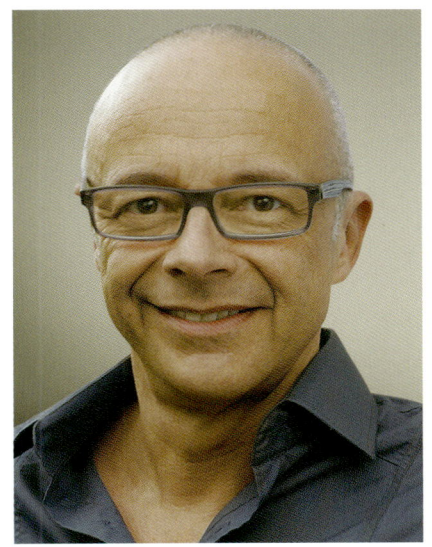

Photo: private

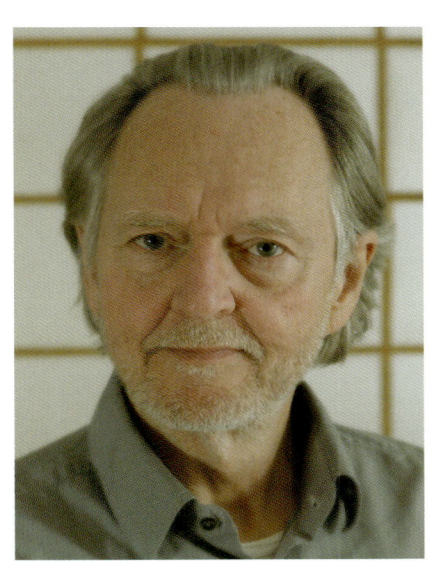

Photo: private

Markus Voll

Münchenで活動するフリーランスのイラストレーターおよびグラフィックデザイナー
München Blochererschule für Gestaltungでグラフィックデザインの教育を受け，München大学（LMU）で医学を学ぶ．数十年にわたり，サイエンスイラストレーターとして多くの書籍プロジェクトに従事．

Karl Wesker

Berlinで活動するフリーランスの画家およびグラフィックデザイナー
エッチング職人およびリトグラファーとしての経験を積み，Münster応用科学大学およびBerlin芸術大学で視覚コミュニケーションを学び，Berlin工科大学で美術学を専攻．数十年にわたり，自由画家およびサイエンスグラフィックデザイナーとして活動し，解剖学の書籍プロジェクトなどに従事．

目 次

A 解剖学総論

1 系統発生と個体発生　　坂井建雄
- 1.1 人体の系統発生 …… 2
- 1.2 ヒトの個体発生：概観，受精，初期発生の段階 …… 4
- 1.3 ヒトの個体発生：原腸形成，神経管形成，体節形成 …… 6
- 1.4 ヒトの個体発生：胎膜と胎盤の発生 …… 8
- 1.5 ヒトにおける鰓弓（咽頭弓）の発生 …… 10
- 1.6 初期胚の循環と大血管の発生 …… 12
- 1.7 骨格系の発生：原始骨格，四肢骨と関節の発生 …… 14
- 1.8 骨の発生と再造形 …… 16
- 1.9 体肢の骨化 …… 18
- 1.10 体肢の発生と位置 …… 20

2 人体の概観　　坂井建雄
- 2.1 人体：比率，体表面積，体重 …… 22
- 2.2 人体の構築 …… 24

3 体表解剖，目印，基準線　　坂井建雄
- 3.1 人体における位置，方向，主要な平面と軸の用語 …… 26
- 3.2 断層撮影における面の位置と基礎用語 …… 28
- 3.3 体表解剖 …… 30
- 3.4 体表輪郭と触知できる骨部分 …… 32
- 3.5 人体の目印と基準線 …… 34
- 3.6 身体の領域（局所解剖学） …… 36
- 3.7 皮膚 …… 38

4 骨，骨の連結　　松村讓兒
- 4.1 全身の骨格と長骨（長管骨）の構造 …… 40
- 4.2 骨の連結：概要と不動結合 …… 42
- 4.3 関節：構成要素（関節内および関節外構造物） …… 44
- 4.4 関節：関節包の構造と硝子軟骨性の関節軟骨 …… 46
- 4.5 股関節症を例とした関節の変性疾患 …… 48
- 4.6 関節力学の基本原理：運動 …… 50
- 4.7 関節力学の基本原理：安定性と力の伝達 …… 52
- 4.8 骨折：分類，治癒，処置 …… 54

5 骨格筋　　松村讓兒
- 5.1 概観：女性 …… 56
- 5.2 概観：男性 …… 58
- 5.3 筋線維の型：羽状筋と非羽状筋 …… 60
- 5.4 骨格筋：構造と機能 …… 62
- 5.5 腱および筋の補助装置 …… 64

6 筋膜　　松村讓兒
- 6.1 筋膜：構造と機能 …… 66
- 6.2 体幹と体腔の筋膜系 …… 68

7 血管　　松村讓兒
- 7.1 ヒトの心臓血管系の概観 …… 70
- 7.2 動脈と静脈の構造 …… 72
- 7.3 毛細血管床（終末血管床） …… 74

8 リンパ系とリンパ節　　松村讓兒
- 8.1 ヒトのリンパ系 …… 76
- 8.2 外分泌腺と内分泌腺 …… 78

9 神経解剖学総論　　松村讓兒
- 9.1 中枢神経系（CNS）の発生 …… 80
- 9.2 神経堤由来の構造と末梢神経系（PNS）の発生 …… 82
- 9.3 神経系の形態と構造 …… 84
- 9.4 神経系の細胞 …… 86
- 9.5 脊髄分節の構造 …… 88
- 9.6 感覚神経支配：概観 …… 90
- 9.7 感覚神経支配：皮膚分節と神経叢の形成原理 …… 92
- 9.8 感覚神経支配：皮膚分節と皮神経の分布域 …… 94
- 9.9 運動神経支配：脊髄の構成と反射 …… 96
- 9.10 運動神経支配：上位（1次）・下位（2次）運動ニューロン …… 98
- 9.11 中枢神経系と末梢神経系の相違点 …… 100
- 9.12 自律神経系 …… 102
- 9.13 末梢神経の損傷 …… 104

目 次

B 体 幹

1　骨，関節，靱帯　　足立和隆
- 1.1　体幹の骨格 …… 108
- 1.2　脊柱 …… 110
- 1.3　脊柱の発生 …… 112
- 1.4　椎骨の構造 …… 114
- 1.5　頸椎 …… 116
- 1.6　胸椎 …… 118
- 1.7　腰椎 …… 120
- 1.8　仙骨と尾骨 …… 122
- 1.9　椎間円板：構造と機能 …… 124
- 1.10　脊柱の靱帯：概観と胸腰部 …… 126
- 1.11　頸椎の靱帯の概観 …… 128
- 1.12　上部頸椎の靱帯（環椎後頭関節と環軸関節）…… 130
- 1.13　脊柱各部における椎間関節，椎間運動要素，可動域 …… 132
- 1.14　頸椎の鉤椎関節 …… 134
- 1.15　腰椎の断面解剖 …… 136
- 1.16　腰椎の退行性変性 …… 138
- 1.17　胸部の骨格 …… 140
- 1.18　胸骨と肋骨 …… 142
- 1.19　肋椎関節と胸郭の運動 …… 144
- 1.20　骨盤 …… 146
- 1.21　骨盤の靱帯と骨盤計測 …… 148
- 1.22　仙腸関節 …… 150

2　筋：機能による区分　　人見次郎
- 2.1　体幹の筋：その起源と作用 …… 152
- 2.2　固有背筋：外側群 …… 154
- 2.3　固有背筋：内側群 …… 156
- 2.4　固有背筋（短い項筋・頭椎関節筋群）と椎前筋群 …… 158
- 2.5　腹壁の筋：側腹筋群（腹斜筋）…… 160
- 2.6　腹壁の筋：前腹筋群，後腹筋群 …… 162
- 2.7　腹壁の筋の機能 …… 164
- 2.8　胸郭の筋：肋間筋，肋下筋，斜角筋，胸横筋 …… 166
- 2.9　胸郭の筋：横隔膜 …… 168
- 2.10　骨盤底の筋：骨盤隔膜，尿生殖隔膜，括約筋，勃起筋 …… 170
- 2.11　二次的に移動してきた体幹筋：棘肋筋，棘上腕筋，胸上腕筋 …… 172

3　筋：局所解剖　　人見次郎
- 3.1　背部の筋と胸腰筋膜 …… 174
- 3.2　固有背筋：外側・内側筋群 …… 176
- 3.3　固有背筋：短い項筋群 …… 178
- 3.4　胸壁の筋と胸内筋膜 …… 180
- 3.5　胸腹境界：横隔膜 …… 182
- 3.6　外側と前面の腹壁筋 …… 184
- 3.7　腹壁と腹直筋鞘の構造 …… 186
- 3.8　骨盤底の筋：会陰域と浅筋膜の概観 …… 188
- 3.9　骨盤底と骨盤の腔隙：女性と男性の対比 …… 190
- 3.10　女性の骨盤底・壁の筋 …… 192
- 3.11　骨盤底の筋：肛門挙筋 …… 194
- 3.12　骨盤底の筋：男性と女性の器官・脈管との関係 …… 196

4　神経と脈管：形態と位置　　杉本哲夫
- 4.1　動脈 …… 198
- 4.2　静脈 …… 200
- 4.3　リンパ管とリンパ節 …… 202
- 4.4　神経 …… 204

5　神経と脈管：局所解剖　　杉本哲夫
- 5.1　体幹の前壁：体表解剖と体表の神経・脈管 …… 206
- 5.2　体幹の後壁：体表解剖と体表の神経・脈管 …… 208
- 5.3　体幹の後壁：後面 …… 210
- 5.4　体幹の後壁：前面 …… 212
- 5.5　体幹の前壁：概観と臨床的に重要な神経と脈管の位置 …… 214
- 5.6　体幹の前壁：女性の乳房の神経，血管，リンパ管 …… 216
- 5.7　体幹の前壁：鼠径管 …… 218
- 5.8　前腹壁の解剖と抵抗減弱部位 …… 220
- 5.9　鼠径・大腿ヘルニア …… 222
- 5.10　鼠径ヘルニアの局所解剖学 …… 224
- 5.11　ヘルニアの診断と治療 …… 226
- 5.12　珍しい外ヘルニア …… 228
- 5.13　外陰部の発生 …… 230
- 5.14　男性の外陰部：精巣下降と精索 …… 232
- 5.15　男性の外陰部：精巣と精巣上体 …… 234
- 5.16　男性の外陰部：陰茎の筋膜と勃起組織 …… 236
- 5.17　男性の外陰部：陰茎の神経と脈管 …… 238
- 5.18　女性の外陰部：概観と会陰切開術 …… 240
- 5.19　女性の外陰部：神経と脈管，勃起組織，勃起協力筋，腟前庭 …… 242
- 5.20　前庭球・陰核器の位置，構造，神経支配 …… 244
- 5.21　女性性器切除と外陰部再建術 …… 246

C 上肢

1 骨，関節，靱帯　　由利和也

1.1	上肢の全体	250
1.2	上肢帯と体幹骨格の関係	252
1.3	上肢帯の骨	254
1.4	上肢の骨：上腕骨	256
1.5	上肢の骨：上腕骨のねじれ	258
1.6	上肢の骨：橈骨と尺骨	260
1.7	上肢の骨：橈骨と尺骨の関節面	262
1.8	上肢の骨：手	264
1.9	上肢の骨：手根骨	266
1.10	橈骨手根移行部および中手部の構造：橈骨遠位端・舟状骨骨折	268
1.11	肩の関節：概観と鎖骨の関節	270
1.12	肩の関節：鎖骨と肩甲胸連結の靱帯	272
1.13	肩の関節：肩関節，関節面，関節包と関節窩	274
1.14	肩関節，関節包を補強する靱帯と腱板疎部	276
1.15	肩の関節：肩峰下腔	278
1.16	肩峰下包と三角筋下包	280
1.17	肩関節鏡視下手術	282
1.18	肩関節の断面解剖（MRI，超音波，X線による解剖）	284
1.19	上肢帯と肩関節の運動	286
1.20	肘関節の全体	288
1.21	肘関節：関節包と靱帯	290
1.22	肘関節の画像	292
1.23	前腕：上・下橈尺関節	294
1.24	肘関節と橈尺関節の運動	296
1.25	手の靱帯	298
1.26	手に内在する靱帯，関節区画および尺骨手根複合体	300
1.27	手根管	302
1.28	指の靱帯	304
1.29	母指の手根中手関節	306
1.30	手関節と指の関節の運動	308

2 筋：機能による区分　　伊藤恒敏

2.1	機能による筋群	310
2.2	上肢帯の筋：僧帽筋，胸鎖乳突筋，肩甲舌骨筋	312
2.3	上肢帯の筋：前鋸筋，鎖骨下筋，小胸筋，肩甲挙筋，大・小菱形筋	314
2.4	上肢帯の筋：回旋筋腱板	316
2.5	上肢帯の筋：三角筋	318
2.6	上肢帯の筋：広背筋と大円筋	320
2.7	上肢帯の筋：大胸筋と烏口腕筋	322
2.8	上腕の筋：上腕二頭筋と上腕筋	324
2.9	上腕の筋：上腕三頭筋と肘筋	326
2.10	前腕の筋：屈筋の浅層と深層	328
2.11	前腕の筋：橈側の筋	330
2.12	前腕の筋：伸筋の浅層と深層	332
2.13	手の筋：母指球筋と小指球筋	334
2.14	手の筋：虫様筋と骨間筋（中手筋）	336
2.15	筋作用の概観：肩関節	338
2.16	筋作用の概観：肘関節	340
2.17	筋作用の概観：手関節	342

3 筋：局所解剖　　伊藤恒敏

3.1	上肢帯と肩関節の後面の筋	344
3.2	肩関節と上腕の後面の筋	346
3.3	上肢帯と肩関節の前面の筋	348
3.4	肩関節と上腕の前面の筋	350
3.5	前腕の前面の筋	352
3.6	前腕の後面の筋	354
3.7	上腕と前腕の横断面	356
3.8	手の腱鞘	358
3.9	指背腱膜	360
3.10	手の筋：浅層	362
3.11	手の筋：中層	364
3.12	手の筋：深層	366

4 神経と脈管：形態と位置　　佐藤康二

4.1	動脈	368
4.2	静脈	370
4.3	リンパ管とリンパ節	372
4.4	腕神経叢：構造	374
4.5	腕神経叢の鎖骨上部	376
4.6	腕神経叢の鎖骨下部：概観と短枝	378
4.7	腕神経叢の鎖骨下部：筋皮神経と腋窩神経	380
4.8	腕神経叢の鎖骨下部：橈骨神経	382
4.9	腕神経叢の鎖骨下部：尺骨神経	384
4.10	腕神経叢の鎖骨下部：正中神経	386

5 神経と脈管：局所解剖　　佐藤康二

5.1	体表解剖と体表の神経・脈管：前面	388
5.2	体表解剖と体表の神経・脈管：後面	390
5.3	肩の周辺：前面	392
5.4	腋窩：前壁	394

5.5	腋窩：後壁	396
5.6	腕神経叢の伝達麻酔：神経ブロックの原理， 刺入部位と施術	398
5.7	上腕前部	400
5.8	肩の周辺：後面と上面	402
5.9	上腕後部	404
5.10	肘，肘窩	406
5.11	前腕前部	408
5.12	前腕後部と手背	410
5.13	手掌：浅部の神経と脈管	412
5.14	手掌：血管	414
5.15	手根管	416
5.16	尺骨神経管（尺骨管）と手根前部	418

D 下肢

1 骨，関節，靱帯　　　石田 肇

1.1	下肢：概観	422
1.2	下肢の解剖学的・力学的な軸	424
1.3	下肢帯の骨	426
1.4	大腿骨：頸体角の重要性	428
1.5	大腿骨頭と大腿骨頸の変形	430
1.6	膝蓋骨	432
1.7	脛骨と腓骨	434
1.8	足の骨，足背面と足底面	436
1.9	足の骨の外側面と内側面：足根の種子骨	438
1.10	股関節：関節を作る骨	440
1.11	股関節の靱帯：大腿骨頭の固定	442
1.12	股関節の靱帯：大腿骨頭の栄養	444
1.13	股関節の断面解剖（MRI，X線による解剖）： 高齢者における典型的疾患（大腿骨頸骨折）	446
1.14	股関節の断面解剖： 股関節内出血の超音波による診断	448
1.15	股関節の運動と力学	450
1.16	股関節の発生	452
1.17	膝関節：関節を作る骨	454
1.18	膝関節：靱帯の概観	456
1.19	膝関節：十字靱帯と側副靱帯	458
1.20	膝関節：関節半月	460
1.21	膝関節：関節包と関節腔	462
1.22	膝関節：可動域測定と関節包靱帯の機能検査	464
1.23	膝関節：前十字靱帯の断裂	466
1.24	膝関節の断面解剖	468
1.25	足の関節：関節を作る骨と関節の概観	470
1.26	足の関節：関節面	472
1.27	足の関節：距腿関節と距骨下方の関節	474
1.28	足の靱帯	476
1.29	足の運動	478
1.30	土踏まずと横足弓	480
1.31	縦足弓	482
1.32	中足趾節関節の種子骨と底側靱帯	484
1.33	母趾の変性疾患：外反母趾，強剛母趾，槌状母趾	486
1.34	足のX線および断面解剖	488
1.35	歩行運動	490

2 筋：機能による区分　　　足立和隆

2.1	下肢の筋：分類	492
2.2	骨盤と殿部の筋：内骨盤筋群	494
2.3	骨盤と殿部の筋：外骨盤筋群	496
2.4	骨盤と殿部の筋：内転筋群	498
2.5	大腿前方筋群：伸筋群	500
2.6	大腿後方筋群：屈筋群	502
2.7	下腿の筋： 前方筋区画と外側筋区画（伸筋群と腓骨筋群）	504
2.8	下腿の筋：後方筋区画（浅層の屈筋群）	506
2.9	下腿の筋：後方筋区画（深層の屈筋群）	508
2.10	足の内在筋： 足背筋群と足底筋群（外側・内側筋区画）	510
2.11	足の内在筋：足底筋群（中央筋区画）	512
2.12	筋作用の概観：股関節	514
2.13	筋作用の概観：膝関節	516
2.14	筋作用の概観：足関節（距腿関節，距骨下方の関節， 横足根関節）	518

3 筋：局所解剖　　　足立和隆

3.1	大腿，骨盤，殿部の筋，内側面と前面	520
3.2	大腿，骨盤，殿部の筋，前面：起始と停止	522
3.3	大腿，骨盤，殿部の筋，外側面と後面	524
3.4	大腿，骨盤，殿部の筋，後面：起始と停止	526
3.5	下腿の筋，外側面と前面：起始と停止	528

3.6	下腿の筋，後面：起始と停止 … 530	5	神経と脈管：局所解剖	横山尚彦
3.7	足の腱鞘と支帯 … 532	5.1	体表解剖と体表の神経・脈管：前面 … 562	
3.8	足の内在筋，足底面：足底腱膜 … 534	5.2	体表解剖と体表の神経・脈管：後面 … 564	
3.9	足の内在筋，足底面 … 536	5.3	大腿前部および大腿三角 … 566	
3.10	足の内在筋，足底面：起始と停止 … 538	5.4	大腿の動脈 … 568	
3.11	大腿，下腿，足の横断面 … 540	5.5	殿部：神経・脈管の概観 … 570	
		5.6	殿部：大・小坐骨孔と坐骨神経 … 572	
4	神経と脈管：形態と位置　横山尚彦	5.7	坐骨肛門窩（坐骨直腸窩） … 574	
4.1	動脈 … 542	5.8	陰部神経管と会陰（尿生殖部と肛門部） … 576	
4.2	静脈 … 544	5.9	大腿後部と膝窩 … 578	
4.3	リンパ管とリンパ節 … 546	5.10	下腿後部と足根管 … 580	
4.4	腰仙骨神経叢の構造 … 548	5.11	足底 … 582	
4.5	腰神経叢：腸骨下腹神経，腸骨鼠径神経，陰部大腿神経，外側大腿皮神経 … 550	5.12	下腿前部と足背：皮神経 … 584	
4.6	腰神経叢：閉鎖神経，大腿神経 … 552	5.13	足背の動脈 … 586	
4.7	仙骨神経叢：上殿神経，下殿神経，後大腿皮神経 … 554			
4.8	仙骨神経叢：坐骨神経（概観，感覚神経の分布）… 556	**付録**		
4.9	仙骨神経叢：坐骨神経（走行，運動神経の分布）… 558	文献 … 591		
4.10	仙骨神経叢：陰部神経，尾骨神経 … 560	索引 … 593		

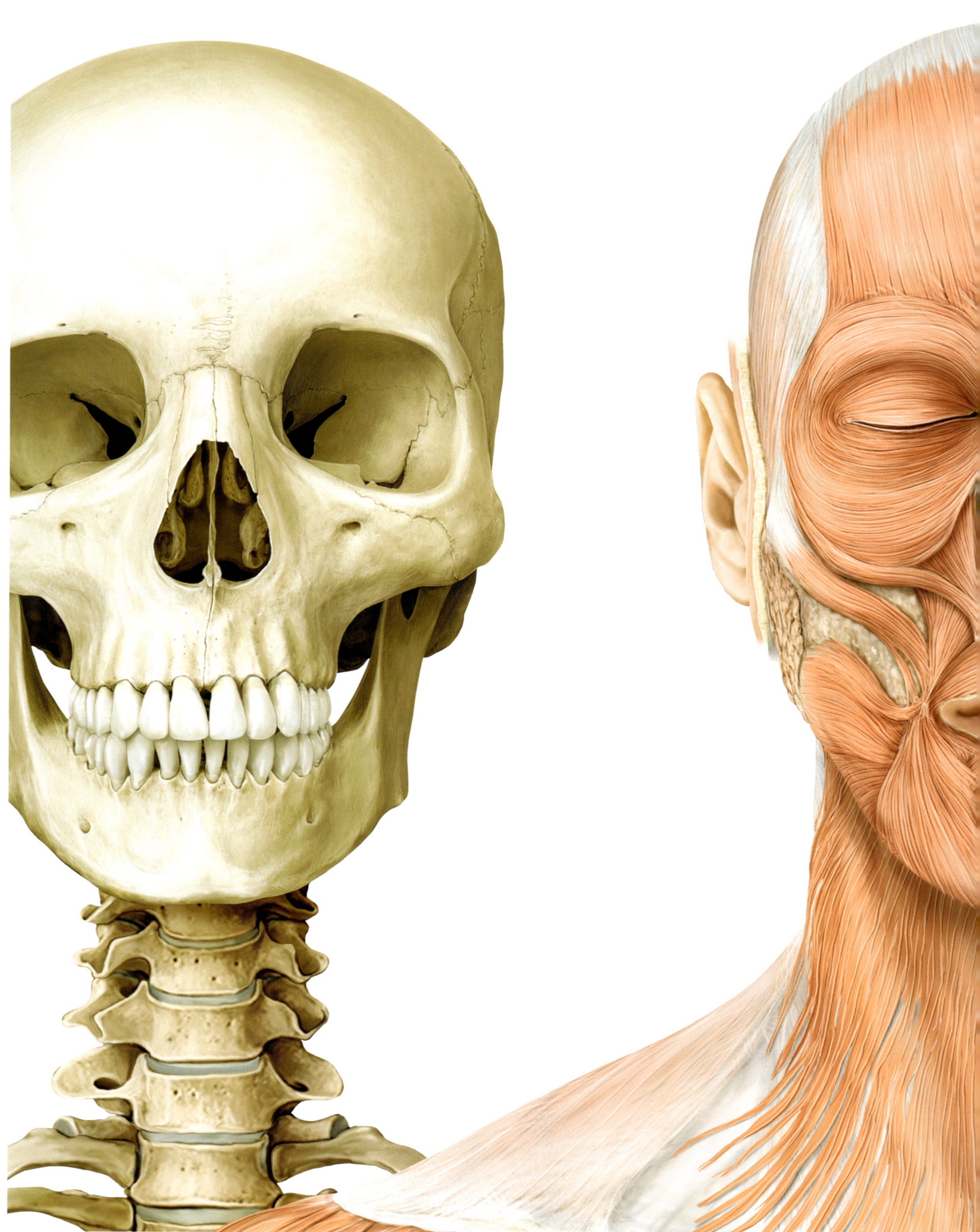

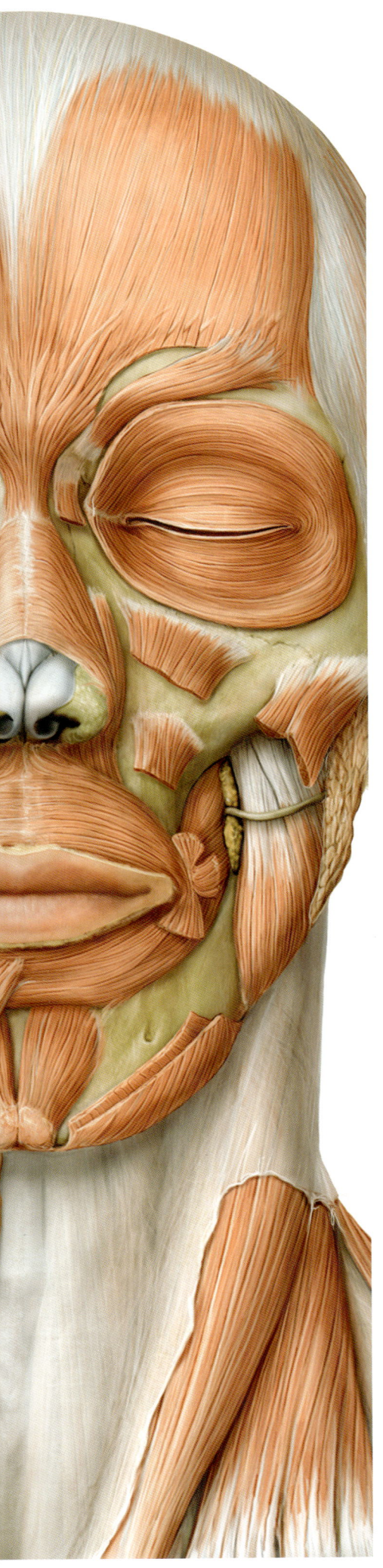

A 解剖学総論
General Anatomy

1 系統発生と個体発生 ……………………………………… 2

2 人体の概観 ………………………………………………… 22

3 体表解剖，目印，基準線 ………………………………… 26

4 骨，骨の連結 ……………………………………………… 40

5 骨格筋 ……………………………………………………… 56

6 筋膜 ………………………………………………………… 66

7 血管 ………………………………………………………… 70

8 リンパ系とリンパ節 ……………………………………… 76

9 神経解剖学総論 …………………………………………… 80

解剖学総論　1　系統発生と個体発生

1.1　人体の系統発生　Human Phylogeny

A　人体の系統発生の概観

人体の進化を理解するためには，系統発生 phylogeny の過程をみておくことが役立つ．ヒトおよび近縁の動物たちは，脊索動物門 phylum Chordata に属す．ここにはほぼ5万種の動物が含まれており，以下の2つの亜門に分かれる．
- 原索動物：被嚢類および頭索類（無頭の脊索動物，無頭類）
- 脊椎動物：脊柱をもつ動物

脊索動物の一部のものは外観が著しく異なっているが，脊索動物以外のものとは異なる特徴的な形態学的構造を有しており，それが発生期ないし生活の時期のどこかで明確に認められる（G参照）．

原索動物には，頭索類や有名なナメクジウオ Branchiostoma lanceolatum などがある．その体制は原始的な脊椎動物の見本とみなされており，脊椎動物の身体の基本構造への手がかりを与えてくれるので，脊椎動物の一般的な体制を理解するにあたって重要である（D参照）．

現生の脊椎動物の綱のすべての動物（無顎類，軟骨魚類，硬骨魚類，両生類，爬虫類，鳥類，哺乳類）には，共通する特徴が数多くある（H参照）．例えば椎骨が並んで形成される脊柱があり，そこから脊椎動物という亜門の名が由来している．有羊膜卵，すなわち卵殻内の液で満たされた羊膜腔で発生する胚は，脊椎動物の進化における画期的な一段階であり，脊椎動物が陸上で生活するために大きな助けとなった．この発生様式の適応により，陸生の脊椎動物（爬虫類，鳥類，哺乳類）は，陸上で生活環を完結できるようになり，進化の由来となった海との最後のつながりを断ち切った．さまざまな綱の脊椎動物を比較すると形態的および機能的な類似が多数見出されるが，その一例として，鰓弓の形成が挙げられる（B参照）．

哺乳類は3つの大きな群に分かれる．単孔類（卵を産む哺乳類），有袋類（哺育嚢をもつ哺乳類），有胎盤類（胎盤をもつ哺乳類）である．有胎盤類にはヒトも含まれ，子の保護と養育に多大の労力を注ぐ傾向があるなどいくつかの特徴がある（I参照）．有胎盤類は子宮の中で発生過程を完結させ，胚子は母体と胎盤によって結びつけられている．

ヒトは哺乳類の中の霊長目に属し，その最初期のものは，おそらく樹上生活を行う小型の動物であったと考えられている．キツネザル，マカク，類人猿などと共通して，進化の初期に樹上生活に適応したことに由来する特徴が，ヒトにもみられるからである．例えば，霊長類の肩関節は可動性が高く，枝にぶら下がり身体を振って次の枝へと移りながら，そのぶら下がった姿勢からよじ登ることができる．手先が器用で，枝を握ったり食物をつかんだりすることができ，また両眼視のために視野が重なって，距離感をつかむのに優れている．

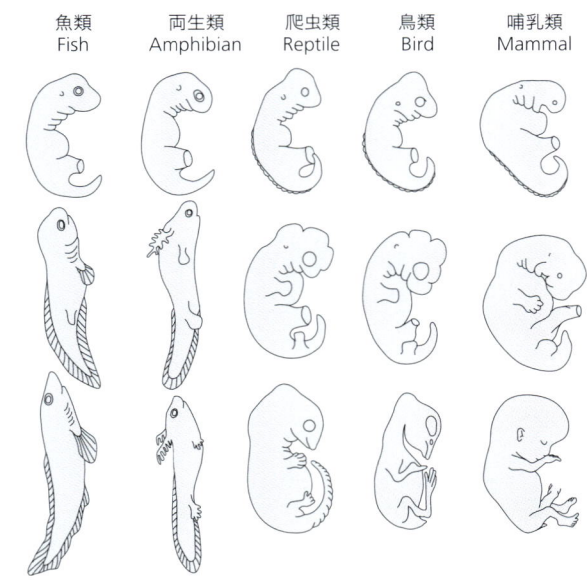

B　脊椎動物の初期発生の段階

魚類，両生類，爬虫類，鳥類，哺乳類（ヒトに代表される）の初期発生の段階（図の上段）は，驚くほど似ていることから，進化における共通の起源が示唆される．特に興味深い共通する特徴は，将来の頭頸部になる胚の領域にみられる，数個の鰓弓すなわち咽頭弓である．かつては，特定の脊椎動物の胚発生が進化の初期段階の生物体の特徴を順次示していくと考えられていた〔「個体発生は系統発生を反復する」—ヘッケル Ernst Haeckel（1834-1919）の"生物発生原則"より〕．だが，その後の研究から，脊椎動物の胚は共通する要素を備えており，成体ではそれを改造して，ある時は類似の構造（鰓と体肢）を，ある時はまったく異なる構造（鰓と頸の軟骨）を作り出すことが示されている．

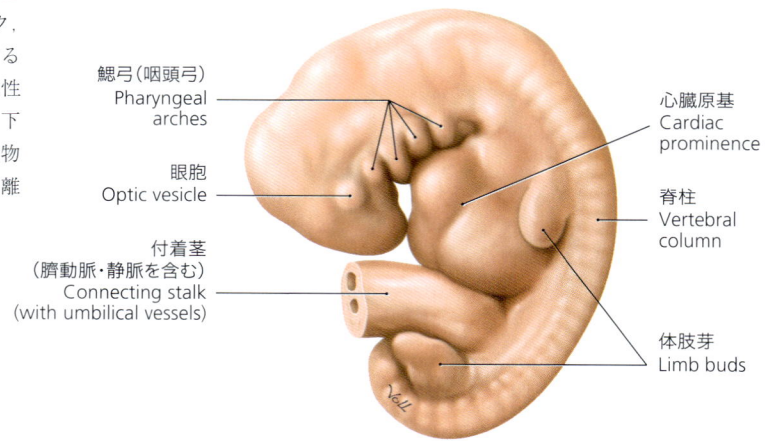

C　5週齢のヒト胎児における鰓弓（咽頭弓）

左側面．

脊椎動物の鰓弓（咽頭弓）の配列には，分節性 metameric がみられる（中胚葉の原始分節である体節と似ている）．このことは，鰓弓という一連の分節が，同じ基本構造を有することを意味している．鰓弓にはほかに，種ごとに特異的な発生を行う鰓弓骨格（上顎骨，下顎骨，耳小骨，舌骨，喉頭軟骨）や，付属する顔の筋，咽頭部に，素材を提供する働きがある（p. 11 参照）．

解剖学総論　1　系統発生と個体発生

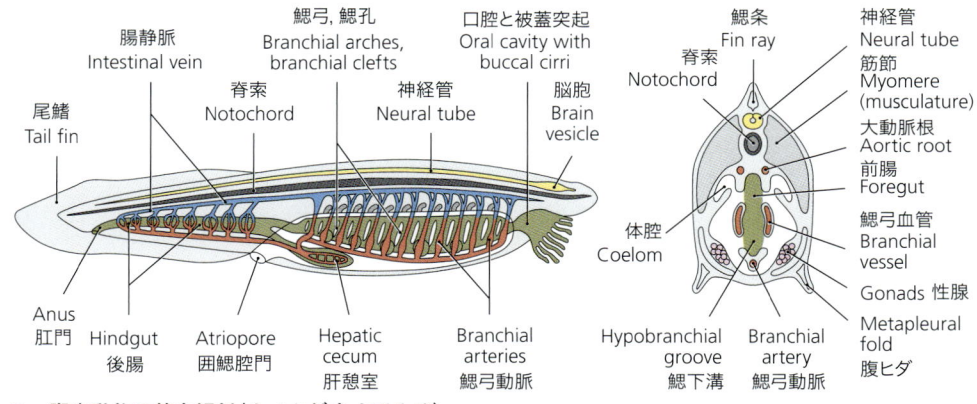

D　脊索動物の基本解剖（ナメクジウオでみる）

脊椎動物（ヒトを含む）は，脊索動物 Chordata の亜門である．脊索動物の典型的な例が，ナメクジウオである．ナメクジウオを解剖すると，すべての脊椎動物に共通する構造が，かなり単純なかたちで示される．脊索動物の特徴には，脊索 notochord と呼ばれる軸骨格の発生がある．人体には，この脊索の遺残が椎間円板の髄核にある．脊索は，ヒトでは胚の時期にのみみられ，構造として十分に発達することがない．その遺残は，軟骨腫と呼ばれる胚性腫瘍を生じることがある．脊索動物には，脊索の背側に管状の神経系がある．身体，特に筋肉は，筋節 myomere* と呼ばれる複数の分節からできている．ヒトでは，体幹でこの筋節の構成が最もはっきりみられる．脊索動物のそのほかの特徴としては，閉鎖循環系の存在が挙げられる．　*訳注：筋節 sarcomere と異なることに注意．

G　脊索動物の特徴

・軸骨格の発生（脊索）
・背側の神経管
・身体の分節的構成，特に筋肉
・前腸を貫く裂隙（鰓孔）
・閉鎖循環系
・肛門より後方に伸びる尾

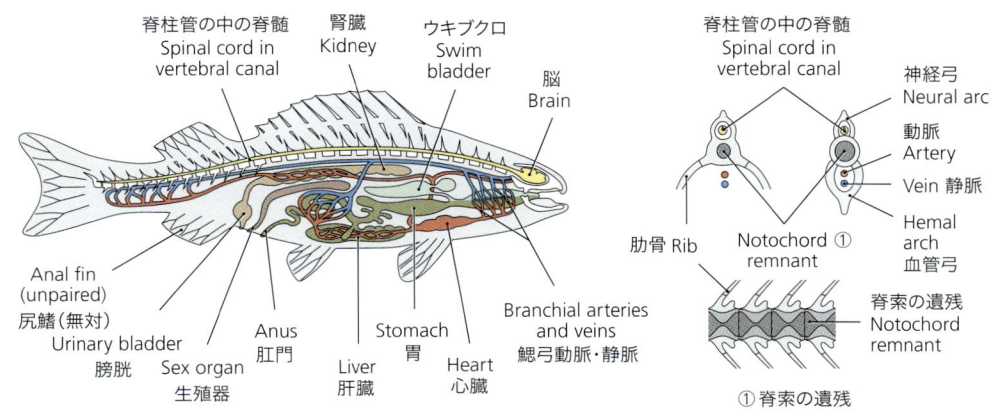

E　脊椎動物の基本解剖（硬骨魚類を例にして）

脊椎動物は，脊索動物の亜門であり，その中からヒトが進化して生まれた．魚類の進化においては，脊索が変化して脊柱になった．分節的に配置した脊柱の骨性の椎骨が，脊索の遺残を取り巻き，置き換えている．背側弓と腹側弓が椎体から生じている．背側弓（神経弓）の全体は，脊柱管を作り，腹側弓（血管弓）は，尾の"血管道"を作り，大血管を通している．体幹領域の腹側弓からは，肋骨が生じている．

H　脊椎動物の特徴

・神経細胞，感覚器，食器が頭部に集中している（頭化 cephalization）
・複雑な脳と下垂体
・脊索を置き換える脊柱
・一般的に，2組の体肢
・鰓弓の発生
・神経堤細胞の存在
・閉鎖循環系と腹側にある多部構成の心臓
・迷路器官と半規管
・多層の表皮
・肝臓と膵臓が必ず存在する
・複雑な内分泌器官，例えば甲状腺と下垂体
・複雑な免疫系
・ほとんどで雌雄が分離している

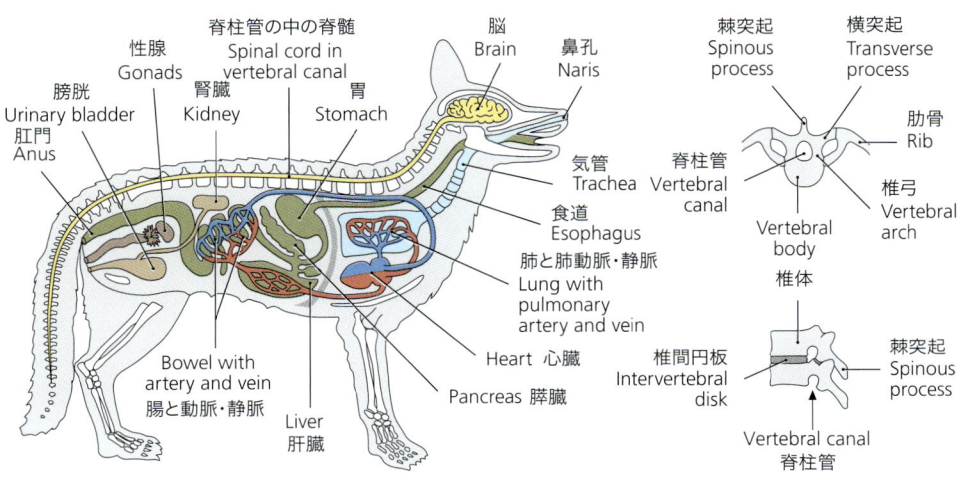

F　脊椎動物の基本解剖（イヌ）

I　哺乳類の特徴

・皮膚に豊富な腺と真の毛（終末毛）がある
・雌が必ず乳腺をもち，子を哺育し，通例は子の形で産む（胎生）
・よく発達した大脳
・よく発達した皮筋
・歯骨と鱗状骨によって作られる二次的な顎関節をもつ
・横隔膜が主要な呼吸筋となり，胸腔と腹腔を隔てる
・多形歯の特殊化
・4部からなる心臓，（左側の）大動脈弓
・一定の体温（恒温性）

1.2 ヒトの個体発生：概観，受精，初期発生の段階
Human Ontogeny: Overview, Fertilization, and Earliest Developmental Stages

個体の発生過程（個体発生 ontogeny）は，人体を理解するのに重要な鍵となる．個体発生には，組織の形成（組織発生 histogenesis），器官の形成（器官発生 organogenesis），身体の形態の形成（形態形成 morphogenesis）がある．

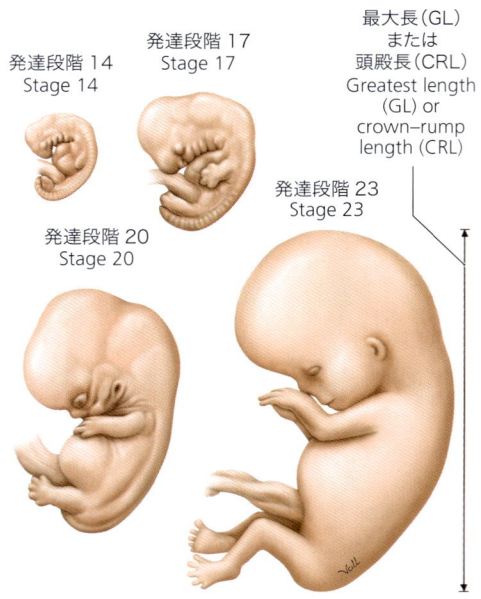

発達段階 14 Stage 14
発達段階 17 Stage 17
発達段階 20 Stage 20
発達段階 23 Stage 23
最大長（GL）または頭殿長（CRL）
Greatest length (GL) or crown–rump length (CRL)

A　5〜8 週齢のヒト胚

Streeter（1942）と O'Rahilly（1987）は，ヒト初期発生と胚期を，カーネギーコレクションの標本に基づいて 23 の発生段階に区別した．カーネギー発生段階は形態学的特徴により定義され，特定の胎生（排卵後の日数ないし週数），胚の大きさ〔下肢を除いた最大長（GL）ないし頭殿長（CRL）として測定される〕とよく相関する（C 参照）．

発生段階 14：5 週齢，GL 5〜7 mm，将来の大脳半球が認められる．
発生段階 17：6 週齢，GL 11〜14 mm，指放線が見える．
発生段階 20：7 週齢，GL 18〜22 mm，上腕が肘のところで曲がり，前腕は回内位．
発生段階 23：8 週齢，GL 27〜31 mm，眼瞼が癒合，外陰部が分化し始める．

B　胎児期の体長の成長と体重の増加

胎生（週）	頭殿長 CRL（cm）	体重（g）
9〜12	5〜8	10〜45
13〜16	9〜14	60〜200
17〜20	15〜19	250〜450
21〜24	20〜23	500〜820
25〜28	24〜27	900〜1,300
29〜32	28〜30	1,400〜2,100
33〜36	31〜34	2,200〜2,900
37〜38	35〜36	3,000〜3,400

C　出生前のヒト発生の時間表
カーネギー発生段階を（　）内に示す．

週齢 1〜3	初期発生
週齢 1	卵管を移動，卵割，胚盤胞形成（発生段階 1〜3）
週齢 2	着床，2 層性胚盤，卵黄囊（発生段階 4〜5）
週齢 3	3 層性胚盤，神経管形成の開始（発生段階 6〜9）

週齢 4〜8	胚子期
週齢 4	胚の折り畳み，神経管形成の終了，中軸器官，基本体形（発生段階 10〜13）
週齢 5〜8	器官形成（体表・体内のすべての主要器官の形成，体肢芽の伸長）（発生段階 14〜23）

週齢 9〜38	胎児期
週齢 9〜38	器官の成長と機能の成熟（外陰部の性分化）

妊娠期間		
・p. o. =排卵後胎生	266 日＝38 週	
・p. m. =月経後胎生	280 日＝40 週	

胚子の大きさ	
・GL =最大長 greatest length，下肢を除く	単純で，エコーでの測定と一致する
・CRL =頭殿長 crown-rump length	胚子期では GL と同値であり，胎児期においてよく用いられる

初期発生（週齢 1〜3）
Early development (weeks 1–3)
奇形は低率，自然流産は高率
Low rate of malformations, high rate of spontaneous abortion

胚子期（週齢 4〜8）
Embryonic period (weeks 4–8)
高感受性；各器官に固有の感受性期がある
High sensitivity; every organ system has its own sensitive phase

胎児期（週齢 9〜38）
Fetal period (weeks 9–38)
感受性が漸減，機能的成熟
Decreasing sensitivity, functional maturation

羊膜腔 Amniotic cavity　胎盤 Placenta

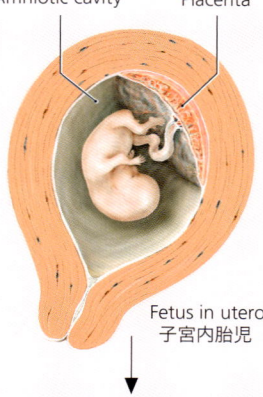

Fertilization 受精

Early embryo 初期胚

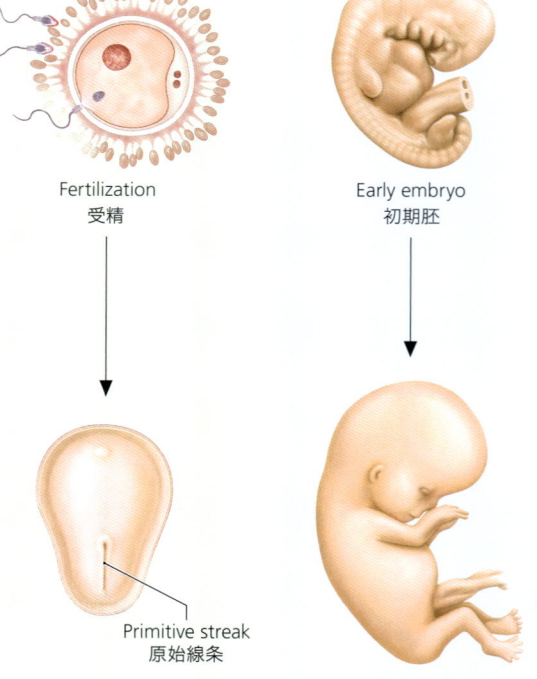

Fetus in utero 子宮内胎児

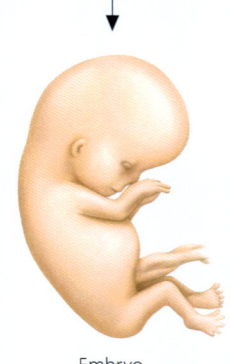

Primitive streak 原始線条

Embryonic disc 胚盤

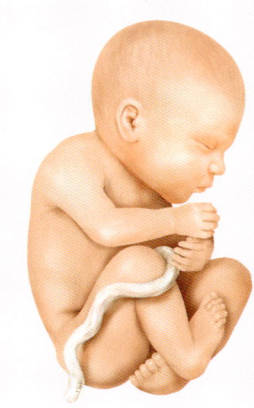

Embryo 胚子

D　催奇形因子の影響を受けやすい発生段階

解剖学総論　1　系統発生と個体発生

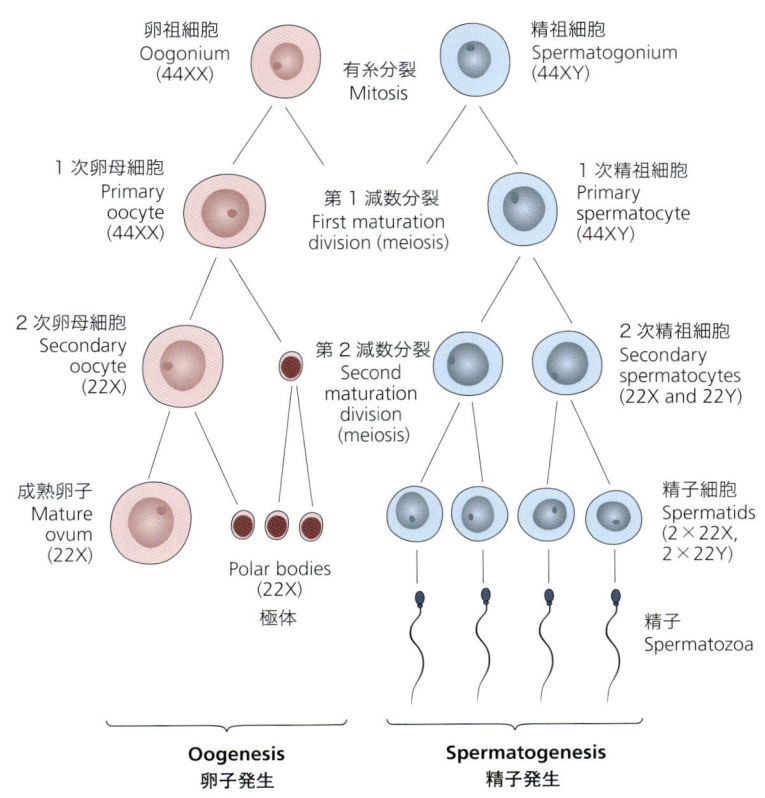

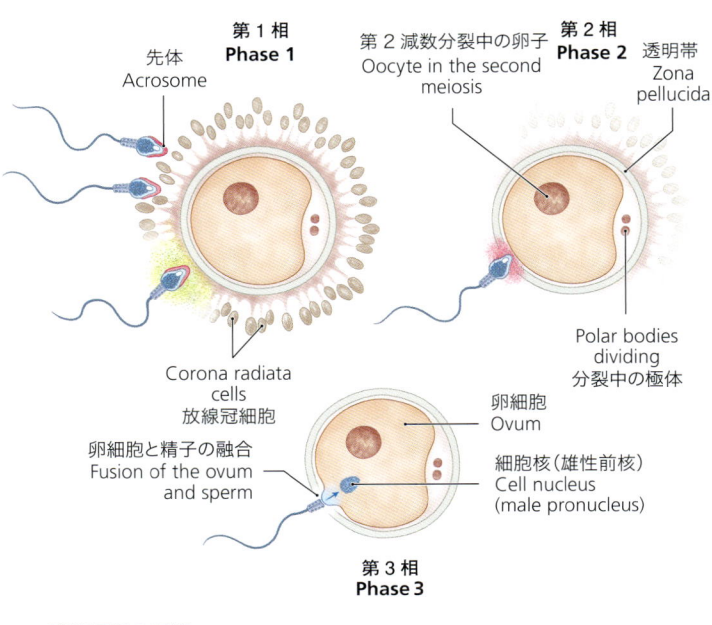

E　卵子と精子の形成

　第1および第2減数分裂meiosisによって，細胞内では染色体の組が半分になる（半数体haploid）．受精が起こると，染色体の組は2倍体diploidに戻る．減数分裂の間に，染色体の再編成が起こり，遺伝情報が組み換えられて，新しい染色体の組ができあがる．

卵子発生：卵祖細胞はまず，体細胞分裂を行って1次卵母細胞を作るが，この染色体はまだ2倍体である（44XX）．続いて1次卵母細胞は第1・2減数分裂を行い，4つの半数体の細胞を生じる（22X）．成熟した卵子と，3つの極体である．

精子発生：2倍体の精祖細胞は，体細胞分裂を行って1次精母細胞を作る（44XY）．これらの細胞は減数分裂を行って半数体の精子細胞を4つ作り，そのうちの2つはX染色体をもち（22X），2つはY染色体をもつ（22Y）．精子細胞は発生を進めて運動性の精子になる（精子完成）．

F　受精過程の図解

　第1相では，精子が放線冠の細胞に貫入する．第2相では，先体が壊れて酵素を放出し，これが透明帯を消化する．第3相では，卵子と精子の細胞膜が融合し，精子が卵子の中に進入する．

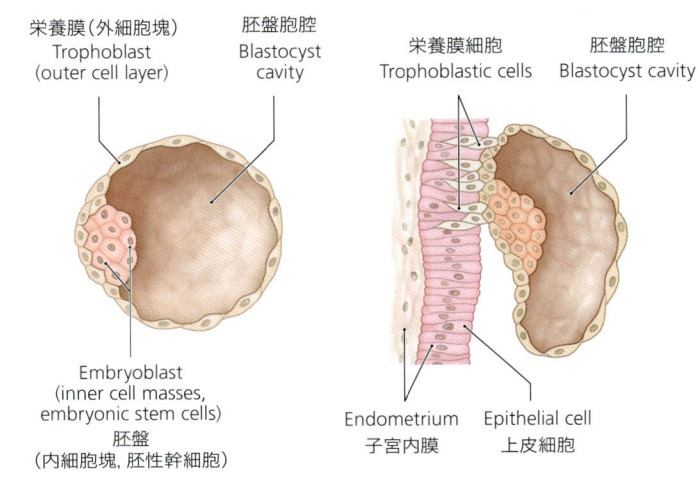

G　胚盤胞が子宮粘膜に着床，排卵後5〜6日

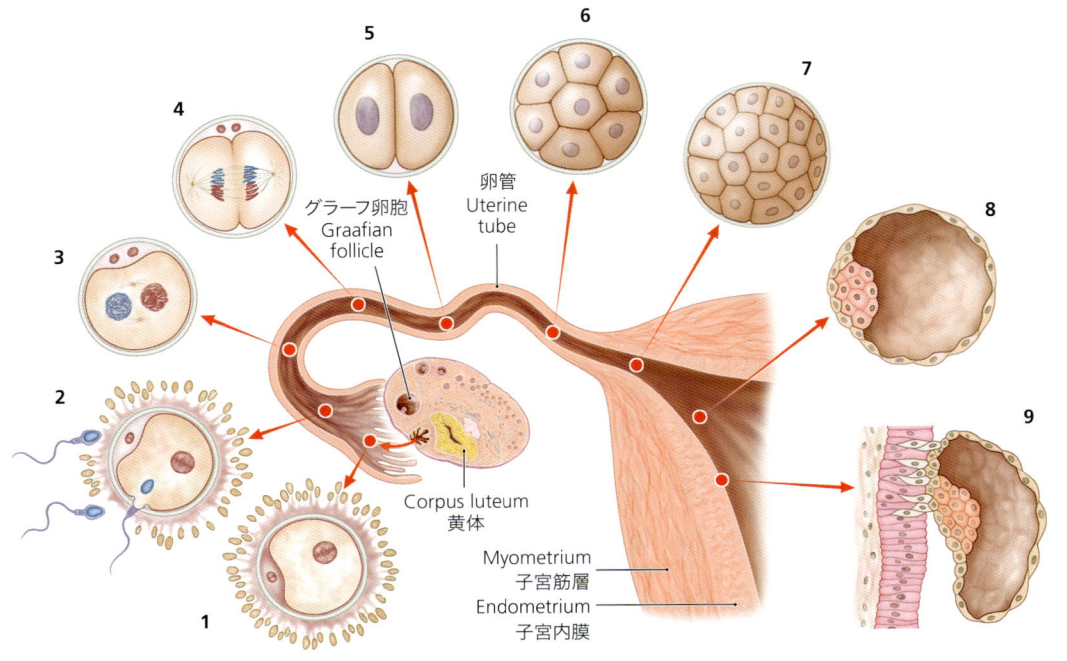

H　発生第1週に起こる過程
1. 排卵直後の卵子
2. 約12時間以内に受精
3. 男性・女性前核，それに続く接合子形成
4. 第1卵割
5. 2細胞期（30時間）
6. 桑実期（第3日）
7. 子宮腔に進入（第4日）
8. 胚盤胞（第4〜5日）
9. 着床の開始（第5〜6日）

5

1.3 ヒトの個体発生：原腸形成，神経管形成，体節形成
Human Ontogeny: Gastrulation, Neurulation, and Somite Formation

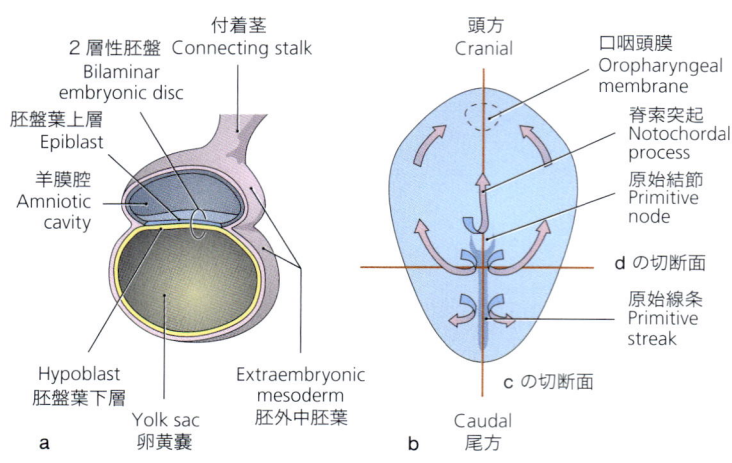
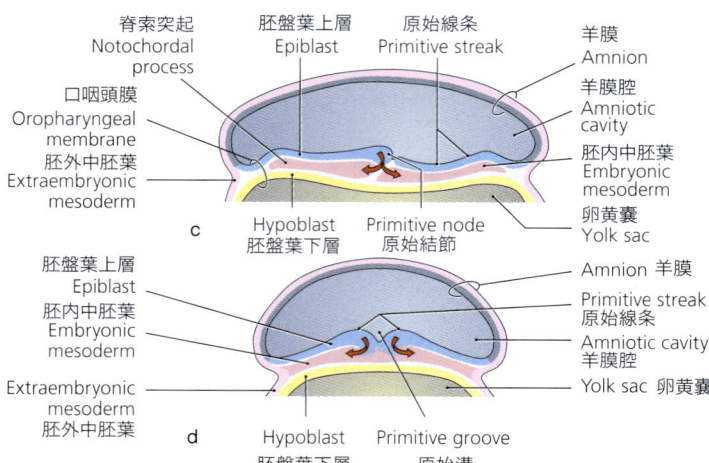

A ヒト胚における3胚葉性胚盤の形成（原腸形成），排卵後第3週初期

原腸形成の結果，外胚葉，内胚葉，中胚葉の細胞層が分化し，そこから人体のさまざまな構造が生じる（例えば，外胚葉からは中枢神経系と感覚器が生じる）．また，原腸形成は身体の1次軸（腹背，頭尾，左右）を決定する．

a 排卵後2週齢胚の矢状断面．胚盤はまだ2層性で，羊膜腔と卵黄嚢との間に伸びている．胚外中胚葉は胚盤の後極から形成が始まり，胚の全体を覆う．胚は絨毛膜と付着茎によってつながっている．

b ヒト胚盤の背面，原腸形成の開始．羊膜を取り除いてある．羊膜腔に面する胚盤葉上層 epiblast が，胎児そのものを形成する．もう一方の胚盤下層 hypoblast は，胚外の構造を生成する．第3週に上層は原始線条および原始結節を次々と発生する．上層の細胞の一部は，線条の中に落ち込み，遊離・遊走して，矢印で示すように胚の内胚葉と中胚葉を生成する．一群の細胞が結節から口咽頭膜まで頭方に伸び出して，脊索結節を形成する．残った上層の細胞は外胚葉になり，その一部は神経外胚葉を生じることになるが，それは神経管形成という次の発生段階で起こる．

c 胚盤の矢状断面，脊索突起に沿って．

d 胚盤の横断面，原始溝の位置で（cとdの矢印は，中胚葉による原腸形成の運動を示す）．

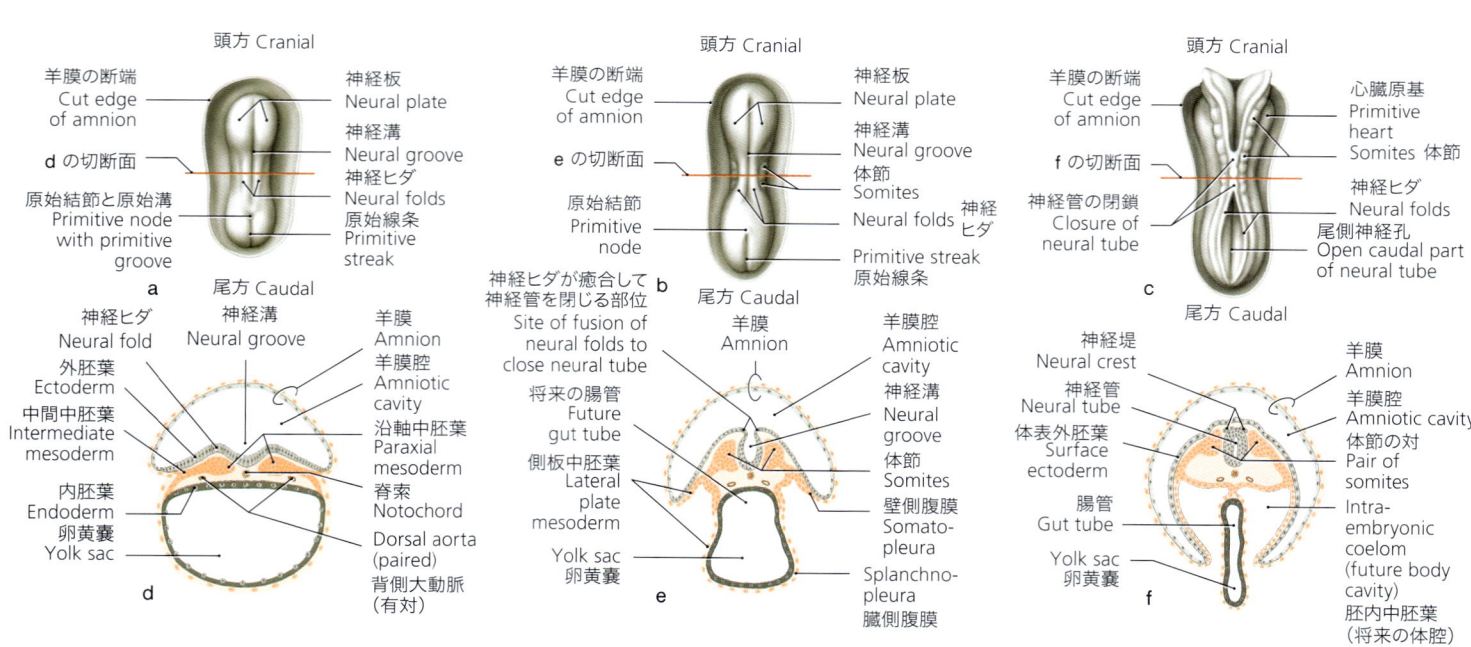

B ヒト初期発生の神経管形成

a-c 背側面．羊膜を取り除いてある．

d-f 横断面の模式図．a-cに対応する時期および図示した位置での断面．胎生は排卵後の日数．神経管形成の間，神経外胚葉が脊索からの誘導によって体表外胚葉から分化する．

a, d 19日齢の胚盤．神経管が，神経板の領域で発生する．

b, e 20日齢の胚盤．第1体節が形成され，神経溝が閉じて神経管の形成が始まり，胚の折り畳みが始まる．

c, f 22日齢の胚．8対の体節が両側にあるのが見え，その間で神経管が一部閉じており，外胚葉から落ち込んでいる．神経ヒダが癒合して神経管を閉じる場所では，両側に神経堤の細胞が形成され，表面から離れて中胚葉の中に移動する．

解剖学総論　1　系統発生と個体発生

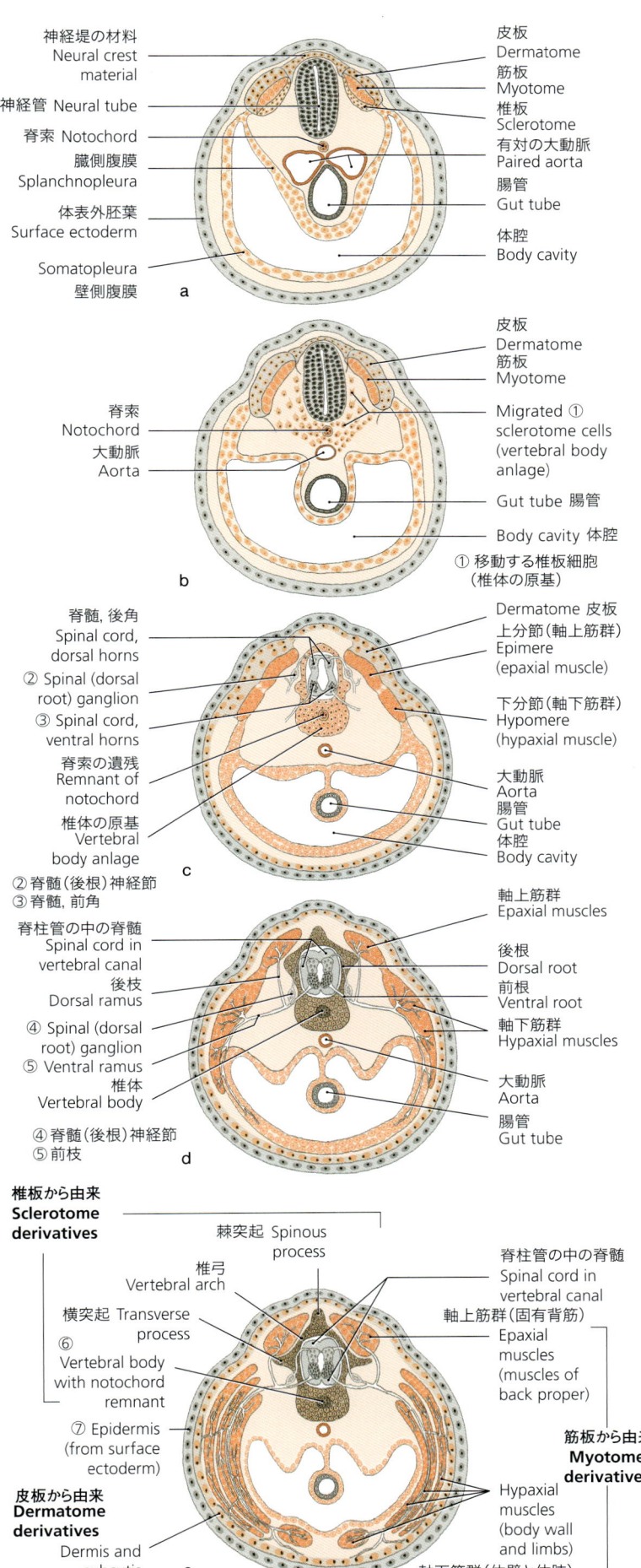

D　胚葉の分化

外胚葉	神経管		脳，網膜，脊髄
	神経堤	頭部の神経堤	頭部の感覚性・副交感性神経節，腸管の壁内神経叢，傍濾胞細胞，平滑筋，色素上皮，頸動脈小体，骨，軟骨，結合組織，歯の象牙質とセメント質，頭部の真皮と皮下組織
		体幹の神経堤	感覚性・自律性神経節，末梢神経のシュワン細胞，副腎髄質，色素細胞，壁内神経叢
	表面上皮	外胚葉性プラコード	下垂体前葉，脳神経の感覚性神経節，嗅上皮，内耳，水晶体
			歯のエナメル器，口腔の上皮，唾液腺，鼻腔，副鼻腔，涙路，外耳道，表皮，毛，爪，皮膚腺
中胚葉	中軸中胚葉	脊索，脊索前中胚葉	外眼筋
	沿軸中胚葉		脊柱，骨格筋，結合組織，背部と頭部の一部の真皮と皮下組織，平滑筋，血管，リンパ管
	中間中胚葉		腎臓，性腺，尿路と生殖路
	側板中胚葉	臓側板（臓側腹膜）	心臓，血管，平滑筋，腸壁，血管，副腎皮質，臓側漿膜
		壁側板（壁側腹膜）	胸骨，筋を除く体肢，体壁前外側部の真皮と皮下組織，平滑筋，結合組織，壁側漿膜
内胚葉			腸管の上皮，呼吸路，消化腺，咽頭腺，耳管，鼓室，膀胱，胸腺，上皮小体，甲状腺

C　胚子期（第4〜8週）における体節由来の構造と脊髄神経の形成，横断面

見やすくするために，この図では周囲の羊膜は示していない．

第1体節は，排卵後約20日齢で現れる．34ないし35の体節（原始分節）すべてが，30日齢までに形成される．

a 分化が始まると，それぞれの体節は，皮板，筋板，椎板に分かれる（皮膚，筋，椎骨の分節）．

b 第4週の末に，椎板の細胞は脊索に向かって移動し，脊柱の原基を形成する．

c 神経管は，将来の脊髄と脳になるもので，分化して脊髄およびその後角と前角の原基を形成する．前角の中の細胞は，分化して運動ニューロンになり，軸索を送り出して前根 ventral root を形成する．神経堤はさまざまに分化し，例えば脊髄神経節の感覚ニューロンになって，脊髄に向かって突起を送り出し後根 dorsal root となる．筋板は背側部（上分節＝軸上筋群）と腹側部（下分節＝軸下筋群）に分かれる．

d 前根と後根は合体して脊髄神経を形成し，それから2本の主枝に分かれる（後枝と前枝）．軸上筋群は後枝により，軸下筋群は前枝により支配される．

e 将来の腹壁の筋の位置での横断面．軸上筋群は固有背筋になり，軸下筋群は発生していくつかの構造，例えば腹壁外側部の筋（外・内腹斜筋，腹横筋）や腹壁前部の筋（腹直筋）になる．

1.4 ヒトの個体発生：胎膜と胎盤の発生
Human Ontogeny: Development of the Fetal Membranes and Placenta

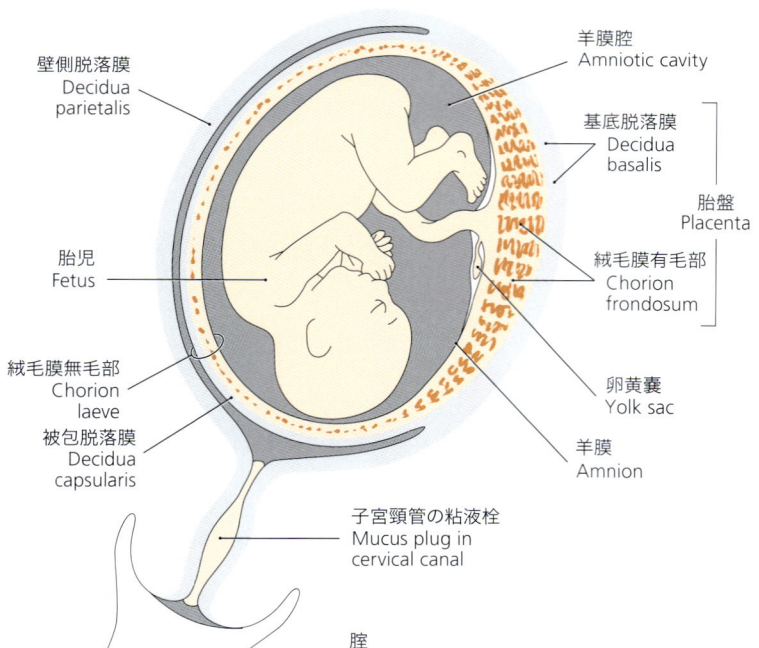

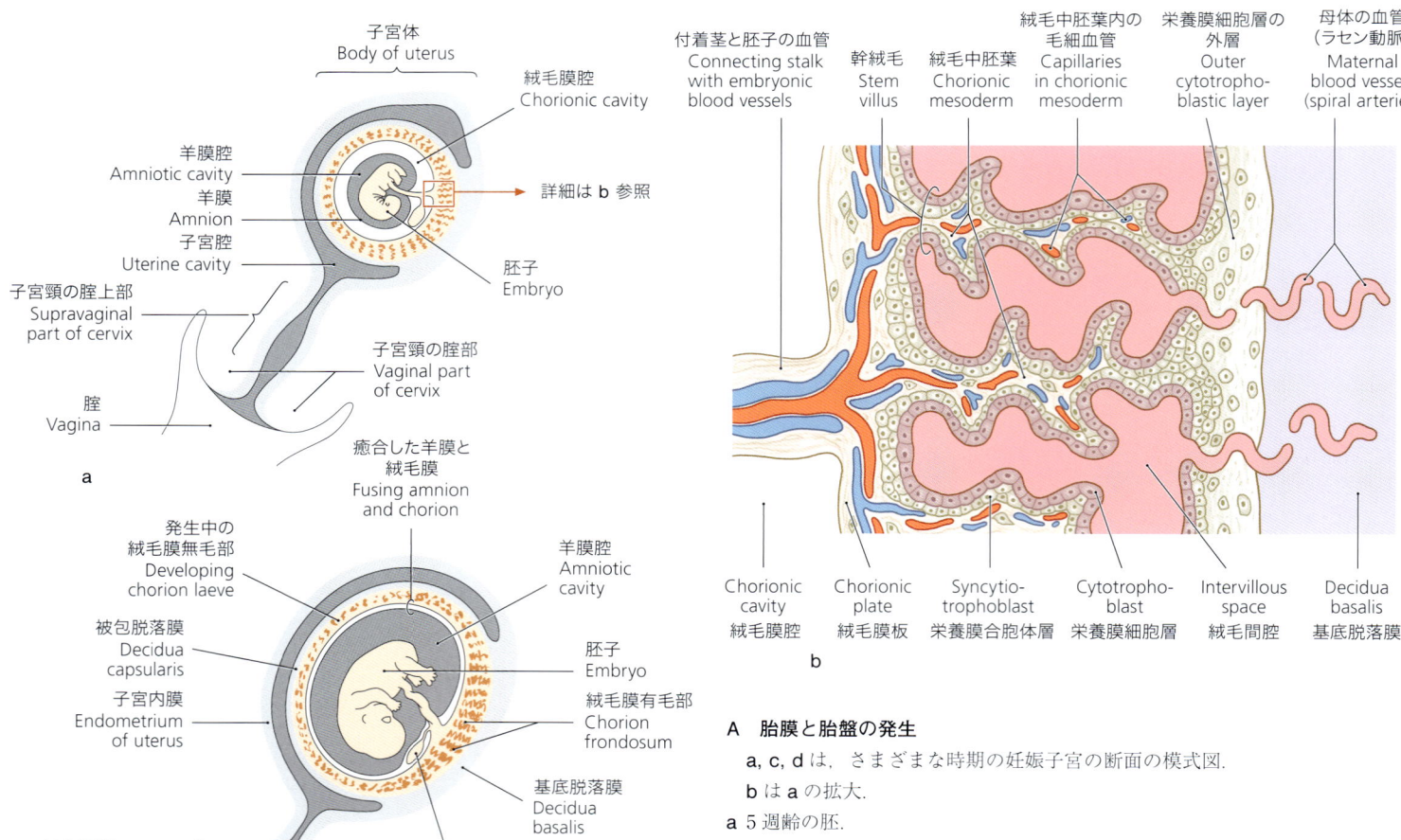

A 胎膜と胎盤の発生
a, c, d は，さまざまな時期の妊娠子宮の断面の模式図．
b は a の拡大．

a 5週齢の胚．
胚盤胞が子宮に着床した後で，胚はまず栄養を発生中の栄養膜と絨毛膜の中胚葉から得る．絨毛膜絨毛が形成され，絨毛膜腔と胚の全体を包み込む．絨毛は，1次絨毛，2次絨毛，3次絨毛が形成される（拡大図 b 参照）．

b a の拡大．
絨毛膜板の幹絨毛が，母体側で基底脱落膜に，栄養膜細胞の密な柱によって付着する．そこから伸び出して枝分かれする小さな樹状の絨毛と同様に，この幹絨毛は合胞体の層によって覆われ（栄養膜合胞体層），この層は連続的な栄養膜細胞層の上にある．絨毛の内部では，毛細血管が絨毛の中胚葉内に発生し，付着茎内の血管とつながる．母体の血液は，ラセン動脈を通って絨毛間腔に流入する．

c 8週齢の胚．
絨毛膜絨毛は，胚子極側では成長と分岐を続け，絨毛膜有毛部を作り，これ以外の領域の絨毛は退化して，被包脱落膜の下に絨毛膜無毛部を作る．絨毛膜腔に代わって羊膜腔が拡大し，羊膜と絨毛膜が癒合する．

d 20週齢の胎児．
胎盤は十分に形成され，胎児側の絨毛膜有毛部と母体側の基底脱落膜との2部からなる．

解剖学総論　1　系統発生と個体発生

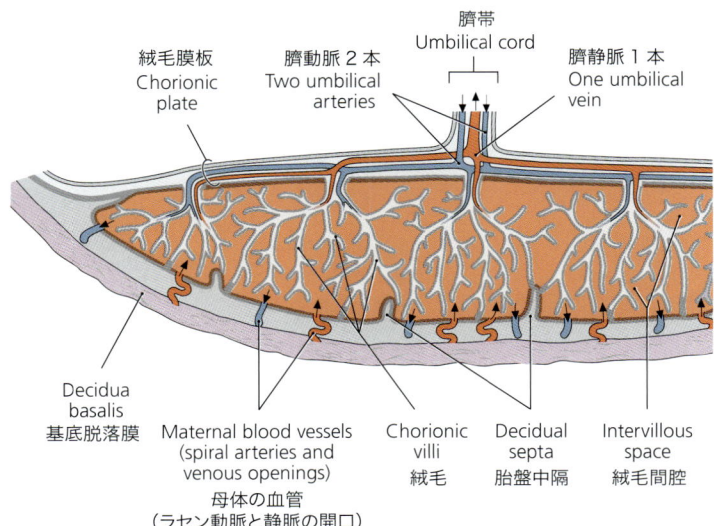

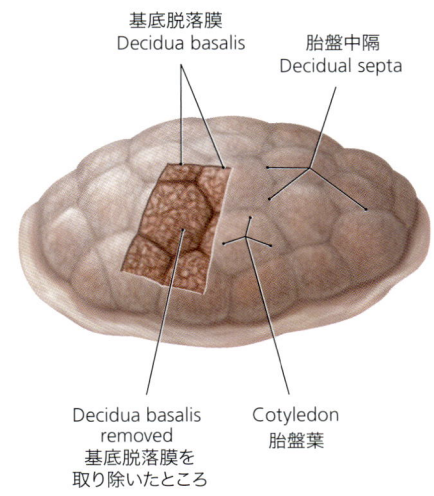

B　成熟したヒト胎盤の横断面の模式図

　成熟した胎盤は，フライパンのような形をしており，母体側の基底脱落膜がフライパンの底を，胎児側の絨毛膜板が蓋を作る．約40本の樹状に分枝する絨毛は，胎児血管を含み，絨毛膜板から出て，母体の血液で満たされた胎盤の内部（絨毛間腔）に突き出す．母体の血液は，約80～100本のラセン動脈から絨毛間腔に注ぎ込み，この腔は不完全な胎盤中隔によって胎盤葉に分けられている．血液は絨毛の周りを通ってから，基底板に不規則に分布する静脈の開口に集まり，母体の血流に戻る．

C　後産で出た胎盤

　後産で出た胎盤の母体側を見る（基底脱落膜の一部を取り除いてある）．母体面に膨れ出した胎盤葉は，胎盤中隔によって分けられている．

E　成熟したヒト胎盤の特徴

大きさ	径18～23 cm
	厚さ2～3 cm
重さ	450～500 g
胎盤の全体積	約500 mL
絨毛間腔の容積	約150 mL
絨毛の表面積	約11～13 m^2
母体側の血液循環	500～600 mL/分

胎盤関門の構造

- 胎児毛細血管の内皮と基底板
- 線維性の絨毛間質
- 栄養膜合胞体層と基底膜
- 連続性の栄養膜細胞層（20週以降は連続性が消失）

拡散距離は，約5 μm（最初は約50 μm）

成熟した胎盤の主要な機能

1. 物質の輸送と代謝産物の交換

母体から胎児へ	胎児から母体へ
酸素，水，電解質，炭水化物，アミノ酸，脂質，ホルモン，抗体，ビタミン，微量元素，薬剤，毒素，ある種のウイルス	二酸化炭素，水，電解質，尿素，尿酸，ビリルビン，クレアチニン，ホルモン

2. ホルモン産生（合胞体性栄養膜）
- ヒト絨毛性ゴナドトロピン（HCG）→ 黄体の維持
- エストロゲン → 子宮と乳腺の成長
- プロゲステロン → 子宮筋収縮の抑制

臨床メモ　合胞体性栄養膜で作られるHCGは，黄体の早期退縮を防ぎ，妊娠を継続させる．HCGは初期から母体の尿中に検出され，初期妊娠検査に用いられる．

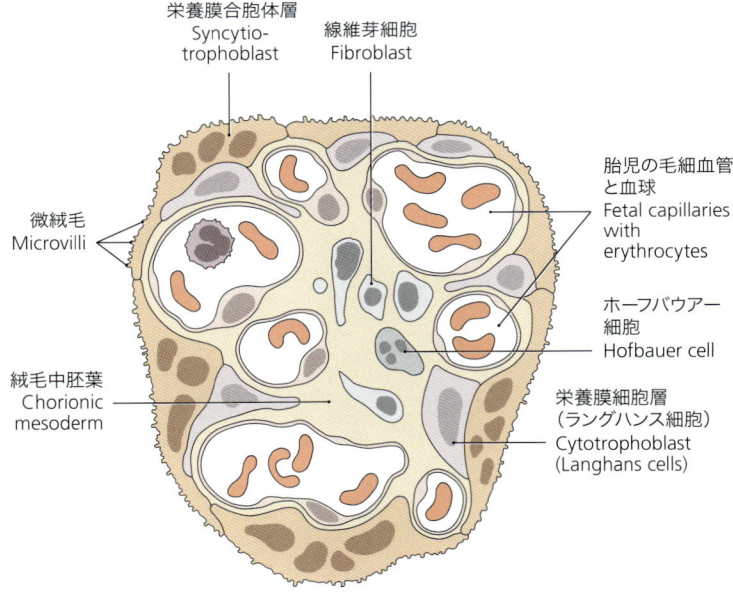

D　成熟したヒト胎盤の終末絨毛の横断面

1.5 ヒトにおける鰓弓（咽頭弓）の発生
Development of the Branchial (Pharyngeal) Arches in Humans

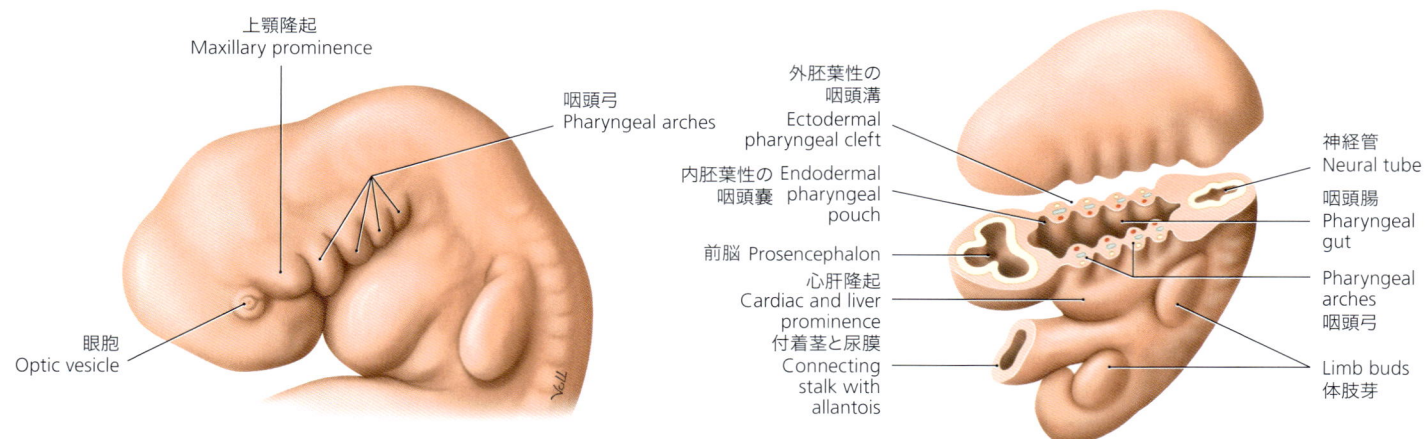

A　5週齢ヒト胚の頭頸部，咽頭弓と咽頭溝
左外側面．
　咽頭弓は，頸と顔の発生における道具である．魚類と両生類では，鰓弓が発生して呼吸器官（鰓）になり，血液と水の間で酸素と二酸化炭素の交換を行う．陸生の脊椎動物（ヒトを含む）は，真の鰓弓ではなく，咽頭弓を有する．咽頭弓の発生は，胎生の第4週に，細胞が神経堤から将来の頭頸部に移動することで始まる．1週間以内に，斜めの隆起が4つ並んで形成され（第1-4鰓弓），前腸の頭部域のあたりに位置し，外面では4つの溝（咽頭溝）により隔てられている．咽頭弓と咽頭溝は，この時期の胚の明瞭な特徴である．ヒト胚には，ほかの脊椎動物の第5・6鰓弓に相当するものはないが，その要素の一部は，第4鰓弓に取り込まれている．

B　咽頭域の位置でのヒト胚の横断面
左上から見る．
　胚が頭尾方向に弯曲しているため，この横断面は咽頭弓と咽頭腸，および前脳と脊髄を通る．
　咽頭腸の両側には咽頭弓（Aも参照）があり，その中心に間葉を含んでいる．外側は外胚葉により，内側は内胚葉により覆われている．外胚葉側の咽頭溝と内胚葉側の咽頭嚢は，互いに向かい合っている．胚が頭尾方向に曲がっているので，咽頭腸と咽頭弓は心臓と肝臓の原基の上に乗っている．

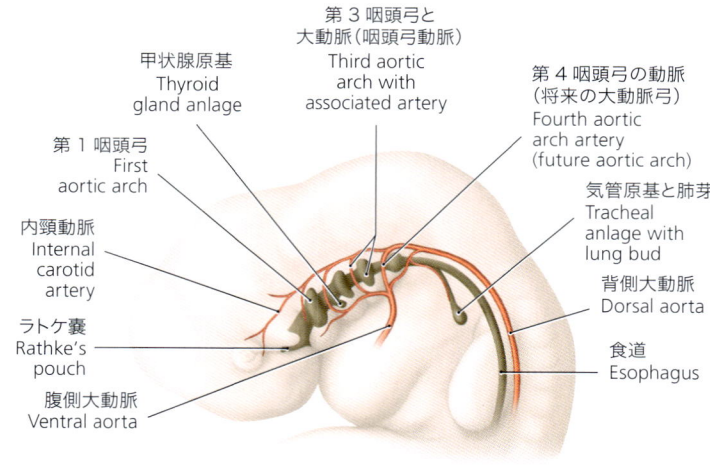

C　咽頭弓の構造
咽頭腸の底と，咽頭弓の横断面．
　咽頭弓の典型的な要素である大動脈弓と，咽頭弓の筋，付属する神経，軟骨性の骨格要素がよく見える．これらからの派生構造は，顔，頸，喉頭，咽頭の形成において鍵となる．発生期における咽頭弓構造の変容は複雑なため，混乱を起こしやすく，関連する派生構造を巻き込んだ発生異常を生じることがある．咽頭弓の発生の障害により，鰓瘻や側頸嚢胞を生じたり，下顎と顔面に変形が生じる"第1鰓弓症候群"になったりする．

D　大動脈弓と咽頭嚢の位置
　大動脈弓（鰓弓動脈）は，胚の有対の腹側大動脈から起こり，咽頭嚢の間を走る．背側大動脈に注ぐが，これも有対である．最終的な大動脈弓は，左側の第4咽頭弓の動脈から発生する（大動脈弓の発生については p.12 参照）．咽頭嚢は，咽頭の内胚葉が有対性に憩室状に落ち込んだものである．第5咽頭嚢は，しばしば存在しないか痕跡のみであることが多い．
Note　口腔の天井から伸び出す袋は，ラトケ嚢と呼ばれる（下垂体前葉になる）．また肺芽および甲状腺原基が，咽頭腸から腹側に伸び出す．

解剖学総論　1　系統発生と個体発生

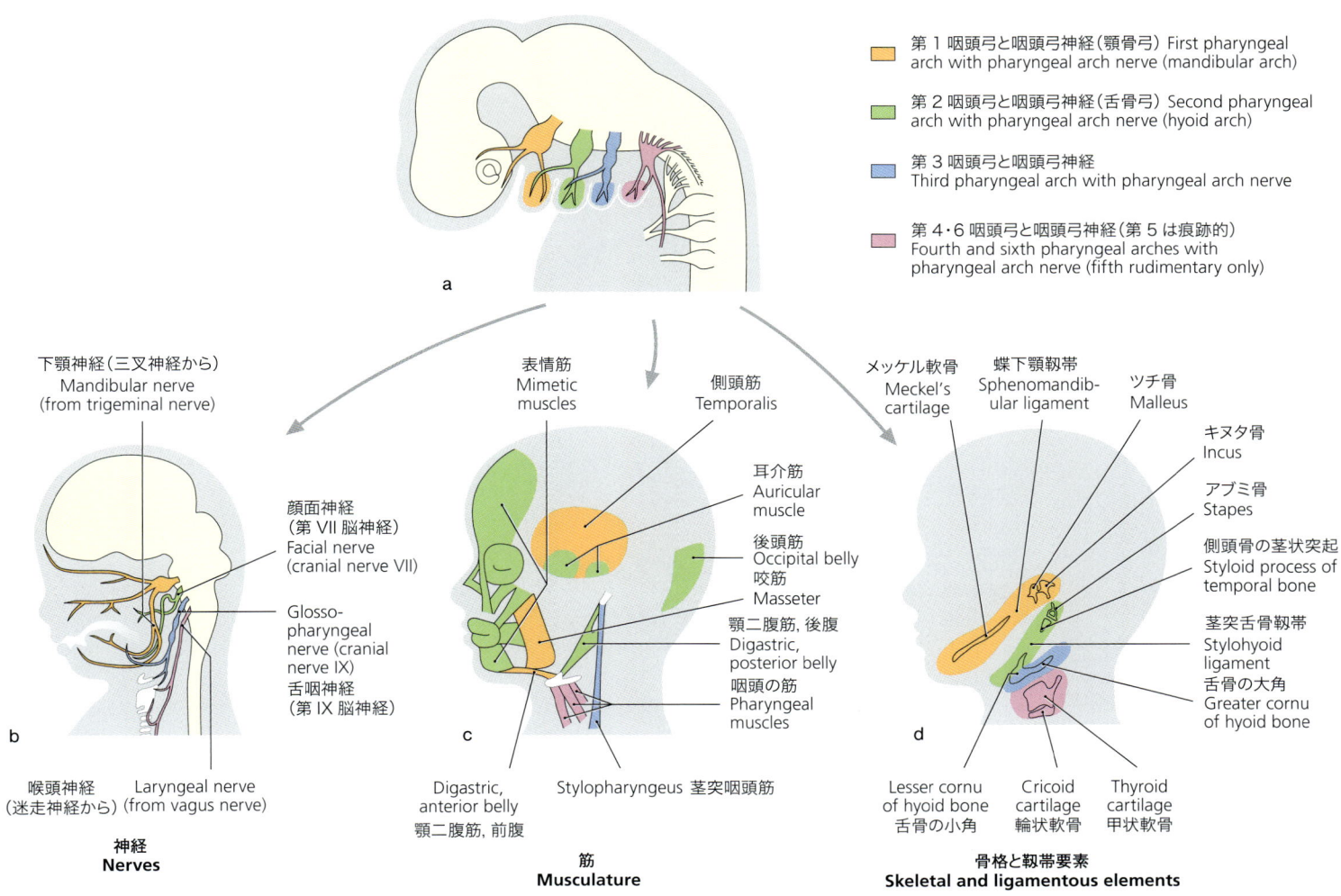

E　咽頭弓（鰓弓）のシステム
a　胚の咽頭弓の原基ならびに関連する咽頭弓神経.
b　将来の第Ⅴ・Ⅶ・Ⅸ・Ⅹ脳神経の最終的な配置.
c　咽頭弓から派生した筋.
d　咽頭弓から派生した骨格.

F　ヒトの咽頭弓（鰓弓）の派生構造

咽頭弓	神経	筋	骨格と靱帯要素
第1 （顎骨弓）	第Ⅴ脳神経 （三叉神経の下顎神経）	咀嚼筋 -側頭筋 -咬筋 -外側翼突筋 -内側翼突筋 顎舌骨筋 顎二腹筋（前腹） 鼓膜張筋 口蓋帆張筋	ツチ骨，キヌタ骨 下顎骨の一部 メッケル軟骨 蝶下顎靱帯 ツチ骨の前靱帯
第2 （舌骨弓）	第Ⅶ脳神経 （顔面神経）	表情筋 茎突舌骨筋 顎二腹筋（後腹）	アブミ骨 側頭骨の茎状突起 舌骨の小角 舌骨体の上部
第3	第Ⅸ脳神経 （舌咽神経）	茎突咽頭筋	舌骨の大角 舌骨体の下部
第4・6	第Ⅹ脳神経 （上喉頭神経，反回神経）	咽頭筋，喉頭筋	喉頭の骨格（甲状軟骨，輪状軟骨，披裂軟骨，小角軟骨，楔状軟骨）

1.6 初期胚の循環と大血管の発生
Early Embryonic Circulation and the Development of Major Blood Vessels

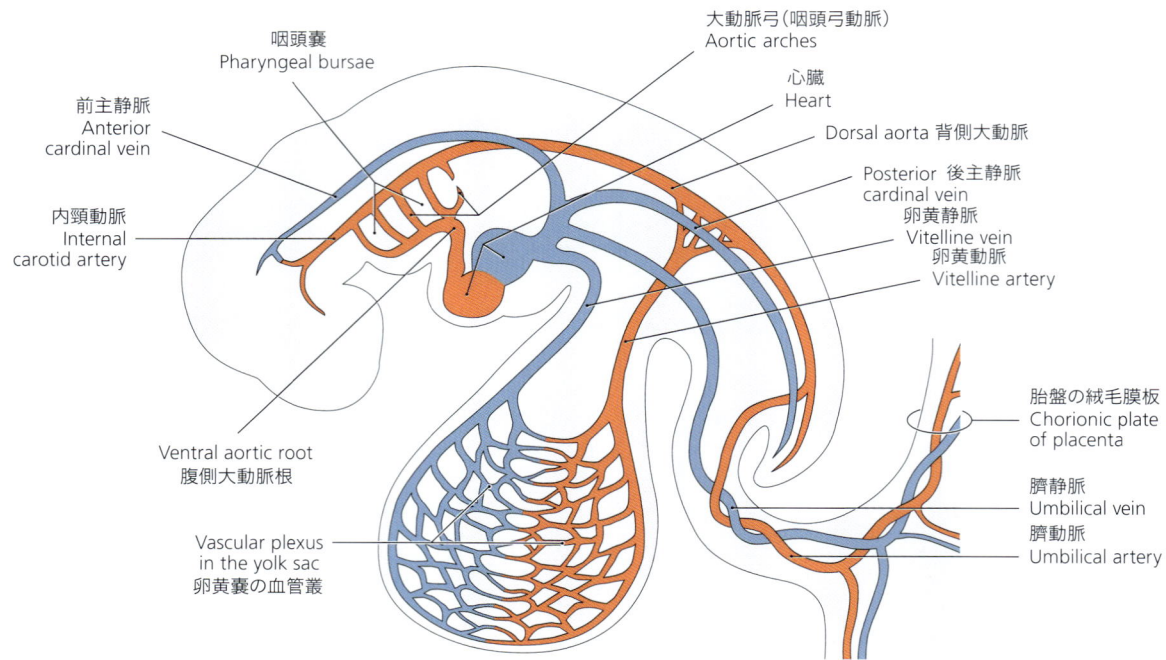

A 3〜4週齢のヒト胚の循環系
外側面．
3〜4週齢のヒト胚の心血管系は，よく機能する2室の心臓と3つの明確な循環路からなる．

1. 胚内の体循環（腹側・背側大動脈，鰓弓と大動脈弓，前・後主静脈）
2. 胚外の卵黄循環（卵黄腸管動脈・静脈）
3. 胎盤循環（臍動脈・静脈）

この時期の血管系は，左右対称の配置をまだ残している．

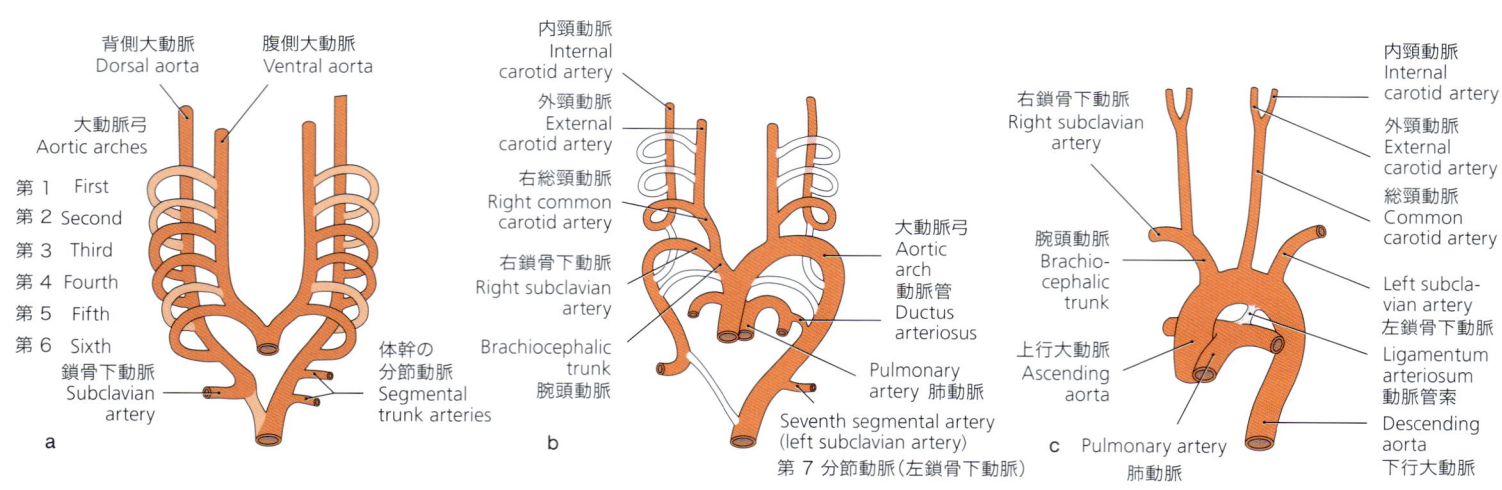

B 大動脈弓から派生する動脈の発生（Lippert, Pabstによる）

a **最初の段階**（4週齢胚，腹側面）：1本の動脈が咽頭弓のそれぞれに発生し，頭尾方向に並ぶ．これらの動脈は，1対の腹側大動脈から起こり，咽頭弓の間葉を通り抜け，初期には1対の背側大動脈に注ぐ．ここから体幹の分節動脈が起こる．6対の大動脈弓が，同時期に出揃うことはない．例えば，第4大動脈弓が形成される頃には，最初の2本の大動脈弓はすでに退化を始めている．発生が進むと，元の対称性が失われ，左側が優位になる．

b **退化する構造と存続する構造**：第1・2・5大動脈弓は，発生が進むにつれ，両側で退化する．第3大動脈弓は，両側で総頸動脈および内頸動脈の起始部を生じる．第4大動脈弓は，左側では後に最終的な大動脈弓となり，右側では腕頭動脈と右鎖骨下動脈になる．左の鎖骨下動脈は，第7分節動脈から生じる．肺動脈幹と動脈管は，第6大動脈弓に由来する．

c **成体での変異**：ここに示すような典型的な型（77％）以外に，腕頭動脈の起こり方についてさまざまな変異がある．2番目に多い型（13％）は，左内頸動脈が腕頭動脈から起こるものである．右側大動脈弓と重複大動脈弓の頻度は，それぞれ0.1％ほどである．

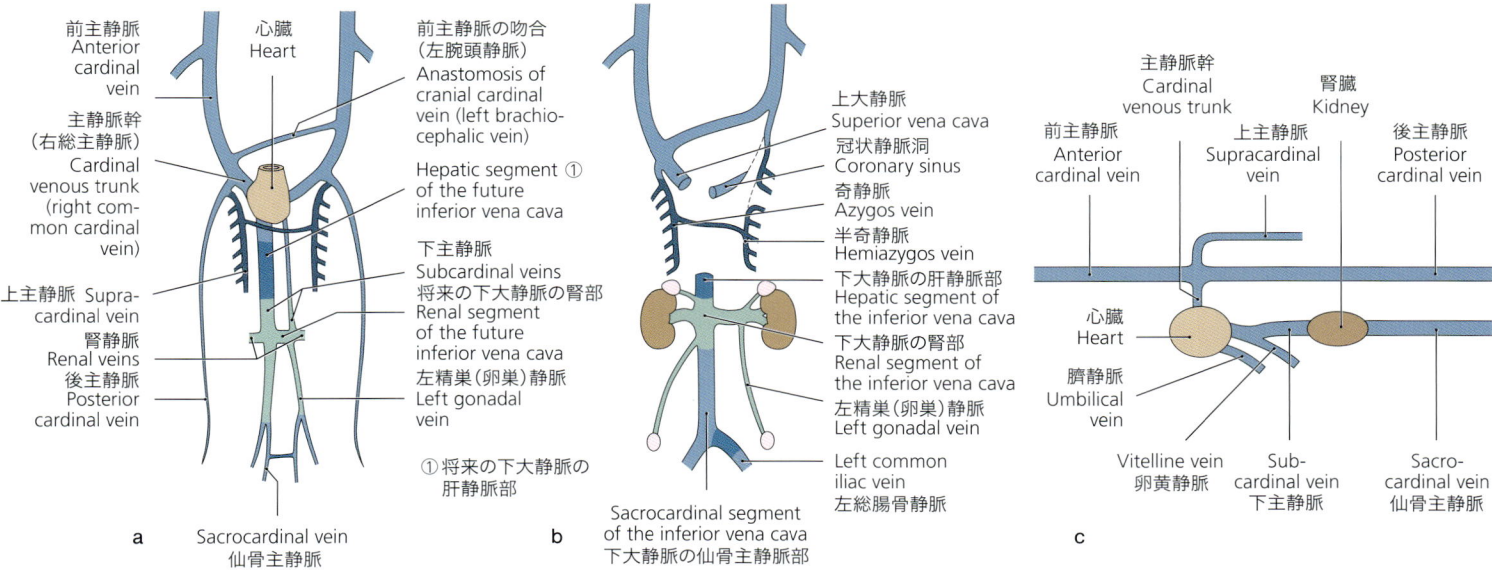

C 主静脈系の発生，5〜7週齢から出生まで

a 5〜7週齢（腹側面），b 出生直前（腹側面），c 左側面（5〜7週齢）．

発生の第4週までは，3対の静脈幹が血液を心臓に戻す．卵黄静脈，臍静脈，主静脈である．この時期の主静脈系は，前・後・総主静脈からなる．以下の副次的な主静脈系が，第5〜7週に形成される．

上主静脈：この血管は，後主静脈を置き換え，肋間静脈からの血液を受け取る（将来の奇静脈系：奇静脈，半奇静脈）．

下主静脈：この血管は，腎臓からの血液を集める――右下主静脈は，下大静脈の中部になり，横吻合は左腎静脈になる．左下主静脈の遠位部は，性腺静脈として存続する（左の精巣静脈と卵巣静脈）．

仙骨主静脈：この血管は，下肢が形成される頃に発生し，横吻合が左総腸骨静脈になる．

各主静脈系の間に，特徴的な横吻合が形成される．これらの連絡により，血液が左から右に移り，心臓の流入路に導く．例えば前主静脈の間の横吻合は，将来の左腕頭静脈を形成する．将来の上大静脈は，右の前・総主静脈から発生し，左の総主静脈は心臓からの流出静脈（冠状静脈洞）になる．

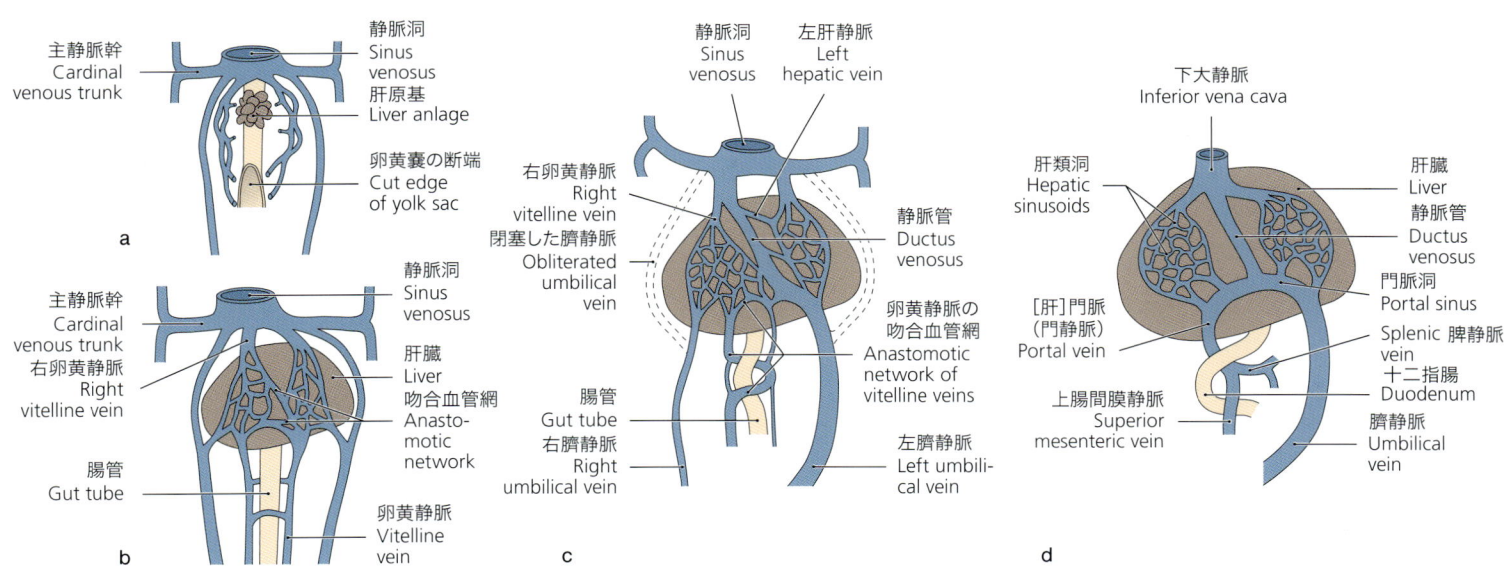

D 卵黄静脈と臍静脈の発生

a 4週齢，b 5週齢，c 2か月齢，d 3か月齢（腹側面）．

卵黄静脈（卵黄腸間膜静脈）は，静脈洞に注ぐ手前で十二指腸の周りに静脈叢を形成し，胚の肝原基を通り抜け，初期の肝類洞を形成する．まだこの時期には，2本の臍静脈は肝原基の両側を走っている．しかし発生が進むと，肝類洞との間に連絡ができる．

右臍静脈は2か月齢で完全に消失するが，左臍静脈は胎盤から胎児に戻るすべての血液を運ぶ役目を引き受ける．血液は，短絡路（静脈管）を通り抜け，右卵黄静脈幹の近位部（将来の下大静脈の肝後部）に注ぎ，静脈洞に戻る．右卵黄静脈の遠位部は，将来の門脈になり，ここを通って無対の腹部の臓器から肝臓に血液が運ばれる（上・下腸間膜静脈，脾静脈）．

解剖学総論　1　系統発生と個体発生

1.7　骨格系の発生：原始骨格，四肢骨と関節の発生
Development of the Skeletal System: Primordial Skeleton, Development of Extremities and Joints

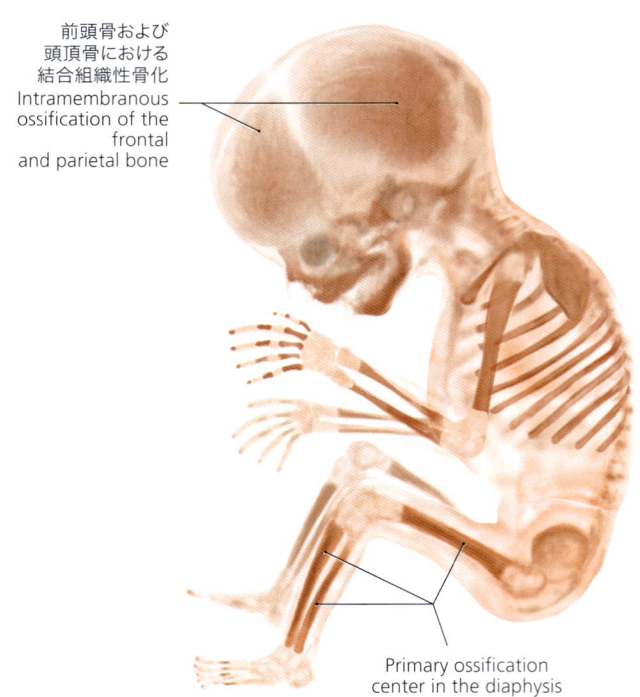

A　原始骨格，胎児期の骨発生と骨化中心（アリザリンレッドによって骨化部分を染色した11週胎児の透明骨格標本）

ヒトの骨格の支持組織（特に軟骨組織と骨組織）は，中胚葉（p. 7，**表D**参照）由来であり，胚における結合組織（＝間葉組織）から形成される．間葉細胞はまず，軟骨細胞に分化し（したがって軟骨性骨化という），将来は骨格のもととなる硝子軟骨のミニチュアモデル（原始骨格）を作り上げる．発生の次の段階として，硝子軟骨が骨組織によって置換される．ヒトの骨格の大部分（体幹，四肢，頭蓋底）は，軟骨性骨化によって作られる．頭蓋冠の骨，顔面頭蓋そして鎖骨のみが，直接，骨になる（結合組織性骨化，膜内骨化あるいは膜性骨化と呼ばれ，間葉細胞が直接，骨芽細胞に分化する．p. 17 参照）．原始骨格の骨化は，胚子期の終わり（8週）に始まる．ここではまず，長骨（長管骨）の骨幹部分において軟骨外骨化によって骨の円筒が作られる（軟骨外骨化＝間葉細胞からの直接の骨形成，すなわち結合組織性骨化）．その後しばらくして，骨幹中に一次骨化中心が現れることによって軟骨内骨化（軟骨を経た骨化，すなわち軟骨性骨化）が始まる．12週までには，すべての長骨中に一次骨化中心が出現する．骨端においては，出生後少し経ってから軟骨内骨化（二次骨化中心）が始まる（例外：大腿骨遠位部と脛骨近位部の骨端では，出生時にすでに骨化中心が現れている）．例えば，ほとんどの足根骨とすべての手根骨といった多くの短骨では，出生時，それらの全体はまだ軟骨でできており，出生後1か月から数年後にそれぞれの骨化中心が生じてくる．

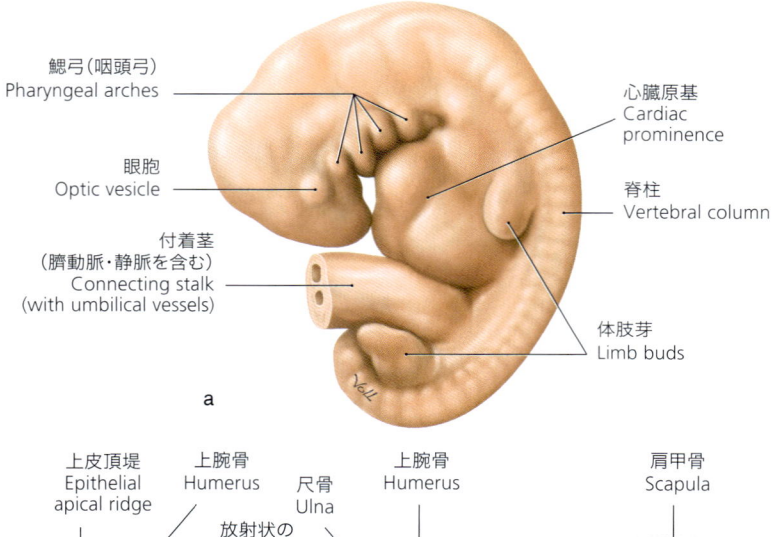

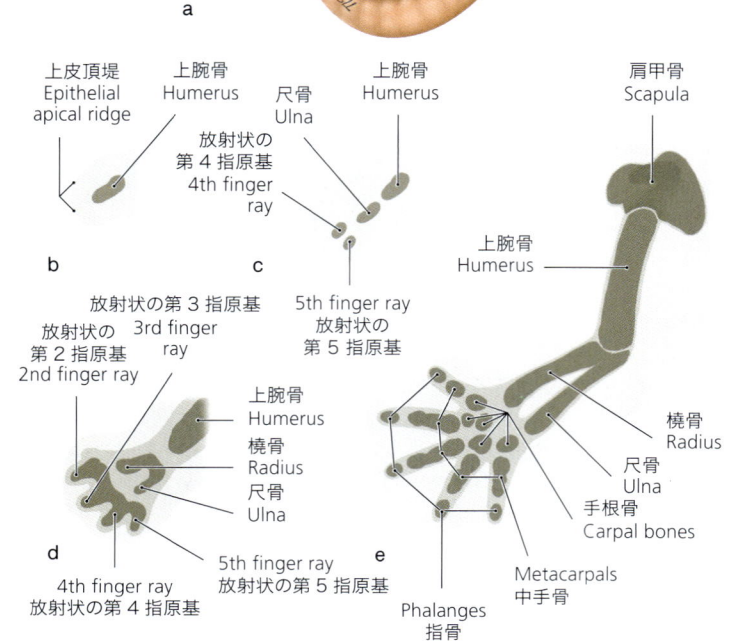

B　上肢を例とした四肢の発生

胎生4週の終わりに四肢の原基がへら状をしためくれあがった突起として体幹の側部に現れる（**a** 参照）．これらの体肢芽は，間葉の核（いわゆる四肢原基の芽体 blastema，p. 153 参照），および先端に上皮性肥厚（上皮頂堤）をもつ外胚葉性被覆からできている（**b** 参照）．体肢芽の成長と，体肢芽の各部分の配列は，本質的には近位・遠位方向および頭・尾方向における分化勾配によって示される空間的な座標系によって決まる．上肢原基では，まず上腕骨ができてくる．それに続いて尺骨と尺側の手根の骨要素ができてくる（**c** 参照）．ここでは，尺骨と放射状の第4，5指原基が軸より後ろの（尾側）区域，橈骨と放射状の第1，2，3指原基が軸より前の（頭側）区域として示されている（**d** 参照）．手指と足趾は，上皮頂堤の細胞のあらかじめプログラムされている自滅プロセス（指間アポトーシス）によって5つに分かれてできてくる（**e** 参照）．このアポトーシスがうまくいかないと，隣接する指どうしあるいは趾どうしの癒合が起こる（合指症 syndactyly）．四肢が完全に欠損した場合を無肢症 amelia と呼び，部分的な欠損（例えば手のみ）は肢部分欠損症 meromelia と呼ぶ．

Note　軟骨形成不全症 achondroplasia の原因として，遺伝的な要因による軟骨内骨化の不全が挙げられるが，これは不均衡な発育不全（四肢が短い，体幹が短い，比較的大きな頭部）の原因としてよくみられる．成長期の骨端軟骨内にある軟骨細胞の細胞分裂や成熟において異常が生じると，結合組織性骨化によってできる骨格が正常に発育するのに対して，軟骨性骨化によってできるすべての骨格は短くなってしまう．

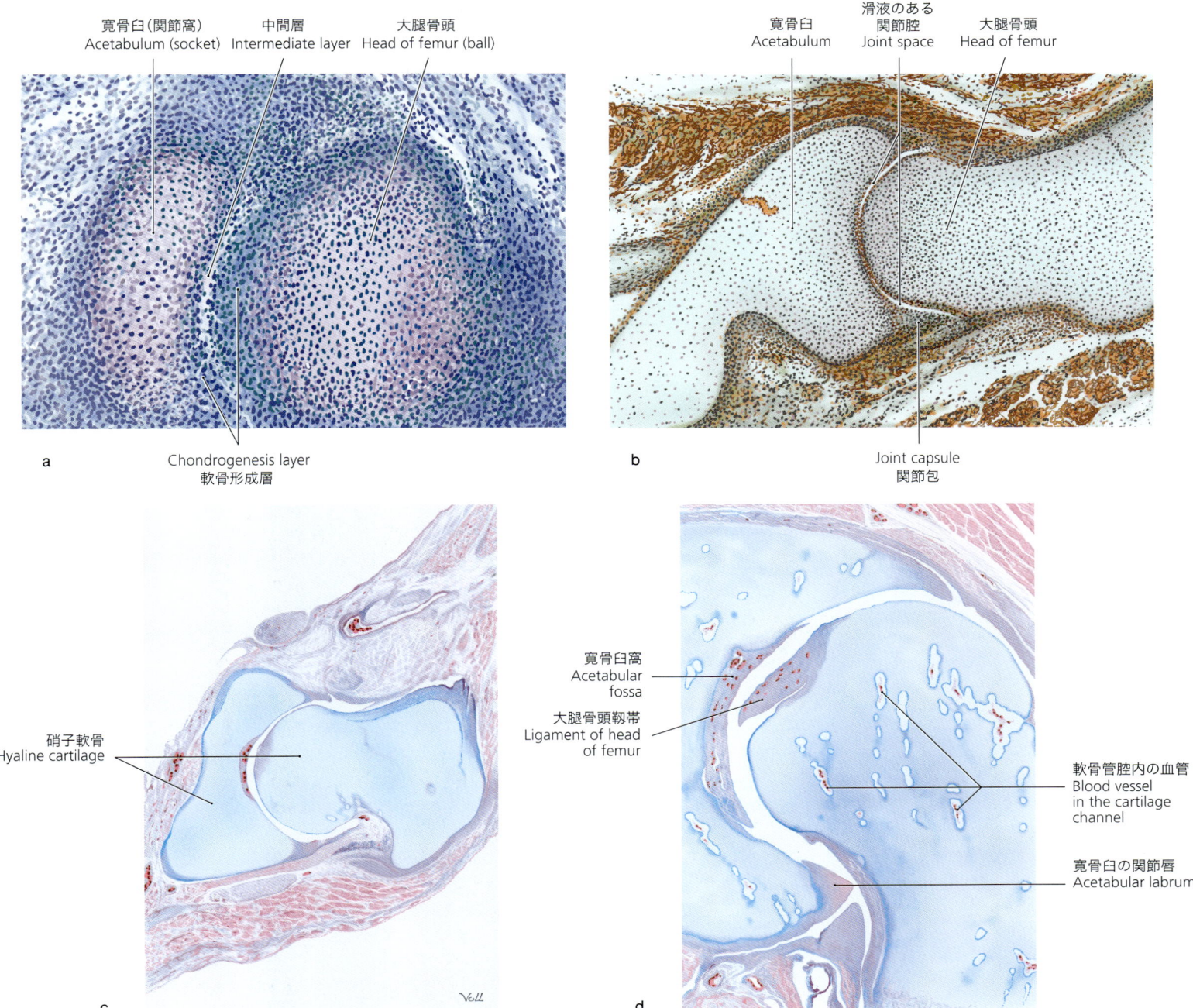

C　股関節を例とした関節のでき方

a　第6週齢，将来，関節となる位置に細胞が集中的に集まる．関節となる部分には，3層構造がみられる．すなわち，2層は骨格原基に接する軟骨形成層で，それらの間の層は，細胞に乏しい中間層である．

b　第8週齢頃になると，中間層の細胞がアポトーシスで消失することによって，関節間隙と関節腔ができる．関節の周囲からは関節包が形成され，関節液（滑液）を作り始める．

c　関節腔が生じたのち，軟骨形成層では硝子軟骨性の関節軟骨が作られる．第12週齢の終わりに，関節の基本構造は完成する．関節の最終的な形態は，遺伝子によって決定されていても，力学的な作用（例えば筋力の作用）によって決まる．

d　関節自体の成長が続く（充塡成長と付加成長）．第13週齢以降は，軟骨膜からの浸潤による栄養補給あるいは関節腔の滑液を介した栄養補給は，もはや不十分となる．そのため，いわゆる軟骨管腔 cartilage channel に沿って，血管が進入していく．ただし関節腔の近傍では，血管の進入はみられない．また，骨端軟骨におけるこれらの血管新生は，二次骨化中心の形成とは無関係である．例えば，股関節の大腿骨頭では，最初の血管進入（第3月齢）から大腿骨近位の骨端における骨化中心の出現（出生後6か月）まで約12か月の時間的な差がある．

Note　関節には原則的に2通りのでき方がある．
- 分離によるもの（通例）；すなわち，もともとは1つのまとまった骨格原基内における分離（ほとんどの関節：股関節，肩関節，肘関節など）．
- 合体によるもの；すなわち，もともとは分離した骨格原基が合体して生じるもの（例えば，顎関節，胸鎖関節，仙腸関節）．それらの接触部分には，あとで関節腔に変化する滑液嚢がまずできる．さらにこれらの関節は，通常，関節円板を伴う（例外：仙腸関節）．

1.8 骨の発生と再造形 Bone Development and Remodeling

骨の発生と再造形は，密接に関連している．例えば成長の際，骨は絶えず再造形を行い，未成熟な線維骨組織が成熟した層板骨に置き換えられる．成人の骨格でも，再造形が繰り返し起こる．特に多いのが海綿骨（海綿質）である（F 参照）．このようにして，成人の骨格の平均 10％ ほどが，毎年再造形されており，10 年間で骨格が完全に更新されることになる．この過程は，基本的には自らにかかる（そして変動する）主な外力に対して，骨が機能的に適応するものである．またこれにより材質の疲労を防ぎ，骨の微小な損傷を修復し，カルシウムを迅速に供給する．

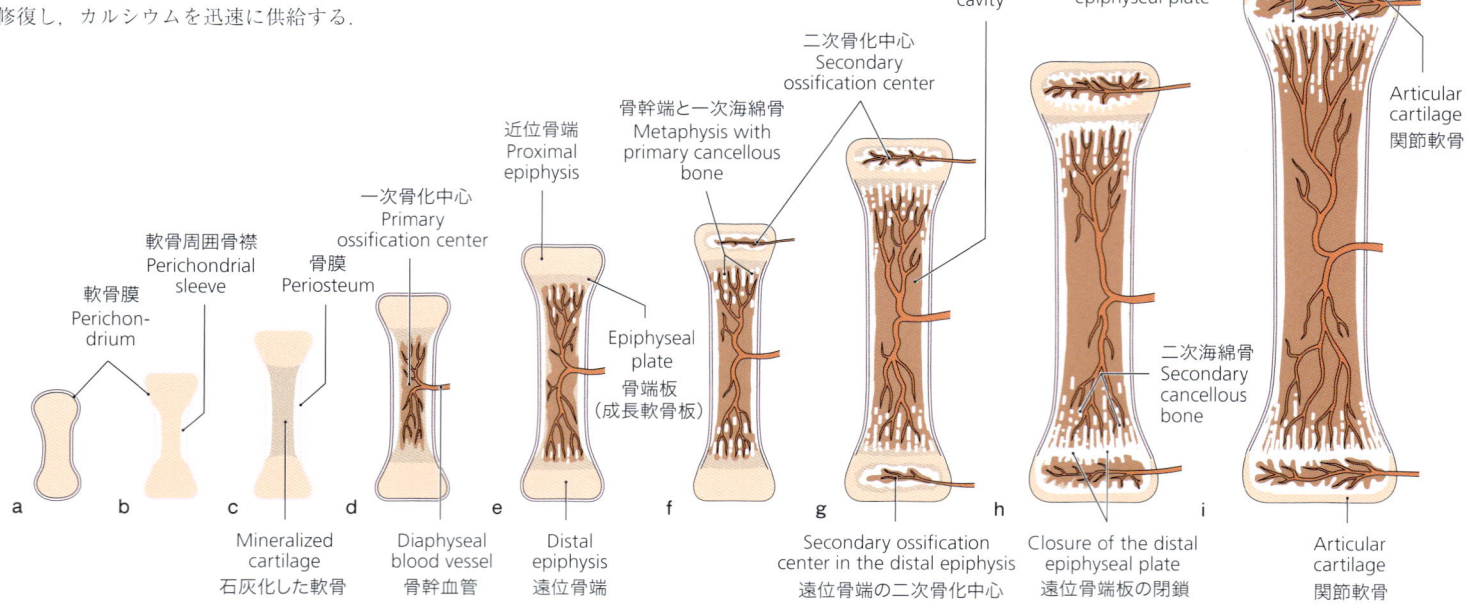

A 長骨（長管骨）の発生

長骨（大腿骨，脛骨など）は，主に間接骨形成により作られる．すなわち軟骨性のひな形が先にでき，骨に置き換わる（軟骨内骨発生）．しかし長骨の一部（骨の太さを成長させる軟骨周囲骨襟）は，直接骨形成によりできる．すなわち凝集した間葉が，直接に変化して形成される（膜性骨発生，E 参照）．

a 胚の骨格内の軟骨性のひな形．b 軟骨周囲骨襟の形成（間葉からの直接骨化）．c 肥大した軟骨細胞への分化と軟骨性細胞外基質の石灰化．d 骨幹動脈・静脈の進入と一次骨化中心の形成．e 近位・遠位骨化中心の発生（骨端板）．f 近位骨化中心の出現（二次骨化中心）．g 遠位骨化中心の形成．h 遠位骨端板の閉鎖．i 近位骨端板の閉鎖（骨格の成長の終了に起こる．ほとんどの長骨で 18～23 歳に）．

Note 骨発生＝それぞれの骨の形成．骨化＝骨組織の形成．

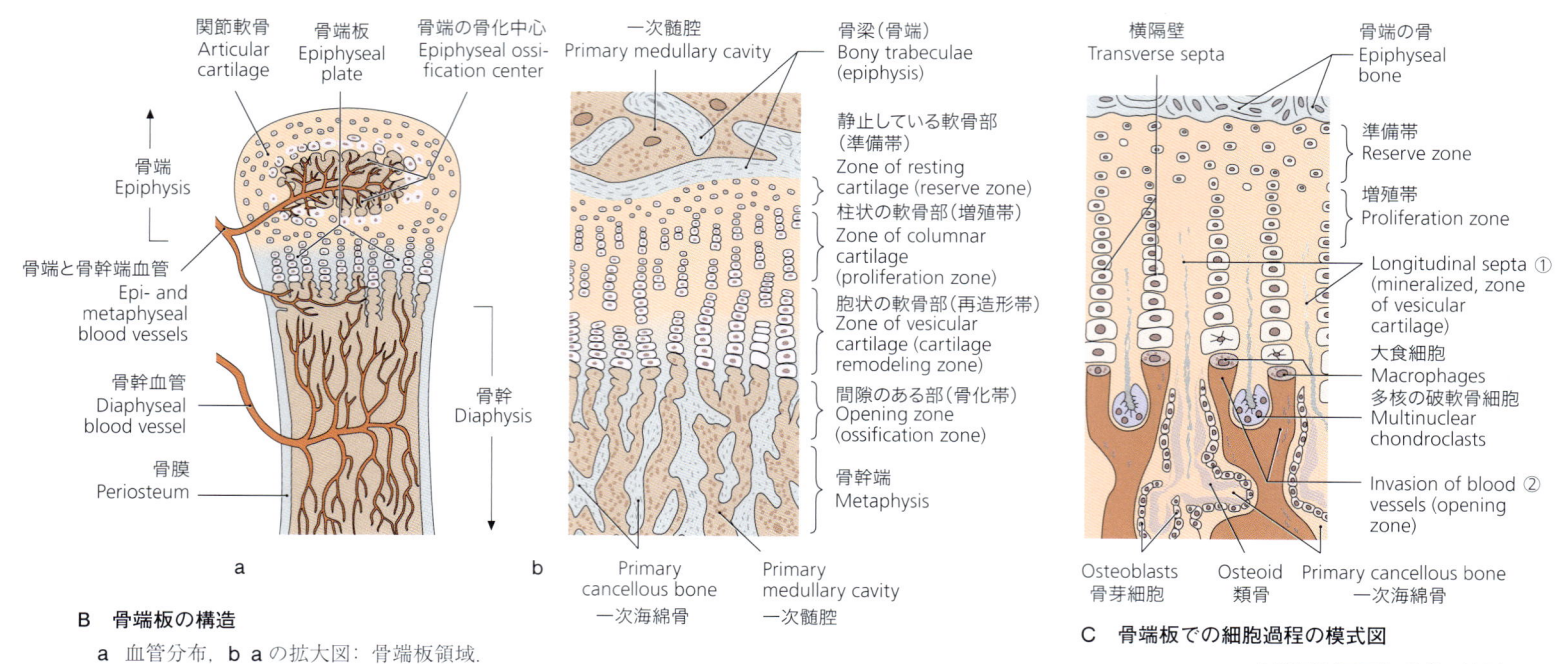

B 骨端板の構造

a 血管分布．b a の拡大図：骨端板領域．

C 骨端板での細胞過程の模式図

① 縦隔壁（石灰化，胞状の軟骨）
② 血管の進入（間隙のある部）

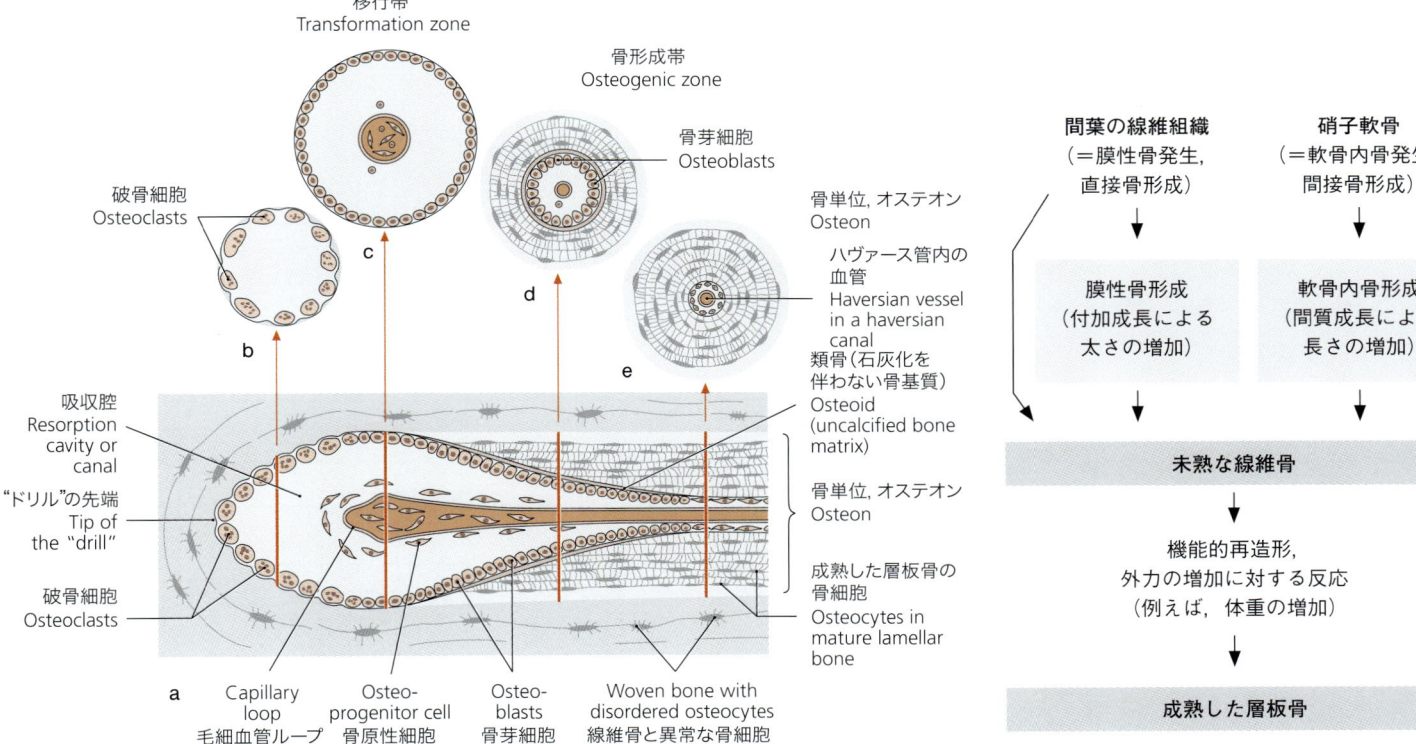

D 骨単位の発生

機能的再造形の過程（左頁上を参照）は，血管とそれに付随する破骨細胞が線維骨に進入して始まる．この細胞は，線維骨にドリルのように孔をあけ，血管路を開く（吸収管ないし吸収腔）．その大きさは将来の骨単位（オステオン）に等しい．

a 吸収管の縦断面．
b 吸収管の部位での横断面．
c 移行帯：骨原性細胞（骨形成細胞の前駆細胞）が，骨芽細胞に変化する．
d 骨形成帯（骨芽細胞が骨層板を生み出す）．
e 新たに作られた骨単位．

E 骨発生の型

Note ほとんどの骨は，間接骨発生により形成される（わずかな例外として，鎖骨，頭蓋の特定の骨がある）．しかし間接骨発生により形成される骨も，部分的には間葉からの直接骨発生により形成される．

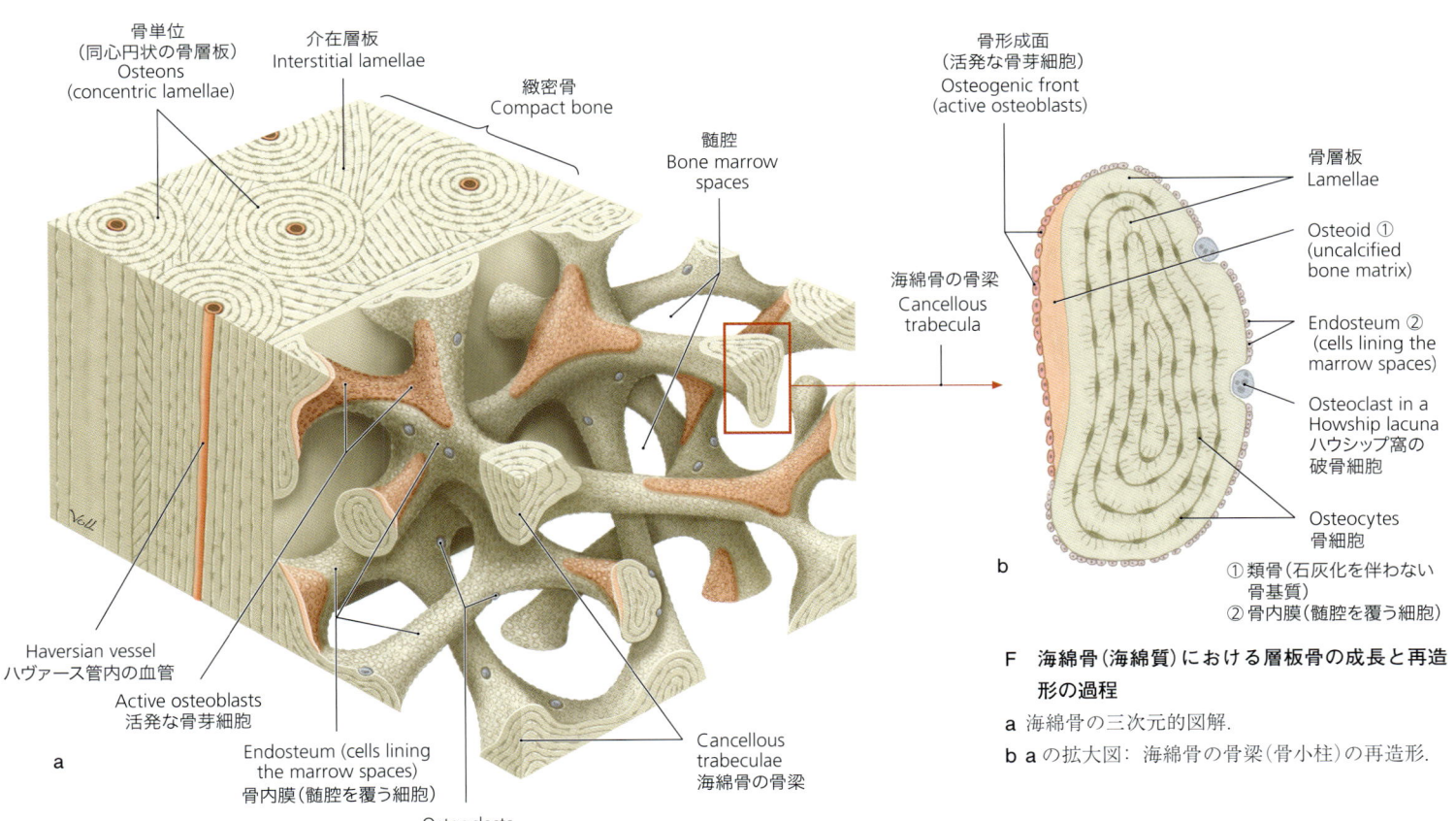

F 海綿骨（海綿質）における層板骨の成長と再造形の過程

a 海綿骨の三次元的図解．
b aの拡大図：海綿骨の骨梁（骨小柱）の再造形．

1.9 体肢の骨化 Ossification of the Limbs

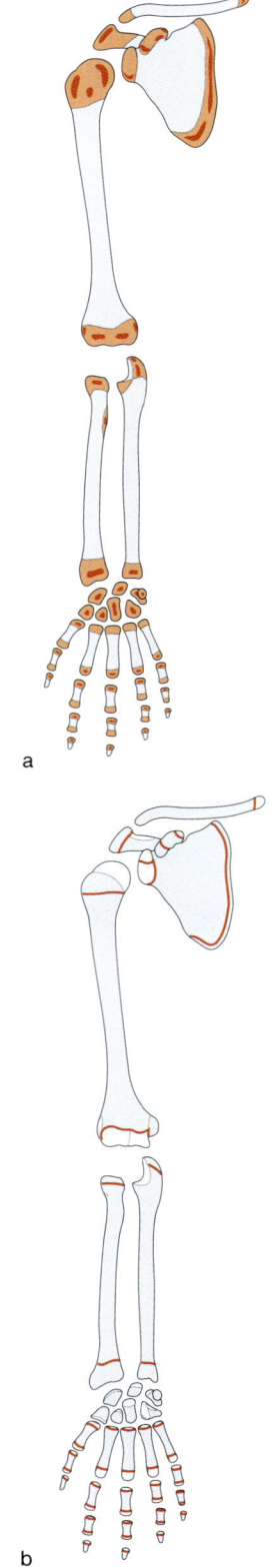

B 上肢の骨格の骨化
a 骨端・骨起骨化中心の位置.
b 骨端・骨起板の位置.

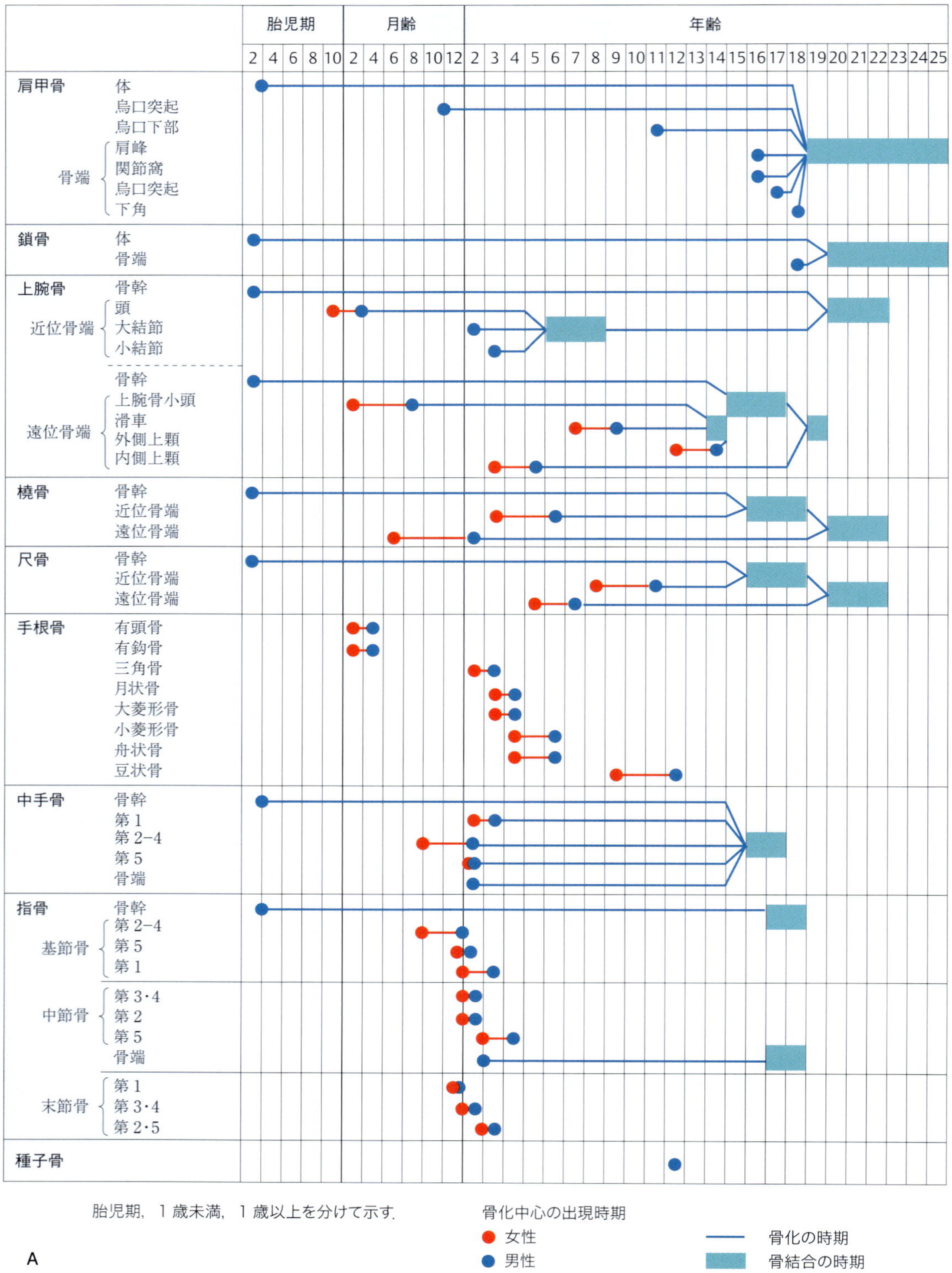

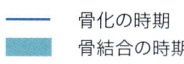

胎児期，1歳未満，1歳以上を分けて示す．

骨化中心の出現時期
● 女性
● 男性

―― 骨化の時期
▬▬ 骨結合の時期

A

A, C　上肢（A）・下肢（C）各領域の骨の成長の時間表

骨格の発生段階および骨年齢を，この表を基に，骨化中心の出現時期から推定することができる．一次骨化中心は，一般に胎児期に骨幹に現れる（骨幹骨化）．それに対して二次骨化中心は，生後に軟骨性の骨端および骨起の内部に形成される（骨端・骨起骨化）．

長さの成長は，骨端板の閉鎖とともに終わる（骨結合）．例えば上腕骨の大結節は，2歳で骨化を始める．骨結合の時期は，6～8歳以後に始まり，その後，大結節は外側からの付加成長だけを行う．

長さの成長が止まると，骨化中心が消失し，X線像では見えなくなる．成熟と二次骨化中心の出現との関係は，手根骨で最もわかりやすい（Bも参照）．8個の手根骨は，おおよそ9年をかけてしだいに骨化する．最初の骨化中心は有頭骨であり，1歳で出現する．最後の骨化中心は豆状骨であり，9歳で骨化する．X線撮影には，利き腕ではないほうの手を用いるのが，標準的な方法である．

骨年齢は，実年齢ではなく，個体の生物学的な成熟度を反映する．骨年齢すなわち成長能力の推定は，例えば小児における整形外科的疾患や変形の予後や治療のため

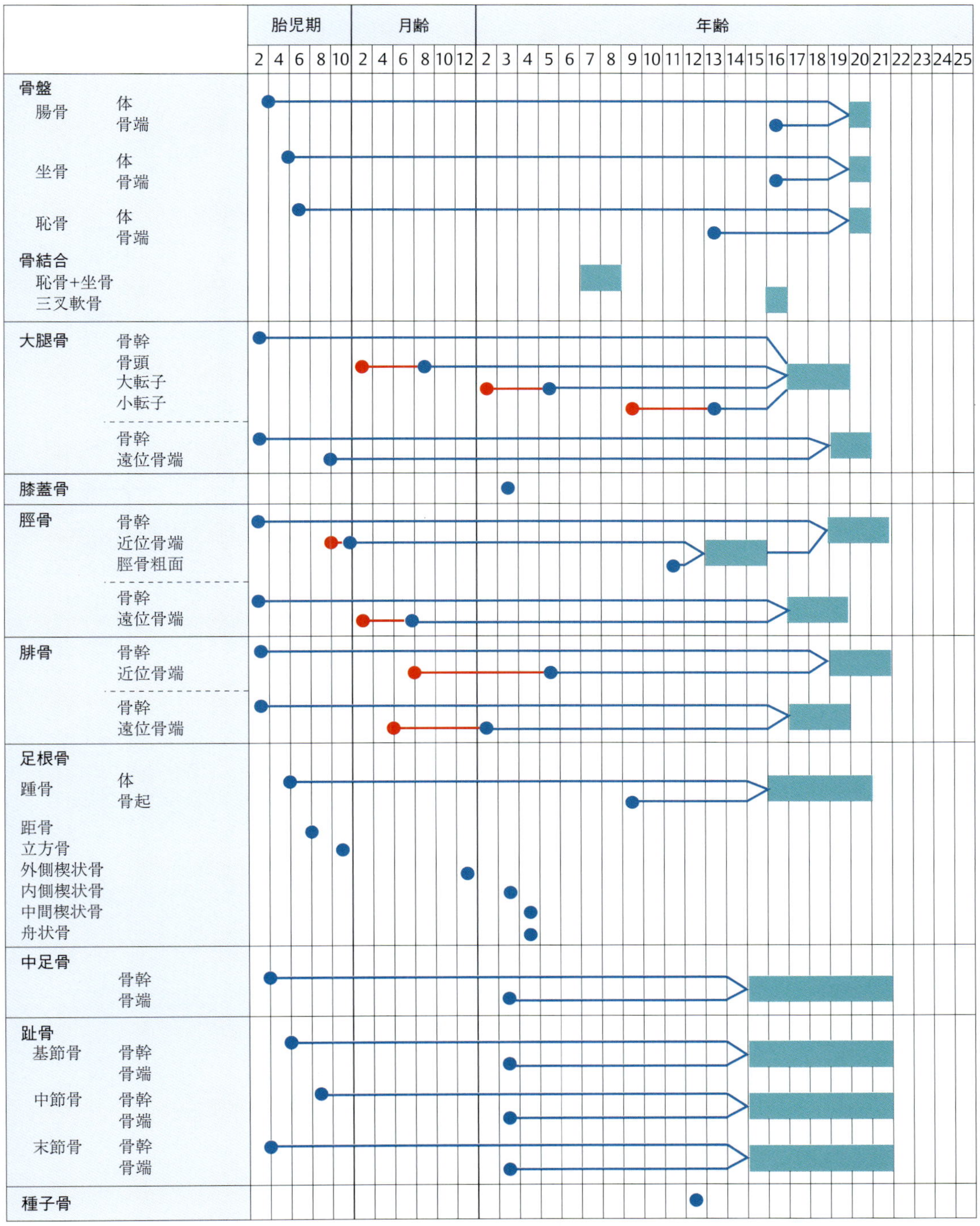

解剖学総論　1　系統発生と個体発生

		胎児期					月齢						年齢																					
		2	4	6	8	10	2	4	6	8	10	12	2	3	4	5	6	7	8	9	10	11	12	13	14	15	16	17	18	19	20	21	22	23	24	25
骨盤　腸骨	体																																			
	骨端																																			
坐骨	体																																			
	骨端																																			
恥骨	体																																			
	骨端																																			
骨結合　恥骨+坐骨																																			
三叉軟骨																																			
大腿骨	骨幹																																			
	骨頭																																			
	大転子																																			
	小転子																																			
	骨幹																																			
	遠位骨端																																			
膝蓋骨																																			
脛骨	骨幹																																			
	近位骨端																																			
	脛骨粗面																																			
	骨幹																																			
	遠位骨端																																			
腓骨	骨幹																																			
	近位骨端																																			
	骨幹																																			
	遠位骨端																																			
足根骨　踵骨	体																																			
	骨起																																			
距骨																																			
立方骨																																			
外側楔状骨																																			
内側楔状骨																																			
中間楔状骨																																			
舟状骨																																			
中足骨	骨幹																																			
	骨端																																			
趾骨　基節骨	骨幹																																			
	骨端																																			
中節骨	骨幹																																			
	骨端																																			
末節骨	骨幹																																			
	骨端																																			
種子骨																																			

胎児期，1歳未満，1歳以上を分けて示す．

骨化中心の出現時期
● 女性
● 男性

― 骨化の時期
▬ 骨結合の時期

C

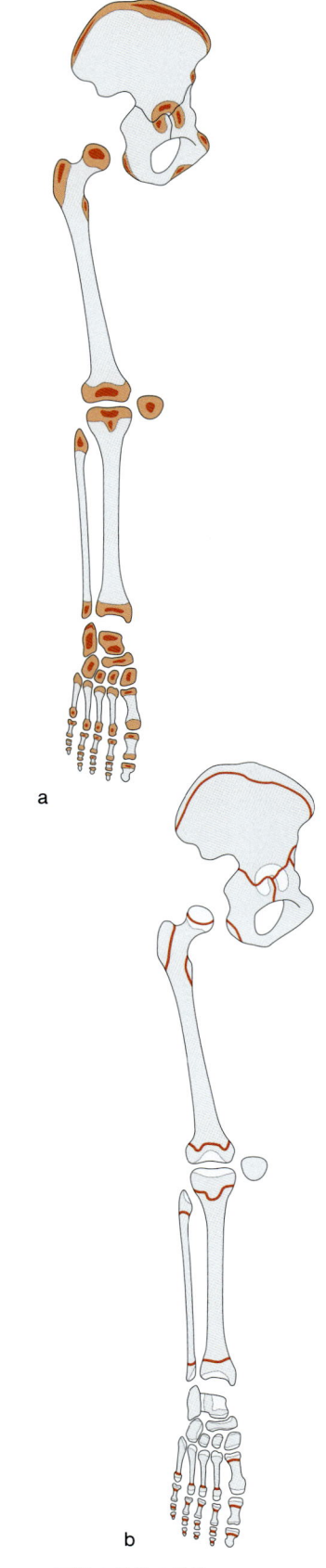

D　下肢の骨格の骨化
a　骨端・骨起骨化中心の位置．
b　骨端・骨起板の位置．

にきわめて重要である．また，骨格の成熟度と身長の関係を考えることで，6歳以上の骨年齢と身長に基づいて，成人での最終的な身長を，合理的かつ正確に予測することができる．

1.10 体肢の発生と位置 Development and Position of the Limbs

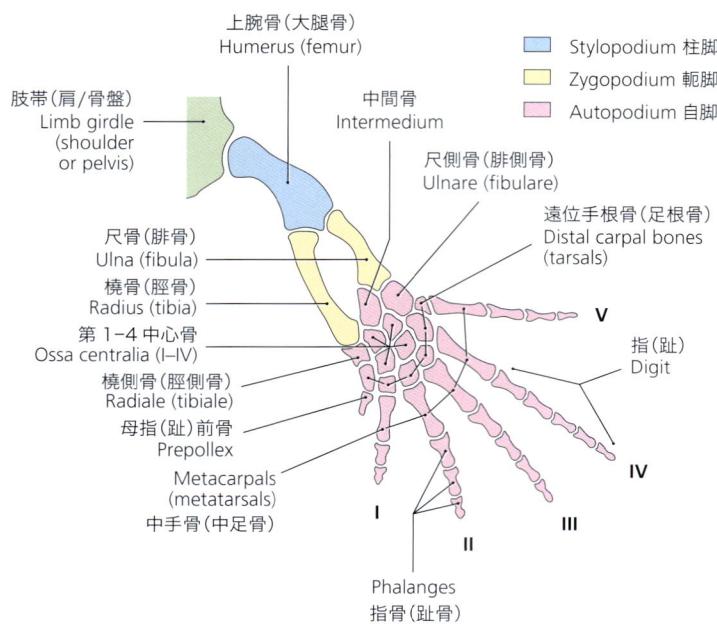
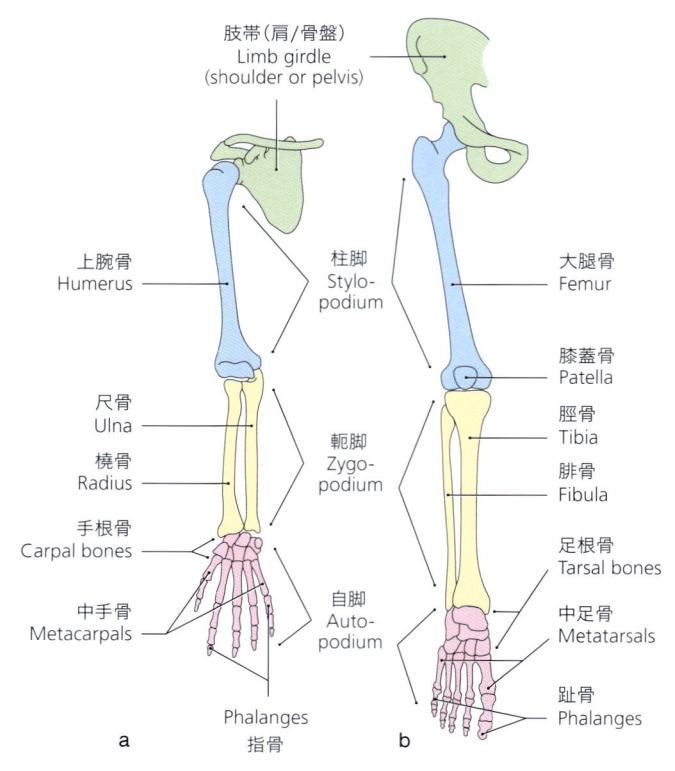

A　5指をもつ四肢動物の体肢の基本構造

歩き回る陸生の脊椎動物の前肢と後肢は，近位・中位・遠位分節の3部からなる同じ基本構造をもつ（柱脚，軛脚，自脚と呼ばれる）．肘関節と膝関節は，柱脚の1本の骨（上腕骨，大腿骨）と軛脚の2本の骨（橈骨と尺骨，脛骨と腓骨）の間にある．5放線の自脚（手，足）も，近位・中位・遠位部の3部から成る（底脚，中脚，先脚と呼ばれる，**C** 参照）．一部の脊椎動物綱では，この基本構造が崩れて，さまざまな骨単位の退化や癒合がみられる．

B　ヒトの体肢の基本構造

前面．**a** 右の上肢．**b** 右の下肢．

ヒトの上肢と下肢の骨格要素について，**A** で示した四肢動物の体肢分節（柱脚，軛脚，自脚）との相同関係を色で示した．多指（趾）症や合指（趾）症などの先天異常は，まれなものではない．

C　5指をもつ四肢動物の体肢の骨格構成

分節	前肢	後肢
肢帯	上肢帯 -肩甲骨，鎖骨	下肢帯 -寛骨
自由肢		
柱脚	上腕 -上腕骨	大腿 -大腿骨
軛脚	前腕 -橈骨 -尺骨	下腿 -脛骨 -腓骨
自脚	手	足
-底脚	手根骨 -近位列：橈側骨，中間骨，尺側骨 -中心群：第1-4中心骨 -遠位列：第1-5手根骨	足根骨 -近位列：脛側骨，中間骨，腓側骨 -中心群：第1-4中心骨 -遠位列：第1-5足根骨
-中脚	中手骨 -第1-5中手骨	中足骨 -第1-5中足骨
-先脚	指骨 -第1-5指骨（指節骨の数は不定）	趾骨 -第1-5趾骨（趾節骨の数は不定）

解剖学総論　1　系統発生と個体発生

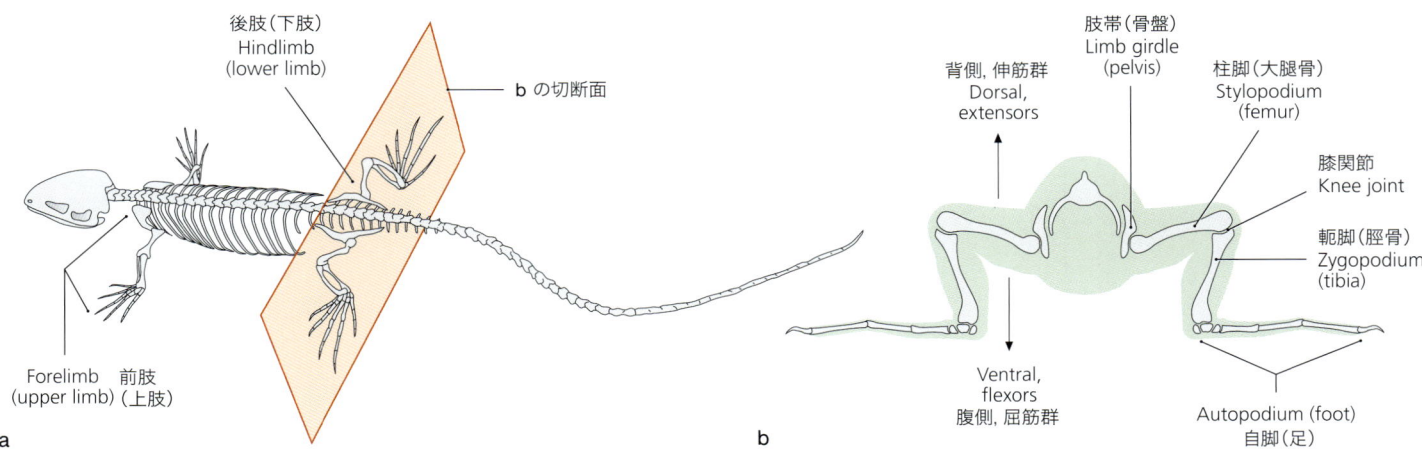

D　原始的四肢動物の体肢の位置（トカゲ *Lacerta viridis* でみる）
　a　背面，b　後肢の位置での横断面．
　両生類と爬虫類（例えばサンショウウオ，カメ，トカゲ）では，体幹は前肢と後肢の間にぶら下がり，しばしば地面に触れる．体肢は体幹に対してほとんど直角であり，そのため上腕と大腿はほぼ水平で，肘と膝は外側を向く．橈骨と尺骨および脛骨と腓骨は，肘と膝のところで直角に曲がっている．手掌と足底の面は，地面に接触する．すべての関節の角度は，脊柱と平行である（E 参照）．
Note　伸筋は背側にあり，屈筋は腹側にある．そのため，骨に対する伸筋と屈筋の位置は，進化によって変わらない．骨の配置が異なるに過ぎない（F 参照）．

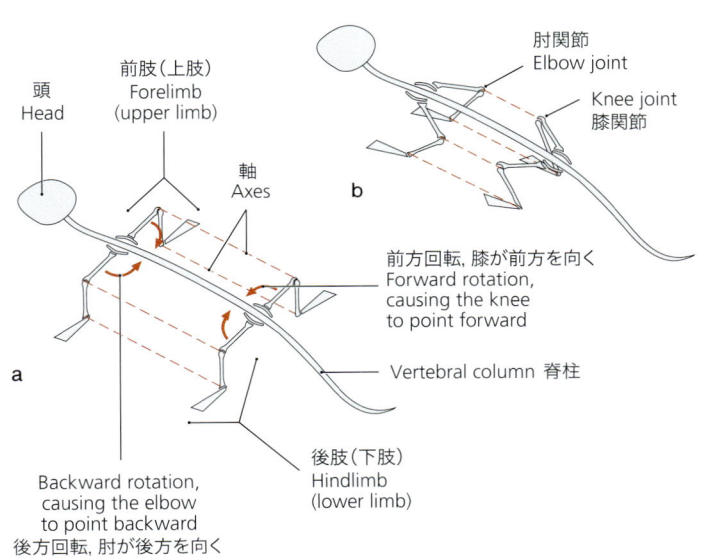

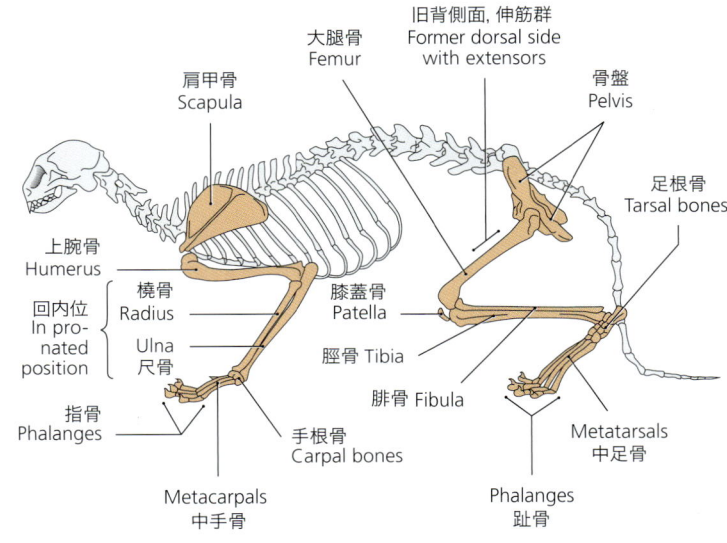

E　哺乳類の進化における体肢の回転
　a　回転の前，b　回転の後．
　哺乳類の進化の重要な特徴として，四肢動物の体肢の回転がある．体肢は，向きを変え，身体と平行になり，身体の近くで下に位置する．これにより身体の運動と支持が，効率的になった．
　後肢は前方に回転し（膝が頭方を向く），前肢は身体に沿って後方に回転した（肘が尾方を向く）．その結果，前肢・後肢ともに，矢状の位置をとり，体幹に沿って置かれている（F 参照）．

F　ネコ *Felis catus* の骨格
　左側面．
　前肢の掌側面は地面に向き，肘の角は後方を向き，前腕の骨は回内位をとらざるをえない．後肢では，下腿骨の回内の必要はなく，大腿は前方に回転している．
　体肢各部におけるこの骨格要素の配置は，ヒトでも本質的に維持されている．下肢は前方に向いたので，かつての下肢の背側面は，直立したヒトでも前方を向いている．その結果，大腿と下腿の伸筋（由来では背側の筋）は，体肢の前面にあり，対応する骨格の前に位置する．ヒトの体肢に"前・後"を用い，"背側・腹側"を避ける理由の1つがこれである．これに対して，上腕と前腕の伸筋と屈筋は，本来の背側・腹側の位置を残している．

解剖学総論　2　人体の概観

2.1　人体：比率，体表面積，体重
The Human Body: Proportions, Surface Areas, and Body Weights

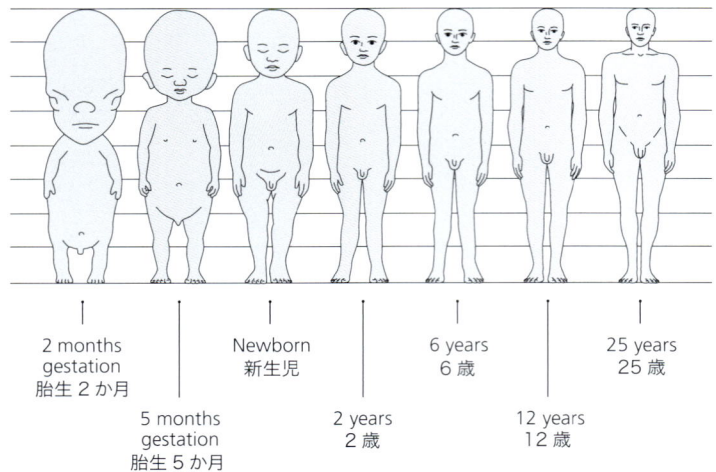

A　成長に伴う身体の比率の変化

胎生2か月の胚の頭長は，身長のほぼ半分である．新生児ではほぼ1/4であり，6歳児では1/6，成人では1/8である．

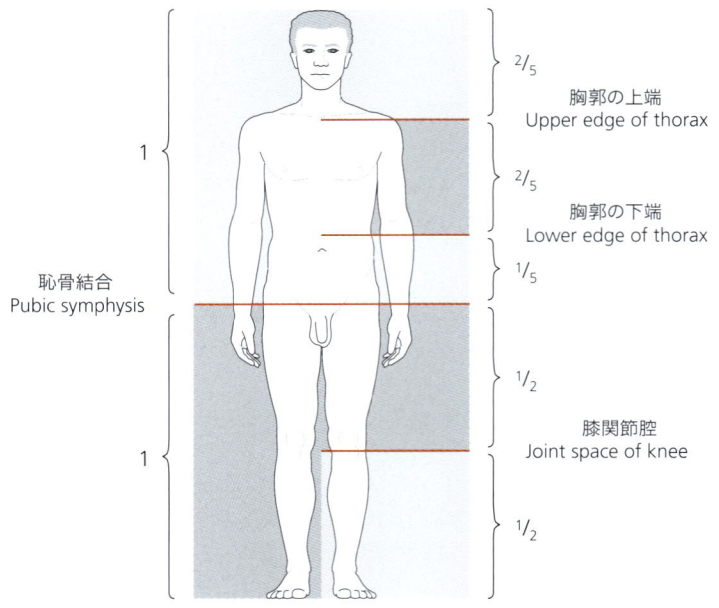

B　正常な身体の比率

成人では，身長の中心は，ほぼ恥骨結合の位置にある．すなわち上半身と下半身の比率が，ここで1：1となる．上半身では，骨盤と腹部が1/5，胸部が2/5，頭頸部が2/5となる．下半身では，大腿と下腿が，膝の関節で半分に分かれる．

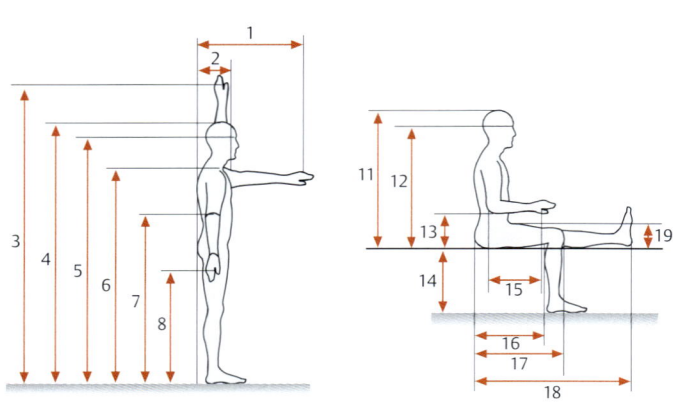

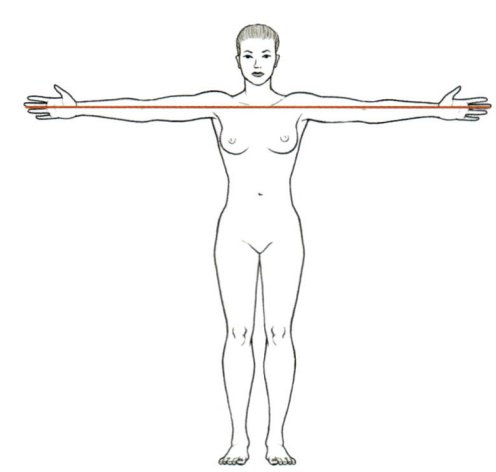

C　伸ばした腕の長さ

腕を両側に伸ばした時の指先と指先の間の長さ（指極）は，身長よりもわずかに長い（女性で約103％，男性で約106％）．

計測値(cm) （項目 9, 10, 20, 21 は図示されていない）	パーセント値					
	男性			女性		
	5%値	50%値	95%値	5%値	50%値	95%値
1　背・指節点距離	68.5	74.0	81.5	62.5	69.0	75.0
2　胸部前後最大距離	26.0	28.5	38.0	24.5	29.0	34.5
3　上肢挙上指節点高	197.5	207.5	220.5	184.0	194.5	202.5
4　身長	165.0	175.0	185.5	153.5	162.5	172.0
5　眼高	153.0	163.0	173.5	143.0	151.5	160.5
6　肩峰高	134.5	145.0	155.0	126.0	134.5	142.5
7　橈骨点高	102.5	110.0	117.5	96.0	102.0	108.0
8　指節点高	73.0	76.5	82.5	67.0	71.5	76.0
9　肩峰幅	44.0	48.0	52.5	39.5	43.5	48.5
10　殿幅（立位）	34.0	36.0	38.5	34.0	36.5	40.0
11　座高	85.5	91.0	96.5	81.0	86.0	91.0
12　座位眼高	74.0	79.5	85.5	70.5	75.5	80.5
13　座位肘頭下縁高	21.0	24.0	28.5	18.5	23.0	27.5
14　座面高	41.0	45.0	49.0	37.5	41.5	45.0
15　肘・指節点距離	32.5	35.0	39.0	29.5	31.5	35.0
16　座位殿・ふくらはぎ距離	45.0	49.5	54.0	43.5	48.5	53.0
17　座位殿・膝距離	56.5	61.0	65.5	54.5	59.0	64.0
18　座位殿・足底距離	96.5	104.5	114.0	92.5	99.0	105.5
19　座位大腿高	13.0	15.0	18.0	12.5	14.5	17.5
20　肘間幅	41.5	48.0	55.5	39.5	48.5	55.5
21　座位殿幅	35.0	37.5	42.0	36.0	39.0	46.0

D　DIN 33402-2（ドイツ工業規格）における立位および座位におけるヒトの身体寸法要覧（裸体，18〜65歳）（Ergonomie-Körpermaße des Menschen -Teil 2: Werte. Beuth, Berlin 2005）

それぞれのパーセント値は，この集団（ここでは1999〜2002年の移住者を含むドイツ在住者すべて）において，そこに示されている身体計測値以下の人々の割合を示したものである．例えば，18〜65歳の人々の男性において，身長の95パーセント値は185.5 cmとなっているが，これはこの集団の95％の人々の身長がこの値以下であり，残りの5％の人々の身長が，これより大きいということを示している．

解剖学総論　2　人体の概観

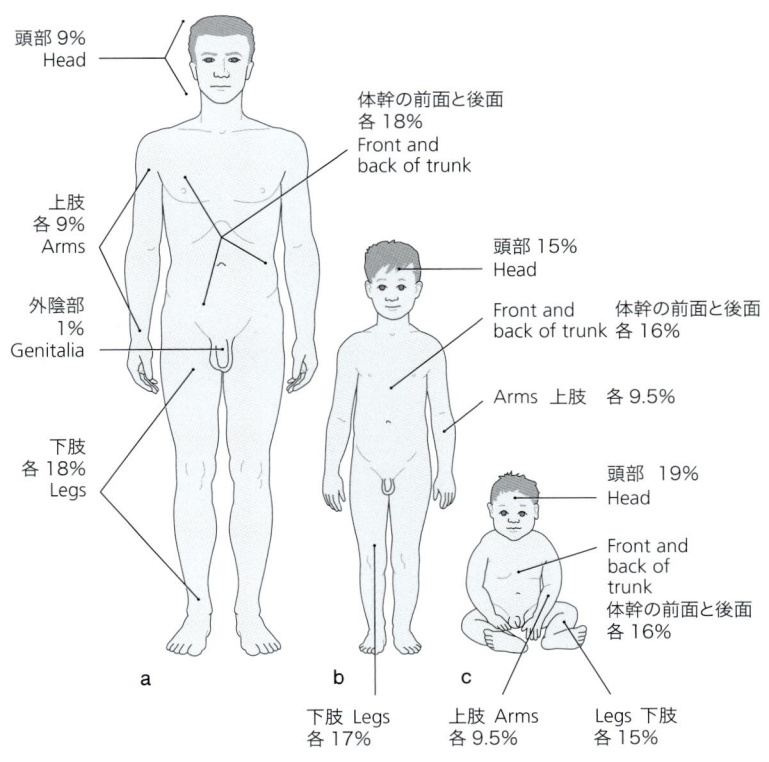

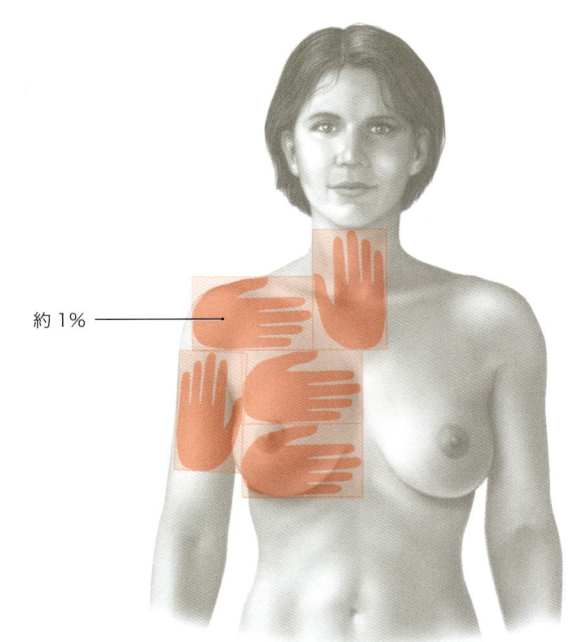

E　成人，小児，幼児での体表面積の分布

Wallace（1950）の"9の法則"によると，15歳以上の成人の体表面積は，9の倍数の単位に分けられる（a）．頭と両腕はそれぞれ9％，体幹の前面と後面，両脚はそれぞれ18％（2×9），外陰部が1％である．小児（b）と幼児（c）では，"9の法則"は年齢に応じて修正する必要がある．

Note　"9の法則"は，熱傷を受けた皮膚の面積を簡単に見積もるのに用いられる．

F　手掌面積の法則

熱傷を受けた体表面積の割合は，手掌面積の法則により正確に見積もることができる．これは患者の手の面積が，体表面積の約1％にあたるというものである．手掌面積の法則は，小児にも当てはまり，手と体表面積が比例して小さくなっている．

G　体表面積と年齢との関係

身体が大きくなると，体表面積は径の2乗に比例して増えるが，体重は3乗に比例する．この幾何学的関係のために，小さな動物は大きな動物に比べて，相対的な体表面積が大きくなる．小さな動物では体表面積の比率が体積よりも大きいために，身体の熱をより多く放射する．その結果，マウスや小児のような小さな動物は，ゾウや成人などの大きな動物よりも，代謝率が高い．

年齢	体重 （kg）	体表面積 （cm²）	体表面積/体重 （cm²/kg）
新生児	3.4	2,100	617.6
6か月齢	7.5	3,500	466.7
1歳	9.3	4,100	440.9
4歳	15.5	6,500	419.4
10歳	30.5	10,500	344.3
成人	70.0	18,100	258.6

H　体重指数 body mass index（BMI）

身体測定においては，体重指数（BMI）が，体脂肪率と相関関係にあることから体重を評価する国際的な基準となっている．BMIは，体重のkg（キログラム）値を，身長のm（メートル）値の2乗で割ったものである．

$$BMI = \frac{kg}{m^2}$$

2.2 人体の構築 The Structural Design of the Human Body

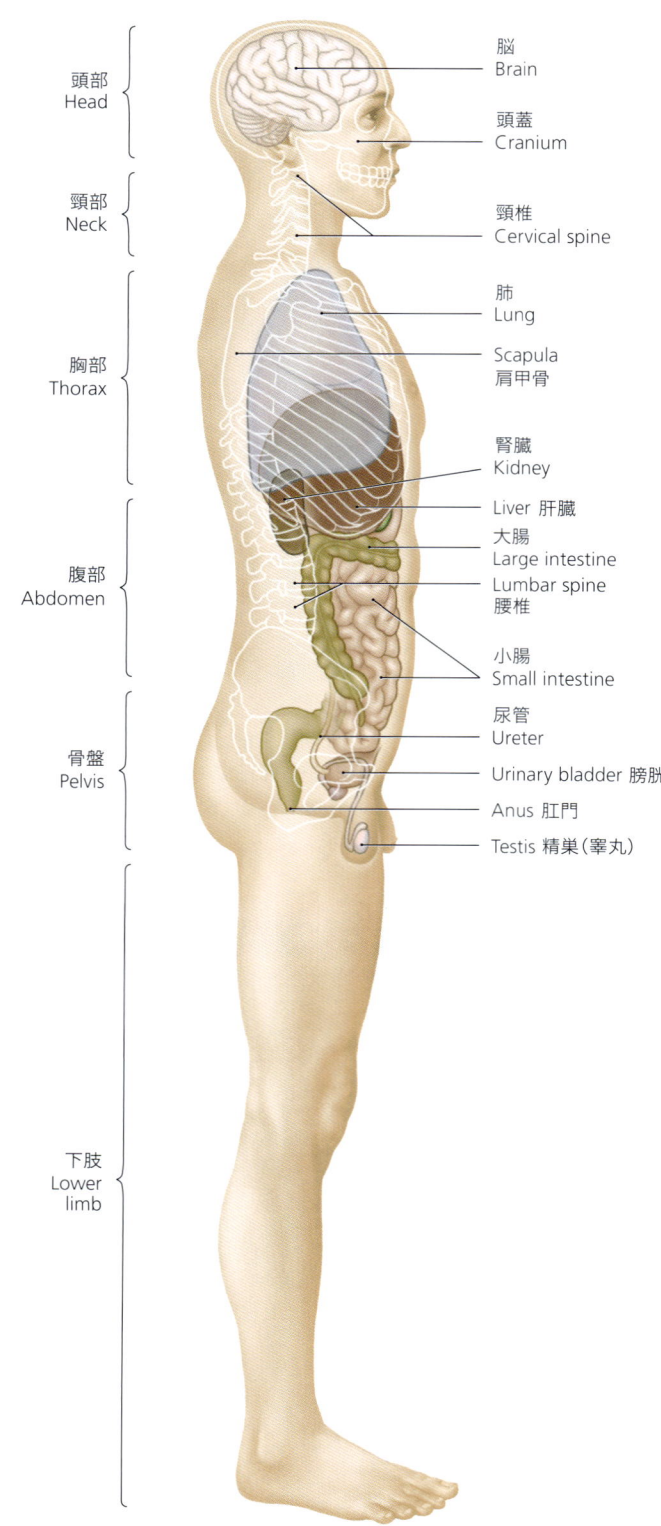

A 内部器官の位置
側面.

B 人体の部位の区分

頭部

頸部

体幹
・胸部
・腹部
・骨盤

上肢
・上肢帯
・自由上肢

下肢
・下肢帯
・自由下肢

C 器官系の機能的区分

運動器系（筋骨格系）
・骨格と骨の連結（受動的部分）
・骨格筋（能動的部分）

内臓
・心血管系
・血液免疫系
・内分泌系
・呼吸器系
・消化器系
・泌尿器系
・男性・女性生殖器系

神経系
・中枢・末梢神経系
・感覚器系

皮膚とその付属構造

D 漿膜腔と結合組織腔

　器官と器官系は，さまざまな大きさの漿膜腔ないし結合組織腔に埋め込まれている．漿膜腔は，完全に閉じた隙間状の空間で，光沢のある膜（漿膜）に包まれ，少量の液を含んでいる．漿膜は2枚の板からなり，通例は2枚が互いに向き合う（必ずしも直接に接触するわけではなく，その例として腹膜腔がある）．臓側板は器官を直接に包み，壁側板は漿膜腔の壁の内面を覆う．

局所解剖学的体内腔
・胸部の腔

・腹部の腔
・骨盤部の腔

その中にある漿膜腔
・胸膜腔
・心膜腔
・腹膜腔（腹部）*
・腹膜腔（骨盤部）*

結合組織腔
・頸筋膜の中葉と深葉の間の腔隙
・縦隔
・以下の空間を伴う腹膜外隙
　-腹膜後隙
　-腹膜下隙

*Note 腹部および骨盤部の腹膜腔は，一体化している．

解剖学総論　2　人体の概観

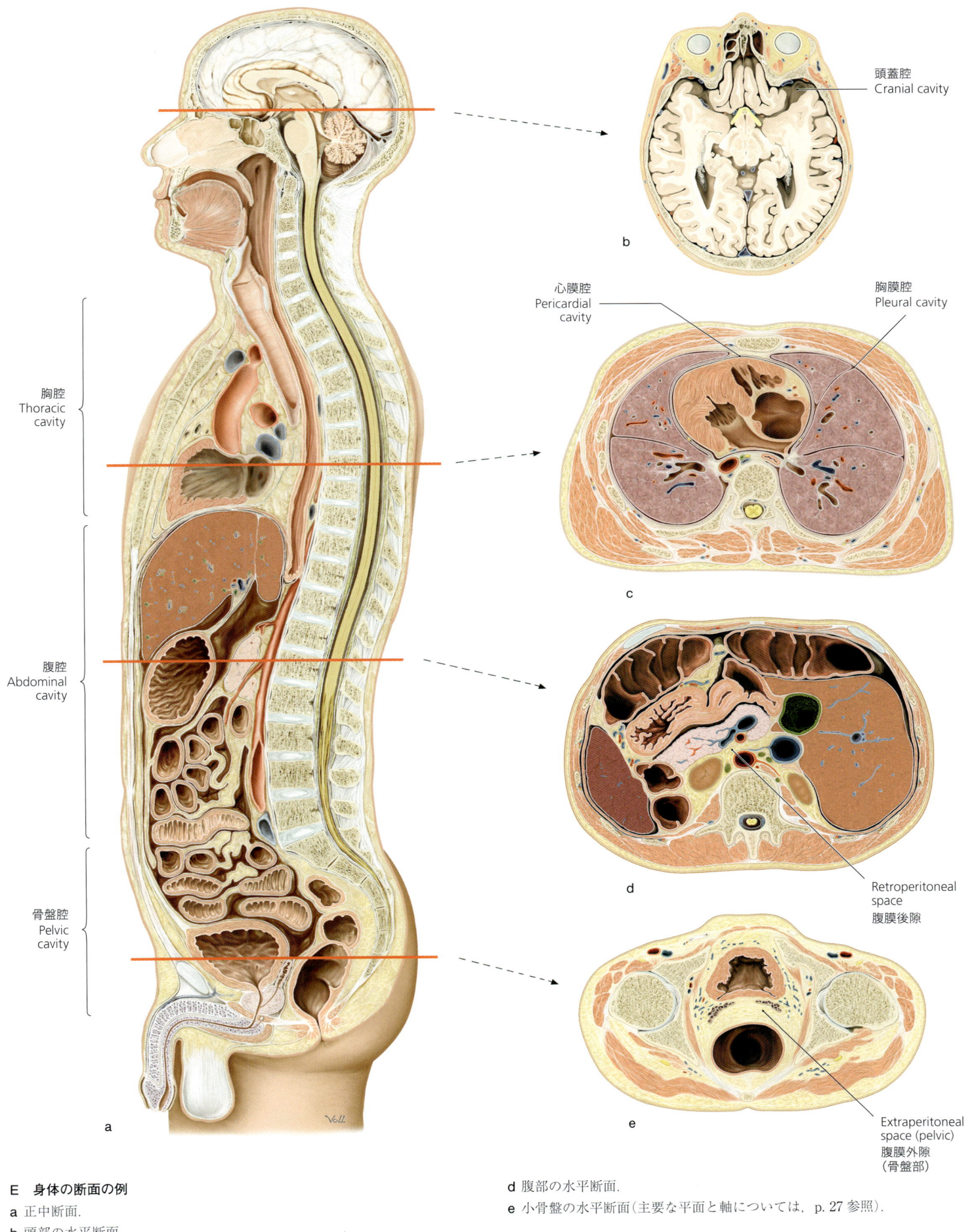

E　身体の断面の例
a　正中断面.
b　頭部の水平断面.
c　胸部の水平断面.
d　腹部の水平断面.
e　小骨盤の水平断面（主要な平面と軸については，p. 27 参照）.

3.1 人体における位置，方向，主要な平面と軸の用語
Terms of Location and Direction, Cardinal Planes and Axes

A　位置と方向の一般的な用語

体幹（頭部，頸部，胴部）

頭側	cranial	頭部に属する，頭部に近い
頭方	cephalad	頭部に向かう
尾側	caudal	尾部に属する，尾部に近い
尾方	caudad	尾部に向かう
腹側	ventral	腹部に属する，腹方に向かう
背側	dorsal	背部に属する，背方に向かう
前	anterior	前部に属する，前部に近い
後	posterior	後部に属する，後部に近い
上	superior	位置が高い
下	inferior	位置が低い
中	medius	位置が中間
屈側	flexor	屈筋ないしその面に属する
伸側	extensor	伸筋ないしその面に属する
軸	axial	構造の軸に属する
横	transverse	構造の長軸に直角に位置する
縦	longitudinal	構造の長軸に平行
水平	horizontal	地平面に平行
垂直	vertical	地平面に垂直
内側	medial	正中面に近い
外側	lateral	正中面から遠い（両横に向かう）
正中	median	身体の中心を通り垂直
中心	central	身体あるいは体節の中心ないし内部にある
中間	intermedial	間に位置する
末梢	peripheral	中心から遠い
浅	superficial	表面に近い
深	deep, profunda	表面から奥にある
外	external	外部ないし外側
内	internal	内部ないし内側
頂側	apical	先端に属する
底側	basal	底部に属する
右	dexter, right	右に位置する
左	sinister, left	左に位置する
後頭	occipital	頭の後部に属する
側頭	temporal	頭の外側部に属する
矢状	sagittal	矢状縫合に平行，垂直で前後方向
冠状	coronal	冠状縫合に平行，垂直で左右方向
吻側	rostral	鼻ないし額に向かう
前頭（前額）	frontal	前頭部に属する
底	basilar	頭蓋底に属する

体肢

近位	proximal	体幹に近い，体幹に向かう
遠位	distal	体幹から遠い，体肢の先端に向かう
橈側	radial	橈骨に属する，前腕の外側
尺側	ulnar	尺骨に属する，前腕の内側
脛側	tibial	脛骨に属する，下腿の内側
腓側	fibular, peroneal	腓骨に属する，下腿の外側
掌側	palmar, volar	手掌に属する
底側	plantar	足底に属する
背側	dorsal	手背ないし足背に属する

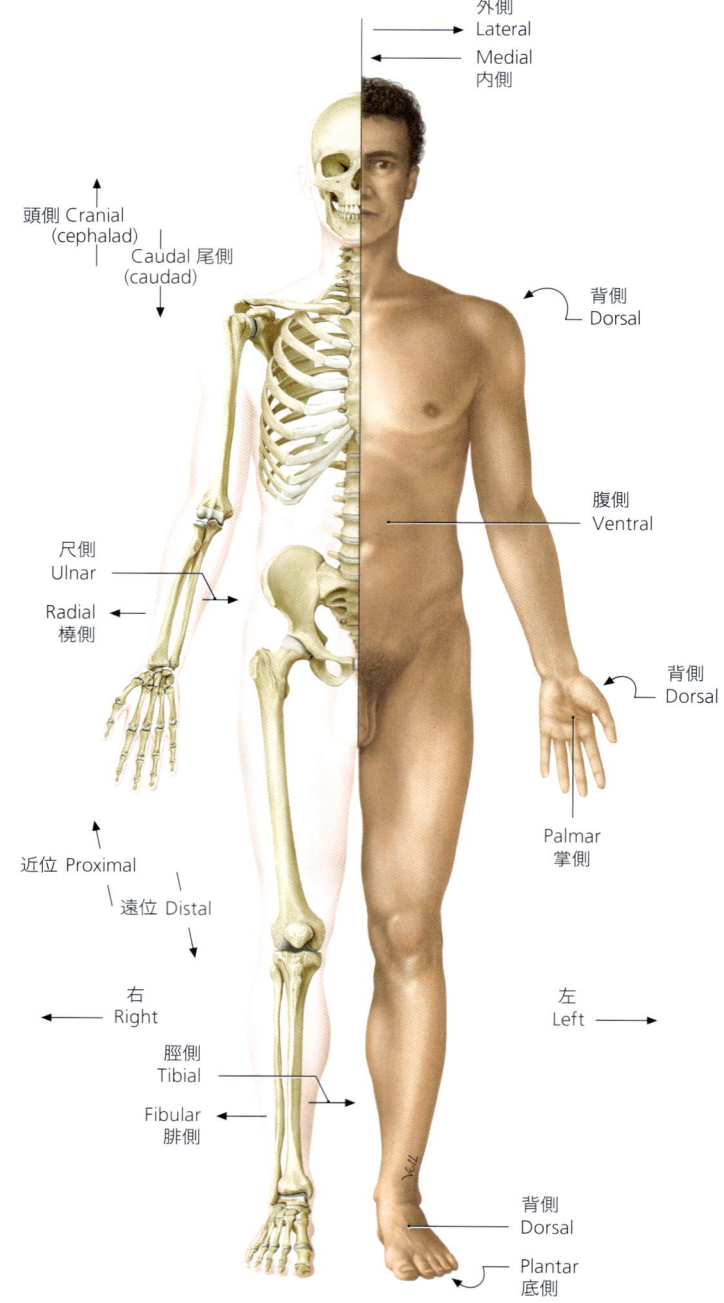

B　解剖学的姿勢
前を向き，手を回外している．右半身では骨格を示している．
Note　"左・右"は，常に人体の左右を示す．

C　略号（カッコ内は複数形）

A.(Aa.)	動脈
V.(Vv.)	静脈
M.(Mm.)	筋
N.(Nn.)	神経
Nl.(Nll.)	リンパ節
Lig.(Ligg.)	靱帯
R.(Rr.)	枝
Art.(Artt.)	関節

解剖学総論　3　体表解剖，目印，基準線

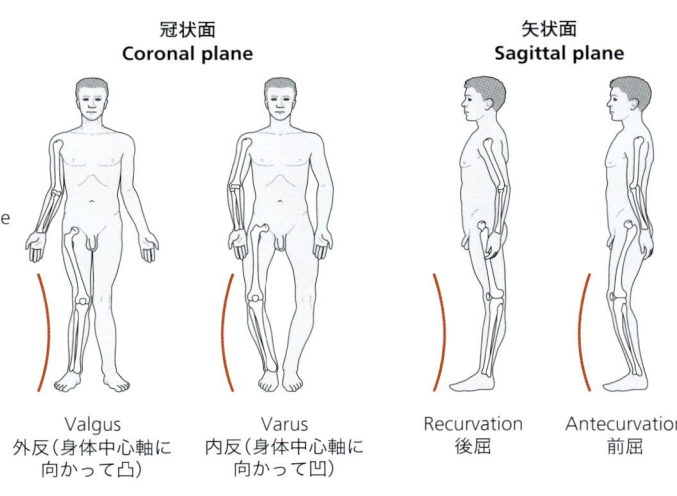

E　四肢における軸変位

　四肢の関節の変形によって，骨の軸が変位することがある．国際的な取り決めによると，冠状面における軸変位を外反あるいは内反と呼び，矢状面では後屈あるいは前屈と呼ぶ．例えば膝関節における内反では，下肢が身体の中心軸に向かって凹となり，遠位の骨（脛骨）が内側に傾く（内反膝，O脚）．膝関節における外反では，下肢が身体の中心軸に向かって凸となり，脛骨が外側に傾く（外反膝，X脚）．

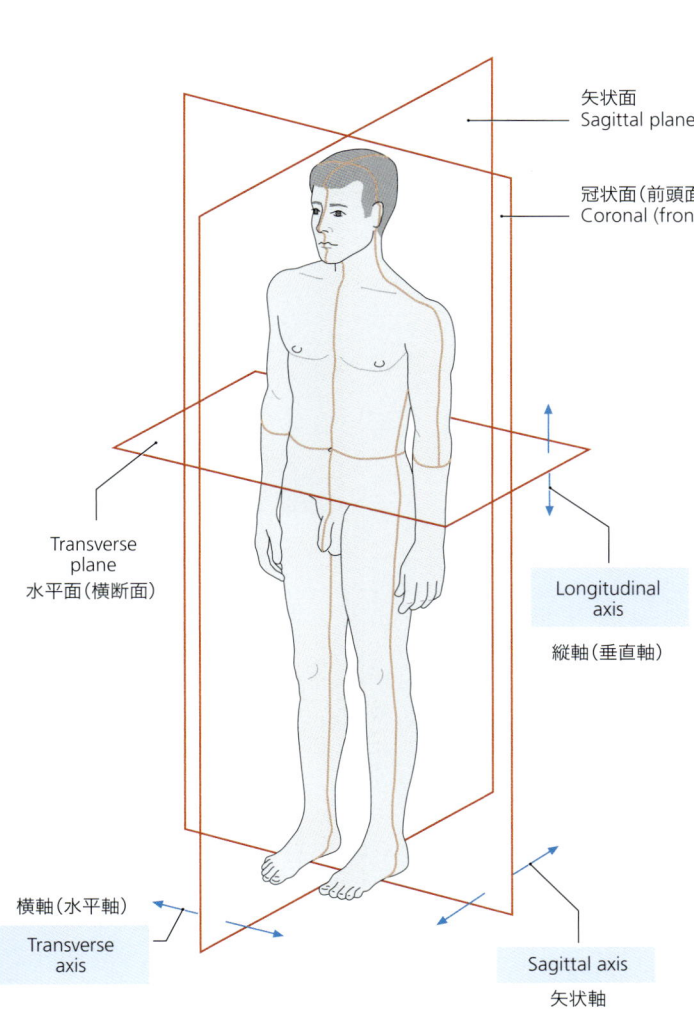

D　人体の主要な平面と軸（中立位*，左前外側から見る）

　人体を通る平面や軸はいくつでも描くことができるが，3つの主要平面と3つの主要軸を指定するのが標準的である．これらは互いに直交し，三次元空間の座標に基づいている．

人体の主要平面
- **矢状面**：頭蓋の矢状縫合に平行するあらゆる面で，身体を前後方向に通る垂直面である．特に正中矢状面は，身体を左右の半分に分ける．
- **冠状面（前頭面，前額面）**：前頭部ないし頭蓋の冠状縫合に平行するあらゆる面である．垂直な面で，立位の身体を横方向に通る．
- **水平面（横断面）**：水平で，身体を横断して上部と下部に分けるあらゆる面である．身体の長軸に直交する．

人体の主要軸
- **縦軸（垂直軸）**：立位で，この軸は身体を頭尾方向に通り，地面に対して垂直である．冠状面と矢状面の交わる位置にある．
- **矢状軸**：この軸は，前後方向に身体を通り，矢状面と水平面の交わる位置にある．
- **横軸（水平軸）**：この軸は，左右方向に身体を通り，冠状面と水平面の交わる位置にある．

*訳注：身体の運動を解剖学的に研究する「運動学」と呼ばれる分野では，運動開始の基準となる姿勢を「解剖学的立位姿勢」としている．その姿勢では，手掌が前方を向く点がここに示した姿勢と異なる．ただし，各関節角度の定義としては，この図に示した状態を0°と定義し，中立姿勢（中立位）と呼ぶ（neutral-zero method）．

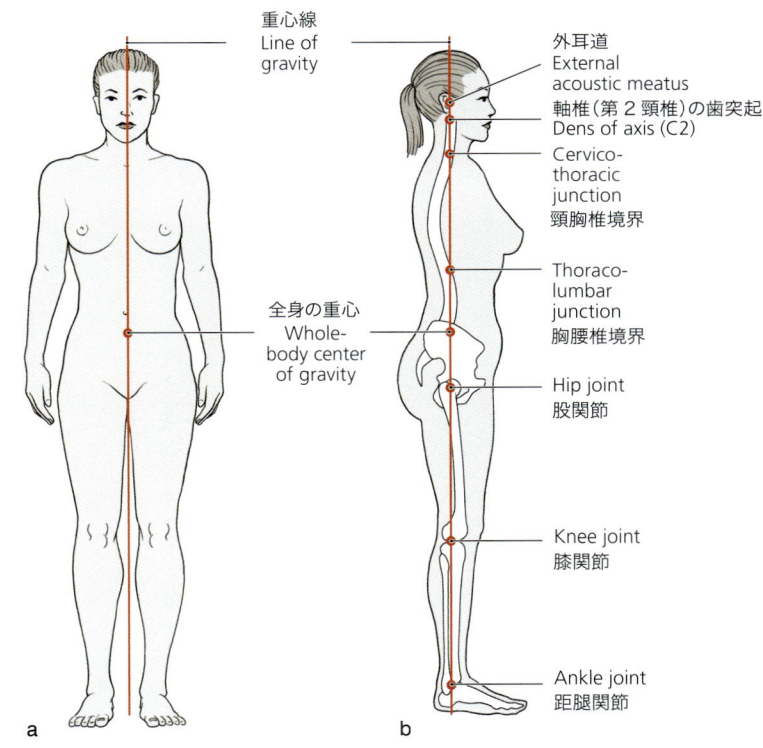

F　全身の重心と重心線

a　前面．
　重心線は，垂直で正中矢状面を通り，全身の重心の位置は，仙骨の岬角の下で第2仙椎の高さにある．

b　外側面．
　重心線は，外耳道，軸椎（第2頸椎）の歯突起，脊柱の解剖学的・機能的境界部，全身の重心，股関節，膝関節，距腿関節を通る*．

*訳注：実際には，距腿関節の前方を通る．

3.2 断層撮影における面の位置と基礎用語
Position and Designation of Planes of Radiological Images

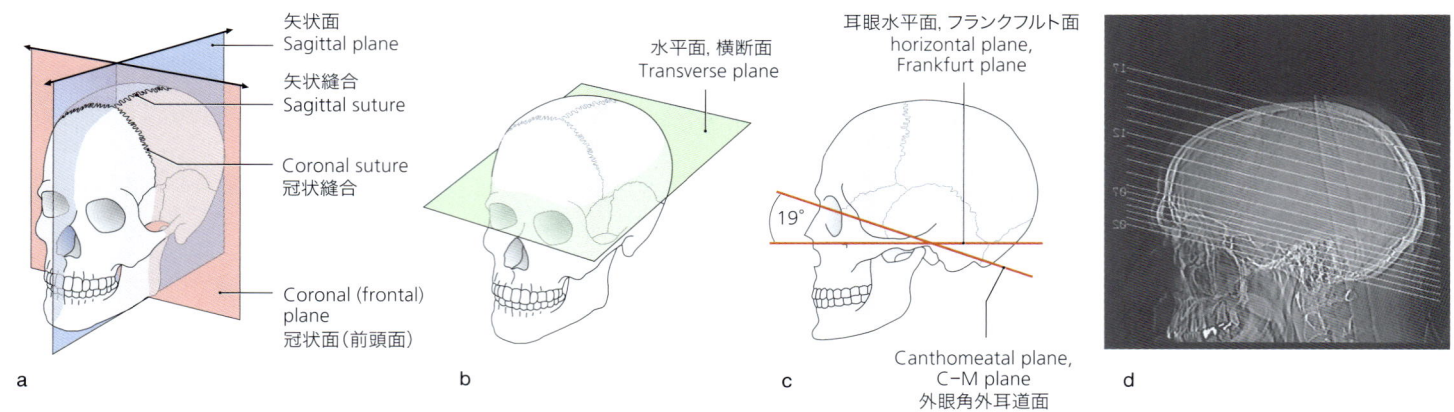

A 頭部を例とした断層撮影の基準面

a, b 3つの解剖学的主要平面(矢状面,冠状面,水平面, p.27 参照)は,重要な断層撮影法であるCT(X線断層撮影法)とMRI(核磁気共鳴画像法)においても,基準面として定義されている.

断層撮影法における基準面	解剖学的平面
矢状断 =	矢状面(頭蓋の矢状縫合に平行な面)
冠状断 =	冠状面,前頭面(頭蓋の冠状縫合に平行な面)
水平断 =	水平面,横断面(頭部では耳眼水平面に平行な面,体幹と四肢では垂直軸あるいはそれぞれの長軸と直交する面)

c, d 耳眼水平面(フランクフルト面)は,左右の外耳道上縁と眼窩下縁(左側)の3点で作られる水平面である.

頭部あるいは脳における断層撮影の水平断面は,通常,約19°上方に傾いている(いわゆる外眼角外耳道面に平行).この面は,左右の外耳道上縁と外眼角(outer cantus)によって作られる平面であり,これは,眼窩の内容物をX線の強い被曝から守るためである.

Note CTでもMRIでも原理的には任意の平面における断面(複数)の表示が可能である.いずれの方法においても,得られたデータから二次断面画像の表示だけでなく対象を三次元的に再構築して表示させることもできる(例えば,解剖学的あるいは病理学的に複雑な血管の変異についてその血管の走行を調べる場合).

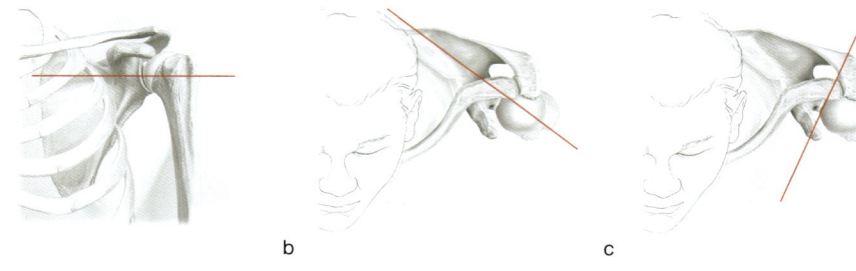

B 肩におけるMRI診断の基準面

患者を背臥位(仰臥位,あおむけ)の姿勢で寝かせ,肩関節を診断する側の上肢は外旋させるかあるいは手掌を体幹の方に向けた肢位で体幹と平行にさせる.
a 水平断において診断を行う場合の面の位置.左側の肩の前面観.
b 斜めの冠状断において診断を行う場合の面の位置(この面は棘上筋に平行で関節窩と直角になる).上面観.
c 斜めの矢状断において診断を行う場合の面の位置(この面は関節窩と平行になる).上面観.

MRIは,身体の任意の断面における表示(任意多断面撮影)が可能であるということと,関節周囲の軟組織がはっきりと弁別できるので,関節の診断には非常に有効である.どのような向きの断面でも表示できるということと,異なる緩和時間を利用した検出法(T1およびT2強調画像)によって各組織の解剖学的な位置と性状(水分と脂肪分の含有率の違い)を知ることができる.

Note 水平断(D参照)の診断においては,常に尾方から(下から)見た図を表示するように決められている.

C MRIにおいてよい条件で断層撮影が行われた場合に観察できる肩関節における重要な解剖学的構造の一覧

MRIにおける断面像	重要な解剖学的構造
水平断	・棘上筋 ・関節唇 ・関節包 ・関節上腕靱帯 ・上腕二頭筋長頭腱
斜めの冠状断	・棘上筋 ・棘下筋 ・肩峰下包 ・肩鎖関節 ・関節唇の上部と下部
斜めの矢状断	・回旋筋腱板 ・烏口肩峰靱帯 ・肩峰 ・関節上腕靱帯 ・肩峰下腔

解剖学総論　3　体表解剖，目印，基準線

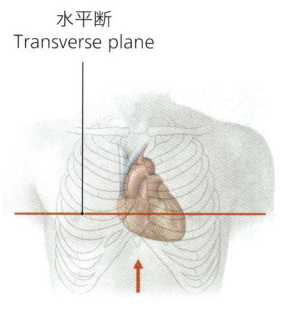
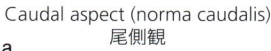

a

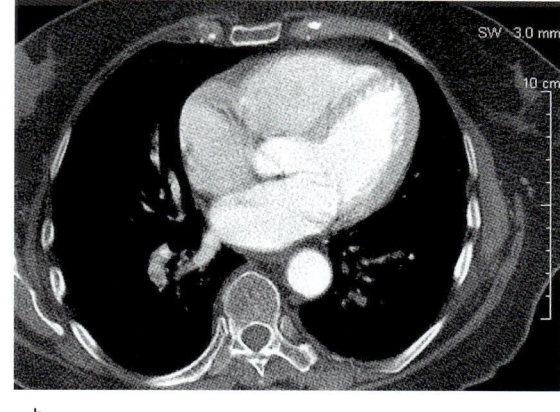

b

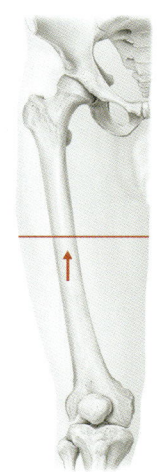

c

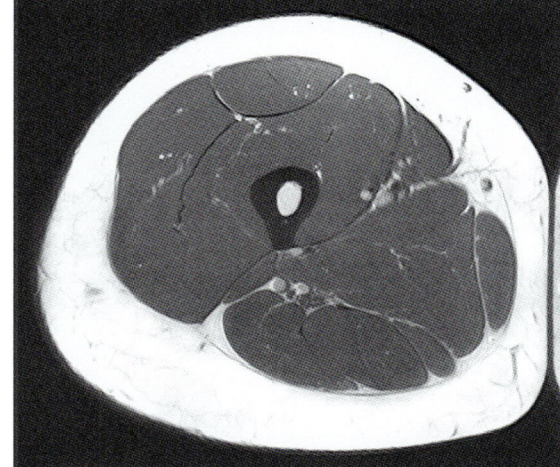

d

D　水平断における診断
　a, b 体幹，c-e 下肢．

a　胸部の前面観．水平断の位置は第8胸椎の高さ．

b　胸郭の水平断CT画像（尾側観）．軟組織用造影剤を使用したために軟組織（心臓）が高い分解能で識別できる．それに対して肺は，内部に多くの空気を含むため，感光度が高い（黒くなっている）．骨は感光度が低い（白くなっている）（Reiser, Kuhn, Debus (eds): Duale Reihe Radiologie, Thieme, Stuttgart 2006 より）．

c　右の大腿部の前面観．水平断の位置も示す．

d　水平断．右の大腿部のMRIにおけるT1強調画像．遠位からの観察図（Möller, Reif (eds): Taschenatlas Schnittbildanatomie, Band Ⅲ: Extremitäten, Gelenke, Wirbelsäule-CT und MRT, 2. Aufl. Thieme, Stuttgart 2019 より）．

e　MRI画像に相当する部位の実際の解剖標本における断面図．各構造物の名称を付してある．

CTおよびMRIにおける水平断は，必ず体幹では尾側観，四肢では遠位から見た図であり，かつ患者が背臥位（仰臥位，あおむけ）の状態になっているということが定められている．したがって，水平断では，背側に位置する脊柱が基本的には図の下方に，腹側に位置する胸郭の骨格が図の上方に位置する．同様に大腿部においてもその前面が図の上方に，後面が図の下方に位置し，さらに身体の右にある構造物が図では左方に，左にある構造物が図では右方に位置することになる．

Note　冠状断では，観察者に相対して立つような状態で図を提示する．

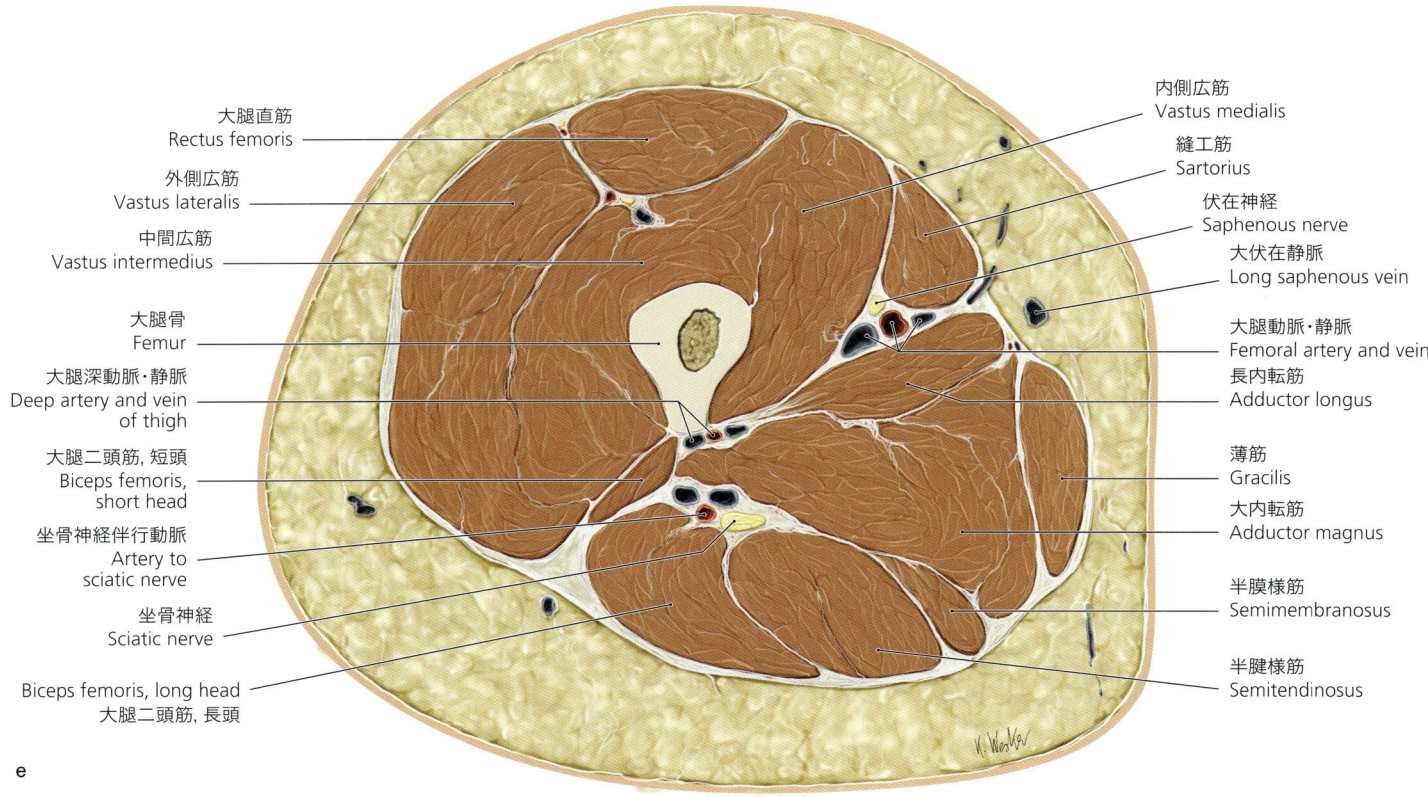

e

3.3 体表解剖 Body Surface Anatomy

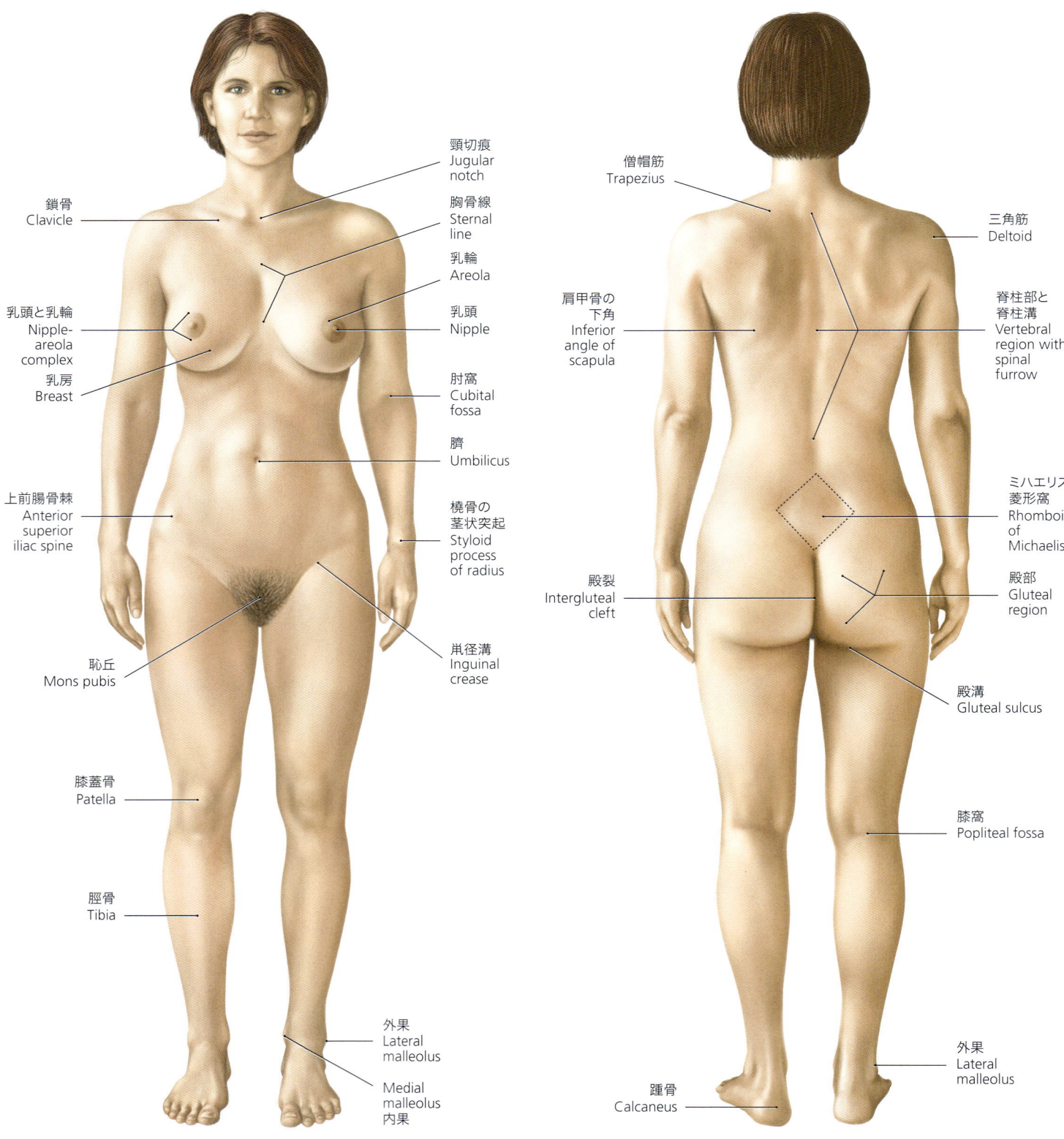

A 女性の体表解剖
前面.
　体表解剖は，生きている人体の体表を扱う．古典的診察技法（視診，触診，打診，聴診，機能検査）において重要な役割を果たし，診察技法を学ぶのに役立つ．繰り返しを省くため，肘頭など男女で同じ構造は，どちらかだけに用語を示した．

B 女性の体表解剖
後面.

解剖学総論　3　体表解剖，目印，基準線

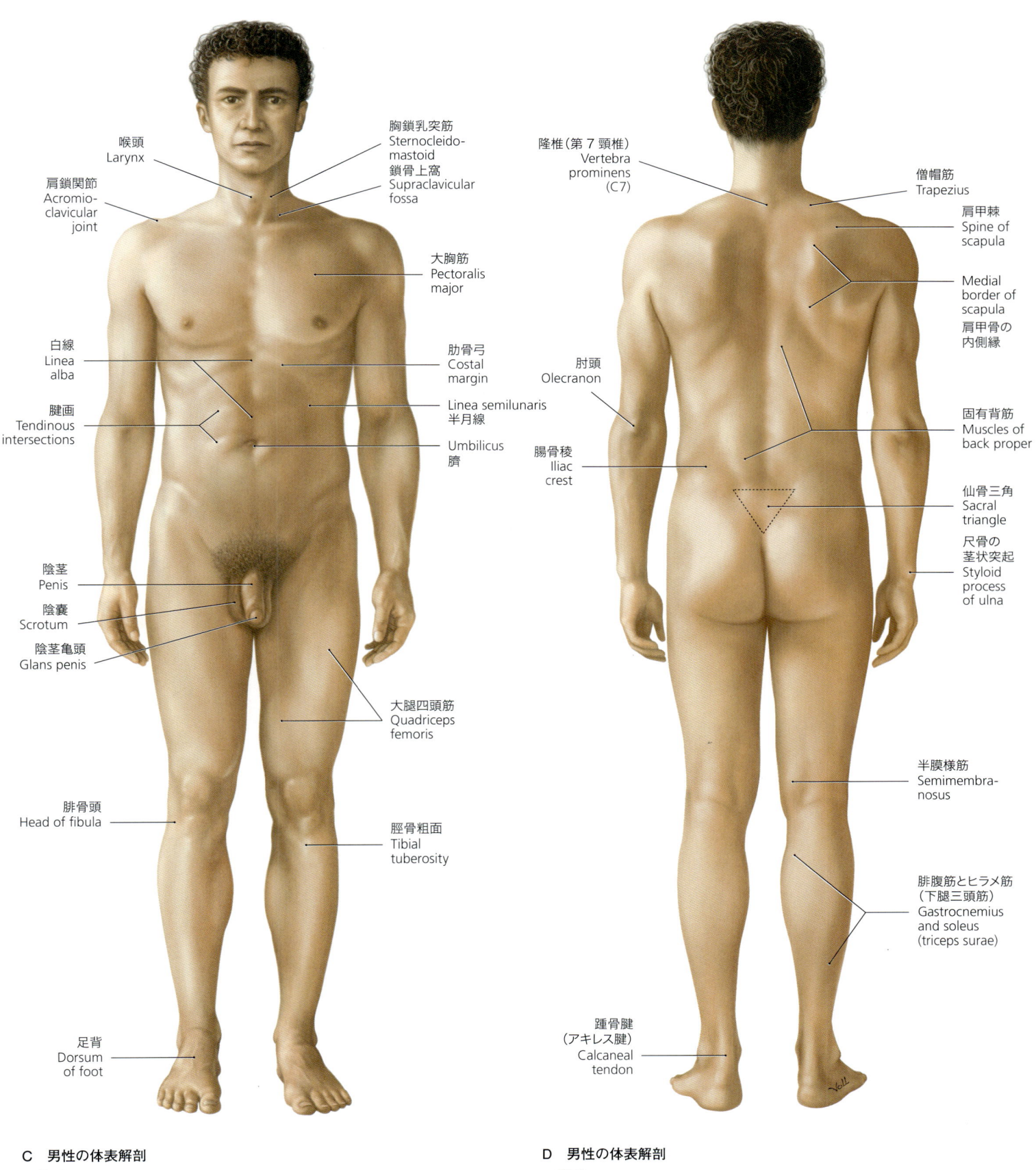

C　男性の体表解剖
前面.

D　男性の体表解剖
後面.

解剖学総論　3　体表解剖，目印，基準線

3.4　体表輪郭と触知できる骨部分　Body Surface Contours and Palpable Bony Prominences

触知できる骨部分は，骨格を解剖学的に同定するのに重要な目印になるが，骨格の関節部分(例えば股関節)は必ずしも触知できない．このような場合は，触知できる骨部分を手がかりにして，到達できない構造の位置を間接的に求める必要がある．

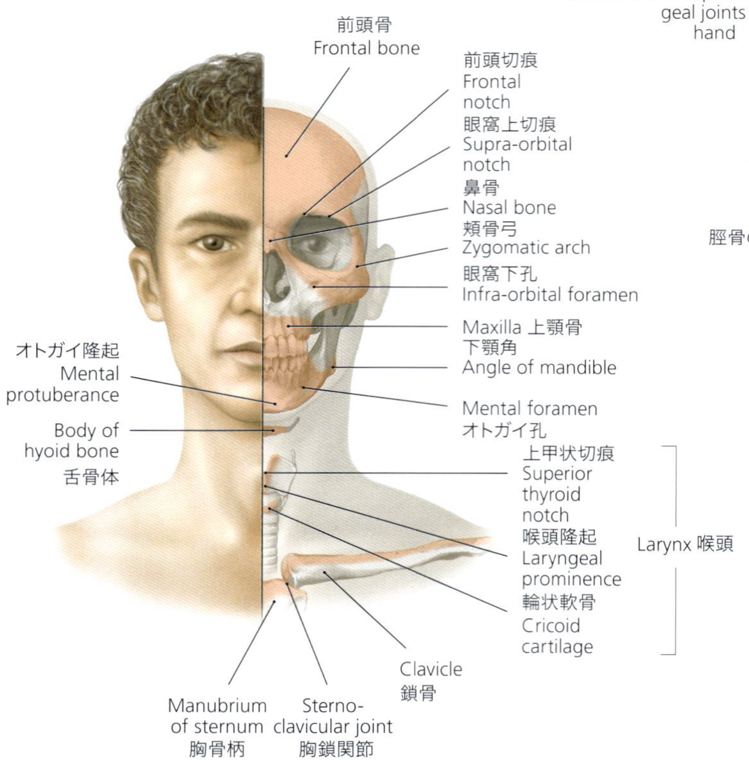

A　顔と頸の体表輪郭と触知できる骨部分
前面．

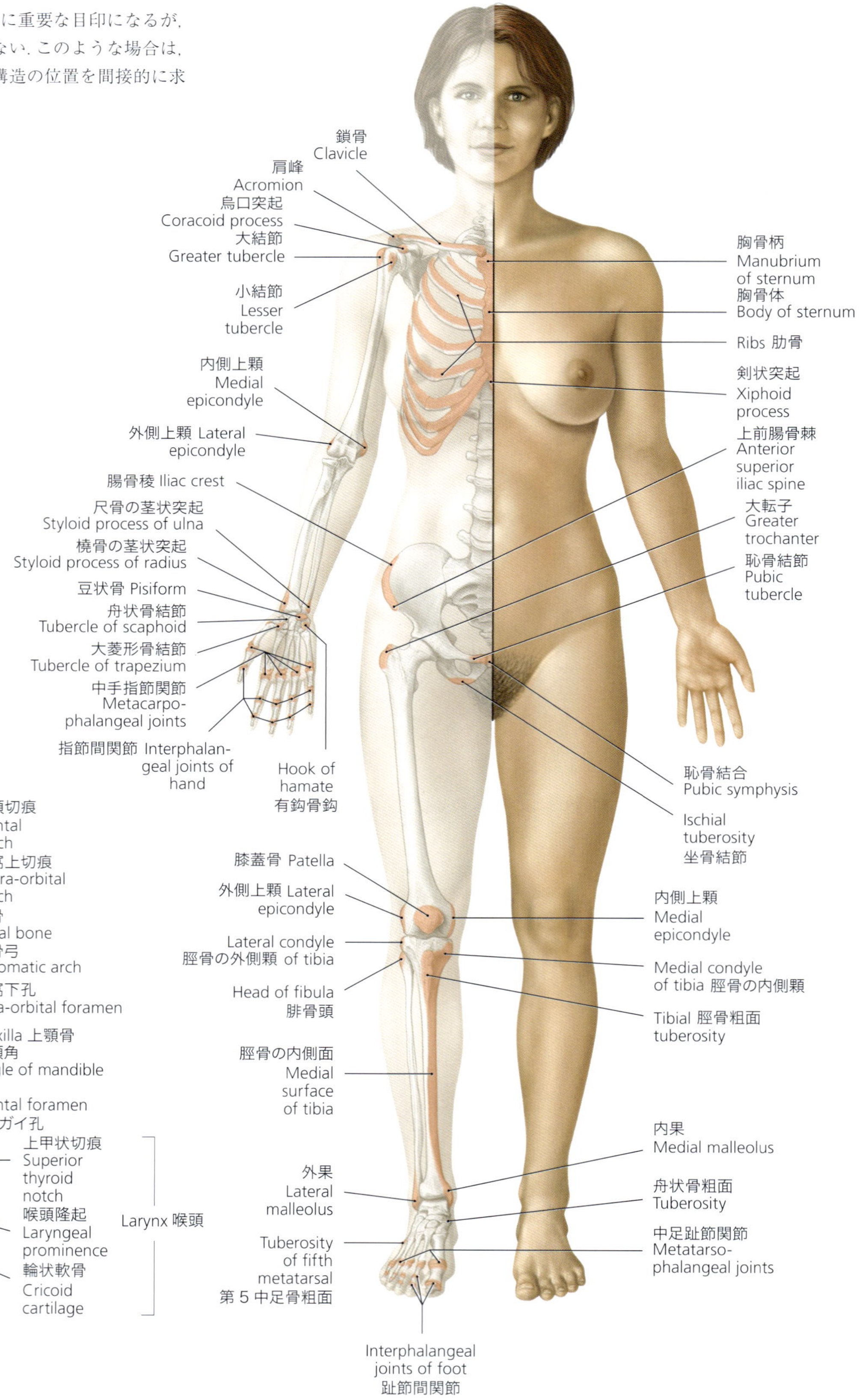

B　女性の体幹と上・下肢の体表輪郭と触知できる骨部分
前面．

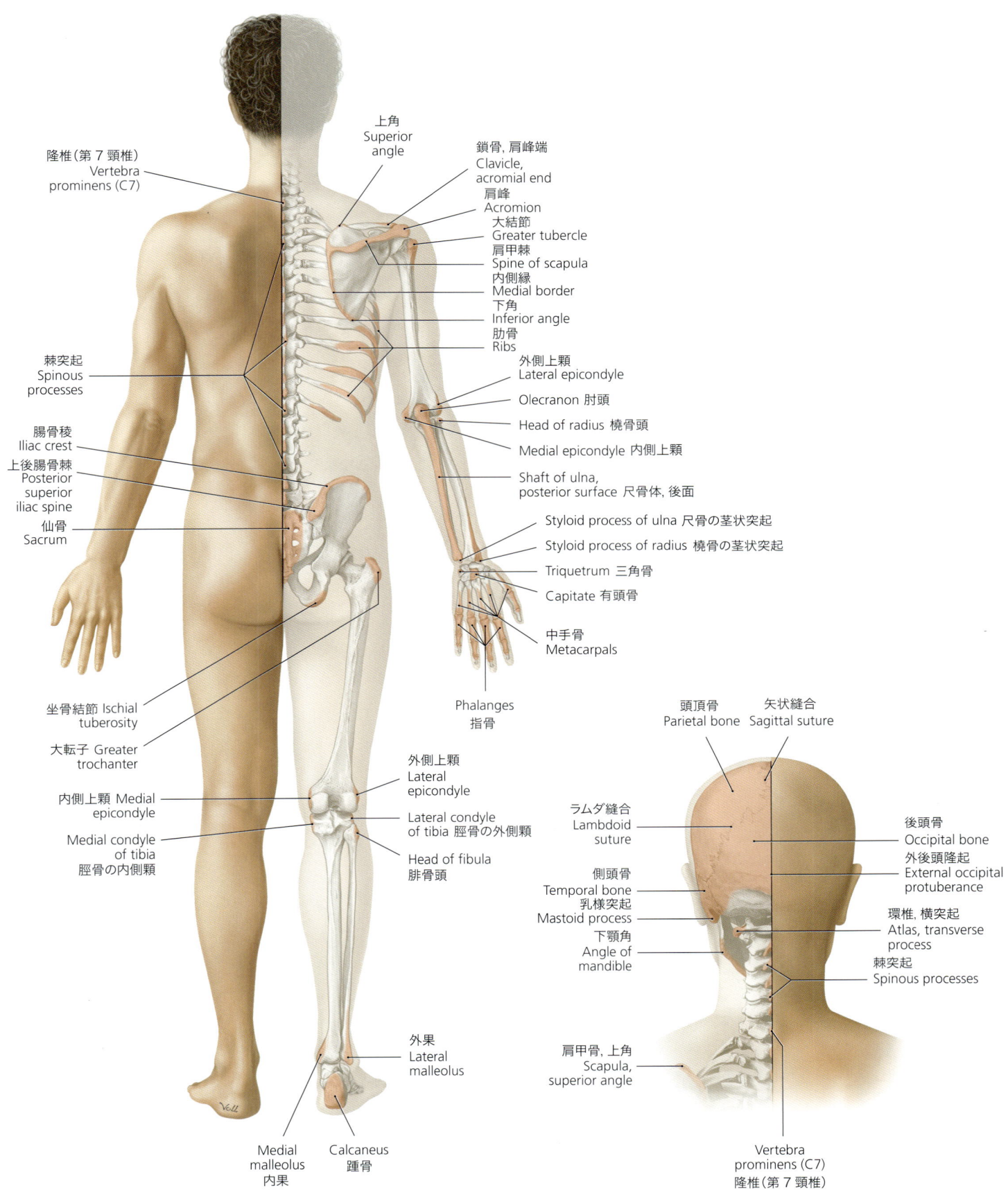

C 男性の体幹と上・下肢の体表輪郭と触知できる骨部分
後面.

D 顔と頸の体表輪郭と触知できる骨部分
後面.

解剖学総論　3　体表解剖，目印，基準線

3.5　人体の目印と基準線 Landmarks and Reference Lines on the Human Body

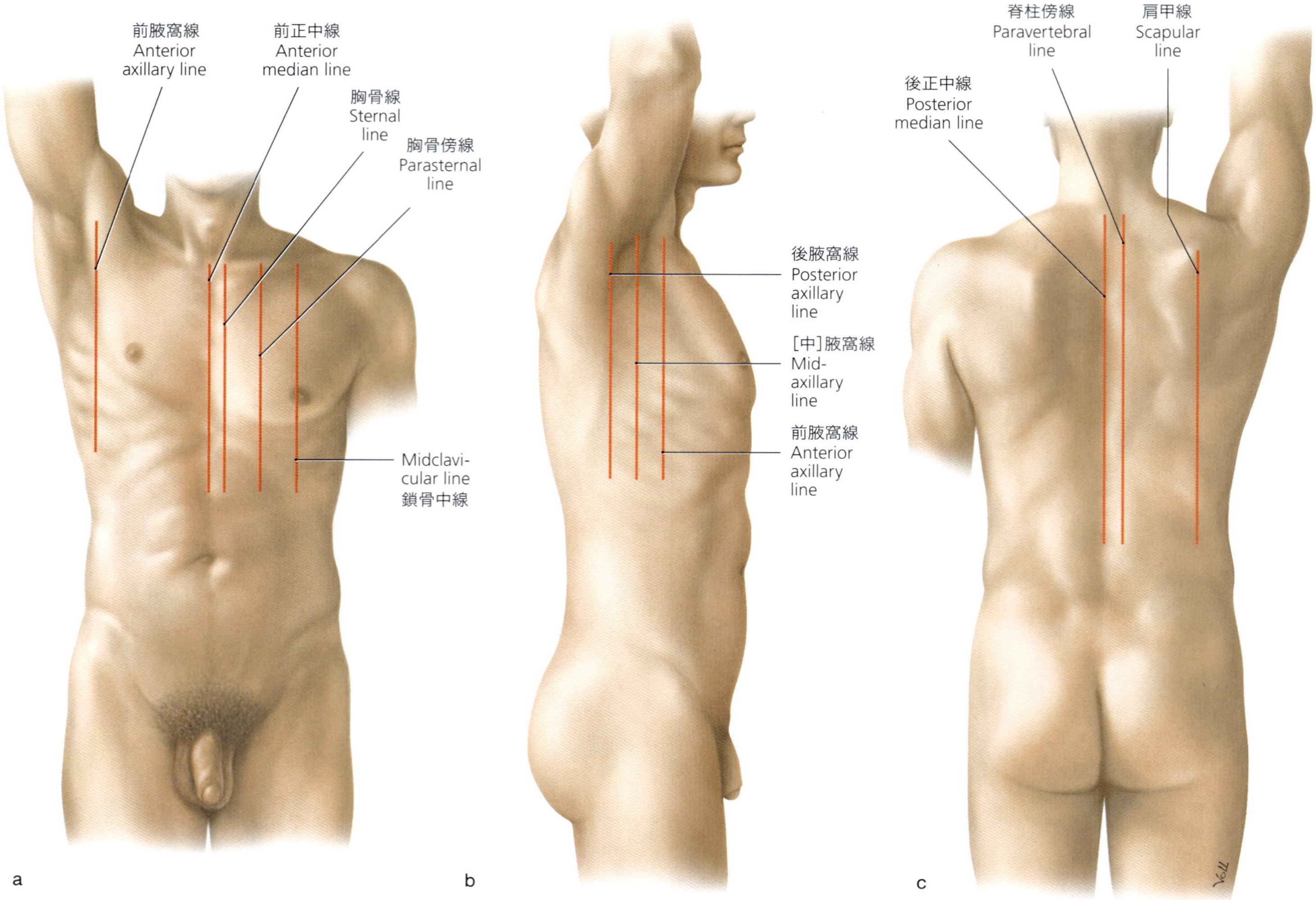

A　体幹の垂直な参照線
　a 前面．b 右外側面．c 後面．

前正中線 anterior median line	体幹前面の正中線で，胸骨の中心を通る．
胸骨線　sternal line	胸骨縁に沿う線．
胸骨傍線 parasternal line	胸骨線と鎖骨中線の中間を通る線．
鎖骨中線 midclavicular line	鎖骨の中点を通る線（しばしば乳頭線と一致）．
前腋窩線 anterior axillary line	前腋窩ヒダ（大胸筋）の位置にある線．
[中]腋窩線 midaxillary line	前腋窩線と後腋窩線の中間を通る線．
後腋窩線 posterior axillary line	後腋窩ヒダ（広背筋）の位置にある線．
後正中線 posterior median line	体幹後面の正中線で，椎骨の棘突起を通る．
脊柱傍線 paravertebral line	椎骨の横突起の位置にある線．
肩甲線　scapular line	肩甲骨の下角を通る線．

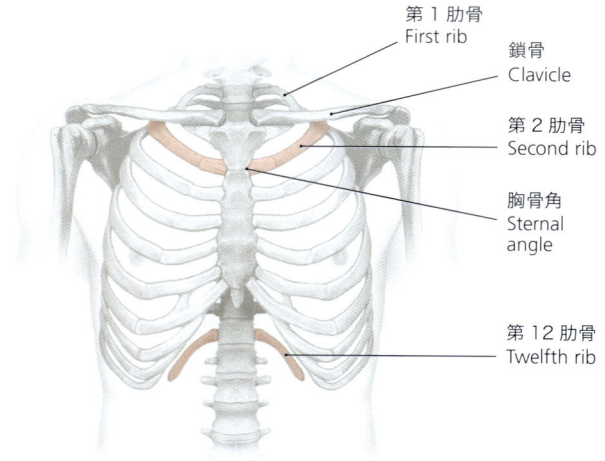

B　肋骨の数え方，胸郭の位置を解剖学的に知るために
　第1肋骨は鎖骨に隠れている．触知できる最上位の肋骨は第2肋骨で，したがってこの高さから数え始める．第2肋骨は胸骨角の位置で胸骨に付着する．胸郭の下端では，第12肋骨から数え始めるのがよいが，これは後面でのみ触知できる．

解剖学総論　3　体表解剖，目印，基準線

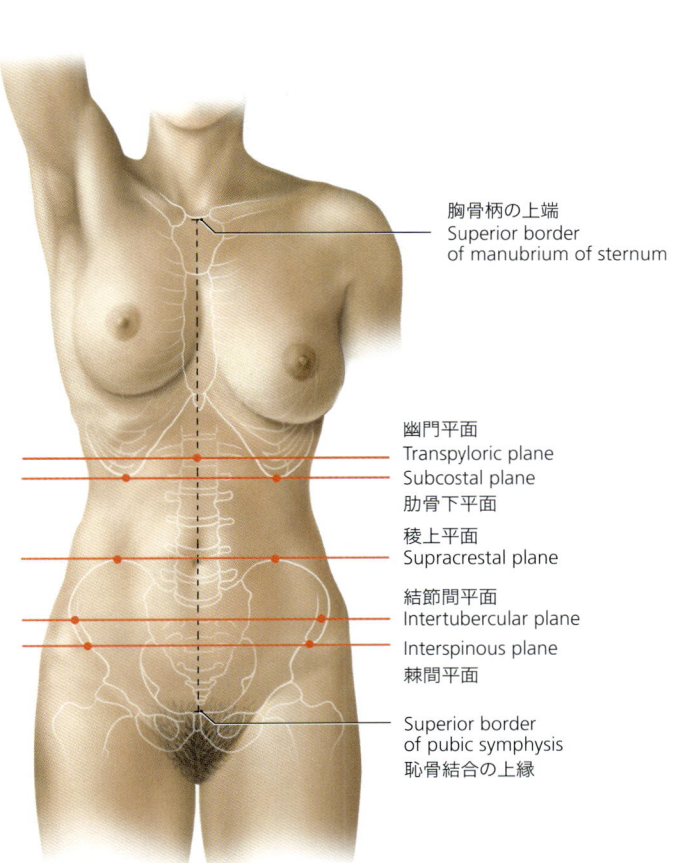

C　腹腔を通る標準的な水平面（p. 207 参照）
前面．

幽門平面 transpyloric plane	恥骨結合の上縁と胸骨柄の中間点を通る水平面．
肋骨下平面 subcostal plane	肋骨縁の最下部（第10肋軟骨の下縁）を通る面．
稜上平面 supracrestal plane	腸骨稜の最上部を通る面．
結節間平面 intertubercular plane	腸骨結節の高さの面（腸骨結節は，腸骨稜の前端で，上前腸骨棘から後外側に約 5 cm のところにある）．
棘間平面 interspinous plane	上前腸骨棘の高さの面．

D　後面の目印となる椎骨の棘突起
後面．

C7 の棘突起	隆椎（C7 の棘突起で突き出しており，明瞭に視認と触知ができる）．
T3 の棘突起	左右の肩甲棘をつなぐ線の高さ．
T7 の棘突起	左右の肩甲骨下角をつなぐ線の高さ．
T12 の棘突起	第12肋骨の直下．
L4 の棘突起	左右の腸骨稜の最上部をつなぐ線の高さ．
S2 の棘突起	左右の上後腸骨棘をつなぐ線の高さ（腸骨線の直上の皮膚に小陥凹を認める）．

E　切石位（砕石位）（背臥位で下肢，股関節，膝を屈曲し，大腿を外転する）
　肛門と直腸の診察の際にとる姿勢．時計の文字盤によって，解剖学的な位置決めを行う（例えば，疾患の位置の記述など）．
・上＝恥骨の方向＝12時
・下＝仙骨の方向＝6時
・右＝3時
・左＝9時

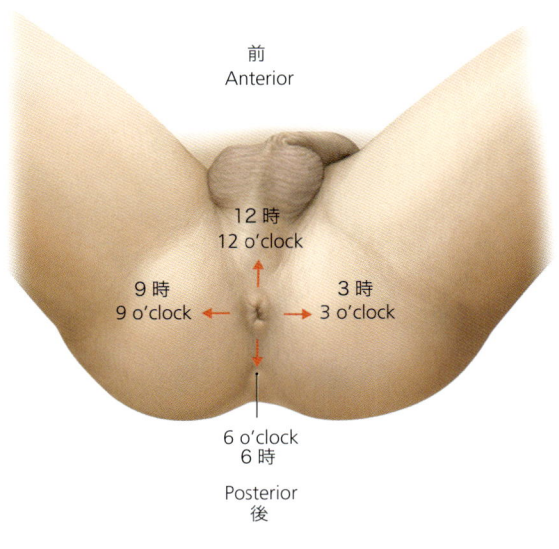

3.6 身体の領域（局所解剖学） Body Regions (Regional Anatomy)

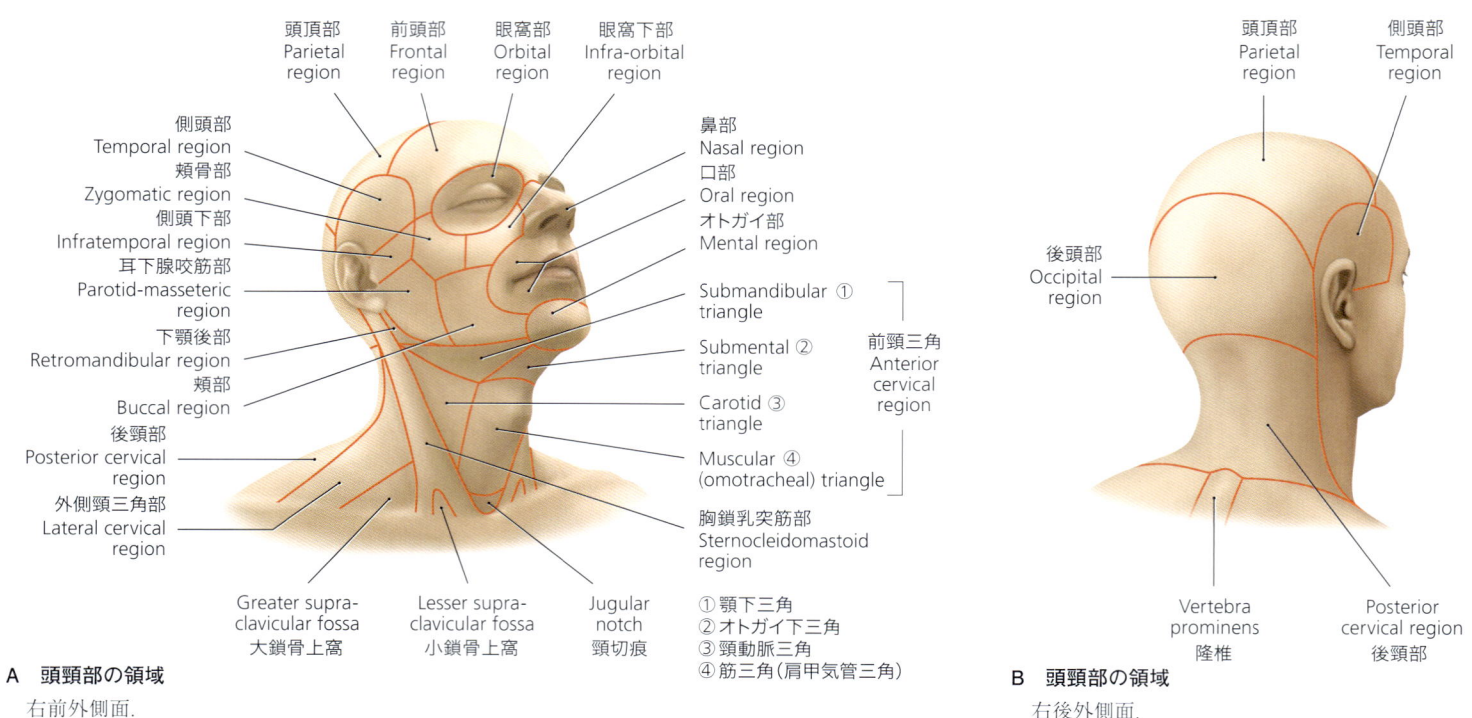

A 頭頸部の領域
右前外側面.

B 頭頸部の領域
右後外側面.

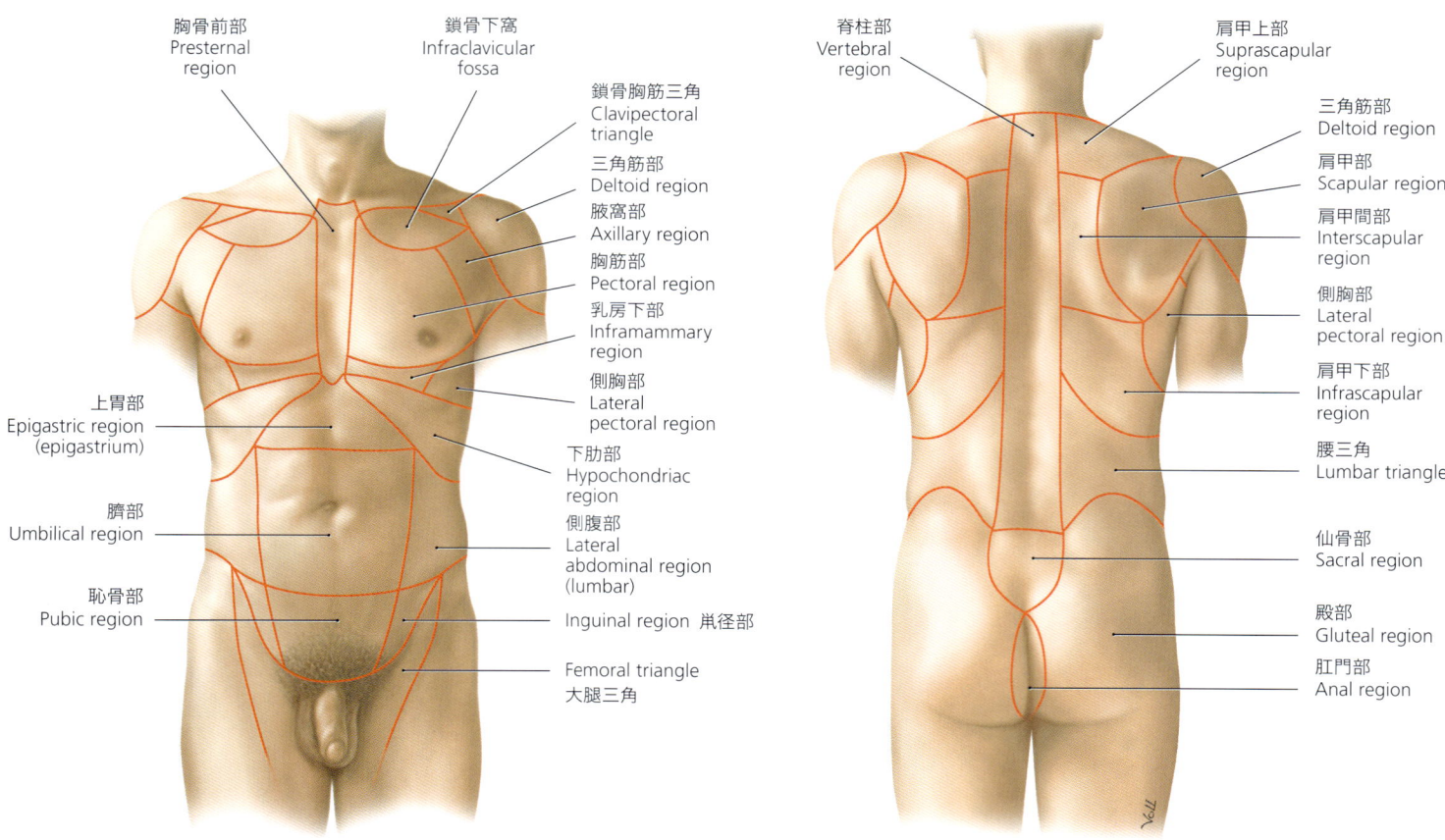

C 胸腹部の領域
前面.

D 背部と殿部の領域
後面.

解剖学総論　3　体表解剖，目印，基準線

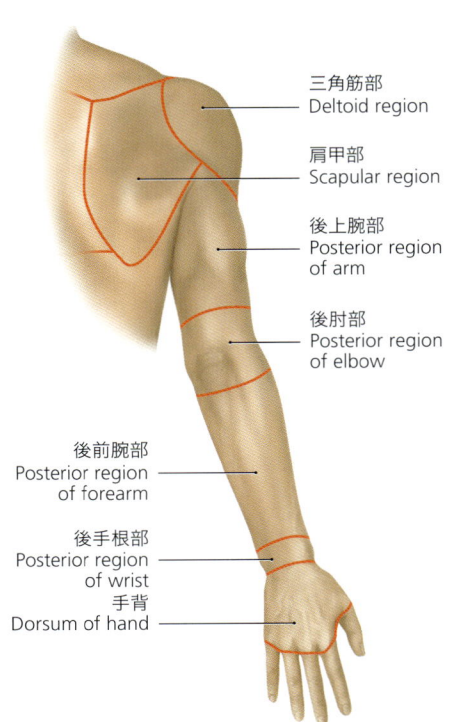

E　上肢の領域
後面.

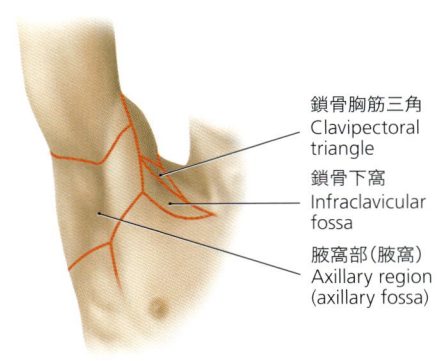

F　上肢の領域
前面.

G　腋窩のあたりの領域
前面.

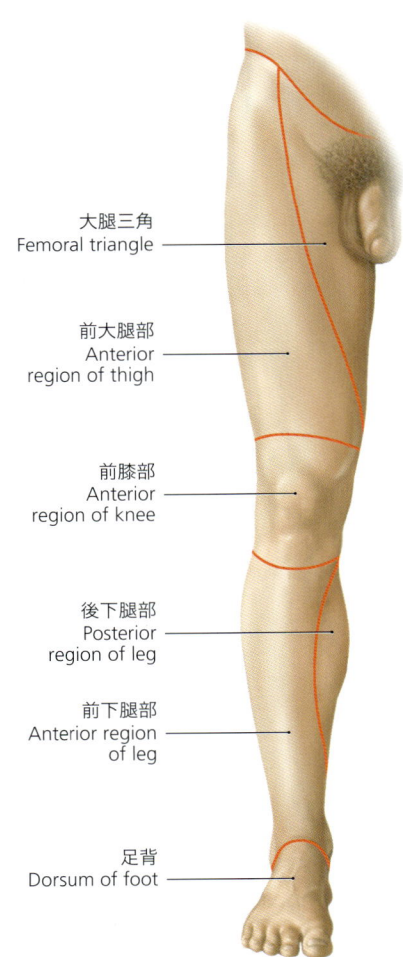

H　下肢の領域
前面.

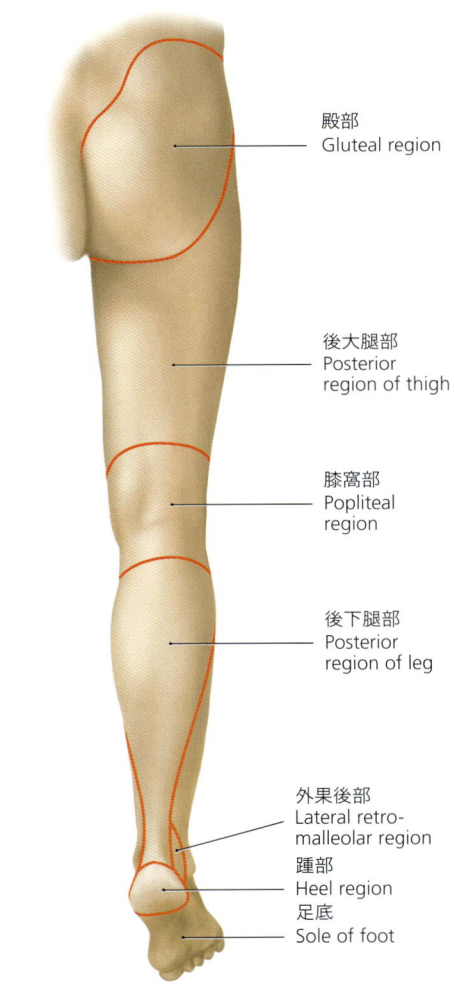

I　下肢の領域
後面.

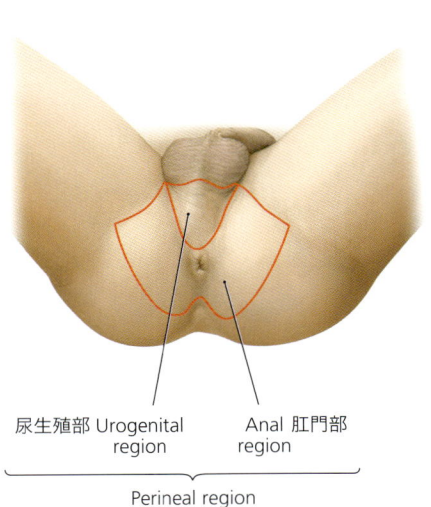

J　会陰の領域（切石位）

3.7 皮膚 Skin

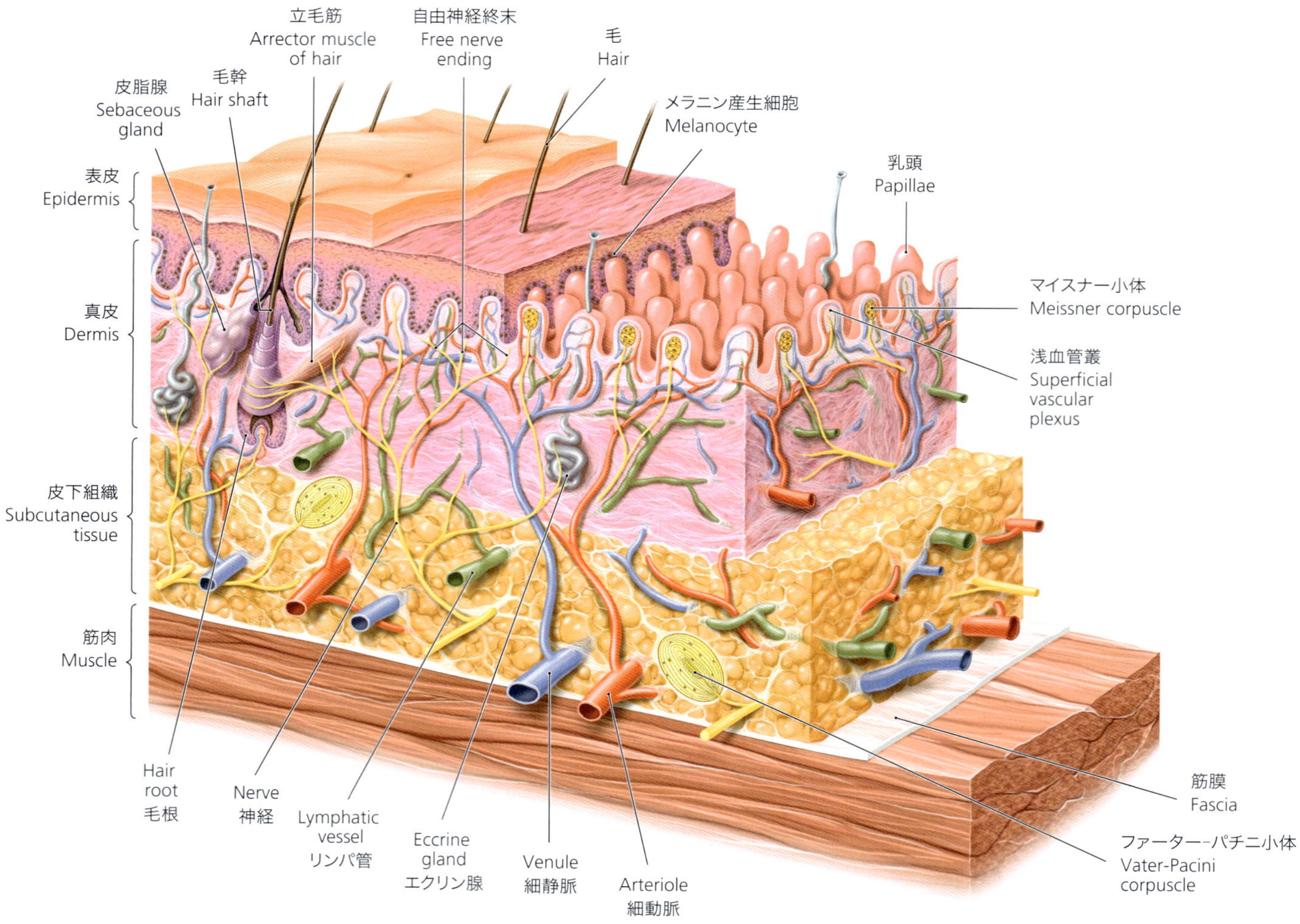

[図: 皮膚の立体構造]
皮脂腺 Sebaceous gland／毛幹 Hair shaft／立毛筋 Arrector muscle of hair／自由神経終末 Free nerve ending／毛 Hair／メラニン産生細胞 Melanocyte／乳頭 Papillae／マイスナー小体 Meissner corpuscle／浅血管叢 Superficial vascular plexus／表皮 Epidermis／真皮 Dermis／皮下組織 Subcutaneous tissue／筋肉 Muscle／毛根 Hair root／神経 Nerve／リンパ管 Lymphatic vessel／エクリン腺 Eccrine gland／細静脈 Venule／細動脈 Arteriole／筋膜 Fascia／ファーター-パチニ小体 Vater-Pacini corpuscle

A 皮膚の構造

皮膚は環境に対する人体の外表面の障壁である．

皮膚は体全体を覆い，面積だけを考えると，最大の器官である（表面積約 1.8 m²）．皮膚は表面の形状（菱形区画もしくは隆線）によって区画皮膚と隆線皮膚とに分かれる．指紋は隆線によってもたらされる（p. 388 参照）．隆線皮膚は手の手掌面と足の足底面にしかない．皮膚の層はどちらの種類も上から下，すなわち外から内に向かって以下の通りに分けられる（表 C 参照）：

- 表皮（皮膚の上皮組織の部分）
- 真皮（皮膚の結合組織の部分．動物のこの皮膚の層が革製品に使われるため，ドイツ語では Lederhaut とも呼ばれる）
- 皮下組織

表皮は卵パックのような形で真皮と組み合わさっている．この形状により，両方の構造の接触面積が大きくなる．皮膚標本では，表皮の下に真皮の突起（乳頭層）が入り込んでいる様子を観察することができる．ほかの上皮と同様に，表皮には血管がない．真皮には血管も知覚受容器も備わっている（B および D 参照）．皮下組織は主に脂肪組織からなり，その下は筋膜である．

B 皮膚の血管

正常な血液供給は，皮膚に栄養を与えるだけでなく，体温調節の機能に欠かすことができない．

皮膚の血管は真皮にある．真皮の乳頭層と網状層の境界付近に浅部血管叢が，真皮と皮下組織の境界付近に深部血管叢がある．2つの血管叢は縦の血管により連絡している．上部の血管叢から，乳頭とその上の表皮への血液供給のための毛細管ループが枝分かれしている．両方の血管叢の間の皮膚層は，特殊な皮膚採取器（Dermatom）で切除し，（熱傷などの）比較的大きな創傷を覆うために使うことができる（皮膚移植）．

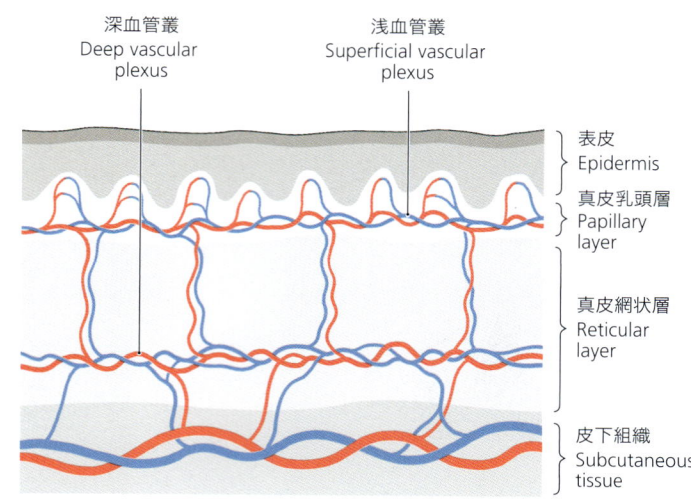

深血管叢 Deep vascular plexus／浅血管叢 Superficial vascular plexus／表皮 Epidermis／真皮乳頭層 Papillary layer／真皮網状層 Reticular layer／皮下組織 Subcutaneous tissue

C 皮膚層とその構成成分

皮膚層	下位区分（存在する場合）	説明	主要な機能
表皮（皮膚の上皮部分） Note　組織学では表皮の層は必ず下から上に向かって考察する．しかし，ここでは皮膚組織のほかの部分に合わせて個々の構成部分を上から下，すなわち外から内に向かって記載している．	・角質層	死んで角質化した細胞からなる層	細菌，日射，化学物質（特に酸）からの機械的保護
	・淡明層	隆線皮膚（足底と手掌）のみにある透明の層	機械的保護
	・顆粒層	細胞はケラトヒアリン顆粒を含み物理的な密閉作用をもたらす	乾燥からの保護
	・有棘層	ほとんどの場合，最も厚い層で生きている細胞からなる	・多数のデスモソーム（接着斑）とそれらをつなぐサイトケラチンによる機械的保護 ・ランゲルハンス細胞による免疫反応
	・基底層	表皮の最下層，基底膜を介して結合組織からなる真皮に接する	・メラニン産生細胞におけるメラニンの分泌による紫外線からの保護 ・メルケル触覚板（遅順応性の圧覚受容器．メルケル細胞と付属の神経終末からなる）
真皮（皮膚の結合組織部分）	・乳頭層（乳頭真皮とも呼ばれる）	乳頭が上皮に入り込み，真皮と上皮が相互に組み合わさる	・汗腺：汗の分泌，体温調節，抗微生物ペプチドの分泌 ・臭腺：腋窩，乳頭，鼠径部，肛門周辺，生殖器周辺 ・皮脂腺：皮脂の分泌，乾燥からの保護 ・血管：栄養供給，体温調節 ・リンパ腺：間質液を運び出す
	・網状層（網状真皮とも呼ばれる）	堅いコラーゲンの網状層からなる結合組織．網状構造は皮膚の割線を形成する	・毛：日射と体温の低下を防ぐ．刺激の知覚 ・圧覚受容器：無毛皮膚および口唇のマイスナー小体，まれにルフィニ小体（真皮のより深部にある） ・自由神経終末（全身にある）：刺激の知覚と伝達
皮下組織（脂肪細胞と緩い結合組織）		皮膚と筋膜の間の可動層で筋膜に接する	・脂肪細胞：脂肪の貯留およびエネルギー貯蔵 ・機械的クッション ・大きな血管：栄養供給，体温調節 ・ファーター-パチニ小体：振動覚に対する速順応性の機械知覚器 　より小さな知覚器：クラウゼ小体

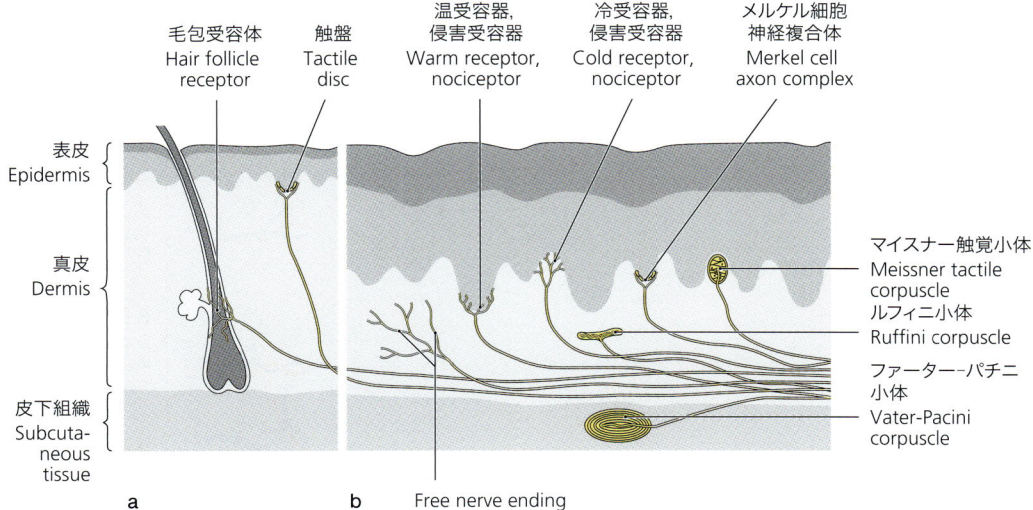

D 知覚器官としての皮膚

a 有毛皮膚，b 無毛皮膚．

皮膚は重要な知覚器官である．無毛皮膚（足底および手掌）と口唇には真皮乳頭がある．

- マイスナー小体（速順応性の圧覚受容器，圧迫の変化を知覚する）
- メルケル触覚板（遅順応性の圧覚受容器）
- ルフィニ小体（遅順応性の圧覚および伸展受容器）

有毛皮膚ではマイスナー小体が毛包受容体に取って代わられる．ファーター-パチニ小体（速順応性の振動覚の機械受容器）は皮下組織にある．

4.1 全身の骨格と長骨（長管骨）の構造 The Bony Skeleton and the Structure of Tubular Bones

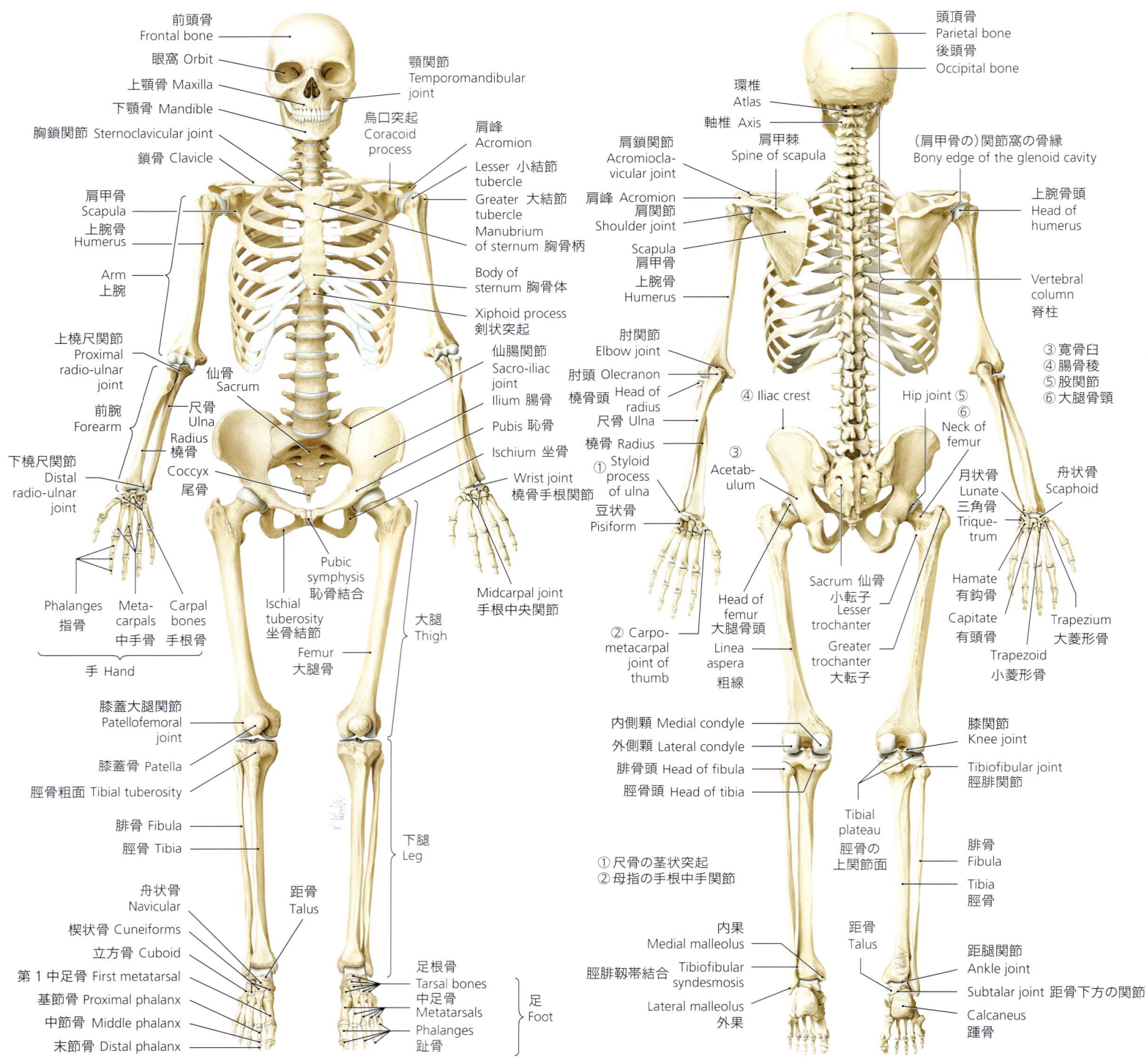

A 女性の全身骨格（前面）
左の前腕は回内位，足は両側とも底屈位にある．

B 男性の全身骨格（後面）
左の前腕は回内位，足は両側とも底屈位にある．

C 骨の形状分類

- 長骨　　例：四肢の長管骨
- 短骨　　例：手根骨，足根骨
- 扁平骨　例：肩甲骨，腸骨，頭蓋冠の骨
- 不規則骨　例：椎骨，常在しない異状骨や過剰骨，頭蓋底の骨

- 含気骨（空洞をもつ骨）　例：顔面骨，副鼻腔の骨
- 種子骨（腱内部に形成される骨）　例：膝蓋骨
- 非常在骨（異状骨，過剰骨）　頭蓋冠や足にみられる分離骨（隣接する骨化中心と癒合せずに残ったもの）

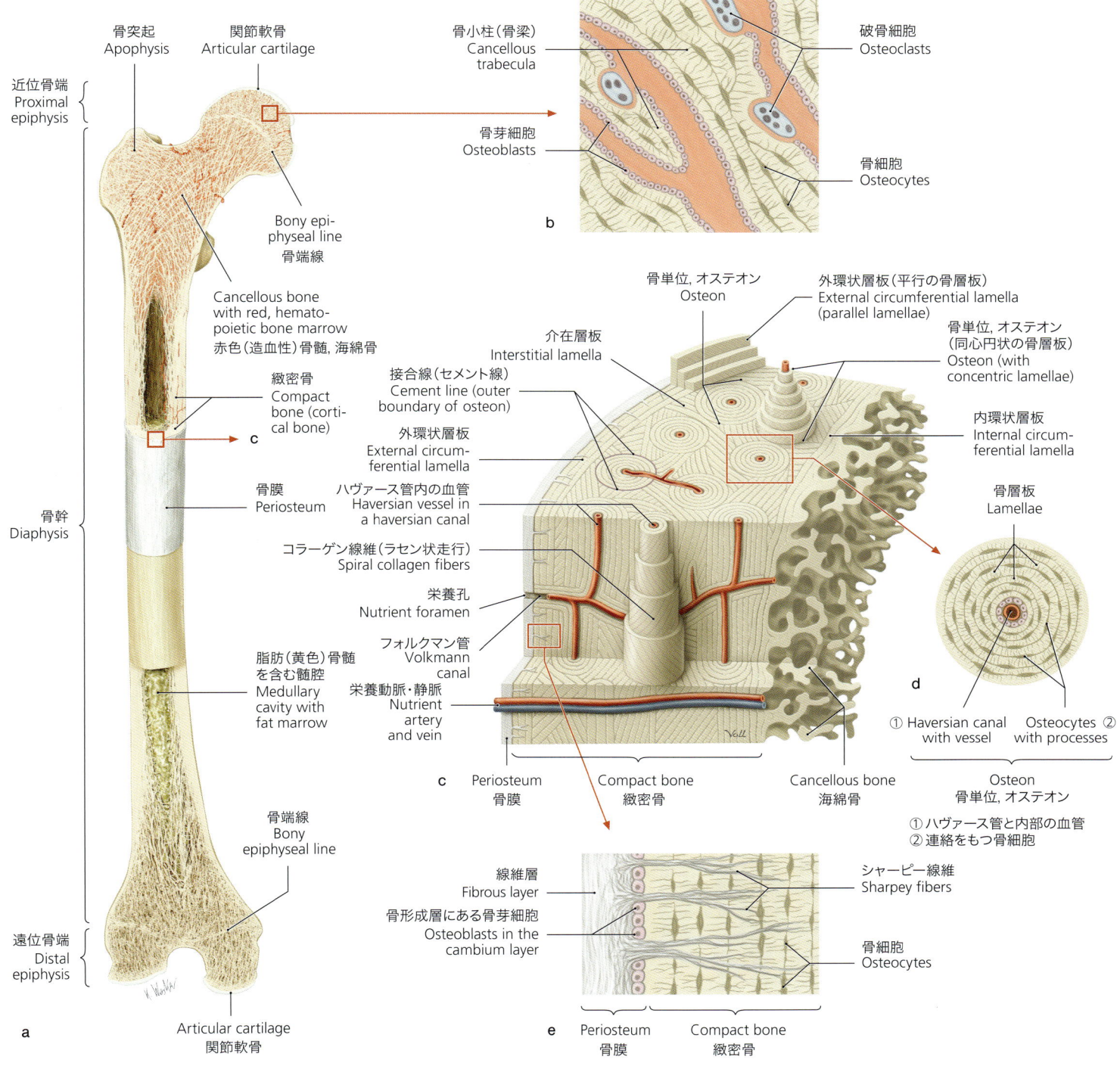

D 大腿骨にみる典型的長骨（長管骨）の構造

a **成人の大腿骨**：骨幹を残し，近位部と遠位部は縦断（冠状断，前頭断）面を示す．

b **断面部分の詳細図**：海綿骨（海綿質）の骨小柱（骨梁）における層板構造（層板骨）を示す．薄い骨板がベニヤ板状に重なって骨層板を形成する．海綿骨の骨梁には血管分布はなく，栄養は近傍の髄腔からの拡散によってまかなわれるため，骨梁の太さは 200〜300 μm ほどである．

c **骨幹部分の拡大図**：緻密骨（緻密質）の立体的構築を示す．緻密骨は，血管を中心に形成される直径 250〜350 μm，長さ 1 cm ほどの骨単位が集まってできている．骨単位の中心にあるハヴァース管は緻密骨を縦走する血管の通路で，フォルクマン管を介して骨膜や髄腔とも血管によって連絡している．

d **骨単位（c）の詳細図**：ハヴァース管を中心に 5〜20 層の骨層板が取り囲む．骨層板は骨細胞とこれを取り巻く骨基質からなり，骨細胞どうしは細い細胞質突起によって連絡している．

e **骨膜下部分の詳細図**

4.2 骨の連結：概要と不動結合 Connection of Bones: Schema and Synarthroses

A　骨の連結様式

不動性の連結	可動性の連結
（不動連結 synarthrosis；結合組織、軟骨あるいは骨によって介在される連結．可動性は低い〜中程度．p.43 参照）	骨どうしが関節間隙で隔てられている連結：可動性は関節を連結する靱帯によって異なる． ＝非連続性連結

- 線維結合（靱帯による連結）syndesmosis
  　例：新生児頭部の泉門、脛腓靱帯
- 軟骨結合（軟骨による連結）synchondrosis
  　線維軟骨で介在される連結は線維軟骨結合 symphysis と呼ばれる．
  　例：骨端軟骨、肋軟骨（軟骨結合）、椎間円板、恥骨結合（線維軟骨結合）
- 骨結合（骨による連結）synostosis
  　例：仙骨、寛骨．可動性はまったくない．

- 可動連結（関節）diarthrosis
  さまざまな自由度をもつ（p.44参照）．以下の項目によって分類される．
  − 関節頭、関節窩の形態（球関節、楕円関節、鞍関節など）
  − 運動軸の数（一軸関節、多軸関節など）
  − 自由度（1自由度、2自由度、3自由度）
- 半関節 amphiarthrosis
  可動性がかなり制限された関節
  例：仙腸関節

B　用語解説

- **偽関節** pseudarthrosis　骨折などによって骨が分離した時、癒合せずに可動性が残ってしまったもの（p.55参照）．
- **強直** ankylosis　骨あるいは軟骨の病的な変形や癒着によって関節可動域が制限されること（C 参照）．
- **関節固定術** arthrodesis（脊柱の固定の場合には**椎体間固定術** spondylodesis と呼ぶ）　骨接合によって関節可動域の問題を解決する手術法（p.55 および D 参照）．
  − 主な徴候：感染による関節の炎症（関節炎）、外傷による関節の破壊（けが、感染症）、萎縮性の関節症、麻痺による関節の不安定．
  − 方針：痛みの除去と安定性を与えるために可動できないようにする．
  − 術後の関節機能をよくするために重要なこと：機能的な肢位、すなわち、その関節が日常、最も機能的に使用されている肢位に固定する．上肢と手の場合にはものをつかむ肢位、下肢の場合には起立と歩行が可能な肢位に固定する．
- **関節切開術** arthrotomy　関節を手術によって切開すること．
- **関節造影法** arthrography　造影剤を使用してX線撮影を行い、関節腔の形状を可視化する方法（MRIの導入によって行われなくなった）．
- **関節鏡検査法** arthroscopy　関節の内視鏡による検査法．ほとんどの場合、検査の後に内視鏡で観察しながら関節鏡視下手術を行う．例えば、損傷した靱帯あるいは関節包の関節鏡視下による再建手術、遊離した関節構成要素の除去、損傷した関節軟骨の治療（例えば離断性骨端炎 osteochondritis dissecans の場合）．
- **滑膜切除術** synovectomy　関節包の内膜（滑膜）の除去手術．例えば慢性多発性関節炎 chronic polyarthritis の場合．
- **関節穿刺** arthrocentesis（関節内注射）　関節内の液体を穿刺によって取り出すこと（例えば関節内出血の場合）、あるいは液体を注入すること（例えば薬剤を注入する場合）．
- **人工関節置換術** arthroplasty, joint replacement, 独 Endoprothese　関節疾患 arthrosis による進行した変形において、関節の全体あるいは部分を人工のものに置換する手術（p.48参照）．

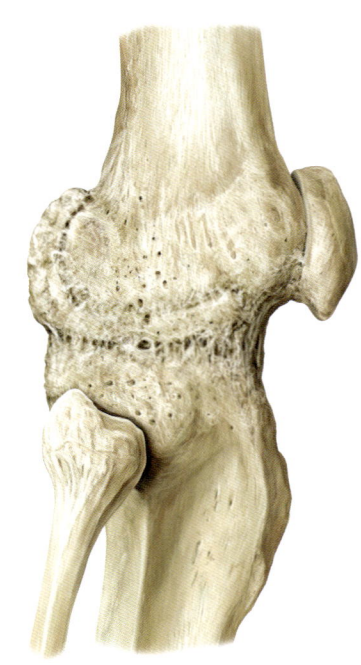

C　膝関節における強直
Kiel 大学の解剖学コレクションの標本．関節軟骨がすべて消失すると、関節間隙全体が徐々に骨によって補填されてくる．これによって関節の可動性が完全に失われている．

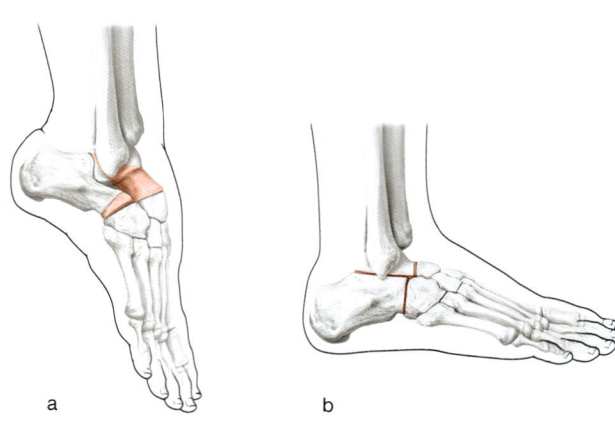

D　萎縮性の尖足変形に対するランブリヌーディ Lambrinudi 術法による T 関節固定術（横断くさび形骨切除術）
右足における固定手術前（a）と術後（b）．外側面観．

手術の目標は、尖足の状態を固定術 arthrodesis によって骨の一部を取り除き、足底が地面に着くように（下腿と足が90°の角度になるように）することと、同時に距腿関節の可動性は確保することにある．この手術では、3つの関節（距骨下方の関節、距舟関節、踵立方関節、p.470参照）を同時に接合、固着するので「三関節固定術 triple arthrodesis」とも呼ばれる．ここでは、距骨頭をくさび形に切除し、舟状骨の切り欠き部に人工的にうまく噛み合わせている．

Note　距腿関節と足根部の関節、そして中足部の不安定性と病的変異に対して、関節固定術は最も確実な治療法である．

解剖学総論　4　骨，骨の連結

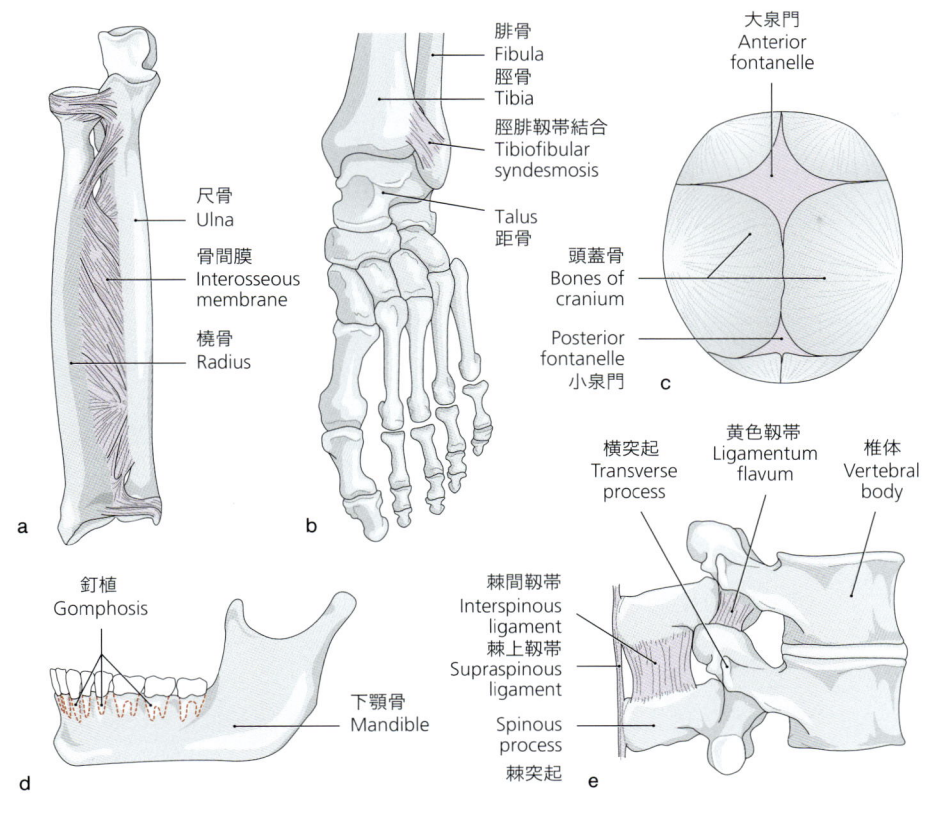

E　線維結合（靱帯による連結）syndesmosis
a　骨間膜．
b　脛腓靱帯結合．
c　泉門．
d　釘植．
e　黄色靱帯，棘間靱帯，棘上靱帯．

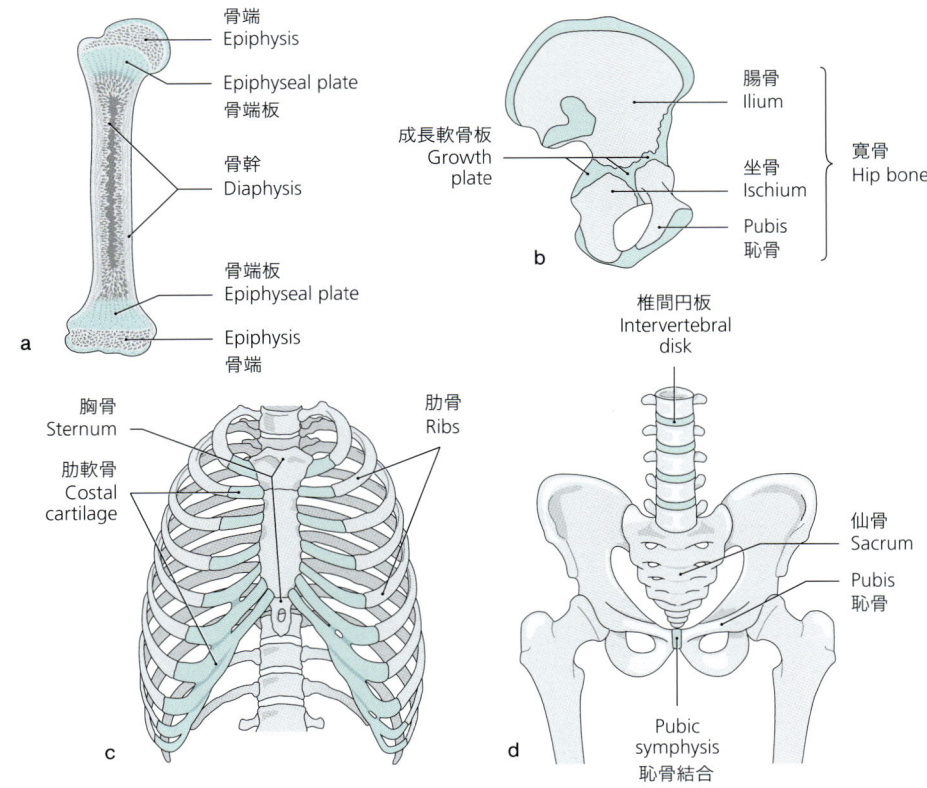

F　軟骨結合（軟骨による連結）synchondrosis
a　閉鎖前の骨端軟骨．
b　成長軟骨板閉鎖前の寛骨．
c　肋軟骨．
d　恥骨結合と椎間円板（椎間結合）．

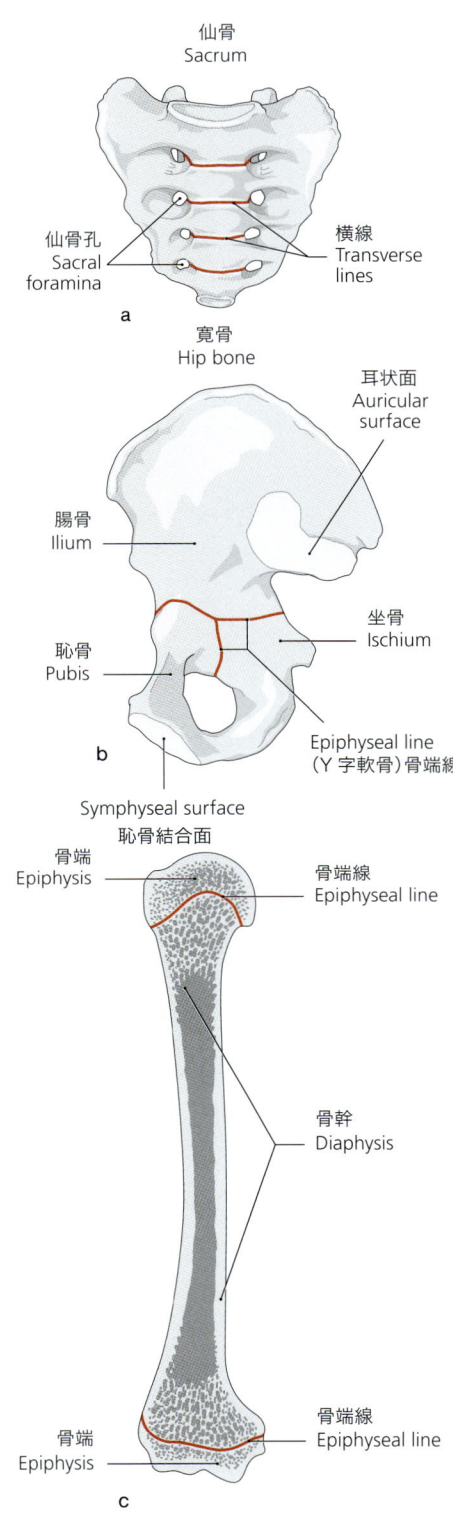

G　骨結合（骨癒合）synostosis
a　仙骨（仙椎の癒合）．
b　寛骨（腸骨，坐骨，恥骨の癒合）．
c　骨端軟骨の閉鎖と骨化．

43

4.3 関節：構成要素（関節内および関節外構造物）
Joints: Constructive Elements (Intra- and Extra-articular Structures)

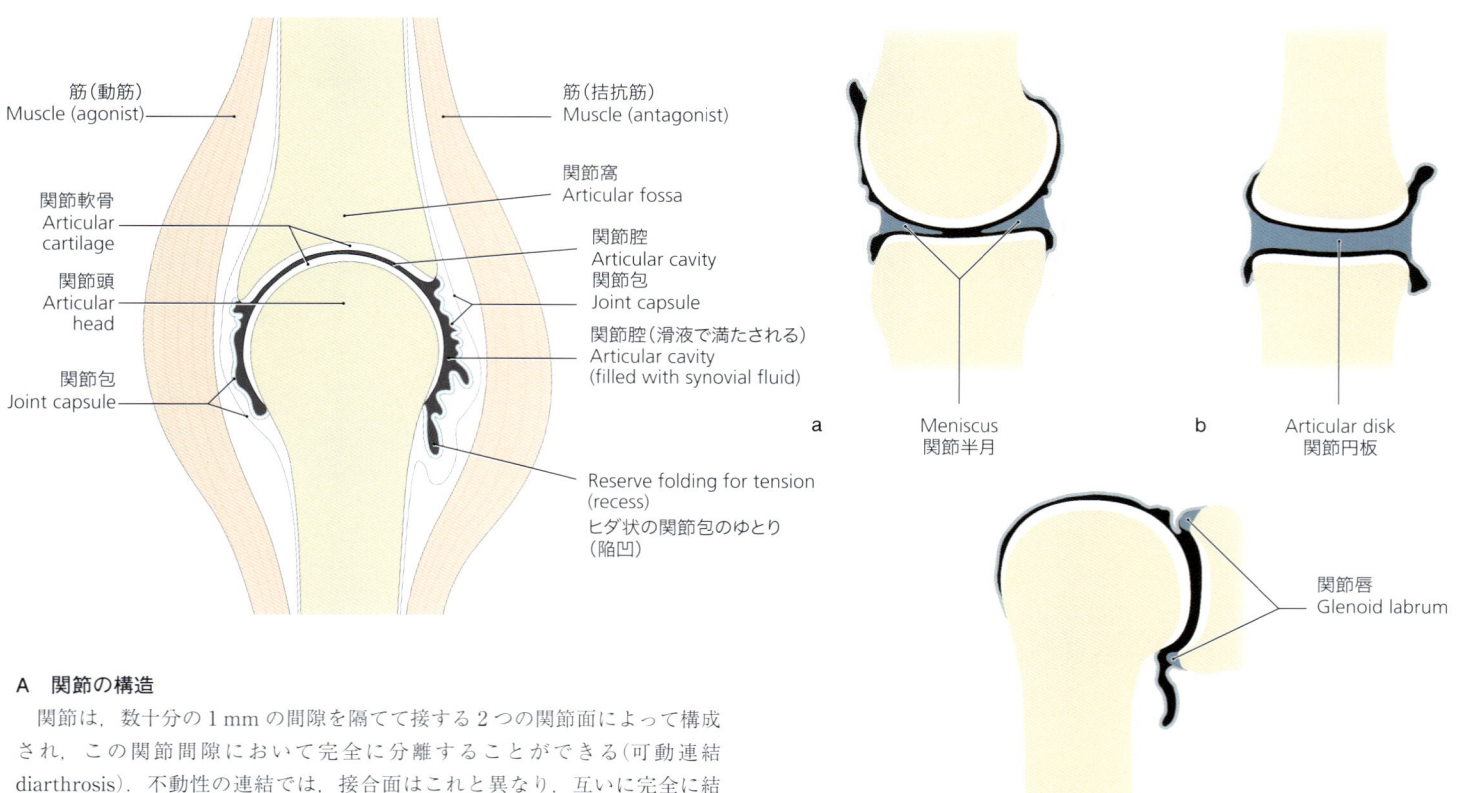

A 関節の構造

関節は，数十分の1mmの間隙を隔てて接する2つの関節面によって構成され，この関節間隙において完全に分離することができる（可動連結 diarthrosis）．不動性の連結では，接合面はこれと異なり，互いに完全に結合している（不動連結 synarthrosis）．関節は，関節包内に関節液，すなわち滑液を含むため，滑膜性の連結とも呼ばれる．関節は，関節間隙をもつということ以外に次のような構成要素をもつ*．

- 硝子軟骨で覆われた，さまざまな形状をした関節面 joint surface．
- 空間にさまざまな余裕をもつ（関節陥凹 joint recess）関節腔．
- 膨隆（翼状ヒダ alar folds），ヒダ（滑膜ヒダ synovial folds），絨毛（滑膜絨毛 synovial villus）といった表面に多様な広がりをもつ密閉された関節包．
- 関節包の内膜で作られる潤滑性の高い関節液（滑液）．
- 関節面の整合性を高め，関節面に加わる圧力を分散させるための関節内付加構造物．例えば関節半月，関節円板，関節唇．
- 関節包内および関節包外に配置し，関節の根本的な安定性に関与する，異なる強度をもつ靱帯．
- 関節をまたいで骨に付着し，関節を反対の方向にそれぞれ引っ張って動かす筋（動筋と拮抗筋）．
- 関節の近傍によくみられる液体で満たされた袋（滑液包）．関節腔と連絡している場合もある．

*各関節において，これらの構成要素すべてが存在するわけではない．

B 関節の機能を助ける関節内構造物

いくつかの関節には，関節の機能を助けるしくみをもった関節内構造物がある．それらは，例えば関節面に加わる力を分散したり，関節面どうしの整合性をよくしたりすることによって，関節軟骨に加わる圧縮荷重を明らかに低減させている．関節内構造物は，定義では関節腔内に存在し，滑液によってその表面が潤滑されている．すなわち，これらの構造物は滑液に直接，接しており，滑液から栄養分のほとんどを補給されている（関節半月，関節円板，関節唇）．

a **関節半月**：通常は膝関節のみに認められる．三日月型で断面がくさび状をした構造物で（p.460参照），丈夫なコラーゲン線維を含む結合組織と線維軟骨でできている．外周部は関節包とともに発達するため，関節包の血管から栄養補給を受けるが，内側の線維軟骨でできた部分は，滑液によって栄養補給が行われる．

b **関節円板**：部分的には結合組織と線維軟骨でできた円板状の構造物で，関節腔はこれがはさまるために2つの空間に分けられる．通常，関節円板は顎関節，胸鎖関節そして手関節（p.301参照）にみられる．

c **関節唇**：肩関節および股関節の骨でできた関節臼の外周を延長する断面がくさび状の構造物（関節唇および寛骨臼の関節唇，p.278およびp.444参照）．大部分が線維軟骨でできており，外周の結合組織部分は関節包と癒合している．関節唇によって，肩関節および股関節における接合している関節面の面積は拡張されることになる．

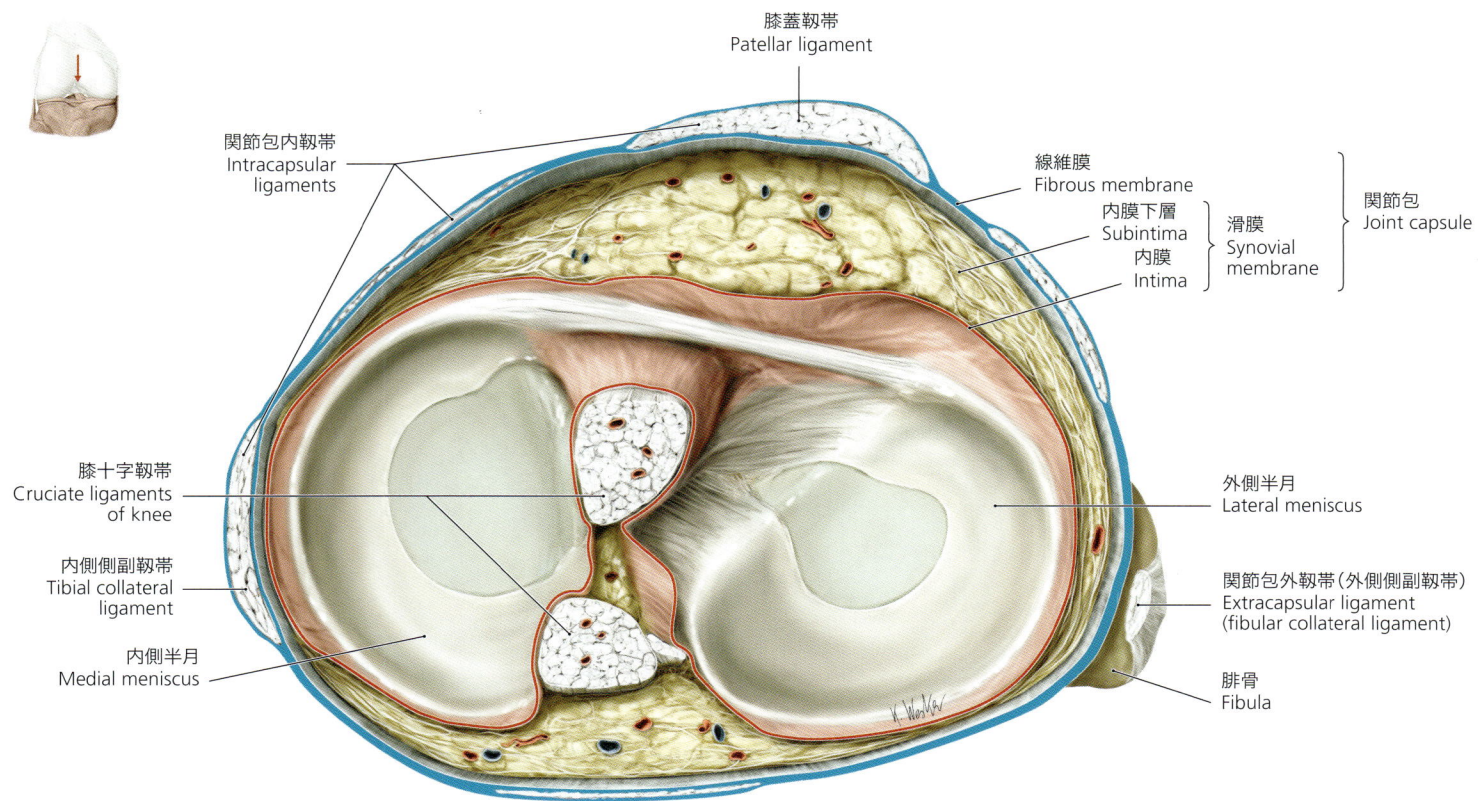

C 関節の靱帯：通常は関節包内に存在する関節外構造物

関節包の中に存在する靱帯（関節包内靱帯）には，内膜下層（内膜と線維膜の間）を通るもの（例えば十字靱帯）と線維膜の中を通るもの（例えば股関節の腸骨大腿靱帯，坐骨大腿靱帯，恥骨大腿靱帯）とがある．これらの靱帯は，関節包を補強する靱帯として力学的な役割を受け持ち，関節の安定性に寄与すると同時に滑らかな運動のガイドとしての役割を果たす．また，さまざまな運動に対して関節の可動域を制限する．関節にある靱帯の中には，関節包にはじかに接していないものもある（関節包外靱帯）．この例としては膝関節の外側側副靱帯が挙げられる．なお，一見すると関節腔内にあるように見える靱帯（例えば膝関節の十字靱帯，p.458参照，あるいは股関節にある血管が併走する大腿骨頭靱帯）は，関節内靱帯として間違えられやすい．これらの靱帯は，薄い滑膜性の内膜に覆われてその内部にある関節半月や関節唇と異なり，内膜下層の中を通る構造で，厳密には関節包内にある．すなわちこれらの靱帯は関節包の中を通ってはいるが，本来の関節腔の外側に位置するために関節外構造物（p.46 参照）ということになる．

Note 靱帯は，関節の運動を円滑にし，安定させるためにそれぞれが「正しい」長さでなくてはならない．（慢性的な過荷重，あるいは捻挫や脱臼のような外傷によって）靱帯が引き伸ばされたり断裂したりすると関節は不安定になる．関節を動かさなくなったり，機能的に不利な肢位に常にしておくことによって（例えば膝を屈曲したままや，手指の中手指節関節を伸展させたままにする），靱帯が萎縮すると，関節は次第に可動性を失う（関節拘縮 joint contracture）．

D 関節液（滑液）の組成と役割

関節液（滑液）は，透明でわずかに黄色味がかった粘性のある液体である（滑膜細胞の分泌物，pH 7.4〜7.7）．例えば膝関節のような大きな関節であっても，その量はわずか3〜5 mLである（小さな関節では1 mL未満）．

組成	役割
・ヒアルロン酸，ルブリシン（ムチン様の糖タンパク質），リン脂質 ・血漿成分（特にタンパク質とブドウ糖） ・免疫細胞　60〜150 /μL 　（主にマクロファージとリンパ球）	①血管が分布していない硝子軟骨でできた関節軟骨に対して拡散と対流による栄養補給 ②軟骨でできた関節表面の潤滑．これによって，ほとんど摩擦なしに滑ることが可能 ③力が作用した関節表面に対して，作用した圧縮力を均等に分布させることによる衝撃吸収作用

4.4 関節：関節包の構造と硝子軟骨性の関節軟骨
Structure of Joint Capsule and Hyaline Joint Cartilage

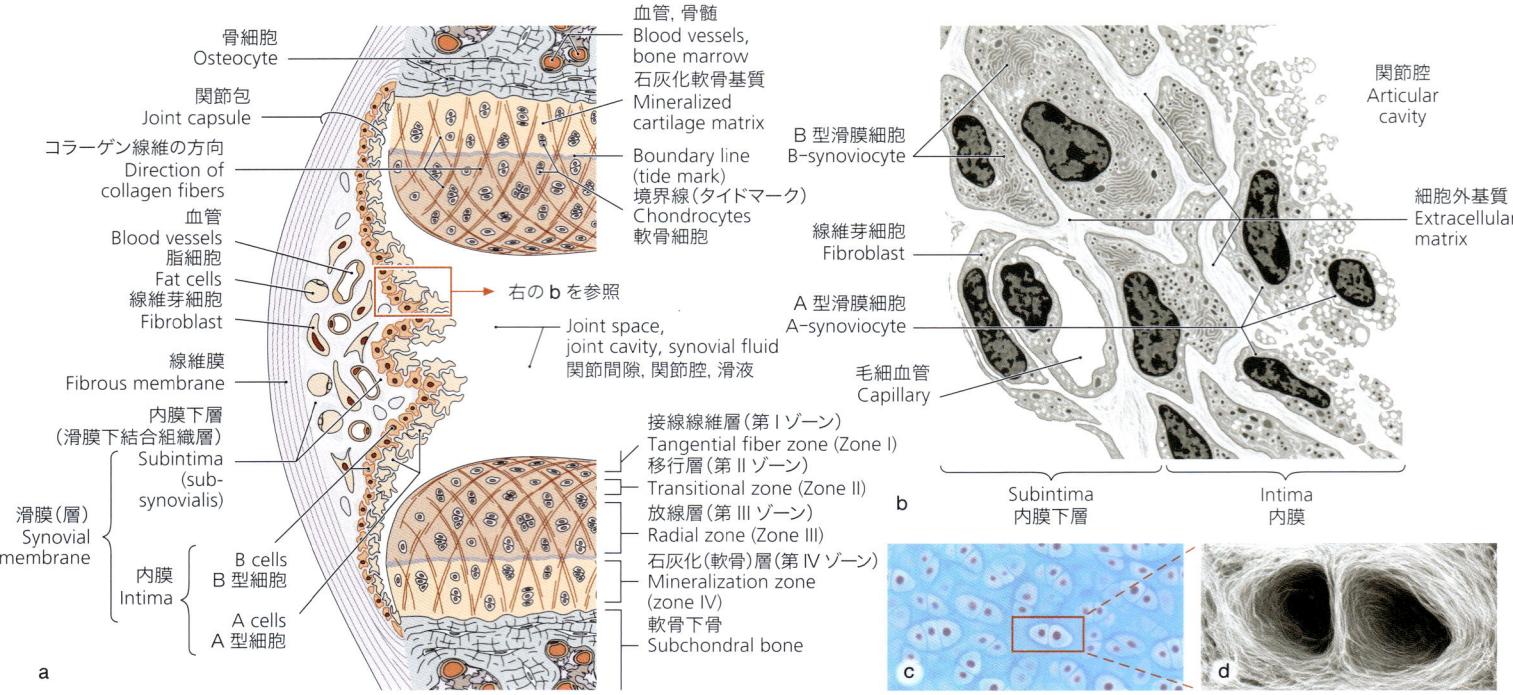

A 関節包の構造と硝子軟骨性の関節軟骨

関節の関節腔は，形態的にも機能的にも2種類の異なる層でできた関節包によって完全に覆われている．

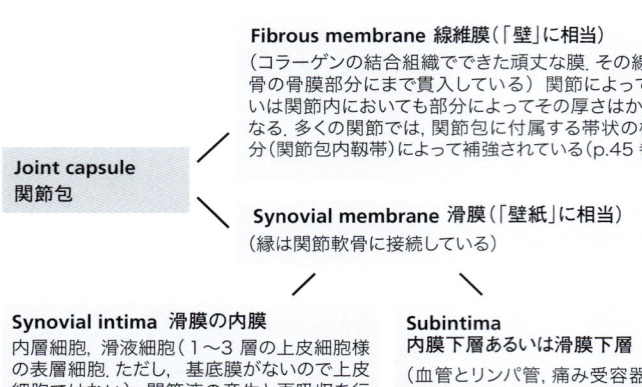

Joint capsule 関節包

- **Fibrous membrane 線維膜（「壁」に相当）**
  （コラーゲンの結合組織でできた頑丈な膜．その線維は，骨の骨膜部分にまで貫入している）関節によって，あるいは関節内においても部分によってその厚さはかなり異なる．多くの関節では，関節包に付属する帯状の構造部分（関節包内靱帯）によって補強されている（p.45参照）．

- **Synovial membrane 滑膜（「壁紙」に相当）**
  （縁は関節軟骨に接続している）

- **Synovial intima 滑膜の内膜**
  内層細胞，滑液細胞（1～3層の上皮細胞様の表層細胞．ただし，基底膜がないので上皮細胞ではない）．関節液の産生と再吸収を行う．

- **Subintima 内膜下層あるいは滑膜下層**
  （血管とリンパ管，痛み受容器［自由神経終末］，そして関節包が引き伸ばされた時，あるいは張力が変化した時に反応する物理的刺激受容器［パチニ小体，ルフィニ小体＝固有感覚受容器］をもつ結合組織．関節運動における運動の経過をコントロールする時に関与する）構造は，部分によって以下のように異なる．

  - **A-synoviocyte A型滑膜細胞**
    （関節腔に接する境界層をなす）液胞，ゴルジ体，ミトコンドリア，リソソームをもつマクロファージ様の細胞．使用済みの滑液の再吸収，バクテリアと細胞断片の食作用．
  - **B-synoviocyte B型滑膜細胞**
    （A型滑膜細胞の深層をなす）粗い小胞体と分泌顆粒をもつ線維芽細胞に似た細胞．特に滑液の産生．
  - ・網状滑膜
    （血管に富んだ疎性結合組織）
  - ・脂肪滑膜
    （脂肪を特に多く含んだ結合組織）
  - ・線維滑膜
    （血管が少なく，コラーゲンを多く含む結合組織）

Note 滑膜は，加齢がかなり進行するまでは，たとえすべてを取り去ったとしても（＝滑膜切除術 synovectomy，リウマチのような慢性関節炎の際に行うことがある），隣接した結合組織から再生される．

滑膜は，刺激によってより多くの滑液を分泌するため，炎症などでは関節に「水がたまり」，さらには関節全体の腫れが起こる．刺激の種類（機械的，アレルギー性，あるいは感染）によって生じる液は，透明でサラサラしたものであったり，混濁した膿となったりする．関節出血 hemarthrosis は，傷害を受けた時に起こる（例えば，十字靱帯断裂）．この場合，関節包が強く引き伸ばされ，さらに炎症物質（例えばプロスタグランジン，ヒスタミン，ブラジキニン，サイトカイン）が放出されるために痛みが生じる．線維軟骨で覆われている顎関節や胸鎖関節以外の関節では，関節面全体が硝子軟骨で覆われている．軟骨は荷重によって変形し（いわゆる荷重弾力性），そこに生じる応力の大きさによって厚さが変わる．通常，軟骨の厚さは，指節間関節では1～2 mm，膝蓋骨の関節面では5～7 mmである．**硝子軟骨**は，細胞外基質 extracellular matrix（ECM）と軟骨細胞（容積比で約5％）でできている．

Note 滑膜が隣接する結合組織から再生されるのに対し，硝子軟骨は（原始骨格にあるものを除く），周囲の結合組織（軟骨膜 perichondrium）を欠く．このため，結合組織からの再生は起こらない．また，関節軟骨には血管が分布していないため，関節軟骨は滑液によって栄養が補給される必要がある（拡散と運搬，D参照）．

関節軟骨は，コラーゲン原線維（膠原原線維，collagen fibril）のアーチ型をした走行によっていくつかのゾーンに分けられる（a）．第IVゾーン（最も深部にあり，コラーゲン原線維は軟骨下骨と結合している）から浅層に向かうコラーゲン原線維は関節面に対してほぼ垂直（放射状）に（第IIIゾーン），その後，関節面に平行になるように曲がる（第IIゾーン），そして関節面の接線方向に走行した後（第Iゾーン），再び深層へと向かう．

コラーゲン原線維の様子は，走査電子顕微鏡か透過型電子顕微鏡で観察することができる（d）．光学顕微鏡写真（c）では，その部分は周りと同じ屈折率のためはっきりしない．ヒアルロニダーゼという酵素を使用して軟骨細胞とプロテオグリカンを溶出させたのち，走査電子顕微鏡で観察すると，網目状のコラーゲン原線維によって囲まれた「軟骨腔」という空間が観察される（コラーゲン原線維の構成に関しては d を参照）．これに対して，基質の組成成分であるプロテオグリカンは，マイナス電荷を多くもつため，ヘマトキシリンのようなアルカリ性の染色剤で染色され，光学顕微鏡下で観察することができる（c）．

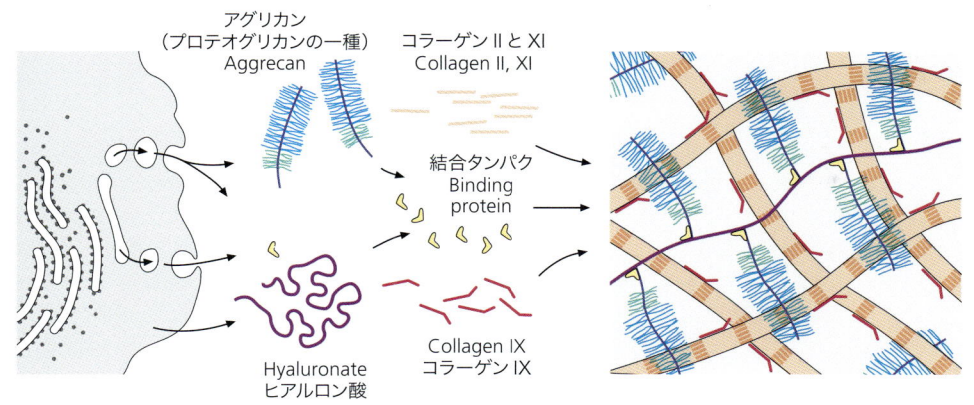

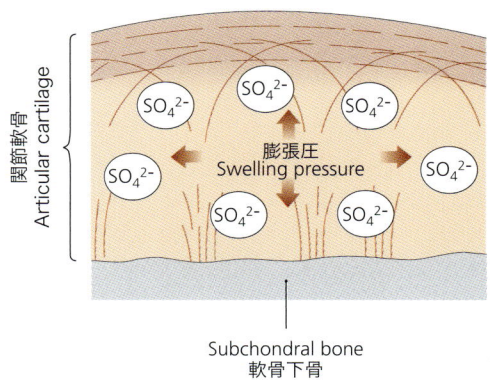

B 細胞外基質の構成と機能

細胞外基質（ECM＝軟骨細胞によって作られ，細胞外間隙をほかの分子との相互作用によって動かないようにする高分子物質）は，基本的に以下の物質からなる．

- コラーゲン線維あるいはコラーゲン原線維（特にコラーゲンタイプⅡ，Ⅸ，Ⅺ）
- グリコサミノグリカン（例えばヒアルロン酸，コンドロイチン硫酸，ケラタン硫酸）をもつプロテオグリカン（特にアグリカン）および核タンパク，結合タンパク
- 糖タンパク（例えばコンドロネクチンのような粘着性タンパク）
- 間隙を満たす液体（水）およびイオン（とりわけ陽イオン，Ca^+，K^+，Na^+）

コラーゲン原線維（直径 15～130 nm）は，3つのポリペプチド鎖（いわゆる α 鎖）で構成された右巻きの分子構造（3重ラセン）をもつコラーゲン分子でできている．それぞれの3重ラセン（トロポコラーゲン）は，電子対を共有して格子状に結合し，これによって引っ張りに対して強度を示す．

D 関節軟骨の2相粘弾性モデル（Mow, Mitarb による）

軟骨の丈夫さと圧力に対する弾力性は，関節が優れた機能を果たすための，基本的な必要条件である．これらの性質は，膨張圧（原理的には「バネ」の作用）によるところが大きい．細胞外基質の中にあるプロテオグリカンとコラーゲン原線維は機能的な共同体を形成し，これらの相互作用によって膨張圧が生じる．コラーゲン原線維は，引っ張りに対する卓越した強度によって関節軟骨を力学的に安定させ，構造的に無理のない形を作る．また，陰イオンを多く含むプロテオグリカンは，物理化学的特徴（例えば可逆的な保水能力）によって膨張圧の発生に貢献する．プロテオグリカンは水溶液の状態で密閉せずにおくと，そのマイナス電荷の互いの反発力によって広範囲に広がってしまう．しかし軟骨内では，引っ張り荷重に強いコラーゲン原線維がこれを封じ込めるため，その容積は，水溶液中でプロテオグリカンが自由に広がった状態に比べてわずか1/5程度になっている．プロテオグリカンにさらに荷重を加えることは，ある程度までは可能である．軟骨組織が機械的な応力（通常の荷重）によって圧縮されると，そこから関節腔内に間質内液と陽イオンが流出し，軟骨の細胞外基質はさらに圧縮されていく．関節液の流出によって，組織内の静水圧は上昇していく（粘弾性モデルの粘性成分）．そして最終的には，組織内で生じている静水圧の大きさが外部からの機械的な圧力と釣り合い，もはやそれ以上圧縮することができなくなる．細胞外基質の圧縮によって，グリコサミノグリカンのマイナス電荷も互いに近づけられる．それによって反発力がさらに高められる結果，全体の弾力性も大きくなる．荷重が除かれると，組織はもとの容積に戻る．この時，マイナス電荷は互いの反発力によって再び遠ざかり，自由イオンをもった新たな間質内液が組織内に引き込まれ（粘弾性モデルの弾性成分），コラーゲンの格子状構造が新たに組み上がる．荷重を加えたり，それを取り除いたりした時の間質液の流入と流出は，運搬 convection とも呼ばれる．これは，血管分布のない関節軟骨への栄養補給にとって，基本的な必要条件である．

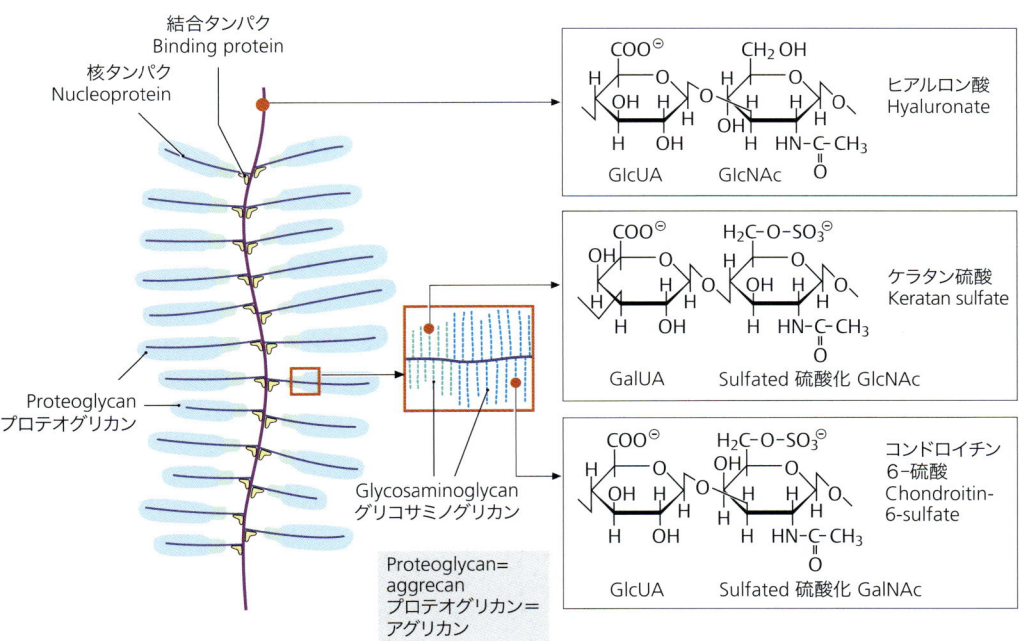

C アグリカン—硝子軟骨性の関節軟骨における最も重要なプロテオグリカン

アグリカンのようなプロテオグリカンは，非常に大きな分子の複合体で，100 をはるかに超えるグリコサミノグリカン鎖からできている．全体にはビンの中を掃除するブラシのような形をしており，それぞれのグリコサミノグリカン分子はブラシの「毛」の部分に相当し，いわゆる結合タンパクによって軸となるヒアルロン酸分子に結合している．グリコサミノグリカン鎖の基本構造は，ほとんどがウロン酸（例えばグルクロン酸，GlcUA）とアミノ糖（例えば N-アセチルガラクトサミン，GalNAc）からなり，通常は2つのマイナス電荷を帯びた（それぞれカルボキシル基と硫酸塩基）二糖ユニットである．プロテオグリカンは，電子的な中和作用から多くの陽イオンを取り込む．また，それとは反対に浸透作用から，非常に多くの水分を可逆的に結合させることができる．プロテオグリカン分子は，水との結合能力が非常に高いため，多量の水を必要とし，それによって大きな空間を満たす構造を作り上げる．

4.5 股関節症を例とした関節の変性疾患
Degenerative Diseases of Joint: Synarthroses and Diarthroses

A　関節症の病因と病原

関節の変性疾患，特に関節症は，ここ数年，世界中におけるすべての身体障害原因の中で最も多いものとなっている．それに対する高い治療費（ドイツでは，年間，約70億ユーロ）や膨大な就労損失（2004年には5000万ユーロ）は国民経済にとって大きな問題である．これは特に高齢者に関して問題となっている．この疾患が，ここ10年間，増加を示していることは，高齢者数が年々増加し，それによって関節症を実際に「経験する」人々が増えていることが原因である（しかし，必ずしも高齢に伴って関節の変性疾患が起こるというわけではない）．

関節症 arthrosis* の本質的な**原因**は，荷重とそれに対する関節軟骨の強度との不適合である．すなわちいわゆる二次性関節症（一次性関節症に対する用語で，一次性関節症では病理的な原因はみられない）は，例えば接触している関節面どうしの不適合など，バイオメカニクスの観点からみて最適な条件が失われた場合においてのみ生じる．さらに，外傷による変形や関節形成異常 joint dysplasia，関節運動軸変位，そして安定性の低下など，関節に対する過大な荷重や不適切な負荷も重要な因子となる．特に関節症を伴うスポーツ外傷数の増加が，このような状況に関連し，問題となっている．太りすぎや運動不足そして偏った食生活が，関節症の発症を助長する．関節運動軸変位の早期発見や修正といった予防措置や，関節不適合性を修正するための骨切り術が，関節症の**予防法**において重要な意味をもつ．関節症がすでに発症している場合，あるいは外科的手術以外の治療法ではもはや手の施しようがない場合，関節固定術（T関節固定術，p.42参照）以外に人工関節 prothesis（C参照）に取り換えるという方法が実施される．

疾患の原因として，徐々に進行する力学的な摩耗，すなわち関節軟骨の摩耗あるいは破壊が重要である（D参照）．硝子軟骨でできた関節軟骨が長期にわたり部分的に大きな荷重を受けると（病因論参照），これによって間質内液が規則的に関節軟骨に出入りすることが妨げられる（p.42参照）．これは関節軟骨の弾力性を阻害するだけでなく，新陳代謝が鈍く，軟骨膜がないためにほとんど新生が不可能（p.46参照）という性質をもち，栄養供給の限られている（血管がないため）軟骨への栄養供給も阻害することになる．関節軟骨に対する部分的な力学的過荷重がさらに大きくなることによって，軟骨の基質だけでなく軟骨細胞も損傷してしまう（D参照）．この損傷は不可逆的であり，完全な再生（原状回復 restitution in integrum）は，不可能となる．しかしその代わりに，内因性の補償作用がみられる．すなわち初期ステージ（ⅠおよびⅡ，D参照）では軟骨の消失に対して，そしてさらに進んだステージ（ⅢおよびⅣ）では軟骨下骨において増加する圧力に対する補償がみられる．これらの身体による「修復反応」は，関節に対する負担がなかった時期と負担が大きかった時期が繰り返されたことを示している．関節症のみられる関節は，本質的に大きな荷重を受ける関節，例えば股関節，膝関節あるいは脊柱の椎間関節である（B参照）．

*同義語：変形性関節症 arthrosis deformans，骨関節症 osteoarthrosis．これらは，関節包の炎症によって二次的に関節軟骨が失われる関節炎 arthritis とは区別される．**注意：**英語圏では，関節症 arthrosis は骨関節症 osteoarthrosis として表記されることが多い．

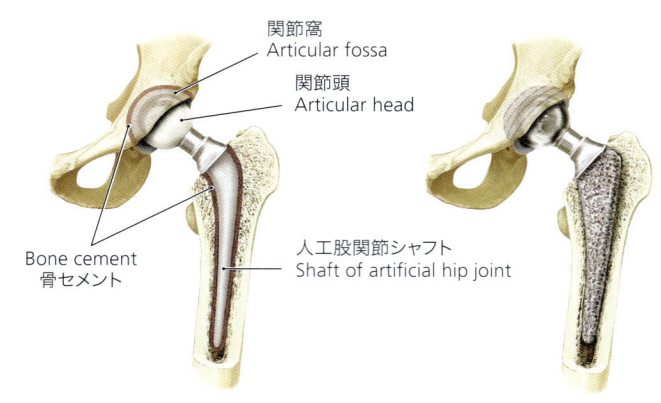

a　セメントを使用したTHA　　b　セメントを使用しないTHA

C　股関節における人工関節置換術 total hip arthroplasty（THA）

人工関節を使用した関節置換術は，今日ではすべての関節においてよい結果を得ることが可能となった．特に長い歴史をもつことから，股関節（大腿骨頭と寛骨臼の置換）における成績が最もよい．人工関節は通常，金属，プラスチックあるいはセラミックスでできており，特殊なセメントで骨に固定されるか，あるいはセメントを使用しないで骨に埋め込まれる．セメントを使用した人工関節置換術では手術後すぐに荷重することが可能であるが，セメントを使用しない場合では，周りの骨組織にしっかりと結合するまでに時間がかかる（何週間もの期間）．また，時に人工関節の交換（人工関節に緩みが生じた場合など）が必要になることがあるが，その際にはセメントを使用しない置換術のほうがセメント除去の必要がないため，セメントを使用した場合よりも簡単である．どちらの方法で人工関節を固定するかについては，年齢，骨の根本的な強度，あるいは骨の病歴（骨粗鬆症）といったさまざまな要因が関係してくる．人工関節置換術の合併症としては，骨に埋め込んだ人工物の弛みと感染症が代表的である．セメントを使用した場合でも使用しない場合でも，現時点で90％以上が10年以上その役目を果たしている．

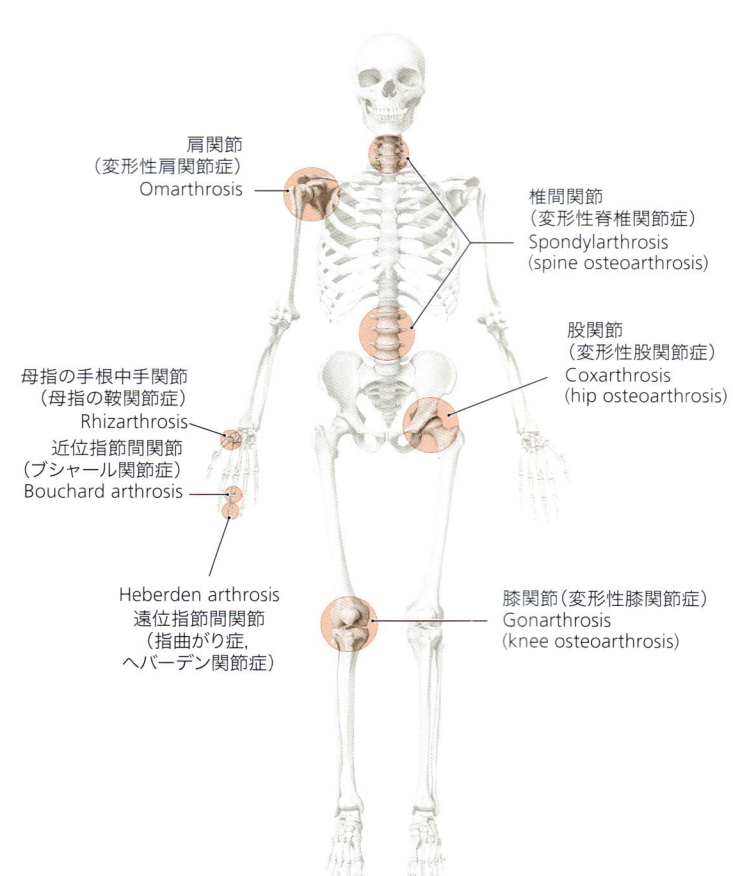

B　変形性関節症の好発部位

解剖学総論　4　骨，骨の連結

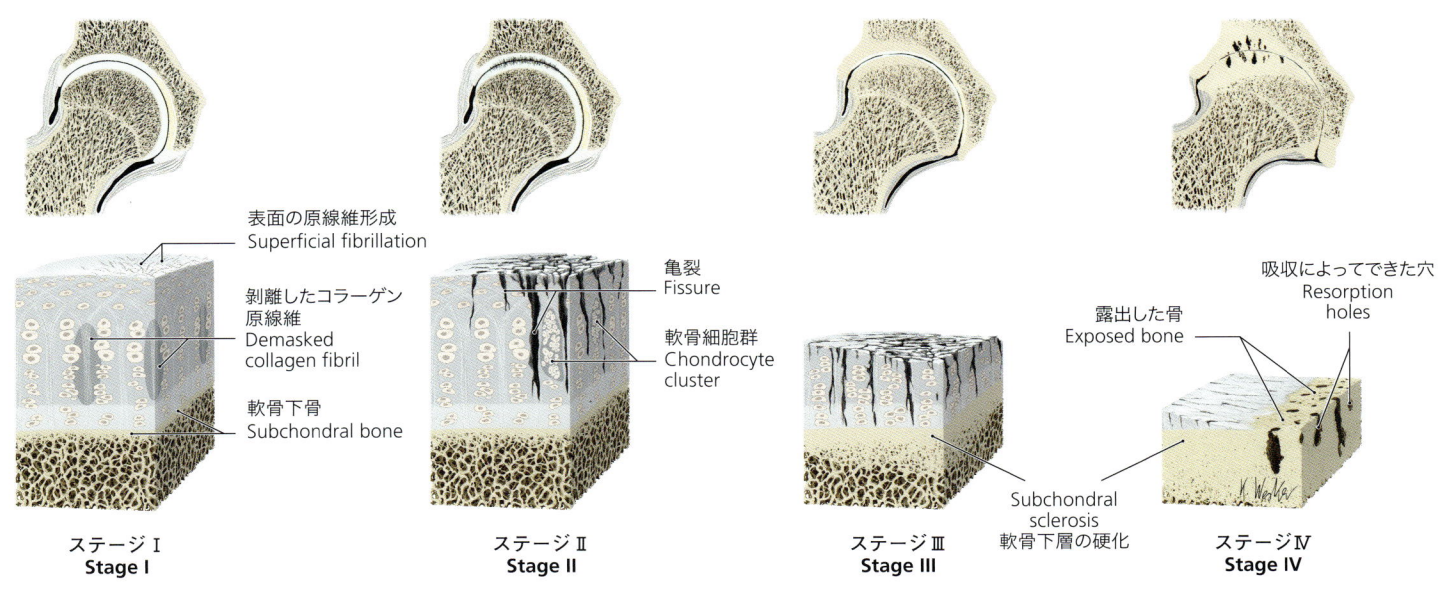

D　ステージ，補償作用，関節症の臨床的様態

ステージⅠ	ステージⅡ	ステージⅢ	ステージⅣ
・関節表面が粗面化し，線維化する（表面線維化） ・深層の軟骨層においてプロテオグリカン新生の低下によるコラーゲン原線維の遊離（剥離）	・軟骨の深部にまで達する亀裂が生じ，これによって ・軟骨の基質の消失 ・亀裂部分においてそれぞれの軟骨細胞が新たに分裂する（軟骨細胞群の発生）	・増加する軟骨消失に対する反応として，軟骨下層の肥厚 ・軟骨-骨移行部における最初の骨増殖体の発生 ・軟骨剥離物の頻繁な刺激による関節包の炎症性反応（「反応性の滑膜炎 reactive synovitis」．通常は過敏性滑液分泌を伴う）	・骨が完全に露出する（「骨の露頭」のため，骨どうしがこすれ合う ・軟骨下の骨層の崩壊（骨ネクローシス）そして ・骨髄への隣接部分において骨吸収による大きな穴（小嚢胞）の発生（E参照） ・骨増殖体（骨棘）osteophyte の急激な連続的成長

初期段階における補償作用	さらに進んだ段階における補償作用		補償作用の最終目標
・以前は有糸分裂を行っていた軟骨細胞の限られた増殖（細胞分裂） ・いわゆる軟骨細胞群の形成あるいは新生された細胞外基質を伴う育嚢 blood capsule	・開口した軟骨下の骨髄腔にある間葉前駆細胞の活性化（軟骨下嚢胞） ・さらに，線維軟骨から異形成された偽再生物によるあらたな関節表面の形成		軟骨の消失を補償する
増加する圧縮に伴い軟骨下骨の反応性肥厚（軟骨下における硬化）がみられる	辺縁部の骨増殖（外骨腫症 exostosis）によって荷重を受ける面積を増加させる		軟骨下骨に加わる荷重の増加を低減させる

臨床的徴候： この疾患では，多くの場合，何年もの間徴候がみられない初期段階（潜在的関節症）が先行する．その後，患者はわずかな痛みを感じるようになる．この痛みは，関節に荷重をかけた時に増加し，反射による筋の収縮を伴う．症状がさらに進むと，荷重時だけでなく，安静時においても痛みを感じるようになる（顕在的関節症）．これは破壊された軟骨の小片の刺激による関節包の炎症（反応性滑膜炎）が原因であり，ほとんどの症例で刺激性流出物の生成を伴う．これ以後の症状の進行は，関節の安定性の低下が顕著になっていくということで特徴付けられる．病状の進行に伴って，常に痛みを感じるようになり，耐荷重の低下，顕著な筋収縮，高度な姿勢異常，そして関節の硬化が出現する．

E　X線所見による概観

　かなり進行した股関節症の1例において，X線像でみられる典型的な変性を示した図．関節軟骨の破壊と変性は，一般的なX線像において典型的な徴候を示す．ここでは，関節軟骨の消失の結果，関節の最も強く荷重を受ける部分において関節間隙が減少し，軟骨下が緻密になり（軟骨下硬化），そして骨および骨棘が明るく写ることになる．すなわち，荷重されている部分とされていない部分の両方における反応性の骨変性が，特に観察される．加えて，大腿骨頭に変形がみられる．

4.6 関節力学の基本原理：運動
Basic Principles of Joint Mechanics: Movements

A 機能的な単位としての関節

関節を機能的な単位として理解するために，まず物理学の法則を学習するのが最もよい方法である．なぜなら関節は，もともと運動を可能にするものではあるが，同時に運動器の安定性を保証し，さらに骨どうしの力の伝達も行っているからである．

- 運動とは，空間内における物体の変位のことをいい（並進運動 translation と回転運動 rotation），時間的な要素（定常運動と非定常運動）と空間的な要素（空間座標系における3つの軸に関する運動様式＝運動の自由度）とに分けられる（B–D 参照）．
- 重力と釣り合うように身体を垂直に直立・保持させるためには，これに関与する関節が，それぞれの体重心に対する位置関係に応じて，靱帯，筋および腱によって安定性を確保される必要がある（p.52 参照）．
- 関節に作用する力（筋力，靱帯の張力，体重あるいは重力）は，関節面に対して（これらの合力が関節に働くことによって）圧力を生じさせ，この合力が関節の軸からずれた位置に作用することになると，いわゆるてこの作用によって（回転モーメントが）関節における運動を引き起こす（p.53 参照）．

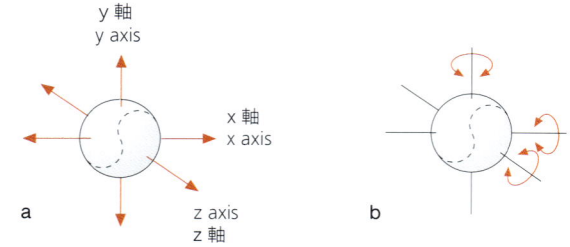

B 運動の自由度，空間内のテニスボールにおける運動の種類の説明
a 並進運動における3つの自由度（それぞれの運動の自由度は x，y，z 軸方向となる）．
b 回転運動における3つの自由度（それぞれの運動の自由度は x，y，z 軸が中心となる）．

テニスボールと同じように考えられる球関節（F の c および d 参照）は，関節の中で最も自由度が大きい．

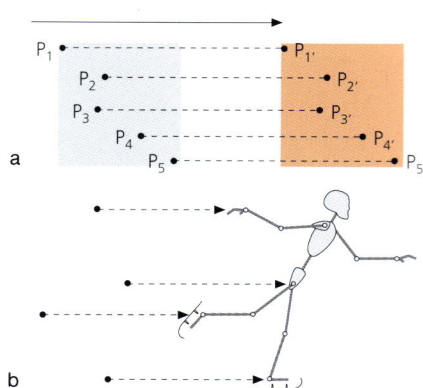

C 並進運動 translation

並進運動では，物体は回転を伴わない直線あるいはゆるやかな弧を描いて移動する．すなわち，物体中のあらゆる点の移動距離と方向はすべて等しい．
a 物体中の全点は平行移動する．b スケート選手が並進運動で滑走している様子を示す．

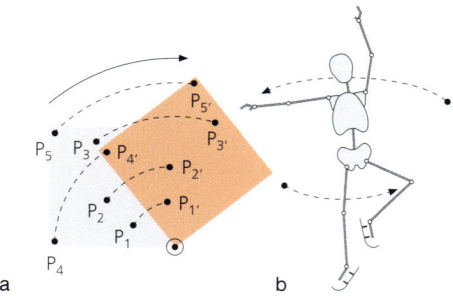

D 回転運動 rotation

回転運動では，物体中のあらゆる点は同心円状の移動を行う．この場合，各点の移動距離は，回転中心からの距離に応じて異なる．
a 物体中の全点は弧を描いて移動する．b スケート選手が回転運動を行っている様子を示す．

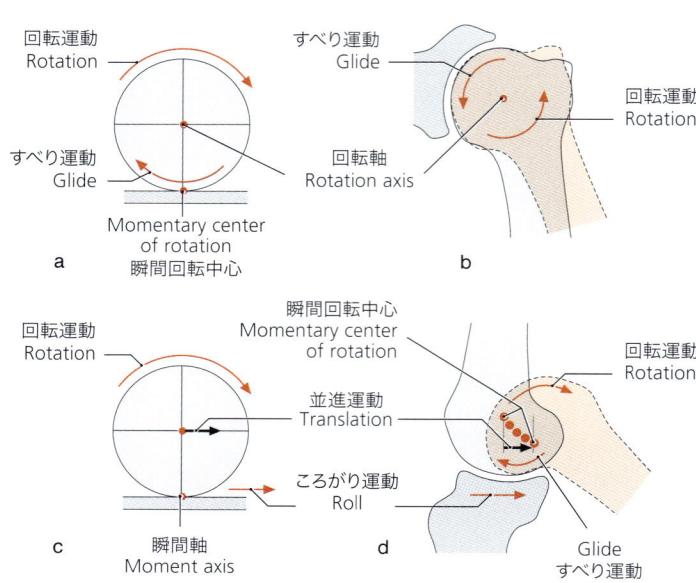

E 回転運動におけるすべり運動ところがり運動

関節における回転運動では，互いの関節面の間には，すべり運動と，ころがり運動がみられるが，ほとんどの場合は両者が組み合わさった運動である．
Note 互いの関節面形状の一致度が高いほど（関節面の曲率が近いほど，例えば肩関節：a，b），すべり運動が起こりやすくなり，また一方で，互いの関節面形状の一致度が低いほど，ころがり運動が起こりやすくなる（例えば膝関節：c，d）．すべり運動ところがり運動の違いは，物体の回転中心軸が移動するかどうかという点で区別できる．

a，b 回転中心軸の移動を伴わない回転運動（＝滑り運動）では，片方の関節面上の1点は，相対する関節面上の異なる点と次々に接触することになる（a）．例としては，肩関節における外転（＝回転運動）が挙げられる（b）．

c，d 回転中心軸の移動を伴う回転運動（＝ころがり運動）では，片方の関節の関節面はもう片方の関節の関節面上をころがることになる．すなわち片方の関節面上の各点は，相対する関節面上の対応する点としか接触しないことになる．この運動では，互いの接触した関節面の長さは一致する．例として，膝関節の屈曲（d）を示した．ただしこの場合，大腿骨側の関節面と脛骨側の関節面の曲率は明らかに異なるため，ころがり運動とすべり運動の両方が組み合わさった運動が起こっている．そのため，回転運動が起こりながら，運動軸（回転中心軸）はある軌跡（縮閉線 evolute）を通って後方に変位する．したがって，屈曲過程の各瞬間においてのみしか，この軸の位置を求めることができない．この軸はまた，瞬間軸とも呼ばれる．

F 関節の形状と関節運動との関係のまとめ

関節においてみられる運動は，その関節形状，すなわち，組み合わさっている互いの関節面の幾何学的性状によって決定される．関節運動は，原理的に2種類の運動が基となっている．

- 並進運動（a, b），そして
- 回転運動（c-h）．

関節における並進運動が，通常，1つの軸に沿った，あるいは1つの面内での運動であるのに対して〔例：膝の膝蓋大腿関節（a），脊柱の椎間関節（b）〕，例えば，球関節（肩関節，股関節）では，3つの運動軸がある（c, d）．膝の膝蓋大腿関節では，膝蓋骨は膝を屈伸させると大腿骨の関節面の溝に沿ってすべりながら上下運動を行う．すなわち，この関節では2方向への並進運動（1つの軸に沿った運動）が行われるということになり，自由度"1"の関節ということになる．椎間関節では，関節面がほぼ平坦であるために，運動も通常，1つの面に沿ったものとなるが，その方向はさまざまである（多くの場合，直交する2つの軸に沿った4方向への並進運動が行われるので，自由度"2"である）．それに対して球関節は，6方向に動ける（外転/内転，屈曲/伸展，内旋/外旋）3本の主運動軸をもつことから，自由度"3"の関節となる．回転運動がみられる関節では，互いに組み合っている関節面の形状に応じて運動軸の数が球関節の場合よりも少なくなり，したがって自由度も球関節の場合より少なくなる．例えば，楕円関節（＝顆状関節）と鞍関節（運動軸は2本で4方向への運動が可能：e, f）や蝶番関節と車軸関節（運動軸は1本で2方向への運動が可能：g, h）がある．

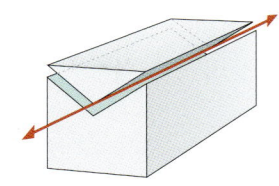

a 膝蓋大腿関節

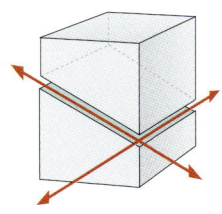

b 椎間関節

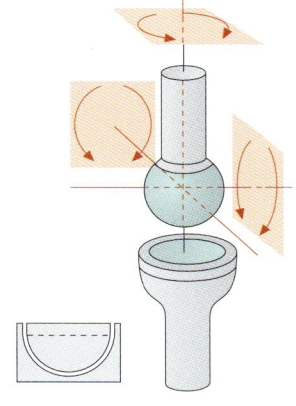

c 球関節
（例：関節窩の深い股関節） 3本の互いに直交する主運動軸をもち，6方向への運動が可能である．

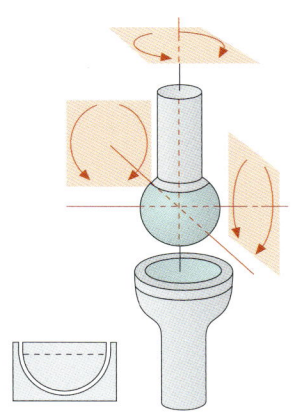

d 球関節
（例：関節窩の浅い肩関節） 3本の互いに直交する主運動軸をもち，6方向への運動が可能である．

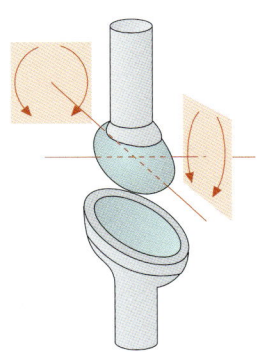

e 楕円関節（顆状関節）
（例：橈骨手根関節） 2本の運動軸をもち，4方向への運動が可能である．

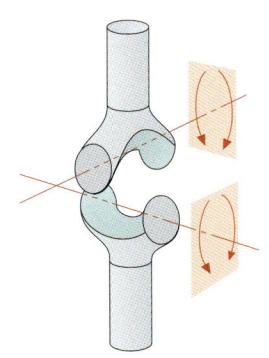

f 鞍関節
（例：母指の手根中手関節） 2本の運動軸をもち，4方向への運動が可能である．

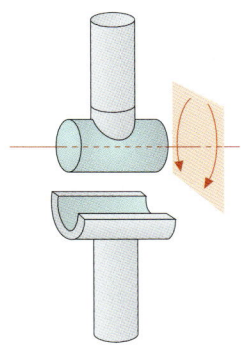

g 蝶番関節
（例：腕尺関節） 1本の運動軸をもち，2方向への運動が可能である．

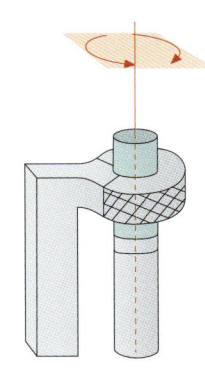

h 車軸関節
（例：上橈尺関節） 1本の運動軸をもち，2方向への運動が可能である．

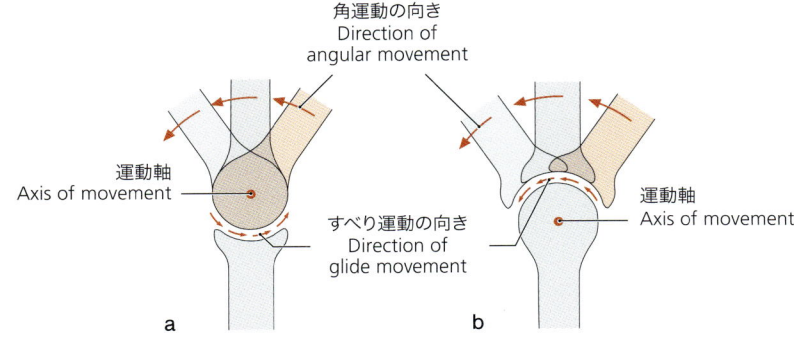

G 凸凹の法則 convex-concave rule

凸凹の法則とは，関節において角運動が起こる時，凸の骨頭側が動く場合と凹の関節窩側が動く場合とで関節面におけるすべりの向きが異なるということを示したものである．

a 凸形状をした関節頭のほうが動く時，運動軸を中心とした角運動を行うが，関節面におけるすべり運動は，その角運動の向きとは反対向きとなる．
b 凹形状をした関節窩のほうが動く時，運動軸を中心とした角運動を行うが，関節面におけるすべり運動は，その角運動の向きと同じである．

4.7 関節力学の基本原理：安定性と力の伝達
Basic Principles of Joint Mechanics: Stability and Force Transmission

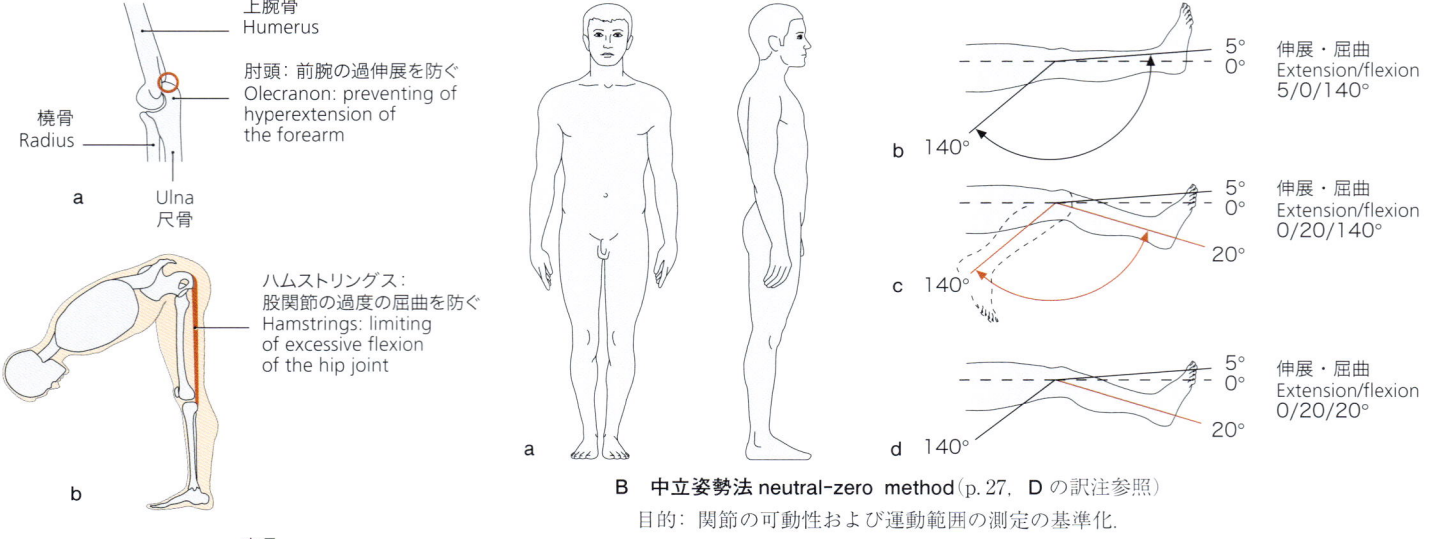

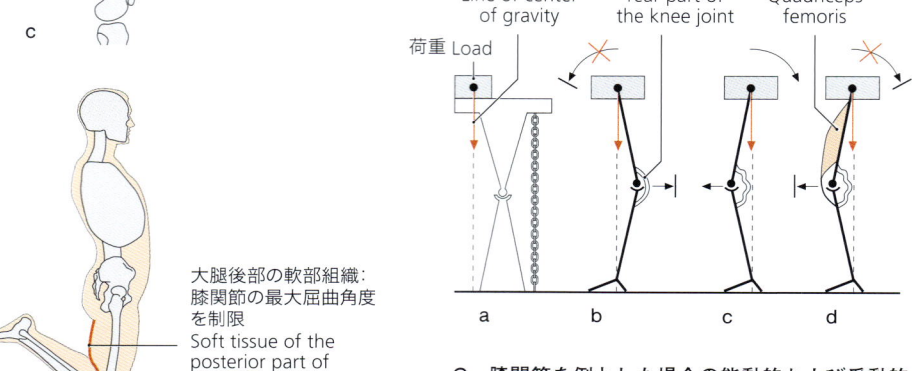

B 中立姿勢法 neutral-zero method（p. 27, D の訳注参照）
　目的：関節の可動性および運動範囲の測定の基準化．
a 正面および側面から見た中立姿勢（この姿勢において各関節の角度を0°とする）．
b 正常な膝関節における運動範囲およびその表現法．
c 屈筋の拘縮により制限を受けた場合．
d 強直 ankylosis による制限：20°屈曲位で固定．

C 膝関節を例とした場合の能動的および受動的な関節の安定性
　膝関節は，能動的には大腿四頭筋によって，受動的には特に膝関節包背面の靱帯（斜膝窩靱帯，弓状膝窩靱帯）によって安定化されている．

a 力学モデル：荷重（体重）の重心線が関節中心の前方を通るため，これによって関節には回転モーメントが生じる．したがって，関節より上の部分が前に倒れないようにするために，関節の後部に上下を結ぶ鎖を張る必要がある．
b 斜膝窩靱帯と弓状膝窩靱帯による受動的な安定化：関節包背面の靱帯に力がかかるように，重心線が膝関節の前方を通るようにする．こうすれば，これらの靱帯が膝関節を安定化させることができる．
c 重心線が膝関節の後方を通るようにすると，膝関節背面の靱帯は役に立たなくなり，膝は後方に折れ曲がり，上体が後ろに倒れてしまう．
d 能動的な膝関節の安定化は，膝関節の前方を腱が通る大腿四頭筋の作用による．

A 関節可動域 range of motion（ROM）
　関節における運動範囲（可動域）は，関節自体の形状だけでなく，その関節に関係する骨格，筋，靱帯そして軟部組織の影響も受ける．関節の運動範囲に制限を与える要因は，次のようなものである．

a 骨による制限．
b 筋による制限．
c 靱帯による制限．
d 軟部組織による制限．

D 直立姿勢を可能にするために最も重要な筋群と靱帯

筋群	靱帯
・下腿の屈筋群，特に下腿三頭筋および前脛骨筋が矢状面において足関節を安定させる． ・大腿部の筋（大腿四頭筋）が膝関節を安定させる． ・殿筋が矢状面において股関節を安定させる． ・中殿筋と小殿筋が前頭面において股関節を安定させる． ・背筋群が脊柱を安定させる．	・膝関節包背面の靱帯が膝関節を安定させる． ・腸骨大腿靱帯が股関節を安定させる． ・足関節では三角靱帯と踵腓靱帯，膝関節では側副靱帯が前頭面においてこれらの関節を安定させる．

解剖学総論　4　骨，骨の連結

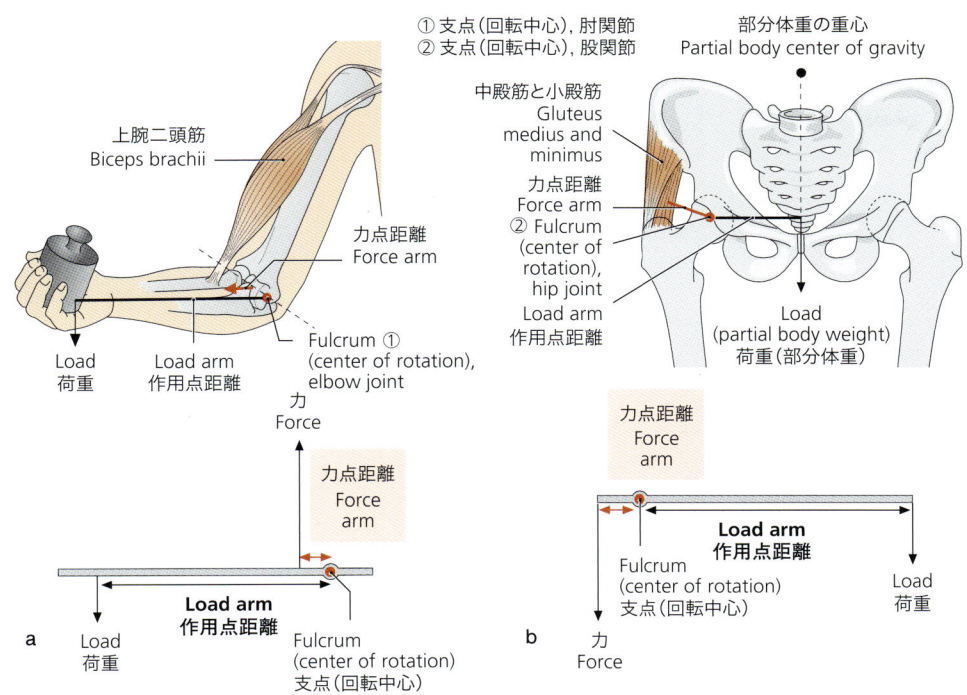

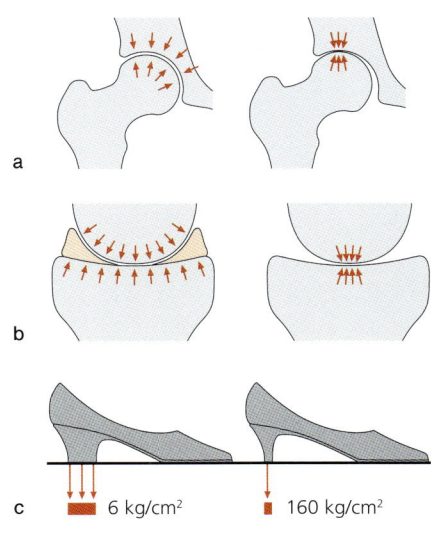

E　支点が端にあるてこ（第2，第3のてこ）と中央にあるてこ（第1のてこ）
　a 支点が端にあるてこ（肘関節），b 支点が中央にあるてこ（股関節）．
　関節のメカニズムは主にてこの原理に基づいている．筋から関節に加わる力は，てこの腕の長さ（支点〜力点の距離：力点距離）によって異なる．すなわち，筋あるいは腱の付着点（力点）と支点（回転の中心）との距離（力点距離）が長いほど軽く動き，支点と荷重点との距離（作用点距離）が長いほど抵抗が大きい．肘関節にみられるaのタイプでは，作用点距離は関節の回転の中心（支点）から荷重までの距離である．実際の力は[（力点にかかる力）×（力点距離）]および[（荷重点にかかる力）×（作用点距離）]によって計算され，てこによる回転運動を生み出すためトルク（回転モーメント）と呼ばれる．もし[（荷重点にかかる力）×（作用点距離）]の値が[（力点にかかる力）×（力点距離）]と等しければ，両方のトルクは等しく，関節は静止状態で釣り合う．aのタイプのてこは支点が端にあり，支点，力点，荷重点の順に並んでいるので第3のてこと呼ばれる．一方，bのてこは支点が力点と荷重点の間にあるので第1のてこと呼ばれる．（訳注：第2のてこは支点がてこの腕の端にあり，支点，作用点，力点の順に並ぶ．）

F　力が作用する関節面の大きさとそこに生じる応力との関係
　力を受ける面積が大きくなるほど，力は分散されて作用し，関節面における単位面積あたりの圧力，すなわち関節に生じる応力も小さくなる．
a 大腿骨頭における正常な関節面の接触状態と一部分のみが接触する状態．
b 膝関節において半月のある場合とない場合．
c パンプスシューズとハイヒールの踵における例：体重が等しくても踵における地面への荷重面積の違いによって，応力は数十倍の大きさになる．

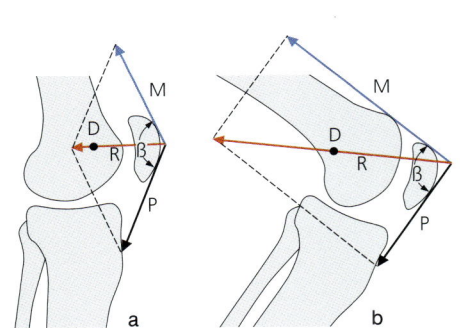

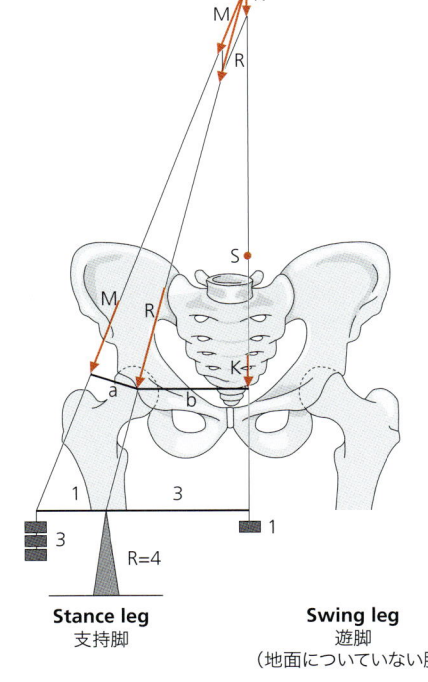

G　関節に作用する合力の大きさとそこに生じる応力との関係
a 膝蓋大腿関節の関節面に作用する合力（R）は，膝関節の回転中心（D）を通り，この合力は，筋力（大腿四頭筋）と靱帯（膝蓋靱帯）の張力のベクトルを合成したものである（平行四辺形を利用したベクトル合成法）．この力によって関節には圧力が生じ，膝蓋骨は一定の力で大腿骨に押しつけられる．
b 膝をさらに屈曲すると大腿四頭筋の発揮する力は大きくなり，膝関節があまり屈曲していない場合よりも合力は明らかに大きくなる．すなわち膝関節を屈曲するほど，膝蓋大腿関節の関節面に生じる応力は大きくなっていく．

H　歩行立脚期において右の股関節に生じる応力
　正面観．片脚支持の場合あるいは歩行における立脚期では，部分体重の重心（S）は遊脚側にやや移動する．したがって部分体重（K）の作用線は，股関節の内側を通り，股関節に対して上半身を遊脚側に倒そうとする回転モーメントを生じる．上半身を倒さないようにするためには，股関節の反対側で（筋収縮や靱帯の張力によって），この回転モーメントに釣り合う力を生じさせる必要がある．この力（M）は，股関節の外転に作用する筋（中殿筋と小殿筋）によって生み出される．しかし，この力が作用するてこの腕の長さ（a）は，部分体重が作用するてこの腕の長さ（b）に比べ1/3程度しかなく，両者の比率は，ほぼ1:3となる．したがって，片脚支持の場合，股関節を安定させるためには部分体重のほぼ3倍の筋力を必要とする計算となる．このため，例えば歩行中に股関節が耐えなくてはならない圧縮力（関節に対する合力R）は，このてこの腕の長さの違いのために部分体重（K）の4倍の大きさになる（Pauwelsによる）．このように，股関節は持続的に大きな負荷に耐えなければならず，これが股関節症の起こりやすい理由となっている．

4.8 骨折：分類，治癒，処置
Fractures: Classification, Intention and Treatment

A 骨折の分類
骨折は，さまざまな観点から分類することができる．ここでは，臨床に役立ち，日常の現場で実証されてきたものを示す．

・**発生機序あるいは事故のメカニズム**による分類：
 - 直接，大きな力が作用したためによる外傷性骨折（横骨折，複合骨折．**B**の**a**および**g**参照．例えば，歩行者に車のバンパーが衝突した場合），あるいは，間接的に大きな力が作用した場合（力が離れた場所に作用し，てこの作用によって捻れの力が生じた場合．例えば，スキーによる下腿捻転骨折．**B**の**f**参照）：
 - 局所的あるいは全身性の骨疾患による非外傷性骨折（特発性骨折．例えば腫瘍，骨髄炎あるいは骨粗鬆症（＝病的骨折．大きな外力なしに骨折することがある），あるいは中程度の力が常に同じ場所に繰り返し作用することによって生じた小さな外傷が最終的に骨折を生じさせる（＝疲労骨折．例えば，中足骨にみられる行軍骨折）．

・**骨折形態**による分類（例えば骨の連続性がどの程度失われているかという分類，すなわち骨にひびが入った状態か完全に骨折しているかということ），骨折線の走行状態，骨折片の数（**B**および**C**参照），さらに，

・付随する**軟部組織の損傷程度**による分類
 - 閉鎖骨折，単純骨折
 - 開放骨折，複雑骨折：これは一般的に病原菌による感染症のようにみえる．しかし，最終的には筋，血管，神経の損傷といった軟部組織の損傷が決定的となる．

さらに，**長骨**の場合には，骨折の**解剖学的な部位の名称**（骨端，骨幹，骨幹端）を利用して，関節部の損傷を伴う，あるいは伴わない近位端骨折，骨幹部骨折，遠位端骨折といった分類法もある．骨折の臨床的な症状としては，痛みのほかに明確な変形，可動性の異常，そして触診で，場合によっては聞くことのできる軋音（骨がこすれることによって生じるパチパチ音）がある．しかし的確な診断には，少なくとも2方向からのX線撮影が必要である．

Note 子どもの骨折には特徴があり，成人の骨折とは分けて考える必要がある．最も重要な解剖学的差異は，成長線と子どもの場合かなり厚くて丈夫な骨膜である．例えば，骨折の際に骨端軟骨の成長部分が損傷した場合，細胞の壊死と仮骨形成阻害によって骨端線（成長線）が早期に閉じてしまうことがある．いわゆる「若木骨折」の場合は，厚い骨膜鞘が保たれるため，骨皮質の一方の側のみが骨折する（骨膜内骨折）．

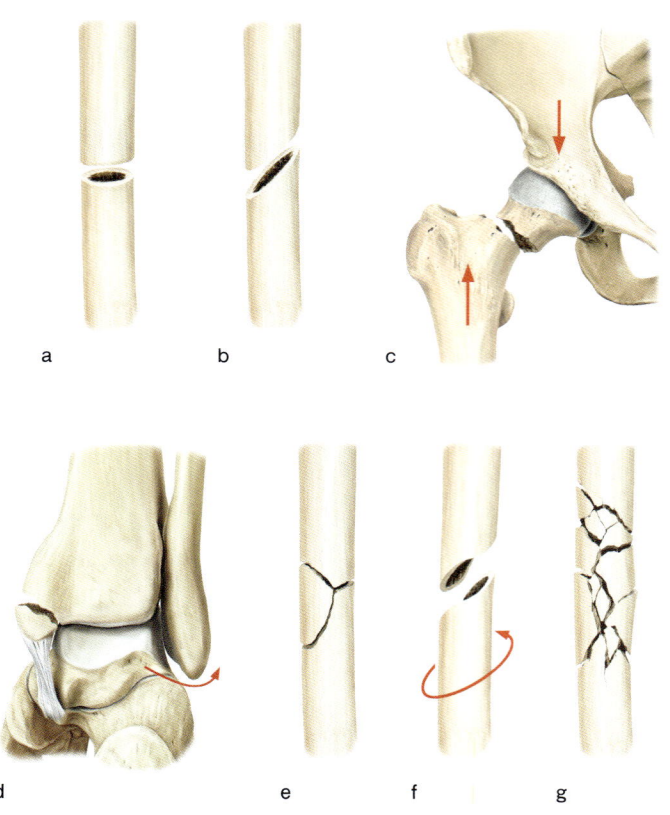

B 最も重要な骨折様態
a 横骨折，**b** 斜骨折，**c** 剪断骨折（例えば大腿骨頸骨折），**d** 剥離骨折（例えば三角靱帯による内果の剥離破断），**e** 屈曲骨折，**f** 捻転骨折（ラセン骨折），**g** 6個以上の断片に分離した複合骨折（重複骨折）．

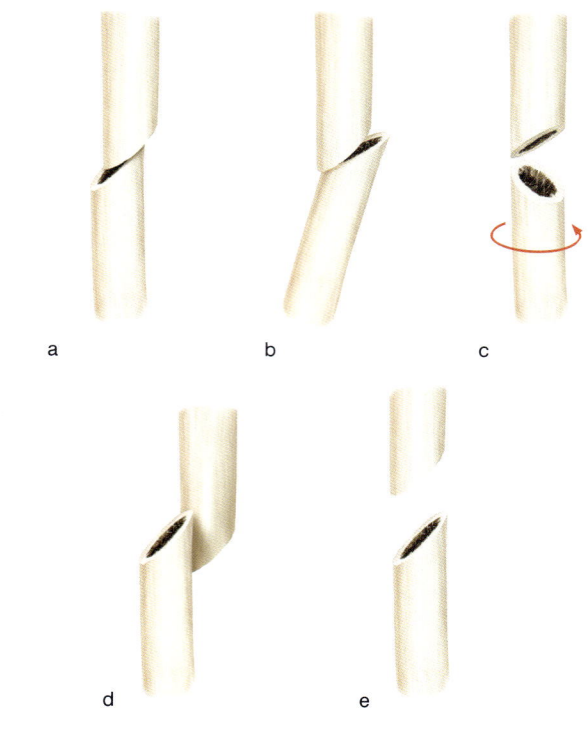

C 骨折による典型的な変位
骨折すると，（骨折させた力によって）一次的あるいは（例えば骨の破断部分を筋が引っ張るといった筋力の釣り合いが崩れることによって）二次的に骨は多かれ少なかれ明らかにずれて変位する．
a 横方向への変位（側方変位），**b** 軸の変位（軸変位），**c** 回旋変位，**d, e** 短縮変位あるいは伸長変位．

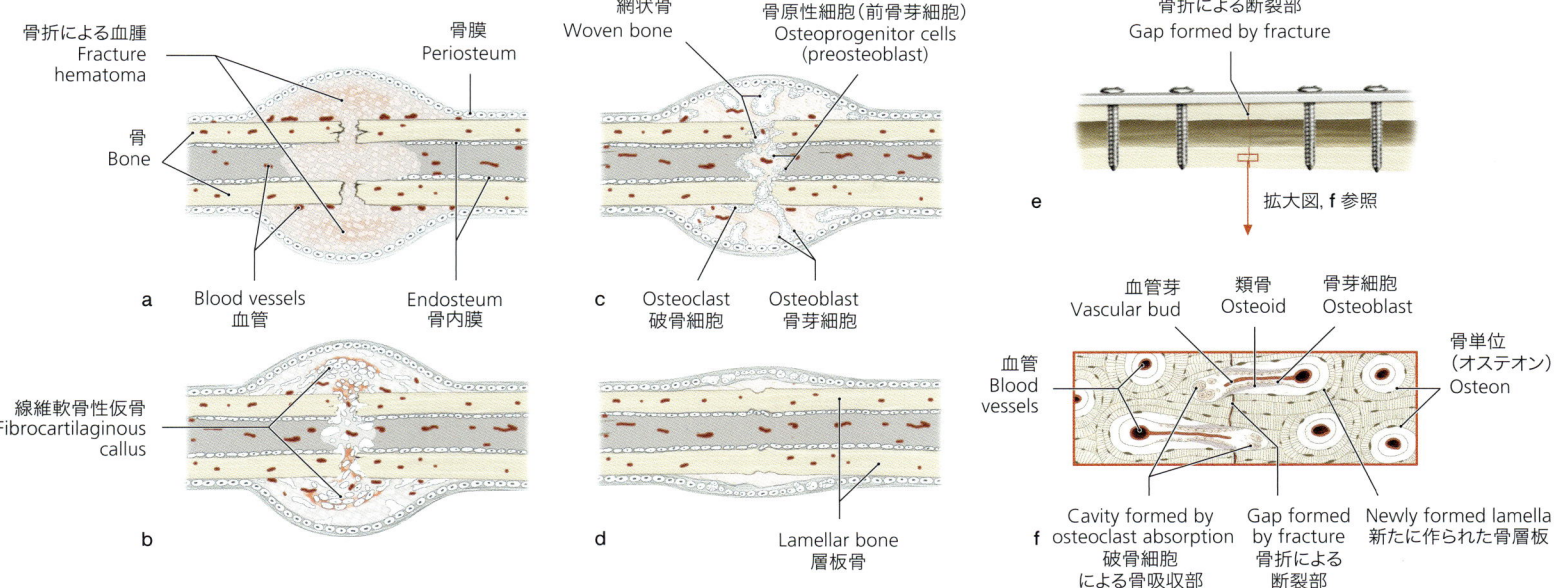

D 骨折の治癒

最良の骨折治癒のための前提条件は，骨折部位の整復と固定である．このためには，まず外科的な手法によらない方法（例えばギプスによる固定）か，外科的な手法によるもの（E 参照）がある．さらに，骨を作る能力のある細胞，十分な血管新生そして骨折部に力学的な負担がまったくかからないようにすることが必要である．治癒の過程において，筋の萎縮，負荷がかからないことによる骨粗鬆症の進行，関節の硬化，そして血行不良を防ぐために積極的な運動療法は必要である．治癒には，軟骨内骨化と膜性骨化が関与する．すなわち，通常の骨形成におけるプロセスと骨格の成長でみられるプロセスが繰り返される．以下のように分類される．

- 次のような生理学的段階を経た**間接的な骨折治癒（自然治癒あるいは二次的治癒）**（a–d）
  - 骨折によって血腫ができる（炎症期，a）．そして柔らかく血管に富んだ結合組織でできた血腫組織が作られる（肉芽形成期）．
  - 骨膜と骨内膜の細胞が関与して線維軟骨性仮骨ができる（いわゆる線維軟骨様カルスまたは固定カルス，b）．
  - 軟骨の骨基質化〔骨折後 6～8 週以内で線維軟骨性仮骨の硬化，いわゆる骨カルス（訳注：＝仮骨）ができる．当初は太く，不格好〕．
  - 軟骨基質の解体と骨細胞前駆細胞による骨の新生（海綿骨様骨の形成）（c）．
  - 層状骨における骨の改築には数か月を要する（d）．

- **直接性（あるいは一次性）骨癒合**（e, f）：この場合，軟骨様カルスは生じず，（まれな）理想的状況では，血管新生による直接的な骨形成が起こる．すなわち，発芽したオステオンが，骨折した相手の部分へ直接，成長していく（e, f）．しかしこれには，強制的な外科的手術が必要であり，さらに，骨折によって生じた間隙が最大でも 0.5 mm であるという条件も必要とする（接触癒合）．ギプスあるいはシーネ（添え木）を使用した外科的手法によらない固定では，この直接性骨癒合は期待できない．

Note 偽関節（6 か月を過ぎても骨折部の骨癒合が不完全なために可動性が残ってしまう状態）は，骨折治癒において最もよく起こる合併症の 1 つである．これは，再生部分への過度の力学的応力と不十分な血流の結果生じた仮骨形成不全が原因となって生じる．

E 外科的手法による骨折治療の基本原理

手術による骨折治療は，ネジ，プレート，ワイヤーあるいはピンによって，一次的に骨折部位を固定することによって行われる．この場合，骨折治癒に対する代替法あるいは治癒を促進させる方法はない．しかし，**外科的手術に比べギプス固定**には，いくつかの利点がある．

- 関節の損傷を伴う場合骨折部位の確実な整復．
- 即時の可動化（血栓，塞栓，褥瘡，そして浮腫，異栄養症といった骨折による疾病の予防）．
- 早期に安定したトレーニングが開始できる（負荷をかけない，あるいは部分的に負荷をかけた関節運動）．

欠点としては，手術による麻痺の危険性，あるいはまた感染の可能性がある．外科的な骨折治療法には，基本的に 5 通りの術法がある（必要に応じて，組み合わせる）．

- bone screw（骨接合用ネジ）を使用した術法（例えば皮質固定ネジによる固定．a）．
- プレートを使用した術法（例えば固定プレート，b）．
- 髄腔内における補強〔例えば骨幹骨折における髄内釘骨折治療法（Küntscher），c〕．
- テンションバンド tension band（キルシュナー鋼線）による術法（例えばワイヤーを併用した術法，d）．
- 外部における固定（例えば三次元枠固定具，e）．

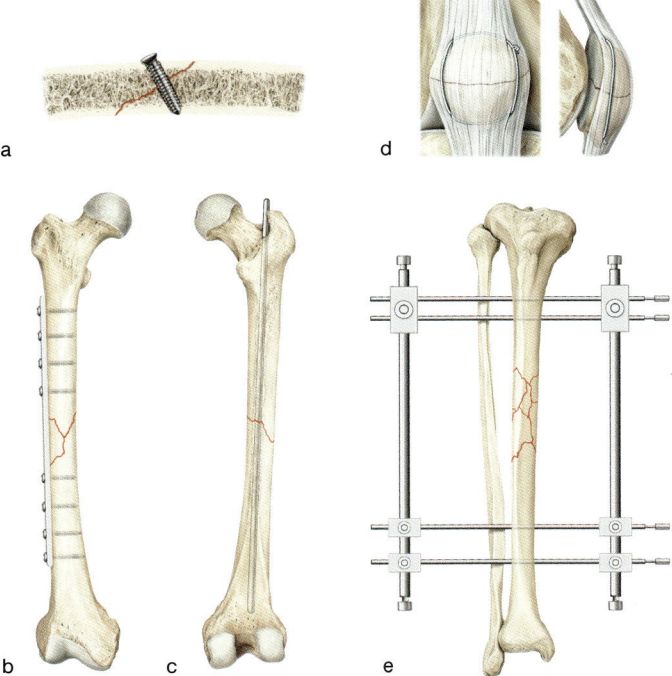

5.1 概観：女性
Overview: Female

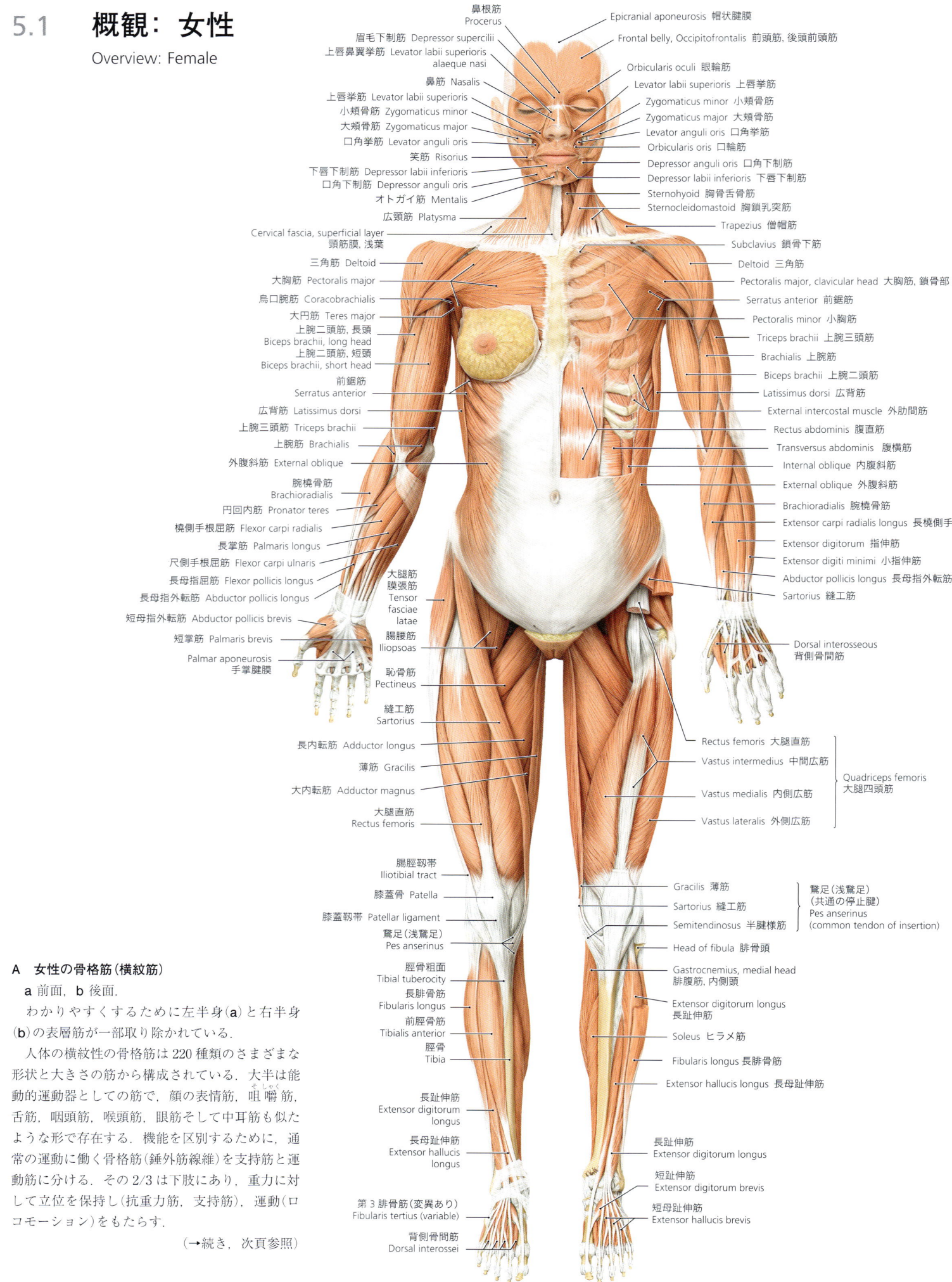

A 女性の骨格筋（横紋筋）
a 前面，b 後面．

わかりやすくするために左半身（a）と右半身（b）の表層筋が一部取り除かれている．

人体の横紋性の骨格筋は220種類のさまざまな形状と大きさの筋から構成されている．大半は能動的運動器としての筋で，顔の表情筋，咀嚼筋，舌筋，咽頭筋，喉頭筋，眼筋そして中耳筋も似たような形で存在する．機能を区別するために，通常の運動に働く骨格筋（錘外筋線維）を支持筋と運動筋に分ける．その2/3は下肢にあり，重力に対して立位を保持し（抗重力筋，支持筋），運動（ロコモーション）をもたらす．

（→続き，次頁参照）

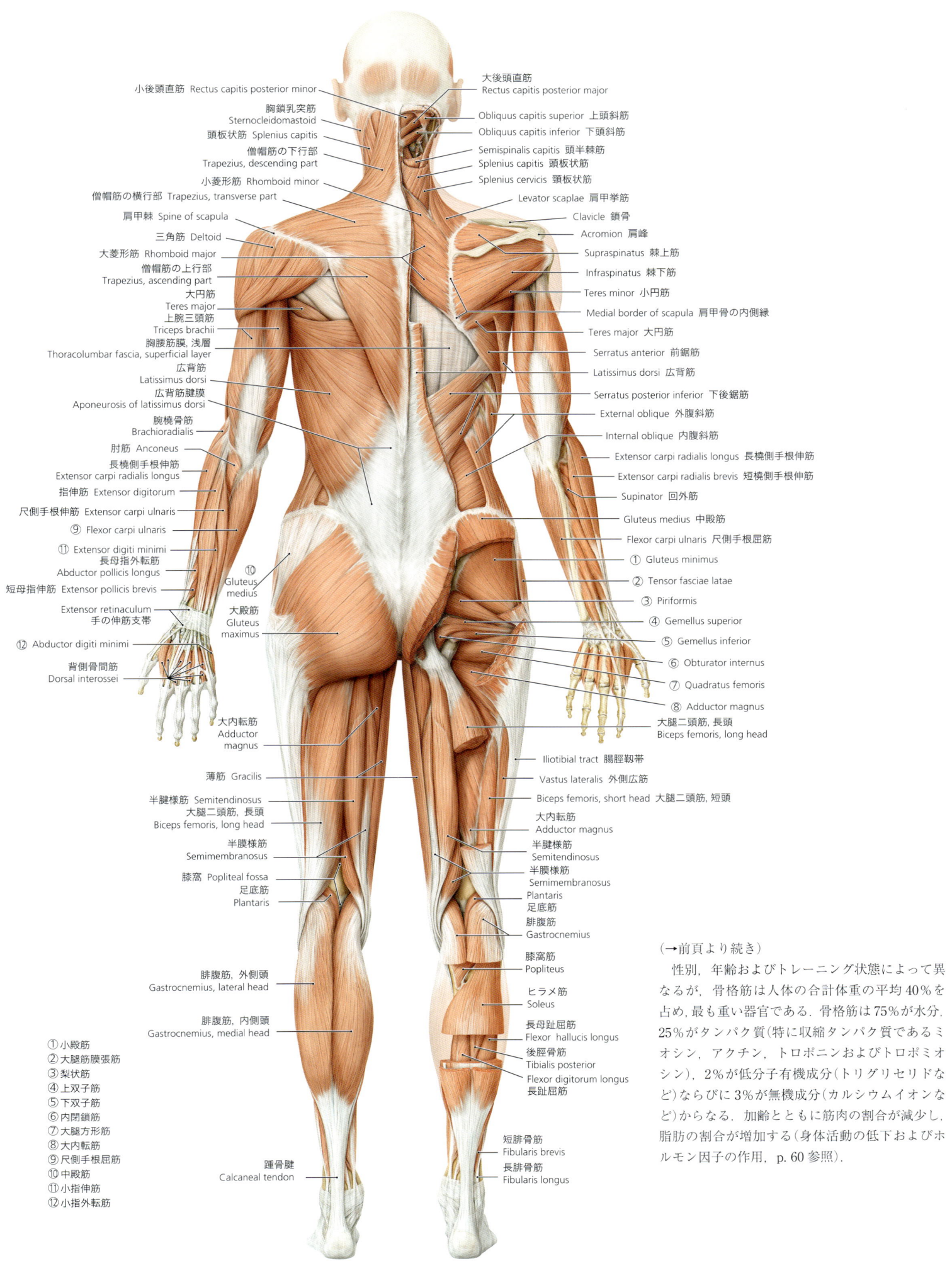

解剖学総論　5　骨格筋

5.2 概観：男性
Overview: Male

帽状腱膜 Epicranial aponeurosis
鼻根筋 Procerus
前頭筋, 後頭前頭筋 Frontal belly, occipitofrontalis
眉毛下制筋 Depressor supercilii
Corrugator supercilii 皺眉筋
上唇鼻翼挙筋 Levator labii superioris alaeque nasi
Orbicularis oculi 眼輪筋
鼻筋 Nasalis
Levator labii superioris 上唇挙筋
上唇挙筋 Levator labii superioris
Zygomaticus minor 小頬骨筋
小頬骨筋 Zygomaticus minor
Zygomaticus major 大頬骨筋
大頬骨筋 Zygomaticus major
Levator anguli oris 口角挙筋
口角挙筋 Levator anguli oris
Buccinator 頬筋
笑筋 Risorius
Masseter 咬筋
口角下制筋 Depressor anguli oris
Orbicularis oris 口輪筋
下唇下制筋 Depressor labii inferioris
Depressor anguli oris 口角下制筋
オトガイ筋 Mentalis
Depressor labii inferioris 下唇下制筋
広頸筋 Platysma
Sternocleidomastoid 胸鎖乳突筋
Trapezius 僧帽筋
三角筋 Deltoid
Subclavius 鎖骨下筋
大胸筋 Pectoralis major
Pectoralis minor 小胸筋
烏口腕筋 Coracobrachialis
Subscapularis 肩甲下筋
大円筋 Teres major
Serratus anterior 前鋸筋
上腕二頭筋, 長頭 Biceps brachii, long head
Teres major 大円筋
上腕二頭筋, 短頭 Biceps brachii, short head
Coracobrachialis 烏口腕筋
前鋸筋 Serratus anterior
Latissimus dorsi 広背筋
広背筋 Latissimus dorsi
Brachialis 上腕筋
上腕三頭筋 Triceps brachii
External intercostal muscle 外肋間筋
上腕筋 Brachialis
Internal intercostal muscle 内肋間筋
外腹斜筋 External oblique
Rectus abdominis 腹直筋
腕橈骨筋 Brachioradialis
External oblique 外腹斜筋
円回内筋 Pronator teres
内腹斜筋 Internal oblique
橈側手根屈筋 Flexor carpi radialis
回外筋 Supinator
長掌筋 Palmaris longus
円回内筋 Pronator teres
尺側手根屈筋 Flexor carpi ulnaris
浅指屈筋 Flexor digitorum superficialis
長母指屈筋 Flexor pollicis longus
大腿筋膜張筋 Tensor fasciae latae
長母指屈筋 Flexor pollicis longus
長母指外転筋 Abductor pollicis longus
方形回内筋 Pronator quadratus
短母指外転筋 Abductor pollicis brevis
腸腰筋 Iliopsoas
Opponens pollicis 母指対立筋
恥骨筋 Pectineus
短小指屈筋 Flexor digiti minimi brevis
短掌筋 Palmaris brevis
縫工筋 Sartorius
母指内転筋 Adductor pollicis
手掌腱膜 Palmar aponeurosis
精索, 精巣挙筋 Spermatic cord, cremaster
長内転筋 Adductor longus
Lumbricals 虫様筋
薄筋 Gracilis
Rectus femoris 大腿直筋
大内転筋 Adductor magnus
Vastus intermedius 中間広筋
Vastus medialis 内側広筋
大腿直筋 Rectus femoris
Vastus lateralis 外側広筋
腸脛靱帯 Iliotibial tract
縫工筋 Sartorius
膝蓋骨 Patella
薄筋 Gracilis
鵞足（浅鵞足）（共通の停止腱） Pes anserinus (common tendon of insertion)
膝蓋靱帯 Patellar ligament
半腱様筋 Semitendinosus
鵞足（浅鵞足） Pes anserinus
脛骨粗面 Tibial tuberosity
腓腹筋, 内側頭 Gastrocnemius, medial head
長腓骨筋 Fibularis longus
ヒラメ筋 Soleus
前脛骨筋 Tibialis anterior
長趾伸筋 Extensor digitorum longus
脛骨 Tibia
長母趾伸筋 Extensor hallucis longus
長趾伸筋 Extensor digitorum longus
長母趾伸筋 Extensor hallucis longus
第3腓骨筋（変異あり） Fibularis tertius (variable)
短趾伸筋 Extensor digitorum brevis
背側骨間筋 Dorsal interossei
短母趾伸筋 Extensor hallucis brevis

A　男性の骨格筋（横紋筋）
　a 前面，b 後面.
　わかりやすくするために左半身（a）と右半身（b）の表層筋が一部取り除かれている．

58

a

解剖学総論　5　骨格筋

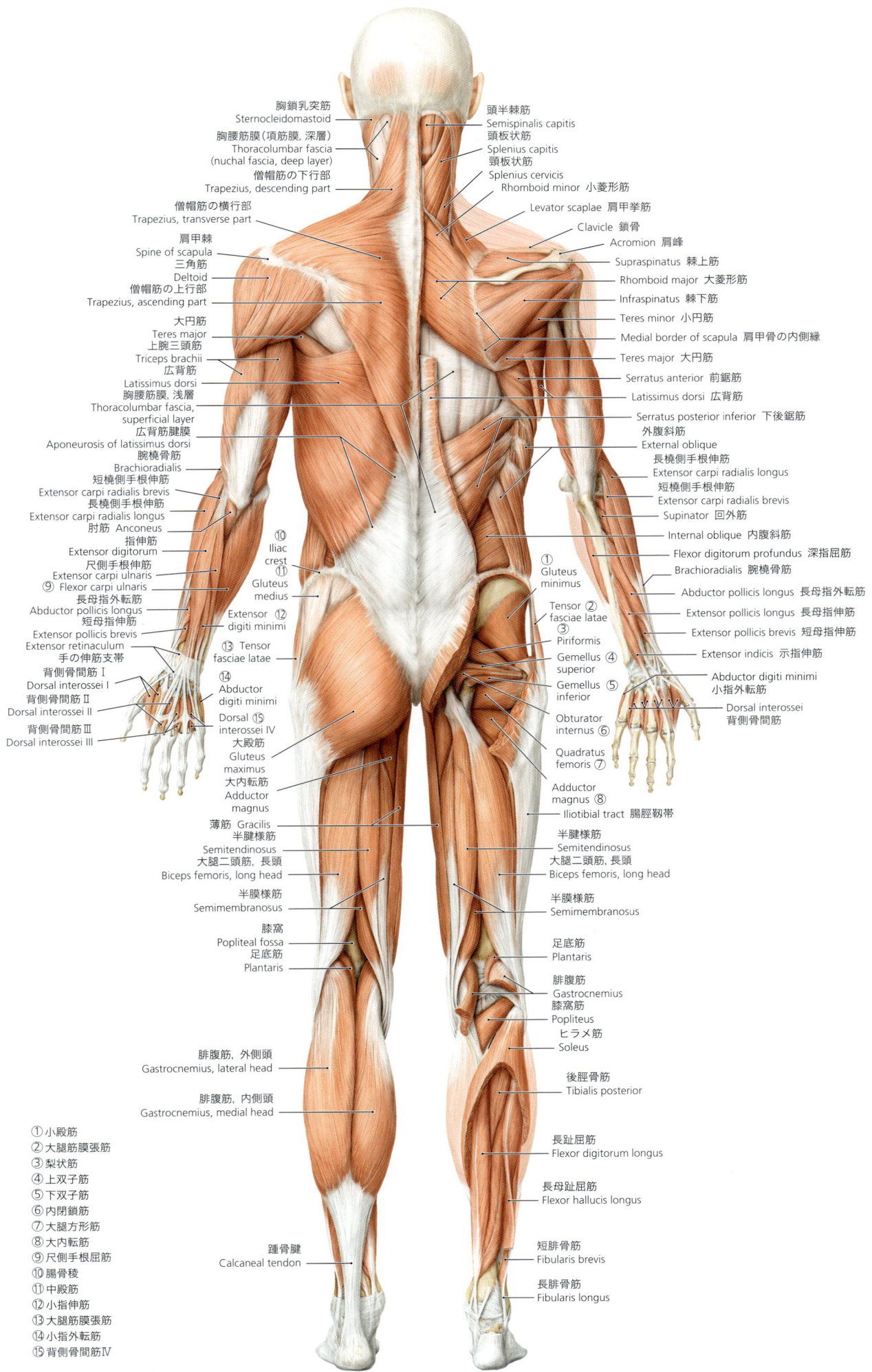

b

5.3 筋線維の型：羽状筋と非羽状筋
Muscle Fiber Types: Pennate Muscles and Non-Pennate Muscles

A 支持筋と運動筋の線維タイプの比較

すべての横紋筋は原則として，代謝的，生理学的，組織化学的および生物化学的特性の異なる2種類の筋線維から構成されている（Ⅰ型線維およびⅡ型線維）（B参照）．

Ⅱ型線維は分子量の異なる2本の相同ミオシン重鎖により，さらにⅡ型AとⅡ型B線維に分類される．Ⅰ型線維とⅡ型線維は，全か無かの法則に基づき，神経軸索の1回の活動電位に対して1回だけの収縮で反応するため，単収縮筋線維とも呼ばれる（twitch fibers）．これに対して，筋紡錘や外眼筋などにわずかに示される緊張筋（tonic fibers）では，段階的な脱分極性が相応の段階的な筋線維収縮をもたらす．

Ⅰ型線維とⅡ型線維の収縮持続時間は異なる．Ⅰ型線維（遅筋線維：slow-twitchもしくはST線維）はⅡ型線維（速筋線維：fast-twitchもしくはFT線維）よりもゆっくりと収縮する．個々の骨格筋におけるⅠ型およびⅡ型線維の分布の基本パターンは遺伝的に決定される．その際，1つの運動単位の筋線維タイプはそれぞれの神経ニューロンによって定められる．このため，1つの運動単位の筋線維はすべて同じ線維タイプに属する．小さい運動単位（100未満）の筋肉はほとんどが速筋（Ⅱ型）線維で，大きな運動単位（数千）の筋肉はほとんどが遅筋（Ⅰ型）線維である（p.63参照）．線維タイプと収縮持続時間によって，特定の種類の運動と特定の種類の筋肉が結びつけられる．Ⅰ型線維は高い酸化代謝により持久的運動を可能にするため，特に支持筋の中に見出される．Ⅱ型線維は高い糖代謝により瞬発的な強度の高い収縮を可能にするため，特に運動筋および瞬発筋に見出すことができる．しかし，骨格筋は高い適応能力を有するため，遺伝的にプログラミングされたⅠ型およびⅡ型線維の分布は，神経筋活性すなわち訓練によって変更することができる．したがって，高い持久力が求められる長距離走，自転車競技，ボート競技およびノルディックスキーで訓練を積んだ選手の筋肉は，大半がⅠ型線維で占められる．これに対して，瞬発力を必要とする短距離走，高跳び，幅跳びもしくは重量挙げなどの選手の筋肉は，大半がⅡ型線維である（Pette, Staron 2001）．筋肉のこの表現型的な可塑性は，遺伝子発現の質的および量的変化に基づくもので，とりわけ筋原線維装置の収縮タンパク質，調整タンパク質ならびにエネルギー代謝酵素によってもたらされる（Pette 1999）．

	姿勢（支持）筋（血流が多いため，赤筋とも呼ばれる）	運動筋（血流が少ないため，白筋とも呼ばれる）
特徴	・系統発生学的に古い． ・主に遅筋線維からなる（Ⅰ型線維，収縮時間約100ミリ秒）． ・持久性に富む． ・疲労しにくい． ・運動単位は大きい． ・豊富なミオグロビンを含む． ・ミトコンドリアに富む． ・エネルギーを有酸素代謝によって得る． ・グリコーゲンに乏しい（PAS染色は陰性）． ・血管分布は比較的豊富である． ・短縮傾向（安静時筋緊張が増加する傾向）にあり，定期的に伸展させる必要がある．	・系統発生学的に新しい． ・主に速筋線維からなる（Ⅱ型線維，収縮時間約30ミリ秒）． ・収縮持続時間が短い． ・疲労しやすい． ・運動単位は小さい． ・ミオグロビンに乏しい． ・ミトコンドリアは少ない． ・エネルギーは主に嫌気的解糖で供給される． ・グリコーゲンに富む（PAS染色陽性）． ・毛細血管の分布は少ない． ・容易に萎縮しやすく，常に強化運動が必要である．
例	肋間筋，咀嚼筋，僧帽筋（下部），ハムストリングス，腸腰筋，内転筋群，大腿直筋，ヒラメ筋，脊柱起立筋（主に頸部と腰部）	上腕二頭筋，外側・内側広筋，前脛骨筋，前鋸筋，大殿筋，腓腹筋

Note 加齢による筋量の減少（**サルコペニア**）とそれによる筋力と持久力の低下は，身体的な運動能力と自立的な生活能力を低下させるきわめて重大な要因となる．サルコペニアは特に高齢者に多く，国の医療・介護負担を著しく増大させる．25〜75歳までに40%近くの筋量（特にⅡ型線維）が失われる．とりわけ50歳以降の筋力の低下は著しい（10年で15%）．筋力の低下が高齢者の転倒の主な原因であることを考えると，集中的な筋力トレーニング（特に瞬発力）が筋力低下の予防に非常に有用で，バランストレーニングと組み合わせて行うことにより，転倒の危険を大幅に減少させることがよくわかる．

B 骨格筋におけるⅠ型およびⅡ型線維の組織化学的な違い

顕微鏡下での骨格筋断面（ラットの前脛骨筋，厚さ8μmの凍結切片，拡大倍率200倍）．

コハク酸デヒドロゲナーゼ（SDH）の酵素組織化学的検証（既存の色素の減少により，黒茶色の反応生産物が生成される）．コハク酸デヒドロゲナーゼは，コハク酸のフマル酸への転換を触媒作用により助けるミトコンドリア系酵素である．ミトコンドリア系SDHの活性の違いから，筋線維によってミトコンドリアの含有量が異なることがわかる．濃く染色された，ミトコンドリアを多く含むⅠ型線維は，筋線維の間ならびに筋鞘の下に観察することができる．また薄く染色されたⅡ型線維は，ミトコンドリアが少ない．

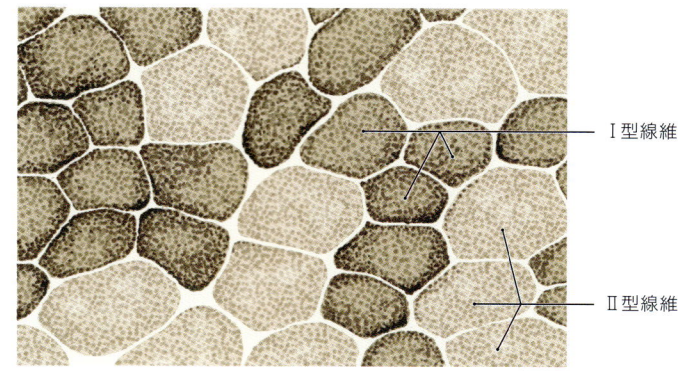

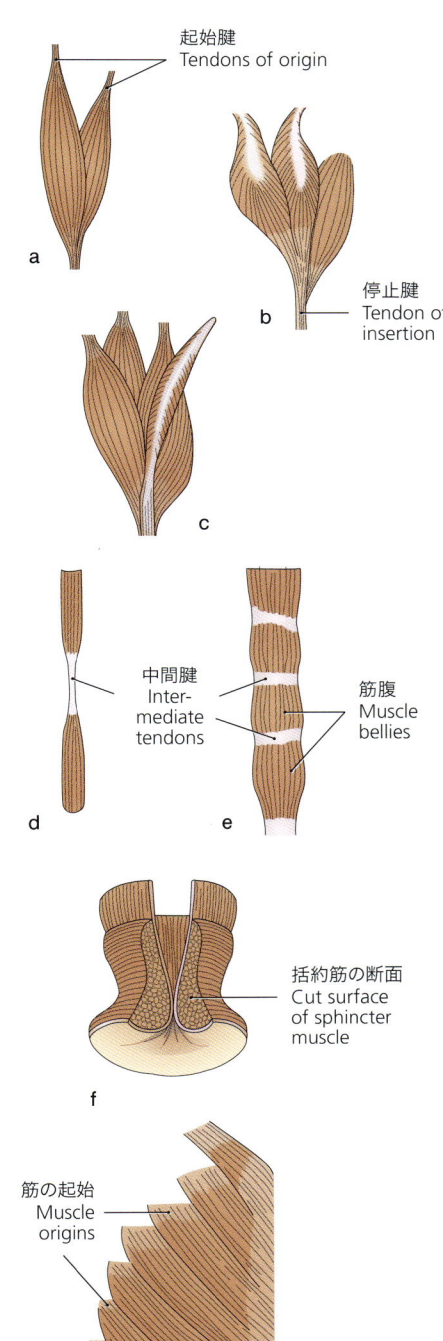
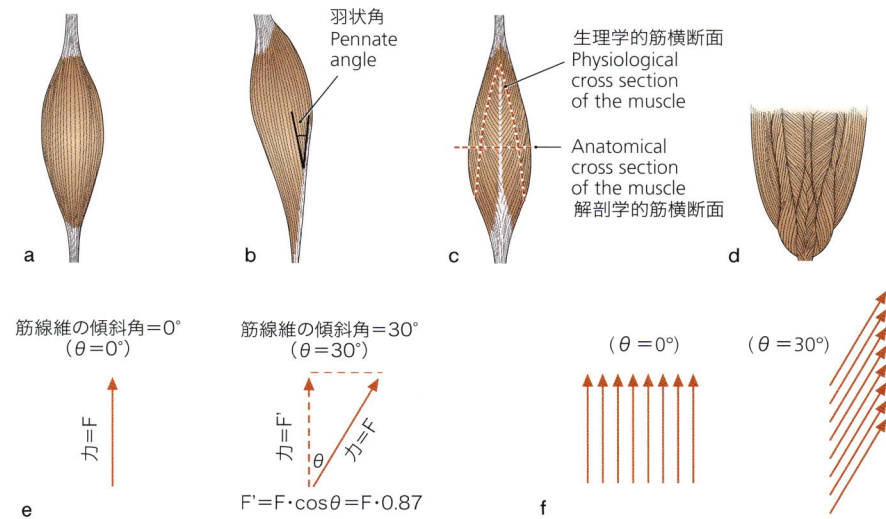

D　筋線維の配列と傾斜角度（羽状筋における筋線維の走行）
　a 筋線維が腱と平行に配列する筋（紡錘状筋），b 片側だけに斜めの筋線維のある半羽状筋（例：半膜様筋），c 両側に斜めの筋線維のある羽状筋（例：後脛骨筋）．羽状筋では筋線維が腱に向かって斜走するため筋の全長は短くなるが，多数の筋線維が腱に向かって走ることにより生理学的横断面は大きくなる．d 複数の羽状筋が複合した複合羽状筋（例：三角筋の中央部），e 筋線維の傾斜角度が筋線維の張力に及ぼす影響（腱における張力 F' は，筋線維の傾斜角 30°において，筋線維の張力 F の 87% となる），f 筋線維の傾斜した配列が筋の横断面において筋線維の数に与える影響．

　骨格筋の筋線維は，すべてほぼ同じ太さであるが（中央部分における直径：約 60μm，p. 62 参照），長さに関しては著しく異なり（数 mm〜20 cm），さらに筋全長に対する筋線維の長さの割合（0.2〜0.6，すなわち筋線維の長さは筋全長の最大で 60%）および張力に対する筋線維の傾斜角も著しく異なる．

　ここに挙げた 3 つの要素はすべて，筋の収縮力（筋張力，筋収縮力）と収縮距離，そして筋の「出力＝仕事」に決定的な役割を果たす（仕事＝力×距離，ここでは筋の収縮力×収縮距離）．
・筋線維が長いほど，短くなれる距離も大きい．すなわち筋の収縮距離も大きくできる．
・筋線維の筋全長に対する割合が大きいほど，筋の生理学的横断面は小さくなり，筋の収縮力も小さくなる．
・筋線維の腱に対する傾斜角（羽状角）が大きいほど，生理学的横断面積は大きく，筋の収縮力は大きくなる．

E　筋線維が腱に対して平行な筋と斜めの筋（羽状筋）の比較

筋線維が腱に対して平行な筋	筋線維が腱に対して斜めの筋
・筋線維の走行は，腱の方向（筋の収縮力が発揮される方向）にほぼ一致するため，筋線維全体の収縮力がほとんど腱に伝わる（Df 参照）．	・筋線維は腱の方向に対して一定の角度（羽状角，30°くらいまで）をもつため，筋線維の収縮力の一部のみが腱に伝わる．
・筋線維の短縮距離（収縮距離）を最大に利用できる．筋活動時に筋が収縮した長さは，実際の筋線維の短縮距離の範囲にほぼ一致する．	・羽状角のおかげで，筋活動時には筋全体の短縮距離よりも各筋線維の短縮距離は短くてすむ．すなわち距離で得することになる．
・解剖学的横断面（筋の最も太い位置において筋の長軸に対して直交する断面）と生理学的横断面（筋線維の走行に対して直交する断面，Dc 参照）は，大きさがほぼ等しい．	・解剖学的横断面よりも生理学的横断面のほうが大きい．すなわち，1 本の腱の一定の面積に付着する筋線維の数は（筋線維が斜めに付着することにより），筋線維と腱の方向が平行である筋よりも大きい（Df 参照）．これにより生理学的横断面積に比例する筋の収縮力も大きくなる．

Note　筋線維と腱の方向が平行な筋は（筋の収縮力がそのまま腱に伝達されるため），力学的効率という点で優れている．一方，筋線維が腱に対して斜めに走行している筋は，（限られた面積により多くの筋線維が付着し，より大きな張力が発揮できるため）筋張力発生という点で優れている．つまり羽状筋は，力学的効率における損失をより大きな筋張力を発生させることで補償している．筋線維と腱の方向が平行な筋に対して羽状筋が優れている点は，場所の節約ということである．もし筋の種類が前者しかなかった場合，身体は多くの場所で必要十分な力を得ることが難しくなる．なぜなら，筋の長軸に平行する筋線維が多くなるほど解剖学的横断面積も大きくなってしまうからである．

C　筋の形による分類
a 二頭筋（例：上腕二頭筋）．
b 三頭筋（例：下腿三頭筋）．
c 四頭筋（例：大腿四頭筋）．
d 二腹筋（例：顎二腹筋）．
e 多腹筋（例：腹直筋）．
f 輪状括約筋（例：外肛門括約筋）．
g 板状筋（例：外腹斜筋）．

5.4 骨格筋：構造と機能 Skeletal Muscles: Structure and Function

A 骨格筋の構造

a 横断面，b a の横断面の拡大図，c a の縦断面の拡大図，d 筋線維（筋細胞）の構造，e 筋原線維の構造．

横紋筋である骨格筋では，筋線維と結合組織が機能的な共同体を作っている．結合組織は内から外に次のように分かれている．

- **筋内膜 endomysium**：最も内側の結合組織性の膜（筋の引っ張りに対する強さにとって重要）で，各筋細胞（＝筋線維）を覆う．内部には運動ニューロンの分枝と終末，そして多数の（300～400本／mm^2）毛細血管の分布がみられる（c 参照，筋への栄養補給にとって重要）．
- **筋周膜 perimysium**（筋張力を腱に伝えるために重要）：これは，筋線維を束ねて細めの一次筋線維束（平均筋断面積1 mm^2，約200～250本の筋線維＝筋細胞）を作り，いくつもの一次筋線維束を束ねて太めのいわゆる二次筋線維束（a 参照）を作るが，これは数 mm の太さがあり，肉眼でも見える（「筋線維」）．筋肉によっては，一次筋線維束と二次筋線維束の区別がわかりにくく，恣意的に見えるものもある．特に非常に小さくて細かい運動を司る筋（アブミ骨筋，外眼筋など）では，繊細な一次筋線維束しか存在しない．
- **筋上膜 epimysium**：筋膜（b 参照）の直下にある疎性結合組織の層で，筋に結合している．

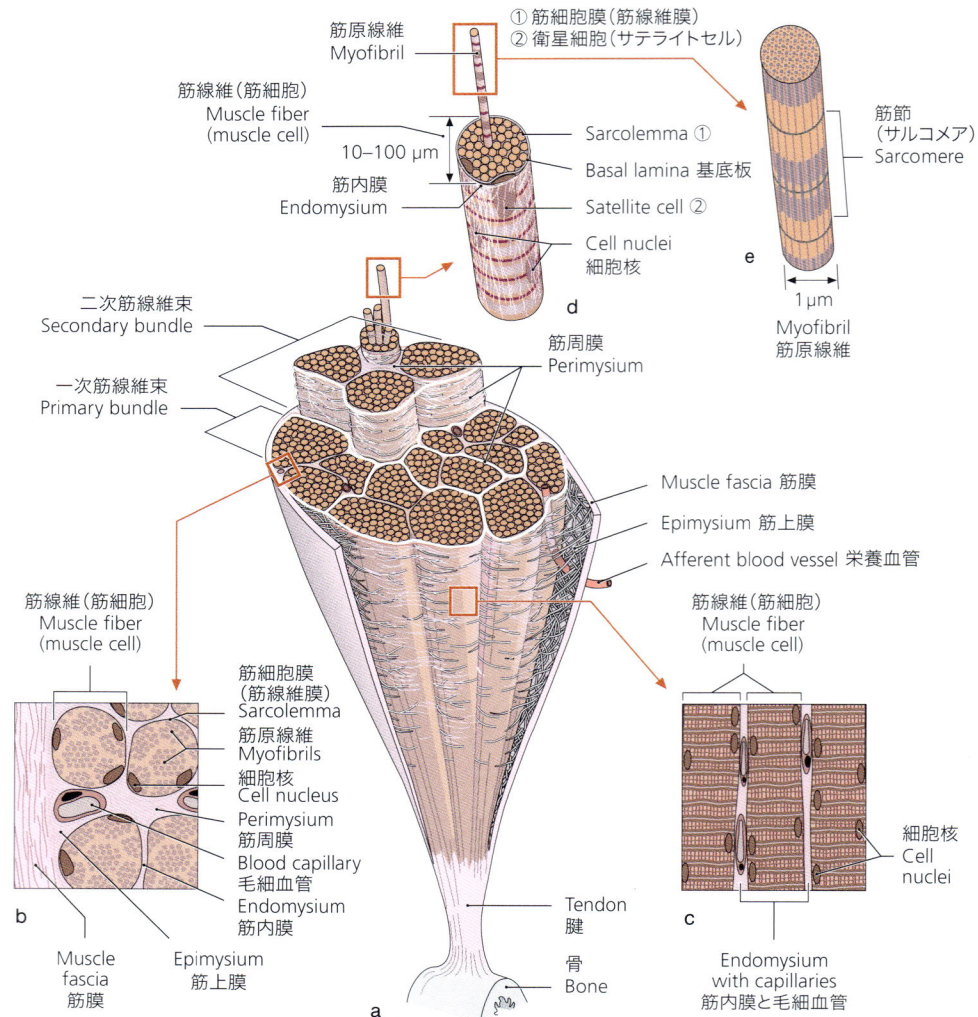

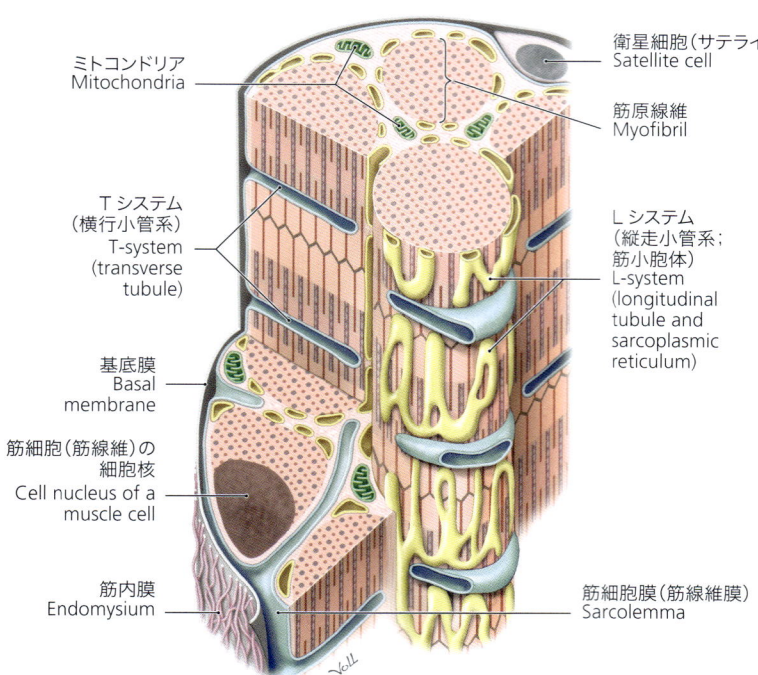

B 骨格筋の筋線維の構造

筋線維は，かなり大きな細胞である．中央部の直径は，約 60 μm（20～100 μm）で，長さは 20 cm に及ぶものもある．細胞質内は筋原線維，ミトコンドリア，そしていわゆる L システムと T システムによって形成されている．L システムは，袋状の構造（筋小胞体；縦走小管）で，筋原線維と並行して位置し，内部にカルシウムイオンを貯蔵している．T システム（横行小管系）は，細胞膜が一定の距離をおいて筋細胞の深部に折れ曲がって陥入することによってできたもので，これによって横行小管が形成される．このような陥入構造により，1つの筋線維の膜の表面積は 5～10 倍の広さになり，細胞外空間は，筋線維の総断面積以上に広がるため，活動電位は筋線維の深部まで素早く拡散することができる．

骨格筋細胞の特徴として，筋細胞膜 sarcolemma の直下に多くの核をもつことが挙げられる（筋長1 mm あたり約50個）．この多核構造は胎生期に1列に並んだ筋細胞の前駆細胞（筋芽細胞 myoblast）が互いに癒合して生じる．筋細胞膜と基底膜 basal membrane の間には，孤立した衛星細胞（筋組織 1 mm^3 あたり約800個）があり，これは休止状態にある筋芽細胞（基幹細胞）であり，一種の予備細胞である．

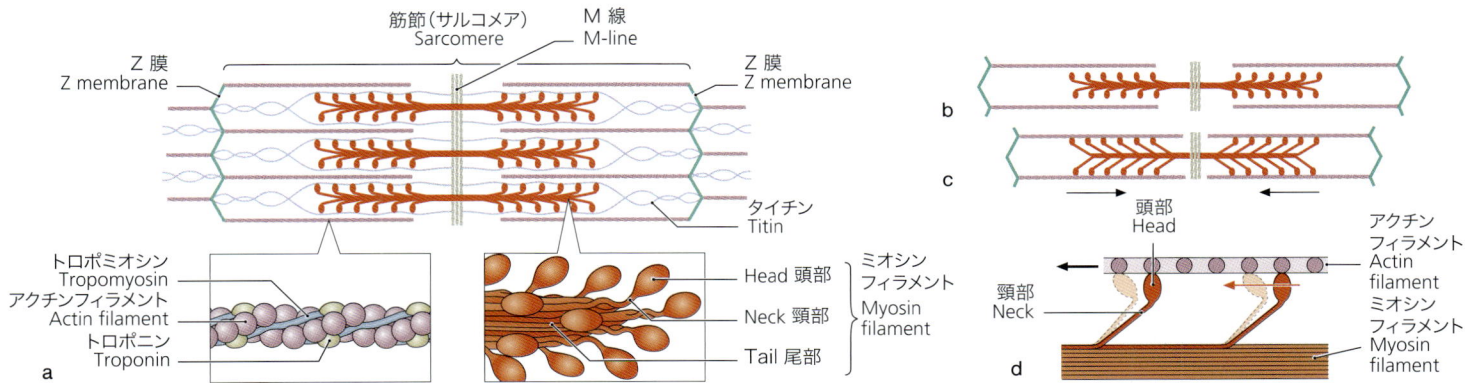

C 筋節（サルコメア sarcomere）の構造

a 筋節(＝横紋筋線維の基本収縮単位)の概略図，b 休止期におけるミオシン頭部，c 収縮期のミオシン頭部，d ミオシン頭部とアクチン間の相互作用．

骨格筋線維(B 参照)中の筋原線維の配列は，光学顕微鏡下では横紋として観察できる．この構造は，細いアクチンフィラメント(直径 7 nm)と太いミオシンフィラメント(直径 15 nm)の非常に規則正しい繰り返し構造によるものである．隣り合う 2 つの筋節を隔てる Z 膜にアクチンフィラメントとその付随タンパク質(トロポミオシンとトロポニン)が付着しており，一方で，M 線を中央とする位置にあるミオシンフィラメントは，タンパク質であるミオシンが束になったもので，可塑性のあるタンパク質のタイチンによって正しい位置に保持されている．両端に頭部をもつミオシンフィラメントは，頭部，頸部，尾部に分けられる．筋が収縮する時，アクチンフィラメントに接触したミオシン頭部は，Z 膜どうしを引き寄せるように動く（いわゆるフィラメントの滑走）．この場合，各筋節はその最適な休止状態である 2.2 μm の長さから最大で 70％短縮するが，それぞれのフィラメント自体の長さは変わらない．この滑走メカニズムでは，ミオシンフィラメントの頭部がアクチンフィラメントに結合したり（この状態を「架橋」という）離れたりする一連のすばやい反応サイクルが繰り返し行われる．この時，ミオシンフィラメント頭部が筋節中央部に向かう首振り運動がみられ，ミオシンフィラメント頭部が関節のように折れ曲がり（赤矢印），アクチンフィラメントをたぐり寄せる（黒矢印）．1 回の首振り運動によって，アクチンフィラメントは約 10〜20 nm 移動する．すなわち，筋節はもとの長さから約 1％短くなる．さらに短くなるためには，アクチンとミオシン間の結合‒分離サイクルが，何回も繰り返し行われる必要がある．この繰り返し運動は，ミオシン頭部にある ATPase の作用による ATP の分解と細胞質のカルシウムイオン濃度の上昇 (electromechanical coupling；詳細は生理学のテキストを参照)によって行われる．

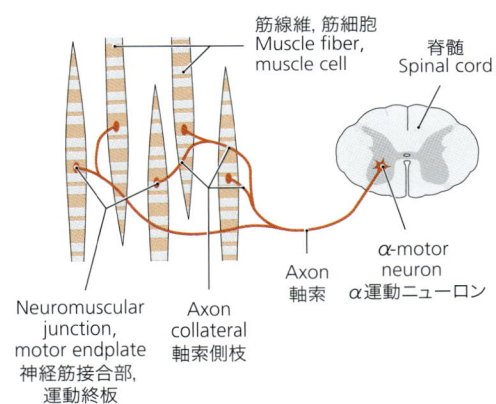

D 運動単位（モーターユニット motor unit）

1 つの運動ニューロン(＝α運動ニューロン)から出る軸索と，これが支配するすべての筋線維のまとまりを運動単位といい，支配する筋線維数を神経支配比という．収縮の速い筋線維が多数を占め，運動単位が小さい(神経支配比が小さい；<100)筋と，収縮の遅い筋線維が多数を占め，運動単位の大きい(神経支配比が大きい；数千以上)筋とがある．1 つの運動単位に含まれる筋線維の数が少ないほど，より精密な運動が可能になるため，運動の精密な調整が必要な筋（例えば手指の筋，動眼筋）では，運動単位に含まれる筋線維の数は少ない．一方，保持機能に働き，運動の精密さを求められない筋（例えば殿筋や背筋）では，1 つの運動神経が数千の筋線維を支配している．

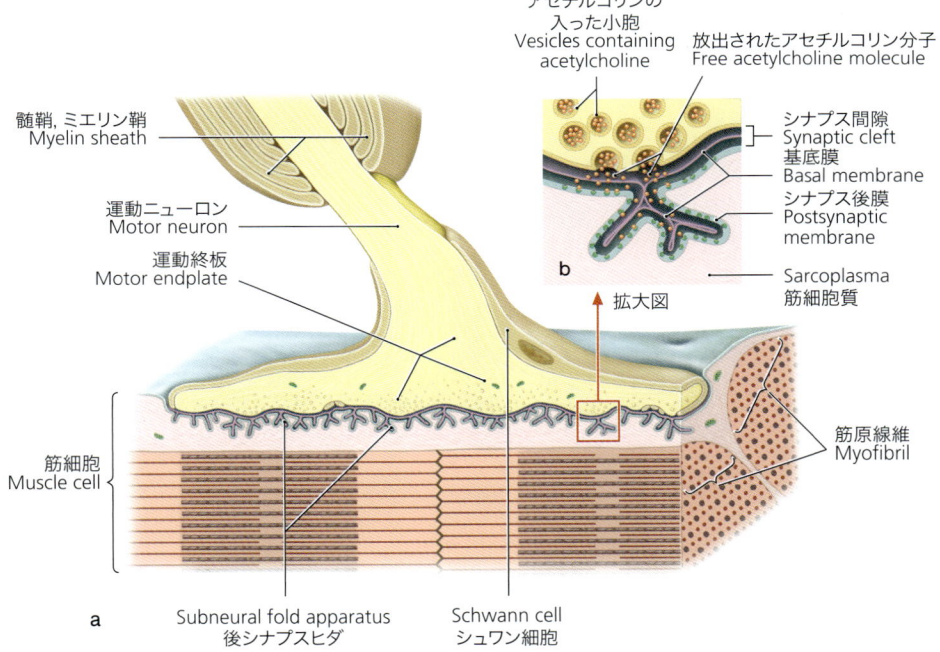

E 神経筋接合部（運動終板）

a 神経筋接合部の模式図，b シナプス接続部の構成要素（a の部分拡大図）．

運動神経の軸索は，末端で多くの枝に分かれ（1 つの筋線維に対して 1 つの分枝），そこではミエリン鞘はなくなり，枝ごとに神経終板をもつ（神経筋接合部）．神経終板では，シナプスと同様に運動神経の発した活動電位が筋線維へと伝達される．神経伝達物質は，神経線維末端の細胞質中にあるシナプス小胞に蓄えられているアセチルコリンが利用される．アセチルコリン受容器のある後シナプス膜の面積は，筋細胞膜(B 参照)のヒダによってかなり拡張される（後シナプスヒダ）．全部で約 100 nm の幅がある間隙には，アセチルコリンエステラーゼ(アセチルコリンを速く分解する酵素)が固定されている基底膜がある．神経筋接合部における作用は，基本的にはシナプスにおける作用と同じものである．

5.5 腱および筋の補助装置　The Tendons and Mechanisms that Assist Muscle Function

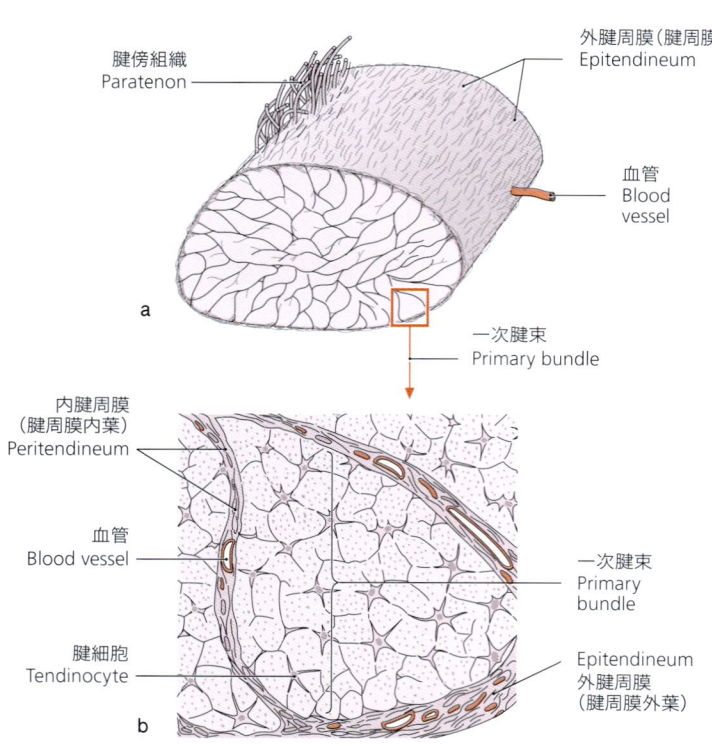

A　腱の構造（Kristic による）
a 腱は腱傍組織（パラテノン paratenon）と呼ばれる血管に富む疎性結合組織によって周囲と連結する．
b a の拡大図．個々の一次腱束は腱周膜で包まれ，これが集まって腱を形成し，全体は腱上膜によって包まれる．腱は筋の収縮力を骨に伝える役割をもつ．

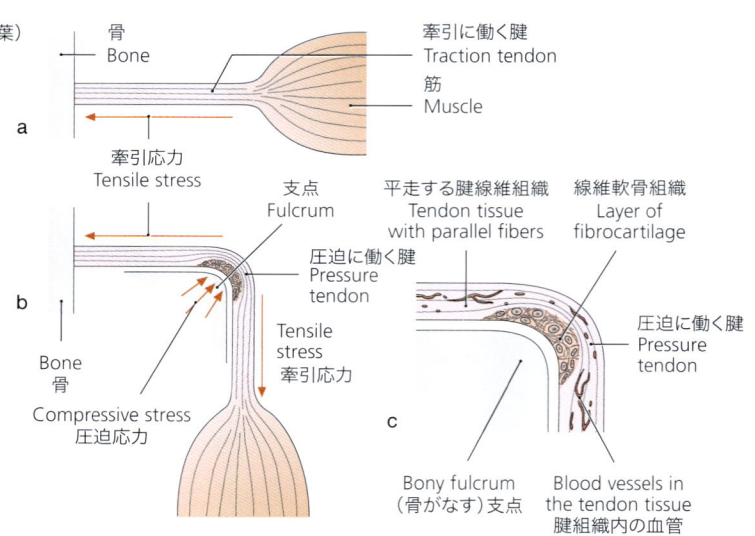

B　圧迫型の腱と牽引型の腱
a 牽引型の腱は平走する強い結合組織線維束で構成され，筋の張力を伝える．
b 圧迫型の腱は圧力によって緊張し，骨を回り込むことで張力の方向を変える．骨と接する面には線維軟骨があり，支点の役割を果たす．
c b の詳細図．圧迫を受ける部の線維軟骨層．牽引型の腱にみられる強い結合組織と違い，血管分布はみられない．

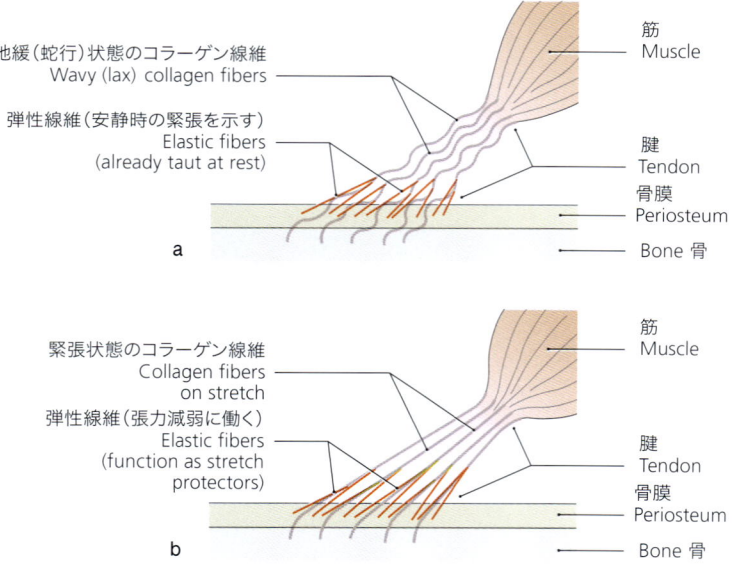

C　骨幹部骨膜への腱停止部：構造と機能
a 弛緩状態の腱．
b 緊張状態の腱．

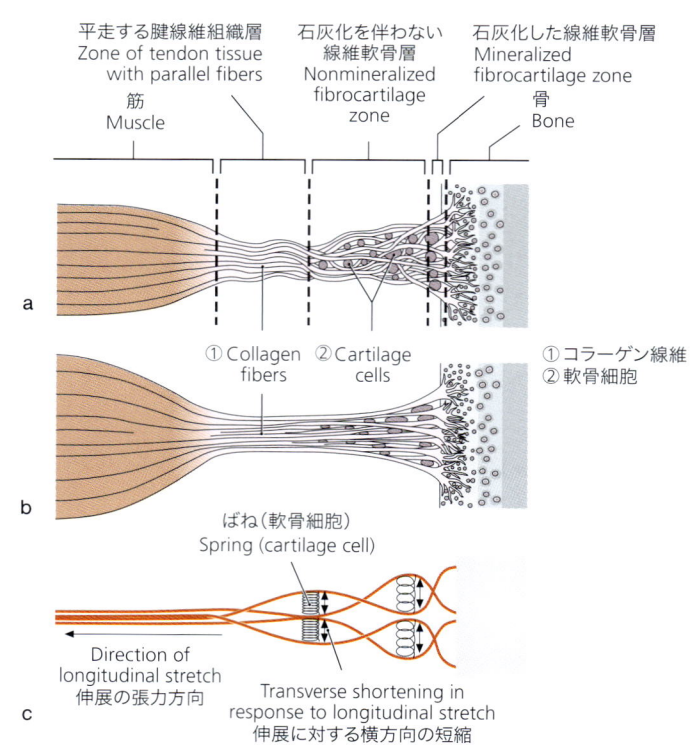

D　骨端部軟骨への腱停止部：構造と機能
a 弛緩状態の腱（筋弛緩時）．
b 緊張状態の腱（筋収縮時）．
c 過緊張防止機構：石灰化を伴わない線維軟骨層の軟骨細胞が，横方向の短縮を防ぐばねとして働く．

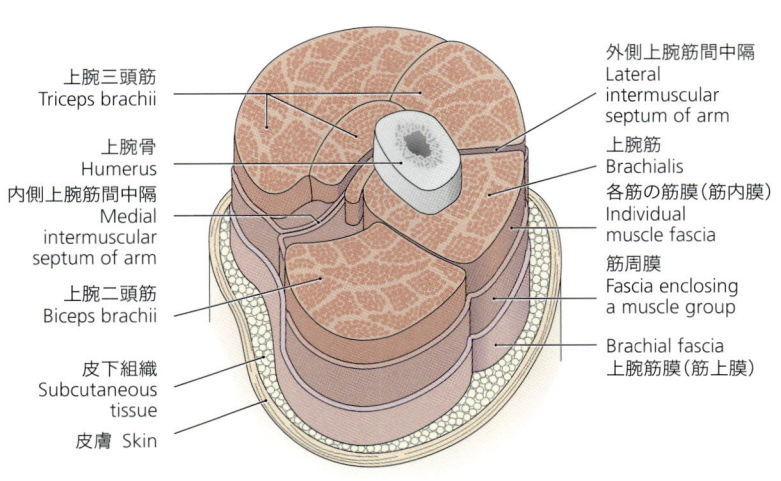

E 筋線維
右上腕中央部の横断面．近位面．

顔面の表情筋を除いて，すべての個々の筋肉は単一筋膜によって包まれ，すべての機能的に一体の筋群は群筋膜によって包まれ，体肢全体のすべての筋肉は共通筋膜（例えば上腕筋膜 brachial fascia）によって包まれる．2 つの群筋膜がぶつかるところでは，骨に付着する筋間中隔 intermuscular septum を形成し，筋区画（いわゆる骨結合組織性管 osteofibröse Kanäle）を形成し，その内部に筋，神経，血管が入っている（p. 66 参照）．

Note 筋区画は，1 つの筋だけでなく，複数の筋を含むことがある．

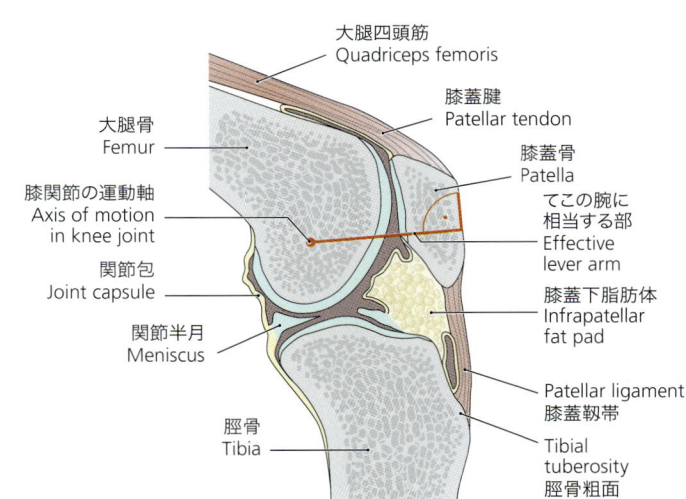

F 種子骨（os sesamoideum）
膝関節の矢状断面．種子骨は腱の中に封入された骨で，腱を過度の摩擦から保護する．すべての人に同じ数だけ存在しているわけではない．種子骨は，腱が骨によって向きを変えるところ（てこの支点）に生じる．その際には，圧迫によりまず軟骨が，続いて骨が形成される．種子骨は筋のてこの腕の部分を延長し，それにより筋力の消費を減少させる．ここでは膝蓋という，人体における最大の種子骨の例を示している．膝蓋はてこの腕，すなわち大腿四頭筋の停止腱に対する運動軸の垂線を大幅に延長する．

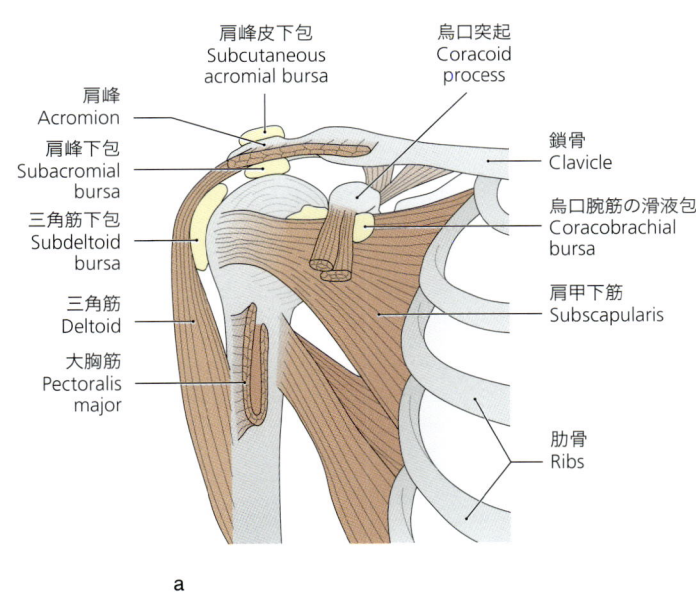

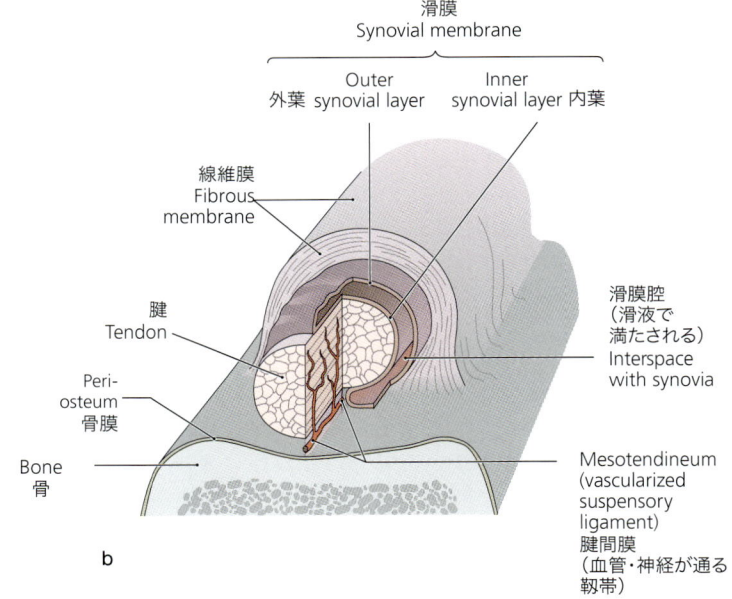

G 滑液包および腱鞘─腱および筋の保護装置
滑液包（a）はまず，直接骨と接触して走行する場所で腱を保護すると推測される．滑液包を少し変形させたものが腱鞘（b）である．

a 肩の滑液包 synovial bursa：右肩．前面．筋は一部取り除かれている．滑液包はさまざまな大きさの，ほとんどは平らな袋に似た構造で，中に滑液が入っている．壁は関節包壁と同じ構造である．滑液包は炎症を起こし（滑液包炎），激しい痛みをもたらすことがある．

b 腱鞘 synovial sheath：関節包のような構造で外側に線維膜，内側に滑膜（滑液層 synovial layer）を有する．滑液層の内側は腱と，外側は腱鞘の線維膜と密に癒着している．血管は腱間膜を経由して腱へと走行する．

6.1 筋膜：構造と機能 Fasciae: Structure and Function

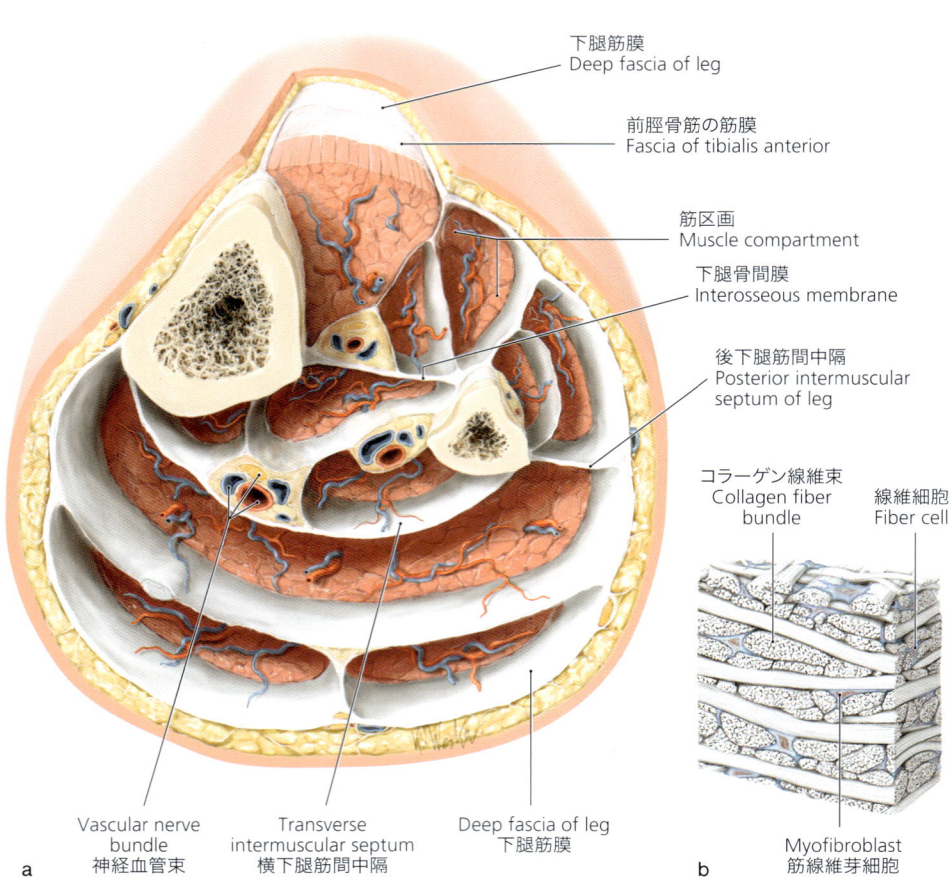

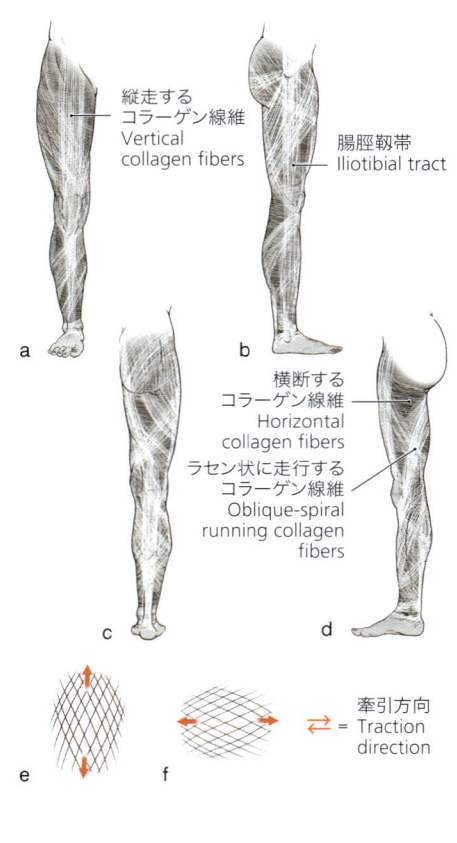

A 用語「筋膜」の定義と筋膜の構造

a 下腿筋膜，b 密に編み込まれたコラーゲン線維性結合組織．**定義**：筋膜は「区分可能な結合組織の集合体」であり，被覆やシートを作り，平面上ないし管状に配置される（Nomina anatomica 1978）．筋に固有の筋膜のほかに，体幹壁の筋膜，体腔の筋膜，皮下組織の筋膜が区別される（p. 68参照）．筋の場合に厳密には，筋上膜の上にある結合組織の最外層のみを「筋膜」と呼ぶ（p. 62参照）．

Note 今日「筋膜」という用語は非常に多岐にわたり使用されており，硬軟を問わない結合組織性構造で，三次元ネットワークのように身体を包み込み，最深部の構造にまで侵入する（第1回国際「筋膜研究会議」，ハーバード大学医学部/ボストン，2007）．

構造：a は，下腿筋膜が筋肉と皮下組織とを分け，横下腿筋間中隔が個々の筋肉の間，および機能的に関連する筋群の間を分けている状態を示している（個々の筋の筋膜および筋群の筋膜の違いについては，p. 65参照）．筋群の筋膜の2枚が出合うところには，骨に付着する筋間中隔が形成される．

これらは筋固有の筋膜および骨とともに，骨線維性の鞘を形成し，その内部に筋，神経，血管が収まる（＝筋区画，コンパートメント）．筋膜と筋間中隔が腱膜によって補強されている部分は，ほかの筋肉の起始領域の役割をもち，例えば大腿筋膜では外側部が補強されている（腸脛靱帯，pp. 496, 524参照）．また下腿と足の移行部や前腕と手の移行部には支帯が形成される．

筋膜は，密に編み込まれたコラーゲン線維性の結合組織の1つである．筋膜は可変格子の原理（B参照）に従って編み込まれた構造，すなわち，I型コラーゲン線維（全コラーゲン線維の90%）が同じ方向に走る層が重なり合い，隣接する層では向きが互いに異なっている．コラーゲン線維は約5%の伸縮性があり，やや波形に走行しているため約3%伸長できる．その性質によって組織の変形に抵抗し，牽引力と同じ向きに配置されている．牽引力に対して緊張応力（引っ張り強さ）を発生する．コラーゲン線維は，低負荷（牽引力の低下）が長く続くと短縮し，強く牽引すると伸長する．コラーゲン線維は非常に高い抗張力性があり（約50〜100 N/mm^2：約5〜10 kg/mm^2），機能的に高い応力を生じることができる（B参照）．

B 大腿筋膜にみられる可変格子構造の例

a-d 前方，外側，内側，後方から見る．e, f 筋膜組織の可変格子構造．

Gerlach と Lierse（1990）が作成した下肢の筋膜系（特に大腿筋膜と下腿筋膜）では，偏光を照射すると，いくつもの層が重なり合い，それぞれ縦，横，斜めに走るコラーゲン線維をもつのが見える（Ab参照）．このようにコラーゲン線維が互いに異なる向きに配置されていること，すなわち可変格子構造により，強度と弾力性が高まるだけでなく，筋を包む鞘としての機能性も向上する．

・さまざまな方向に対する最適な緊張応力
・収縮状態に応じて筋の形状が変化するのに対して筋膜が適合する

Note 大腿筋膜外側面の垂直な補強部（いわゆる腸脛靱帯）によって，体重負荷に由来する大腿骨の冠状面での曲げ応力が軽減され（Pauwelsによる応力弦の原理，p. 429参照），その結果，骨材料およびそれに対応して体重が節約される．筋膜はさまざまな筋結合組織（筋内膜，筋周膜，筋上膜，p. 62参照）とともに，筋内の筋線維の間においても隣接する筋の間においても自由なずれ運動を可能にする（A参照）．

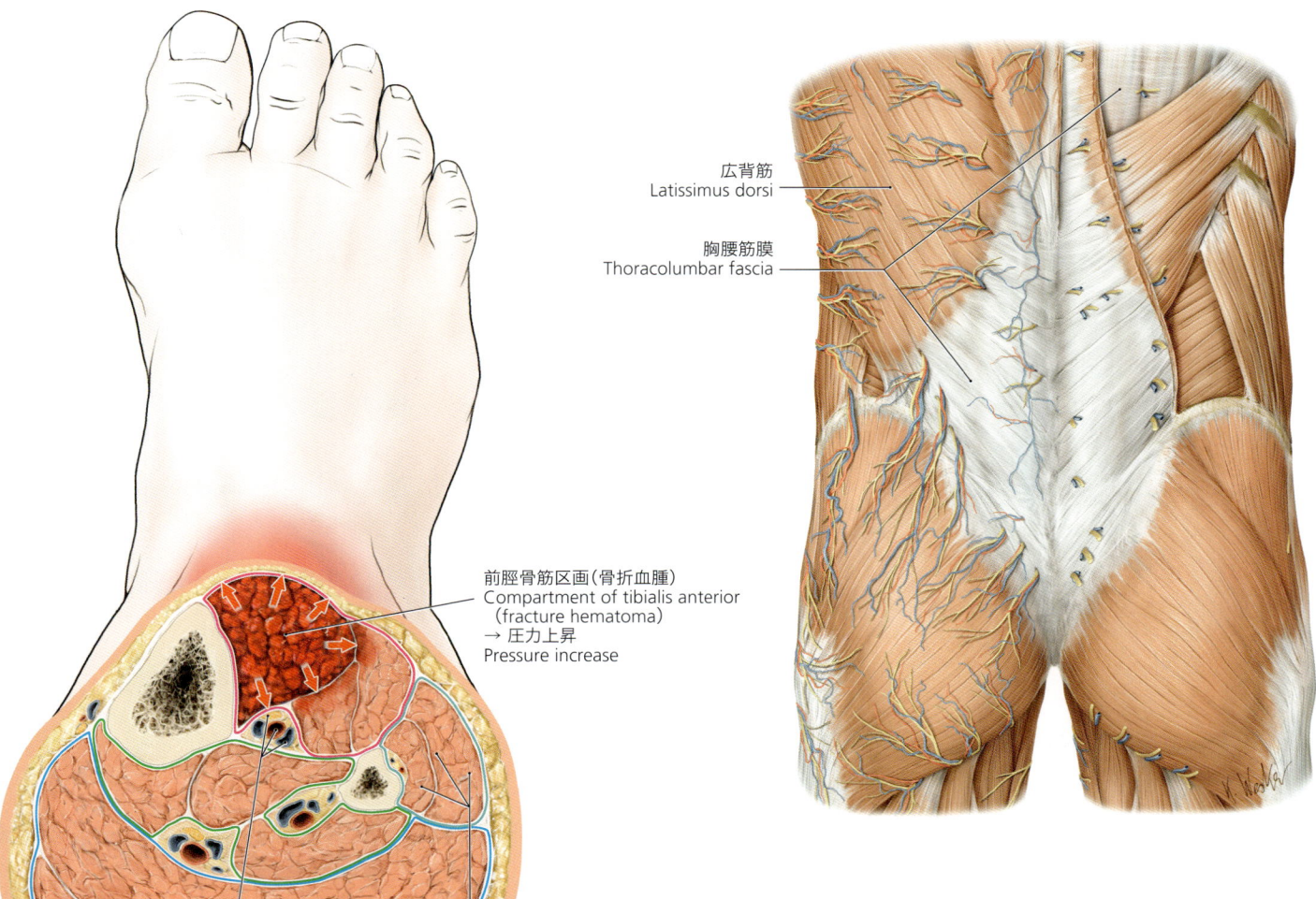

前脛骨筋区画（骨折血腫）
Compartment of tibialis anterior (fracture hematoma)
→ 圧力上昇
Pressure increase

広背筋
Latissimus dorsi

胸腰筋膜
Thoracolumbar fascia

Vascular nerve bundle (anterior tibial artery・vein, deep fibular nerve)
神経血管束（前脛骨動脈・静脈，深腓骨神経）

Muscle compartment (lateral compartment, compartment of fibularis)
筋区画（外側区画，腓骨筋区画）

C　下腿の筋区画（コンパートメント）症候群

　筋区画症候群の80％は下肢と前腕に発現する．一般的な前脛骨筋区画症候群（前方筋区画，p. 585 参照）では，骨折血腫や筋肉浮腫などの結果として組織への圧力が上昇し，伸筋区画に神経筋機能障害が生じる．病態生理的にいうと，毛細血管の血流喪失により虚血が生じ，筋および神経の代謝障害（約4時間後には不可逆的損傷＝虚血性筋壊死など）に至る．

手術の原則： 筋膜分離（皮膚筋膜切開術）による早急な減圧．

臨床症状： サッカー競技時の衝突による外傷などの事故により負傷すると，負傷区画の痛みが急速に増悪し，続いて腫脹することが多い〔区画圧が40 mmHgを超えれば，明らかに筋区画（コンパートメント）症候群といえる〕．さらに，受動的に筋を伸展させると疼痛が生じ，神経支配領域の運動衰弱と感覚障害（区画内を走行する神経の虚血）を伴う．

Note　筋区画内圧が30〜60 mmHgの場合は大血管を圧縮するほどではないため，遠位の脈拍は通常触知が可能である．

D　筋膜の神経支配

　筋膜の神経支配に関する研究結果のほとんどは，背側の大きな筋膜である胸腰筋膜に関するものである（Mense, 2021）．この筋膜は脊柱起立筋を固有の筋線維束として包み，同時に複数の筋（特に広背筋）の強力な起始腱膜となっている．すでに1997年にStaubesandが筋膜内に筋線維芽細胞を証明して以来，数年前からわれわれは，胸腰筋膜などに多数の神経線維に加えて，自由神経終末や被覆をもつ感覚受容小体が含まれることを知っている．侵害受容器と固有受容器，そして交感神経系の多数の求心性・遠心性神経線維がある．ただし，神経支配とさまざまな受容体は，すべての筋膜で同じではないと仮定しなければならない．共通しているのは，自由神経終末に2種類の神経ペプチド，すなわちサブスタンスPとCGRP（＝カルシトニン遺伝子関連ペプチド）が含まれており，これがおそらく筋膜の侵害受容機能を行っている．脊柱起立筋におけるCGRP線維の密度に比べて，筋膜の神経支配は3倍もあるので，筋膜は背部の筋肉よりも痛みに対する感受性が著しく高い．驚くべきことに，胸腰筋膜の神経支配において交感神経線維の密度は著しく高い（神経支配全体の40％）．これは，筋膜への血液供給が交感神経系の活動に大きく依存しており，言い換えると，交感神経系の活動が高まると筋膜への血流が減少する可能性があることを意味する．

Note　筋膜内筋線維芽細胞が自律神経系に作用して，筋膜の予備緊張を調節している．すなわち筋膜の緊張と自律神経系は密接に関連し，相互作用している可能性がある．これは，ストレス，恐怖，精神疾患，生理学的パラメータ（例：寒さ，暑さ）などの交感神経に対する不随意の影響が筋膜の緊張を変化させるだけでなく，長期的に筋膜の硬化や癒着を引き起こす可能性があることも意味する．したがって，筋膜を緩めるなどの手技は，姿勢の改善と可動性の向上につながると考えられる．

6.2 体幹と体腔の筋膜系
Classification of Fasciae on the Trunk and the Body Cavities

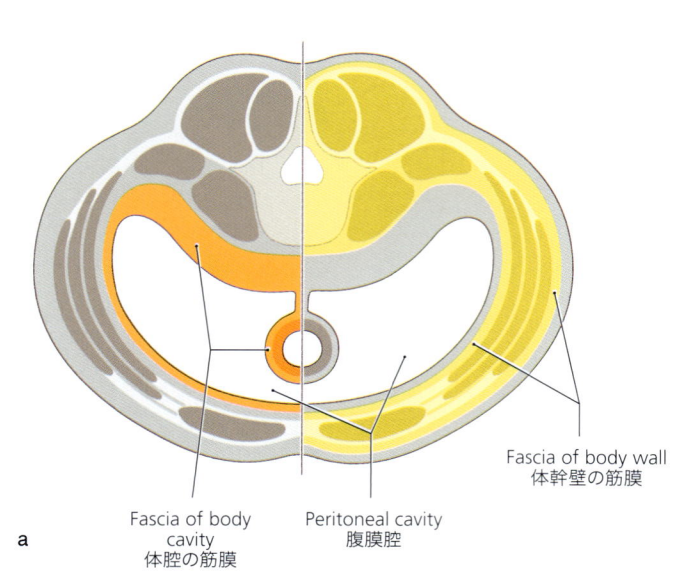
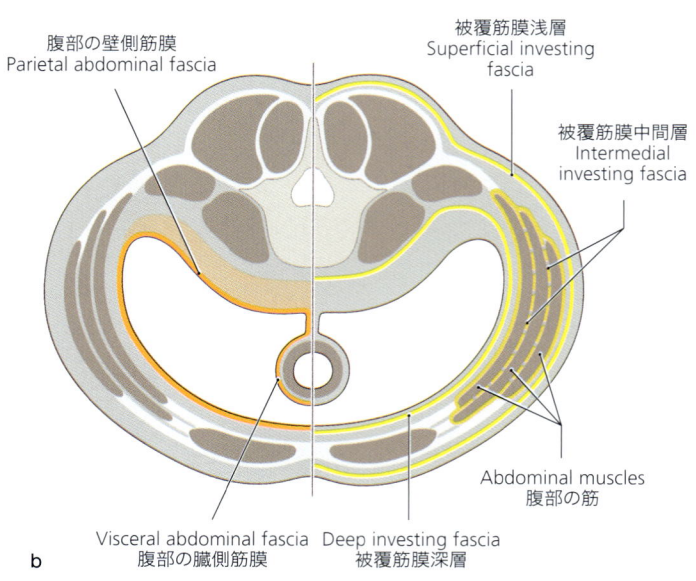

A　腹部を例にした体幹の筋膜系の分類と配置

腹部の水平断面図，上方から見る．腹部の筋膜，胸部の筋膜，骨盤の筋膜は，体幹の筋膜群に属する．ほかのすべての筋膜と同様，同一機能の構造や腹腔を被覆して，機能が異なる層を分ける．筋膜の一般的な構造については，p. 66 参照．

a 体幹筋膜の分類：形態および機能に基づき，体幹の筋膜は次の2つの大グループに分類される．

- **体幹壁の筋膜**：この筋膜は，筋性(腹部)または筋/骨性(胸部，骨盤，BとC参照)の体幹壁を包み込んで区分けする．すなわち被覆する(ラテン語 Vestis = 被覆)：被覆筋膜．
- **体腔の筋膜**：この筋膜は各体腔の内面を覆って小区画に区分し，結合組織で臓器や臓器群を被覆する．それぞれ体腔壁または臓器に対する位置に応じて名付けられる．

b 体幹の筋膜の位置

体幹壁の筋膜：体幹壁の筋膜は「外側から内側に向かって」3つの層で表すことができる．

- 外側(=浅)層，被覆筋膜浅層：体幹壁の筋を皮膚と皮下組織に分離し，皮膚と筋壁が互いに滑動できるようにする．
- 中間層，被覆筋膜中間層：体幹壁の筋を包み込み，筋層が個別に運動できるように分離する．中間層は筋群を覆うことになるため，筋群筋膜と呼ばれることが多い．
- 内側(=深)層，被覆筋膜深層：体壁の筋層と体腔の筋膜とを分ける．

Note ここで基本的な細分化の例として示した腹部では，上述の3つの層は単一の筋壁であり，他方，胸部では2つの機能的に異なる筋壁である(B参照)．

体腔の筋膜：それぞれ腹部，胸部，骨盤の筋膜である．ただし，胸部の筋膜の質量が小さいことが明らかである．ここでも3つの部分に区別されているが，「体腔から見た」ものである．

- 壁側筋膜：体腔の最も外側の境界を形成し，内側の体幹壁の筋膜層にじかに接するか，付着していることが多い．壁側筋膜には，腹膜腔内面を覆う壁側腹膜が漿膜として接している．
- 臓側筋膜：さまざまな程度で臓器を被覆し(特に膀胱と直腸周囲の骨盤で顕著)，浅部の臓器結合組織(外膜，漿膜下組織)または臓器筋膜(**Note**参照)に直接付着している．この筋膜は腹腔側は臓側腹膜で覆われている．
- 腹膜外(=中間)筋膜：壁側と臓側の筋膜を連絡しており通常は神経・血管が通る．腹部よりも骨盤でより顕著である．

Note 体幹壁の個々の筋はそれぞれ固有の筋膜(筋固有筋膜，p. 66 参照)で包まれており，個々の臓器はさらに固有の臓器筋膜で覆われていることが多い．このような固有の筋膜は，それぞれが被覆する筋または臓器の名称にちなんで名付けられている．上記の下位分類では，筋固有筋膜は組織分布的に(中間の)体幹壁筋膜に属し，臓器固有筋膜は(臓側の)体腔筋膜に属することになる．構造的には，深部体幹壁筋膜と壁側体腔筋膜も，臓側体腔筋膜と臓器固有筋膜のようにあまりはっきりと区別できないが，分類上では区別されている．わかりやすくするために，図には筋と臓器の固有筋膜は示していない．

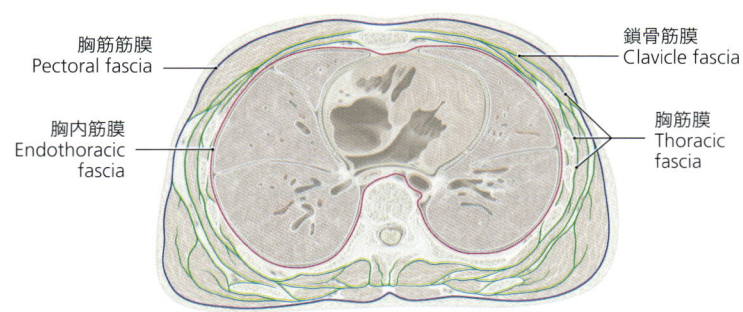
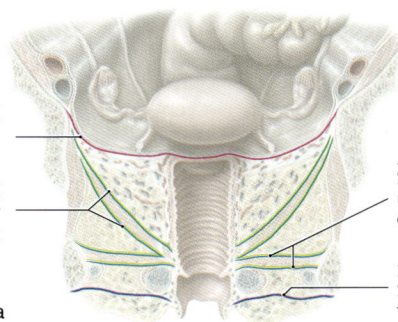

B 胸部の筋膜

胸部には位置的に離れた次の**2つの筋層**が観察できる（腹部の3層の**単一筋壁**も参照）．

- 肋間筋：分類学的および発達史的に腹壁筋群に該当する．肋骨と結合しており，3層をなす．
- 上腕と肩帯を動かすための筋：「さらに外側」に位置し，胸部を起始とする．

そのため胸部では**胸壁筋膜**は次のように区別される．

- 外側は皮下組織の下の被覆筋膜浅層（青色で，腹部の被覆筋膜浅層に相当）．
- 内側は被覆筋膜深層．ピンク色で，胸部の体幹壁筋膜から見て最も内側の筋膜．
- 中間は複雑な被覆筋膜中間層．緑色であるが，分類学的に異なる（名称も異なる）葉に区分される．この筋膜により，腹部とは異なり，2つの異なる筋群が相互に，かつ周辺領域から分けられる．

胸部の体腔筋膜は腹部の体腔筋膜に対応するが，格段に薄い．胸部には漿膜の外側にも広範な筋膜様結合組織（漿膜外筋膜）がある．腹部と骨盤の腹膜外筋膜に相当する．

Note 胸部の縦隔の中心に位置するため，漿膜の外側にある筋膜様結合組織は，（筋膜の一種ではあるが）通常「筋膜」とは呼ばれず，縦隔結合組織と総称される．胸内筋膜などの名称については **D** 参照．

C 骨盤の筋膜

a 骨盤壁の筋膜．**b** 骨盤腔の筋膜．

骨盤壁筋膜： 骨盤の大部分は骨盤帯によって骨性に結合している．したがって，筋膜で覆われているのはほぼ骨盤背部の殿筋のみであるが，骨盤腔とはつながっていない．実際に骨盤腔につながっている筋壁は，骨盤底の骨盤隔膜と尿生殖隔膜である．どちらの隔膜も複数の筋で構成されており，被覆筋膜中間層に覆われている．皮下組織の下，特に会陰部にも被覆筋膜浅層が存在する（会陰筋膜）．被覆筋膜深層そのものは命名法に記載されておらず，原則的に腹部横筋筋膜の骨盤への延長として存在する．

骨盤の体腔筋膜： 大きな壁側筋膜，臓側筋膜，腹膜外筋膜（骨盤）が腹部の同等筋膜に相当する．

D 一部の筋膜の特殊な命名法

体幹の筋膜はすべて，体系的命名法によって名付けられている．ただし歴史的に，一部の筋膜には別の名称が付いており（表参照），どれも確立され重要である．

体系的命名法による筋膜の名称	胸部筋膜に特化した名称	腹部に特化した名称	骨盤に特化した名称
被覆筋膜浅層	大胸筋領域：胸筋筋膜	・腹部の浅筋膜 ・鼠径管：外精筋膜	浅会陰筋膜
被覆筋膜中間層	・肋間筋の筋膜：胸筋筋膜 ・小胸筋と鎖骨下筋の筋膜：鎖骨胸筋筋膜	なし	・骨盤隔膜：上・下骨盤隔膜筋膜 ・尿生殖隔膜：上・下尿生殖隔膜筋膜
被覆筋膜深層	なし（胸部の筋膜は境界不明瞭なため，通常，胸内筋膜に含まれる）	・横筋筋膜 ・鼠径管：内精筋膜	なし
壁側筋膜	・胸内筋膜 ・横隔膜上：横隔胸膜筋膜	腹部の壁側筋膜	なし
臓側筋膜	なし，または臓器名から命名	なし，または臓器名から命名	なし，または臓器名から命名
腹膜外筋膜	なし	なし	なし

7.1 ヒトの心臓血管系の概観 Overview of the Human Cardiovascular System

A 循環系の模式図

循環系は動脈，静脈，毛細血管からなる閉鎖循環系であり，心臓がそのポンプ機能により血流を維持している．動脈は心臓から血液を送り出し，静脈は心臓に血液を戻す．毛細血管では物質交換とガス交換(酸素，二酸化炭素)が行われる．

Note 血管は血液の流れの方向によって「動脈」または「静脈」という．酸素含有量は関係ない．この図では，本書のほかのすべての図表と異なり，酸素の輸送を示すために，酸素含有量の多い血液を赤で，酸素含有量の少ない血液を青で示している．

血液循環は機能的に2つに区別される．
・肺循環(小循環)：肺動脈，肺静脈およびその分枝からなる．
・体循環(大循環)：大動脈，大静脈およびその分枝からなる．

Note ここで示した循環系に含めたのは上記の血管のみであり，心膜腔は除いている．

・**肺循環の血流：**酸素量の少ない血液が肺動脈を通って心臓から肺に送られ，そこで酸素が取り込まれる．次に多量の酸素を含む血液が肺静脈を通って心臓に戻り，最初に左心房，次に左心室に流れる．
・**体循環の血流：**大動脈が酸素量の多い血液を心臓(左心室)から，酸素を要する臓器に送り出す．大静脈を通って酸素量の少ない血液が右心房に戻り，そこから右心室に送られる．

体循環の特殊な形態として**門脈循環**がある．ここでは2つの毛細血管床が連続している．静脈血は無対性の腹部臓器(胃，腸，膵臓，脾臓)の毛細血管床から下大静脈に送られる前に，門脈を介して肝臓の毛細血管床に送られる．これにより，消化管で吸収された豊富な栄養分を含む血液がまず肝臓に流れる．肝臓で代謝された血液は，肝静脈を経て下大静脈へと還流する．

血液循環の静脈枝と平行して**リンパ管系**が走行する．リンパ管系は毛細血管の細胞外領域の盲端に始まり，残存する細胞外液を吸収して静脈血に戻す．この還流輸送はリンパ管を介して行われる．リンパ管ではリンパ節が生体濾過装置として機能する．

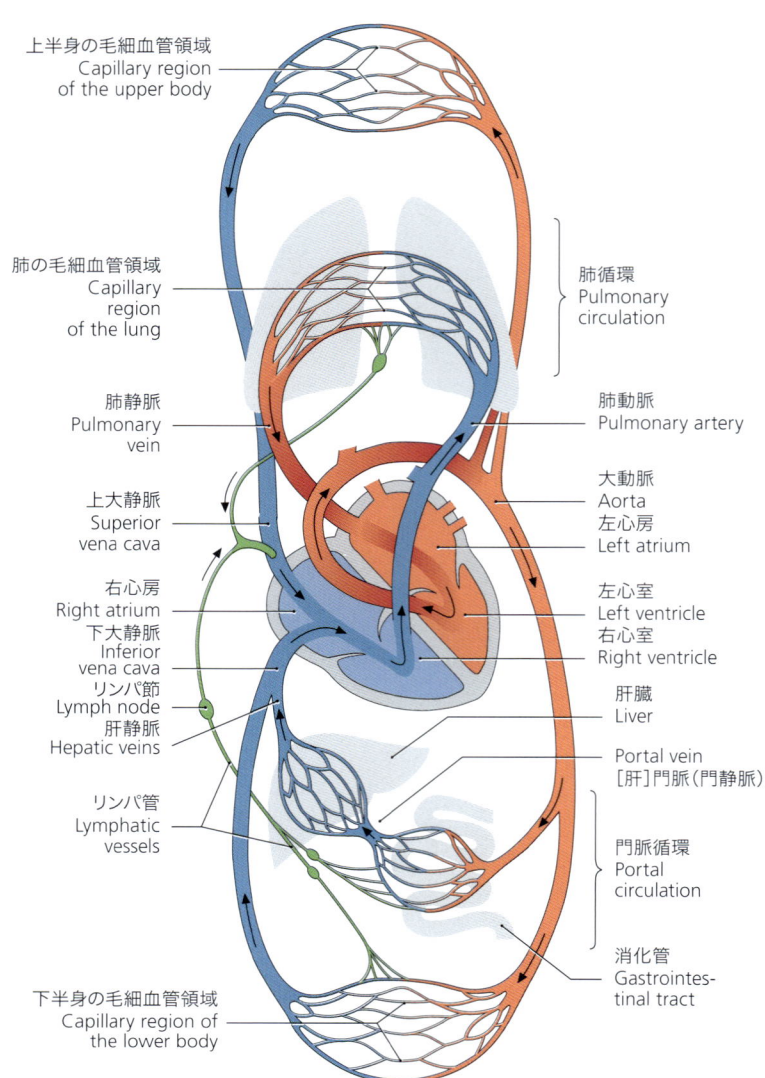

B 循環系の基本的機能を示す模式図

(体循環と肺循環の区別はしていない：Klinke, Silbernagl による)

血液は，動脈血圧と静脈血圧の差で生じる圧勾配により，循環系を輸送される．
・高値を示す動脈系における平均血圧：約 100 mmHg(13.3 kPa)
・低値を示す静脈系の平均血圧：20 mmHg(2.6 kPa)

両系統は毛細血管床で連絡し，ここで代謝産物の交換が行われる．

心臓が収縮期に血液を拍出する際，**心臓付近の動脈(弾性型動脈)**は膨らんで拍出血液を一時的に貯留する．これに続く拡張期では，血管内腔は反動によって狭まり，間欠的に送り出される血液を持続的な流れに変えている．

心臓から離れて位置する動脈(筋型動脈)は，能動的に広がったり(血管拡張)，縮まったり(血管収縮)することで血管抵抗を効果的に調節して血流を制御している．

静脈は，血液貯蔵に重要な役割を果たしている．全体として多量の血液を含んでいるため，全血液量の約80%を収容することができ，そのため，容量血管とも呼ばれる．

Note 肺循環では，動脈も低圧系に属している．にもかかわらず，ここでも動脈血圧と静脈血圧の差で生じる圧勾配が存在する．

解剖学総論　7　血管

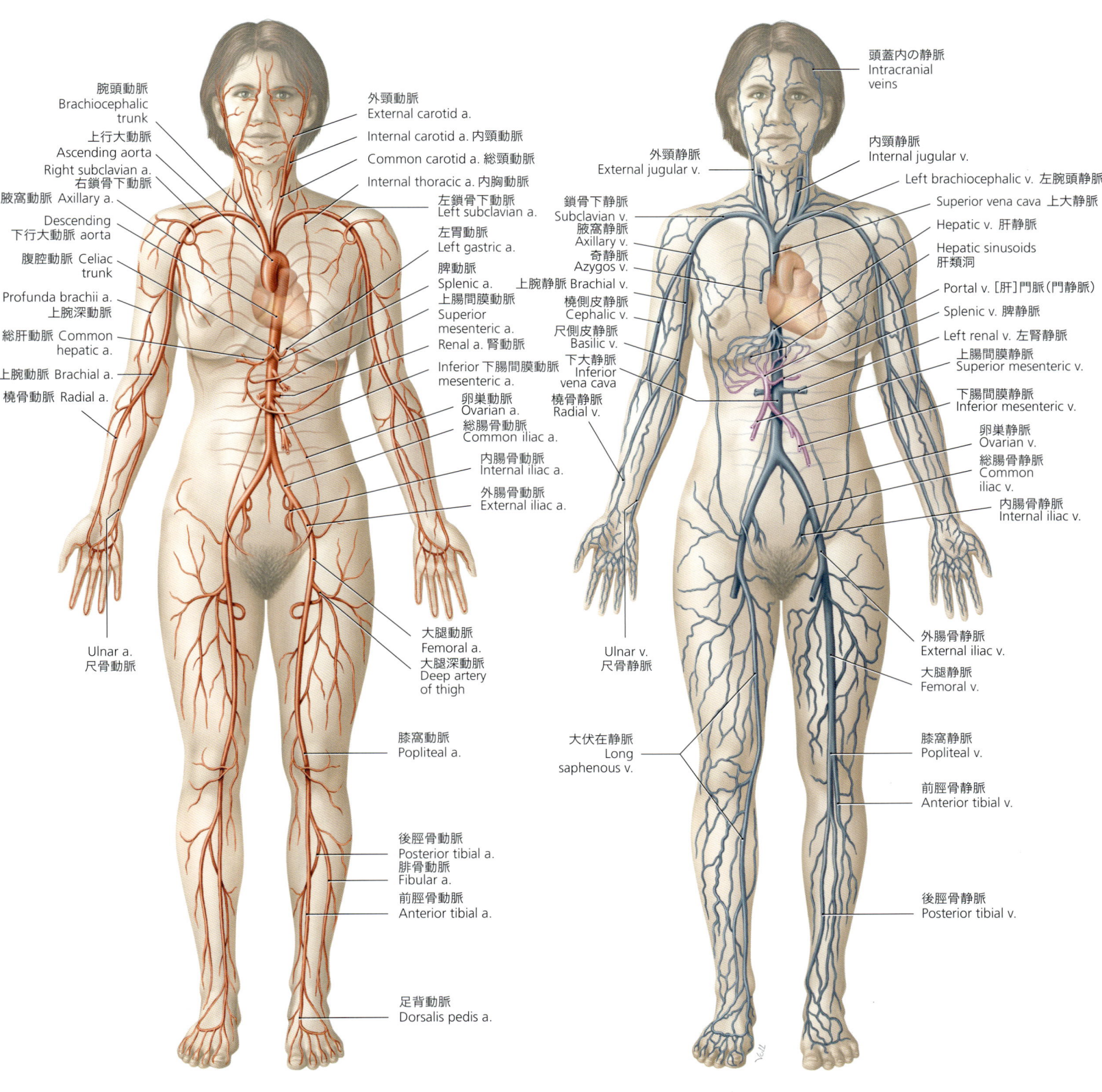

C　体循環系の主要動脈

D　体循環系の主要静脈

　静脈系は浅在性静脈と深在性静脈，および両静脈系を連絡する貫通静脈から構成される．

Note　門脈循環（門脈）には，消化管から肝臓に送られる栄養分に富む血液（紫色で示す）が流れる（Aの左側を参照）．

7.2 動脈と静脈の構造 The Structure of Arteries and Veins

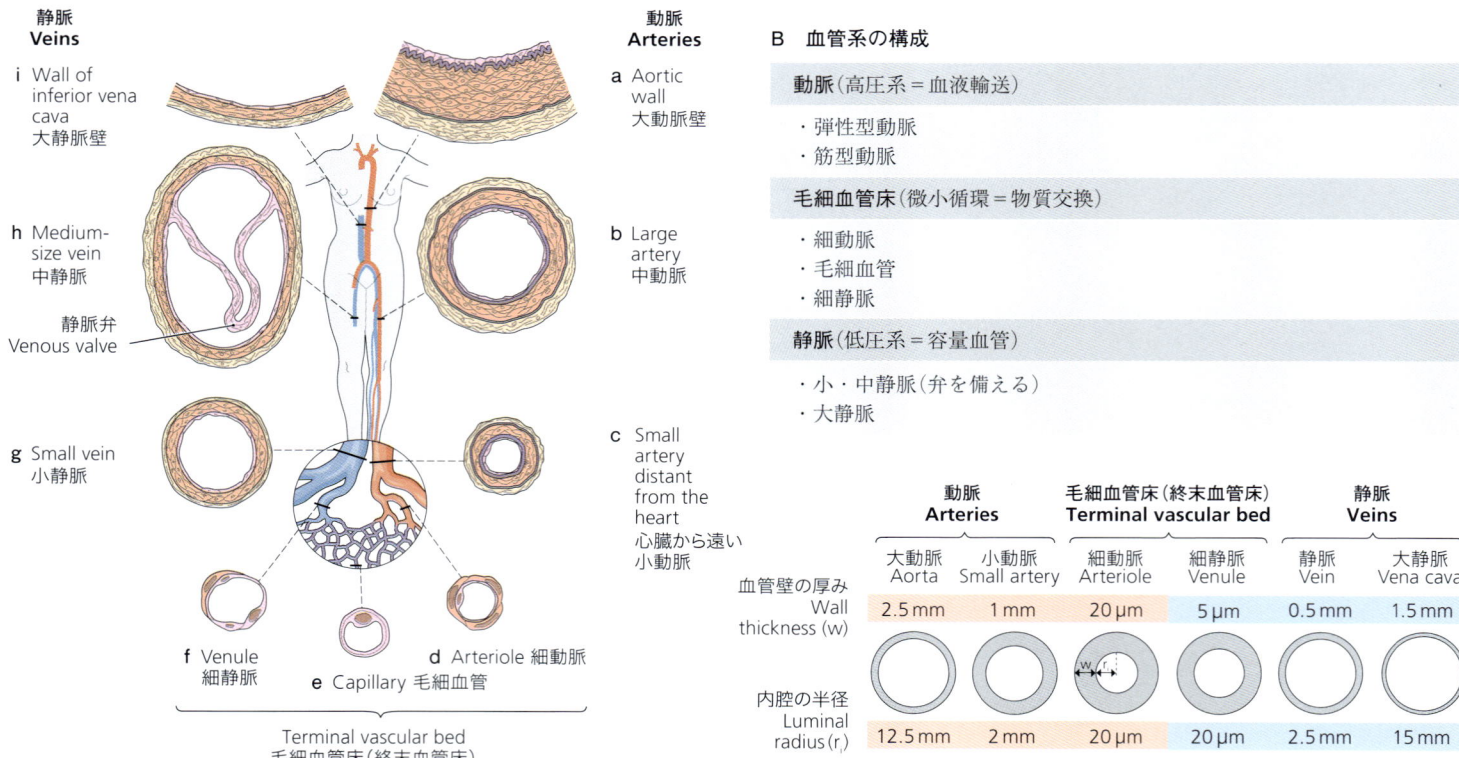

A 体循環各部における血管の構造(Frick, Leonhardt, Starck による)

血管壁の基本的構造は共通しているが，体循環の各部(高圧系，低圧系，微小循環系)でみると，それぞれ特徴的な構造を示す．動脈系は全体に高い内圧を示すため厚い壁を備えているのに対し，静脈系の内圧は低く，動脈に比べて薄い壁と広い内腔が特徴である．一方，末梢の毛細血管床では，ガスや液体，そのほかの物質交換を円滑に行えるように血管壁が薄くなっている．

B 血管系の構成

動脈(高圧系＝血液輸送)
- 弾性型動脈
- 筋型動脈

毛細血管床(微小循環＝物質交換)
- 細動脈
- 毛細血管
- 細静脈

静脈(低圧系＝容量血管)
- 小・中静脈(弁を備える)
- 大静脈

a-c 動脈，d-f 毛細血管床，g-i 静脈．
a 大動脈壁(弾性型動脈)の拡大図，b, c 心臓から離れた小・中動脈(筋型動脈)，d 細動脈，e 毛細血管，f 細静脈，g, h 小・中静脈(時に静脈弁あり)，i 上大静脈壁の拡大図．

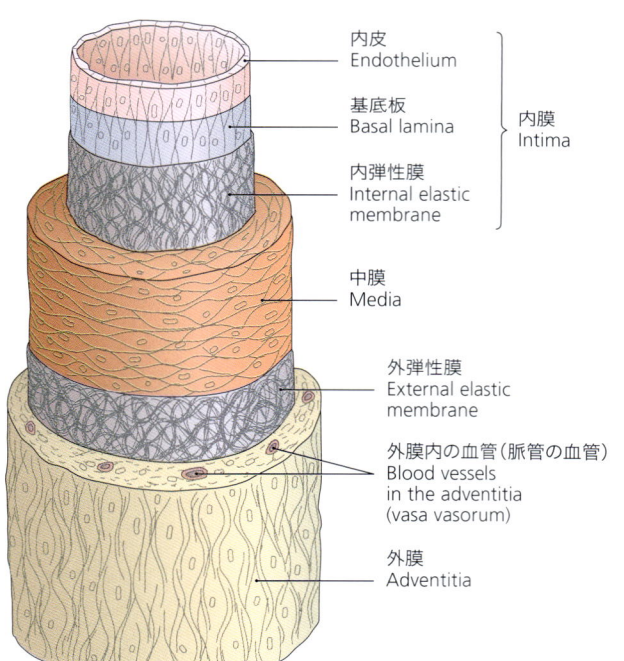

C 血管壁の構造(筋型動脈)

血管の壁は基本的に3層構造(内膜，中膜，外膜)を示す．動脈壁の各層は明確に区別できるが，静脈ではやや不明瞭である(D 参照)．

- **内膜**：紡錘形の内皮細胞と，結合組織でできた薄い内皮下層とからなる．内皮細胞は血管の軸に沿って基底膜上に配列する．筋型動脈においては，内弾性膜が境界となって内膜と中膜とは明瞭に分けられる．
- **中膜**：輪状に走行する平滑筋細胞と弾性線維およびコラーゲン線維，そしてプロテオグリカンから構成される．筋型動脈では中膜と外膜の間に外弾性膜が認められる．
- **外膜**：内膜と同様，縦走する結合組織が主体である．静脈の外膜はこれに平滑筋が加わる．外膜は血管壁の筋層に分布する自律神経の通路となっており，大血管では血管壁の外2/3に血液を送る"脈管の血管"がみられる．

血管壁の各層はそれぞれ独特の機能をもつ．内膜は血管壁におけるガスや液体，そのほかの物質交換，中膜は血流調節，そして外膜は周囲組織との結合を行う．

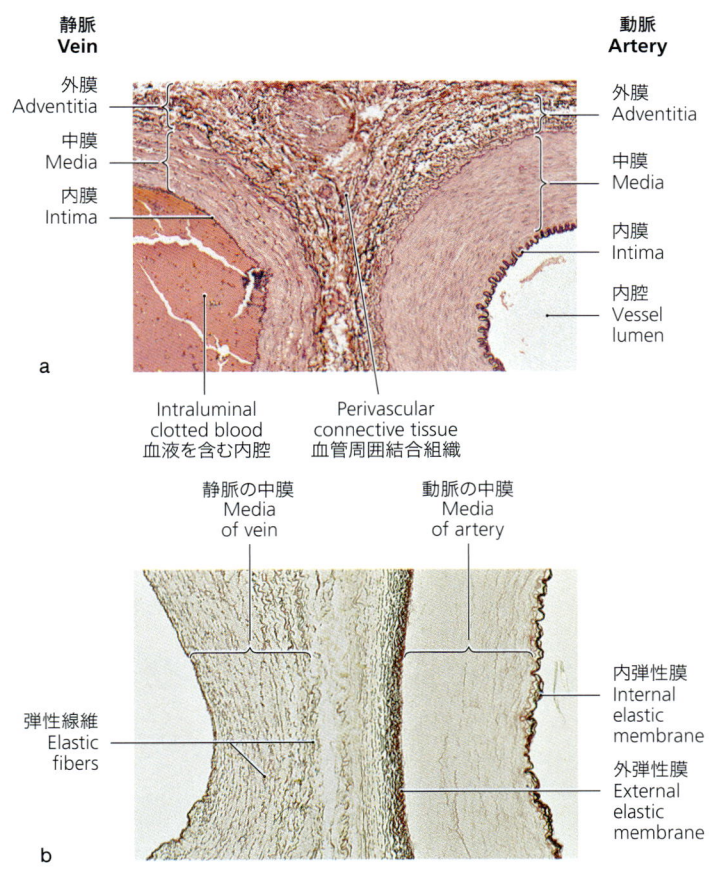

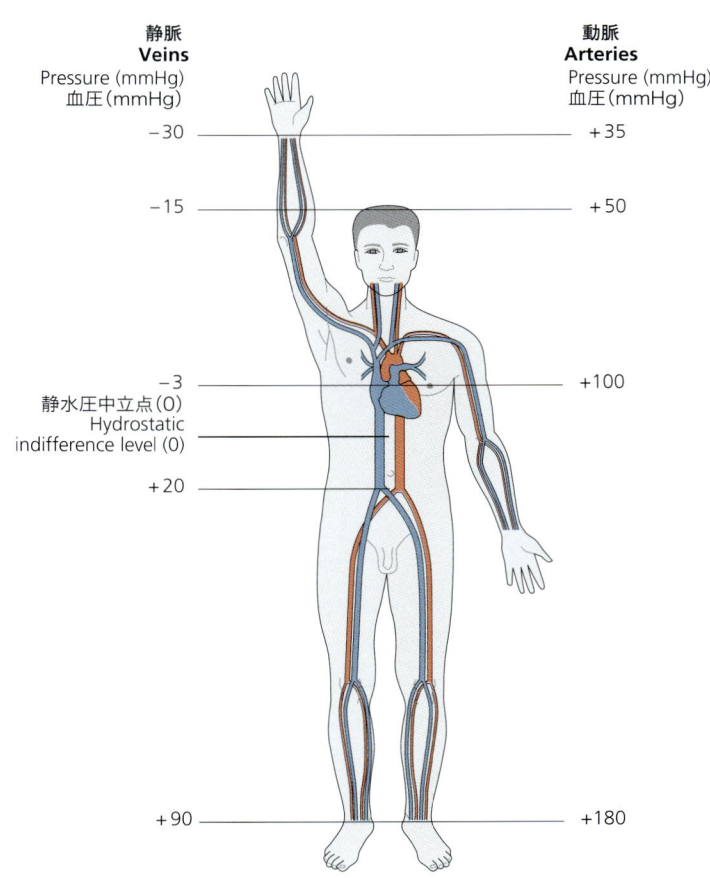

D 動脈壁と静脈壁の違い

筋型動脈と伴行静脈の横断面．比較のために異なる染色が施された2種類の切片を示す．
a 後脛骨動脈・静脈のHE-レゾルシン-フクシン染色切片．
b 大腿動脈・静脈のレゾルシン-フクシン染色切片．

中膜の構造に特徴的な違いが認められる．動脈の中膜には平滑筋線維が密在する層がみられるのに対し，静脈の中膜は豊富な結合組織成分（弾性線維とコラーゲン線維）により疎な外観を呈する．静脈の層構造は明瞭でなく，内弾性膜もみられない（Lüllmann-Rauch: Histologie, 2. Aufl. Thieme, Stuttgart 2006より）．

E 立位における動脈血圧と静脈血圧の変化

寝た状態（臥位）から立ち上がる（立位）と，循環系の各部における血圧は劇的に変化する．体位変換に伴う静水圧の変化により，下半身の血圧は急激に上昇し，上半身の血圧は低下する（横隔膜直下にあたる"静水圧中立点"では血圧は変動しない）．立ち上がることで生じる静水圧の変化に伴い，約500 mLの血液が下肢の静脈に移動する．静脈内圧の上昇により，下肢の静脈における経壁圧（血管壁を隔てて測定される血圧）は増加し，反対に頭部や頸部では静脈が圧閉されるほどに低下する．このため，同等の静脈であっても，下半身と上半身では壁の厚さは異なり，足背の静脈は手背の静脈よりも筋型となる．しかしながら，下大静脈の高さでの静脈血圧はきわめて低いので，下大静脈の壁は紙のように薄い．

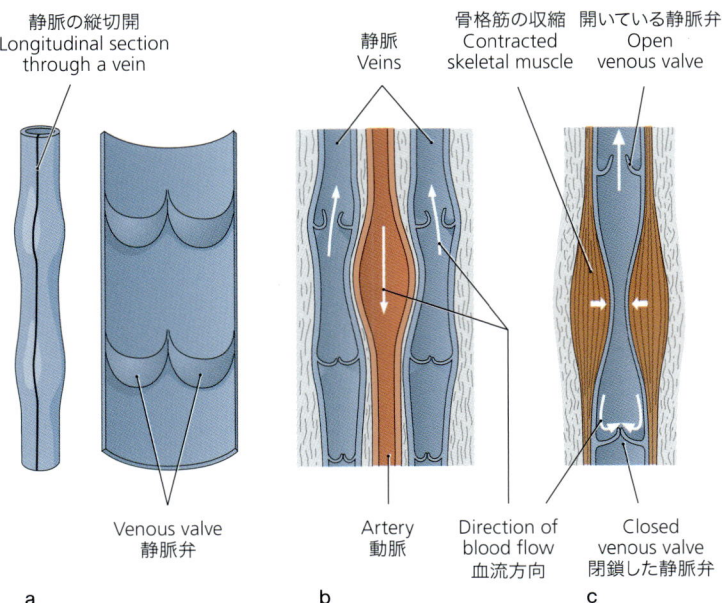

F 心臓への静脈還流

心臓への静脈還流は，以下のような因子によって促進される．
a 静脈弁の開閉．
b 動静脈連携（動脈拍動が伴行静脈に伝わって還流を促す）．
c 筋ポンプ．

静脈還流には，心臓の吸引作用（収縮期に弁口部が心尖側に移動することで生じる心腔陰圧化）も働く．長時間，同じ姿勢（立位や座位）で筋運動がないと，静脈還流が阻害され，静脈内圧の上昇と静脈弁機能の低下を引き起こし，その結果，浮腫や静脈瘤などの循環障害を生じることになる．

7.3 毛細血管床（終末血管床） The Terminal Vascular Bed

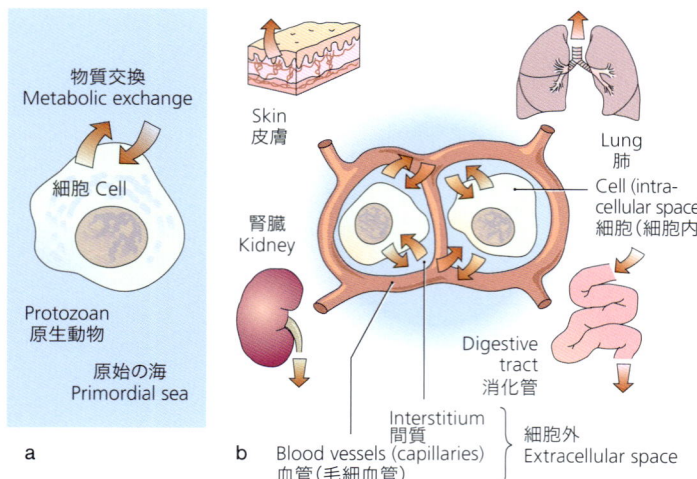

A　細胞周囲の環境（Silbernagl, Despopoulos による）

a　単細胞生物（原生動物）：初期の単細胞生物は，原始の海と呼ばれる組成の一定した環境で生活していた．細胞内外の環境は同じで，代謝によって変化することもなかった．

b　ヒト：多細胞生物の細胞は細胞外液に浸された状態にある．細胞外液の量は細胞内液量と比べて少なく，両者の組成も異なる．このため，間質（細胞間隙）が肺，腎臓，消化管といった器官で血流と連絡し，栄養を吸収したり代謝産物を排出したりすることができなければ，細胞内環境は急激に変化してしまうことになる．栄養分は腸管から吸収され，血流によって全身諸器官の細胞（毛細血管床の細胞間隙）へと送られる．また，血液は全身の細胞で生成された代謝産物を，排泄を担う器官（肺や腎臓）へと輸送する．

B　各循環領域にみられる特徴（Silbernagl, Despopoulos による）

終末血管床は微小循環の場であり，ここでガスや液体，そのほかの物質交換が行われる．終末血管床は次の3部で構成される．
- 輸入血管（毛細血管前細動脈）
- 毛細血管床
- 輸出血管（毛細血管後細静脈）

毛細血管は血管のうちで最も細く，内皮細胞と基底膜から構成される．基底膜はその外にある周皮細胞に接着する（p.72 の大血管にみられる複雑な構造と比べてみること）．

毛細血管床における血管分枝により，血管の断面積は著しく増加し（約800倍），これに対応して血流速度は低下する（大動脈の 50 cm/秒に対し毛細血管では 0.05 cm/秒となる）．毛細血管の長さを平均 0.5 mm とすれば，約1秒間を物質交換にあてることができる．

血液と広大な血管内皮との接触により（摩擦が大きくなり），細動脈や毛細血管における血管抵抗が増大すると，血圧が低下するため血圧の上向き波 pressure spike が消失する．すなわち，毛細血管は物質交換には理想的な環境であり，血液と細胞間質液の間でのやりとりを容易にしている．

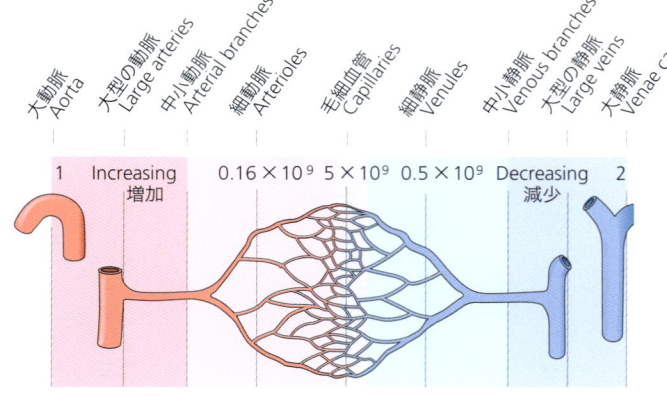

血管の数 Number of vessels

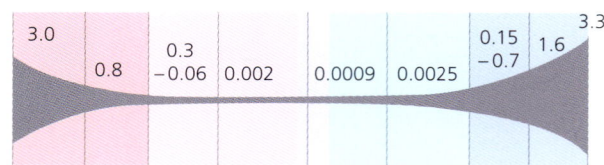

単独血管の直径 Diameter of the individual vessel (cm)

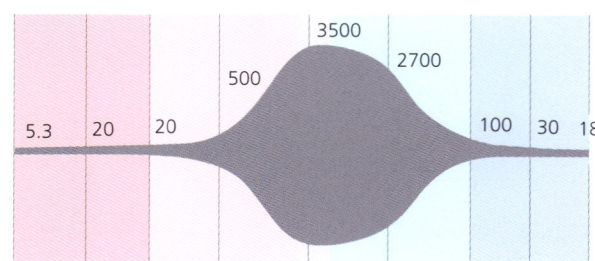

血管腔の総断面積 Total cross-sectional area (cm²)

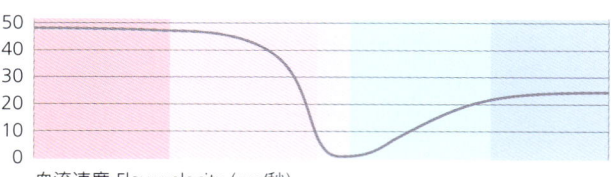

血流速度 Flow velocity (cm/秒)

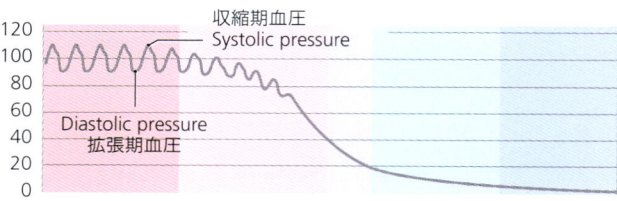

血管内圧 Intravascular pressure (mmHg)

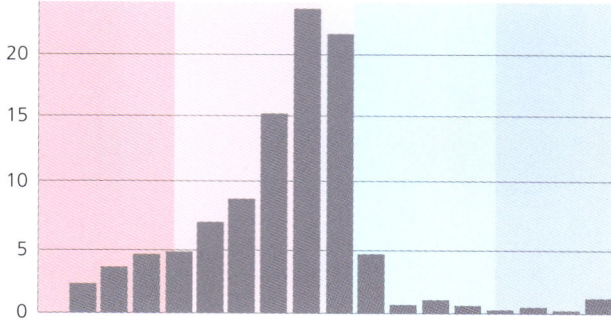

総血管抵抗比率 Percentage of total resistance (%)

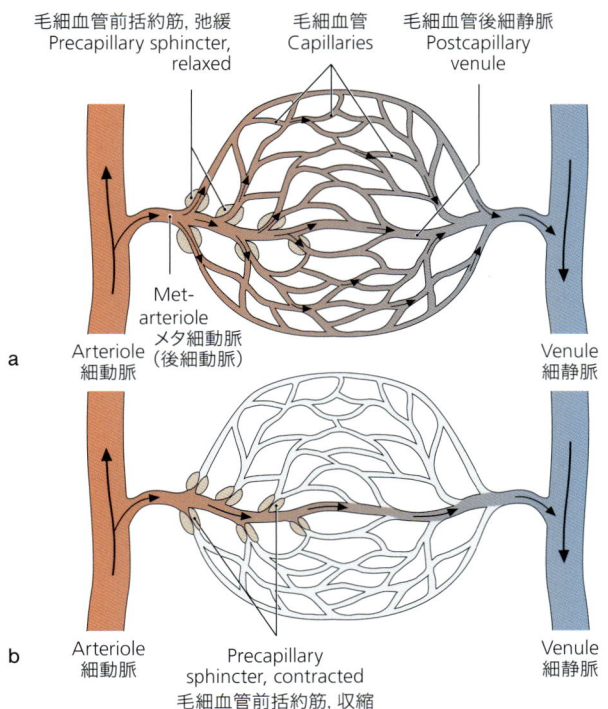

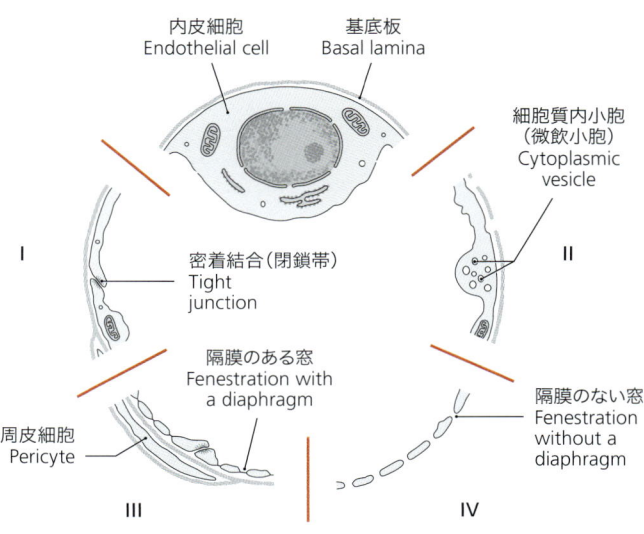

C　毛細血管床における血流

a 括約筋が弛緩した状態．b 括約筋が収縮した状態．

毛細血管前細動脈（メタ細動脈 metarteriole）から毛細血管が分かれる部分には，輪走平滑筋からなる毛細血管前括約筋があり，毛細血管網内の血流の調節を行っている．括約筋収縮時には毛細血管の分枝が閉鎖され，メタ細動脈から分かれる毛細血管床には血液は灌流しない（平常時に灌流される毛細血管は全体の25〜35％に過ぎない）．このほか，細動脈と細静脈は動静脈吻合と呼ばれる短絡路によっても連絡している．

D　種々の形状の毛細血管内皮細胞（超微形態レベルの模式図）

毛細血管は直径5〜15 μmで，内皮細胞，基底板，周皮細胞で構成される．周皮細胞には，血管の発達・新生における役割などさまざまな機能や特性がある．内皮細胞は互いに接着帯，密着結合（閉鎖帯），細隙結合によって連結し，細胞間で代謝産物の移動が起こるのを防いでいる．毛細血管内皮の形態は部位によって明らかに異なり，これに応じてその透過性も変化する．

I　連続性毛細血管．無窓内皮細胞と切れ目のない基底板からなる（例：脳の毛細血管）．
II　飲作用を示す連続性毛細血管（例：心臓および骨格筋の毛細血管）．
III　有窓性毛細血管．隔膜が張った窓をもつ内皮細胞からなる（例：消化管の毛細血管）．
IV　非連続性毛細血管．内皮細胞間に大きな窓あるいは細胞間隙をもち，基底板も連続していない（例：肝臓の毛細血管）．

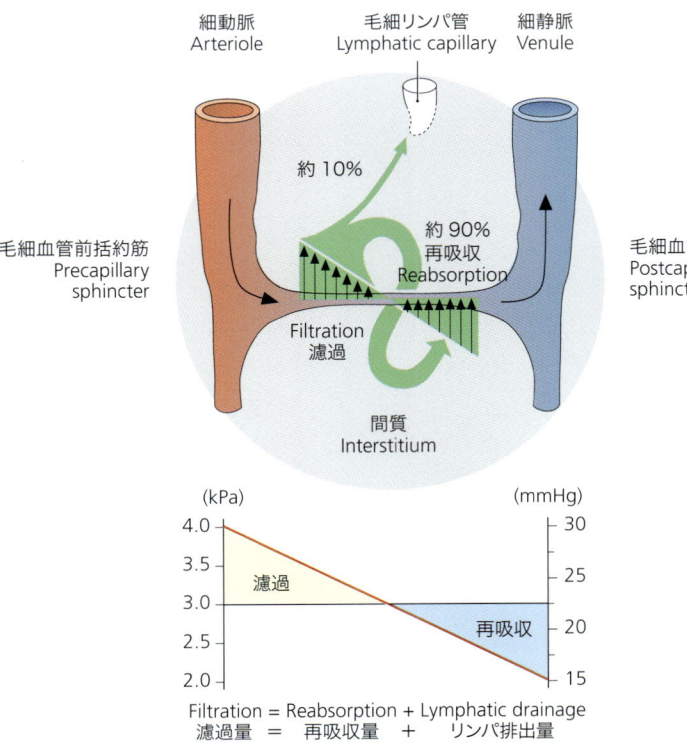

E　毛細血管における液交換機構（Silbernagl, Despopoulosによる）

毛細血管と周囲組織（細胞間質）との液交換は，毛細血管内圧と血管内膠質浸透圧の間の圧勾配変化によって調節されている．液交換の原動力は血液の静水圧である．毛細血管の動脈端における圧は35 mmHg（＝4.6 kPa）で，膠質浸透圧25 mmHg（＝3.3 kPa）に比べて約10 mmHg高い．この圧差により，さまざまな溶質を含んだ液成分が毛細血管から周囲組織へと透出する．毛細血管の静脈端ではこれと逆の関係が成り立ち，膠質浸透圧は25 mmHgと変化しないが，血液の静水圧は15 mmHg（＝2.0 kPa）まで低下する．この結果，この部の静水圧は膠質浸透圧より10 mmHg低くなり（15−25＝−10 mmHg），間質からの液成分が溶質とともに血管内へと戻される（再吸収）．

1日に毛細血管から透出される20 Lの液成分のうち，18 L（90％）が再吸収され，残りの約2 L（10％）はリンパ管によって吸収される．このような液成分の交換機構が働かないと，いわゆる浮腫（間質への液成分貯留）が起こる．浮腫を生じる理由として，血液の静水圧亢進（毛細血管静脈端での血液うっ滞による）や，膠質浸透圧の低下（血漿タンパクの減少による）がある．いずれの場合も液交換に不均衡が生じ，組織間隙に液貯留が生じて浮腫となる．

解剖学総論　8　リンパ系とリンパ節

8.1　ヒトのリンパ系　The Human Lymphatic System

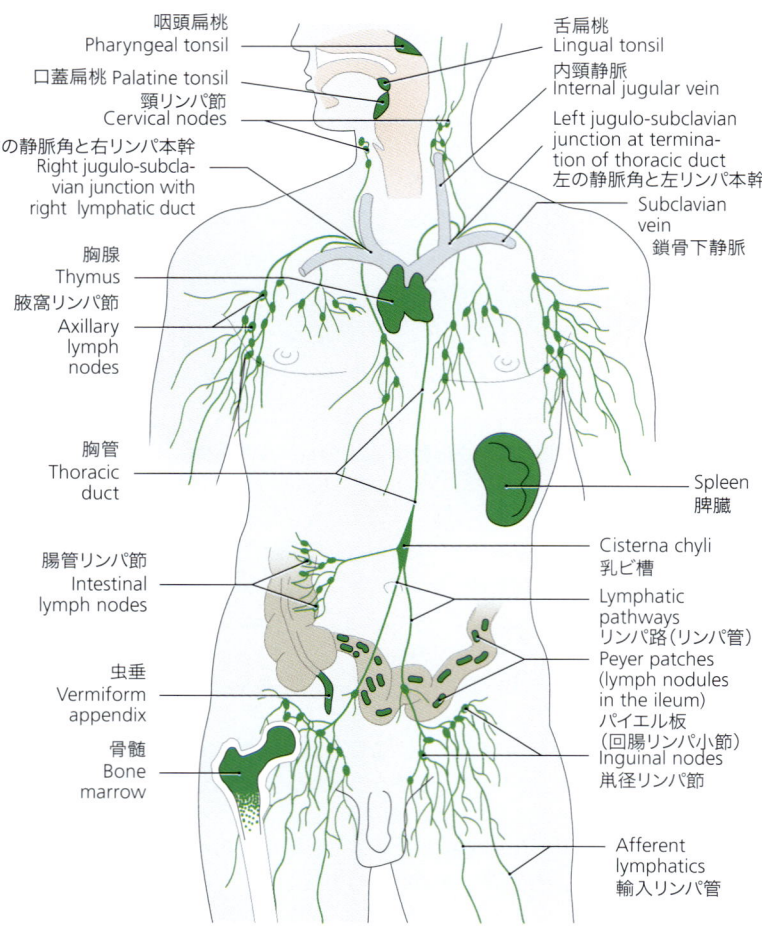

A　ヒトのリンパ系

リンパ系は，リンパ管とリンパ器官（免疫器官，B 参照）から構成される．リンパ管系は静脈系に沿って走る脈管系で，以下のような機能をもつ．

- 主要な機能として，組織液や毛細血管に吸収されなかった物質の吸収がある．リンパの組成は部位により異なり，周囲の細胞間質液の性状に影響される．
- 消化管で吸収された脂質（カイロミクロン）の輸送に働く．
- リンパ器官から血液循環へとリンパ球を運ぶ．

リンパ管系を構成するものを示す．

- 毛細リンパ管：末梢端は盲端をなす．
- リンパ管とその途中に位置するリンパ節．
- リンパ本幹：胸管および右リンパ本幹がある．

組織間隙の組織液は毛細リンパ管で回収され，リンパ管からリンパ節を通ってリンパ本幹に送られる．その後，左右の静脈角（鎖骨下静脈と内頸静脈の合流部）で，リンパ本幹から静脈系へと注ぐ．リンパの3/4は左の静脈角に注ぎ，右上半身からのリンパのみ右の静脈角から静脈系に入る．

リンパ器官は特異的免疫機構の一部で，感染性微生物の侵入に対する関門として働く．脾臓は，血流と直接連絡をもつ唯一の免疫器官である．

B　一次・二次性リンパ性器官

リンパ器官の機能として，特異的免疫反応の発現がある．

リンパ組織は一次（中枢性）リンパ組織と二次（末梢性）リンパ組織に区別される．一次性リンパ性器官は免疫細胞の産生，成熟および分化に関与する．その後，免疫細胞は二次性リンパ性器官に集まって免疫応答細胞となり，ここで抗原提示やリンパ球増殖，抗体産生などが行われる．

- 一次性リンパ性器官
  - 胸腺（Tリンパ球の分化）
  - 骨髄（Bリンパ球の分化）
- 二次性リンパ性器官
  - 脾臓
  - リンパ節
  - 粘膜関連リンパ組織 mucosa-associated lymphatic tissue（MALT）およびワルダイエル咽頭扁桃輪（咽頭扁桃，口蓋扁桃，舌扁桃）
  - 気管支関連リンパ組織 bronchus-associated lymphatic tissue（BALT）
  - 腸管関連リンパ組織 gut-associated lymphatic tissue（GALT），例えばパイエル板，虫垂

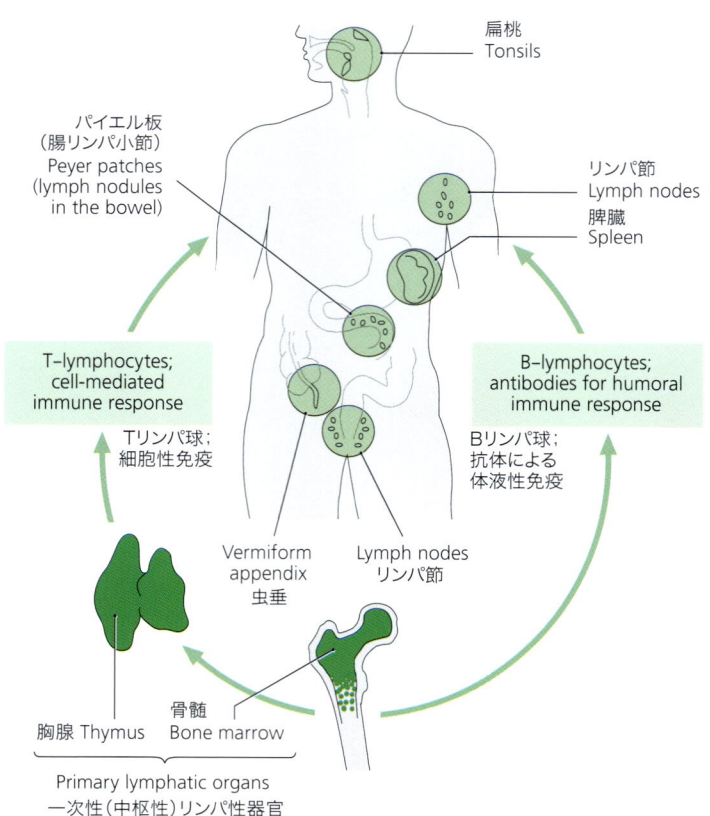

C　リンパ管系の構造

リンパ管系は，形態および機能的基準から3つに区分される．
1. 浅在性リンパ系 → 皮膚・皮下組織のリンパを集める．
2. 深在性リンパ系 → 筋・関節・腱鞘・神経からのリンパを集める．
3. 器官所属リンパ系 → 各器官のリンパを集める．器官ごとに特徴的な形状を示す．

貫通リンパ管は浅在性リンパ管と深在性リンパ管とを連絡し，リンパを深部組織から表層へと運ぶ．
　リンパ管系は，**リンパ管の組織学的構造**により，さらに4部に細分される．
1. 毛細リンパ管
2. 前集合リンパ管
3. 集合リンパ管
4. リンパ本幹

毛細リンパ管と前集合リンパ管は，まとめて起始リンパ管 initial lymphatics という．

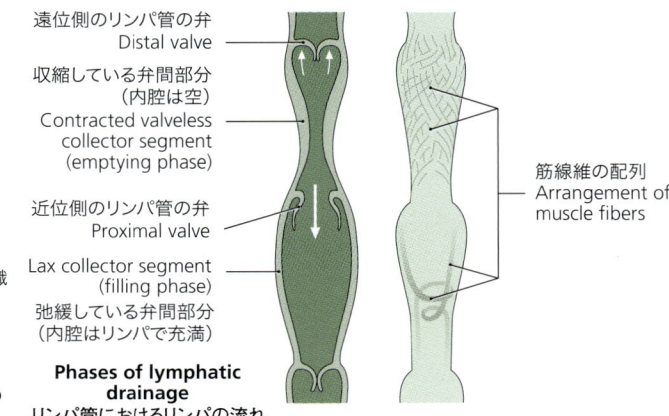

D　リンパ領域

a 皮膚・筋のリンパ系．
b aの詳細図．集合リンパ管の構造と機能を示す．

　浅在性・深在性リンパ系は，きわめて薄い壁をもつ，直径 50 μm ほどの**毛細リンパ管**に始まる．毛細リンパ管の内皮は不完全な基底板で囲まれ，付着フィラメント anchoring filaments によって周囲組織の弾性線維やコラーゲン線維に連結している．
　毛細リンパ管網は，合流して直径 100 μm ほどの**前集合リンパ管**となる．

毛細リンパ管と異なり，前集合リンパ管には弁が備わっており，壁は結合組織層によって補強されている．前集合リンパ管は，同様に弁をもつ直径 150〜600 μm の**集合リンパ管**に開く．より太いリンパ管やリンパ本幹と同様，集合リンパ管も静脈に似た壁構造をもち，不明瞭ではあるが，内膜（内皮と基底膜），中膜（平滑筋層）および線維性の外膜からなる3層構造をもつ．
　リンパ輸送は，集合リンパ管の弁間部分平滑筋が起こす律動的収縮（10〜12回/分）によって行われる．リンパが流れる方向は，前集合リンパ管や集合リンパ管における遠位弁の閉鎖と近位弁の開放とで調節される．

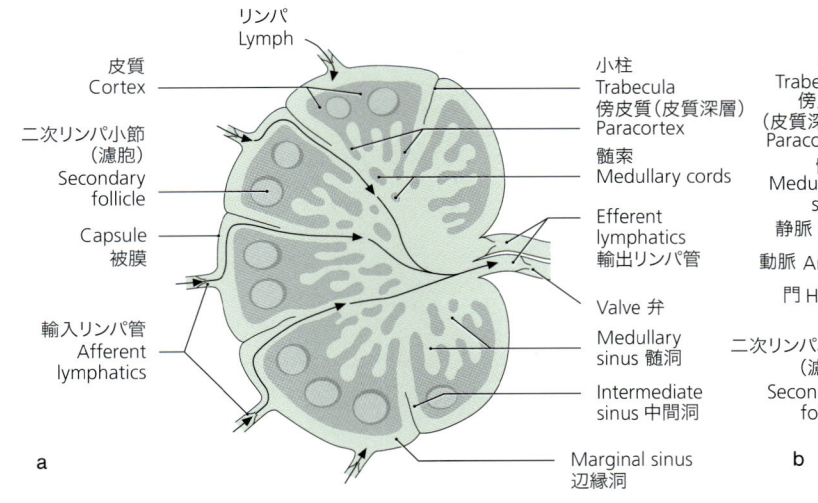

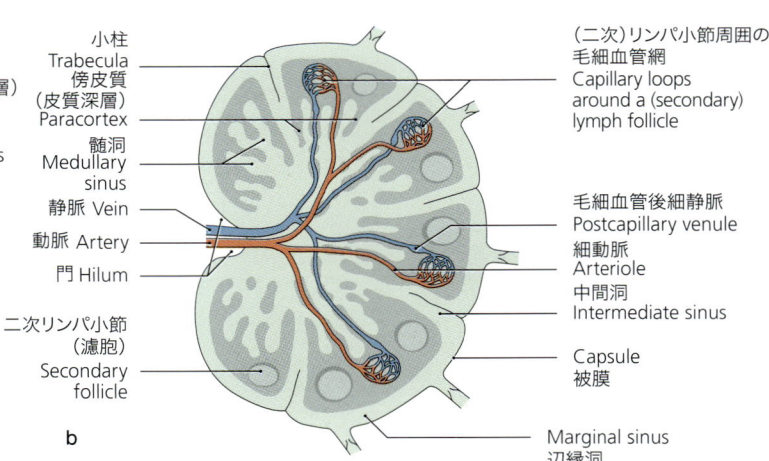

E　リンパ節の構造

a リンパ循環．b リンパ節の血液供給．

　リンパ節はリンパ管系の途中に位置する濾過装置であり，特異的免疫応答機構（TおよびBリンパ球を含む）に含まれる．リンパ節は，臓器ごとにみられる所属リンパ節と，いくつかの所属リンパ節からリンパを受ける領域リンパ節とに区別される．リンパは何本かの輸入リンパ管からリンパ節に注ぎ，リンパ液がリンパ洞から輸出リンパ管へと向かう間に，リンパ洞に面したリンパ組織と接触する．リンパ節は，浅層から深層に向かって，皮質，傍皮質および髄質に分けられる．皮質浅層にはBリンパ球域を構成する二次リンパ小節が多数みられ，二次リンパ小節の間や皮質深層にはTリンパ球域（胸腺依存域）がみられる．Tリンパ球域には毛細血管後細静脈（PCV）があり，血流に乗ってきたリンパ球はここで立方形内皮を貫いてリンパ組織内に出る．ここで分化したリンパ球はリンパ節を離れ，輸出リンパ管を通って別のリンパ節などへと向かう．

8.2 外分泌腺と内分泌腺 Exocrine and Endocrine Glands

A 腺の発達と分類

腺には，著しく特殊化した細胞が上皮内で集まったもの（杯細胞や上皮内腺）や，多くの細胞群が深層に移動してできたもの（上皮外腺）がある．腺は分泌物を合成・分泌する場であり，次の2つに大別することができる．

- **外分泌腺**（例：唾液腺，汗腺）：分泌物を皮膚や粘膜の外に放出する腺で，腺組織から直に出すタイプと導管から放出するタイプがある．
- **内分泌腺**：分泌物（ホルモンまたは伝達物質という）は，体内すなわち血流，リンパ，組織間隙などに放出される．内分泌腺には導管がない（ホルモン分泌機構については F 参照）．血流に入ったホルモンは全身を巡って標的細胞に到達し，ここで受容体に結合することで効果を発揮する．

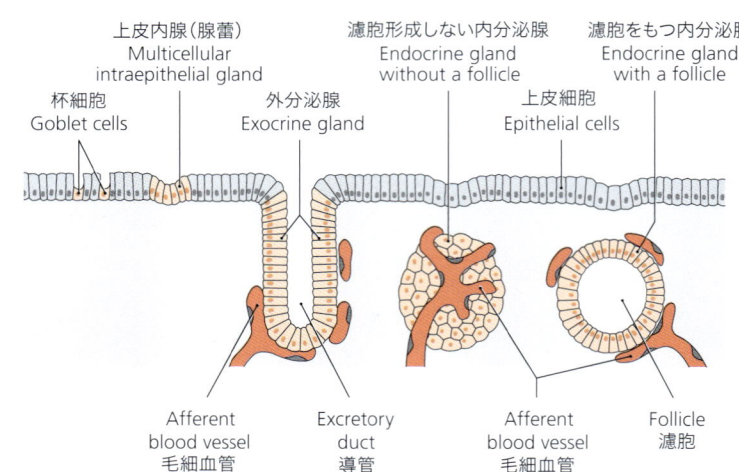

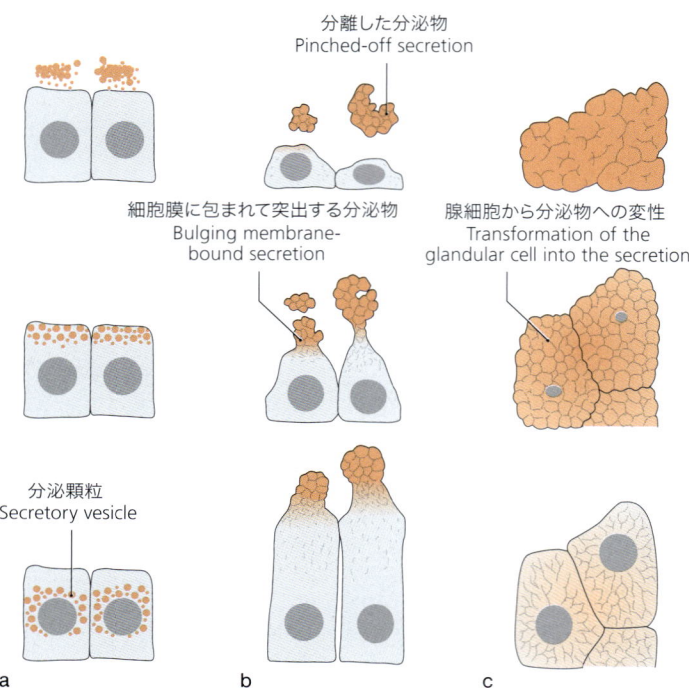

B 外分泌腺の分泌様式（光学顕微鏡レベル）

a **開口分泌**：放出される分泌物は膜に包まれていない（漏出分泌または部分分泌という）．膜で囲まれた分泌顆粒が細胞膜と融合し，顆粒内の分泌物だけを細胞外に放出するしくみで，膜成分は細胞に残る．大部分の腺が示す分泌様式である（C 参照）．

b **離出分泌**：分泌物は細胞膜とともに細胞の自由面から突出し，これがくびれた後にちぎれて放出される（アポクリン分泌）．放出された分泌物は細胞膜で包まれている．脂質分泌でみられる様式で，細胞膜で包まれた脂質は乳化された状態にある（例：体臭を作る汗腺，乳腺）．

c **全分泌**：腺細胞全体が分離し，分泌物となって放出される（ホロクリン分泌）．このため，腺細胞は基底細胞層から常に補充されている（例：皮脂腺）．

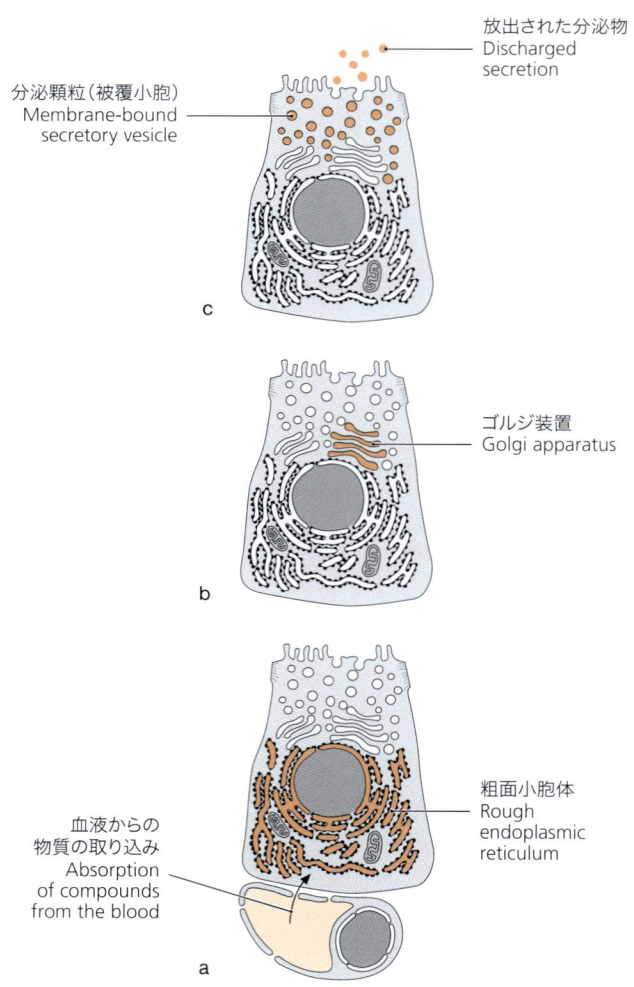

C 開口分泌における分泌物の生成と放出（電子顕微鏡レベル）

分泌物生成に必要な物質は血流から吸収され，分泌タンパクなどの物質は腺細胞内の粗面小胞体で合成される（a）．合成された分泌物はゴルジ装置によって輸送され（b），細胞の自由面から開口分泌によって放出される（c）．

D ホルモンおよびホルモン様物質の生成

ホルモンは生命維持に重要な化学伝達物質で，細胞相互の情報連絡に関わる．ふつう，体内に存在するのはきわめて微量で，標的細胞の代謝経路に働いて効果を発揮する．

ホルモンは，生成部位，作用部位，作用機序，化学構造などによって分類されており，ステロイドホルモン（例：テストステロン，アルドステロン），アミノ酸誘導体ホルモン（例：アドレナリン，ノルアドレナリン，ドパミン，セロトニン），ペプチドホルモン（例：インスリン，グルカゴン），そして脂肪酸誘導体（例：プロスタグランジン）などがある．

主要生成部位	ホルモンおよびホルモン様物質
古典的内分泌腺	
・下垂体（前葉・後葉）	副腎皮質刺激ホルモン（ACTH） 甲状腺刺激ホルモン（TSH） 卵胞刺激ホルモン（FSH） 黄体形成ホルモン（LH） 成長ホルモン（GH；STH） メラニン細胞刺激ホルモン（MSH） プロラクチン（PRL） 抗利尿ホルモン（ADH；バソプレシン） オキシトシン（視床下部で生成，後葉で分泌）
・松果体	メラトニン
・甲状腺	サイロキシン（T_4） トリヨードサイロニン（T_3）
・甲状腺のC細胞	カルシトニン
・上皮小体（副甲状腺）	パラソルモン
・副腎（腎上体）	電解質コルチコイド 糖質コルチコイド アンドロゲン（男性ホルモン） アドレナリン，ノルアドレナリン
・膵島（ランゲルハンス島）	インスリン グルカゴン ソマトスタチン 膵ペプチド
・卵巣	エストロゲン，プロゲステロン
・精巣（睾丸）	アンドロゲン（主にテストステロン）
・胎盤	絨毛性性腺刺激ホルモン，プロゲステロン
ホルモン生成組織と細胞	
・中枢（自律）神経系	神経伝達物質
・間脳（例：視床下部）	分泌制御ホルモン （リベリンおよびスタチン）
・消化管内分泌細胞	ガストリン，コレシストキニン，セクレチン
・心房	心房性ナトリウム利尿ペプチド（ANP）
・腎臓	エリスロポエチン，レニン
・肝臓	アンジオテンシノゲン，ソマトメジン
・免疫器官	胸腺ホルモン，サイトカイン，リンホカイン
・組織ホルモン	エイコサノイド，プロスタグランジン，ヒスタミン，ブラジキニン

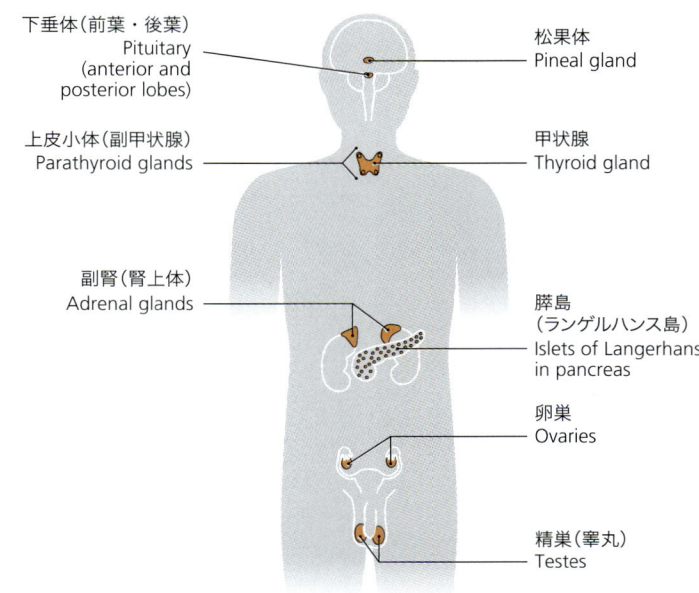

E ヒト内分泌腺の概略

消化管にみられる，びまん性から散在性（上皮内に分散してみられる）の内分泌系は省略してある．

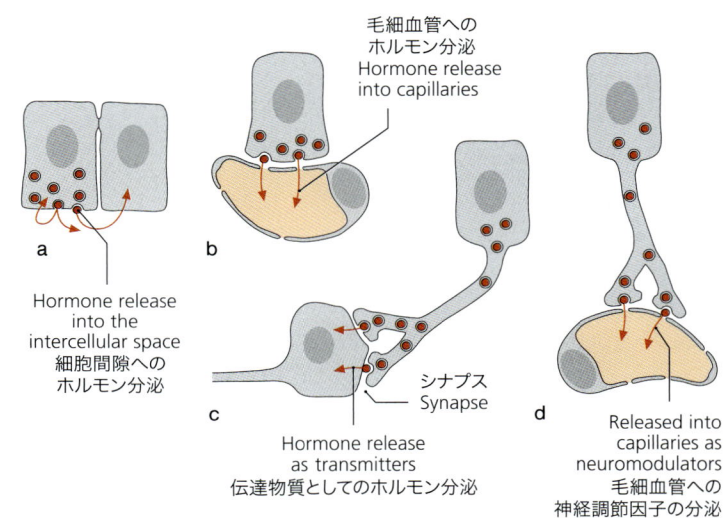

F 液性情報伝達のタイプ

内分泌系は，生物学的役割において，自律神経系や免疫系と密接な関連をもつ．内分泌系はワイヤレス情報伝達系の1つであり，遠隔領域に位置する標的組織や標的器官の機能を整合調節する．

a 傍分泌と自己分泌：ホルモンは血流ではなく細胞間隙に分泌され，生成部位の近傍にのみ作用する．

b 内分泌：生成されたホルモンは，有窓性毛細血管から血流へと放出される．

c 神経伝達物質分泌：神経伝達物質はシナプスで放出される一種のホルモンで，局所的な情報伝達に関与する．

d 神経分泌：一部の神経細胞はホルモン（神経調節因子 neuromodulator）を生成し，神経末端に送って血管内へと放出する（例：下垂体）．これにより，ホルモンの作用は離れた器官に及ぶことになる．

9.1 中枢神経系 (CNS) の発生 Development of the Central Nervous System (CNS)

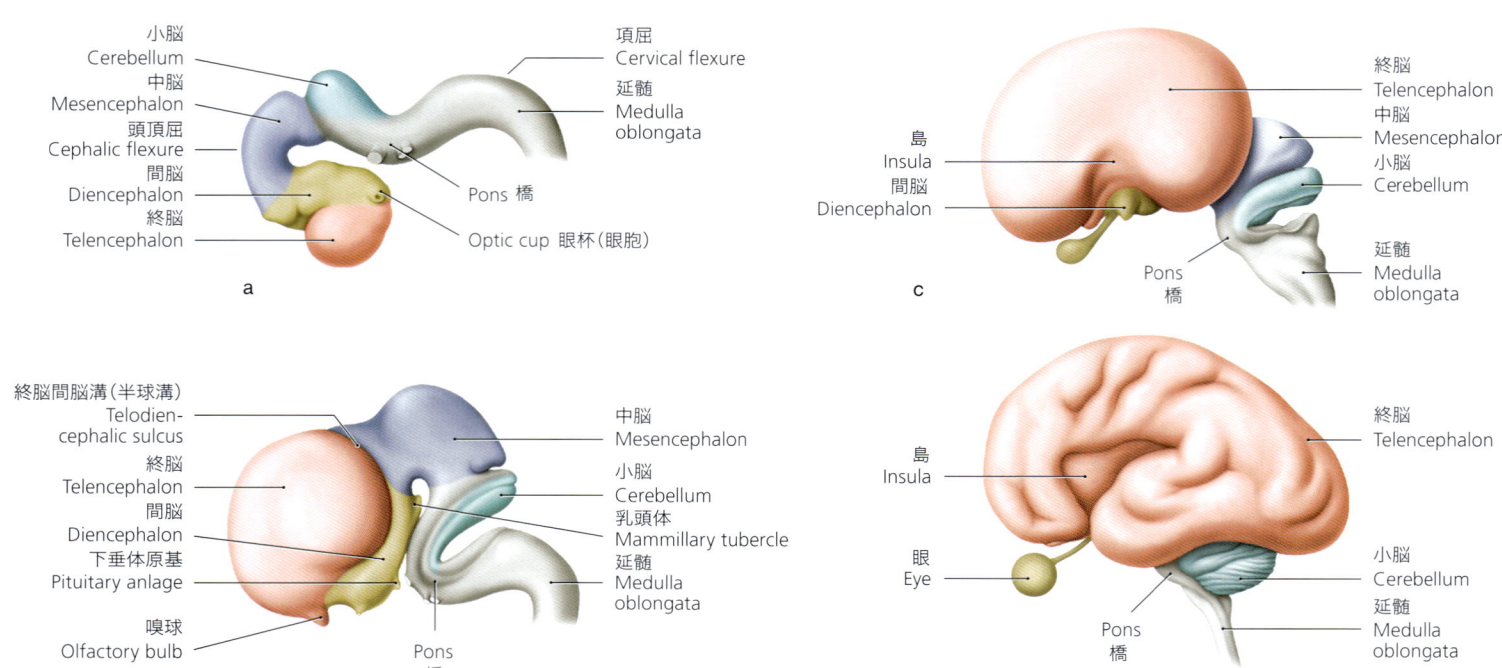

A　脳の発生

a 最大長 (GL) 10 mm，胎生 2 か月初めの胚子．この時期すでに，神経管から各脳領域への分化が認められる (**C** 参照)．
- 延髄 (灰色)
- 橋 (灰色)
- 小脳 (水色)
- 中脳 (青色)
- 間脳 (黄色)
- 前脳 (終脳，赤色)

Note 発達が進むにつれ，終脳はほかの脳領域上部に覆いかぶさる．

b 最大長 27 mm，妊娠 2 か月末 (胚子期の終わり) の胚子．終脳から嗅球が現れ，下垂体原基 (神経下垂体) が間脳から出現する．

c 最大長 53 mm，妊娠 3 か月末頃の胎児．この時期までに終脳がほかの脳領域を覆う．この時期，島は外側面に露出しているが，後に大脳半球によって覆われる (**d** と比較すること)．

d 頭殿長 (CRL) 270 mm〔頭踵長 (CHL) 300〜400 mm〕，妊娠 7 か月の胎児．表面の脳回や脳溝が顕著になり始める．

B　各脳胞から形成される領域

　神経管の頭側端からは 3 つの脳胞，すなわち前脳 (前脳胞)，中脳 (中脳胞)，そして後脳 (菱脳胞) が形成される．このうち，前脳胞からは終脳と間脳，中脳胞からは上丘，下丘と周囲構造が形成される．また，菱脳胞は橋，小脳および延髄へと分化する．橋と小脳は，延髄 (髄脳) と別に，後脳に区分されることもある．

　成人の脳における重要な構造と発生初期の脳胞との対応図を右に示す．これにより，各構造から起源となる脳胞へとさかのぼることができる．

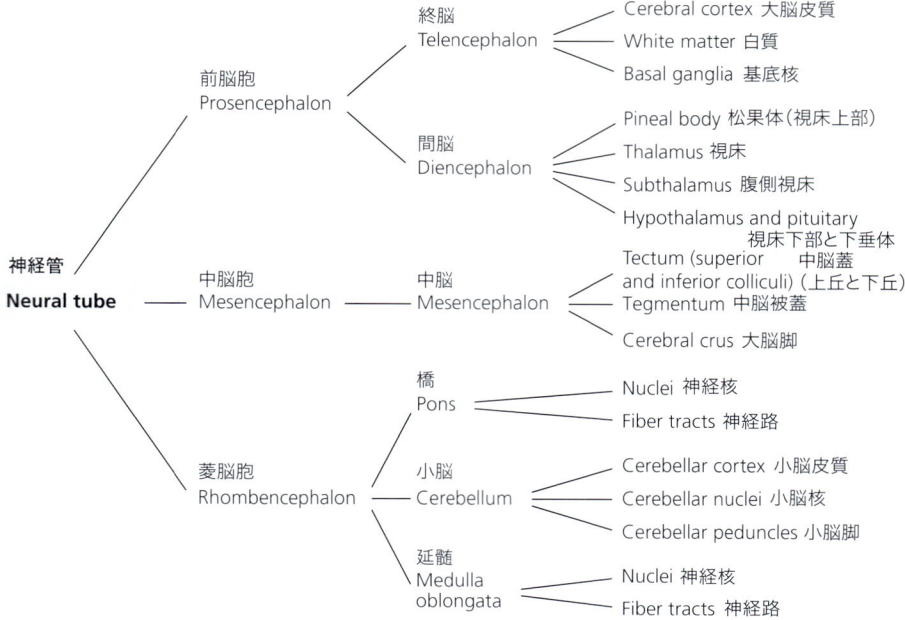

解剖学総論　9　神経解剖学総論

C　神経系の発生：神経管，神経堤，背側外胚葉の横断面

発生途上において，神経溝は表層の外胚葉から分かれ，背側が融合して神経管を形成する．神経溝の外側部から遊走した細胞により，神経管の両側に神経堤が形成される．中枢神経系（脳および脊髄）は神経管から，末梢神経系は神経堤を起源として形成される（p. 82 参照）．

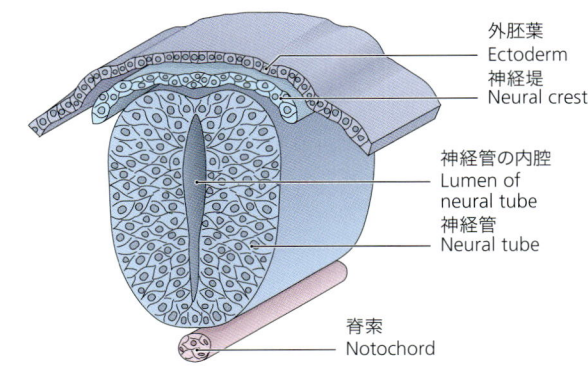

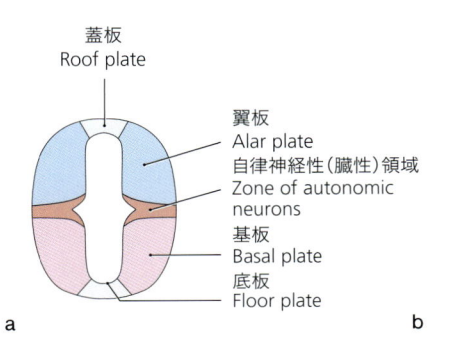
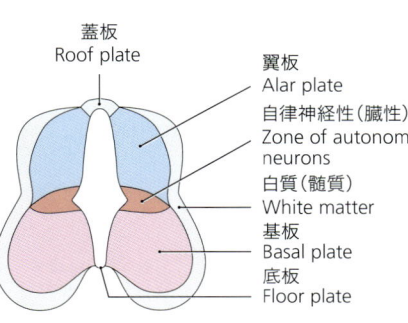
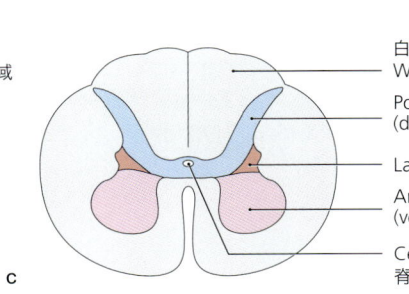

D　脊髄領域の神経管にみられる発生と分化

横断面を上方から見る．
a 発生初期の神経管，b 発生中間期，c 成人の脊髄．
基板は遠心性（運動）ニューロンによって，翼板は求心性（感覚）ニューロンによって形成される．

将来の胸髄，腰髄および仙髄領域では，基板と翼板との間の部分は自律神経節前ニューロンの起始部となる．蓋板と底板はニューロンを含まない．このようなニューロンの分布を知ることで，後脳（菱脳胞，E 参照）の構造理解に役立つ．

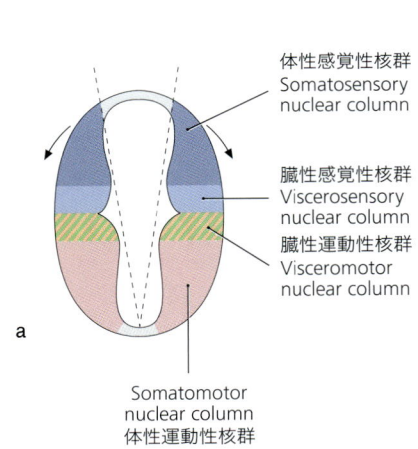
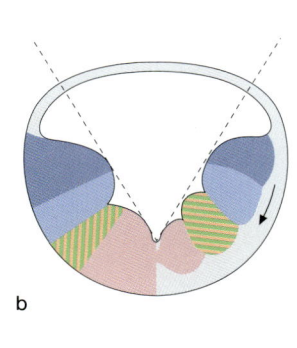
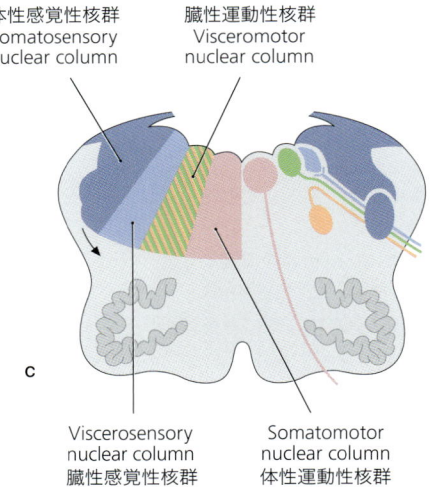

E　胚子期におけるニューロン分布と脳神経核の位置

横断面を上方から見る〔神経管を本に見立て，閉じた状態（a）から b, c の順に開くと考えると理解しやすい〕．
a 初期の段階では，運動ニューロンは腹側に，感覚ニューロンは背側にある．矢印はニューロンの移動方向を示す．
b 胚子期の初期，翼板のニューロンは外側から腹側に移動する．

c 成人の脳（延髄および橋，菱脳胞由来領域）において，内側から外側に配列する明瞭な脳神経核を含む神経核群 4 種を区別できる（His, Herrick による）．
1. 体性運動性脳神経核群（ピンク色）
2. 臓性運動性脳神経核群（オレンジ色と緑色の斜線）
3. 臓性感覚性脳神経核群（薄青色）
4. 体性感覚性脳神経核群（青紫色）

9.2 神経堤由来の構造と末梢神経系（PNS）の発生
Neural Crest Derivatives and the Development of the Peripheral Nervous System (PNS)

A 神経堤細胞の発達

胎生第3週，胚盤内側部の体表外胚葉が脊索に誘導されて肥厚し，神経板（神経外胚葉）が作られる．この神経板が分化することで神経系の原基が形成される．はじめに神経板の両側に神経ヒダが隆起し，ヒダに挟まれた正中部分に溝（神経溝）が作られる．神経溝はしだいに深さを増し，ヒダの上縁が融合して神経管が形成された後は，体表外胚葉の深層を走るようになる．神経ヒダの一部は神経管の形成には関与せず，神経堤を形成する．神経堤細胞の移動は，将来の頭部領域では神経管形成前から始まるが，体幹部では神経管が形成した後に起こる．神経堤を形成する細胞は，神経ヒダが融合する領域近くの外胚葉から分かれ，上皮性の間葉系細胞となって深部の中胚葉内に進入し，あちこちへ移動する．神経管が中枢神経系に分化するとともに，神経堤細胞はさまざまな部位に定着し，感覚性あるいは自律神経系の神経節や，内分泌腺，メラニン産生細胞，および軟骨そのほかの構造へと発達する（B，C参照）（Wolpertによる）．

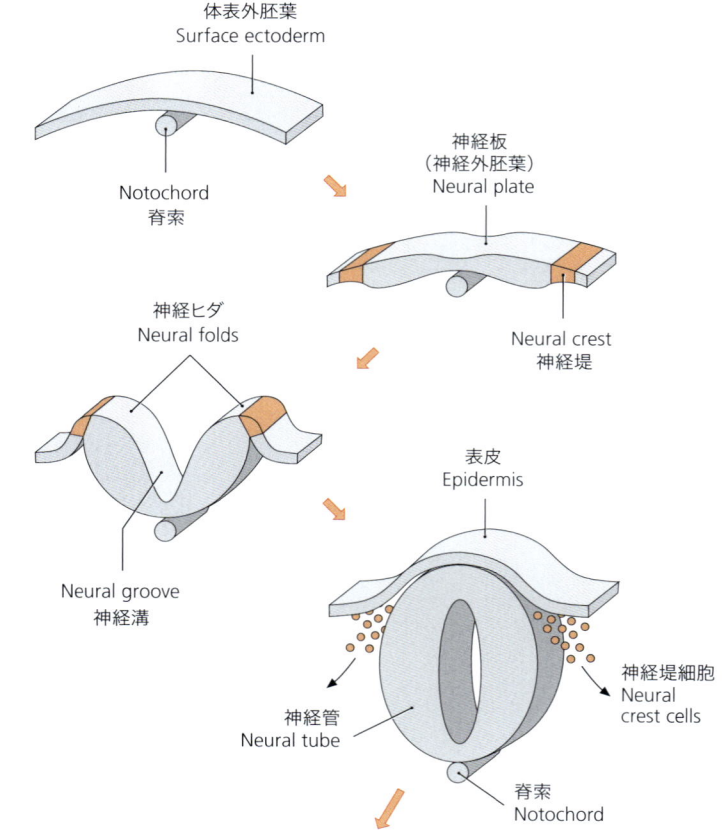

B 神経堤由来構造の主な移動経路

異なる領域に由来する神経堤細胞は，それぞれ別の経路で移動して，異なる構造に分化する．頭部領域の神経堤細胞は頭頸部の軟骨や骨，そして頭部の副交感神経節を形成する（C参照）．胸腰部の神経堤細胞は骨細胞にはならず，末梢神経ニューロンや，内分泌細胞，メラニン産生細胞，そしてシュワン細胞などを形成する．初期胚（4週齢，p.7参照）体幹における神経堤細胞の移動を模式図に示す．**神経堤細胞の移動経路**は次の3つに大別される．

① 後外側経路（メラニン芽細胞；メラニン産生細胞に分化する）
② 前外側経路〔神経節芽細胞；脊髄神経節（後根神経節）の感覚神経細胞に分化する〕
③ 腹側経路（交感神経の傍椎神経節ニューロン，副腎髄質クロム親和性細胞，そして消化管の自律神経叢などの細胞に分化する）

このように，神経堤からは，表面上は非神経系とされる種々の細胞や末梢神経節細胞が分化する．神経堤細胞は多能性や移動性といった独特の性質を示すため，その分化や移動が不完全な場合にはさまざまな徴候を生じる．また，神経堤細胞の消滅が起こると自律神経支配器官は機能不全に陥る（ヒルシュスプルング病 Hirschsprung disease）．なお，神経堤細胞由来の腫瘍は悪性度が高く，治療困難である（D参照）．

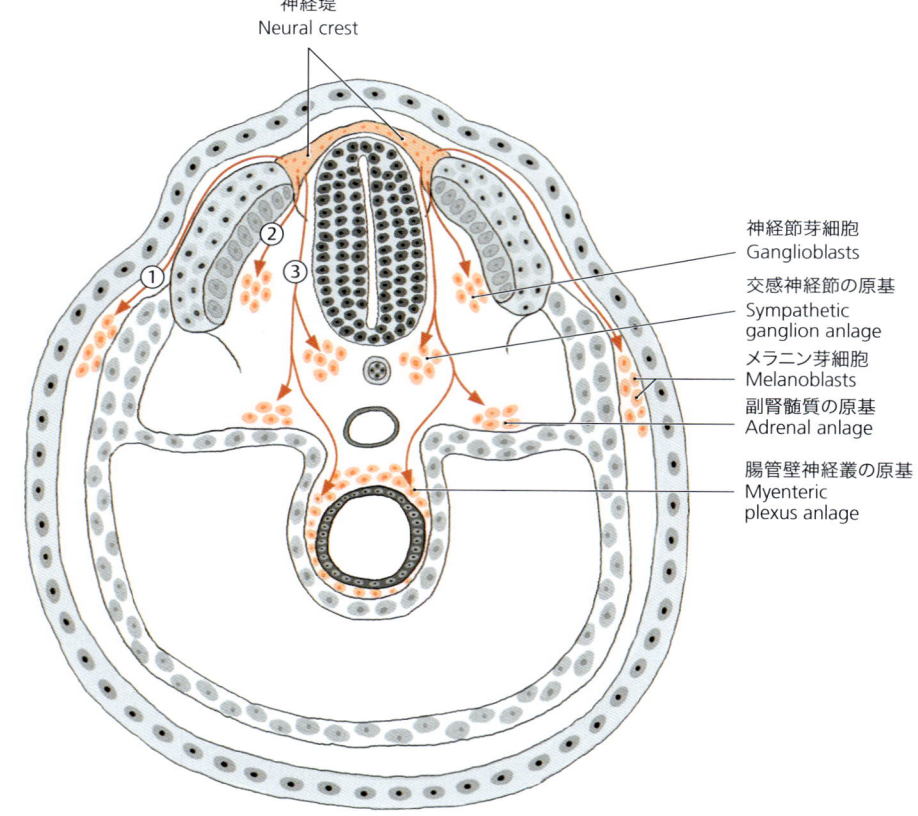

解剖学総論　9　神経解剖学総論

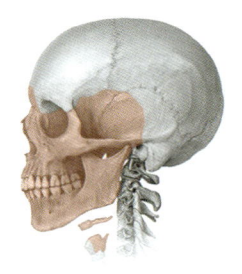
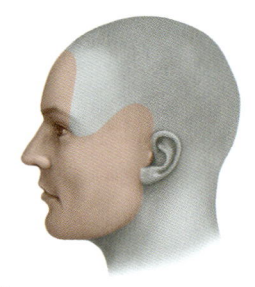

C　頭頸部の神経堤由来器官

Bに挙げたものと同等の構造（メラニン産生細胞など）に加え，頭部神経堤由来の頭頸部器官には，頭蓋や軟骨の一部，真皮内平滑筋などがある．
a 頭部神経堤由来の骨格：顔面骨，舌骨，甲状軟骨．
b 顔面皮膚の大部分は神経堤由来である．

D　神経堤由来領域に生じる疾患

神経堤	疾患
副交感性（臓性）神経節	神経芽細胞腫（悪性小児腫瘍）
腸管神経系	ヒルシュスプルング病（結腸の神経節細胞欠損）
神経膠細胞（シュワン細胞，衛星細胞）	神経線維腫症（レックリングハウゼン病）
メラニン産生細胞	悪性黒色腫，白皮症
副腎髄質	褐色細胞腫（副腎腫瘍）
心臓・肺の内分泌細胞	カルチノイド（類癌腫）（内分泌機能をもつ悪性腫瘍）
甲状腺の傍濾胞細胞（C細胞）	甲状腺髄様癌

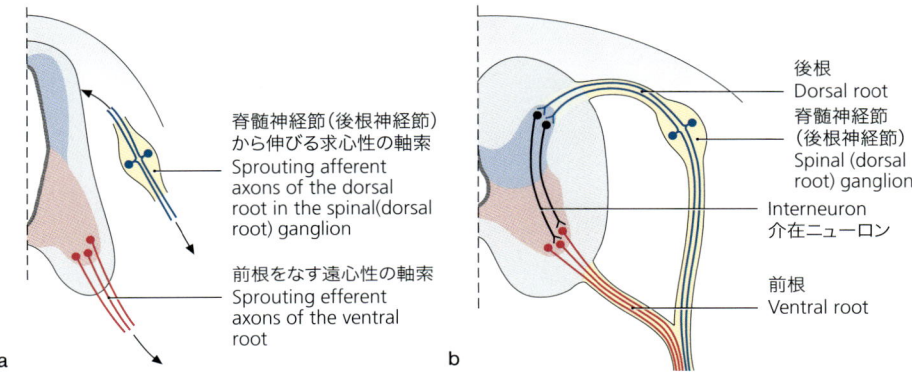

E　末梢神経系の発達

発生初期，神経細胞体から求心性軸索（青色）と遠心性軸索（赤色）が伸長し始める（a）．1次求心性（感覚）ニューロンは脊髄神経節（後根神経節），1次遠心性（運動）ニューロンは脊髄の基板から発達する（b）．介在ニューロン（黒色）は感覚ニューロンと運動ニューロンとの連絡ニューロンで，遅れて発達する．

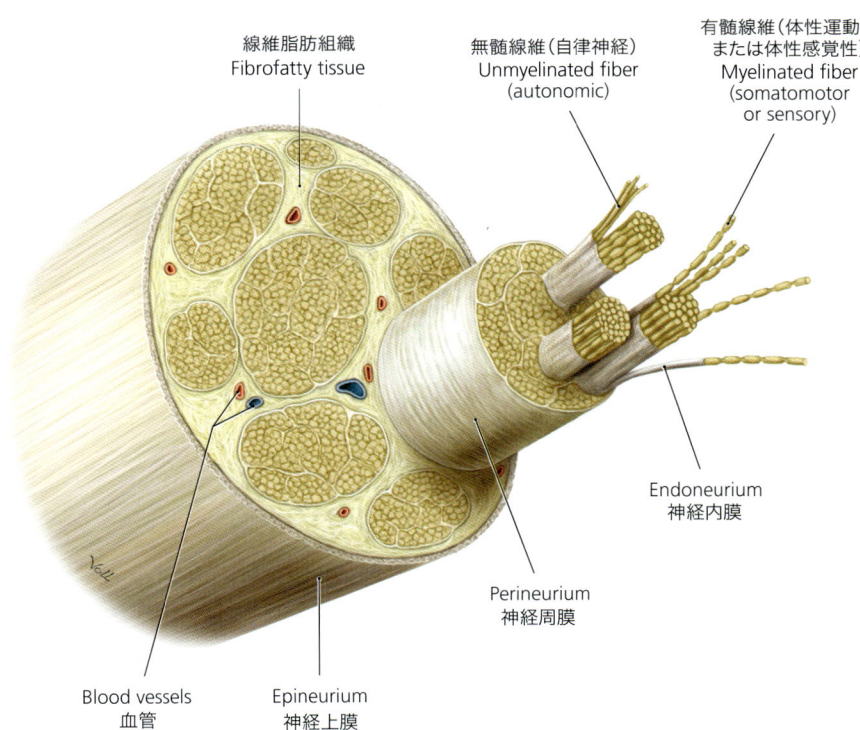

F　末梢神経の構造

末梢神経は軸索（神経突起）と神経鞘（シュワン細胞，線維芽細胞，血管）から構成される．軸索には，末梢から中枢神経系に情報を伝える求心性のものと，反対に中枢神経系から末梢に伝える遠心性のものがある．また，形態上では髄鞘をもつ（有髄性）軸索と髄鞘のない（無髄性）軸索が区別される．このうち，無髄性軸索は自律神経系にみられ（p.103参照），伝導速度は有髄性に比べて遅い．なお，神経の被覆のうち，神経束を包み込む神経周膜には，防御膜としての重要な役割がある（p.101参照）．

9.3 神経系の形態と構造 Topography and Structure of the Nervous System

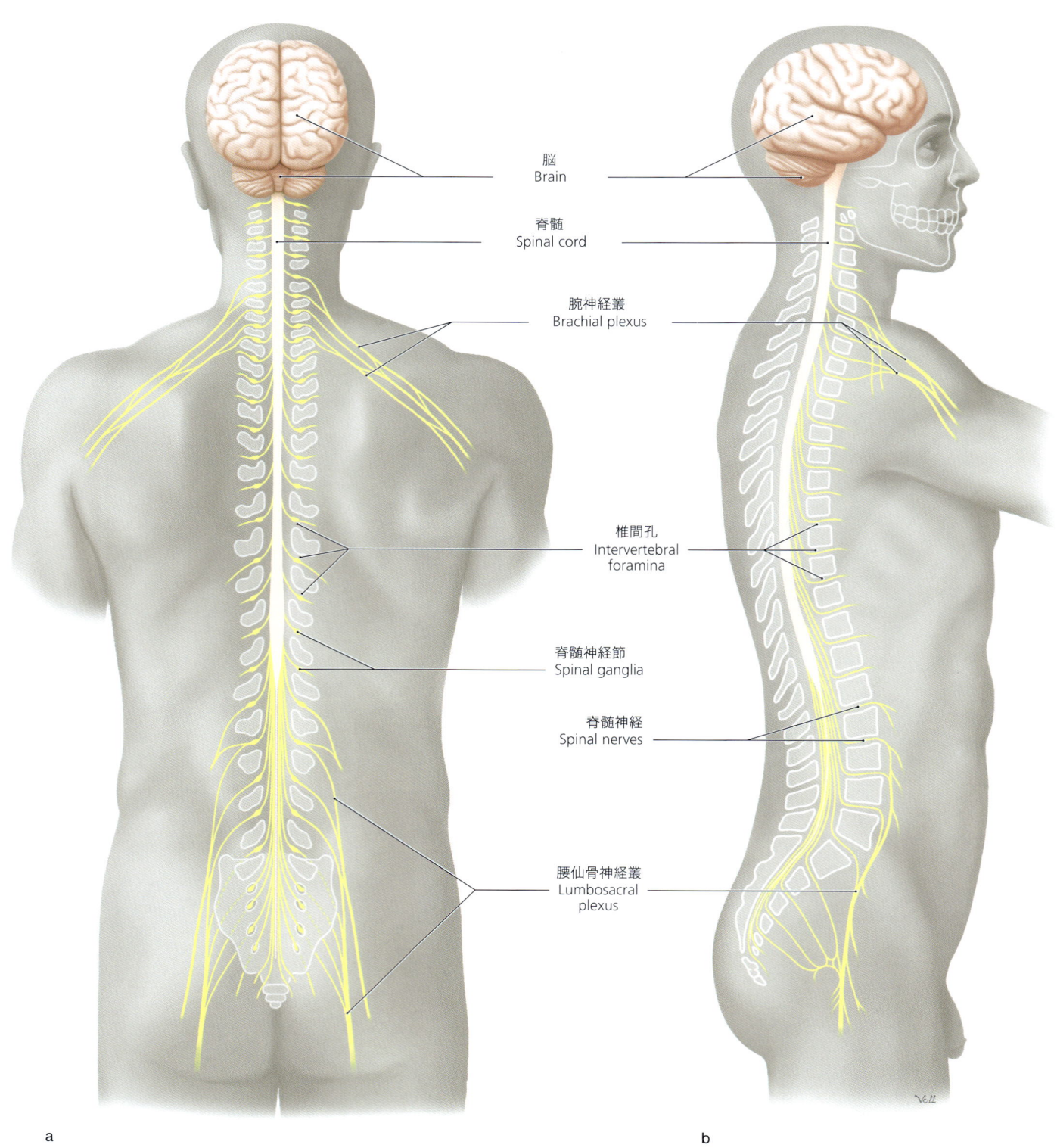

a

b

A　神経系の形態
　a 後面．b 右側面．
　ピンク色で示した部分が中枢神経系（CNS）で，脳と脊髄から構成される．黄色で示した神経線維束（いわゆる神経）と神経節を合わせて末梢神経系（PNS）という．脊髄から出る神経（脊髄神経）は，椎間孔を通って脊柱管から出た後，それぞれの分布領域に向かう．脊髄神経は，椎間孔内で後根と前根が融合してできる（p.89参照）．後根は，椎間孔内で小さく膨らんだ脊髄神経節を形成する（後面で観察される．機能については p.89を参照）．
　体肢に向かう脊髄神経の前枝は集まって神経叢を形成する．これらの神経叢からは体肢に分布する末梢神経が起こる．

解剖学総論　9　神経解剖学総論

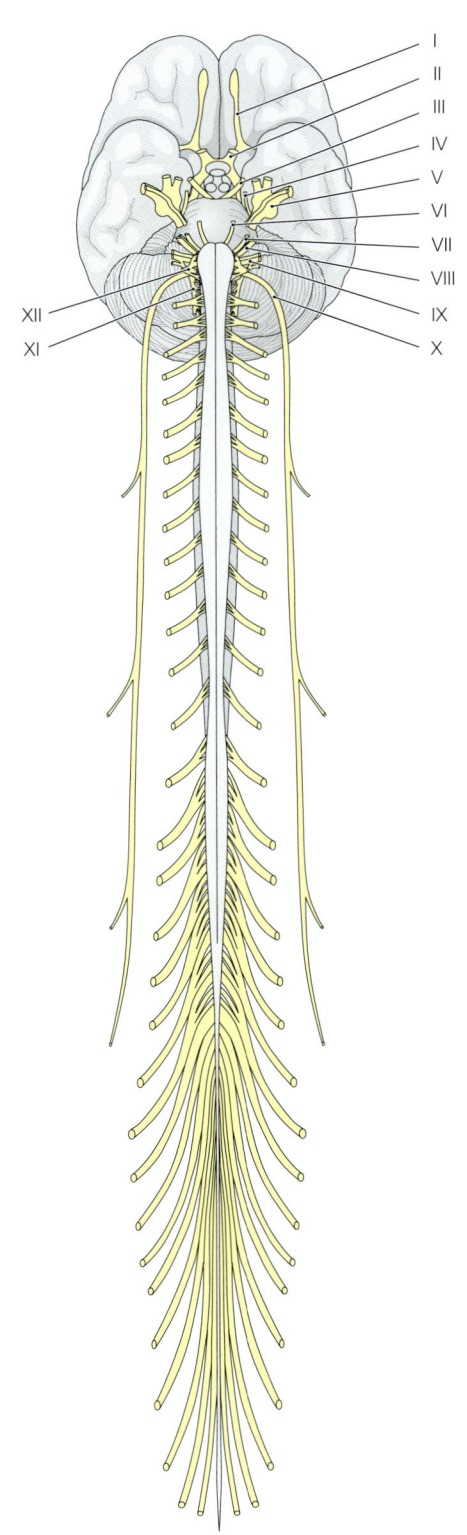

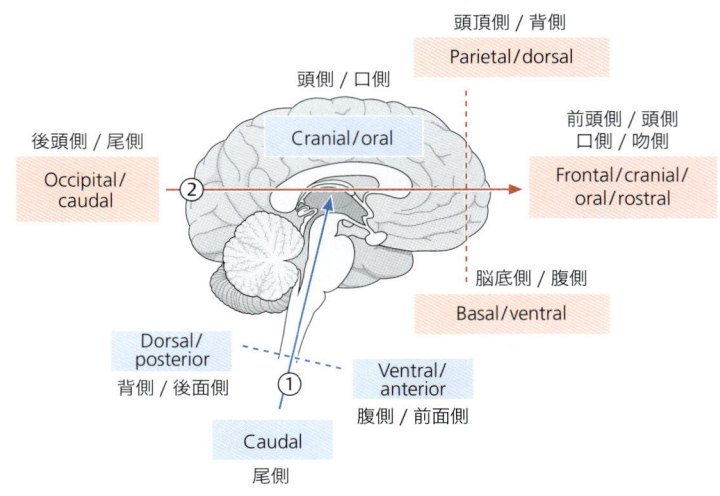

C　中枢神経系における部位と方向の用語
正中矢状断面を右側から見る．
Note　2つの軸が重要である．
① 垂直に近い脳幹軸（体幹の軸にほぼ一致する：マイネルト軸 Meynert axis）．
② 間脳および終脳を通る水平軸（フォレル軸 Forel axis）．
中枢神経系の方向を表す際には，これらの軸が基準となる．

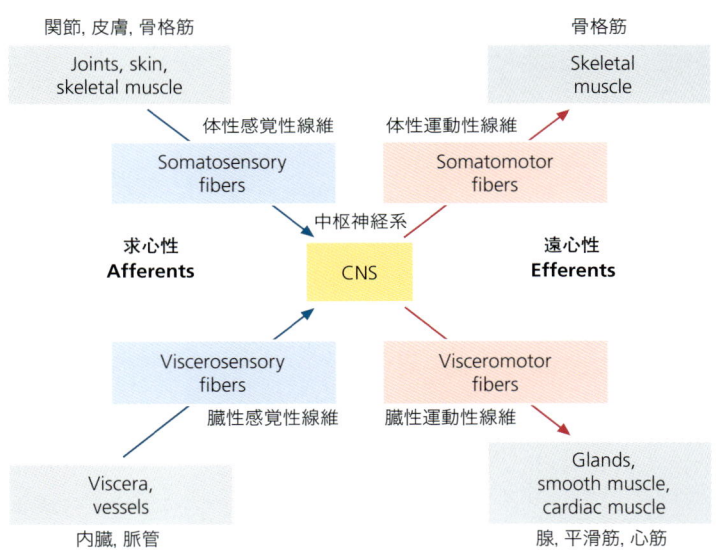

D　神経系における情報伝達方向を示す模式図
神経線維を伝わる情報には，中枢神経系（CNS，脳および脊髄）に向かうものと，中枢から末梢神経系（PNS，自律神経系の末梢部分も含まれる，p.102参照）に向かうものがある．情報を中枢神経系に送る線維を求心性もしくは感覚性（線維）と呼び，中枢からの指令を末梢に送る線維を遠心性あるいは運動性（線維）という．

用語に関して　古典的な解剖学の用語では，「感覚の sensitive」という概念は，全身が感じる感覚として用いられ（例えば，温度感覚や痛みの感覚）．一方で，「感覚の sensory」という概念は，感覚器官として解剖学的に定義された場所においてのみ感受されるものとして用いられた（例えば，聴覚，視覚，味覚，嗅覚，平衡感覚）．今日では，後者の概念は前者の概念も含んだものとして使用される．

B　脊髄神経と脳神経
前面．
末梢神経系には，脊髄から出る31対の脊髄神経と脳から出る12対の脳神経がある．脳神経の各対は，口側から尾側に向かって伝統的にローマ数字を使用して番号がつけられている．
Note　最初とその次の脳神経である嗅神経（Ⅰ）olfactory nerve と視神経（Ⅱ）optic nerve は，厳密にいえば末梢神経ではない．すなわち，これらは髄膜で覆われており，中枢神経系でしかみられない細胞を含む中枢神経系の線維によって構成される脳から前方への突出部である（希突起膠細胞 oligodendrocyte と小膠細胞 microglia）．

9.4 神経系の細胞 Cells of the Nervous System

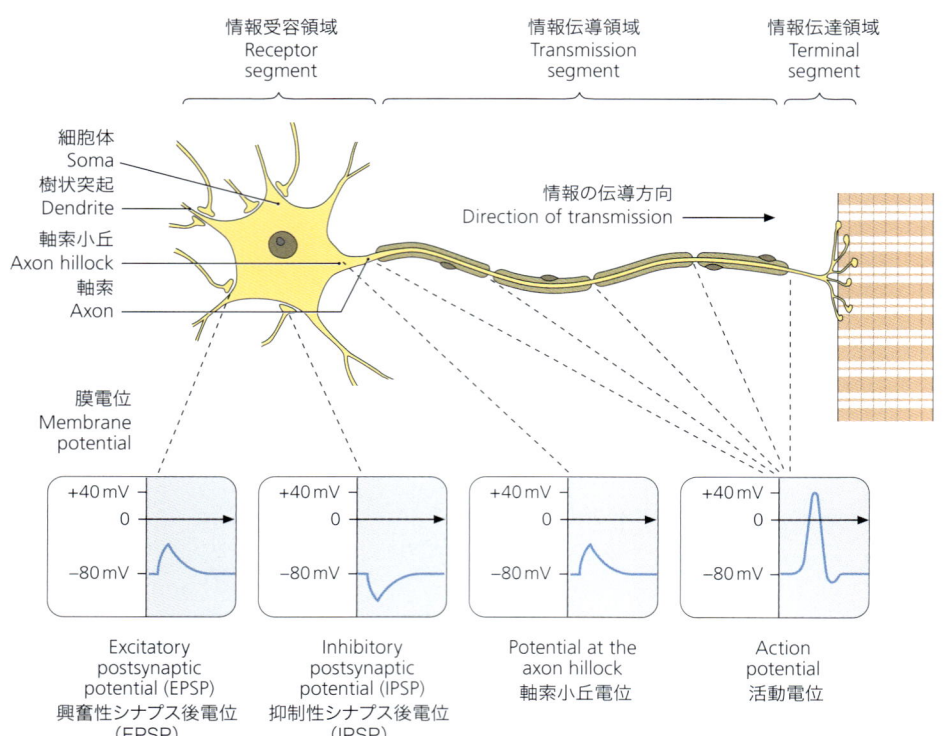

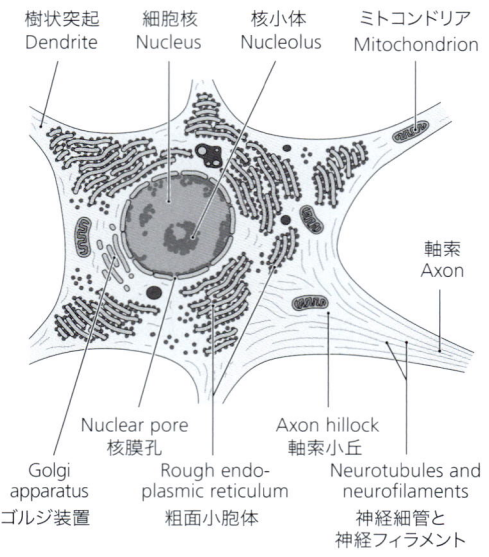

A 神経細胞（ニューロン）

ニューロンは神経系における機能的最小単位とされ，シナプスによってほかの神経細胞と連絡する．シナプスの多くは，ほかの神経細胞の樹状突起に連絡するタイプである（本図参照）．シナプスで放出される伝達物質は，樹状突起の細胞膜に興奮性あるいは抑制性に働くことにより，神経細胞膜局所における活動電位の増減に働く．神経細胞における興奮性あるいは抑制性の電位は軸索小丘で統合される．興奮性の電位が優位な場合，刺激はニューロンの興奮閾値を超え，全か無かの法則にしたがって軸索における発火（刺激の伝導）を生じる．

B ニューロンの電子顕微鏡像

ニューロンは粗面小胞体に富む（タンパク合成と活発な代謝を示す）．この小胞体（ニッスル小体とも呼ばれる）は，リボソーム RNA のリン酸2エステル基に結合する陽イオンを用いた染色により，光学顕微鏡（光顕）で容易に確認できる．神経病理学領域では，ニッスル小体の分布パターンはニューロンの機能評価の指標として用いられる．神経細管や神経フィラメントはきわめて微細で，光顕では別々の構造として観察できないため，まとめて神経原線維と呼ばれる．神経原線維は，神経組織に銀塩を浸透させることにより，光顕下で観察することができる．神経原線維の集簇はアルツハイマー病における重要な組織学的特徴であるため，神経病理学領域で注目されている．

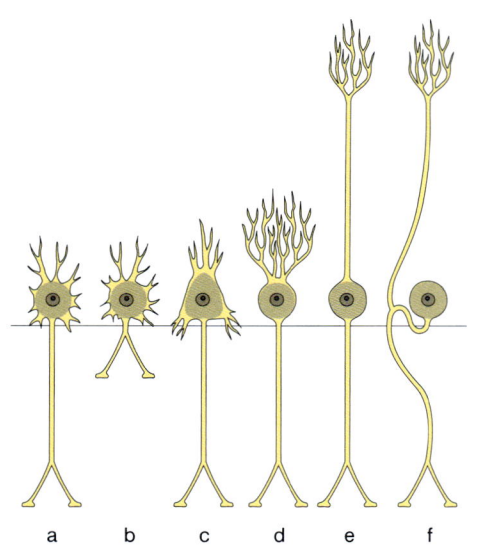

C ニューロンの基本形態と機能的変異

軸索の起始部である軸索小丘の位置を水平線上に示す．（末梢神経は軸索および神経鞘から構成される．p. 83 参照）

- **a** 多数の樹状突起と長い軸索（長い刺激伝導経路）をもつ多極性ニューロン．脊髄の α 運動ニューロンのような投射ニューロンがこれに含まれる．
- **b** 短い軸索（短い刺激伝導経路）を有する多極性ニューロン．脳や脊髄灰白質内の介在ニューロンがこれにあたる．
- **c** 錐体細胞：三角形の細胞体の頂点と底に限局する樹状突起と，長い軸索とを有するニューロン．例として大脳皮質運動野の遠心性ニューロンがある．
- **d** プルキンエ細胞：樹状突起は細胞体の一部から限局して起こり，細かい分枝を示す．プルキンエ細胞は，小脳への求心性ニューロンから多数のシナプス結合を受ける細胞で，同時に小脳皮質からの遠心性ニューロンでもある．
- **e** 双極性ニューロン：樹状突起は末端で枝分かれする．網膜の双極細胞がこれに相当する．
- **f** 偽単極性ニューロン：樹状突起と軸索が細胞体から一緒に出る．脊髄神経節の1次求心性（感覚）ニューロンがある（p. 97 参照）．

解剖学総論　9　神経解剖学総論

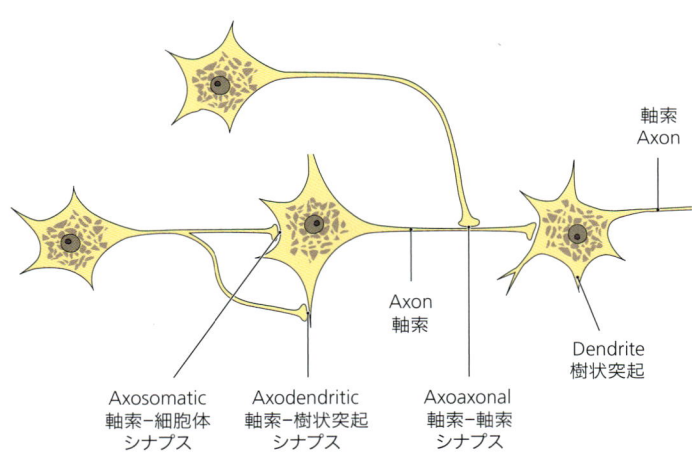

D　ニューロンのシナプス結合パターン

　軸索は標的ニューロンのいろいろな部位でシナプスを形成する．シナプス結合パターンには，軸索-樹状突起シナプス，軸索-細胞体シナプス，軸索-軸索シナプスがあり，軸索-樹状突起シナプスが最も一般的である（**A**参照）．

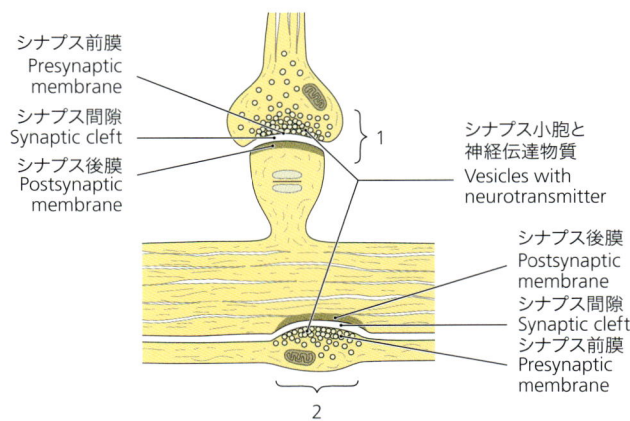

E　中枢神経系のシナプスの電子顕微鏡像

　シナプスは2つのニューロンを機能的に連結する機構で，シナプス前膜，シナプス間隙，およびシナプス後膜から構成される．

　棘シナプス（1）では，シナプス前終末球（ボタン）は標的ニューロンにみられる独特の膨隆（棘）と接触する．軸索と標的ニューロンの平坦面との間の並列型シナプスは，並行連結あるいは通路ボタン（2）と呼ばれる．シナプス前終末の小胞には神経伝達物質が含まれ，軸索から刺激が伝わると，エキソサイトーシス（開口放出）によってシナプス間隙に放出される．放出された神経伝達物質はシナプス後膜に達して受容体と結合する．

　さまざま薬物や毒物（抗うつ薬，筋弛緩薬，有毒ガス，ボツリヌス毒素など）が，シナプスにおける刺激伝達に影響することがわかっている．

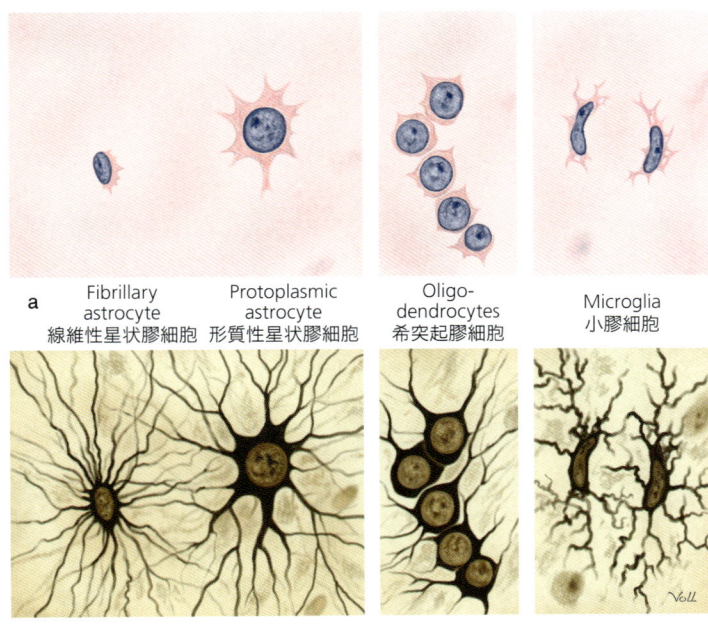

F　中枢神経系における神経膠細胞

　神経膠細胞（グリア細胞）はニューロンを取り囲み，構造および機能的にこれを支持する（**G**参照）．さまざまな染色法により，グリア細胞の各部を選択的に提示することができる．
a 基本的染色法における細胞核．
b 銀染色法によって示された細胞体．

G　まとめ：中枢神経系（CNS）および末梢神経系（PNS）の細胞とその機能的重要性

細胞の種類	機能
ニューロン（CNSとPNS）	1. 刺激の発生 2. 刺激の伝導 3. 情報処理
グリア細胞（神経膠細胞） ・星状膠細胞（CNSのみ）	1. CNSの内部環境維持 2. 血液脳関門の構成（p.101参照） 3. 死滅シナプスの貪食 4. CNSにおける瘢痕組織形成 　（例：多発性硬化症，脳出血後）
・小膠細胞（CNSのみ）	食作用（脳内のマクロファージ）
・希突起膠細胞（CNSのみ）	CNSにおける髄鞘形成
・シュワン細胞（PNSのみ）	PNSにおける髄鞘形成
・衛星細胞（PNSのみ）	特殊化したシュワン細胞 神経節の神経細胞体を囲む

9.5 脊髄分節の構造 Structure of a Spinal Cord Segment

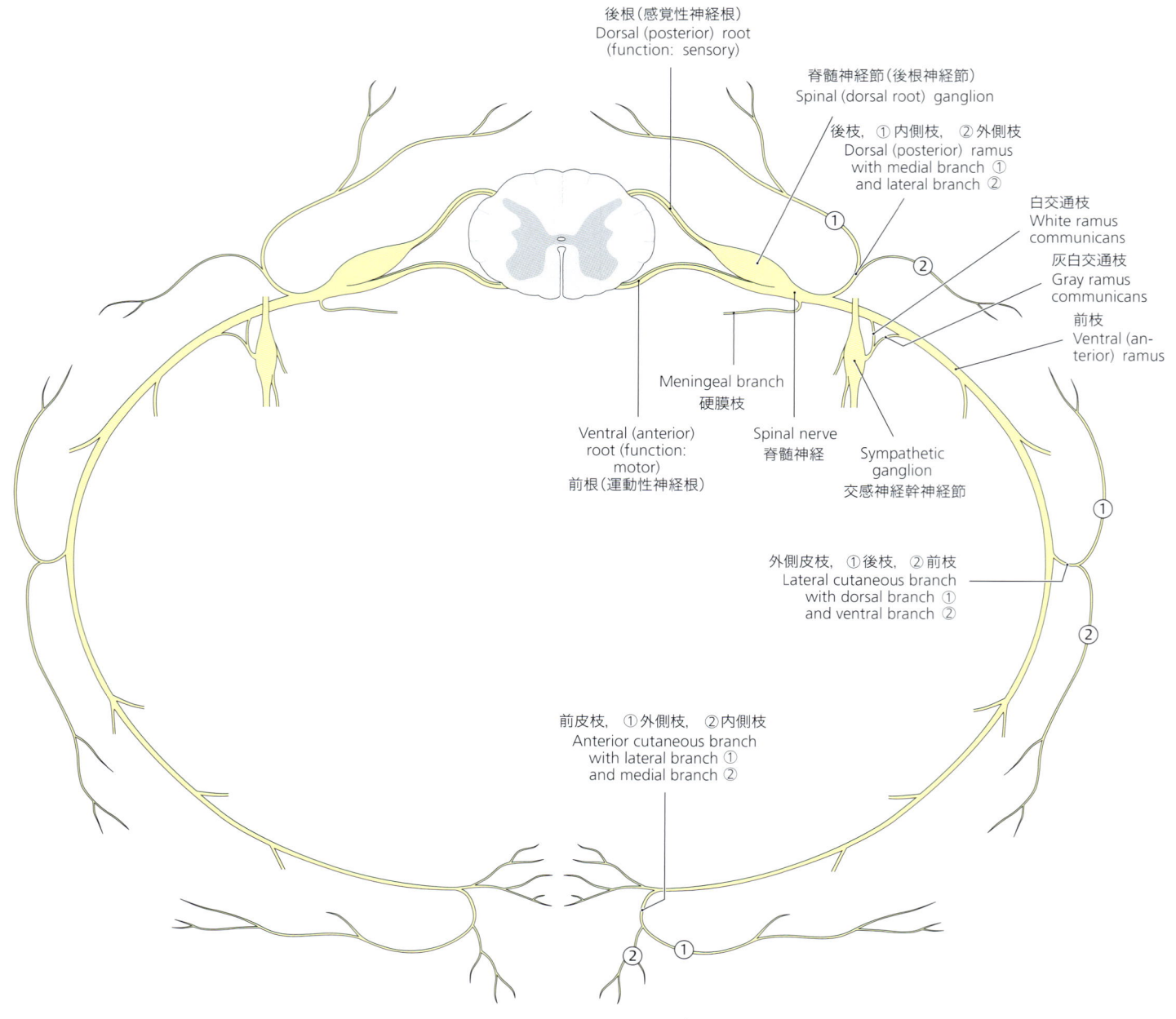

A 脊髄分節の構造と脊髄神経
上面．

脊髄は上下に連続して並ぶ31個の分節で構成され（B参照），各分節の外側からは前根および後根が出る．前根は遠心性（運動）線維，後根は求心性（感覚）線維によって形成され，同じ分節から出た前根と後根は椎間孔内で合流して脊髄神経となる．求心性（感覚）線維と遠心性（運動）線維はこの合流部で混ざり合うため，脊髄神経から分かれる枝（右記）には運動および感覚線維がともに含まれることになる（例外的に，硬膜枝のみは純感覚性である）．これらの枝は，前根と後根が合流して脊髄神経を形成した直後に起こる．すなわち，脊髄神経の本幹の長さは1cmほどに過ぎない．

Note 脊髄神経のこの部分，狭義の脊髄神経は，解剖学用語では脊髄神経幹と呼ばれる．

脊髄神経から末梢に向かう分枝には次のような役割がある．
- 前枝：体壁の前面および側面を支配する．
- 後枝：背部の皮膚と固有背筋を支配する．
- 硬膜枝：再び脊柱管内に入り，脊髄髄膜などに分布してその感覚を司る．
- 白色交通枝：交感神経幹神経節に向かう有髄（白色）神経線維からなる．
- 灰白交通枝：交感神経幹神経節から脊髄神経に情報を伝える無髄（灰白色）神経線維からなる（機能については p.103 参照）．

脊髄神経の前枝と後枝はさらにいくつかの枝に分かれる．

解剖学総論　9　神経解剖学総論

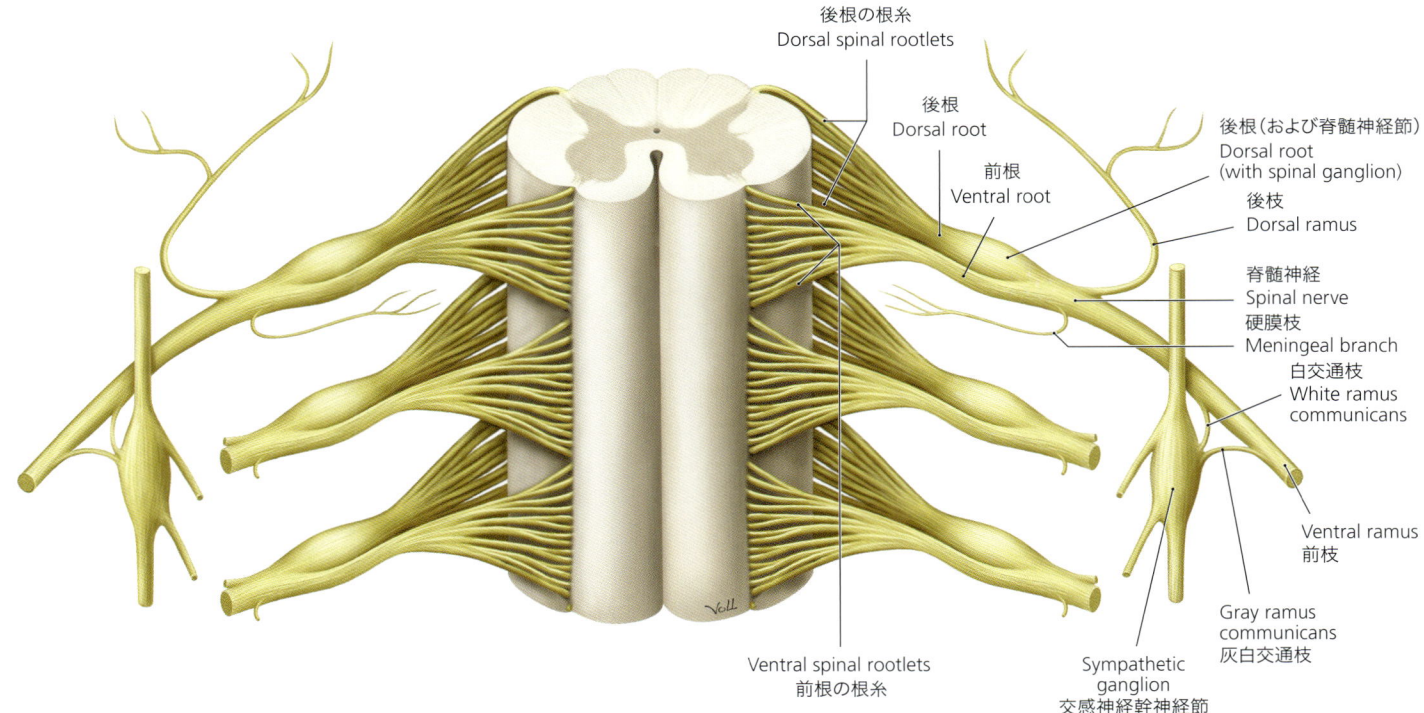

B　前方からみた脊髄分節の構造

　脊髄は，上下に連続して並ぶ多くの分節で構成されており，それぞれの節からは1対の脊髄神経が出ている（ここでは，見やすいように最も上の節から出る脊髄神経のみを示す）．脊髄の前側からは前根の根糸がたくさん出ており，合体して前根 ventral root となり，背側からは後根の根糸がたくさん出ており，合体して後根 dorsal root となる．多くの根糸は合体して前根あるいは後根となり，さらにこれらが脊髄神経として1本になった後，5つの枝（前枝，後枝，硬膜枝，白交通枝，灰白交通枝）に分かれる（A 参照）．脊髄の分節構造は，外見上は根糸の部分においてのみ観察され，脊髄自体には外見上，そのような分節は認められない．

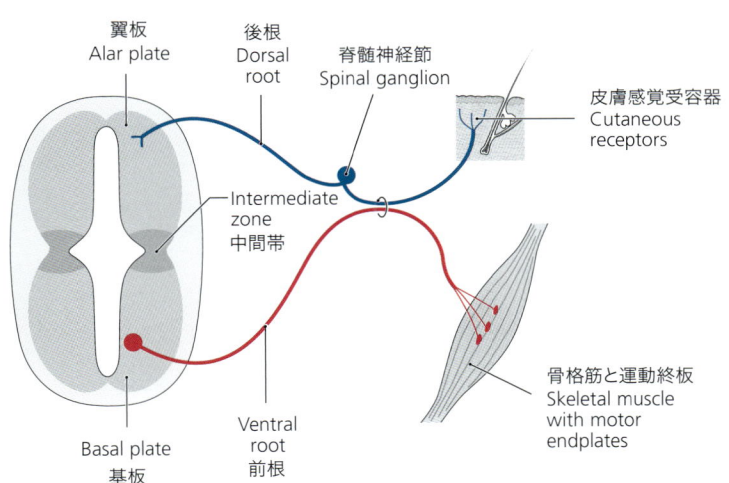

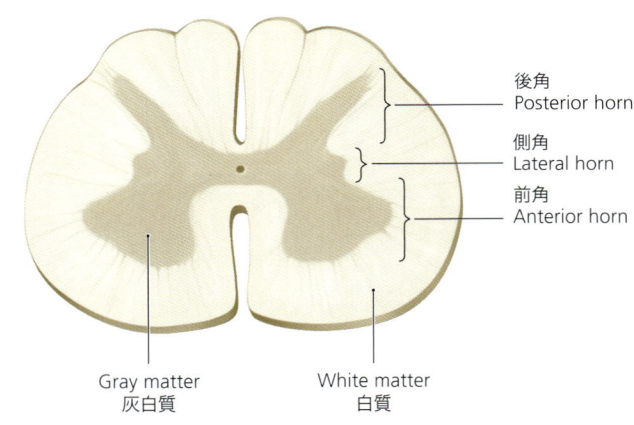

C　発生段階の脊髄の分節構造内における構造と機能の割り当てに関する由来

　皮膚受容器などからの求心性線維は後根から脊髄後角（発生学的に翼板に由来する領域）に至る．一方，遠心性線維は脊髄前角（発生学的に基板に由来する）の神経細胞から起こり，前根を通って脊髄を出た後に骨格筋などの標的器官に分布する．中間帯は，器官制御のための自律神経ニューロンが存在する側角に発達する．

D　脊髄分節の横断面

　上面観．脊髄の横断面では，中央に蝶の形をした灰白質があり，その周りを白質が取り囲んでいる．灰白質には神経細胞体があり，白質には軸索が上下方向に走る．灰白質は，前角，後角および側角に区分される．前角には運動ニューロン，後角には感覚ニューロン，そして側角には自律神経ニューロン（内臓を制御）の細胞体がある．脊髄は腹側部と背側部とに前後に二分され，腹側部は運動機能，背側部は感覚機能を担う．脊髄の分節構造と皮膚分節（デルマトーム）との関係（脊髄の垂直区分）は，p.90 を参照のこと．

解剖学総論　9　神経解剖学総論

9.6　感覚神経支配：概観　Sensory Innervation: Overview

A　脊柱管 spinal canal, vertebral canal における脊髄分節 spinal cord segment の位置と分布

右側面観．脊髄は，連続して並ぶ31個の分節からできている．

- 頸椎部の分節　　8
- 胸椎部の分節　12
- 腰椎部の分節　　5
- 仙骨部の分節　　5
- 尾骨部の分節　　1　（臨床上の意味はない）

脊髄の成長は脊柱の成長よりも遅れるため，成人ではここに示したように，ほぼ第1腰椎の椎体の位置（p.136と比較せよ）までしか達しない．体表における皮膚分節（デルマトーム）は，脊髄の分節に対応する（C参照）．言い換えると，皮膚分節とは，体表部分の皮膚内感覚器（例：圧力，温度，痛み，振動を感じる感覚器）が求心性線維を通って，どの脊髄分節に至るかということを体表上の区分で示したものである．これによって，皮膚分節と脊髄分節との1：1の対応関係が成り立つ．このことは臨床上，皮膚感覚の異常（ある皮膚分節における機能不全）から，脊髄のどの位置において障害が発生しているかということを突き止めることができる．皮膚分節は感覚性（求心性）神経における分布の対応のみを示すが，運動性（遠心性）神経における分布の対応は，筋分節*myotome, myomere と呼ばれる（p.7参照）．

Note 対になった頸神経は，第8頸神経（C8）を除いて，対応する番号の頸椎椎体の上側から出現する．頸椎椎体は7個しかない（C1-C7）が，頸神経は8対あるため（C1-C8），8対目の頸神経は第1胸椎の上側から出現しなくてはならないのである．その結果，第1胸神経（T1）は対応する番号の胸椎椎体（T1）の下側から出現する．脊椎のその他の神経（脊髄神経）も同様に，対応する番号の椎体の下側から出現する．

*訳注：筋節（p.3参照）と呼ばれることがあるが，筋節（sarcomere サルコメア）とは違うものなので注意．

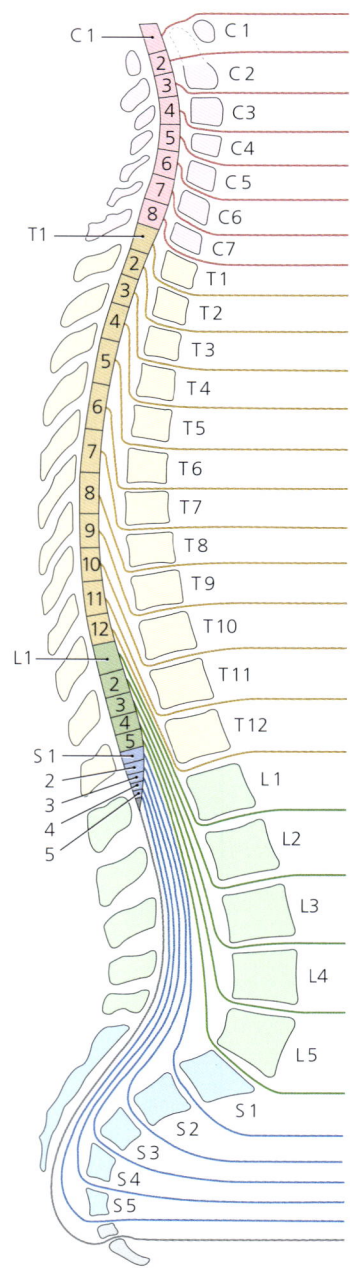

B　皮膚分節と体肢芽 limb buds

皮膚分節は，もともとの体節 somite の分布を反映している（p.7参照）．四肢が生じる体節から，細胞が移動し，体肢芽が作られる．これらの移動した細胞は，それらがもともと属していた体節からの神経支配を受けているため，かなり複雑になってしまった身体の各部分の由来を知る手がかりになる．

a　5週齢の胚では，皮膚分節はまだそのままの分節状態にある．
b　6週齢の胚において，すでに位置の移動がみら

れる．軸前体節 preaxial segment が頭方に位置し，軸後体節 postaxial segment が尾方に位置する．それらの体節の間に位置する体節は，遠位方向，すなわち手のほうにずれていく．
c　7週齢の胚ではすでに，皮膚分節の分布は，出生時とかなり似ている．

これらの皮膚分節のパターンは，Cのパターン図で示したように，皮膚分節を構成している細胞が，どのように移動してきたのかということを単純に示している．

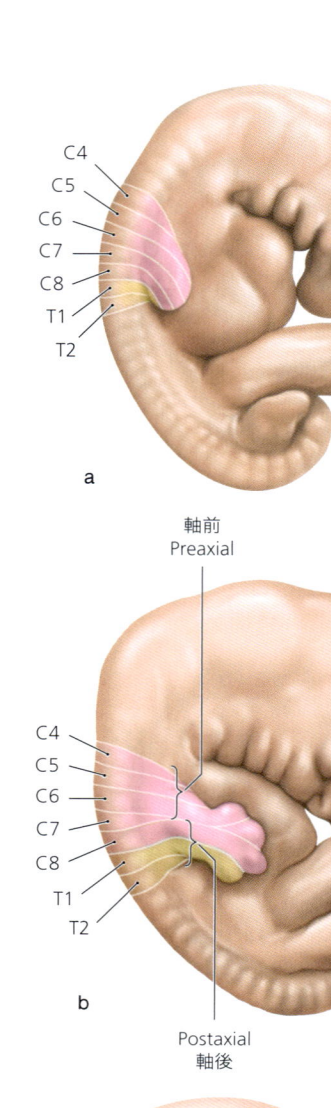

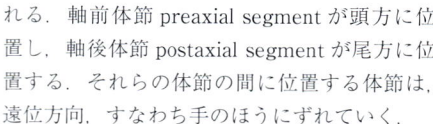

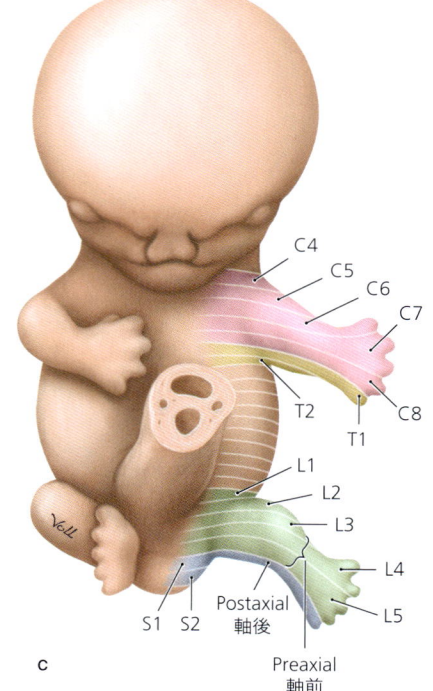

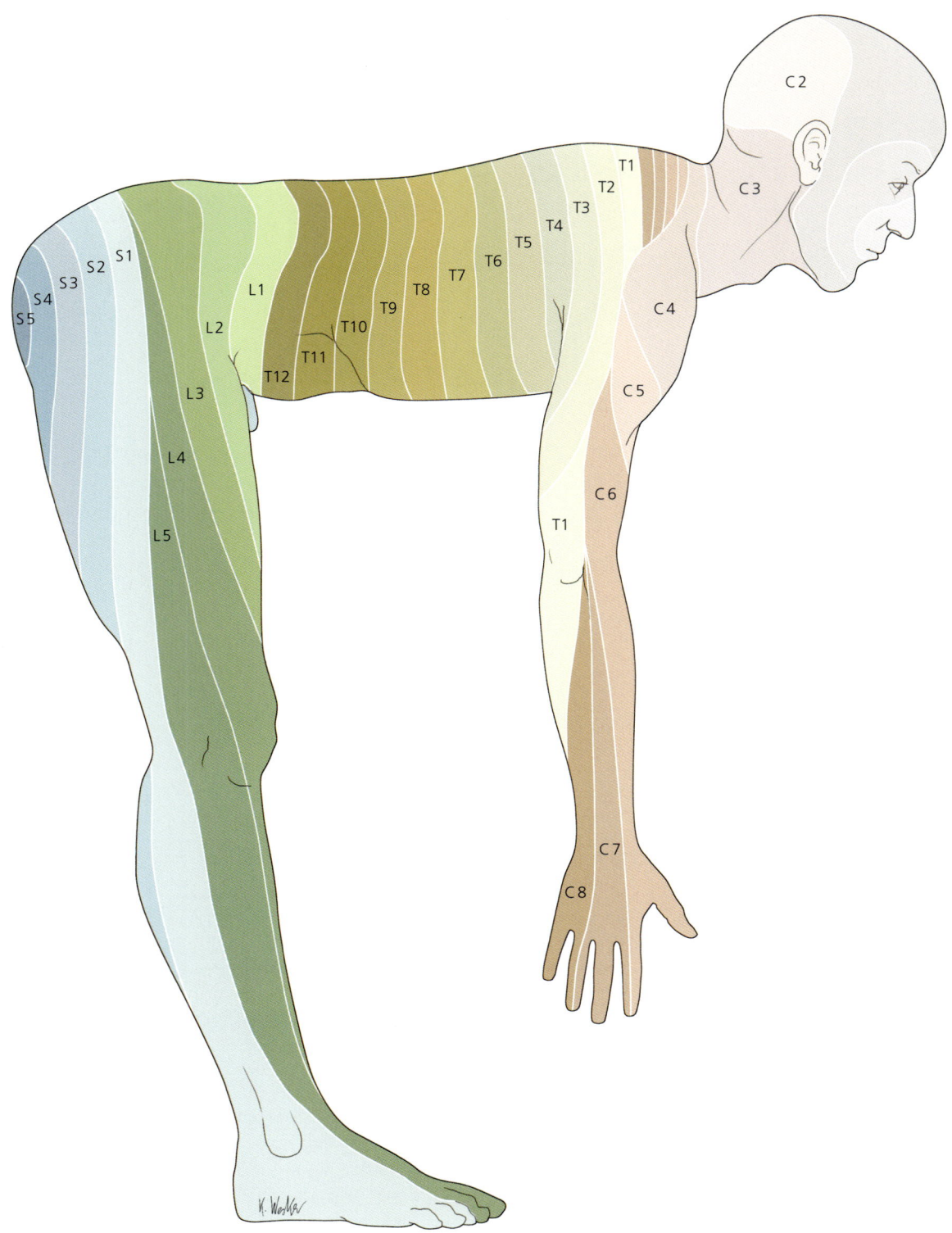

C 皮膚分節（デルマトーム）を単純化した模式図

　四肢における皮膚分節の神経支配分布は，胎生期における体肢芽（体肢の原基）の形成過程を反映している．四肢動物と同様に，体肢の位置を体幹に直角にすることで（解剖学における基本姿勢で理解するよりも）皮膚分節の分布パターンをわかりやすくすることができる．**A**における脊髄分節と皮膚分節の位置との対応を比較してみよう．細胞の移動も考慮して描いた複雑な皮膚分節のパターンは，p. 94に示した．

Note C1分節からは運動性の線維のみしか出ていないため，皮膚分節にはC1の領域はない．

9.7 感覚神経支配：皮膚分節と神経叢の形成原理
Sensory Innervation: Principles of Dermatome and Plexus Formation

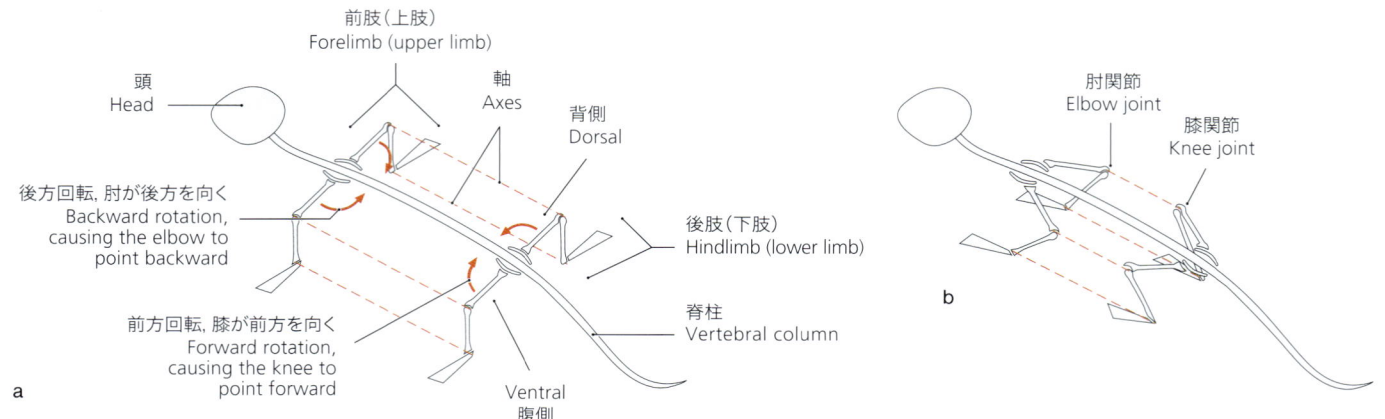

A　皮膚分節形成の系統発生的由来

下等な四足動物では，体幹は四肢にぶら下がるようになっている（a）のに対し，哺乳類では四肢の位置の回転がみられる（b）．その場合，後肢（＝下肢）は前方に回転し，哺乳類の動物を垂直に立たせて考えてみると，もともとは後肢の背側の位置にあった筋群が腹側に移動することになる（詳細は p.20 参照）．これは，後方に回転する前肢（上肢）では，あてはまらない．したがって，後肢に分布する皮膚分節を形成する細胞群は，上肢に分布する皮膚分節を形成する細胞群よりもさらに移動する必要が生じた．その結果，下肢の最終的な皮膚分節パターンは，ネジのようにねじれた分布となっている．しかし上肢では，このような現象はみられない（p.94 参照）．

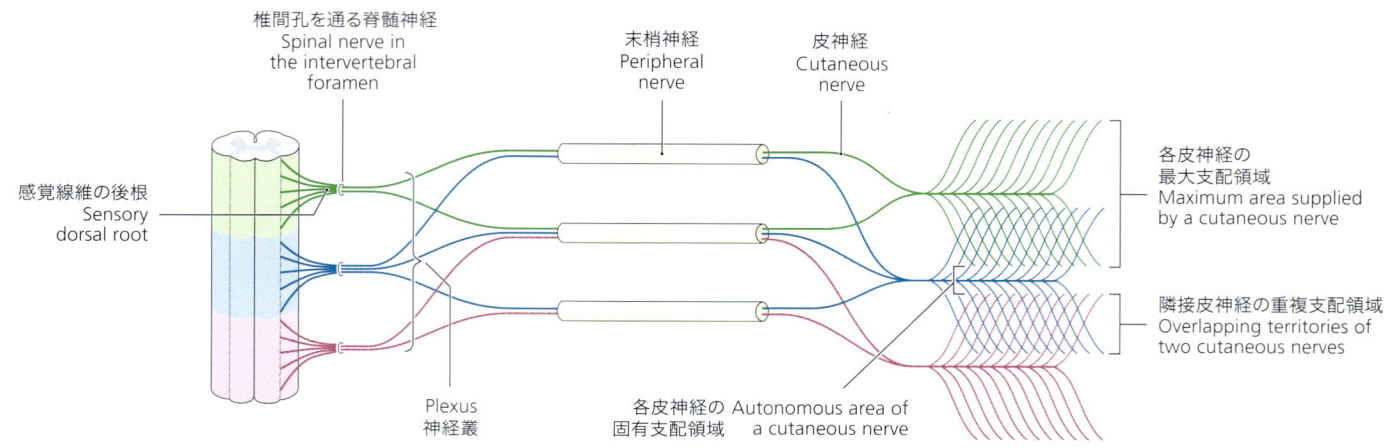

B　脊髄後根から皮膚分節に至る感覚線維の走行

感覚性（求心性）の線維について脊髄から出て末梢器官に至るまでを記す．理解しやすいように，神経線維内の情報の伝達方向とは逆向きに説明する．

感覚線維は後根から出て椎間孔を通るが，ここで運動線維と合流して脊髄神経を形成した後，前枝・後枝に含まれて各領域に向かう．皮膚感覚の支配領域は，体幹では単純な分節状を示すが体肢ではやや複雑な区分となる（p.91 参照）．これは，発生途上に，骨格筋や皮膚の原基（前駆細胞，発生母地）が移動するためである．原基は分節ごとに決まった支配神経を伴ったまま移動するため，体肢では異なる分節の支配神経が交錯することになる（神経叢の形成，D 参照）．

神経叢において混ざり合った後，神経線維は末梢神経となって目的の領域へと向かうが，多くの場合，末梢神経の最末端部は完全に皮膚感覚を支配する感覚線維のみでできている．1つの脊髄分節から出る神経に支配される皮膚領域を皮膚分節 dermatome（デルマトーム）という．隣接する脊髄分節に支配される皮膚分節は近接しており，その境界部には支配の重なり合いがみられる．臨床でよくみられる"1分節の神経障害による感覚消失領域が，相当する皮膚分節よりも小さい場合"は，この重なり合いによって説明される．なお，特定の皮神経だけから感覚線維を受ける皮膚領域を，その神経の固有支配域という．脊髄分節の神経損傷で対応する皮膚分節に感覚障害が生じた場合でも，その辺縁領域では隣接する分節からの皮神経による支配が保持される．

このことは，神経根の分布（分節）と末梢神経の支配領域の違いを理解するうえで役立つ．神経根の損傷（例：椎間板ヘルニア）による感覚障害は神経根の分布に対応するパターンを示すが（p.94 参照），末梢神経損傷（例：体肢外傷）による感覚消失は末梢神経の支配領域に一致して起こる（p.95 参照）．

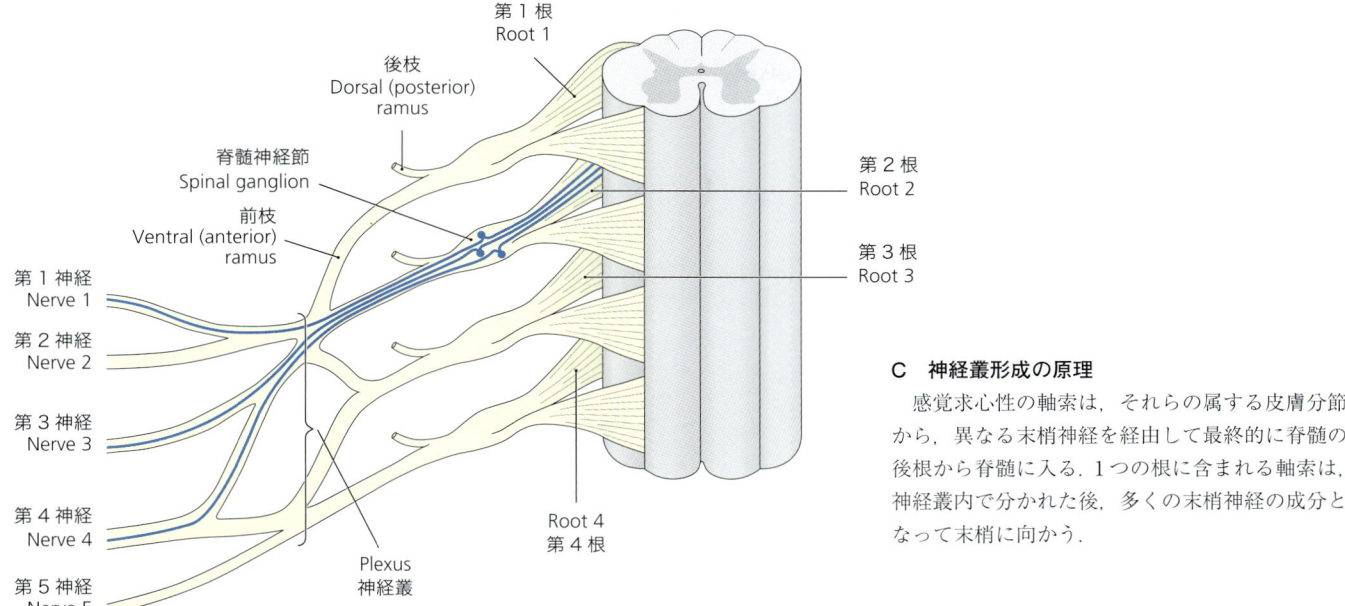

C 神経叢形成の原理

感覚求心性の軸索は，それらの属する皮膚分節から，異なる末梢神経を経由して最終的に脊髄の後根から脊髄に入る．1つの根に含まれる軸索は，神経叢内で分かれた後，多くの末梢神経の成分となって末梢に向かう．

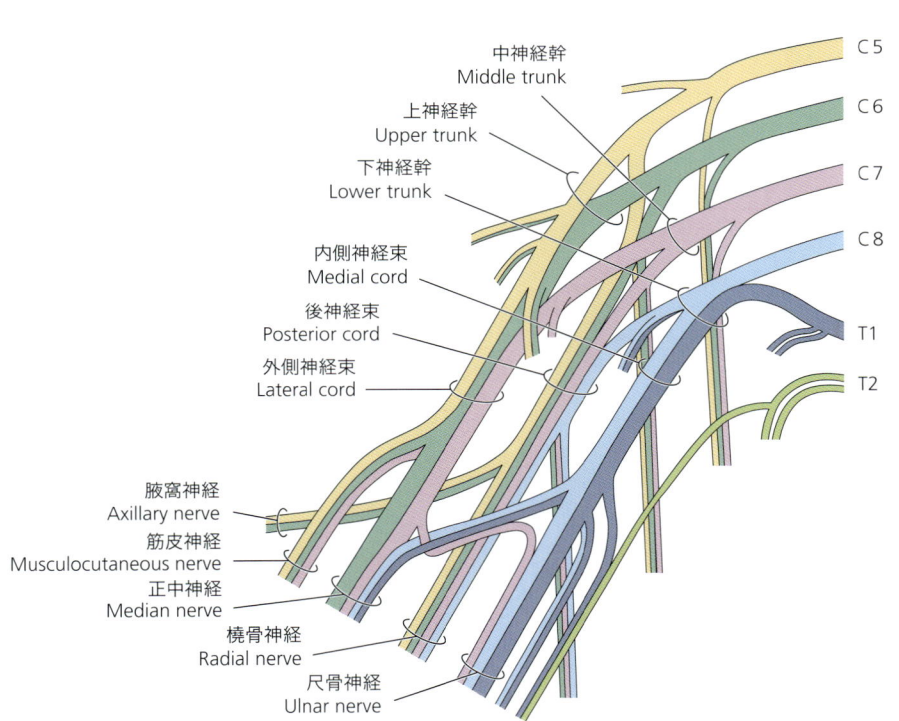

D 腕神経叢を例とした神経叢の構成

胎生期に四肢の部分では細胞の移動が起こり，それに伴って腹側部分にある皮膚分節と筋分節の原基が混ざり合う．この時，皮膚分節と筋分節は，それらがもともと属していた体節からの神経支配を受けたままでいるため，どの体節由来かがわかる．皮膚分節と筋分節の構成原理は一致する．ここでは，皮膚分節に関してのみ説明する（筋分節に関しては p.96 参照）．皮膚分節の原基は，発生過程において感覚神経の伸延中の軸索に信号を送る（p.83 参照）．それによって各皮膚分節は，それが属する脊髄分節から出る軸索をもつことになる（ここではわかりやすくするため，各脊髄分節を色分けして示した）．このため，それぞれの脊髄分節からの軸索は，「それが支配する」皮膚分節につながることになり，その経路としてさまざまな末梢神経が割り当てられることになる．軸索（＝神経線維）の移動と交錯がみられる場所が神経叢である．腕神経叢は，いくつかの区間に分けられている．脊髄分節から根として出た軸索は，神経叢となる前で合流して束になる．C5 と C6 は合流して上神経幹となり，C7 は中神経幹，そして C8 と T1 は合流して下神経幹となる．さらに上・中神経幹の前枝は合流して外側神経束，下神経幹の前枝は内側神経束となり，各神経幹の後枝は集まって後神経束を作る．各神経束からは，上肢と肩の部分に至る太い神経が形作られ，その中をそれぞれの皮膚分節に至る各軸索が通っている．

9.8 感覚神経支配：皮膚分節と皮神経の分布域
Sensory Innervation: Dermatomes and Cutaneous Nerve Territories

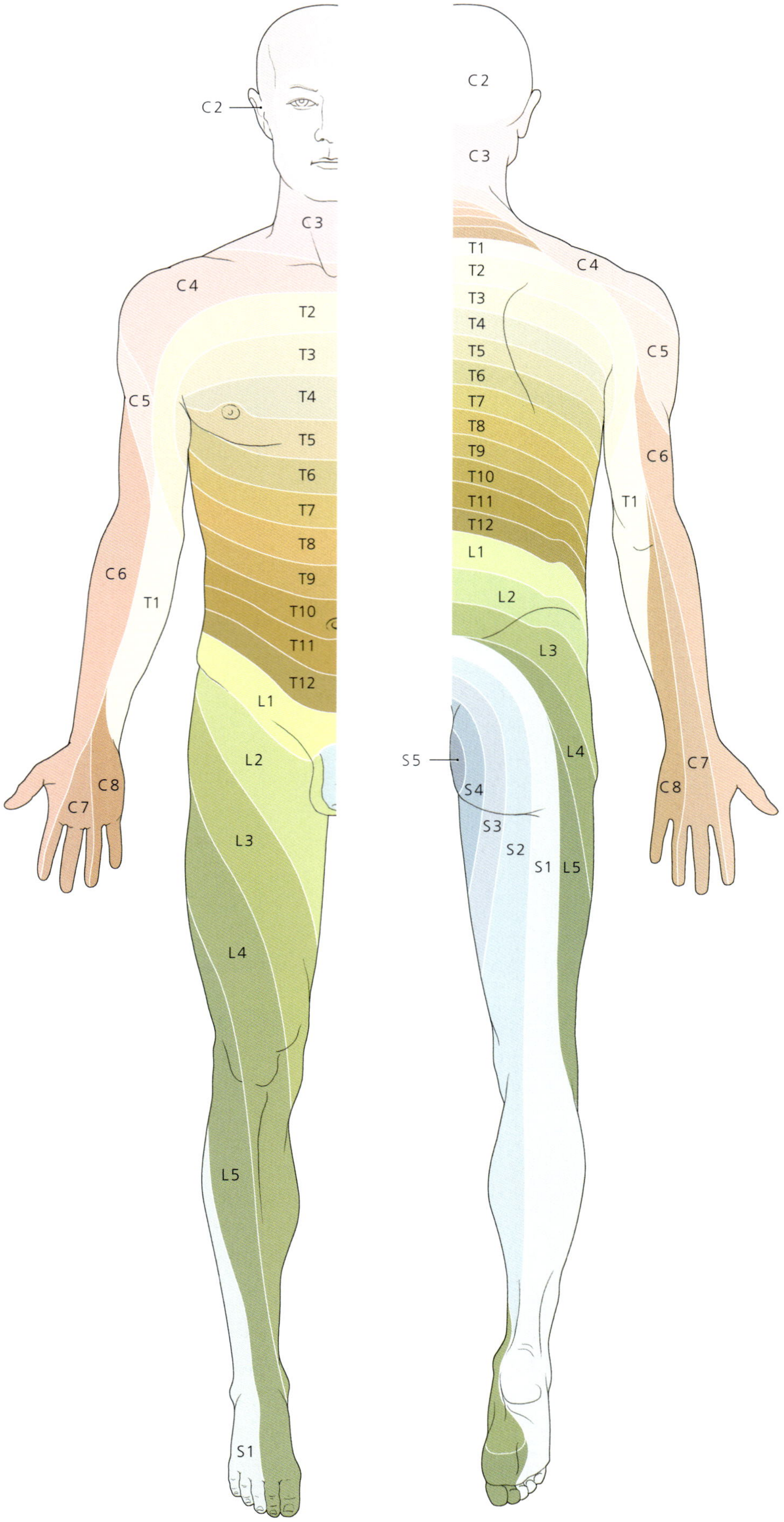

A 神経根からみた感覚神経分布

同じレベルの脊髄神経の後根が分布する皮膚領域を皮膚分節（デルマトーム）という．

C1分節はすべて運動線維からなるので，C1に対応する皮膚感覚領域はない．皮膚感覚領域を神経根単位で理解しておくことは臨床的にきわめて重要である．例えば，椎間板ヘルニアで感覚根が障害されると，対応する皮膚分節に感覚消失が起こる．したがって，感覚消失領域から病巣レベルの局在（どの椎間板にヘルニアがあるか）を同定することができる．帯状疱疹（ヘルペスウイルスによる脊髄神経節の炎症）の患者では，その神経節の支配する皮膚分節に一致して症状がみられる．

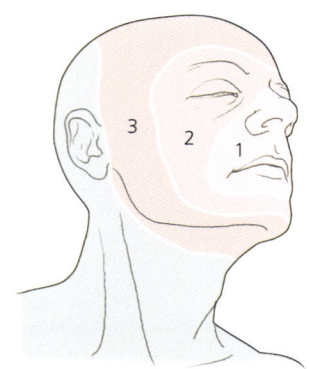

B 脳神経核からみた頭部の感覚神経分布

頭部には三叉神経（第Ⅴ脳神経）の感覚線維が分布している．脳内の三叉神経感覚性核に病変（中枢性病変という）が生じると，鼻孔と口を囲む同心円（ゼルダー線 Sölder lines）で分けられるタマネギ様分節パターンに沿った症状が現れる．各分節に分布するニューロンの三叉神経核における位置は決まっており，体部位局在性（中枢のニューロンと末梢の支配領域とが対応関係を示すこと）がみられる．領域1は三叉神経の感覚性核のうちの頭側部，領域2は中部，そして領域3は尾側部と対応している．このパターンを示す頭部の感覚消失は，脊髄の神経根障害に相当する症状である．

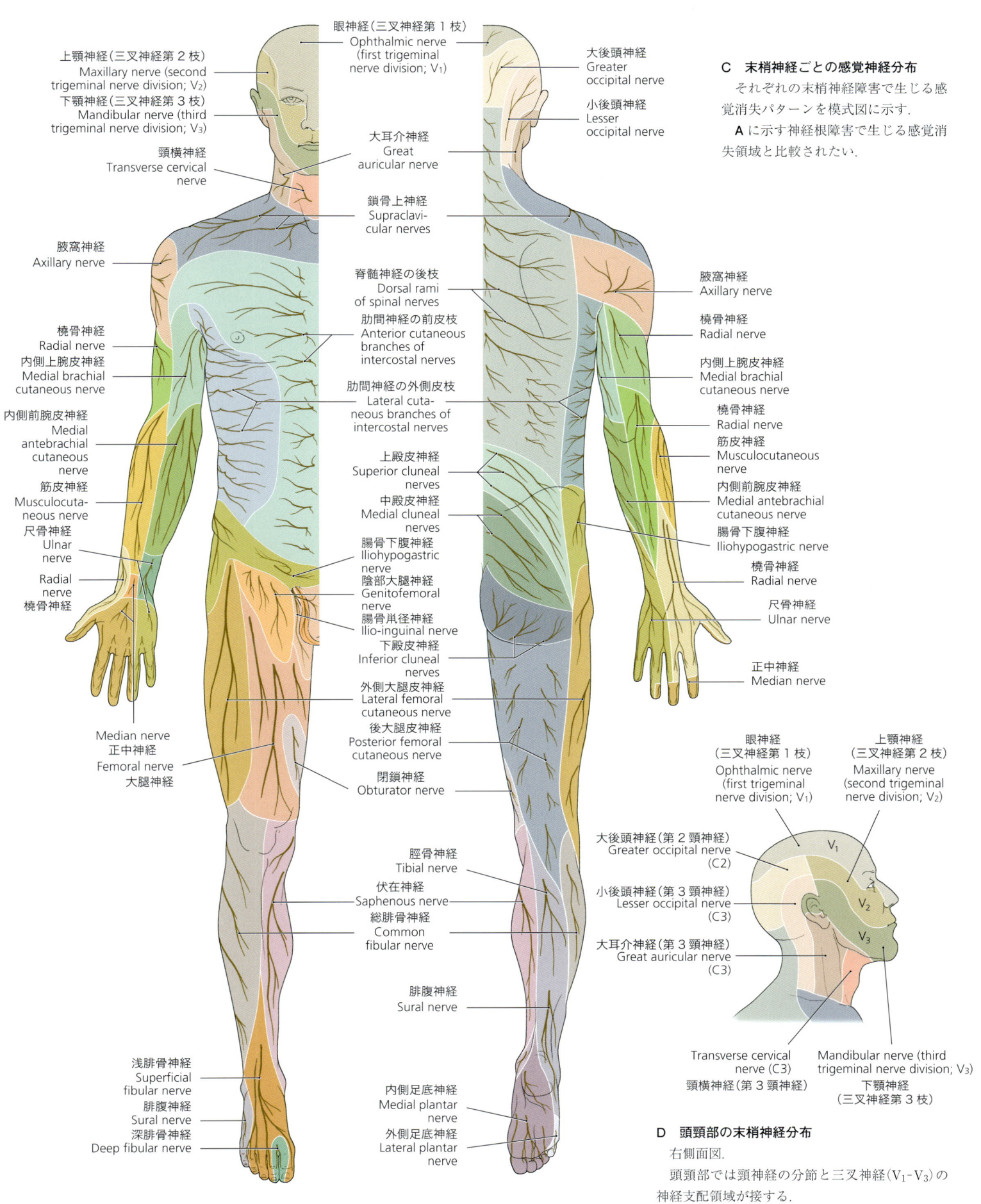

C　末梢神経ごとの感覚神経分布

それぞれの末梢神経障害で生じる感覚消失パターンを模式図に示す．

Aに示す神経根障害で生じる感覚消失領域と比較されたい．

D　頭頸部の末梢神経分布

右側面図．

頭頸部では頸神経の分節と三叉神経（V_1–V_3）の神経支配領域が接する．

9.9 運動神経支配：脊髄の構成と反射
Motor Innervation: Organization of the Spinal Cord and Reflexes

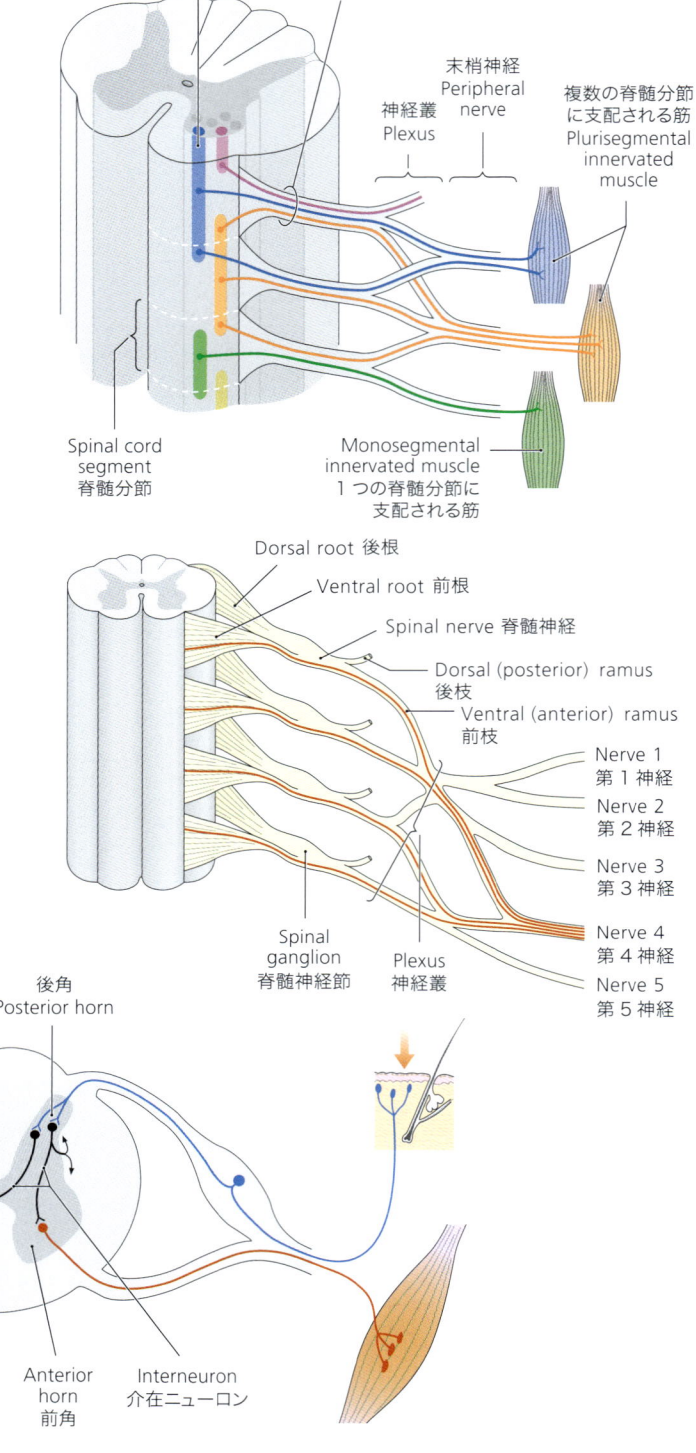

A 脊髄前角の分節構造
皮膚分節 dermatome が感覚性（求心性）の神経の分布に対応するのに対し，筋分節 myotome は骨格筋の運動性（遠心性）神経の支配を示す．後角と同様，前角の分節も上下に重なっている．骨格筋への神経支配は，基本的に2つのタイプに分けられる．
- 単一脊髄分節による支配
- 複数（多）脊髄分節による支配

1つの脊髄分節からの神経支配では，その骨格筋を支配している神経（＝運動神経，運動ニューロン motor neuron）の神経細胞本体は1つの脊髄分節内にある（緑色の筋）．複数の脊髄分節から支配を受ける筋では，それを支配する運動神経は，いくつかの脊髄分節間をまたぐ固有束内にある（青色およびオレンジ色の筋）．一方，ほとんど1つの脊髄分節だけで支配される筋をこの脊髄分節の「分節指示筋 indicating muscle」と呼ぶ．この筋の機能障害の有無は，反射を利用することによって確かめることができる．

B 神経叢形成の原理
いくつかの脊髄分節から支配を受ける筋では，長い固有束から出る軸索は，複数の根を経由して末梢神経に至る．このような場合，複数の根から出た軸索は，神経叢の部分で合流し，1本化されて筋に至る．

C 脊髄反射
脊髄の灰白質は，その脊髄分節が支配する筋を意識させることなく働かせる．この働きが反射である．単シナプス性の固有反射 proprioceptive reflex（図の左側）と多シナプス性の表在反射 superficial reflex（図の右側）に大きく分けられる．

単シナプス性の固有反射（深部反射）：感覚受容器は筋自体の中にあり，筋の状況（筋の長さ，筋の張力）に関する情報を脊髄およびその先へ送る．情報は，脊髄神経節のニューロン（神経細胞）によって送られ，この筋の活動を起こす前角の運動ニューロンにシナプス伝達される．

多シナプス性の表在反射（異所反射）：きっかけとなる求心性の情報は，筋自体から発せられるものではなく，皮膚にある感覚器などから発せられる．この求心性の情報は，介在ニューロンを介して運動ニューロンに伝達される．この情報伝達経路には2個以上のシナプスがあるので，多シナプス反射と呼ばれる．

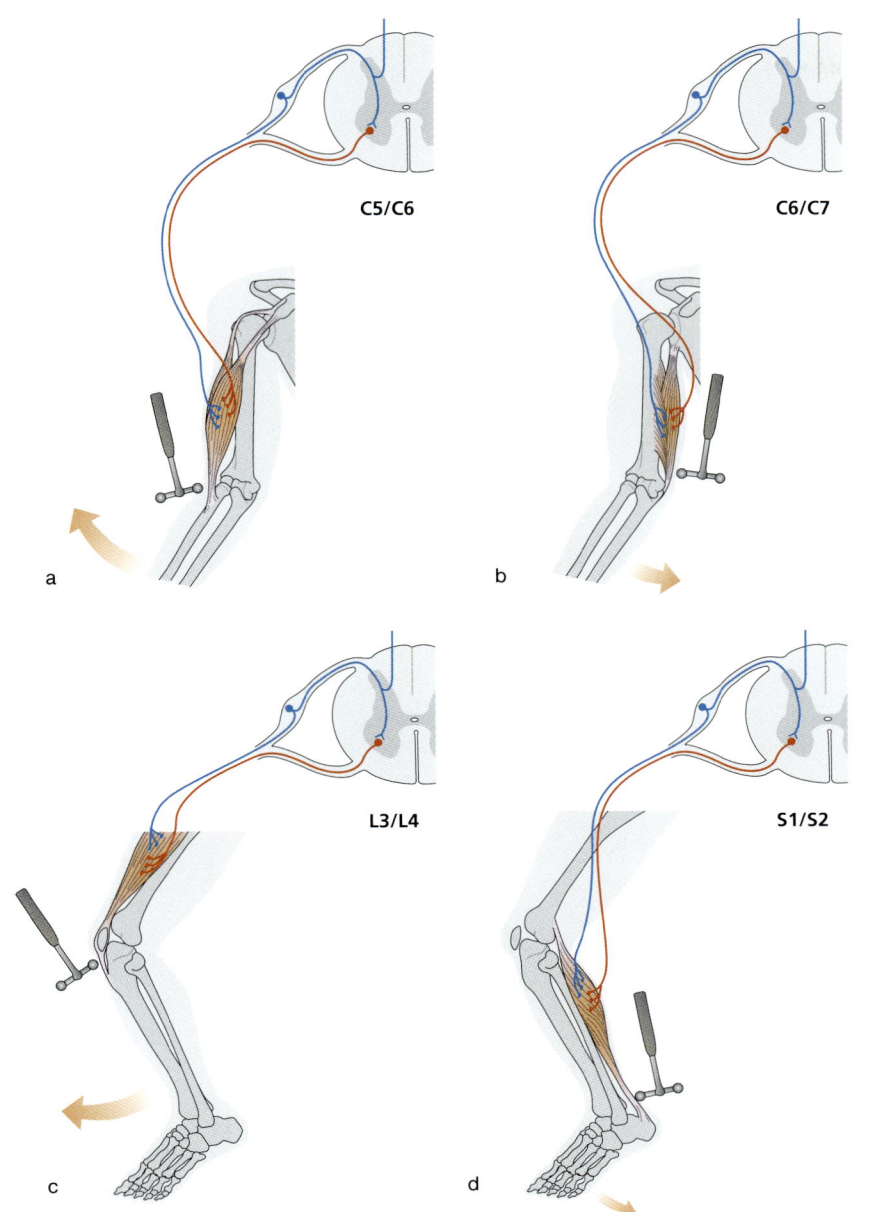

D 臨床的に重要な固有反射

a 上腕二頭筋反射，b 上腕三頭筋反射，c 膝蓋腱反射，d アキレス腱反射．

筋，反射の刺激部位，関係する神経（青：求心性，赤：遠心性），および対応する脊髄分節を示す．筋における重要な固有反射は，臨床上，注意深く検査する必要がある．それぞれの反射を診る際には，検査用（反射診断用）ハンマーを使用し，ほとんどの場合は各筋の腱部分を短く叩く．これにより，筋は瞬間的に引き伸ばされる．この外部からの伸張作用に対する反応として筋が収縮すれば，この反射弓は正常である．図には，単一の筋とそれに関係する神経のみについて示してあるが，実際には，複数の脊髄分節がこの神経支配に関与している（複数の脊髄分節に支配される筋 plurisegmental innervated muscle，**A** 参照）．臨床における反射検査では，必ず左右の比較を行う必要がある．これによって，片側の反射亢進，減弱あるいは疾患による異常を確認することができる．

E シナプス：脊髄分節の形態と機能的構成

- 皮膚，骨格筋および関節からの**求心性線維**（青：体性感覚）や，内臓からの求心性線維（緑：臓性感覚）は，後根から脊髄に入って後角に達する．両線維とも脊髄神経節（後根神経節）の偽単極性細胞の線維である．
- 骨格筋に向かう**遠心性線維**（赤：体性運動）および内臓に向かう線維（黄土色：臓性運動）は，前根を通って効果器，すなわち骨格筋と血管・内臓の平滑筋に至る．両線維の違いは，線維の始まりとなる起始細胞が異なることである．骨格筋に向かう線維では，その細胞は脊髄の特定の分節にある前角にあり，内臓に向かう線維では側角にある．

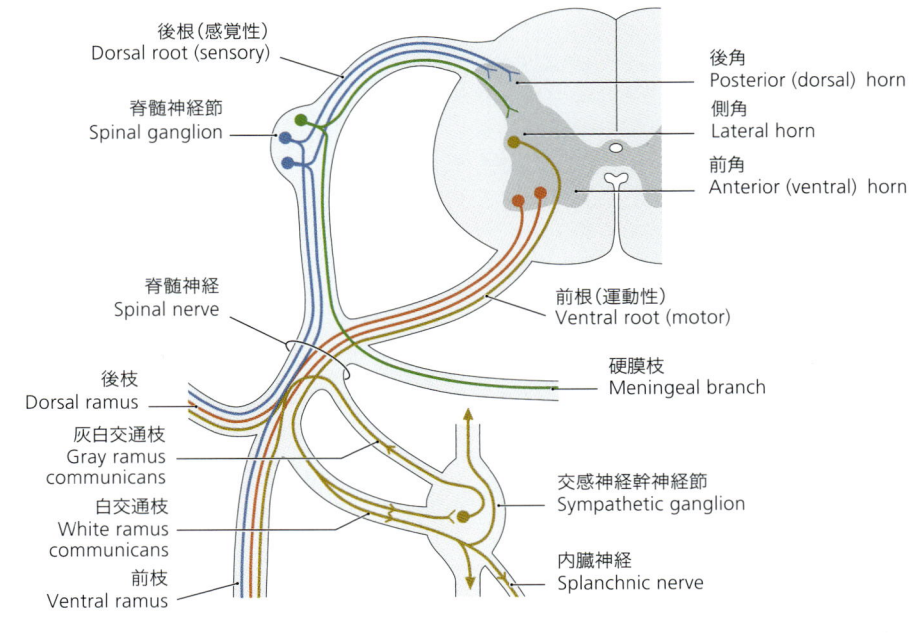

9.10 運動神経支配：上位（1次）・下位（2次）運動ニューロン
Motor Innervation: Upper (First) and Lower (Second) Motor Neurons

A　運動神経支配の模式図

　最も基本的な運動神経の経路は大脳皮質の1次運動野から始まる．大きなニューロン（赤色で示す）は，軸索が束のように集合して皮質脊髄路を形成する．軸索は途中でシナプスを替えることなく脊髄に達し，脊髄前角（オレンジ色で示す）で運動ニューロンに連絡する．大脳皮質から脊髄に向かう軸索は，脳幹では錐体を通り（錐体路と呼ばれる理由），延髄の錐体交叉で反対側に移ってさらに下行する．脊髄前角の運動ニューロンは軸索を前根として出し（p. 97 E参照），末梢神経となって分布先の骨格筋に直接シナプスする（神経・筋接合部）．

　典型的な脊髄運動ニューロンでは，複数のニューロンからの情報が入力される．最も単純な回路では，脊髄神経節（後根神経節）の細胞（青色で示す）に始まる求心性（感覚）線維から入力を受ける．ほとんどの感覚情報は，複数の介在ニューロンにリレーされて運動ニューロンに送られるが，ある種の感覚情報〔特に腱の伸展受容装置（右図）からの情報〕は単シナプスにより直に入力される．この連絡路は反射弓と呼ばれ，膝伸展反射（膝蓋腱反射）の回路などが代表的である．

　運動神経の線維連絡において，神経疾患の診断に重要な2つの基本的原理がある．

　1つは，運動路が2つのニューロンから構成されていることで，大脳皮質から起こる神経細胞を上位（1次）運動ニューロン，脊髄の細胞を下位（2次）運動ニューロンという．下位運動ニューロンやその軸索が損傷されると，脱神経とそれに伴う弛緩麻痺や筋萎縮が起こる．これに対し，脳梗塞（卒中）などで皮質脊髄路の軸索が切れたり，上位運動ニューロン自体が破壊されると，下位運動ニューロンを意識的にコントロールできなくなる．このような上位運動ニューロンの障害が起こると，下位運動ニューロンは脊髄内の神経回路だけで制御されるため，局所の反射機能は保存あるいは亢進するが，筋は持続的収縮と緊張亢進を伴う痙性麻痺の状態となる．

　もう1つ重要な点は，運動路の解剖と神経学的診断の関係において，皮質脊髄路の軸索が錐体交叉で反対側に交叉することである．このため，錐体交叉より上での上位運動ニューロン障害では反対側半身に痙性麻痺が起こる．一方，錐体交叉より下での障害では同側半身の痙性麻痺が起こる．

Note　下位（2次）運動ニューロンは，肉眼形態学的にはCNSに含まれているが，機能的には末梢神経に属す（形態学的な移行部についてはCを参照）．

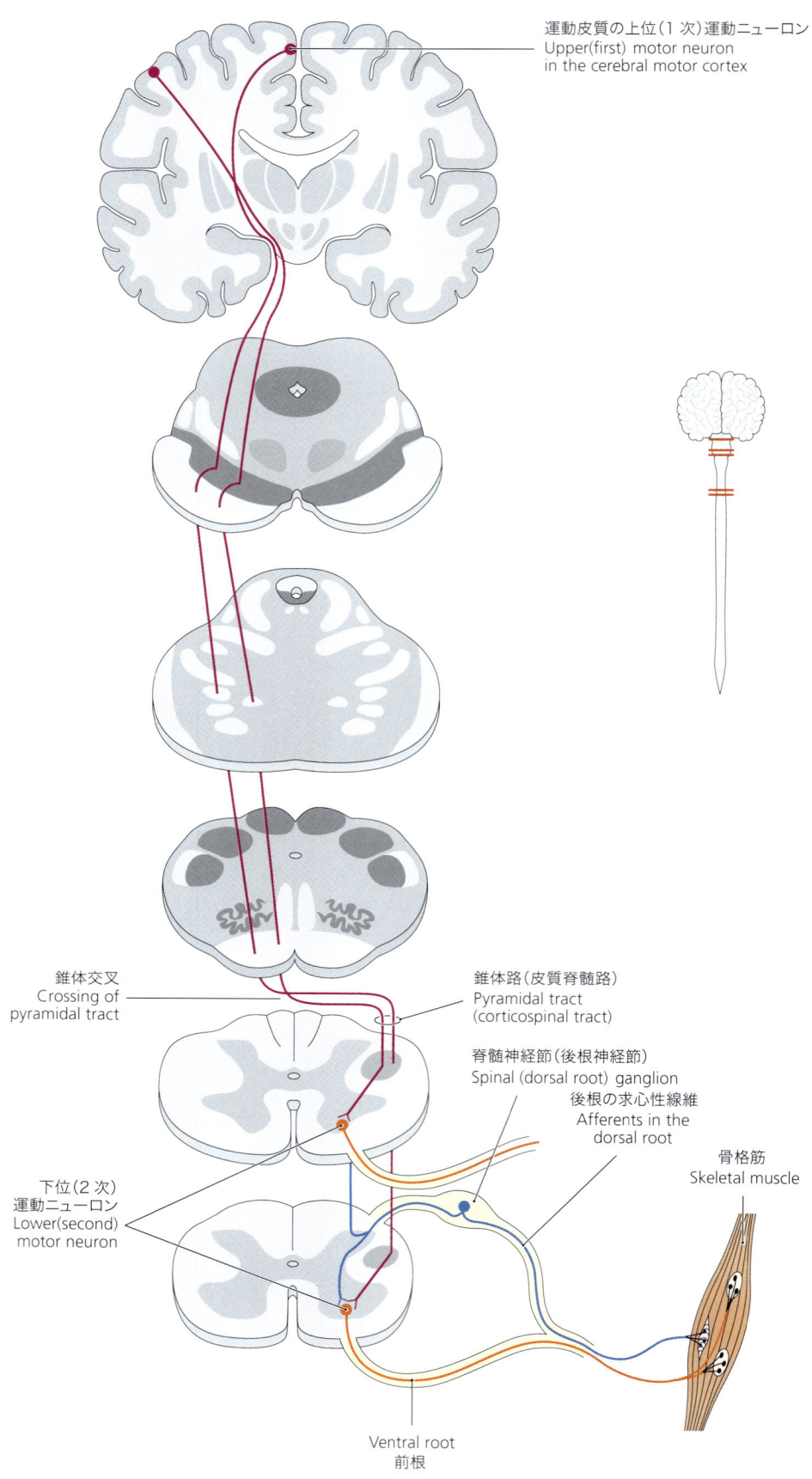

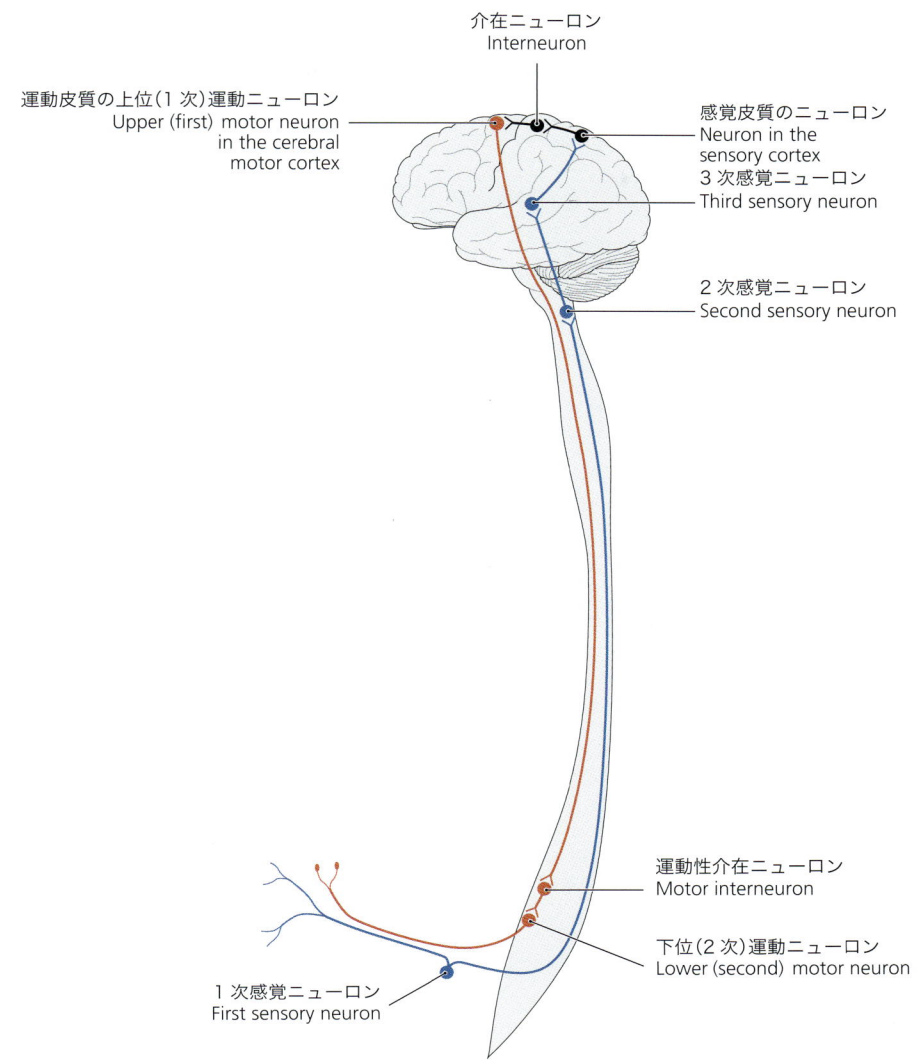

B 感覚神経と運動神経の線維連絡
左側面.

運動神経は，本図には示されていない求心性線維からも影響を受けるため，中枢神経系における実際の情報処理はAの図に示したものよりも複雑である．感覚情報は，脊髄神経節に細胞体をもつ1次求心性(感覚)ニューロンにより，電気的信号として脊髄に送られる．その後，シナプスによって2次・3次求心性(感覚)ニューロンにリレーされた感覚情報は，最終的には大脳皮質感覚野(黒色で示す)に送られる．連合線維(介在ニューロン，黒色で示す)は大脳皮質運動野の上位運動ニューロンに情報を伝えるもので，情報はここに入る多数の情報によって修飾される．皮質運動ニューロン(上位運動ニューロン)は情報を脊髄に向けて送り出しており，直接あるいは介在ニューロンなどのシナプス連絡を介して脊髄の下位運動ニューロンへと伝えられる．最終的に，脊髄の下位運動ニューロンは，情報を随意筋(骨格筋)へと伝える．皮質脊髄路を走る多数のニューロンは，筋を支配する下位運動ニューロンに直に連絡しており，手をみればわかるように精緻かつ協調的にコントロールされている．ここでは触れていないが，姿勢や身体のバランスのコントロールに重要な役割を担う運動路は別にある．これらの神経路の軸索は，錐体路(皮質脊髄路)とは別のルートをとるので錐体外路(系)とも呼ばれる(A参照)．

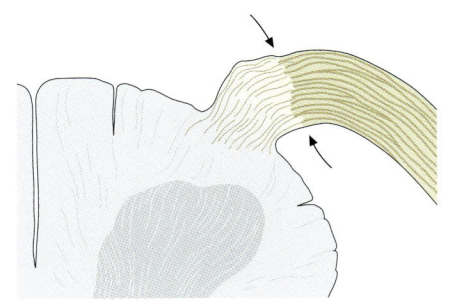

C 脊髄後根におけるオーバーシュタイナー–レートリッヒ Obersteiner-Redlich 領域

オーバーシュタイナー–レートリッヒ領域(矢印)は，中枢神経系(CNS)と末梢神経系(PNS)との形態学的境界を示している．CNSでは希突起膠細胞が軸索を取り囲んで髄鞘(ミエリン鞘)を形成するが，脊髄後根の基部にあるこの領域を境にみられなくなる．PNSではシュワン細胞が髄鞘を形成する(p.100参照)．この境界領域ではミエリンは薄く，神経線維は無髄線維のようにみえる．この部分は，末期の梅毒にみられる免疫反応をはじめとする免疫疾患の好発部位である．

9.11 中枢神経系と末梢神経系の相違点
Differences between the Central and Peripheral Nervous Systems

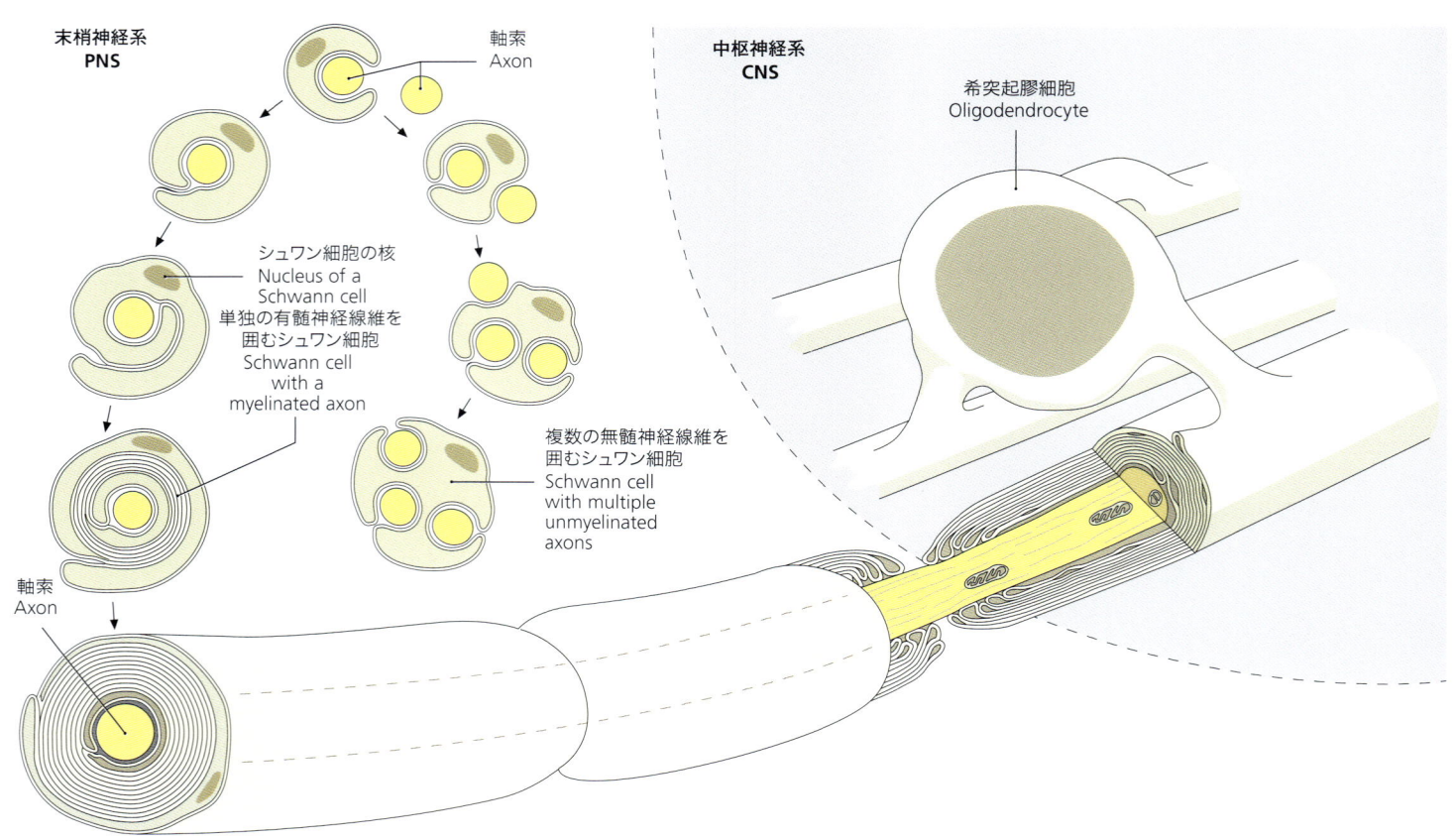

A　末梢神経系(PNS)と中枢神経系(CNS)における髄鞘形成の違い

髄鞘は軸索を電気的に絶縁するための構造で、これにより神経の伝導速度は飛躍的に速くなる。髄鞘形成細胞の細胞膜はきわめて脂質に富み、これが軸索を包み込むことで絶縁体である髄鞘が作られる。

シュワン細胞(左)はPNS、そして希突起膠細胞(右)はCNSにおける髄鞘形成細胞である。

Note CNSにおいては、1つの希突起膠細胞が常に複数の軸索を包む。PNSにおいては、無髄神経線維では1つのシュワン細胞が複数の軸索を包むこともあるが、有髄神経線維の場合は1つのシュワン細胞は1本の軸索だけを包む。

この絶縁体の効果により、有髄神経の伝達速度は無髄神経に比べて速い。このため、俊敏な反応を必要とする領域(筋収縮など)に有髄神経が分布するのに対し、さほど素早い情報伝達を要しない領域(内臓痛覚など)には無髄神経がみられる。

CNSとPNSでは髄鞘形成細胞が異なるため、ミエリンの構成も異なるが、髄鞘にみられるこの違いは臨床的にも重要である。例えば、多発性硬化症において、希突起膠細胞は障害されるがシュワン細胞は障害されないため、中枢神経系の髄鞘が破壊されるのに対して末梢神経の髄鞘は保存される。

B　髄鞘形成

原則
・有髄神経は一般に無髄神経よりも太い。
・有髄神経は無髄神経よりも伝達が速い。
・無髄神経は末梢神経系にしかない。

中枢神経系
・軸索は希突起膠細胞による髄鞘に包み込まれており、1つの希突起膠細胞が巻きつくようにして複数の軸索を包んでいる(最大50本)。

末梢神経系
・軸索はシュワン細胞による髄鞘に包み込まれている。1つのシュワン細胞が1本の軸索の周りに複数の層を形成しながら巻きついている。
・体性運動神経と体性感覚神経の軸索は一般に有髄である(例外：細い痛覚線維)。
・自律神経系の軸索は無髄であることが多い(例外：節前線維の白交通枝)。
・無髄神経では1つのシュワン細胞が複数の軸索を1つの層で包み込んでいる。
・シュワン細胞から希突起膠細胞への移行はオーバーシュタイナーレートリッヒ領域(Obersteiner-Redlich zone)において起こる(p.99 C参照)。

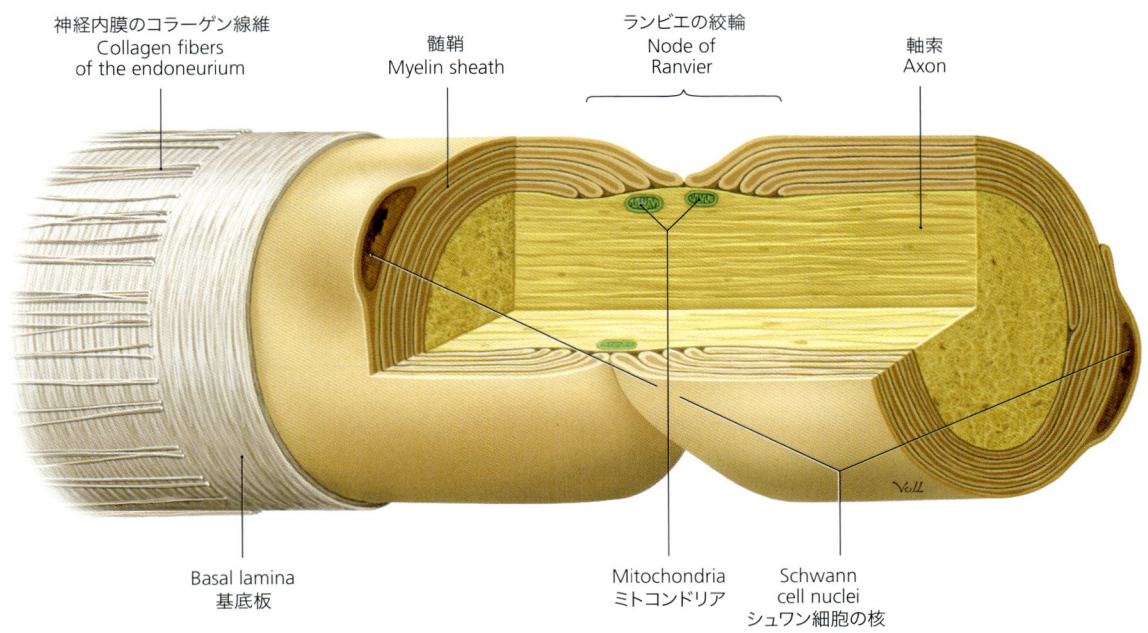

C 末梢神経系（PNS）におけるランビエの絞輪の構造

PNSでは，シュワン細胞どうしの境界にランビエの絞輪がみられる．この部分は髄鞘（ミエリン鞘）の切れ目にあたり，跳躍伝導を可能にする構造として，より速い神経伝導速度を生み出している．ランビエの絞輪には，ミトコンドリアが集中し，Na/K-ATPaseのエネルギー供給を確保する．

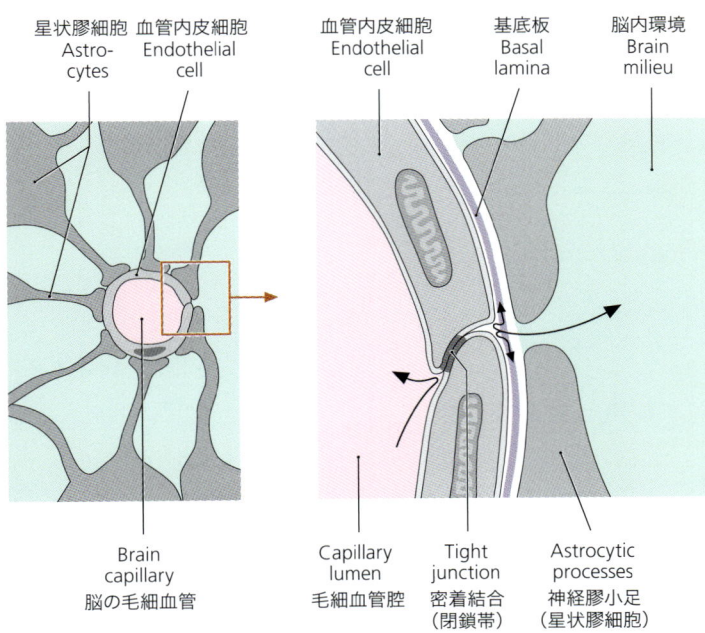

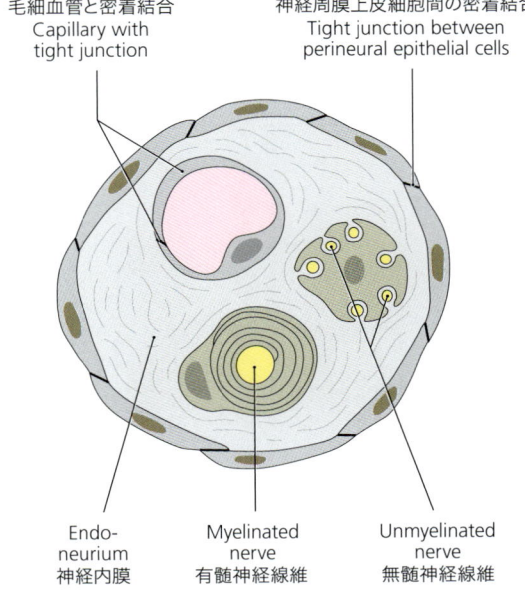

D 中枢神経系（CNS）における血液脳関門の構造

CNSとPNSでは，髄鞘のタイプだけでなく組織のバリアにも相違がみられる．

CNSの場合，神経組織は血液脳関門によって周囲組織から隔離されている．血液脳関門は，(1)密着結合（閉鎖帯）で連結する連続性内皮細胞でできた毛細血管（これが最も重要な構造），(2)毛細血管内皮を連続的に取り囲む基底板，そして(3)毛細血管全体を包むように突起を伸ばす星状膠細胞，から構成される．このバリアは，高分子物質だけでなく，低分子であっても内皮細胞が輸送に関与しないものは排除するため，中枢神経系の繊細な環境を守るのに役立っている．しかし，このバリアは内皮細胞の細胞膜を透過できる脂溶性分子に対しては無防備である．

PNSにおいては，神経周膜に同様のバリアがみられる（E 参照）．

E 末梢神経系（PNS）における神経周膜の鞘構造

神経周膜の鞘構造は，血液脳関門と同様，密着結合で連結する内皮細胞様の線維芽細胞（神経周膜細胞；神経周膜についてはp.83参照）で形成される．この構造により神経内膜に包まれた軸索は隔離され，侵害物質が軸索に及ぶのを防ぐ．このバリア構造も，局所麻酔薬のように軸索に作用する薬物は通してしまう．

9.12 自律神経系 The Autonomic Nervous System

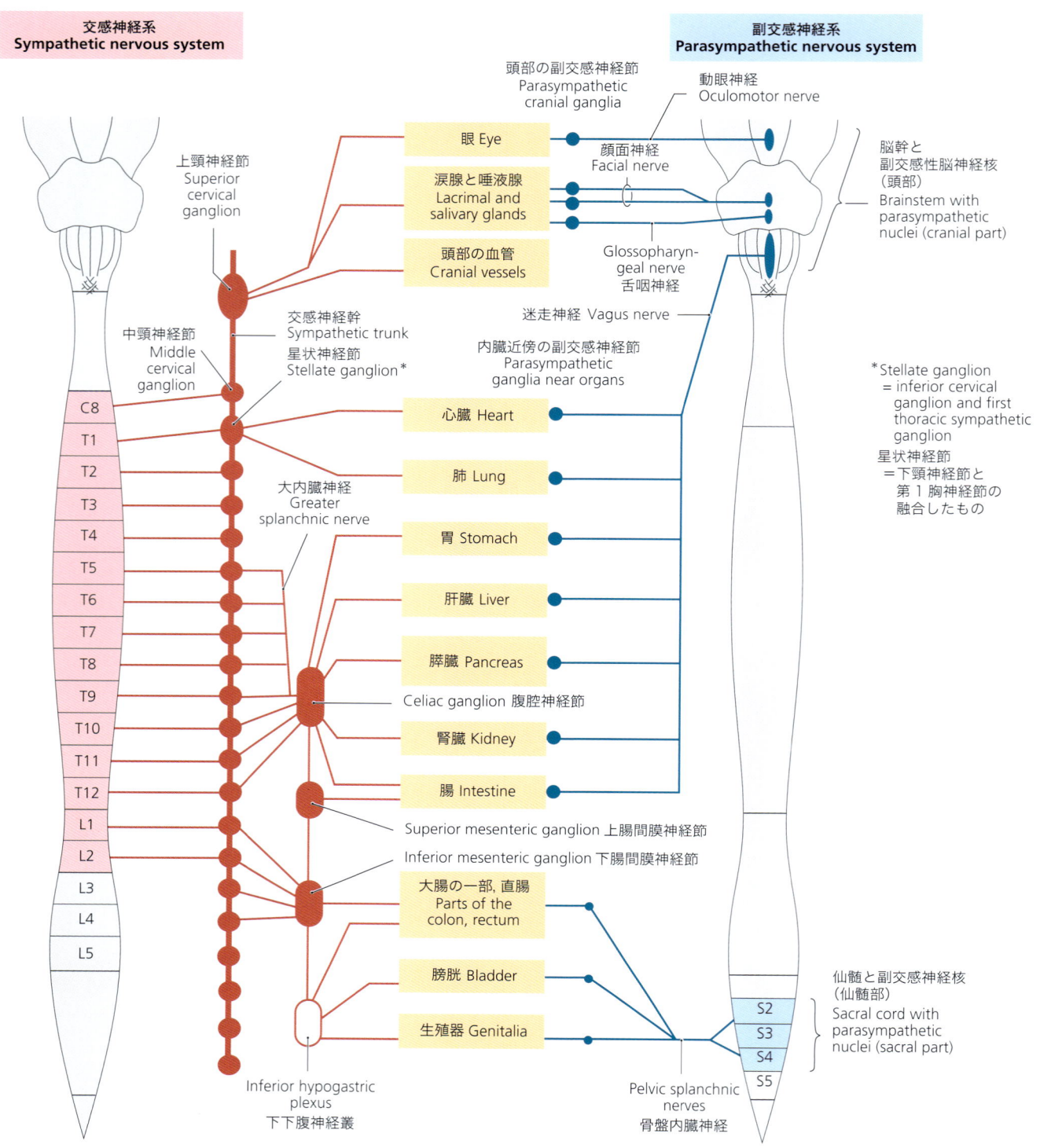

A 自律神経系の構造

骨格筋を支配する運動神経が分布していない領域は，交感神経系（赤色で示す）と副交感神経系（青色で示す）からなる自律神経系の支配を受ける．交感および副交感神経系はCNSと標的器官の間を2つのニューロンで連絡する神経路をなす．そのうち，交感神経系の節前ニューロンは頸髄，胸髄，腰髄の側角に位置する．その軸索は脊髄前根を通って中枢神経系を離れ，左右両側の交感神経幹にある交感神経節（椎傍神経節），あるいは正中に位置する椎前神経節でシナプス結合する（B参照）．神経節のニューロンの軸索は，無髄線維となって血管や末梢神経とともに目的の領域に向かう．

一方，副交感神経系の節前ニューロンは脳幹および仙髄に位置する．CNSを出た軸索は脳神経や骨盤内臓神経を経由した後，副交感神経節の神経細胞にシナプス結合する．頭部では，これらの細胞は脳神経が関わるそれぞれの神経節に入る．そのほかの場合，副交感神経節細胞は目的の組織中に小さな固まりを作って埋まっている．

交感・副交感神経系は，血流，腺分泌および各器官の機能を調節するが，両神経系はしばしば同じ器官に対して拮抗的に働く（B参照）．臓性運動性機能にみられるこのような相反性は，早くから認められていたが（Langley, 1905)，種々の器官が自律神経系による精巧なコントロールを受けているのが判明したのは近年になってからのことである．特に，消化器系や泌尿器系では，複雑な局所の回路を通して，痛みや伸展刺激を伝える臓性求心性線維からのフィードバックに応じたコントロールが行われている．

B 交感神経系と副交感神経系の概略

1. 交感神経系は自律神経系の興奮性機能に働くとも考えられ，いわゆる"闘争あるいは逃走"反応を引き起こす．
2. 副交感神経系は自律神経系の一部として，いわゆる"静養(安静と養生)"反応を起こす．
3. 自律神経系の制御中枢は脳幹と脊髄とに分かれて位置するが，末梢では解剖学的にも機能的にも密接に連絡している．
4. 標的器官における化学伝達物質は，副交感神経系ではアセチルコリン，交感神経系ではノルアドレナリン(ノルエピネフリン)である．
5. 交感あるいは副交感神経系を刺激すると，対応する器官に下表のような異なる効果が現れる．

器官	交感神経系	副交感神経系
眼	散瞳	縮瞳，水晶体厚増加
唾液腺	唾液分泌低下 (量減少，高粘稠)	唾液分泌亢進 (量増加，低粘稠)
心臓	心拍亢進	心拍低下
肺	気管支分泌低下 気管支拡張	気管支分泌亢進 気管支収縮
消化管	分泌低下 運動性低下	分泌増加 運動性亢進
膵臓	内分泌機能低下	分泌増大
男性生殖器	射精	勃起
皮膚	毛細血管収縮 汗腺分泌 立毛筋収縮	効果なし

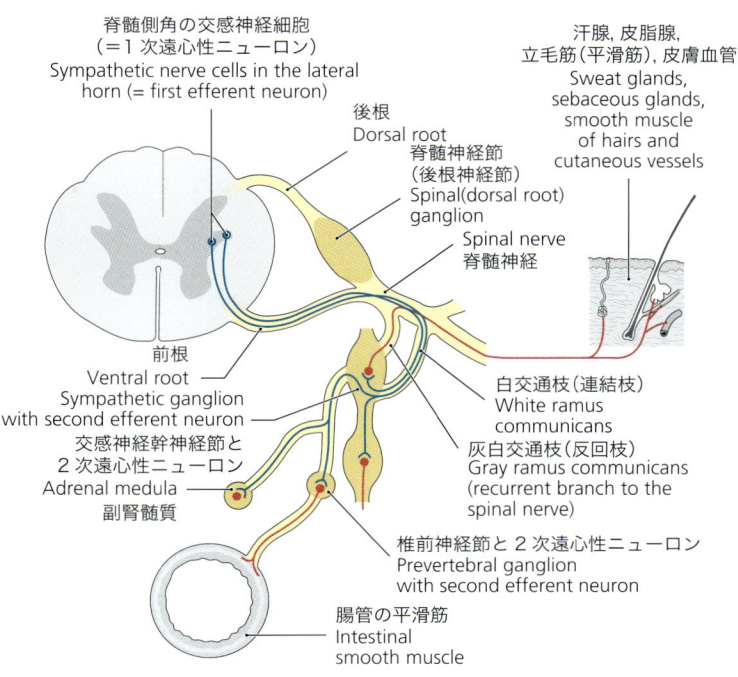

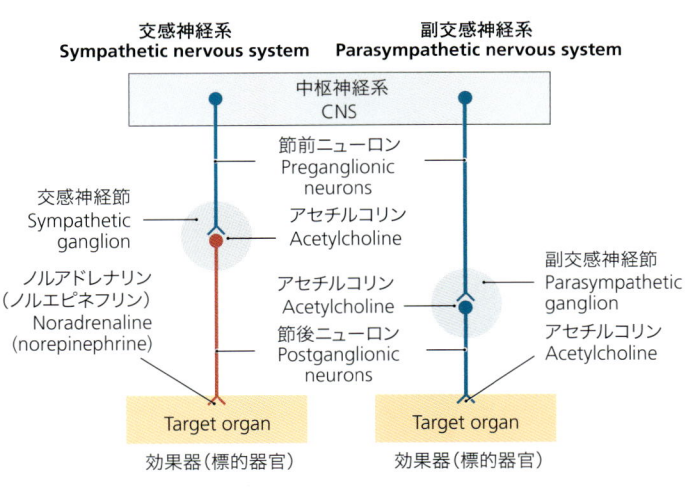

C 自律神経系の連絡回路

交感神経系においても副交感神経系においても，中枢の節前ニューロン(1次遠心性ニューロン)における化学伝達物質はアセチルコリンである(コリン作動性ニューロン，青色で示す)．節後ニューロン(2次遠心性ニューロン)と効果器(標的器官)の間のシナプスにおける伝達物質は，交感神経系ではノルアドレナリン(アドレナリン作動性ニューロン，赤色で示す)となるのに対し，副交感神経系ではアセチルコリンである．

Note アセチルコリンに対する受容体(神経伝達物質センサー)は，標的細胞の膜に位置する．受容体のタイプにより，アセチルコリンは幅広いさまざまな効果を引き起こす．

D 末梢における交感神経線維の分布

皮膚(血管，皮膚付属腺，毛包の平滑筋線維)ならびに骨格筋の血管は，交感神経のみに支配されている．これらの領域への節後ニューロンとのシナプス結合は交感神経幹神経節の中で起こる．内臓に分布する交感神経線維の節後ニューロンとのシナプス結合については E を参照のこと．

Note 皮膚および骨格筋は副交感神経には支配されない．

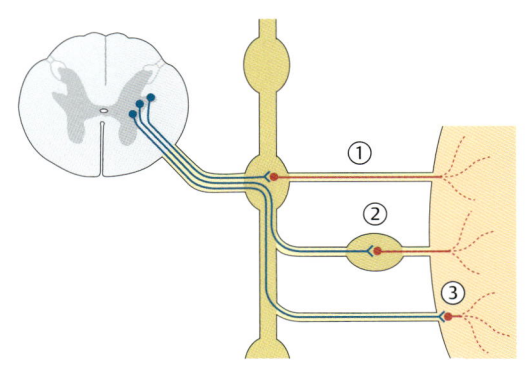

E 自律神経系におけるシナプス

副交感神経系における1次および2次ニューロンの伝達物質は，いずれもアセチルコリンであるが，交感神経系では2次ニューロンへの伝達物質がノルアドレナリン(ノルエピネフリン)に変わっていることは(C 参照)機能的に重要である．これによって，末梢の効果器(標的器官)に対する作用が変わることになる．すなわち，例えば，気管支は交感神経系の作用によって拡張するが，副交感神経系の作用で収縮する(B 参照)．交感神経系において，コリン作動性の1次ニューロン(青色)からアドレナリン作動性の2次ニューロン(赤色)へのシナプス結合は，次の3か所においてみられる．

① 椎傍神経節(交感神経幹神経節)内での接続: 脊椎の両側に位置し，上下につながって交感神経幹 truncus sympathicus を形成している椎傍神経節内で，主として皮膚と骨格筋の血管へ分布する節後ニューロンへ接続する(D 参照)．
② 椎前神経節内での接続: 脊柱の前に位置する椎前神経節内で腹部内臓および骨盤内臓に至る内臓神経へ接続する．
③ 特定の標的器官内での接続: 例えば副腎髄質．

9.13 末梢神経の損傷 Lesions of Peripheral Nerves

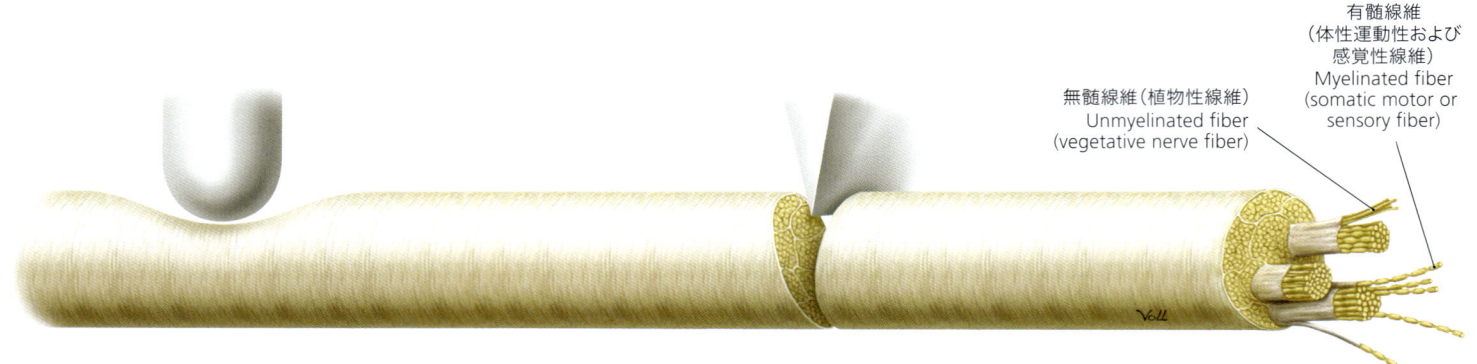

A 末梢神経の損傷

末梢神経は，求心性(痛み，温度，圧力，振動，平衡感覚)や，遠心性(体性および臓性運動性)の軸索が束になったものである．それは非常に長い部分をもつため，圧迫(図の左)や切断(図の右)による損傷を受ける可能性がある．

圧迫による損傷：末梢神経は，急なわずかな圧迫に対してさえも非常に敏感に反応する．この場合，求心性の神経系が，まず影響を受ける．軽い刺激を与えても間違った感覚が生じ(例えば肘の内側を軽く叩いて尺骨神経を刺激した時の軽いチクチク感)，さらに，長く大きな圧迫が加わった時にはその神経の分布域における感覚がなくなってしまう．求心性の神経系が損傷してから，今度は運動性の神経系の障害が生じる．身体には，解剖学的に狭い通路がかなりあり(例えばトンネルあるいは隙間状の[骨]線維性の管)．圧迫症候群が起きることがある．これは最初は痛みから始まり，次に当該筋の機能障害が起こるといった症状を呈する．いくつかの重要な症候群については，Bに示した．

切断による損傷：切断による損傷(神経全体の完全な切断)の場合，求心性と遠心性の両方の神経系が障害を受ける．この神経が支配している筋は，働かせることができなくなる：弛緩性麻痺(弛緩性麻痺に対して痙性麻痺がある．p.98参照)．さらにもちろん求心性の感覚機能障害と交感神経線維の障害によって，その神経が支配している皮膚領域の自律神経失調(発汗障害と血行促進)が起こる．

B 神経絞扼(狭窄)症候群の代表例

下の表は，各神経の圧迫によって引き起こされる症候群あるいは徴候の概観である(症候群の詳細は，神経学のテキストを参照すること)．

絞扼される神経	解剖学的絞扼部位	症候群/徴候
上肢帯および上肢		
腕神経叢	胸郭出口(胸郭上口)	胸郭出口症候群(例：前斜角筋症候群，頸肩腕症候群，肋骨鎖骨症候群)
肩甲上神経	肩甲切痕	肩甲切痕症候群
腋窩神経	外側腋窩隙 (肩甲下筋と大円筋の間)	外側腋窩隙症候群
尺骨神経	尺骨神経溝(上腕骨遠位部) 尺側手根屈筋腱(起始部) 小指球内の尺骨神経管	尺骨神経溝症候群 肘部管症候群 尺骨神経管症候群(ギヨン管症候群)
橈骨神経	橈骨神経溝(上腕骨骨幹)	ハネムーン症候群，公園ベンチ症候群
-深枝	回外筋(フローゼ・アーケード)	回外筋症候群(後骨間筋症候群，橈骨管症候群)
-浅枝	前腕橈側遠位部	ワルテンベルク症候群
正中神経	円回内筋による繰り返し圧迫 (特に分枝である前骨間神経) 手根管	円回内筋症候群，前骨間神経症候群 手根管症候群
下肢帯および下肢		
坐骨神経	殿部	梨状筋症候群
大腿神経	鼠径部	大腿前面の痛みあるいは退行
閉鎖神経	恥骨前部	ハウシップ-ロンベルク症候群
伏在神経	内転筋腱裂孔	下腿内側の感覚異常
外側大腿皮神経	鼠径部外側/大腿部	大腿感覚異常痛(鼠径靱帯症候群)
総腓骨神経	腓骨頭，腓骨頸	腓骨管症候群(長腓骨筋の孔を通る)
深腓骨神経	距腿関節の前面	前足根管症候群
脛骨神経/内・外側足底神経	内果部分	後足根管症候群
底側趾神経	第3, 4 趾球付近	指間モートン神経痛

C 感覚神経が損傷を受けた時を例とした末梢神経の障害事例

求心性の神経系では，神経は刺激を伝える電線のようなものに過ぎず，それぞれの刺激は脳の体性感覚野まで伝わり，そこで意識される（p. 99 参照）．脳は，損傷（電撃マークで示す）が脊髄に近い部分で起きたか，あるいは遠い部分で起きたかということに関係なく，神経の損傷部位を常に，各皮神経の支配域の異常として認識する．したがって感覚異常が起きた場合，その求心性神経系の損傷部位は，感覚異常が起こった部位自体にあるのではない．

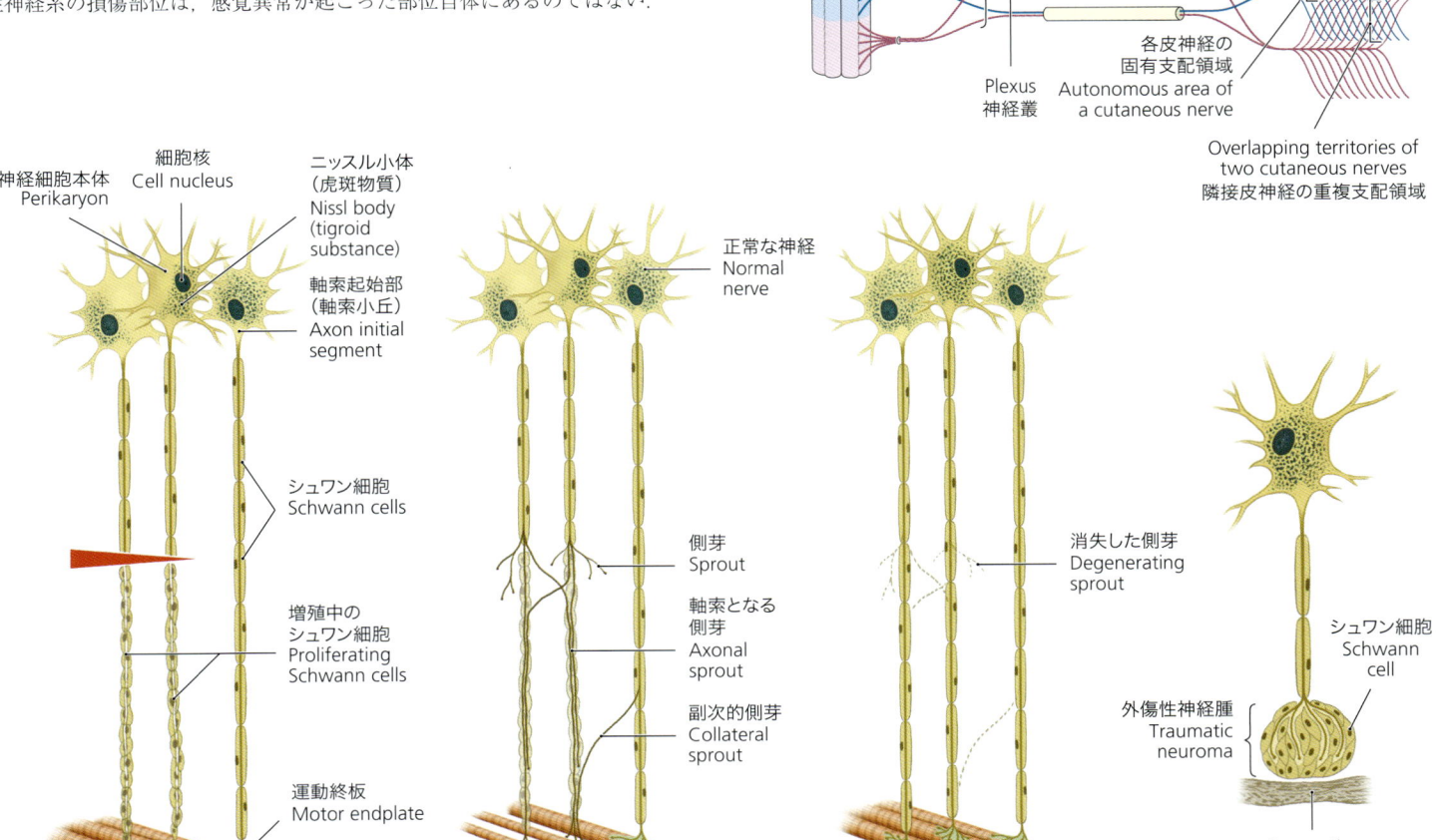

D 切断後の末梢神経の再生

末梢神経系（PNS）では，軸索が切断されても基本的に再生が可能である．

a 切断の数日後，まず切断部位の遠位の軸索が萎縮する（いわゆるワーラー変性 Waller degeneration）：神経細胞本体からの供給が絶たれるために，ミエリン鞘が壊れ，軸索が消失する（いわゆる「神経細胞体の栄養作用」が失われる）．障害を受けた神経細胞では，核が周辺部に移動し，ニッスル小体が部分的に消失する（虎斑融解 tigrolysis）．同時にシュワン細胞が増殖し，いわゆるビュングナー帯 Büngner's bands が形成される．

b 数週間後，切断された軸索の近位部から出芽がみられ，軸索となる側芽は，約 1 mm/日の速度でもともと支配していた部位に伸びていく．損傷を受けなかった近隣の軸索から副次的側芽が，障害を受けた部分に伸びてくることがある．軸索出芽の進行状況は，ホフマン-ティネル徴候（Hoffmann-Tinel's sign, Tinel's sign）を利用して確かめることができる．すなわち，神経の走行に沿って軽く叩くことによって，軸索が伸びている部分ではチクチクした感じがする．

c 数か月後，再生は完了する．軸索は再び骨格筋線維まで達し，それを支配するようになる．対応する骨格筋線維まで到達できなかった軸索と副次的側芽は消失する．損傷部位の遠位ではシュワン細胞は細胞分裂を行うため，軸索は損傷前と同じ長さであるが，前よりも多くのミエリン鞘で覆われることになる．したがってランビエ絞輪の数も増えるということになり，刺激の跳躍伝導速度が遅くなる．このことは，実際に神経伝導速度を測定することによってわかる．神経細胞本体中の細胞核の位置とニッスル小体の状態は正常な状態に戻る．

d 末梢神経の切断後，切断した神経の断端どうしを縫合することがある．神経縫合の目的は，出芽する軸索にとってガイドとなる，シュワン細胞の束でできた結合組織性の管の連続性を保つためである．切断された神経の数が多い場合は，その部分をつなぐように神経移植が行われる．この場合も，出芽する軸索のガイドレールを提供するという目的で行われる．このようなガイドレールは，出芽する軸索にとって非常に重要である．なぜなら，出芽する軸索が，結合組織性の瘢痕を貫通できないことがあるからである．軸索がそのような結合組織性の瘢痕のために，もとの筋まで到達できないような場合，シュワン細胞と軸索の側芽からなる集塊である外傷性神経腫 traumatic neuroma（切断神経腫 amputation neuroma）が形成されることがある．

B 体 幹
The Trunk Wall

1 骨，関節，靱帯 …………………………… 108

2 筋：機能による区分 ……………………… 152

3 筋：局所解剖 ……………………………… 174

4 神経と脈管：形態と位置 ………………… 198

5 神経と脈管：局所解剖 …………………… 206

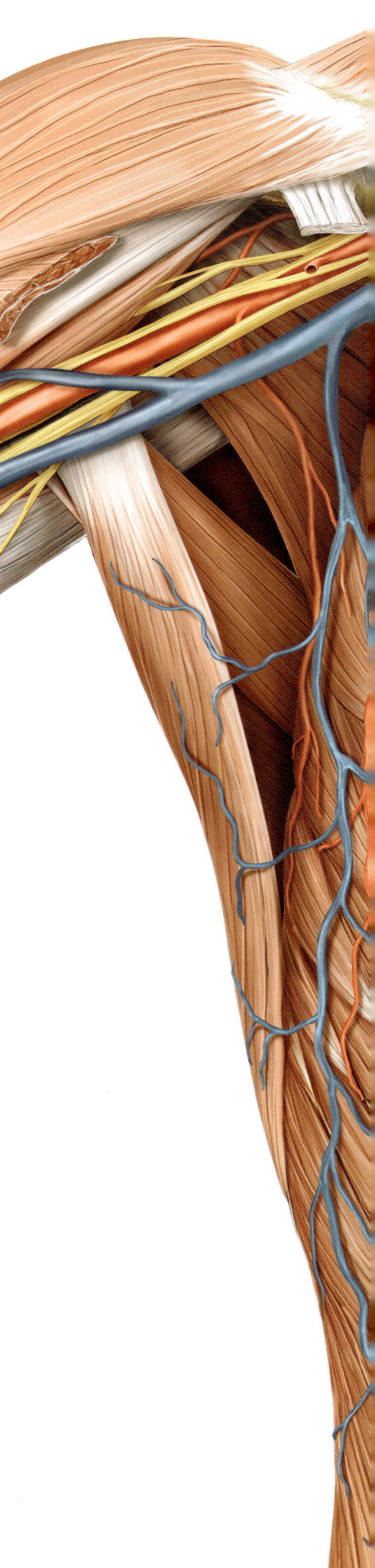

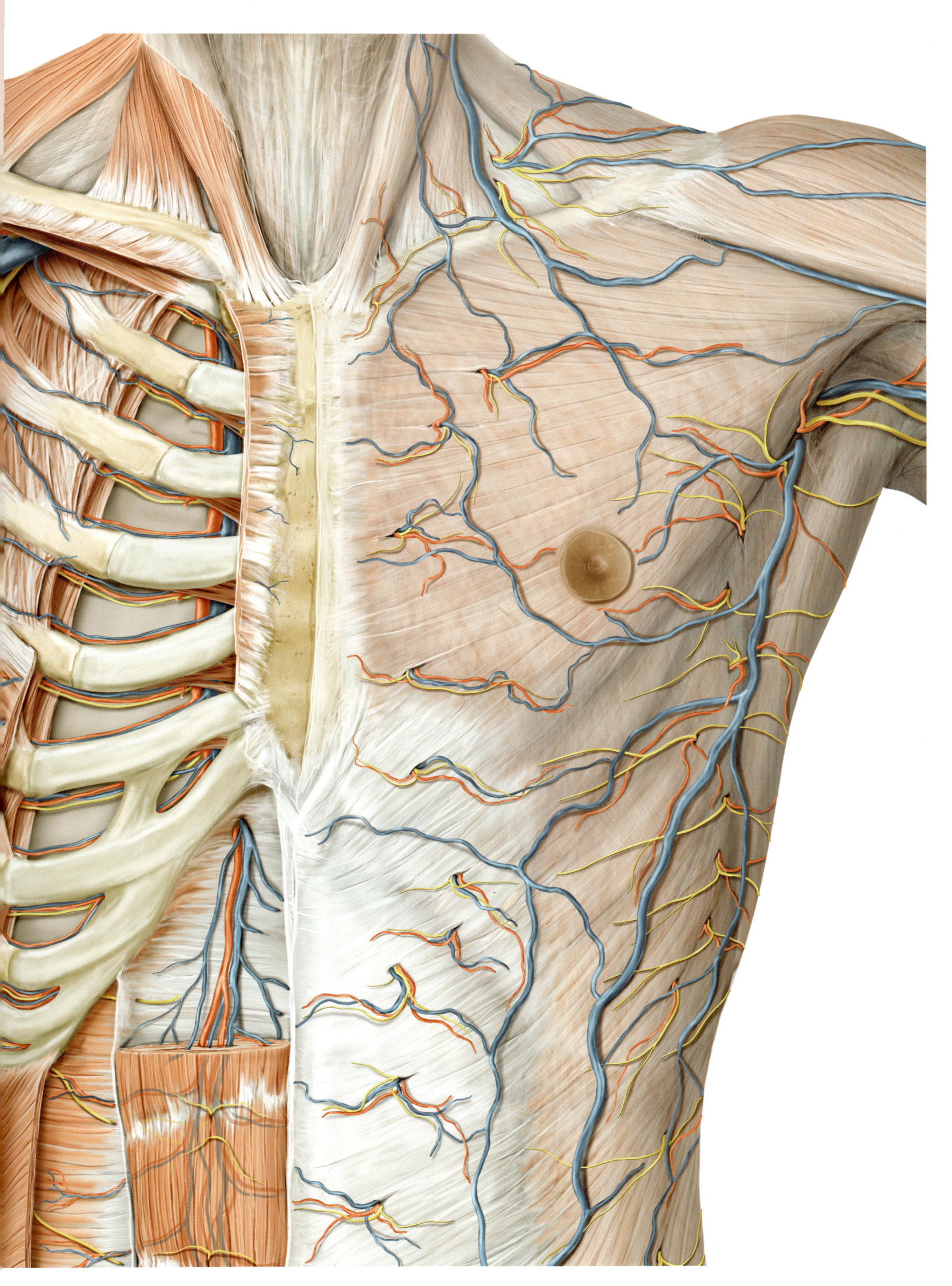

体幹　1　骨，関節，靱帯

1.1　体幹の骨格　The Skeleton of the Trunk

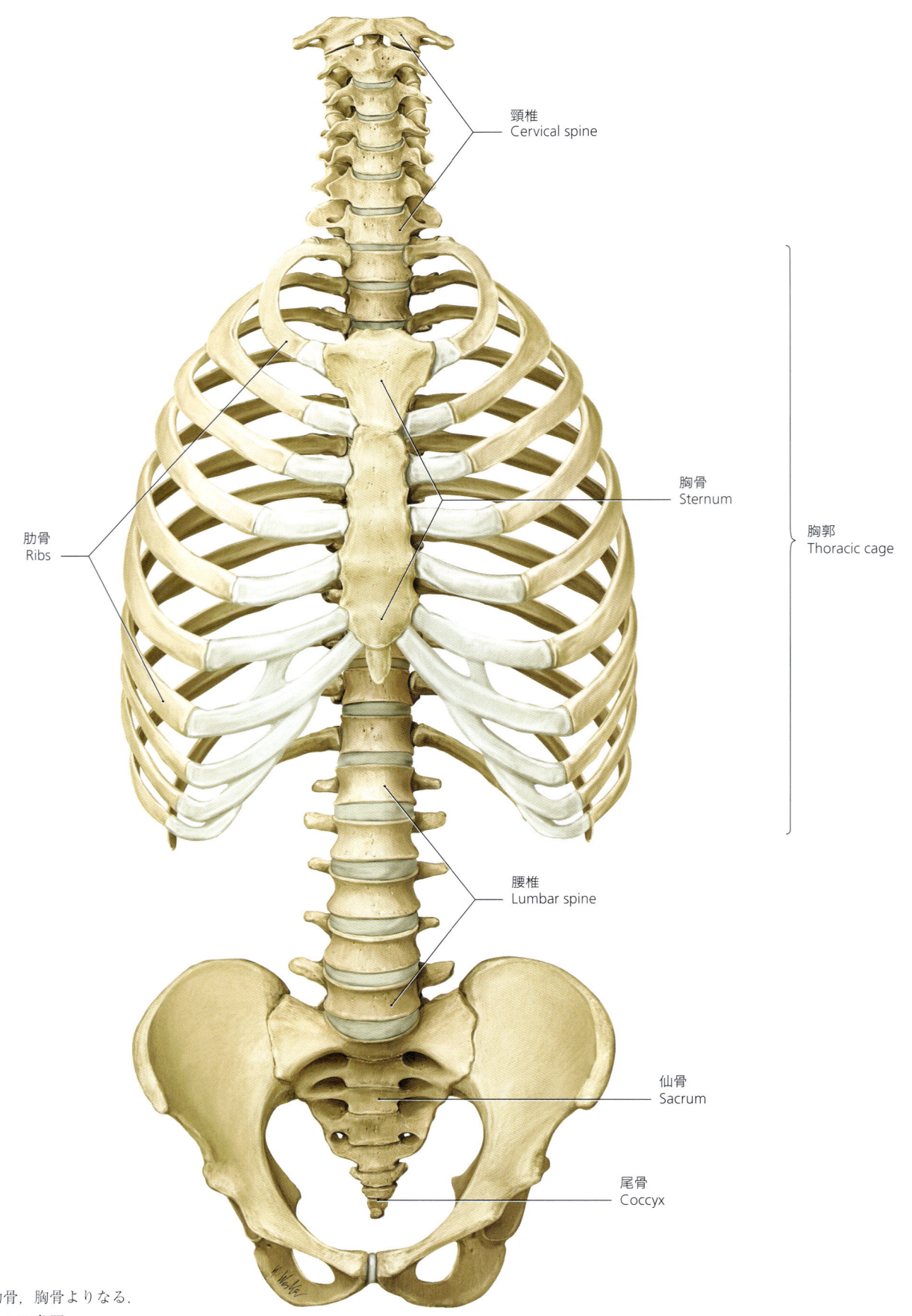

A　体幹の骨格，前面
体幹の骨格は脊柱，肋骨，胸骨よりなる．
肋骨と胸骨の詳細は p. 140 参照．

体幹　1　骨，関節，靱帯

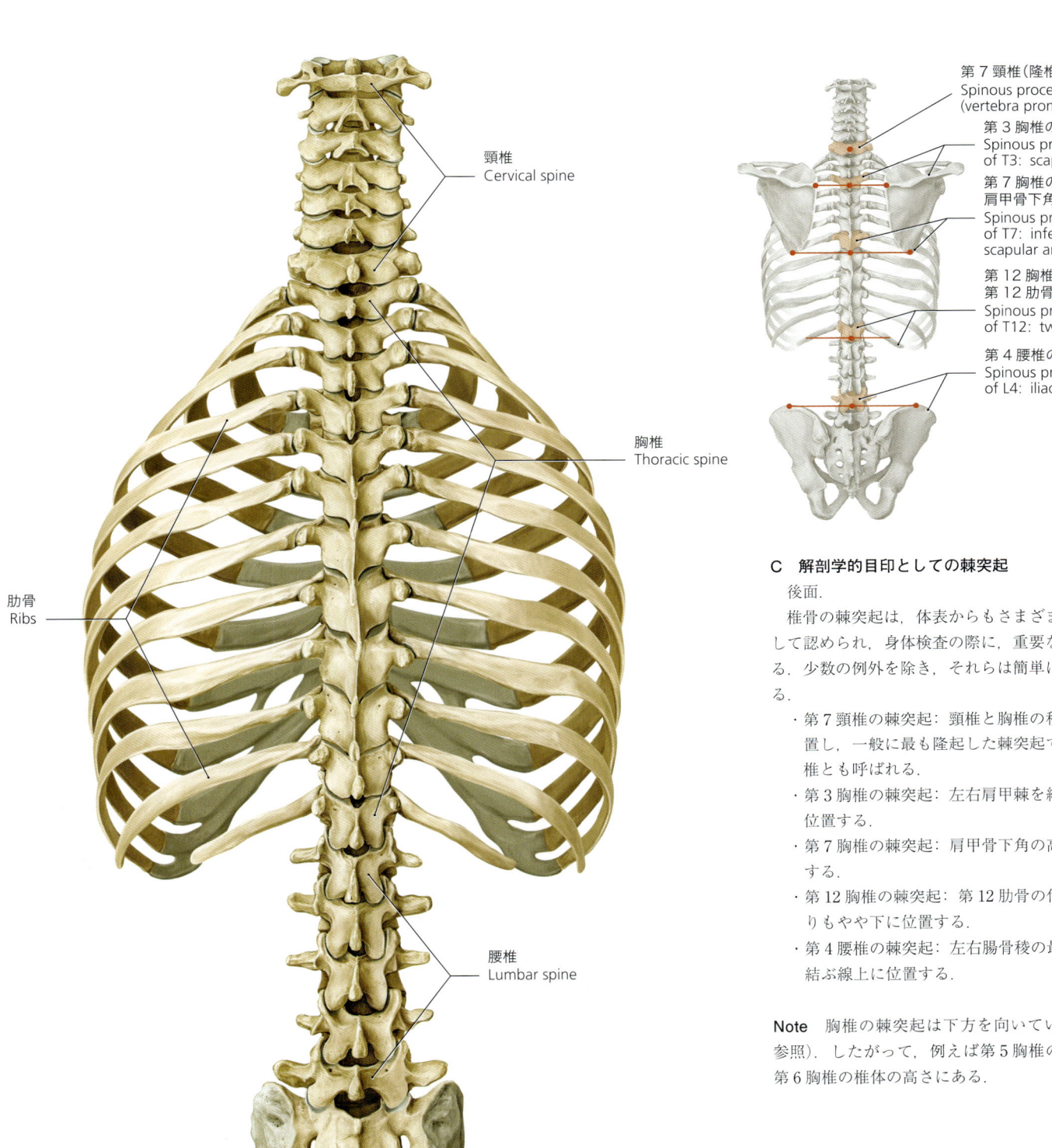

B　体幹の骨格，後面

C　解剖学的目印としての棘突起

後面．

椎骨の棘突起は，体表からもさまざまな隆起として認められ，身体検査の際に，重要な目印となる．少数の例外を除き，それらは簡単に触知できる．

- 第7頸椎の棘突起：頸椎と胸椎の移行部に位置し，一般に最も隆起した棘突起であり，隆椎とも呼ばれる．
- 第3胸椎の棘突起：左右肩甲棘を結ぶ線上に位置する．
- 第7胸椎の棘突起：肩甲骨下角の高さに位置する．
- 第12胸椎の棘突起：第12肋骨の付着部分よりもやや下に位置する．
- 第4腰椎の棘突起：左右腸骨稜の最も高位を結ぶ線上に位置する．

Note　胸椎の棘突起は下方を向いている(p. 118参照)．したがって，例えば第5胸椎の棘突起は第6胸椎の椎体の高さにある．

109

体幹　1　骨，関節，靱帯

1.2　脊柱　The Bony Spinal Column

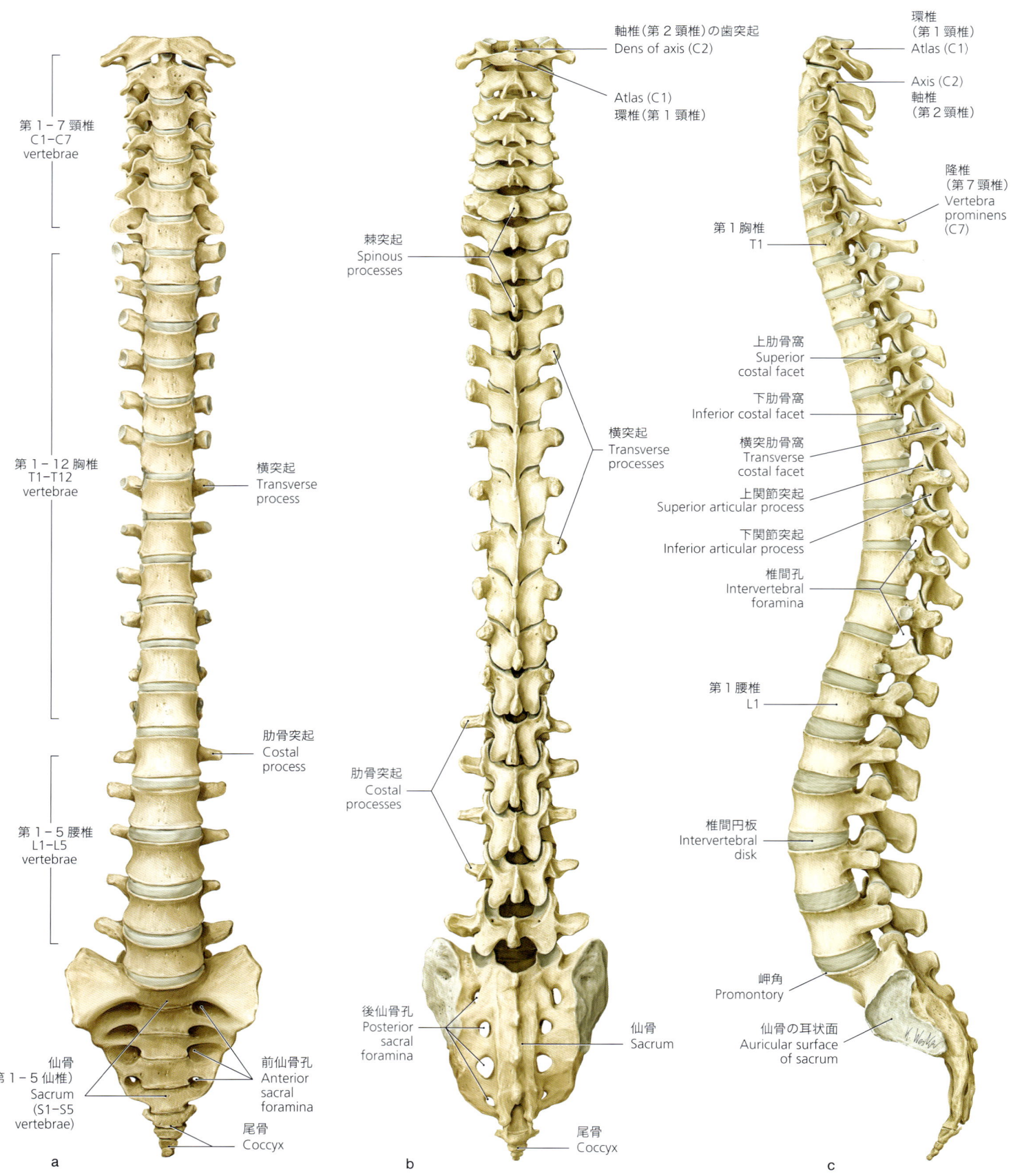

A　脊柱
a 前面．b 後面．c 左側面．

Note　系統発生学的には，腰椎の横突起 transverse process は退化した肋骨である．そのため腰椎の横突起は肋骨突起 costal process と呼ばれる（p. 114 参照）．

体幹　1　骨，関節，靱帯

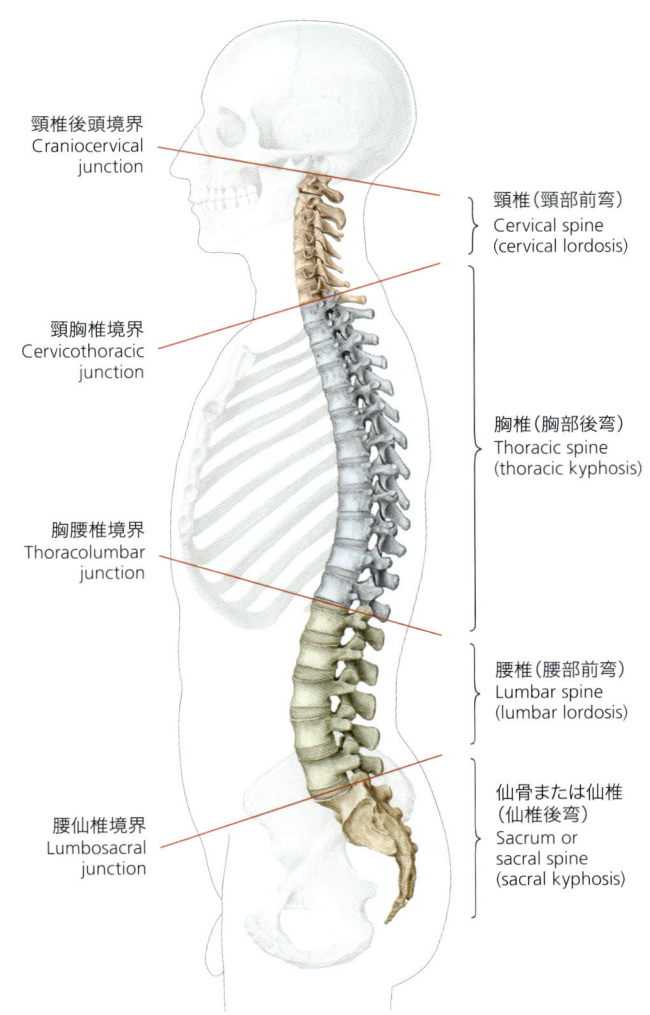

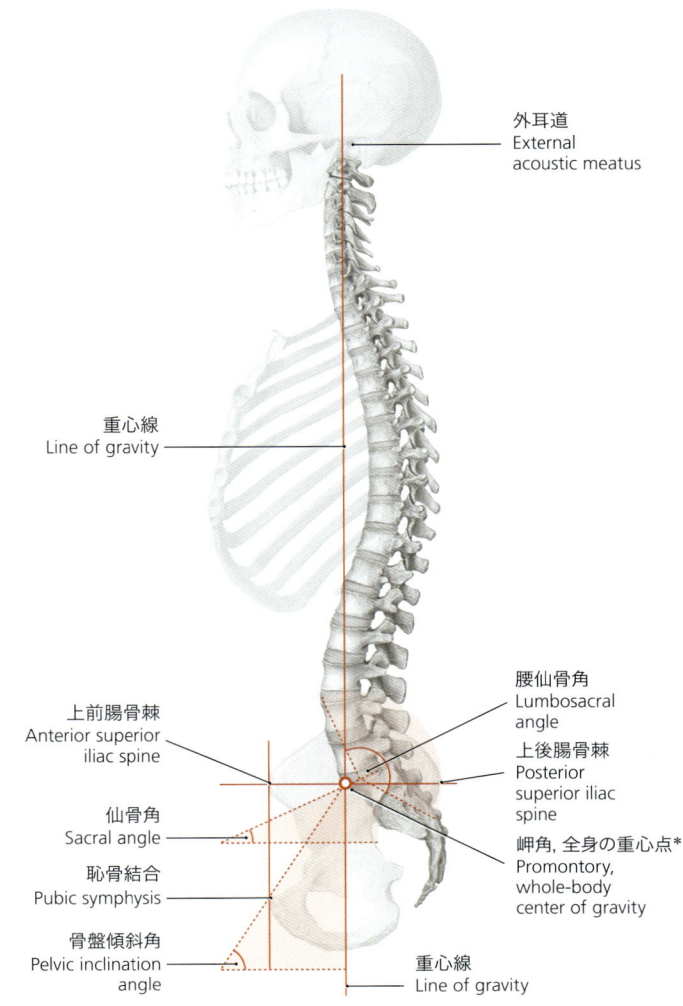

B　脊柱の部位と弯曲
左側面．

成人の脊柱は4つの部位に分けられ，矢状面においては4つの弯曲が存在する．これらの弯曲はヒトの直立二足歩行への適応の結果によるものであり，体軸方向の負荷に対するクッションとして働く．上から下に向かって次のような部位と弯曲が区別される．

- 頸椎―頸部前弯
- 胸椎―胸部後弯
- 腰椎―腰部前弯
- 仙椎―仙椎後弯

頸部・胸部・腰部はまとめて仙骨前脊柱 presacral spine と呼ばれる．それぞれの部位の移行部が臨床的に重要なのは，脊柱の疾患の好発部位(例えば椎間板ヘルニア herniated disk)だからである．時として，これらの移行部の椎骨は異常形態を示すことがあり，移行椎と呼ばれる．これは腰仙椎部にしばしば起こり，異常椎の出現のしかたによって，仙椎化，あるいは腰椎化と呼ばれる．腰椎化の場合は，第1仙椎が仙骨に癒合せず過剰腰椎となる．一方，仙椎化では，腰椎は4個しかなく，第5腰椎が仙骨に癒合することによって，仙椎化する．これらの癒合異常は，しばしば片側性に認められる(半腰椎化，半仙椎化)．

C　脊柱と下肢帯(骨盤帯)の結合
体幹骨と頭蓋，下肢帯，左側面．

正常な脊柱は弯曲して下肢帯に合体するので，体軸と特定の基準で定義された直線との間には，特徴的な角が形成される．これらの角と直線は，脊柱と体幹の位置的な異常や変形についての画像診断に役立つ．

腰仙骨角：第5腰椎と第1仙椎の軸によって作られる角で，平均143°．仙骨は骨盤輪の構成部分として固定されており(p.146参照)，したがって，脊柱の直立にはまったく関与しない．脊柱の腰仙骨結合部は滑らかに移行せず，特徴的な急な角度変化がみられる．

仙骨角：水平面と仙骨上面とのなす角．平均約30°．

骨盤傾斜角：骨盤上口面(岬角と恥骨結合上縁を結ぶ)と水平面とのなす角．直立姿勢では約60°．骨盤傾斜角は，骨盤を前方あるいは後方に傾けることによって増減する(p.165参照)．直立姿勢での理想的な骨盤の姿勢は，上前腸骨棘および上後腸骨棘が同じ水平面上に位置し，同時に，上前腸骨棘が恥骨結合上縁の真上に位置する場合である．このことを知っていれば，検査者は触知可能な目印の骨を用いて，簡単に骨盤の位置を評価することができる．

重心線：重心線は外耳道，軸椎(第2頸椎)の歯突起，脊柱の機能解剖学的な移行点(前弯と後弯の間の変曲点)，および岬角の前部に位置する全身の重心点*を含む目印を通る．

*訳注：立位における身体の重心点は，実際には第2仙椎の高さで，そのやや前方に位置する．

1.3 脊柱の発生 Development of the Spinal Column

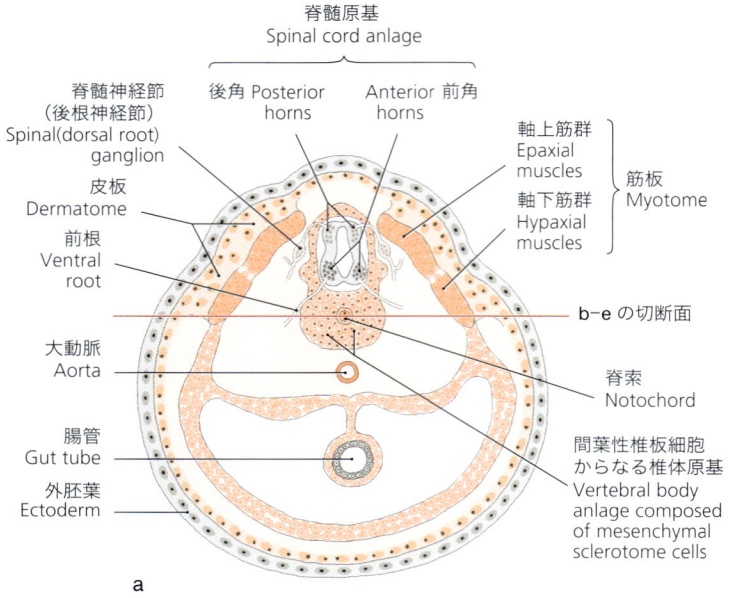

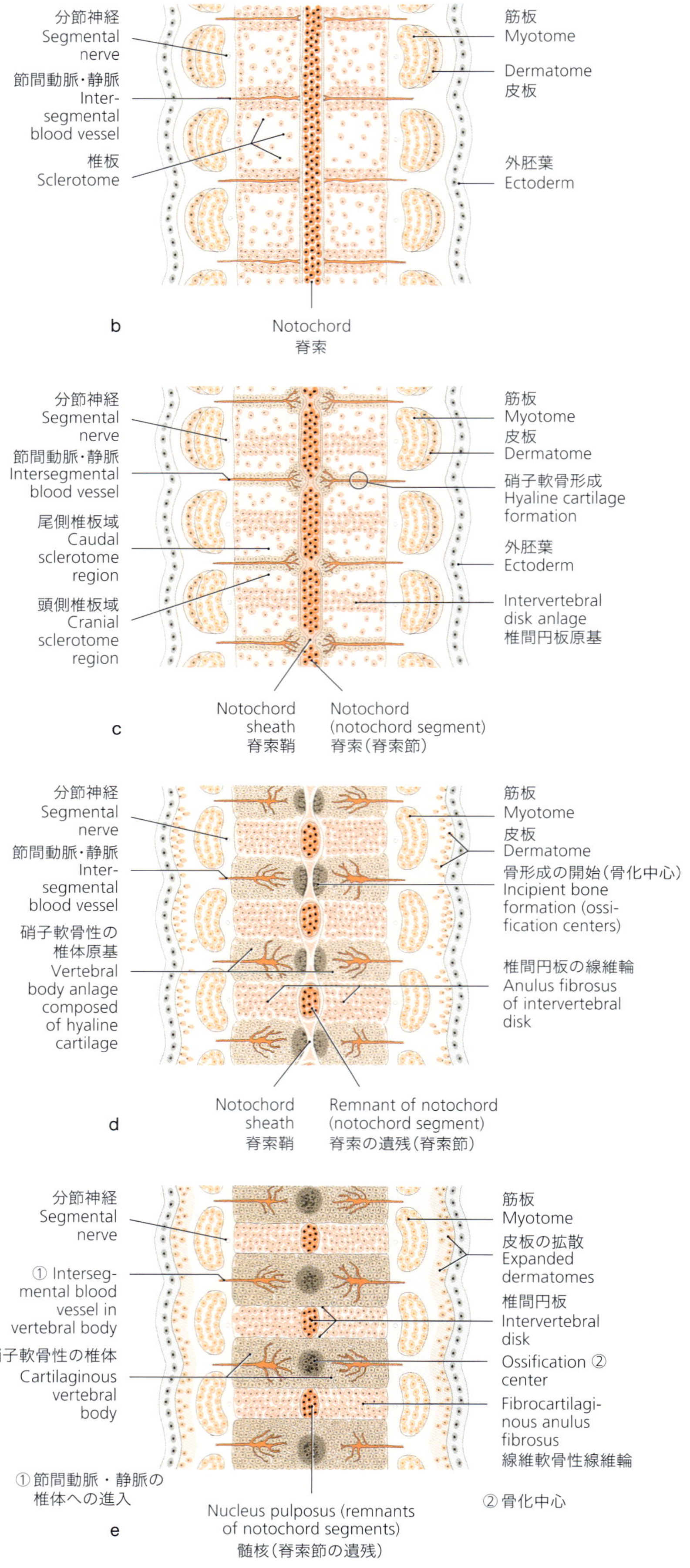

A 脊柱の発生（4〜10週）

a 横断面の模式図，b-e 前額断面の模式図（b-e における切断面を a に示す）．

a, b 前体節は筋板，皮板，椎板に分化する．椎板細胞は第4週にほかの細胞から分かれ，脊索（将来の脊柱の原基）の方向へ向かい，脊索周囲で間葉細胞の群を形成する．

c 節間動脈・静脈の上下で隣接する頭側・尾側椎板節は互いに癒合し，第6週目には上下方向から脊索と置き換わりながら軟骨化し始める（脊索節）．

d 椎間円板が髄核と線維輪とともに椎体の間に形成される．発生8週目には椎体の中央部分で骨化が始まる．

e 尾側と頭側の椎板節の癒合により，分節性に配列した筋板は，2つの隣り合う椎骨原基の突起をつなぎ，椎間円板の間を橋渡しする．こうして，"椎間運動要素"が形成されるわけである（p.132 参照）．分節性の脊髄神経は将来の椎間孔の高さを通り，節間動脈・静脈は椎体の栄養血管となる（10週目）．

臨床的意義： もし胚の発達期に神経管，あるいは椎弓の背側部が正常に閉鎖しなければ，二分脊椎―脊椎裂となる．この異常では脊柱は背側に開いており，棘突起は欠如する（さまざまな形態異常とその出現様式は発生学のテキストを参照すること）．椎弓分離症 spondylolysis は，一般には椎弓が両側性に欠如する（多くの場合第4・5腰椎部）．これは先天性のものと後天性（例えば外傷に起因する）のものとがある．後天性の場合，椎弓を骨折するような危険な姿勢をとる運動（槍投げ，器械体操，棒高跳び）をした時によく起こる．もしこれに椎間板損傷を伴うと，椎体は前方にすべり出す（椎体すべり症）．先天性脊椎分離症（さまざまな程度の脊椎すべり症を伴う）では，このすべりは成長期に徐々に進行し，20歳を過ぎるとその進行は止まる．

体幹　1　骨，関節，靱帯

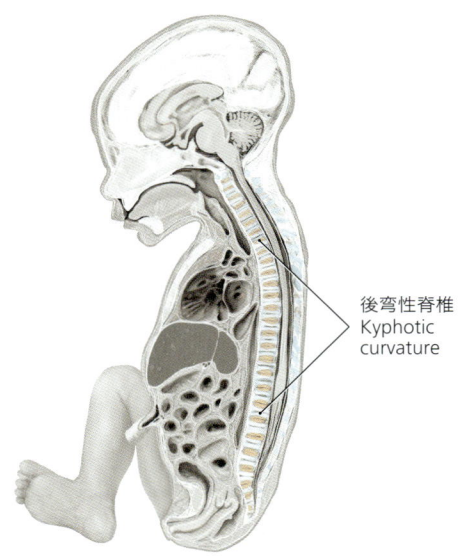

B　新生児の脊椎後弯

新生児の正中矢状断面，左側から見る．

胎児は，子宮内で背中を丸めた姿勢をしているため，新生児の脊柱は後弯の状態であり，頸椎，腰椎における前弯は認められない．

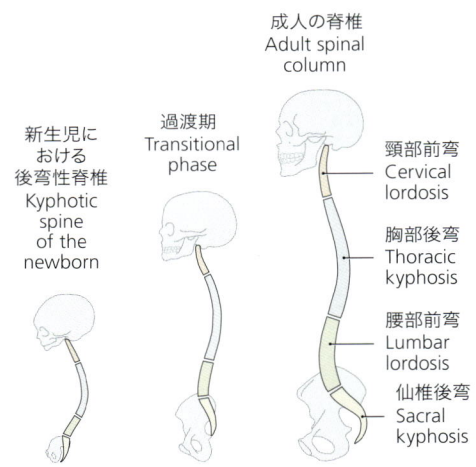

C　正常な成長過程における脊柱の伸展

新生児では，成人にみられる脊柱弯曲は，その一部が認められるだけであり，出生後，成長に伴ってしだいに弯曲が出現する（Bと比較すること）．まず，後頭部の筋の発達に伴って，頭のバランスを保つために（つまり首を据らせるため）頸部前弯が発現する．その後，子どもが，座ること，立つこと，歩くことを学習するなかで，腰部前弯ができあがる．腰部前弯は，足が完全にまっすぐ伸びるまで強くなり，思春期になってようやく安定する．

脊柱における同様の形態変化は，四足歩行から二足歩行への系統発生学的な移行段階においても認められる．

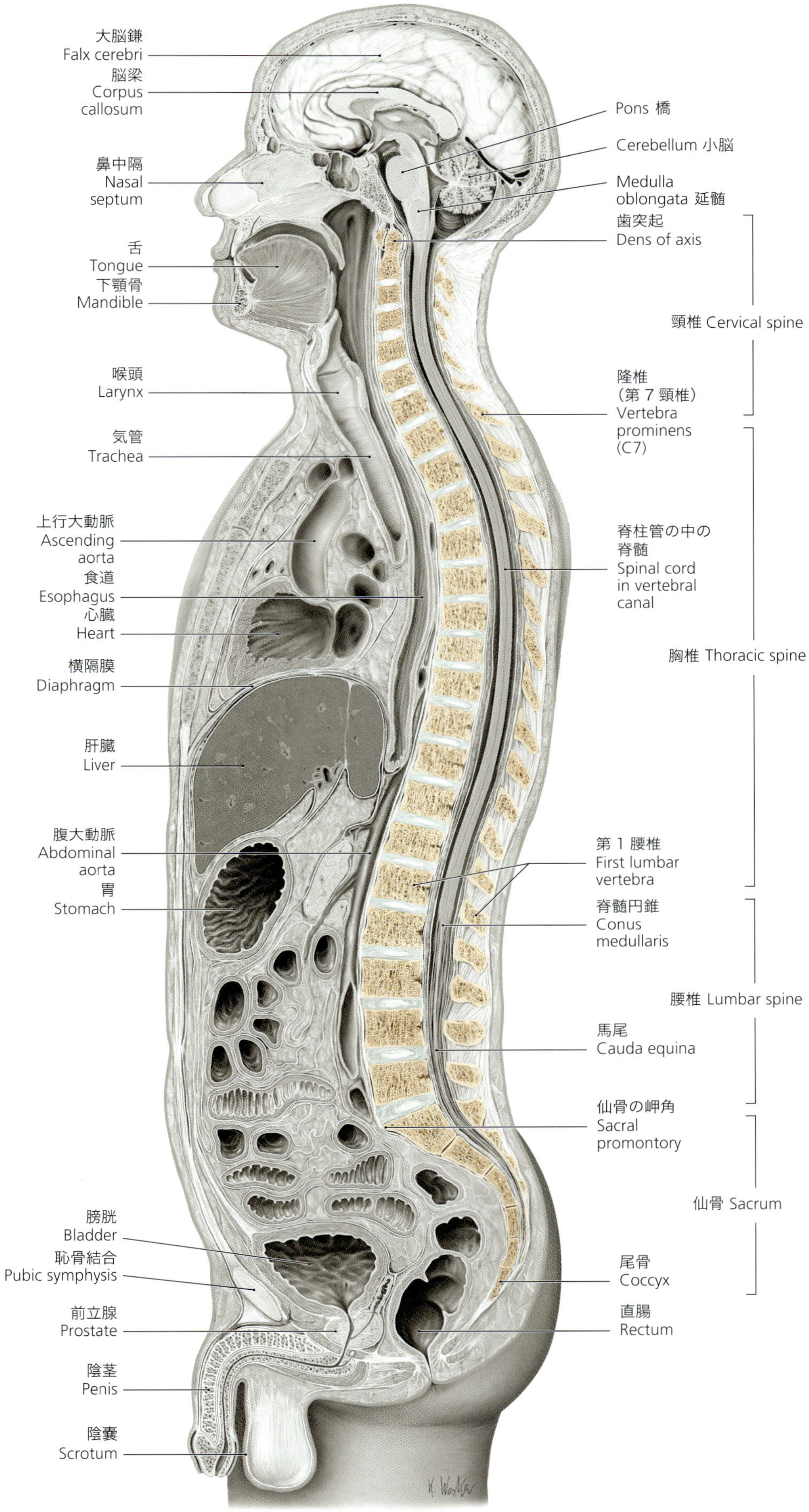

D　成人の生理学的脊柱弯曲

成人男性の正中矢状断面，左側から見る．

体幹　1　骨，関節，靱帯

1.4　椎骨の構造　The Structure of a Vertebra

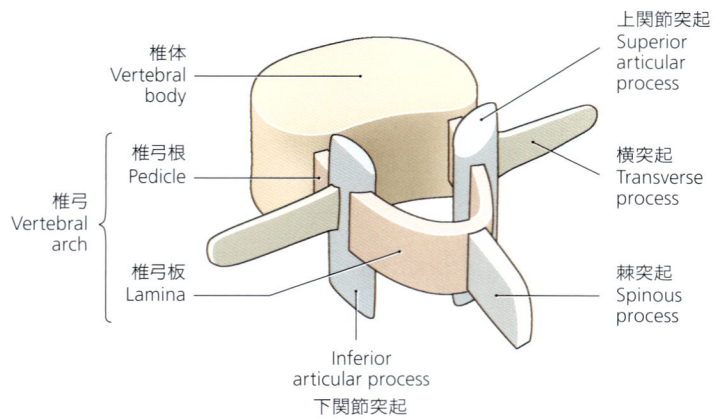

A　椎骨を構成する基本要素

左後上面．

環椎，軸椎を除くすべての椎骨は以下の基本的構成要素をもつ（次頁参照）．
- 椎体
- 椎弓
- 棘突起
- 2つの横突起（腰椎においては肋骨突起 costal process と呼ばれる）
- 4つの関節突起

突起は筋や靱帯の付着部をなし，胸椎の椎体は肋骨と関節する．椎体と椎弓によって椎孔ができ，すべての椎孔が合わさって，脊柱管を形成する．

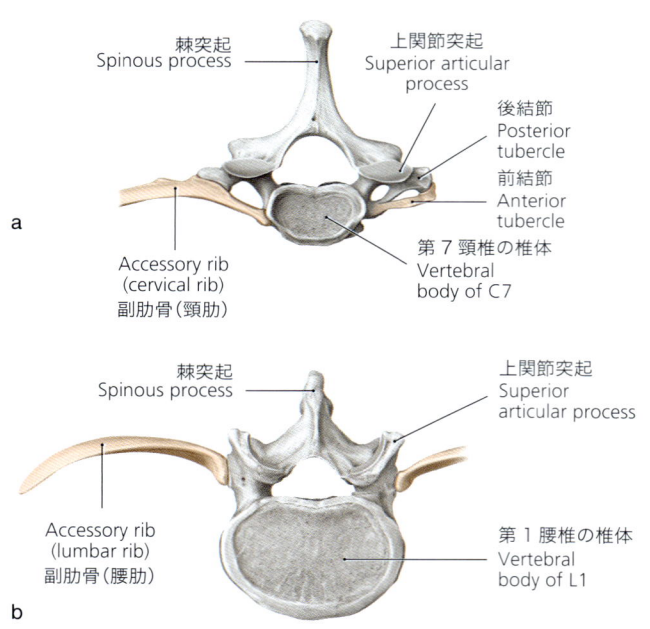

B　副肋骨

上面．

a 頸肋骨，b 腰肋骨．

異常な頸肋骨がある場合，斜角筋隙が狭くなり，腕神経叢や鎖骨下動脈を圧迫することがある（斜角筋症候群や頸肋症候群，pp. 376, 377 も参照）．他方，腰肋骨の存在によって臨床症状を起こすことはない．

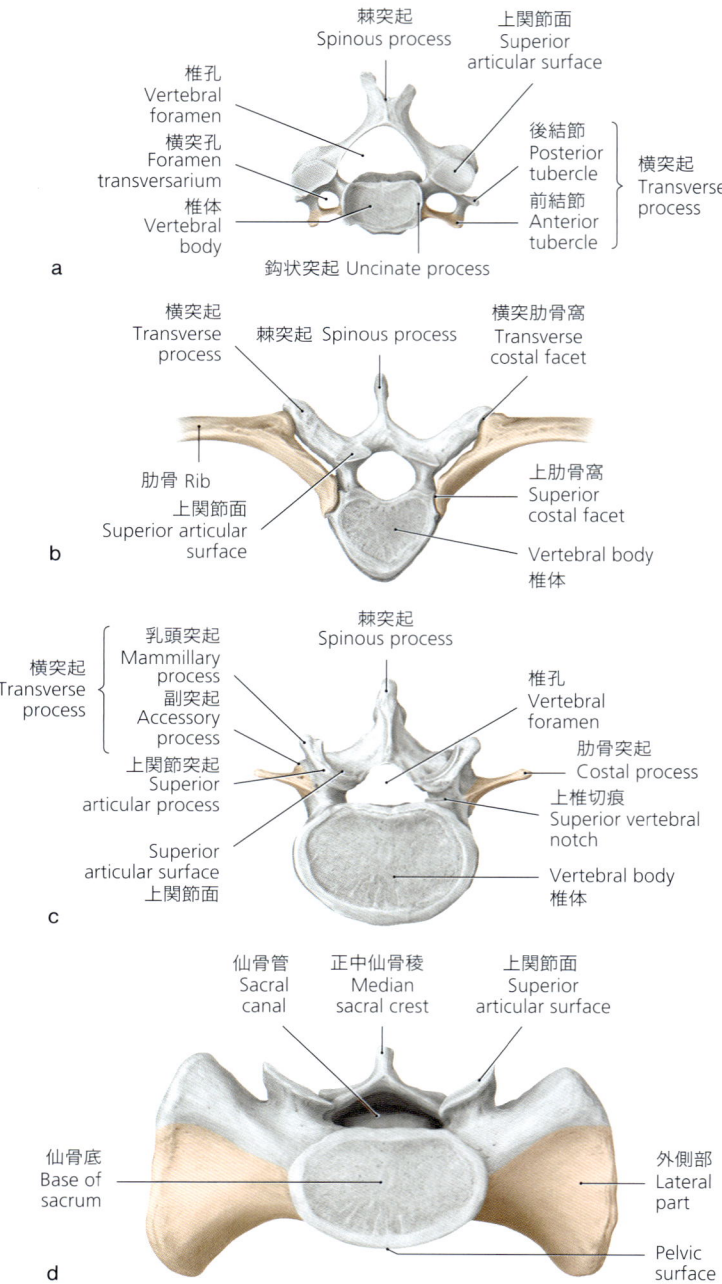

C　脊柱のさまざまな部位での肋骨要素

上面．

椎体の形や輪郭は，肋骨またはその痕跡器官（ここでは色付けして示している）の発達と密接に関係している．

a **頸椎**：肋骨の痕跡は前結節と呼ばれる突起である．
b **胸椎**：胸椎は肋骨と関節するので，椎体と横突起には軟骨で覆われた関節面がある（横突起には横突肋骨窩，椎体には上・下肋骨窩）．
c **腰椎**：腰椎の肋骨要素は"横突起"の形状を示すが，頸椎の肋骨要素よりもはるかに大きい．その大きさのため，肋骨突起と呼ばれている．
d **仙骨**：仙骨における肋骨の痕跡は，仙椎外側部の前部に相当し，横突起と癒合している．

D 脊柱のそれぞれの部位での典型的椎骨

上面および左側面（a, c, e, g, i, k では下が前方）.

- a, b 第1頸椎（環椎）.
- c, d 第2頸椎（軸椎）.
- e, f 第4頸椎.
- g, h 第6胸椎.
- i, j 第4腰椎.
- k, l 仙骨.

脊柱のそれぞれの部位における椎骨には，大きさ以外に固有の形態的違いがある．椎体は，脊柱の上から下にいくほど，体重による負荷の割合が増加するのに応じて大きくなっていくが，椎孔は脊髄が細くなっていくのにしたがって，徐々に小さくなっていく．椎弓とそこから起こる突起の並び方も，脊柱の部位によってさまざまである（詳細は pp. 117, 119, 121 参照）.

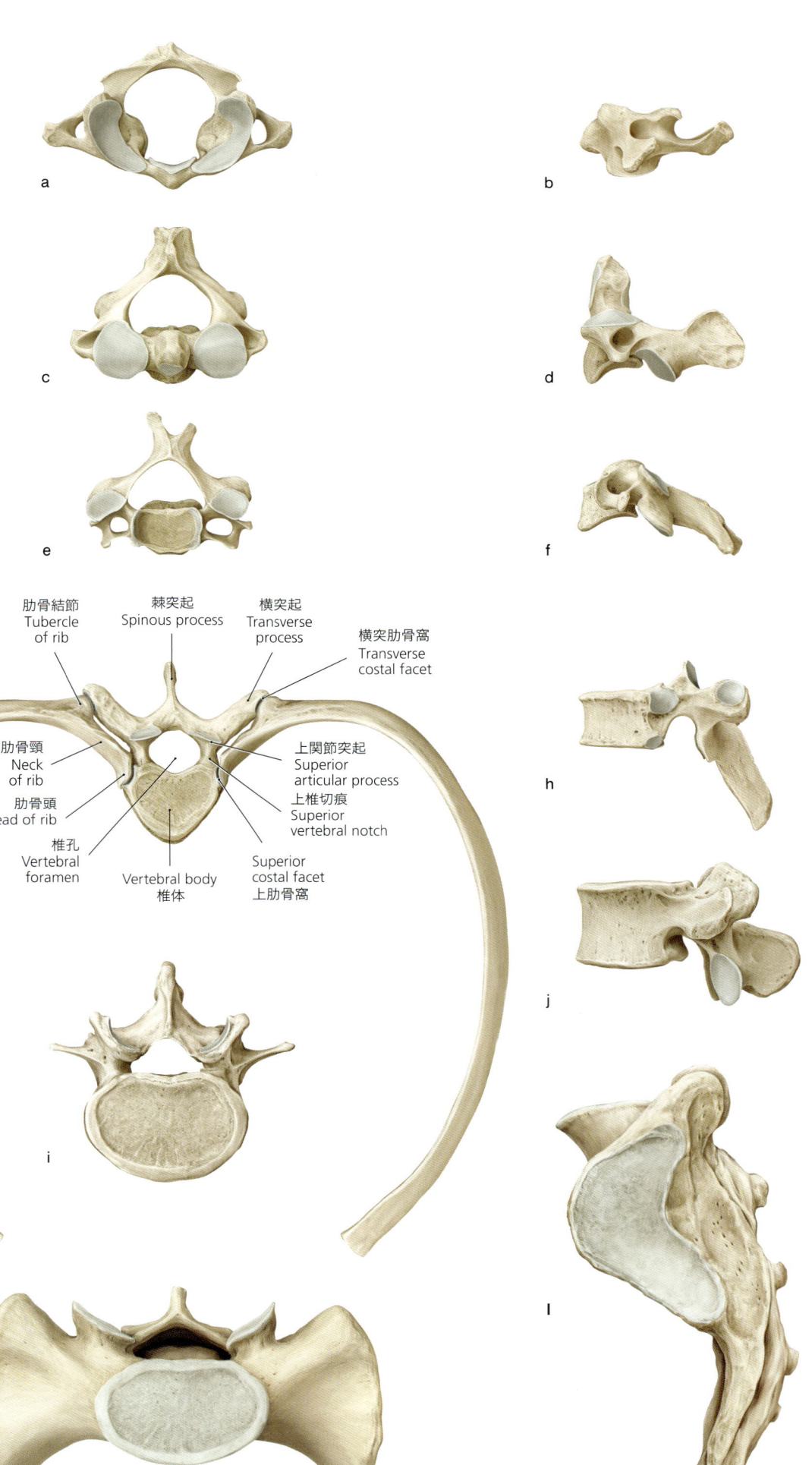

体幹　1　骨，関節，靱帯

1.5 頸椎 The Cervical Spine

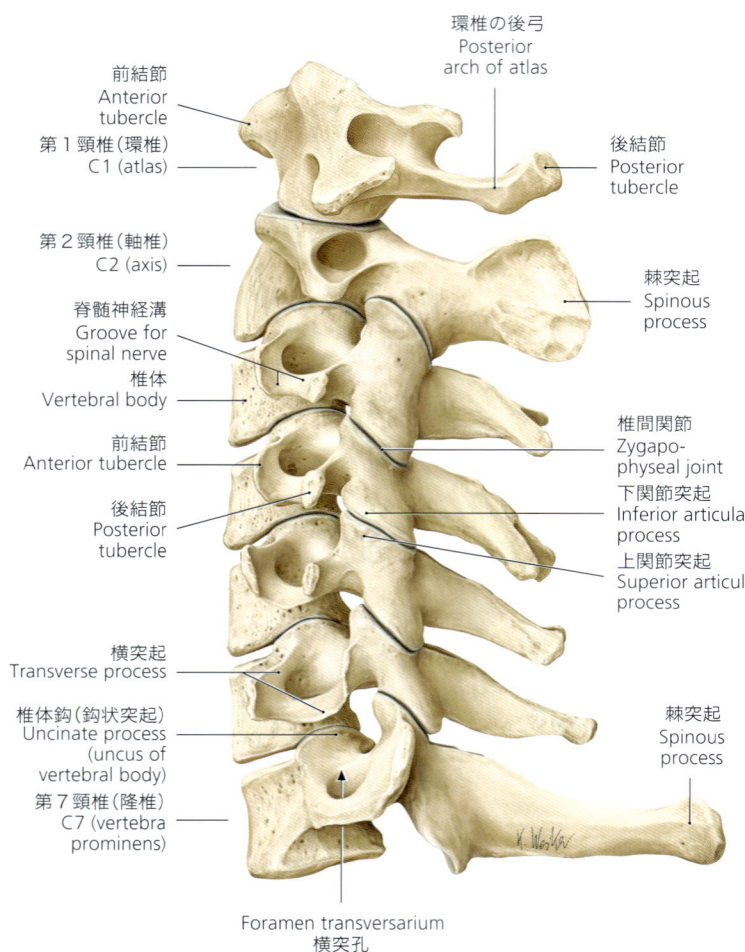

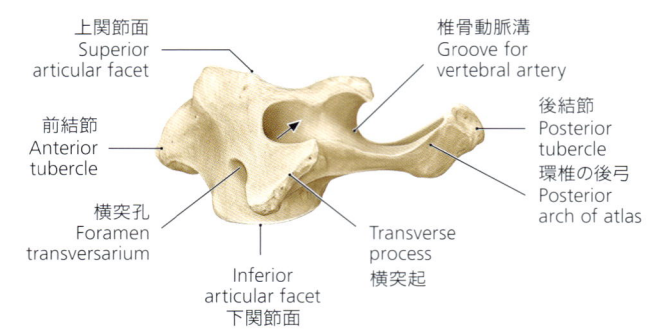

a　第1頸椎（環椎）

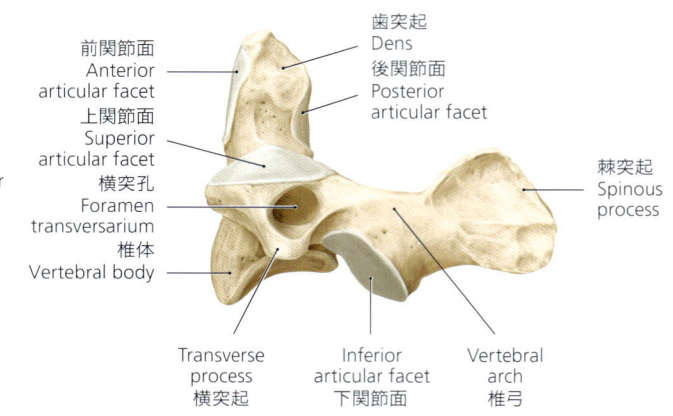

b　第2頸椎（軸椎）

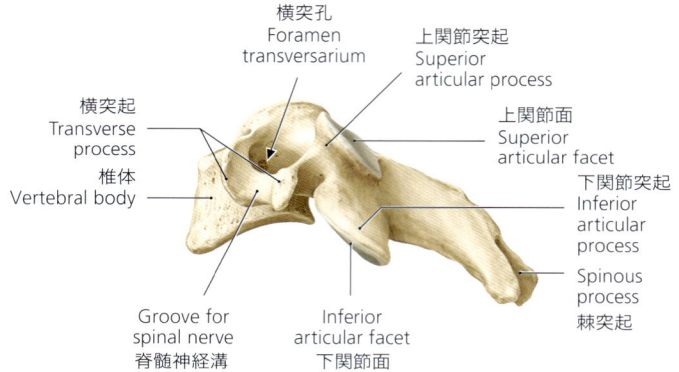

c　第4頸椎

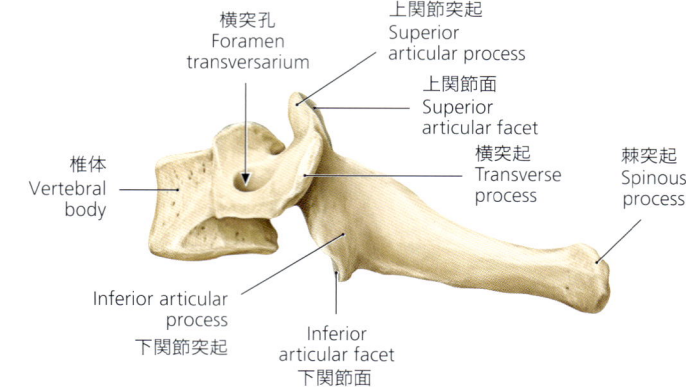

d　第7頸椎（隆椎）

B　頸椎，左側面

A　頸椎，左側面

　7つある頸椎の中で，第1・2頸椎（C1とC2，環椎と軸椎）の形態はほかの椎骨と著しく異なっている．第1・2頸椎は頭の重量を支えるとともに，あらゆる方向に動かせるように作られており，球関節と機能的に類似している．
　残りの5個の頸椎（C3-C7）は，上から見るとおおよそ四角形をした比較的小さな椎体と三角形の比較的大きな椎孔を有する（**Cc**参照）．椎体の上・下面は鞍形をしており，上面はその外側に鈎状突起を有する．鈎状突起は10歳頃までは出現しない（p.134参照）．横突起は前方と後方の突起からなり，この先端はやや肥厚して外側に突出している（前結節と後結節）．この前後2つの突起に取り囲まれて横突孔があり，**C6-C1**の横突孔を椎骨動脈が上行する．
　第3頸椎から下の頸椎の横突起上面には広く深い切れ込みがあり（脊髄神経溝），そこをそれぞれの高さの脊髄神経が通る．上・下関節突起は広く平坦である．それらの関節面は平たく水平面より約45°傾いている．
　第3-6頸椎の棘突起は短く，先端が二分している．
　第7頸椎の棘突起はほかよりも長く厚みがあり，触知できる最初の棘突起である（隆椎）*．

*訳注：約70％の個体では隆椎の棘突起が顕著だが，残りの個体では第1胸椎の棘突起のほうが突出している．

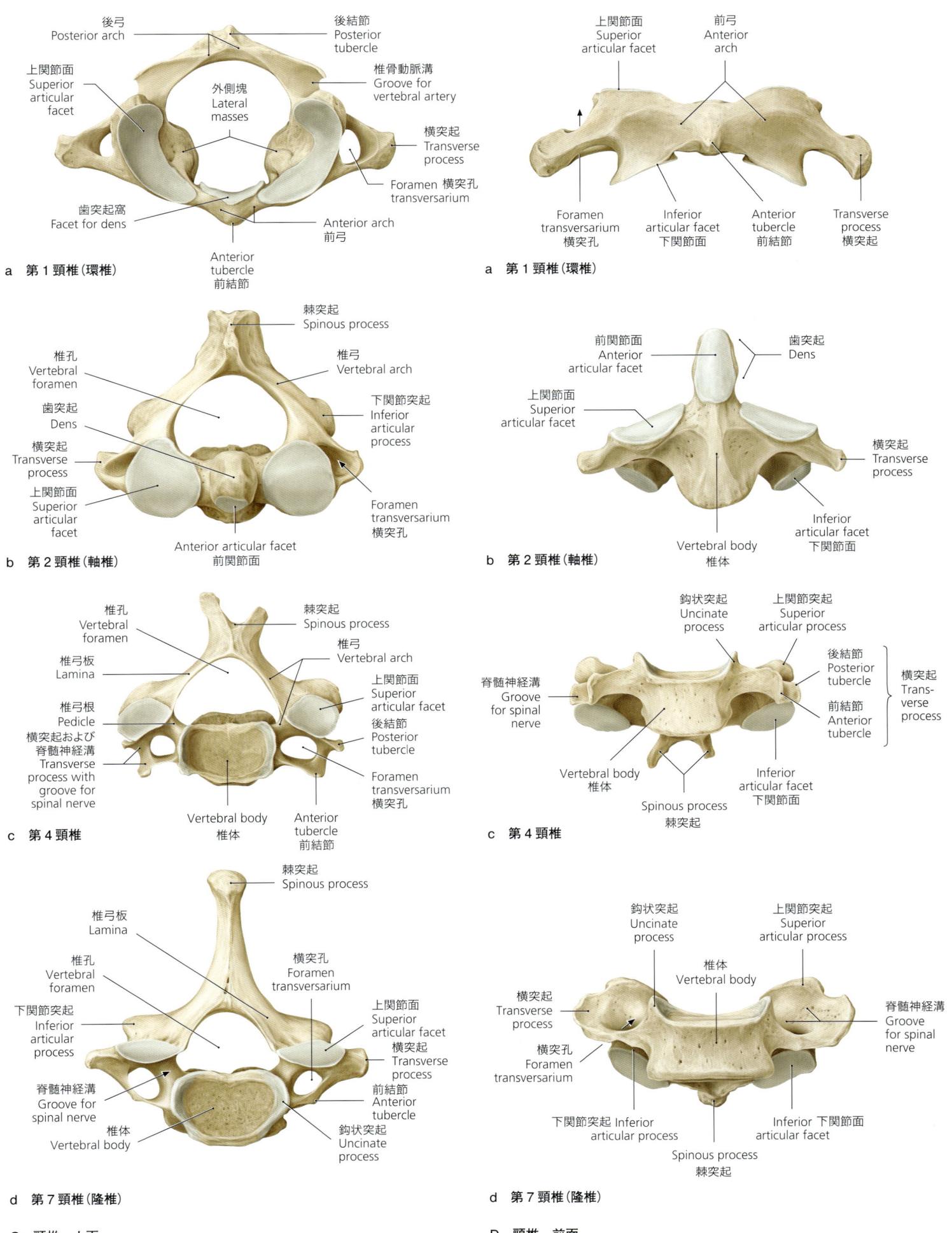

C 頸椎, 上面 D 頸椎, 前面

1.6 胸椎 The Thoracic Spine

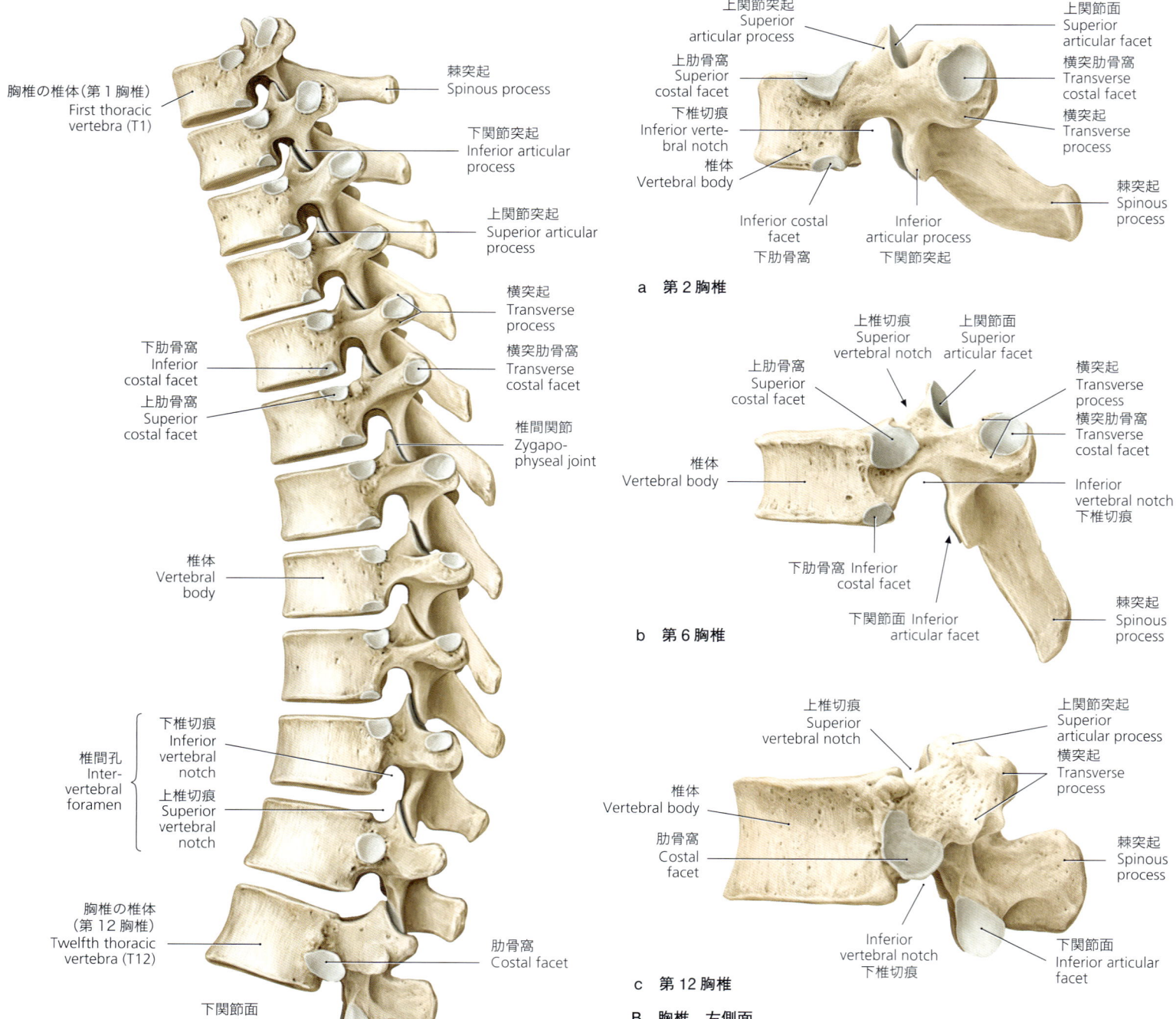

A 胸椎，左側面

胸椎の椎体は上から下に行くにつれてしだいに高く広くなっていき，下位の椎体では横に長い楕円形で腰椎の椎体に類似している．椎孔はほぼ円形で頸椎の椎孔よりも小さく，椎体の上下面は丸みを帯びた三角形である．棘突起は長く，下方に向かって急な傾斜を示し，これによって上位と下位の棘突起が重なって配列することになる．下関節突起の関節面は前方を向いている．下位の椎骨の上関節突起の関節面は後方を向いていて，その上に上位の下関節突起と合わさることができる（p.132）．そのほか胸椎の形態の特徴としては，肋骨と関節するために，横突起が後方を向いていることが挙げられる．

a 第2胸椎
b 第6胸椎
c 第12胸椎
B 胸椎，左側面

肋骨窩はその表面が軟骨に覆われており，相対する肋骨と関節する（p.145参照）．第1-9胸椎（T1-T9）の椎体には両側それぞれに2つの関節窩（上肋骨窩と下肋骨窩）があり，上下に隣り合う椎骨の関節窩が合して1本の肋骨と関節する（ただし第1胸椎の上肋骨窩は除く）．つまり，第N番目の肋骨は同じN番目の胸椎と，その1つ上の胸椎とに関節する．例外は第1・11・12肋骨で，これらの肋骨では同じ番号の椎体とのみ関節する．第10胸椎の椎体は上関節窩のみ有し，第10肋骨は第9・10胸椎と関節する．上述のように，胸椎の横突起（T11，T12を除く）もまた，肋骨との関節窩を有する．

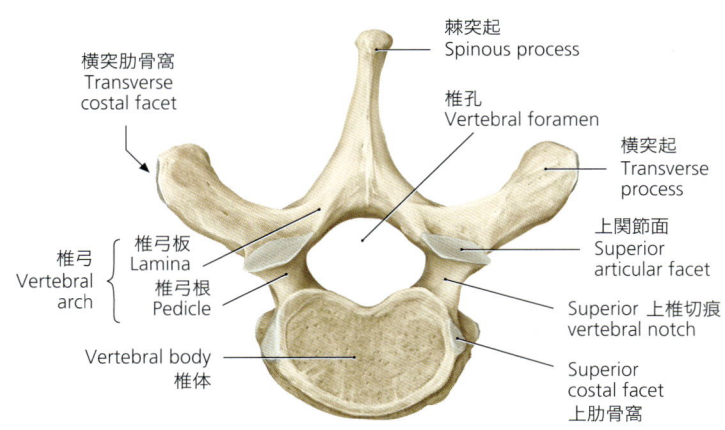

a　第2胸椎

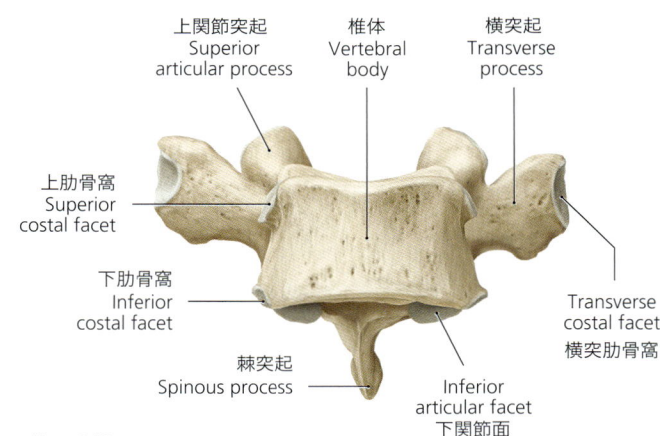

a　第2胸椎

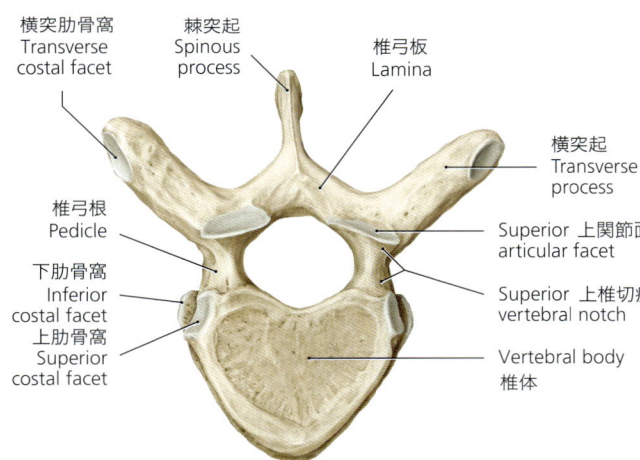

b　第6胸椎

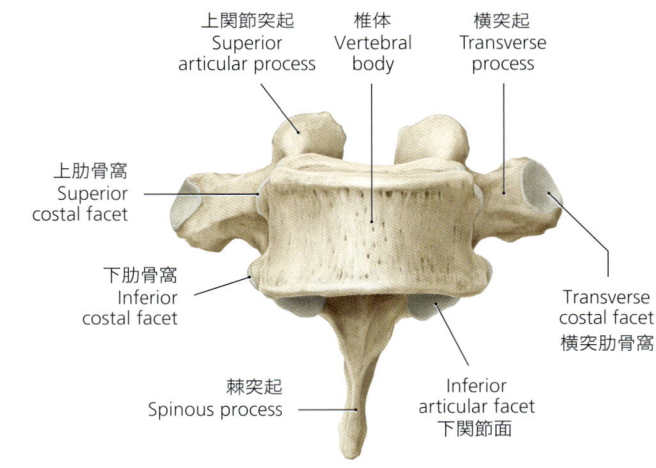

b　第6胸椎

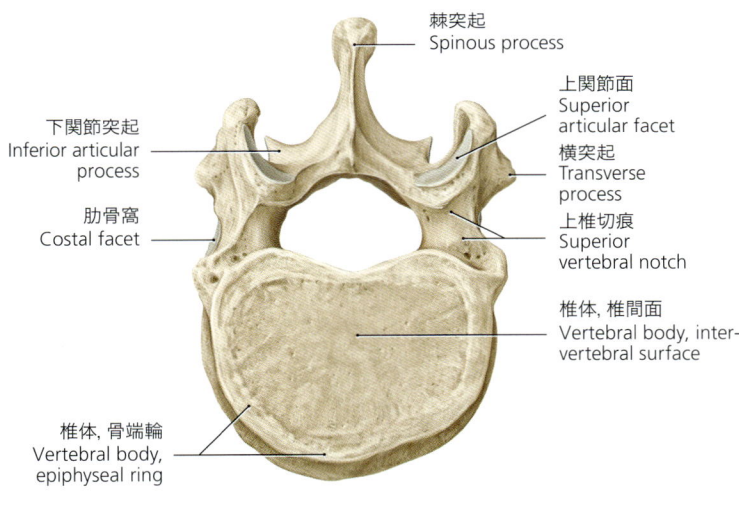

c　第12胸椎

C　胸椎，上面

椎弓は椎弓板と椎弓根によって構成される．

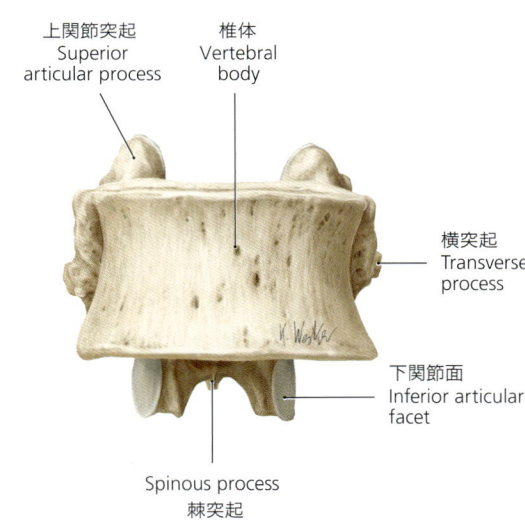

c　第12胸椎

D　胸椎，前面

1.7 腰椎 The Lumbar Spine

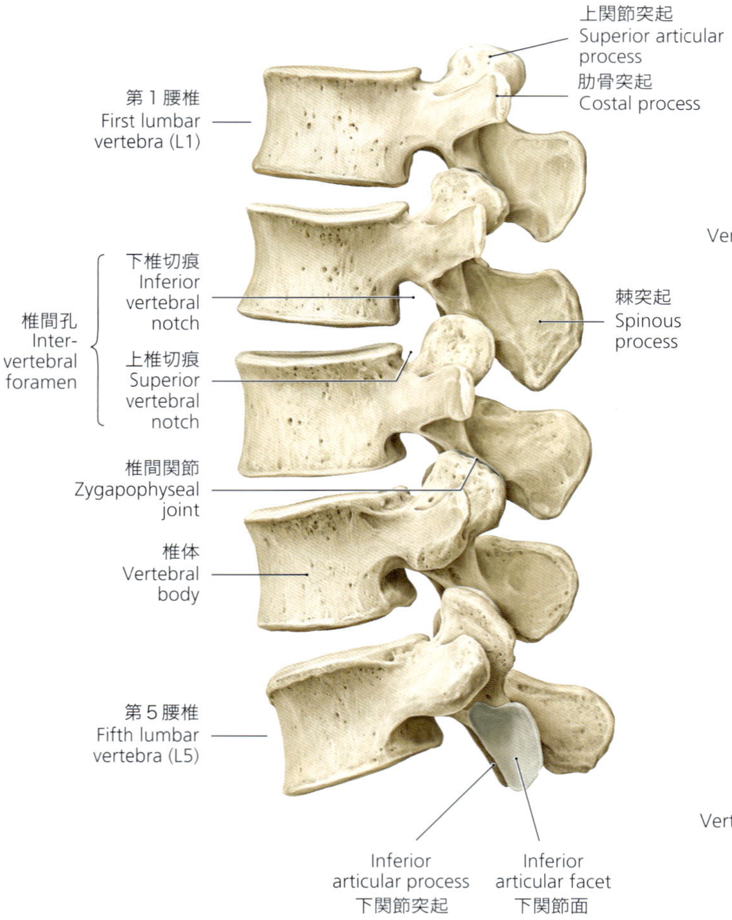

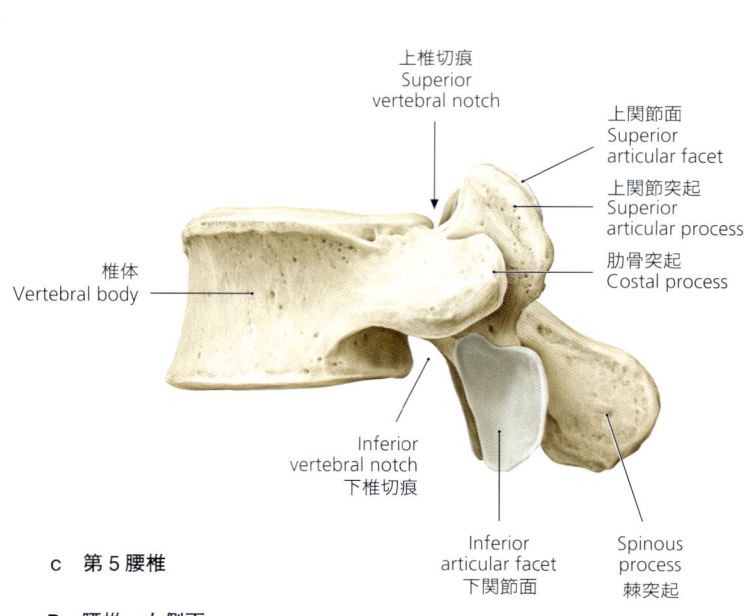

A　腰椎，左側面

　腰椎の椎体は大きく，上から見ると横に広い楕円形を示す（C 参照）．左右の太い椎弓は，椎体との間にほぼ三角形の椎孔を形成し，その後方は融合して厚く扁平な棘突起を伸ばす．

　腰椎のいわゆる横突起は，発生学的に肋骨と相同である（p. 114 参照）．したがって腰椎のこの突起は肋骨突起と呼ばれ，ほかの椎骨の横突起と相同ではない．本来の横突起は厚みのある肋骨突起と癒合し，肋骨突起の根元で小さな突起物として認められる（副突起，Cb 参照）．

　比較的がっしりとした上・下関節突起はわずかに弯曲した関節面をもつ．関節面はほぼ垂直でやや矢状方向を向いている．上関節突起の関節面はやや凹面をなし，内側を向いているが，下関節突起はやや凸面をなし，外側を向いている．上関節突起の外側面にある乳頭突起は，固有背筋の起始と停止の場を提供する（Bb と Ca 参照）．

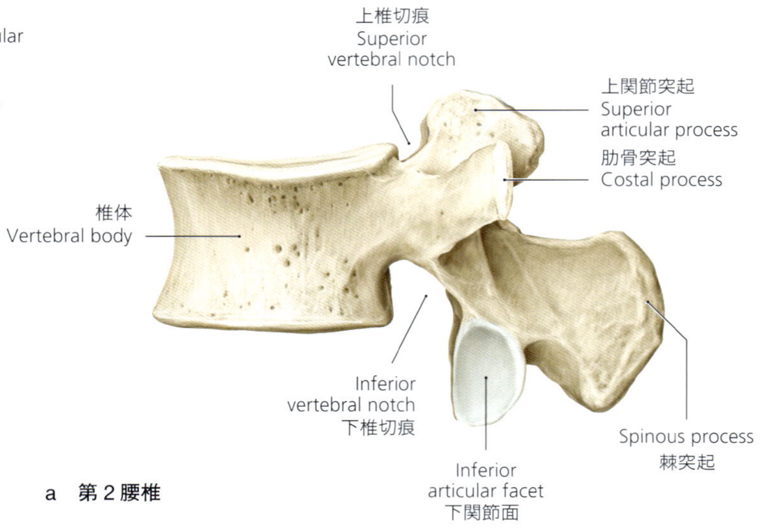

a　第 2 腰椎

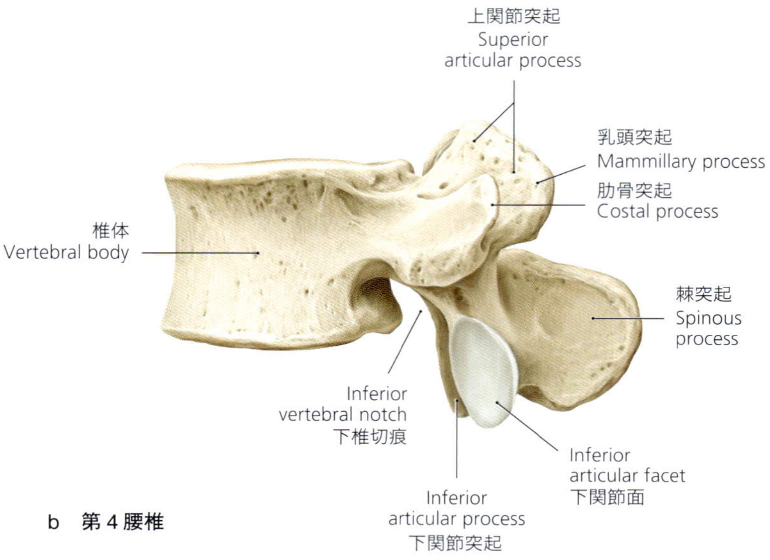

b　第 4 腰椎

c　第 5 腰椎

B　腰椎，左側面

体幹　1　骨，関節，靱帯

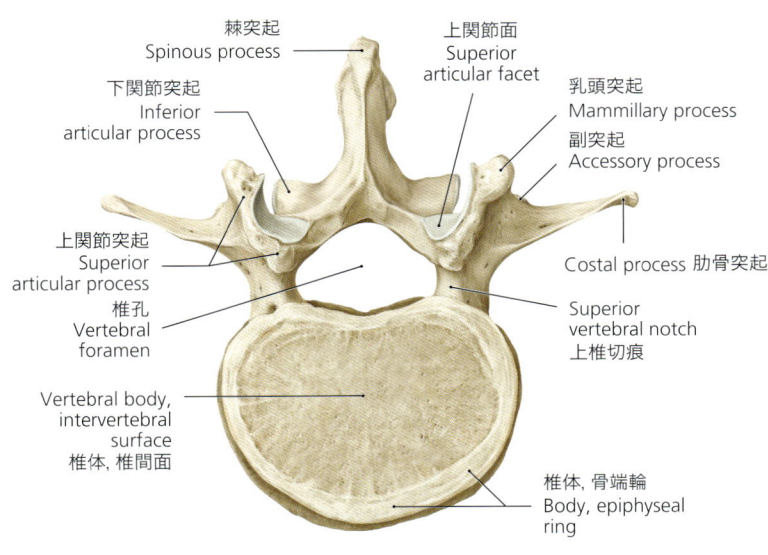

a　第2腰椎

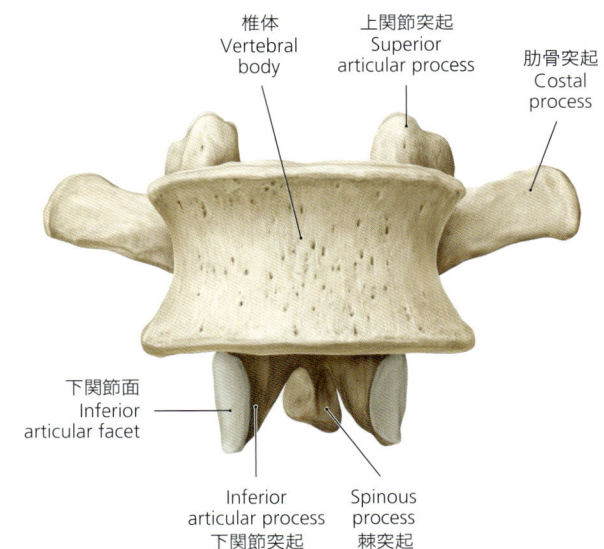

a　第2腰椎

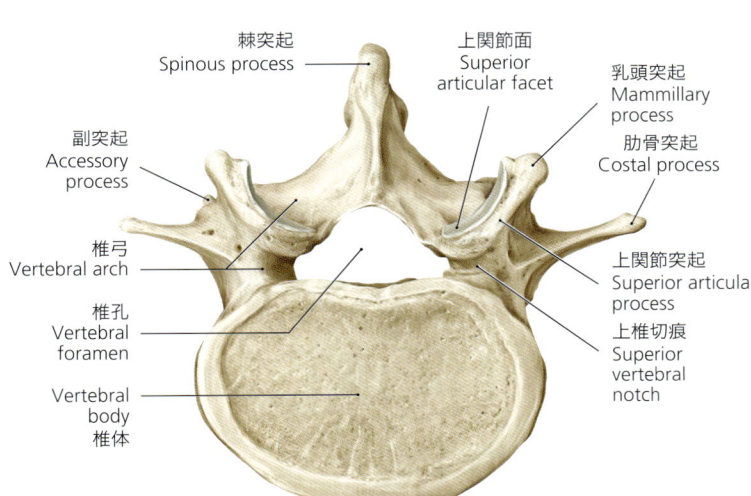

b　第4腰椎

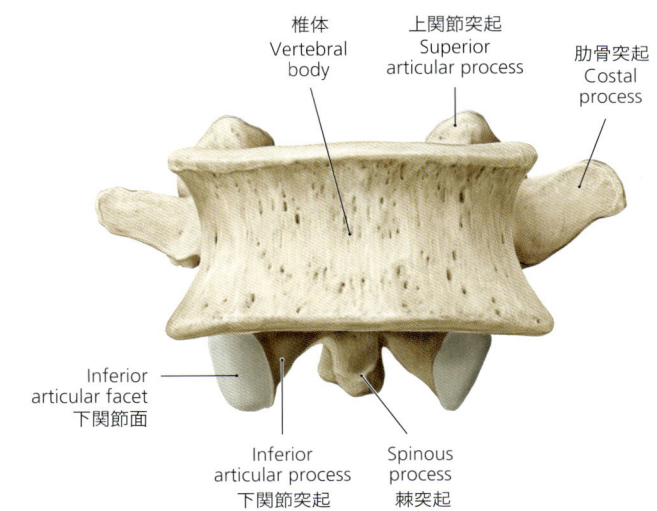

b　第4腰椎

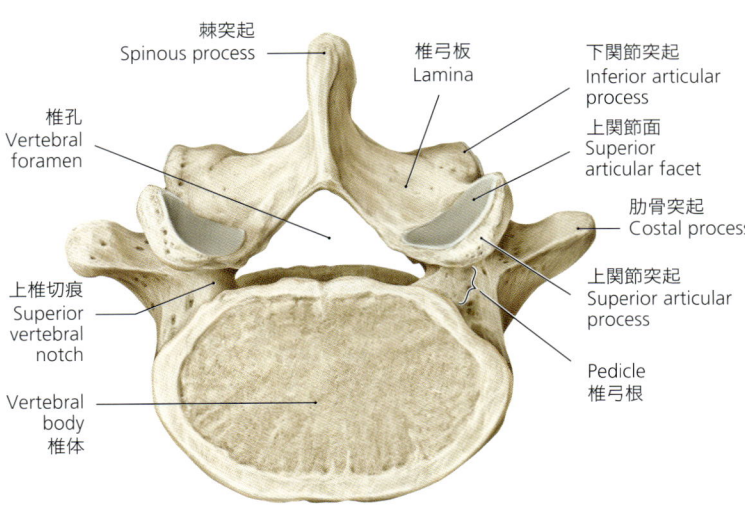

c　第5腰椎

C　腰椎，上面

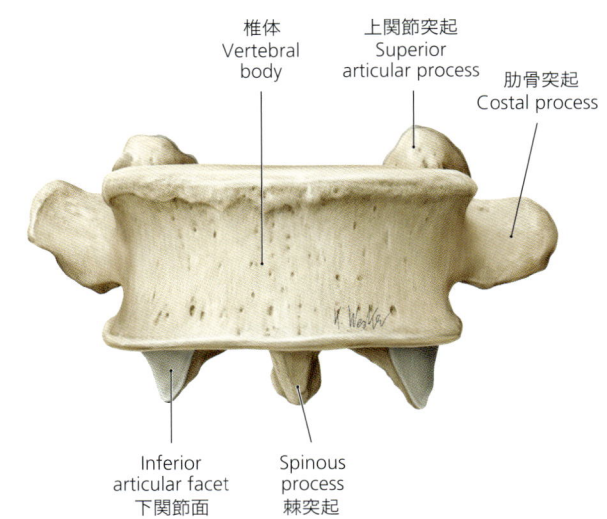

c　第5腰椎

D　腰椎，前面

体幹　1　骨，関節，靱帯

1.8　仙骨と尾骨　The Sacrum and the Coccyx

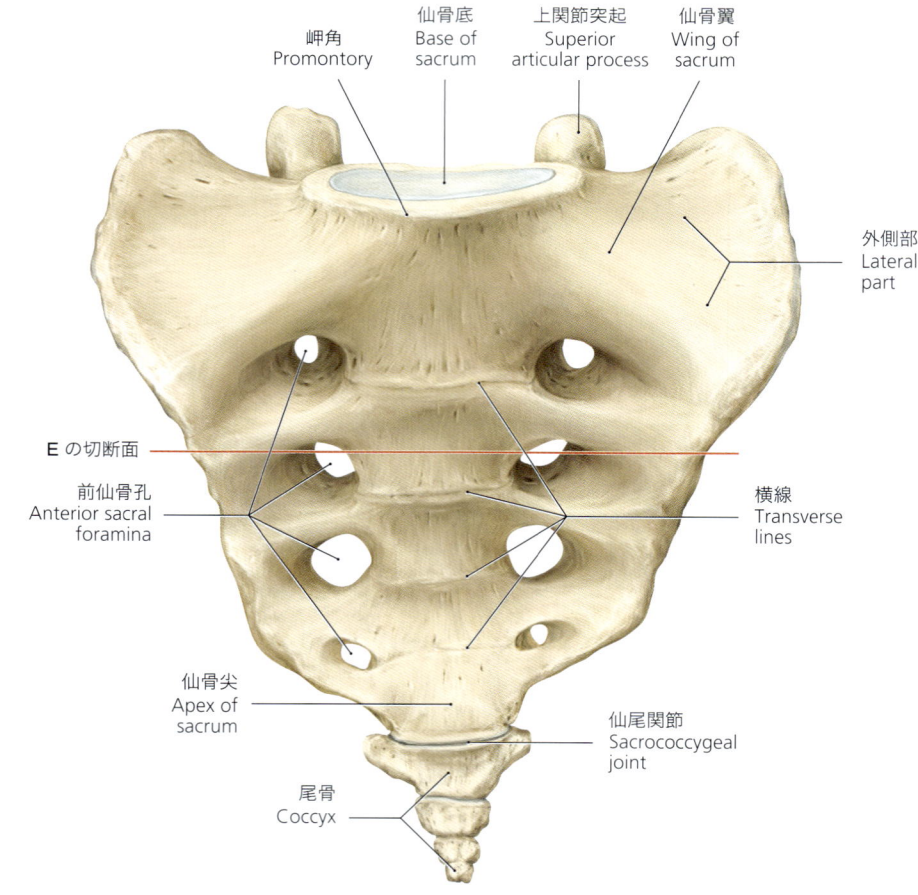

A　仙骨と尾骨，前面

　仙骨は，出生時には5個の分離した仙椎からなっている．出生後，それらの椎骨は癒合し1個の骨を形成する．癒合してできた仙骨は前後方向に平たく，前方から見ると三角形をしている．仙骨底，すなわち仙骨の最も上部は，くさび形の椎間円板を介して第5腰椎の椎体と連結している．仙骨尖は仙骨の下端に位置し，尾骨と関節する．仙骨の前面（骨盤面）は矢状方向にも水平方向にも凹面をなしている（C，E参照）．左右の前仙骨孔の間には4本の横に走る隆起（横線）が観察される．これは5個の仙椎の癒合痕である．尾骨の横線は3または4個の椎骨の遺残である．

　第1尾椎のみが椎骨本来の形態的特徴の一部を留めている．第1尾椎は，上関節突起に相当する2個の小さな尾骨角と2個の痕跡的な横突起を有する．軟骨性の円板は，一般的には尾骨底と仙骨尖を結合する（仙尾関節）．この関節では尾骨は前後方向に可動性をもち，出産時には前後方向の骨盤出口径を広くする（p.147参照）．

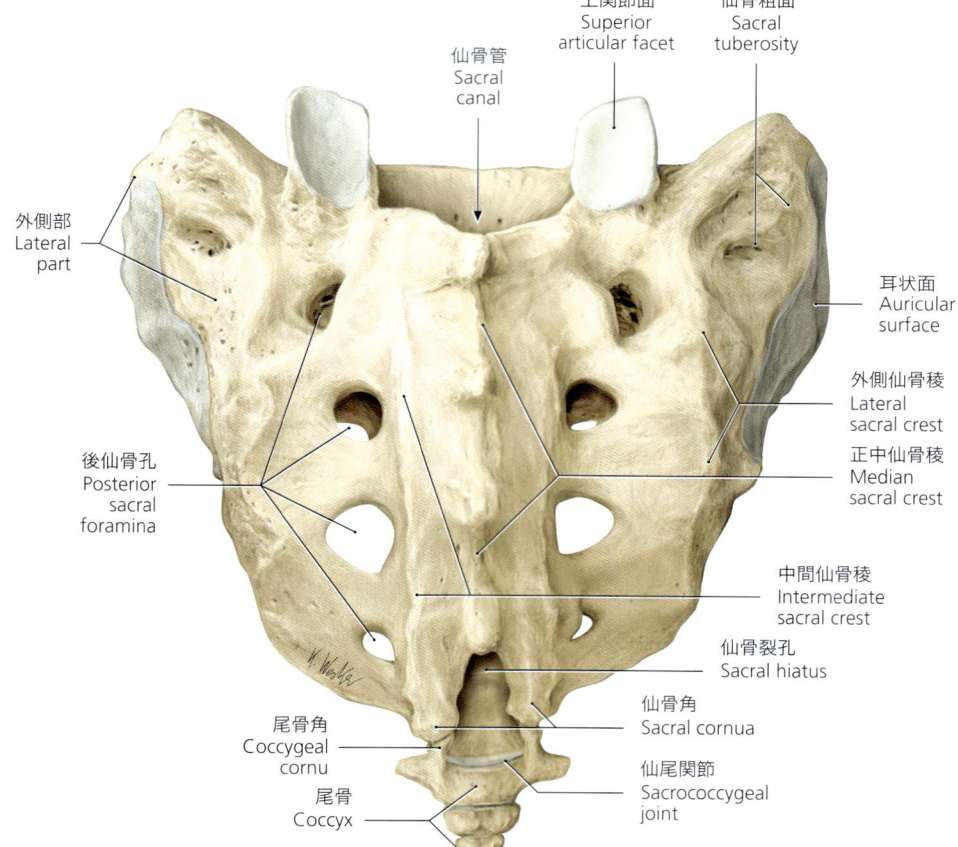

B　仙骨と尾骨，後面

　癒合した棘突起は凸状の仙骨背面にのこぎりの歯状の骨性隆起，すなわち正中仙骨稜を形成する．この正中仙骨稜の両側には中間仙骨稜があり，これは関節突起の癒合によって形成される．中間仙骨稜は下方では第5仙椎の下関節突起の遺残（仙骨角）に続き，上方では関節面を後方に向けた左右の上関節突起に続く．

　仙骨角の間には仙骨裂孔と呼ばれる開口部がある．これは第5仙椎の椎弓形成が不完全なことによって生じたものであり，仙骨管への入り口となる（例えば麻酔のために利用される）．

　後仙骨孔の外側には別の隆起が左右それぞれ縦に走っており，外側仙骨稜と呼ばれる．これは横突起の癒合によって形成される．

　横突起と肋骨の遺残が癒合した骨塊は，厚い仙骨翼の外側部を形成し，仙骨の側面をなす．左右それぞれの外側部は腸骨と関節をなす耳形の（"耳状"）面をもつ（C参照）．

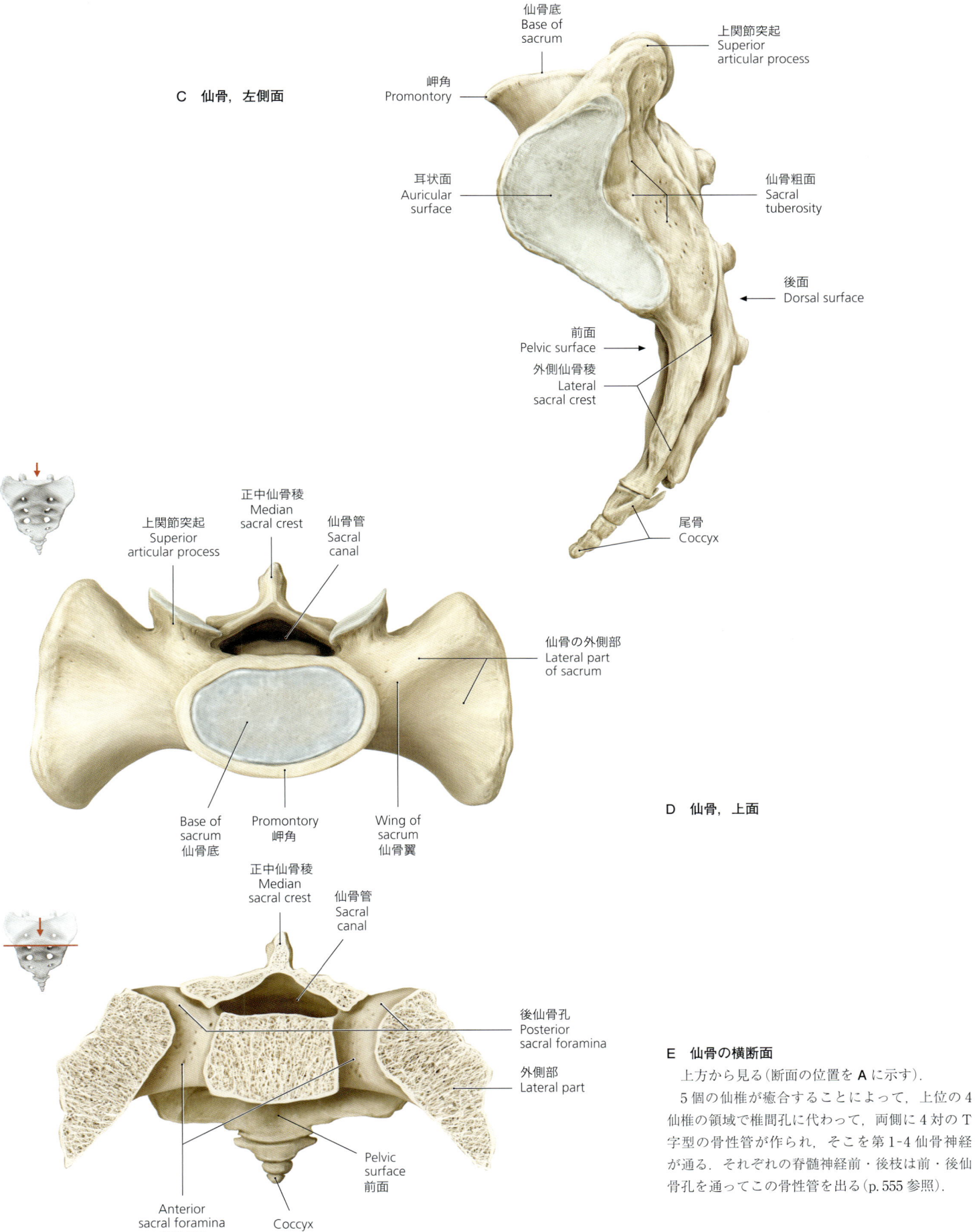

C 仙骨，左側面

D 仙骨，上面

E 仙骨の横断面

上方から見る（断面の位置を A に示す）．

5個の仙椎が癒合することによって，上位の4仙椎の領域で椎間孔に代わって，両側に4対のT字型の骨性管が作られ，そこを第1-4仙骨神経が通る．それぞれの脊髄神経前・後枝は前・後仙骨孔を通ってこの骨性管を出る（p.555 参照）．

1.9 椎間円板：構造と機能 The Intervertebral Disk: Structure and Function

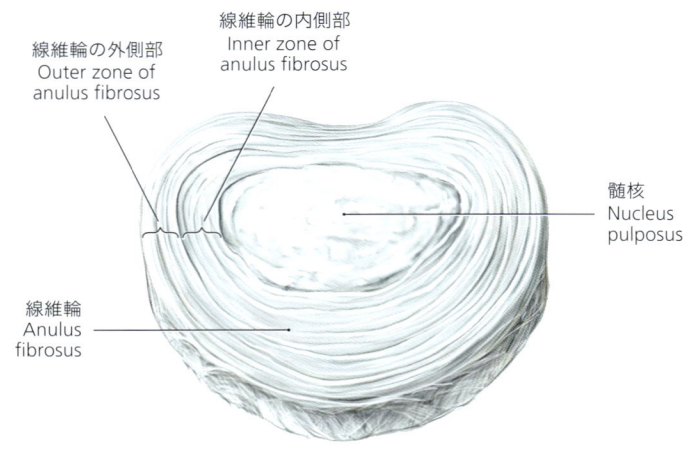

A 椎間円板の構造

分離された腰部の椎間円板，前上面．

椎間円板は外側の線維状の輪，すなわち線維輪と，髄核と呼ばれるゼラチン状の中心部からなる．線維輪は，外側部と内側部に分けられる．線維輪の外側部は線維性の鞘を形成し，強い張力に耐えるタイプⅠコラーゲン線維からなる同心円状の層板構造をなす．その線維束は斜めに走るさまざまな線維によって十字に交叉しており，隣接する椎骨間に張っている（B 参照）．線維輪の内側部への移行部分では線維輪外側部の堅い線維組織が線維軟骨性組織と混ざっているが，その線維軟骨性組織に含まれるタイプⅡコラーゲン線維は椎体の硝子軟骨性終板（endplate）に付着している（D と Ea 参照）．

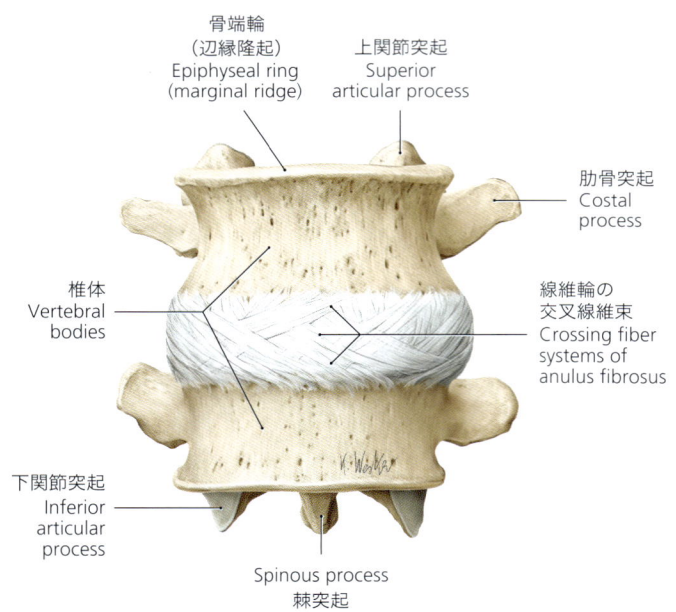

B 線維輪の外側部

第3・4腰椎間の椎間円板，前面．

線維輪の外側部の結合組織線維束はさまざまな角度で交叉しており，上下の椎体の骨性辺縁隆起間をつないでいる．

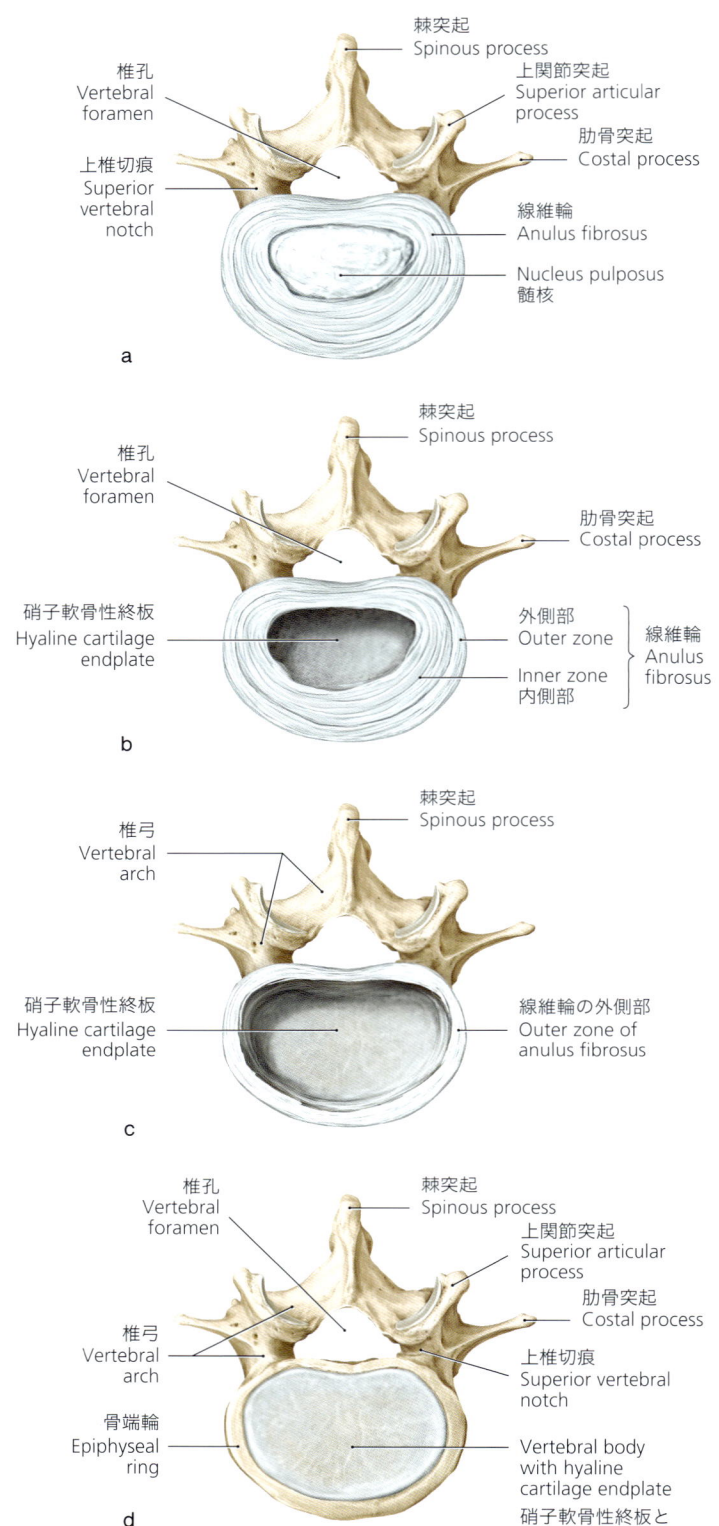

C 椎間円板の主要構成要素

第4腰椎と付随する椎間円板，上面．
a 椎間円板と線維輪，髄核．
b 線維輪（髄核を取り除いてある）．
c 線維輪の外側部（内側部を取り除いてある）．
d 椎体の辺縁隆起より内部の硝子軟骨性終板（椎間円板をすべて取り除いてある）．

体幹　1　骨，関節，靱帯

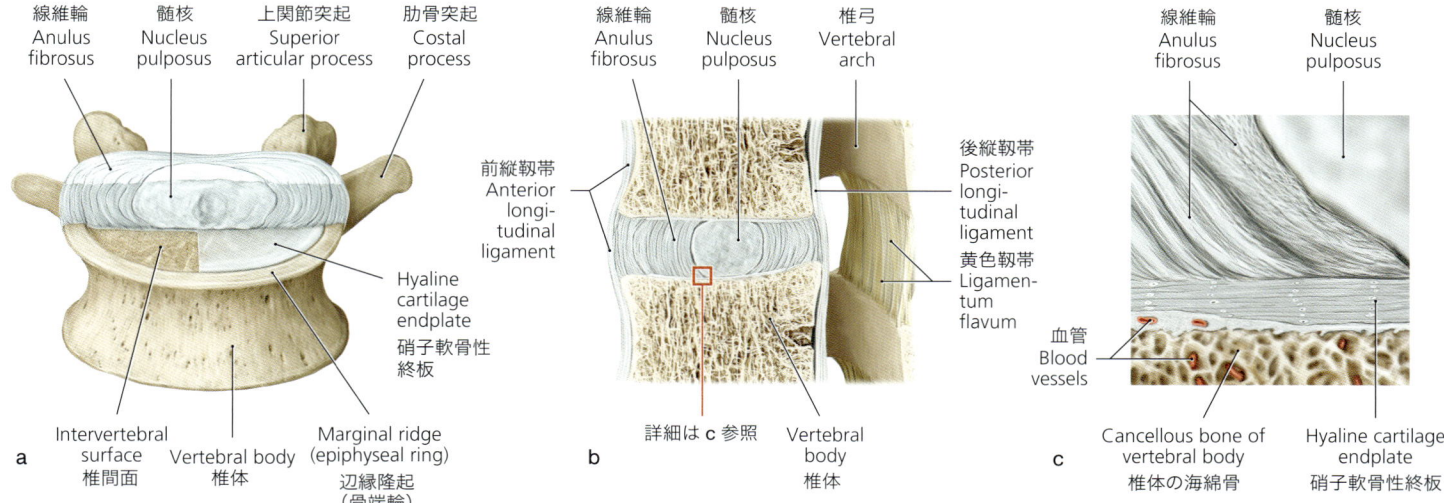

D　可動部(椎体部)における椎間円板の位置
a 硝子軟骨性終板の配置，前上面(円板の前半部分と終板の右前部半分を取り除いてある)．
b 椎体部の矢状断面(p.132 参照)，左側面から見る．
c bの拡大図．線維輪の外側部を除いて，椎間円板はその上下で椎体上下面を覆う硝子軟骨性終板と接している．終板の下にある骨部(椎間面)は緻密骨(緻密質)からなり，無数の小さな穴が存在する．その穴を通して椎体の骨髄に存在する血管が円板組織に栄養を供給する．

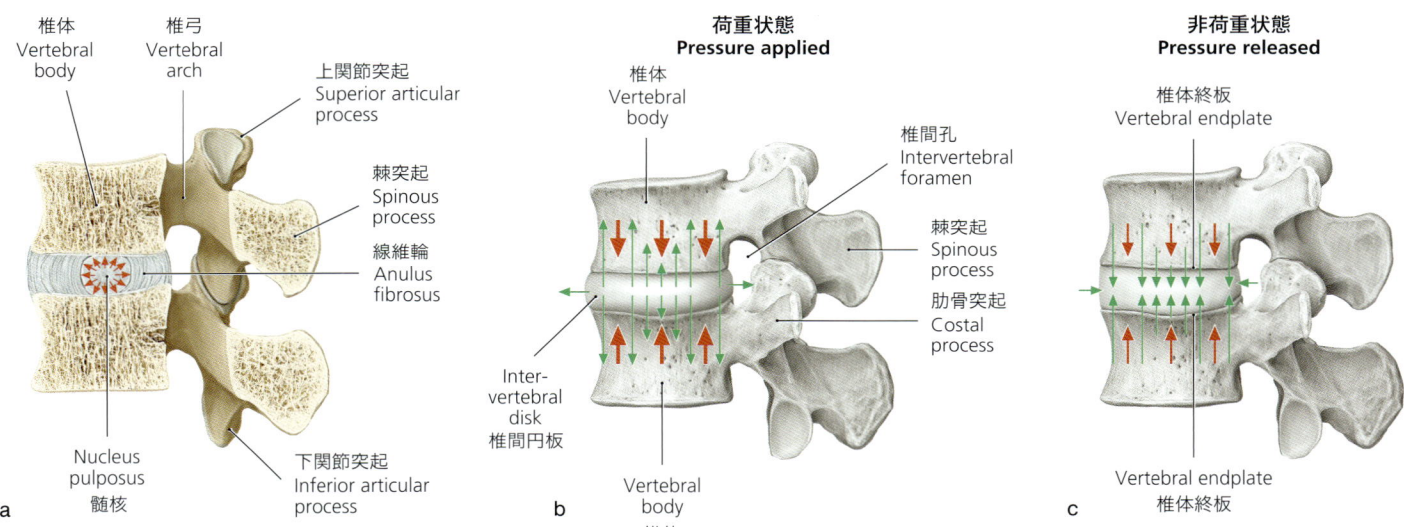

E　荷重による椎間円板内の水分移動
a 髄核は椎間円板の軸方向にかかる圧を吸収する含水性緩衝装置(クッション)として働く．機械的には椎間円板は流体静力学系としての機能をもち，圧に対して弾力性をもつ．
椎間円板は張力抵抗性を示す部分(線維輪)と水性で圧縮不能な芯の部分，すなわち髄核からなる．髄核の80～85％は水であり，その水分によって，無細胞性，ゼラチン性，酸性ムコ多糖類性組織(グリコサミノグリカンを多量に含むことによる)を可逆的に結合させることが可能となる．重力やほかの力がかかる時，髄核は非常に強い流体静力学的圧を受けている．この圧力は軟骨性の椎体関節面と線維輪(これは圧迫性の力を張力性の力に変換する)によって吸収される．このようにして，髄核は椎体間で"含水性緩衝装置(クッション)"あるいは水圧プレスとして機能する．髄核は，線維輪とともに衝撃吸収装置として効果的に働き，圧を椎体の上下面に均等に分散させる．

b 持続的に圧力の負荷(太い赤色の矢印)がかかると，椎間円板からの水分の流出が起こる(緑色の矢印)．一過性の圧力負荷は髄核と線維輪の衝撃吸収装置によって緩衝されるが，持続性の圧力負荷は，ゆっくりではあるが，長期にわたって椎間円板から水分流出を起こす原因となる．水分の流出によって，椎間円板の膨らみと高さが減少すると，軟骨性終板，ひいては椎体自体がかなり接近するようになる(詳細は p.139 の円板の変性を参照すること)．
c 圧力負荷が減少すると(細い赤色の矢印)椎間円板への水分の流入が起こる(緑色の矢印)．椎間円板への圧が軽減された時には b で示した過程とは逆のことが起こり，円板の高さは増す．円板の増大は，軟骨下の髄腔に由来する栄養血管から水分を供給されることで起こる(Dc 参照)．椎間円板での，圧に依存するこのような水分の流れ(還流)によって，身長は1日のうちで約1％(1.5～2.0 cm)増減する．

体幹　1　骨，関節，靱帯

1.10 脊柱の靱帯：概観と胸腰部
The Ligaments of the Spinal Column: Overview and Thoracolumbar Region

A　胸腰結合部の高さ（T11-L3）における脊柱の靱帯
左側面．
上2個の胸椎は矢状面で切断している．

B　脊柱の靱帯
脊柱の靱帯は椎骨どうしをしっかりとつなぎ，機械的な負荷やさまざまな圧に抗することを可能にしている．靱帯は椎体靱帯と椎弓靱帯に分けることができる．

椎体靱帯
・前縦靱帯
・後縦靱帯

椎弓靱帯
・黄色靱帯
・棘間靱帯
・棘上靱帯
・項靱帯*
・横突間靱帯

*矢状方向に走る項靱帯は外後頭隆起から第7頸椎の棘突起まで張っており，棘上靱帯が上方に広がったものに相当する（p. 129参照）．

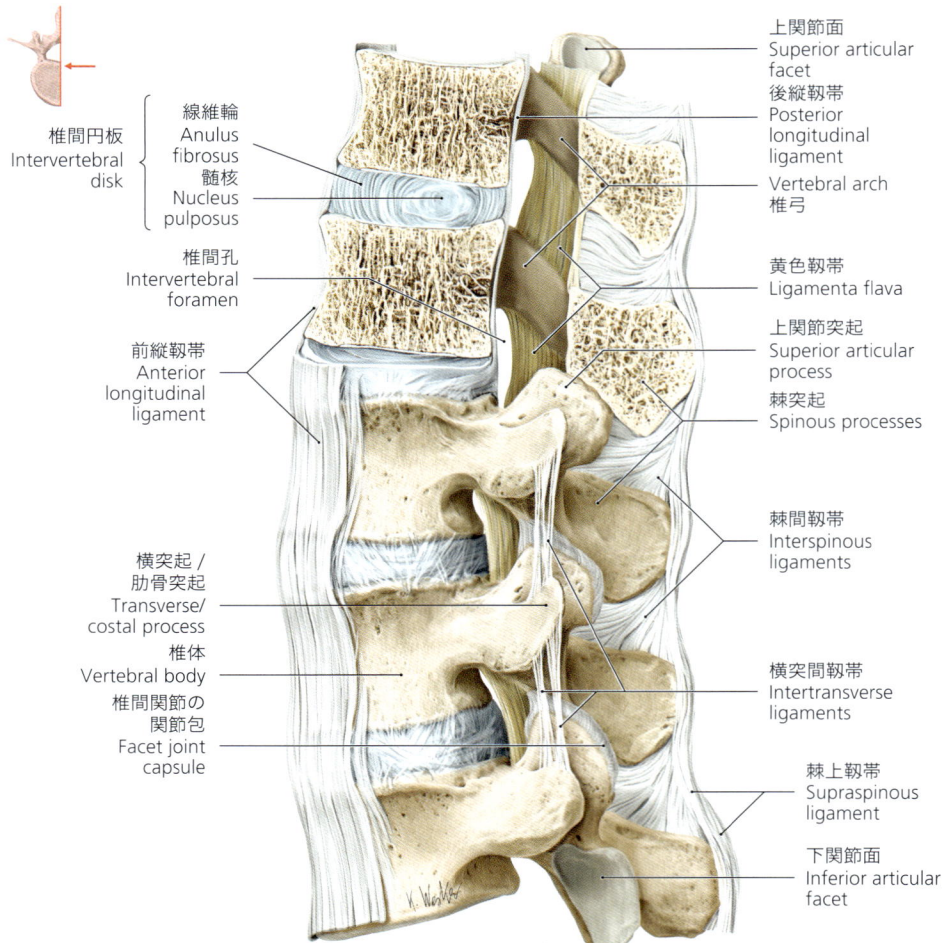

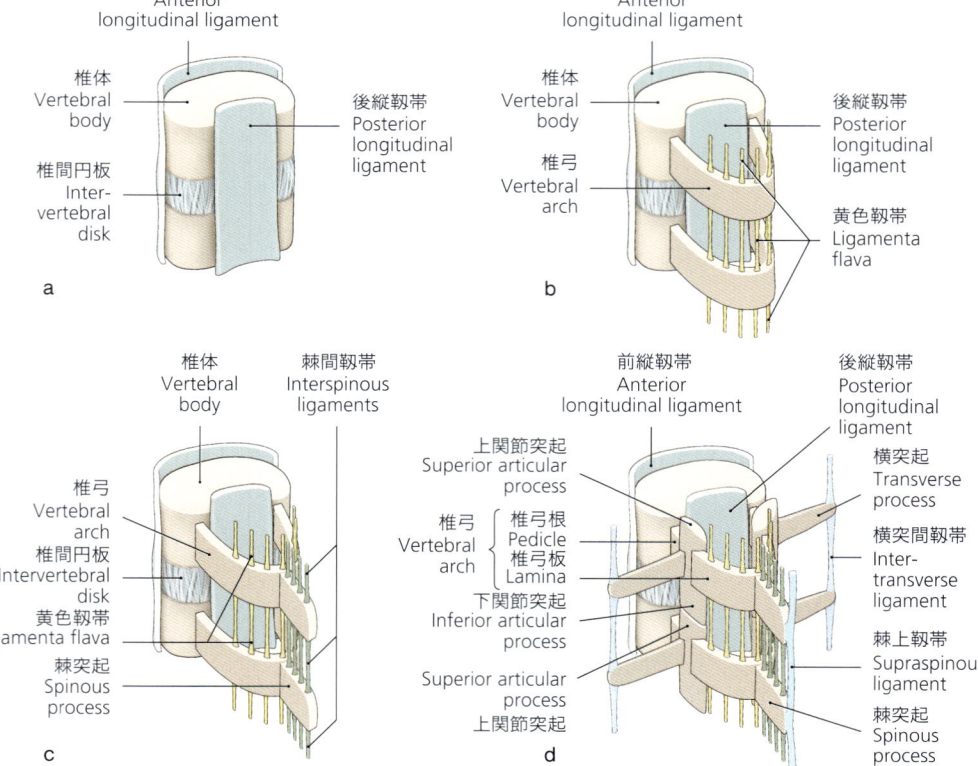

C　椎体靱帯と椎弓靱帯の模式図
左後面をやや斜め上から見た図．
a　椎体靱帯．
b-d　椎弓靱帯．

126

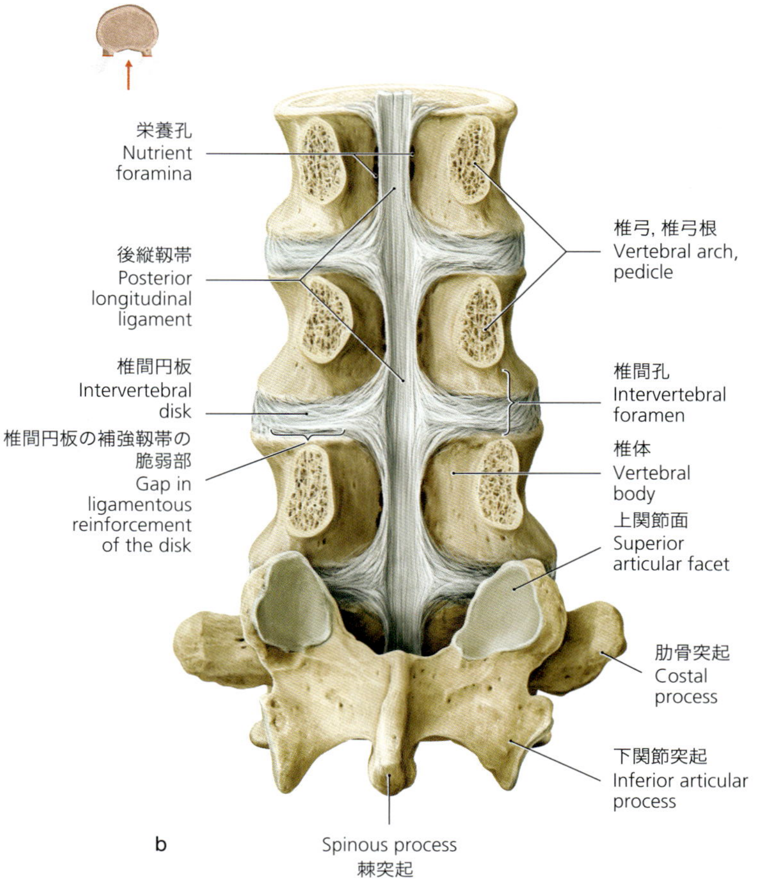

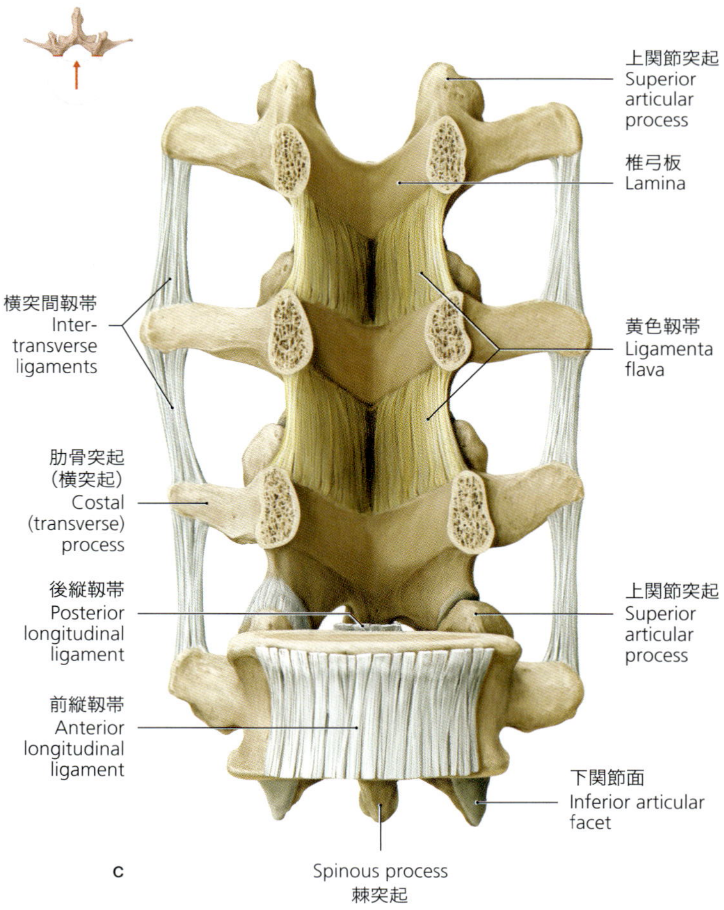

体幹　1　骨，関節，靱帯

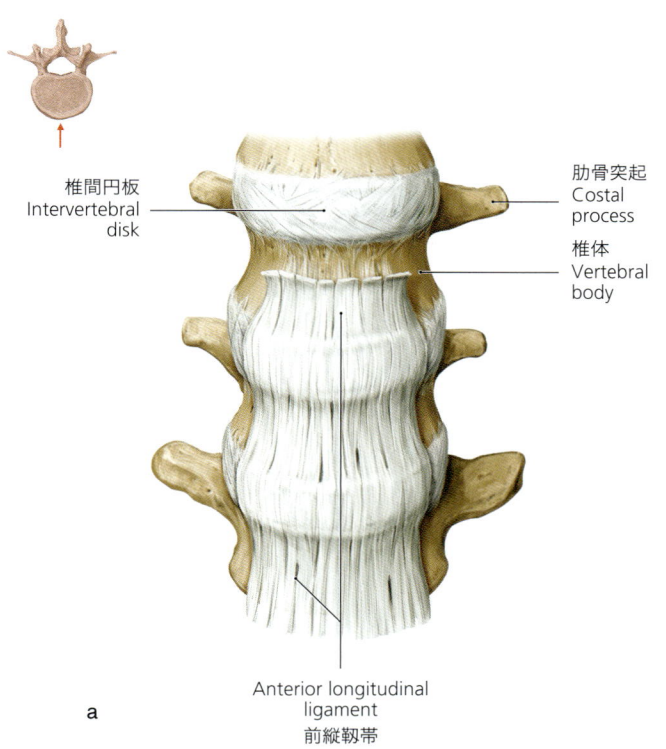

D　腰椎を取り巻く靱帯
a 前縦靱帯，前面．
b 後縦靱帯，椎弓根の部分で椎弓を取り除いた後面．
c 黄色靱帯と横突間靱帯，前面（第2–4腰椎の椎体を取り除いた）．この方向からは椎弓を結ぶほかの靱帯は見ることができない．

前縦靱帯は椎体の前面部を広く覆いながら頭蓋底から仙骨まで走る．その深層部線維は椎体をつないでいるが，浅層部にはさまざまな長さの線維が走る．前縦靱帯中のコラーゲン線維は椎体と固く結合するが，椎間円板にはわずかに結合するのみである．**後縦靱帯**は前縦靱帯より薄い靱帯で，頭蓋骨の大孔の前方にある後頭骨の斜台から椎体の後面を下行し，仙骨管内にまで達する．椎体部分では細く椎体上縁と下縁に結合し，椎間円板のところでは横に広がりしだいに細くなりながら円板と固く結合する．この靱帯は椎間円板（ここでは後縦靱帯に隠れてはっきりとは観察できない）の線維輪と結合するが，椎間円板の大部分，特に外側部は靱帯性に補強されていない（したがって外側へのヘルニアが起こりやすい，p. 139 参照）．前・後縦靱帯は正常な脊柱弯曲の維持に関与している．

黄色靱帯は，その主な構成成分が弾性線維であるため，特徴的な黄色を呈する．黄色靱帯は厚く，強靱な靱帯であり，上下隣り合う椎弓板をつなぎ，椎間孔より後方の脊柱管の壁を補強する（**A** 参照）．
脊柱が起立している時，黄色靱帯は伸張状態にあり，矢状方向に脊柱を安定に保つ背筋群を補助する．また脊柱を前方に曲げる際，黄色靱帯は過屈曲することを防ぐ．したがって黄色靱帯は前方に屈曲した脊柱をその位置で保持することにも貢献している．横突起の先端は左右それぞれ**横突間靱帯**によってつながれ，脊柱の横方向の傾きを制限している．

127

1.11 頸椎の靭帯の概観 Overview of the Ligaments of the Cervical Spine

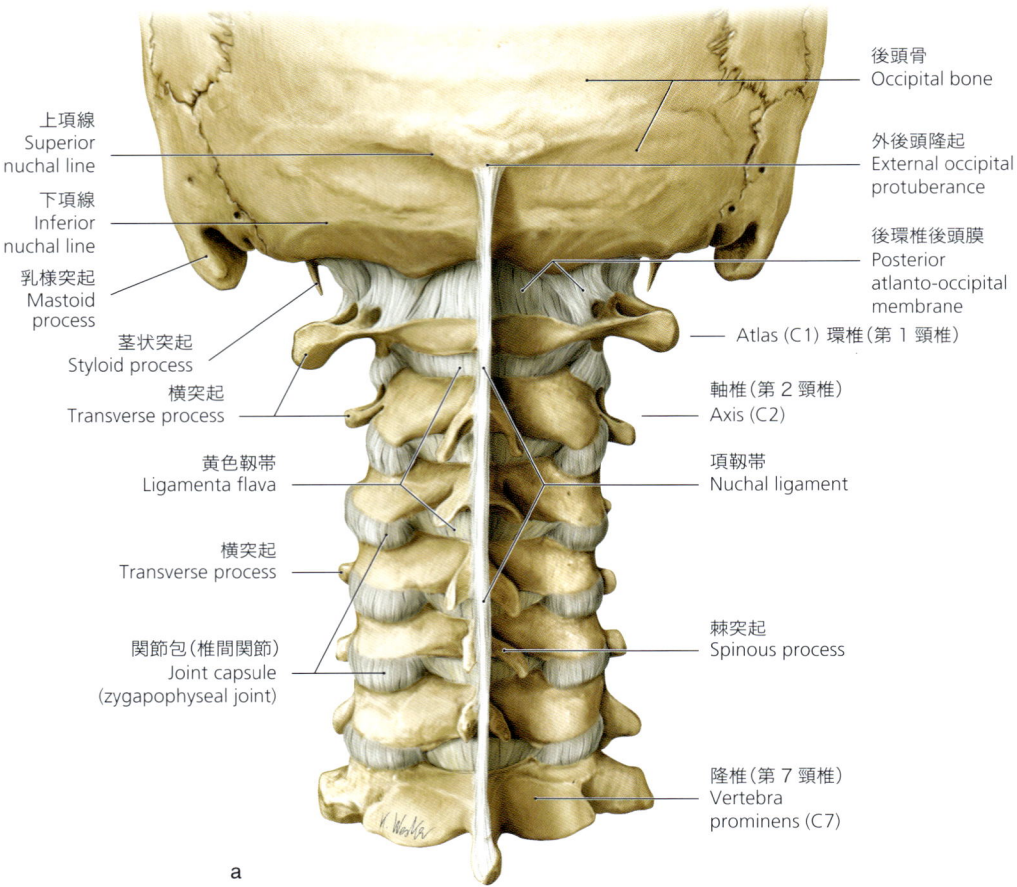
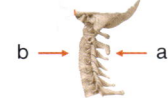

A 頸椎の靭帯

a 後面.
b 頭蓋底の前部を除いた後の前面（頸椎上部の靭帯，特に頭蓋–脊柱の連結については p.130 参照）．

B 頭蓋–脊柱の連結

頭蓋–脊柱の連結には，環椎（C1）と後頭骨（環椎後頭関節），および環椎と軸椎（C2，環軸関節）がある．これらの関節は全部で 6 個あり，解剖学的には独立したものであるが，機能的には密接に関連し，1 個の機能単位として成り立っている（p.133 参照）．

環椎後頭関節

左右両側にある一対の関節であり，楕円形でややくぼんだ環椎の上関節窩と凸面の後頭顆の作る関節である．

環軸関節

- 外側環軸関節：左右一対の関節で，環椎の下関節面と軸椎の上関節面との間にある．
- 正中環軸関節：非対性関節（前・後部よりなる）で，軸椎の歯突起前面と，環椎の歯突起窩，および歯突起後面と軟骨に覆われた環椎横靭帯の前面の間にある（p.131 参照）．

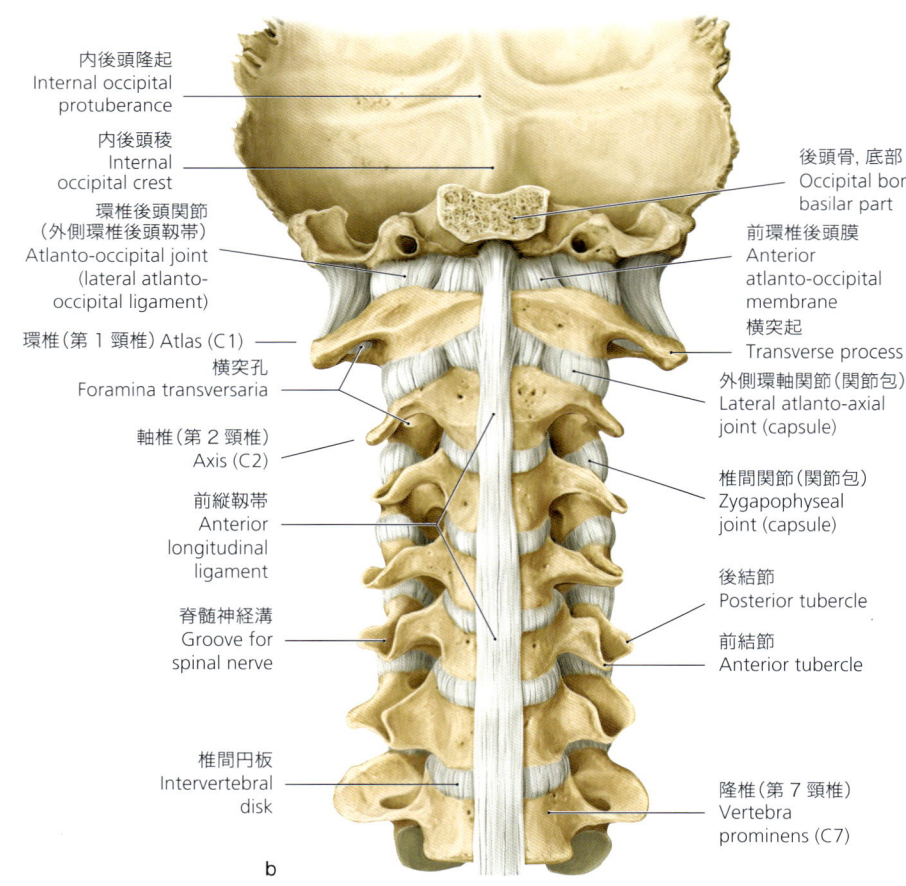

体幹　1　骨，関節，靭帯

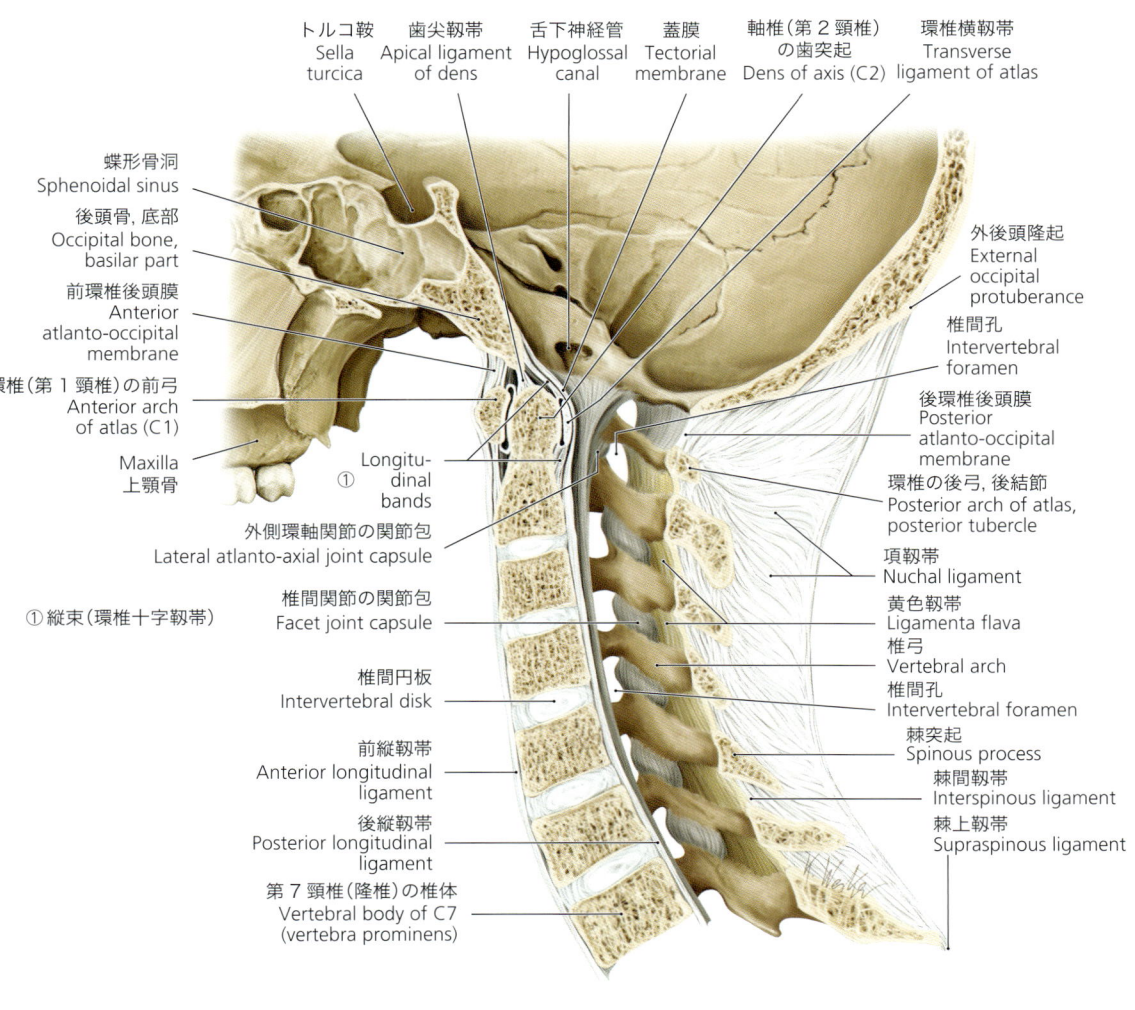
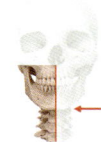

C　頸椎の靭帯：項靭帯
正中矢状断面，左側から見る．
項靭帯は矢状面に広がった棘上靭帯の一部で，隆椎（C7）から外後頭隆起に至る（A 参照；環椎後頭関節と環軸関節の靭帯については p. 130 も参照）．
Note　環椎と軸椎の間では，関節包の後方に椎間孔 intervertebral foramen がある．

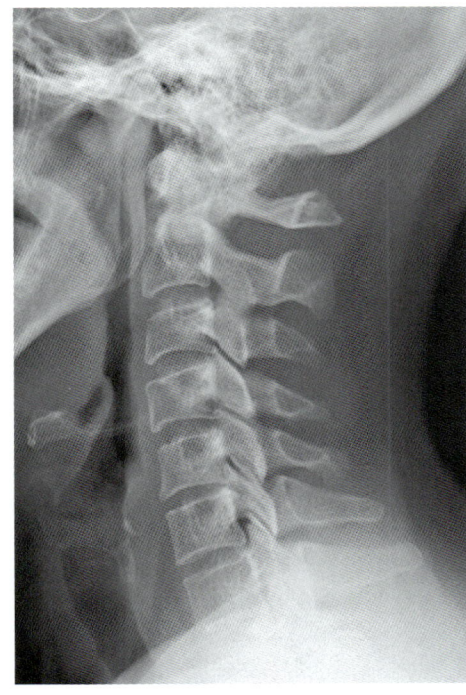

D　頸椎の側面 X 線像
左側面．

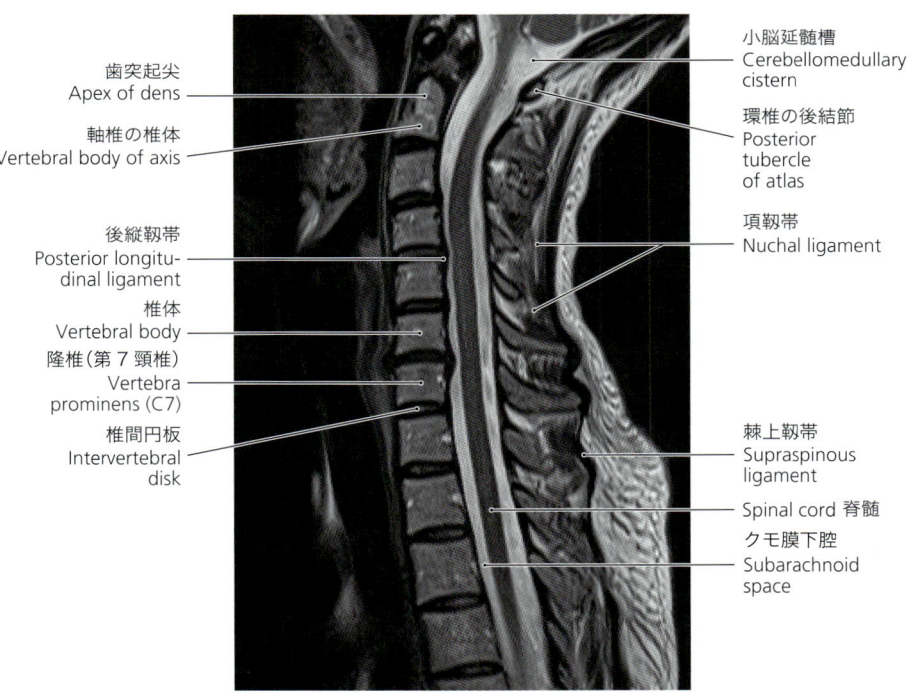

E　頸椎の MRI
正中矢状断面，左側面．T2 強調 TSE（turbo spin echo）像．
（写真は，Flensburg DIAKO 病院，診断・創成放射線学/神経放射線学研究所 Prof. S. Müller-Hülsbeck, M. D. による）

1.12 上部頸椎の靱帯（環椎後頭関節と環軸関節）
The Ligaments of the Upper Cervical Spine (Atlanto-occipital and Atlanto-axial Joints)

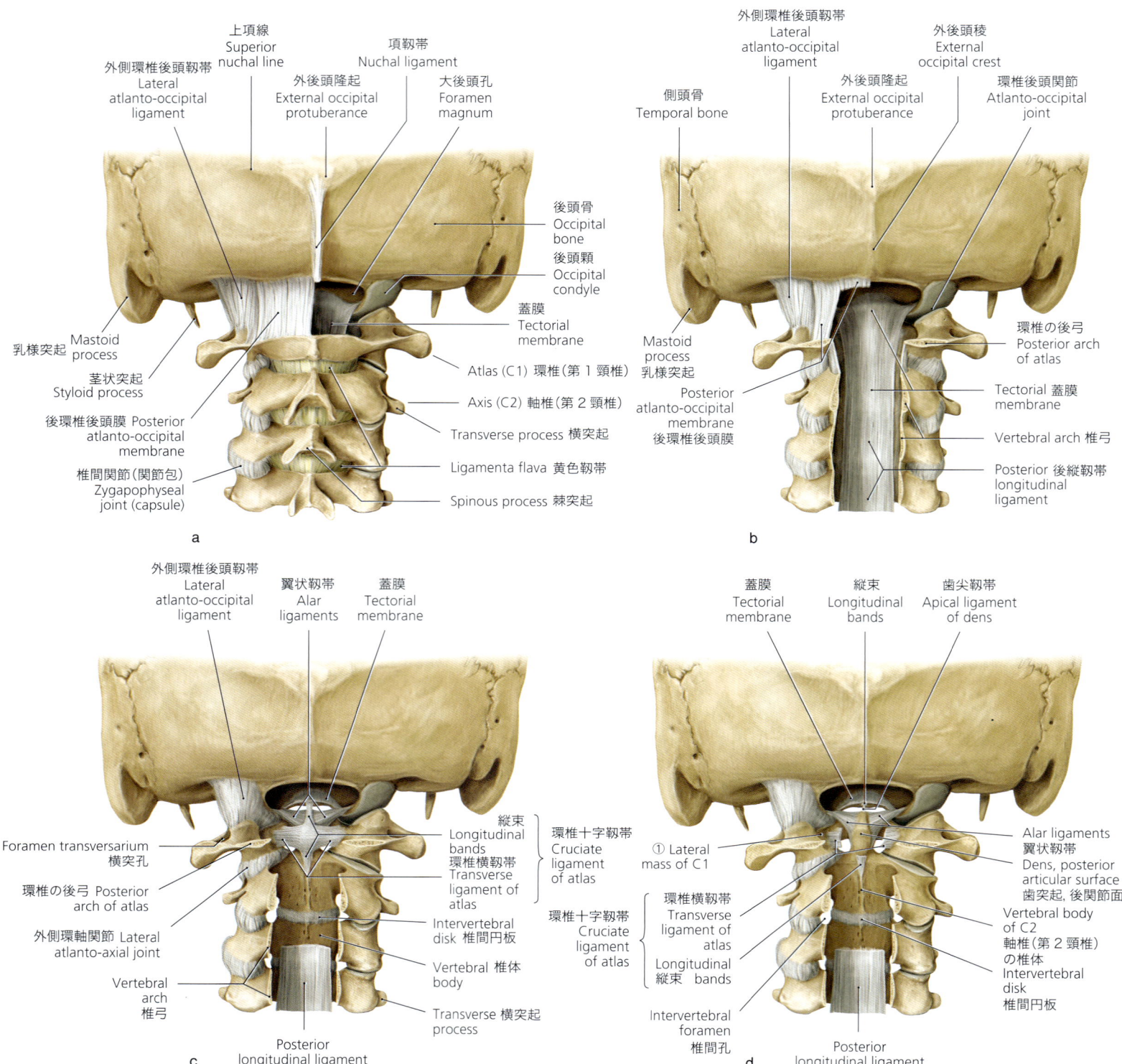

A 頭蓋-脊柱連結の靱帯

頭蓋と上部頸椎，後面．

a 後環椎後頭膜．環椎と後頭骨の間にある"黄色靱帯"（p.128 参照）にあたる靱帯で，環椎の後弓と大後頭孔の後縁の間に張られている．a ではこの膜の右側は取り除いてある．

b 脊柱管を開いて脊髄を取り除くと，後縦靱帯の延長で幅の広い膜である蓋膜が，頭蓋-脊柱連結部の高さで脊柱管の前境界部に認められる．

c 蓋膜を取り除くと，環椎十字靱帯が見える．環椎横靱帯は十字の横に走る厚い線維束であり，縦束は縦に走る薄い線維束である．

d 環椎横靱帯と縦束の一部を取り除くと，歯突起の外側面から起こり後頭顆の内面に付く左右一対の翼状靱帯と，歯突起先端から起こり大後頭孔の前縁に付く１本の歯尖靱帯が観察できる．

体幹　1　骨，関節，靱帯

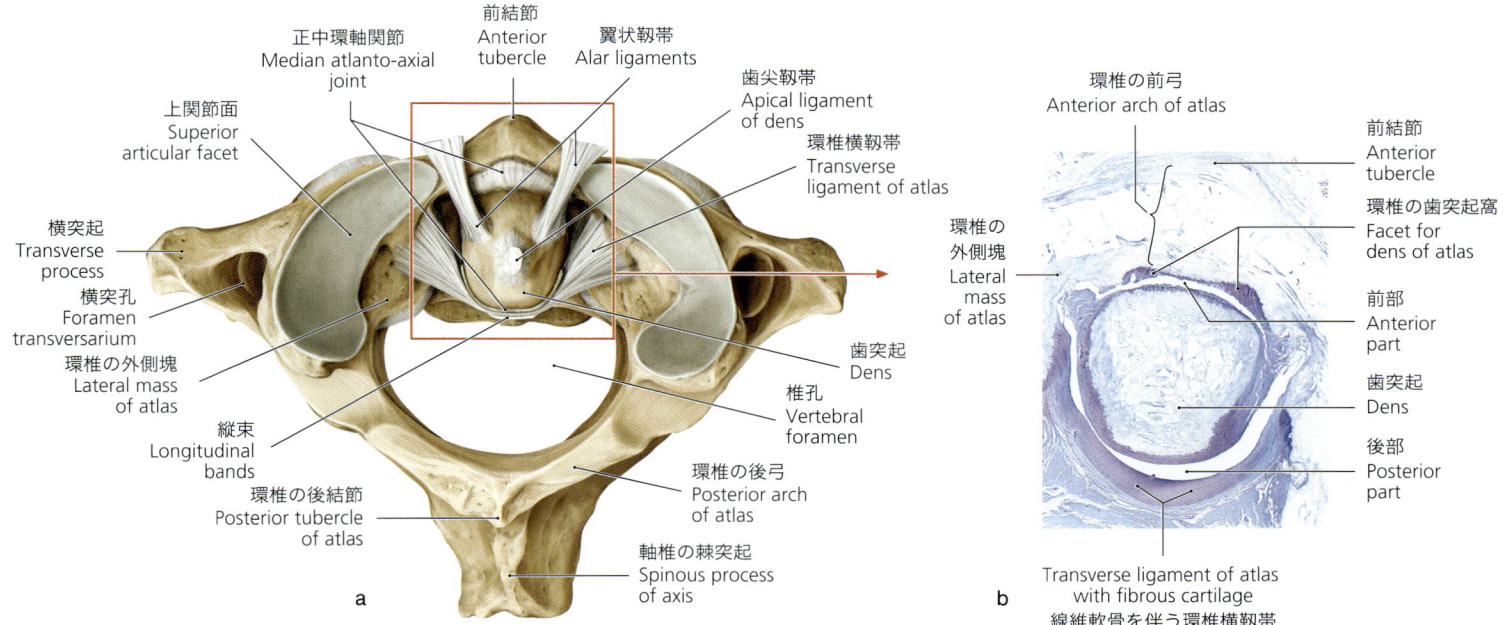

B　正中環軸関節の靱帯と組織
a　環椎と軸椎．上面．歯突起窩（正中環軸関節の構成要素）は関節包で隠れている．
b　aの一部を切り取った図（aの赤線で囲まれた部分）．正中環軸関節の前部および後部の横断面（85歳男性．トルイジンブルー染色．切片の厚さ：10 μm）．上面．

Note 1　圧迫による消耗の結果，環椎横靱帯が線維軟骨化している．
Note 2　正中環軸関節の前部の関節症が進行している（関節軟骨の明らかな減少）．関節症は，おそらく，この関節への長年に及ぶ負荷（頸椎における回旋運動の70％近くを受けもつ）によって生じたと考えられる．

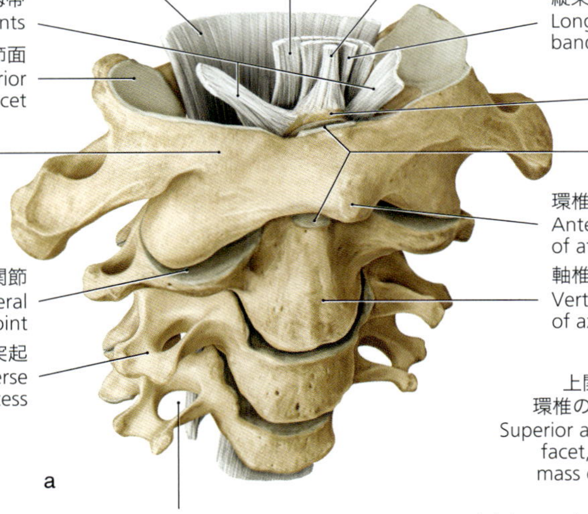

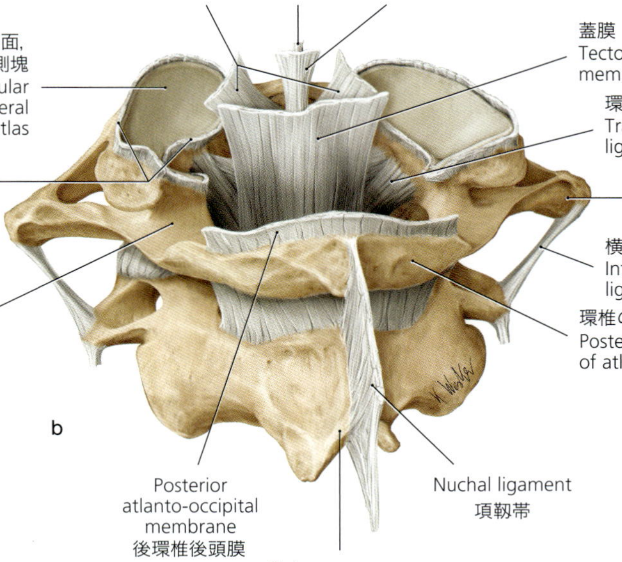

C　頭蓋-脊柱連結の靱帯（関節包は取り除いてある）
a　上部頸椎，関節包を除いた前上面．
b　環椎と軸椎，後上面．

1.13 脊柱各部における椎間関節，椎間運動要素，可動域
The Intervertebral Facet Joints, Motion Segments, and Range of Motion in Different Spinal Regions

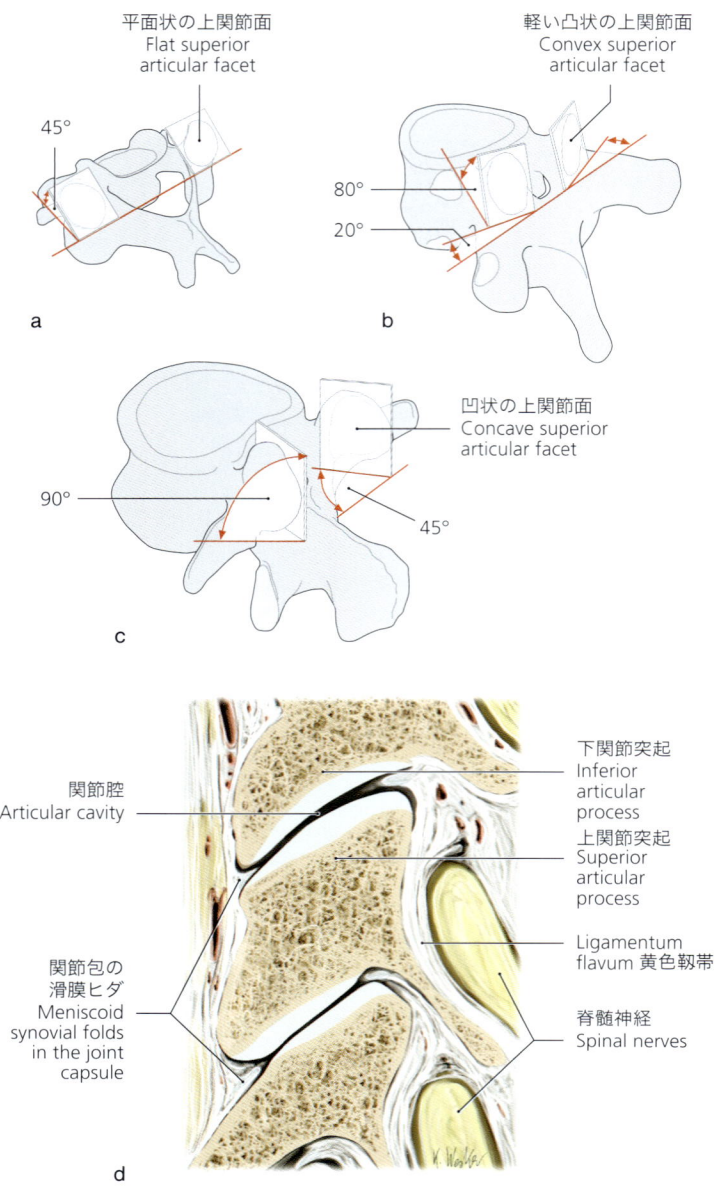

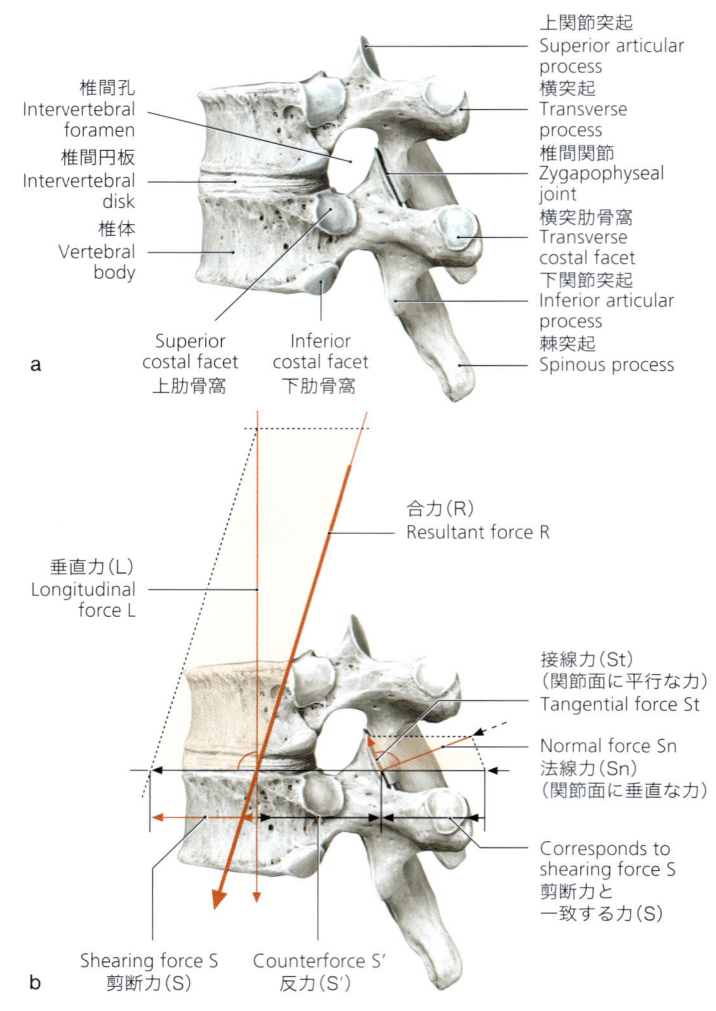

A 椎骨間の連結（椎間関節）

図は左後上面から見た脊柱各部における椎間関節の関節面の配置を示している：a 頸椎，b 胸椎，c 腰椎．d は第3-5 頸椎の椎間関節面を通る矢状断面を外側から見た図である（Kiel 大学の解剖学コレクションの標本を基に描画）．

椎間関節は，椎弓の関節突起間に存在する両側性の滑膜性連結である（p.114 参照）．関節の表面，すなわち関節面は，脊柱各部で水平面（さらに垂直面）に対しそれぞれ異なった傾斜度を示し，そのため運動の方向と範囲は部位によって特殊化している（脊柱の各部位で起こりうる運動を D に示す）．

関節包は関節面の辺縁にまで入り込み，しばしば黄色靱帯としっかりと結合する（d 参照）．関節包は，胸椎と腰椎部では非常に狭くきついが，頸椎ではむしろ幅広く弛緩した状態にある．

ほとんどすべての椎間関節は，関節包内面から関節腔に突出する三日月形の滑膜ヒダを有する．この滑膜ヒダは血管に富む疎性結合組織により構成されるが，密性結合組織を含むことがよくある．滑膜ヒダの役割は，関節面どうしの不適合を補うことである（d）．

B 上下に重なる 2 つの胸椎から見た椎骨の椎間運動要素の構造と負荷

側面．

"椎間運動要素"とは，上下に重なった 2 つの椎骨間における関節性および筋性の連結に対して使われる言葉である（a）．つまり，椎間円板，左右一対の椎間関節とこの部分における靱帯および筋（ここでは描かれていない）によって構成される．椎間運動要素はさらに，特に臨床的な観点では，椎間孔や脊柱管の内容物（神経と血管，pp.198, 204 参照）が考慮される．脊柱には総計 25 個のこのような椎間運動要素があり，明瞭に区別される機能的・形態的単位を構成する．しかし，これらの単位は相互依存性があるので，脊柱のある部分での異常は別の部分における椎間運動要素にも影響を及ぼす可能性がある．

それぞれの椎間運動要素には，負荷によって次のような応力が生じる（b）：すなわち前方向への剪断力と下方向への垂直力で，この 2 つの力の合成により合力（R）が生じる．このうち垂直力は椎体と椎間円板に働くが，剪断力は主として靱帯と椎間関節によって吸収される〔反力（S'）〕．剪断力は法線力（Sn）と接線力（St）に分解することができる．剪断力は椎間関節の関節面に対して傾いているために，椎間関節面に対して垂直にかかる法線力（Sn）は，元の剪断力よりも弱い．上方向の接線力による椎骨の変位は靱帯と固有背筋によって抑えられている（Kummer による）．

体幹　1　骨，関節，靱帯

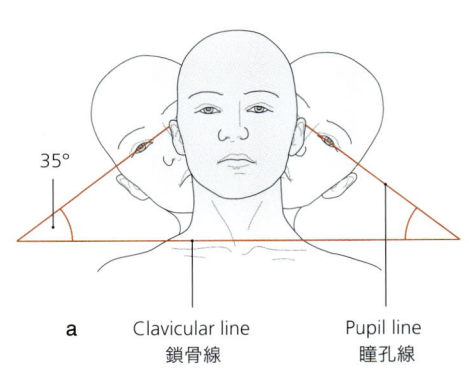
a　Clavicular line 鎖骨線　　Pupil line 瞳孔線

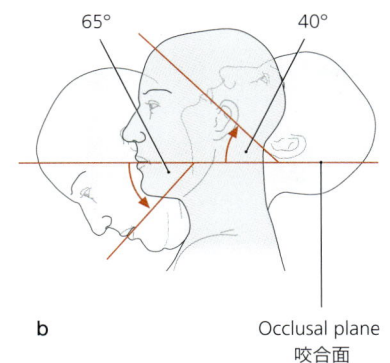
b　Occlusal plane 咬合面

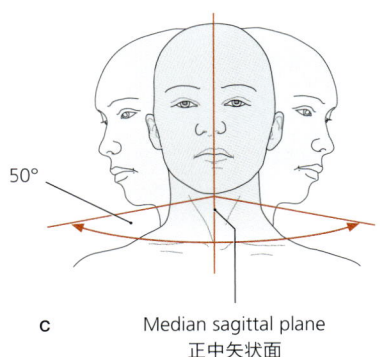
c　Median sagittal plane 正中矢状面

C　頸椎の全運動範囲
a　側屈，b　屈曲・伸展，c　回旋．

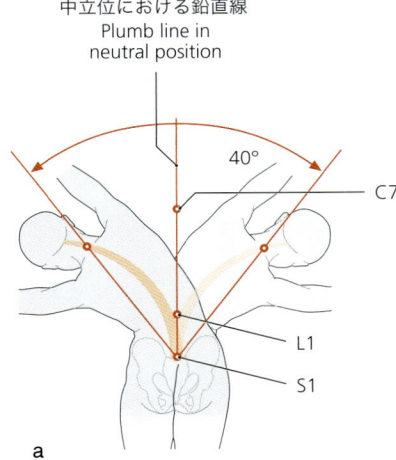
a

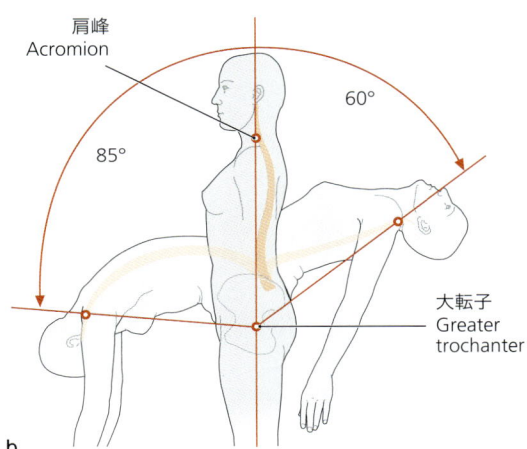
b

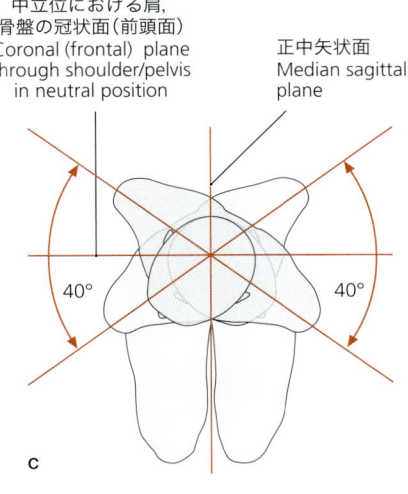
c

D　胸椎と腰椎の全可動域
a　側屈，b　屈曲・伸展，c　回旋．

脊柱の検査が重要となるのは，特に臨床検査や運動機能検査の場合である．脊柱全体の運動は，総計25個の椎間運動要素の動きが合成されたものであるため，検査では個々の領域で生じた運動制限を確認することが必要である．例えば臨床検査によって，特定の領域に脊柱硬直が生じていることを確認する．その際，検査者は基準線（例えば鎖骨線や咬合面）を用いて脊柱の可動域が正常か，あるいは制限されているかを確認する．

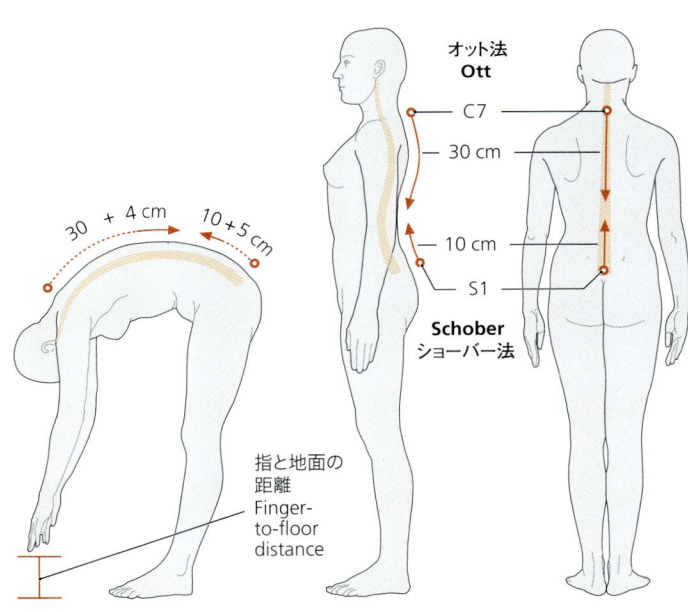

F　"ショーバー Schober 法"と"オット Ott 法"による胸椎と腰椎の屈曲範囲の計測

"ショーバー法"と"オット法"では，検査者は直立位における被検者の第1仙椎の正中仙骨稜とそこから10 cm上の点に印を付ける．被検者が可能なかぎり前屈した時，2点間の距離は伸びて約15（10＋5）cmになる（これが腰椎の可動域となる）．胸椎の可動域は，第7頸椎（隆椎）の棘突起とそこから30 cm下の2点に印を付けることによって同様に測定する．被検者が前屈した時，2点間の距離は約4 cm増加する．別の計測方法として，膝を完全伸展位で前屈した時の指と地面との間の最小距離を測る方法がある．

E　各脊柱領域における平均可動域（角度）

	頸椎			胸椎	腰椎	頸椎＋胸椎＋腰椎
	A-o 関節	A-a 関節	頸椎全体			
屈曲	20	—	65	35	50	150
伸展	10	—	40	25	35	100
側屈*	5	—	35	20	20	75
回旋*	—	35	50	35	5	90

A-o 関節＝環椎後頭関節
A-a 関節＝環軸関節
*左右それぞれ

体幹　1　骨，関節，靱帯

1.14 頸椎の鉤椎関節　The Uncovertebral Joints of the Cervical Spine

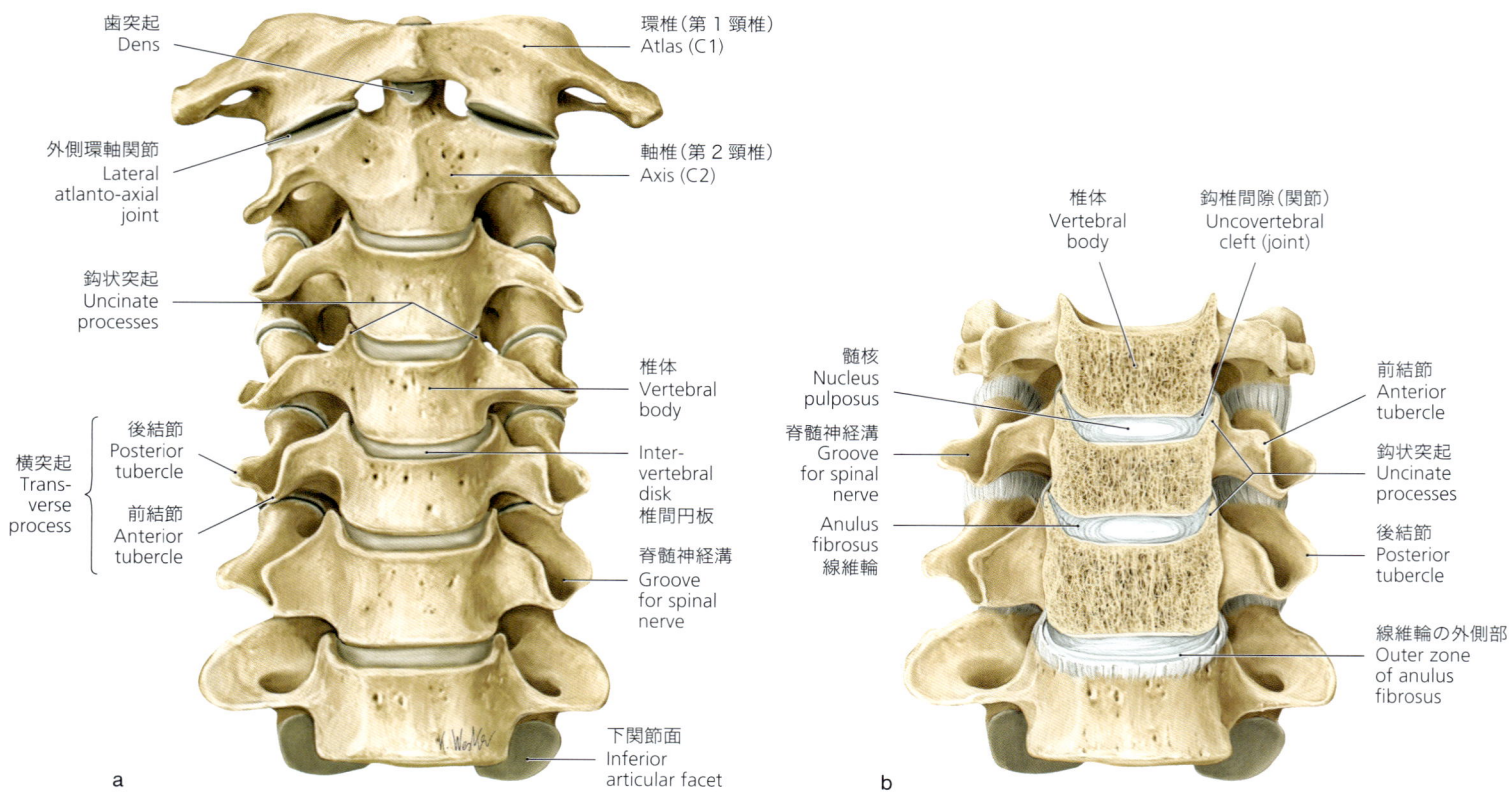

A　若い成人骨における鉤椎関節（ルシュカ関節）
18歳男性の頸椎，前面．
a 第3-7頸椎の椎体上面の外側部には上方への突出部（鉤状突起）があるが，これは学童期に発達する．約10歳から発達し始め，1個上にある椎体の下面外側の三日月形をした辺縁としだいに接するようになる．その結果，間隙（鉤椎間隙，b参照）が椎間円板の外側部に形成され始める．

b 第4-7頸椎．第4-6頸椎の椎体は，鉤椎間隙（関節）をより明瞭に示すために，冠状面（前頭面）で切ってある．鉤椎間隙は結合組織の構造，つまり一種の関節包によって外側に閉じている．このことにより真の関節腔と類似している．椎間円板におけるこのような間隙あるいは裂孔は1858年，解剖学者のHubert von Luschkaによって記載され，彼はこの間隙を"外側半関節"と呼んだ．彼は鉤椎間隙を頸椎の柔軟性を高めるための仕組みと考え，機能的な有益性を強調した（Kiel大学の解剖学コレクションの標本を基に描画）．

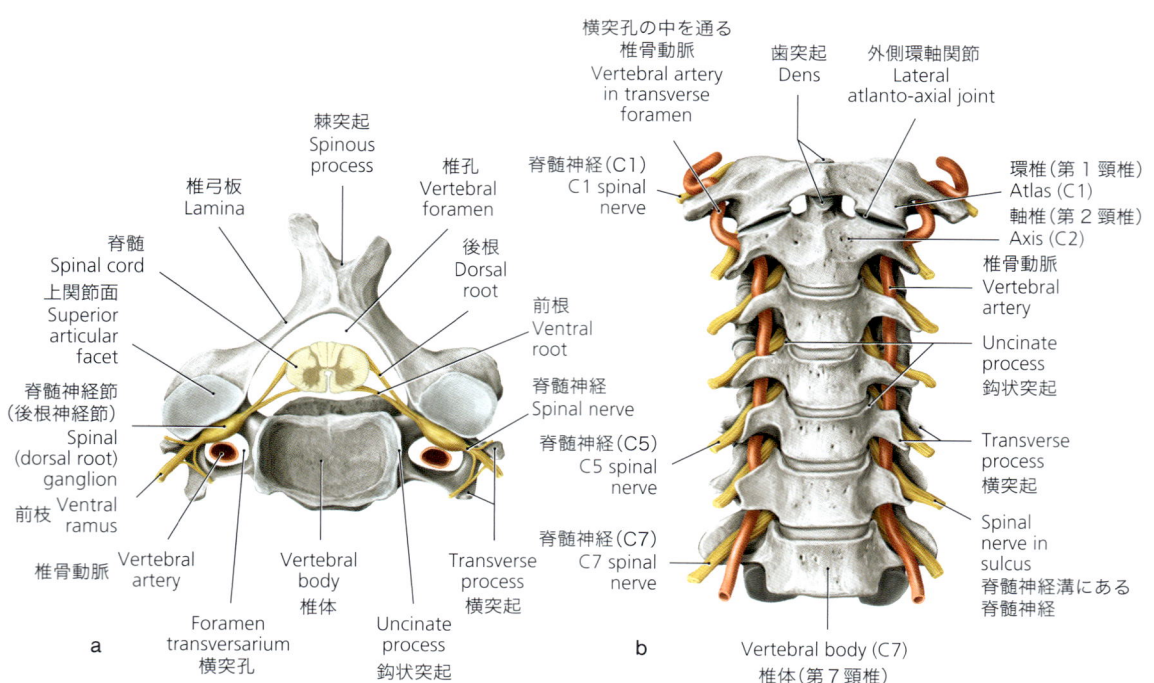

B　脊髄神経と椎骨動脈の鉤状突起に対する位置関係
a 第4頸椎における脊髄，神経根，脊髄神経と椎骨動脈，上面．
b 頸椎と椎骨動脈および脊髄神経，前面．
Note　横突孔を通る椎骨動脈の走行と椎間孔の高さにおける脊髄神経の走行に関して，椎骨動脈と脊髄神経は隣接して走行しているため，変形性関節症による骨棘形成（骨新生）が起こると，両者は容易に圧迫されうる（D参照）．

体幹　1　骨，関節，靱帯

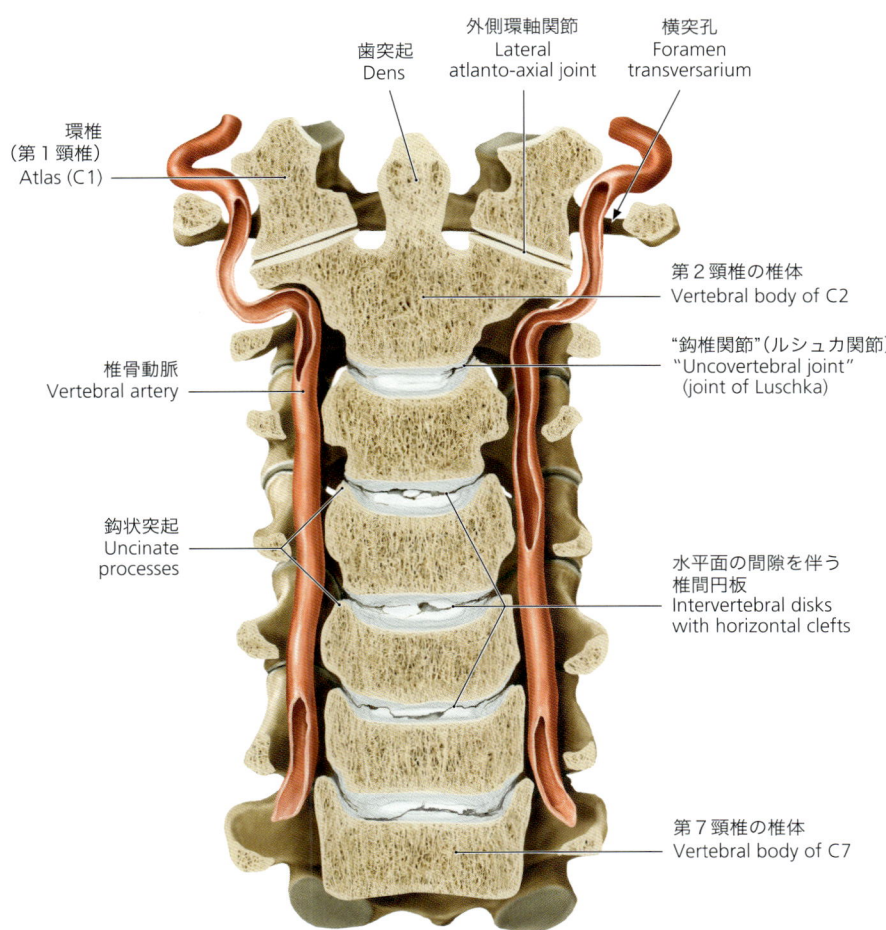

C　頸椎の退行性変性（変形性関節症）
35歳男性の頸椎の冠状断面（前頭断面），前面．
Note　椎体両側の椎骨動脈の走行に注意すること．

10歳頃から始まる鉤椎関節の発達に伴い，椎間円板においては間隙が形成され始める．この間隙形成過程は年とともに，水平に円板の中心部へと広がり，最終的にはその間隙が椎間円板をほぼ同じ厚さに上下二分する．その結果，円板の扁平化とそれに伴う関節運動部の不安定化を特徴とする進行性の退行性変性が起こる（Kiel大学の解剖学コレクションの標本を基に描画）．

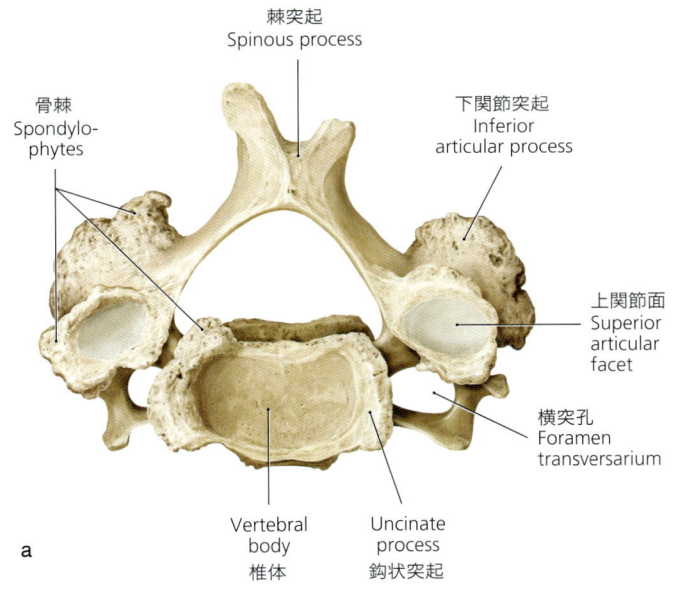

D　頸椎における進行性変形性関節症
a　第4頸椎，上面．
b　第4・5頸椎，側面（Kiel大学の解剖学コレクションの標本を基に描画）．

鉤椎関節（ルシュカ関節）の退行性変性では，ほかの関節にも同様の変性が認められ，骨棘形成（椎体に起こった場合は変形性脊椎症と呼ばれる）を伴う．これらの骨新生部分により，より広がった面が圧力を受けるため，関節への圧は軽減される．それに伴う関節運動部の不安定化が進むことによって，椎間関節は骨関節炎を起こし，骨棘が形成されていく．鉤椎関節と椎間関節の骨棘形成は，椎間孔と椎骨動脈への位置関係から，臨床的に非常に重要である（変形性関節症）．変形性関節症はしだいに椎間孔の進行性狭窄の原因となり，これは脊髄神経の圧迫と，時として椎骨動脈の圧迫も亢進する（C参照）．また一方では脊柱管それ自体も同じ過程によって高度に狭窄しうる（脊柱管狭窄症）．

135

体幹　1　骨，関節，靱帯

1.15 腰椎の断面解剖　Cross-sectional Anatomy of the Lumber Spine

A　脊柱下部の正中矢状断面
左側面．

Note　脊髄は，ほとんどの人では第1腰椎椎体の高さにある脊髄円錐で終わるが，第2腰椎椎体の高さで終わる人も多くいる．

脊髄と脊柱管は胎生期12週まではほぼ同じ長さなので，左右それぞれの脊髄神経は脊髄から分岐した高さと同じ高さで椎間孔から現れる．しかしさらに成長すると，脊柱は脊髄よりも早く成長するので，脊髄円錐の位置はより頭側に変位する．出生時，脊髄円錐はすでに第3腰椎の高さにまで達しており，さらに10歳前後まで，脊髄円錐は頭側へ変位し続ける．このような脊柱管と脊髄の異なった成長率によって，脊髄神経は分岐部位から該当する椎間孔まで斜め下方に降りる．脊髄下端より下部に降りる脊髄神経根は，ひとまとめに馬尾（馬のしっぽ）と呼ばれる．脊髄を包む膜（髄膜）は仙骨管内まで達しているので，脳脊髄液の検査の際，第3腰椎よりも下部では，脊髄を傷つけることなく，クモ膜下腔（腰椎槽lumbar cistern）まで安全に針を入れることができる（腰椎穿刺）．この位置での穿刺は，骨盤部と下肢を支配する求心性神経根（痛覚を消失させる）と遠心性神経根（筋を弛緩させる）の双方をブロックする腰椎麻酔の時にも使われる．

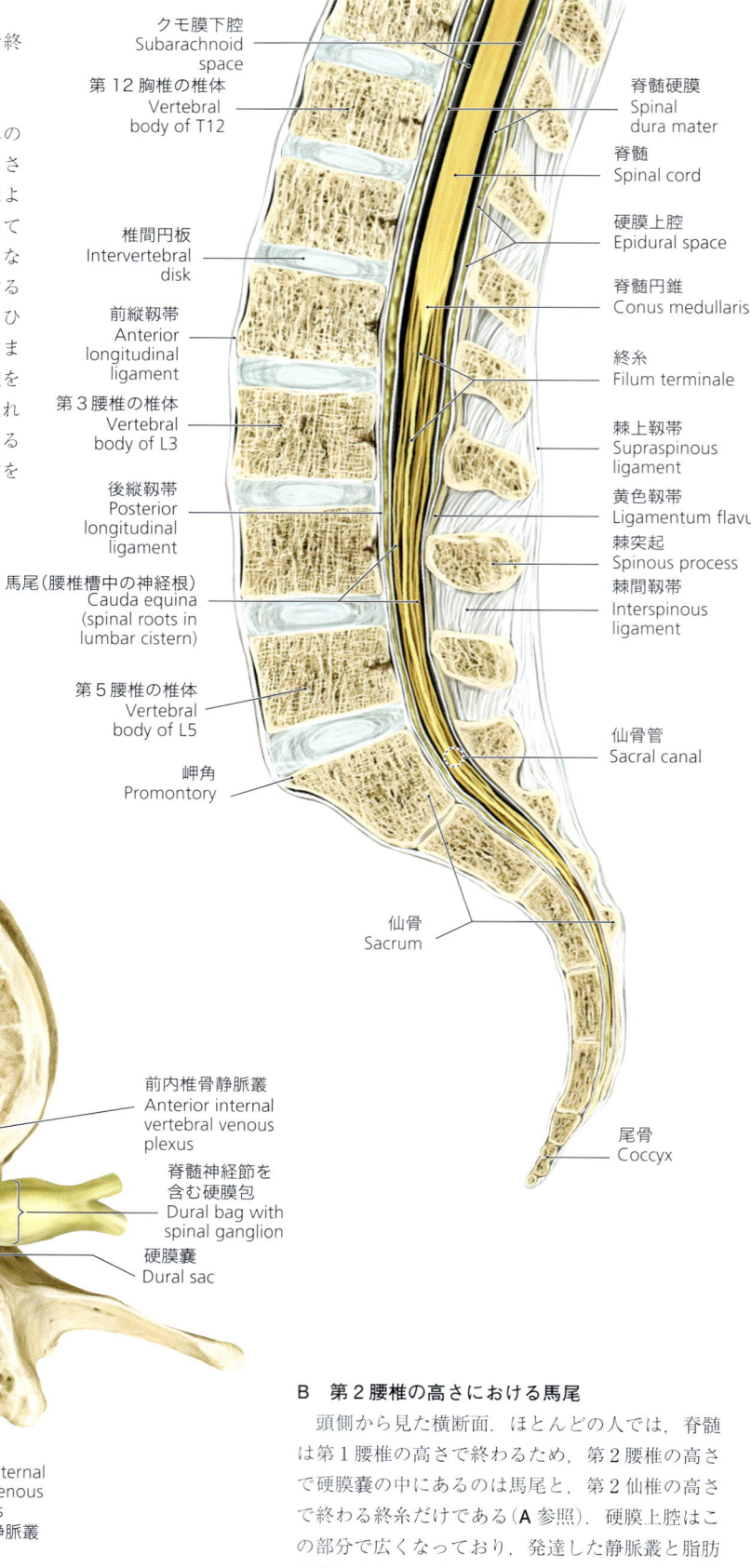

B　第2腰椎の高さにおける馬尾
頭側から見た横断面．ほとんどの人では，脊髄は第1腰椎の高さで終わるため，第2腰椎の高さで硬膜嚢の中にあるのは馬尾と，第2仙椎の高さで終わる終糸だけである（A参照）．硬膜上腔はこの部分で広くなっており，発達した静脈叢と脂肪組織を含んでいる．

体幹　1　骨，関節，靱帯

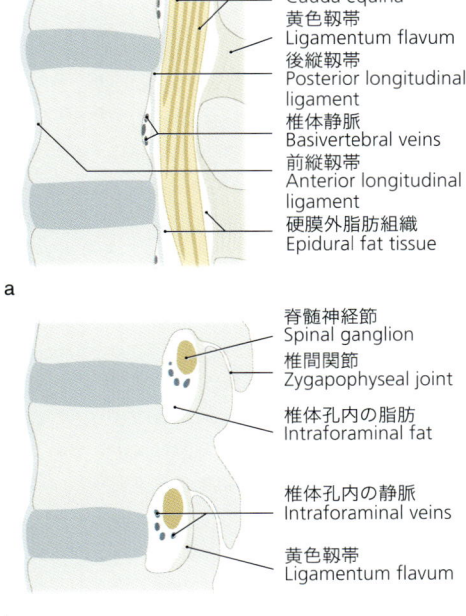

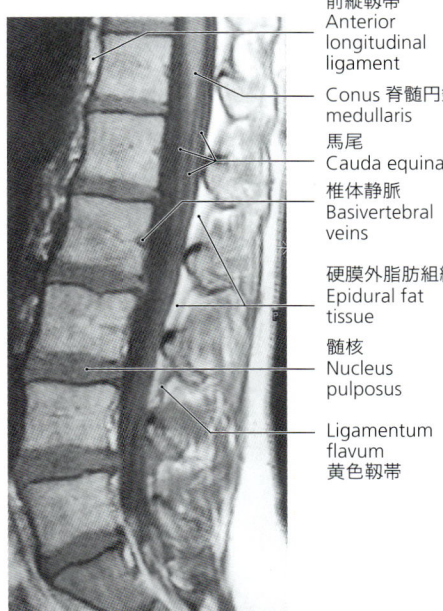

a, b 正中矢状断面および傍矢状断面でみられる構造．
c, d 正中矢状断面および傍矢状断面における腰椎のSE法T1強調画像．

C　正常な腰椎のMRI画像：矢状断面および水平断面
（Vahlensieck, Reiser: MRT des Bewegungsapparates, 3. Aufl. Thieme, Stuttgart 2006 より）

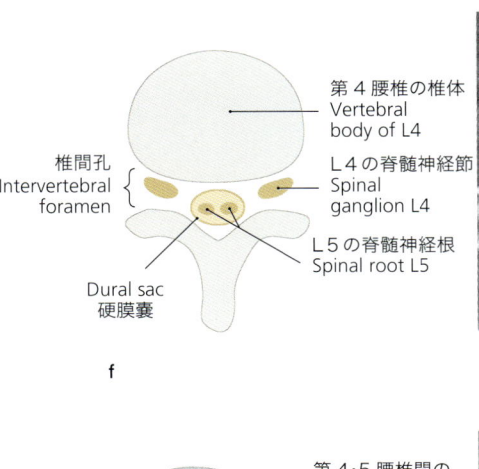

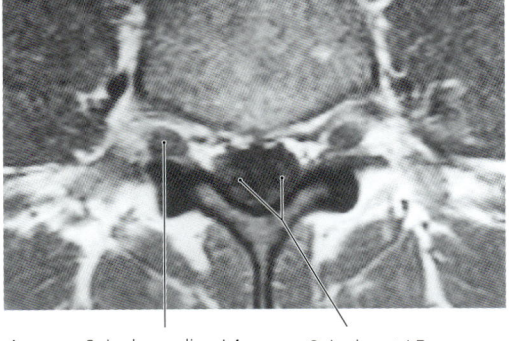

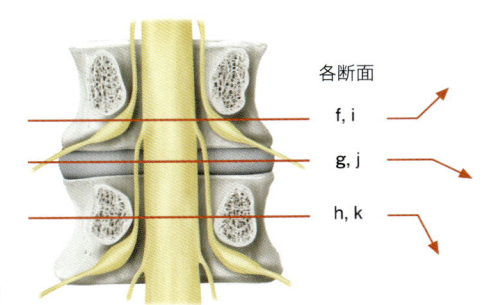

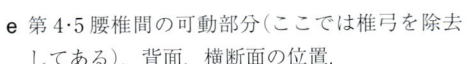

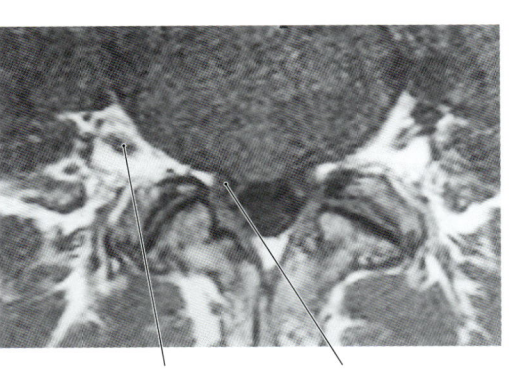

e 第4・5腰椎間の可動部分（ここでは椎弓を除去してある）．背面．横断面の位置．
f 椎間円板より上における横断面．
g 椎間円板における横断面．
h 椎間円板より下における横断面．
　fとgでは椎間孔の位置における横断面で，hでは椎弓根の位置における横断面である．
i-k 第4・5腰椎間の可動部分における各横断面に対応したSE法T1強調MRI横断面画像．

Note　硬膜嚢に対する脊髄神経根の位置に注意．脊髄神経根は，椎間腔の中まで入り込んでいる硬膜包と呼ばれる袋状の構造物の中を通っている．すなわち脊髄神経根と脊髄神経節は完全に脳脊髄液に包まれている（B参照）．

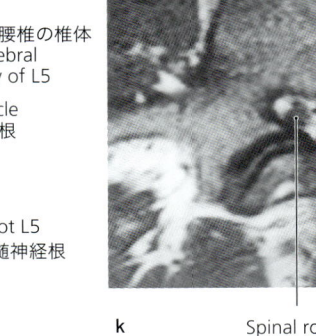

137

1.16 腰椎の退行性変性 Degenerative Changes in the Lumbar Spine

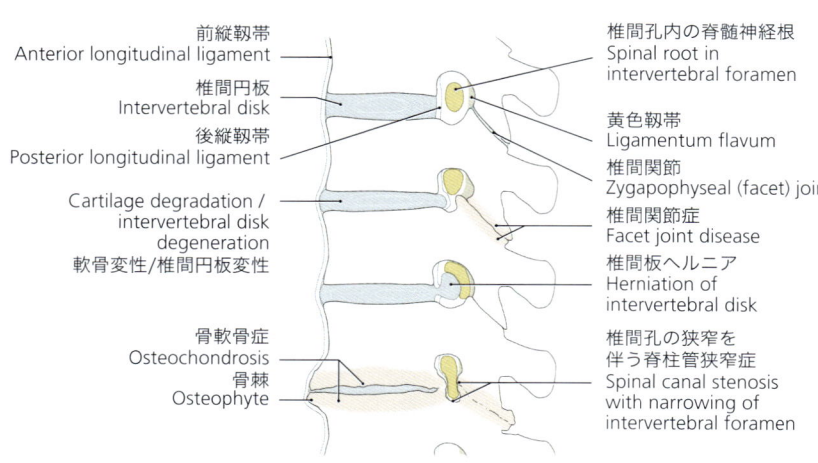

A 脊柱の退行性病変の概観

脊柱の退行性病変は，最もよく起こる症例の1つである．この病変は年齢に依存し，30歳を越えると明らかに頻度が高くなる．特に椎間円板，さらにそれに接する上下の椎体軟骨終板，椎間関節，そして関連する運動部分の靱帯などに起こることが多い．

椎間円板変性と椎間板ヘルニア：髄核中の液の減少（液保持能力の低下：正常な老化現象）に伴い，椎間円板の厚さが薄くなっていき，運動に関連する部分がしだいに不安定になる．その結果，椎間円板への力学的負荷が局所的に高まり，線維輪の部分的な剥離や亀裂の形成（軟骨症，椎間円板症）が起こり，最終的に椎間板ヘルニア（椎間円板ヘルニア，D 参照）が起こる．

脊柱管狭窄症：身体は椎間円板の変性を，四肢の関節における関節症の場合と同様に骨の反応性変化によって補償しようとする（p. 48 参照）．椎体の辺縁には骨棘（osteophyte, spondylophyte）が形成され（骨過形成 hyperostosis[*1]），これによって荷重のかかる面積が拡大するため，椎体関節面への負担が軽減し，運動部分の安定性が高まる．椎体軟骨終板（硝子軟骨性終板）の石灰化（骨軟骨症）も起こる．似たようなプロセスが小さな椎間関節で生じる（椎間関節症≠脊椎関節症 spondylarthrosis[*2]）．それに伴って脊柱管と椎間孔が狭くなっていき，退行性脊柱管狭窄症が起こる（B 参照）．その状況がさらに進行すると，増殖した上下の骨棘は最終的には相互に連絡し，運動部分を架橋し，骨による補強が形成される（骨性架橋形成，Cc 参照）．これにより脊柱の可動性が徐々に制限されるが，それに伴い痛みは減少していくことが多い．椎間板ヘルニアはもはや起こり得ない．高齢者に椎間板ヘルニアがほとんど起こらないのはこのためである．

椎体骨折および椎体変形：高齢者では椎体が最も弱い部分であることが多い．進行性骨粗鬆症あるいは癌の溶骨性骨転移，またこれらと関連して起こる骨の安定性の損失は，椎体の破壊と変形を引き起こす．これは局所的な痛みで始まるが，同時に神経根の圧迫が起こる場合は痛みが放散する．

[*1] 訳注：原著には記されていないが，骨のこのような増殖を，骨過形成あるいは骨過剰（症）hyperostosis という．
[*2] 訳注：椎間関節の疾患は椎間関節症というが，椎体間および椎間関節に起こる疾患を総称して脊椎関節症ということもある．しかし一般的にいわれる脊椎関節症は全身的な症状を伴う疾患（感染によるものか遺伝によるものか，あるいは両方によるものなのかまだよくわかっていない）であり，加齢，あるいは力学的な負荷によって生じる変性ではない．

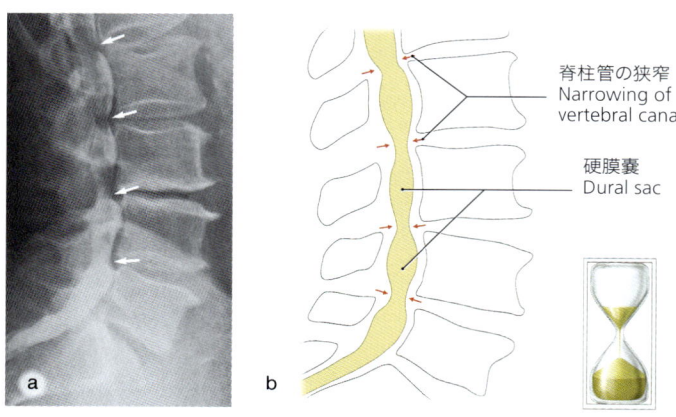

B 変性腰椎脊柱管狭窄症

この症例における特徴は，各椎骨間の可動部分における脊柱管（vertebral canal, spinal canal）の著しい狭窄である．これには，先天的な狭窄，あるいは，退行性の椎体後方への骨棘形成や椎間関節の病変（椎間関節症）といった後天的に生じる変性が原因となっている．また，まれではあるが靱帯の肥厚，特に後縦靱帯と黄色靱帯の肥厚が脊柱管狭窄を引き起こすことがある．典型的な症状は荷重による，腰椎領域と下肢における神経原性疼痛である．この痛みは長時間歩いたり，立ち続けたりする時に起こり，荷重の軽減（腕で支えるなど）や腰椎を後弯させること（座位で上体を前屈させる）によって改善される．疼痛，感覚障害および麻痺により歩行距離は著しく制限されることが多い（間欠性跛行）．診断は通常，MRI によるが，場合によっては側面からの腰椎の脊髄造影撮影法 myelography も併用する（a）(Niethard, Pfeil, Biberthaler(eds): Duale Reihe Orthopädie und Unfallchirurgie. 8. Aufl. Thieme, Stuttgart 2017 より)．

Note 造影剤が充填された硬膜嚢の砂時計形の狭窄に注意する（b）．

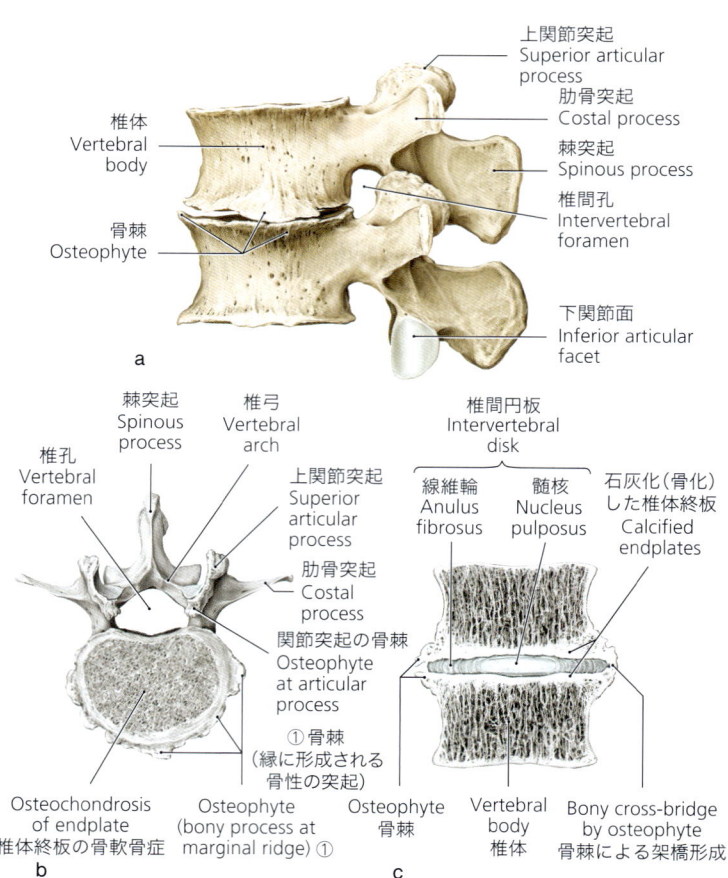

C 可動部分における骨棘形成
a 第3・4腰椎，側面（椎間円板は除去されている），b 第4腰椎，上面，
c 第3・4腰椎（椎体）の冠状（前頭）断面．

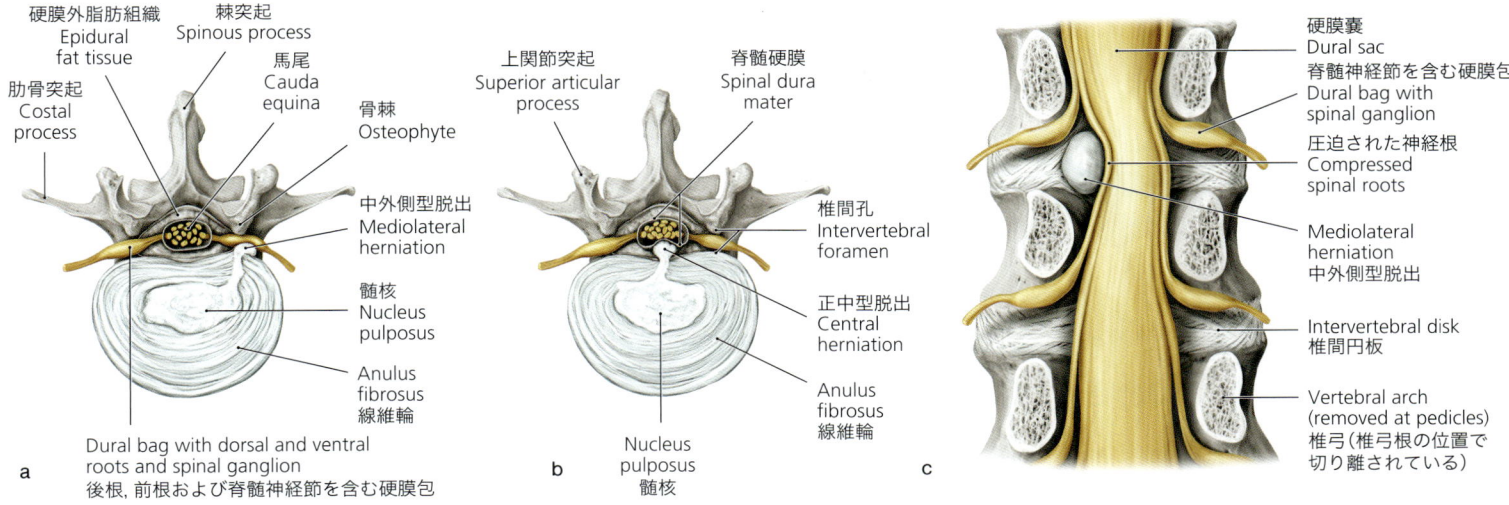

D 腰椎椎間板ヘルニア（椎間円板ヘルニア）
a 中外側型椎間板ヘルニア，上面．
b 正中（背側）型椎間板ヘルニア，上面．
c 中外側型椎間板ヘルニア，後面（椎弓は椎弓根の位置で除去されている．腰椎硬膜嚢と神経根がみえる）．

加齢とともに椎間円板は薄くなる（髄核の含有水分量の減少，A 参照）だけでなく，髄核が移動しやすくなる．これは椎間円板のまわりを形作る線維輪に亀裂が入ったり，部分的な剥離が生じたりすることによって，その「壁」としての抵抗力が減少するためである．椎間円板の構成要素であるゼリー状の組織の髄核は，まず，線維輪の弱い場所に向かって移動する（椎間円板突出）．線維輪が持続的な負荷により破れた場合，髄核はここから完全に脱出し（椎間板ヘルニアもしくは椎間円板脱出），椎間孔の内容物（神経根と付随する血管）を圧迫する．いわゆる分離脱出 sequestration は，突出した椎間円板の一部が残りの椎間円板と完全に分離してしまった場合のことをいう．内外側型椎間板ヘルニア（c）では通常深い位置にある神経根が圧迫されるため，疼痛だけでなく麻痺症状が尾側に隣接する皮膚分節や，対応する支配筋に発現する可能性がある（E 参照）．

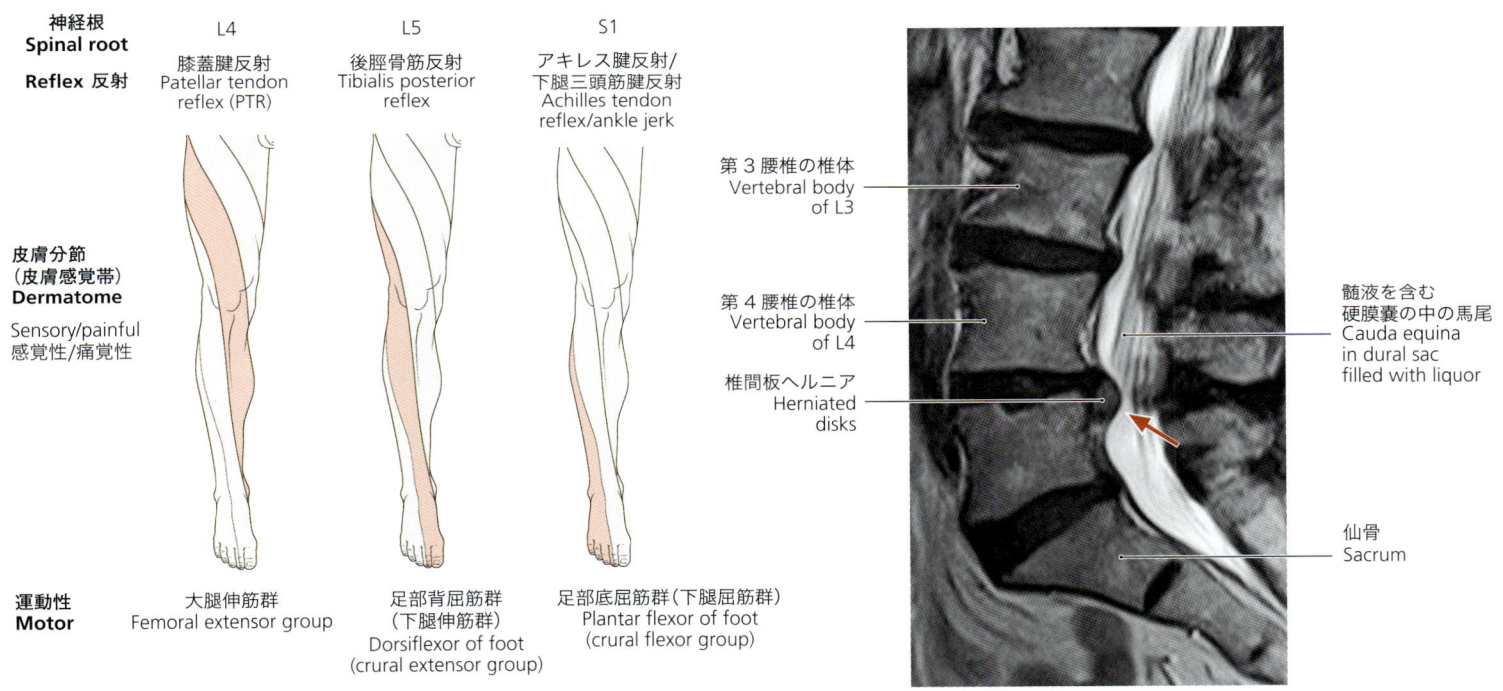

E 椎間板ヘルニア（L4，L5 と S1 の各場合）による腰椎神経根圧迫における神経障害の模式図
腰椎椎間板ヘルニアは全症例の 90% 以上が L5 および S1 の神経根で起こる．患者は対応する皮膚分節における痛みと感覚障害，そして神経根の支配筋の筋力低下あるいは麻痺を訴える．神経根圧迫症状は痛み，感覚障害，麻痺の順にしだいに増悪する．神経根の支配領域の筋反射の低下あるいは消失もよくみられる．

F 背側の椎間板ヘルニア
74 歳の女性，右側の LV（椎間円板）の圧迫症状あり．
所見：第 4・5 腰椎の高さで，髄核 nucleus pulposus の脱出が認められ，尾側に移動している．正中矢状断面の T1 強調（脂肪飽和）MRI 画像では，この組織の縁部に造影剤が蓄積している（赤色の矢印）（Stäbler, Ertl-Wagner (eds): Radiologie-Trainer: Bewegungsapparat, 4. Aufl. Thieme, Stuttgart 2022 より）．

1.17 胸部の骨格 The Thoracic Skeleton

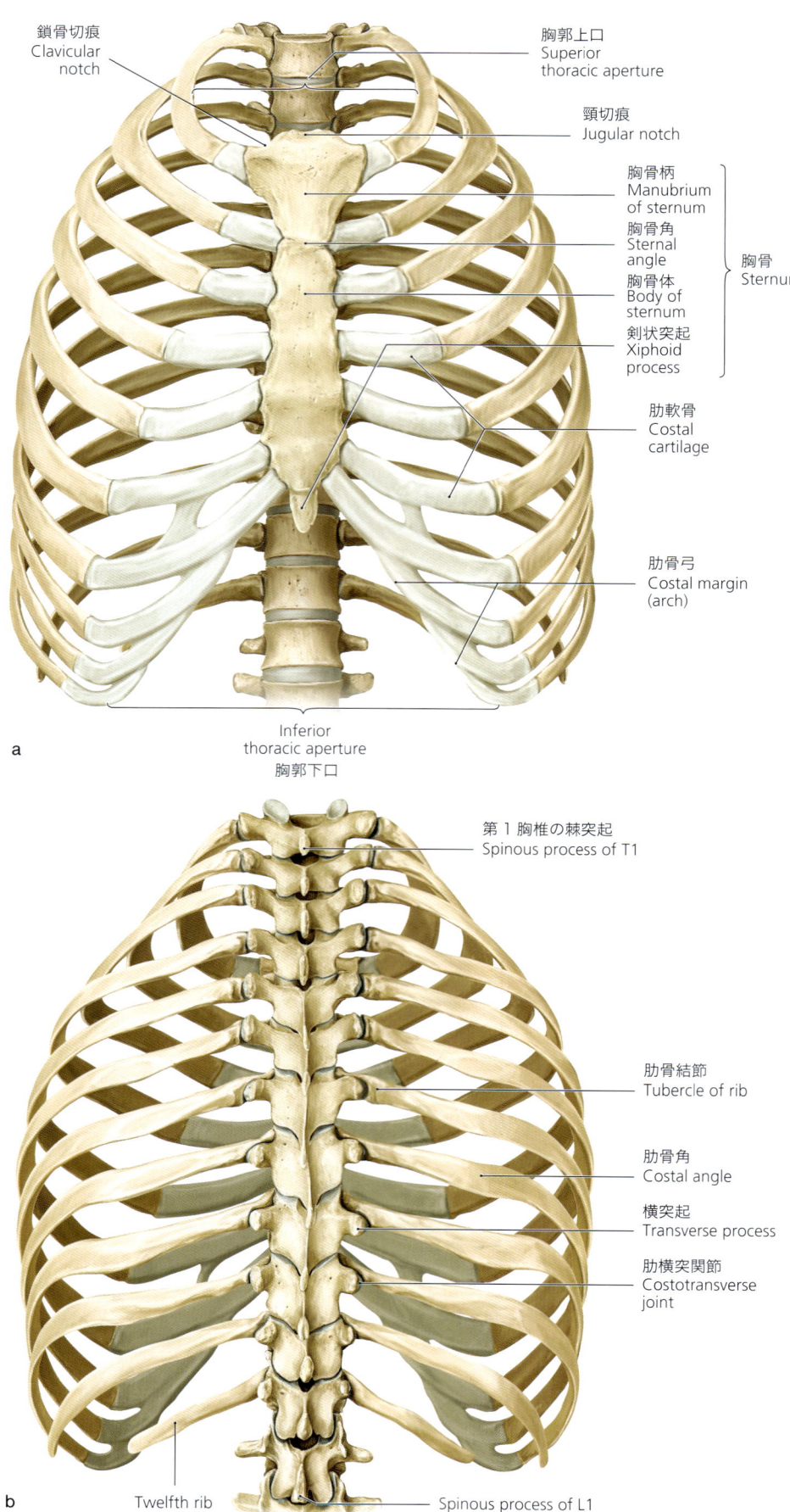

A 胸部の骨格
a 前面，b 後面．

胸部の骨格（胸郭 thorax）は脊柱，12 対の肋骨と胸骨からなる．これらの骨は靱帯，真関節と軟骨性結合によって可動性に連結されている．胸郭全体の張力は肋間筋による．胸郭は胸腔を囲み，上口（胸郭上口）と下口（胸郭下口）をもつ．

胸郭の形には個人差があり，年齢や性別によっても大きく異なる．幼児の肋骨はほとんど傾いておらず，ほぼ水平である．年齢が上がるにつれて肋骨は下方を向き，胸郭は前後方向に平たくなる．これは胸郭下口の大きさが減少することと関連する．一般に，女性の胸郭は男性よりも狭く短い．

機能的な面では，胸部の骨格と筋性の壁構造は頑丈で安定性のある囲いであり，通常の呼吸運動に必要な肺の運動を可能にしている．

このことは特に鈍器のようなものによる外傷性多発肋骨骨折のような重篤な胸部損傷のある患者をみれば一目瞭然である．こうした患者には，胸壁の不安定性から通常の呼吸運動時にみられる胸壁の動きとは逆の動きがみられる．つまり，患部の肋骨は吸気時に陥凹し，呼気時に突出する（奇異呼吸 paradoxical respiration）．これは pendelluft と呼ばれ（ドイツ語で Pendel は振り子を意味し，Luft は空気を意味する），英語では flail chest（動揺胸部）と呼ばれる．空気が肺の前後を流れるので，死腔換気が増大し，肺胞でのガス交換が減少し，結果として呼吸不全となる．このような患者では一般にチューブによる呼吸補助が必要である．

体幹　1　骨，関節，靱帯

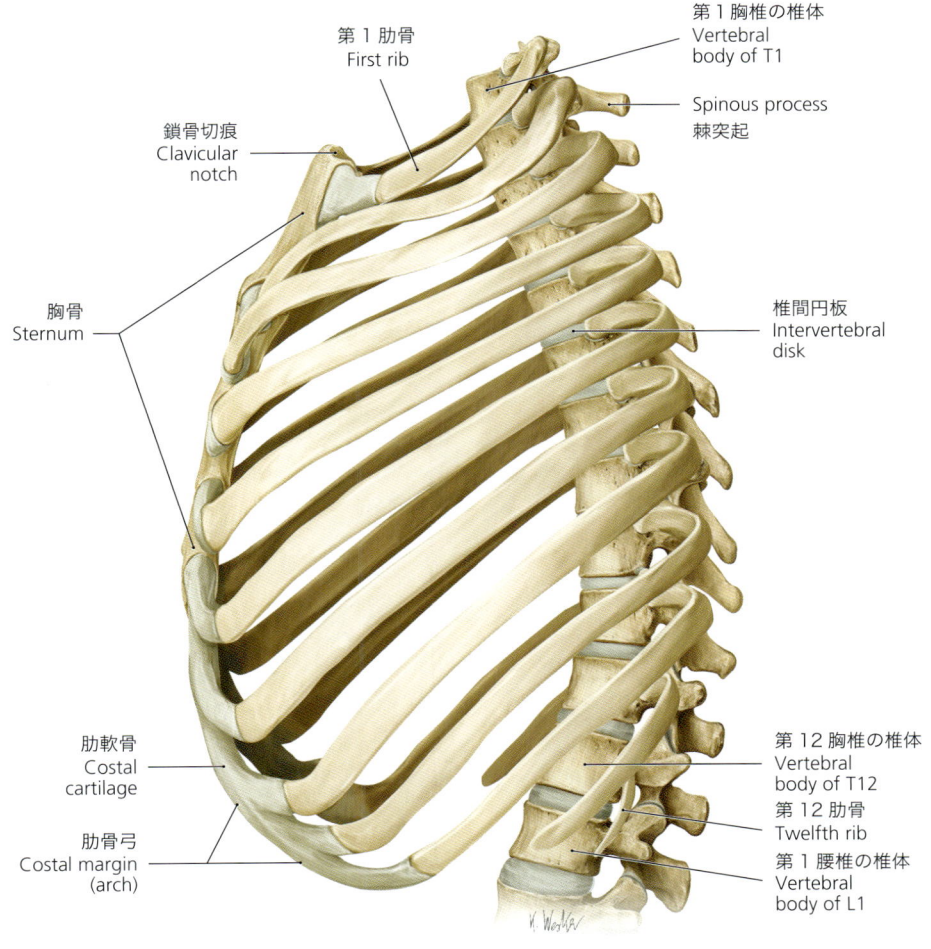

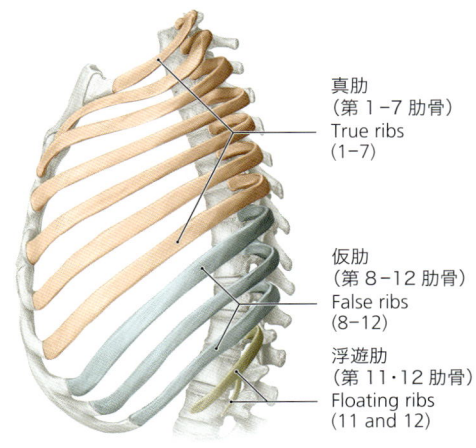

C　真肋，仮肋，浮遊肋（浮肋）

側面．

12 対の肋骨はそれぞれ左右対称であるが，肋骨の形はその高さによって異なっている．上から 7 番目の肋骨までは真肋と呼ばれ，通常，前部で胸骨とつながる．残り 5 個の肋骨は仮肋と呼ばれ，第 8-10 肋骨はすぐ上の肋軟骨に合して肋骨縁（肋骨弓）の構成に関与する（**Aa** 参照）．残りの下位 2 対の仮肋は"浮遊肋（浮肋）"と呼ばれ，椎骨の横突起との関節はなく，通常，側腹壁の筋の間に遊離して終わる．

B　胸部の骨格，側面

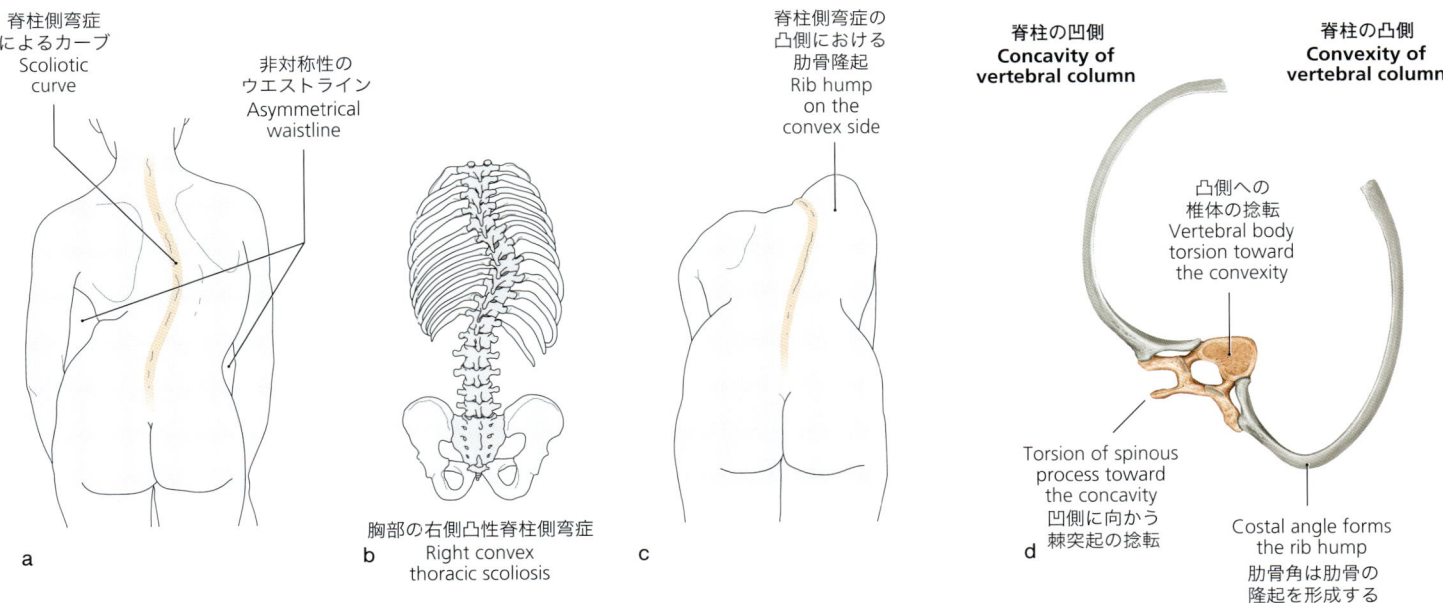

D　脊柱の外側屈曲（脊柱側弯症）

a, b　後面．脊柱側弯症は，第 8・9 胸椎の高さでの右側凸性の弯曲が最も多い（**b**）．これは起立位で典型的姿勢異常としてはっきりと現れる（**a**）．

c, d　右側凸性脊柱側弯症の患者が前屈すると，典型的な肋骨の隆起が側弯の凸側に現れる（**c**）．これは椎体のねじれのために連結する肋骨も異常な位置に置かれることにより起こる．

1.18 胸骨と肋骨 The Sternum and Ribs

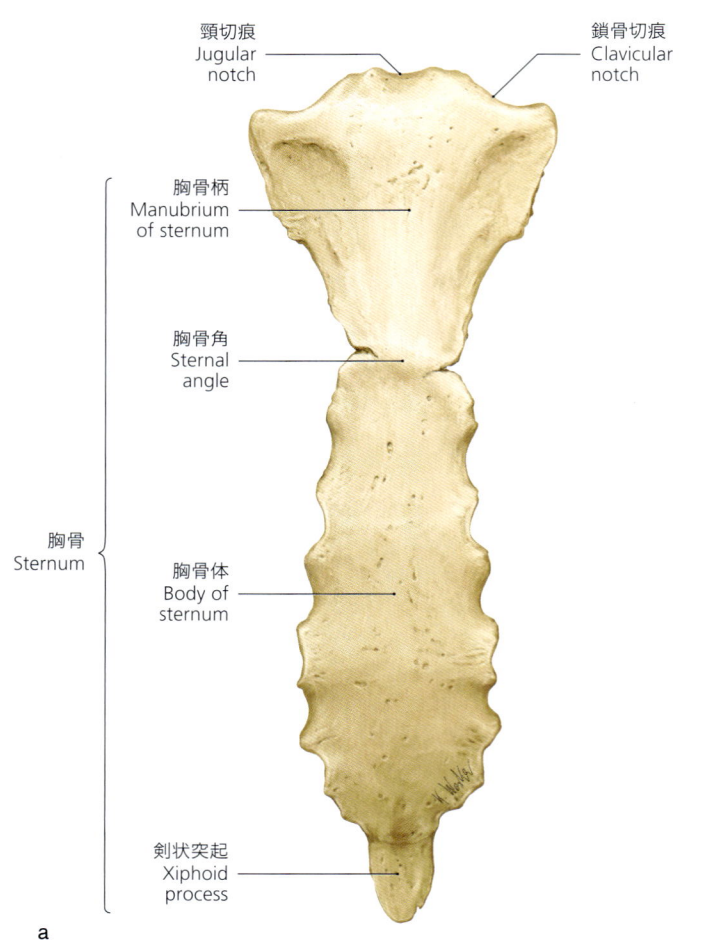

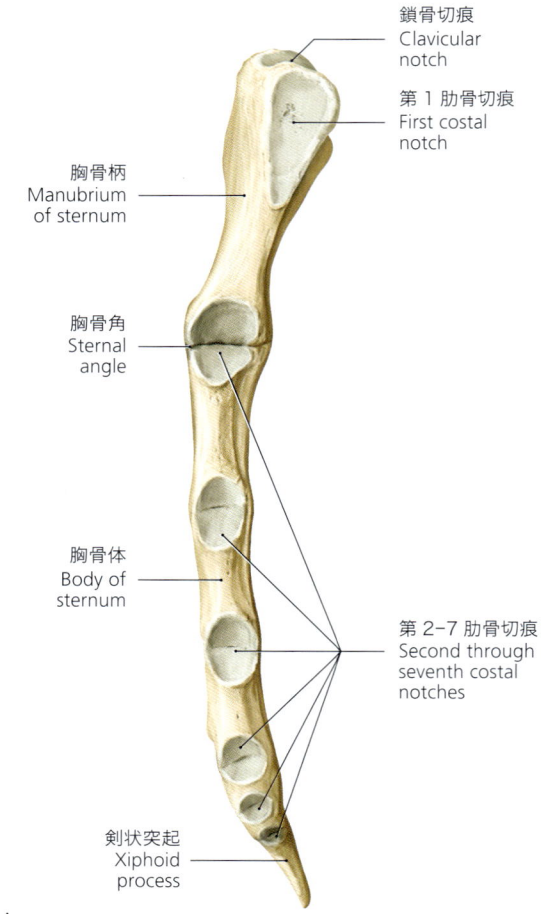

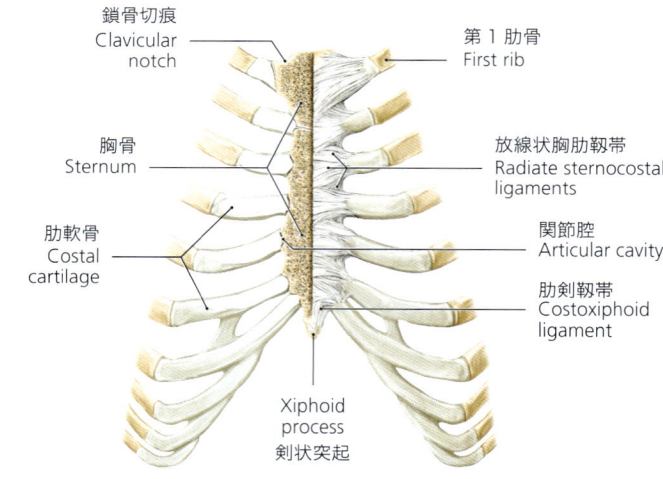

A　胸骨

a 前面.
b 側面.

　胸骨は扁平骨で，わずかに前方に凸であり外側縁には複数のくぼみがある（肋骨切痕）．成人の胸骨は3つの骨部からなる．
  ・胸骨柄
  ・胸骨体
  ・剣状突起

　胸骨柄，胸骨体，剣状突起は思春期から若い成人の期間では互いに軟骨性に結合しているが（胸骨柄結合，胸骨剣結合），加齢とともに骨性結合になっていく．ここでは完全に骨化した熟年成人の胸骨を示している．
　胸骨柄の上縁のくぼみ（頸切痕）は経皮的にはっきりと触知でき，頸静脈窩の下縁となる．頸切痕の左右には鎖骨が関節するくぼみがあり（鎖骨切痕），そのすぐ下にある浅いくぼみ（第1肋骨切痕）に第1肋骨が軟骨性に結合する．
　胸骨柄と胸骨体の結合部には第2肋骨の関節面がある（第2肋骨切痕）．この結合部では多くの場合，胸骨柄が胸骨体に対してわずかに後屈している（胸骨角）．
　胸骨体の外側縁にはさらに複数の肋骨切痕があり第3-7肋軟骨が関節するが，第6・7肋軟骨が付く切痕は非常に接近している．胸骨体にごくまれに穴があいていることがある．剣状突起は時として二分していたり穴があいていたりするが，剣状突起自体が肋骨と関節することはなく，その形態は変異に富む．剣状突起は成人でも軟骨性の場合がある．

B　胸肋関節

前面.

　胸骨の右半分は胸肋関節を示すために，冠状面（前頭面）で切断してある．
　第1-7肋骨の肋軟骨と胸骨の肋骨切痕との結合は，軟骨性結合の部分と，真の関節の部分がある．一般に，関節腔は第2-5肋骨においてのみみられ，第1・6・7肋骨は胸骨と直接結合する軟骨結合となる．胸肋関節では軟骨結合の場合も含めて，靱帯が肋軟骨の軟骨膜から反対側の胸骨にまで放線状に広がり（放線状胸肋靱帯），胸骨骨膜と交錯しながら厚い線維膜を作る（胸骨膜）．

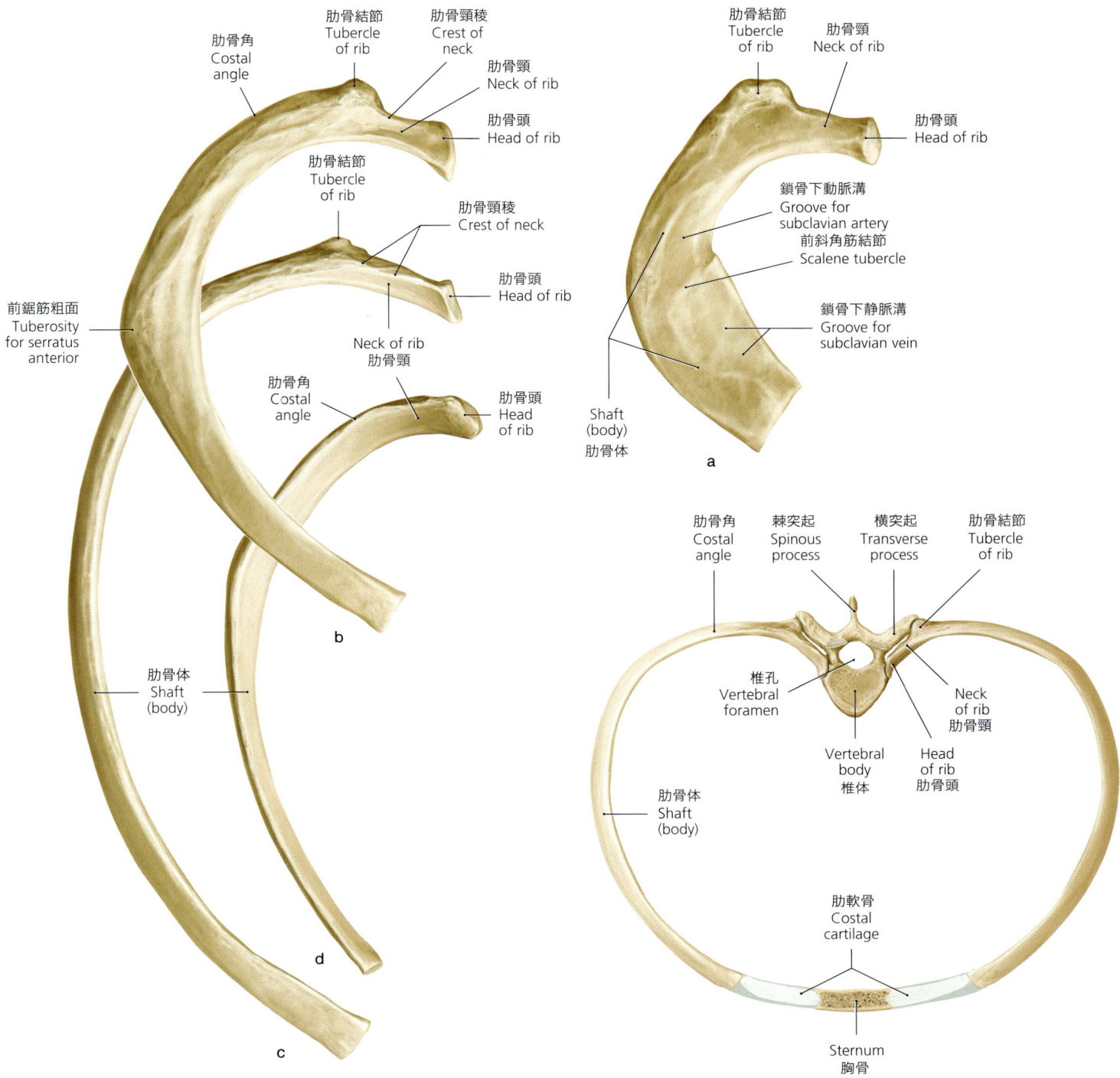

C 肋骨の大きさと形の変異

a 第1肋骨，b 第2肋骨，c 第5肋骨，d 第11肋骨（すべて右肋骨，上面）．

肋骨頸は肋骨頭から肋骨結節までをさす．第1肋骨を除いて，肋骨頸はシャープな上縁をもつ（肋骨頸稜）．肋骨結節より外側は肋骨体となり，前方へ曲がり肋骨角を作る．

第2-12肋骨は，（扁平部，辺縁部ともに）不規則な弯曲を示し，また長軸方向に対してねじれを有する．このねじれのために，肋骨の外面は後端でやや下方を向き，前端ではやや上方を向く．一般的に第1・12肋骨が最も短く，第7肋骨が最も長い．肋軟骨は第1肋骨から第7肋骨へとしだいに長くなり，第8肋骨以降はしだいに短くなる．

第1・11・12肋骨を除き，それぞれの肋骨は下縁に沿って溝があり（肋骨溝），そこを通る肋間動脈・静脈と肋間神経を保護している（pp. 181, 213 参照）．

D 肋骨の区分と胸部域の構造

左右の第6肋骨，上面．

それぞれの肋骨は骨性部（肋骨）と軟骨部（肋軟骨）からなる．骨性部は後端（椎体側）から順に次のような部分からなる．

・肋骨頭
・肋骨頸
・肋骨結節
・肋骨体（肋骨角も含む）

1.19 肋椎関節と胸郭の運動 The Costovertebral Joints and Thoracic Movements

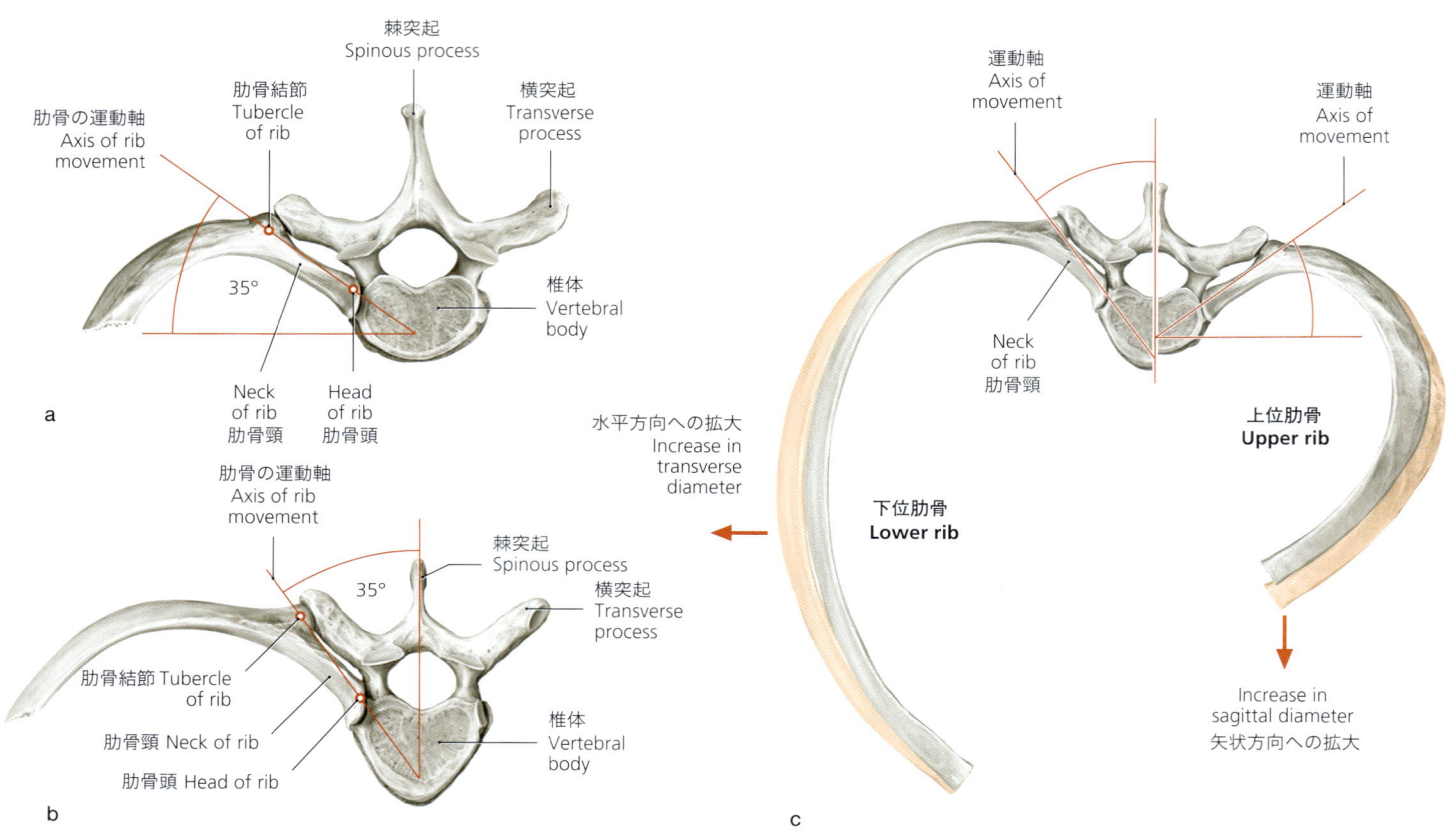

A 肋椎関節と肋骨の運動軸
上面.
a 上位肋骨の運動軸.
b 下位肋骨の運動軸.
c 肋骨運動の方向（肋椎関節については C 参照）.

肋骨運動の軸は肋骨頭と平行である．上位肋骨の運動軸は冠状面（前頭面）により近いが（a），下位肋骨では矢状面に近くなる（b）．このため，肋骨運動は胸郭上部では主に胸郭矢状径を増大させ，胸郭下部では横径を増大させる（B 参照）.

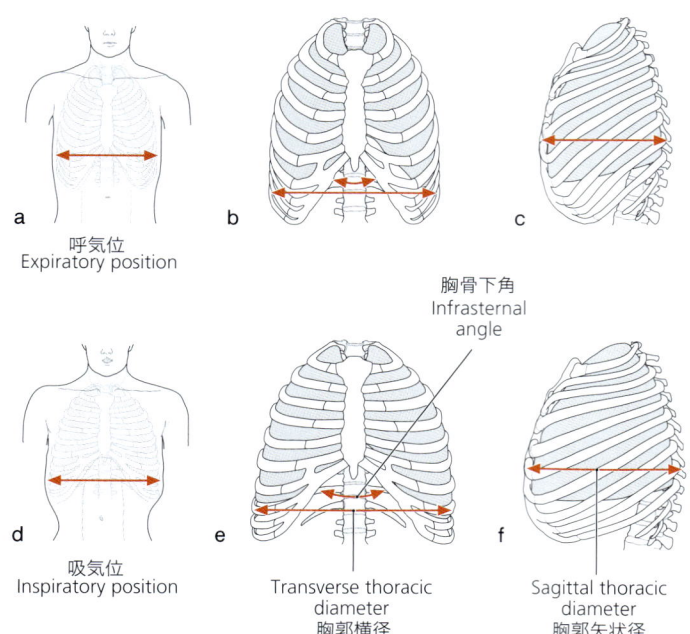

B 肋骨呼吸あるいは胸式呼吸（胸肋呼吸）における胸郭の運動
呼吸（換気）は胸郭内の体積変化によって行われる．胸郭の体積が増えると吸気が行われるが，それは次の2つの方法による．
1. 横隔膜を下げることによる（肋横隔膜呼吸あるいは腹式呼吸，p.168参照）．
2. 肋骨を上げることによる（胸肋呼吸，肋骨呼吸あるいは胸式呼吸）．

安静時の呼吸はその大部分が腹式呼吸であるが，努力性呼吸の場合は肋間筋やそのほかの呼吸補助筋による胸式呼吸量が増大する．図は胸式，あるいは肋骨呼吸の際に起こる胸郭量の変化を示しているが，胸郭量の増減は左右方向と前後方向の双方における体積の増減による．

a-c は呼気の最後の段階を示し，胸郭は横径，矢状径とも短くなっている．
d-f は吸気の最後の段階で両径は増大している.

体幹　1　骨，関節，靱帯

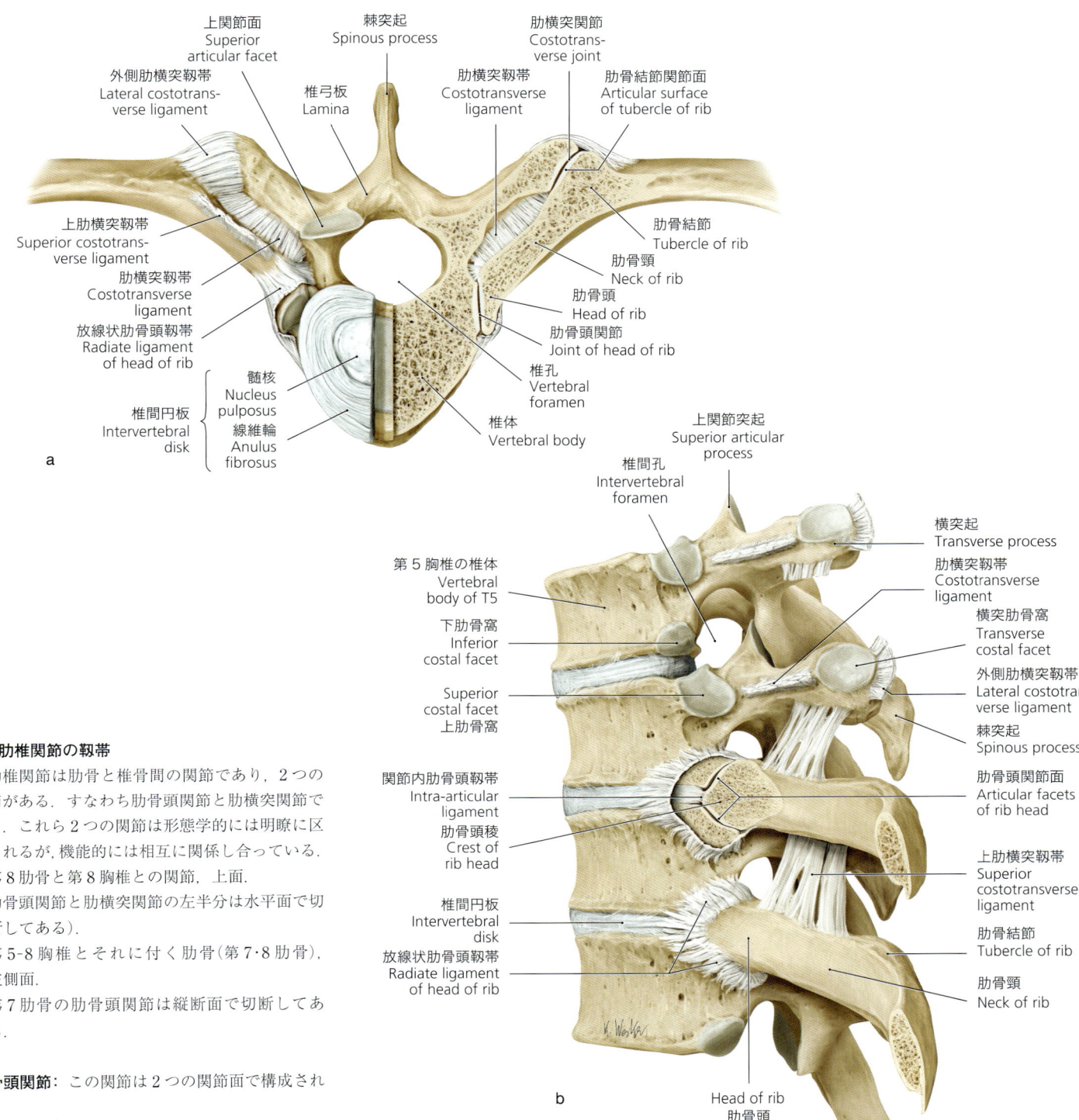

C　肋椎関節の靱帯

肋椎関節は肋骨と椎骨間の関節であり，2つの関節がある．すなわち肋骨頭関節と横突肋骨関節である．これら2つの関節は形態学的には明瞭に区別されるが，機能的には相互に関係し合っている．

a　第8肋骨と第8胸椎との関節，上面．
　肋骨頭関節と肋横突関節の左半分は水平面で切断してある）．
b　第5-8胸椎とそれに付く肋骨（第7・8肋骨），左側面．
　第7肋骨の肋骨頭関節は縦断面で切断してある．

肋骨頭関節：この関節は2つの関節面で構成される．
1. 肋骨頭の関節面．
2. 椎体の肋骨窩．

　第2-10肋骨頭の関節面（肋骨頭稜を有する）は隣り合う上下の椎体の上肋骨窩，下肋骨窩によってできる窩とその間の椎間円板に関節する．関節内靱帯は肋骨頭稜と椎間円板の間に張られていて，第2-10肋骨頭の関節腔を2つの部分に分ける．これとは対照的に，第1・11・12肋骨の肋骨頭はそれぞれ1個の胸椎の椎体と関節を作る（p.118，A 参照）．すべての肋骨頭関節では，関節包は放射状の靱帯（放線状肋骨頭靱帯）によって補強されている．

肋横突関節：第1-10肋骨の肋横突関節では，肋骨結節の関節面は対応する胸椎横突起の横突肋骨窩と関節する．第11・12肋骨は対応する胸椎横突起に関節窩がないため，肋横突関節を作らない（p.118，A 参照）．肋横突関節は次の3つの靱帯によって安定し，その関節包は補強される．

1. 外側肋横突靱帯（横突起の先端から起こり肋骨結節に付着する）．
2. 肋横突靱帯（肋骨頸と横突起の間）．
3. 上肋横突靱帯（肋骨頸と1つ上位の椎骨横突起の間）．

1.20 骨盤 The Bony Pelvis

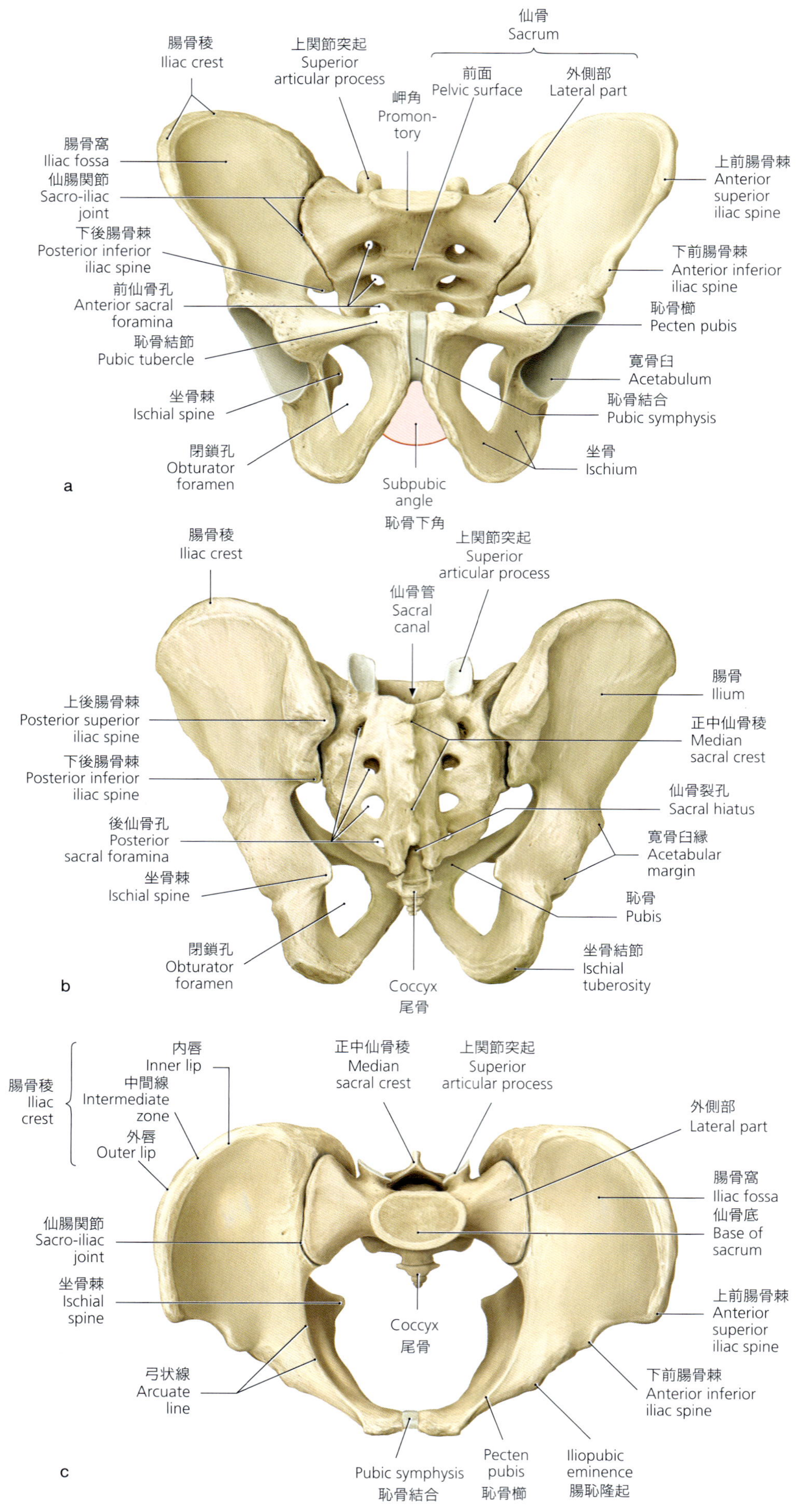

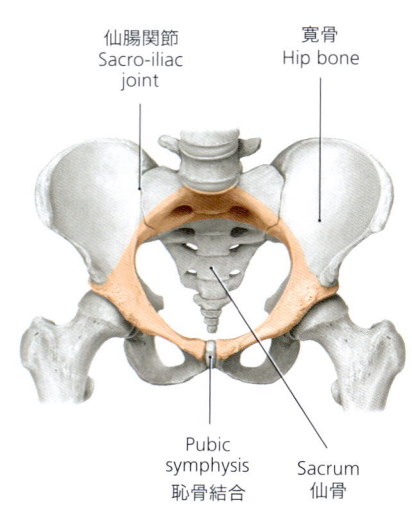

A 男性骨盤
a 前面.
b 後面.
c 上面.

B 下肢帯（骨盤帯）と骨盤輪

前上面.

下肢帯（骨盤帯）は左右の寛骨からなる．仙腸関節と軟骨性の恥骨結合が仙骨とともに下肢帯の骨性部を作り，骨盤輪（色付けした部分）と呼ばれる安定した輪を形成する．骨盤にはほとんど可動性がないが，これは骨盤輪全体の安定性が体幹の荷重を下肢に伝えるための必要条件となるからである．

体幹　1　骨，関節，靱帯

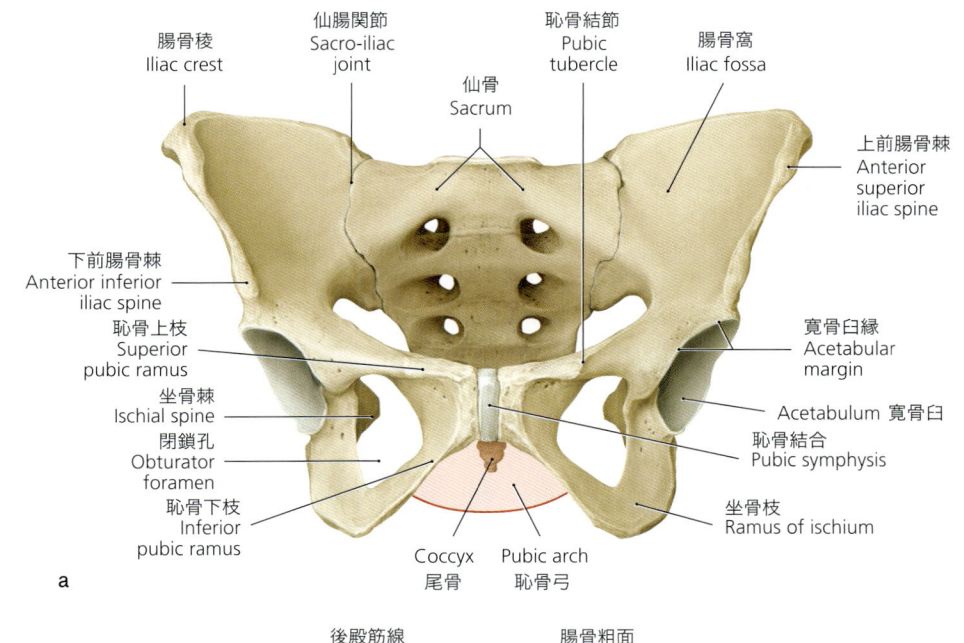

a

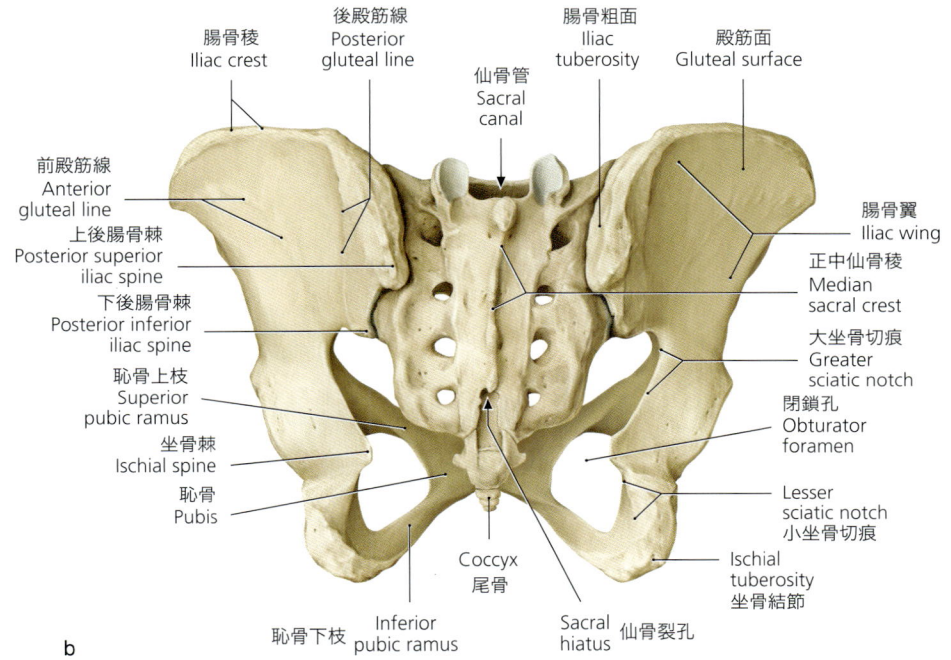

b

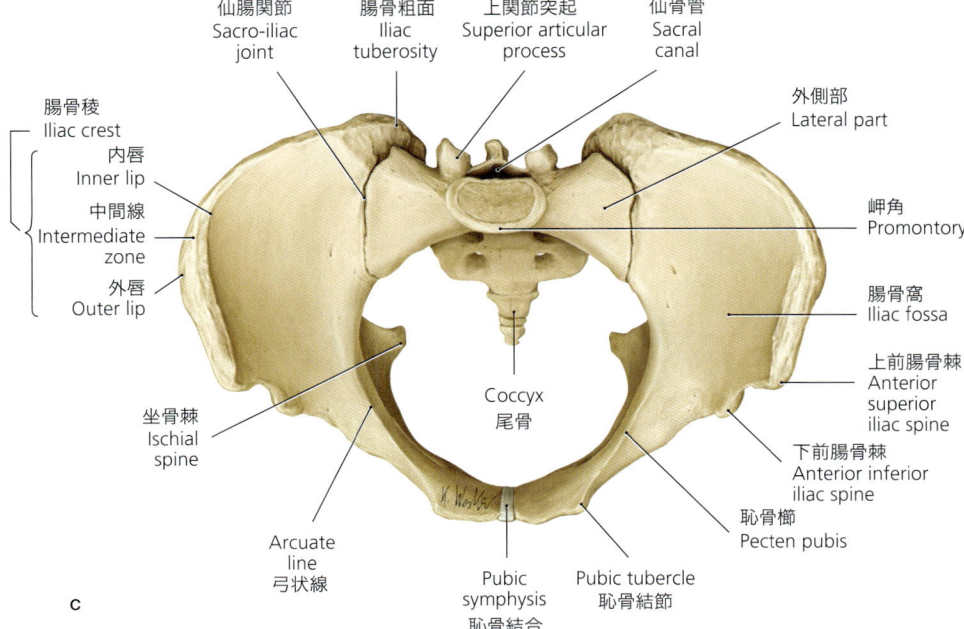

c

C　女性骨盤
a 前面．
b 後面．
c 上面．

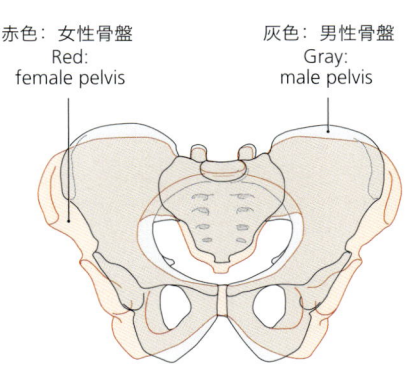

D　骨盤形態の性差
前上面．
　骨盤形態の性差を図示するために男性骨盤と女性骨盤を重ね合わせた．比較すると，女性骨盤は男性骨盤よりも大きく広がっているが，男性骨盤は女性骨盤よりもがっしりとして縦型で，狭いことがわかる．女性の骨盤上口はより大きくほぼ楕円形をしているが，男性の骨盤では仙骨岬角がより前方に突出している（Cc 参照）．
　性差は左右の恥骨下枝間の角度にも表れ，男性では鋭角であるが（70°），女性では有意に大きい（90〜100°）．このようなことから，男性ではこの角を恥骨下角と呼ぶのに対して，女性では恥骨弓と呼ぶ（p. 149, D 参照）．
　仙骨もまた性的二形を示す．女性では第 3 仙椎と第 4 仙椎の間で曲がっているが（p. 122 参照），男性では一様なカーブを描く．

147

体幹　1　骨，関節，靱帯

1.21 骨盤の靱帯と骨盤計測　The Pelvic Ligaments and Pelvic Measurements

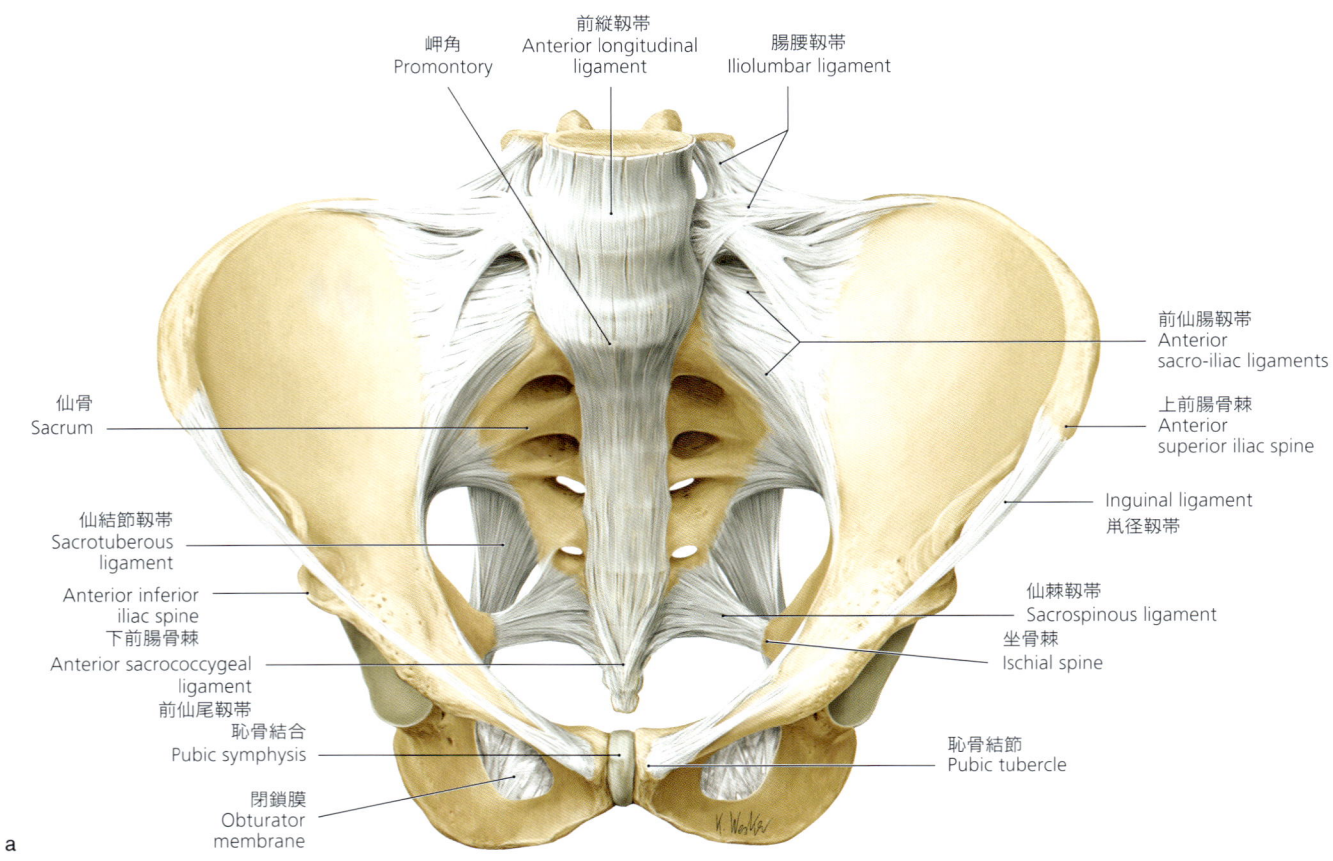

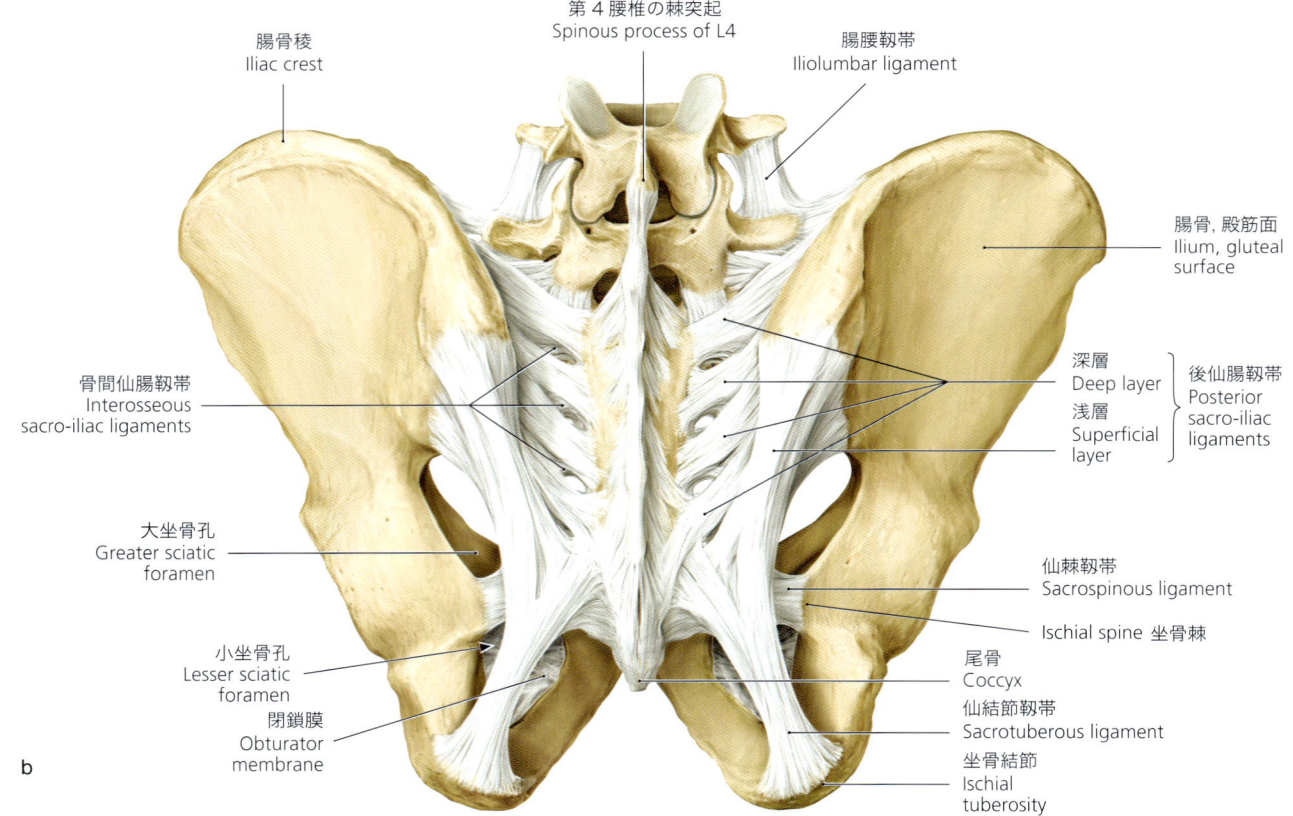

A　男性骨盤の靱帯
a 前上面．
b 後面．

体幹　1　骨，関節，靱帯

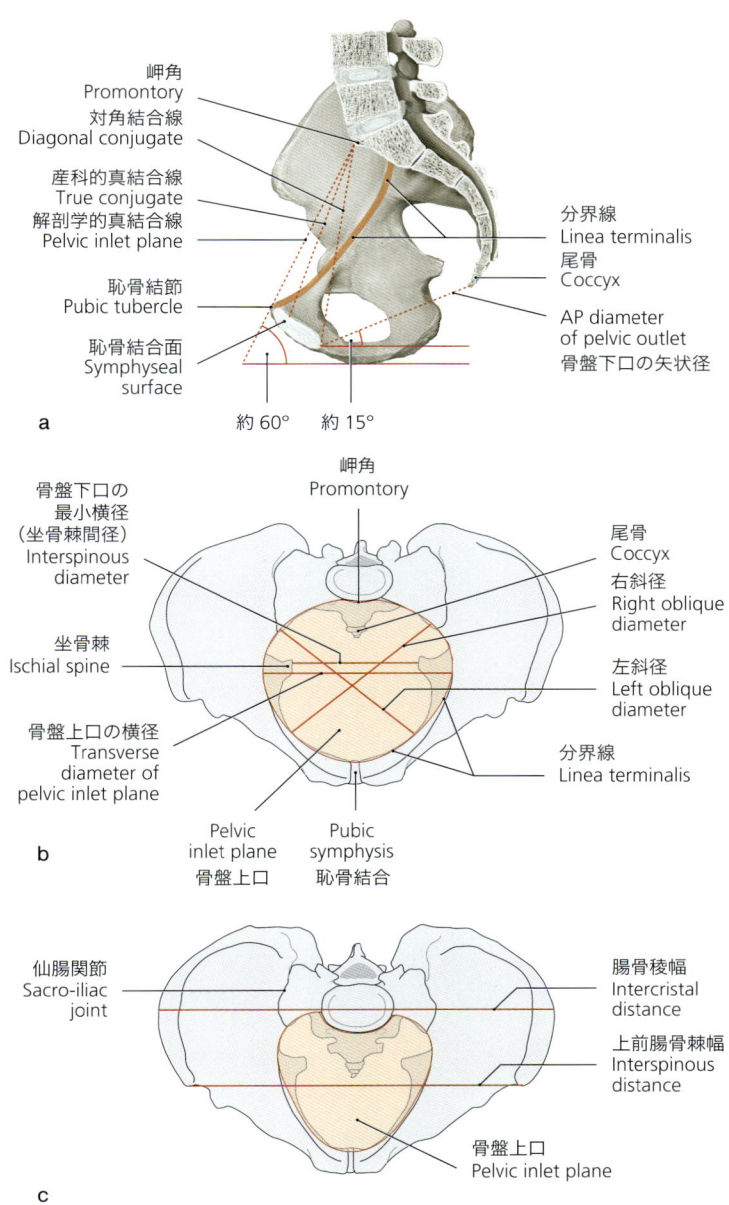

C　骨盤内・外の計測，分界線，骨盤上口

骨盤内・外の計測によって，小骨盤の大きさと形に関する直接的・間接的情報を得ることができる．

小骨盤は産道としての働きをもつので，産科学においては骨盤内・外の計測値は，経腟分娩が可能か否かを決定するために重要な意義をもつ．特に重要な計測値は骨盤上口の産科的真結合線である．この結合線は小骨盤における最小前後径である．骨盤計測，すなわち骨盤における種々の寸法の計測によって，分娩に先立って出産の際の潜在的危険度を知ることができる．一般に骨盤計測は経腟超音波検査によって行う．対角結合線のようないくつかの骨盤径は，双手触診によって正確に計測できる．

女性における骨盤内計測（Ba, Bb 参照）
・産科的真結合線＝11 cm 　（仙骨岬角から恥骨結合後面までの距離） ・対角結合線＝12.5〜13 cm 　（仙骨岬角から恥骨結合下縁までの距離） ・骨盤下口の矢状径＝9（＋2）cm 　（恥骨結合下縁と尾骨先端の間の距離） ・骨盤上口の横径＝13 cm 　（分界線間の最大径） ・坐骨棘間径＝11 cm 　（坐骨棘間の距離） ・左・右斜径＝12 cm 　（分界線の高さにおける仙腸関節から反対側の腸恥隆起までの距離）

男性の骨盤外計測（Bc 参照）
・上前腸骨棘幅（棘周径）＝25〜26 cm 　（上前腸骨棘間の距離） ・腸骨稜幅（稜周径）＝28〜29 cm 　〔冠状面（前頭面）における左右腸骨稜間の最大距離〕 ・外結合線＝20〜21 cm 　（恥骨結合上縁から第5腰椎の棘突起までの距離）

分界線（B 参照）
大骨盤と小骨盤の境界線で，恥骨結合と恥骨稜＋恥骨櫛＋弓状線＋仙骨岬角よりなる．

骨盤上口（Bb, Bc 参照）
分界線の高さにおける骨盤上口の面，これよりも下が小骨盤となる．

B　骨盤内および骨盤外計測
a 女性骨盤の右半分，内面．
b 女性骨盤，上面．
c 男性骨盤，上面．
　分界線は a に赤色で示す．骨盤上口は b と c の色付けした部分．

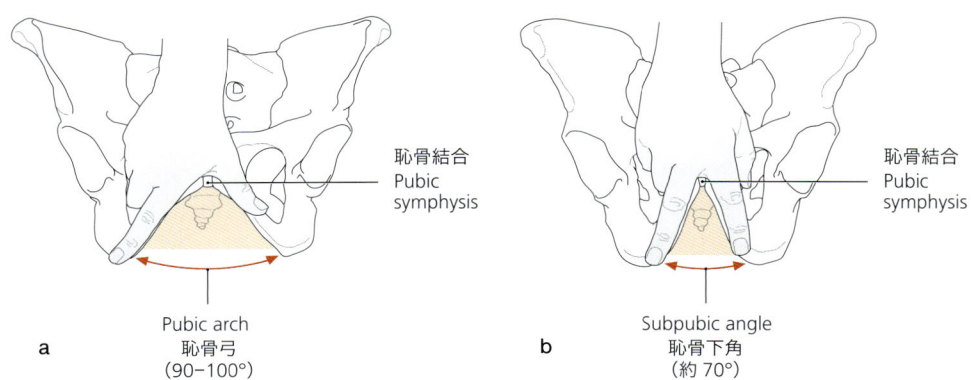

D　恥骨下部の角度
前面．
a 女性骨盤：恥骨弓．
b 男性骨盤：恥骨下角．

1.22 仙腸関節 The Sacro-iliac Joint

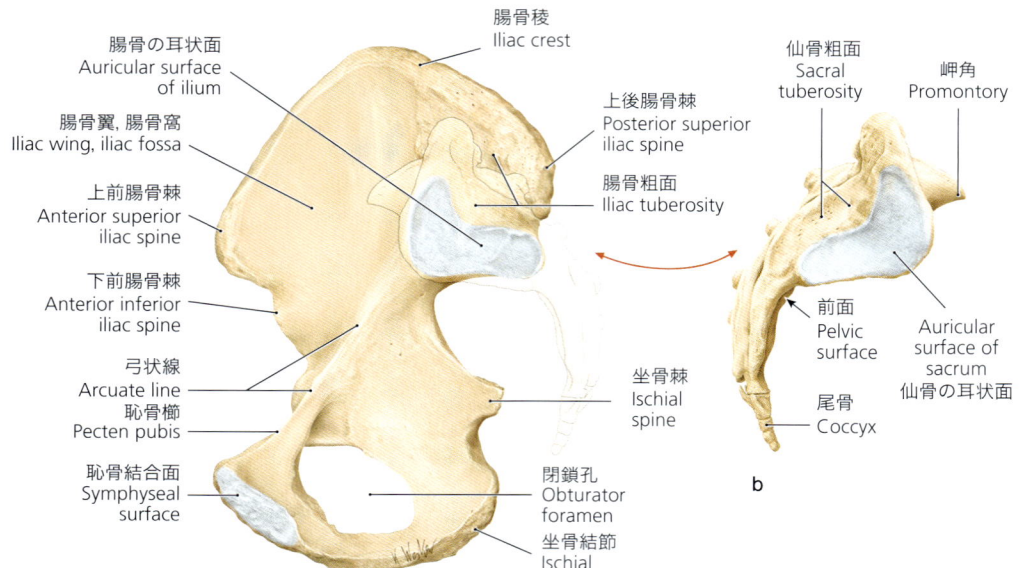

A　仙腸関節の関節面
a 腸骨の耳状面，右寛骨，内側面（この図では仙骨を透視図に描いている）．
b 仙骨の耳状面，右側面から見る．

　腸骨と仙骨における耳の形をした2つの関節面（耳状面）が仙腸関節を作る．仙骨の耳状面はその中央部分がわずかにくぼみ，相対する腸骨の耳状面の出っ張りに一致する．腸骨・仙骨双方における関節面の形と大きさは，ほかの関節に比べて，個体変異が著しい．軟骨面は一般に不規則であるが，仙骨側の関節軟骨の厚さは，腸骨側の関節軟骨の厚さの約2倍である．

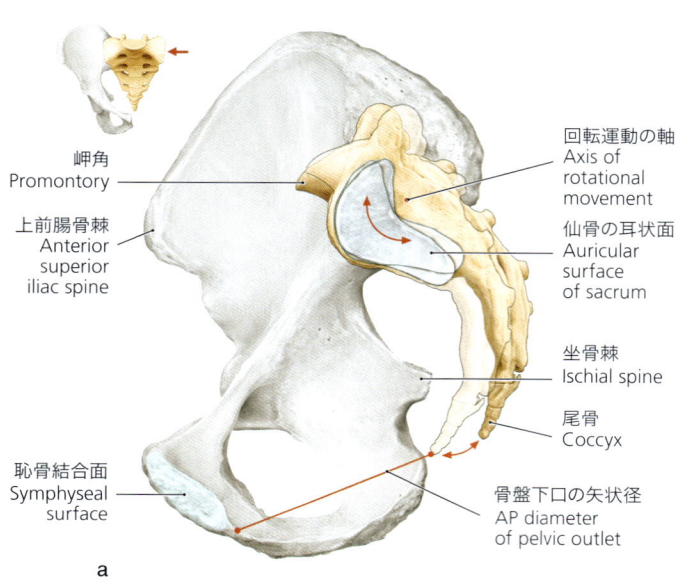 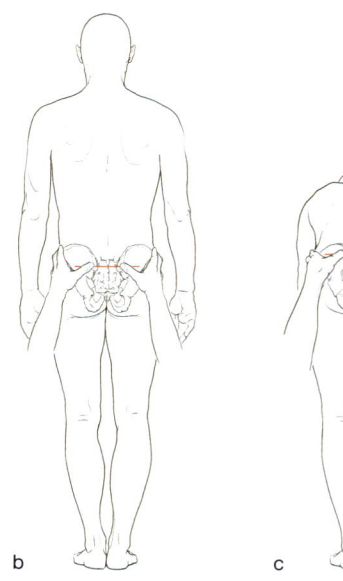

B　仙腸関節の運動とロック（追い越し現象）
　仙腸関節の可動性は基本的に著しく制限されている（C 参照）．しかし，その程度には個人差や性差がある．実際に可動性が必要となるのは，例えば出産の場合で，骨盤輪の広がりとともにこの関節が動く．わずかではあるが，仙腸関節における回転運動や並進運動は可能である．回転運動（寛骨に対する仙骨の**前傾**あるいは**後傾**，a 参照）では仙骨は骨間仙腸靱帯の付着部位を軸として回転する．前傾では，岬角は前下方に変位し，尾骨は後上方に変位する．これによって骨盤下口の矢状径が増大する．後傾では，骨盤上口の矢状径が増大し，骨盤下口の矢状径は減少する．
　スポーツによって（跳躍での着地失敗など）仙骨がずれてロックされてしまった場合は，仙腸関節が動かなくなる（**仙腸関節のロック**）．これは，いわゆる**追い越し現象**として観察することができる（b および c 参照）．これは，立位体前屈テストで確かめる．患者は検査者に背を向けて立ち，両足を腰幅程度に開く（訳注：図では足を揃えている）．検査者はしゃがんで，両手の母指で同時に両側の上後腸骨棘 posterior superior iliac spine（PSIS，b 参照）に触れ，患者に膝を伸ばした状態で上体をゆっくりと前に倒してもらう（c 参照）．検査者はこの時，上後腸骨棘上の両方の母指が同時に，また同じように上前方に移動するかを観察する．仙腸関節が正常に動く場合，すなわち仙骨の前傾運動が両側の腸骨翼に対して同じように起こる場合，検査者の母指（患者の両側の上後腸骨棘）は体幹屈曲の最後には屈曲開始時と同じ高さとなる．仙腸関節の運動が片側だけロックされている場合，上後腸骨棘は該当する側で仙骨とともに反対側よりも速く（追い越し）上方に移動する（＝陽性の症状）．仙腸関節のロックは関節包の著しい伸展をもたらし，実際，あらゆる身体運動において強い痛みを引き起こす．しかし，仙腸関節内の痛みは慢性的な炎症性もしくは変性疾患（ベヒテレフ Bechterew 病，関節症など）および靱帯の強度低下（C 参照）によって引き起こされる場合もある．全身性の靱帯の強度低下または妊娠およびホルモンによる靱帯の緩みは，仙腸関節の過剰な運動と痛みをもたらすことがある．

体幹 1 骨，関節，靱帯

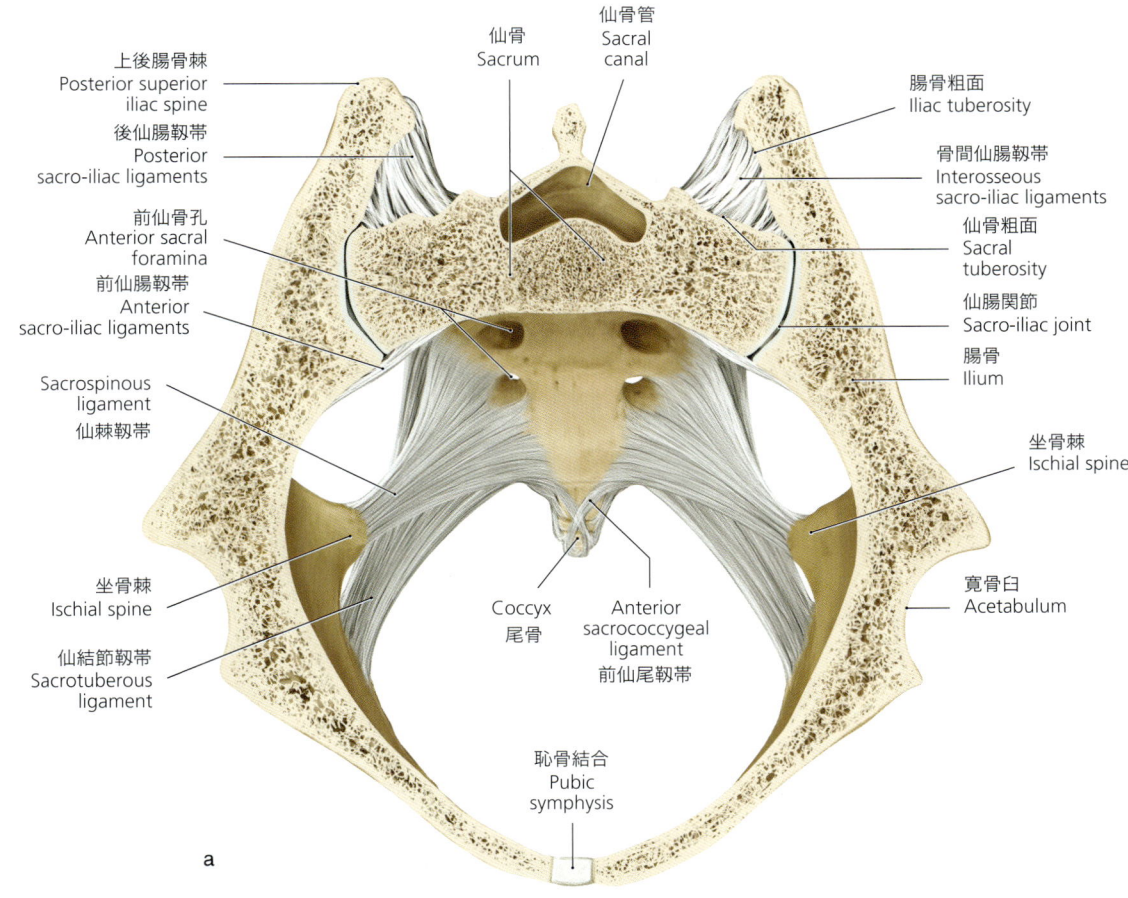

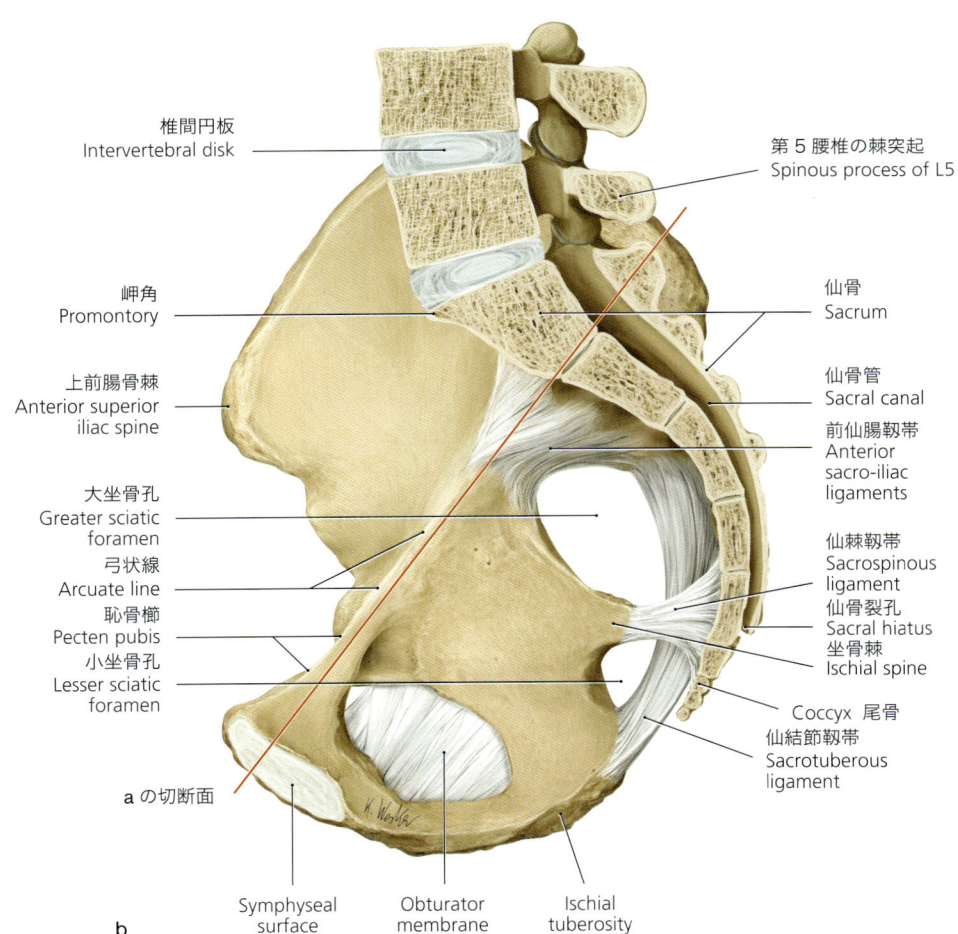

C 仙腸関節の靱帯

a 骨盤上口面における斜断面，上方から見る（切断面は **b** 参照）．
b 骨盤の右半分，内側面．

仙腸関節は真の関節であるが，その可動域は硬い関節包と強い靱帯によって著しく制限されている（半関節）．前仙腸靱帯は骨盤前部で関節を安定させ，骨間仙腸靱帯，後仙腸靱帯，腸腰靱帯は背部において関節を安定させるために主要な役割を担う（p.148参照）．

骨間仙腸靱帯は，仙腸関節の後縁内側部で腸骨粗面と仙骨粗面の間を走る強靱な靱帯である．この靱帯は後仙腸靱帯に完全に覆われている．骨間仙腸靱帯と後仙腸靱帯は起立位で仙骨を骨盤輪に固定させ，骨盤腔にすべり込まないようにしている．さらに，仙結節靱帯と仙棘靱帯（**b** 参照）は両側の仙腸関節を安定させ，横軸に対する骨盤の後方への傾斜を防ぐ．

仙腸関節痛は慢性感染症か退行性変性（例えば強直性脊椎炎，骨関節炎），あるいは外傷（例えばスポーツに関連する障害）が原因となる．仙腸関節の過度な可動性は全身的な靱帯の脆弱化，妊娠あるいはホルモンに関連する靱帯の緩みが原因となることもある．

2.1 体幹の筋：その起源と作用 Muscles of Trunk Wall: Their Origin and Function

体幹の筋の概観

体幹の筋は，狭義には固有背筋，胸壁の筋，腹壁の筋をさす．広義にはさらに骨盤底の筋（腹腔・骨盤腔の尾側を閉鎖する）と横隔膜（胸腔と腹腔を境する）が含まれる．また，背部と胸郭には，本来の体幹（固有）筋群のほかに，上肢帯や上腕の筋も位置している．これらの筋群の原基は（本来の背部や胸郭の筋ではないが）系統発生の過程で体幹に移動する．例として，前方に胸上腕筋群，側方と後方に棘上腕筋群，さらに棘肋筋群がある．ほかにも僧帽筋のように，鰓弓の中胚葉から発生し体幹に移動した筋群がある．これらの筋は脳神経の支配を受け〔僧帽筋は第XI脳神経（副神経）支配〕，二次的に体幹の筋に組み込まれたものである（p. 312 参照）．

A 狭義の体幹の筋

固有背筋

外側群
- 仙棘筋系
  - 腸肋筋
  - 最長筋
- 棘横突筋系
  - 板状筋
- 横突間筋系
  - 横突間筋
  - 肋骨挙筋

内側群
- 棘筋系
  - 棘間筋
  - 棘筋
- 横突棘筋系
  - 短・長回旋筋
  - 多裂筋
  - 半棘筋

短い項筋・頭椎関節筋群（後頭下筋群）*
- 大後頭直筋
- 小後頭直筋
- 上頭斜筋
- 下頭斜筋

頸部椎前筋
局所解剖学的には深部の頸筋（後頸筋）に属し，主に頭と頸椎の運動に作用する
- 頭長筋
- 頸長筋
- 外側頭直筋
- 前頭直筋

胸郭の筋（胸壁の筋）
- 肋間筋
- 胸横筋
- 肋下筋
- 斜角筋〔局所解剖学的には深部の頸筋（後頸筋）に属し，胸郭の呼吸運動に働く〕

腹壁の筋

側腹筋群（腹斜筋）
- 外腹斜筋
- 内腹斜筋
- 腹横筋

前腹筋群（腹直筋）
- 腹直筋
- 錐体筋

後腹筋群（深腹筋）
- 腰方形筋
- 大腰筋（機能的に下肢帯の筋に含まれる，p. 494 参照）

B 広義の体幹の筋

骨盤底の筋

骨盤隔膜
- 肛門挙筋
  - 恥骨直腸筋
  - 恥骨尾骨筋
  - 腸骨尾骨筋

尿生殖隔膜
- 深会陰横筋
- 浅会陰横筋

尿生殖器と消化管の括約筋と勃起筋
- 外肛門括約筋
- 尿道括約筋
- 球海綿体筋
- 坐骨海綿体筋

横隔膜
- 肋骨部
- 腰椎部
- 胸骨部

C 二次的に体幹に移動した筋（「上肢」p. 250〜を参照）

体幹と肋骨を連結する棘肋筋（p. 172 も参照）
- 上後鋸筋
- 下後鋸筋

体幹と上肢帯を連結する棘上腕筋
- 大・小菱形筋
- 肩甲挙筋
- 前鋸筋
- 鎖骨下筋
- 小胸筋
- 僧帽筋

体幹と上腕を連結する棘上腕筋
- 広背筋

胸部と上腕を連結する胸上腕筋
- 大胸筋

---

*狭義の後頭下筋は短・深項筋であり，固有背筋に分類される（判断基準：脊髄神経後枝の支配）．前頭直筋と外側頭直筋も後頭下に位置するが，脊髄神経前枝の支配を受けるため固有背筋に分類されない．

体幹 2 筋：機能による区分

体幹の筋の原基

体幹の横紋筋（横隔膜や骨盤底の筋も含めて）は，体肢の筋と同じく，体節の筋板から胚の形成時に発生し（p. 6 参照），体性筋 somatic musculature と呼ばれる．胎生の 28～30 日には全部でおよそ 42～44 対の体節が分節状に沿軸中胚葉に形成され，頭側から尾側にかけて，5 対の後頭体節，7 対の頸体節，12 対の胸体節，5 対の腰体節，5 対の仙体節，8～10 対の尾体節が並ぶ（**D**）．形成される体節の数は最終的な脊椎の数よりずっと多く，発生の過程がさらに進むと，いくつかの体節，特に第 1 後頭体節と尾体節のほとんどは消失する．頭部と頸部の境界には第 5 番目の後頭体節対が位置している．

胎生第 6 週の終わりになると，体節の筋板は背腹方向に移動し，背側部分〔軸上筋群（エピメア）〕と腹側部分〔軸下筋群（ヒポメア）〕に分かれる（**E**）．エピメアは固有背筋に分化し，発生時の位置に留まるが，ヒポメアは胸・腹壁の前・側方筋と四肢の筋に分化する（**F**）．筋板が分離する際には，脊髄神経も同様に，軸上筋群には後枝 dorsal ramus が，軸下筋群には前枝 ventral ramus が分枝し，支配する（**Ea**）．

体幹筋の発生初期の分節状の配列構成メタメア（体節制）は，先の発生過程でほとんど失われてしまう．固有背筋の深層（回旋筋，棘間筋，横突間筋など）や胸郭筋（内・外肋間筋など）では唯一，体節制が保持されるが，筋板の表層部分は互いに融合し，長く広がりをもった筋（"重合化 polymerization"）が形成されており，本来の分節性は神経や血管の分布様式にのみ，見出すことができる（**F**）．

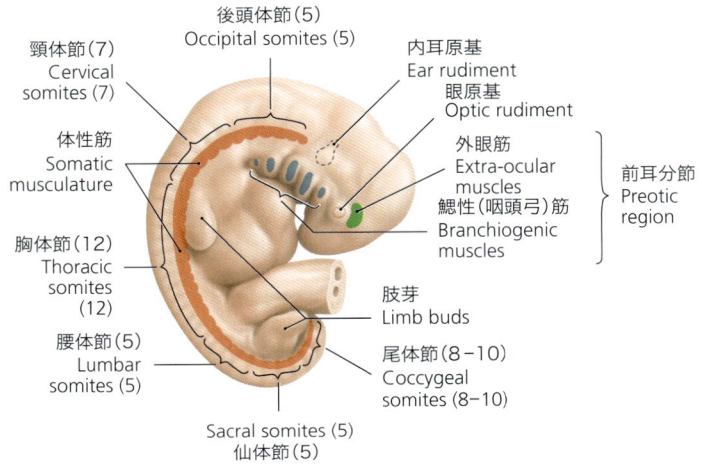

D 第 5 週齢のヒト胚子の体節

右側面．

沿軸中胚葉に形成された体節は，耳の原基の頭側と尾側に位置するものが，それぞれ前耳分節 preotic（青色と緑色）と後耳分節 postotic（赤色）に分類される．体性筋は後耳分節から発生する．前耳分節領域では明瞭な体節形成は観察されないが，鰓性咽頭弓の筋や外眼筋の原基が配置され，形成された筋は脳神経に支配される．

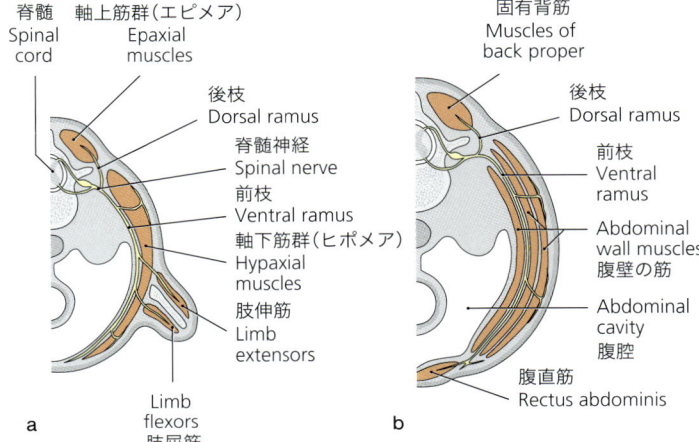

E 第 6 週齢のヒト胚子の横断面

a 肢芽形成領域の横断面．
b 腹壁の横断面．

肢芽形成の起こる領域では，自己複製能をもつ筋前駆細胞が筋板から肢芽へと移動するが，その場に残った筋板からは固有背筋が発生する．肢芽の成長に伴い，肢芽の筋組織は上・下肢で（p. 20 参照），伸筋となる背側原基（芽体）と屈筋となる腹側原基に分化する．ヒポメアと同様に，体肢の筋は脊髄神経の前枝（腕神経叢と腰神経叢，p. 374 と p. 548 を参照）に支配される．

Note 軸上筋群（脊髄神経の後枝）と軸下筋群（脊髄神経の前枝）では神経支配が異なる．

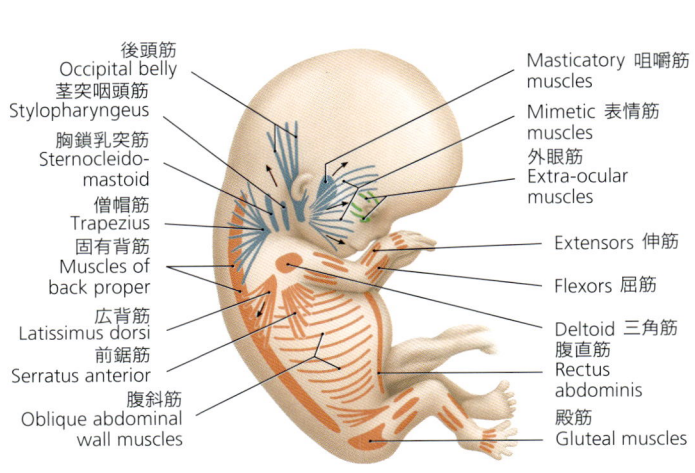

F 第 8 週齢のヒト胚子の主要筋群原基の形成

右側面．赤色＝体性筋，青色＝鰓性（鰓弓）筋，緑色＝外眼筋．

2.2 固有背筋：外側群 Muscles of Back Proper: Lateral Tract

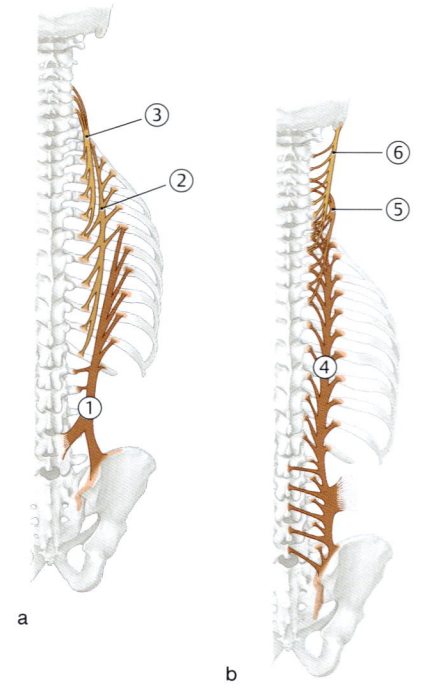

①-③ 腸肋筋
起始　　　①腰腸肋筋：仙骨，腸骨稜，胸腰筋膜の浅葉
　　　　　②胸腸肋筋：第7-12肋骨
　　　　　③頸腸肋筋：第3-7肋骨
停止　　　・腰腸肋筋：第6-12肋骨，胸腰筋膜の深葉，上位腰椎の横突起
　　　　　・胸腸肋筋：第1-6肋骨
　　　　　・頸腸肋筋：第4-6頸椎の横突起
作用　　　筋全体：両側が収縮すると脊柱を伸展し，片側が収縮すると脊柱を同側に屈曲する
神経支配　第8頸神経-第1腰神経の各後枝の外側枝

④-⑥ 最長筋
起始　　　④胸最長筋：仙骨，腸骨稜（腸肋筋と同一の腱膜を介する），腰椎の棘突起，下位胸椎の横突起
　　　　　⑤頸最長筋：第1-6胸椎の横突起
　　　　　⑥頭最長筋：第1-3胸椎の横突起，および第4-7頸椎の横突起と関節突起
停止　　　・胸最長筋：第2-12肋骨，腰椎の肋骨突起，胸椎の横突起
　　　　　・頸最長筋：第2-5頸椎の横突起後結節
　　　　　・頭最長筋：側頭骨の乳様突起
作用　　　・筋全体：両側が収縮すると脊柱を伸展し，片側が収縮すると脊柱を同側に屈曲する
　　　　　・頭最長筋：両側が収縮すると頭を後屈し，片側が収縮すると頭を同側に屈曲，回旋する
神経支配　第1頸神経-第5腰神経の各後枝の外側枝

A　外側群：仙棘筋系の概要図
a 腸肋筋．
b 最長筋＊．

＊訳注：頸最長筋と頭最長筋の起始・停止の高さには変異が多い．

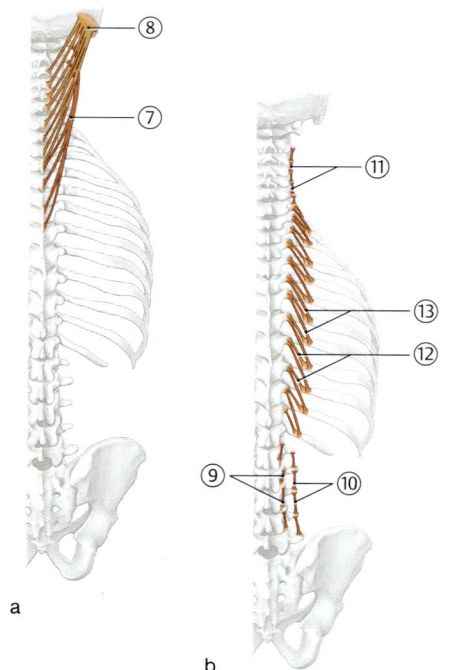

⑦，⑧ 板状筋
起始　　　⑦頸板状筋：第3-6胸椎の棘突起
　　　　　⑧頭板状筋：第4頸椎-第3胸椎の棘突起
停止　　　・頸板状筋：第1・2頸椎の横突起
　　　　　・頭板状筋：上項線の外側部，乳様突起
作用　　　筋全体：両側が収縮すると頸椎を伸展し，頭を後屈する．片側が収縮すると頭を同側に屈曲，回旋する
神経支配　第1-6頸神経の各後枝の外側枝

⑨-⑪ 横突間筋
起始と停止　⑨腰内側横突間筋：すべての隣接する腰椎の上位の副突起と下位の乳頭突起を結ぶ
　　　　　⑩腰外側横突間筋：すべての腰椎の隣接する上下の肋骨突起を結ぶ
　　　　　⑪頸後横突間筋：第2-7頸椎の隣接する横突起の後結節を上下に結ぶ
　　　　　・頸前横突間筋：第2-7頸椎の隣接する横突起の前結節を上下に結ぶ
作用　　　・両側が収縮すると頸椎から腰椎を安定化し，伸展する
　　　　　・片側が収縮すると頸椎から腰椎を同側に屈曲する
神経支配　腰内側横突間筋，頸後横突間筋は脊髄神経の後枝．腰外側横突間筋，頸前横突間筋は脊髄神経の前枝

⑫，⑬ 肋骨挙筋
起始　　　⑫短肋骨挙筋：第7頸椎および第1-11胸椎の横突起
　　　　　⑬長肋骨挙筋：第7頸椎および第1-10胸椎の横突起
停止　　　・短肋骨挙筋：直下の肋骨の肋骨角
　　　　　・長肋骨挙筋：さらに1つ下位の肋骨の肋骨角
作用　　　・両側が収縮すると胸椎を伸展する
　　　　　・片側が収縮すると胸椎を同側に屈曲し，反対側に回旋する
神経支配　脊髄神経の後枝と前枝

B　外側群：棘横突筋系と横突間筋系の概要図
a 板状筋．
b 横突間筋と肋骨挙筋．

体幹 2 筋：機能による区分

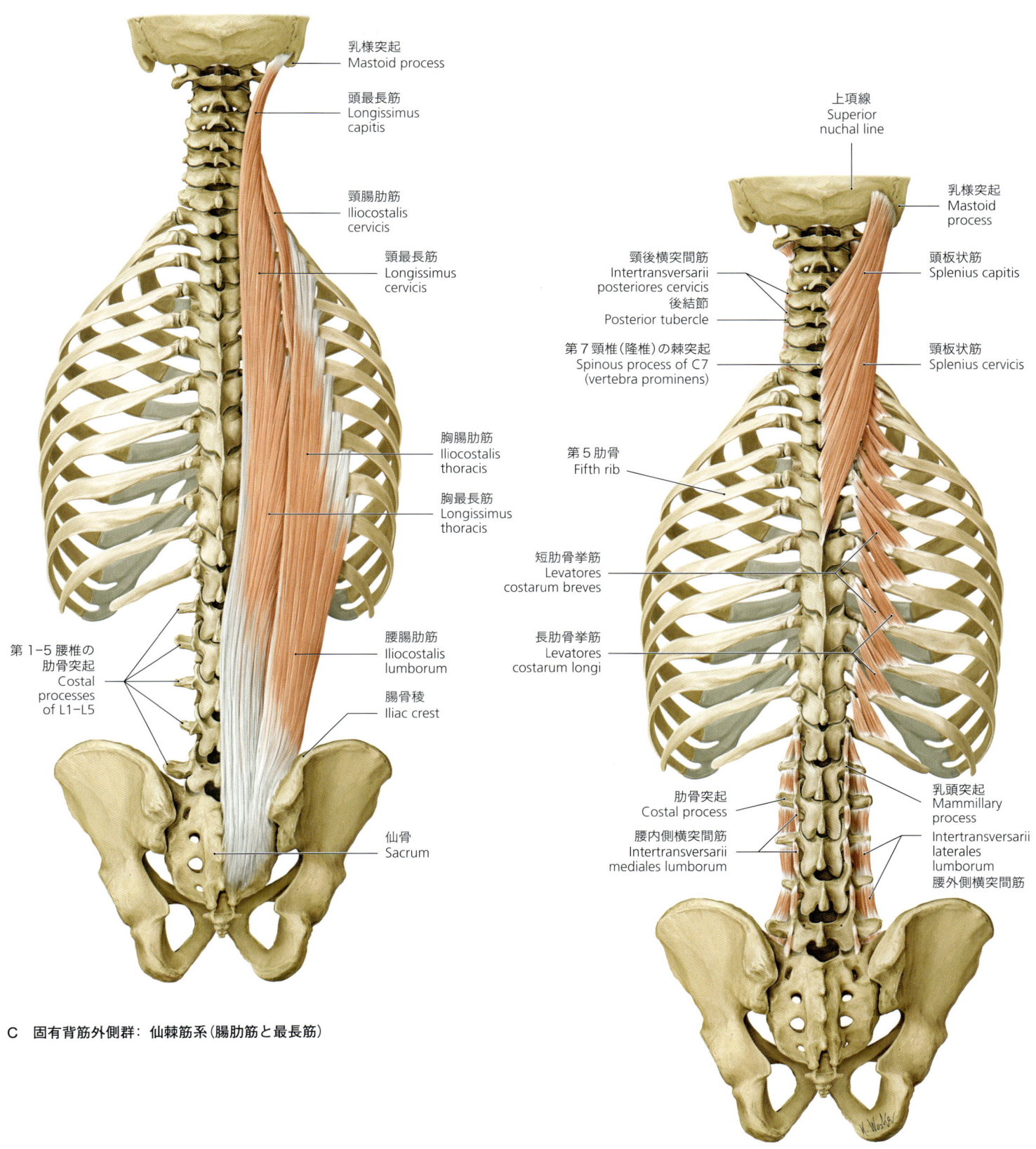

C 固有背筋外側群：仙棘筋系（腸肋筋と最長筋）

D 固有背筋外側群：棘横突筋系（板状筋）と横突間筋系（横突間筋と肋骨挙筋）

上図に左頁の表中で記された構造がすべて示されているわけではない．すべての筋を同時に観察することはできない．左頁の概要図は，表の説明に沿って，筋とその作用が体系的に概観できるように作られている．また右頁の図は解剖することによって現れてくる筋を示している．

2.3 固有背筋：内側群 Muscles of Back Proper: Medial Tract

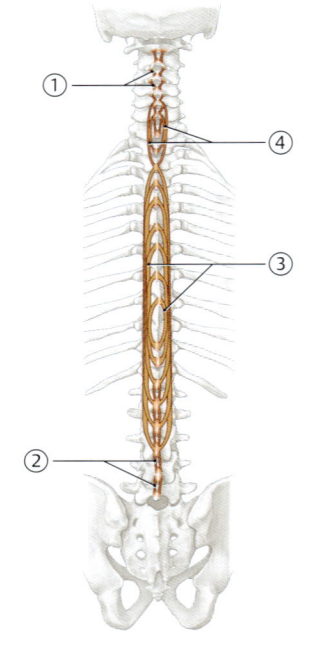

①, ② 棘間筋
起始と停止　①頸棘間筋：隣接する頸椎の棘突起を結ぶ
　　　　　　②腰棘間筋：隣接する腰椎の棘突起を結ぶ
作用　　　　頸椎と腰椎を伸展する
神経支配　　脊髄神経の後枝

③, ④ 棘筋
起始　　　　③胸棘筋：第10-12胸椎および第1-3腰椎の棘突起の外側面
　　　　　　④頸棘筋：第1-2胸椎および第5-7頸椎の棘突起
停止　　　　・胸棘筋：第2-8胸椎の棘突起の外側面
　　　　　　・頸棘筋：第2-4頸椎の棘突起
作用　　　　・両側が収縮すると頸椎と胸椎を伸展する
　　　　　　・片側が収縮すると頸椎と胸椎を同側に屈曲する
神経支配　　脊髄神経の後枝

A　固有背筋内側群：棘筋系の概要図
棘間筋と棘筋．

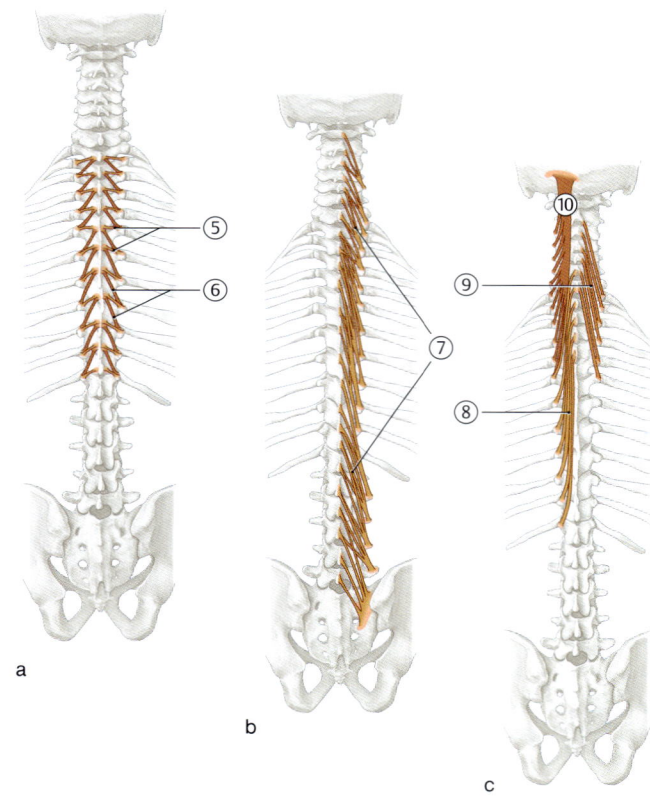

⑤, ⑥ 短・長回旋筋
起始と停止　⑤短回旋筋：胸椎の横突起と1つ上位の胸椎の棘突起を結ぶ
　　　　　　⑥長回旋筋：胸椎の横突起とさらに1つ上位の棘突起を結ぶ
作用　　　　・両側が収縮すると胸椎を伸展する
　　　　　　・片側が収縮すると反対側に回旋する
神経支配　　脊髄神経の後枝

⑦ 多裂筋
起始と停止　椎骨の横突起およびその相同部位と（2～4個の椎骨を飛び越えて）上位の棘突起を結ぶ．腰椎で最も発達している
作用　　　　・両側が収縮すると脊柱を伸展する
　　　　　　・片側が収縮すると脊柱を同側に屈曲し，反対側に回旋する
神経支配　　脊髄神経の後枝

⑧-⑩ 半棘筋
起始　　　　⑧胸半棘筋：第6-12胸椎の横突起
　　　　　　⑨頸半棘筋：第1-6胸椎の横突起
　　　　　　⑩頭半棘筋：第3頸椎-第6胸椎の横突起
停止　　　　・胸半棘筋：第6頸椎-第4胸椎の棘突起
　　　　　　・頸半棘筋：第2-7頸椎の棘突起
　　　　　　・頭半棘筋：後頭骨の上項線と下項線の間
作用　　　　・両側が収縮すると胸椎・頸椎を伸展し，頭を後屈する（頭椎関節を安定化する）
　　　　　　・片側が収縮すると頭・頸椎・胸椎を同側に屈曲し，反対側に回旋する
神経支配　　脊髄神経の後枝

B　固有背筋内側群：横突棘筋系の概要図
a　短・長回旋筋．
b　多裂筋．
c　半棘筋．

体幹　2　筋：機能による区分

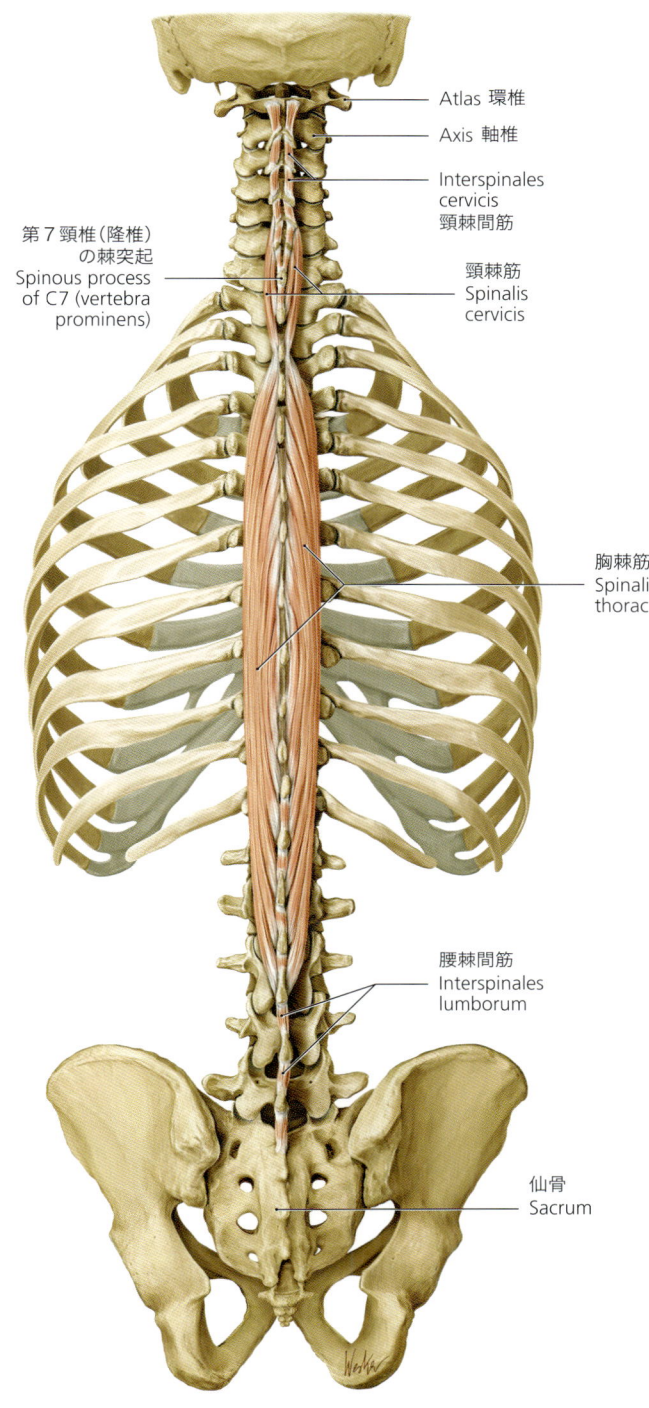

C　固有背筋内側群：棘筋系（棘間筋と棘筋）

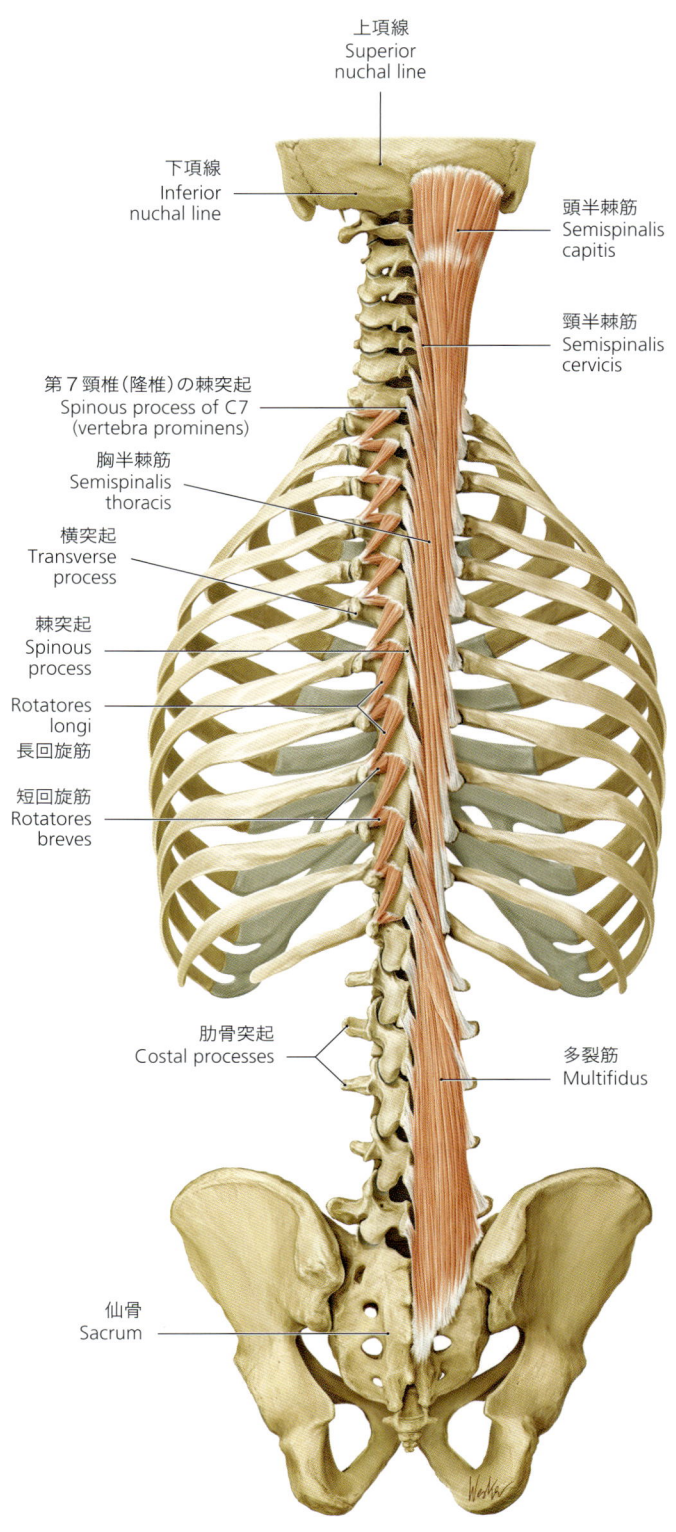

D　固有背筋内側群：横突棘筋系（短・長回旋筋，多裂筋，半棘筋）

2.4 固有背筋（短い項筋・頭椎関節筋群）と椎前筋群
Muscles of Back Proper (Short Nuchal and Craniovertebral Joint Muscles) and Prevertebral Muscles

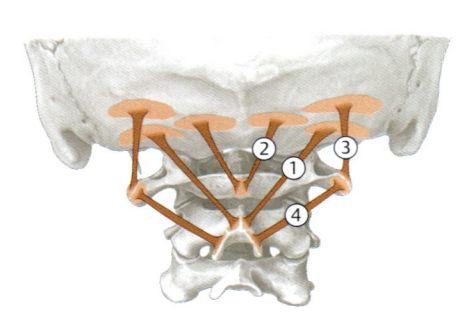

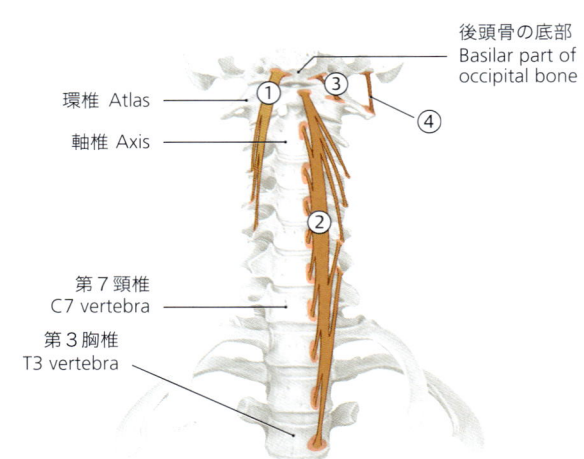

A 短い項筋と頭椎関節筋群（後頭下筋群）の概要図：大・小後頭直筋と上・下頭斜筋

① 大後頭直筋
- 起始　　軸椎の棘突起
- 停止　　下項線の中間1/3
- 作用　　・両側が収縮すると頭を後屈させる
　　　　　・片側が収縮すると頭を同側に回旋する
- 神経支配　第1頸神経の後枝（後頭下神経）

② 小後頭直筋
- 起始　　環椎の後結節
- 停止　　下項線の内側1/3
- 作用　　・両側が収縮すると頭を後屈させる
　　　　　・片側が収縮すると頭を同側に側屈する
- 神経支配　第1頸神経の後枝（後頭下神経）

③ 上頭斜筋
- 起始　　環椎の横突起
- 停止　　大後頭直筋の停止の上部
- 作用　　・両側が収縮すると頭を後屈させる
　　　　　・片側が収縮すると頭を同側に側屈する
- 神経支配　第1頸神経の後枝（後頭下神経）

④ 下頭斜筋
- 起始　　軸椎の棘突起
- 停止　　環椎の横突起
- 作用　　・両側が収縮すると頭を後屈させる
　　　　　・片側が収縮すると頭を同側に回旋する
- 神経支配　第1頸神経の後枝（後頭下神経）

B 頸部椎前筋*（頸筋）の概要図：頭・頸長筋と前・外側頭直筋

① 頭長筋
- 起始　　第3-6頸椎の横突起の前結節
- 停止　　後頭骨の底部
- 作用　　・片側：頭を同側に傾け，わずかに回旋する
　　　　　・両側：頭を前屈する
- 神経支配　頸神経叢（C1-C4）の枝

② 頸長筋
- 起始　　・垂直（内側）部：第5-7頸椎および第1-3胸椎の椎体の前面
　　　　　・上斜部：第3-5頸椎の横突起の前結節
　　　　　・下斜部：第1-3胸椎の椎体の前面
- 停止　　・垂直（内側）部：第2-4頸椎の椎体の前面
　　　　　・上斜部：環椎の前結節
　　　　　・下斜部：第5・6頸椎の横突起の前結節
- 作用　　・片側：頸椎を同側に傾け，回旋する
　　　　　・両側：頸椎を前屈する
- 神経支配　頸神経叢（C2-C6）

③ 前頭直筋
- 起始　　環椎の外側塊
- 停止　　後頭骨の底部
- 作用　　・片側：環椎後頭関節で側屈する
　　　　　・両側：環椎後頭関節で前屈する
- 神経支配　第1頸神経の前枝

④ 外側頭直筋
- 起始　　環椎の横突起
- 停止　　後頭骨の底部（後頭顆の外側）
- 作用　　・片側：環椎後頭関節で側屈する
　　　　　・両側：環椎後頭関節で前屈する
- 神経支配　第1頸神経の前枝

*Note　椎前筋は，脊髄神経前枝に支配されるため固有背筋とは見なされない．

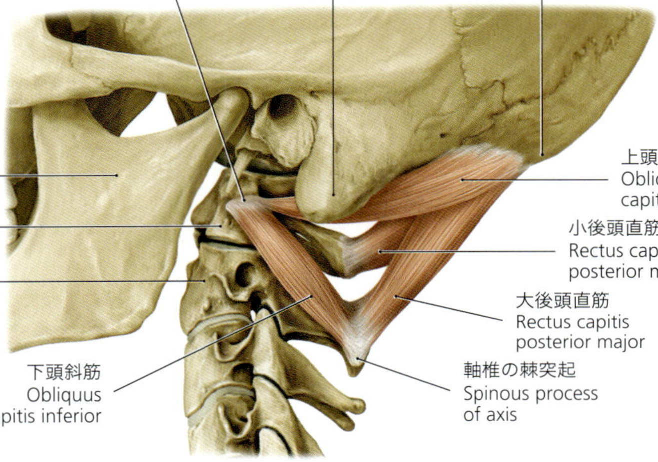

体幹 2 筋：機能による区分

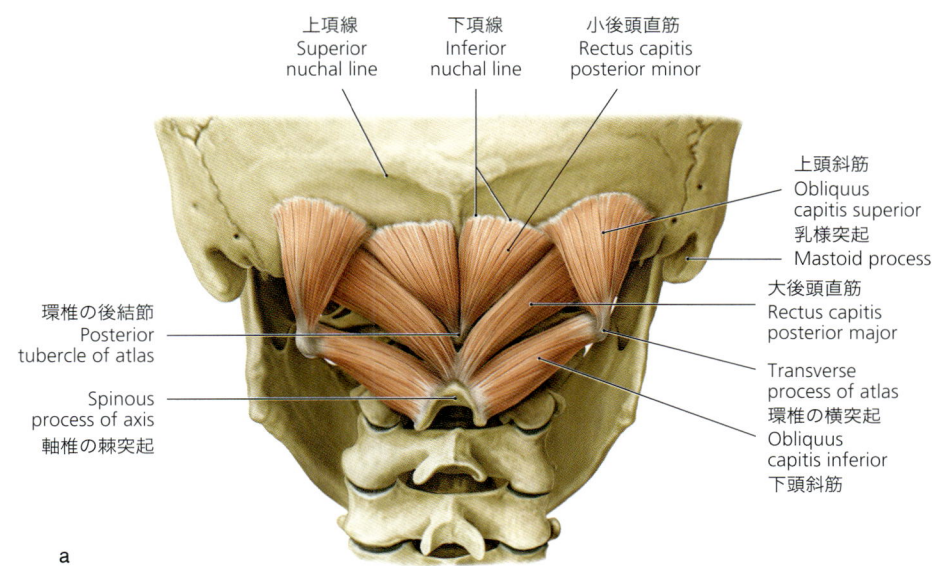

C　短い項筋と頭椎関節筋群：後頭直筋と頭斜筋
a 後面.
b 外側面.

　狭義には，短い項筋とは第1頚神経の後枝（後頭下神経）に支配される筋のみを意味し，それらは外側群（下頭斜筋）と内側群（上頭斜筋および大・小後頭直筋）に分けられる．前方の短い項筋群（外側・前頭直筋）は脊髄神経の前枝の支配であり，椎前筋に分類される（D 参照）．

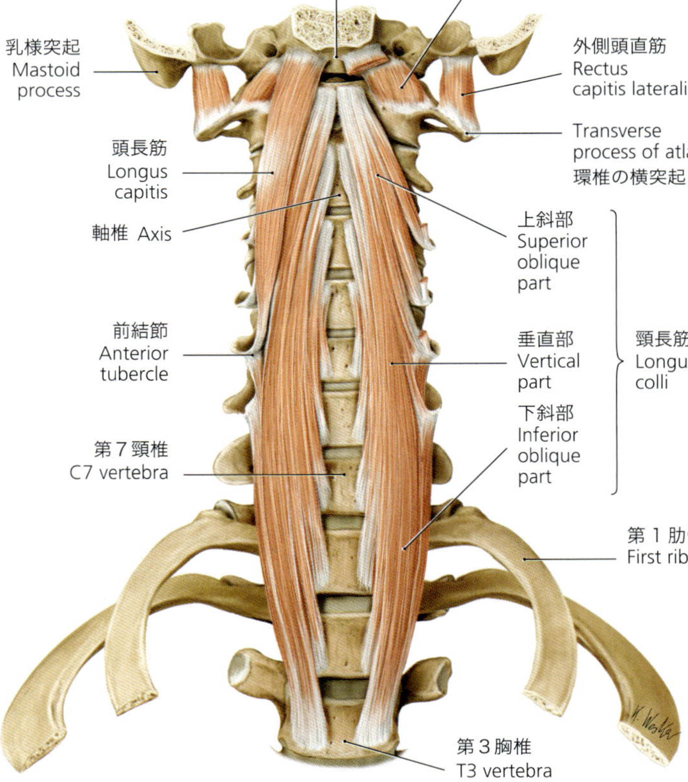

D　椎前筋：頭長筋，頚長筋，および前・外側頭直筋
前面.
頚部の内臓は取り除いてある．左の頭長筋は一部取り除いてある．

159

体幹 2 筋：機能による区分

2.5 腹壁の筋：側腹筋群（腹斜筋） Muscles of Abdominal Wall: Lateral and Oblique Muscles

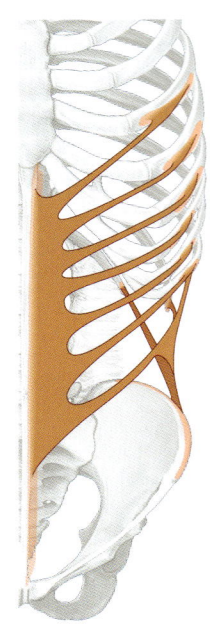

A 外腹斜筋の概要図

外腹斜筋	
起始	第5-12肋骨の外面
停止	・腸骨稜の外唇 ・腹直筋鞘の前葉，白線
作用	・片側：体幹を同側に曲げ，反対側に回旋する ・両側：体幹を前屈する．骨盤の前縁を挙上する．呼気の働き，腹部の緊張を維持する（腹圧負荷）
神経支配	肋間神経（T5-T12），腸骨下腹神経（L1上部）

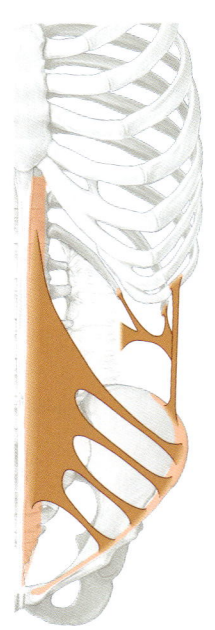

B 内腹斜筋の概要図

内腹斜筋	
起始	胸腰筋膜の深葉，腸骨稜の中間線，上前腸骨棘，鼠径靱帯の外側1/2
停止	・第10-12肋骨の下縁 ・腹直筋鞘の前・後葉，白線 ・精巣挙筋との境界
作用	・片側：体幹を同側に曲げ，同側に回旋する ・両側：体幹を前屈する．骨盤の前縁を挙上する．呼気に働き，腹部の緊張を維持する（腹圧負荷）
神経支配	・肋間神経（T8-T12），腸骨下腹神経（L1上部），腸骨鼠径神経（L1下部） ・精巣挙筋（陰部大腿神経の陰部枝）

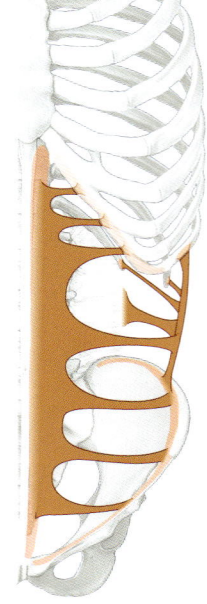

C 腹横筋の概要図

腹横筋	
起始	・第7-10肋骨の肋軟骨の内面，および第11・12肋骨の腹側端 ・胸腰筋膜の深葉 ・腸骨稜の内唇 ・鼠径靱帯の外側
停止	腹直筋鞘の後葉，白線
作用	・片側：体幹を同側に回旋する ・両側：呼気に働き，腹部の緊張を維持する（腹圧負荷）
神経支配	肋間神経（T5-T12），腸骨下腹神経（L1），腸骨鼠径神経（L1），陰部大腿神経（L2）

体幹　2　筋：機能による区分

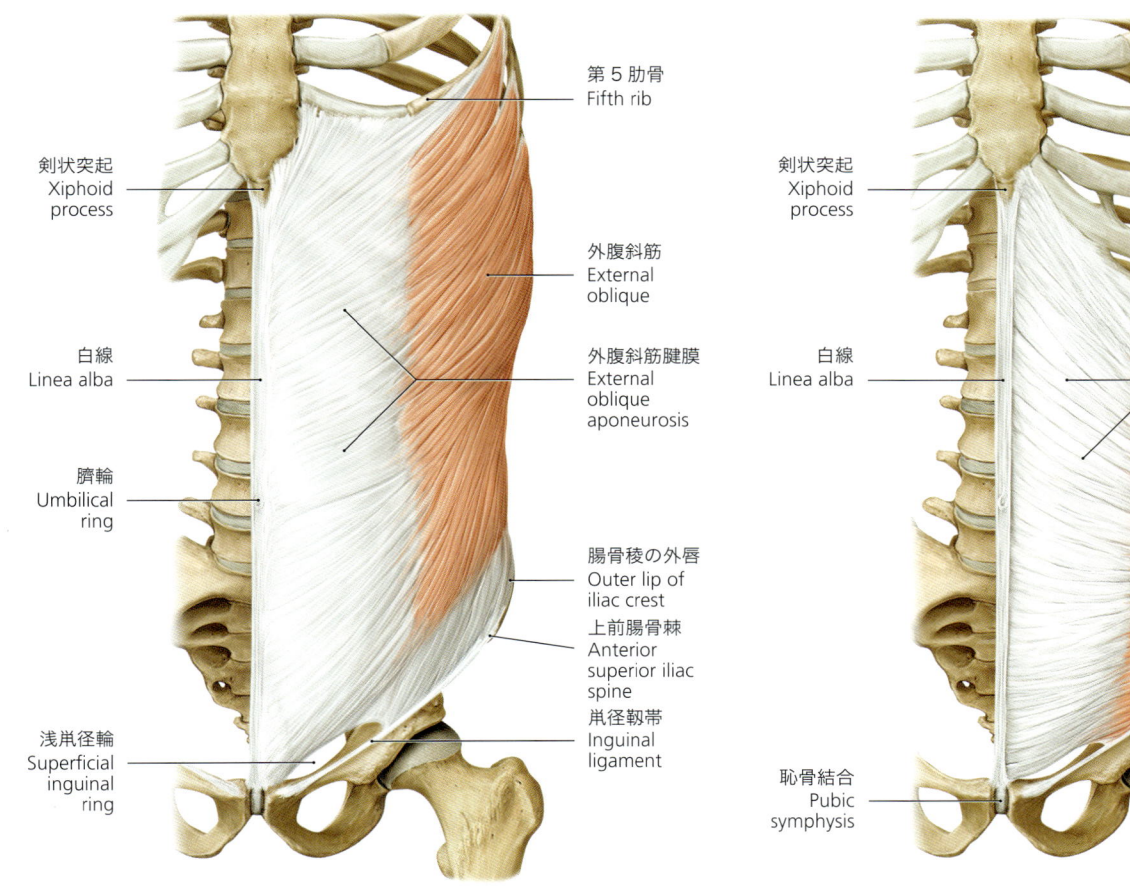

D　外腹斜筋
左側，前面．

E　内腹斜筋
左側，前面．

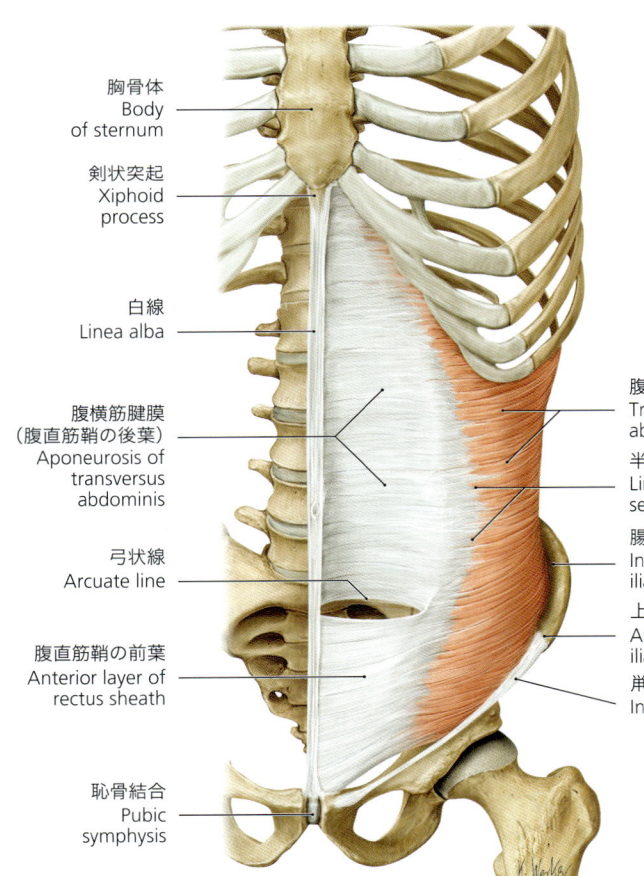

F　腹横筋
左側，前面．
腹直筋鞘の構成については p. 187 を参照．

2.6 腹壁の筋：前腹筋群，後腹筋群
Muscles of Abdominal Wall: Anterior and Posterior Muscles

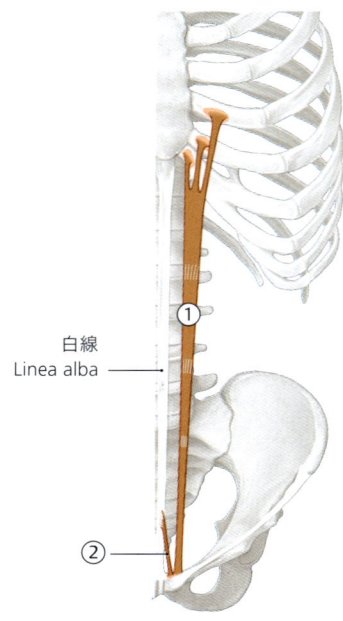

① 腹直筋
起始	第5-7肋軟骨，胸骨の剣状突起
停止	恥骨（恥骨結節と恥骨結合の間）
作用	腰椎を前屈する．骨盤の前縁を挙上する．呼気に働き，腹部の緊張を維持する（腹圧負荷）
神経支配	肋間神経（T5-T12）

② 錐体筋*
起始	恥骨（腹直筋の停止部の前方）
停止	白線（腹直筋鞘の正中を縦走する）
作用	白線の緊張を保つ
神経支配	肋下神経（T12）および腸骨下腹神経（L1）

*個体差があり10〜25%の人には存在しない．

A 腹壁前方の帯状の腹筋：腹直筋と錐体筋

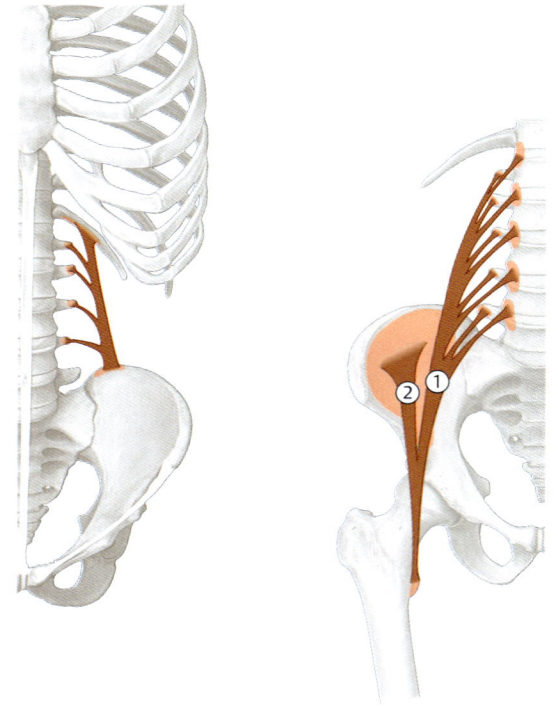

腰方形筋
起始	腸骨稜
停止	第12肋骨，第1-4腰椎の肋骨突起
作用	・片側：体幹を同側に曲げる ・両側：いきみ，呼気に働く
神経支配	肋下神経（T12）および腰神経の前枝（L1-L3）

腸腰筋（① 大腰筋と② 腸骨筋）*
起始	・大腰筋（浅層）：第12胸椎から第1-4腰椎の椎体および椎間円板の側面 ・大腰筋（深層）：第1-5腰椎の肋骨突起 ・腸骨筋：腸骨窩
停止	腸腰筋としてともに大腿骨の小転子に付着する
作用	・股関節：屈曲と回旋 ・腰椎：片側の収縮は（大腿骨の屈曲とともに）体幹を側屈する．両側の収縮は背臥位（仰臥位）から体幹を起こす
神経支配	大腿神経および腰神経叢の枝（L1-L4）

*これら2つの筋のうち，大腰筋のみが局所解剖学的に腹壁の後筋に属するが，機能的には下肢帯の筋に分類される（p.488参照）．

B 腹壁後方の深腹筋：腰方形筋と腸腰筋

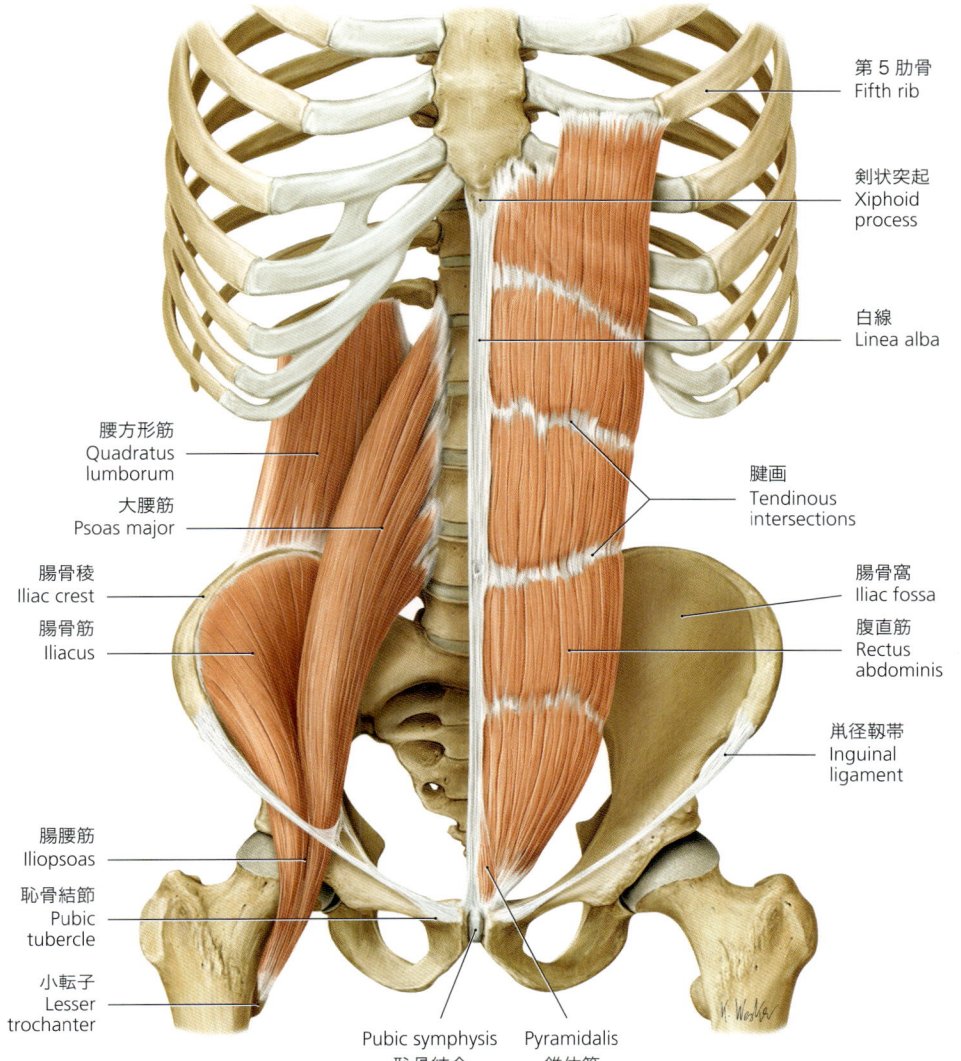

C　前腹筋群（腹直筋と錐体筋）と後腹筋群（腰方形筋と腸腰筋）の筋群

前面．
腹壁前方の筋群は左側に，後方の筋群は右側に示す．

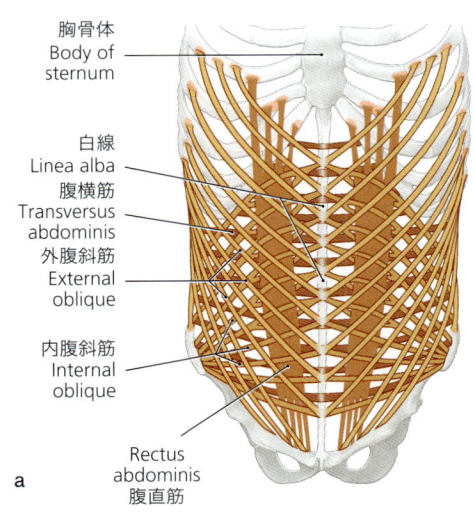
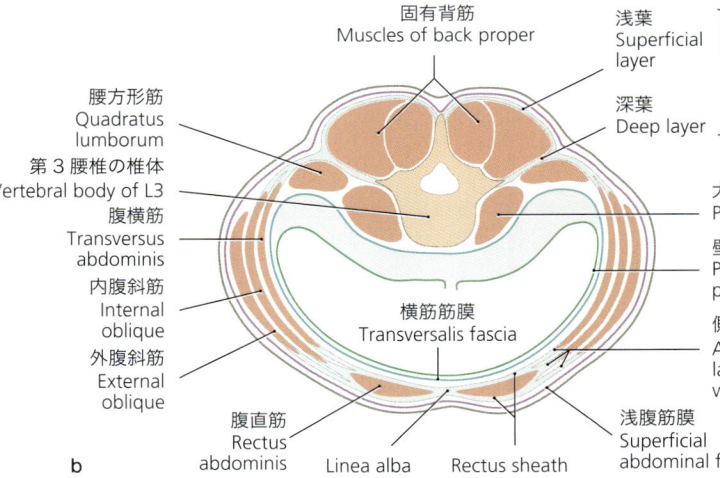

D　腹壁の筋の配列と腹直筋鞘
a　前面．
b　第3腰椎の高さの横断面．

腹直筋と側腹筋，およびそれらの腱膜は1つの機能単位を構成している．側腹筋の腱膜は融合し，腹直筋を包む腱鞘を形成する．腱鞘はさらに正中で融合して白線となるが，ここで両側から伸びた腱膜が1つに結合することになる．腹直筋の全長の上部3/4のところでは，内腹斜筋の腱膜が2つに分かれ，それぞれが腹直筋の前面と後面を走っている．その結果，腹直筋の上部では，外腹斜筋の腱膜が腹直筋の前面を，腹横筋の腱膜が後面を走ることになる(p.187参照)．こうして，腹直筋鞘の前葉（外腹斜筋の腱膜と内腹斜筋の分離した腱膜）と後葉（内腹斜筋の腱膜の残りの部分と腹横筋の腱膜）が形成される．腹直筋の下部1/4のところでは，3つの側腹筋すべての腱膜が腹直筋の前面を走り，後葉は存在しない．腹直筋鞘の後葉の下端を弓状線と呼ぶ．

2.7 腹壁の筋の機能 Functions of Abdominal Wall Muscles

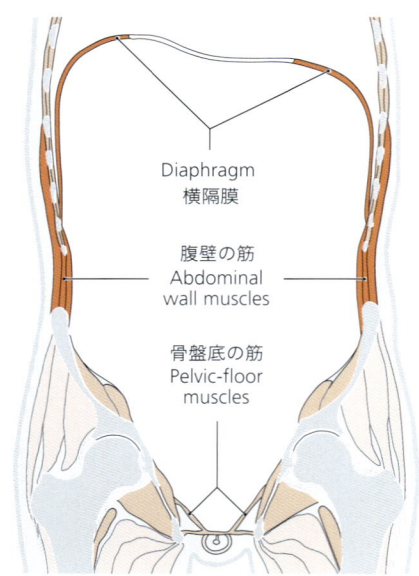

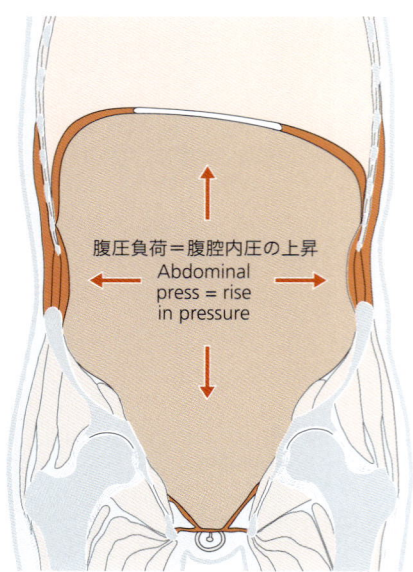

A 腹圧負荷＝腹壁や骨盤底の筋と横隔膜の緊張による腹腔内圧の上昇
腹腔の冠状断（前頭断）の模式図．前面．
a 腹腔と骨盤腔の壁は骨性の構造物（脊柱，胸郭，骨盤）と筋（横隔膜，腹壁の筋，骨盤底の筋）から構成されている．
b 腹部の筋が収縮すると（腹圧負荷），腹腔の容積が減少し，腹腔内圧の上昇によって腹部内臓が締めつけられることになる．この作用は，例えば，直腸から便を排出する（排便），尿を膀胱から放出する（排尿），胃内容物を空にする（嘔吐）などの運動に重要な意味をもつ．また，腹圧負荷は分娩の娩出期の母体のいきみにとっても必須な運動である．

腹壁の筋の機能
それぞれの腹壁の筋は多くの働きをするが，ほとんどの場合，ほかの筋群（例えば，背筋や殿筋，横隔膜など）との協調運動によって機能する．腹壁の筋の主要な働きは以下のようなものである．
・腹部の緊張の維持：腹壁の緊張を高め，腹部内臓に圧を加える（腹圧負荷）
・脊椎の安定化と脊柱の負荷の軽減
・体幹および骨盤の運動
・呼吸運動の補助

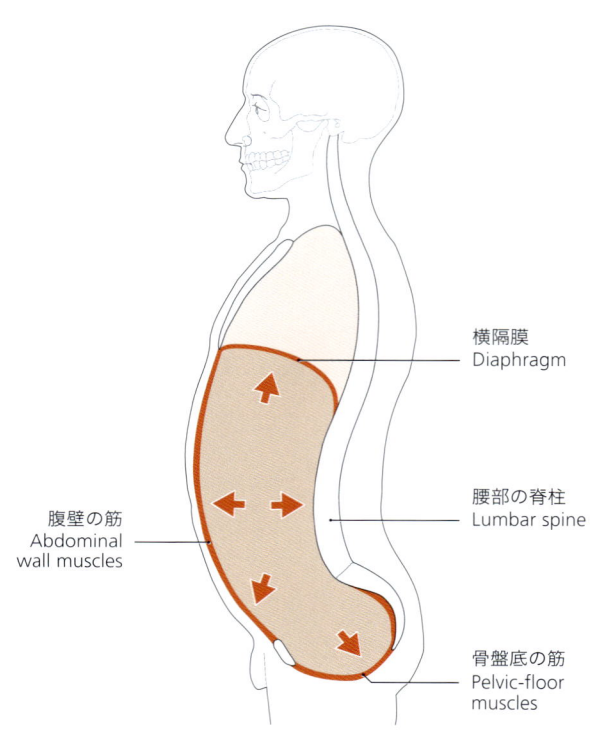

B 腹圧負荷＝腹腔内圧の上昇による脊柱の安定化
体幹の正中矢状断の模式図．側面．
横隔膜と腹壁の筋や骨盤底の筋の協調的な収縮は腹腔内圧を上昇させる（腹圧負荷）．この運動の流体静力学的効果により体幹は安定し，脊柱（特に腰椎域）への負荷が軽減されるとともに，体幹壁は空気が充満したボールのように硬くなる．重いものを持ち上げるような時には，自動的にこの運動が行われる．こうしてできた体幹の"空気の圧力空間"は，上位腰椎の椎間円板にかかる力を50％まで，下位腰椎でもおよそ30％まで軽減することができる．同時に，固有背筋の発揮する力も50％以上軽減される．このことは腹壁の筋をよい状態に保つことが，脊柱の疾患の予防と治療にとって重要であることを示している．

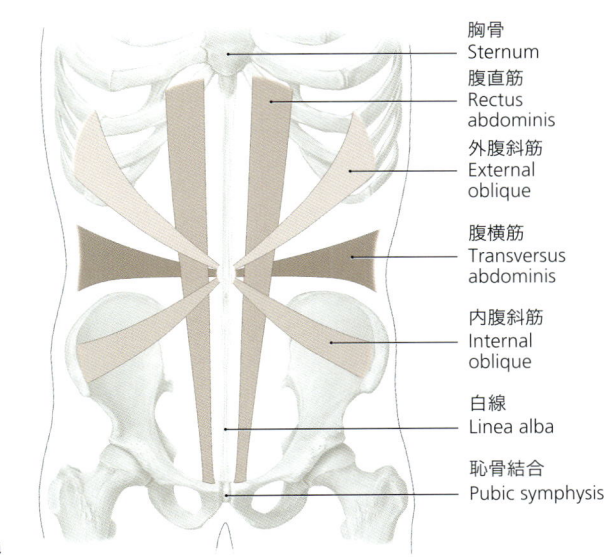
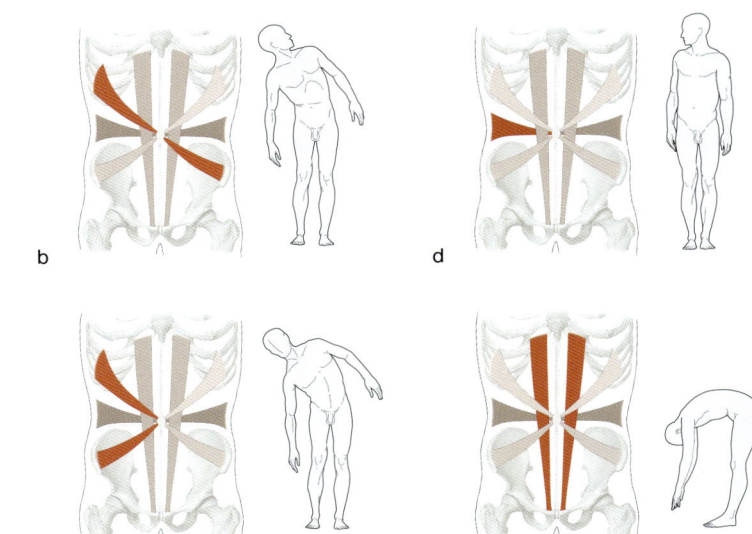

C　腹壁の直筋と斜筋が協調する体幹の運動
a 腹壁の直筋と斜筋の走行と配列．
b 右側の外腹斜筋と左側の内腹斜筋の収縮により体幹は右側に屈曲し，同時に左側に回旋する．
c 右側の外腹斜筋と内腹斜筋の収縮により（右側の腰方形筋が協調して働き）体幹は右側に屈曲する．
d 右側の腹横筋の収縮により体幹は右側に回旋する．
e 両側の腹直筋の収縮により体幹は前屈する．

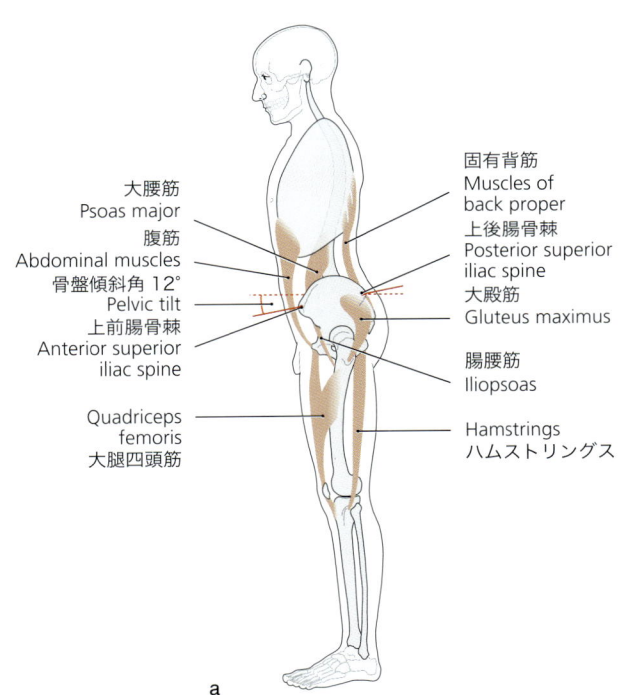
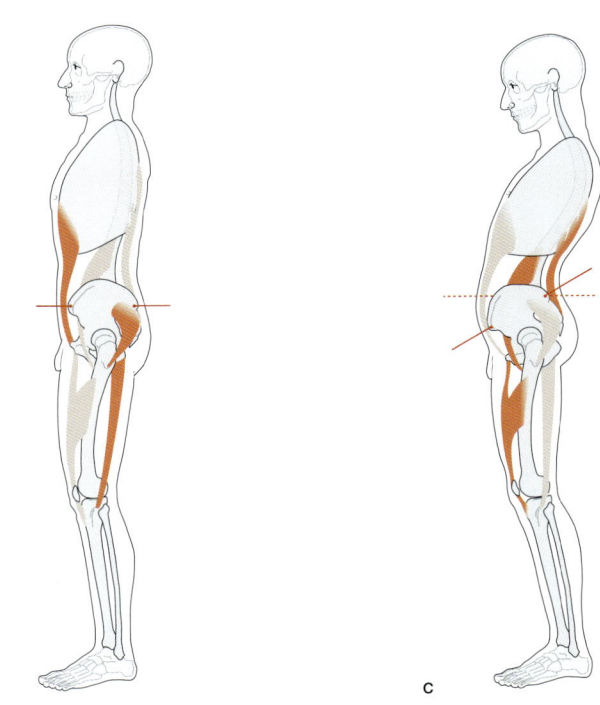

D　骨盤運動への腹壁の筋の作用：能動的な姿勢と受動的な姿勢
a 正常の能動的な姿勢．
b 能動的に硬直した姿勢．
c 受動的な力の抜けた姿勢．

　固有背筋と腹壁の筋との均衡が崩れると，特に下位の脊柱の弯曲と骨盤の傾斜角度が，明らかな影響を受ける．正常の能動的な姿勢（立位）では骨盤はおよそ12°前方に傾いている（a）．硬直した姿勢（"腹を引っ込め，胸を出す"）をとると，骨盤は通常よりも直立した状態となり，上前腸骨棘と上後腸骨棘が同じ高さになる（b）．腹壁の筋と殿筋，そしてハムストリングスは立位で最も活躍する筋である．腹壁の筋が弛緩し，不調となった場合，骨盤は過度に前傾し，受動的に力の抜けた姿勢（c）になる．さらに，固有背筋が進行性に短縮し，腰椎の前弯が目立つようになる．この姿勢は腸腰筋（大腰筋と腸骨筋）が短縮することにより，より強調されることになる．

2.8 胸郭の筋：肋間筋，肋下筋，斜角筋，胸横筋
Muscles of the Thoracic Cage: Intercostales, Subcostales, Scaleni, and Transversus Thoracis

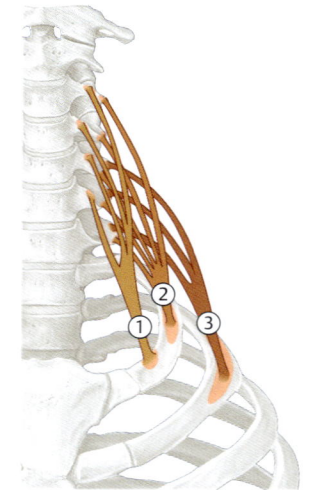

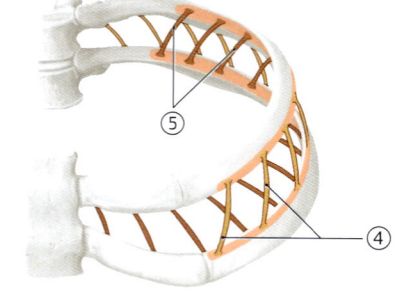

①–③ 斜角筋
起始	①前斜角筋：第3-6頸椎の横突起の前結節
	②中斜角筋：第3-7頸椎の横突起の後結節
	③後斜角筋：第5-7頸椎の横突起の後結節
停止	・前斜角筋：第1肋骨の前斜角筋結節
	・中斜角筋：第1肋骨（鎖骨下動脈溝の後ろ側）
	・後斜角筋：第2肋骨の外側面
作用	・肋骨の動きを伴い，上位の肋骨を挙上する（吸気時）
	・肋骨の動きを固定すると，（片側の収縮は）同側に頸椎を屈曲する
	・（両側の収縮は）頸を屈曲する
神経支配	頸・腕神経叢（C3-C6）の枝

④, ⑤ 肋間筋
起始と停止	④外肋間筋（肋骨結節から肋骨肋軟骨連結部まで）：肋骨の下縁から起こり，隣接する下位の肋骨の上縁に付着する（斜め前下方に走行する）
	⑤内肋間筋（肋骨角から胸骨まで）：肋骨の上縁から起こり，1つ上位の肋骨の下縁に付着する（斜め前上方に走行する）
	・最内肋間筋：肋間神経の走路よりも内方の部分で内肋間筋から区分される（走行と作用は同じ）
作用	・外肋間筋：肋骨を挙上する（吸気時）．肋間隙を支持し，胸郭を安定化する
	・内・最内肋間筋：肋骨を引き下げる（呼気時）．肋間隙を支持し，胸郭を安定化する
神経支配	肋間神経（T1-T11）

A 胸郭の筋の概要
前面．
a 斜角筋．
b 肋間筋．

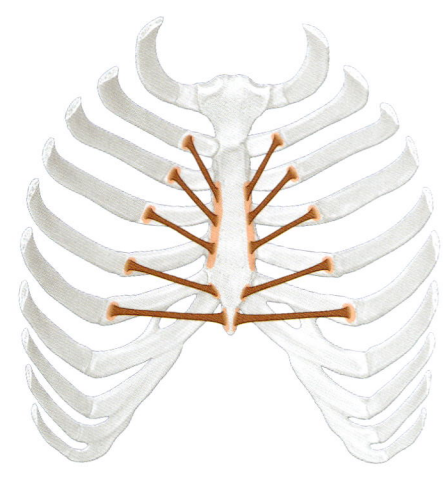

B 胸横筋の概要
後面．

胸横筋
起始	胸骨体と剣状突起の内面（後面）
停止	第2-6肋軟骨外側端およびこれに接する肋骨の内面（後面）
作用	肋骨を引き下げる（呼気時）
神経支配	肋間神経（T2-T6）

体幹　2　筋：機能による区分

C　前・中・後斜角筋と内・外肋間筋

前面．

胸郭の一部は取り除いてある．

斜角筋は局所解剖学的には深部の頸筋に含まれるが，機能的には胸郭の呼吸運動に重要な働きをする．肋下筋は内肋間筋と同じように走行するが，1個か2個の肋骨を飛び越えて，ひと続きの筋束を形成している．特に第6-12肋骨の肋骨角のところで確認しやすい．

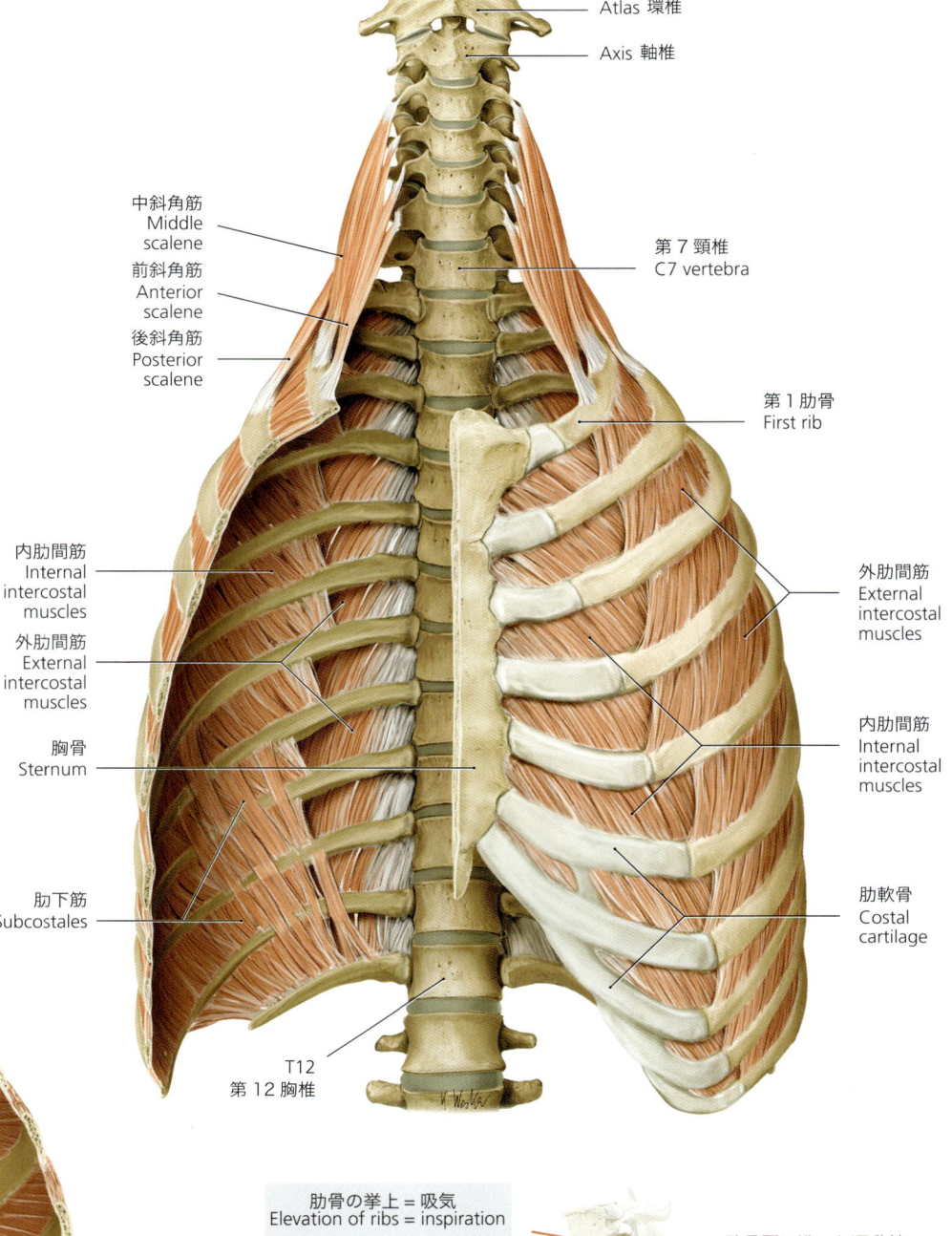

D　胸横筋

後面．

Cで取り除いた胸郭の部分（右側の胸横筋が見える）．

E　外肋間筋と内肋間筋の作用

Note　肋骨頸に沿った運動軸の位置に注意すること．

*訳注：もともと筋の「起始」「停止」という用語は，運動時の動きの大きさ（動きの小さいほう・大きいほう）で定義されていたが，今日では筋の近位の付着を起始，遠位の付着を停止と呼ぶようになっている．本書でもこれに従って記載されている．

体幹　2　筋：機能による区分

2.9 胸郭の筋：横隔膜 Muscles of the Thoracic Cage: The Diaphragm

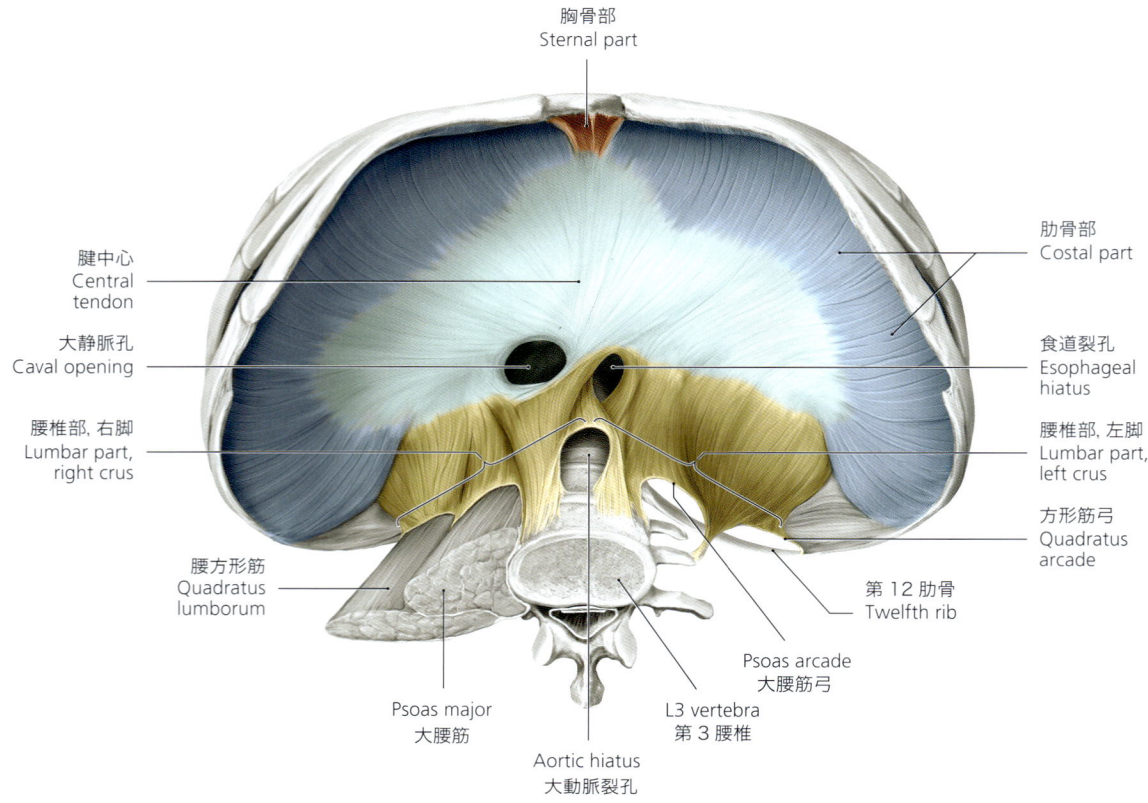

A　横隔膜の概要

起始	・肋骨部：肋骨弓の下縁（第7-12肋軟骨の内面） ・腰椎部（右・左脚） 　-内側部：第1-3腰椎体，第2-3椎間円板，前縦靱帯 　-外側部：1．第2腰椎椎体から肋骨突起の間に張る腰筋弓（内側弓状靱帯），2．第2腰椎の肋骨突起と第12肋骨の先端の間に張る腰方形筋弓（外側弓状靱帯） ・胸骨部：剣状突起の後面
停止	腱中心
作用	呼吸（横隔膜・胸郭呼吸運動）の最も重要な筋である．また，腹腔内臓への加圧を助ける（腹圧負荷）
神経支配	頸神経叢の横隔神経（C3-C5）

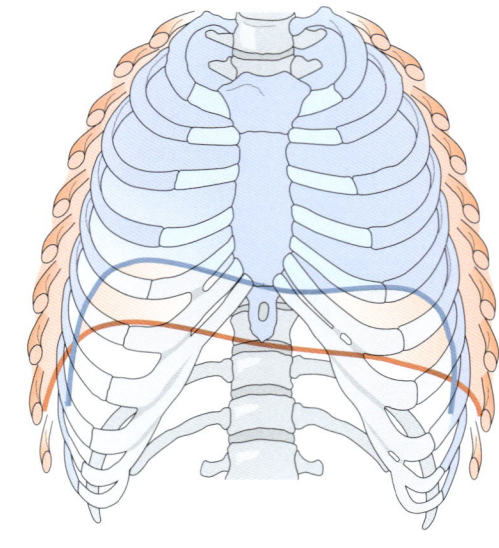

B　最大吸気時と最大呼気時の横隔膜と肋骨の高さ
　胸郭，前面．
Note　最大吸気時（赤色）と最大呼気時（青色）では横隔膜の高さが異なる．診察時，打診（体表を指で軽くたたく）によって後面の肺境界がわかるが，吸気の終わりから呼気の終わりまでの横隔膜の呼吸に伴う動きを調べることもできる．その移動の距離はおよそ4～6 cmである（p. 182も参照）．

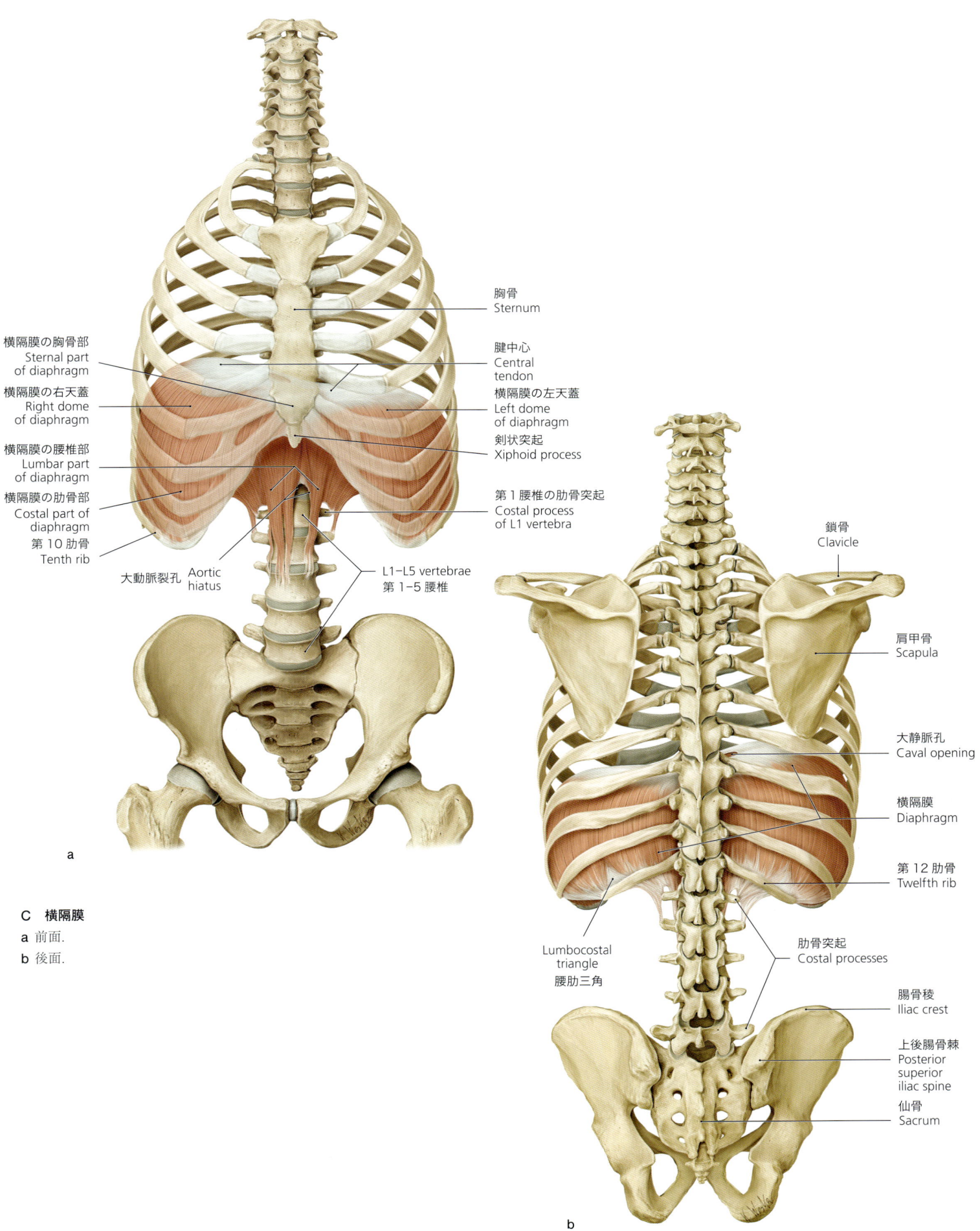

C 横隔膜
a 前面.
b 後面.

2.10 骨盤底の筋：骨盤隔膜，尿生殖隔膜，括約筋，勃起筋
Muscles of Pelvic Floor: Pelvic Diaphragm, Urogenital Diaphragm, Sphincter and Erectile Muscles

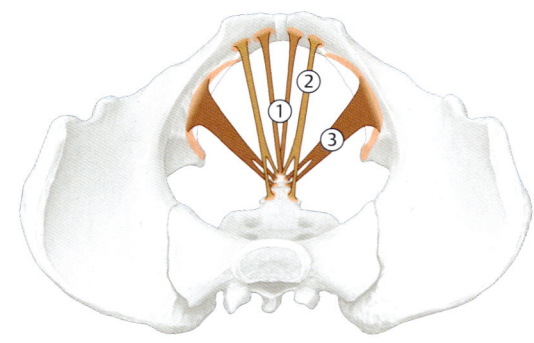

A 骨盤隔膜の概要図：肛門挙筋（恥骨直腸筋，恥骨尾骨筋，腸骨尾骨筋）と尾骨筋（ここでは示されていない）
上面．

①-③ 肛門挙筋
① 恥骨直腸筋
起始	恥骨結合の両側の恥骨上枝
停止	肛門直腸結合をぐるりと取り巻き，外肛門括約筋の深部と絡み合っている
神経支配	陰部神経（S2-S4）

② 恥骨尾骨筋
起始	恥骨（恥骨直腸筋の起始の外側）
停止	肛門尾骨靱帯，尾骨
神経支配	陰部神経（S2-S4）

③ 腸骨尾骨筋
起始	内閉鎖筋筋膜（および肛門挙筋）の腱様弓
停止	腸骨尾骨筋縫線，尾骨
骨盤隔膜の作用	骨盤内臓の位置の保持
神経支配	陰部神経（S2-S4）

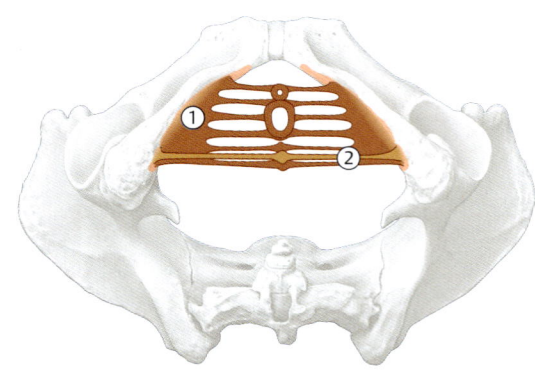

B 尿生殖隔膜の概要図：深・浅会陰横筋
下面．

① 深会陰横筋
起始	恥骨下枝，坐骨枝
停止	腟壁および女性尿道壁あるいは男性尿道壁，会陰腱中心
神経支配	陰部神経（S2-S4）

② 浅会陰横筋
起始	坐骨枝
停止	会陰腱中心
生殖隔膜の作用	骨盤内臓の位置の保持，尿道の閉鎖機能
神経支配	陰部神経（S2-S4）

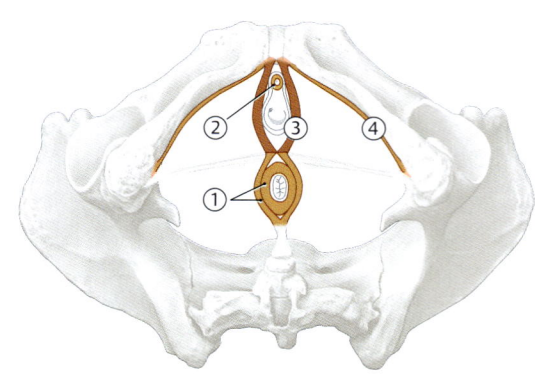

C 骨盤底の括約筋と勃起筋の概要図：外肛門括約筋，尿道括約筋，球海綿体筋，坐骨海綿体筋
下面．

① 外肛門括約筋
環状の閉鎖筋として肛門管を取り巻き，会陰腱中心から肛門尾骨靱帯まで伸びる（皮下部，浅部，深部に区分される）
作用	肛門の閉鎖
神経支配	陰部神経（S2-S4）

② 尿道括約筋
内側の環状の平滑筋の部分と，外側の骨格筋の部分（オメガ型）の2つからなる
作用	尿道の閉鎖
神経支配	陰部神経（S2-S4）

③ 球海綿体筋
会陰腱中心から女性では陰核に走り，男性では陰茎縫線に走る
作用	女性では腟口を狭め，男性では尿道海綿体を取り囲む
神経支配	陰部神経（S2-S4）

④ 坐骨海綿体筋
起始	坐骨枝
停止	陰茎脚あるいは陰核脚
作用	陰茎海綿体あるいは陰核海綿体に血液を押し込める
神経支配	陰部神経（S2-S4）

体幹 2 筋：機能による区分

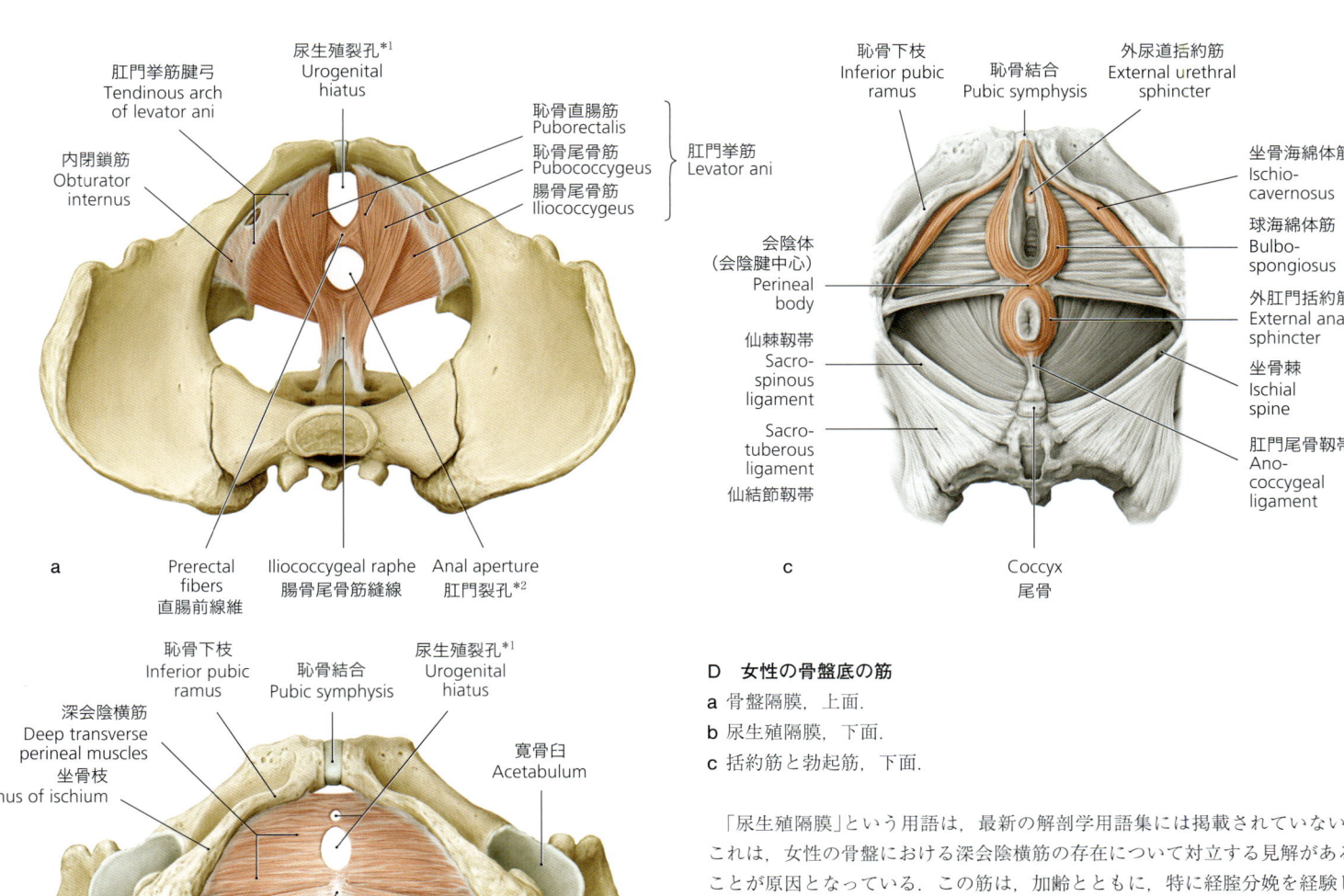

D 女性の骨盤底の筋
a 骨盤隔膜，上面．
b 尿生殖隔膜，下面．
c 括約筋と勃起筋，下面．

「尿生殖隔膜」という用語は，最新の解剖学用語集には掲載されていない．これは，女性の骨盤における深会陰横筋の存在について対立する見解があることが原因となっている．この筋は，加齢とともに，特に経腟分娩を経験していると，多くの結合組織によって侵食されるからである．高齢の女性では，尿道と腟が開口する尿生殖裂孔を満たしている結合組織（p. 196 参照）によって，深会陰隙 deep perineal space（pp. 190, 191 参照）がすっかり埋まっている．

*1 訳注：日本医学会 医学用語辞典では「尿生殖裂口」となっている．
*2 訳注：尿生殖裂孔と肛門裂孔を併せて挙筋裂孔という（pp. 193, 194 参照）．

骨盤底の筋の重要な働き

骨盤底には二重の働きがある．
- 腹腔・骨盤腔を下方から閉じることで腹腔と骨盤臓器を支持し，内臓の負荷の大部分を支えている．
- 直腸と泌尿生殖器系の管の開口を制御（括約筋機能）しているが，開口部の存在は物理的に骨盤底の作用を弱めている．

このような本質的に相反する機能（閉鎖と開口部を維持する）を果たすために，骨盤底は筋と結合組織の重なり合う，漏斗状の膜に裏打ちされている．しかし，この複合的な構造が，特に女性にとって，骨盤底を非常に障害されやすいものにしている．腹腔内圧とほかの負荷の反復性の極端な変動は，特に妊娠の末期に，結合組織性の構造を弱め，骨盤底の筋を障害する．分娩や（出産経験の多い経産婦の）出産における骨盤底あるいは支配神経の伸長などの障害は，最終的に骨盤底の不全やさまざまな後遺症を生む．

- 骨盤底の下降（例えば子宮下垂）とそれに伴う骨盤内臓器の下降．
- 重篤な症例では，腟の外反（腟脱）とともに子宮が腟から脱出する（子宮脱）．

内臓の下降は一般に，咳やほかの動作に反応した尿や大便の失禁（腹圧性失禁＝stress incontinence）を伴っている．軽度の下降は，規則正しい骨盤底の運動療法によく反応し，しばしば改善することがあるが，重篤な症例では外科的な骨盤底修復術（例えば，恥骨直腸筋の縫縮による2つの挙筋脚の接近）あるいは骨盤内臓器の骨盤壁あるいは仙骨への外科的な固定（例えば結腸固定術，直腸固定術）が必要になる場合がある．

2.11 二次的に移動してきた体幹筋：棘肋筋，棘上腕筋，胸上腕筋
Secondary Moved Trunk Muscles: Spinocostal, Spinohumeral and Thoracohumeral Muscles

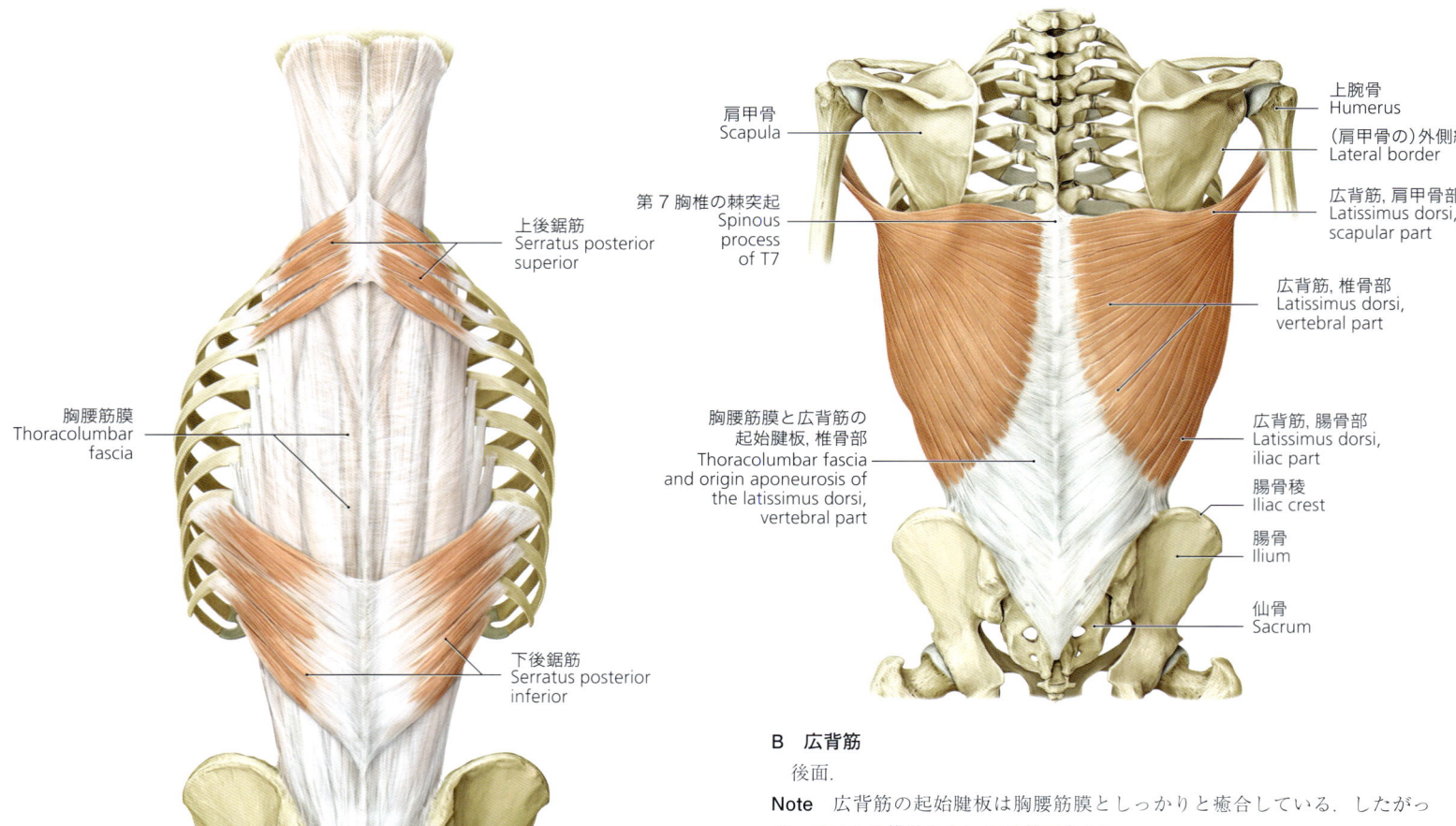

A 棘肋筋の概観

棘肋筋である上・下後鋸筋は，胸腰筋膜より浅層に位置し，脊髄神経の前枝の支配を受けることから，固有背筋の仲間ではなく，二次的に移動してきた背筋であると考えられている．ほとんどの部分が非常に薄く，分節がまだみられる場合が多いこれらの筋は，呼吸の際の吸気を助ける（下表を参照）．

上後鋸筋	
起始	第6・7頸椎と第1・2胸椎の棘突起
停止	第2-5肋骨の肋骨角
作用	肋骨を挙上することによって吸気を助ける
神経支配	肋間神経（T1-T4）

下後鋸筋	
起始	第11・12胸椎と第1・2腰椎の棘突起および胸腰筋膜
停止	第9-12肋骨
作用	呼吸を助ける 吸気の際に胸郭下口が狭まらないように引っ張り，これによって横隔膜に安定した支点を提供する
神経支配	肋間神経（T9-T12）

B 広背筋

後面．

Note 広背筋の起始腱板は胸腰筋膜としっかりと癒合している．したがって，これらの構造は互いに分離できない．

C 二次的に移動してきた体幹筋の概観

（後鋸筋以外の詳細は，ここでは触れない．p. 312以降参照）

固有背筋の大部分を覆う，大きくそして一部が骨盤まで達する筋は，系統発生の経過で，起始となる付着部が体幹に延長してきた筋である（移動してきた体幹筋，p. 153を参照）．これらの筋肉は，もともとは軸下筋群（体軸より腹側にある筋）で（神経支配：脊髄神経の前枝），最初は背側に，そしてさらに上肢方向に移動し（これは上肢帯筋の由来でもある），その後，再び背側に戻った．これはおそらく，四足動物の進化の過程で，より大きな体重を支えるために，上肢帯筋をさらに大きくせざるを得なかったためであろう．これらの筋群は以下のように分類される．

脊柱と肋骨とを連結する筋
・上後鋸筋
・下後鋸筋

脊柱・体幹と上肢帯あるいは上腕とを連結する筋	
・体幹上肢帯筋群 　-大菱形筋，小菱形筋 　-肩甲挙筋 　-前鋸筋 　-鎖骨下筋 　-小胸筋 　-僧帽筋	・体幹上腕筋群 　-広背筋 ・胸郭上腕筋 　-大胸筋

Note これら腹側から移動してきた筋はすべて，脊髄神経の前枝に支配されている．

体幹　2　筋：機能による区分

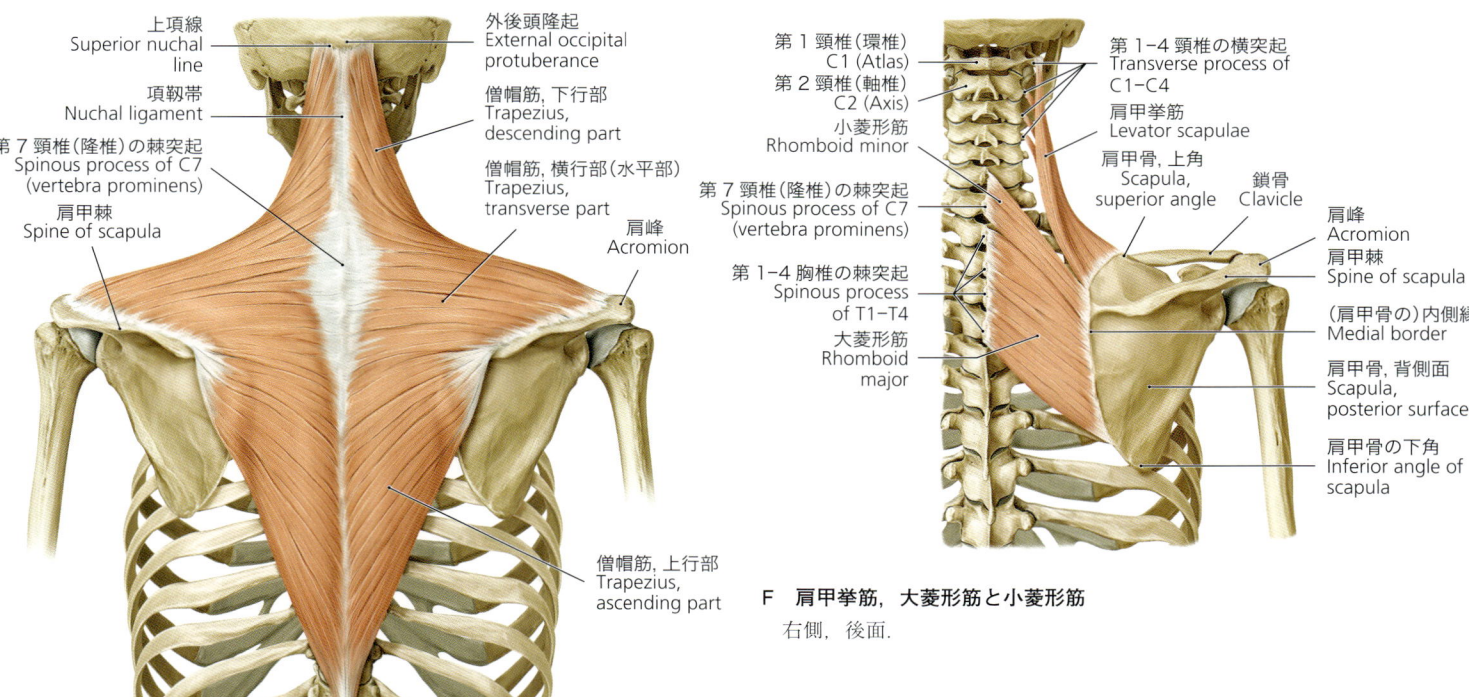

D　僧帽筋
後面.

F　肩甲挙筋，大菱形筋と小菱形筋
右側，後面.

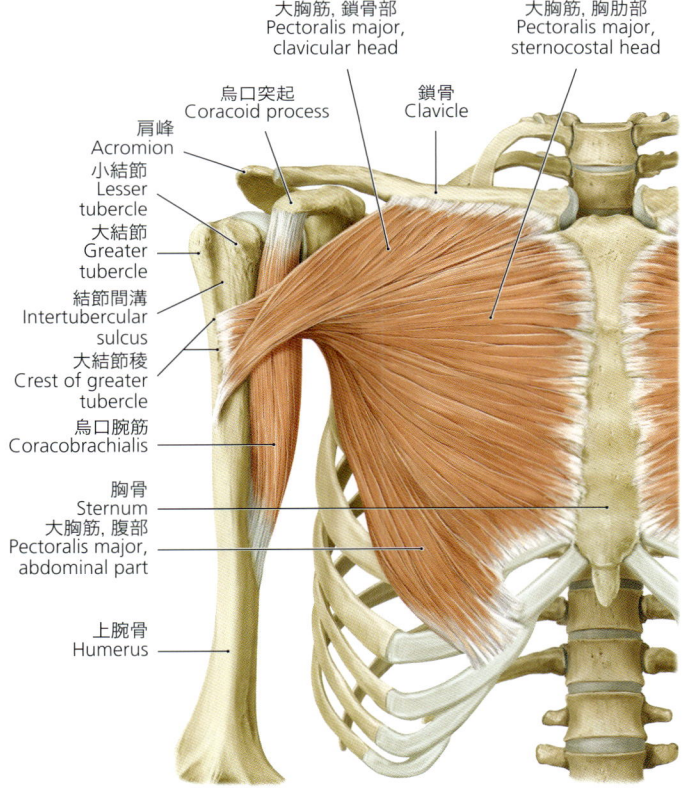

E　大胸筋と烏口腕筋
右側，前面.

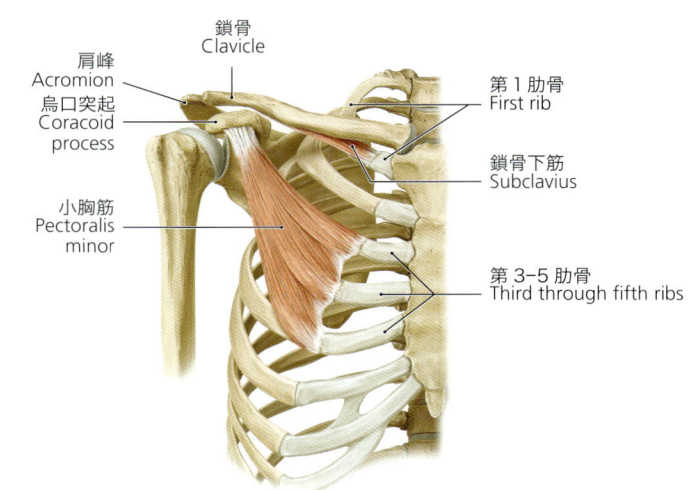

G　小胸筋と鎖骨下筋
右側，前面.

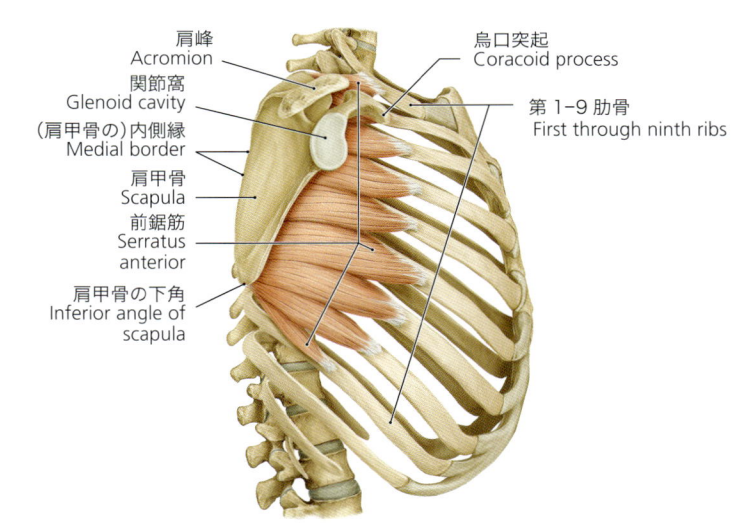

H　前鋸筋
右側，右側面.

3.1 背部の筋と胸腰筋膜 Back Muscles and Thoracolumbar Fascia

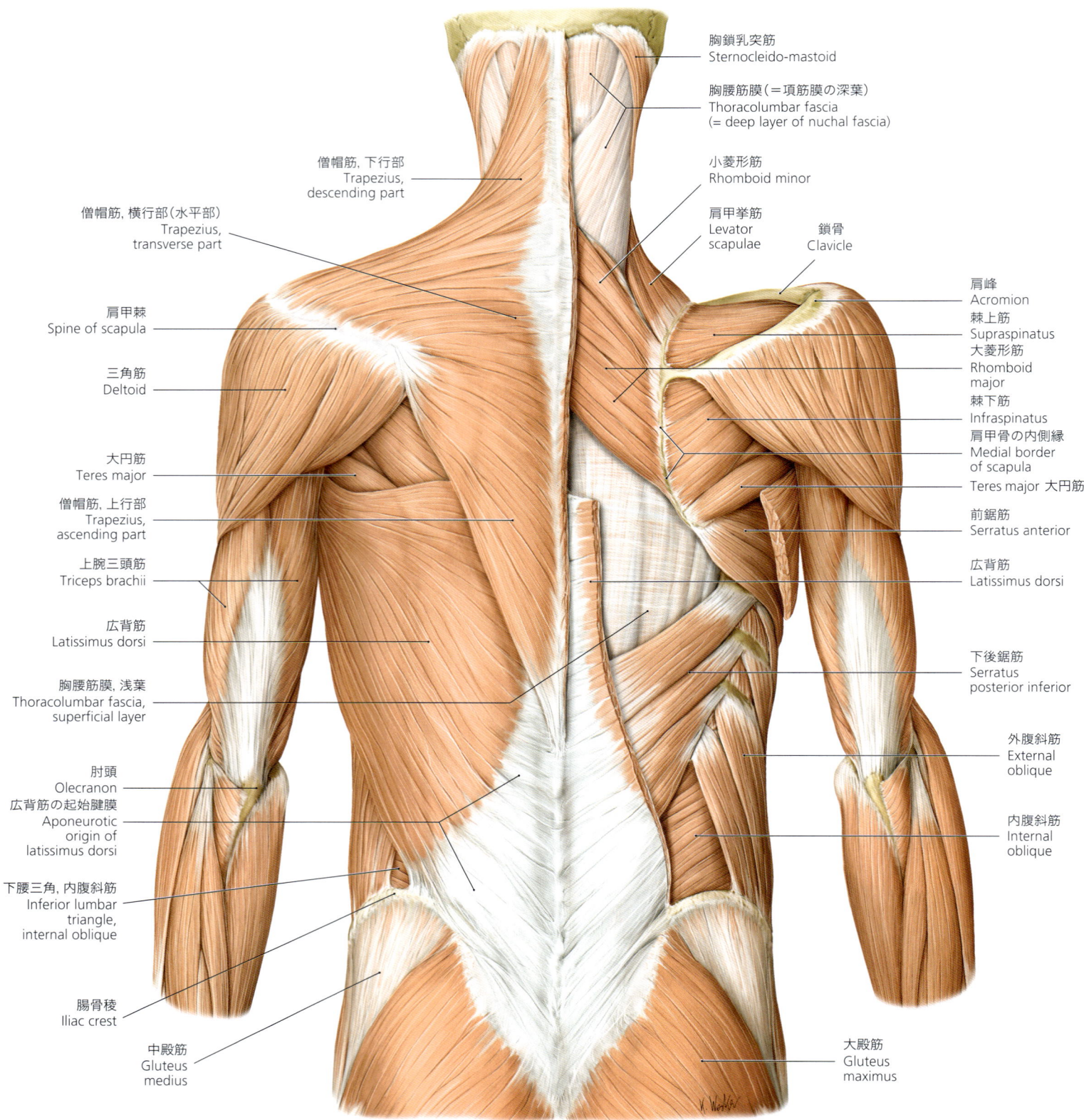

A 固有背筋と非固有背筋との"仕切り"としての胸腰筋膜

胸腰筋膜をわかりやすくするために，右側の僧帽筋はすべて，広背筋も部分的に取り除いてある．胸腰筋膜の浅葉は固有背筋を背中に移動してきた非固有背筋から区分している．

Note 胸腰筋膜の浅葉は，脊椎の近くの皮膚のすぐ下にある．著しく厚みを帯びており，広背筋の起始腱膜として機能する．この起始線維の外側で，浅葉は腱および筋の下に潜り込み，その際，皮下組織との直接的な接触を失う．胸腰筋膜の浅葉はその全幅において，すなわち内側から外側まで，固有背筋を覆う．

体幹 3 筋：局所解剖

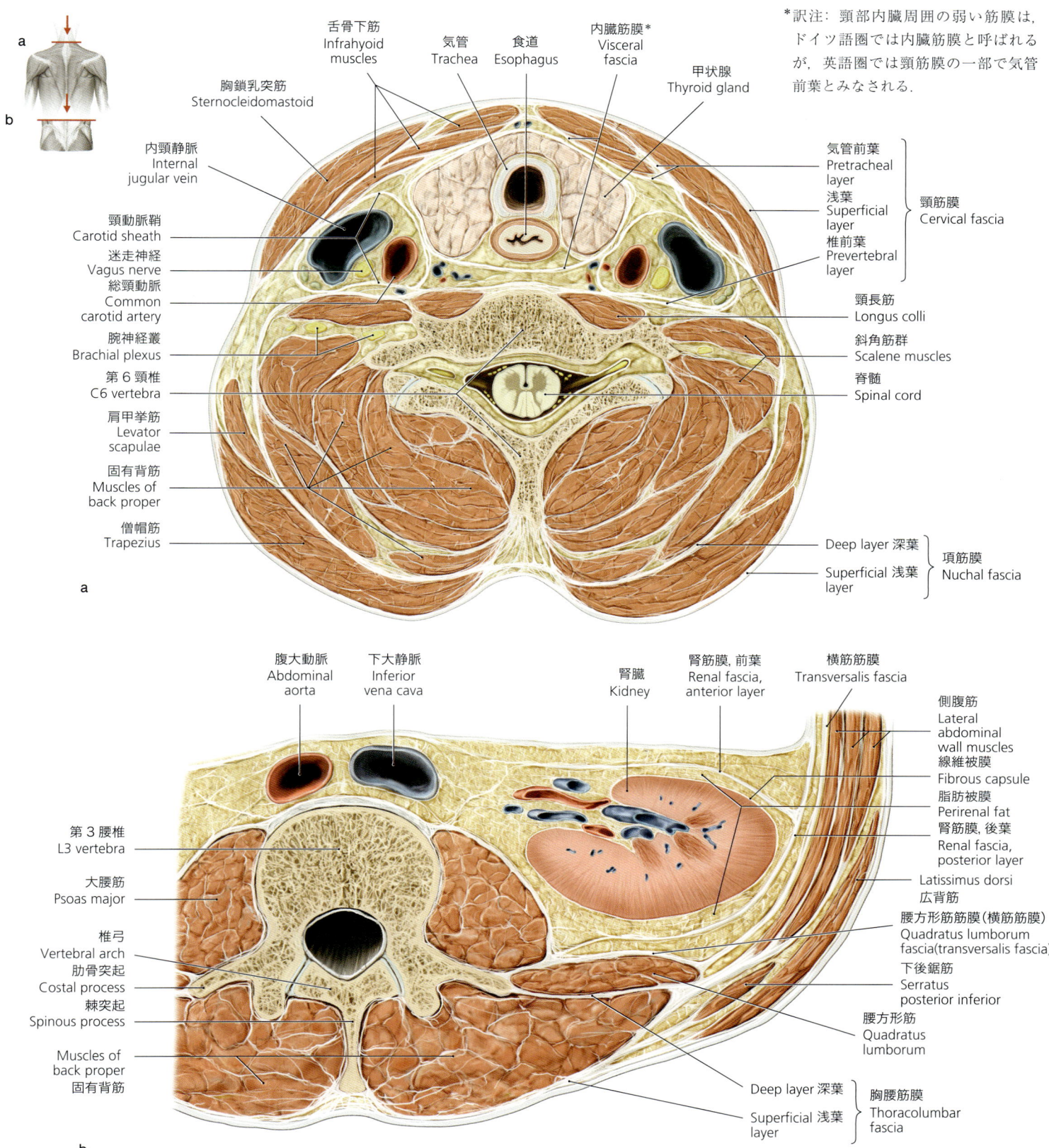

B 胸腰筋膜

a 第6頸椎の高さの頸部の横断面，上方から見る．
b 第3腰椎の高さの体幹後壁の横断面，上方から見る（馬尾は取り除いてある）．

胸腰筋膜は固有背筋すべてを包む骨と結合組織でできた管の外側の部分を形成している．この管は胸腰筋膜のほかに，椎骨の椎弓と棘突起，さらに肋骨突起から構成されている．

胸腰筋膜には浅葉と深葉があり，腰部では固有背筋の外側で両葉がつながっている．頸部の背面では，胸腰筋膜の浅葉が項筋膜（深葉）に移行し，頸筋膜の椎前葉と連続している．

Note 最新の解剖学用語集 Terminologia Anatomica では，胸腰筋膜は3つの層に区分される．これまで深葉とされていた層は中葉 middle layer，新たな深葉はこれまで腰方形筋の筋膜とされていたものである．浅葉は従来のままである．

3.2 固有背筋：外側・内側筋群 Muscles of Back Proper: Lateral and Medial Tracts

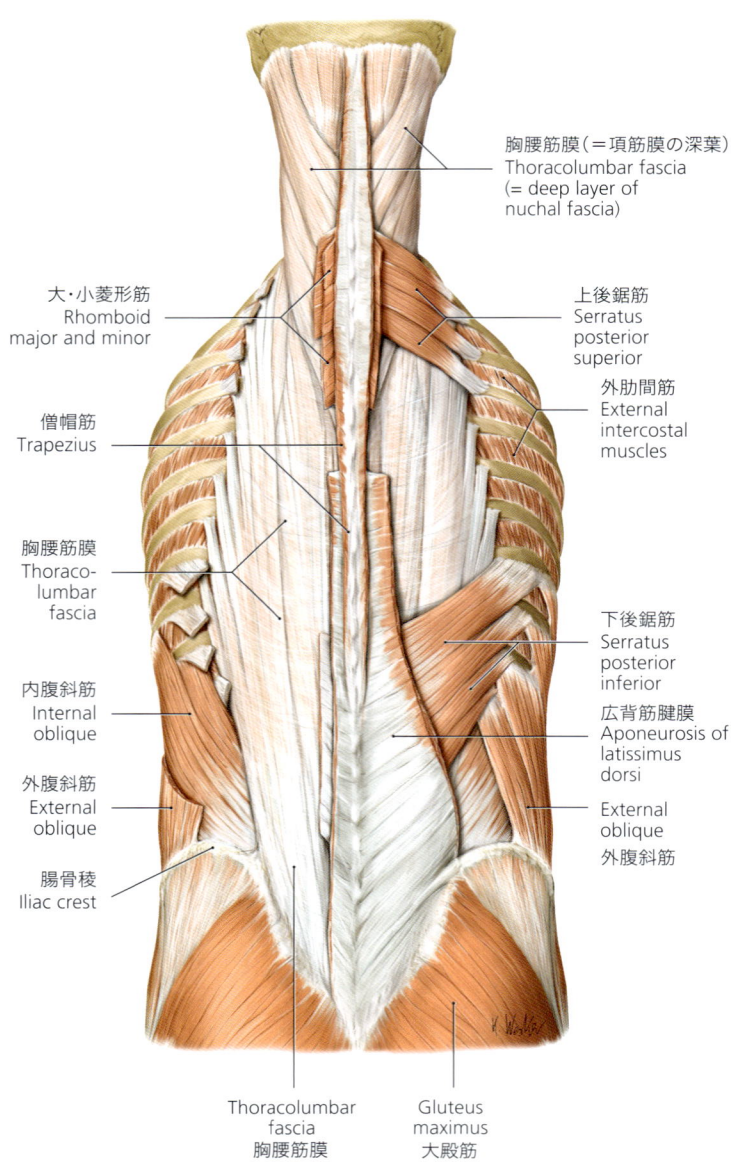

A　胸腰筋膜の走行
後面．
胸腰筋膜を示すために，両側の上肢帯と外来の背筋を取り除いてある（右側の上・下後鋸筋と広背筋の起始腱膜は残してある）．

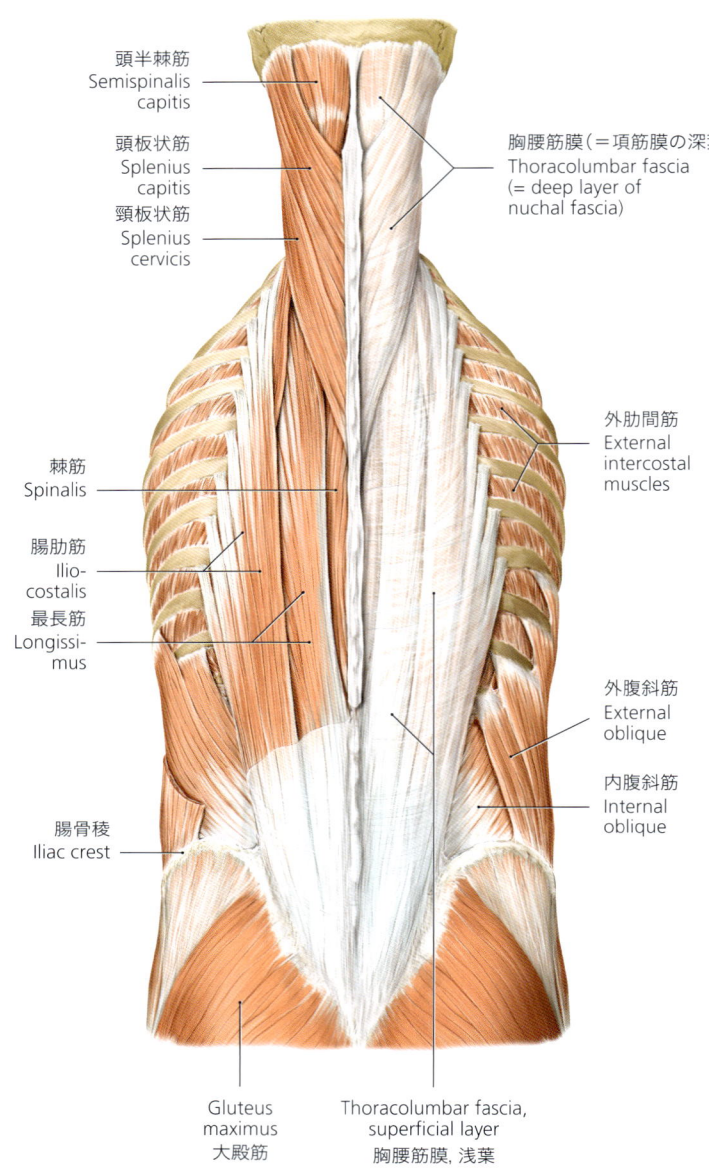

B　固有背筋の外側筋群
後面．
背の左側では，胸腰筋膜の浅葉の上部をはがし，外側群（腸肋筋，最長筋，頸・頭板状筋）を露出している．肋骨挙筋や横突間筋もまた外側群の筋であるが，ここでは腸肋筋や最長筋に覆われている（**C, D** 参照）．
Note　頸の背面では，胸腰筋膜が項筋膜の深葉と連続している．

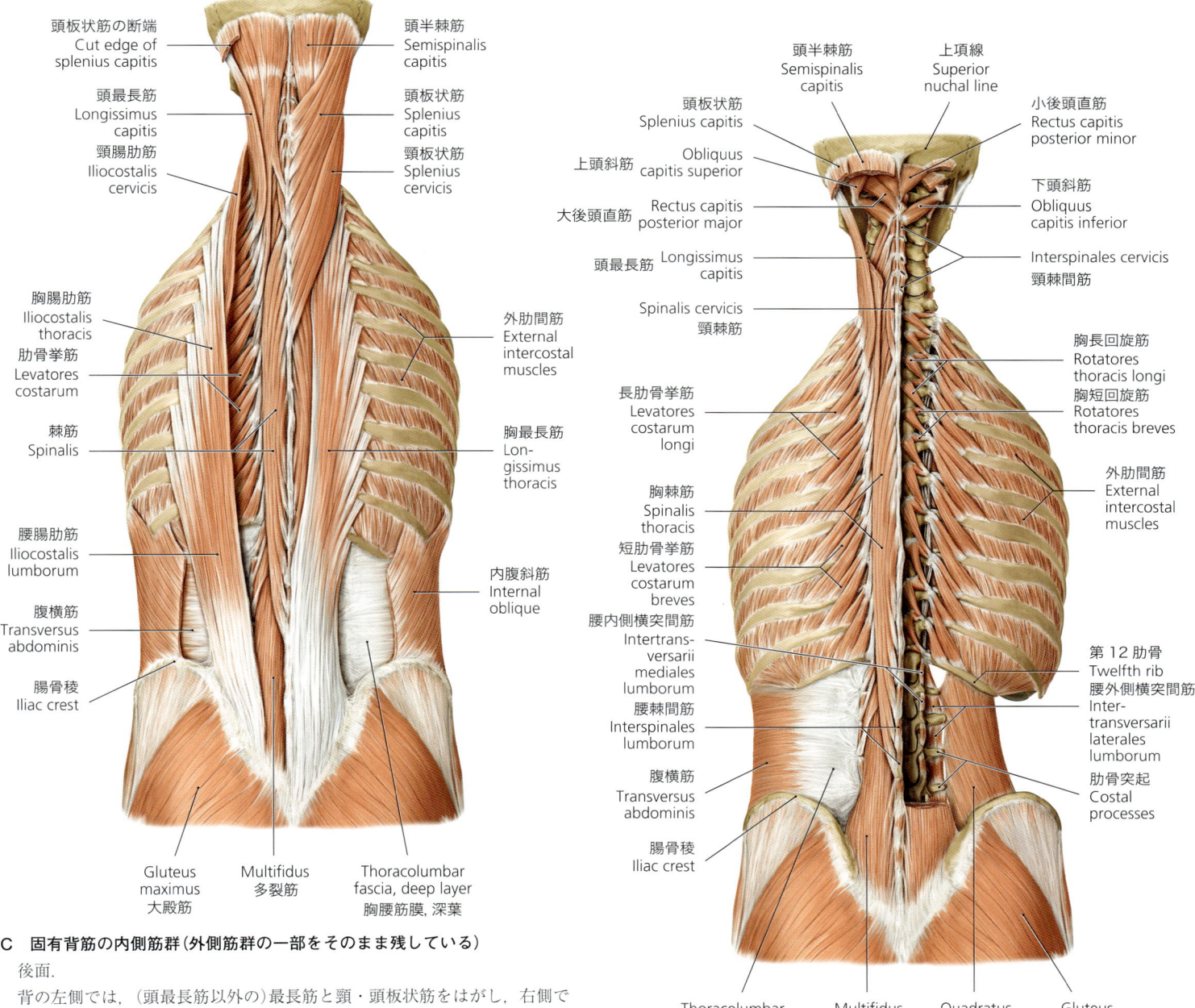

C 固有背筋の内側筋群（外側筋群の一部をそのまま残している）
後面．
背の左側では，（頭最長筋以外の）最長筋と頸・頭板状筋をはがし，右側では腸肋筋をすべて取り除いてある（回旋筋は D を参照）．
Note 胸腰筋膜の深葉は，内腹斜筋と腹横筋の起始となっている（D を参照）．

D 固有背筋の内側筋群（外側筋群はすべて取り除いてある）
後面．
内側筋群の多様な個々の筋がわかるように，（横突間筋と肋骨挙筋以外の）すべての外側群は内側群の一部とともに取り除いてある．
Note 腹横筋は腰部の胸腰筋膜の深葉から起始している（左側）．
右側では胸腰筋膜の深葉と多裂筋を取り除き，横突間筋（外側筋群）と腰方形筋（腹壁後方の深腹筋）を示している．

3.3 固有背筋：短い項筋群 Muscles of Back Proper: Short Nuchal Muscles

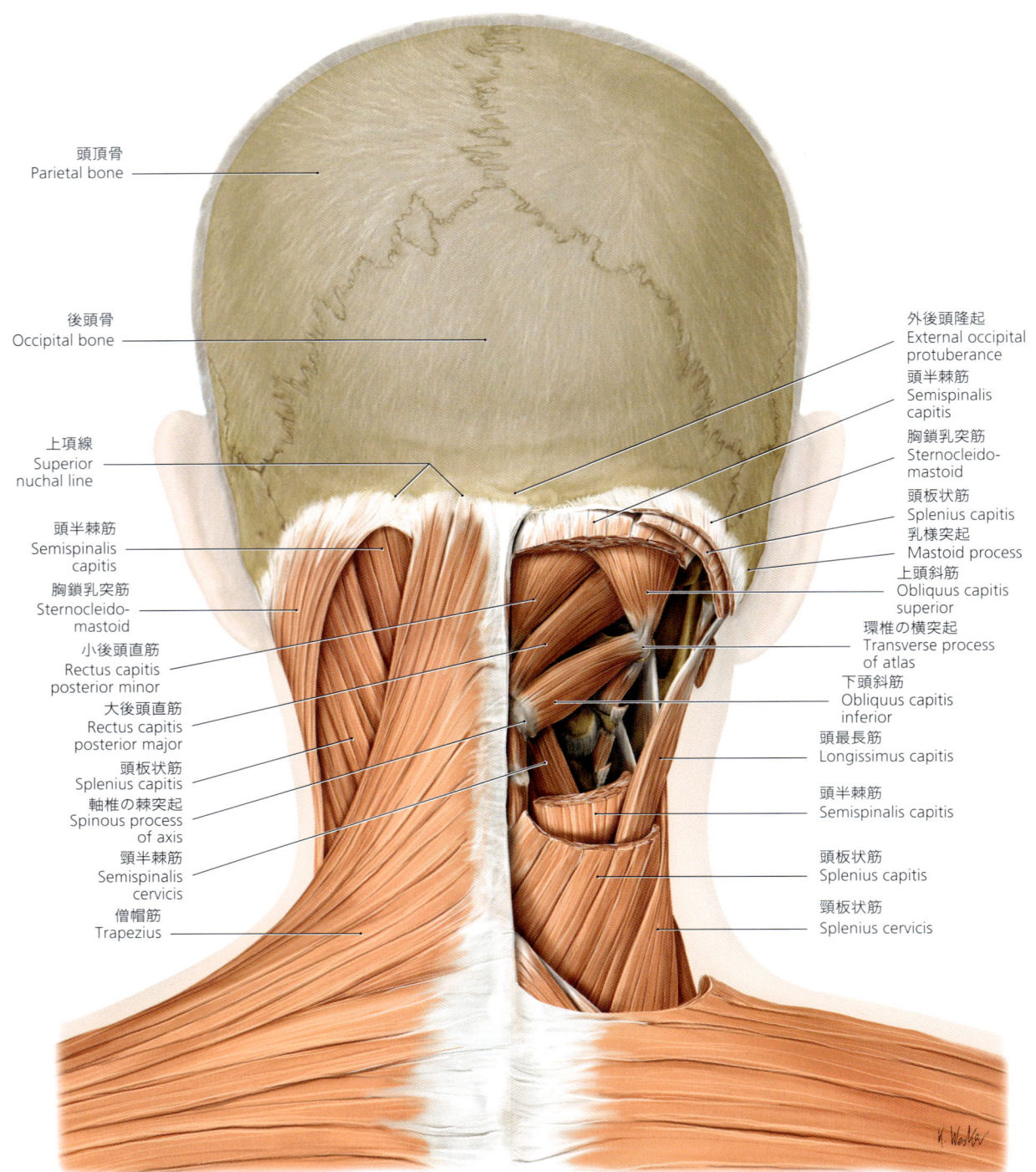

A 短い項筋群（後頭下筋群）の位置
項部，後面．

狭義には，後頭下筋群とは固有背筋に含まれる短い項筋，もしくは深部の項筋（大・小後頭直筋と上・下頭斜筋）のことである．固有背筋の分類の基準は，脊髄神経の後枝の支配によるが，この場合は第1脊髄神経の後枝，すなわち後頭下神経の支配を受けることで分類される．したがって，脊髄神経の前枝に支配される前・外側頭直筋は，後頭下に位置するが固有背筋には分類されない．短い項筋，もしくは深部の項筋は頸の背面の深部で胸腰筋膜から続く筋膜に包まれており，後頭骨と最初の2つの頸椎の間を走行している．これらの筋は主に頭椎関節に働き，高度な頭位運動（頭位の微調整）を支えている（p. 128 参照）．

項の短い項筋の位置を理解するために，右の僧帽筋，胸鎖乳突筋，頭板状筋，頭半棘筋の一部は取り除いてある．軸椎の棘突起が項の深部の重要な目印である．

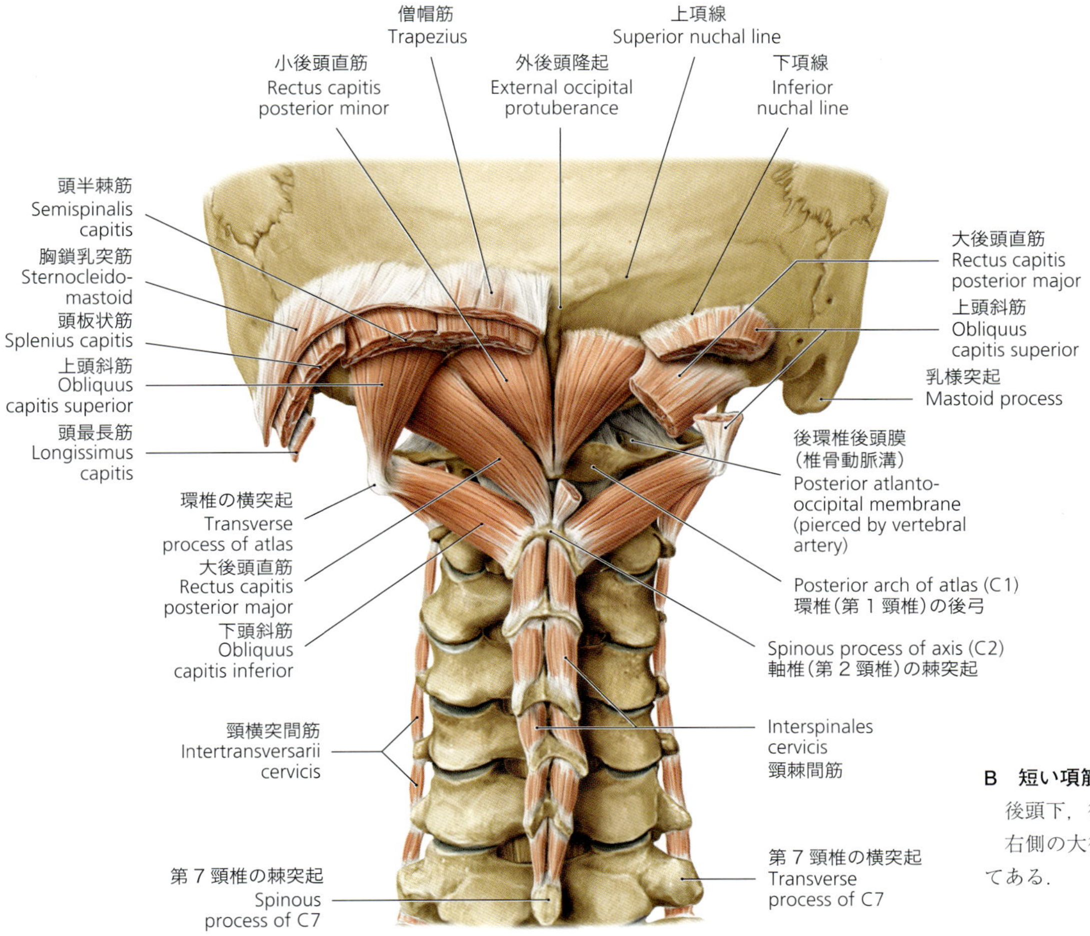

体幹 3 筋：局所解剖

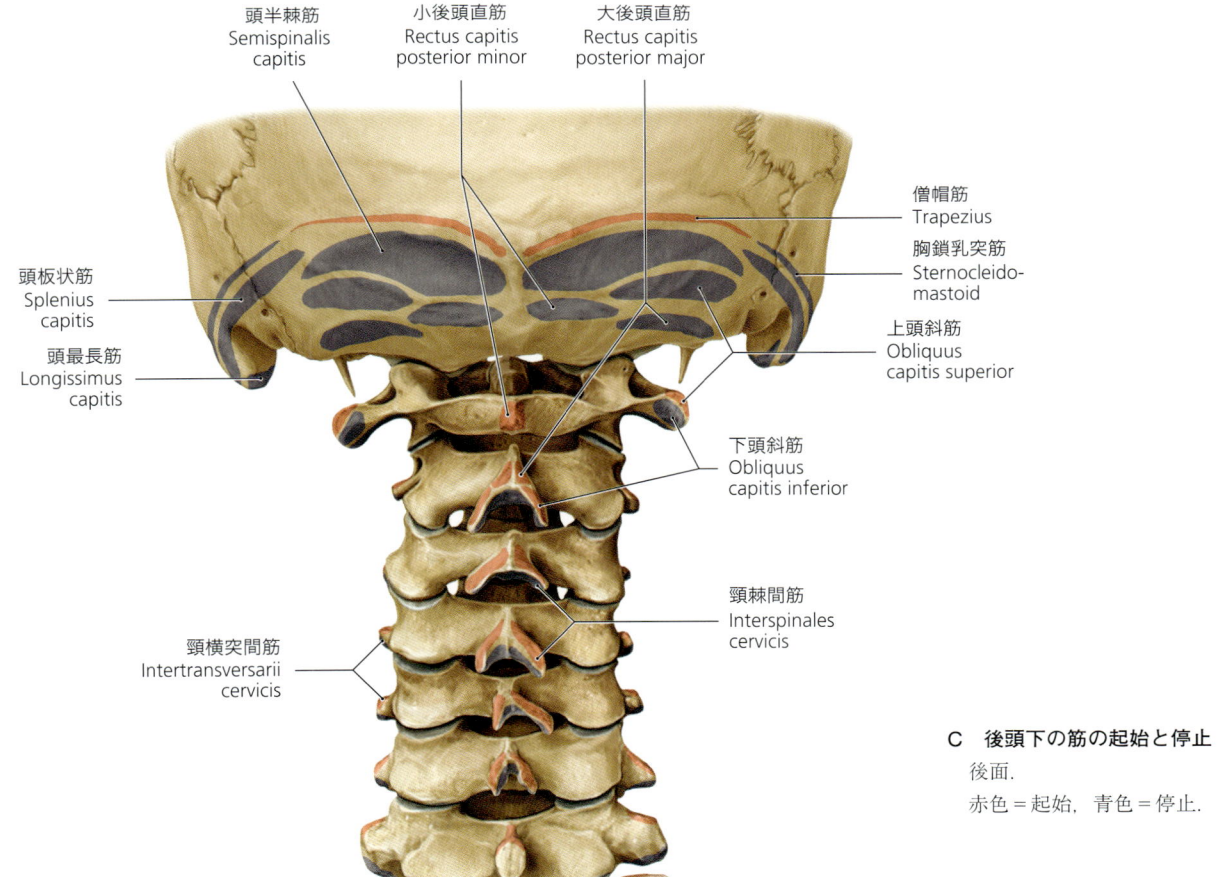

B 短い項筋の走行
後頭下，後面．
右側の大後頭直筋と上頭斜筋の一部を取り除いてある．

C 後頭下の筋の起始と停止
後面．
赤色＝起始，青色＝停止．

3.4 胸壁の筋と胸内筋膜 Thoracic Wall Muscles and Endothoracic Fascia

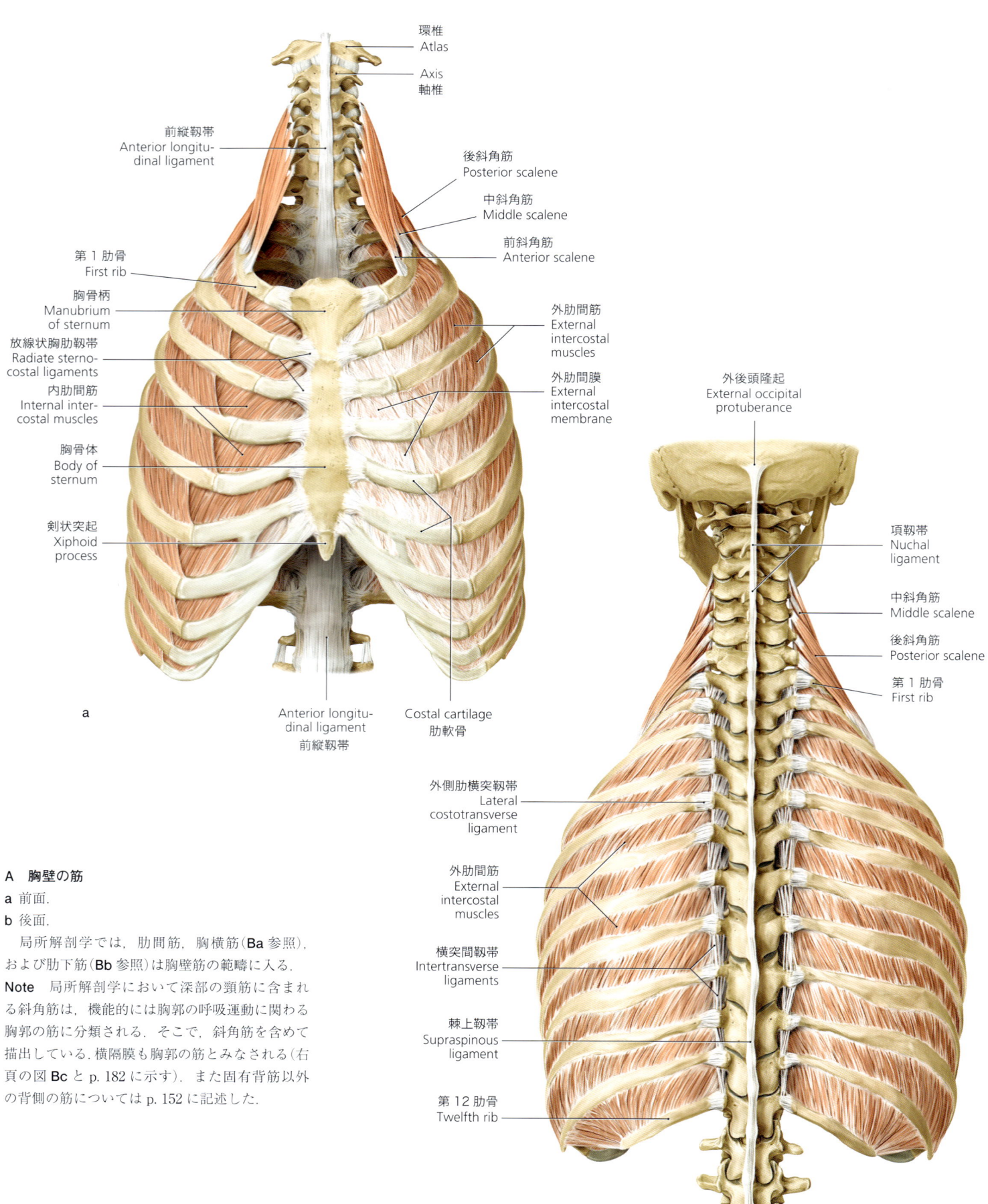

A 胸壁の筋
a 前面.
b 後面.

局所解剖学では，肋間筋，胸横筋（**Ba** 参照），および肋下筋（**Bb** 参照）は胸壁筋の範疇に入る．
Note 局所解剖学において深部の頸筋に含まれる斜角筋は，機能的には胸郭の呼吸運動に関わる胸郭の筋に分類される．そこで，斜角筋を含めて描出している．横隔膜も胸郭の筋とみなされる（右頁の図 **Bc** と p.182 に示す）．また固有背筋以外の背側の筋については p.152 に記述した．

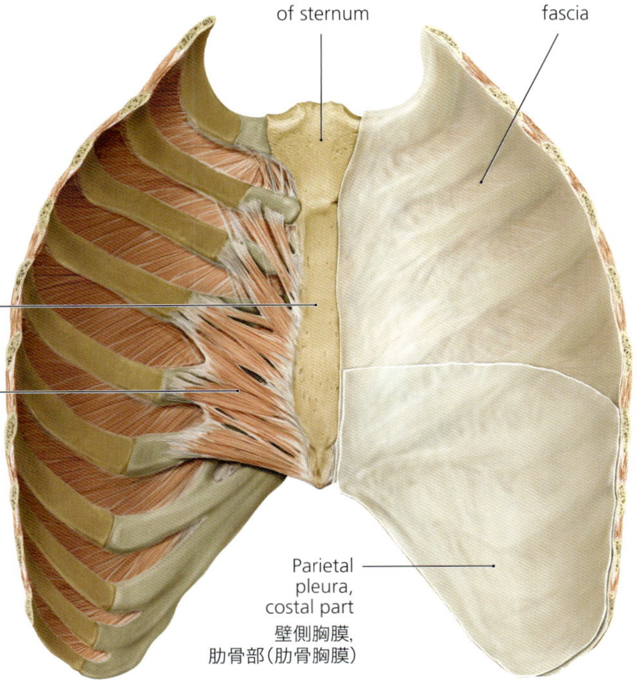

a

c

② 壁側胸膜（肋骨胸膜）
③ 肋間静脈・動脈・神経

b

① 壁側胸膜，横隔部（横隔胸膜）

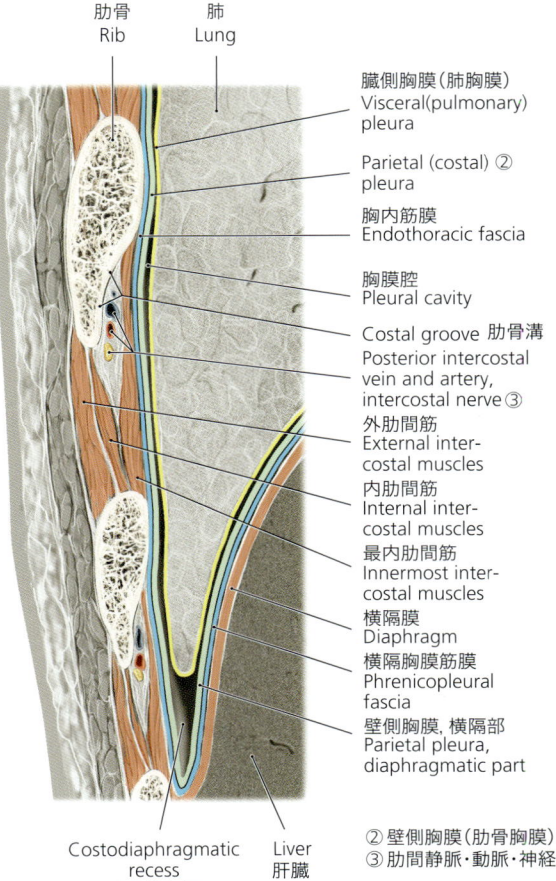

B　胸内筋膜

a b の胸郭を取り除いた部分の胸壁を後方から見る．

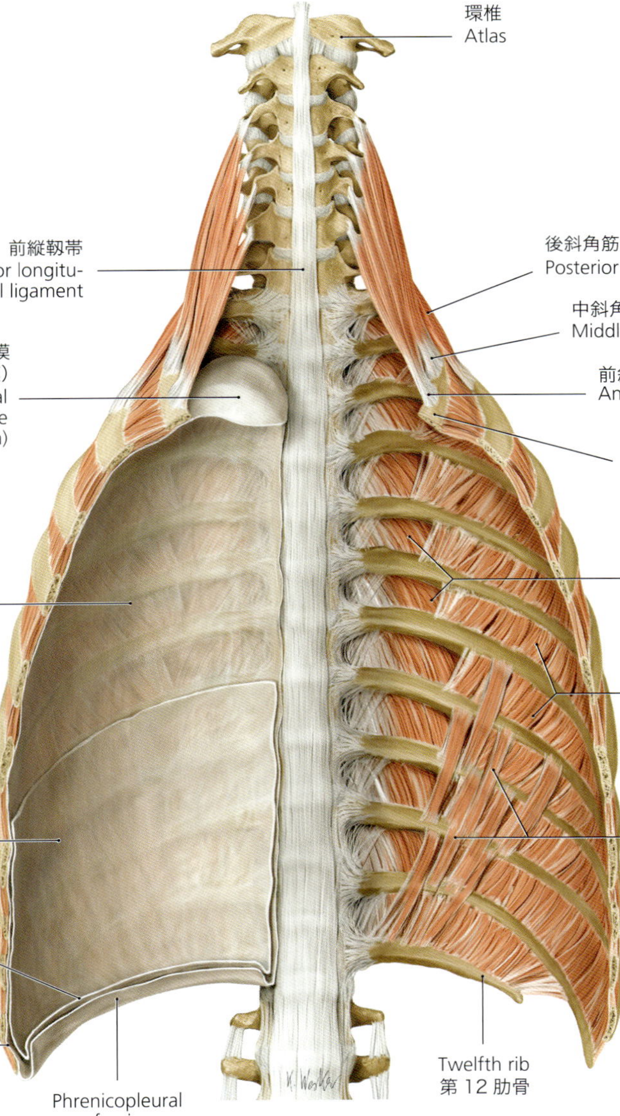

b 胸郭の後面，前方から見る（左側の胸内筋膜は取り除いてある）．

c 胸壁の外側と肋骨横隔洞の冠状断面（前頭断面）．

胸腔は筋膜様の結合組織の層，胸内筋膜で裏打ちされている．この胸内筋膜は胸壁の深部の筋と壁側胸膜の肋骨部との間にあって，両者と密着しており，腹腔の横筋筋膜と相同のものである（**a**）．胸内筋膜は胸膜頂で肥厚し，胸膜上膜（シブソン筋膜）を形成している．

横隔胸膜筋膜は胸内筋膜の一部で壁側胸膜の横隔部を横隔膜の上面に接着している（**b**）．

胸壁と横隔膜の間にある肋骨横隔洞（**c**）は，吸気時に，膨張する肺を収容するため，（横隔膜が下降し）拡大する潜在的な空間である．この胸膜腔の潜在的空間は壁側（肋骨）胸膜と肺を直接包んでいる臓側胸膜との間にある．

3.5 胸腹境界：横隔膜 Thoracoabdominal Junction: The Diaphragm

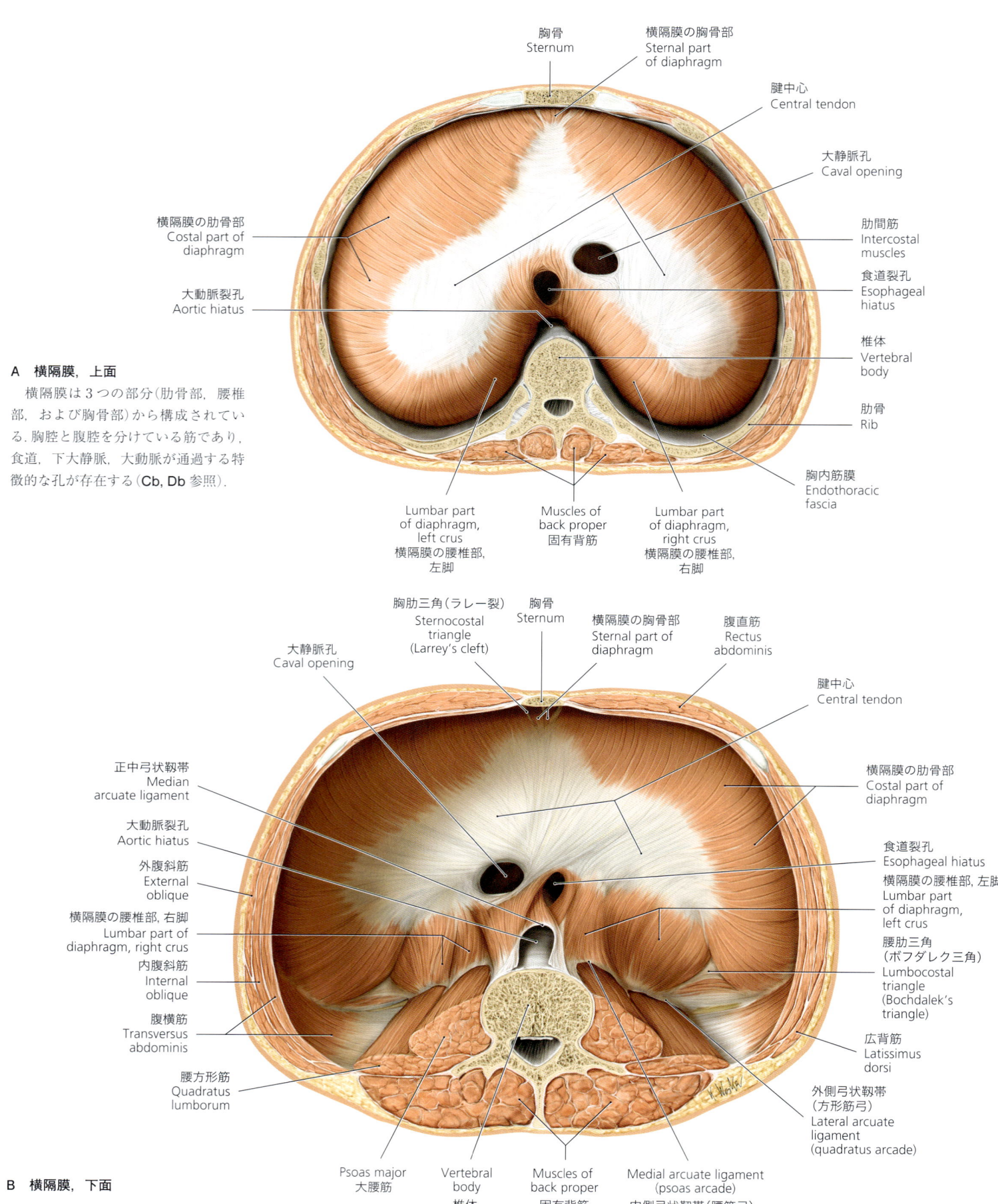

A 横隔膜，上面
横隔膜は3つの部分（肋骨部，腰椎部，および胸骨部）から構成されている．胸腔と腹腔を分けている筋であり，食道，下大静脈，大動脈が通過する特徴的な孔が存在する（**Cb, Db** 参照）．

B 横隔膜，下面

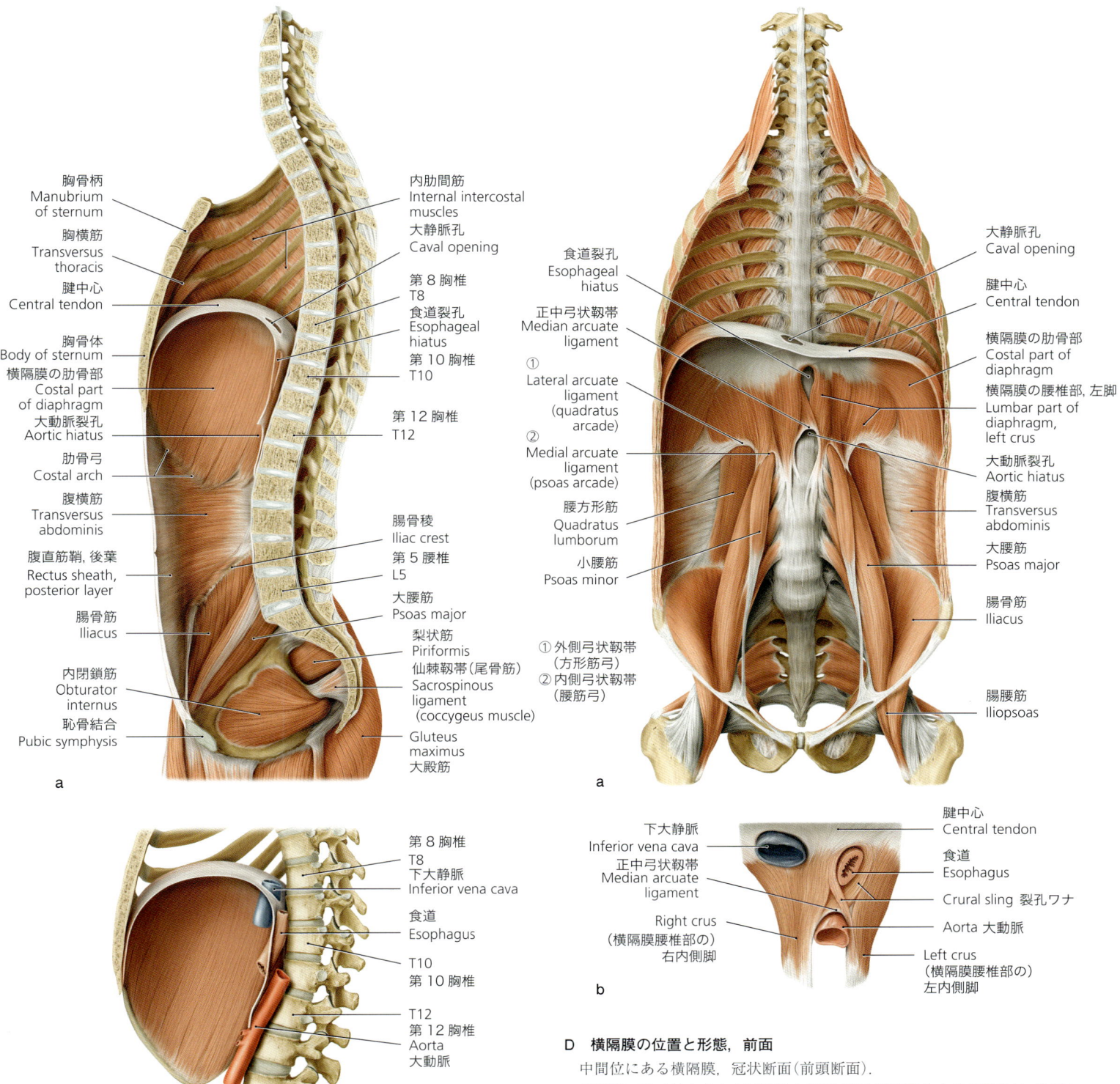

C 横隔膜の位置と形態，左側面

人体の右半分，正中矢状断面．横隔膜は呼気の終わりの中間位にある．
a 横隔膜の孔は以下の目印に一致した高さで描出している．大静脈孔＝T8 の椎体，食道裂孔＝T10 の椎体，大動脈裂孔＝T12 の椎体．
b 横隔膜の孔と通過する構造物（p. 213 も参照）．

D 横隔膜の位置と形態，前面

中間位にある横隔膜，冠状断面（前頭断面）．
a 横隔膜の孔は腱中心（下大静脈）と腰椎部（食道裂孔と大動脈裂孔）に位置している．
b 横隔膜の孔と横断した管の拡大図．大静脈孔は正中より右側に位置し，食道裂孔と大動脈裂孔は左側にある．

横隔膜ヘルニア diaphragmatic hernia（横隔膜破裂）では，横隔膜の先天的あるいは後天的な脆弱部を通り胸腔内に腹部内臓が脱出する．最もヘルニアが生じる部位は食道裂孔で，全症例の 90% にのぼる．典型例では食道の遠位端と噴門（胃の入口）が食道裂孔を通って上方に"滑り込む"ことで，胸腔内に入る（軸性裂孔ヘルニアもしくは滑脱ヘルニア：全裂孔ヘルニアの約 85% を占める）．典型的な症状には，胃酸の逆流や胸やけ，食後の胸骨後方の圧迫感がある．重症例では嘔気や嘔吐，機能的な噴門の愁訴などが生じる．

3.6 外側と前面の腹壁筋 Lateral and Anterior Abdominal Wall Muscles *

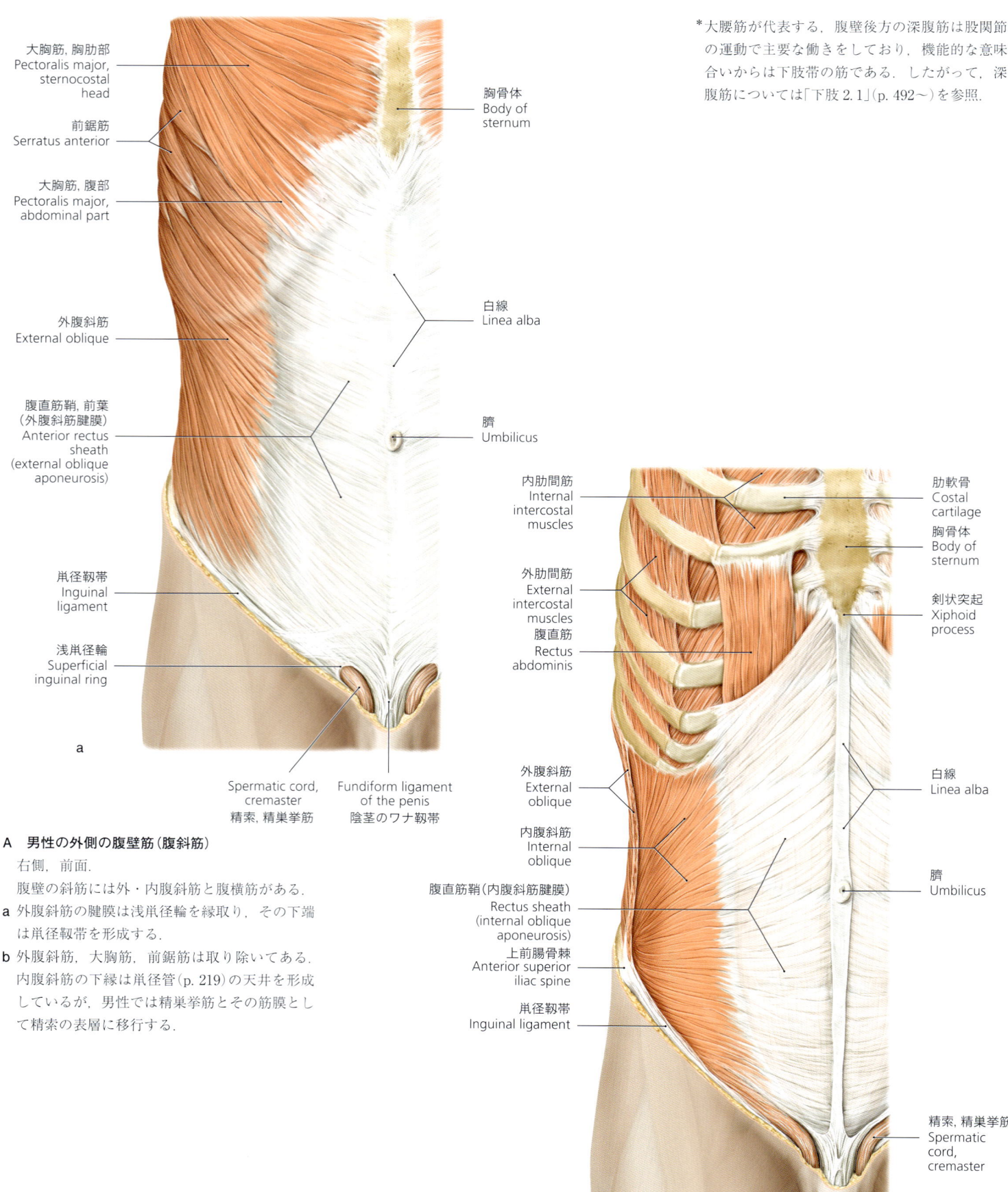

* 大腰筋が代表する，腹壁後方の深腹筋は股関節の運動で主要な働きをしており，機能的な意味合いからは下肢帯の筋である．したがって，深腹筋については「下肢 2.1」(p. 492〜) を参照．

A　男性の外側の腹壁筋 (腹斜筋)
右側，前面．
腹壁の斜筋には外・内腹斜筋と腹横筋がある．
a 外腹斜筋の腱膜は浅鼠径輪を縁取り，その下端は鼠径靱帯を形成する．
b 外腹斜筋，大胸筋，前鋸筋は取り除いてある．内腹斜筋の下縁は鼠径管 (p. 219) の天井を形成しているが，男性では精巣挙筋とその筋膜として精索の表層に移行する．

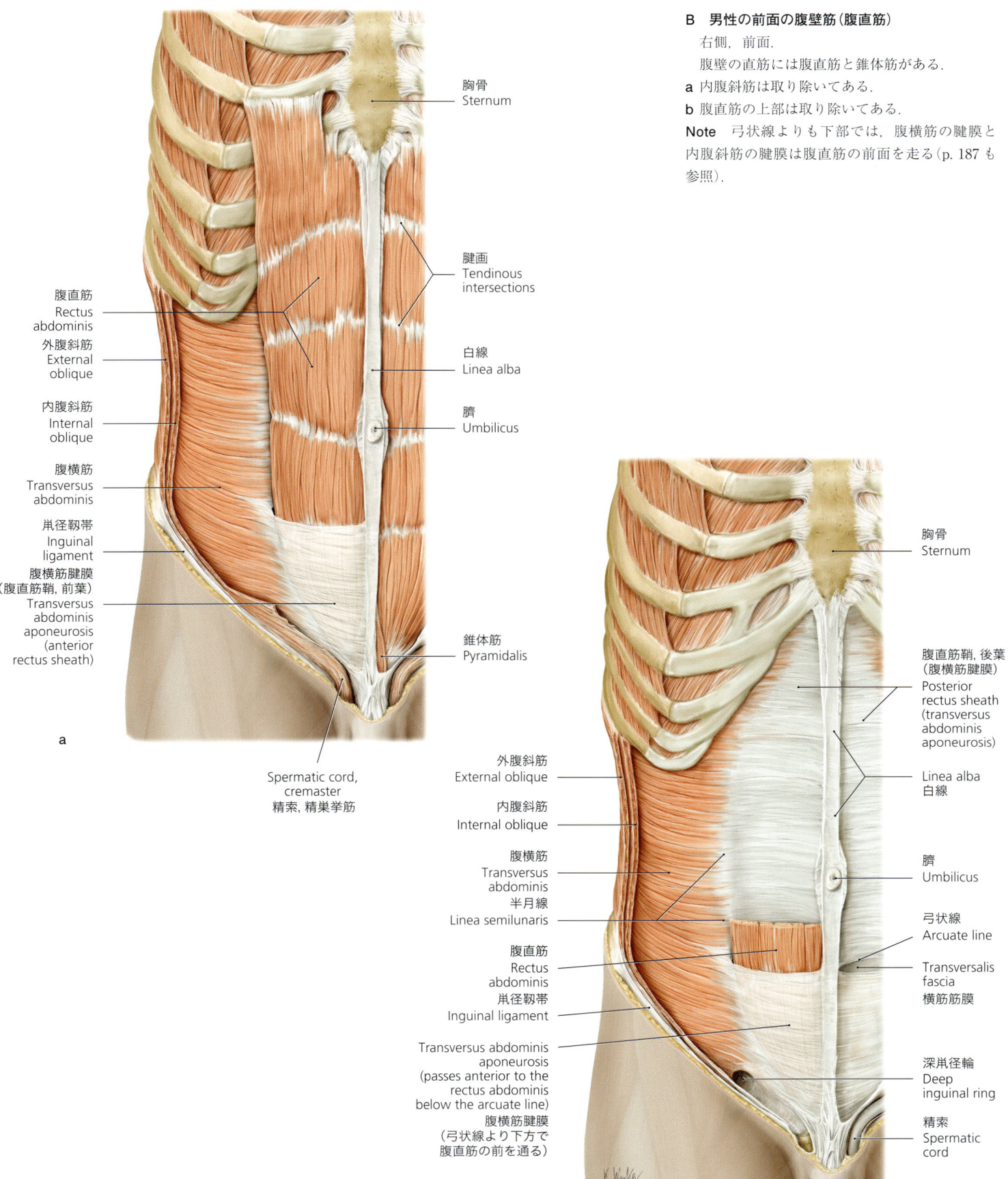

B 男性の前面の腹壁筋（腹直筋）
右側，前面．
腹壁の直筋には腹直筋と錐体筋がある．
a 内腹斜筋は取り除いてある．
b 腹直筋の上部は取り除いてある．
Note 弓状線よりも下部では，腹横筋の腱膜と内腹斜筋の腱膜は腹直筋の前面を走る（p. 187 も参照）．

3.7 腹壁と腹直筋鞘の構造 Structure of Abdominal Wall and Rectus Sheath

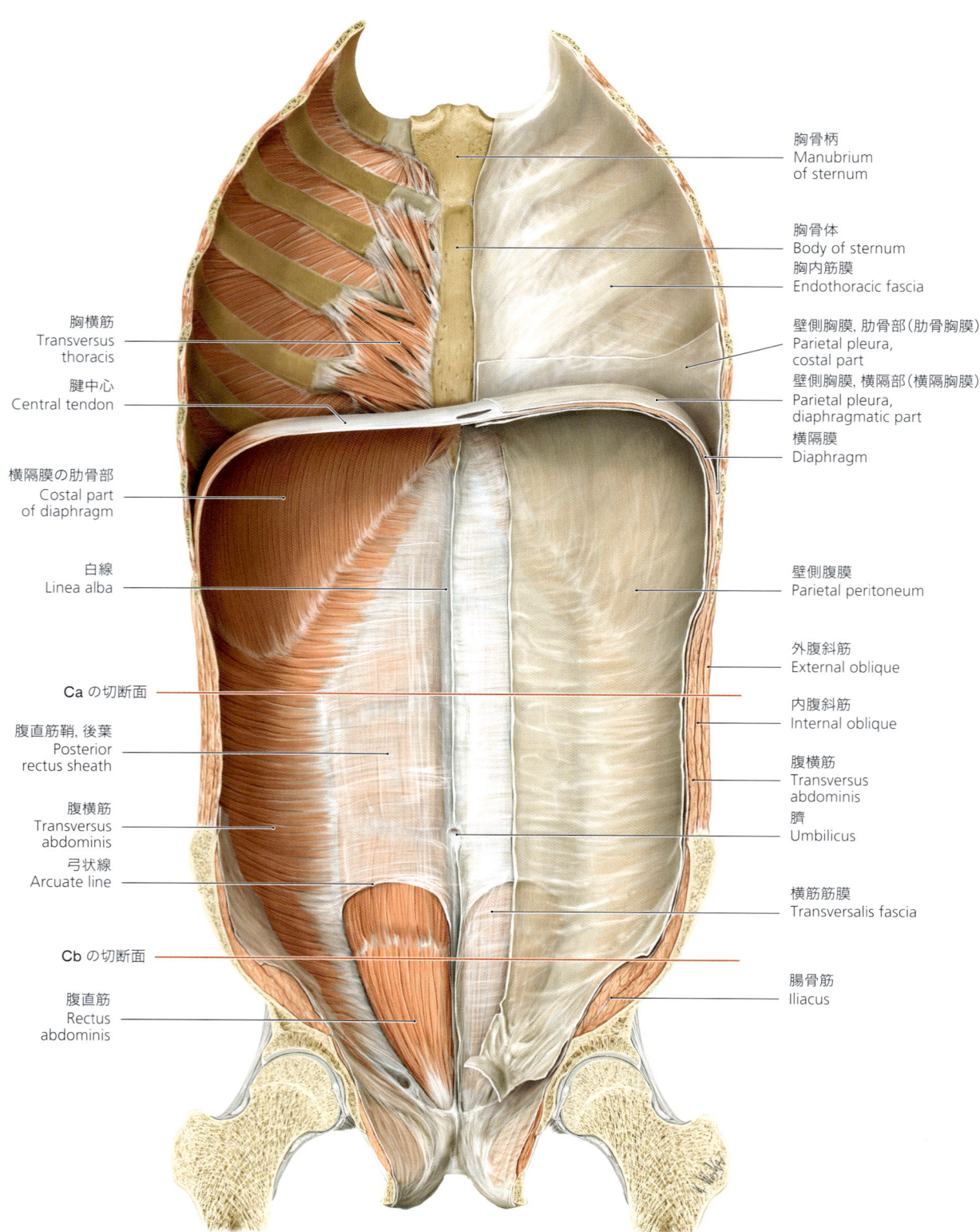

A 腹壁と腹直筋鞘の概観
　後方から，腹部内臓は取り除いてある．
　横隔膜が腹腔から胸腔をどのように分離しているのかを理解するために，横筋筋膜と壁側腹膜を左の腹壁から，胸内筋膜と壁側胸膜を左の胸壁から剝離している．

　（腹直筋を包んでいる）腹直筋鞘は，体壁に対して増大する内臓の圧力に対応するために弓状線以下で構造を変え，腹壁で特別な働きをしている（C）．腹直筋鞘は側腹筋の腱膜（ここでは横筋筋膜のみが確認できる．ほかの腱膜は隠れている）から形成され，前葉と後葉に分かれている．

B 腹壁の構造

腹壁，臍の上の高さでの横断面．上方から見る．
側腹壁では内側から外側に向かって，以下の層が区別できる．

- 壁側腹膜
- 横筋筋膜
- 腹横筋
- 内腹斜筋
- 外腹斜筋
- 浅腹筋膜[*1]
- 皮下組織[*2]と皮膚

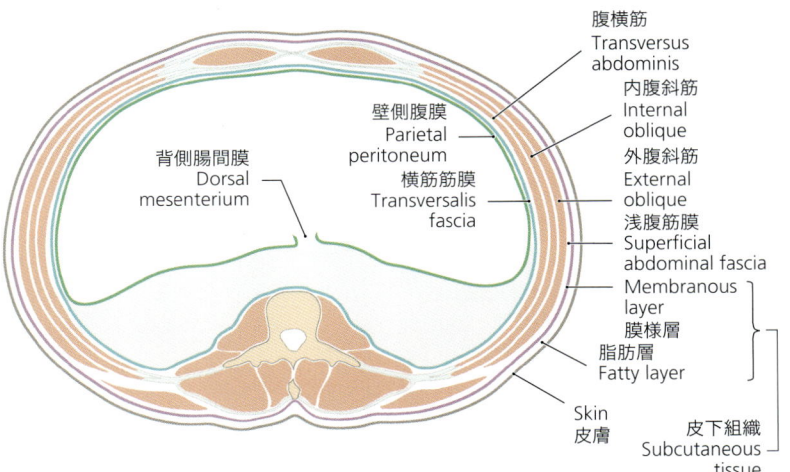

[*1]**Note** 英米系の解剖学では，皮下組織が浅筋膜 superficial fascia，深部の筋膜が被覆筋膜 investing fascia（深筋膜 deep fascia）と呼ばれる．皮下組織＝浅筋膜は，腹壁前部において以下のとおり浅層と深層に区分される．
- 浅層＝脂肪層 fatty layer は，アムステルダムの外科医で，解剖学教授であった Peter Camper（1722-1789）にちなんで**カンパー筋膜**とも呼ばれる．
- 深層＝膜様層 membranous layer は，モデナの解剖学教授および外科医であった Antonio Scarpa（1747-1832）にちなみ**スカルパ筋膜**とも呼ばれる．

脂肪層と膜様層は，現在の国際解剖学用語でそれぞれ panniculus adiposus abdominis, stratum membranosum abdominis と呼ばれており，脂肪除去や腹部形成術などで考慮するべき構造として，臨床的にも注目されている．

[*2] 訳注：皮下組織深層の膜様層と被覆筋膜浅層の浅腹筋膜は明確に区別され，ゆるくつながっている．

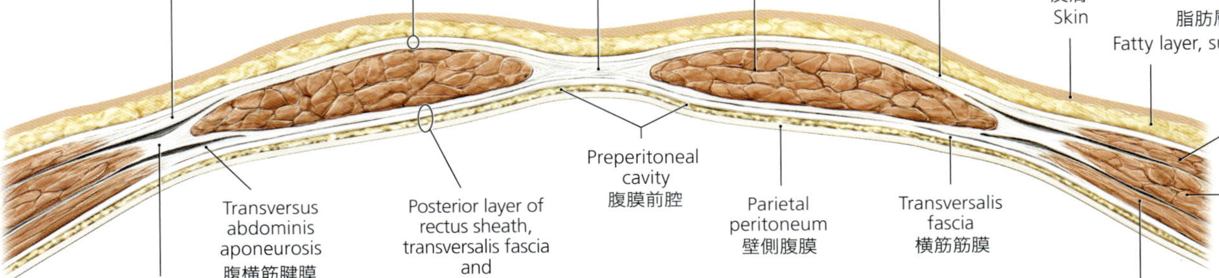

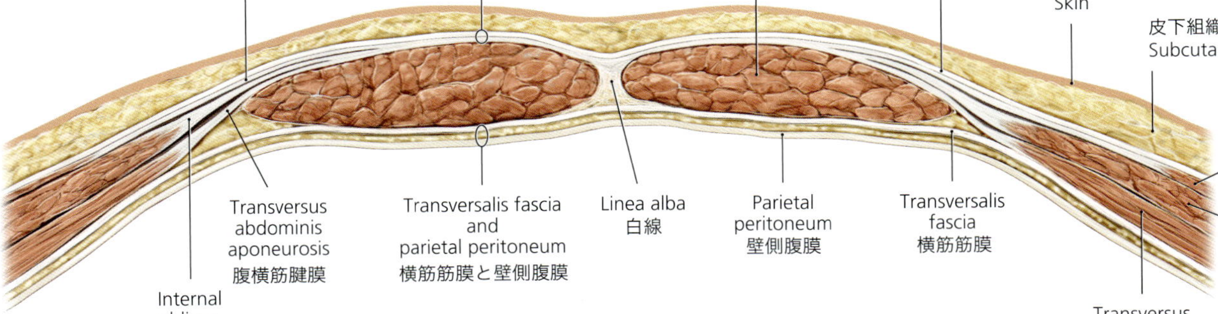

C 腹直筋鞘の構造

弓状線より上部（a）と下部（b）の腹直筋鞘の横断面．上方から見る．
側腹筋の筋膜は，前腹筋を包み，腹直筋鞘を形成する．この鞘は前葉と後葉からなり，筋を区画している．3つの側腹筋の腱膜は，弓状線より上では前葉と後葉の形成に等しく関わっている．前葉と後葉は，臍より3〜5 cm下（弓状線の高さ）で互いに融合して，腹直筋の前面を走る1つの（結果としてより安定な）膜を形成する．したがって，弓状線以下では，腹直筋鞘の後葉は欠損することになる．横筋筋膜と壁側腹膜との間にはいわゆる腹膜前腔がある．これはゆるい結合組織と脂肪からなる薄い層である（p. 224 も参照）．

3.8 骨盤底の筋：会陰域と浅筋膜の概観
Pelvic Floor Muscles: Overview of Perineal Region and Superficial Fasciae

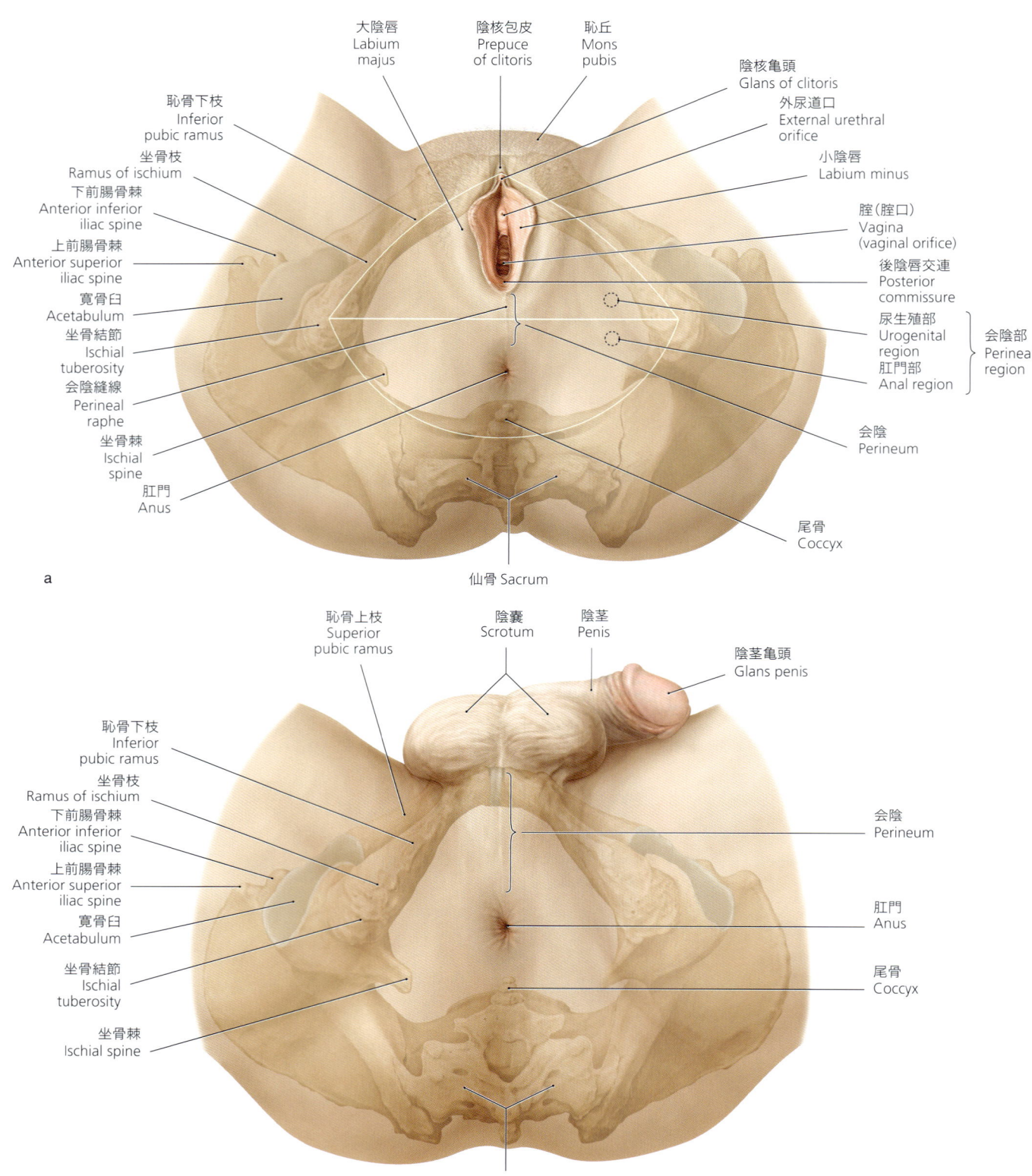

A 女性（a）と男性（b）の会陰域
切石位，尾側（下方）から見る．
　男女を問わず，会陰域は前方の尿生殖域とそのすぐ後方の肛門域から構成されている．この2つの領域は左右の坐骨結節を結ぶ線により分けられている．会陰とは，大腿と殿部の間の軟部組織から形成される領域であるが，女性の場合，産科医は肛門の前縁から腟の後陰唇交連までを会陰と呼んでいる．男性の場合，肛門から陰嚢の付け根までが会陰であり，女性に比べてかなり長い．会陰は線維性結合組織と脂肪組織，さらに線維性筋組織の塊の会陰体 perineal body（**Ba**）を含んでおり，また，会陰体は会陰腱中心 central tendon of the perineum とも呼ばれる．会陰の構造のより詳細な説明は p. 192 に記載している．

体幹 3 筋：局所解剖

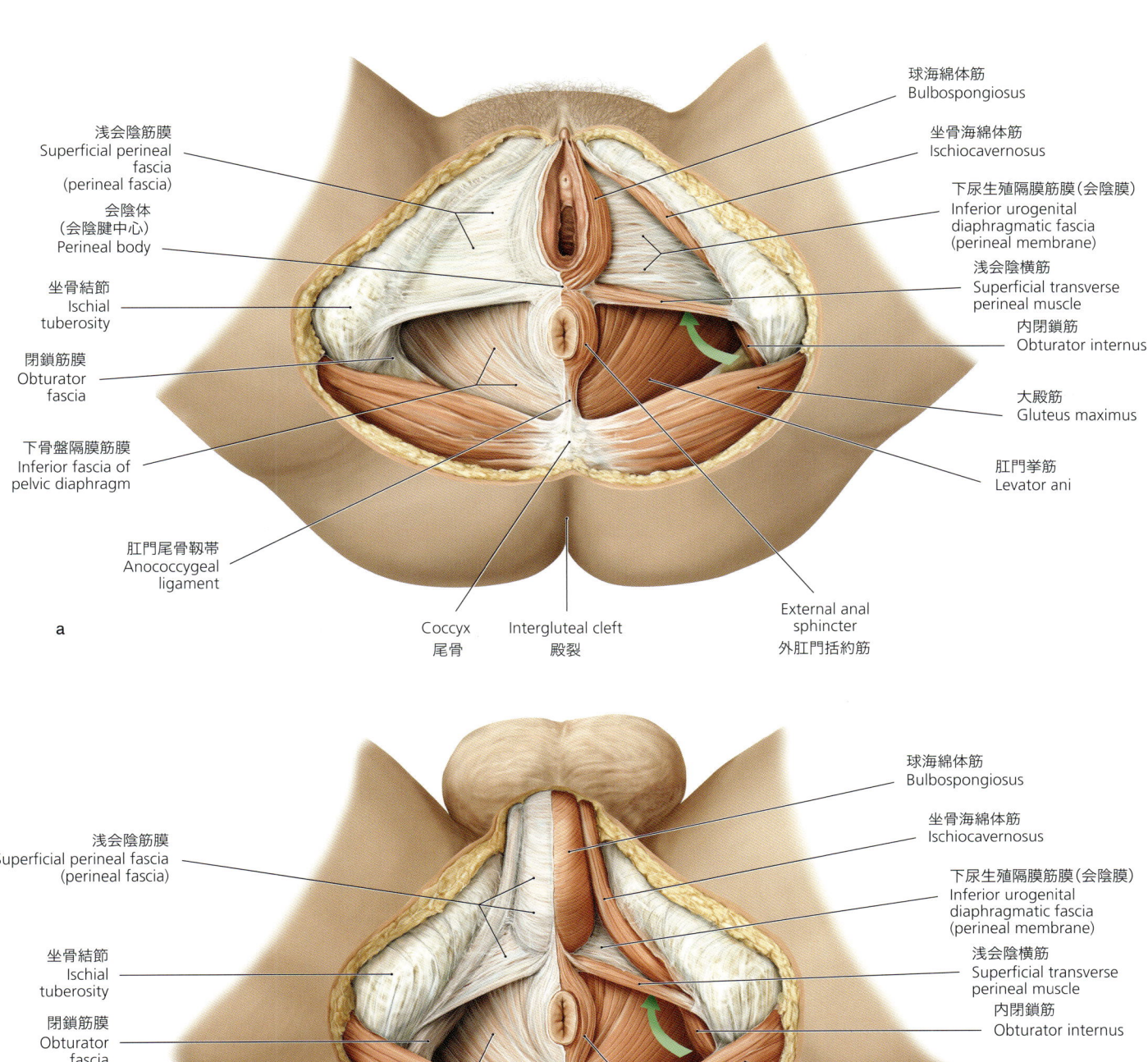

B　女性（a）と男性（b）の浅会陰筋膜

切石位，尾側（下方）から見る．

浅会陰筋膜（尿生殖域）と下骨盤隔膜筋膜（肛門域）は右側で残し，左側では取り除いてある．すなわち，どちらの図でも，左側では尿生殖部の浅会陰隙はすでに開放されていることになり，肛門部の肛門挙筋も露出している．浅会陰隙は下方（尾側）では浅会陰筋膜，上方（頭側）では会陰膜（下尿生殖隔膜筋膜）で境されており，この間隙の中央部に球海綿体筋が，側方に坐骨海綿体筋が，後方に浅会陰横筋が位置している．それぞれの図の緑色の矢印は左側の坐骨肛門窩（坐骨直腸窩）の前方の陥凹を示している（pp. 190, 191, 574 参照）．

体幹 3 筋：局所解剖

3.9 骨盤底と骨盤の腔隙：女性と男性の対比
Structure of Pelvic Floor and Pelvic Spaces: Female versus Male

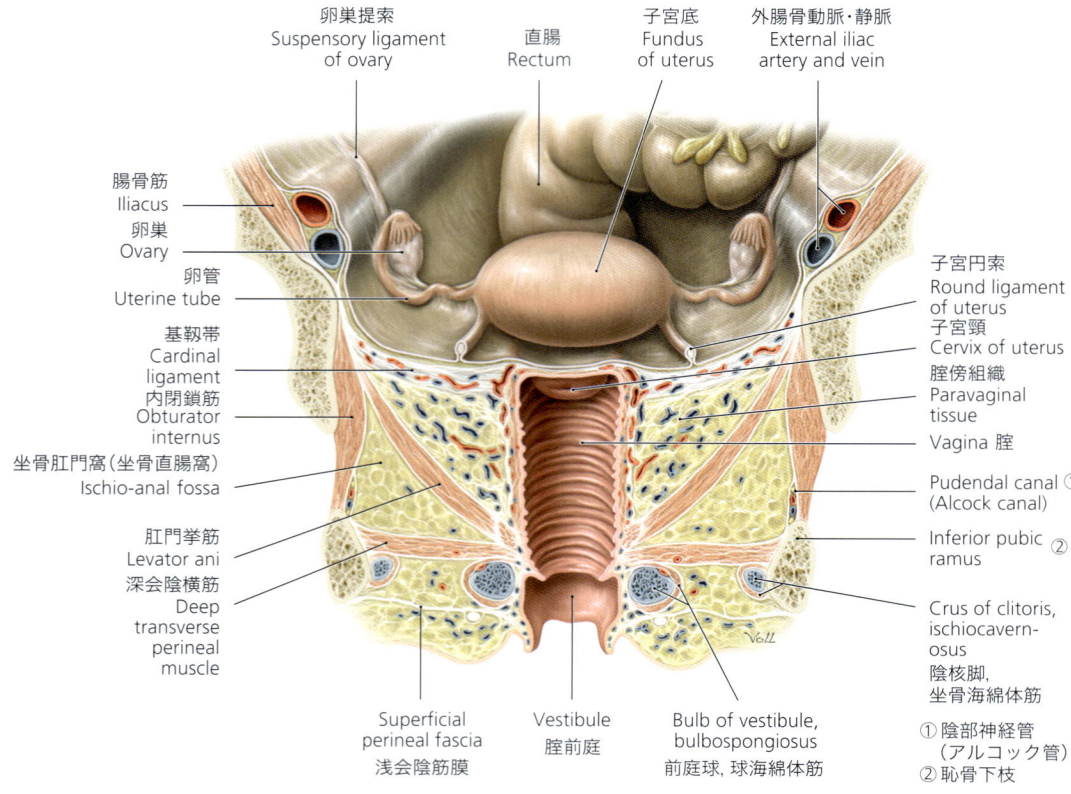

A 女性の骨盤の冠状断面（前頭断面）
前面．

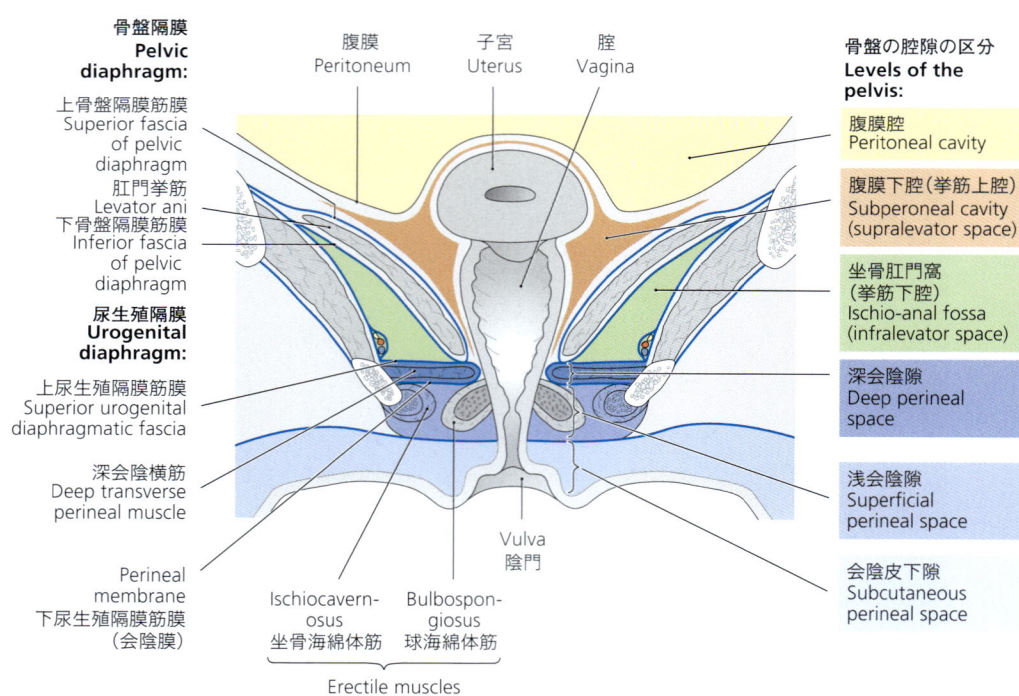

B 女性の骨盤腔，筋膜，骨盤底の筋の配列
腟の位置での冠状断面（前頭断面）．
断面の正しい方向は右上の挿入図で確認すること．骨盤腔の区分を異なる色で示している．

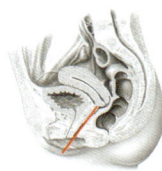

AとBの切断面

C 骨盤腔の細区分と骨盤底の構造（女性・男性共通）

骨盤腔の細区分

骨盤腔は小骨盤内に位置する腹腔の一部で，小骨盤を構成する骨格が取り巻き，分界線で大骨盤と連続している．骨盤腔は腹膜と骨盤底の構造により上層，中層，下層に区分される．
- 上層：小骨盤の腹膜腔
- 中層：腹膜下腔（挙筋上腔）
- 下層：挙筋下腔〔坐骨肛門窩（坐骨直腸窩）〕

骨盤腔の直下には，骨盤腔から分かれた深会陰隙，浅会陰隙，会陰皮下隙の3つの腔隙が存在する（A, B, F 参照）．

骨盤底の構造

骨盤底の構造に関わる3つの筋と結合組織の膜が3つの層に配列している．
- 上層：骨盤隔膜
- 中層：尿生殖隔膜
- 下層：尿生殖器系と消化管系の括約筋と勃起筋

漏斗状の骨盤隔膜は主に肛門挙筋とその上・下の筋膜（上・下骨盤隔膜筋膜）からできている．尿生殖隔膜（p.192）は筋と結合組織から形成される水平な膜で，両側の坐骨枝から恥骨下枝にかけた部分を張り渡している．この隔膜は主に深会陰横筋と下尿生殖隔膜筋膜（会陰膜）からできている．括約筋と勃起筋は，球海綿体筋，坐骨海綿体筋，外尿道括約筋，外肛門括約筋で，それぞれ筋膜を随伴している（p.170 参照）．

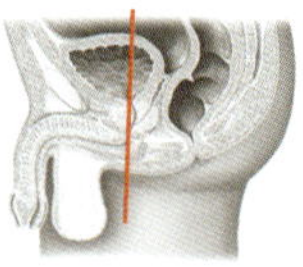

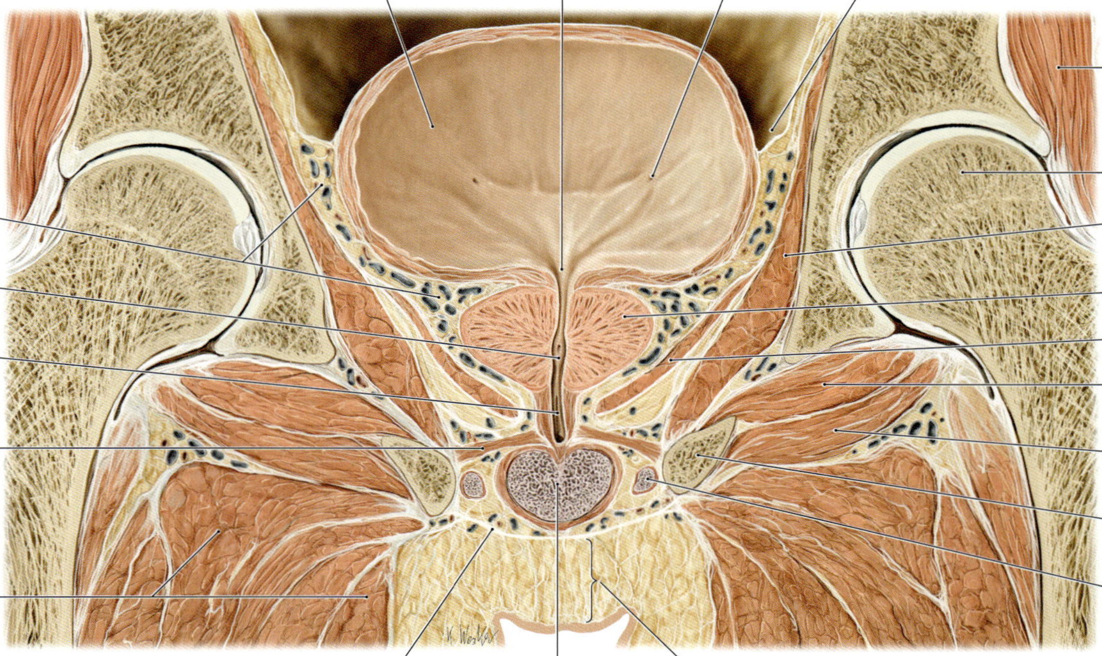

DとEの切断面

膀胱
Urinary bladder
内尿道口
Internal urethral orifice
尿管口
Ureteric orifice
膀胱傍窩
Paravesical fossa
小殿筋
Gluteus minimus
大腿骨頭
Head of femur
内閉鎖筋
Obturator internus
前立腺
Prostate
肛門挙筋
Levator ani
外閉鎖筋
Obturator externus
大腿方形筋
Quadratus femoris
恥骨下枝
Inferior pubic ramus
陰茎脚，坐骨海綿体筋
Crus of penis, ischiocavernosus
膀胱静脈叢
Venous plexus
精丘
Seminal colliculus
尿道，隔膜部
Urethra, membranous part
深会陰横筋
Deep transverse perineal muscle
内転筋群
Adductor muscles
Superficial perineal fascia (perineal fascia)
浅会陰筋膜
Bulb of penis, corpus spongiosum/ bulbospongiosus
尿道球，尿道海綿体/球海綿体筋
Subcutaneous perineal space
会陰皮下隙

D　男性の骨盤の冠状断面（前頭断面）

前面.

内閉鎖筋
Obturator internus
①
Pudendal canal
(Alcock canal)
尿道球腺
Bulbo-urethral glands
①陰部神経管
（アルコック管）
前立腺
Prostate
膀胱
Urinary bladder
骨盤の腔隙の区分
Levels of the pelvis:
腹膜腔
Peritoneal cavity
腹膜下腔（挙筋上腔）
Subperoneal cavity (supralevator space)
坐骨肛門窩（挙筋下腔）
Ischio-anal fossa (infralevator space)
深会陰隙
Deep perineal space
浅会陰隙
Superficial perineal space
会陰皮下隙
Subcutaneous perineal space
Superficial perineal fascia
浅会陰筋膜
Bulbospon-giosus
球海綿体筋
Urethra, membranous part
尿道，隔膜部
Bulb of penis
尿道球
Skin
皮膚

E　男性の骨盤腔，筋膜，骨盤底の筋の配列

前立腺の位置での冠状断面（前頭断面）（断面の正しい方向を左上の挿入図で確認のこと）．骨盤腔の区分を異なる色で示している．

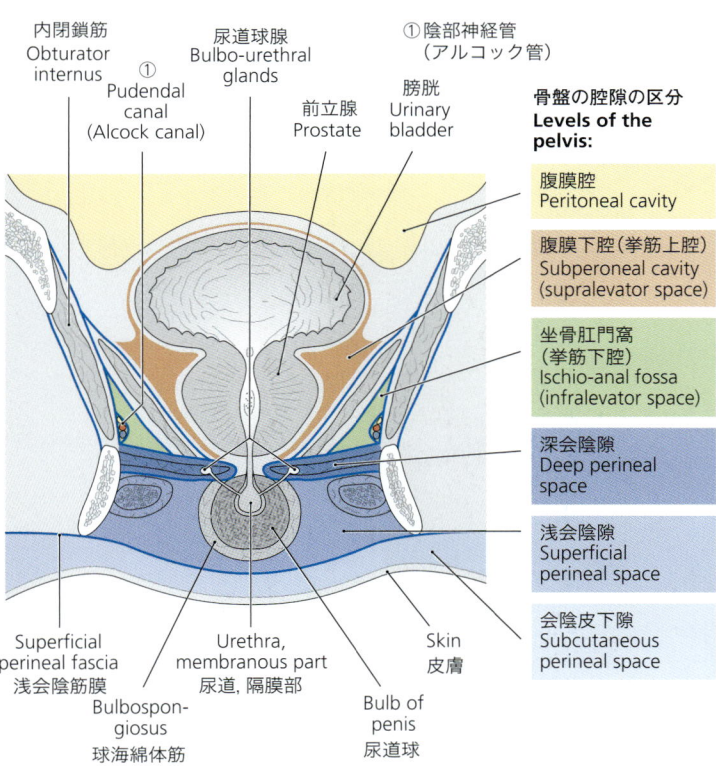

F　男性と女性の深会陰隙と浅会陰隙の境界と内容

深会陰隙

・境界
- 会陰膜（下尿生殖隔膜筋膜）
- 上骨盤隔膜筋膜
- 浅会陰横筋

・内容（[　]は女性）
- 深会陰横筋
- 尿道括約筋
- 尿道の隔膜部
- 尿道球腺[大前庭腺]
- 内陰部動・静脈の終枝
- 陰部神経の終枝

浅会陰隙

・境界
- 浅会陰筋膜
- 会陰膜（下尿生殖隔膜筋膜）
- 浅会陰横筋

・内容（[　]は女性）
- 尿道球[前庭球]
- 陰茎海綿体の脚[陰核の脚，体，亀頭]
- 球海綿体筋
- 坐骨海綿体筋
- 内陰部動・静脈の終枝
- 陰部神経の終枝

会陰皮下隙は浅会陰筋膜と皮膚の間に位置し，ほとんど脂肪組織で占められている．

3.10 女性の骨盤底・壁の筋 Muscles of the Female Pelvic Floor and Wall

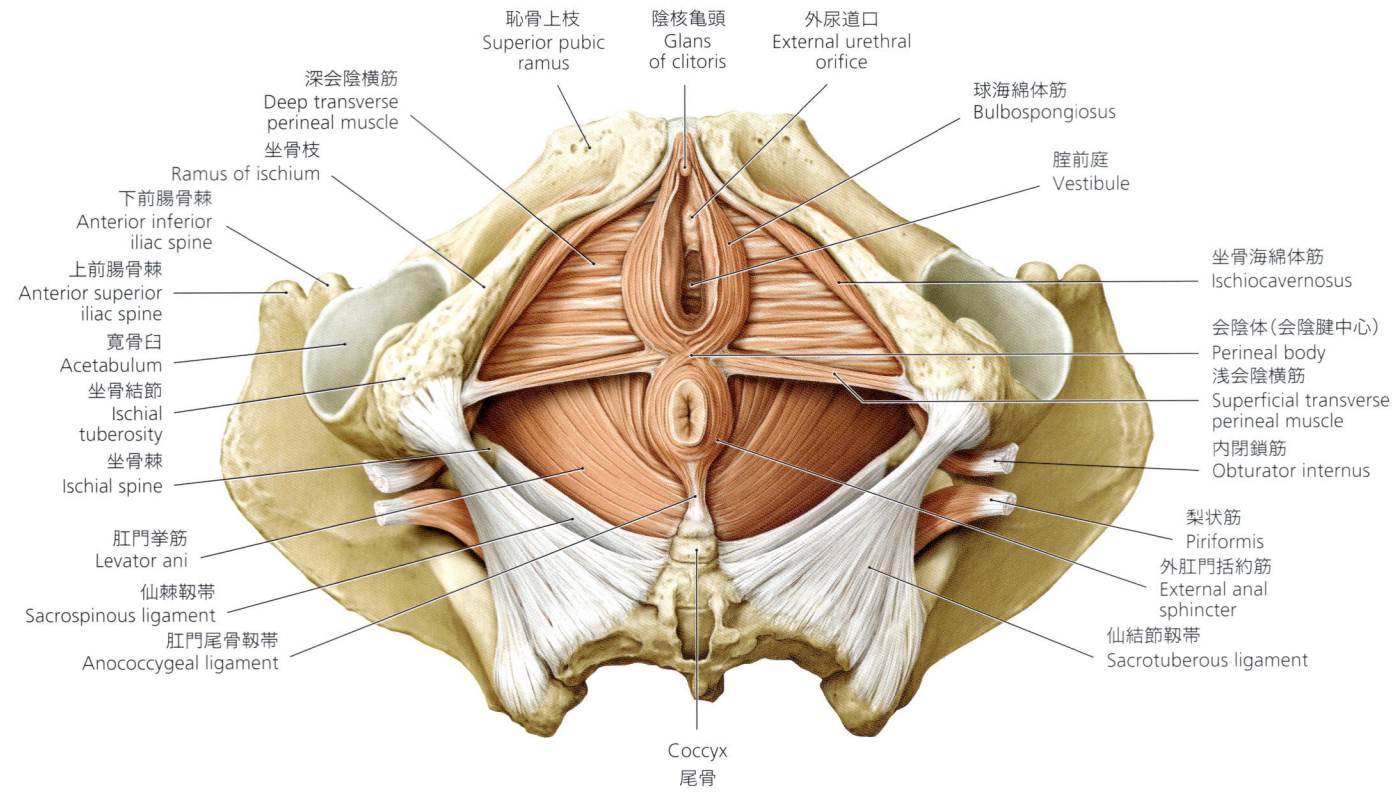

A 筋膜を取り除いた後の骨盤底の筋
女性の骨盤，下面．

BからDにかけて表層から順番に筋を取り除き，筋の層構成を一連の像として示している．肛門挙筋についてはp.194でさらに詳しく記述している．

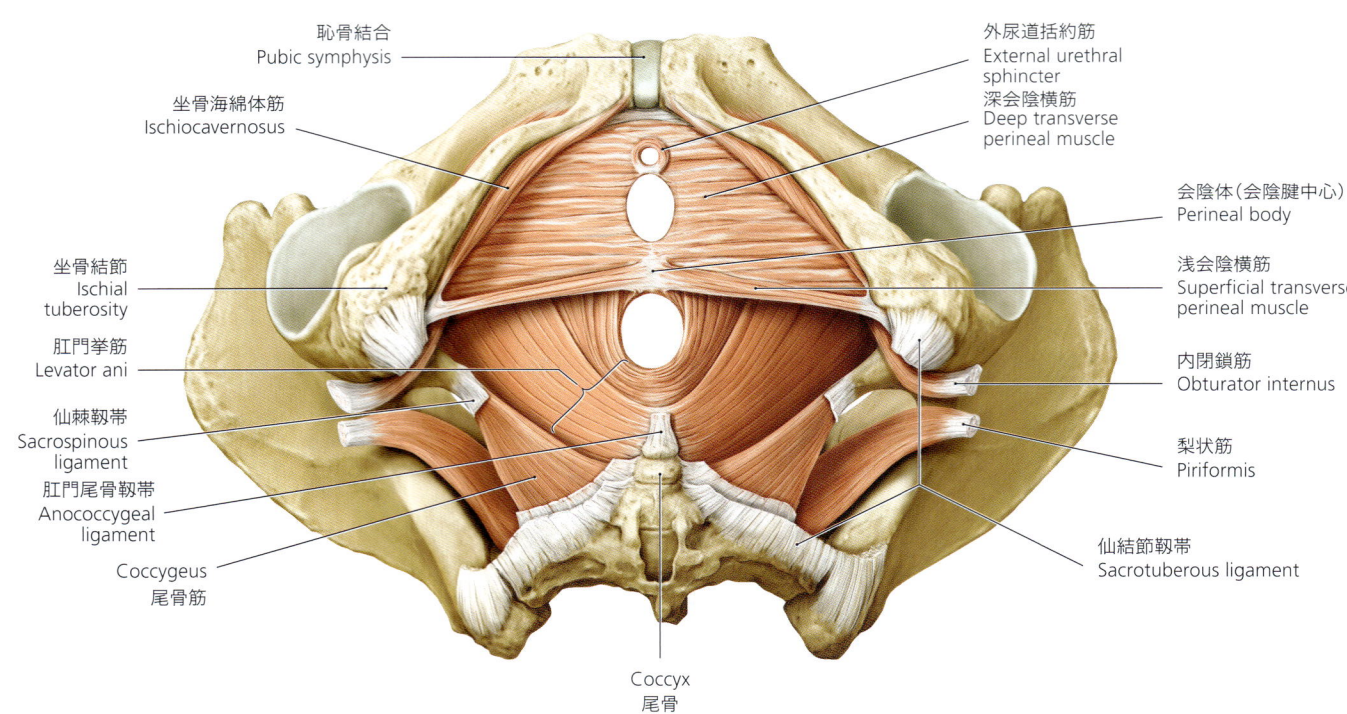

B 括約筋を取り除いた後の骨盤底の筋
女性の骨盤，下面．
尿生殖器と消化管から括約筋（球海綿体筋と外肛門括約筋）を取り除いてある．外尿道括約筋は残してある．

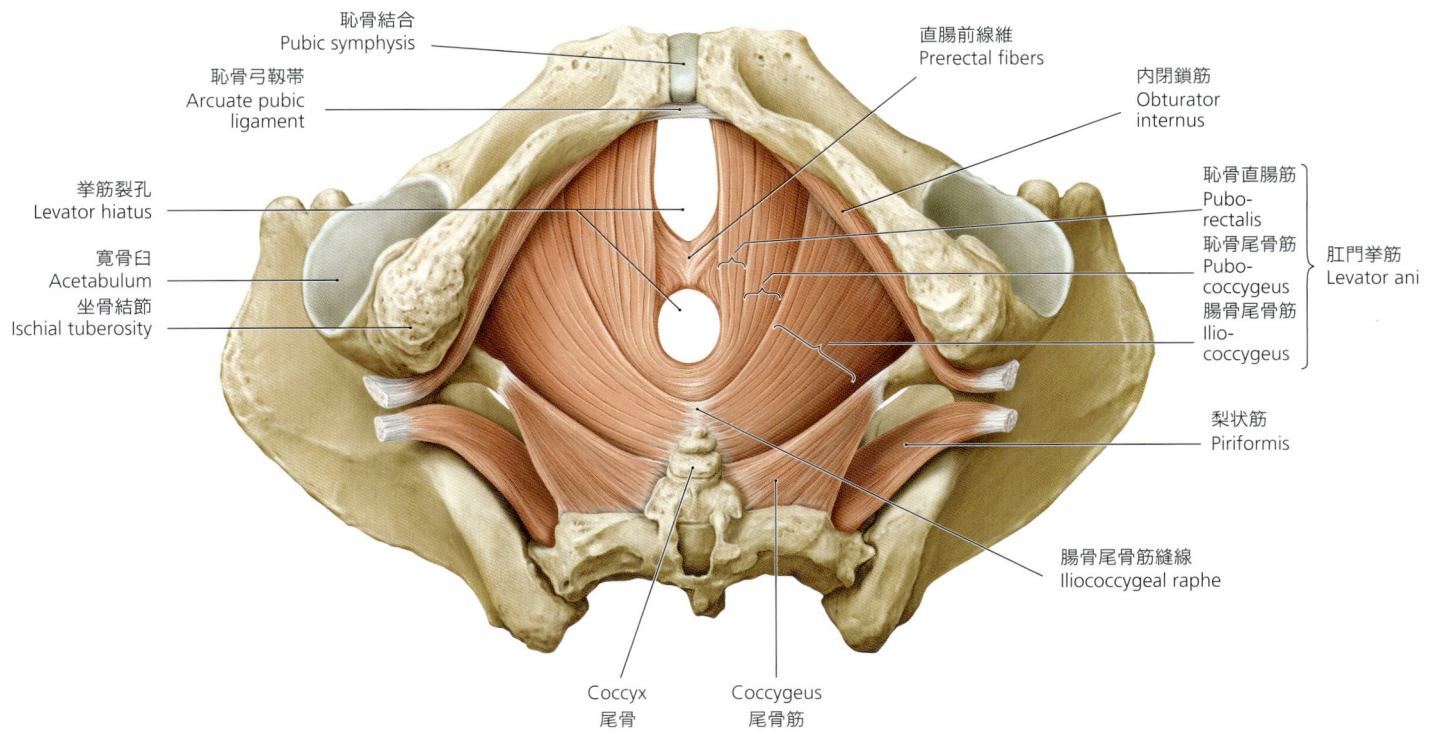

C 尿生殖隔膜を取り除いた後の骨盤底の筋
女性の骨盤，下面．
尿生殖隔膜の筋群（＝浅会陰横筋，深会陰横筋，および坐骨海綿体筋）を取り除いてある．

Note 恥骨直腸筋の2脚（"挙筋脚"）で境界される挙筋裂孔の開口部と，恥骨直腸筋から分束した直腸前線維に注意する．直腸前線維は結合組織と平滑筋が絡み合い，会陰の線維筋網を形成している（p. 188参照）．

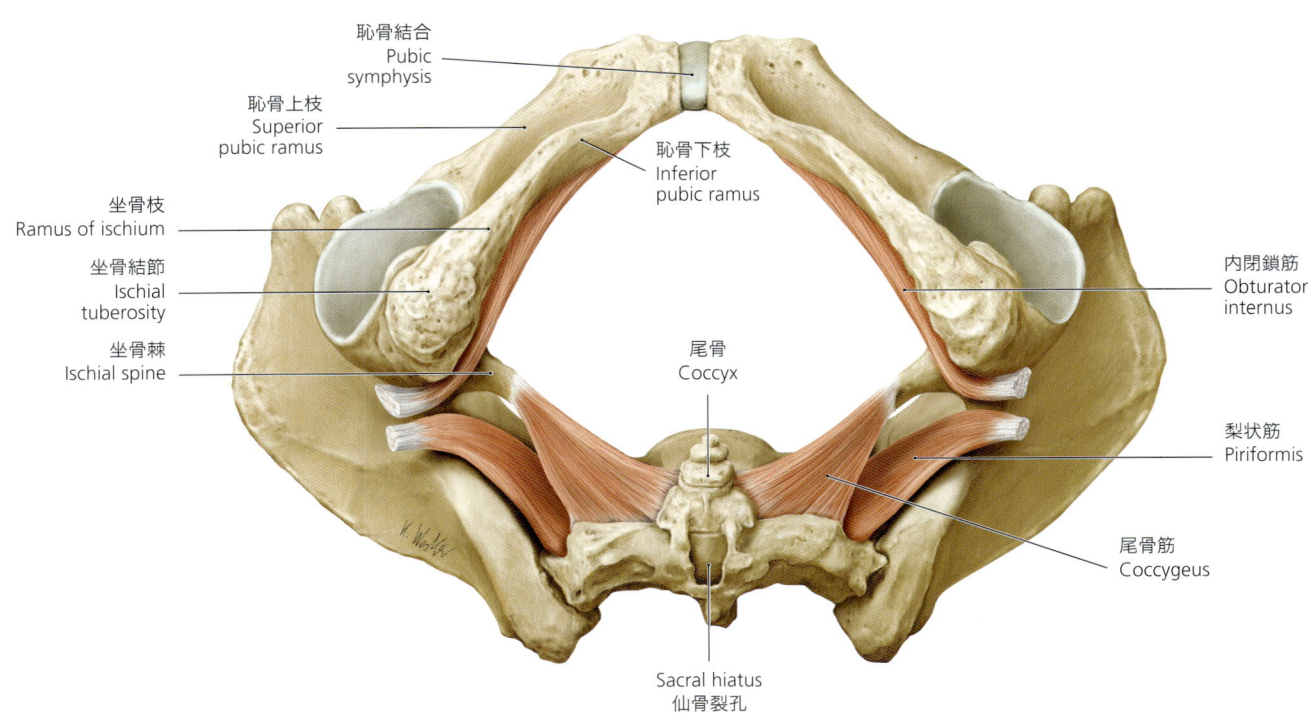

D 骨盤壁の筋（小骨盤の壁の筋）
女性の骨盤，下面．
すべての骨盤底の筋を取り除き，骨盤の"壁"の筋（内閉鎖筋，尾骨筋，梨状筋）を残している．これらの筋は，小骨盤の骨格とともに，骨盤壁を構成し，骨盤下口の後方を閉鎖している．
内閉鎖筋とその筋膜は腸骨尾骨筋の起始腱を形成し，複合体である肛門挙筋の一部となっている（肛門挙筋腱弓，p. 195参照）．

3.11 骨盤底の筋：肛門挙筋 Pelvic Floor Muscles: Levator ani

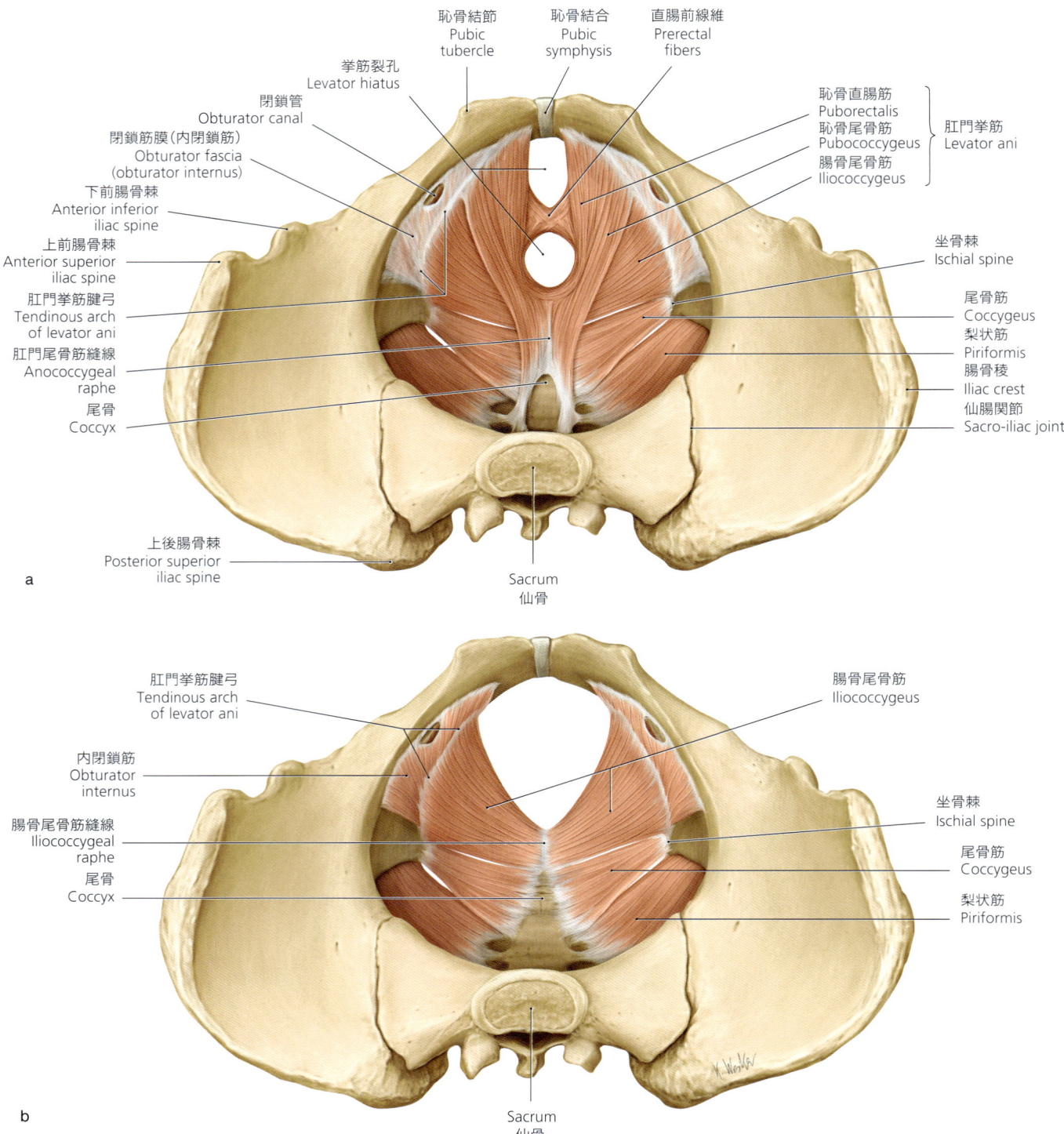

A 肛門挙筋の構成と骨盤壁の筋
女性の骨盤，上面．

a 肛門挙筋は3つの部分（恥骨直腸筋，恥骨尾骨筋，腸骨尾骨筋）から構成されている．この筋は骨盤壁の前方から側方にかけて，恥骨結合の中央から坐骨棘までの線上（＝肛門挙筋腱弓）から起こる．恥骨直腸筋は排便の抑制に働き，外肛門括約筋（ここでは見えない）を助けて，肛門を閉じた状態に保つ．この筋は恥骨結節の両側の恥骨上枝から起こり，後方に向かい尿生殖器と消化器の管を過ぎて，直腸をぐるりと取り巻くように走り，そこで筋線維が外肛門括約筋の深部と絡み合う．すなわちアーチ状の門のような形状を示し（「挙筋裂孔」），2つの脚（挙筋脚）は挙筋裂孔の境界となる．恥骨直腸筋の収縮によって直腸壁は前方，すなわち恥骨方向に引っ張られ，それにより肛門直腸角（直腸と肛門の間の屈曲＝会陰曲）が鋭角になり，肛門管が閉鎖される．

b 恥骨直腸筋と恥骨尾骨筋は取り除いてある．尾骨筋（仙棘靱帯上を走る筋線維）と梨状筋は骨盤下口後方の仙骨の両側部分を完全に閉じている．

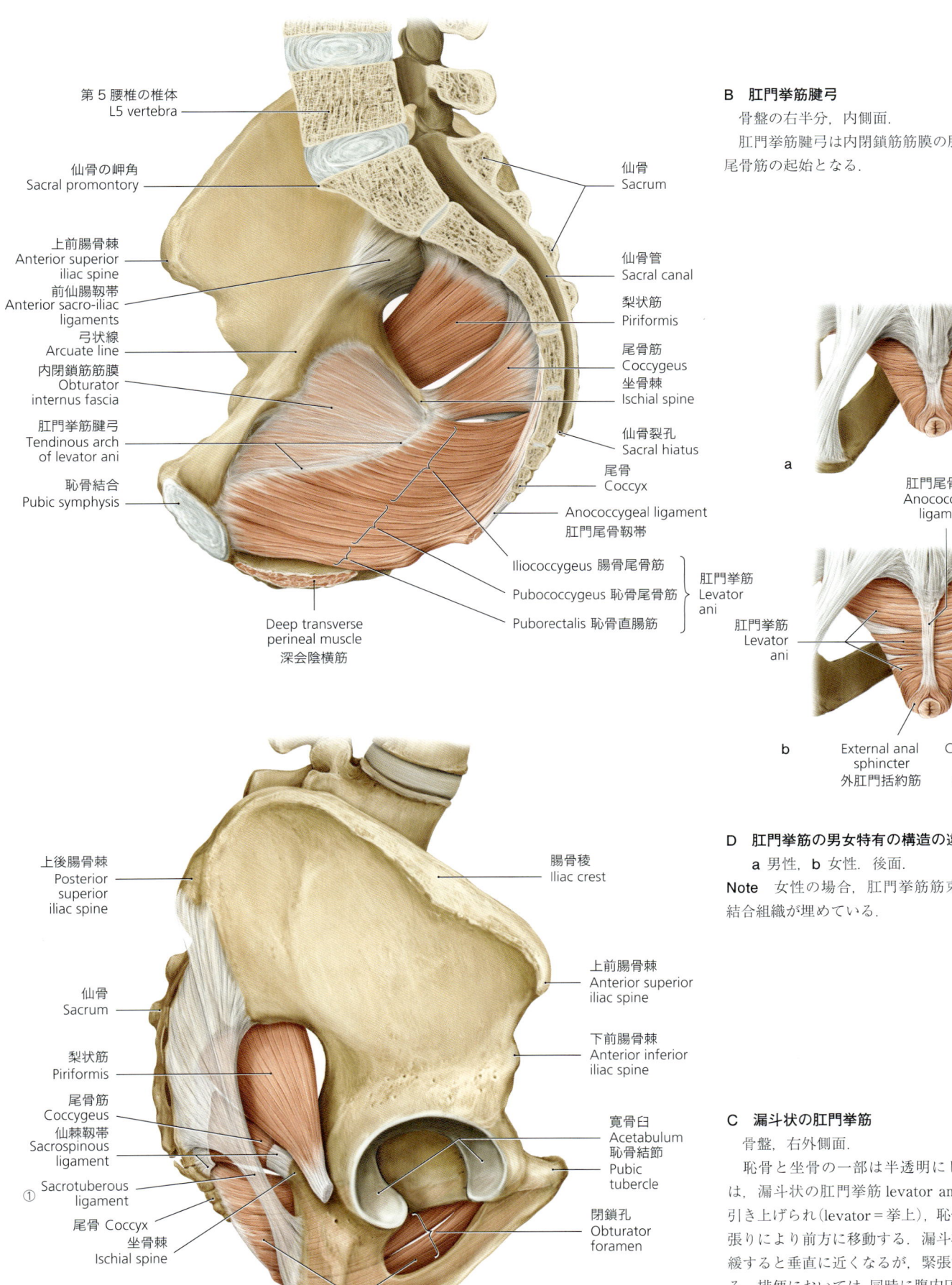

B 肛門挙筋腱弓

骨盤の右半分，内側面．

肛門挙筋腱弓は内閉鎖筋筋膜の肥厚部で，腸骨尾骨筋の起始となる．

D 肛門挙筋の男女特有の構造の違い

a 男性，b 女性．後面．

Note 女性の場合，肛門挙筋筋束の間の間隙を結合組織が埋めている．

C 漏斗状の肛門挙筋

骨盤，右外側面．

恥骨と坐骨の一部は半透明にしてある．肛門は，漏斗状の肛門挙筋 levator ani の収縮により引き上げられ（levator＝挙上），恥骨直腸筋の引っ張りにより前方に移動する．漏斗状の挙筋は，弛緩すると垂直に近くなるが，緊張すると平坦になる．排便においては，同時に腹内圧が上昇するが，肛門挙筋の周囲の部分のみが収縮する．恥骨直腸筋を含む括約筋に近い部分は弛緩するため，肛門は下降し，開放された肛門管の中を糞便が押し出されることになる．

3.12 骨盤底の筋：男性と女性の器官・脈管との関係
Pelvic Floor Muscles: Their Relation to Organs and Vessels in Males and Females

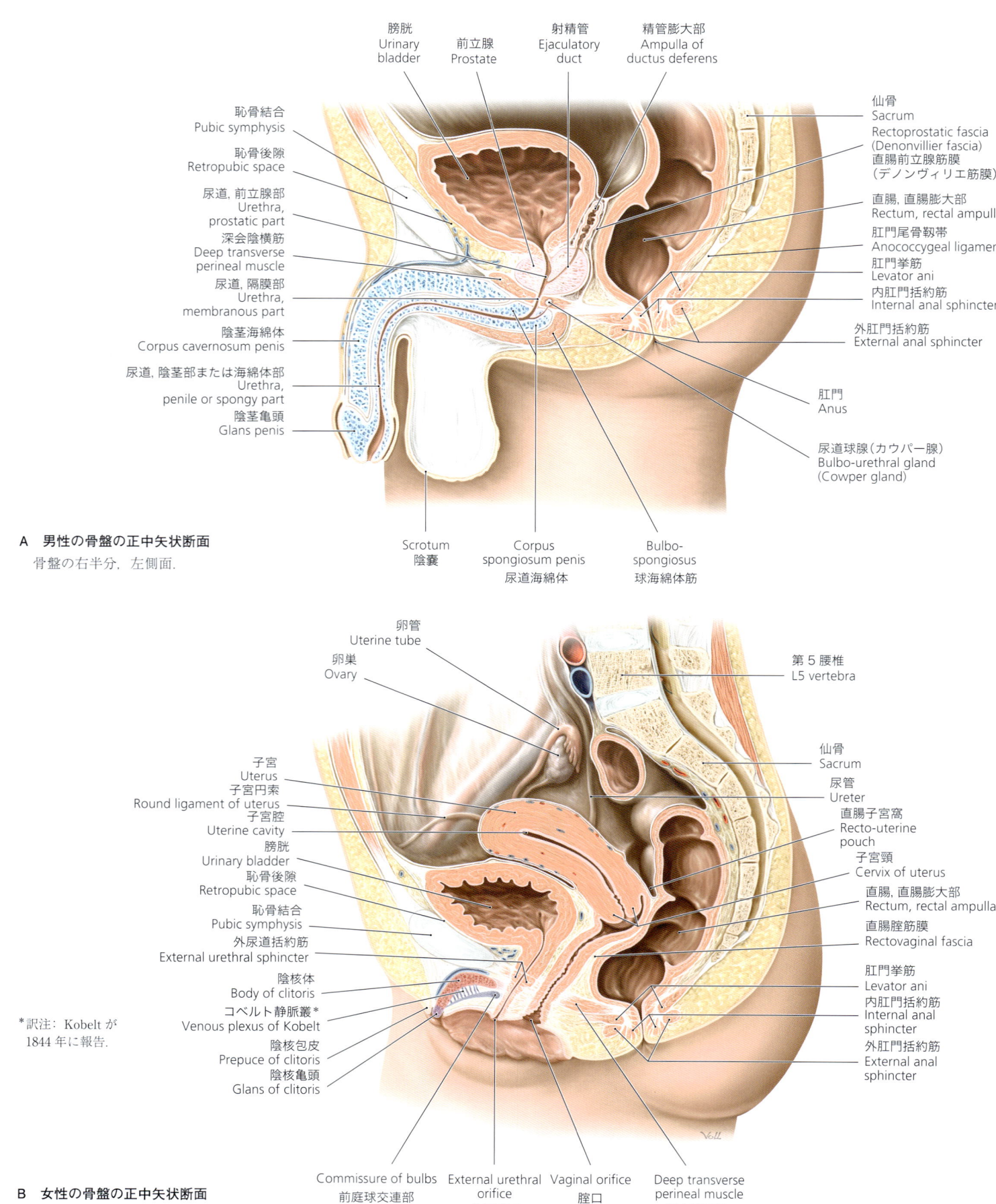

A 男性の骨盤の正中矢状断面
骨盤の右半分，左側面．

*訳注：Kobelt が 1844 年に報告．

B 女性の骨盤の正中矢状断面
骨盤の右半分，左側面．

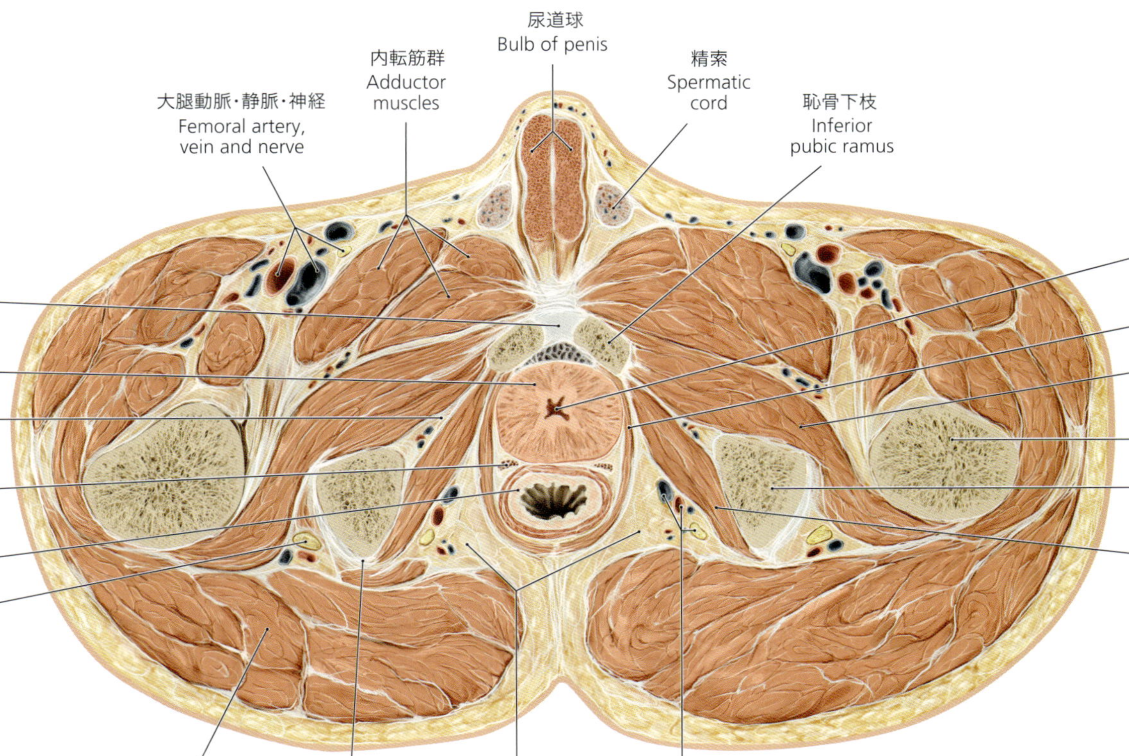

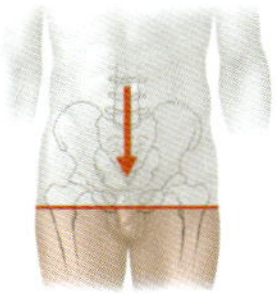

体幹 3 筋：局所解剖

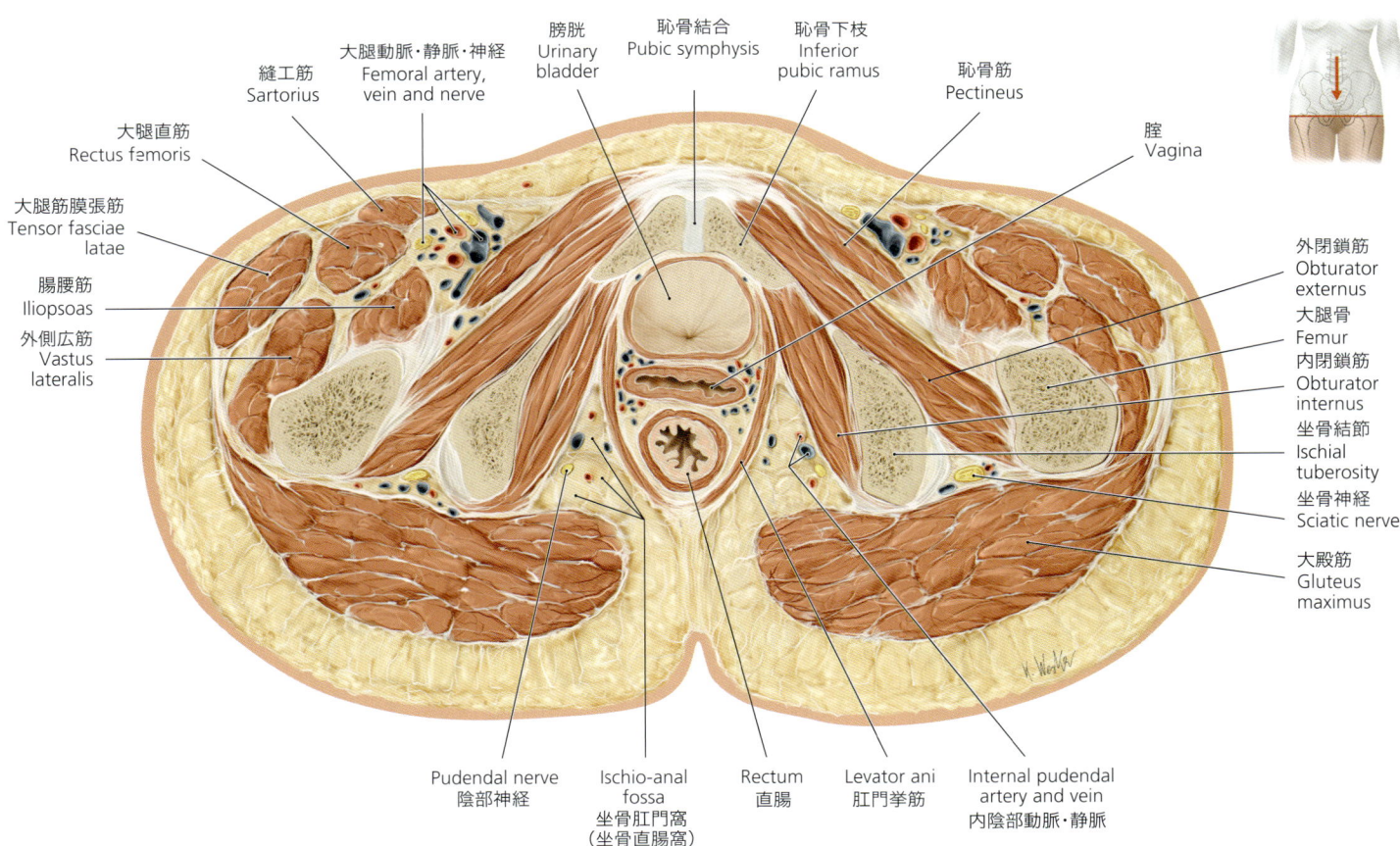

C 男性の骨盤の横断面
上面.

D 女性の骨盤の横断面
上面.

体幹　4　神経と脈管：形態と位置

4.1 動脈 Arteries

A　体幹の動脈の概観

体幹の神経と脈管の構築は，体幹壁の分節構成を反映している．特に胸部における分節構成は明確である．実際，肋間隙には1組ずつの肋間動脈・静脈・神経が備わる．

胸壁に分布する主要な動脈は大動脈から分岐する肋間動脈と内胸動脈の前肋間枝である．
- 第1・2肋間動脈：最上肋間動脈から分岐する．最上肋間動脈は肋頸動脈の枝(Da 参照)
- 第3-11肋間動脈：各動脈から後枝・側副枝・外側皮枝が出る(Db 参照)
- 筋横隔動脈：内胸動脈の2本の終枝の1本．肋骨弓の後方を走行する(B 参照)
- 肋下動脈：第12肋間動脈(B 参照)
- 内胸動脈の前肋間枝(B 参照)

体幹の前壁，側壁，後壁には，このほか多数の"所属"動脈が分布する．

体幹の前壁
- 貫通枝：内胸動脈から分岐する．乳房に分布する内側乳腺枝など(Db 参照)
- 上腹壁動脈：内胸動脈の終枝(B, C 参照)
- 下腹壁動脈：外腸骨動脈から分岐する(B, C 参照)
- 浅腹壁動脈(B 参照)
- 浅腸骨回旋動脈(B 参照)
- 深腸骨回旋動脈(B 参照)

体幹の後壁
- 後枝：肋間動脈から分岐する．後枝は内側皮枝，外側皮枝，脊髄枝に分かれる(Dc 参照)
- 第1-4腰動脈：後枝と脊髄枝に分かれる(B 参照)
- 正中仙骨動脈(B 参照)

体幹の側壁
- 最上胸動脈(B 参照)
- 胸肩峰動脈(B 参照)
- 外側胸動脈(B 参照)
- 外側皮枝：肋間動脈から分岐する．主として乳房に枝を送る．外側乳腺枝(Db 参照)
- 腸腰動脈：内腸骨動脈から分岐する．腸骨枝，腰枝，脊髄枝に分かれる(B 参照)

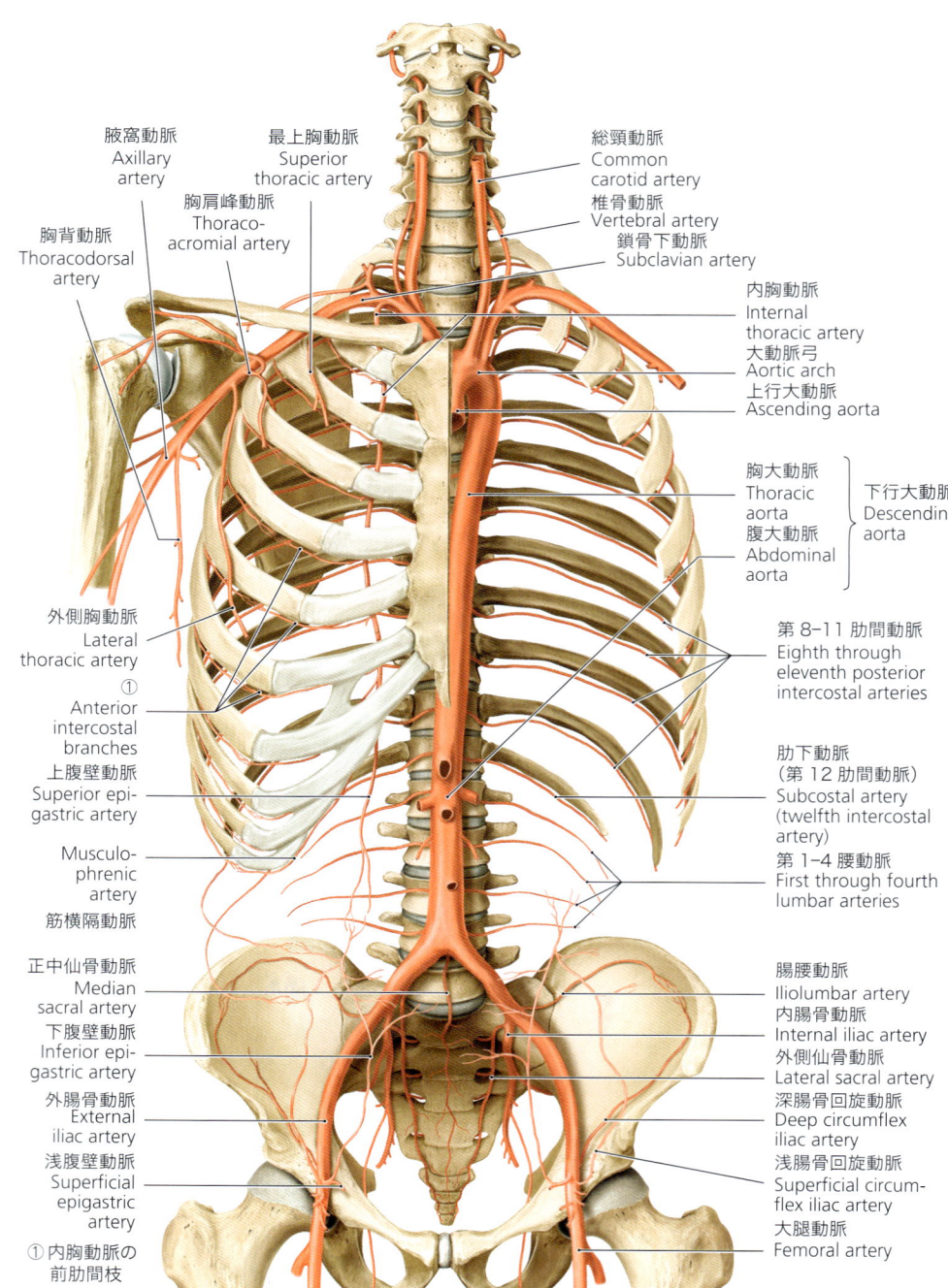

B　体幹壁の動脈

前面．左肋骨の前部を取り除いてある．

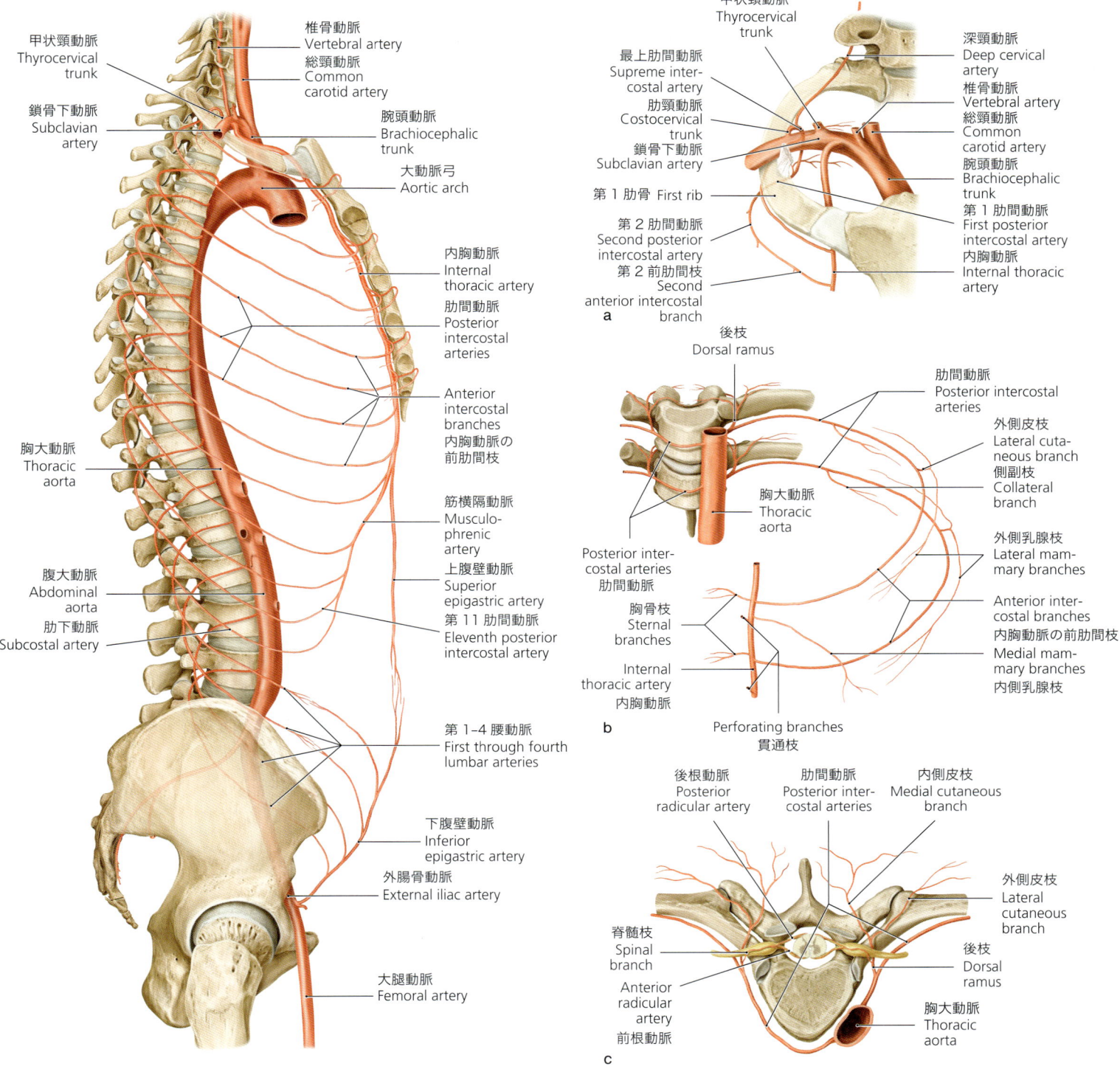

C 体幹壁の動脈
右側面.

D 肋間動脈の走行と分枝
a 最上肋間動脈. 前面. 第1・2肋間動脈が分岐する.
Note 第1・2肋間動脈は胸大動脈の枝ではなく, 最上肋間動脈から分岐する. 最上肋間動脈は鎖骨下動脈枝の甲状頸動脈から分岐する.
b 第3-11肋間動脈. 前面. 胸大動脈から分節ごとに分岐する.
Note 前肋間枝は鎖骨下動脈枝の内胸動脈から分岐する. 一方, 肋間動脈は胸大動脈から直接分岐する.
c 肋間動脈の枝. 上面.

4.2 静脈 Veins

A 体幹壁の静脈の概観

体幹壁の静脈は大静脈系と奇静脈系に流入する（B 参照）．大静脈系では，下大静脈と上大静脈の流域が区別され，両者は腹部と胸部の間が境界になる．上大静脈系と下大静脈系は大静脈間吻合（側副静脈路）で連絡している．

上大静脈系
- 奇静脈（B 参照）
- 最上肋間静脈（腕頭静脈へ）（B 参照）
- 前肋間静脈（内胸静脈，鎖骨下静脈へ）（D 参照）
- 上腹壁静脈（内胸静脈，鎖骨下静脈へ）
- 外側胸静脈（腋窩静脈へ）（C 参照）
- 胸腹壁静脈（腋窩静脈へ）（C 参照）

下大静脈系（B 参照）
- 肋間静脈（下部胸壁のみ） ⎫ 上行腰静脈へ
- 肋下静脈 ⎭
- 第1-4腰静脈 ⎫
- 腸腰静脈 ⎬ 総腸骨静脈へ
- 正中仙骨静脈へ ⎭
- 外側仙骨静脈 ⎫
- 深腸骨回旋静脈 ⎬ 外腸骨静脈へ
- 下腹壁静脈 ⎭
- 閉鎖静脈（p. 220 参照） ⎫ 内腸骨静脈へ
- 内陰部静脈（p. 238 参照） ⎭
- 外陰部静脈 ⎫
- 浅腸骨回旋静脈 ⎬ 大腿静脈へ
- 浅腹壁静脈 ⎭

奇静脈系（B 参照）
- 上肋間静脈（の多く）
- 肋間静脈
- 半奇静脈
- 副半奇静脈
- 脊柱の静脈（Ea 参照）

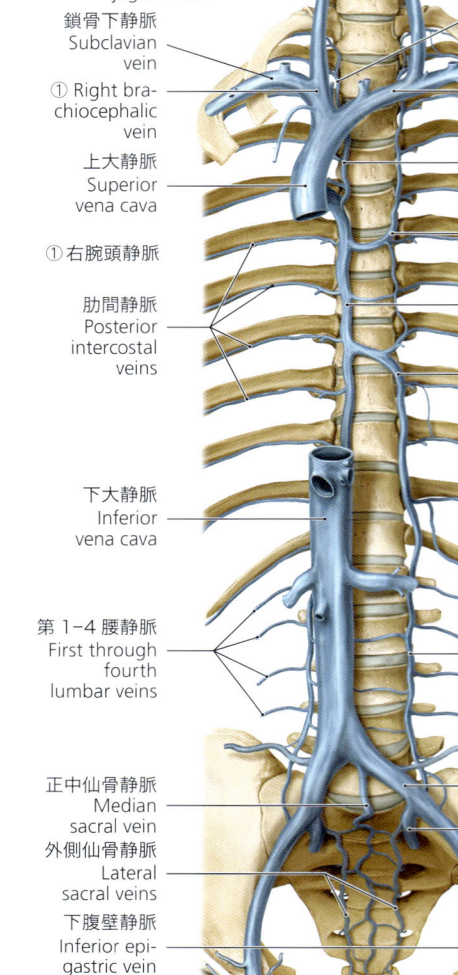

B 体幹の主要静脈
前面．

C 体幹前壁の浅在静脈
前面．

いずれも通常は触知できないくらい細い静脈であるが，門脈大静脈吻合においては重要な通路となる．この場合，肝臓の門脈は臍傍静脈を経て上・下大静脈系に連絡する．

アルコール多飲が原因となる肝硬変症などの肝疾患では門脈圧亢進がみられる．肝臓内を通過できない門脈血は臍傍静脈（p. 220 参照）に迂回して，臍部から体幹前壁の浅在静脈に注いだ後，最終的に心臓に還流する．浅在静脈の血流が増加するため，血管は数珠状に拡張し，腹壁に蛇行するため触診できるようになる．この静脈の変化は蛇行し，拡張した静脈が臍から涌き出る様子がゴルゴン Gorgon（ギリシャ神話の三姉妹の怪物）の頭髪に似ていることから，"メドゥーサの頭 caput medusae" と名付けられている．

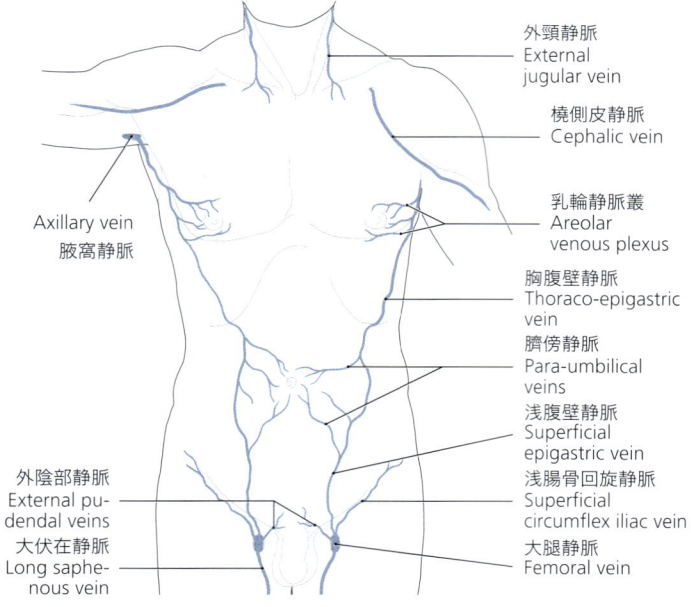

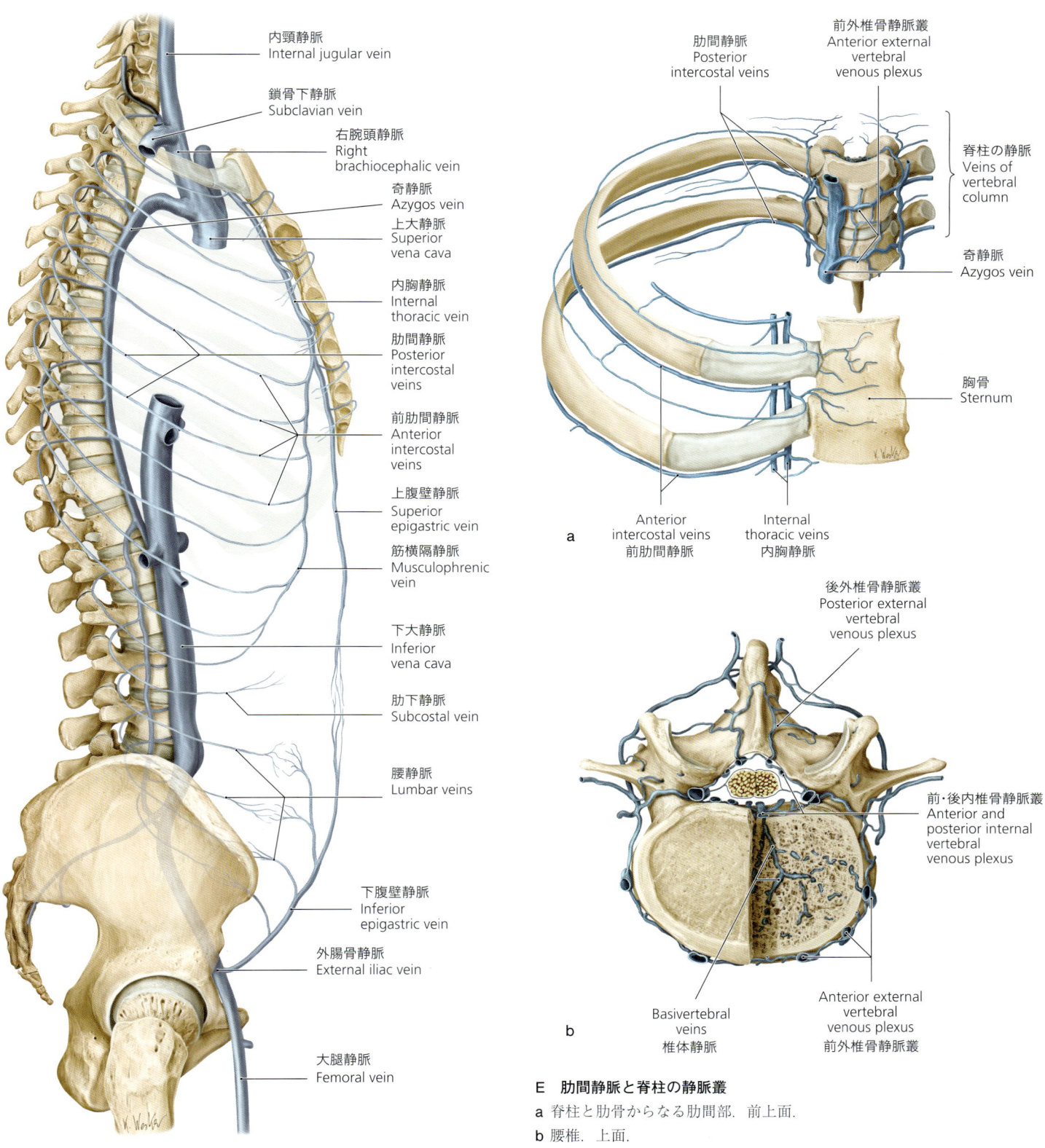

体幹　4　神経と脈管：形態と位置

D　体幹壁の静脈
右側面.

E　肋間静脈と脊柱の静脈叢
a 脊柱と肋骨からなる肋間部. 前上面.
b 腰椎. 上面.

4.3 リンパ管とリンパ節 Lymphatic Vessels and Lymph Nodes

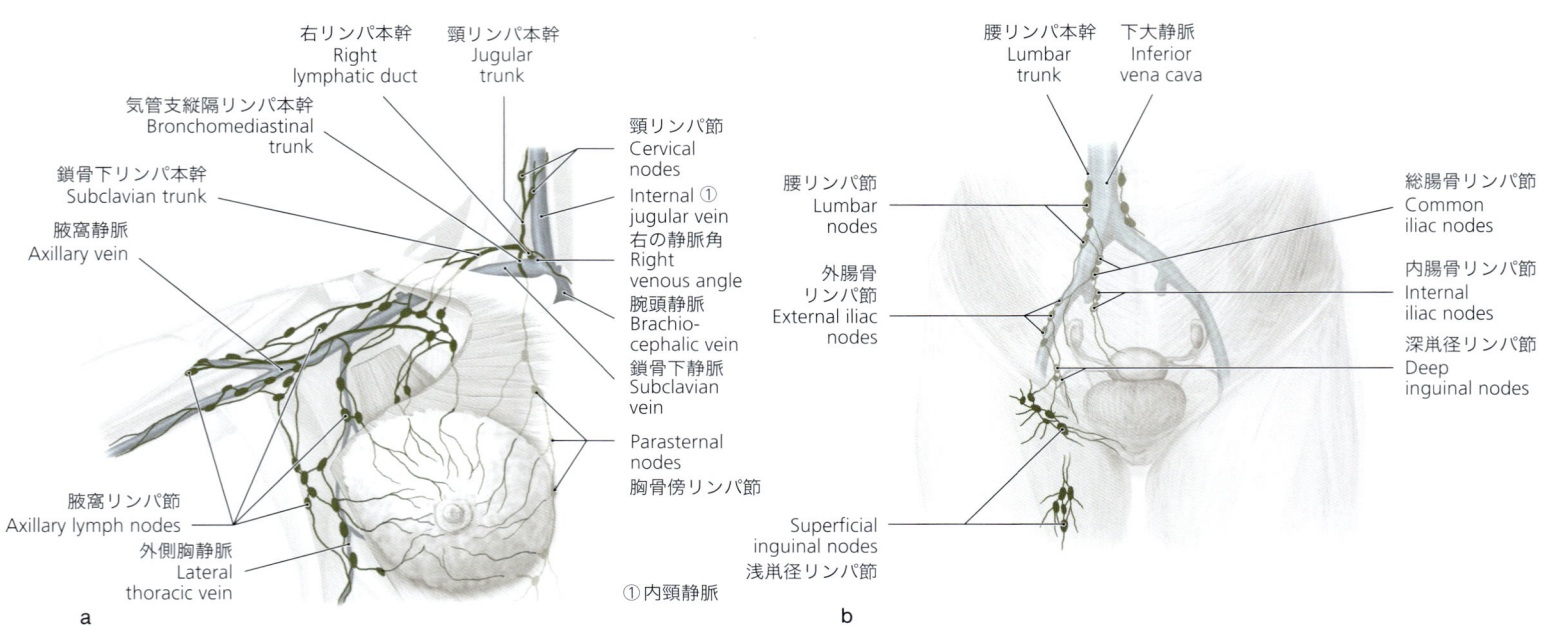

A 所属リンパ節と出入りするリンパ管
前面.
a 腋窩・胸骨傍・頸リンパ節（右の胸部と腋窩，上腕は外転位）．リンパ節の
レベルについては p. 217 参照.
b 鼠径部と小骨盤のリンパ節.

B 左右の静脈角
前面.
　長さ約 1 cm の右リンパ本幹が身体の右上半分のリンパを回収し（Ca 参照），右内頸静脈と右鎖骨下静脈の合流地点にあたる**右の静脈角**に還流する．右リンパ本幹の主要な枝は以下の 3 つである.
・右頸リンパ本幹（頭頸部の右半分から）
・右鎖骨下リンパ本幹（右上肢から，胸部と体幹の後壁の右半分から）
・右気管支縦隔リンパ本幹（胸部内臓の右半分から）

　胸管は長さ約 40 cm のリンパ管で，下半身と左上半身のリンパがここに還流する．胸管は左内頸静脈と左鎖骨下静脈の分岐部にあたる**左の静脈角**に合流する．胸管には次の各リンパ本幹が入る.
・左頸リンパ本幹（頭頸部の左半分から）
・左鎖骨下リンパ本幹（左上肢，胸部と体幹の後壁の左半分から）
・左気管支縦隔リンパ本幹（胸部内臓の左半分から）
・腸リンパ本幹（腹部内臓から）
・左右の腰リンパ本幹（両下肢，骨盤内臓，骨盤壁，腹壁，後腹壁から）

　肋間リンパ管は左右の肋間のリンパを集め，胸管に回収する.

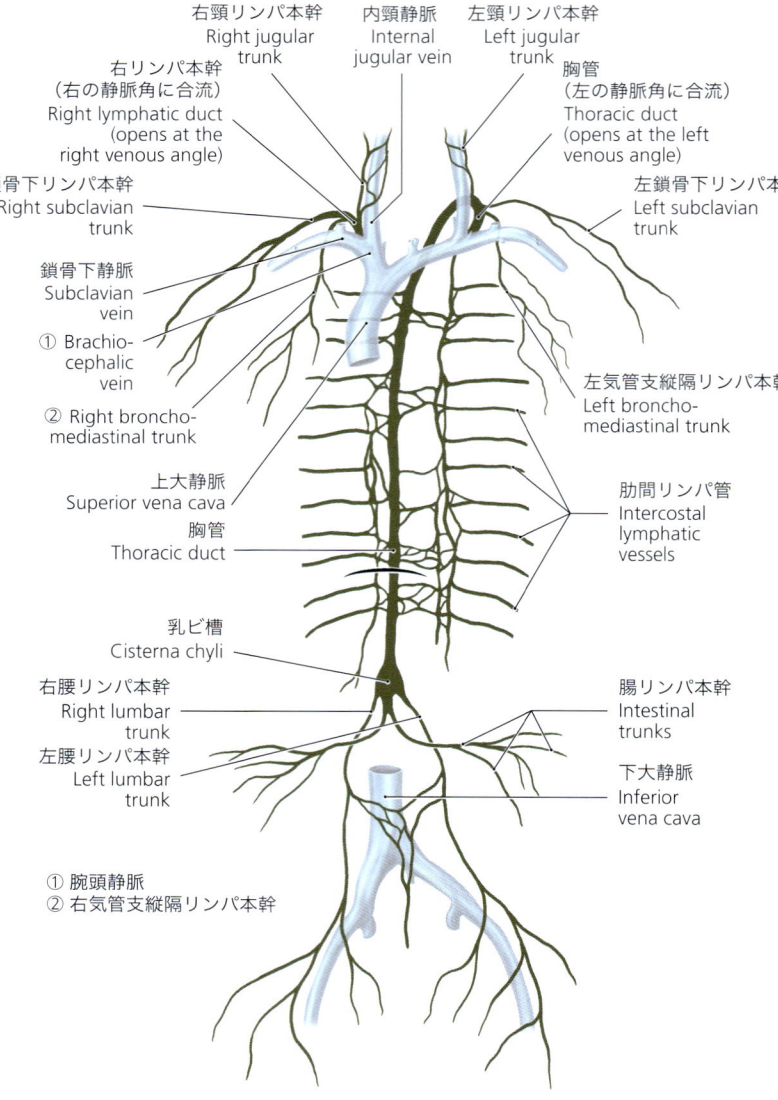

体幹　4　神経と脈管：形態と位置

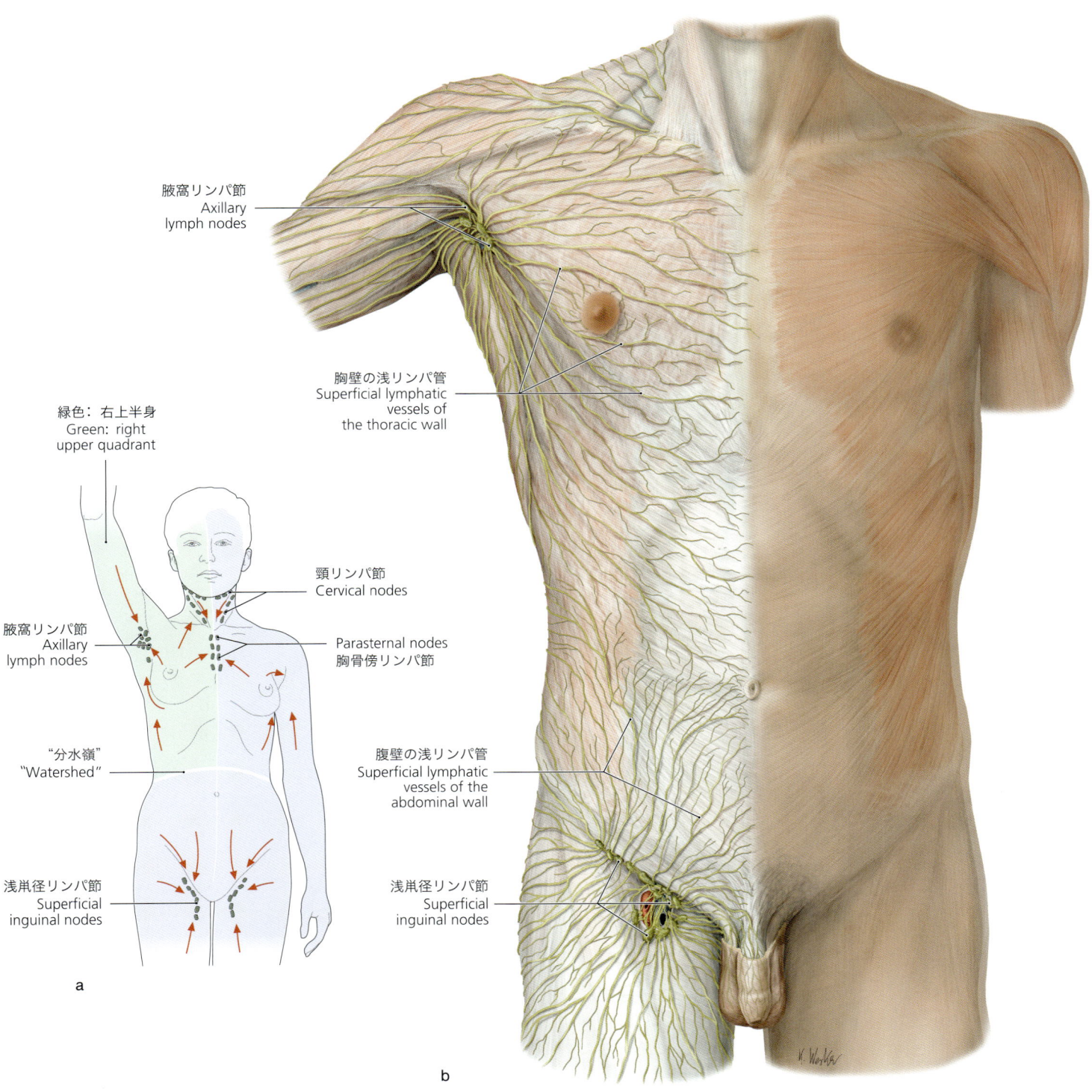

C　体幹前壁からリンパを受ける浅リンパ管の走行
　前面．
a 体幹前壁におけるリンパの流れる方向（矢印）と所属リンパ節．
b 右の体幹前壁における浅リンパ管の走行．

　体幹の皮膚からのリンパは皮静脈に沿って走行し，主として腋窩リンパ節と浅鼠径リンパ節において回収される．この2系統のリンパ路の"分水嶺"は臍の上方，そして肋骨弓の下方に曲線を描いて走る．
　リンパは，腋窩リンパ節と浅鼠径リンパ節を出た後，最終的にリンパ本幹を経て左右の静脈角（B 参照）に達する．静脈角は内頸静脈と鎖骨下静脈の合流地点にあたる．右上半身のリンパ（緑色で示す）は右リンパ本幹に合流した後に静脈系に注ぐが，右下半身と左半身のリンパ（紫色で示す）はすべて胸管に集められた後，静脈系に回収される．

4.4 神経 Nerves

A 脊髄神経の前枝と後枝

体幹壁の大半の部位に分布する感覚神経の支配は，第1-12胸髄から出る胸神経の前枝（肋間神経）と後枝が担当する（p. 208 参照）．

髄節	前枝 （腹側枝*1）	後枝 （背側枝*2）
C1 C2 C3 C4	頸神経叢	後頭下神経 大後頭神経 第3後頭神経 （p. 208 参照）
C5 C6 C7 C8	腕神経叢	
T1 T2 T3 T4 T5 T6 T7 T8 T9 T10 T11	肋間神経	後枝*3
T12 L1 L2 L3 L4	腰神経叢	
L5 S1 S2 S3 S4	仙骨神経叢	
S5 Co1 Co2	尾骨神経叢 （p. 560 参照）	

*1 腹側枝は前枝と同じ．
*2 背側枝は後枝と同じ．
*3 第1-3腰神経の後枝は上殿皮神経をさす．
　第1-3仙骨神経の後枝は中殿皮神経をさす
　（C参照）．
Note 下殿皮神経は仙骨神経叢から出る前枝に相当する（p. 554 参照）．

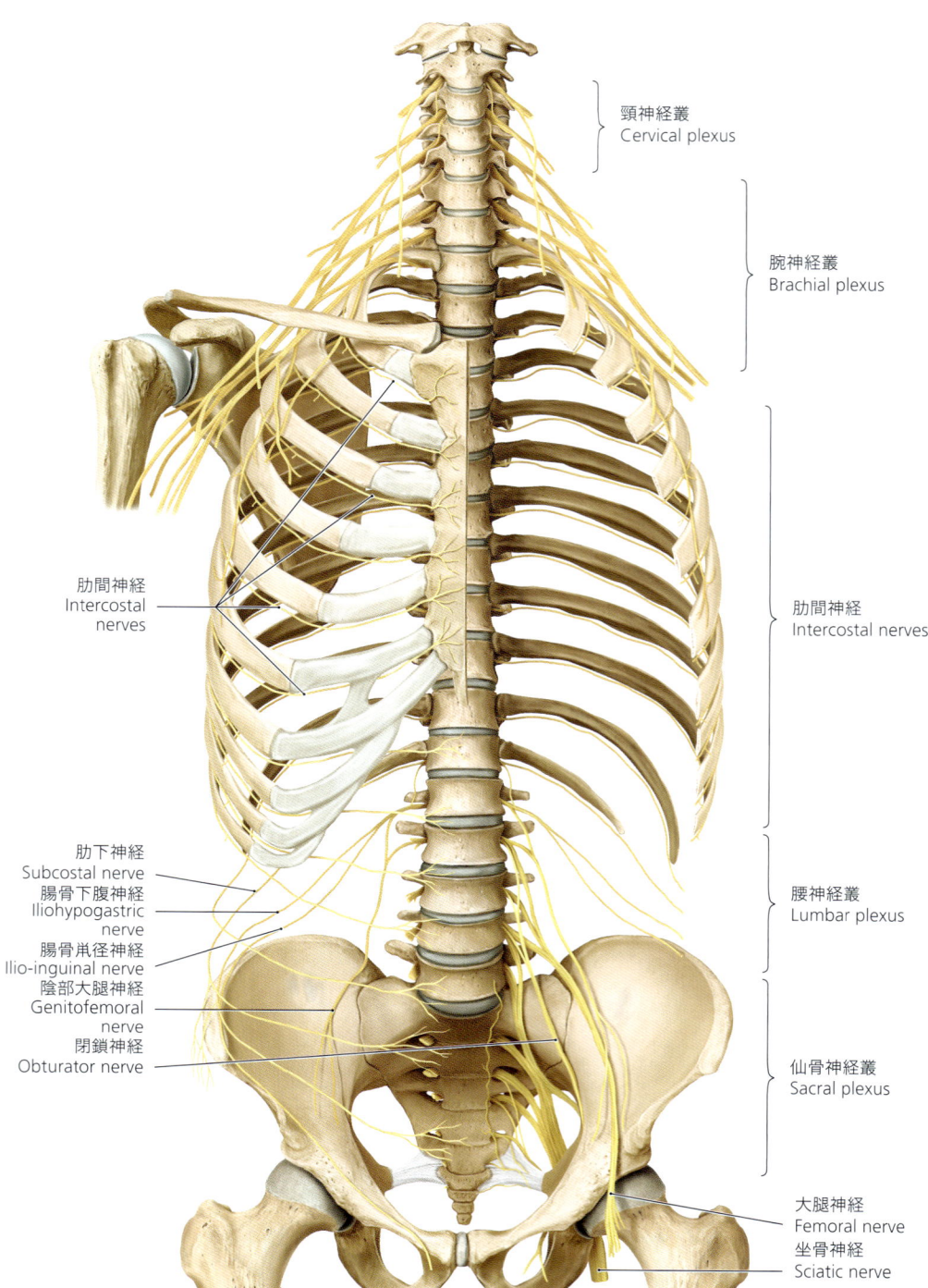

B 体幹の神経
前面．
左胸郭の前部を取り除いてある．
体幹は12対の胸神経によって運動と感覚を支配される．12対の胸神経は脊髄神経の中でもひときわ体節の構成を反映している．前枝は肋間を前方に走行する肋間神経にあたる．一方，後枝は固有背筋と背部の皮膚を支配する．なお，体幹の一部分には頸神経叢の枝（鎖骨上神経），腕神経叢の枝（例えば長胸神経）および腰神経叢の枝（例えば腸骨鼠径神経）が支配する領域がある．

体幹 4 神経と脈管：形態と位置

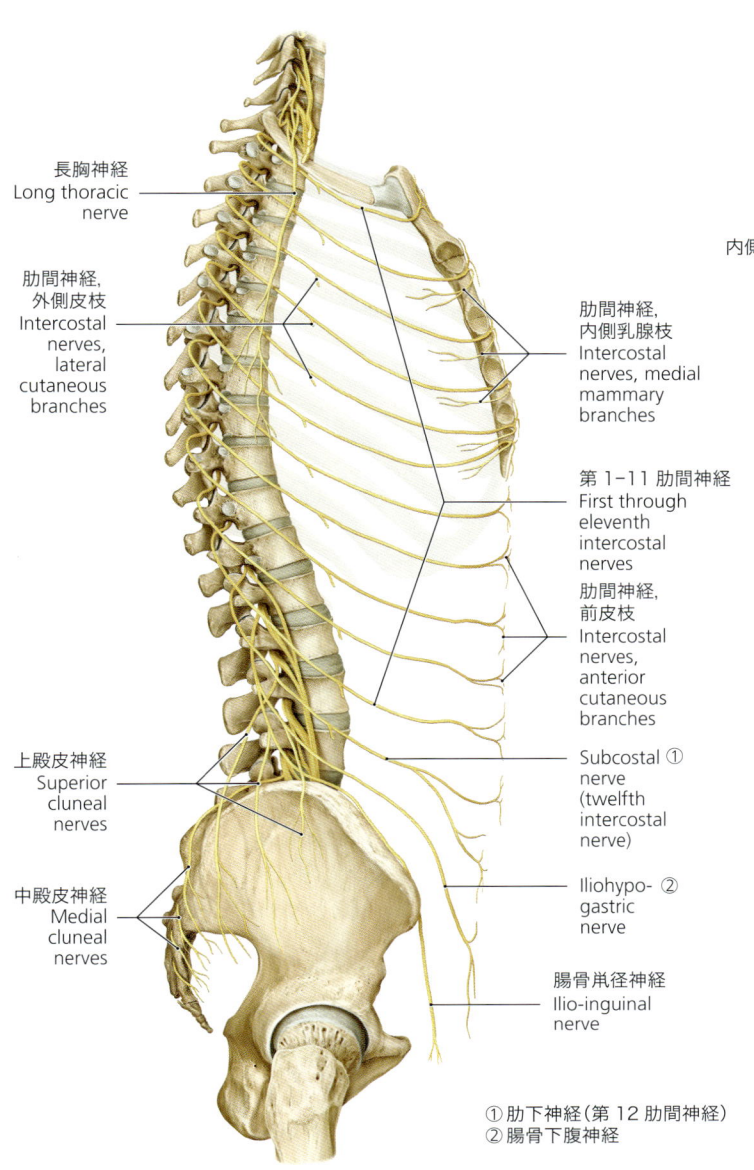

C 体幹の側壁の神経の走行
右側面．
Note 肋間神経の分節性配列に注意する必要がある（同じく分節性に配列する肋間動脈・静脈と比較するには pp. 199, 201 を参照）．

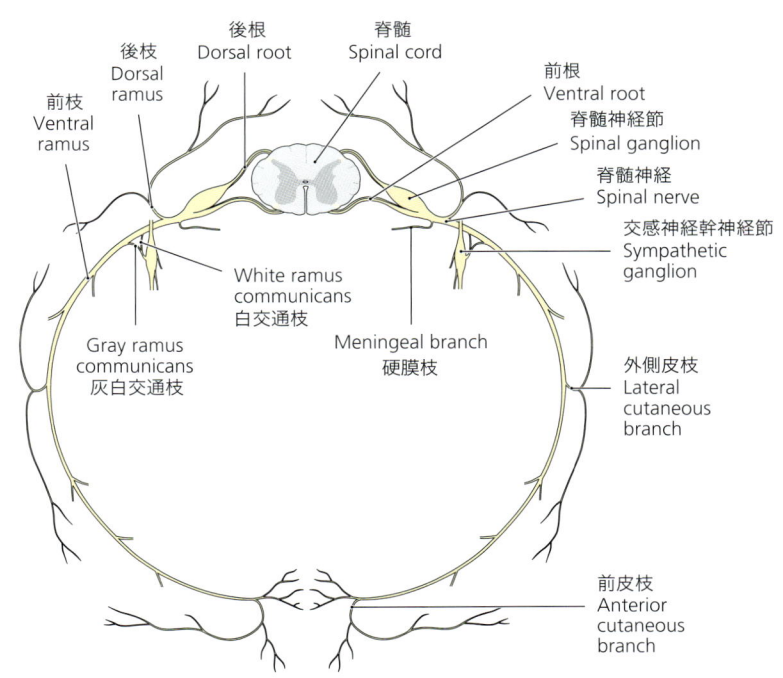

D 肋間神経の走行
右の肋間神経．前面．

E 1対の脊髄神経の枝
脊髄の後根（感覚根）と前根（運動根）が合流し，脊髄神経となる．脊髄神経は，椎間孔の中で約1 cm の距離を走行した後，脊柱管から出て5本の枝に分かれる（F 参照）．

F 脊髄神経の枝と支配領域

枝	体性運動または内臓運動支配の領域	感覚支配の領域
① 前枝	固有背筋を除く全骨格筋	体幹前壁・側壁および上下肢の皮膚
② 後枝	固有背筋	後頭部，後頸部，背部，殿部の皮膚
③ 硬膜枝		脊髄硬膜，脊柱の靱帯，椎間関節の関節包
④ 白交通枝	脊髄神経を通って交感神経幹に向かう交感神経節前線維を含有する（節前線維は有髄線維であるため白く見える）	
⑤ 灰白交通枝*	交感神経幹から出て脊髄神経に混ざる交感神経後線維を含有する（節後線維は無髄線維であるため灰白色を呈する）	

*厳密にいえば灰白交通枝は脊髄神経の枝とはいえない．交感神経幹から起始する線維の脊髄神経への合流部に過ぎない．

5.1 体幹の前壁：体表解剖と体表の神経・脈管
Anterior Trunk Wall: Surface Anatomy and Superficial Nerves and Vessels

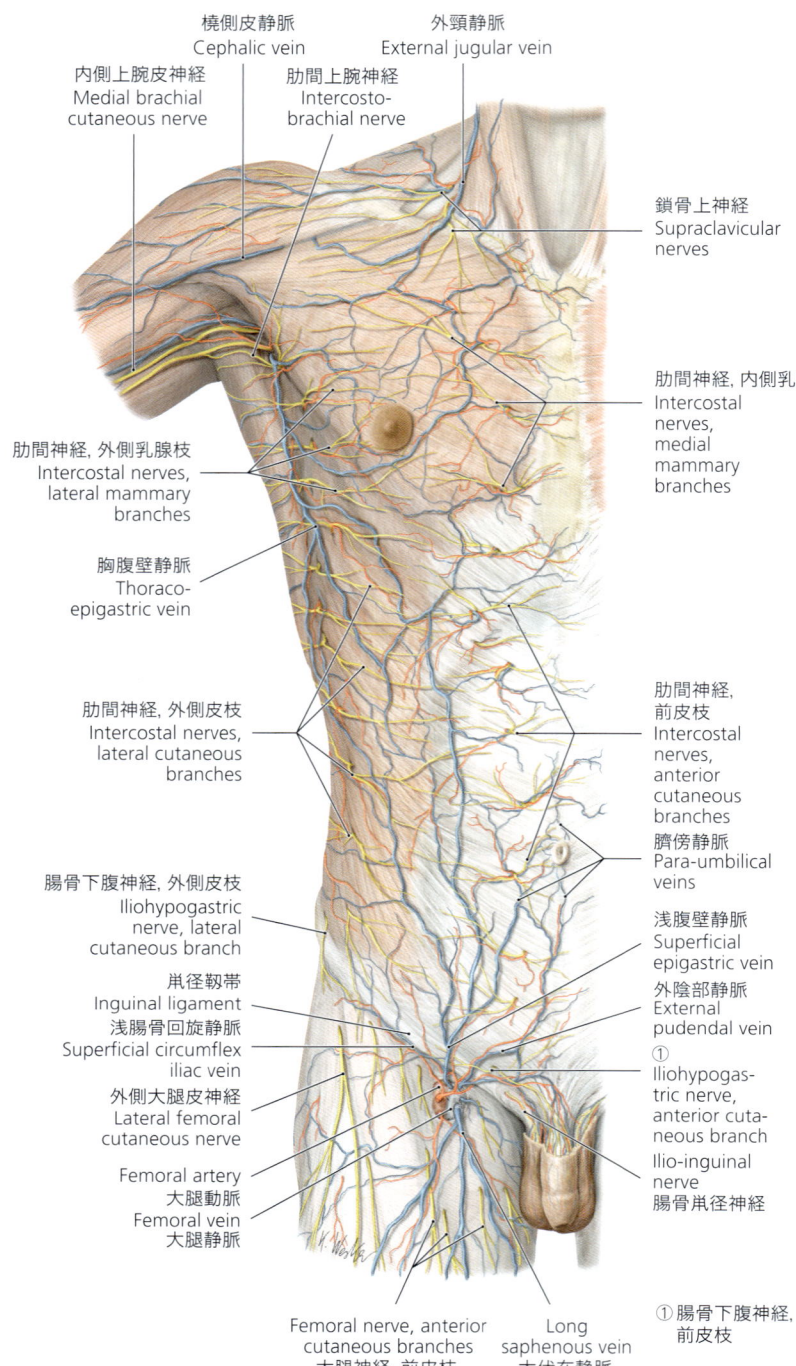

A　体幹前壁における体表の血管と神経
前面．

体表の血管： 体幹前壁に枝を送る動脈は，主として内胸動脈と浅腹壁動脈の2本である．体表の静脈は主として胸腹壁静脈から腋窩静脈へ流入する．もしくは浅腹壁静脈と浅腸骨回旋静脈から大腿静脈に還流する．体表の静脈と門脈の間を連絡する静脈が臍傍静脈である（門脈大静脈間吻合）．
体表の神経： 体幹前壁に分布する肋間神経の外側皮枝や前皮枝のような感覚神経は分節支配様式をとる．それ以外に頸神経叢由来の鎖骨上神経が前胸壁の上部に分布する．腰神経叢由来の腸骨下腹神経と腸骨鼡径神経が下腹部に分布する．

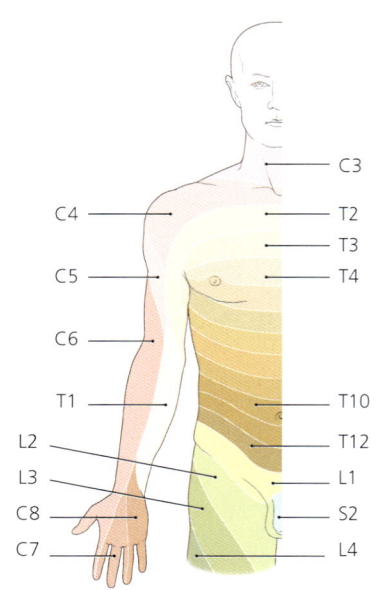

B　体幹前壁の分節性（根性）皮膚神経支配（デルマトーム）
右の体幹と上肢．前面．

脊髄神経の後根から出る感覚神経の体表への分布様式．デルマトーム（p. 94 参照）は脊髄の各髄節に対応している．各デルマトームは帯状に胸腹壁に分布している．臍から下方のデルマトームは正中に向かってやや下方に傾く．C4 と T2 のデルマトームの間に分節の離開が認められる．この間に入る C5-C8 と T1 分節は系統発生上，体幹外側に膨出する上肢の発達に伴って体幹から離れる．

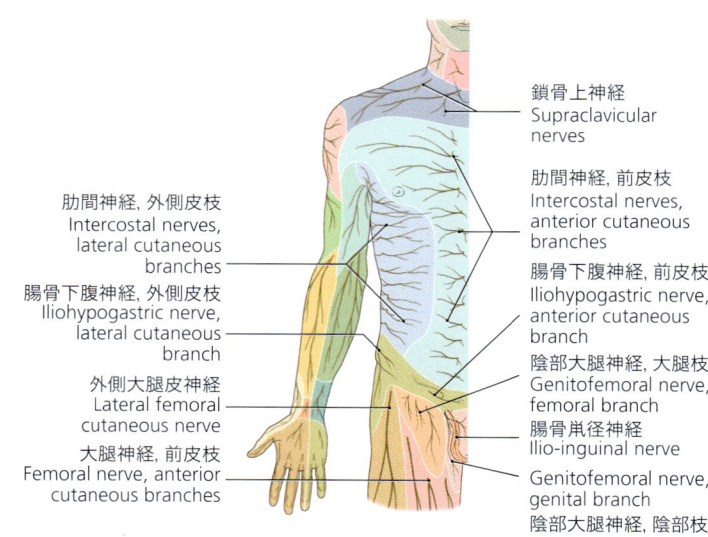

C　体幹前壁の末梢性皮膚神経支配
右の体幹と上肢．前面．

皮下結合組織に分布する神経に基づいた末梢性皮膚神経支配様式を色別に示す．体幹の前壁には肋間神経の前皮枝と外側皮枝のほか，鎖骨上神経，腸骨下腹神経，腸骨鼡径神経が分布している．

体幹　5　神経と脈管：局所解剖

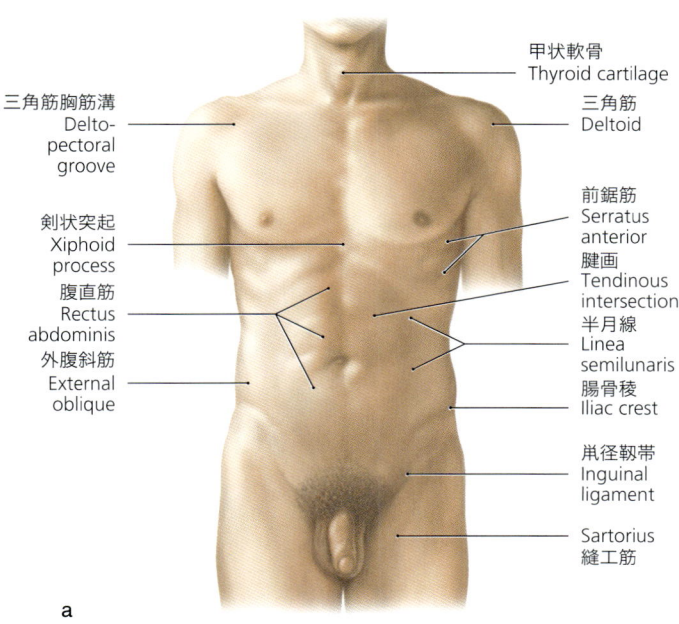
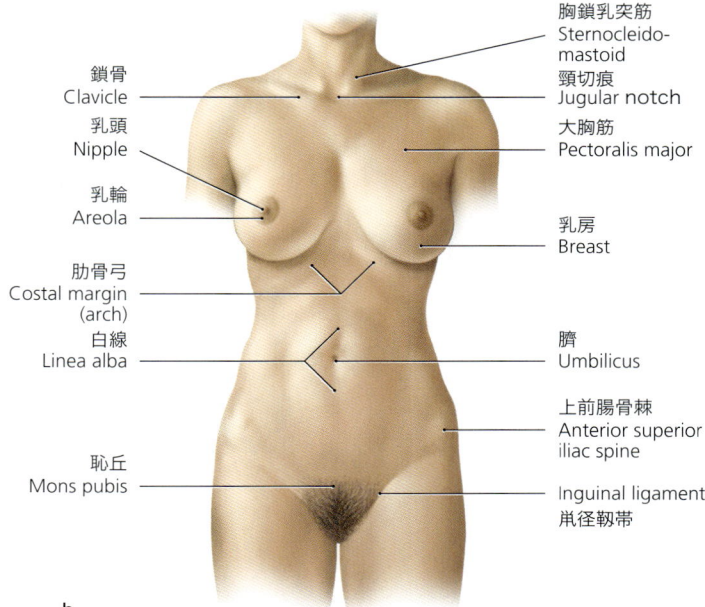

D　体幹の前壁の体表解剖
a 男性，b 女性．

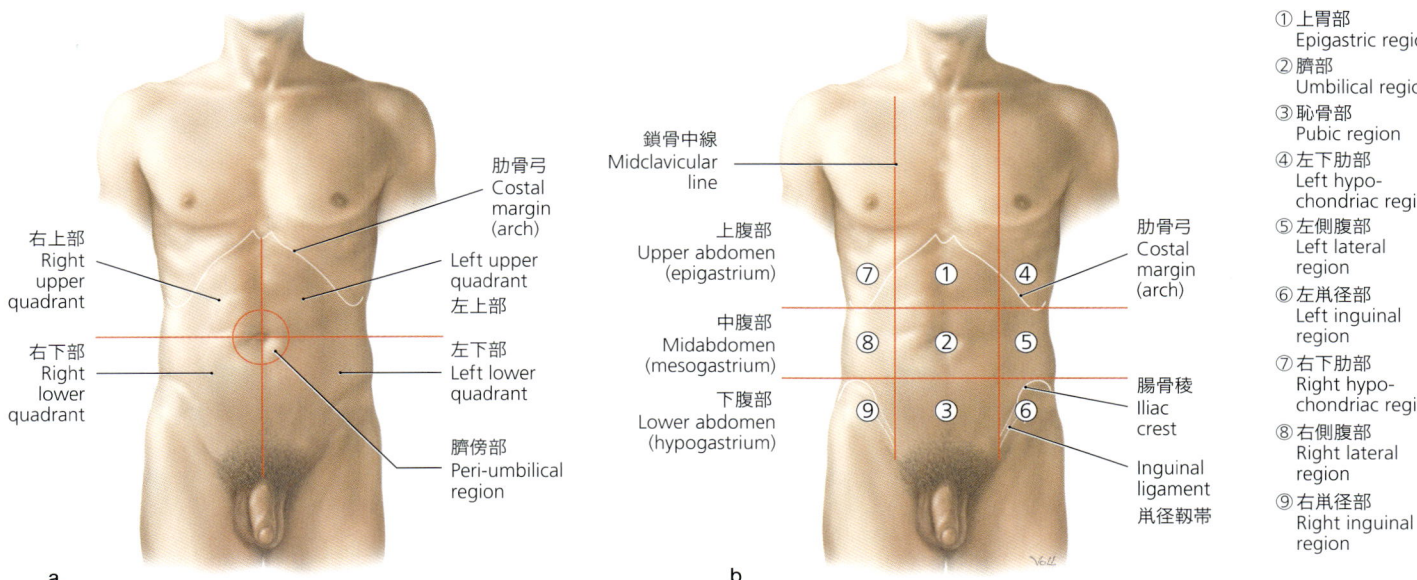

E　腹部の区分のための目印
a 腹部は臍を通る垂直線と水平線によって4区画に分けられる．
b 定点を結ぶ2本ずつの垂直線と水平線による区分．9つの区画に分けられる．上腹部，中腹部，下腹部にそれぞれ3つずつの領域がある．垂直線は鎖骨中線に相当する．水平線の1本は第10肋骨の下縁を結ぶ．もう1本は腸骨稜の上縁を結ぶ(p. 35 参照)．

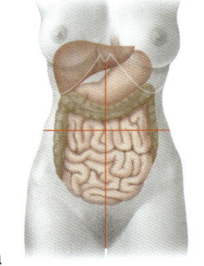
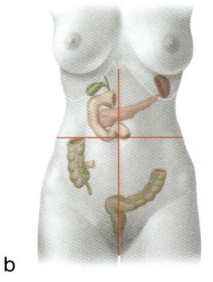
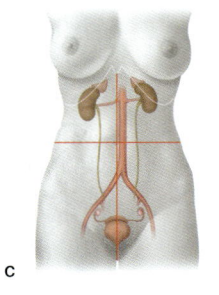

F　腹部臓器を前腹壁の4区画に投影する
　a 前列の臓器，b 中間列の臓器，c 後列の臓器．
　前列の臓器は前腹壁に接している．中間列の臓器は腹腔の後部に位置し（ただし一部の臓器は腹膜の後方にある），後列の臓器は腹腔外（腹膜の後方）に位置する．

207

5.2 体幹の後壁：体表解剖と体表の神経・脈管
Posterior Trunk Wall: Surface Anatomy and Superficial Nerves and Vessels

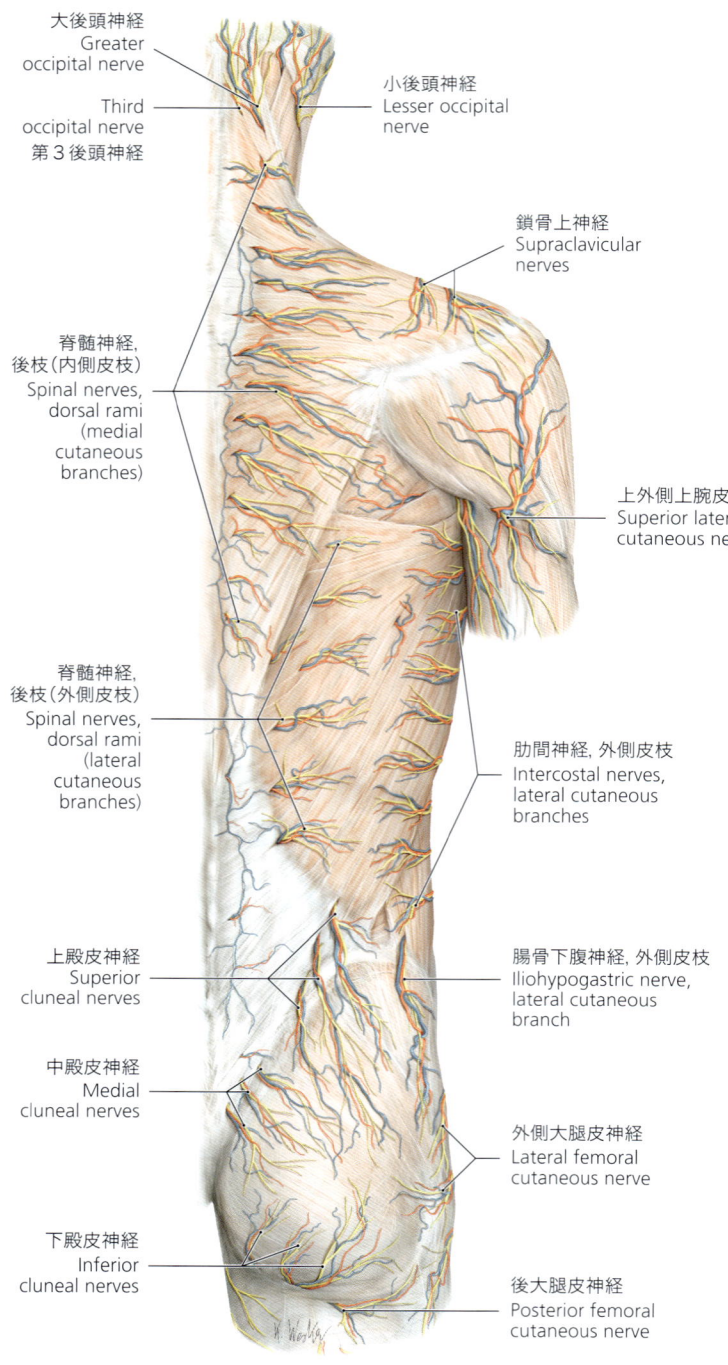

A 体幹後壁における体表の神経と脈管
後面．

殿部の下部と体幹外側部を除き，体幹後壁の感覚神経は，脊髄神経後枝と肋間神経外側皮枝を通る神経である．このため前壁の場合と同じく分節支配様式を示す．脊髄神経後枝の内側皮枝と外側皮枝は，いずれも皮膚に向かう血管とともに固有背筋の層を貫いて背部の皮膚に現れる．殿部の皮膚には腰神経の後枝にあたる上殿皮神経，仙骨神経の後枝にあたる中殿皮神経のほか，腸骨下腹神経の外側皮枝などが分布する．

Note 殿部の下部には下殿皮神経が分布している．下殿皮神経は仙骨神経の前枝によって形成される仙骨神経叢に由来する．

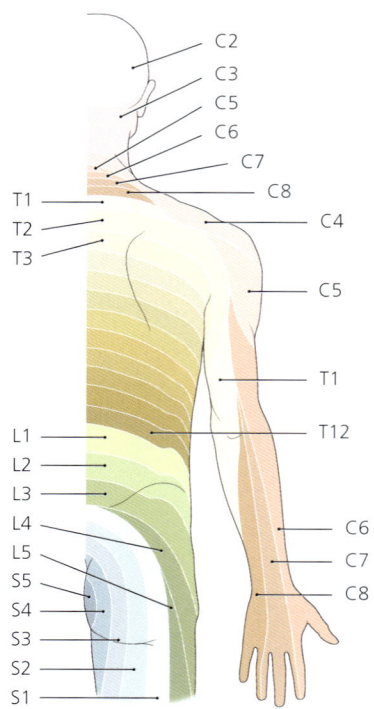

B 体幹後壁の分節性（根性）皮膚神経支配（デルマトーム）
体幹の右半分と上肢．後面．

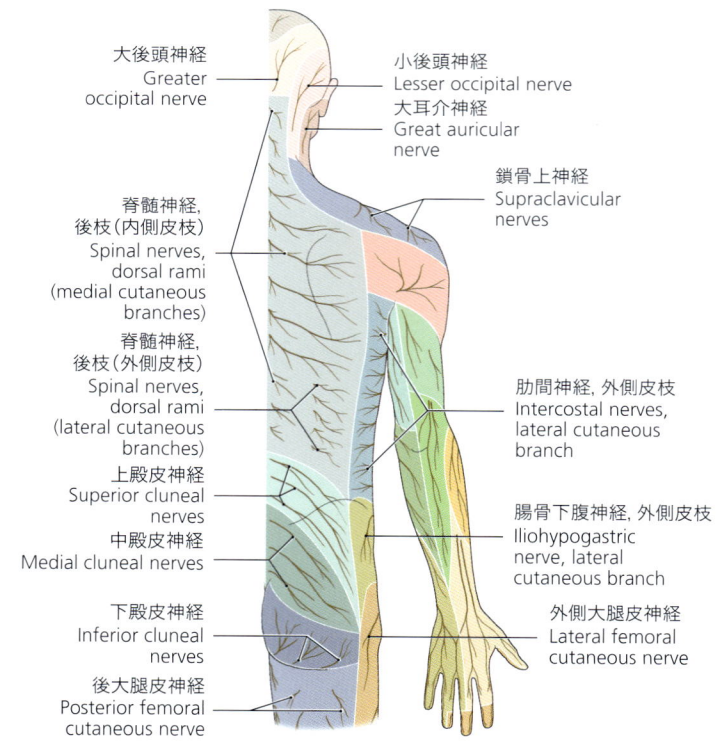

C 体幹後壁の末梢性皮膚神経支配
体幹の右半分と上肢．後面．

体幹　5　神経と脈管：局所解剖

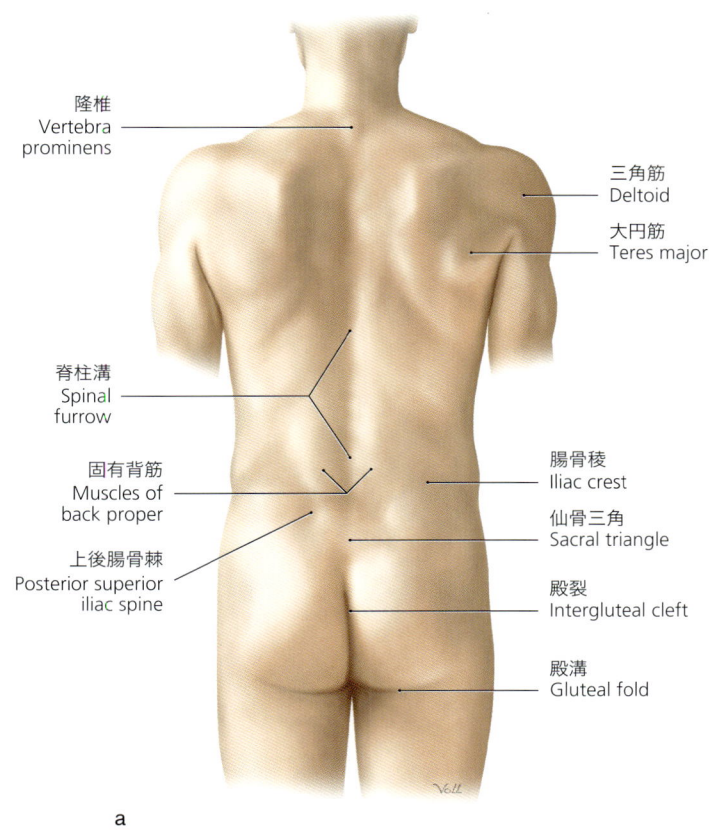

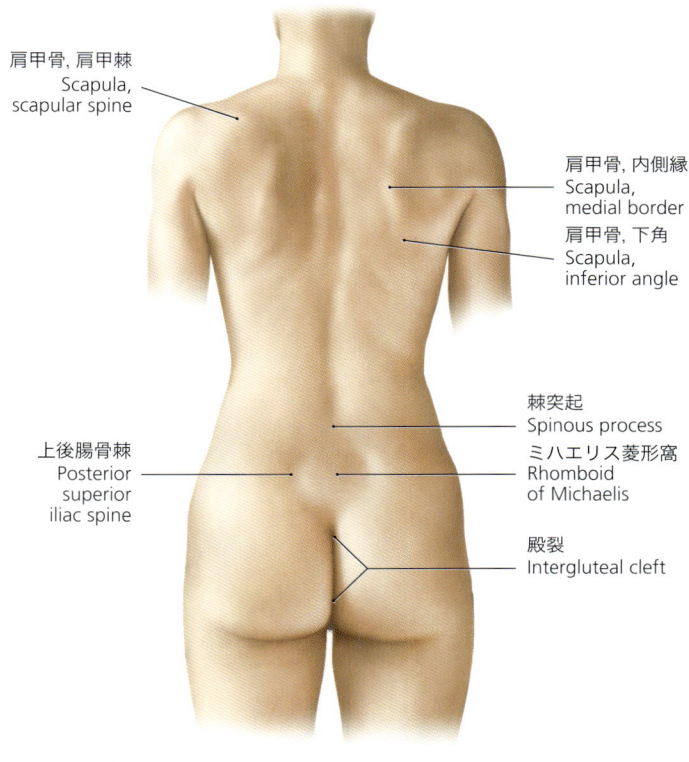

D　体幹後壁の体表解剖
a 男性，b 女性．

男女とも背部の正中において脊柱溝がC7の棘突起から下方に垂直に走る．この溝は皮下組織が棘突起に強固に結合したために生じる．仙骨の高さにおいて男性では脊柱溝の幅が広がり，仙骨三角を作る（この三角は左右の上後腸骨棘と殿裂の上端によって囲まれている）．女性ではこれが菱形を呈し，ミハエリス菱形窩と呼ばれる（**F** 参照）．

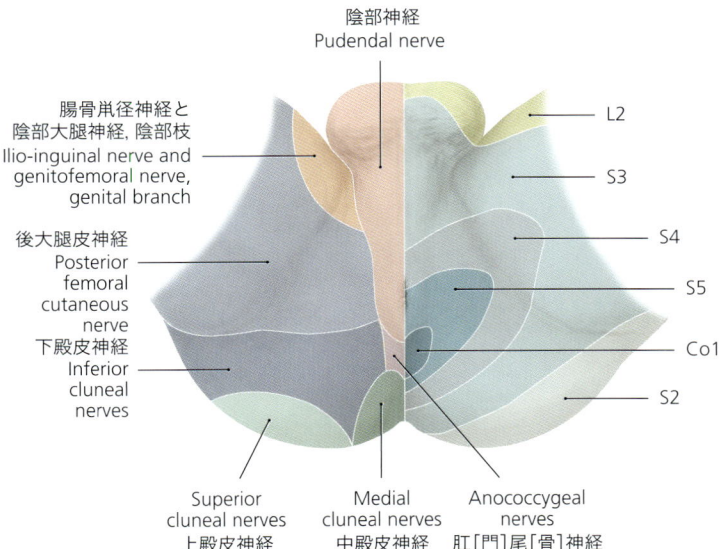

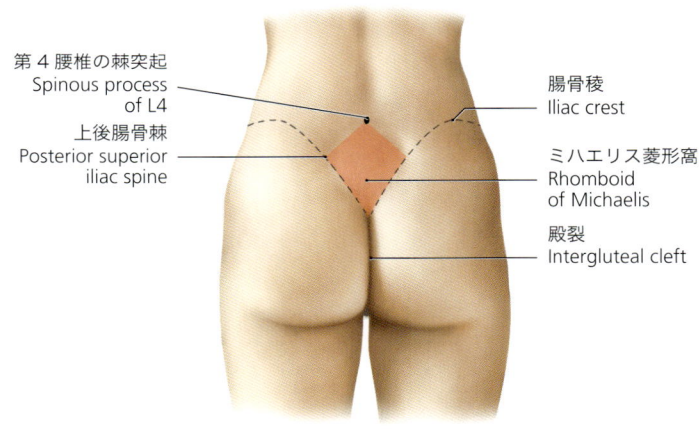

E　男性会陰の分節性皮膚神経支配（デルマトーム）と末梢性皮膚神経支配
切石位（砕石位）．
左側にデルマトーム，右側に末梢性皮膚神経の分布を示す．

F　ミハエリス菱形窩の解剖学的範囲
女性の殿部．後面．

　女性の仙骨三角は拡張して菱形を呈し，両側の上後腸骨棘，第4腰椎の棘突起，殿裂の上端によって囲まれる範囲に相当する．正常な女性骨盤において菱形窩の横径と縦径はほぼ等しい．菱形窩の形は女性骨盤の発達度を反映しており，これを用いて産道の大きさの見当を付けることができる．ミハエリス菱形窩の呼称はドイツの産婦人科医 G. A. Michaelis（1798-1848）による．

5.3 体幹の後壁：後面 Posterior Trunk Wall: Posterior View

A　体幹後壁と項部の神経と脈管

後面．

体幹後壁に分節状に配列する神経と血管（脊髄神経後枝と肋間動脈背枝ならびに腰動脈）を左に示す（胸腰筋膜の浅葉以外のすべての筋膜は取り除いてある）．右の僧帽筋は起始部で切断した後，外側に反転し，肩甲部の深層を走る頸横動脈を露出してある（Bと比較すること）．

Note　体幹後壁の神経支配については，項部の外側の小後頭神経と下殿部の下殿皮神経がいずれも脊髄神経の前枝から起始する感覚神経である．

右の広背筋の一部を取り除き上腰三角（グランフェルト三角）を露出してある．上腰三角は第12肋骨，固有背筋，内腹斜筋によって囲まれる．これに対し，腸骨稜，広背筋，外腹斜筋によって囲まれる三角を下腰三角（プチ三角）という．両三角はいずれも後天性の腰ヘルニアの好発部位として知られている（グランフェルト三角ヘルニア，プチ三角ヘルニアと呼ばれる．p. 229参照）．

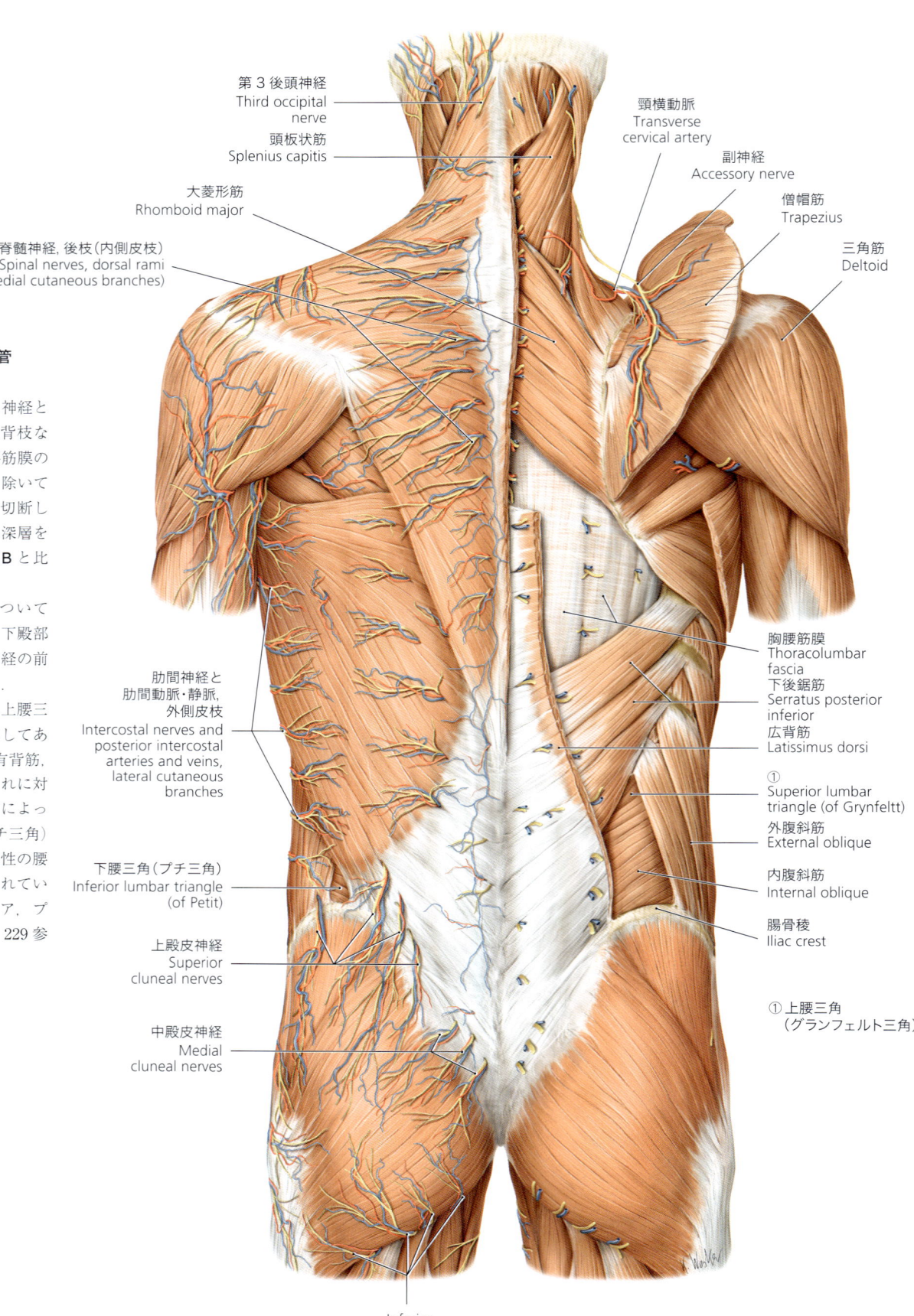

① 上腰三角（グランフェルト三角）

体幹　5　神経と脈管：局所解剖

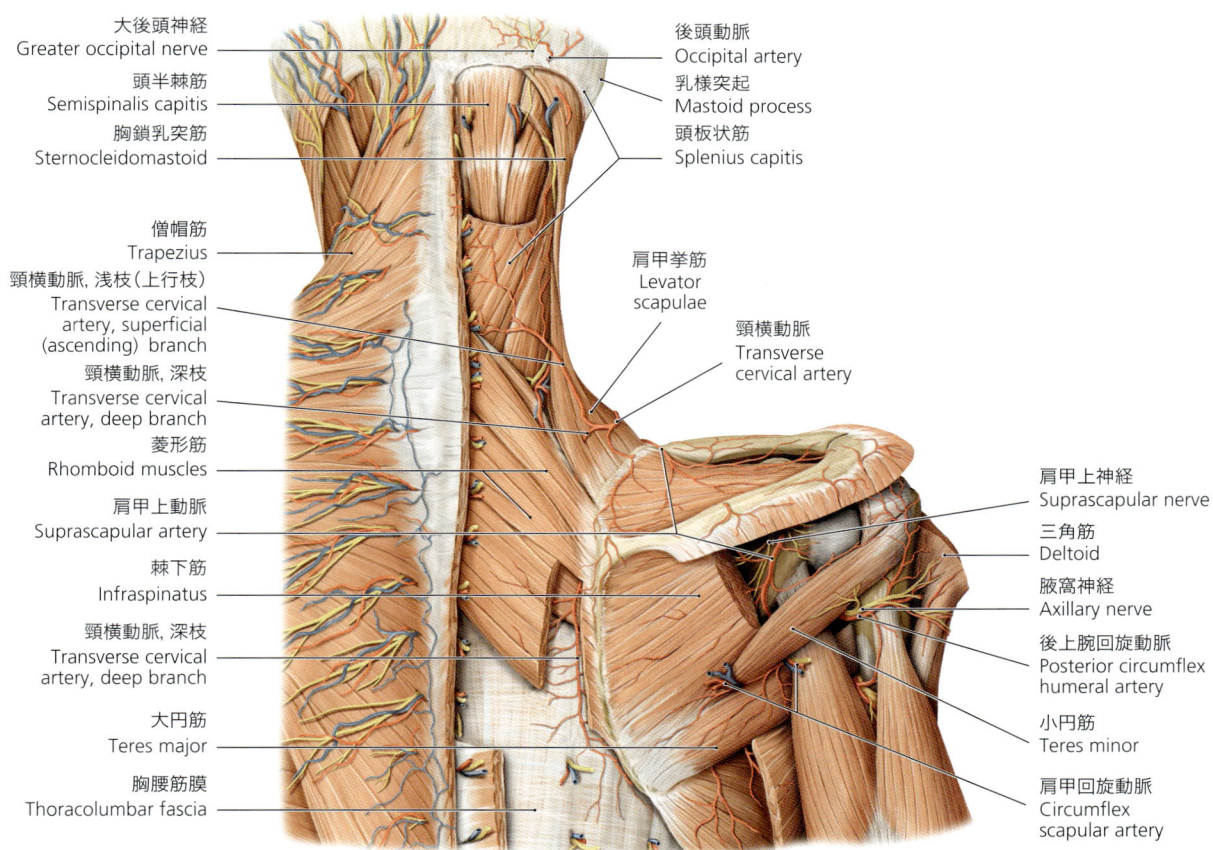

B　肩甲部深層の動脈

右肩甲部．後面．

右の僧帽筋，頭板状筋，三角筋，棘下筋，大・小菱形筋の全体または一部が取り除いてある．

肩甲の深層には頸横動脈のほか，深頸動脈（C参照），肩甲上動脈，肩甲回旋動脈，後上腕回旋動脈が分布している．これらの動脈は直接鎖骨下動脈から分岐する場合と，鎖骨下動脈から甲状頸動脈を経て分岐する場合がある（鎖骨下動脈と甲状頸動脈は図に示されていない）．肩甲上動脈，肩甲回旋動脈，後上腕回旋動脈は肩甲弓（肩甲アーケード，p. 403参照）を作る．乳様突起の内側においては後頭動脈が胸鎖乳突筋の停止腱の下方に現れる．そこからは感覚神経である大後頭神経と伴行して上行し，後頭部の皮膚に分布する．大後頭神経は僧帽筋と頭半棘筋のそれぞれ強靱な腱移行部を貫いて上に現れる．大後頭神経が走行経路において圧迫された場合，大後頭神経痛を起こすことがある．

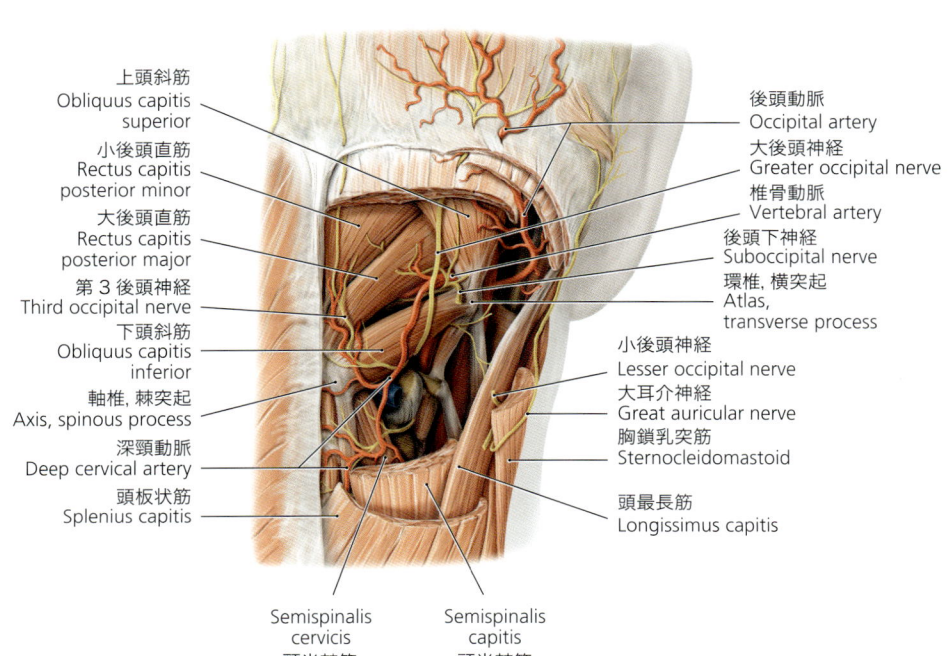

C　後頭下三角（椎骨動脈三角）

後面．

僧帽筋，胸鎖乳突筋，頭半棘筋を取り除き，右の後頭下部を広く露出してある．

後頭下三角は後頭下の筋（大後頭直筋，上頭斜筋，下頭斜筋）に囲まれた三角形の領域をさす．後頭下三角の深層では椎骨動脈が環椎の椎骨動脈溝を通過している．

純粋な運動神経である後頭下神経（C1）は，環椎の後弓の上方から出た後，短い項筋群に至る．大後頭神経（C2）とその下方から出る第3後頭神経（C3）は，ともに後方に向きを変えながら下頭斜筋の下縁を通過する．肋頸動脈枝の深頸動脈は，頭半棘筋と頸半棘筋の間を走行する．

211

5.4 体幹の後壁：前面 Posterior Trunk Wall: Anterior View

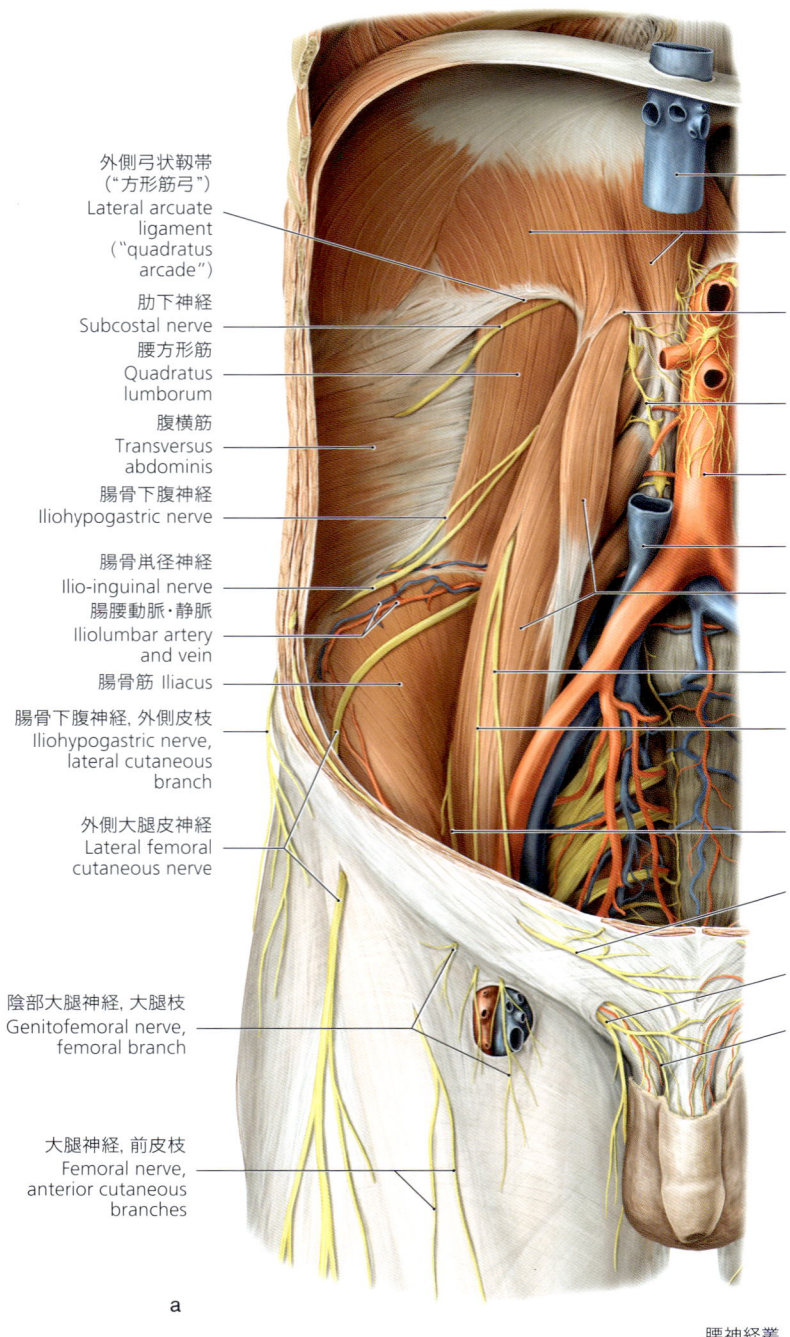
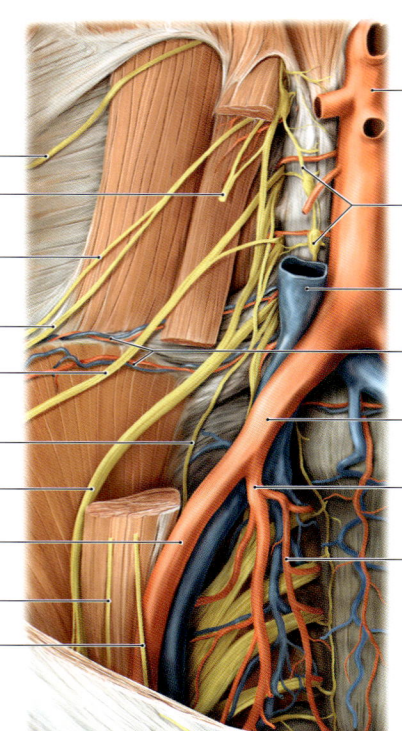

A　体幹後壁の前面にみられる神経と脈管
前面．
a 右の後腹壁の前面．前腹壁，側壁，腹腔の臓器，腹膜後器官，腸間膜，後腹壁の筋膜はすべて取り除き，腰部の腔所を露出してある．下大静脈は一部分除去してある．
b 大腰筋の浅層を取り除いて右の腰神経叢と腰部の腔所を示す．

腰神経叢（p. 548 参照）は T12-L4 の脊髄神経の前枝からなる神経叢であり，腰椎の外側に形成される．神経叢の一部分は大腰筋に覆われている．神経叢から出る神経線維は外側に進み，その後，下方に向きを転じて腹壁と大腿に分布する．このうち閉鎖神経（b 参照）だけは例外で，小骨盤の外側壁を下行して閉鎖孔（図示されていない）を貫き，大腿の内側部に分布する．

Note 腰動脈や腸腰動脈は大腰筋の後方から顔を出す．その後，腰方形筋と腸骨筋を横断するように水平方向に走行する．腰部交感神経幹は大腰筋の内側に位置し下大静脈に覆われている．

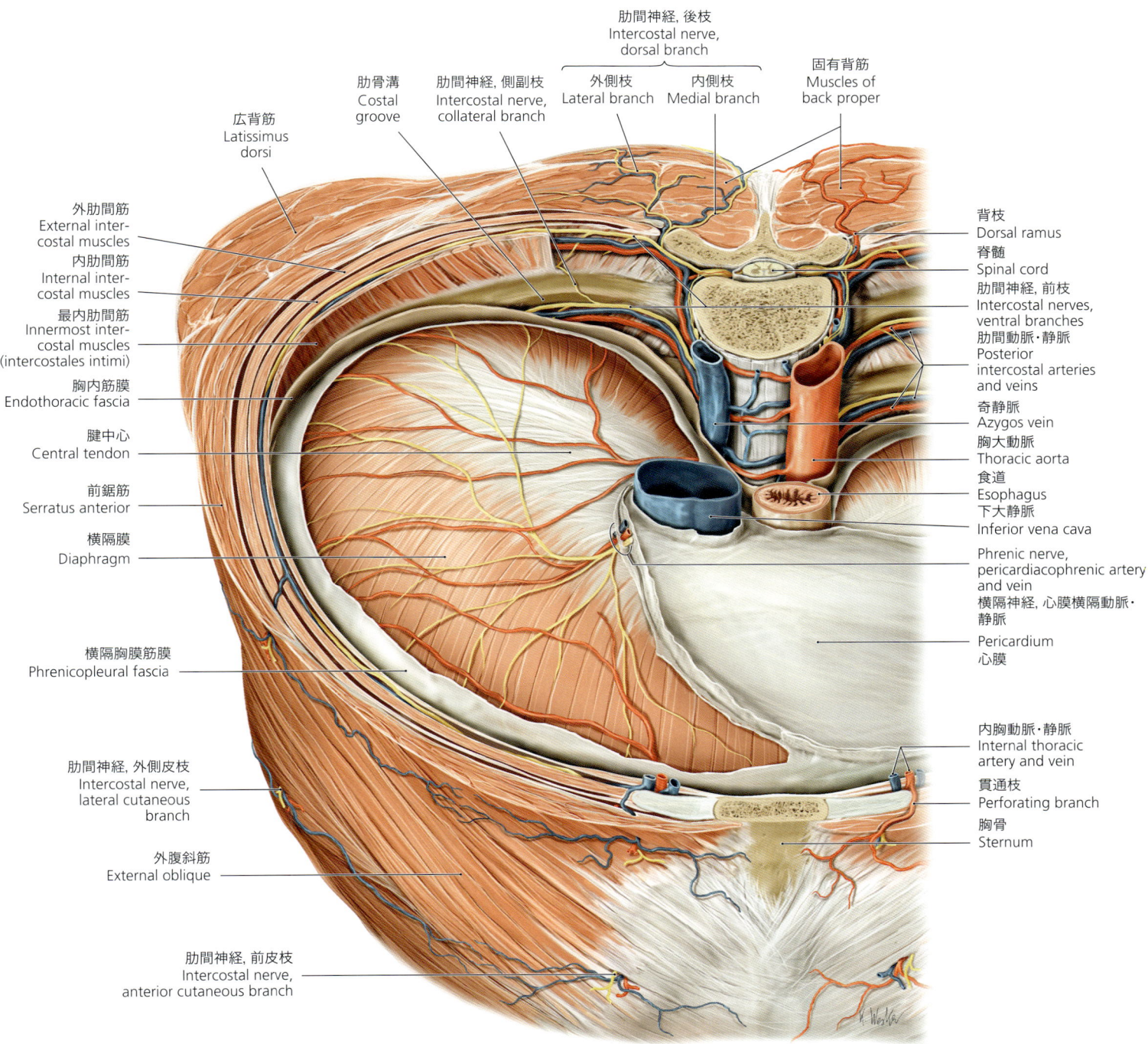

B　胸部の高さにおける体幹後壁にみられる神経と脈管

　胸郭の横断面．前上方から見る．
　胸部内臓，横隔胸膜筋膜ならびに胸内筋膜の一部を取り除いてある．
　胸壁には肋間動脈が血液を供給し，肋間静脈が血液を回収し奇静脈系に注ぐ．肋間動脈・静脈は肋間神経とともに肋骨の下縁に沿って肋骨溝の中を走行する．

5.5 体幹の前壁：概観と臨床的に重要な神経と脈管の位置
Anterior Trunk Wall: Overview and Location of Clinically Important Nerves and Vessels

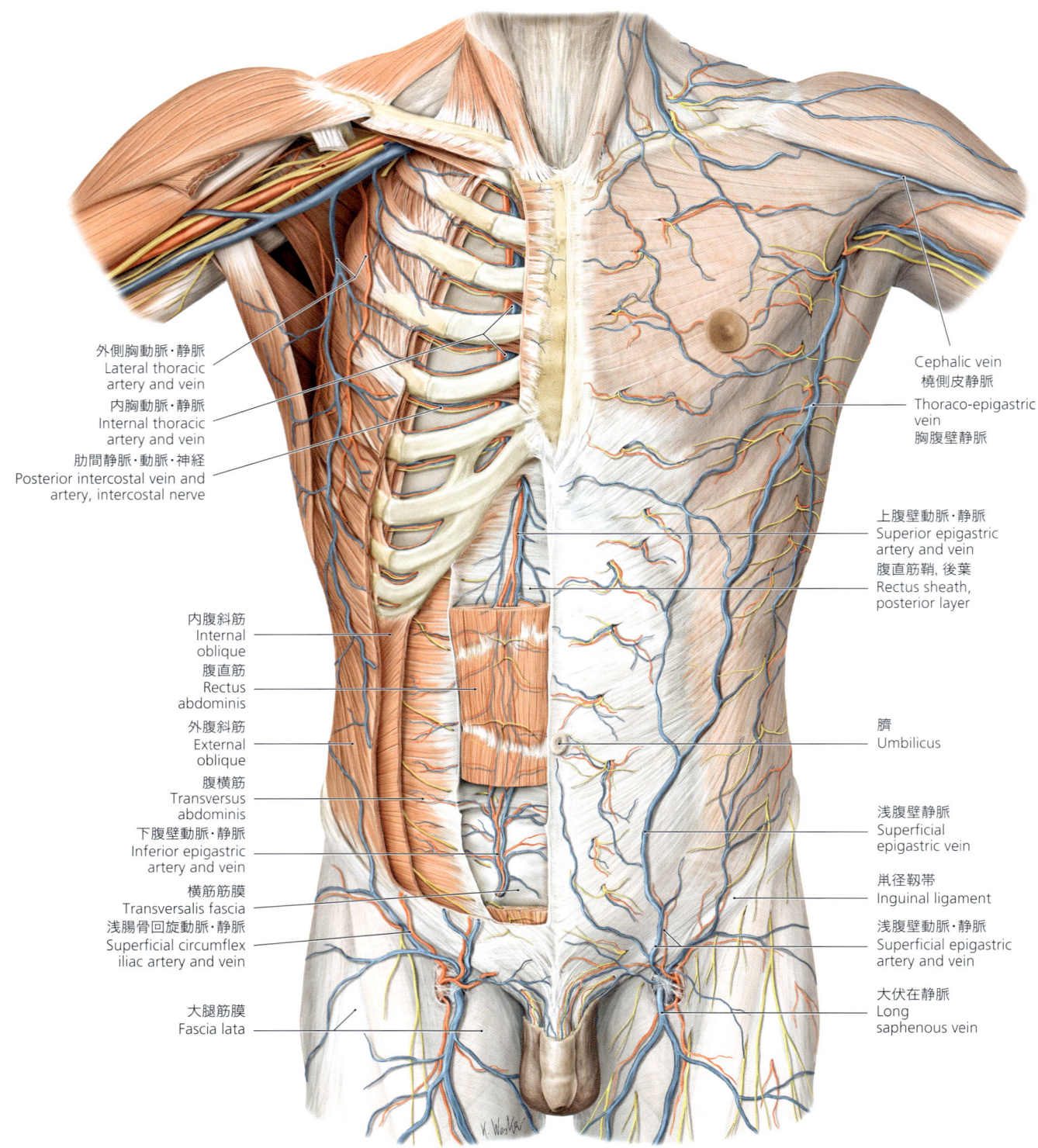

A 体幹の前壁の前面にみられる神経と脈管
前面．
左半身では体表の，右半身では深層の神経と血管を示す．右半身では大・小胸筋を取り除いてある．また外・内腹斜筋を一部取り除いてある．さらに腹直筋の一部分は下腹壁動脈・静脈が見えるように透明化してある．肋間隙を露出して肋間動脈・静脈の走行を示す．

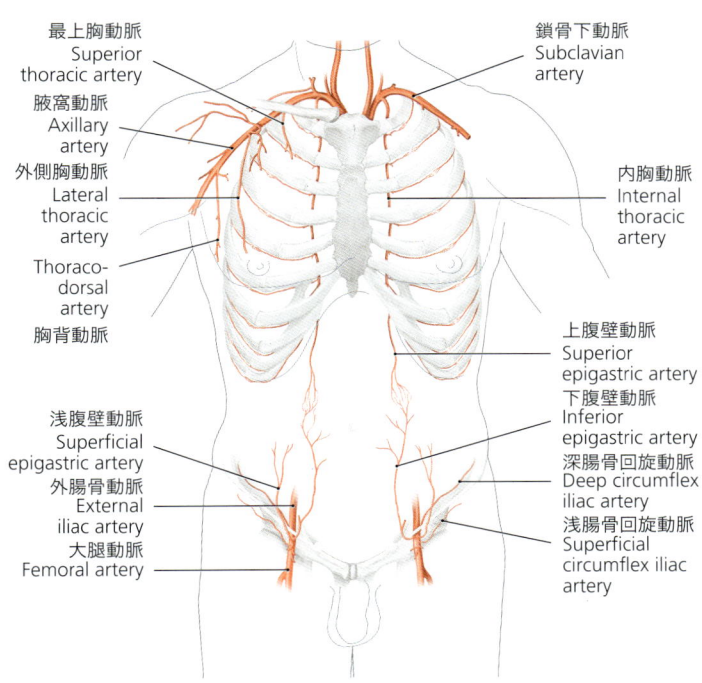

B 体幹の前壁の動脈支配

前面.

体幹の前壁には主として2系統の動脈支配がある.1系統は鎖骨下動脈枝の内胸動脈である.もう1系統は外腸骨動脈枝の下腹壁動脈である.このほか腋窩動脈枝の最上胸動脈,胸背動脈,外側胸動脈が小領域を支配する.また大腿動脈枝の浅腹壁動脈と浅腸骨回旋動脈も体幹の前壁の一部分に分布する.

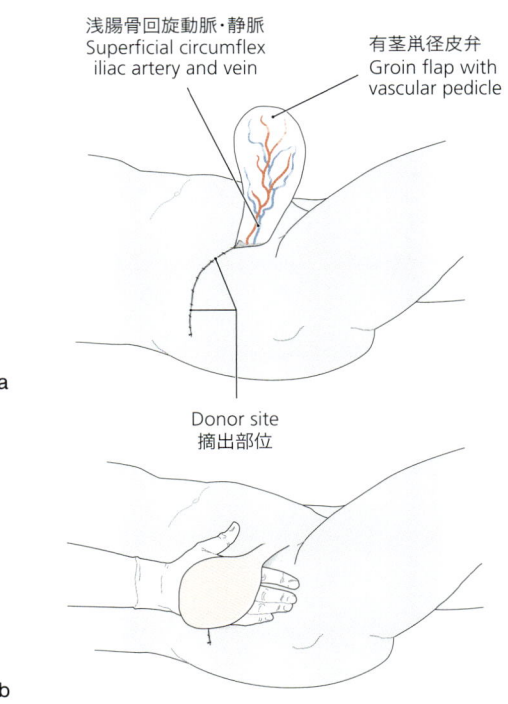

C 形成外科で有茎皮弁を作成する際の浅腸骨回旋動脈の重要性

a 浅腸骨回旋動脈の範囲に合わせて皮弁を切り出す.
b 有茎鼡径皮弁を右手の手背に移植する.

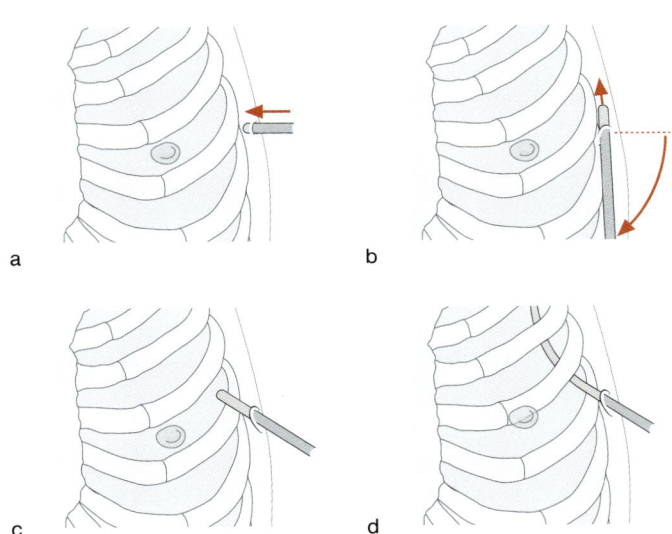

D 胸腔チューブ挿入時の肋間動脈・静脈・神経の保護

胸腔ドレナージ(Bülau ドレナージ)すなわち胸膜穿刺は,胸膜腔に過剰に貯留した液体(＝胸水,例えば肺癌による)がある場合に,胸膜腔容量を軽減する目的で行う必要がある.挿入に最適の部位は,打診または超音波検査で決定する.一般的に座位で最も有効な胸膜穿刺部位の1つとして後腋窩線沿いの第7・8肋間があげられる(e および p.34 参照).胸腔チューブは肋骨上縁を通るように挿入する.これは肋間動脈・静脈・神経を傷つけないためである(その他の穿刺部位については外科のテキストを参照のこと).

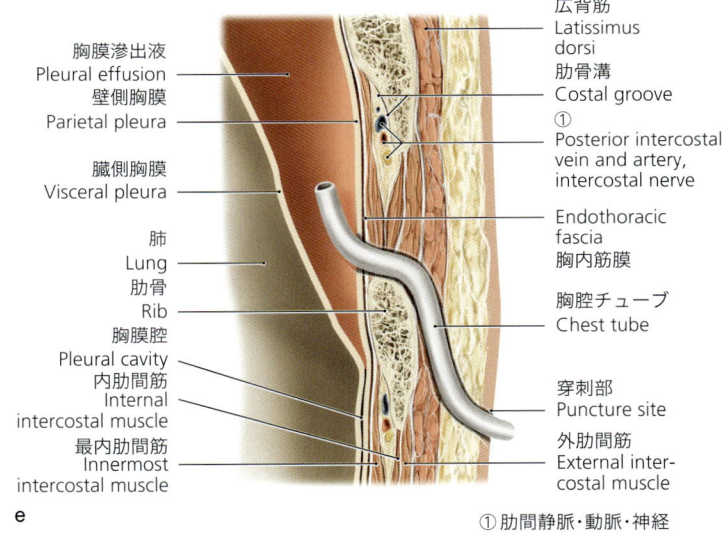

a-d 胸腔チューブ挿入の各ステップ(前面).

a 局所麻酔をした後,皮切を行う.胸腔チューブは胸壁に垂直に挿入していく.
b 肋骨に当てた後,胸腔チューブの向きを90°上方に変える.次いで胸壁に平行に皮下のチューブを進めていく.
c すぐ上の肋間に到達すれば肋骨の上縁で肋間筋を貫く.
d さらに胸膜を貫いて胸腔にチューブを進める.
e 後腋窩線を通る胸壁の縦断面.胸膜滲出液に対して胸腔チューブを留置する.

5.6 体幹の前壁：女性の乳房の神経，血管，リンパ管
Anterior Trunk Wall: Nerves, Blood Vessels, and Lymphatics in the Female Breast

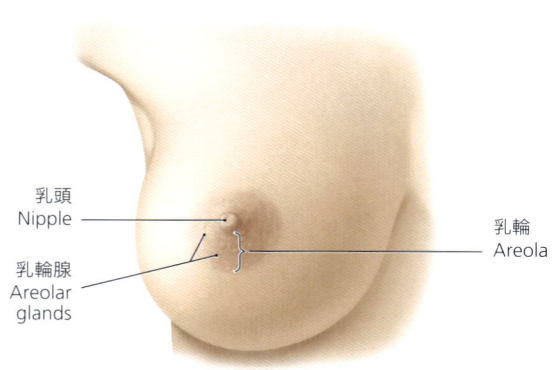

A　女性の乳房の形と外観
右乳房．前面．
女性の乳房は円錐形で，上半分に比べて下半分に丸みをもつ．組織は分泌腺（乳腺）からなり，脂肪組織を含む線維性の間質が乳房を支持している．乳腺の排出管は錐状をなす乳頭に開口する．乳頭は色素沈着の強い乳輪の中心にある．乳輪には多数のアポクリン汗腺（乳輪腺）と脂腺が分布しており，表面から隆起する．

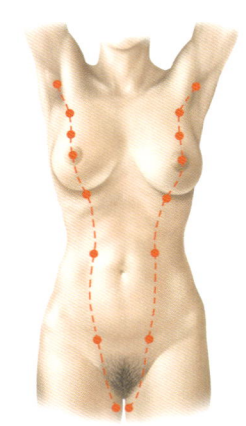

B　乳腺稜
男女とも痕跡的な乳腺が乳腺稜にみられることがある．上皮の隆起が左右の腋窩から鼠径部にかけて連なるもので，まれにヒトにおいては乳腺稜に副乳頭が形成されることがある（多乳頭症）．通常の場合，これら未発達な乳腺は消失し，胸部の1対だけが発達する．胎児期の終わりまでに乳管が乳腺上皮の原基から皮下に向かって伸びる．月経の開始とともに女性の乳房は発達し始め，線維性間質が拡大するとともに性ホルモンの刺激下に乳腺組織が増殖する．

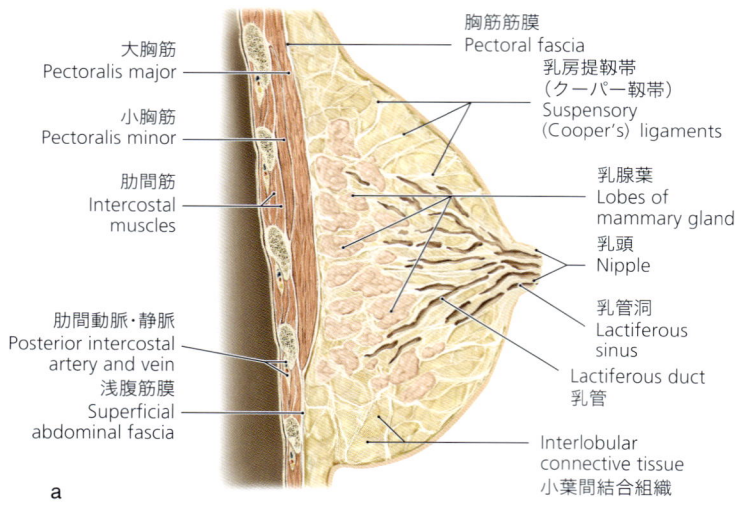

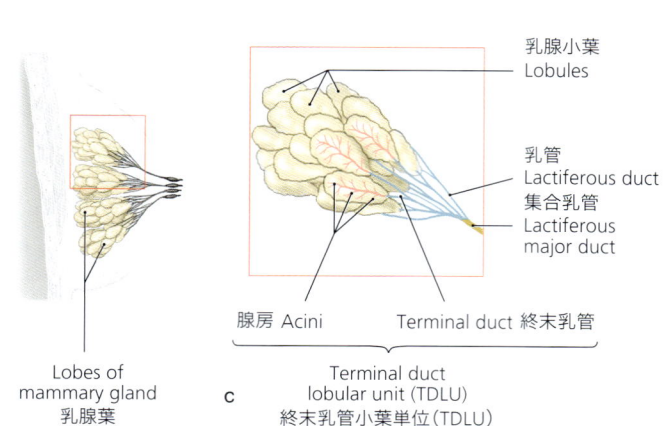

C　乳房の肉眼および顕微解剖学
a　女性の乳房の付け根は鎖骨中線上で第2-6肋骨にわたり，大胸筋，前鋸筋，外腹斜筋の上に広がる．さらに乳房は胸筋筋膜やその周辺の筋膜（腋窩筋膜と浅腹筋膜）と疎性結合組織を介して結合している．このほか乳房の上部には乳腺に入り込む帯状の結合組織（乳房提靱帯，またはクーパー靱帯）が乳房を懸垂している．乳腺は10～20個の乳腺葉からなり，乳腺葉から乳管が出る．乳管は集合しながら乳頭に達して内腔が拡張し乳管洞を作る（乳腺葉の構造はb参照）．乳腺葉と乳管は緻密な線維脂肪性結合組織によって取り囲まれており，ここを通じて豊富な血液が供給される．
b　乳管と乳腺葉．矢状断面．
乳腺葉では乳管が枝分かれしながら最終的に乳腺小葉（大きさは約0.5 mm）に入り込む．この図のように非授乳期における乳腺葉の腺房は痕跡的になり，小さな上皮芽の集団を作る．また明瞭な乳管をもたない．
c　終末乳管小葉単位（TDLU）．1個の乳腺小葉とそこから出る終末乳管が女性乳房を構成する基本分泌単位である．各小葉は腺房からなり，腺房は終末乳管に続く．小葉内結合組織（外膜）には幹細胞が存在し，授乳期の乳房にみられるような細胞増殖に働く（乳管の増殖と腺房の分化）．TDLUは病理組織学で特に重要な構成単位である．ここから悪性度の最も高い乳癌が発生するからである（Lüllmannによる）．

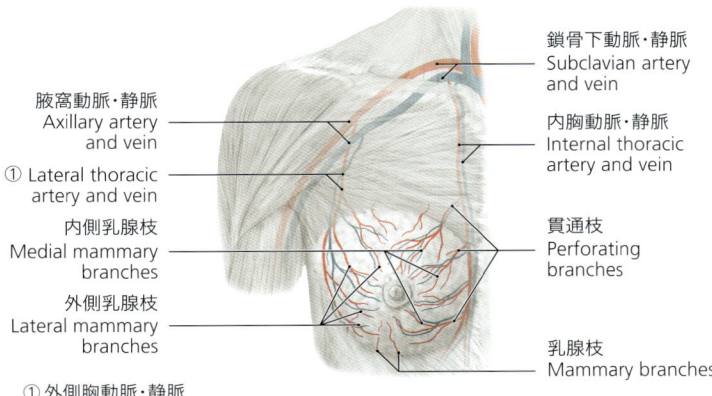
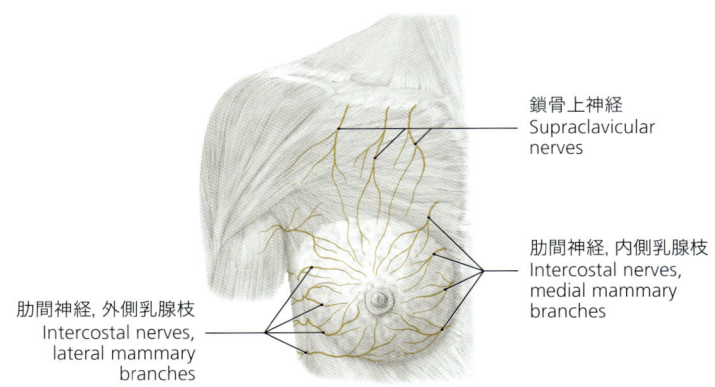

D　乳房の血液供給

乳房に分布する動脈には内胸動脈の貫通枝(第2-4肋間を通り抜ける内側乳腺枝)と外側胸動脈(外側乳腺枝)のほか，第2-5肋間動脈から直達する枝(乳腺枝)がある．乳房の静脈には内胸静脈と外側胸静脈がある．

E　乳房の神経支配

乳房の感覚神経は分節性に配列している．第2-6肋間神経の外側・内側乳腺枝のほか，頸神経叢から出る鎖骨上神経も乳房の上部に分布している．

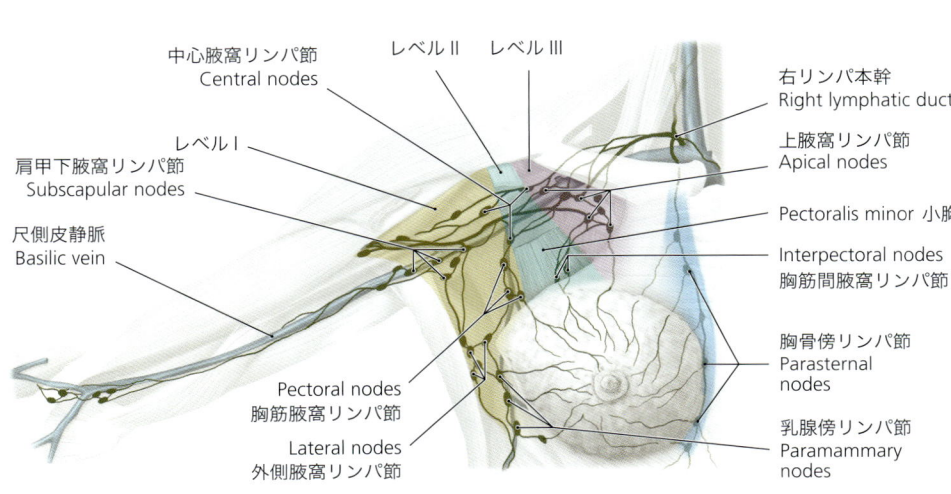
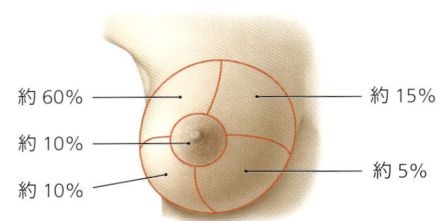

G　女性乳房の悪性腫瘍の部位別発生比率

乳房の4半分と乳輪における乳癌の平均発生比率を示す．

F　乳房のリンパ路

乳房のリンパ管は浅，皮下，深の3リンパ管系に分けられる．深リンパ系は腺房からのリンパを還流するリンパ細管から始まる．癌のリンパ行性転移の経路になるため特に重要である．主要な所属リンパ節は腋窩リンパ節と胸骨傍リンパ節で，これらのリンパ節でリンパはフィルターにかけられる．このうち30〜60個ある腋窩リンパ節にリンパの大半が集まる．したがって癌の転移の場合も，初発リンパ節として診療を進めるうえで重要なリンパ節である．腋窩リンパ節は部位に応じて次の3つのレベルに分類される(p. 373参照)．

- レベルⅠ：下腋窩グループ(小胸筋の外側に位置する)
    - 胸筋腋窩リンパ節
    - 肩甲下腋窩リンパ節
    - 外側腋窩リンパ節
    - 乳腺傍リンパ節
- レベルⅡ：中腋窩グループ(小胸筋の浅層に位置する)
    - 胸筋間腋窩リンパ節
    - 中心腋窩リンパ節
- レベルⅢ：上腋窩グループ(小胸筋の内側に位置する)
    - 上腋窩リンパ節

胸骨傍リンパ節は内胸動脈に沿って分布する一連のリンパ節で，主に乳房の内側部分のリンパを還流する．

癌細胞はこのリンパ節を経て反対側に広がることがある．乳癌の生存率は腋窩リンパ節の各レベルに属するリンパ節への転移の広さに左右される．この点において胸骨傍リンパ節の重要性は高いとはいいがたい．Henne-Bruns, Dürig, Kremerによれば，乳癌の5年生存率はレベルⅠ転移で約65％，レベルⅡ転移で31％，レベルⅢ転移ではほぼ0％に低下している．これらの数字は，見張り(センチネル)リンパ節の切除が転移や予後を推測するのに重要であることを示している．このリンパ節切除術は，"各リンパ節は専ら特定のリンパ節からのリンパを受け取っているのであって，リンパはめったに複数のリンパ節へ拡散していくものではない"という仮定のうえに意味を有するものである．この仮定に基づくならば，癌の原発部から最初にリンパを受け入れるリンパ節は，転移した癌細胞を初めて受け入れるリンパ節にほかならない．

リンパの流れの中で特定のリンパ路とその途上にある見張リンパ節を検出するには，以前はパテントブルー色素を注入する方法が用いられていたが，今ではテクネチウム99m標識硫黄マイクロコロイドという放射性標識コロイドを用いたシンチグラム法が採用されている．この方法ではじめに標識されるリンパ節が見張りリンパ節であり，このリンパ節を選択的に切除することで腫瘍細胞の有無が組織学的に検査される．見張りリンパ節に転移がみられなければ，それ以外の腋窩リンパ節はすべて陰性とみなすことができるため，この方法を乳癌手術の術前に適用すれば98％の確度で腋窩リンパ節転移のレベルを予測することができる．

5.7 体幹の前壁：鼠径管 Anterior Trunk Wall: The Inguinal Canal

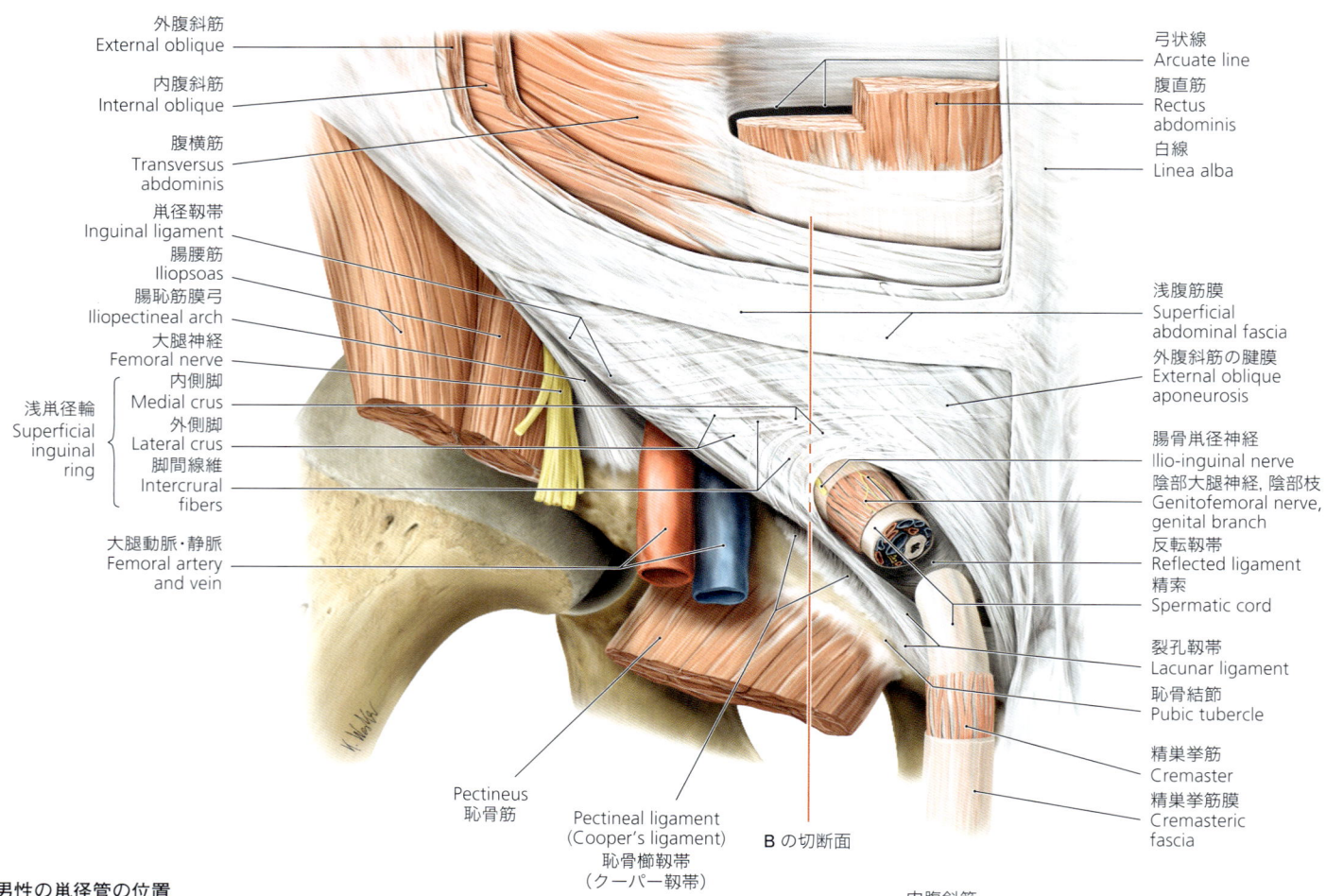

A 男性の鼠径管の位置

右鼠径部，前面．

鼠径管は約4～6 cmの長さの管で，斜め前下方に外側から内側に向かって前腹壁を貫いている．

鼠径管は腹腔の外側鼠径窩（p. 220 参照）の深鼠径輪（D, E）から始まり，腹壁の外には恥骨結節の外側にある浅鼠径輪から開口している．浅腹筋膜を取り除くとこの浅鼠径輪が外腹斜筋腱膜の細い裂孔として確認できる．

浅鼠径輪には内側の上方に内側脚，外側の下方に外側脚がある．両脚間を脚間線維が結ぶ．浅鼠径輪の内方の面は，反転靭帯という鼠径靭帯から出た弓状の線維が覆っていて深い溝を作る．

男性の鼠径管は胎児期に精巣が下降する際の通路になる（p. 232 参照）．精巣下降が終了すると男性の鼠径管には精索が残存する．一方，女性の鼠径管には子宮円索が通る（C 参照）．

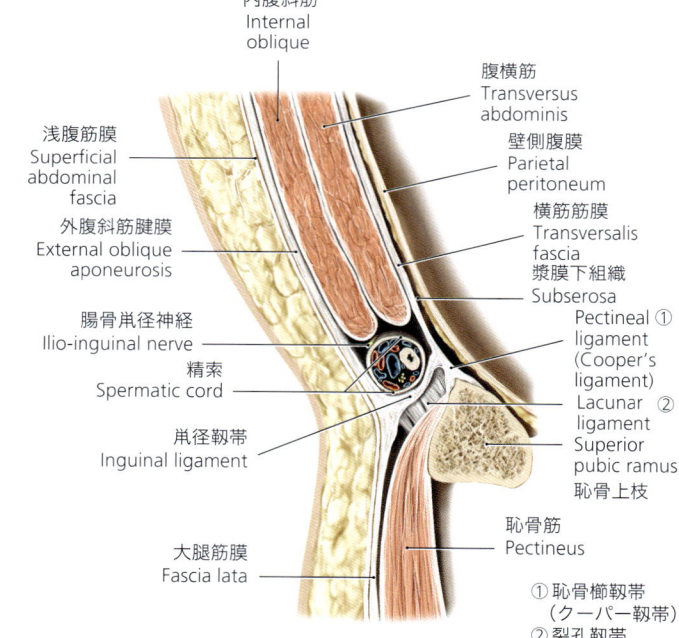

B 男性の鼠径管，矢状断面

内側面．

精索の上下にある鼠径管の上壁と下壁のほか，前壁と後壁を作る構造にも注意すること（Cと比較すること）．鼠径管の開口部と壁の構造はヘルニアの病態生理に深く関係する．

C 鼠径管の開口部と壁の構造

鼠径管は内・外の開口部を有する扁平なチューブに似ている．下記の開口部と下壁・上壁・前壁・後壁から構成される．鼠径管の内容（男性の精索，女性の子宮円索と動脈，男性・女性の腸骨鼠径神経とリンパ管）を取り除いて初めて鼠径管の内腔が明瞭になる．

鼠径管は一生を通じて閉鎖することなく，特に男性では腹壁の内から外にヘルニアが生じる経路を形成する（p. 221 参照）．

鼠径管の開口部（A 参照）	
浅鼠径輪	外腹斜筋腱膜の開口部．内側脚，外側脚，脚間線維，反転靱帯が取り囲む
深鼠径輪	窩間靱帯，鼠径靱帯，外側臍ヒダの間にできる開口部．横筋筋膜が嚢状に突出する（内精筋膜になる）ことによる（p. 220 参照）

鼠径管の壁の構成（B 参照）	
下壁	鼠径靱帯（外腹斜筋の腱膜下部および隣接する大腿筋膜の合流部の緻密な線維）
上壁	腹横筋と内腹斜筋
前壁	外腹斜筋の腱膜
後壁	横筋筋膜と腹膜（窩間靱帯部が肥厚する）

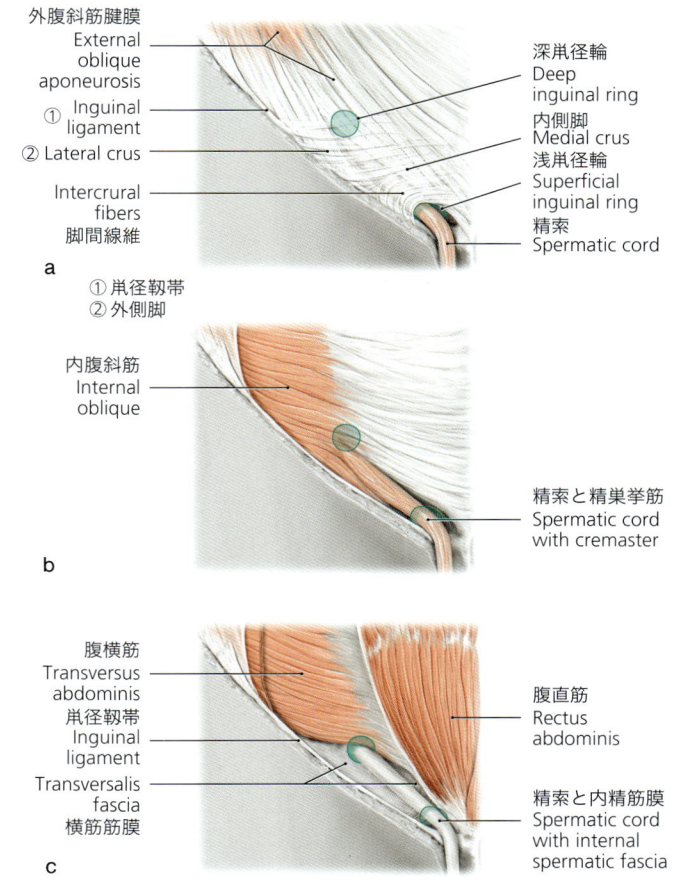

D 男性鼠径管（の一部分）を構成する内・外腹斜筋
右鼠径部．前面．
a–c 内・外腹斜筋を順に取り除く．

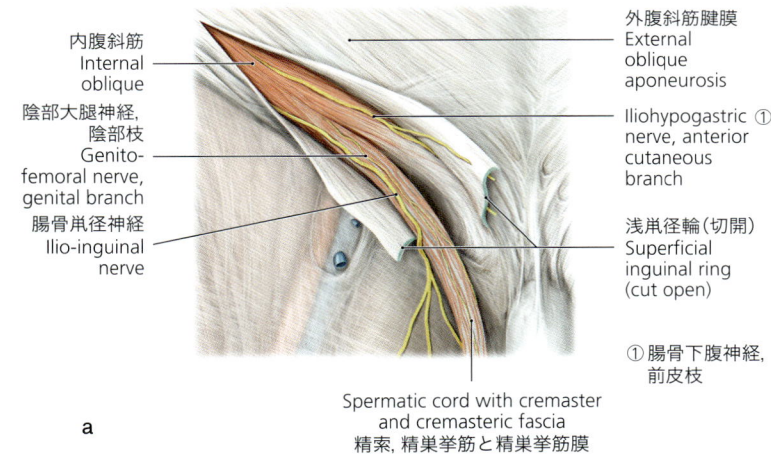
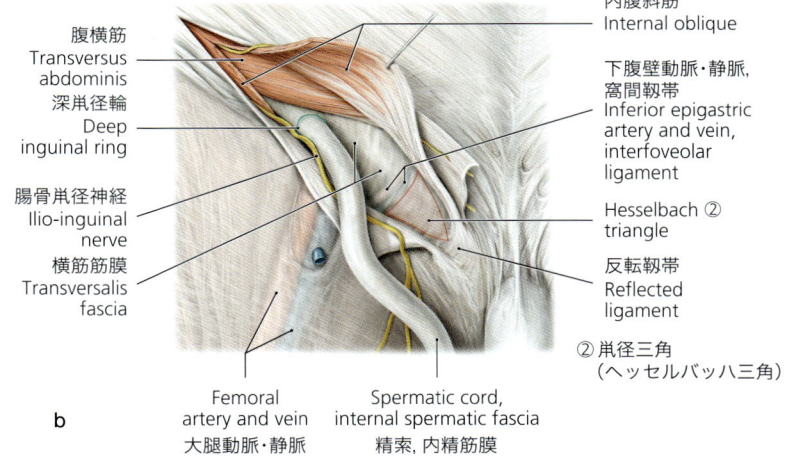

E 鼠径管の切開，精索の露出

a 外腹斜筋の腱膜を切開すると内腹斜筋が見える．内腹斜筋線維の一部は精巣挙筋となって精索の周囲を走行している．
陰部大腿神経の陰部枝が精巣挙筋膜に包まれながら精巣挙筋に伴行する（p. 550 参照）．
腸骨鼠径神経が精索の表面を走り，鼠径管を通過している．この神経には感覚線維が走行しており，浅鼠径輪を通り抜けた後，恥骨結合を覆う皮膚に分布する．さらにこの感覚線維は陰嚢（大陰唇）の外側部と大腿の内側面の皮膚にも分布している．

b 内腹斜筋を切開し精巣挙筋を取り除いて鼠径管の全長を露出し，精索の走行を示す．
深鼠径輪から精索が現れる．横筋筋膜は，深鼠径輪において鼠径管の中に嵌入する．横筋筋膜はそこから精巣に至るまでの間，内精筋膜となって精索と精巣を包む．精索は腹横筋の下方を鼠径管の後壁に沿って進むが，後壁は横筋筋膜と腹膜から成り立つ隔壁である．
後壁の中間部には窩間靱帯，また内側部には反転靱帯がそれぞれ後壁を補強している．窩間靱帯の内側を下腹壁動脈・静脈が通過する．そこから内側に寄った，鼠径靱帯の上方の三角形をヘッセルバッハ三角という．この三角は腹壁の抵抗が減弱した部位にあたり，直接鼠径ヘルニアの好発部位である（p. 221 も参照）．

5.8 前腹壁の解剖と抵抗減弱部位
Anatomy and Weak Spots of Anterior Abdominal Wall

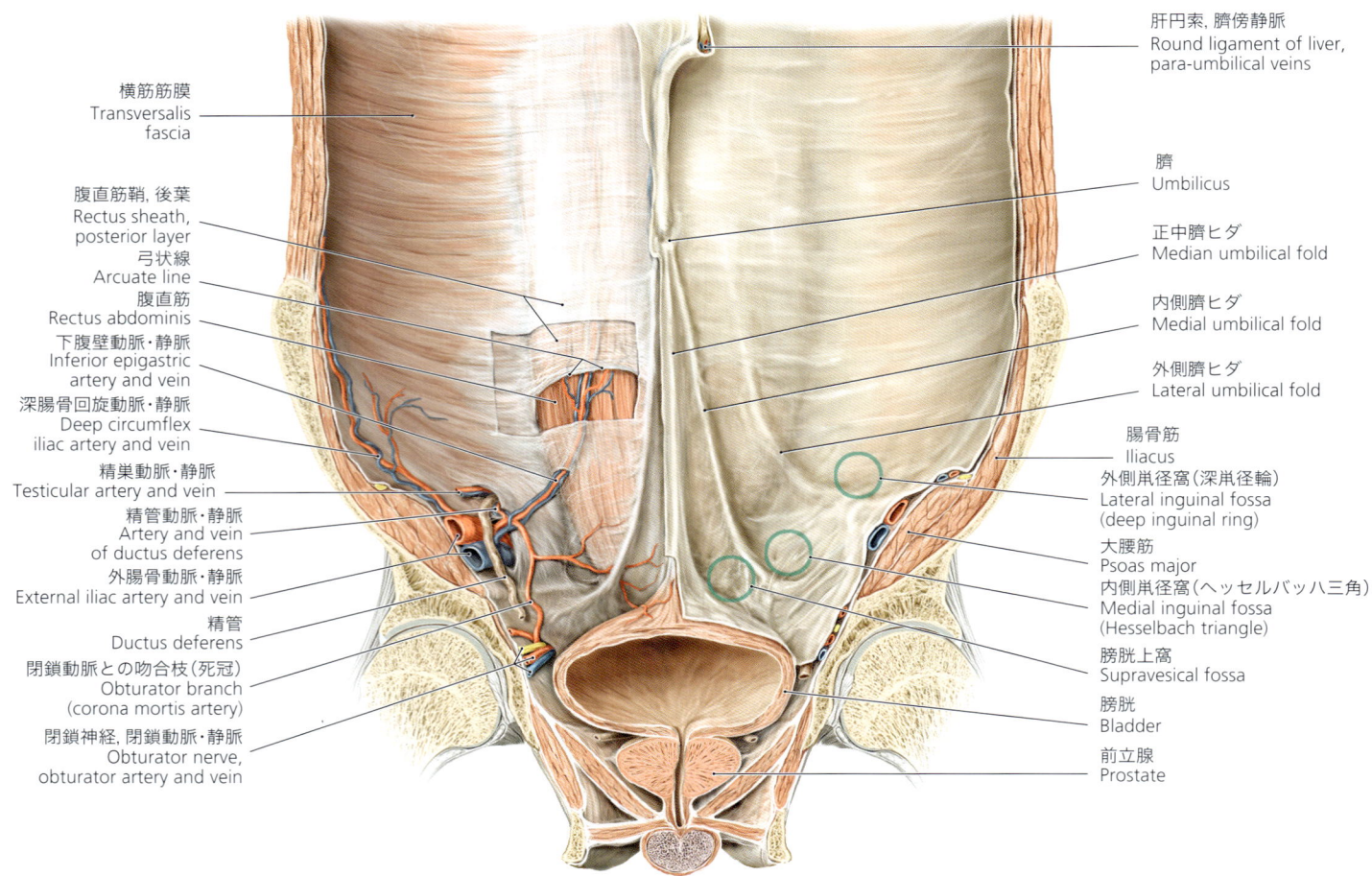

A　男性の前腹壁，内面の解剖
腹腔と骨盤腔．股関節を通る冠状断面（前頭断面）．後方から見る．

膀胱と前立腺以外の臓器は取り除いてある．左の腹膜と横筋筋膜の一部も取り除いてある．

腹壁の下部内面では5本のヒダが臍に向かって走行している．
・正中臍ヒダ：正中線上にある無対のヒダ．すでに閉鎖した尿膜管を覆う．
・内側臍ヒダ：左右1対のヒダ．すでに閉鎖した臍動脈を入れる．
・外側臍ヒダ：左右1対のヒダ．下腹壁動脈・静脈を入れる．

これらのヒダの間には3つのくぼみができる．このくぼみは前腹壁ヘルニアの生じやすい部位といえる．
・膀胱上窩：膀胱の上方で正中・内側臍ヒダの間にできる．
・内側鼠径窩（ヘッセルバッハ三角）：内側・外側臍ヒダの間にできる．
・外側鼠径窩：外側臍ヒダの外側にできる．深鼠径輪に相当する．

B　腹部ヘルニアの内輪と外輪
鼠径靱帯の上方では腹壁に正中・内側・外側臍ヒダ（A参照）による3か所の抵抗減弱部位が形成される．腹壁には間接・直接鼠径ヘルニアと膀胱上ヘルニアが発生する．鼠径靱帯の下方においても大腿静脈の内側に大腿輪という抵抗減弱部位が存在する．大腿輪を覆う組織は大腿中隔という柔軟性のある疎性結合組織しかなく，多数のリンパ管がこれを貫いている．大腿輪の内側縁には鋭く切れ込んだ形の裂孔靱帯があって，大腿ヘルニアの嵌頓を来しやすい（p. 223参照）．

内輪	ヘルニア	外輪
鼠径靱帯の上方：		
膀胱上窩	膀胱上ヘルニア	浅鼠径輪
内側鼠径窩（ヘッセルバッハ三角）	直接鼠径ヘルニア	浅鼠径輪
外側鼠径窩（深鼠径輪）	間接鼠径ヘルニア	浅鼠径輪
鼠径靱帯の下方：		
大腿輪	大腿ヘルニア	伏在裂孔

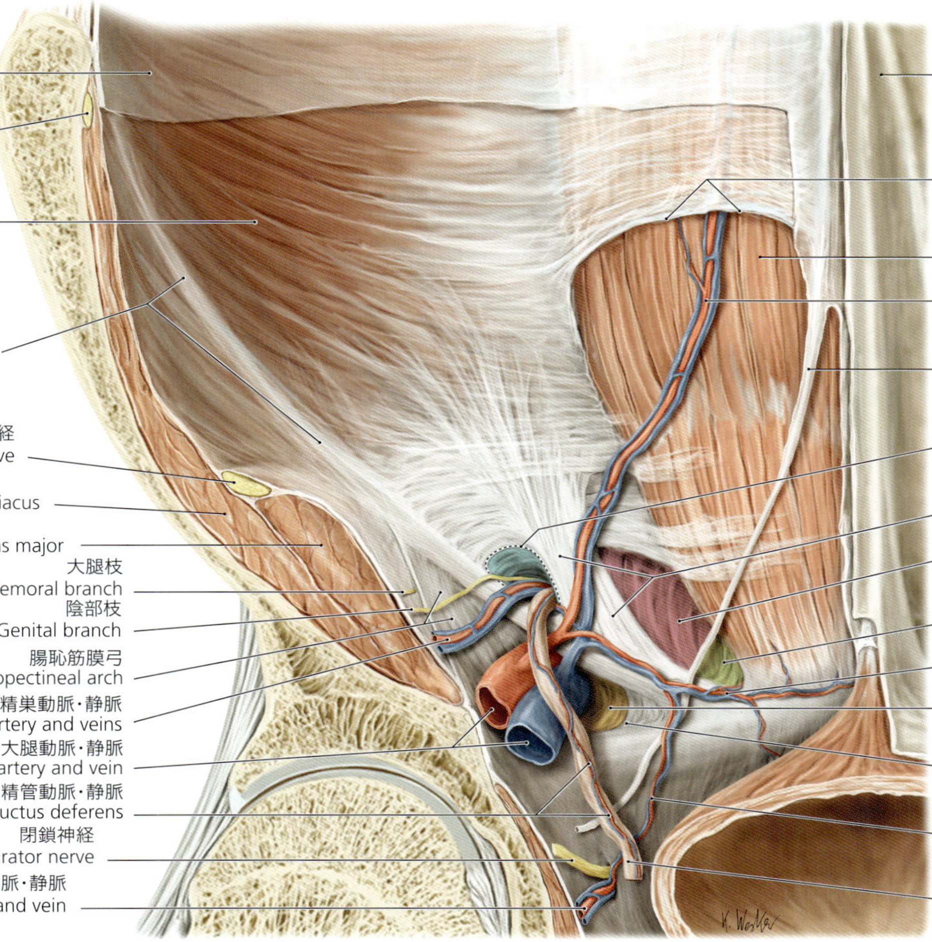

体幹　5　神経と脈管：局所解剖

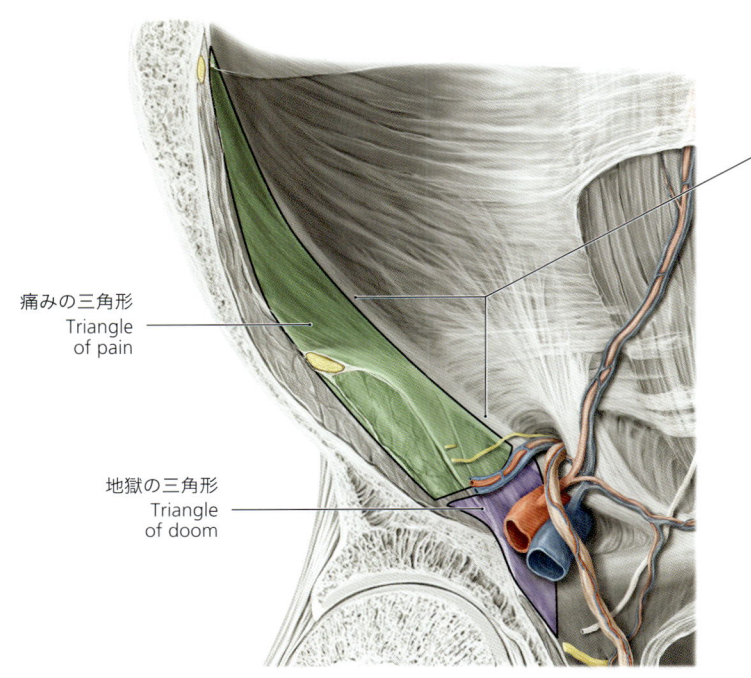

C　男性の鼠径部と大腿部，ヘルニア内輪

Aの詳細図．後面．

腹膜と横筋筋膜を一部取り除いてヘルニア門をより明瞭に示す．間接・直接鼠径ヘルニア，大腿ヘルニア，膀胱上ヘルニアの場合のヘルニア内輪（A，B 参照）を色分けして示してある．

D　地獄の三角形と痛みの三角形

特に鼠径ヘルニアにおける腹腔鏡視下手術（p. 227 参照）では，腹膜前に重要な領域が2つある．「痛みの三角形 triangle of pain」と「地獄の三角形 triangle of doom」である．この領域では，例えばメッシュの固定にクリップを用いてはならない．どちらの三角形も，頭側の境界は腸骨恥骨靱帯（横筋筋膜と鼠径靱帯が融合している）である．triangle of pain は精巣動静脈の外側に位置し，triangle of doom はその内側にある．triangle of pain には陰部大腿神経の両方の神経枝と大腿神経，外側大腿皮神経が走行している．これらの神経の損傷は痛みと知覚不全（感覚異常）をもたらす場合がある．triangle of doom には精巣動静脈のほかに下肢への大きな血管（外腸骨動静脈）が走行している．これらの血管の損傷は，止血が困難な重度の出血を引き起こすことがある．

221

5.9 鼠径・大腿ヘルニア Inguinal and Femoral Hernias

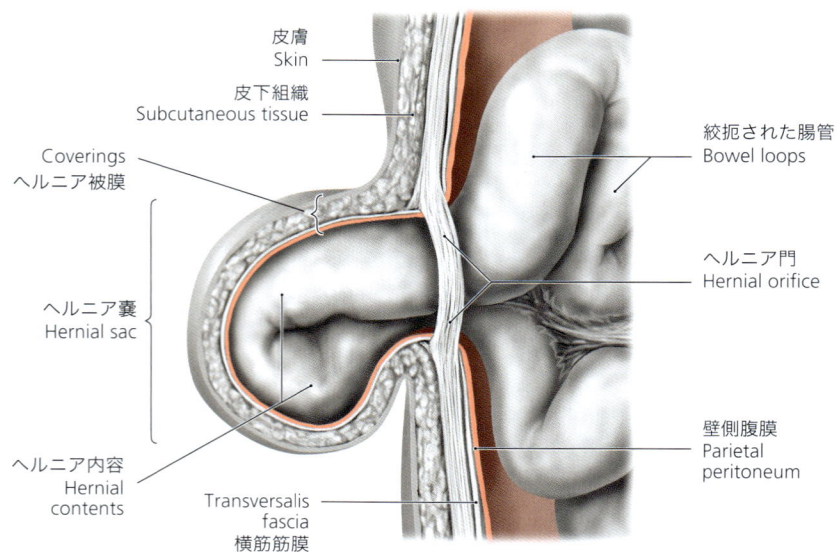

A 腹部ヘルニアの定義，発生機序，構造

胸郭と骨性骨盤の間には骨格に覆われない腹部がある．腹部は広範な腹筋と筋膜，腱膜，腹膜が重なった腹壁に覆われている．腹壁には筋が当てられていないところが数か所あり，横筋筋膜などの結合組織のみで覆われている．例えば鼠径管後壁などでこの部分は腹腔内圧に対する抵抗が弱い．特に，加齢などにより弱くなった結合組織は，常に腹内圧に耐えることができずヘルニアの出口となる．重いものを持ち上げたり，咳をしたりすることによって引き起こされる．

ヘルニアはラテン語で脱出を意味する言葉で，壁側腹膜が脱出した状態をさす．開口部位には解剖学的に弱い部位(鼠径ヘルニアと大腿ヘルニアの場合)と，二次的に弱い部位(臍ヘルニアの場合)がある．外ヘルニアとは腹腔から脱出したヘルニア囊が体表に突出している状態をいう．一方，内ヘルニアは囊状の腹膜に包まれた内容が腹部の内部に留まっている状態をいう．ヘルニアは出現する時期によっても分類することができる．先天性ヘルニア(臍ヘルニア，開存する鞘状突起を通る間接鼠径ヘルニアなど)と，後天性ヘルニア(直接鼠径ヘルニア，大腿ヘルニアなど)に分けられる．

外科的治療に際して次のようなヘルニアの構成要素を知ることが大切である．

- **ヘルニア門**：臓器が逸脱する腹壁の裂隙．
- **ヘルニア囊**：逸脱する臓器を被包する壁側腹膜．ヘルニア囊の大きさはヘルニア内容の大きさに従って変化するため，千差万別である．
- **ヘルニア内容**：通常は腹腔内臓器であるが，大網を伴う場合や逸脱した腸管が絞扼されている場合もある．
- **ヘルニア被膜**：ヘルニア囊を包む皮下組織．その組成はヘルニアの発症部位と発症機序によって異なる．

B 鼠径部のヘルニア：鼠径・大腿ヘルニア*

ヘルニア	ヘルニア輪とヘルニアの経路
・**直接(内側)鼠径ヘルニア** 常に後天性	・内輪：ヘッセルバッハ三角(内側鼠径窩)，すなわち鼠径靱帯より上方，下腹壁動脈・静脈より内側． ・経路：ヘルニア囊は腹壁に垂直に逸脱する． ・外輪：浅鼠径輪．
・**間接(外側)鼠径ヘルニア** 先天性(鞘状突起開存)または後天性	・内輪：深鼠径輪，すなわち鼠径靱帯より上方，下腹壁動脈・静脈より外側． ・経路：ヘルニア囊は鼠径管を通過する． ・外輪：浅鼠径輪．
・**大腿ヘルニア** 常に後天性	・内輪：大腿輪と大腿中隔，すなわち鼠径靱帯より下方． ・経路：ヘルニア囊は鼠径靱帯の下で大腿輪を通過する． ・外輪：伏在裂孔．

*ヘルニア全体の80％が鼠径ヘルニアである．鼠径ヘルニアの90％は男性に起こる(p. 224も参照)．ヘルニア全体の10％が大腿ヘルニアである．こちらは女性に多い．鼠径ヘルニアはヒトの構造欠損のうち最も多い病気であり，ヘルニア手術は外科手術のおよそ20％を占める(ドイツでは年間，約20万例の鼠径ヘルニア手術が実施されている)．

体幹 5 神経と脈管：局所解剖

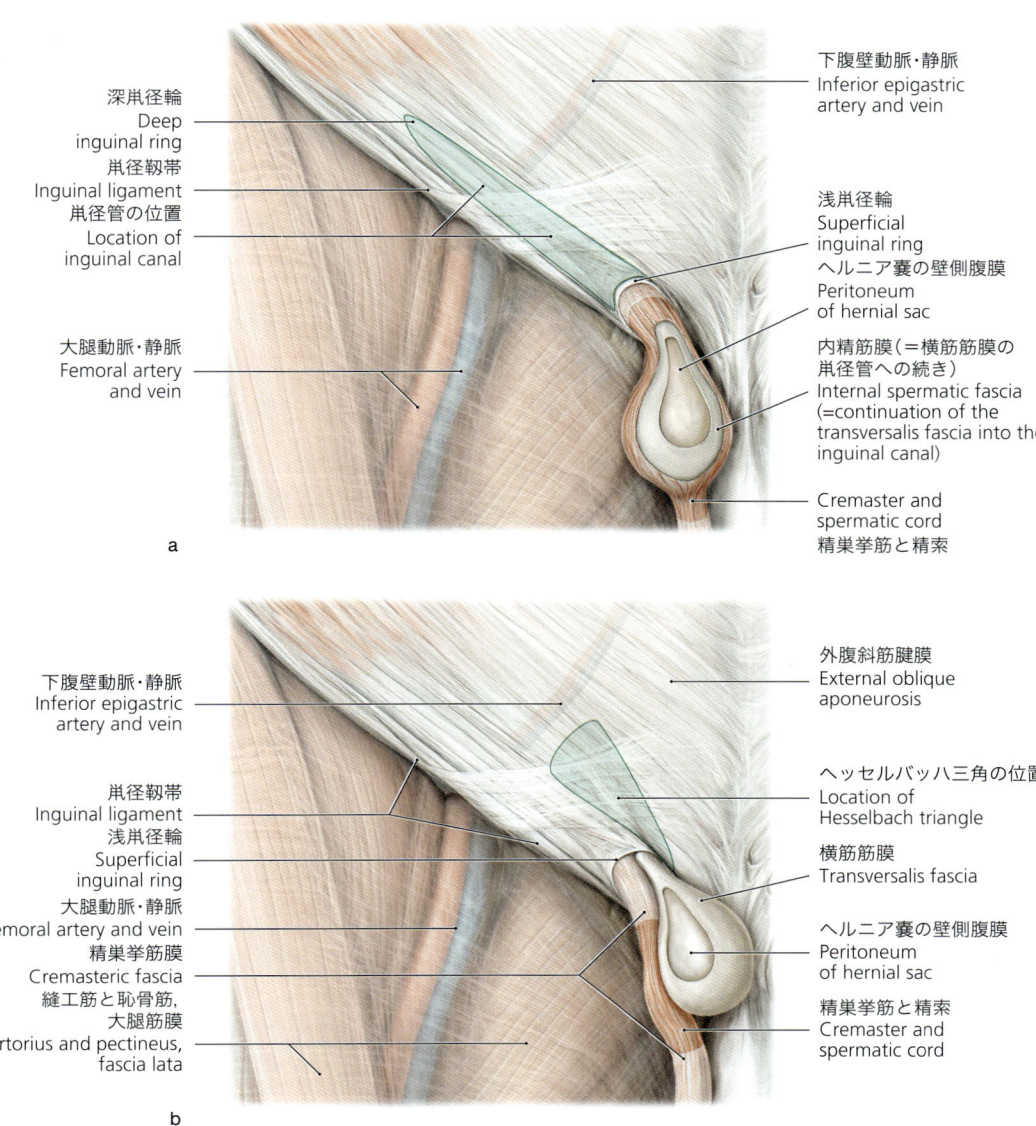

C 直接鼠径ヘルニアと間接鼠径ヘルニア

男性の右鼠径部．前面．

皮膚と体表の筋膜は取り除いてある．大腿筋膜は透明に見える．また精索の一部分は下の層が露出している．

a 間接（外側）鼠径ヘルニア（先天性もしくは後天性）：ヘルニア嚢は拡張した，下腹壁動静脈の外側にある深鼠径輪（ヘルニア内輪）から入り，そこから鼠径管を通って腹壁と平行に進み，浅鼠径輪（ヘルニア門）から現れる．陰嚢に到達することもある．

b 直接（内側）鼠径ヘルニア（常に後天性）：ヘルニア嚢は，鼠径管を通るという「迂回」をせずに直接，腹壁の中を腹壁に対して垂直に進む（このため直接ヘルニアと呼ばれる）．ヘルニア内輪は下腹壁動静脈の内側にあるヘッセルバッハ三角の領域である．外への出口であるヘルニア門は，間接ヘルニアと同様に浅鼠径輪である．ヘルニア嚢は通常，精索の内側に現れる．

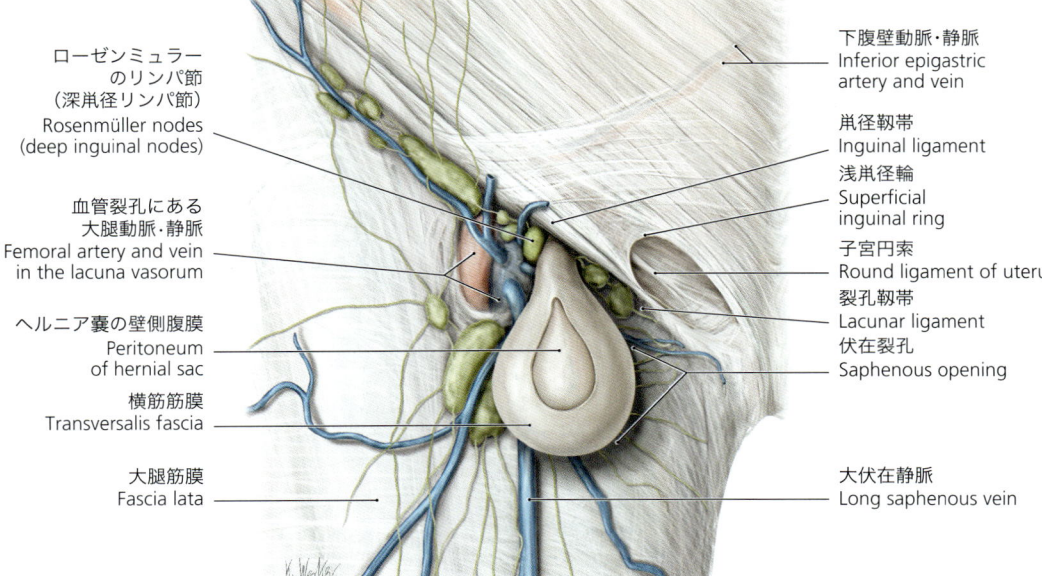

D 後天性大腿ヘルニア

女性の右鼠径部．前面．

皮膚と体表の筋膜は取り除いてある．

大腿ヘルニアは通常後天性のヘルニアとして起こり，女性に多い．骨盤と大腿輪の広さが影響していると思われる．大腿ヘルニアは通常鼠径靱帯より下方で大腿静脈より内側に位置する大腿輪を通り，大腿管（ここには図示されていない）に逸脱する．漏斗形のヘルニア管は大腿輪（ヘルニア内輪，p. 220 参照）から始まる．ヘルニア管は約 2 cm 下方に伸びて伏在裂孔で終わるが，その位置は篩状筋膜の前方に相当する．大腿輪の内側縁には鋭く切れ込んだ裂孔靱帯が走っているため，ヘルニア嵌頓を来しやすい．通常大腿管の内腔は疎性脂肪結合組織と深鼠径リンパ節によって占められている．大腿ヘルニアはヘルニア外輪にあたる伏在裂孔から体表側に現れる．伏在裂孔は疎性結合組織である篩状筋膜によって覆われているため，ヘルニアは皮下に脱出することになる．

5.10 鼡径ヘルニアの局所解剖学 Topography of Inguinal Hernia

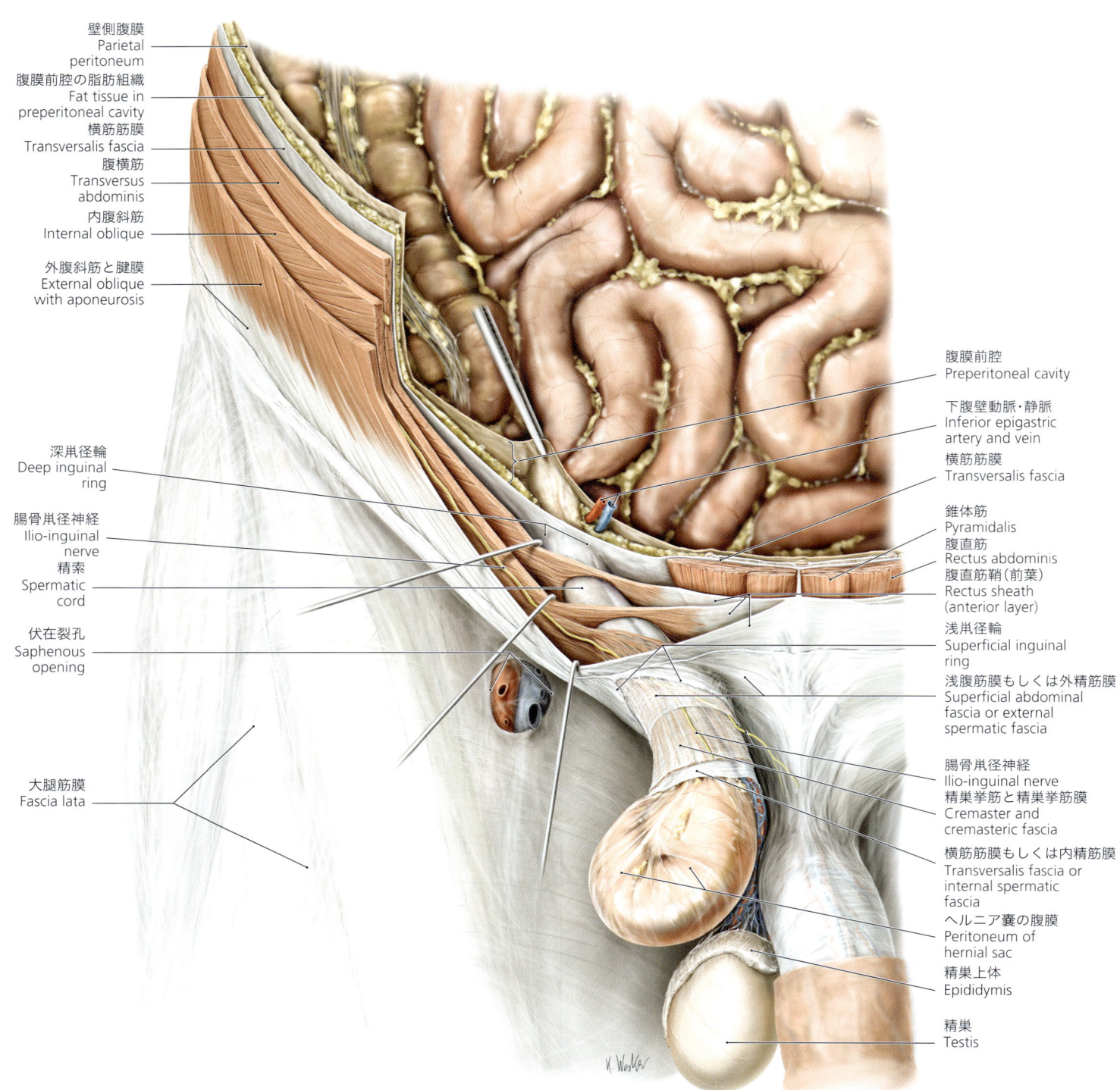

A 男性の後天性間接鼡径ヘルニア（右側）

前面．皮膚と腹壁は大部分が取り除いてある．斜め上外側から正中下方に向かう鼡径管部の腹壁の各層は，わかりやすくするために牽引し，広げている．鼡径管を通って脱出した間接鼡径ヘルニア（外鼡径ヘルニア）のヘルニア嚢の中に，ループ状に腸管が詰まっているのが見える．ヘルニア嚢は精索の中にあるため，脱出した内容物は，壁側腹膜と横筋筋膜ならびに精巣挙筋とその筋膜（精巣挙筋膜）に覆われている．

Note ヘルニア門の内側（深鼡径輪）と外側（浅鼡径輪）の位置ならびに腹膜と横筋筋膜との間の，疎性脂肪組織あるいは疎性結合組織を含む腹膜前腔に注意．この腔は，鼡径ヘルニアあるいは大腿ヘルニア手術において，鼡径管後壁の補強のための樹脂製メッシュを埋め込むため（p. 227 参照）に開かれる．

体幹　5　神経と脈管：局所解剖

B　鼠径管，腹壁層とその精巣膜中への延長の模式図

わかりやすくするために，いくつかの断面を組み合わせている．2つの矢印は外側鼠径窩（＝深鼠径輪）と内側鼠径窩（ヘッセルバッハ三角）を示す．その間で下腹壁動脈・静脈が外側臍ヒダを通る．外側鼠径窩は，間接鼠径ヘルニアの内輪であり（**Da** 参照），内側鼠径窩は，直接鼠径ヘルニアの内輪である（**Db** 参照）．どちらの鼠径ヘルニアでも外輪は浅鼠径輪である．

Note　精巣鞘膜の臓側板（精巣上膜）と壁側板（精巣周膜）およびその間に閉じ込められた腹膜鞘状突起の遺残としての間隙（陰嚢腔）に注意（**b**）（p. 232 参照）．

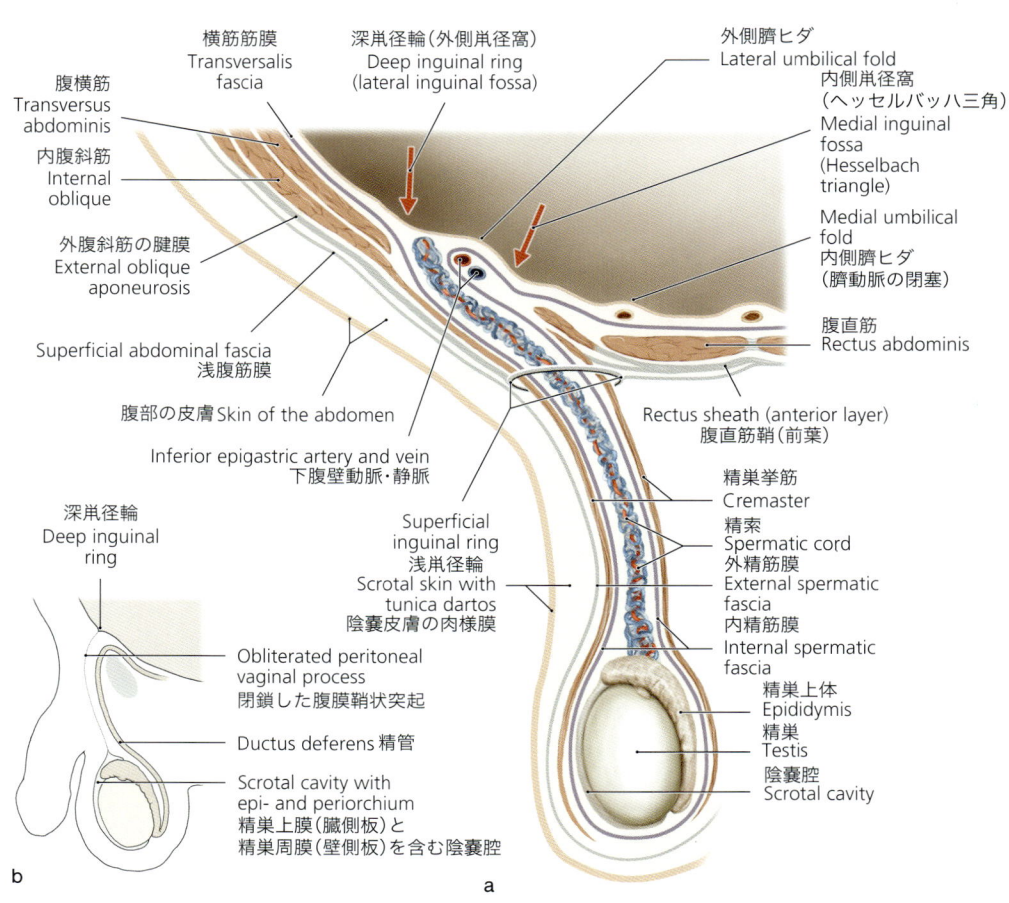

C　腹壁の各層と精巣・精索の被膜との比較

精索や精巣の被膜は腹壁の筋や筋膜，あるいは腹膜の延長である．したがって前腹壁の層と対応した各層を有する．精索と精巣は腹部の皮膚の延長した陰嚢皮膚で覆われている．

腹壁の層	精索と精巣の被膜
・腹部の皮膚	→ 陰嚢の皮膚と肉様膜（皮膚の筋性線維芽細胞）
・浅腹筋膜	→ 外精筋膜
・内腹斜筋	→ 精巣挙筋と精巣挙筋膜
・横筋筋膜	→ 内精筋膜
・腹膜	→ 精巣鞘膜　臓側板（精巣上膜）　壁側板（精巣周膜）

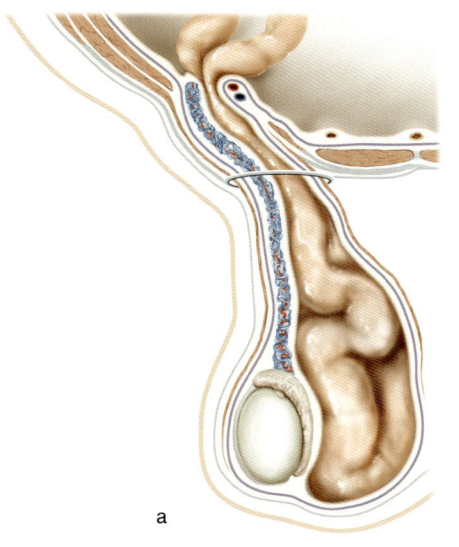
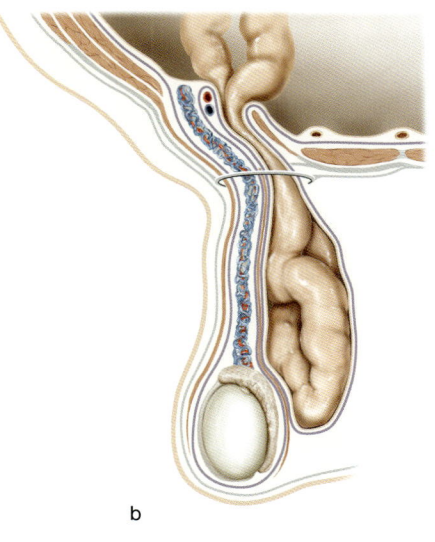

D　間接および直接鼠径ヘルニアの比較

a　間接鼠径ヘルニア（先天性もしくは後天性）：内輪（外側鼠径窩＝深鼠径輪）は，下腹壁動脈・静脈の外側に位置する．壁側腹膜に包み込まれたヘルニア内容物（腸管など）は二次的に鼠径管を通って陰嚢に下行（後天性ヘルニア），あるいは開口したままになっている腹膜鞘状突起（**Bb**）を通って陰嚢に移動する（先天性ヘルニア）．ヘルニアを覆う膜は，どちらの場合も同じで，壁側腹膜，横筋筋膜と精巣挙筋である．

b　直接鼠径ヘルニア（常に後天性）：内輪（内側鼠径窩＝ヘッセルバッハ三角）は，下腹壁動脈・静脈の内側に位置する．ヘルニア嚢は鼠径管とは無関係に腹壁を直接突き破り，浅鼠径輪から陰嚢に到達する．間接鼠径ヘルニアとは異なり，ヘルニアを覆う膜は，壁側腹膜と横筋筋膜のみからなる．

5.11 ヘルニアの診断と治療 Diagnosis and Treatment of Hernias

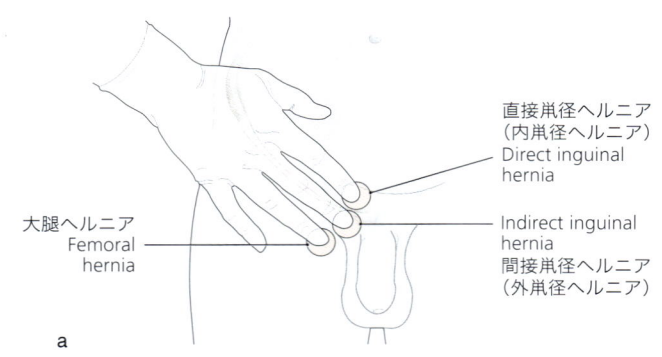
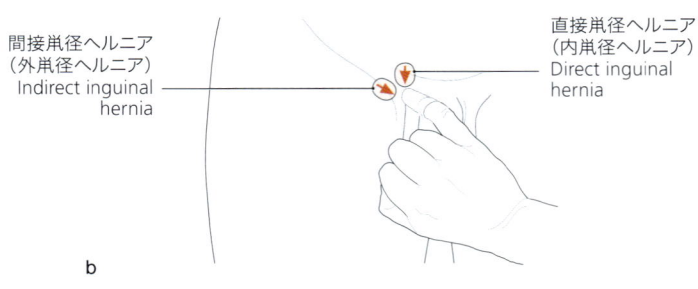

A 鼠径ヘルニアと大腿ヘルニアの検査法

鼠径ヘルニアはほかのヘルニアと同様，腹圧の上昇（咳，くしゃみ，いきみなど）によって脱出が著明になり，鼠径部に膨隆を触診できる．しかし通常，静臥すると膨隆は自然に還納されるため，臨床的な診断は立位で行う必要がある．ヘルニアの合併症がない場合，自発痛は認められず，単に異物感を自覚する場合が多い．ヘルニアの部位に圧迫感とともに疼痛が持続し，悪心や嘔吐が出現すれば嵌頓ヘルニア（C 参照）が疑われる．鼠径部の膨隆ないし陰嚢の腫瘤（p. 235 参照）を認めた場合は，水瘤，静脈瘤，異所性精巣，リンパ腫，精巣と精巣上体の腫瘍などとヘルニアとの鑑別診断が必要になる．鼠径ヘルニアと大腿ヘルニアは外ヘルニアで，視診と触診がしやすいため，外来で容易に診断を進めていくことができる．

a 上前腸骨棘からの触診（3 指のルール）：3 指のルールは鼠径ヘルニアと大腿ヘルニアの局在に関する解剖を理解しやすくしたもので，これを用いれば 3 種類のヘルニアの鑑別が容易になる．検査者の右手の母指球を上前腸骨棘に置く．その時，示指は直接鼠径ヘルニアのほうを向く．中指は間接鼠径ヘルニアの位置を示す．そして薬指は大腿ヘルニアの位置に達する．
Note ただし，ヘルニア囊は，間接ヘルニア，直接ヘルニアのいずれの場合でも外鼠径輪から脱出するため，両方のヘルニア型を視診および触診で正確に区別することはできない．

b 陰嚢からの触診：小さな鼠径ヘルニアは立位で触診できる．陰嚢と鼠径部の皮膚の間に指を挿入し，精索に沿って浅鼠径輪を確認する．次いで鼠径管の後壁を指の腹で触診する．検査者が経験を積めば，ここで患者に咳をさせて腹圧を上げることによりヘルニアの鑑別ができるようになる．すなわちこの時に指の腹側に当たる場合は間接ヘルニアで，指先に当たる場合は直接ヘルニアである．

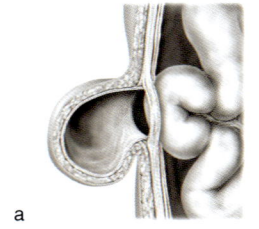
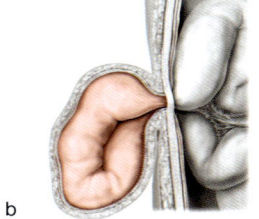

B ヘルニアの完全な還納と嵌頓ヘルニア incarceration

a 逸脱した臓器をヘルニア囊の内部とヘルニア門において自由に動かすことができる場合，静臥することによりヘルニアは自然に還納できる．あるいは用手的にも還納は可能である．結果として急性に嵌頓ヘルニアを生じる危険性はない．

b 嵌頓ヘルニアはヘルニアの中でも最も重い合併症である．ヘルニアの頸部で絞扼された場合，ヘルニア腸管への血流が遮られる．この結果，腸管の虚血ないし壊死が起こる．患者は機能性腸閉塞の症状を呈し，その間にも致命的な腸内容のうっ滞と内腔の閉塞が進んでいく．このような悪い状態では腸の穿孔と腹膜炎を起こす危険性が高いため，緊急手術を実施することになる（C 参照）．

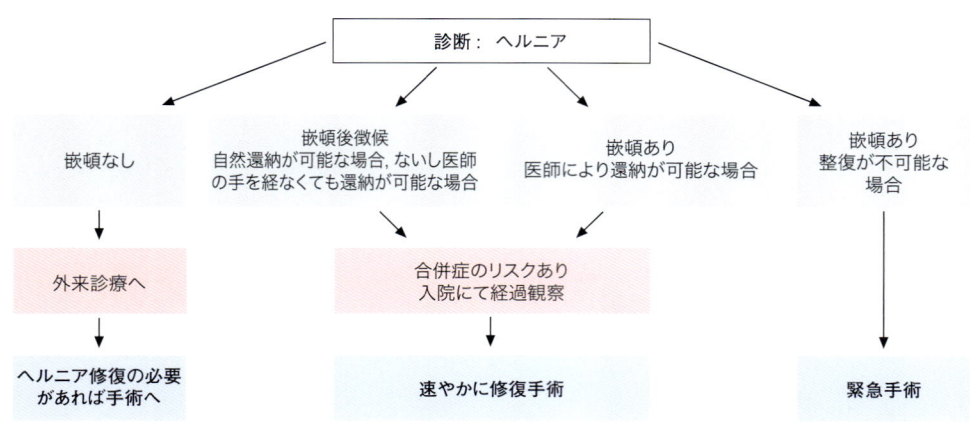

C ヘルニアの自覚症状と修復の時期
（Henne-Bruns, Dürig, Kremer による）

原則としてヘルニアは保存的治療法（ヘルニアバンドや腹帯など）で軽快することはない．外科手術によってヘルニア門を閉鎖することによってのみ，永続的な還納状態が達成される（E 参照）．修復手術の時期に関しては，ヘルニアの還納性と非還納性および嵌頓ヘルニアの有無を臨床的に診断して決定する．

体幹　5　神経と脈管：局所解剖

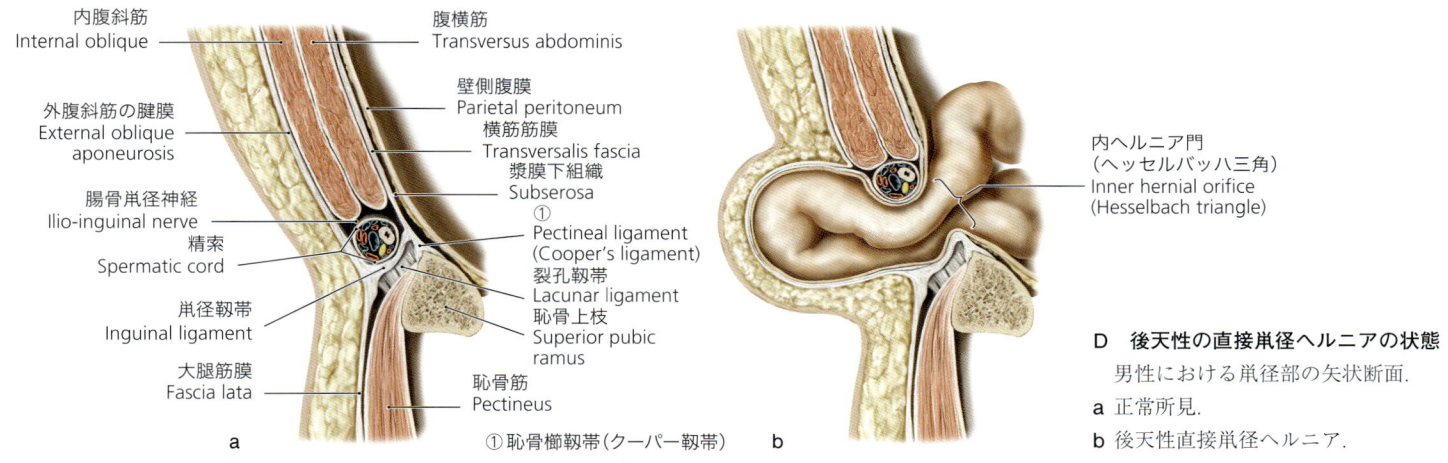

D　後天性の直接鼠径ヘルニアの状態
男性における鼠径部の矢状断面．
a　正常所見．
b　後天性直接鼠径ヘルニア．

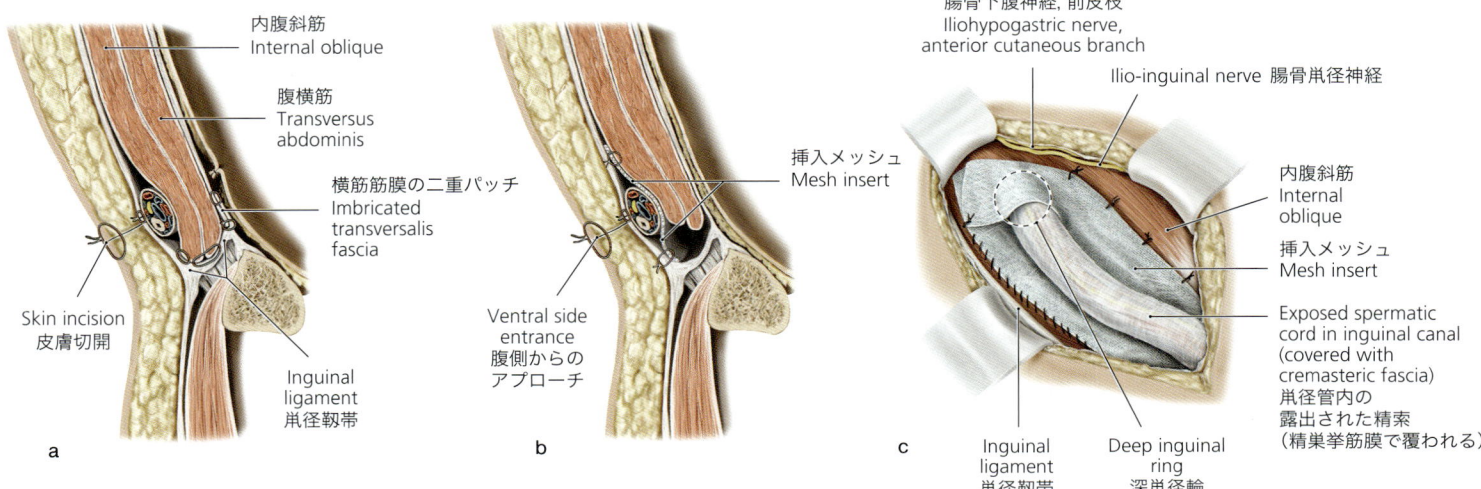

E　鼠径ヘルニア手術

ヘルニア門を閉鎖するためには，さまざまな手術方法がある．それらでは，特に鼠径管の後壁を補強するための技術によって手術方法が異なる．すべての手術は，以下の段階を経て実施される：
・ヘルニア囊の露出と処置を行う．
・ヘルニア囊内容物を腹腔内に還納する．
・ヘルニア門を閉じ，腹壁の強度を再建する．

筋肉や筋膜が強い若年患者においては，人工補強材を使わない修復術（Shouldice法など）を目指すのに対し，高齢患者あるいは再発性ヘルニアの場合には，通常，引っ張り力を逃がすためのメッシュを挿入することにより腹壁を補強する（Lichtenstein法など）．

a　Shouldice法：内腹斜筋と腹横筋をともに鼠径靱帯に縫い付け，横筋筋膜を二重にすることによって，鼠径管の後壁を補強する．

b, c　Lichtenstein法：Lichtensteinによる，引っ張り力を逃がす修復術（"tension-free repair"）では，前側からのアプローチにより，メッシュを内腹斜筋と腹横筋の前側に挿入して腹壁を補強する．

d-f　腹膜外アプローチ（TEP）あるいは経腹的腹膜前アプローチ（TAPP）によるメッシュの挿入：腹腔鏡を使用し，内腹斜筋と腹横筋の後部，すなわち横筋筋膜と壁側腹膜の間にある腹膜前腔にメッシュを挿入し，腹壁を補強する（d）．TEPでは腹腔を切開しない（腹膜外，e参照）のに対し，TAPPでは壁側腹膜を腹腔から（経腹的，f参照）切開しなくてはならない．

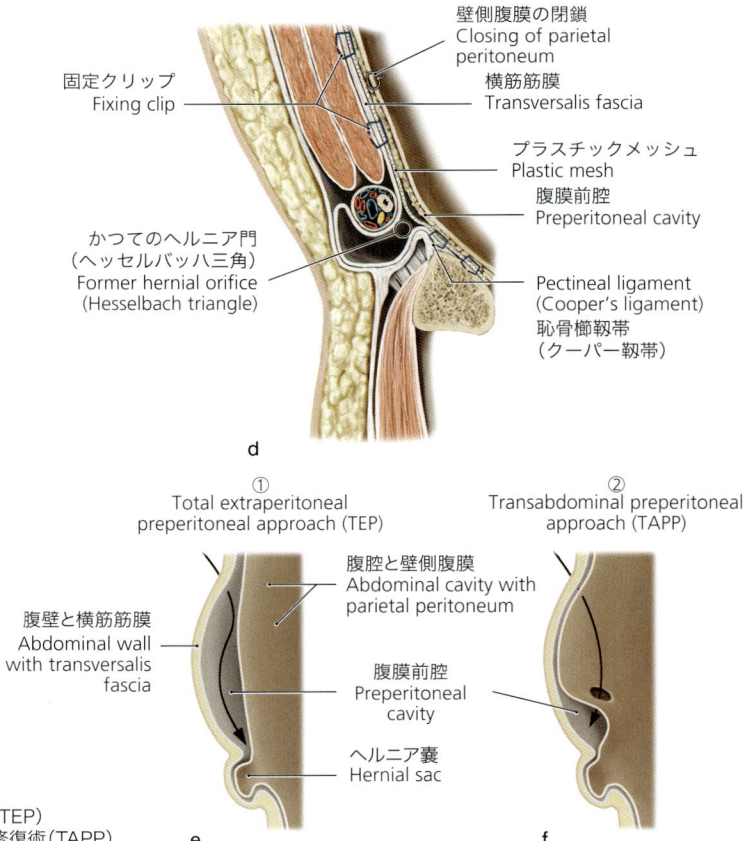

① 腹膜外アプローチによる腹腔鏡下修復術（TEP）
② 経腹的腹膜前アプローチによる腹腔鏡下修復術（TAPP）

5.12 珍しい外ヘルニア Rare External Hernias

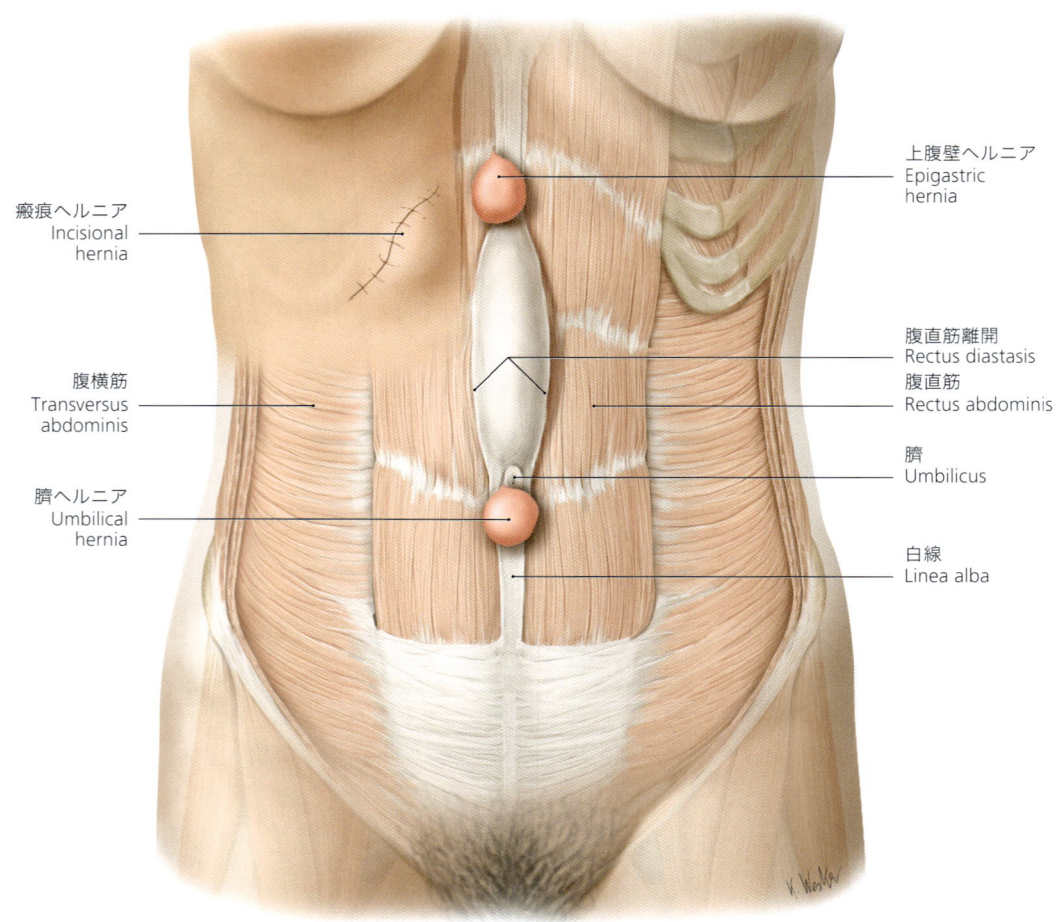

A 前腹壁のヘルニアの位置

B 前腹壁のヘルニア[*1]

ヘルニア	位置，発症機序，主要な特徴
・臍ヘルニア umbilical hernia	・臍部で臍輪から脱出する． －先天性臍ヘルニア：臍乳頭が瘢痕化することにより，胎児の生理的な臍ヘルニアが退縮するが，これが不完全な状態をいう．ヘルニア嚢は羊膜と腹膜である． －後天性臍ヘルニア：妊娠を繰り返したり，肥満，肝硬変症，腹水に伴って臍輪が腹圧により拡張して発症する．日常よく遭遇する．
・臍帯ヘルニア omphalocele	・腹壁の欠損が出生時に臍部にみられる．発症頻度は 6,000 例の出産に 1 例．胎児期に腹部内臓が脱出しており，これが完全に還納されていない状態をいう．臍ヘルニアとは異なり，臍帯ヘルニアでは外皮に覆われることはなく，ヘルニア内容は腹膜，粘液様結合組織（ワルトン膠質）および羊膜上皮に被覆されるのみである．したがってヘルニア内容は容易に透視できる．
・上腹壁ヘルニア epigastric hernia	・ヘルニア門は上腹部の白線に生じた裂隙である．下記の腹直筋離開の延長にあたる．
・腹直筋離開 rectus diastasis[*2]	・腹壁の筋が緊張した場合，腹直筋は白線で離開しヘルニアを誘発することがある．筋が弛緩するとヘルニアは還納されるため愁訴は少ない．
・瘢痕ヘルニア incisional hernia	・過去の腹壁の切開部に発生する．通常は上腹部の正中線上にみられる．

[*1] 臍ヘルニアと上腹壁ヘルニアを合わせるとヘルニア全体の約 10%を占める．
[*2] 腹直筋離開は前腹壁の典型的なヘルニアではない．

体幹 5 神経と脈管：局所解剖

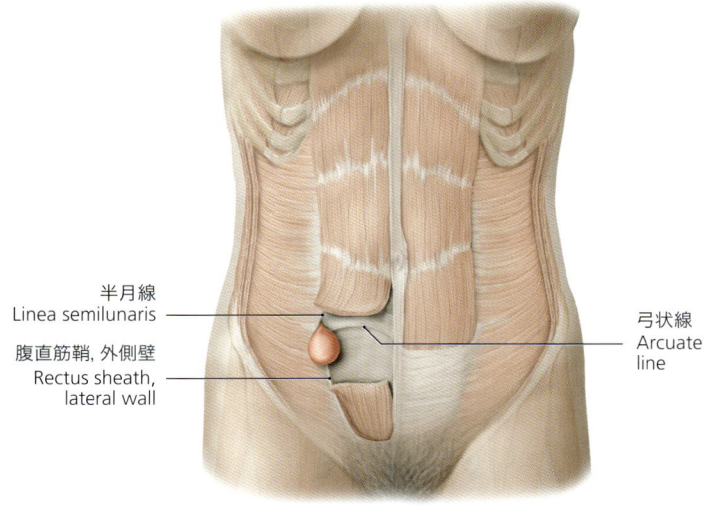

D スピーゲルヘルニア

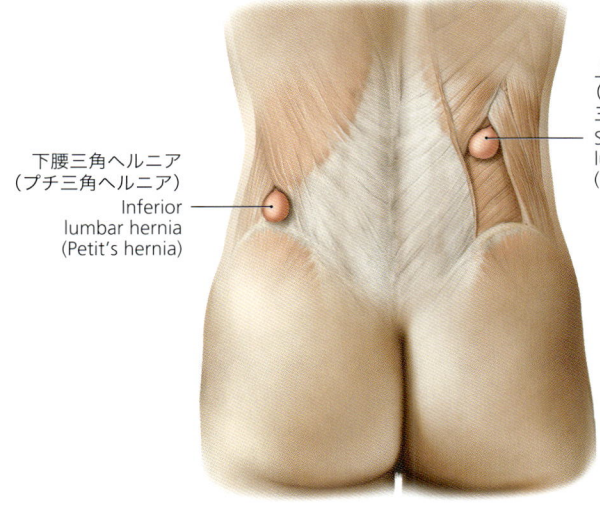

E 腰ヘルニア

C 体幹に発生するそのほかのまれなヘルニア*

ヘルニア	位置
・スピーゲルヘルニア Spigelian hernia	・前腹壁．腹横筋の半月線と腹直筋鞘の外側壁の間に脱出する．通常弓状線の高さでヘルニアが起こる．
・腰ヘルニア lumbar hernia	・第12肋骨と腸骨稜の間にみられる． －上腰三角ヘルニア〔上腰三角（グランフェルト三角）に脱出する〕：第12肋骨と腰腸肋筋の間を通過する． －下腰三角ヘルニア〔下腰三角（プチ三角）に脱出する〕：腸骨稜，広背筋，外腹斜筋の間を通過する．
・閉鎖孔ヘルニア obturator hernia	・閉鎖孔を通り，恥骨筋，長内転筋および外閉鎖筋の間に脱出する．
・坐骨ヘルニア sciatic hernia	・大坐骨孔を通過する． －梨状筋上孔ヘルニア（梨状筋の上方に脱出する） －梨状筋下孔ヘルニア（梨状筋の下方に脱出する） －棘結節間ヘルニア（仙結節靱帯の外面に脱出する）
・会陰ヘルニア perineal hernia	・骨盤底を通過する． －前会陰ヘルニア（深会陰横筋の前方に脱出する） －後会陰ヘルニア（深会陰横筋の後方に脱出する） －坐骨直腸窩ヘルニア（肛門挙筋を通過して坐骨直腸窩に脱出する）

*これらのヘルニアはヘルニア全体の1％未満を占めるに過ぎない．一般的には後天性ヘルニアに属する（Schumpelickによる）．

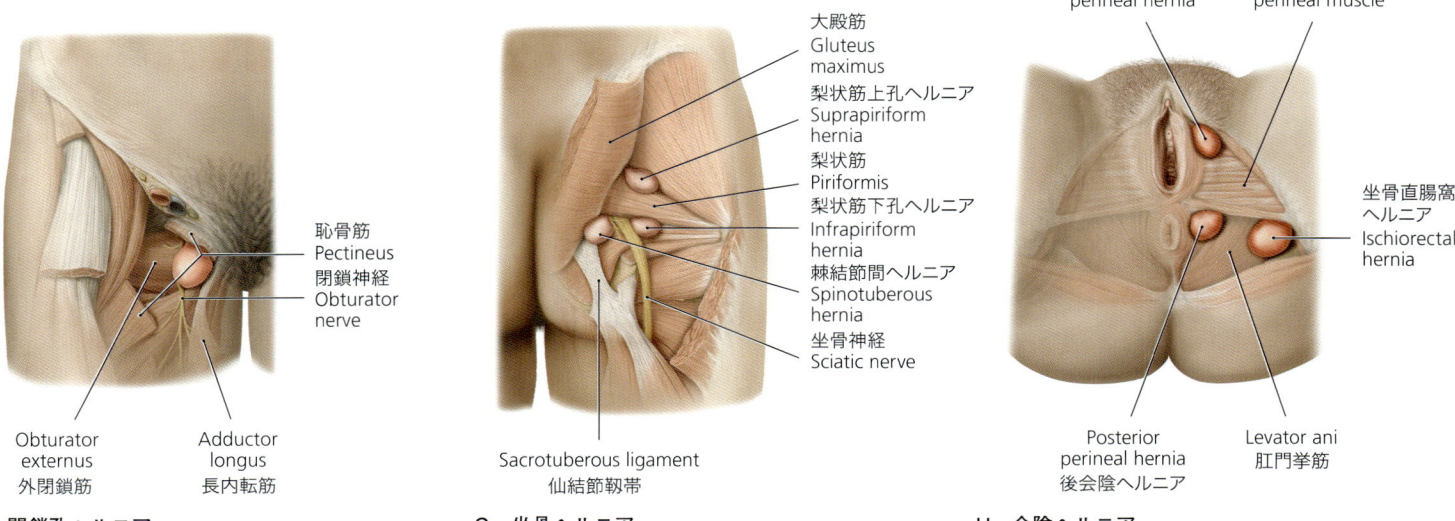

F 閉鎖孔ヘルニア　　G 坐骨ヘルニア　　H 会陰ヘルニア

229

5.13 外陰部の発生 Development of the External Genitalia

A 外陰部の発生
a 痕跡的で未分化な外陰部．6週齢胚．
b 性別分化が始まった外陰部．10週齢胎児．
c 性別分化した外陰部．新生児．

外陰部の器官は排泄腔に現れる未分化な中胚葉原基から発生する．次いで性腺と同様に初期の**未分化期**を経過する．この時期，肛門直腸部と尿生殖洞（排泄腔）はまだ分離していない．両者の外面は排泄腔膜によって覆われ閉鎖している．中胚葉の細胞分裂が活発になり，次の各隆起が総排泄腔膜の周囲に発生する．

・前方：生殖結節
・外側：尿生殖ヒダ（尿道ヒダ）
・後方：肛門ヒダ
・尿生殖ヒダの外側：生殖隆起（陰唇陰嚢隆起）

胎生6週と7週の間に尿直腸中隔ができて，前部（尿生殖洞）と後部（肛門と直腸）に分離される．排泄腔膜が消失し，尿生殖口が前方に形成される．会陰の原基が尿生殖中隔の部位に発達する（左右の肛門ヒダが癒合して会陰縫線ができる）．**生殖器の分化**は，およそ胎生8～9週頃から始まる．性別の分化は13週までにはっきりみられるようになり，16週までに完成する．

・男の胎児ではテストステロンの影響を受けて生殖結節が肥大するため，陰茎の原基が発達し，やがて陰茎を形成する．また左右の尿生殖ヒダが癒合することにより，尿生殖洞は完全に閉鎖して尿道の海綿体部を形成する．生殖隆起（陰嚢隆起）が左右癒合して陰嚢ができる．
・女の胎児ではテストステロンがなく，生殖結節は陰核体および陰核脚を作る．尿生殖洞は閉鎖せず腟前庭となる．また左右の尿生殖ヒダから小陰唇ができ，生殖隆起は肥大して大陰唇，前庭球およびいわゆる陰核体下遺残海綿体部（RSP；infra-corporeal Residual Spongy Part）を形成する．

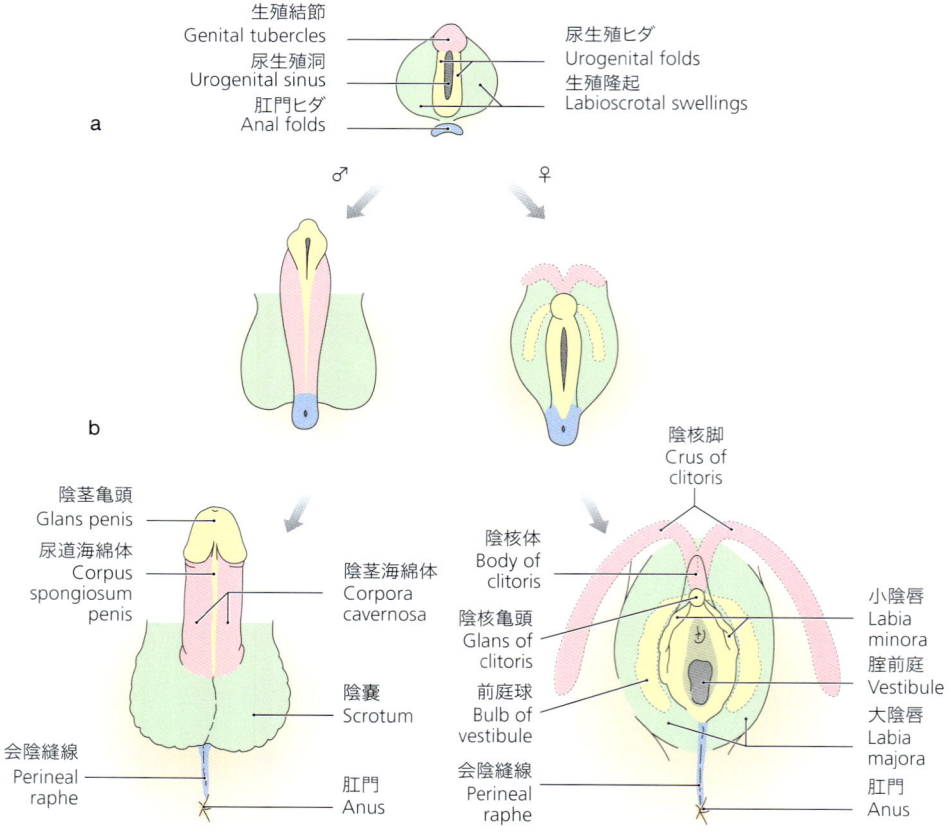

男性生殖器は次の各因子がそろってはじめて発達する．

・機能遺伝子 SRY（Y染色体上の性決定領域 sex-determining region of the Y）．これを欠くと卵巣など女性の表現型を呈する．SRY は抗ミューラー管ホルモンとライディヒ細胞の形成を保証する遺伝子である（下記）．
・抗ミューラー管ホルモンはとりわけミューラー管を退縮させる働きをもつ．胎生8週から精索の中の体細胞（セルトリ細胞）で産生される．
・ライディヒ細胞は胎生9週までに胎児の精巣で作られる．細胞内で大量のアンドロゲン（テストステロン）が産生され，出産時まで続く．テストステロンはウォルフ管が精細管に分化するのを刺激するとともに，男性の外陰部の発達を促進させる．

以上の分化の過程については，どの段階で変更または中断されたとしても正中部の癒合不全をきたす．この場合，尿道下裂や尿道上裂などの裂溝を後遺する場合もあるが（C参照），もっと重篤な生殖器異常をきたす場合もある（E参照）．

B 胚の未分化な生殖原基から発生する外陰部器官（Baskinら2018より）*

未分化原基	男性	女性
生殖結節	陰茎海綿体	陰核体の上行部と下行部，陰核角，陰核脚
尿生殖ヒダ	尿道海綿体，陰茎亀頭	小陰唇，前庭球，陰核亀頭，陰核体下遺残海綿体部（RSP；infra-corporeal Residual Spongy Part）
生殖隆起	陰嚢	大陰唇
尿生殖洞	尿道海綿体部	腟前庭
肛門ヒダ	会陰縫線	会陰縫線

*性腺と生殖器系の発生の詳細は，発生学のテキストを参照すること．

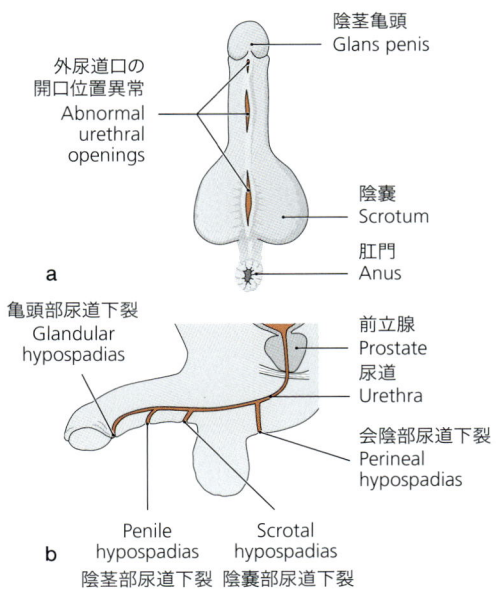

C 尿道下裂：男子の尿道異常
a 陰茎と陰嚢の下側に裂溝を生じる異常．
b 尿道下裂における尿道の開口部位（陰茎の側面）．

性分化の過程で生殖ヒダの閉鎖が不完全であれば（A 参照），尿道の下側（尿道下裂）ないし上側（尿道上裂）に裂溝を生じる．尿道下裂が 3,000 人に 1 人，一方，尿道上裂が 10 万人に 1 人の発生数を示し，尿道下裂が尿道上裂より多く起こっている．最も多くみられる異常は陰茎亀頭部の尿道下裂である（亀頭部尿道下裂）．この場合，陰茎体の長さが短く，陰茎の腹側に線維性結合組織をもつために陰茎が下方に屈曲している．通常は生後 6 か月から 2 歳の間に，外科的な尿道下裂の修復を実施する．

E 半陰陽（インターセックス）の各型[*1]

状態	特徴
真性半陰陽 true hermaphroditism[*2]	・きわめてまれな半陰陽（70％は女性の染色体型：46, XX）．生殖腺は精巣と卵巣が併存する（卵巣精巣）が，卵巣が優位を占める．このため外陰部は陰核が肥大した女性型を呈する．子宮は多くの場合存在する．真性半陰陽の大多数は女子として育てられる．
仮性半陰陽 pseudohermaphroditism	・仮性半陰陽は染色体上の性は確定している〔女性（46, XX），または男性（46, XY）〕が，表現型はそれとは反対の性をとる．ちなみに男性仮性半陰陽は精巣が存在する場合をいう．同様に女性仮性半陰陽は卵巣が存在する場合をさす．
-男性仮性半陰陽 male pseudohermaphroditism →染色体型：男性 　（46, XY） →表現型：女性	・発生原因と発生機序 女性の表現型は胎児期アンドロゲン曝露の不足が原因である： 1. テストステロン合成の障害 2. テストステロンへの変換反応の障害 3. アンドロゲン受容体の欠損 4. 精巣の発育不全 例：精巣の女性化（2 万人の出生数に対し 1 人） -46, XY の染色体組成 -個体の表現型は女性型である（エストロゲン合成系が存在する）が陰毛と腋毛がない（無毛女）．腟の上部と子宮がある． -原因：アンドロゲン受容体の欠損またはアンドロゲンの代謝障害（5α-レダクターゼ-2 欠損） -結果：精子形成の欠落 -治療：精巣の摘除．精巣は通常鼠径部に停留し発癌の危険度が高い．術後エストロゲンの補充を続ける．
-女性仮性半陰陽 female pseudohermaphroditism →染色体型：女性 　（46, XX） →表現型：男性	・発生原因と発生機序 男性の表現型をとるのは胎児期アンドロゲンに曝露されたことによる： 1. 先天性酵素欠損 2. 胎盤を通過するアンドロゲンへの曝露 例：先天性副腎性器症候群（出生 5,000 人あたり 1 人） -46, XX の染色体組成 -女性の内生殖器を有するが，外生殖器は男性化している（肥大した陰核，部分的に癒合した大・小陰唇，縮小した尿生殖洞，D 参照）． -原因：副腎皮質の過形成にステロイド合成酵素の遺伝的欠損（大半は 21-水酸化酵素の欠損）を伴い，ステロイド合成障害をもつ．ステロイドホルモン低値のため ACTH 分泌が増加し，アンドロゲンが過剰に作られる． -治療：ヒドロコルチゾンの補充を生涯にわたり継続する．電解質コルチコイドも補充を続ける場合がある．

[*1] 半陰陽は外生殖器の特徴が生殖腺および染色体と不一致の状態をさす．
[*2] ギリシア神話のヘルメスとアフロディテの間にできたヘルムアフロディトスという女性仮性半陰陽の子の名前に由来する．

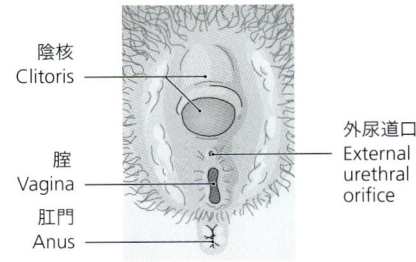

D 副腎性器症候群の女性の外陰部
前面．
外陰部は顕著に男性化の徴候を示す．陰核は大きく肥大している．大・小陰唇は部分的に癒合し，尿生殖洞は腟前庭を形成するが腟前庭の発達は劣る（E，女性仮性半陰陽参照）．

5.14 男性の外陰部：精巣下降と精索
Male External Genitalia: Testicular Descent and the Spermatic Cord

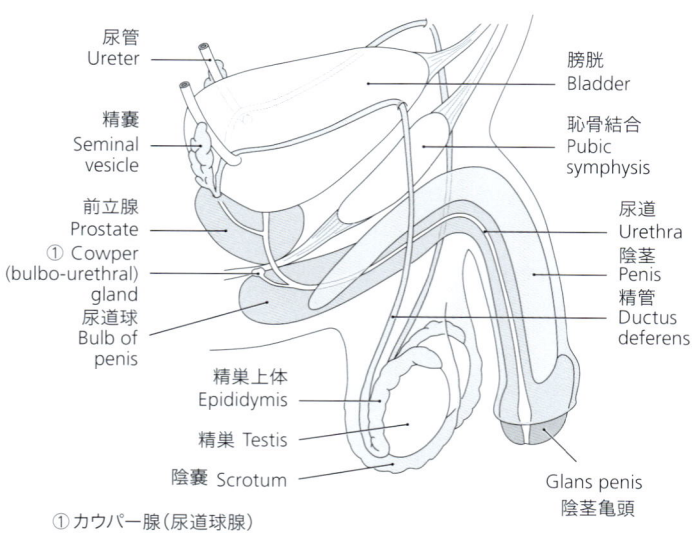

A 男性生殖器の概観

男性の内生殖器と外生殖器は起源が異なる．内生殖器は骨盤底の上に位置する尿生殖堤から発生する．ただし前立腺とカウパー腺は尿道上皮から発生するため尿生殖洞を起源としている．対照的に，外生殖器は骨盤底の下に位置する生殖原基を起源にしており，尿生殖洞の周囲に発達する（p. 230 参照）．

男性の内生殖器	男性の外生殖器
・精巣 ・精巣上体 ・精管 ・副生殖器 　-前立腺 　-精嚢 　-カウパー腺（尿道球腺）	・陰茎 ・陰嚢 ・精巣の被膜

局在所見からは精巣，精巣上体および精管の一部は外生殖器に分類される．これらの器官が胎児期に腹腔から陰嚢へと移動（精巣下降）するためである．

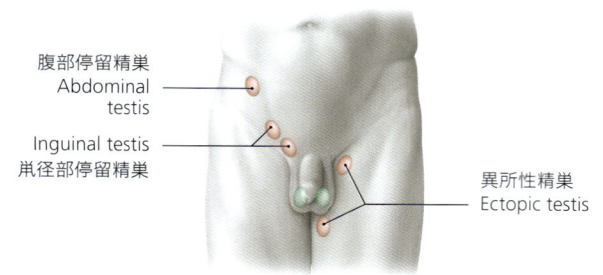

C 精巣下降の異常

精巣下降の異常は全新生児の約3%に起こる．
精巣が腹腔内や鼠径管内に停留する停留精巣は，アンドロゲン産生の不足が原因と考えられている．異所性精巣は精巣が下降路から逸脱したもので位置異常を示す．停留精巣と異所性精巣は多くの場合，環境の温度が高くなるため不妊症をきたし，悪性腫瘍の危険性が高まる．

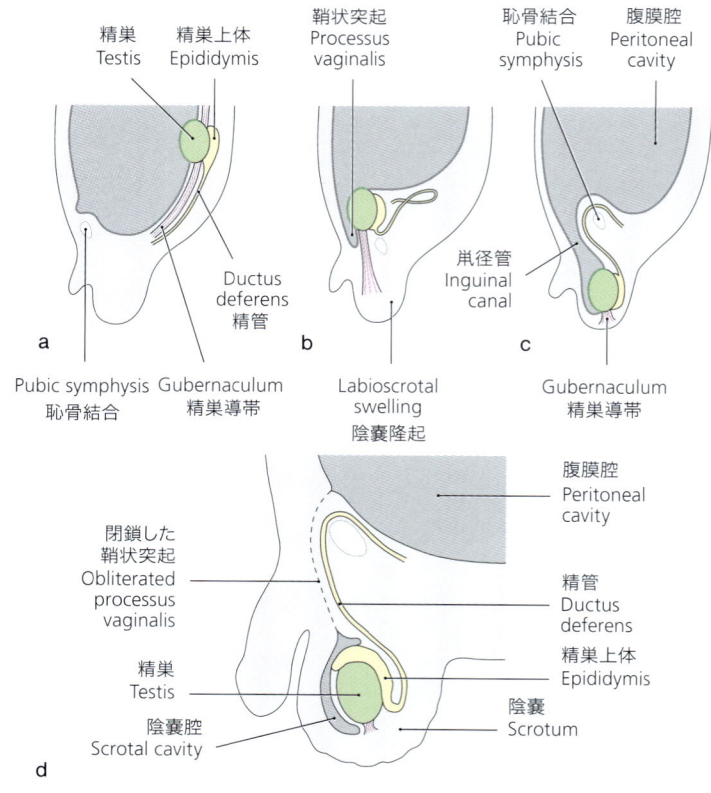

B 精巣下降

側面．
a 胎生2か月，b 胎生3か月，c 出生時，d 腹膜鞘状突起の閉鎖後．

胎生2か月の終わり頃には，性腺と中腎のそのほかの器官が，尿生殖ヒダという腹膜ヒダの中に存在する．中腎が後退した後に生殖鼠径靱帯ができる．その下方部分の靱帯は精巣導帯と呼ばれており，精巣下降に重要な靱帯である．精巣導帯は生殖管の下を通り，鼠径管の領域で腹膜を貫き，陰嚢隆起という前腹壁の突出部に達して終わる．精巣導帯による牽引は，生殖管の発育よりも，体全体の発達がより急速に進むために起こると考えられている．精巣と精巣上体は後腹壁と腹膜の間を下方に誘導される（**経腹部下降**）．

胎生3か月の初めまでに，精巣は将来の内鼠径輪の位置に達している．腹膜が漏斗状に突出する部位が鞘状突起である．鞘状突起は精巣導帯の腹側にできる．そして陰嚢隆起の中に入ってからも付随する腹壁の各層とともに精巣の前方に位置することになる．精巣下降が完了すれば鞘状突起と腹壁の各層は精索と精巣を覆う被膜になる．精巣下降の後半の部分（**経鼠径管下降**）は，出生の直前に鼠径管から陰嚢内への移動をもって完了する．出生前に精巣下降が完了した後，鞘状突起は一部を除き閉鎖する．この部位は精巣鞘膜腔として精巣を一部分覆う細隙になる（臓側板と壁側板をもつ精巣鞘膜，p. 234参照）．鞘状突起の閉鎖が不完全な場合は腹腔と精巣鞘膜腔がつながり続ける（先天性鼠径ヘルニア，p. 222参照）（Starckによる）．

体幹　5　神経と脈管：局所解剖

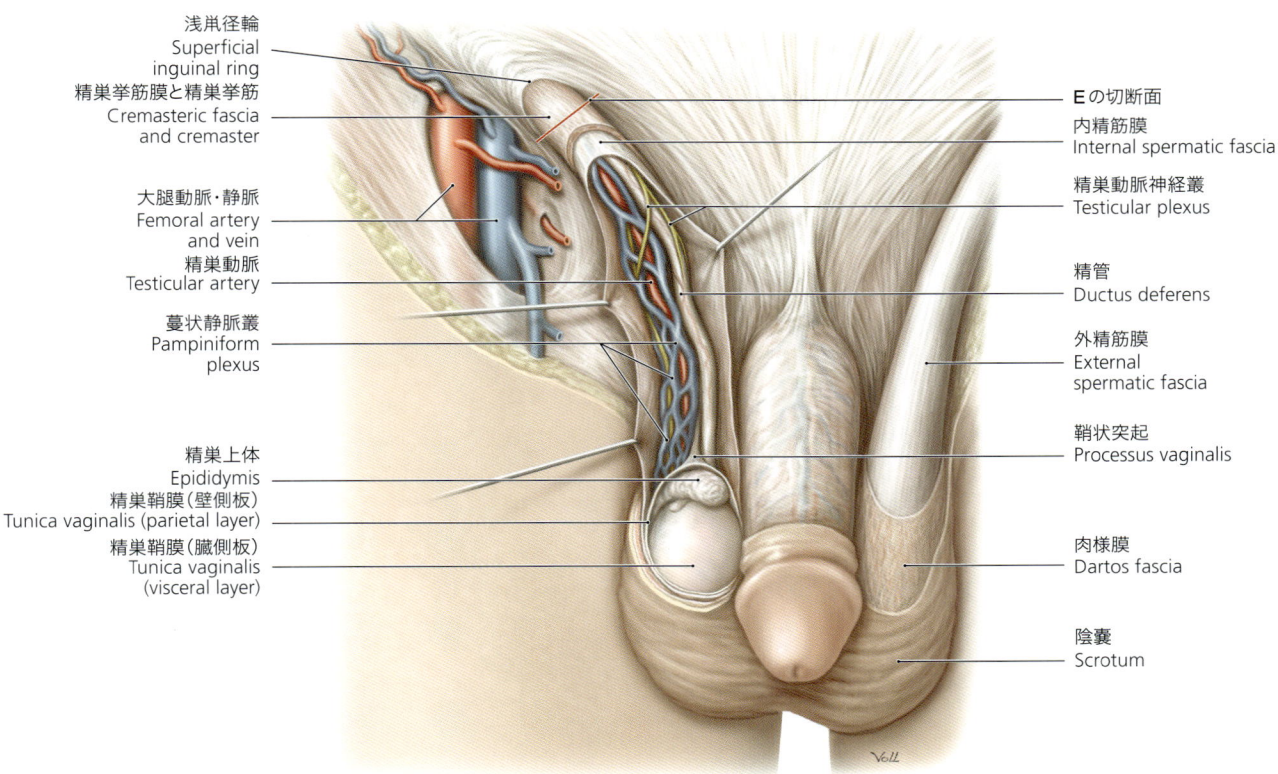

D　陰茎，陰嚢，精索

前面．

陰嚢と精索の皮膚は部分的に取り除いてある．左の肉様膜と外精筋膜は露出してある．右の精索を開き各層を露出してある．

陰嚢の皮膚は多くの点で腹壁の皮膚と異なる．まず色素に富んでおり，特に肉薄である．また，可動性に富み，皮下脂肪はみられない．さらに筋性線維芽細胞からなる肉様膜を有する．肉様膜が収縮すると陰嚢の皮膚は縮むことができる．この結果，陰嚢の表面積は減少し，皮内血管の収縮も手伝って精巣の熱の喪失を減少させる働きをする．このような機構によって，精子形成を最適化するための熱の調節が行われている．

E　精索の内容

精索の横断面（切断の高さについては D 参照）．

精索は，疎性結合組織あるいは脂肪組織によってまとめられた小指径大のヒモ状の構造物であり，深鼠径輪の高さから精巣に向かって走行する．これには次のようなものが含まれる．

- 精管動脈・静脈
- 腸骨鼠径神経*
- 精管
- 陰部大腿神経の陰部枝
- 精巣動脈
- 精巣挙筋膜と精巣挙筋
- 精巣挙筋動脈・静脈
- 蔓状静脈叢（精巣静脈）
- 精巣動脈神経叢（自律神経）
- リンパ管
- 閉鎖した鞘状突起

特殊な構造：蔓状静脈叢の大きな静脈は，とりわけ壁が部厚く中膜を有する3層構造をとるため，動脈と間違いやすい．精管は緻密な筋性壁をもち，触診すると編み棒のような硬いヒモに触れる．体表に近いこの部位の精管を用いて，避妊を目的にした精管結紮手術が行われる．精管の結紮によって，精子の運搬が阻害される（いわゆる「パイプカット」）．

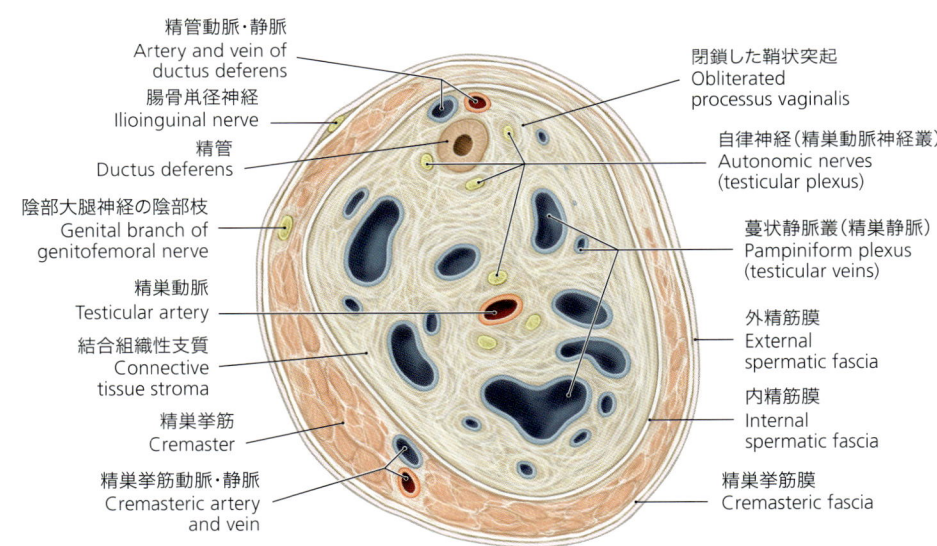

*この図のように，鼠径管の外で精索を観察すると，外精筋膜（浅腹筋膜から続く）は精索に属し，腸骨鼠径神経ははじめにこの中を走行し，のちに表層の筋膜上を進む．鼠径管内には外精筋膜はなく，腸骨鼠径神経はここでは精索の外を走行する．通常，供覧標本では浅腹筋膜（外精筋膜）はあらかじめ取り除かれているため，腸骨鼠径神経が必ず精索の外を走行するという誤った印象がもたらされる．

5.15 男性の外陰部：精巣と精巣上体 Male External Genitalia: The Testis and Epididymis

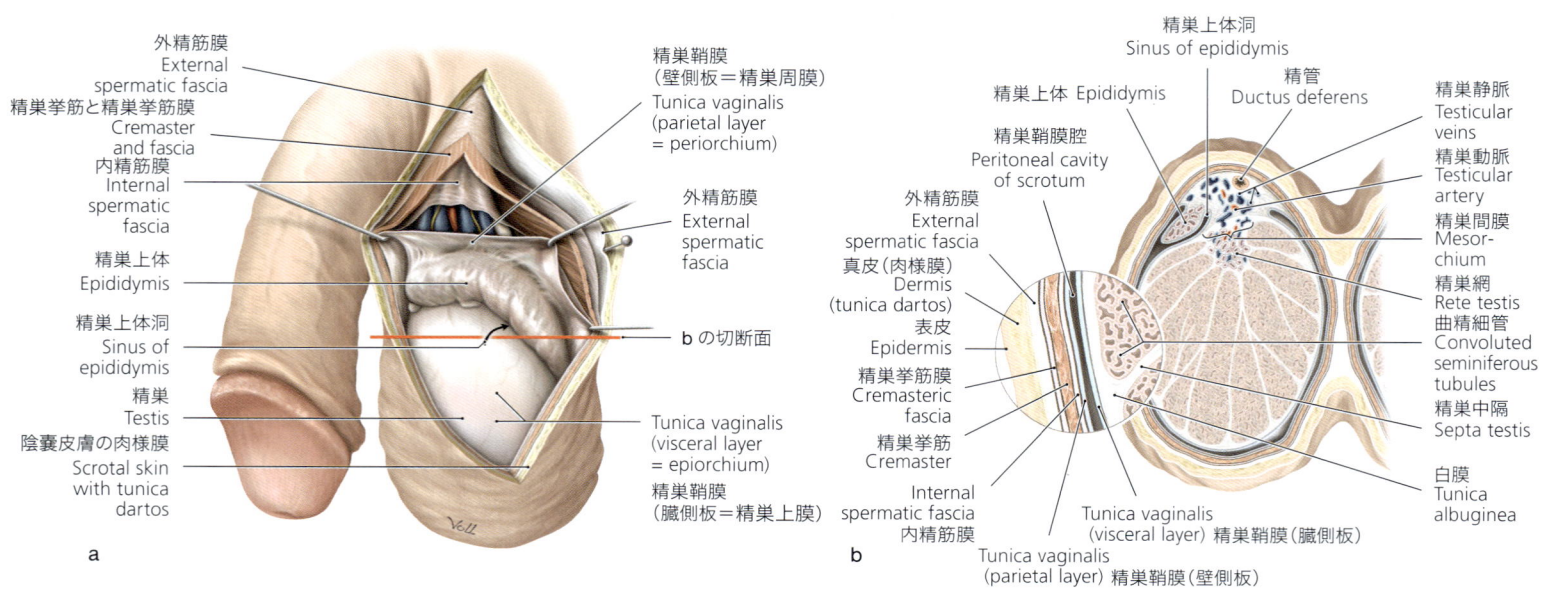

A 精巣鞘膜と精巣鞘膜腔（精巣の漿膜腔）
a 左の精巣漿膜を開く．側面．
b 精巣，精巣上体，陰嚢の横断面．上方から見る．

　精巣鞘膜（鞘状突起の閉鎖していない先端部，p. 232 参照）は漿膜腔をもって精巣と精巣上体を包む．精巣鞘膜の臓側板は精巣白膜に密着している．精巣縦隔にある精巣間膜は血管と神経が精巣に出入りしている支持靱帯である．精巣鞘膜は精巣間膜のところで折り返し，壁側板を出す．壁側板の外面は内精筋膜が覆う．臓側板と壁側板の間には精巣鞘膜腔という細隙があり，内腔を中皮に覆われる．この細隙は少量の漿液を含有し，精巣と精巣上体の間に不連続ながら点在する（精巣上体において精巣上体洞を作る）．精巣鞘膜腔に液の貯留する異常を精巣水瘤という（**Fb** 参照）．

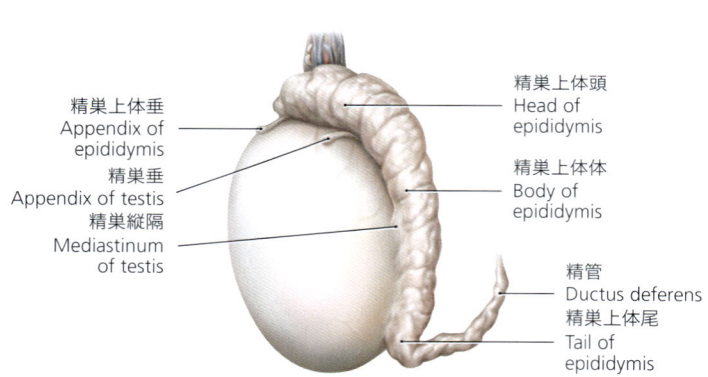

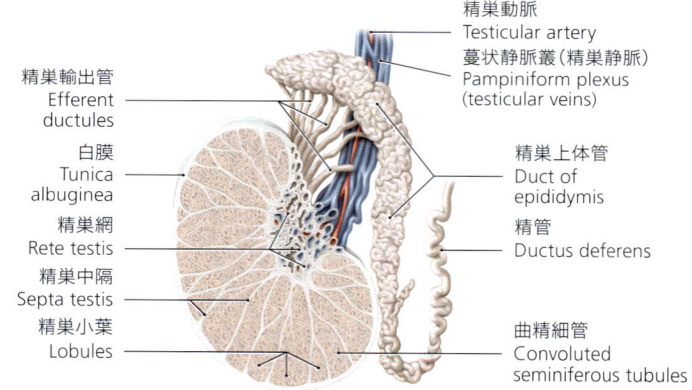

B 精巣と精巣上体の表面解剖
　左の精巣と精巣上体．外側面．
　両者を合わせた重量は性成熟期に20〜30 g に達する．精巣は楕円体（長径約5 cm，短径約3 cm）で容量は18 mL（12〜20 mL）．白膜という強靱な線維性被膜に包まれ，充実した弾力性を示す．精巣上体は，頭が精巣の上極に付着しており，そこから体と尾が精巣の後面の精巣縦隔に沿って曲線を描く．精巣上体尾は精巣の下極で精管に移行している．

C 精巣と精巣上体の構造
　精巣の縦断面．外側から見る．精巣上体は割断していない．
　線維性の中隔（精巣中隔）が白膜から精巣縦隔に向かって放射状に走行しており，約370個の楔型の小葉を作り出している．この精巣小葉には曲精細管が1本ないし複数本入っている．管の上皮細胞は精母細胞を形成する（精子形成，p. 4 参照）．
　各管は精巣網に開口し，そこから約10〜15本の精巣輸出管が精巣上体頭につながっている．この中には1本の精巣上体管が曲がりくねって尾まで続き，精管へと移行する．精管は精索内を通り，鼠径管を経て腹腔内に入る．最終的に狭い射精管を経由して尿道の前立腺部に開口する（p. 237 参照）．

体幹　5　神経と脈管：局所解剖

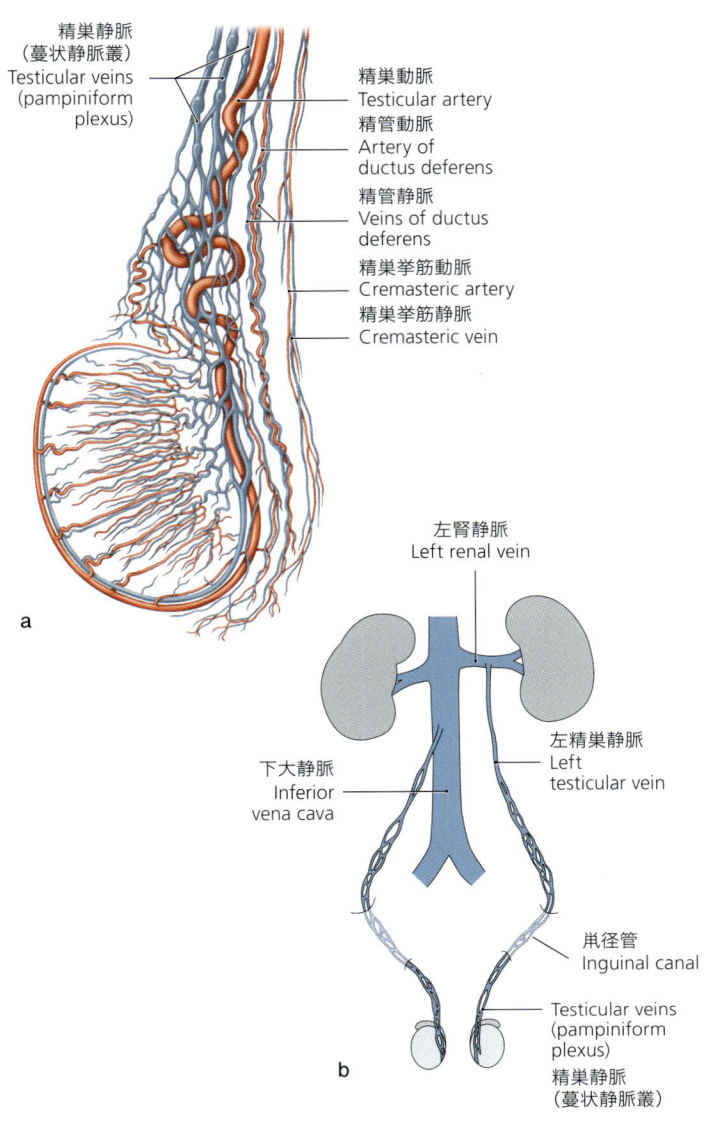

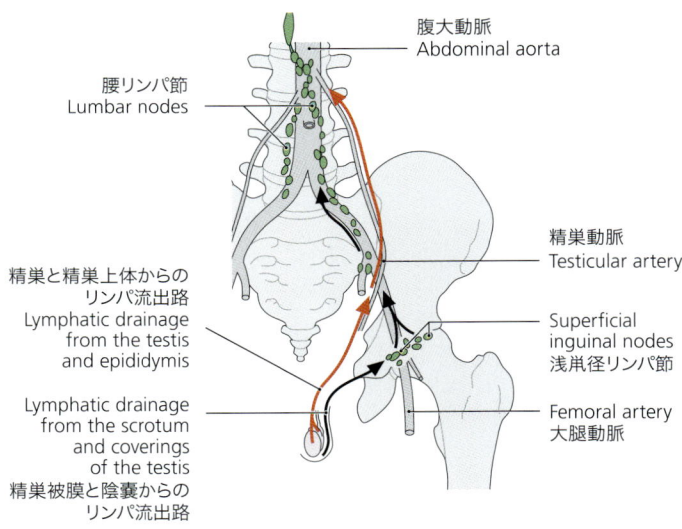

E　精巣，精巣上体，精巣被膜，陰嚢のリンパの流れと所属リンパ節

精巣と精巣上体からのリンパは精巣動脈・静脈に伴行する腰リンパ節に流入する．陰嚢と精巣被膜からのリンパを受ける所属リンパ節は浅鼠径リンパ節である（p. 546 参照）．

Note　精巣腫瘍が進行すると腹膜後リンパ節に転移しやすい．これは，腹膜後リンパ節が精巣と精巣上体からのリンパを受ける主要なリンパ路にあたるからである．

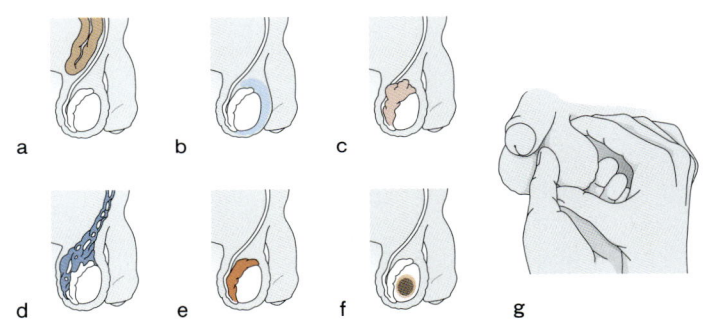

D　精巣の血管支配

a　動脈支配

精巣，精巣上体，精巣の被膜には3本の動脈が互いに吻合しながら支配している．

- 精巣動脈：大動脈から直接分岐する．
- 精管動脈：内腸骨動脈から分岐する．
- 精巣挙筋動脈：下腹壁動脈から分岐する．

陰嚢には内陰部動脈枝が分布する（p. 574 参照）．

b　左右の精巣からの静脈還流経路

精巣と精巣上体から出た血液は精巣縦隔の精巣静脈に入る．この静脈は特に下流になると蔓状静脈叢を形成し，精巣動脈を取り囲みながらともに鼠径管を上行して腹膜後腔に達する．ここでまず右精巣静脈は下大静脈に流入する．一方，左精巣静脈は左腎静脈に還流する．この左右非対称の合流パターンは臨床で重要な意義を有している．すなわち左精巣静脈は左腎静脈に直角に合流する．このため往々にして左精巣静脈と左蔓状静脈叢からの血液還流にうっ滞を生じやすい（精索静脈瘤，Fd 参照）．うっ滞が続くと，蔓状静脈叢は精巣動脈によって供給された血液を冷却する"温度調節"の機能を発揮できなくなる．この結果，左の精巣は温度上昇を生じ，場合によっては生殖能力を減じることもある．

F　外陰部の診察における異常所見

a-f　陰嚢の膨隆を来す疾患

a 鼠径ヘルニア，**b** 精巣水瘤（漿膜腔の漿液貯留），**c** 精液瘤（精巣上体にできる精液を貯留した嚢胞），**d** 精索静脈瘤（蔓状静脈叢の瘤状拡張が起こり疼痛を伴う），**e** 精巣上体炎（精巣上体の菌による炎症で疼痛を伴う），**f** 精巣腫瘍（通常一側性の精巣の硬結で疼痛を伴わない）．

g　両手を用いる精巣と精巣上体の診察法

外陰部の診察において，精巣と精巣上体を両手を用いる方法で触診する．上述の疾患の特徴に基づき，次のような疑問を解決するために診察を行う．

- 腫瘤は陰嚢の内部に限局しているか？
- 腫瘤は咳嗽によって一時的に大きくなるか？
- 懐中電灯による透照法を用いた場合，腫瘤は光を透過するか？
- 腫瘤を圧すると有痛か無痛か？

Note　若年者に圧痛を伴わない硬結を認めた場合，常に精巣腫瘍を疑うことが大切である．

5.16 男性の外陰部：陰茎の筋膜と勃起組織
Male External Genitalia: The Fasciae and Erectile Tissues of the Penis

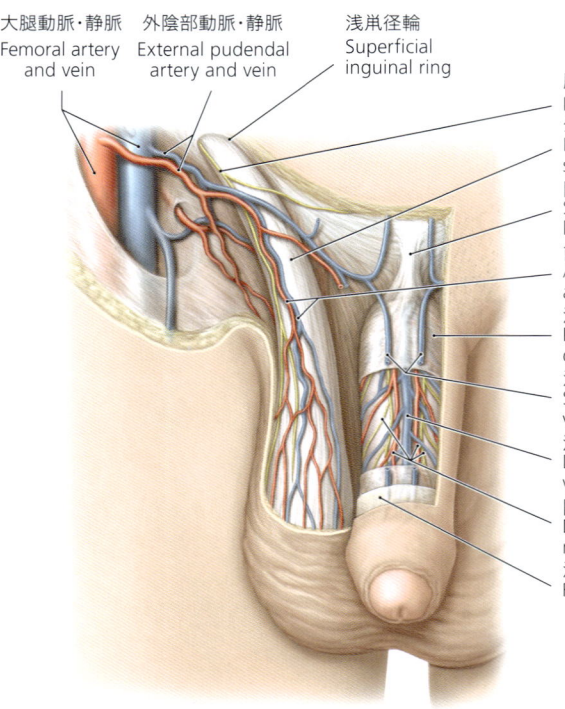

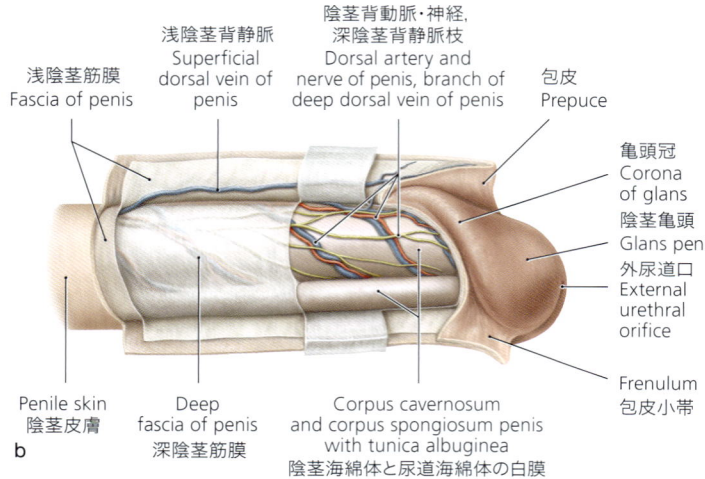

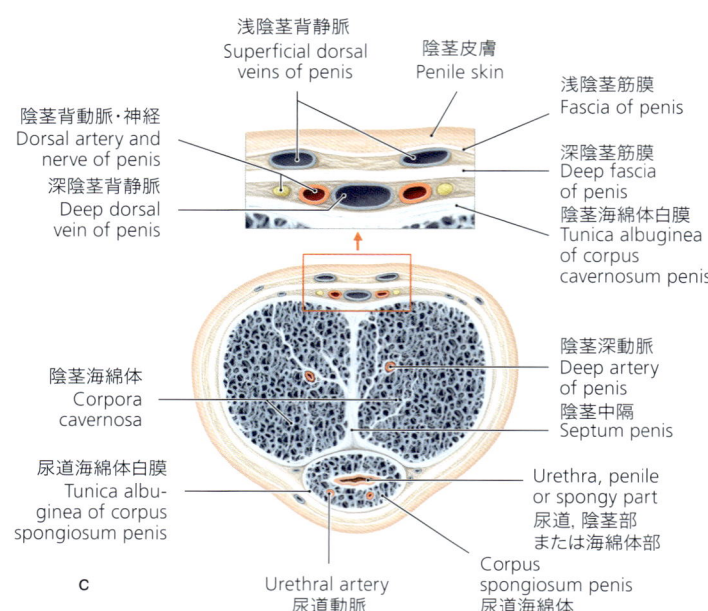

A　陰茎の筋膜の配列
a 陰茎．前面（皮膚と筋膜の一部を取り除いてある）．
b 陰茎．右側面（皮膚と筋膜の一部を取り除いてある）．
c 陰茎体．横断面．

陰茎は可動性に富み，薄くて脂肪組織を欠いた皮膚で覆われている．亀頭の皮膚は先端で折り返し二重になって包皮を作る．包皮は亀頭の下面の正中にある包皮小帯というヒダにつながっている（b 参照）．陰茎の勃起組織は，その周囲全体を強靱なコラーゲン線維である白膜によって覆われる．浅・深陰茎筋膜がさらに陰茎海綿体と尿道海綿体の両者を取り巻いている．勃起組織とこれらの線維性被膜，さらにこの間に入る血管がもつ機能が陰茎の働きを理解する重要な要点になる（p. 239 参照）．

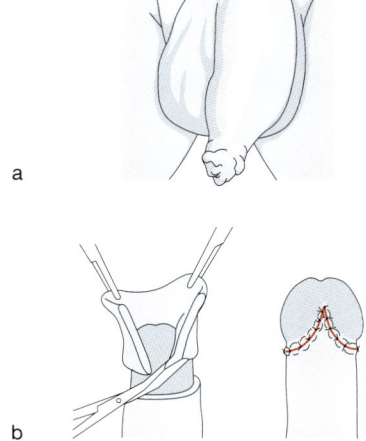

B　包皮の絞扼
a 包皮の絞扼．3歳児．
b 包皮切除と陰茎の外観．

新生児と幼児の包皮内面の上皮は亀頭上皮と接着している．このため包皮先端部は狭窄し，**生理的包茎**の状態にある．生後の2年間で亀頭が大きくなり包皮垢脂（重層角化上皮細胞の残屑）の分泌が起こるため，上皮間の接着はなくなる．包皮垢脂の分泌がみられないために包皮が反転できないなど，何らかの機能的な狭窄がある時は，3歳頃までに包皮切除を行い，包茎を是正する必要がある．包茎の程度により，切除範囲は包皮の一部分か全体（図参照）に及ぶか決定される．3歳以前で緊急手術が必要なのは，**嵌頓包茎**を起こした場合である．嵌頓包茎では，亀頭が狭窄した包皮に絞扼され，血流の低下によって青黒く脹れ上がり疼痛を訴える．放置すると壊死の危険性がある（Sökeland, Schulze, Rübben による）．

C 陰茎の勃起組織と協力筋

a 下方から見る．
尿道海綿体は一部分遊離させてある．皮膚と筋膜は取り除いてある．左の坐骨海綿体筋と球海綿体筋は下尿生殖隔膜筋膜とともに取り除いてある．

b 陰茎根の横断面．
陰茎根は会陰膜と骨盤骨格に強固に付着している．陰茎脚は自由に動く陰茎体の部分とは背側面や尿道面が異なる．また外尿道口をもつ亀頭の部分とも異なる．陰茎には次の2種類の勃起組織がある．
- 左右の陰茎海綿体
- 無対の尿道海綿体

陰茎海綿体は陰茎根で左右とも細くなり，陰茎脚を作る．左右の陰茎脚にはさまれるように，尿道はここで膨らみ尿道球を作る．尿道の先端は亀頭を作り，亀頭の後縁は広がって亀頭冠を作る．その後方には陰茎海綿体の先端部が接している．これらの勃起組織には深会陰隙で分岐する内陰部動脈の枝が流入している(pp. 191, 238 参照)．

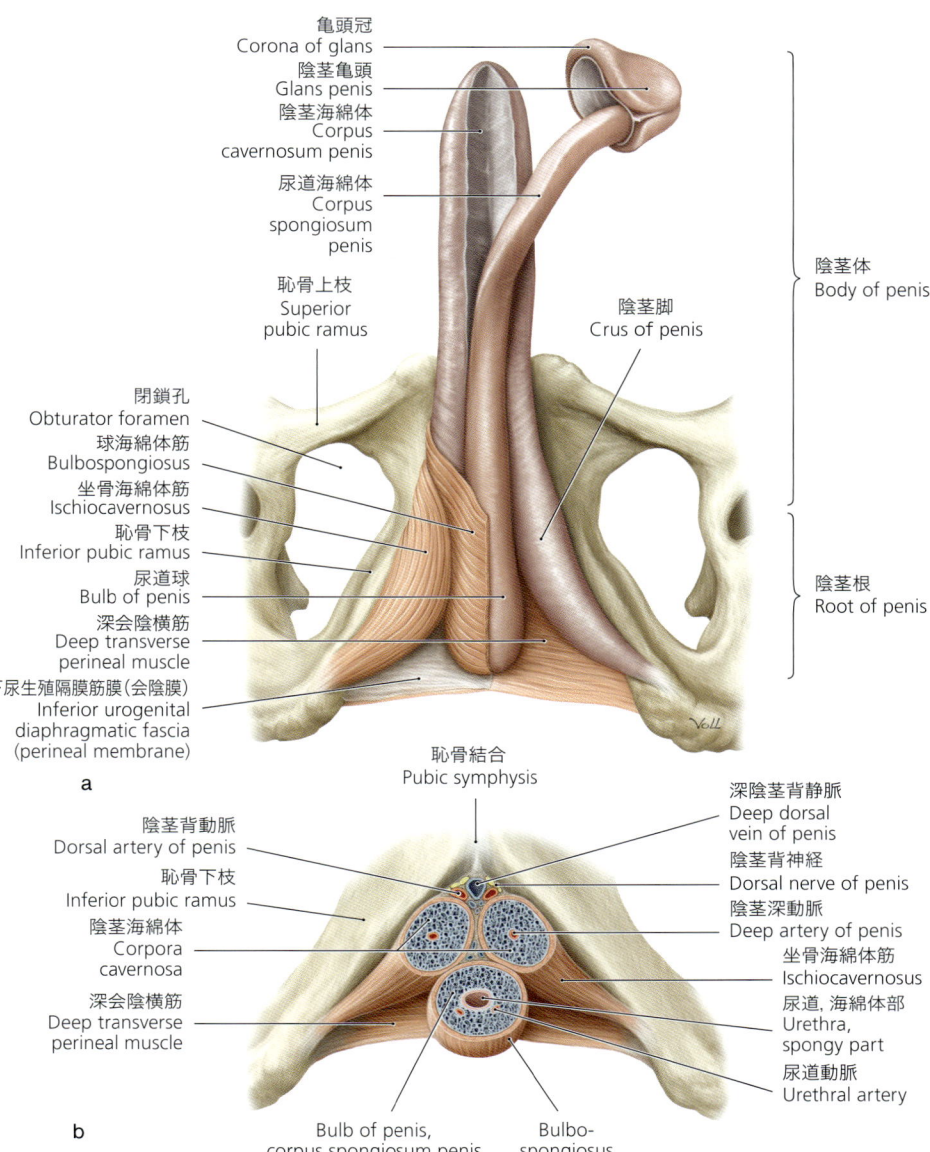

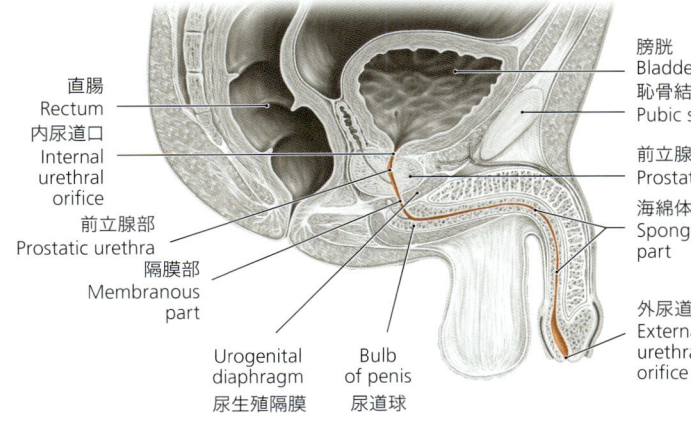

D 男性尿道の走行経路

男性骨盤の正中矢状断面．
男性の尿道は前立腺部，隔膜部，海綿体部から構成され，骨盤と外陰部の走行部位に対応した名称が付されている(p. 232 参照)．海綿体部は尿生殖隔膜の下にある尿道球から始まり，外尿道口まで続く．

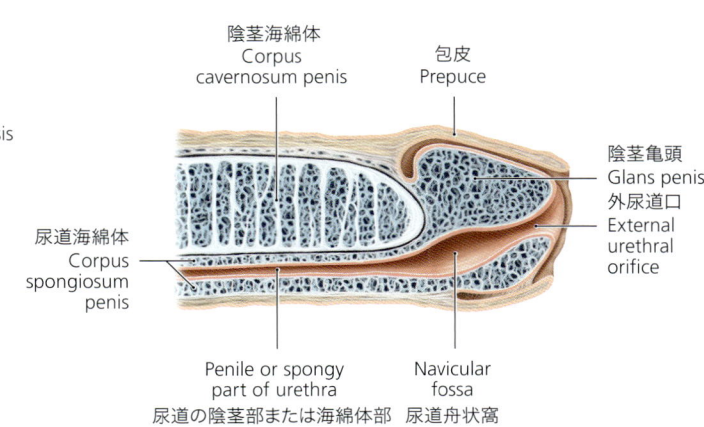

E 陰茎先端部の正中矢状断面

尿道の海綿体部は亀頭の部分を約2cm走行する間，内腔が紡錘形に広くなっている．この尿道舟状窩において尿道の重層円柱上皮は角化していない重層扁平上皮に入れ替わる．後者の上皮の表層はグリコーゲンに富んでいる．このため女性の腟の内部環境と同様に，乳酸菌が生育する培養環境を提供している．すなわち，酸性pHの尿が病原菌を防御する役割を果たしている．

5.17 男性の外陰部：陰茎の神経と脈管
Male External Genitalia: Nerves and Vessels of the Penis

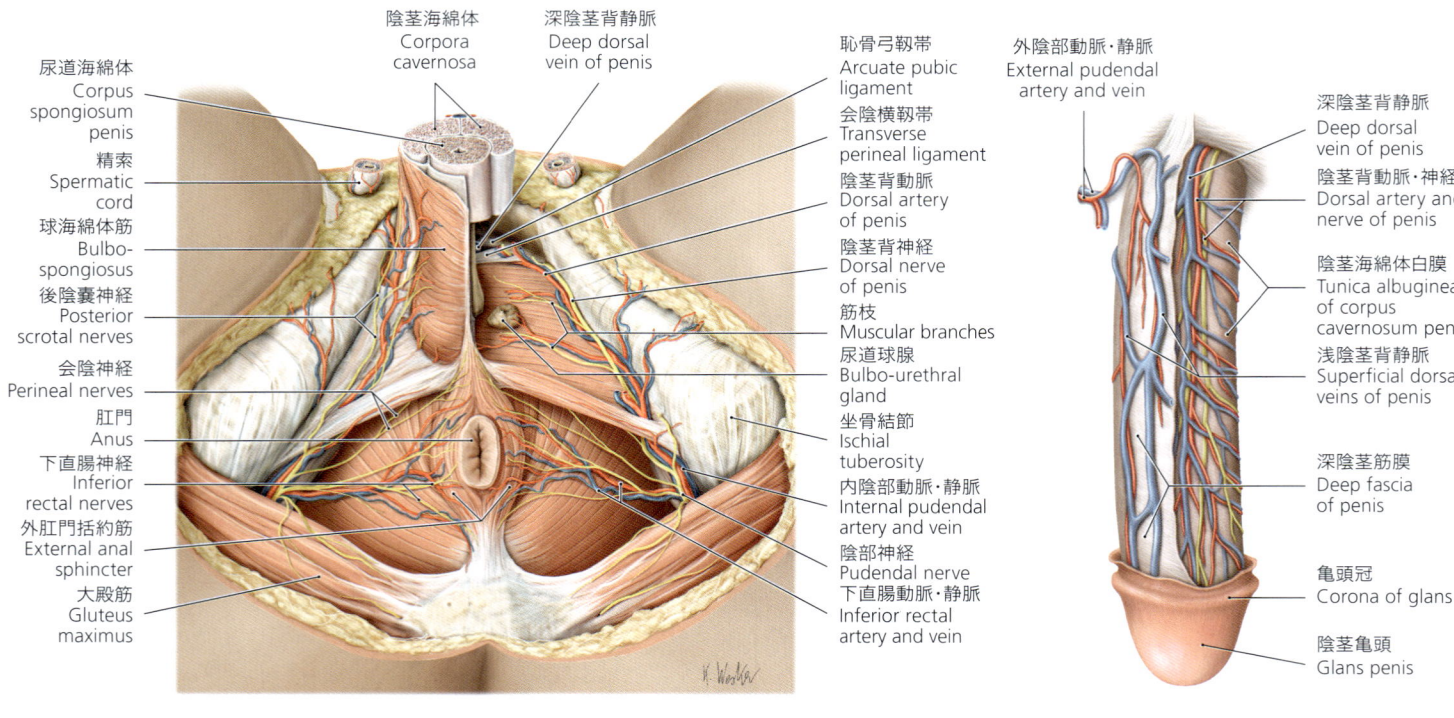

A 男性会陰部の神経と血管
切石位．下方から見る．
陰嚢は取り除いてある．右の浅会陰筋膜を取り除いて浅会陰隙を露出してある．

左の坐骨海綿体筋，球海綿体筋，陰茎根を取り除いて深会陰隙を一部分開く．陰茎体と精索は切断面が見える．

B 陰茎背面の血管と神経
包皮，陰茎体の皮膚および浅陰茎筋膜は取り除いてある．左の深陰茎筋膜も取り除いてある．

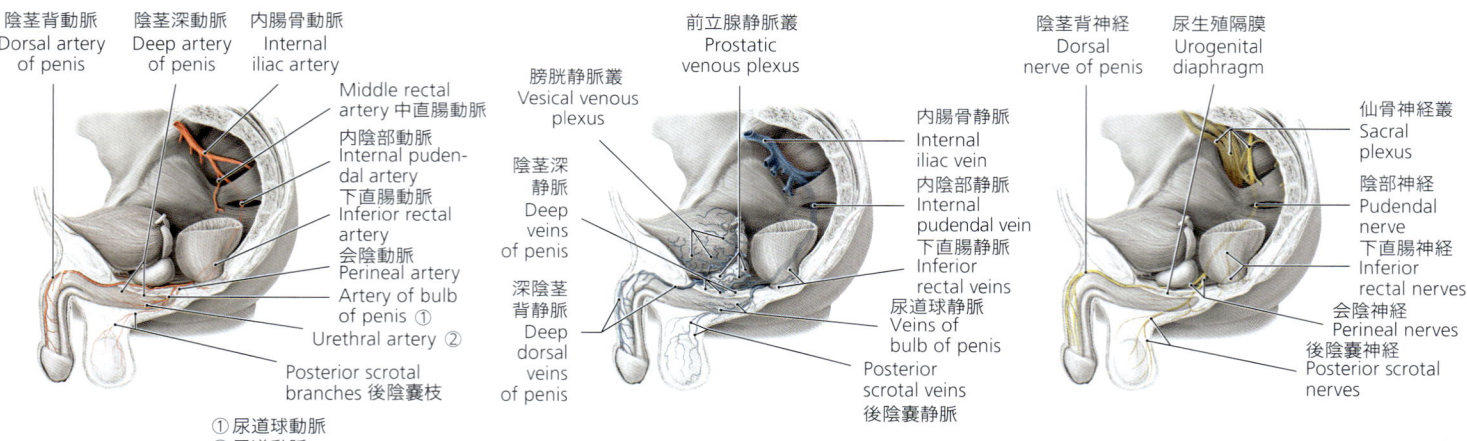

C 陰茎と陰嚢の動脈供給
左側面．
陰茎と陰嚢には内陰部動脈の枝が分布する．内陰部動脈は坐骨肛門窩（坐骨直腸窩）に入って肛門に向けて下直腸動脈を分岐した後，尿生殖隔膜の後縁に向かう．そこで会陰動脈を分岐してから深会陰隙を貫き浅会陰隙に達する（p. 191 参照）．ここで内陰部動脈は陰茎背動脈，陰茎深動脈，尿道球動脈，尿道動脈の4本の終枝に分かれる．

D 陰茎と陰嚢からの静脈還流
左側面．
陰茎からの静脈系（とりわけ深陰茎背静脈とその枝，陰茎深静脈および尿道球静脈）は最初に内腸骨静脈に流入する．次いで前立腺静脈叢に還流する．例外として浅陰茎背静脈（ここには図示されていない）は外陰部静脈を経て大伏在静脈に注ぐ．深陰茎背静脈は前立腺静脈叢に向かう経路で，恥骨結合のすぐ下方の下恥骨靱帯と会陰横靱帯の間の狭い間隙を通過する（Aの靱帯を参照）．

E 陰茎と陰嚢の神経支配
左側面．
陰部神経は坐骨肛門窩（坐骨直腸窩）に入り下直腸神経を分岐した後，外肛門括約筋に向かって進み，さらに尿生殖隔膜の前縁から肛門の皮膚に枝を送る．そこからさらに終枝にあたる会陰神経を送る．会陰神経の浅枝は浅会陰隙を通過して会陰の皮膚と陰嚢の後部に分布する（後陰嚢神経）．一方，深枝は深会陰隙を進み，筋枝を坐骨海綿体筋と球海綿体筋に送るとともに陰茎の皮膚と海綿体に感覚枝の陰茎背神経を分布させる．自律神経の走行はFに示す．

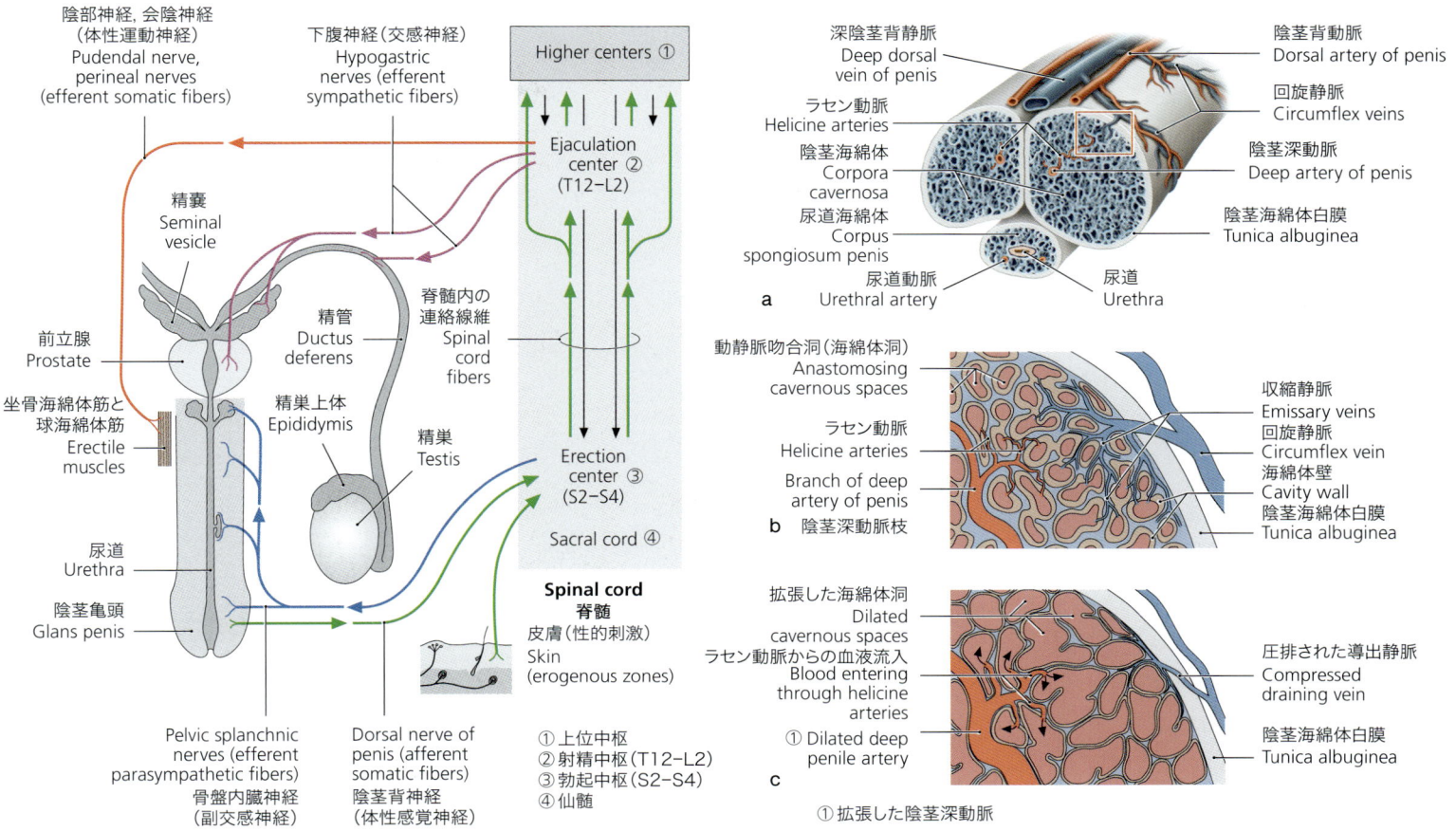

F 男性の生殖器機能反射

男性の生殖器機能反射は触覚，視覚，嗅覚，聴覚などの感覚刺激や，心原性の刺激によって誘発される．体性神経と自律神経の経路が，刺激を胸腰髄と仙髄にある勃起，射精中枢に伝える．刺激はそこからさらに視床下部や大脳辺縁系のような上位中枢に伝達される．

例えば外陰部の皮膚に加わった触刺激は感覚線維（陰部神経枝の陰茎背神経，緑色で示す）によって仙髄へ伝えられる．次いでS2-S4の勃起中枢で副交感神経線維（骨盤内臓神経，青色で示す）に中継される．これらの刺激は上位中枢からの下行経路によって大きく制御を受けつつ，勃起組織の動脈を拡張する（G参照）．反対に亀頭への機械的刺激が増大すると，興奮性インパルスが生じ，仙髄を介してT12-L2の高さにある射精中枢に伝えられる．ここでは交感神経線維（下腹神経，紫色で示す）に刺激が伝わり，その結果，精巣上体，精管，前立腺，精嚢の平滑筋が収縮する．それと同じタイミングで，体性運動神経（陰部神経枝の会陰神経，赤色で示す）から坐骨海綿体筋と球海綿体筋に刺激が伝わることから，これらの筋は周期的に収縮し尿道から射精が開始される．性的衝動が旺盛であっても勃起が不十分な場合は，勃起不全と定義される．

近年，シルデナフィル sildenafil（ファイザー社のバイアグラ®）で勃起機能低下が治療できるようになったのは，この薬物が2次メッセンジャーのサイクリックGMP（cGMP）を調節できるからである．1次メッセンジャーの一酸化窒素（NO）が神経刺激によって放出されると，NOは陰茎海綿体でグアニル酸シクラーゼという酵素を活性化する．この酵素は2次メッセンジャーcGMPを生成し，cGMPによって血管拡張が起こるため，勃起が達成できる．シルデナフィルは，勃起組織に存在するホスホジエステラーゼ5型（PDE5）によるcGMP分解を特異的に抑制する．このためcGMPが蓄積し，血管拡張が持続するため勃起が続く．このようにしてシルデナフィルによって治療すると，初期の神経刺激を効果的に高め，正常な勃起を持続して，抑制効果を与えるほかの因子を退けることができる（Klinke, Silbernaglによる）．

G 勃起の機構

a 陰茎．横断面．勃起関連の血管を示す（b, c は拡大図）．
b 陰茎海綿体．弛緩状態．
c 陰茎海綿体．勃起時．

陰茎の勃起は基本的に最大に充血を来し，海綿体の腔（海綿体洞）の圧が上昇している状態をさし，静脈還流は制約されている．この時，海綿体内の血圧は，収縮血圧の正常値のおよそ10倍にはね上がっている（成年男性でおよそ1,200 mmHgに達する）．顕微鏡レベルの海綿体は，樹状に広がる結合組織性の柱状網目構造と，白膜に結合する平滑筋細胞から構成されている．

柱状構造の間には内皮細胞の張り詰めた動静脈吻合洞がある．ラセン動脈と呼ばれる陰茎深動脈から出た枝が洞内に流入している．陰茎が弛緩している場合，ラセン動脈は多かれ少なかれ内膜の肥厚部によって閉塞されている．勃起が起こると流入動脈は拡張し，自律神経に制御されてラセン動脈も開く．その結果，脈拍に合わせて血液が海綿体洞に流入し，海綿体の体積は増大し，腔内圧が上昇する．白膜はほとんど拡張せず堅固になり，白膜を通過する静脈を圧迫する．収縮静脈の閉塞が続き，陰茎は持続して硬度を保つことができる．この間，尿道海綿体と亀頭のよく発達した静脈叢が尿道の圧迫を防いでいる．流入動脈が収縮を開始すると，陰茎が弛緩している状態に戻る．

性的衝動によらない有痛性の持続勃起症はプリアピズム priapism と呼ばれる（ギリシア・ローマ神話の生殖の神プリアプスに由来する）．これは例えば血液疾患や代謝疾患で起こることがある．治療は内科的に行い，ノルエピネフリンなど血管収縮剤を使うことから始める．外科的には陰茎を穿刺し，血液の流出を促進する治療を試みることがある．

5.18 女性の外陰部：概観と会陰切開術
Female External Genitalia: Overview and Episiotomy

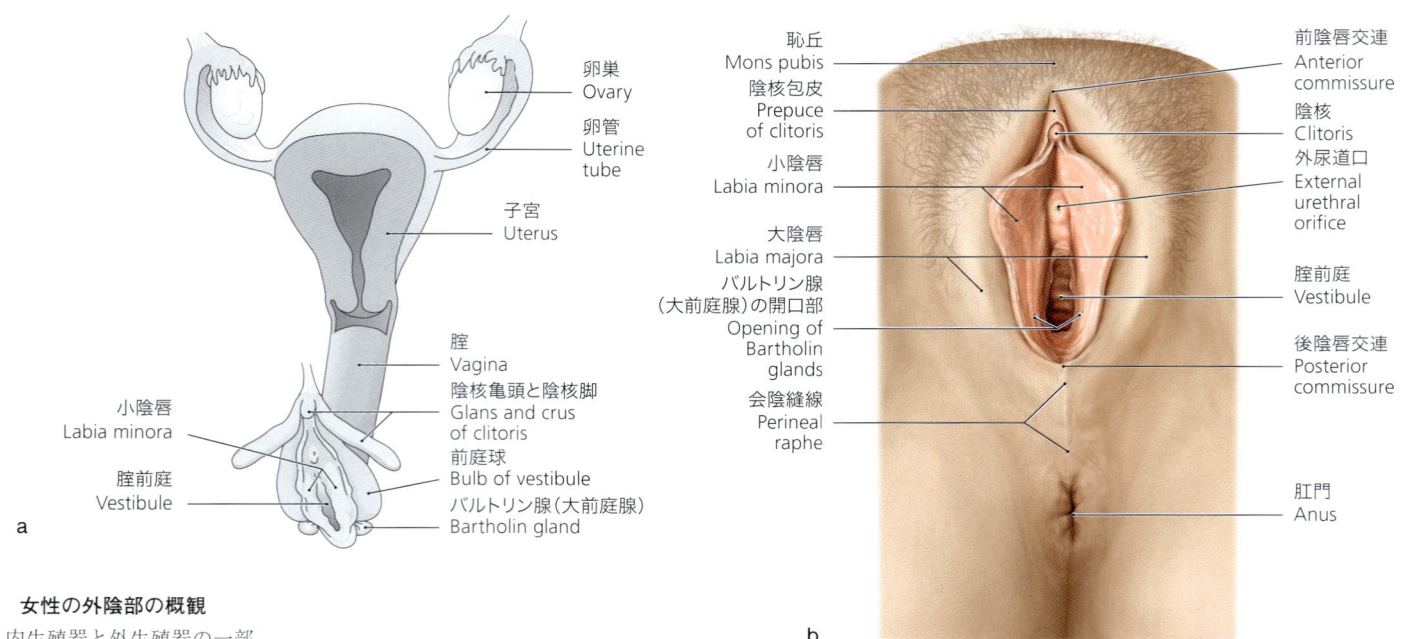

A 女性の外陰部の概観
a 内生殖器と外生殖器の一部．
b 外陰部．切石位で小陰唇を開く．

　男性の場合と同様，女性の内生殖器と外生殖器には，発達と局在に関してはっきりした相違点がある．一方，生殖器の発達に関して男女間で類似している点は，対応する部位の組織構成がほぼ同一である箇所に主に認められる（組織学のテキストを参照すること）．
　女性外陰部は臨床で陰門と呼ばれることもある．内生殖器との間は処女膜が境界する（ここでは図示されていない）．外陰部の外周の境界は恥丘という脂肪に富んだ肉厚の恥骨結合上の高まりと大陰唇である．大陰唇は色素に富んだ皮膚の隆起で，平滑筋のほか脂腺，汗腺および匂腺を有する．大陰唇は前方と後方でそれぞれ前後の陰唇交連を作る．後陰唇交連と肛門の間を会陰縫線が結ぶ．
　右表に所属器官を示す．

女性の内生殖器	女性の外生殖器
・卵巣 ・卵管 ・子宮 ・腟	・恥丘 ・大陰唇 ・小陰唇 ・腟前庭 ・前庭球 ・陰核 ・前庭腺 　−大前庭腺（バルトリン腺） 　−小前庭腺

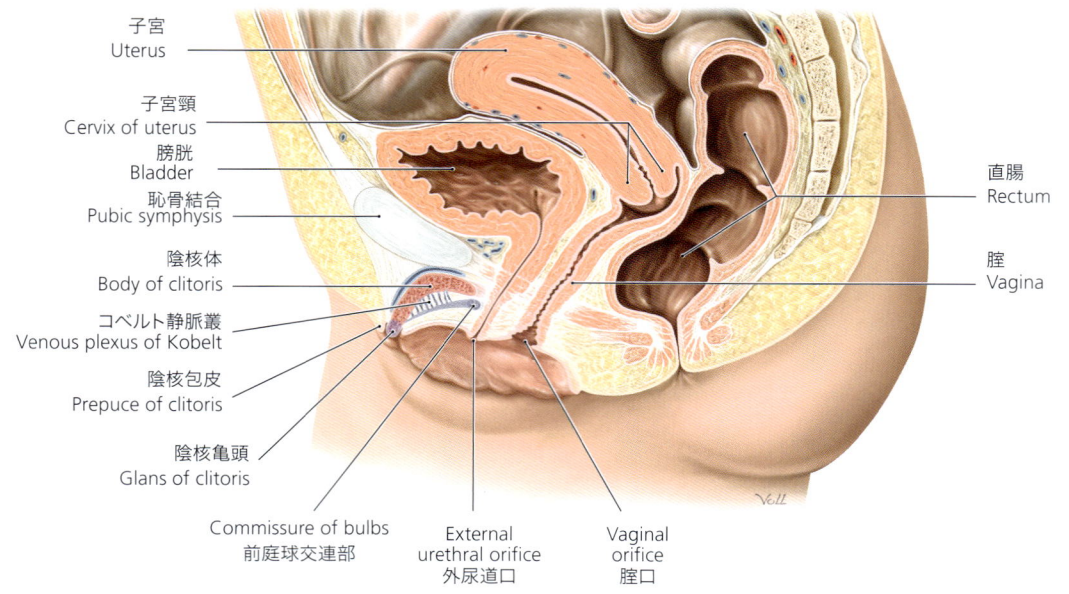

B 女性骨盤の正中矢状断面
　左側面．
Note 外尿道口と腟口が近接し，腟前庭に開口することに注意する．

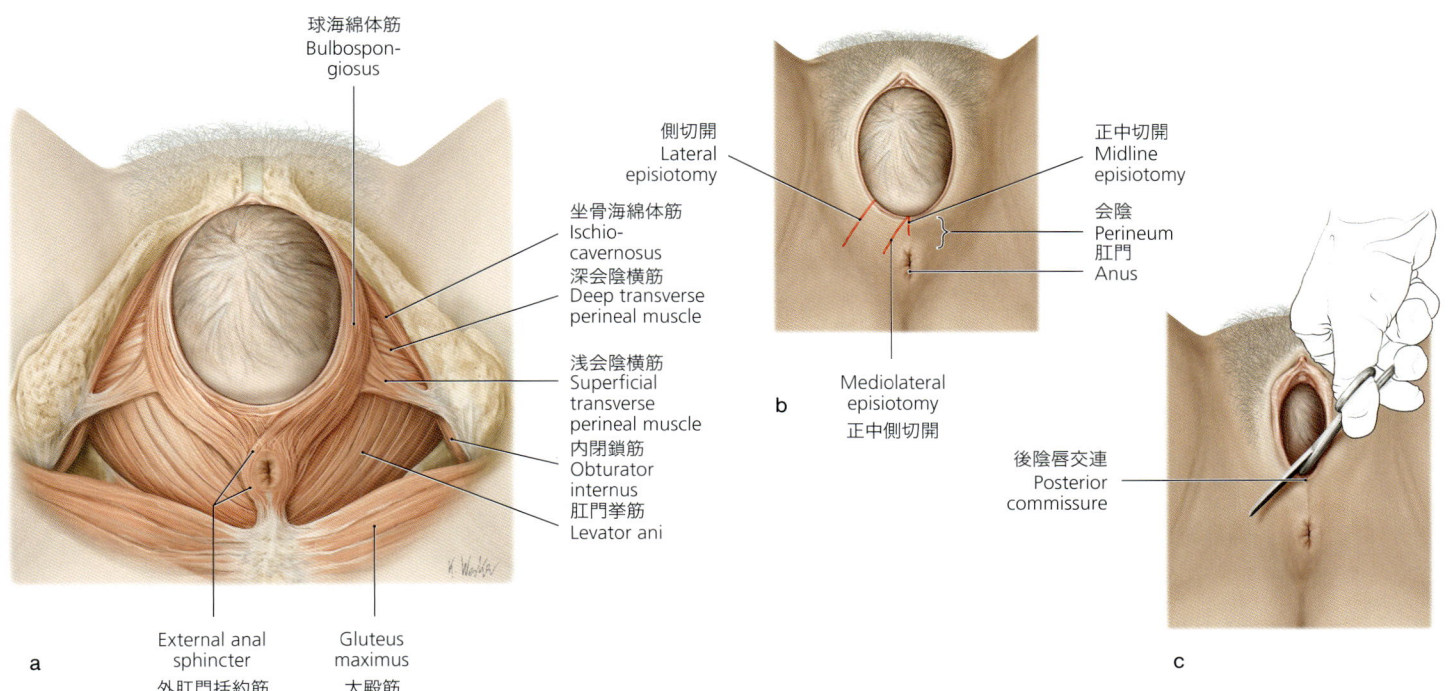

C 会陰切開術: 適応と手技
a 骨盤底. 発露の状態. 胎児の頭部が見える.
b 会陰切開の各型: 正中切開, 正中側切開, 側切開.
c 正中側切開. 子宮収縮が最強の時点で実施.

会陰切開術は分娩の娩出期に産道を拡大する産科的手技である(p. 560 参照). 児頭の排臨に際しては, 特に肛門挙筋が受動的に伸展され, 下方に圧排され, しかもおよそ 90°下に向きを転じることになる. このようにして形成された"挙筋壁"が尿生殖隔膜や球海綿体筋とともに産道の出口を厚く取り囲む. この状態のままでは娩出期の会陰は相当の力を受けることになる. 会陰筋に裂傷を生じさせないために, 産科医は 2 本の指を用いて会陰部を保護している(会陰保護).

会陰裂傷をあらかじめ防止する目的で, しばしば会陰切開術が行われる(母体保護のための適応). 分娩中に会陰の皮膚が白色を呈するまで伸展した場合には血流の低下を表しており, 会陰裂傷の危険性がきわめて高い.

しかしながら会陰切開の主たる目的は, 胎児の低酸素症を防ぎ娩出を早めることである. 早期会陰切開というのは発露(児頭が陣痛のたびに目で見える状態. 間欠時は後退する)より前に実施されるものをさす. 娩出時の会陰切開は, 発露の後で会陰の皮膚が最大限に伸展された時に実施する. 次の 3 方式がある(D に方式の長所と短所を比較している).

・正中切開: 腟から肛門に向けて下方にまっすぐ切開.
・正中側切開: 後陰唇交連から斜め下方に切開.
・側切開: 外陰の下 1/3 の位置から側方に切開.

胎盤の娩出が終了した後, 切開部は少なくとも 3 層に縫合する(腟壁縫合, 会陰部深層縫合, 皮膚縫合). 通常局所麻酔を用いるが, 早期会陰切開の縫合は必ず局所麻酔下に行う. ただし児頭の発露後, 子宮収縮が最も強くなって切開をした場合, 麻酔は不必要である. 局所的浸潤麻酔と陰部神経ブロック pudendal block (PDB) については p. 560 に記述している.

D 各会陰切開術の長所と短所 (Goerke による)

会陰切開	切断する筋	長所	短所
・正中切開	・なし	・縫合が容易. ・治療が早い.	・第Ⅲ度会陰裂傷をきたすことがある.
・正中側切開	・球海綿体筋 ・浅会陰横筋	・切開の幅をやや広くとれる. ・裂傷の危険性が低い.	・やや出血する. ・縫合・閉鎖がやや困難. ・創の治癒にやや時間を要する.
・側切開*	・球海綿体筋 ・浅会陰横筋 ・肛門挙筋(恥骨直腸筋)	・切開の幅を最も広くとれる.	・出血が最も多い. ・便失禁などの合併症を伴うことがある. ・産後の愁訴が最も多い.

*まれにしか実施されない.

5.19 女性の外陰部：神経と脈管，勃起組織，勃起協力筋，腟前庭
Female External Genitalia: Neurovascular Structures, Erectile Tissues, Erectile Muscles, and Vestibule

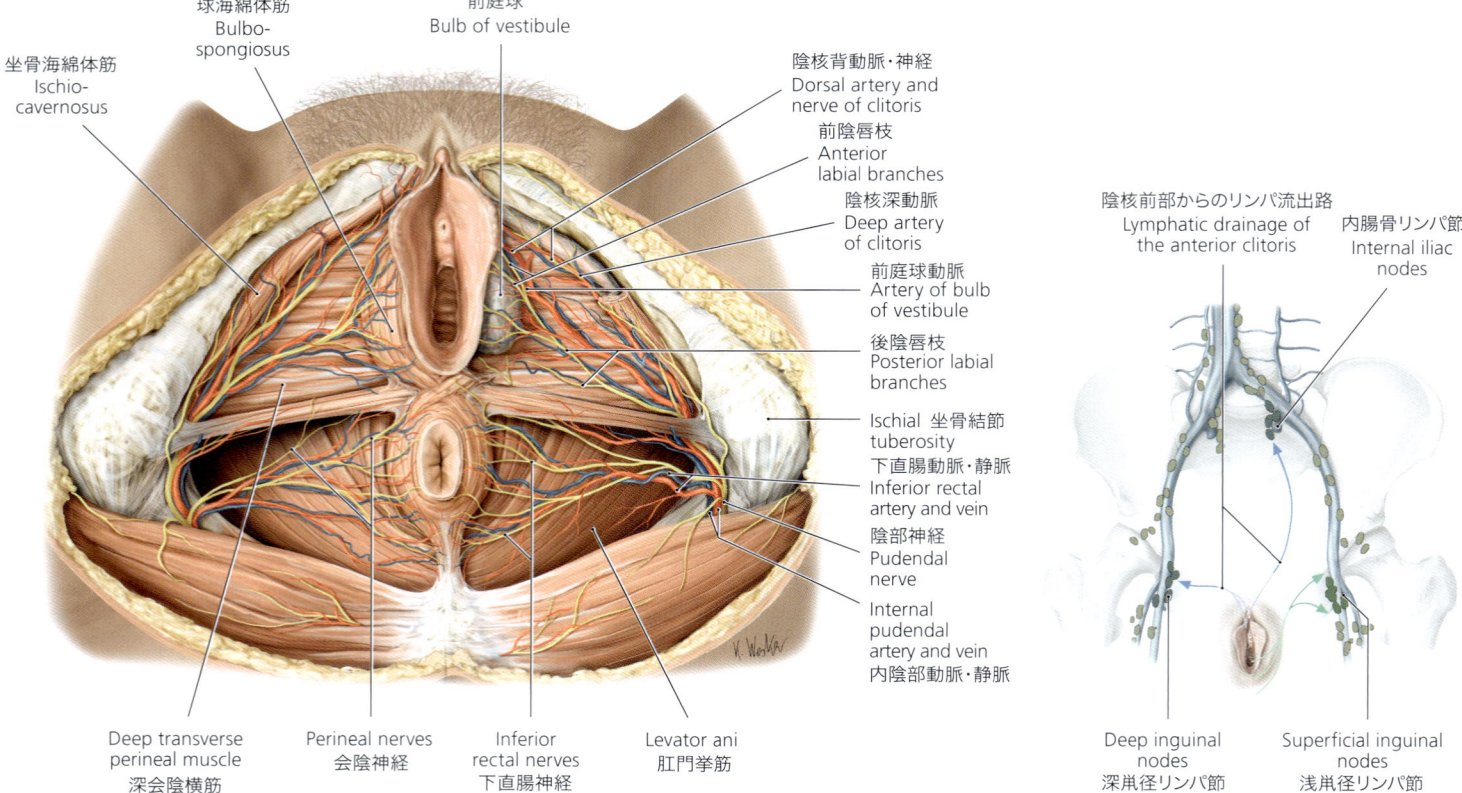

A　女性外陰部の神経と血管
切石位（砕石位）．
神経と血管を示すために大陰唇，皮膚，浅会陰筋膜，坐骨肛門窩（坐骨直腸窩）の脂肪組織を取り除いてある．左の球海綿体筋，坐骨海綿体筋，下尿生殖隔膜筋膜も取り除いてある．

B　女性外陰部のリンパの流れ
女性骨盤．前面．
女性外陰部からのリンパは浅鼠径リンパ節に流入する．唯一の例外が陰核の前部（陰核亀頭と陰核体）である．ここから出るリンパは深鼠径リンパ節と内腸骨リンパ節に入る．

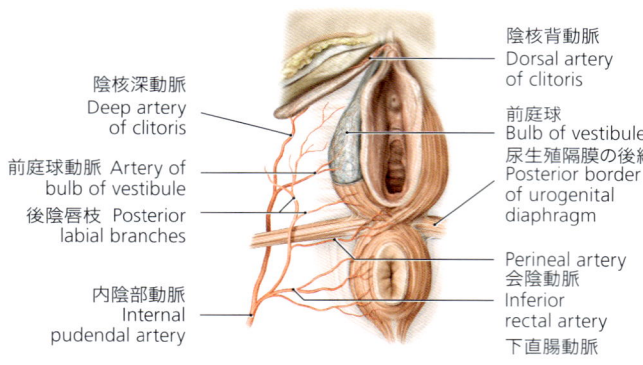

C　女性外陰部の動脈支配
会陰部．下方から見る．
男性の陰茎や陰嚢と同じく，女性外陰部は坐骨肛門窩（坐骨直腸窩）（ここでは図示されていない）に入る内陰部動脈に支配される．内陰部動脈は肛門に向け下直腸動脈を分岐した後，尿生殖隔膜の後縁を通過する．まもなく会陰動脈という枝が分かれ，こちらは会陰部，勃起協力筋のほか大陰唇の後部に枝（後陰唇枝）を送る．浅会陰隙（この図では見えない．p. 191 参照）において，内陰部動脈は終枝にあたる前庭球動脈，陰核深動脈，陰核背動脈（いずれも陰核海綿体を支配する）に分岐する．大陰唇の前部は大腿動脈（ここでは図示されていない）枝の外陰部動脈（前陰唇枝）が支配している．

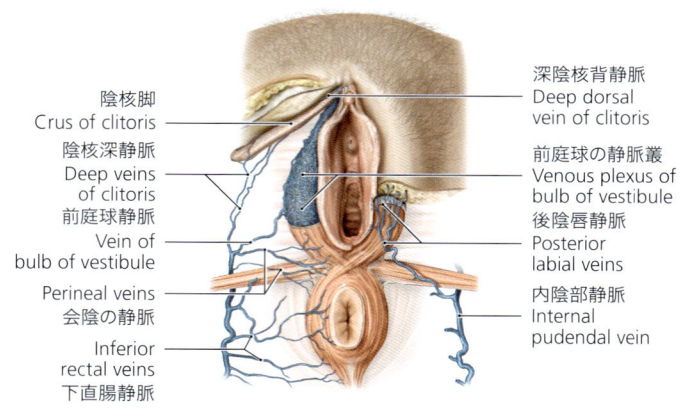

D　女性外陰部の静脈の還流
次の各静脈による．
・陰核深静脈，後陰唇静脈，前庭球静脈：いずれも内腸骨静脈に還流する．
・浅陰核背静脈，前陰唇静脈：ともに外陰部静脈（ここでは図示されていない）に注ぐ．
・深陰核背静脈：膀胱静脈叢に流入する．

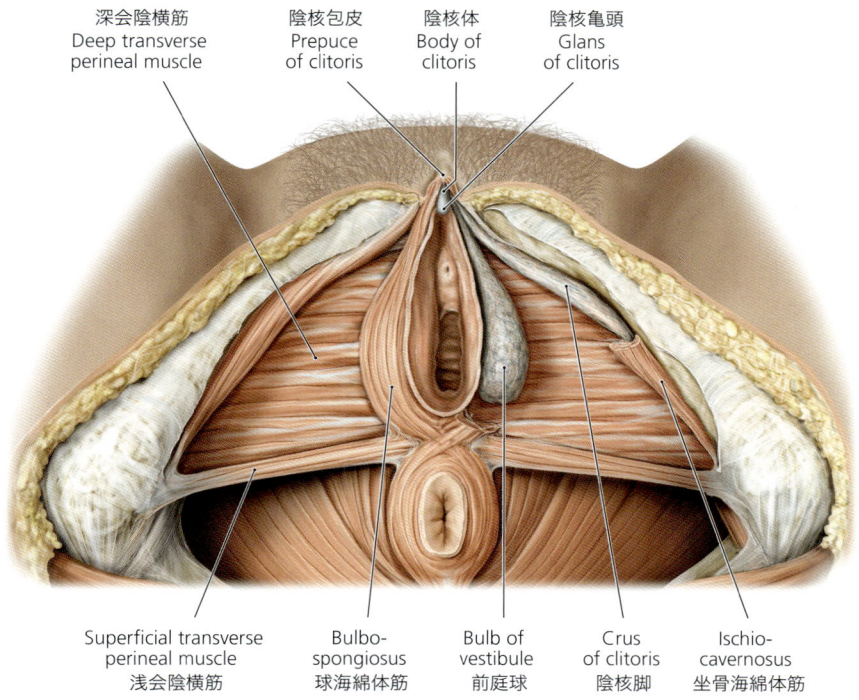

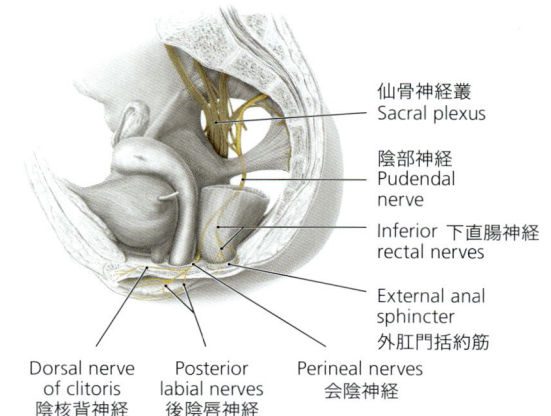

E 女性の勃起組織と勃起協力筋

会陰部，切石位（砕石位）．左の大陰唇，小陰唇，皮膚，浅会陰筋膜，勃起協力筋は取り除いてある．

勃起組織：陰核の勃起組織は陰核脚と陰核体の周囲に分布する．男性の勃起組織に対応して，陰茎海綿体に相当するのが左右の陰核海綿体である．陰核体の先端膨大部が陰核亀頭で，男性の陰茎亀頭に相当する．陰核亀頭の感覚神経支配も陰茎亀頭に似ている．陰核亀頭は陰核包皮に包まれている．小陰唇の勃起組織は無毛で脂肪組織を欠いた小陰唇皮膚のヒダの中にあり，前庭球と呼ばれる．男性の尿道海綿体に相同している．

勃起協力筋：左右の恥骨下枝から起こる陰核を支える陰核脚は坐骨海綿体筋に覆われている．前庭球には勃起しうる豊富な静脈叢があり，その外面は球海綿体筋が覆う．

F 女性外陰部の神経支配

小骨盤．左側面．

陰部神経は坐骨肛門窩（坐骨直腸窩）に入る．まず下直腸神経を外肛門括約筋と肛門部の皮膚に向かって分枝した後，陰部神経は尿生殖隔膜の後縁に達する．そこからは数本の終枝（会陰神経）に分かれる．そのうち浅枝は浅会陰隙（ここでは図示されていない）を越えて会陰部の皮膚に向かう．もう1本は大陰唇の後部に分布する（後陰唇神経）．一方，深枝は深会陰隙を通って，まず勃起協力筋に筋枝を送る．さらに陰核背神経を陰核に送る．陰核の前部は腸骨鼠径神経（ここでは図示されていない）の前陰唇神経が分布する．

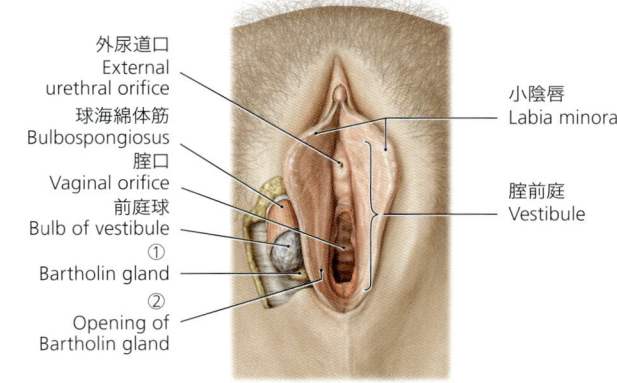

① バルトリン腺（大前庭腺）
② バルトリン腺（大前庭腺）の開口部

G 腟前庭と前庭腺

切石位（砕石位）．大・小陰唇を開いてある．

腟前庭は小陰唇に囲まれた部分で，外尿道口と腟口を有し前庭腺が開口する．小前庭腺（ここでは図示されていない）は外尿道口の周辺に数多く開口部をもっている．一方，左右の大前庭腺（バルトリン腺）は小陰唇の内面において前庭球後縁のところに1 cmの長さの腺管をもって開口している．小前庭腺は男性の尿道腺に相当する．大前庭腺は尿道球腺に相当する．これら前庭腺は粘液を腟前庭に分泌して性交時の摩擦を低減するとともに，上皮の損傷を防ぐ役割を果たしている．

外尿道口の近くには左右に尿道傍管（スキーン腺 Skene glands，ここでは図示されていない）という痕跡的な短く，かつほとんど分岐のない盲端をもつ分泌管がある．発生学的には，男性の前立腺に相当するため，女性の前立腺 female prostate とも呼ばれる（17世紀にオランダの婦人科医 Regnier de Graaf によってすでに研究され，詳細に記述されている）．スキーン腺からの分泌物は，オーガズムの際に「女性の射精」として尿道口から腟前庭に放出される．女性の射精液の機能的な意義については，まだ推測の域を出ていない（抗菌作用，精子の環境の最適化）．しかしながら大・小前庭腺と同様，この腺は細菌の侵入を受けやすい．大前庭腺（バルトリン腺）が細菌の侵入を受けるとバルトリン腺炎という痛み，腫脹，発赤を来す炎症を起こす．分泌管の炎症によって管の閉塞を来すと痛みを発する貯留嚢胞が起こる．この場合，嚢胞の切開または摘除が必要になる．

5.20 前庭球・陰核器の位置，構造，神経支配
The Bulboclitoral Organs : Site, Structure, and Innervation

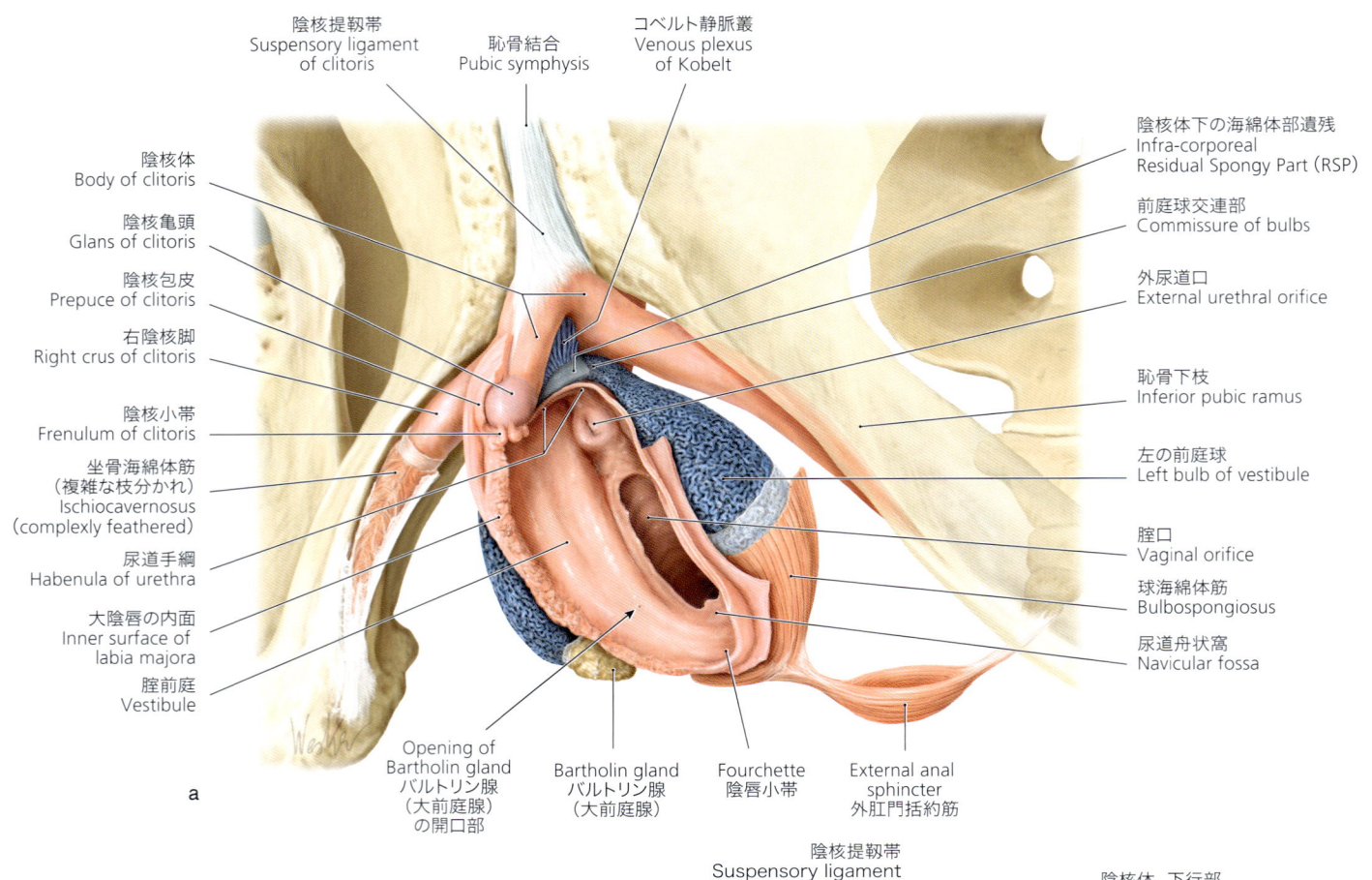

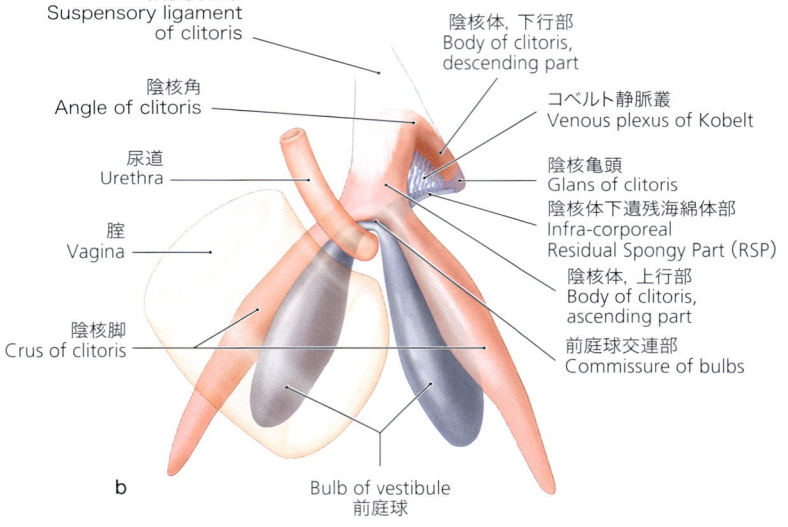

A　前庭球・陰核器の構造と位置

a 原位置での前庭球・陰核器，一部を開いた左前面の図．b 前庭球・陰核器を分離し，模式化した右後面の図．尿道および腟との位置関係を示す．

前庭球・陰核器 bulboclitoral organs は，Marino and Leipidi(2014)により名付けられ，女性外生殖器の密接に結合した2つの海綿体性構造（陰茎海綿体 corpus cavernosum 相当と尿道海綿体 corpus spongiosum 相当）をさしている．この構造は勃起性の膨張器官として，性的興奮において中心的な役割を担い，女性の快感を生み出す重要な部位である．

陰茎海綿体に相当する部分：
- 陰核体の上行部と下行部
- 陰核角
- 左右の陰核脚

尿道海綿体に相当する部分：
- 陰核亀頭
- 前庭球（有対性）
- （陰核体下）尿道海綿体遺残(RSP：Residual Spongy Part)

両者の海綿体は恥骨結合の後方で，左右の恥骨下枝の間すなわち恥骨弓内に位置する．前庭球・陰核器の小骨盤への固定は，陰核体全体から恥骨結合まで広範に伸びる陰核提靱帯を介してだけでなく，陰核脚の脚下筋膜を介して左右の恥骨下枝に付着することで行われる．

Note　前庭球・陰核器は，陰核亀頭から陰核脚の端まで約9cmの長さがある．陰唇小帯は左右の小陰唇の後方の末端部の間をつなぎ，腟前庭窩との境界をなす．陰核小帯は有対性で，陰核亀頭から左右の小陰唇それぞれまで伸びる．外から見える唯一の構造として，陰核包皮の下に陰核亀頭を視認できる．胚原基が共通なので(p.230参照)，陰核亀頭と左右の前庭球はRSPを介してつながっている．前庭球交連部の直下に，尿道と腟が走行する(b参照)．腟前庭において外尿道口と陰核亀頭の間に視認と触知ができる隆起は，左右の尿生殖ヒダが結合組織性に癒合したものに相当し，縫線あるいは尿道手綱と呼ばれる(a参照)．RSPと陰核体下行部の間には，8〜10本の交通静脈からなる静脈複合体があり，Georg Ludwig Kobelt(1844)にちなんでKobelt静脈叢と呼ばれる．性的に興奮すると，陰核脚の筋（坐骨海綿体筋）と球海綿体の筋（球海綿体筋）が血液を律動的に押し出して，Kobelt静脈叢を通して陰核体と陰核脚に流し込む．

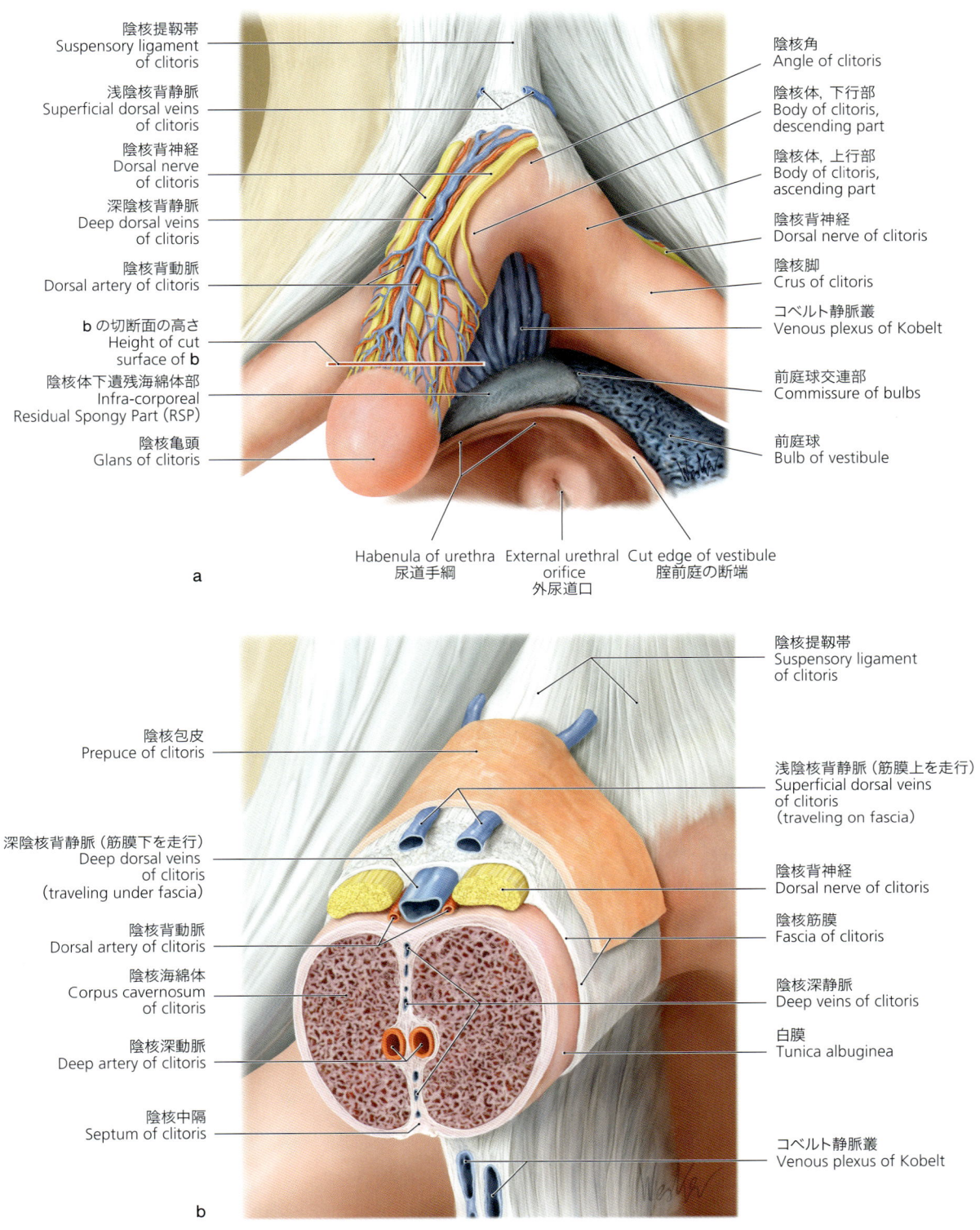

B 前庭球・陰核器の神経支配

a 陰核体下行部の上を走る陰核背神経．左前方から見る．b 陰核体下行部の断面図（切断面の高さは a を参照）．

陰核背神経は外側から来て，左右の陰核脚に沿って陰核体の背面に達し，当初は陰核提靱帯に保護されて走り，次に白膜と陰核筋膜の間を伸びて，陰核亀頭に達する（b 参照）．陰核亀頭との境界で，陰核背神経の終枝は太さがまだ 2 mm ほどあり，ここで実際のところ分岐を始める（すなわち求心性神経線維全体の 95% が亀頭で分岐を開始し，そこまでには数本の側枝のみが分岐する）．陰核亀頭には 8,000 以上の感覚神経終末があり，女性の身体の中で最も敏感な構造の 1 つである．自由神経終末のほかに，とりわけ機械受容器の感覚小体（本質的な生殖感覚小体であるファーター-パチニ小体は，ここに図示されていない）があり，性的興奮の生成とオーガスムの誘発に重要な役割を担う（Haag-Wackernagel 2021a，2021b および 2022 より）．

5.21 女性性器切除と外陰部再建術
Female Genital Mutilation and Surgical Reconstruction

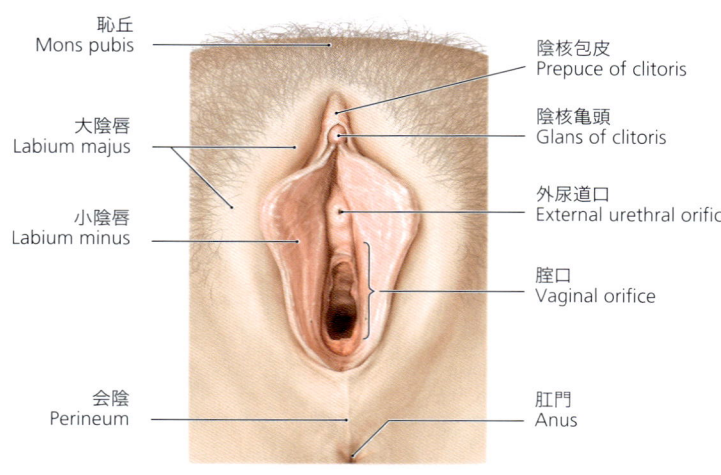

A 健全で切除されていない女性の外生殖器

女性性器切除の形式については B を参照．法的規則および急性・慢性の身体的・精神的合併症についてはドイツ医師会からの勧告〔女性性器切除（FGM）後の患者への対処についての勧告 bundesärztekammer.de（2016年4月現在）〕を参照のこと．

Note 臨床では日常的に「腟門 introitus vaginae」の語がもっぱら用いられる．腟門はいわば，解剖学的な腟前庭と腟口を合わせたものである．

B WHOの分類による女性性器切除の形式＊

Ⅰ型：陰核亀頭および/または陰核包皮の部分的または完全な切除．

Ⅱ型：陰核亀頭と小陰唇の部分的または完全な切除．大陰唇切除の有無は問わない．

Ⅲ型：小陰唇および/または大陰唇の切除または縫合後の被覆性・瘢痕性の皮膚閉鎖による腟門の狭小化で，陰核亀頭切除の有無を問わない（いわゆるファラオ式割礼，腟口が狭められて，排尿と経血のための小さな開口のみが残る．陰部封鎖 infibulation）．

Ⅳ型：ほかのすべての有害な手術（穿刺，切断，先行，腐食，焼灼など）で，女性性器を損傷し医療目的でないもの．

＊WHOによると，女性性器切除/切断（FGM/C: female genital mutilation/cutting）の被害を，世界中で2億人以上が約30か国で受けている（最も多いのは，エジプト，エチオピア，ナイジェリア，スーダン）．女性権利保護団体「Terre des femmes」の2019年の報告によると，ドイツでは約7万人の女性が該当するとされる．
（出典：https://www.who.int/news-room/fact-sheets/detail/female-genital-mutilation，2020年2月3日現在．WHOは翻訳の内容および正確さについて責任を負わない．）

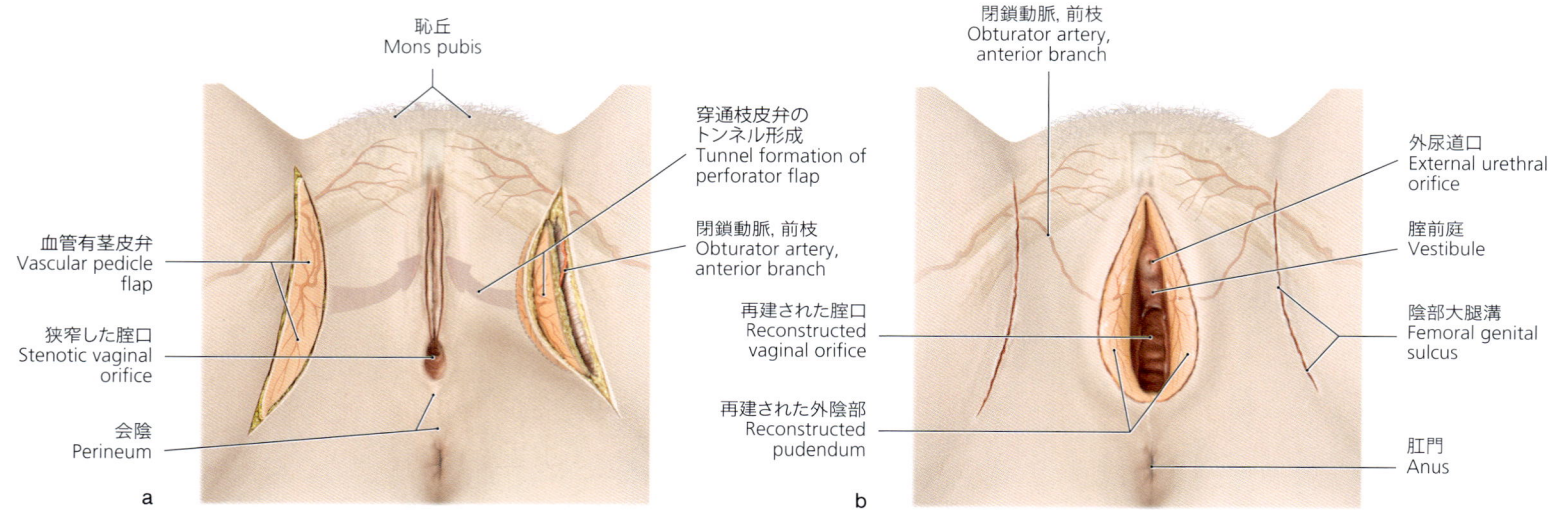

C Ⅲ型女性性器切除後の女性外生殖器の解剖・機能的な再建

特別な再建・顕微鏡的な手術手技により，外生殖器の広範で解剖学的な復元が可能になっている（O'Dey 2018, 2019, 2020 より）．治療法は，比較的容易な腟門の解剖学的な再開通（陰部開放 defibulation）から複雑な形成手術（陰唇の再建，a, b 参照，新しい亀頭/陰核包皮の再建，右頁の c-g 参照）まで多岐にわたる．陰部開放は性交，排尿，自然分娩，月経を再び可能にするのに役立ち，陰核再建はとりわけ慢性疼痛を緩和し，性感を改善するといわれる．以下に説明する女性外生殖器の外科的再建は，Ⅲ型女性性器切除後に必要とされ，現在可能になっている．

a, b 外部の陰唇と腟門の再建

閉鎖動脈前枝の穿通枝皮弁，患者は砕石位．

閉鎖動脈前枝に栄養されるいわゆる穿通枝皮弁，すなわち筋肉組織のない皮弁（aOAP皮弁：anterior obturator artery perforator flap）の作成．採取領域は陰部大腿溝であり，とりわけ位置的に近いために適している．

・穿通枝皮弁を，皮下を通して内側の移植領域に移動（トンネル移動，a 参照）．再開通した腟前庭の左右で，穿通枝皮弁を使って大陰唇を再建（b 参照）．

・採取部位で傷口を閉じ，陰部大腿溝を再建し，それにより瘢痕を目立たなくする．

（→続き，次頁参照）

体幹　5　神経と脈管：局所解剖

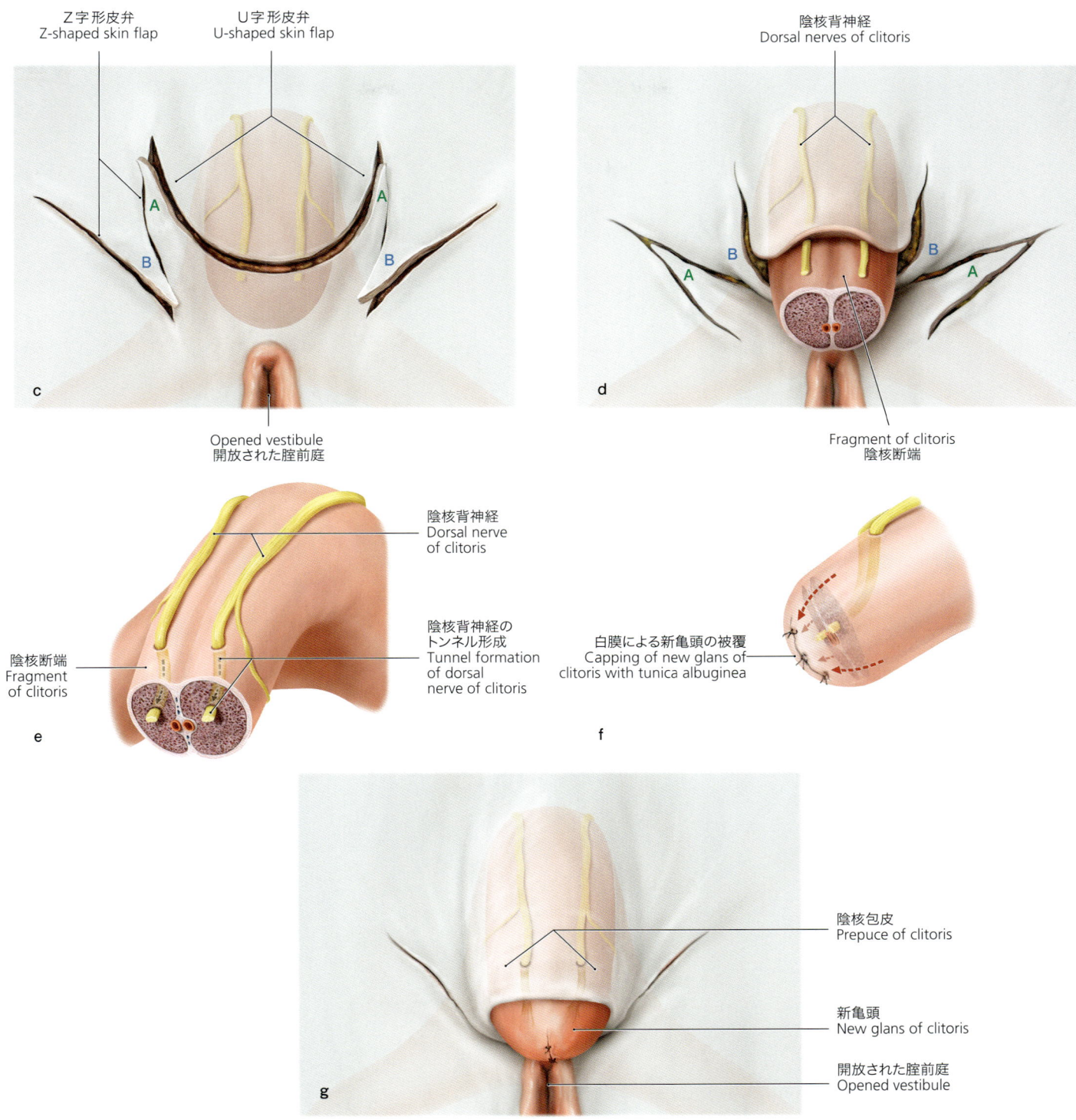

(→前頁より続き)

c-g 陰核亀頭の再建（陰核断端の神経再建と成形＝NMCS 手技；neurotizing and molding of the clitoral sump）と陰核包皮の再建（オメガドーム皮弁形成術）

　この部分の再建は，いわゆるオメガ切開から始まる（c 参照）．

・中央が U 字形の皮弁の切開（図中 A 参照．正式な名称では，いわゆる半円形，前方有茎，血流良好な移動皮弁），さらに，後の包皮再建のために 2 つの Z 字形の皮弁を左右で切開する（図中の B 参照）．

・U 字形皮弁を上方に折り返し，深部で陰核断端を確認し，

・陰核提靱帯を緩めて（陰核断端を可動性にする），陰核断端を前方に引っ張り，切除された陰核亀頭があった位置に新しい陰核尖（新しい亀頭）を置き固定する（d 参照）．

・左右の陰核背神経を探し出し，新たに形成した陰核亀頭に再統合し（e），前方の断端面を白膜皮弁で閉鎖する（「キャッピング」）（f）．

・最後に，左右の Z 字形皮弁を用いて新しい包皮を再建する（g）．Z 字形皮弁は，皮膚面を緊張させずに移動できるので，瘢痕修復によく利用される．左右の三角形に成形された部分皮弁（A と B）を内側に移動し，新たに形成された陰核尖の下で互いに縫い合わせる．左右の Z 字形皮弁を内側に移動することにより，半円形の中間皮弁の基部を緊張させることなく，互いに近づけて狭めることができる．余った皮膚によって，隆起部に新しい蓋ないし帽子，すなわち新しく形成し再建された陰核包皮ができあがる．

247

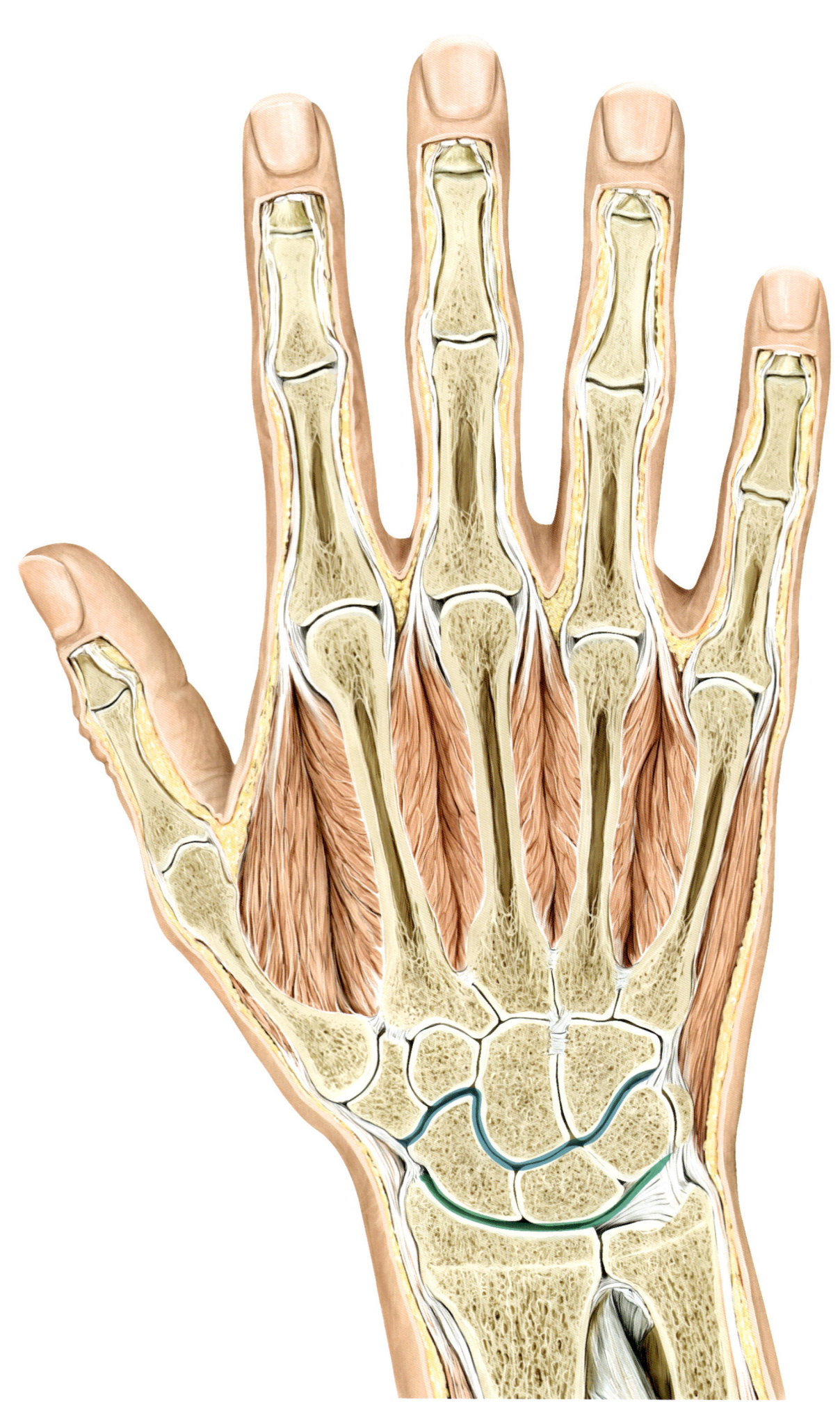

C 上肢
The Upper Limb

1 骨，関節，靱帯 ······ 250

2 筋：機能による区分 ······ 310

3 筋：局所解剖 ······ 344

4 神経と脈管：形態と位置 ······ 368

5 神経と脈管：局所解剖 ······ 388

上肢　1　骨，関節，靱帯

1.1　上肢の全体　The Upper Limb as a Whole

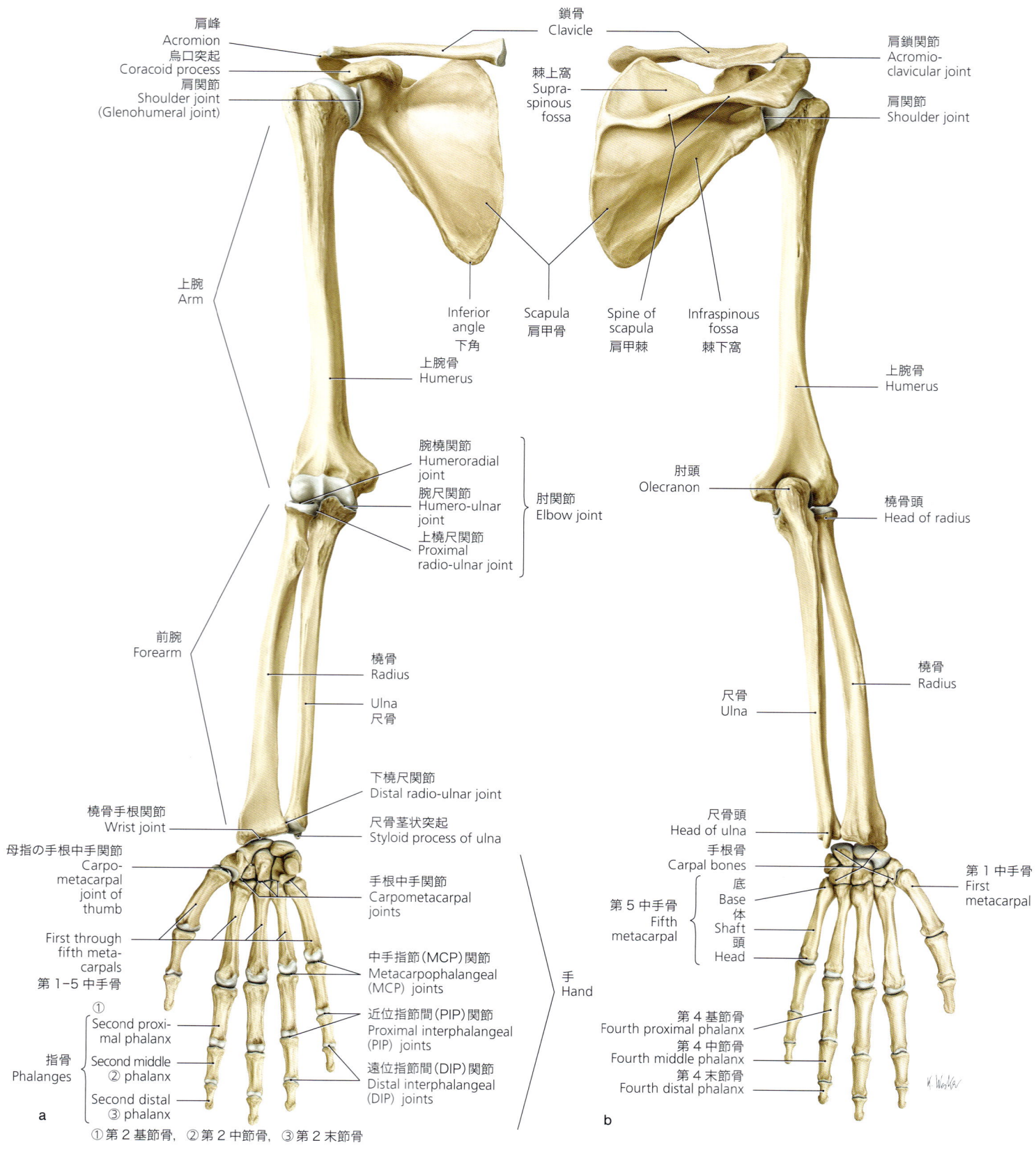

A　右上肢の骨格
　a　前面．b　後面．

　上肢の骨格は，上肢帯 shoulder girdle と自由上肢である上腕骨，前腕の骨（橈骨と尺骨），手の骨で構成されている．上肢帯（鎖骨と肩甲骨）は，胸郭とは胸鎖関節（p. 271 参照）によって，また自由上肢とは肩関節によって結合し体幹と自由上肢とを連結する．自由上肢は，以下の部分に分けられる．
・上腕　arm, brachium
・前腕　forearm, antebrachium
・手　hand, manus

上肢　1　骨，関節，靱帯

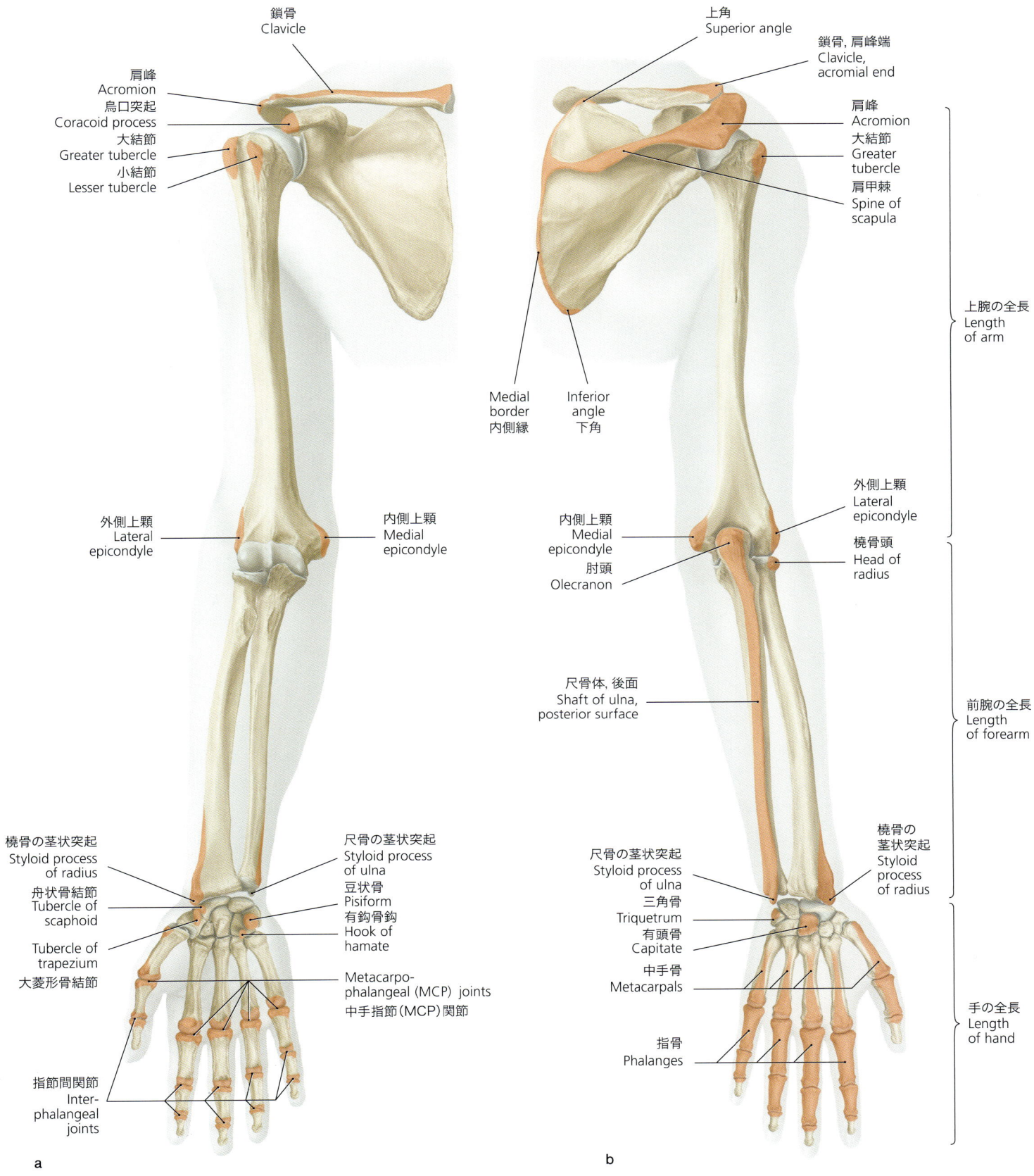

B　右上肢で触知できる骨の突起

　a 前面，**b** 後面．

　上肢の骨は，月状骨と小菱形骨以外はすべて皮膚と軟部組織を通してある程度触知できる．以下に挙げる一般的な基準点は，それぞれの上肢の分節の長さを測る際に使用される（手掌を前方に向けた場合）．

・上腕の長さ＝肩峰から外側上顆まで
・前腕の長さ＝外側上顆から橈骨の茎状突起まで
・手の長さ＝橈骨の茎状突起から第3指の先端まで

　上肢の各分節の長さは，例えば，特定の骨に起因する小児の成長障害を正確に評価する際に測定される．

1.2 上肢帯と体幹骨格の関係 Integration of the Shoulder Girdle into the Skeleton of the Trunk

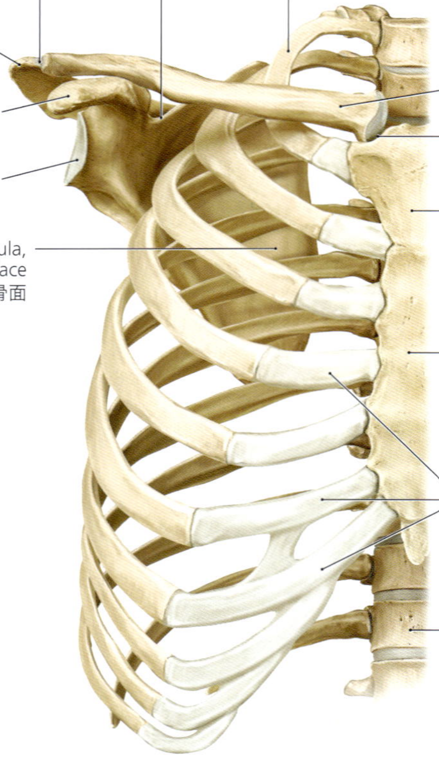

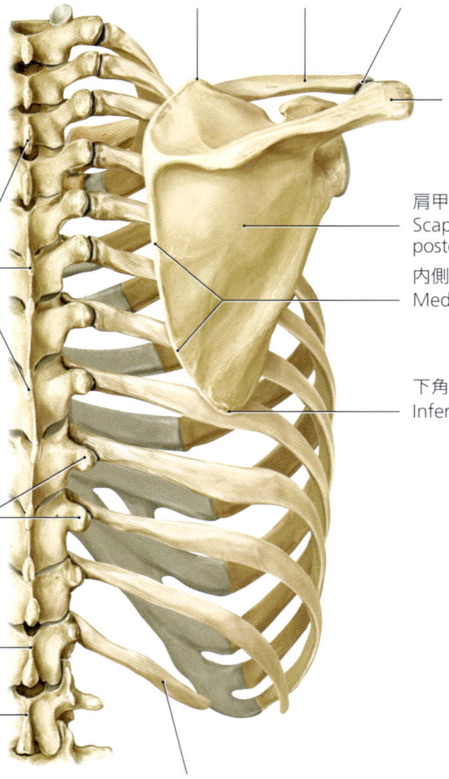

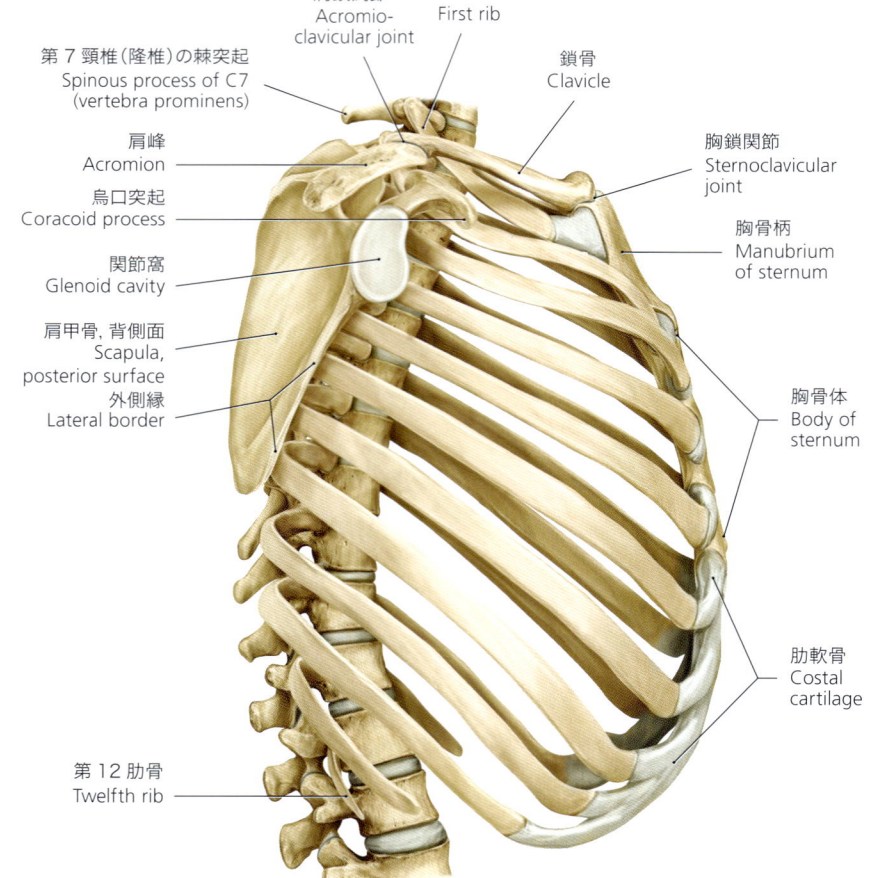

A　右上肢帯の骨と体幹の骨格の正常な位置関係
a 前面．b 後面．c 外側面．
　上肢帯の2つの骨（鎖骨と肩甲骨）は肩鎖関節で結合する（p. 271参照）．通常，肩甲骨は第2-7肋骨の高さに位置する．肩甲骨の下角は第7胸椎の棘突起の高さで，肩甲棘は第3胸椎の棘突起の高さである．肩甲骨が正常な位置にある時，その長軸はわずかに外側に傾き，内側縁は正中矢状面と3〜5°の角度をなす．

上肢　1　骨，関節，靱帯

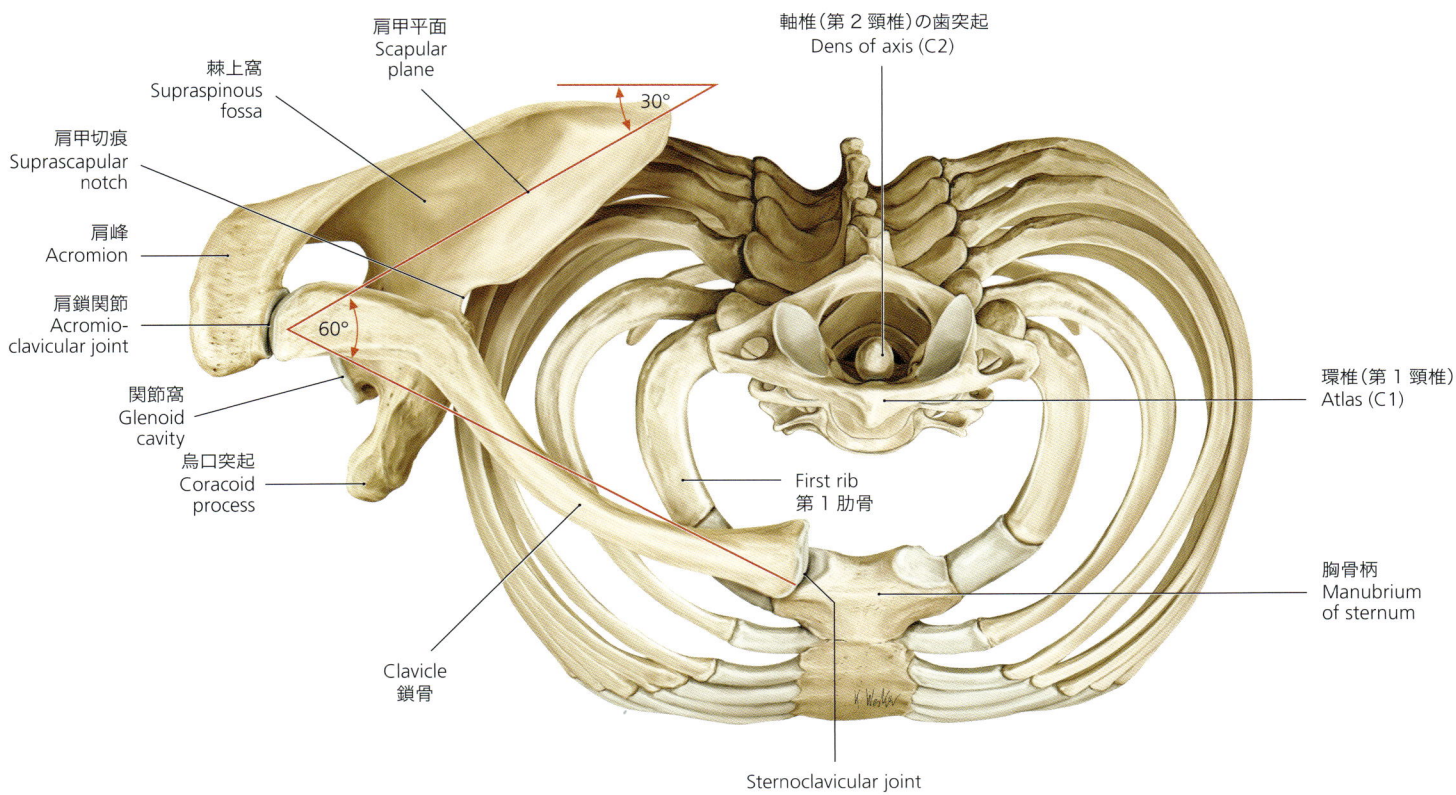

B　右上肢帯
上面．
二足歩行への移行とともに，ヒトの肩甲骨は四肢動物より後方の位置，胸部の後ろに移動し，より前方を向くようになった．上方から見ると，肩甲骨は冠状面（前頭面）と30°の角度をなす．肩甲骨と鎖骨は約60°の角度をなしている．このような配置のために2つの肩関節はわずかに前方を向くので，上腕の運動は，視野と運動の方向である前方に向かう．ヒトにおけるこのような方向付けは，眼で見ながら手作業を行える機会（手-眼の協調）を生み出した．

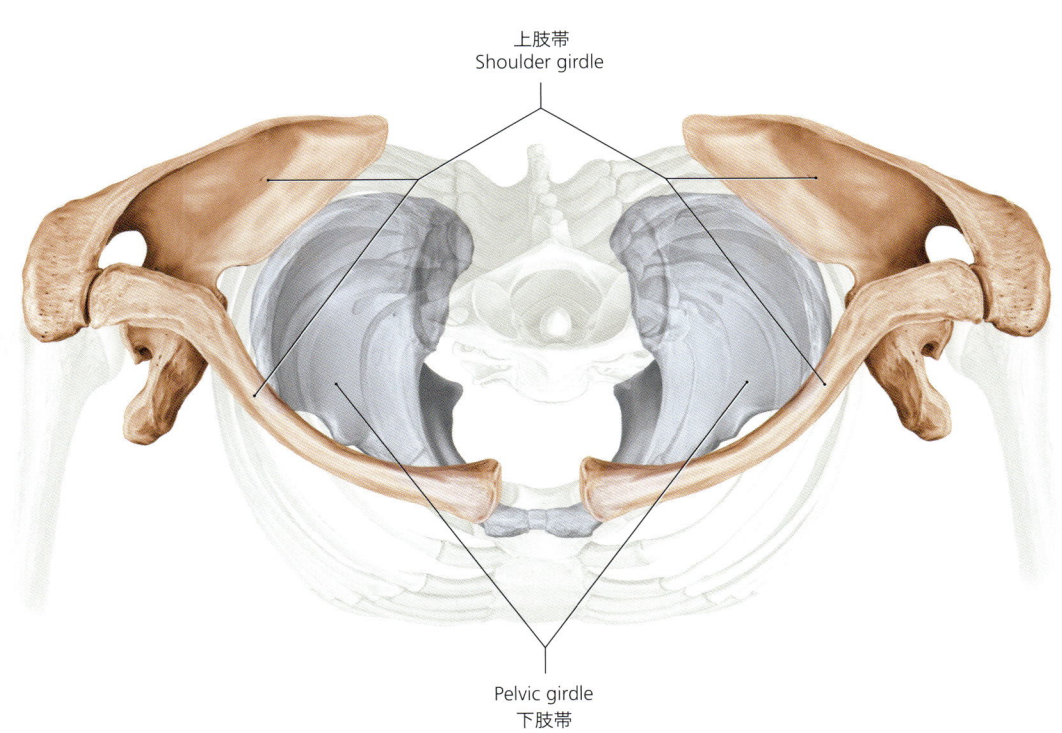

C　体幹の骨格との関係，上肢帯と下肢帯の比較から
上面．
可動性のある上肢帯とは異なり，下肢帯は1対の股関節からなり，軸骨格に強く結合する．体幹が直立に位置しているので，骨盤は足の上面で体重を支えるように移動して，体幹の全体重を支えることができるようになった．下肢は運動や支持における基本的な制限があるが，上肢は制限がなく自由に運動ができることから，触る，つかむという便利な動きができるようになった．

253

1.3 上肢帯の骨 Bones of the Shoulder Girdle

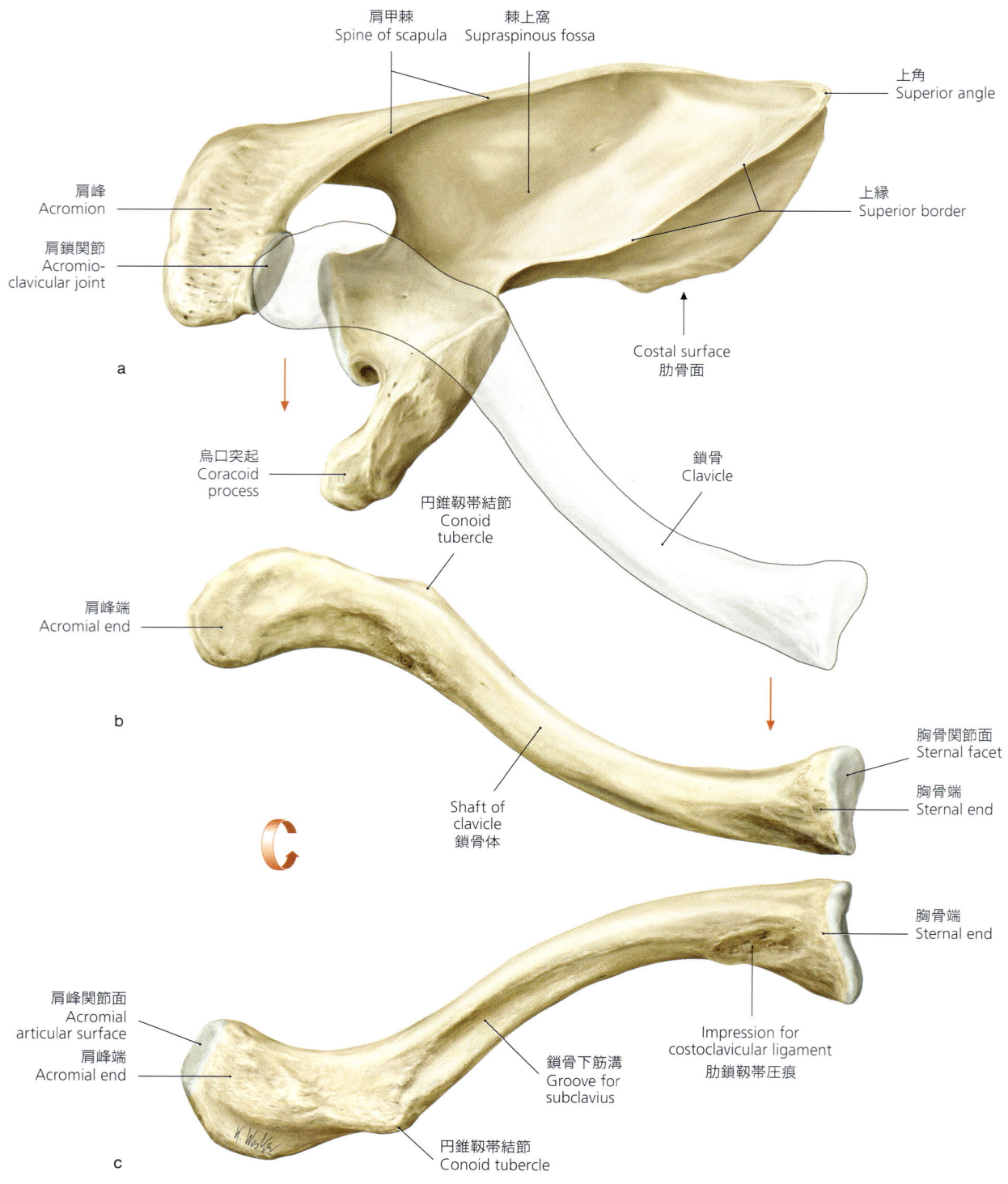

A 右鎖骨の位置と形
a 鎖骨と肩甲骨の正常な位置関係．上方から見る．
b 取り出した鎖骨．上方から見る．
c 取り出した鎖骨．下方から見る．

鎖骨はS型をした骨で，成人で約12～15 cmの長さである．皮下にその全長を見ることができ，触知することもできる．鎖骨の内側すなわち胸骨端は，サドルのような関節面をもつ．一方，外側の肩峰端はより平たくて垂直に近い関節面をもつ．

上肢において鎖骨は，胎生期の発生で軟骨を形成しない唯一の骨であり，結合組織より直接骨化する（膜性骨化）．発生期におけるこの結合組織の先天的欠損や異常は，鎖骨頭蓋の骨形成不全と呼ばれる異常を引き起こす．これは膜性骨化で形成される頭蓋円蓋に同様の骨欠損を生じさせる（頭蓋顔面骨欠損）．

鎖骨の中央部1/3の骨折は，出産時の外傷による骨折（新生児の1～2％）のほかに，子どもや成人が経験する最も起こりやすい骨折である（子どもでは鎖骨骨折の約50％が7歳までに起こる）．

上肢　1　骨，関節，靱帯

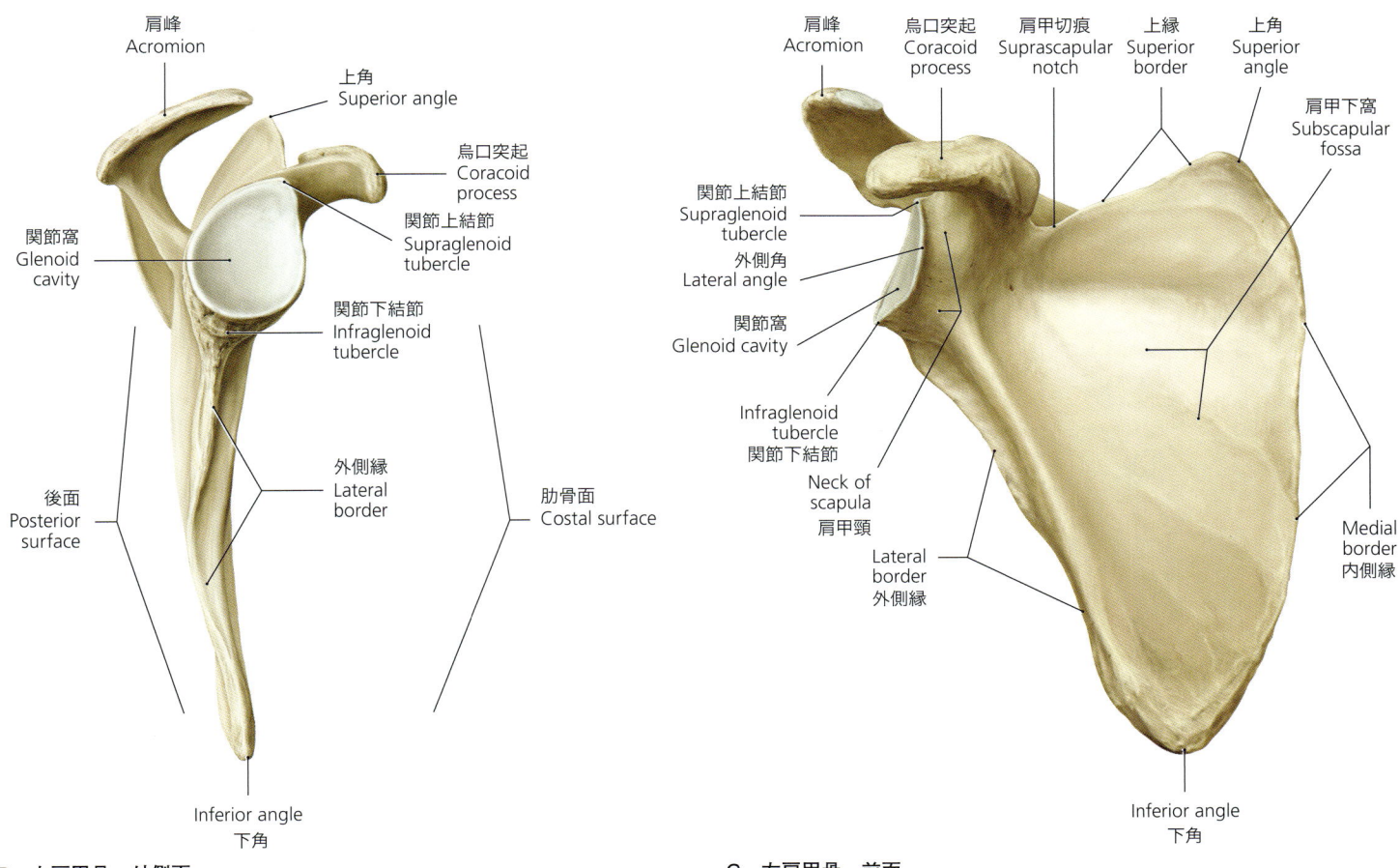

B　右肩甲骨，外側面

C　右肩甲骨，前面

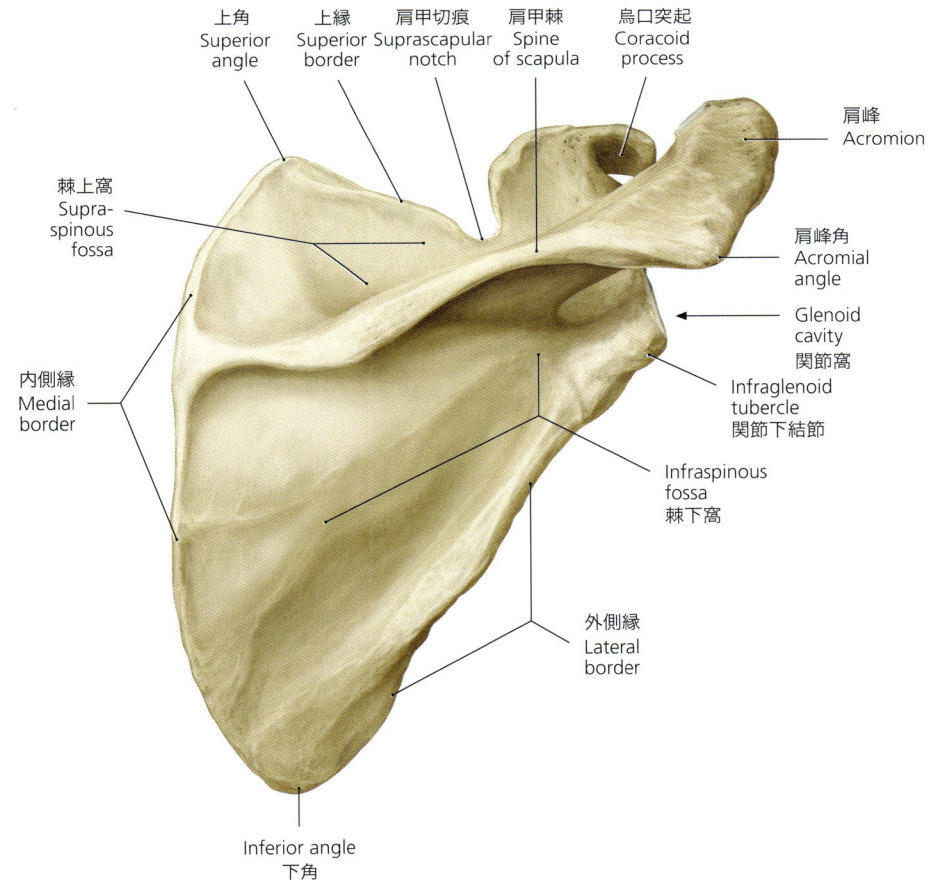

D　右肩甲骨，後面

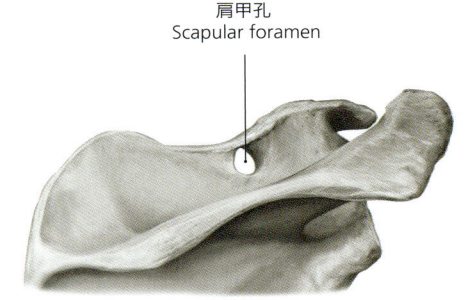

E　肩甲孔

　肩甲骨の上肩甲横靱帯（p. 279 参照）は骨化し，肩甲切痕を肩甲孔という骨性の異常な孔に変化させる．その際に，肩甲孔を通る肩甲上神経を圧迫することがある（p. 402 参照）．肩の活発な回旋運動は，さらに神経を圧迫し，症状を引き起こす（肩甲切痕症候群 scapular notch syndrome）．通常，肩甲上神経が支配する棘上筋と棘下筋の筋力の低下と萎縮がみられる（p. 316 参照）．

1.4 上肢の骨：上腕骨 Bones of the Upper Limb: The Humerus

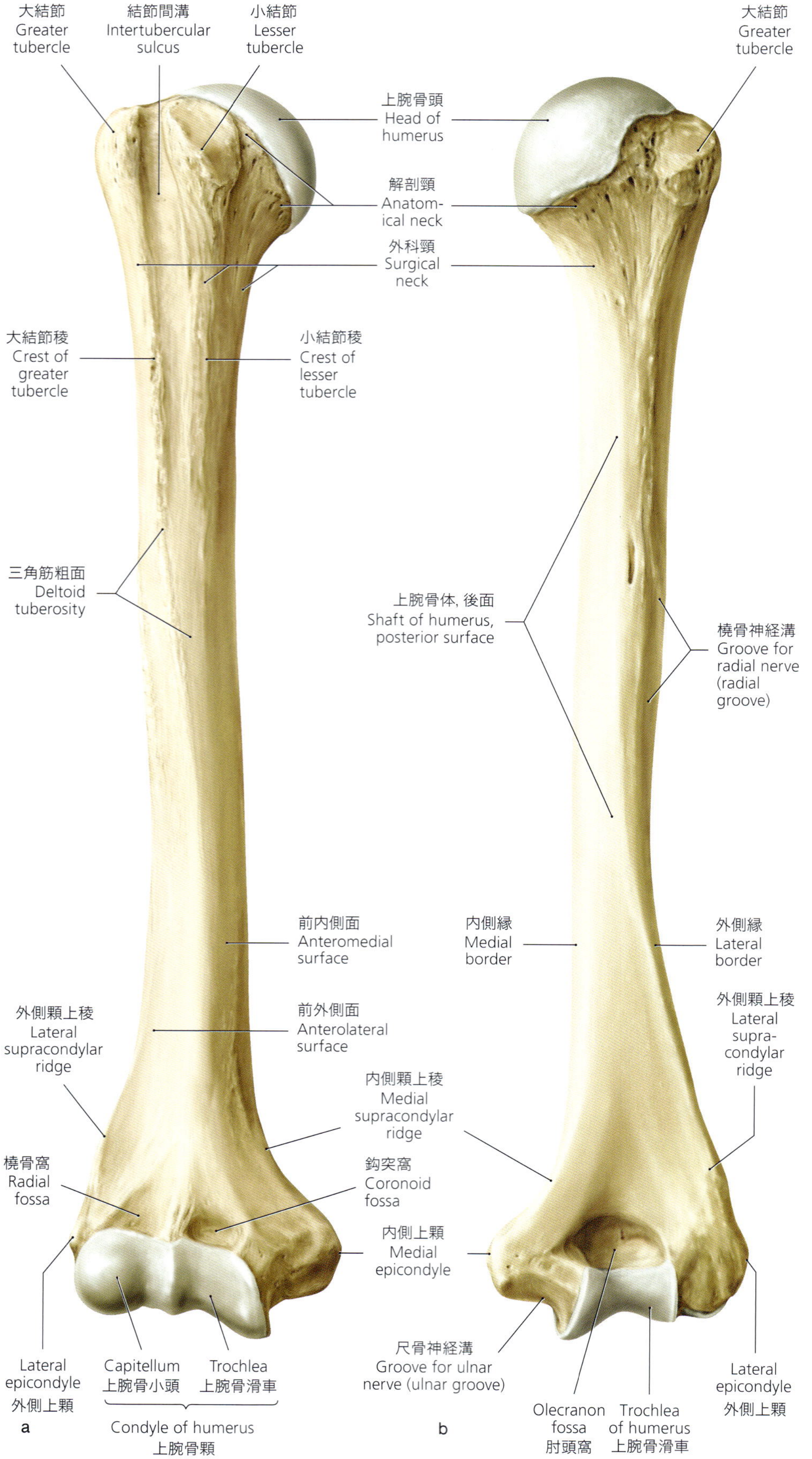

A 右上腕骨
a 前面，b 後面．

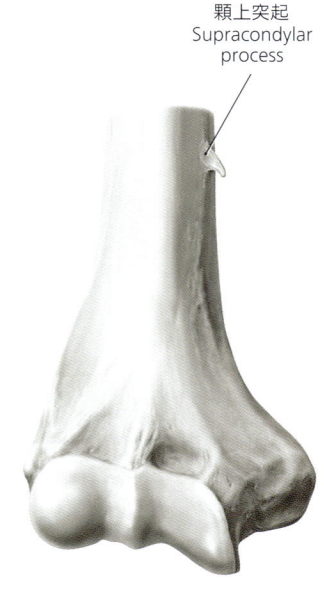

B 顆上突起

しばしば内側上顆の上方で，上腕骨の遠位にみられる変異は，顆上突起と呼ばれる．この骨の突起は，ヒトにみられる比較的まれな隔世遺伝的特徴であり，ほかの脊椎動物の正常な構造である顆上管と対応している（p. 407 参照）．

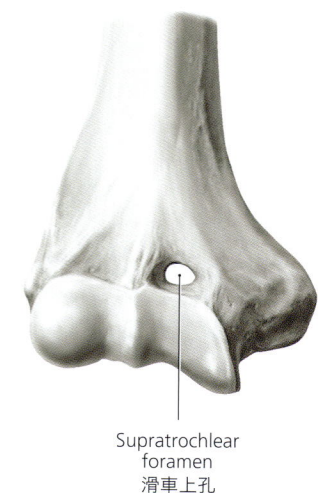

C 滑車上孔

滑車上孔は，2つの相対する肘頭窩と鈎突窩が交通してできるまれな変異である．

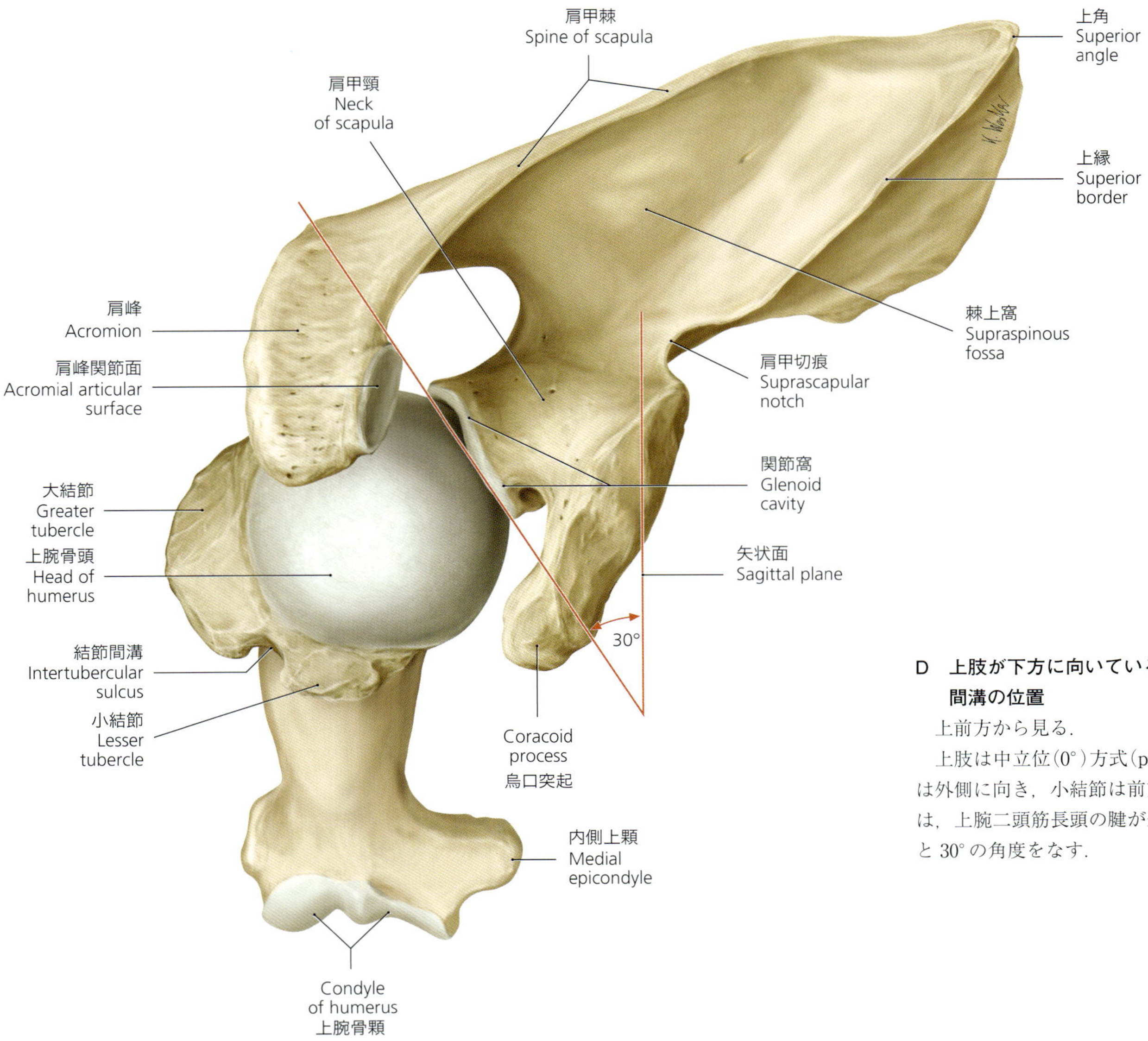

上肢　1　骨，関節，靱帯

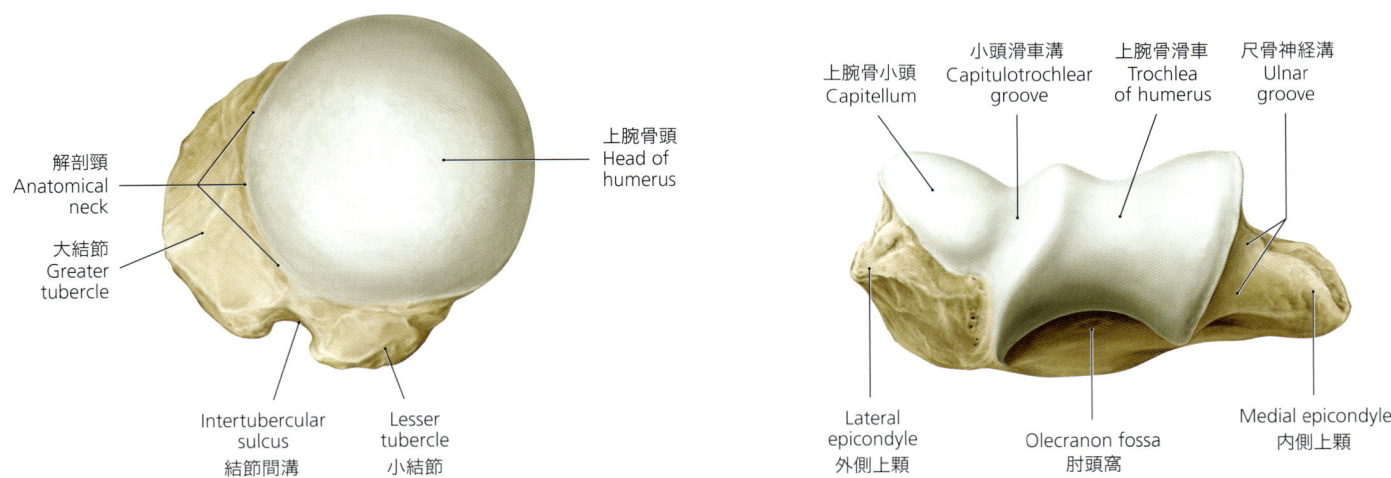

D　上肢が下方に向いている際の右上腕骨の結節間溝の位置

上前方から見る．

上肢は中立位(0°)方式(p. 287参照)で，大結節は外側に向き，小結節は前方を向く．結節間溝には，上腕二頭筋長頭の腱が通る．関節窩は矢状面と30°の角度をなす．

E　上腕骨近位端，上方から見る

F　上腕骨遠位端，下方から見る

1.5 上肢の骨：上腕骨のねじれ Bones of the Upper Limb: Torsion of the Humerus

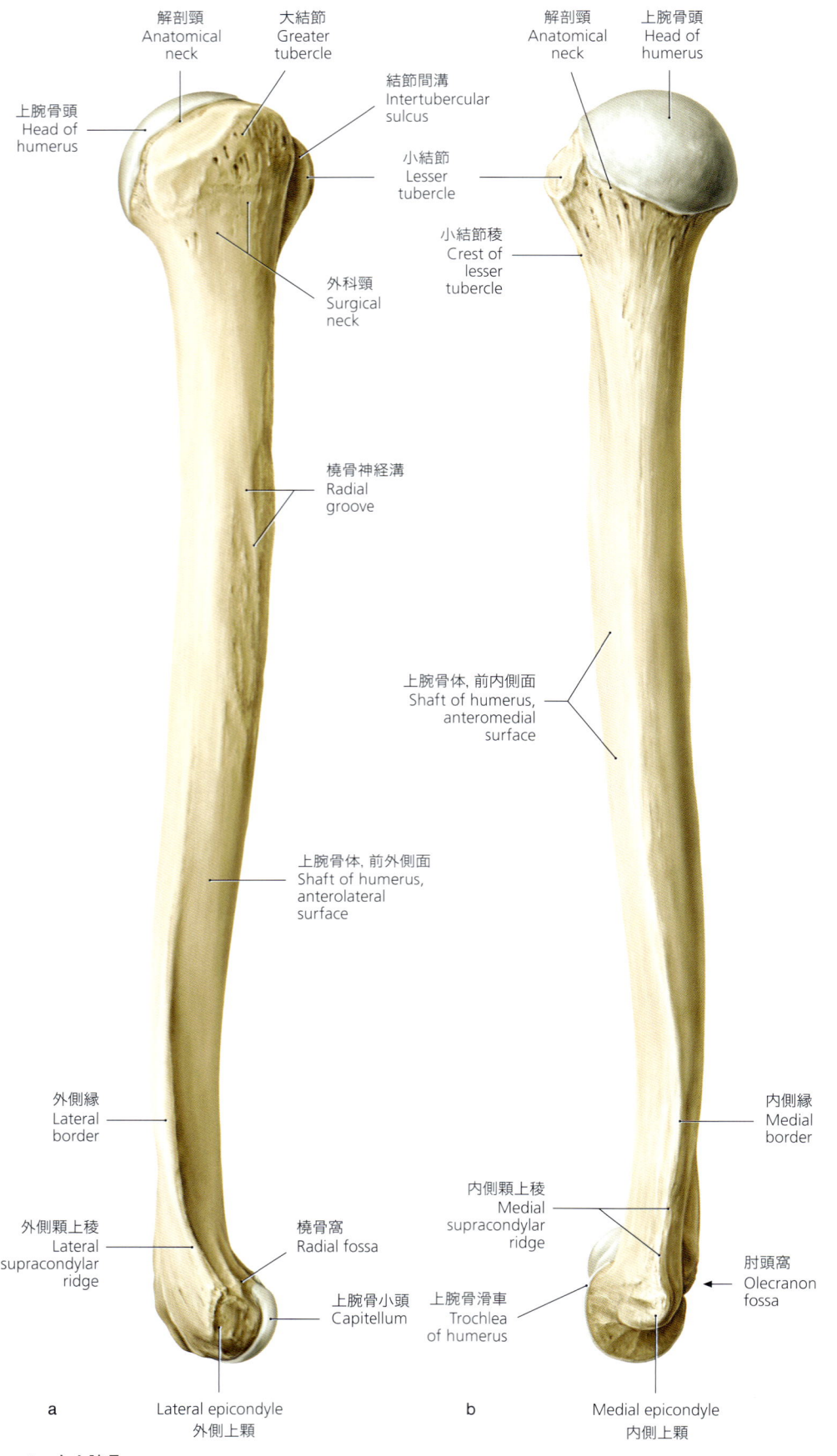

B　上腕骨近位端の骨折

前面．

上腕骨近位端の骨折は，すべての骨折の約4～5%を占める．主として高齢者に多く，転倒時に腕を伸ばしていたり，直接，肩から倒れたりして起こる．主に以下の3つの型に分けられる．
- 関節外骨折（**a**）
- 関節内骨折（**b**）
- 粉砕骨折（**c**）

外科頸（上腕骨近位端の関節外骨折の起こりやすい部位）での関節外骨折や，解剖頸での関節内骨折では，しばしば上腕骨頭を栄養する血管（前・後上腕回旋動脈，p. 369参照）の損傷を伴うため，外傷後の無血管性壊死が起こる危険性がある．上腕骨体の骨折と上腕骨遠位端の骨折（例えば上顆骨折）も重要な外傷である．上腕骨体の骨折はしばしば神経溝を通る橈骨神経の損傷を伴う（橈骨神経の病変に伴う神経学的症状については p. 383 参照）．

A　右上腕骨
a 外側面，**b** 内側面．

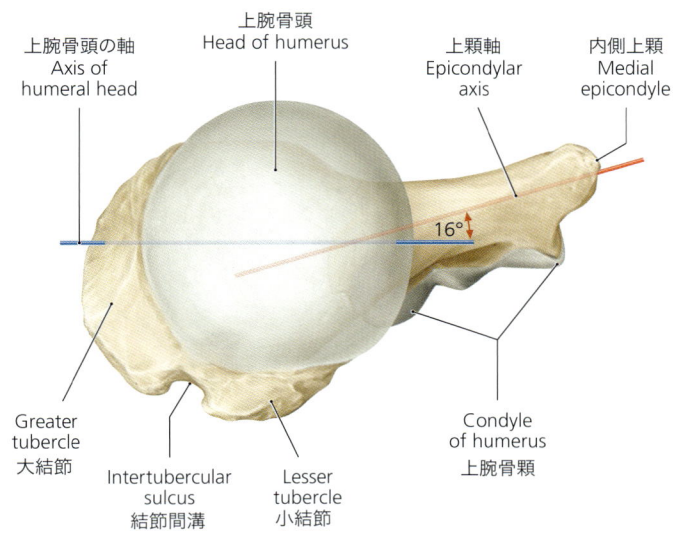

C 上腕骨のねじれ

右上腕骨を上方から見る．

成人の上腕骨の骨幹は正常な状態で少しねじれている．すなわち，上腕骨の近位端と遠位端とでは，向きが異なる．このねじれの程度は上腕骨頭の軸（大結節から上腕骨頭の中央を結ぶ）を肘関節の上顆軸に投影することで測定できる．ねじれの角度は成人で約16°，新生児で60°である．新生児の関節窩は前方を向いているが，成人ではさらに外側を向いているのである（p. 253参照）．成長に伴ってねじれの角度が小さくなるのは，肩甲骨の位置が変化するからである．肩甲骨の位置が変化するにつれて，ねじれの角度が代償的に小さくなり，成人になると手の運動が視野に入るようになる．

D 上腕骨頭軸と上顆軸の比較

右上肢の自由上肢部分，回内した状態を内側から見る．

1.6 上肢の骨：橈骨と尺骨 Bones of the Upper Limb: The Radius and Ulna

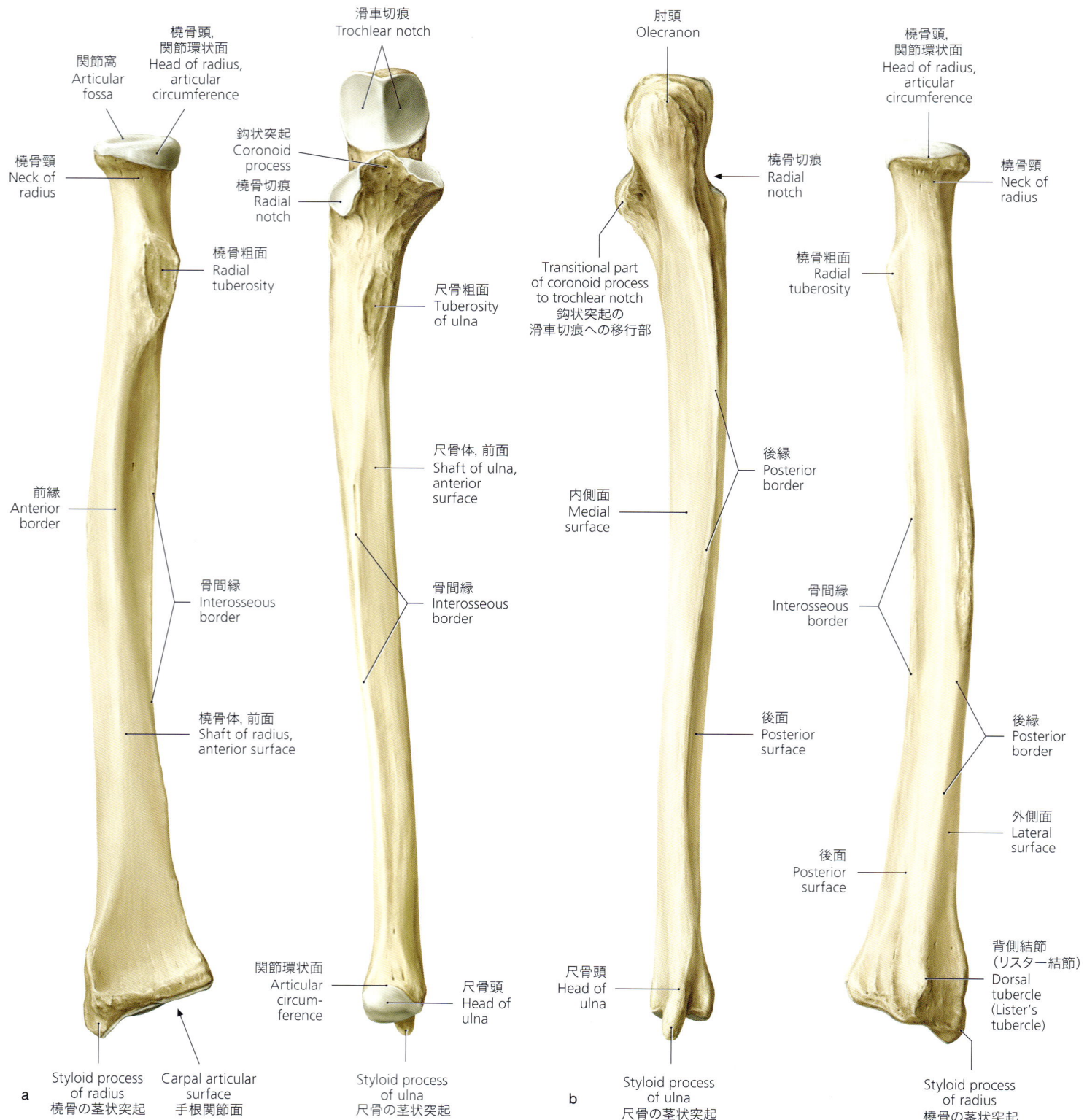

A　右前腕の橈骨と尺骨
a 前面，b 後面．
橈骨と尺骨は通常の関係では示されていない．上・下橈尺関節の関節面が見えるようにするため2つの骨は分離してある．

上肢 1 骨，関節，靱帯

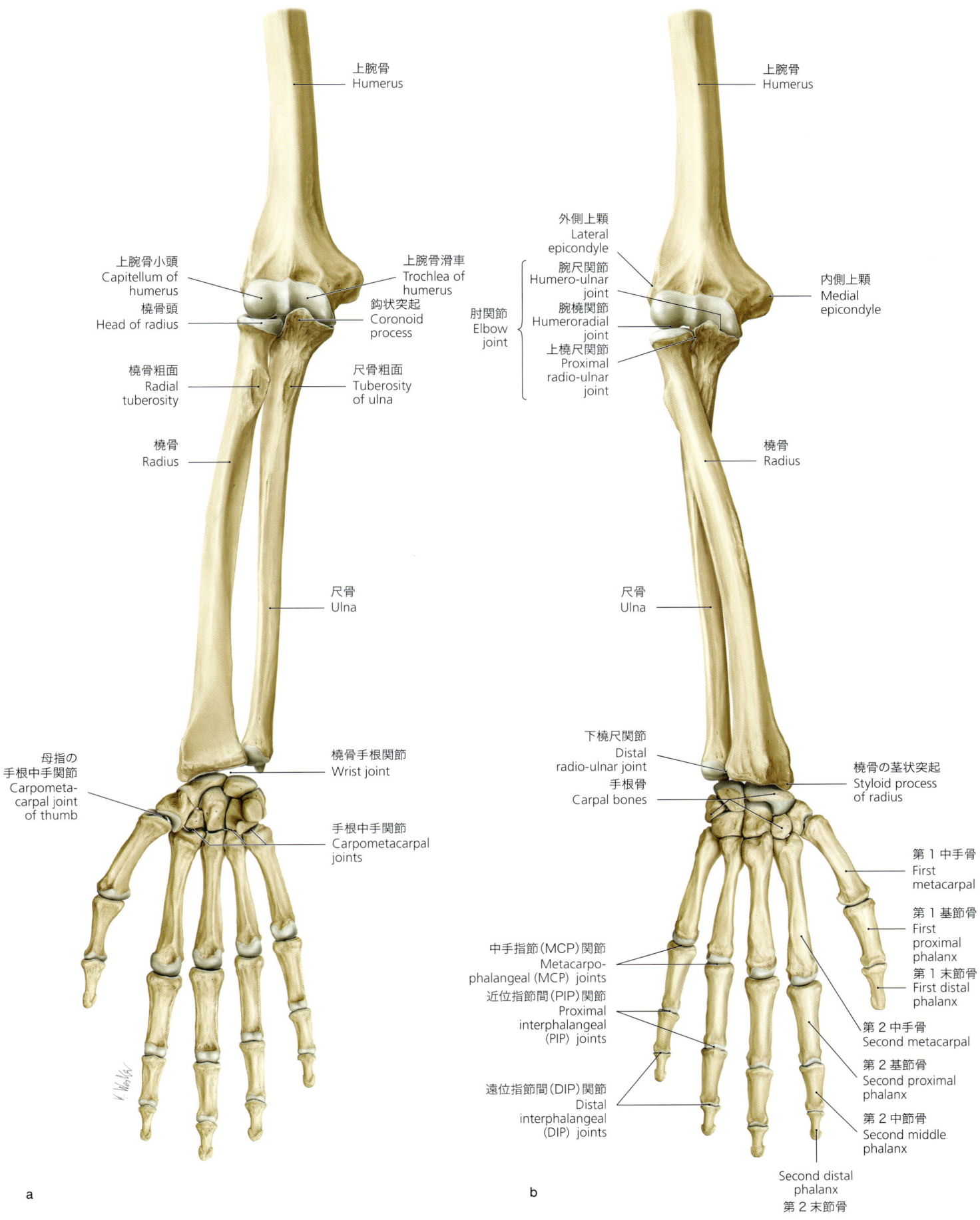

a

B　右手の橈骨と尺骨の回外位（a）と回内位（b）

橈骨と尺骨は，回外位では互いに平行であるが，回内位では交叉する．手掌を上に向ける回外運動，下に向ける回内運動は上・下橈尺関節で起こる（p. 294 参照）．

261

1.7 上肢の骨：橈骨と尺骨の関節面
Bones of the Upper Limb: The Articular Surfaces of the Radius and Ulna

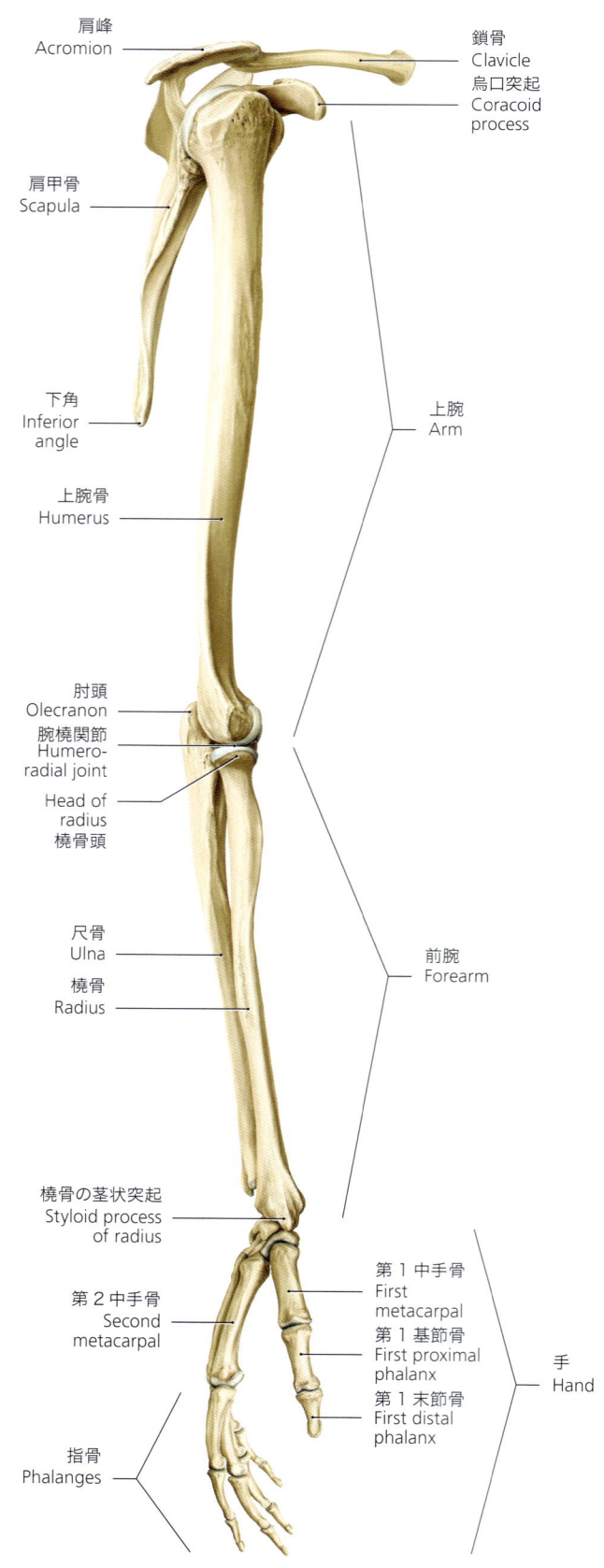

A 右上肢
外側面．前腕は回外している（橈骨と尺骨は平行）．

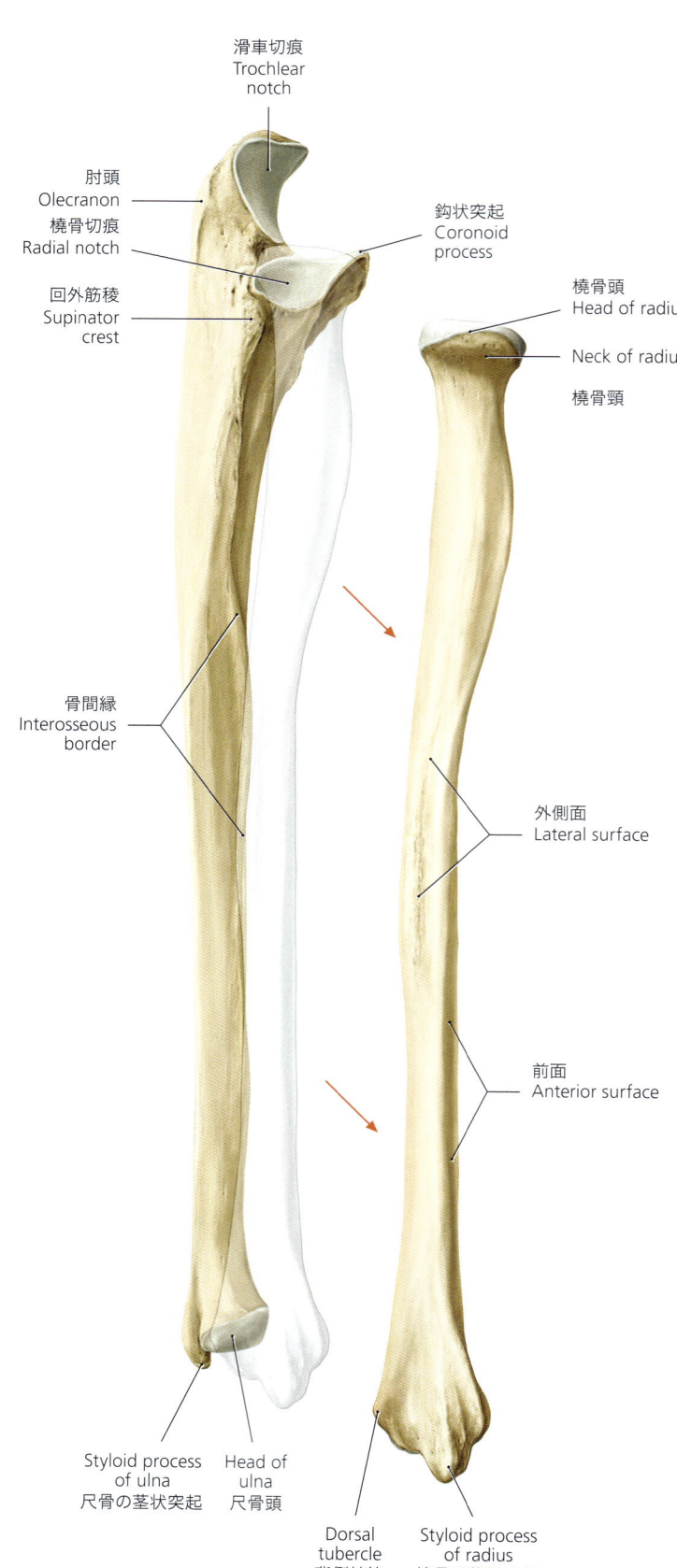

B 右前腕
外側面．上・下橈尺関節の関節面を示すため，橈骨と尺骨は関節を離してある（C 参照）．

上肢　1　骨，関節，靱帯

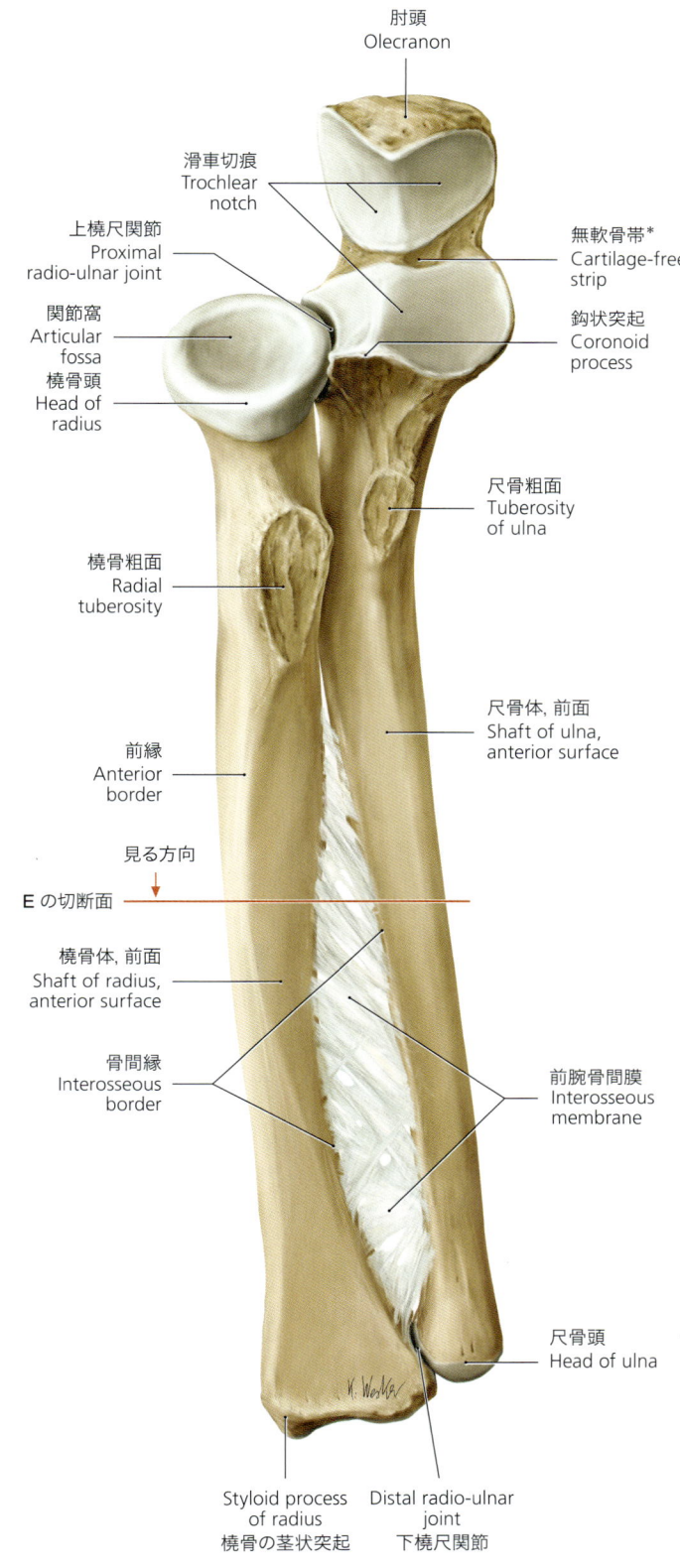

C　右前腕の橈骨と尺骨

上前方から見る．

上・下橈尺関節は橈骨と尺骨間の骨間膜によって機能的に結合している．その結果，一方の関節の運動は，必ず他方の関節の運動と連動する（p. 296 参照）．

＊訳注："無軟骨帯"は常在せず，『解剖学用語改訂13版』（日本解剖学会監修）にも記載されていない．

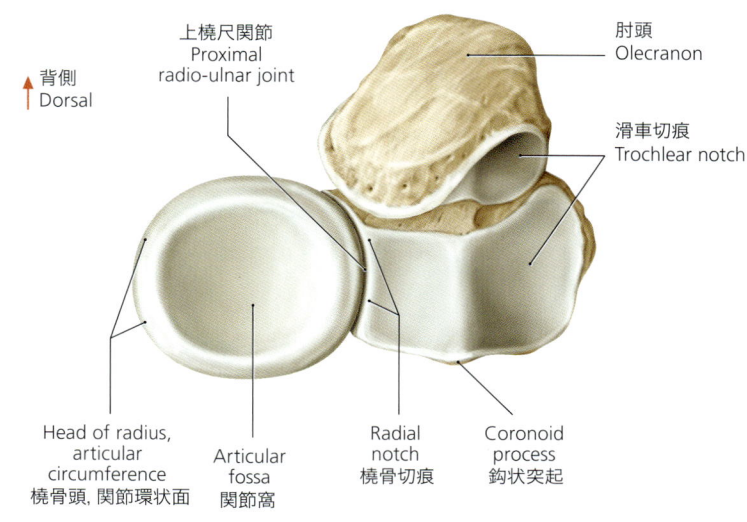

D　橈骨と尺骨の近位関節面，上方から見る

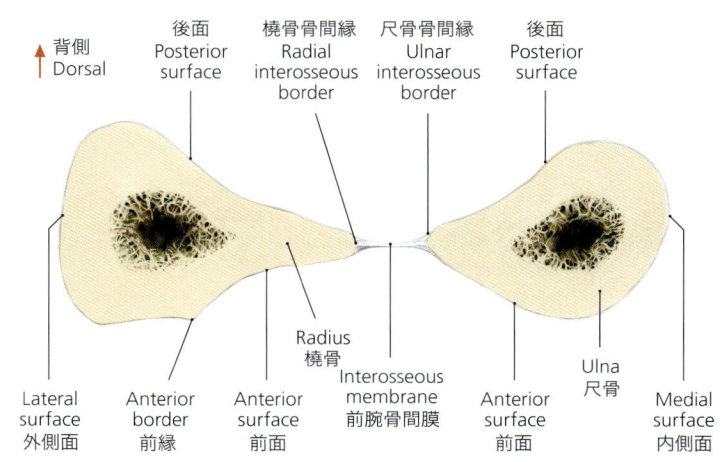

E　橈骨と尺骨の横断面，上方から見る

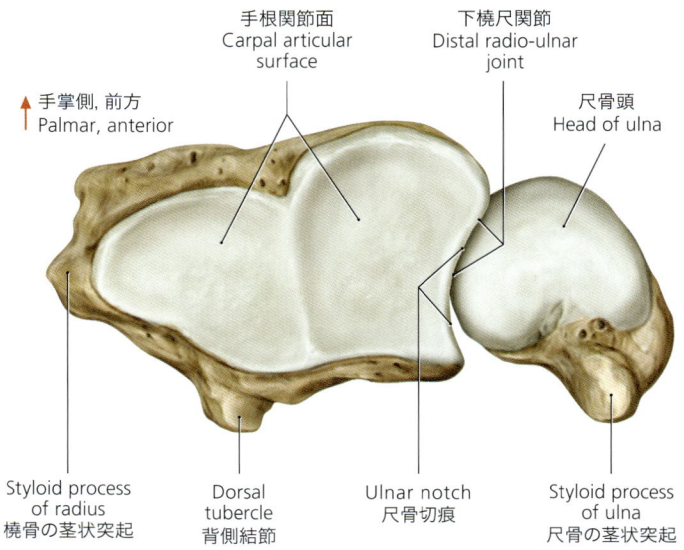

F　右手の橈骨と尺骨の遠位関節面，下方から見る

上肢　1　骨，関節，靱帯

1.8　上肢の骨：手　Bones of the Upper Limb: The Hand

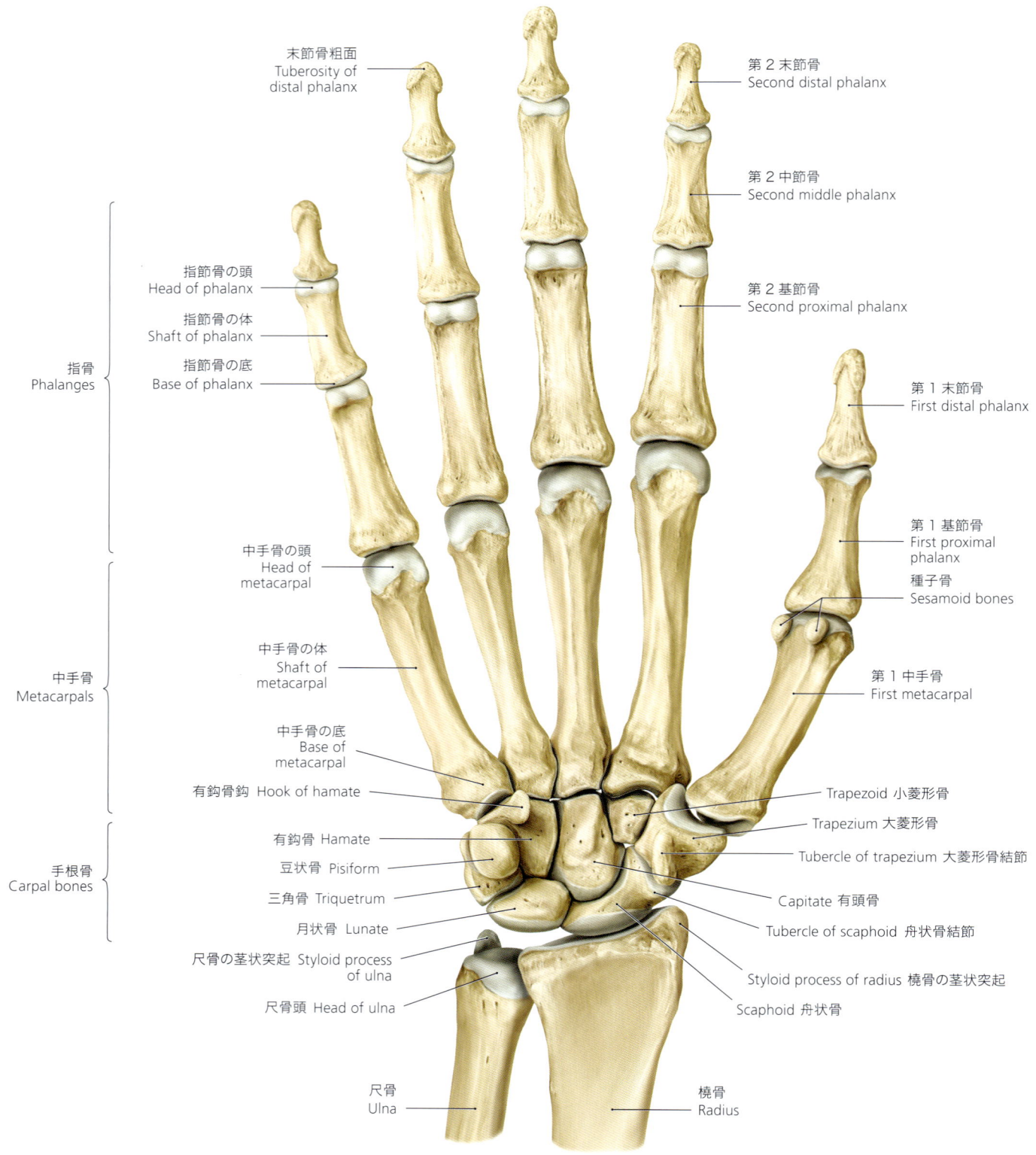

A　右手の骨，掌側面

手の骨は，以下で構成される．
- 手根骨
- 中手骨
- 指骨

手掌は手の前面（屈側面）であり，手背は後面（伸側面）である．手の解剖学的方向を表す用語は，掌側（前面を向く方向），背側（後面を向く方向），尺側（尺骨または小指の方向）と橈側（橈骨または母指の方向）である．

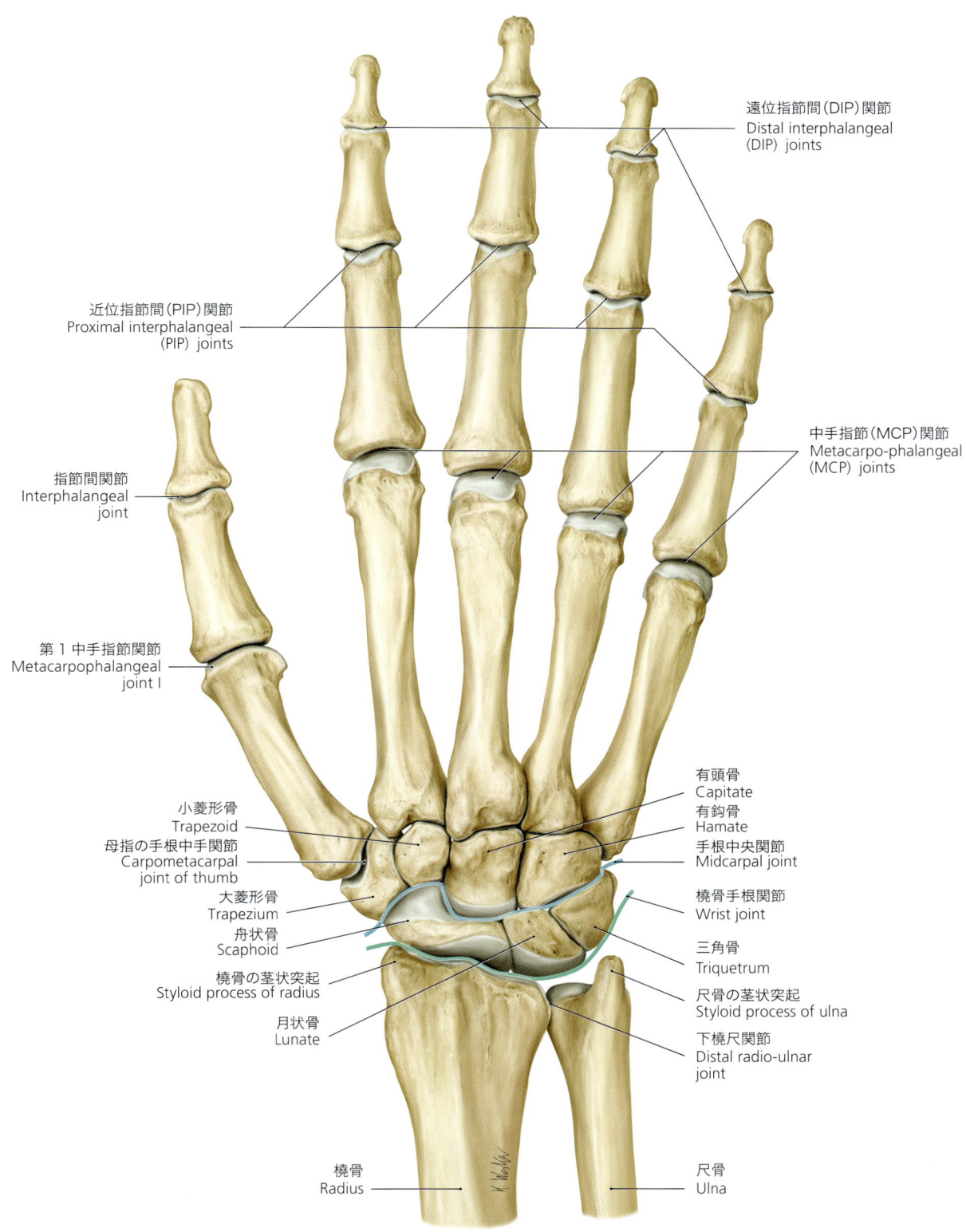

B 右手の骨，背側面
橈骨手根関節を緑色の線，手根中央関節を青色の線で示してある．

1.9 上肢の骨：手根骨 Bones of the Upper Limb: The Carpal Bones

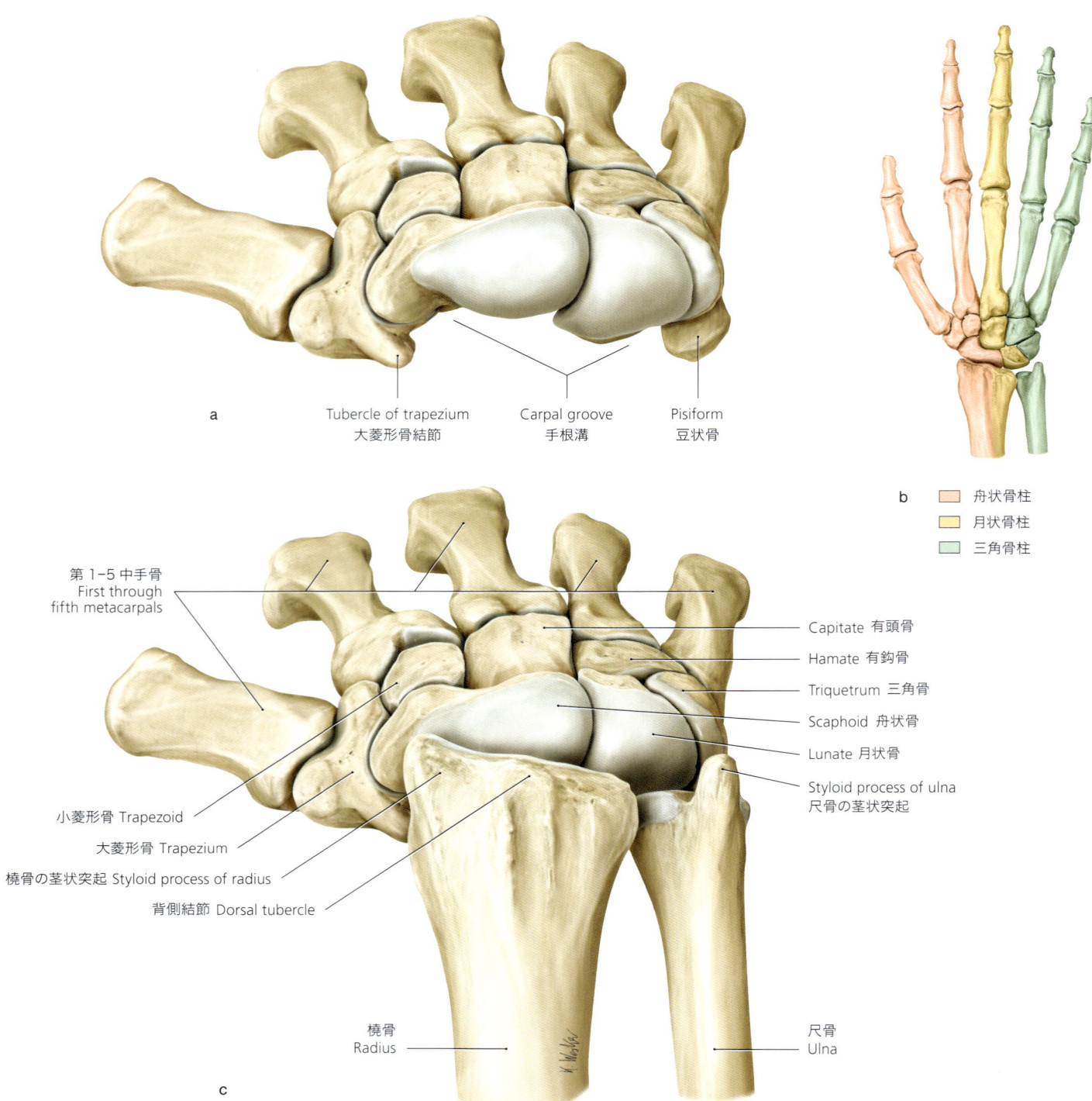

A　右手の手根骨
　a 橈骨と尺骨を取り除いた状態で近位側から見る．b 手の柱状モデル．背面．c 屈曲位における手根骨．近位側から見る．

　手根骨は，それぞれが4個の骨からなる近位列，遠位列という2列の構造をしている（B参照）．生体力学および臨床的な観点からは，近位，遠位に並ぶ横方向の2列の構造としてではなく，縦方向に並ぶ3列の柱状構造として考える．すなわち，橈側の舟状骨柱（舟状骨，大菱形骨，小菱形骨），中央部の月状骨柱（月状骨，有頭骨），そして尺側の三角骨柱（三角骨，有鈎骨）である．このような機能的な考え方では，豆状骨は，尺側手根屈筋腱の中にある種子骨ということになる（p. 418参照）．これらの縦方向の骨のつながりは，横方向には強固な関節で結合されており，手背側に凸，手掌側に凹となるアーチ構造をした関節複合体を形成している．これによって，橈側および尺側では骨が隆起することになり，掌側に手根溝（手根管，p. 302参照）ができる．

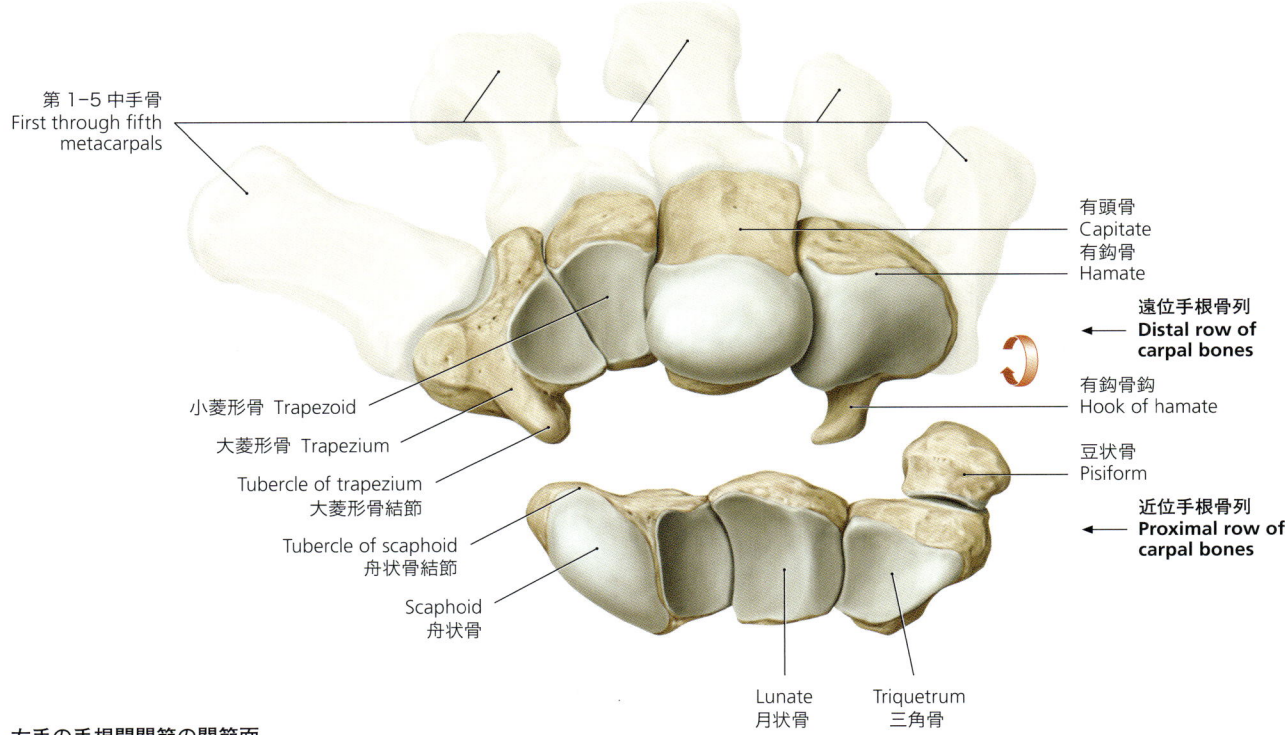

B 右手の手根間関節の関節面
手根骨の遠位列を近位側から見る．近位列は遠位側から見る．

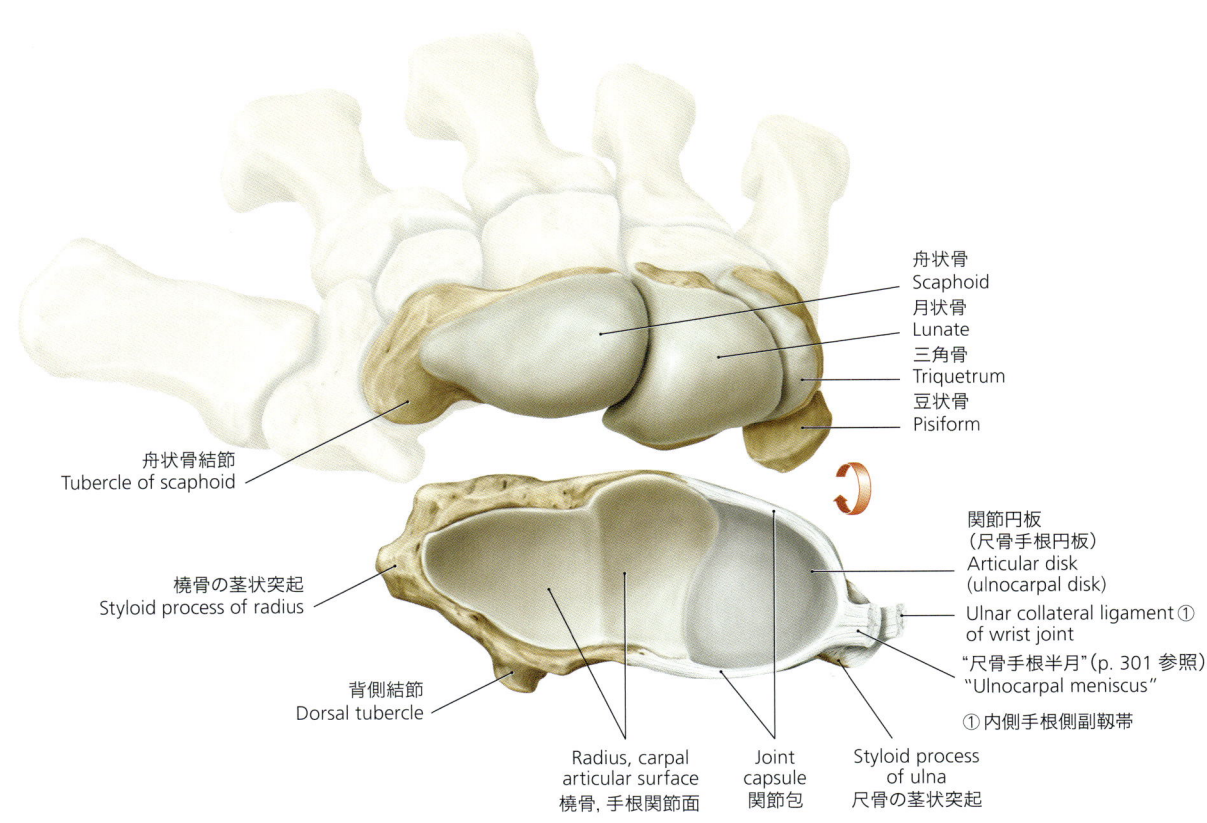

C 右手の橈骨手根関節の関節面
手根骨の近位列を近位側から見る．橈骨・尺骨の関節面と関節円板（尺骨手根円板）を遠位側から見る．
臨床的に，橈骨手根関節は橈側部と尺側部に分けられる．これにより，間に置かれた関節円板（尺骨手根円板）の存在が説明できる．この関節円板は，橈骨手根関節の橈側部に続く第2の領域である尺側部を形成する．つまり，橈骨は手根骨遠位列と関節の橈側部を作り，尺骨手根円板は手根骨近位列と関節の尺側部を作る．

1.10 橈骨手根移行部および中手部の構造：橈骨遠位端・舟状骨骨折
Radiocarpal Junction and Metacarpal Area: Distal Radius and Scaphoid Fractures

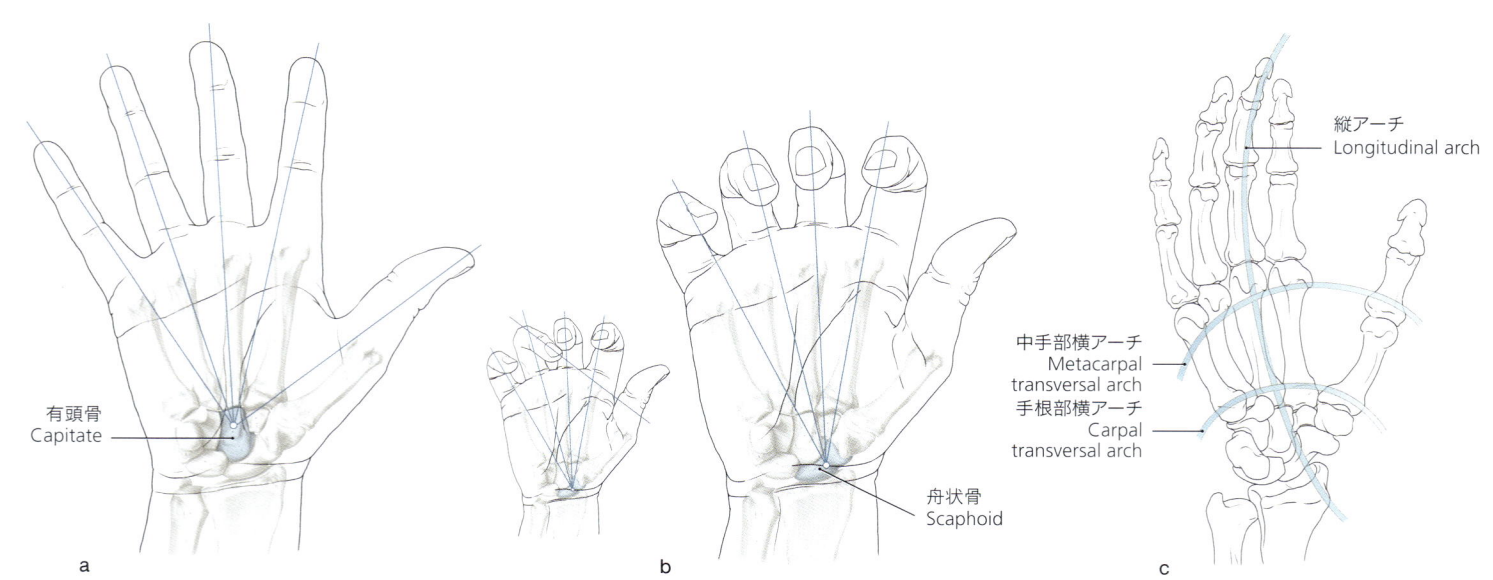

A 中手部の構造

中手部は手の構造上，要となる部分である．ここではまず，母指とその他の4本の指に向いた5本の放射状の線を引くことができる．各指の長軸は，通常位ではほぼ平行をなしているが，母指を外転し，ほかの指も広げると，各指の長軸は有頭骨内に位置する共通の交点に集束する（a）．ここで指関節を屈曲させると，これらの軸は舟状骨内に位置する共通の交点に集束するようになる（b）．このように定義された指の基本肢位をあらかじめ知っておくことにより，傷害に起因する肢位の異常（特に指の回旋位の異常，すなわち骨折による個々の指骨の"捻転"）を確認することができる（小さい差し込み図参照）．これら5本の放射状の線はまた，第3指の放射状の線に沿う中央の縦アーチと中手部の横アーチ，そして手根部の横アーチといった機能的に重要な3つのアーチを作りながら，靱帯結合によって互いに結合している（c）．

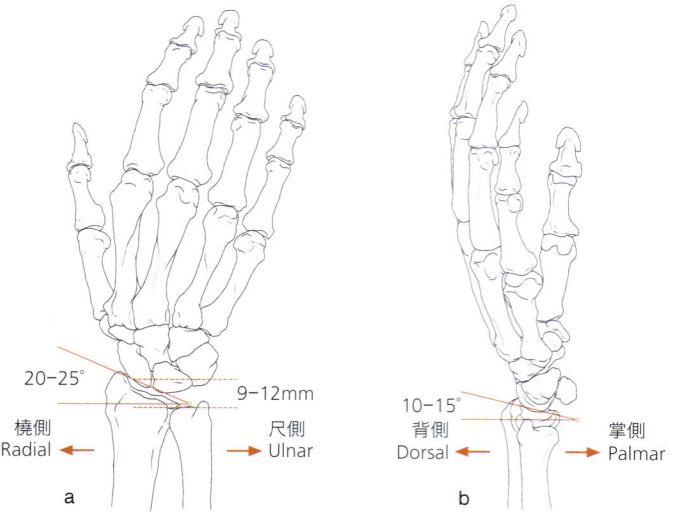
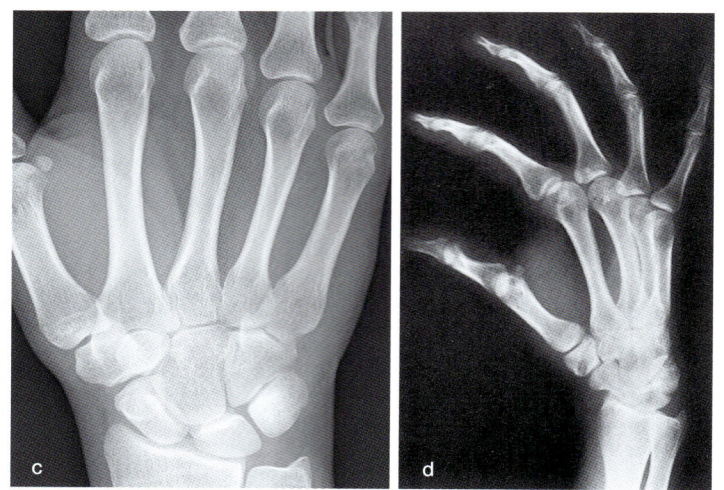

B 橈骨遠位端における関節面の傾斜角
a 橈側-尺側傾斜角度（右手，背面）．
b 背側-掌側傾斜角度（右手，尺側面）．
c 背側-掌側方向撮影による手根部のX線像．
d 橈側-尺側方向撮影によるX線像（c は Böhni, Lauper, Locher: Manuelle Medizin 2, 2. Aufl. Thieme, Stuttgart 2020 より，d は Möller: Röntgennormalbefunde, 6. Aufl. Thieme, Stuttgart 2019 より）．

橈骨遠位端は，橈骨手根関節および下橈尺関節の構築に関与している．さらにそこには関節円板（尺骨手根円板），そして背側および掌側で手根骨に強力に結合している靱帯がある（p. 298 参照）．したがって，橈骨は縦方向に配置された解剖学的柱状構造（舟状骨柱，月状骨柱および三角骨柱，p. 266 参照）から直接力が伝達される主柱となっており，そのために障害が特に頻繁に生じる（C 参照）．手の最適な可動性を確保する場合，橈骨手根関節の関節を形成している個々の要素が調和的に連係して動けるように，橈骨によって形成される関節臼部分の肢位が重要である．手根関節面は前腕縦軸に対して直角の位置関係にはなく，20～25°の橈側-尺側傾斜角度（尺側傾斜，Böhler I 角）と10～15°の背側-掌側傾斜角度（掌側傾斜，Böhler II 角）がみられる．尺骨に対して遠位側橈骨長（橈骨の茎状突起の先端-尺骨の手根関節面）は，約9～12 mm 長い（手の最適な可動性にとって重要）．

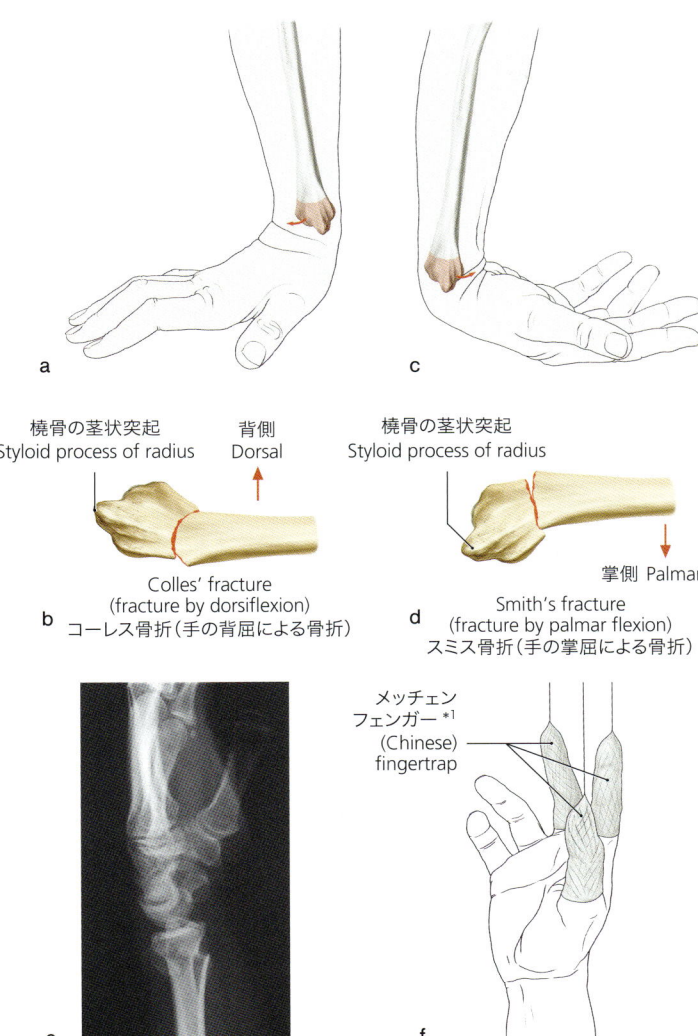

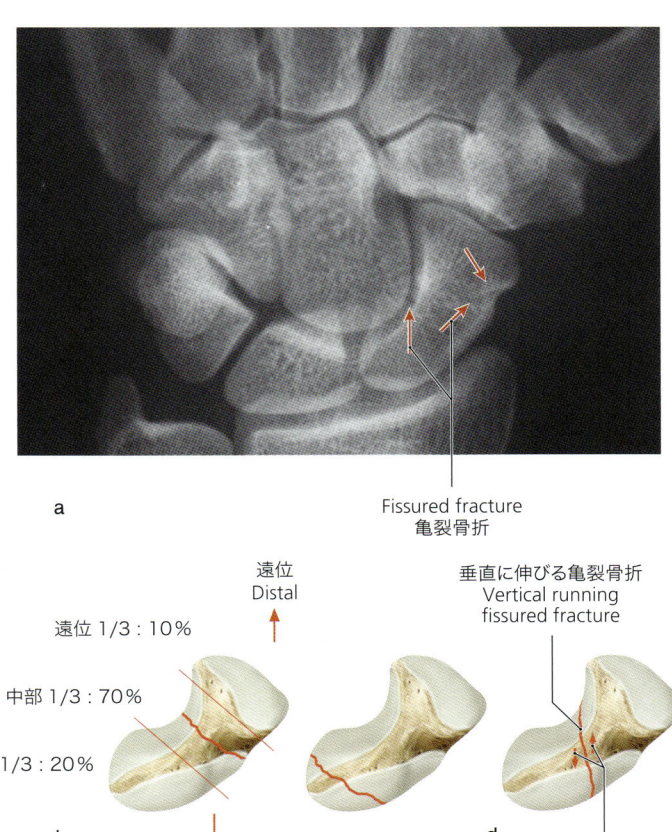

C 橈骨遠位端骨折

転倒時に手をつくことによって起こる橈骨遠位端(すなわち手首関節側)の骨折は，骨折全体の20〜25％を占めており，ヒトでは最も頻度が高い．50歳以上では，80％が女性である(主たる病因：閉経後骨粗鬆症)*2．強い力が作用した時の橈骨遠位端に対する手根骨の位置関係と骨折をみると，90％が手の背屈による骨折(コーレス骨折では典型的な部位，a および b 参照)であり，10％が手の掌屈による骨折(スミス骨折，c および d 参照)である．背屈による骨折では，手関節においてバヨネット変位(前腕軸に対して手の軸が平行にずれて転位する状態)が臨床的にみられるのが特徴である(e 参照，Henne-Bruns D, Dürig M, Kremer B: Chirurgie, 2. Aufl. Thieme, Stuttgart 2003 より)．

橈骨遠位端骨折は，関節外骨折と関節内骨折に区別されるが，関節外骨折は一般に橈骨手根関節より3〜4cm近位で起こる．診断は，標準化された単純X線による2方向からの撮影による(e, 側方撮影参照)．処置(ギプス固定による保存的治療または手術による骨接合)は，転位の程度と方向(骨折の安定性)および骨折線(関節内/関節外)の走行，さらに付随傷害(例えば尺骨，特に尺骨の茎状突起の関与)の程度によって異なる．単純で(=転位のない，整復容易な)安定している骨折は，X線強調像で診断したうえで"メッチェンフェンガー Mädchenfänger"*1(f)を使用し，保存的に治療する．この場合，軸の位置関係や，特に本来の橈骨長と橈骨関節角度(尺側-掌側傾斜，Ba および Bb 参照)が垂直伸展によって正確に整復されるようにし，続いて掌背側ギプスシーネで関節を固定する．大きな関節骨片を生じる関節内骨折は，基本的に骨接合術によって固定する．

*1 訳注：ドイツ語では「少女捕獲器」の意味であるが，日本や英語圏では(Chinese)fingertrapと呼ばれる遊具を基に考案された治療器具．伸縮性のない繊維で網状に編んだ指サックで，指に装着し先端を引っ張ると網状の構造が指を締め，サックが抜けなくなる原理を利用して牽引する．

*2 訳注：いずれもドイツにおける統計であるが，ほかの先進国でも同程度．

D 舟状骨骨折

a X線像による舟状骨骨折．背側-掌側方向撮影(Stäbler, Ertl-Wagner: Radiologie-Trainer Bewegungsapparat, 3. Aufl. Thieme, Stuttgart 2015 より)．b 舟状骨骨折の頻出部位．

手根骨の骨折では，特に舟状骨の骨折が多く(全体の2/3)，転倒時に指を開いて手をついた場合，手関節が背屈した状態にあるとよく起こる．舟状骨骨折は橈骨遠位端骨折(C 参照)とは異なり，ほとんどの場合，若年者に起こる(代表的なスポーツ障害)．診断に際して認められる症状は，比較的目立たない．橈屈あるいは尺屈を行った時に解剖学的嗅ぎタバコ入れ領域に圧痛が認められ，母指および示指の領域を強く押すと痛みを感じる．舟状骨骨折が疑われる場合(a の赤色矢印)には，亀裂骨折の空間的位置を知るために，手関節の4方向からの単純X線撮影を行う必要がある("舟状骨カルテット scaphoid quartet")．X線像によっても臨床的に骨折を認めることができなかった場合には，初期固定から10〜14日経過時点で，X線撮影による再検査を行わなくてはならない(場合によっては，CT断層撮影も行う)．この時点であれば通常，骨折血腫の吸収プロセスは完了しているので，亀裂骨折は広がり，より明確に診断可能となる．舟状骨骨折は，発生部位によって舟状骨の近位，中部および遠位の3部分に区分される(b 参照)．近位1/3における骨折の場合，治癒プロセスは，特に遅い(母指基底関節を含めた上腕ギプス固定が3か月程度は必要である．c 参照)．その理由は，この部分へは血管がほとんど分布していないからである(ほとんどの血管は，舟状骨の遠位側に分布している)．また，亀裂が斜めあるいは垂直に伸びる骨折の場合にも，骨折時に作用した，互いに逆向きの剪断力のために治癒経過は長くなる(d 参照)．

Note 舟状骨は，手関節におけるあらゆる運動に関与することから，長期にわたる固定はなかなか難しい．このため，舟状骨骨折の典型的な合併症として，偽関節がある(=骨折治癒の失敗による偽関節，p. 42 参照)．

1.11 肩の関節：概観と鎖骨の関節 Joints of the Shoulder: Overview and Clavicular Joints

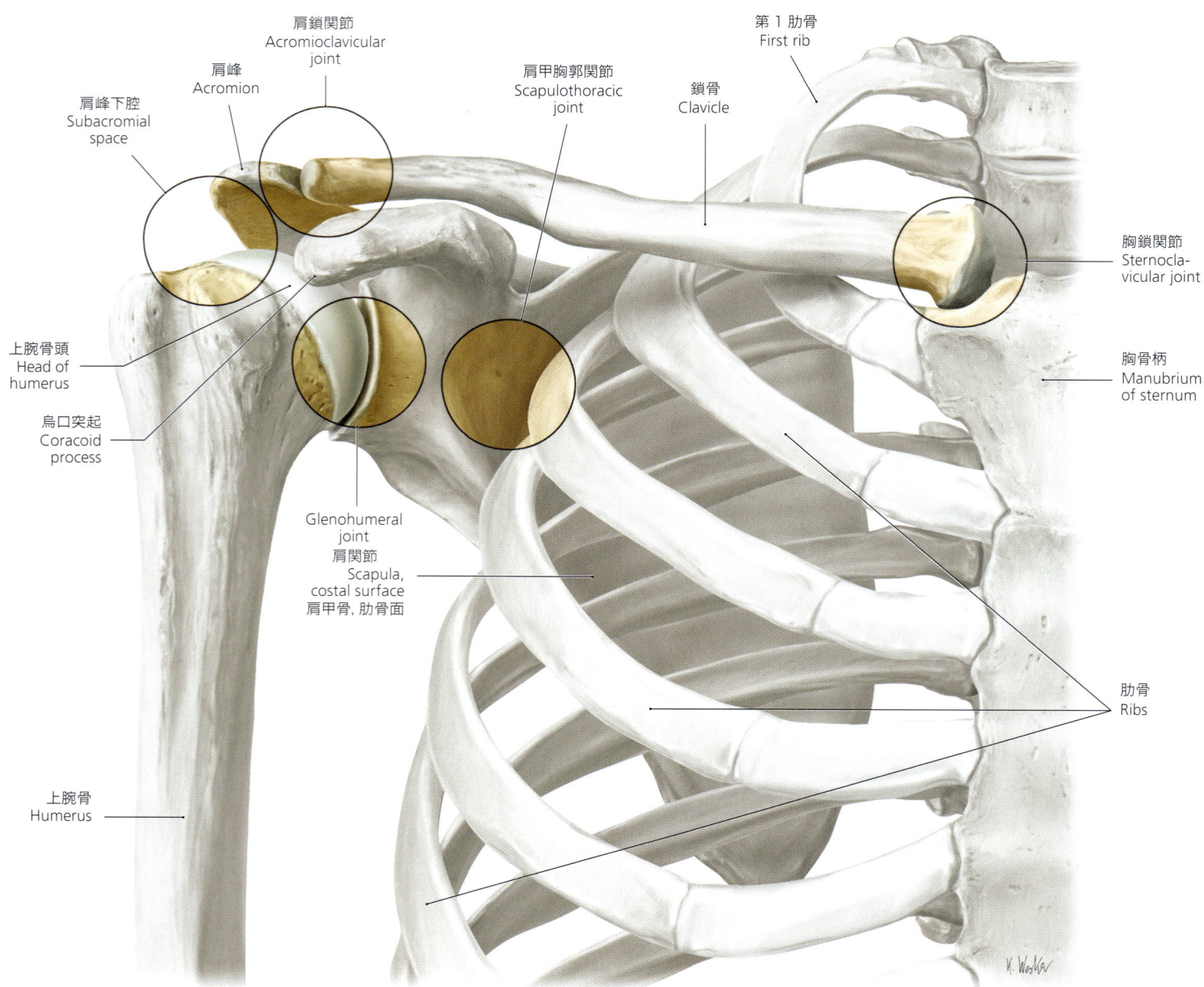

A 肩の5つの関節

右肩，前面．

合計5つの関節が，肩関節での腕の広範な運動に関与する．これらのうち3つは真の関節で，2つは機能的関節である．

真の関節
1. 胸鎖関節
2. 肩鎖関節
3. 肩関節

機能的関節
4. 肩峰下関節：筋下包（肩峰下包と三角筋下包）で縁どられる．肩峰と回旋筋腱板（肩関節の筋肉の腱板すなわち棘上筋，棘下筋，肩甲下筋と小円筋）は上腕骨頭を関節窩に押し付ける（p. 317 参照）．
5. 肩甲胸郭関節：肩甲下筋と前鋸筋の間の疎性結合組織により，肩甲骨は胸郭上を運動できる．

真の関節と機能的関節のほかに，鎖骨と第1肋骨の間の靱帯（肋鎖靱帯）と，鎖骨と烏口突起の間の靱帯（烏口鎖骨靱帯）の2つの靱帯は，上肢の運動に関与する．これらの構造はすべてが1つの機能単位として働くため，上肢の広範な運動を実現するためには各関節の自由な運動が必要である．しかし，広範な運動性は安定性の低下をもたらす．肩は，緩い関節包が弱い靱帯で補強されているので，肩の安定性は回旋筋腱板にかかることになる．

哺乳類の進化により，上肢の役割が体の支持から手の操作に変わったことで，軟部組織とその病理の重要性が増すことになった．実際，肩の疾患の大部分は軟部組織の疾患である．

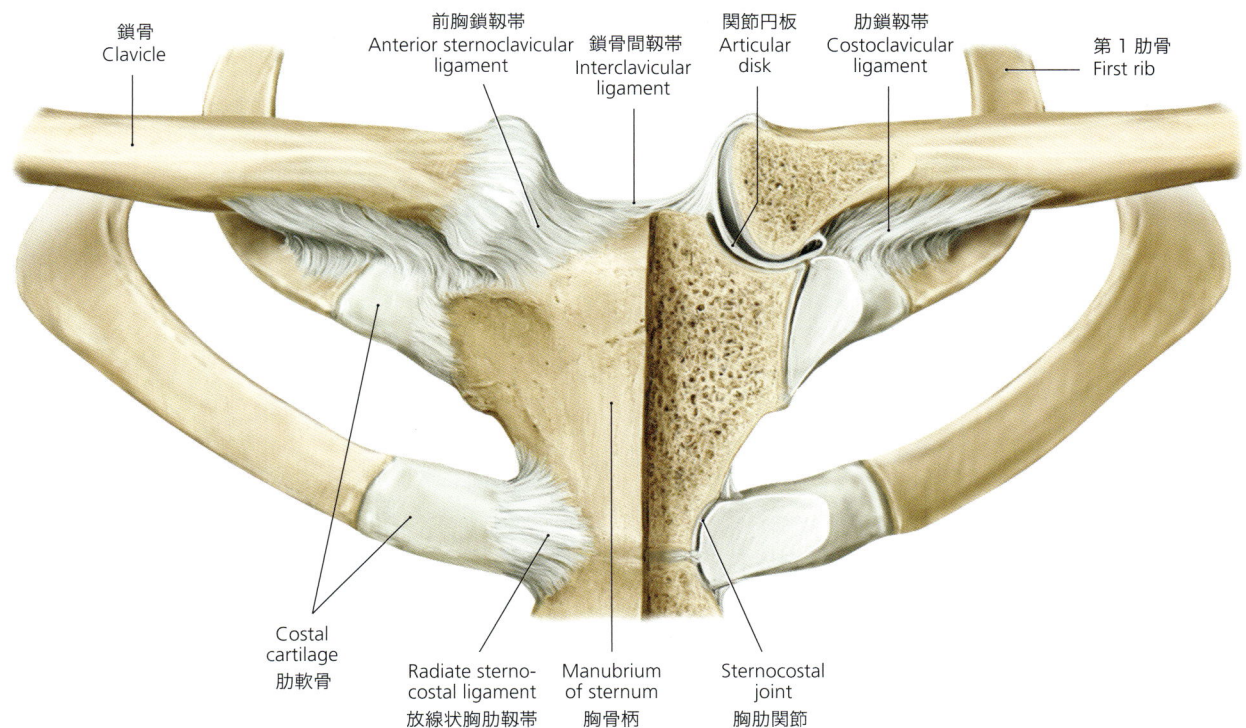

B 胸鎖関節と靱帯

前面．
胸鎖関節(内側鎖骨関節ともいう)と肩鎖関節(外側鎖骨関節，C 参照)はともに上肢帯の真の関節を構成する．上図では胸骨と隣接する鎖骨を通る冠状断(前頭断)で左胸鎖関節の内部を示してある．線維軟骨の関節円板は，鎖骨と胸骨柄の 2 つの鞍状の不整合な関節面をつないでいる．

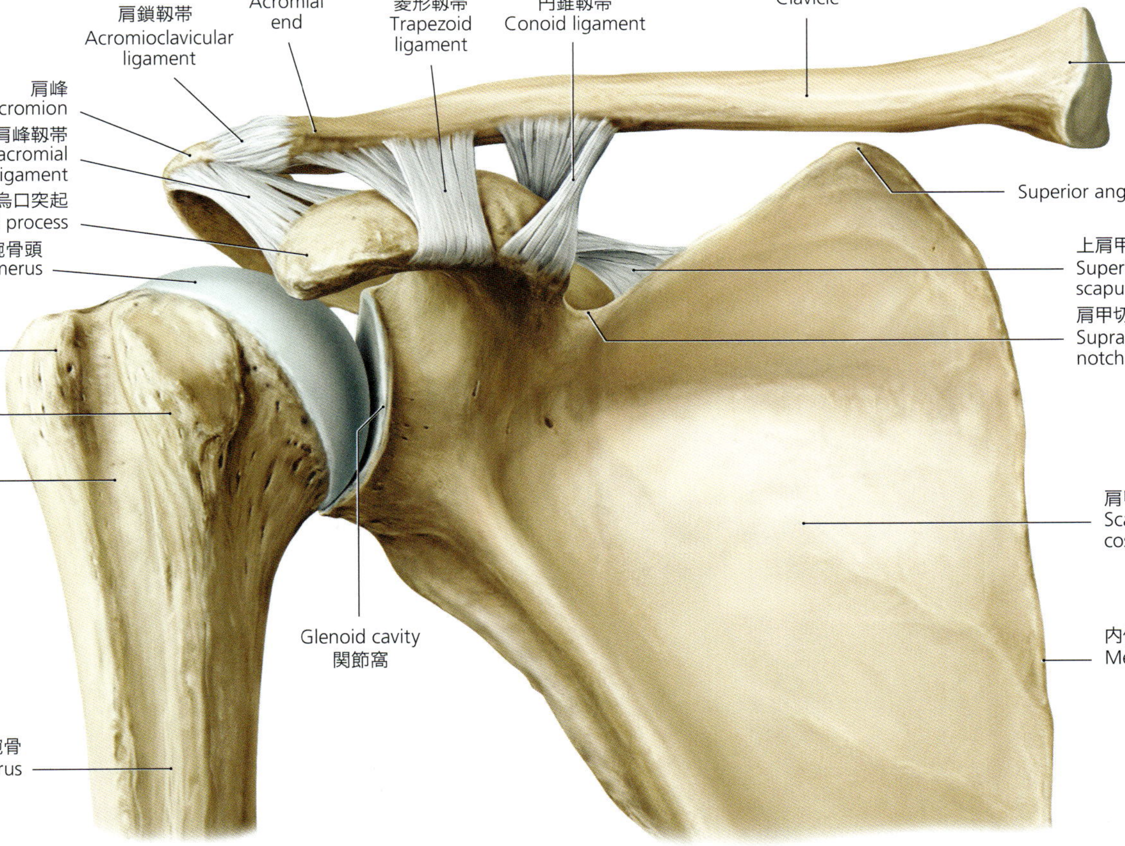

C 肩鎖関節と靱帯

前面．
肩鎖関節(外側鎖骨関節)は平面状の関節である．関節面が平坦なので，強力な靱帯(肩鎖靱帯，烏口肩峰靱帯，烏口鎖骨靱帯)によって固定されている．これにより，肩鎖関節は大きく運動の制限を受ける．肩鎖関節にさまざまな形の関節円板をもち，十分な可動性を有する人もいる．

1.12 肩の関節：鎖骨と肩甲胸連結の靱帯

Joints of the Shoulder: Ligaments of the Clavicular and Scapulothoracic Joints

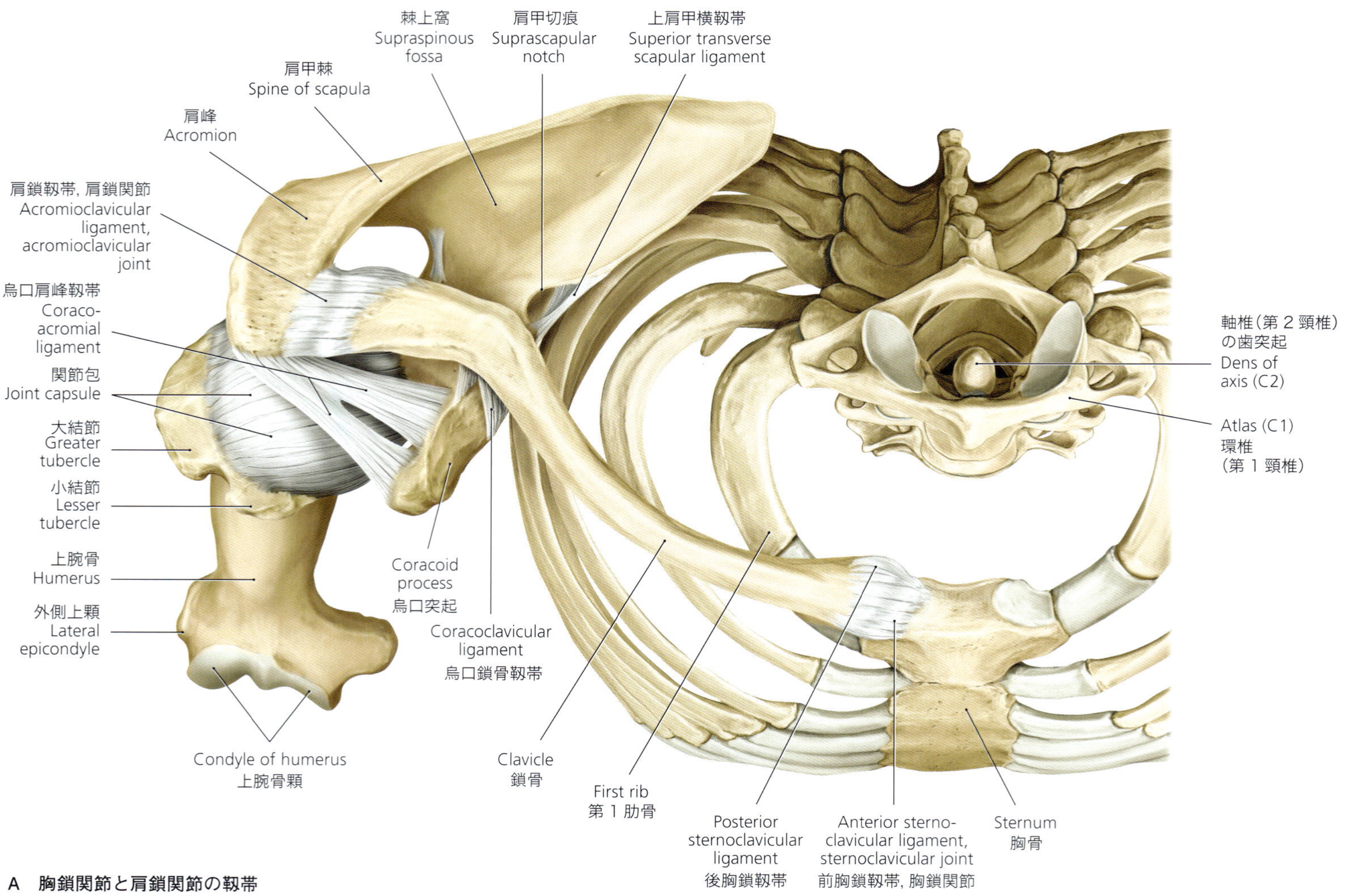

A　胸鎖関節と肩鎖関節の靱帯

右側面．上方から見る．

B　肩鎖靱帯の損傷

肩からの転倒または腕を伸ばしての転倒によりしばしば起こる．

Tossy により 3 つの損傷のタイプが区別される．

- Tossy Ⅰ　肩鎖靱帯と烏口鎖骨靱帯は伸びているが切れていない．
- Tossy Ⅱ　肩鎖靱帯は断裂し，関節は外れかけている．
- Tossy Ⅲ　肩鎖靱帯は断裂し，肩鎖関節は完全に外れている．

Rockwood による分類では，さらに 3 タイプのまれな損傷が区別される．

- Rockwood Ⅳ　外れた鎖骨が後方に転位し，三角筋の鎖骨部が損傷する．
- Rockwood Ⅴ　鎖骨が強く上方に脱臼し，三角筋と僧帽筋が完全に断裂する．
- Rockwood Ⅵ　肩峰さらには烏口突起の下方に鎖骨が脱臼する（きわめてまれ）．

損傷の程度により，触診（注意：かなり痛い）によりいわゆる「ピアノの鍵盤サイン」の現れ方が異なる．損傷により上方に突出した外側の鎖骨末端を上から抑えると，押し下げることができるが，指を放すとピアノの鍵盤のように反発して元の位置に戻る．

異なる面での X 線撮影により肩鎖関節の開き具合がわかる．約 10 kg のおもりを両手に持って X 線像を撮ると，患側の鎖骨の外側端が上方に変位している程度がわかる．（明らかな靱帯部分断裂の場合は，さらなる断裂を防ぐために行わない．）

Tossy I

Tossy II

Tossy III

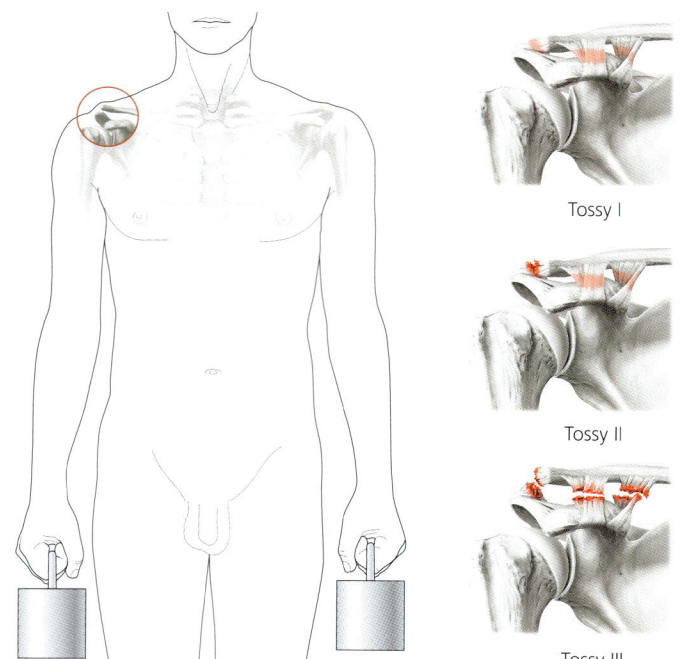

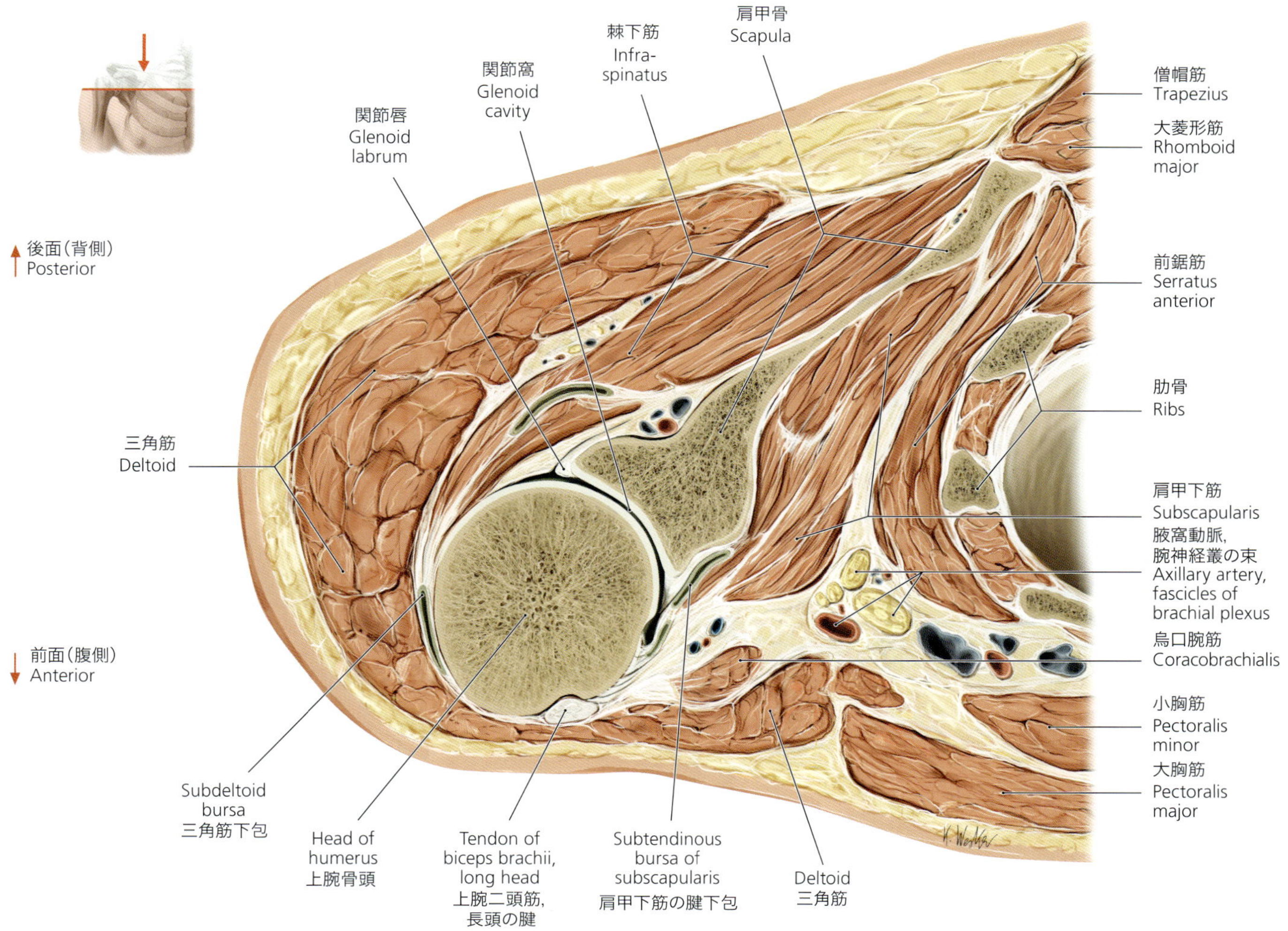

上肢　1　骨，関節，靱帯

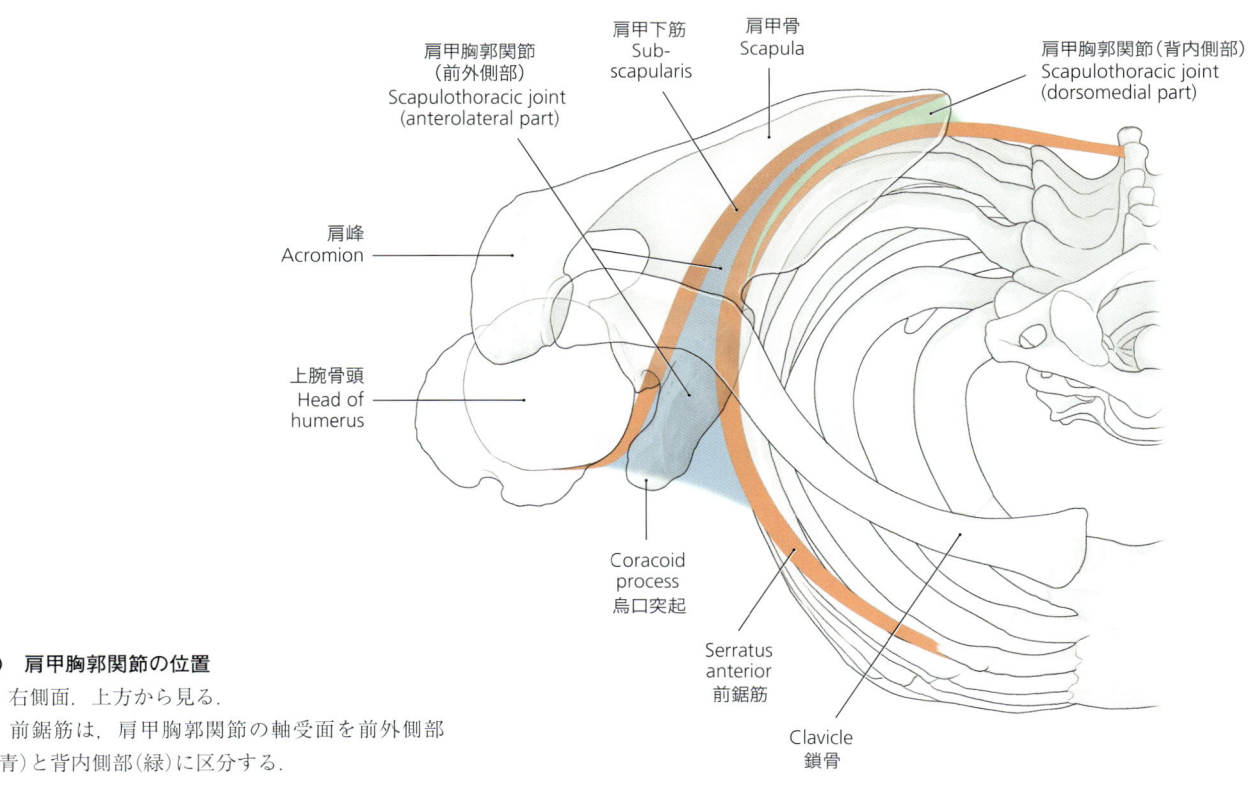

C　右肩関節の横断面

上方から見る．

上肢帯のすべての運動において，肩甲骨は前鋸筋と肩甲下筋の間の疎性結合組織の上を滑る（D参照）．この面はいわゆる肩甲胸郭関節である．肩甲胸郭関節では，肩甲骨が肩の位置を変化させる（転移運動）だけでなく，肩関節が胸郭上に比較的安定して保持されること（回転運動）（p. 286参照）が重要である（Kiel大学の解剖学コレクションの標本を基に描画）．

D　肩甲胸郭関節の位置

右側面．上方から見る．

前鋸筋は，肩甲胸郭関節の軸受面を前外側部（青）と背内側部（緑）に区分する．

273

上肢　1　骨，関節，靱帯

1.13 肩の関節：肩関節，関節面，関節包と関節窩
Joints of the Shoulder: Glenohumeral Joint, Articular Surfaces, Articular Capsule and Articular Fossa

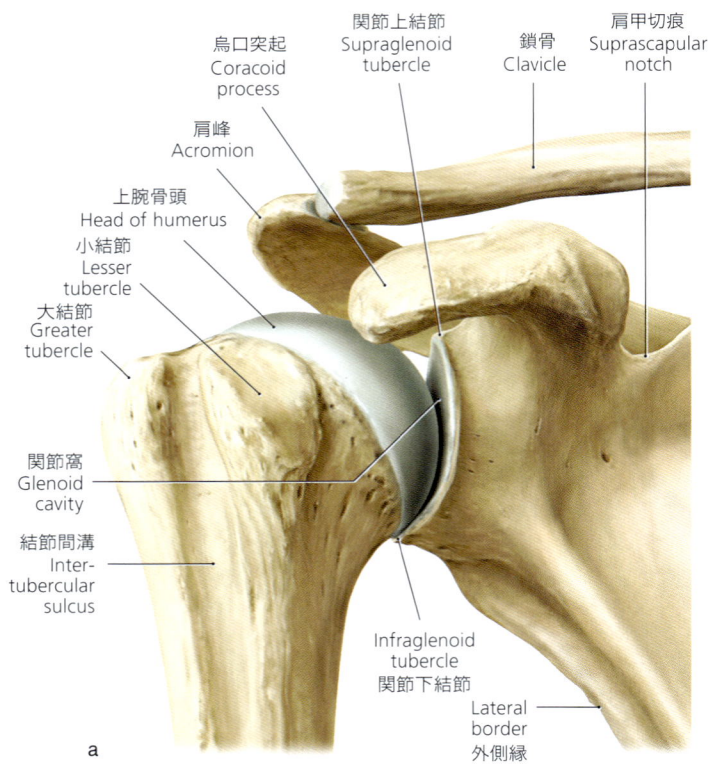

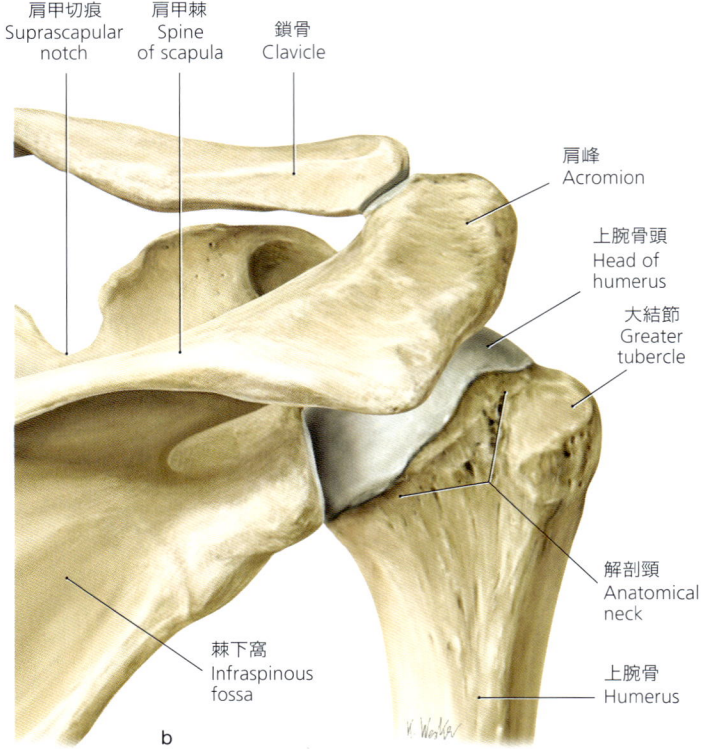

A　右肩関節の骨格要素と肩脱臼
a 前面．
b 後面．
c 外側面．
d 関節面．

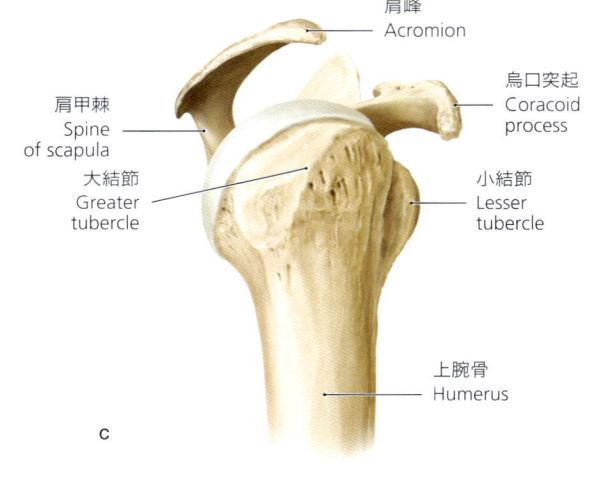

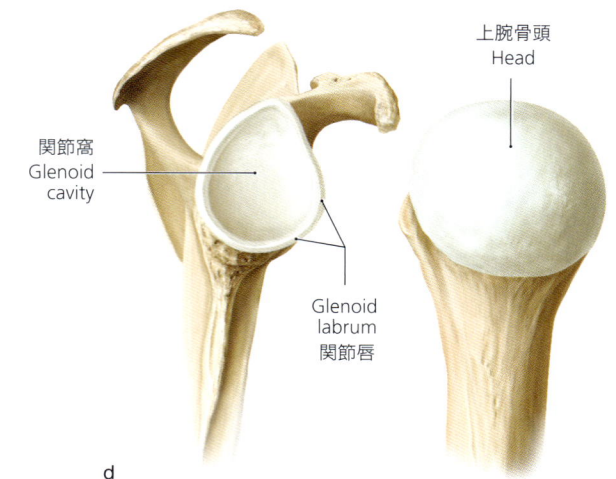

　人体で最も可動性があるが障害されやすい肩関節では，上腕骨頭は肩甲骨の関節窩と関節し，球関節を作る．上腕骨頭の1/3または1/4の大きさしかない肩甲骨の関節面は，この違いを補正するため，関節窩はわずかにくぼみ，辺縁の線維軟骨による関節唇で大きくなっている（d参照）．関節面の大きさの違いにより，安定性は劣るが，肩の可動域は広がっている．関節包と靱帯が弱いため，主に回旋筋腱板が肩関節の安定に役立っている（p. 318参照）．

　肩関節の脱臼はよくある疾患である．脱臼の約45％は肩関節である．典型的な症例では，挙上した腕を強制的に外転することで，上腕骨頭が前方または前下方に変位する．一般に脱臼は，かなりの外傷を伴うが，肩の特定の運動（例えば睡眠時の過度の腕の回転など）では上腕骨頭が外れても関節窩に戻ることがある（習慣性肩脱臼）．

　肩脱臼の診断は，臨床検査（腕の位置，疼痛，肩の形状の触診）および2方向のX線検査によって行う．特に頻度の高い前方脱臼の場合，関節窩の前縁部（関節唇の損傷，バンカートBankart病変）および上腕骨頭（関節窩縁による嵌入骨折，ヒル-サックスHill-Sachs損傷）が損傷する．そのほかの重要な合併症として，腋窩神経損傷（固有支配領域の知覚を検査すること），腋窩動脈損傷（橈骨動脈の毛細血管帯充満時間を検査すること）ならびに，特に高齢者における肩回旋筋腱板損傷（断裂）が挙げられる．

上肢　1　骨，関節，靱帯

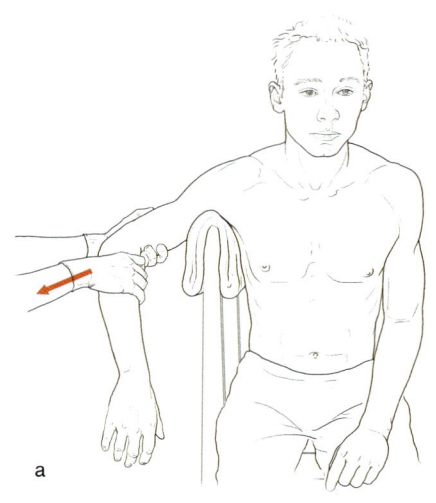
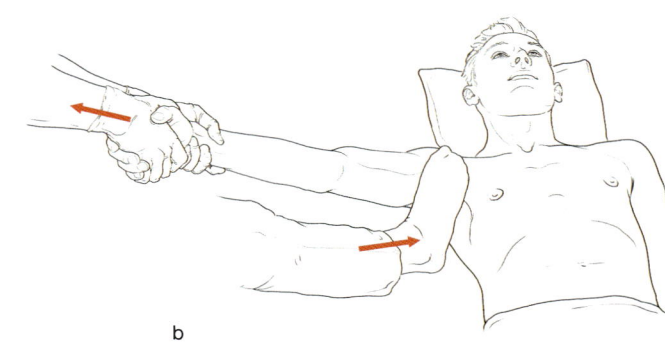

B　肩脱臼の整復
　a　アルルト Arlt 法による整復．b　ヒポクラテス法による整復．
　脱臼した肩を整復する方法はさまざまである．どの方法でも整復は鎮静薬，鎮痛薬もしくは麻酔を用いて実施すること．アルルト法（a）では患者は椅子に横向きに座り，クッションを当てた背もたれ部分から腕を下に垂らす．施術者は腕を引っ張って整復を行う．その際，背もたれはこの支点の役割を果たす．ヒポクラテス法（b）では，施術者が背臥位（仰臥位）の患者の腋窩に下側から足を当てて支点とし，患者の腕を引っ張る．

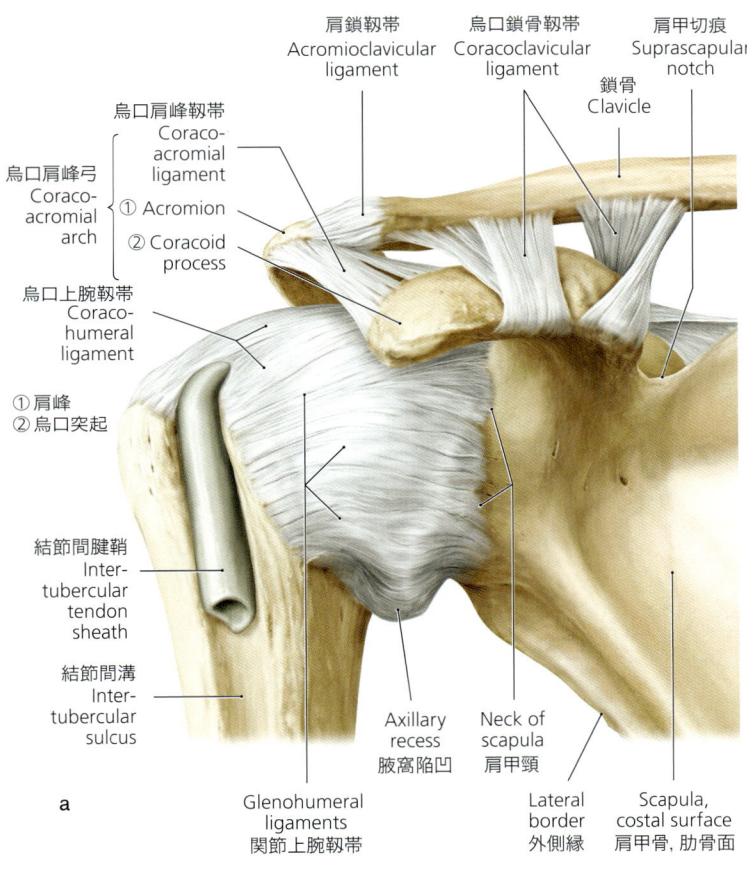
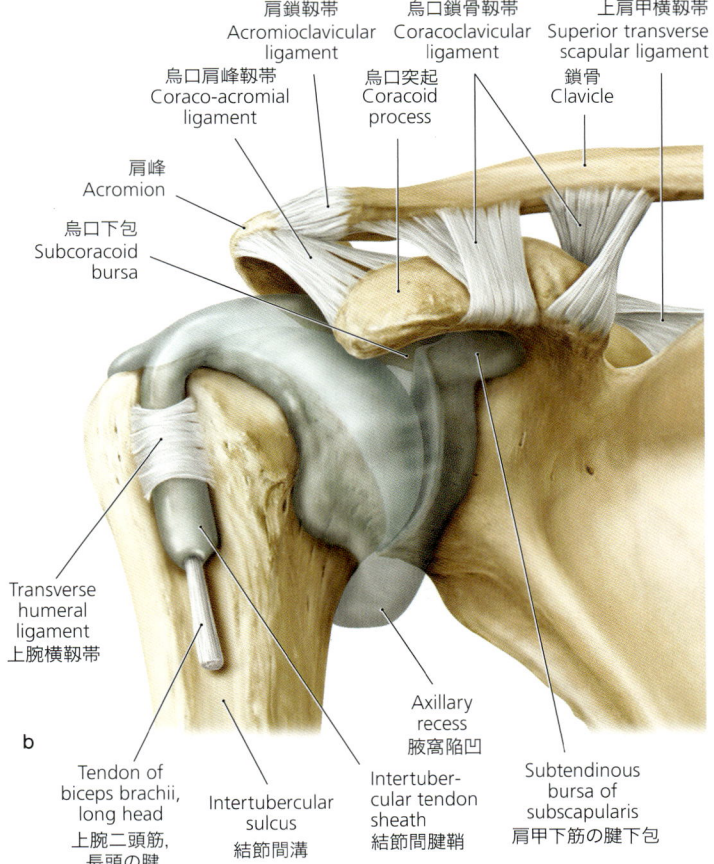

C　右肩の関節包，靱帯と関節腔
a　前面．
b　関節腔を前方から見る．

　肩関節の関節包は，幅が広く，後面は薄く，靱帯による補強がされていない．しかし，前面は3つの靱帯（上・内側・下関節上腕靱帯，p.276 参照）によって，上方は烏口上腕靱帯によって，補強されている．烏口肩峰靱帯，肩峰と烏口突起はともにいわゆる烏口肩峰弓を形成し，上腕骨頭を関節窩に安定させるだけでなく，上腕の上方への運動を制限する．腕が両側に下がっている時，関節包の下方は筋肉で補強されず，たるんで腋窩陥凹を作る．この余分なヒダが腕を外転させる時に，特に有用となる部分である．長い間，腕を動かさないでいると，腋窩陥凹は萎縮したり，癒着して閉鎖したりして腕の運動を妨げる．
　肩の関節腔は近隣の筋下包と交通している．肩甲下筋の腱下包と烏口腕筋包は通常，関節腔と交通している．上腕二頭筋長頭の腱鞘は結節間溝を通過する際に関節腔と交通する．
Note　関節上腕靱帯は，通常，関節包の前面において，よく区別して観察できる．

1.14 肩関節，関節包を補強する靱帯と腱板疎部
Glenohumeral Joint, Capsule-Reinforcing Ligaments and Rotator Interval

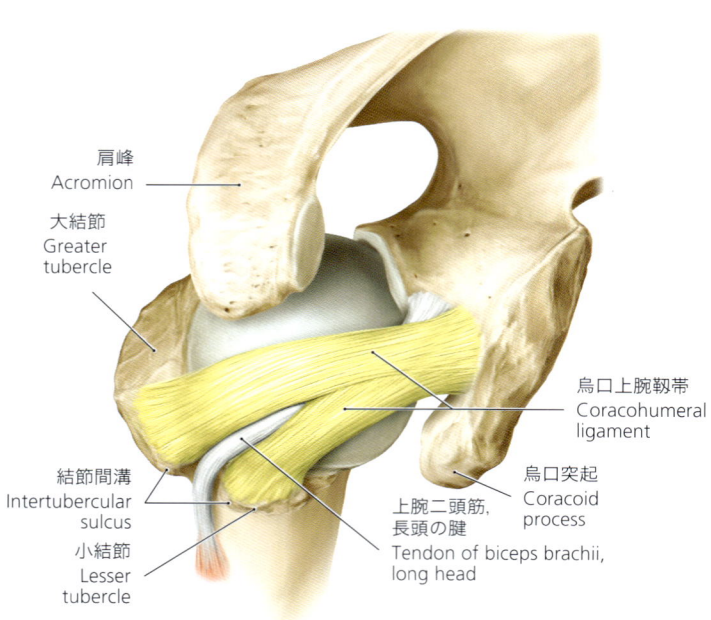

A　烏口上腕靱帯
右肩関節，上面．
烏口上腕靱帯は強靱で幅の広い靱帯で烏口突起の基部から起こり，2つの線維束となって上腕骨大結節と上腕骨小結節に向かう．上腕二頭筋長頭の腱は，烏口上腕靱帯の2つの線維束の間を通るため，上腕骨の結節間溝の中に導かれ，保護される．

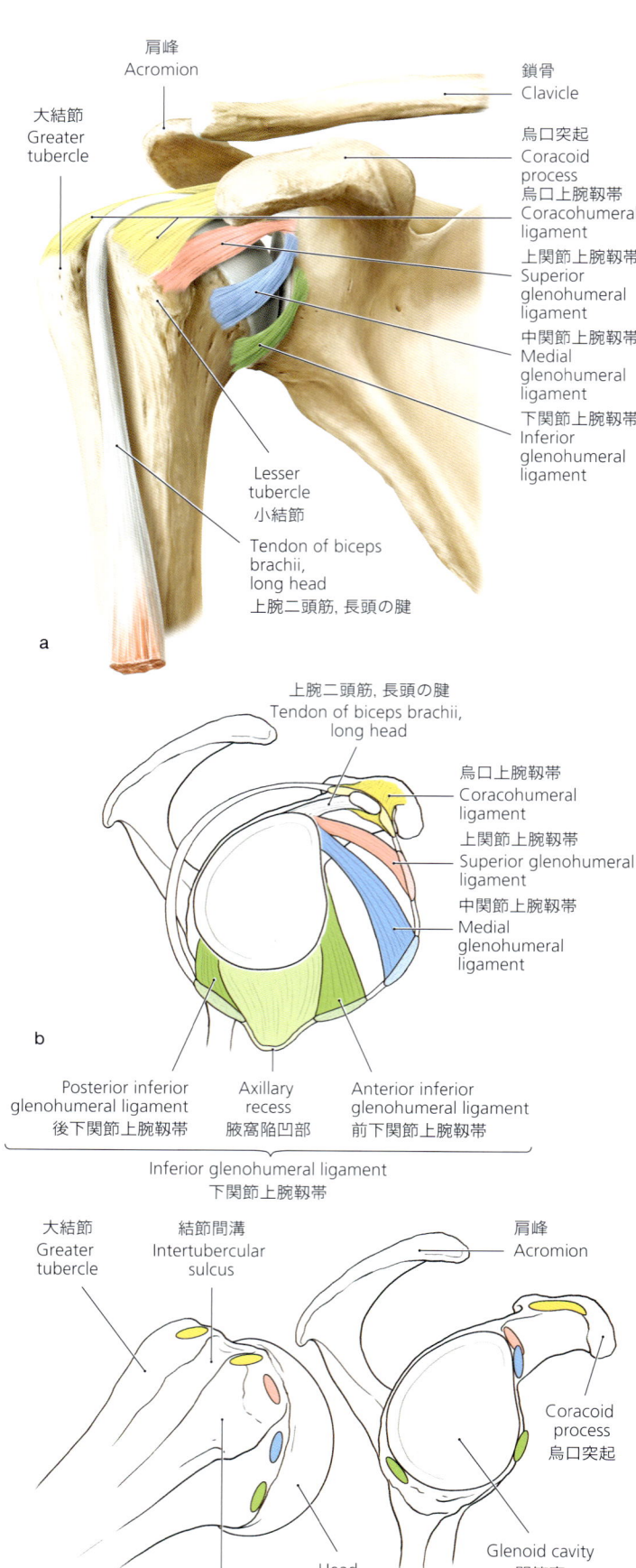

B　関節包を補強する靱帯の前面と腹側面
a 右肩関節，前面．
b 関節包を補強する靱帯の構造の模式図．上腕骨頭を取り除き，関節包と回旋筋腱板を分離した．外側面．
c 靱帯の起始と停止．

肩関節の関節包は比較的緩く，特に背側は非常に薄い．しかし，腹側には補強のための以下の3本の靱帯（関節上腕靱帯）が付着している．これら靱帯の構造には個人差があり，通常は中から，すなわち関節鏡のみにより（p. 283参照）詳しく観察することができる．

- **上関節上腕靱帯**：関節包の上縁から上腕骨の結節間溝と上腕骨小結節まで走行し，烏口上腕靱帯とともに腱板疎部のループを形成する（**D**参照）．
- **中関節上腕靱帯**：肩甲下筋の停止腱とほぼ直角に，関節包の上縁から上腕骨の解剖頸まで走行する．
- **下関節上腕靱帯**：3つの部分から構成されている：後下関節上腕靱帯，前下関節上腕靱帯と腋窩陥凹である．すべての3つの構成部分は頭側の関節包縁から内側の上腕頭部まで走行し，中央部分の腋窩陥凹はより下の外科頸に達する．後下関節上腕靱帯は特に外転においてハンモックのように広がり，肩の前下部の安定性をもたらす．

上肢　1　骨，関節，靱帯

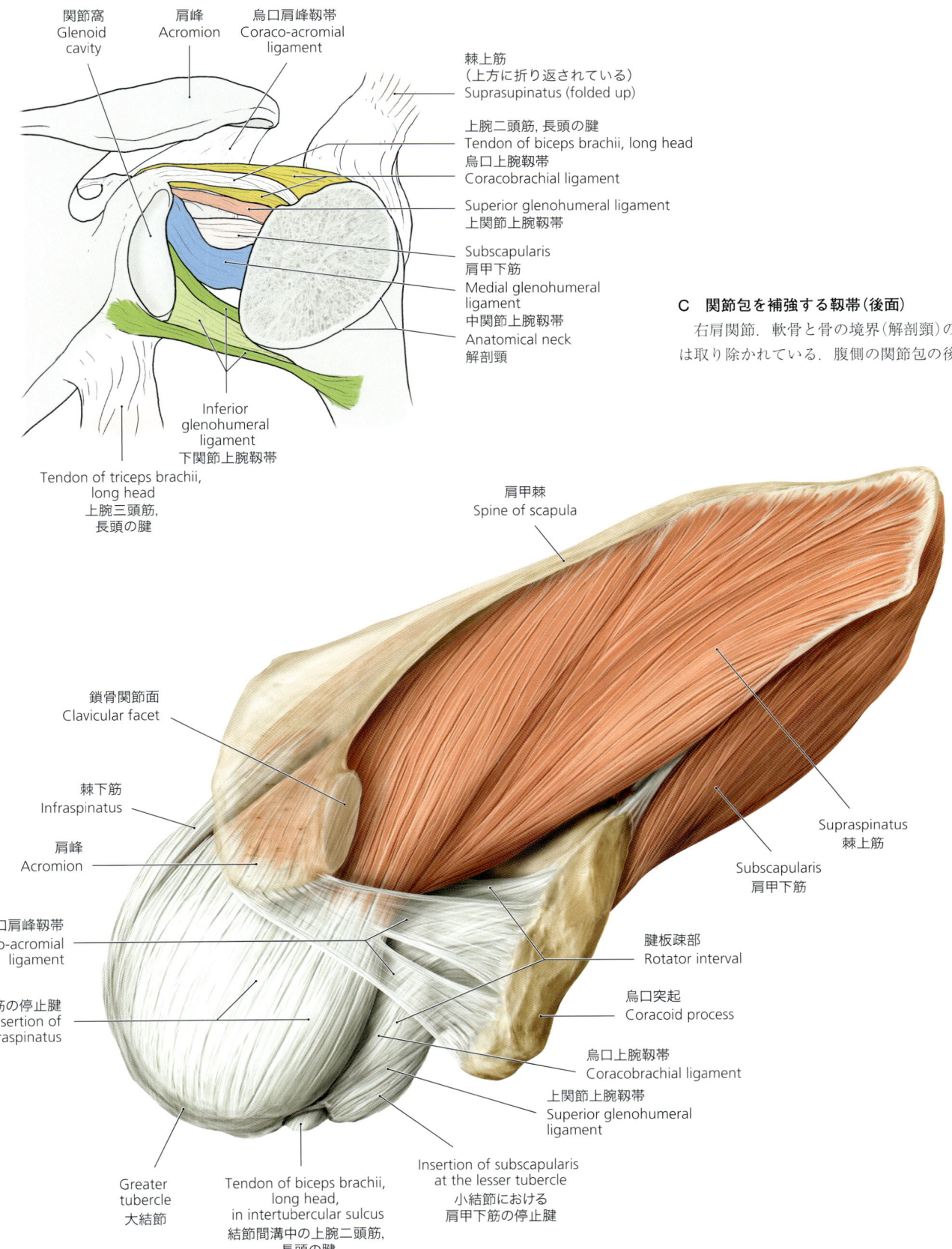

C　関節包を補強する靱帯（後面）

右肩関節．軟骨と骨の境界（解剖頸）の上腕骨頭は取り除かれている．腹側の関節包の後面．

D　腱板疎部

右肩，上面．肩甲骨と三角筋は取り除かれている．

腱板疎部とは，肩甲下筋の上縁と棘上筋の前縁の間の関節包の部分または間隙をさす．特に上関節上腕靱帯と烏口上腕靱帯がこの領域で関節包を補強する．2つの靱帯は融合し，腱板疎部内で腱板疎部のループ状の構造（＝上腕二頭筋腱の滑車機構）を形成する．この滑車機構が上腕二頭筋長頭の腱を取り囲み，腹内側にずれるのを防ぐ．その際，上関節上腕靱帯が基底部を，烏口上腕靱帯が屋根の部分を形成する（**Bb**参照）．このほかに，腱板疎部には肩甲下筋と棘上筋のそれぞれの停止腱の線維束が相互に絡まり合っている．

277

1.15 肩の関節：肩峰下腔 Joints of the Shoulder: The Subacromial Space

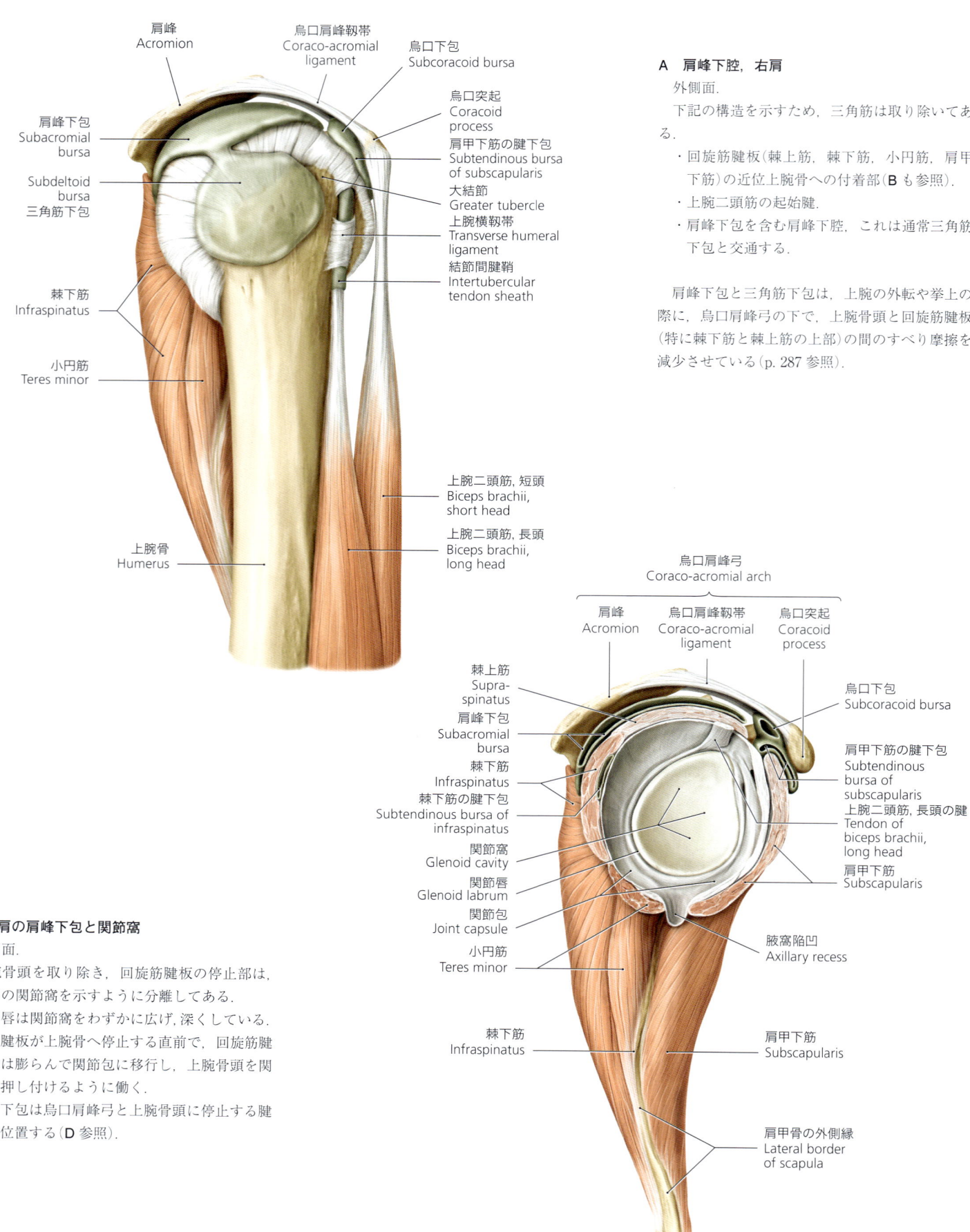

A 肩峰下腔，右肩

外側面．

下記の構造を示すため，三角筋は取り除いてある．

- 回旋筋腱板（棘上筋，棘下筋，小円筋，肩甲下筋）の近位上腕骨への付着部（B も参照）．
- 上腕二頭筋の起始腱．
- 肩峰下包を含む肩峰下腔，これは通常三角筋下包と交通する．

肩峰下包と三角筋下包は，上腕の外転や挙上の際に，烏口肩峰弓の下で，上腕骨頭と回旋筋腱板（特に棘下筋と棘上筋の上部）の間のすべり摩擦を減少させている（p. 287 参照）．

B 右肩の肩峰下包と関節窩

外側面．

上腕骨頭を取り除き，回旋筋腱板の停止部は，肩関節の関節窩を示すように分離してある．

関節唇は関節窩をわずかに広げ，深くしている．回旋筋腱板が上腕骨へ停止する直前で，回旋筋腱板の腱は膨らんで関節包に移行し，上腕骨頭を関節窩へ押し付けるように働く．

肩峰下包は烏口肩峰弓と上腕骨頭に停止する腱の間に位置する（D 参照）．

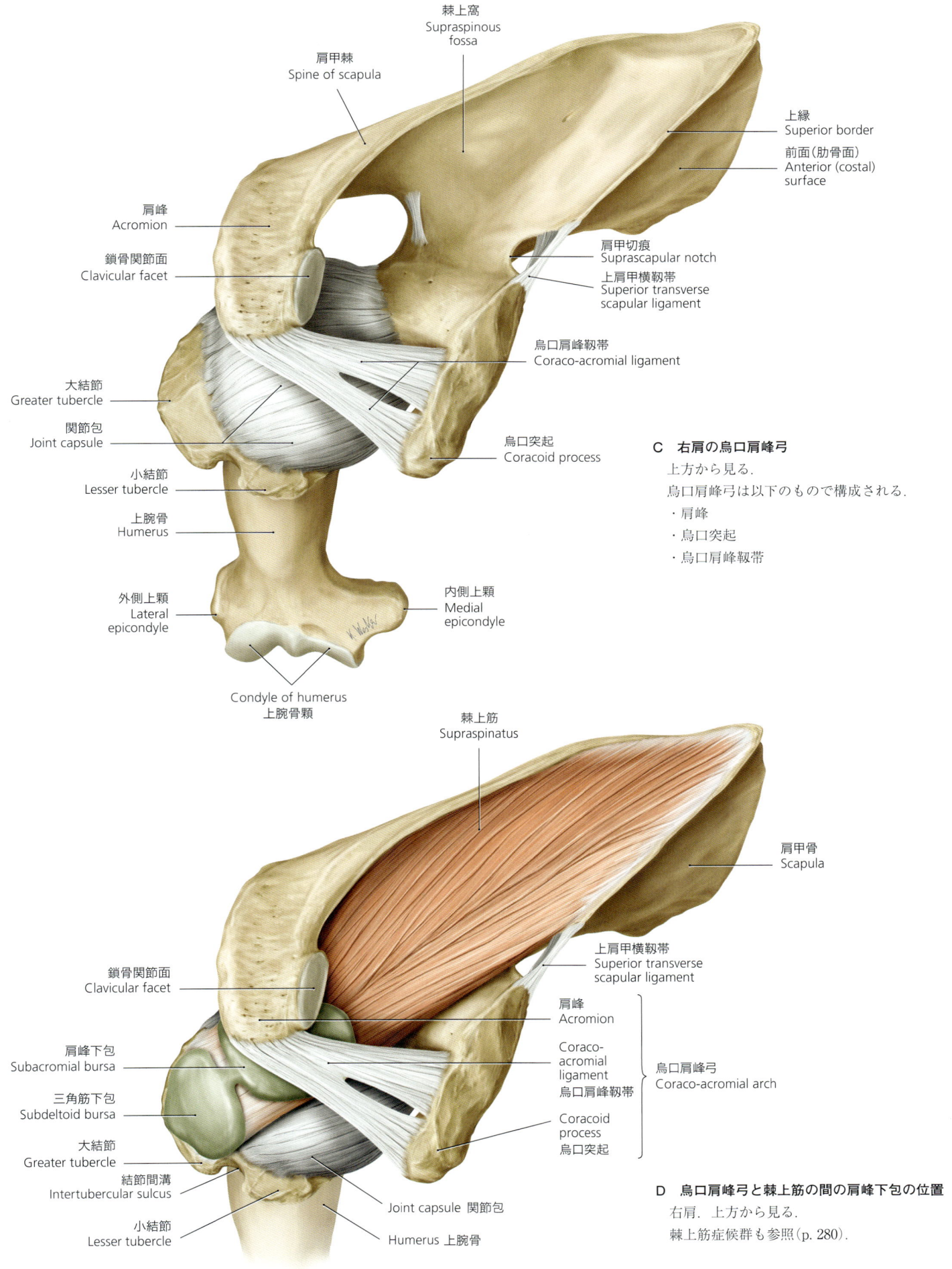

C 右肩の烏口肩峰弓
上方から見る．
烏口肩峰弓は以下のもので構成される．
・肩峰
・烏口突起
・烏口肩峰靱帯

D 烏口肩峰弓と棘上筋の間の肩峰下包の位置
右肩．上方から見る．
棘上筋症候群も参照（p. 280）．

1.16 肩峰下包と三角筋下包 The Subacromial and Subdeltoid Bursae

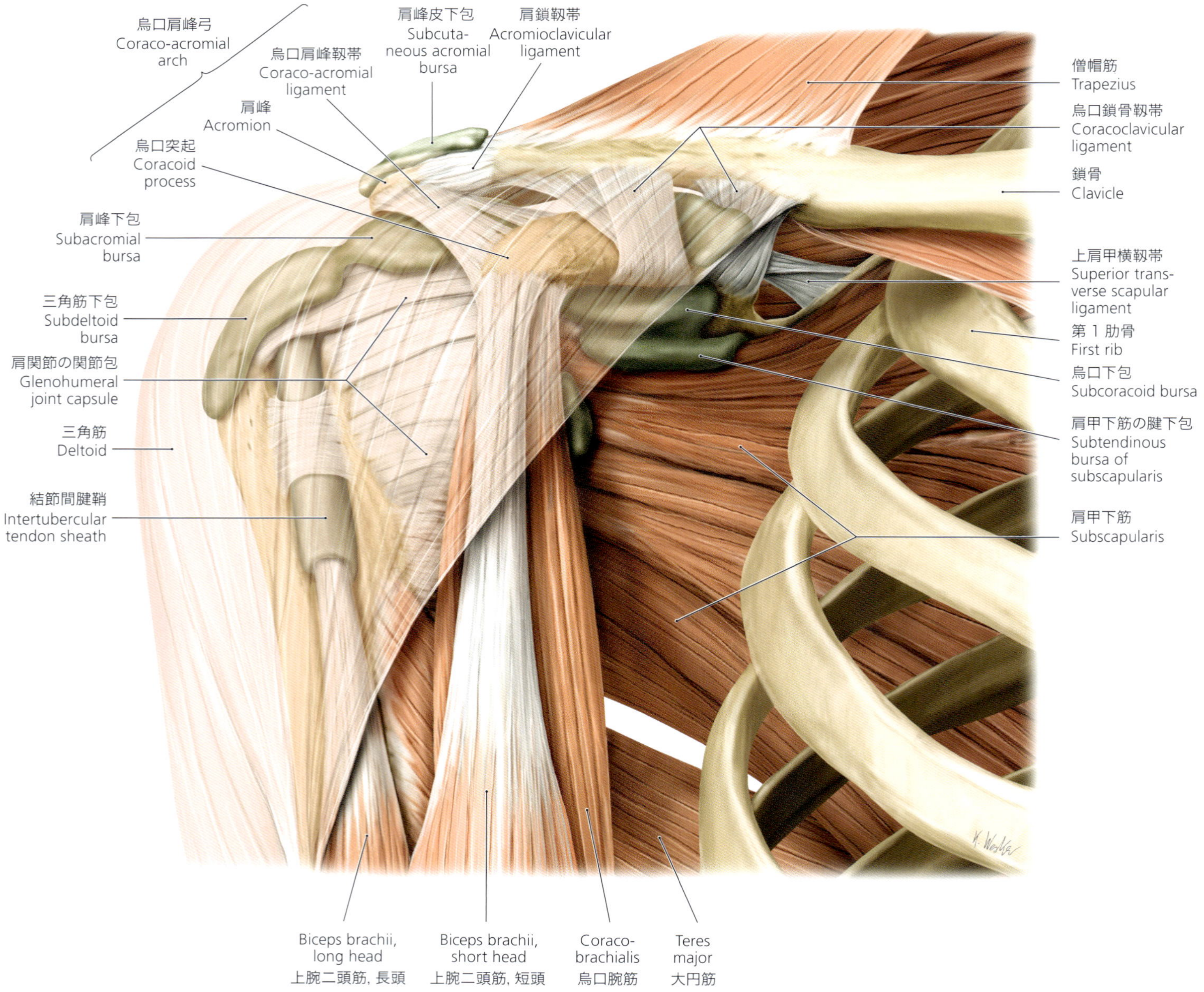

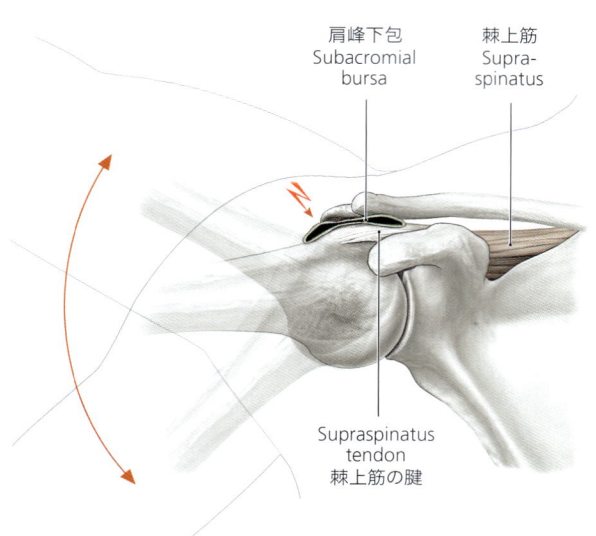

A　右肩の滑液包の位置
前面．

大胸筋，小胸筋と前鋸筋は取り除いてある．滑液包の位置は薄く描かれている三角筋を通して見ることができる．

Note　烏口肩峰弓とその下の肩峰下包に注意すること．

B　アーチ痛 painful arc（棘上筋症候群 supraspinatus syndrome, インピンジメント症候群 impingement syndrome）

上肢を外転した際に，外転角60〜120°において痛みを感じる場合，「アーチ痛」と呼ぶ．これは変性し，その多くが石灰化し肥厚した棘上筋腱が，上肢の外転時に内側に移動し，肩峰の下で肩峰下包を圧迫する．これが進行すると，肩峰下の空間が狭まり，痛みを感じる（D参照）．このほかの原因としては，肩鎖靱帯における骨棘の形成を伴う変性が挙げられる．

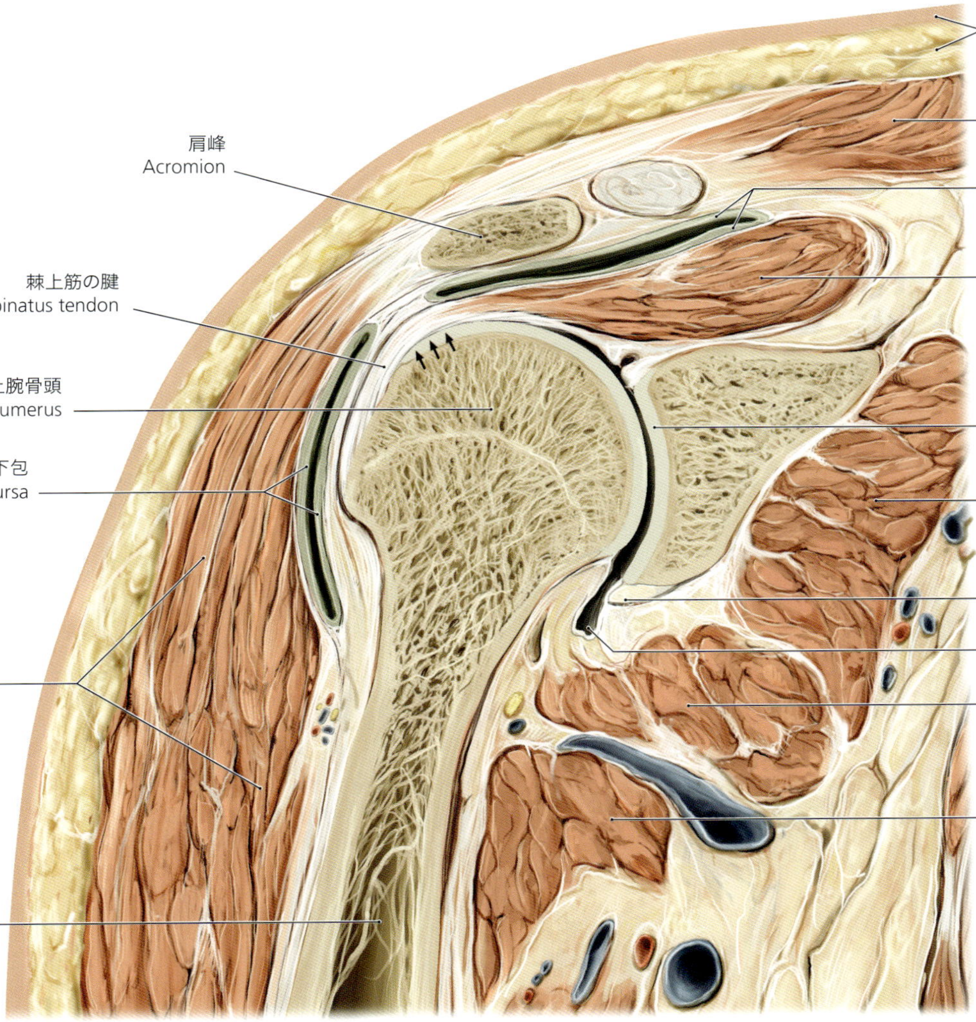

上肢　1　骨，関節，靱帯

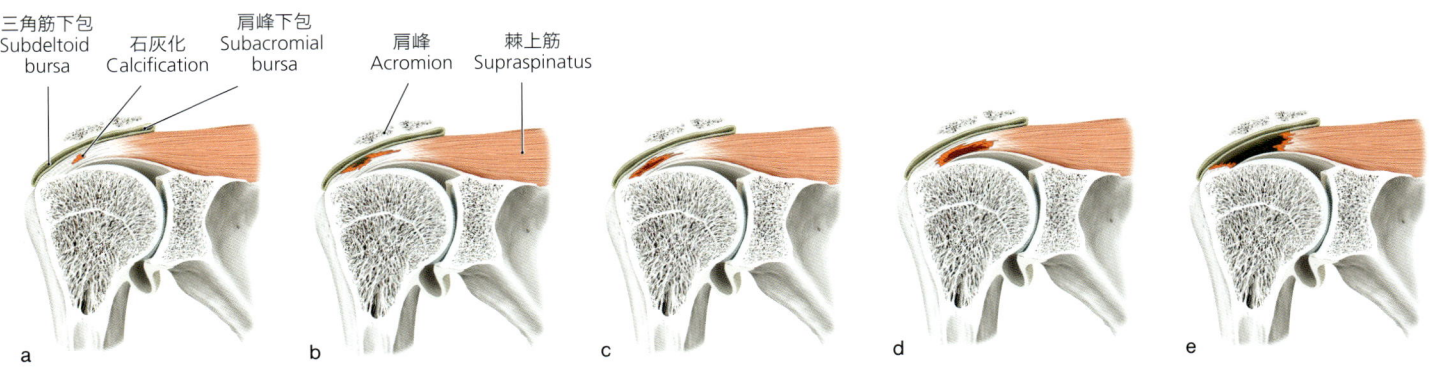

C　右肩関節の冠状断面（前頭断面）
前面．

棘上筋の停止腱は，通常の牽引の腱とは構造が異なる．その遠位端は，上腕骨頭に覆いかぶさり，骨頭を押さえ付ける働きをもつ（矢印）．その部位，すなわち大結節に停止する1～2cm近位で，上腕骨頭に接する腱組織は線維軟骨からなる．この線維軟骨の部位には血管がなく，骨の突出による圧迫に適応したものと考えられる（Kiel大学の解剖学コレクションの標本を基に描画）．

D　棘上筋腱の変性疾患
a　線維軟骨部の変性疾患による棘上筋の停止腱の石灰化（Cも参照のこと）．
b-d　棘上筋腱の部分損傷（b 滑液包側，c 腱の内部，d 関節側）．
e　棘上筋腱の完全損傷（断裂）（回旋筋腱板断裂）．

回旋筋腱板，特に棘上筋腱の変性疾患は，上腕二頭筋長頭の腱，肩峰下滑液包と三角筋下滑液包の臨床的に顕著な疾患を伴う，肩の軟部組織疾患の1つである．通常これらの変性疾患は，痛みを伴って肩の領域における機能障害をもたらす．これらのいわゆる肩峰下症候群は，石灰化し肥厚した棘上筋腱と骨線維性の肩関節蓋（特に肩峰）の間などの病的な接触により引き起こされ，このため肩峰下インピンジメント症候群（impinge＝衝突する）とも呼ばれる．

回旋筋腱板の完全断裂後（全症例の95%は棘上筋腱が関係している），肩峰下滑液包と三角筋下滑液包は関節腔と交通する．棘上筋が損傷している場合は，特に外転の最初の約10°までが障害される（棘上筋の起動機能，p.316参照）．

1.17 肩関節鏡視下手術 Shoulder Arthroscopy

A 肩関節鏡視下手術の概要

近年，関節鏡視下手術の肩関節および肩峰下腔への適用が増加している．肩関節鏡は当初，主に診断のための手段であったが，技術的改良に伴って切除や修復といった機能が加わった．近年では肩の開放手術に取って代わることが多くなった．したがって，関節鏡は主に外科的な治療手段として用いるべきである．肩関節不安定症などにおける滑液包と腱の構造の動的，機能的診断のための付加的な使用も可能である．今日では肩関節鏡を用いて，人工関節の植え込みを含む，開放手術としても可能なすべての手術を行うことができる．肩関節鏡視下手術の適応となる疾患は以下の3つのグループに分類される．

- 肩関節不安定症：肩関節唇損傷（バンカート Bankart 損傷），骨軟骨性損傷（ヒル-サックス Hill-Sachs 損傷）など．
- 変性疾患：回旋筋腱板の部分および完全断裂，肩峰下インピンジメント症候群（石灰沈着性腱炎）など．
- 炎症性疾患：滑液包炎，癒着性関節包炎など．

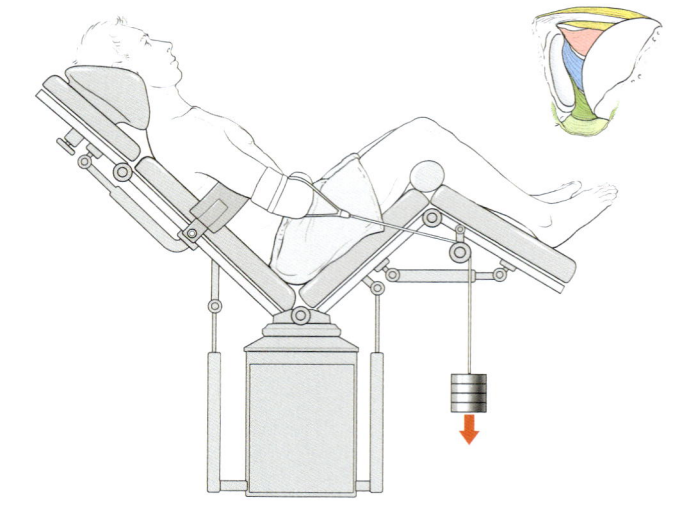

B 患者の体位

2種類の体位がある．
- 側臥位
- 半座位（ビーチチェア位）

半座位の場合，患者は上体を60°起こした状態である．この体位の利点は，腕を術中に自由に回旋，外転できることである．さらにこの体位の場合，体位を変えることなく，また新たに外科的な被覆や洗浄を行うことなく，開放手術に切り替えることができる．また，関節内を見やすくするために腕に重りを付けて伸展させることができる（図参照）．

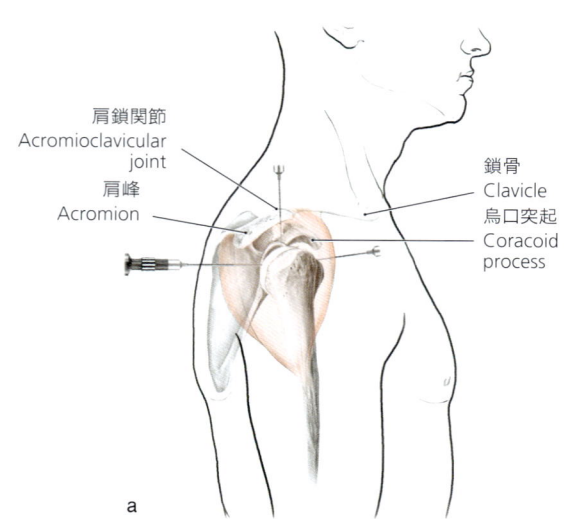

C 肩関節への関節鏡のアクセス

a 右肩関節，外側面．解剖学的に重要な箇所が目印として記されている：烏口突起，外側の鎖骨末端，肩峰突起と肩鎖関節．

b 関節鏡の標準ポータル（進入部位）．右肩関節（上腕骨頭は取り除かれている），外側面．関節鏡アクセスのためのポータルは次の2種類に分類される．
- ワーキングポータル（器具が挿入されるポータル）
- 鏡視ポータル

30°斜視鏡を挿入するための標準ポータルは，後外側の肩峰突起の境界線の1 cm 頭側と1.5 cm 内側（後方ポータル）である．次に先の丸いトロカールにより皮下組織，三角筋および背側の滑液包を烏口突起の方向に穿刺する．次にトロカールをカメラと交換し，関節腔を洗浄する．器具を挿入するためのワーキングポータルとして標準どおり，前方および前上方ポータルを選択する．手術計画に応じて肩峰下腔のための外側ポータルなどの，ほかのポータルを設けることもできる．前方ポータルの場合は，直接烏口突起の外側に皮膚から穿刺し，肩甲下筋腱の上部から関節に進入するのに対して，前上方ポータルの場合は，前外側の肩峰角のすぐ前からアクセスし，関節への進入は上腕二頭筋長頭の腱のすぐ後ろから行う．関節鏡を異なるポータルに移動させることにより，関節腔全体を見ることができる．

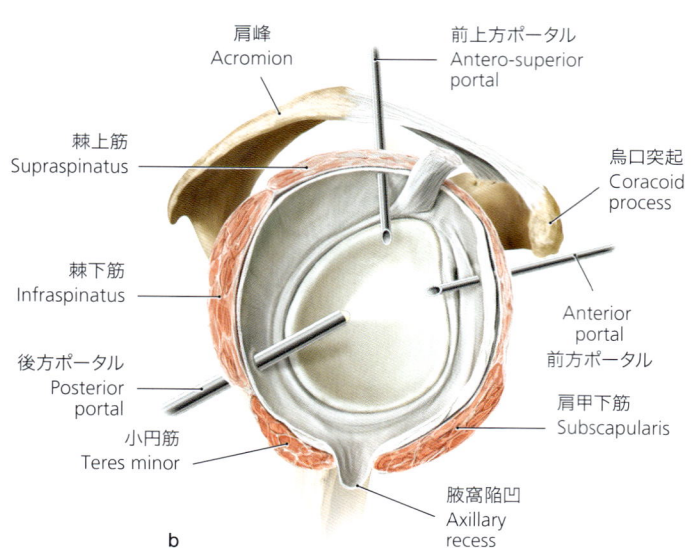

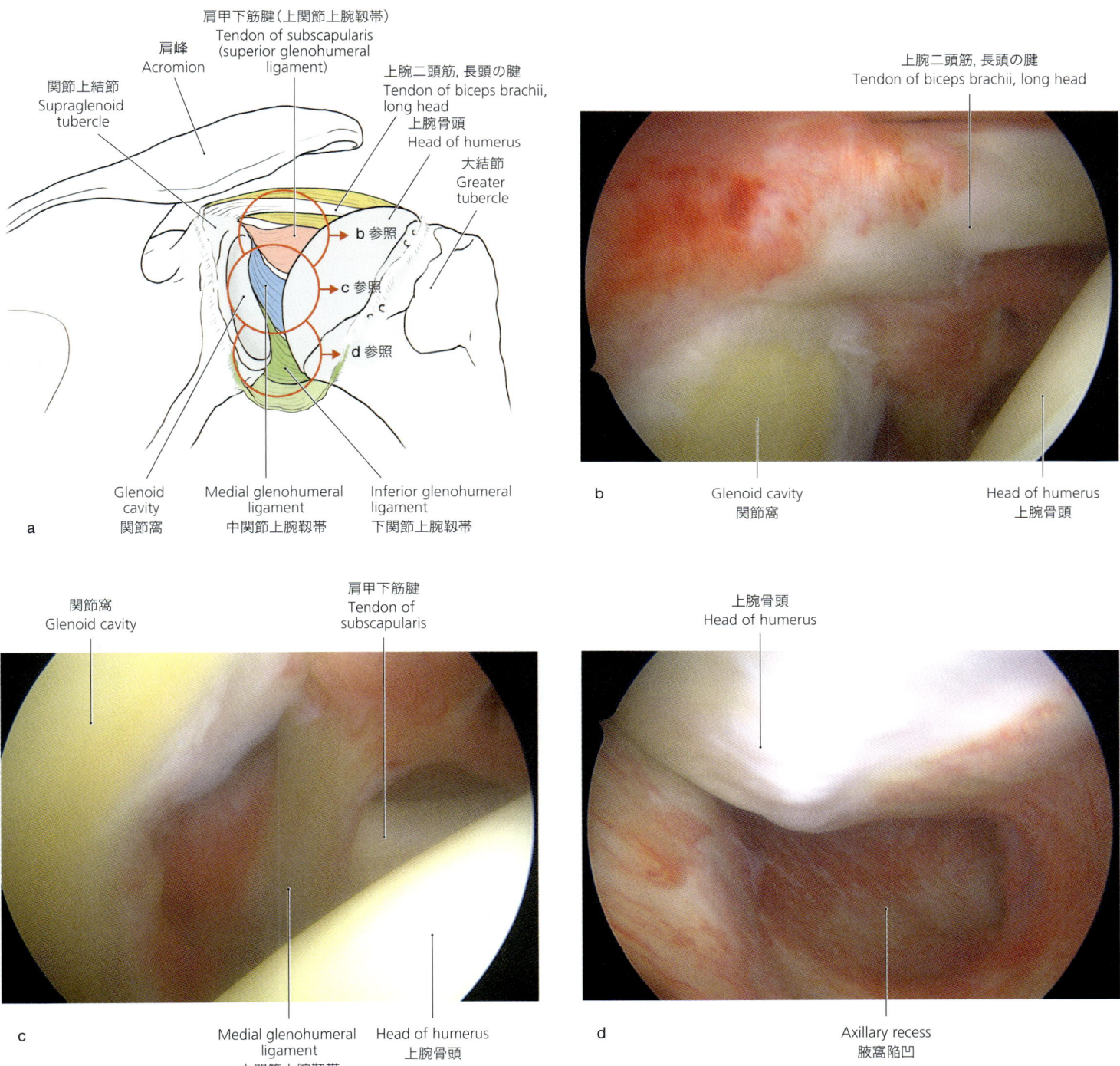

D 肩関節の関節鏡視下での解剖学的構造

a 関節鏡下での解剖学的構造の模式図．右肩，後面．
b-d 関節鏡による写真撮影(Frankfurt, Dr. Jürgen Specht より)．

関節内組織の関節鏡による診断として，同時にフックで触れて確認する(Tasthaken)，標準化された検査方法が推奨される．この検査の目的は，関節腔全体を視診することである．半座位(B 参照)では背側から，肩関節窩を垂直に見る．上腕二頭筋長頭の腱が，解剖学的に重要な目印として，水平に関節腔上部を関節上結節まで走行している．その際，上腕二頭筋長頭の腱，関節窩と横走する肩甲下筋腱の上縁が関節包前面の三角形を形成している(b, c)．カメラのアングルを上方向および横方向に回転させることにより，棘上筋腱の前縁に，上腕二頭筋長頭の腱が結節間溝に入っていくのが見える．上腕二頭筋長頭の腱は U 字型のループ上にある．このループは上関節上腕靱帯と棘上筋腱の前縁によって形成される．さらに，棘上筋腱および棘下筋腱の下面を観察することもできる．下部関節領域に視野を移すと，腋窩陥凹が観察される(d)．

1.18 肩関節の断面解剖（MRI，超音波，X線による解剖）
Cross-sectional Anatomy of the Shoulder (Anatomy by the MRI, Ultrasound and X-ray)

A　右肩関節における単純X線診断法

肩関節疾患では，最初に臨床検査，超音波検査（B参照）に続いて，単純X線診断が行われる．複雑な障害の場合には，さらに，CTおよびMRIによる検査が行われる（C参照）．通常の骨と関節の診断法の場合と同様に，基本的に，互いに直角をなす2方向からの撮影を行う．

- 前後（AP）画像（**a, b**）
- 体軸方向（経腋窩 transaxilla）画像（**c, d**）．

X線像の重なり合いを避けるため，AP像の撮影に際しては，関節窩が前方に向かって30°開いた角度となるように注意しなければならない．この肢位では，上腕骨はやや外旋した状態となるため，上腕骨頭と関節窩は重ならないで観察できる．大結節は，側方に輪郭を形成する．腋窩撮影に際しては，患者は背臥位（仰臥位）となり，上腕を軽く外旋し，外転させる．X線フィルムカセットは，肩の頭方に置き，X線は尾方から腋窩に入射する．これによって，上腕骨頭と関節窩はa-p（前-後）ポジショニングに対して直角に撮影される（骨折の識別が向上する）（**a**および**c**はEchtermeyer, Bartsch: Praxisbuch Schulter, 2. Aufl. Thieme, Stuttgart 2004より）．

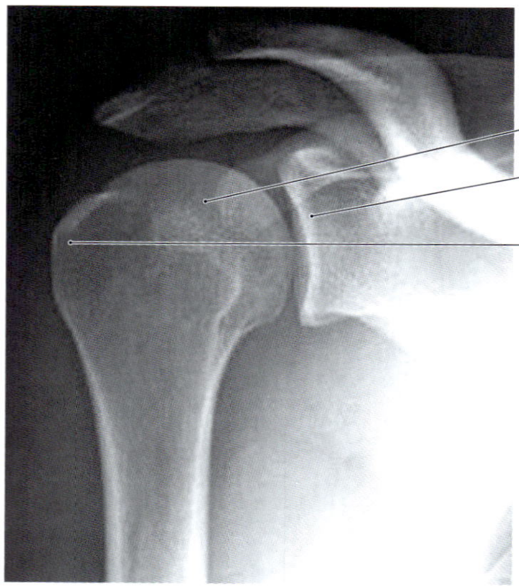

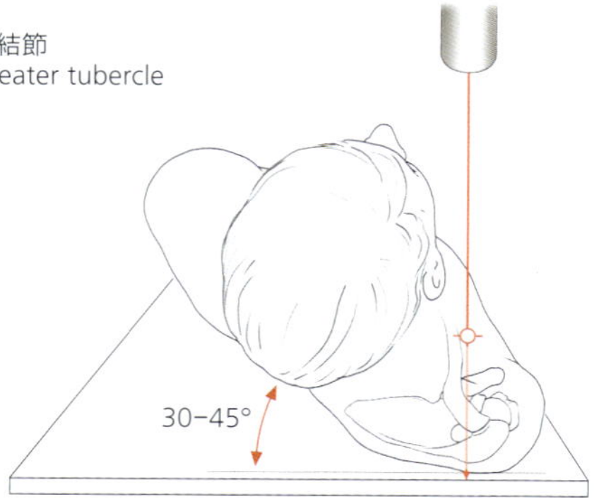

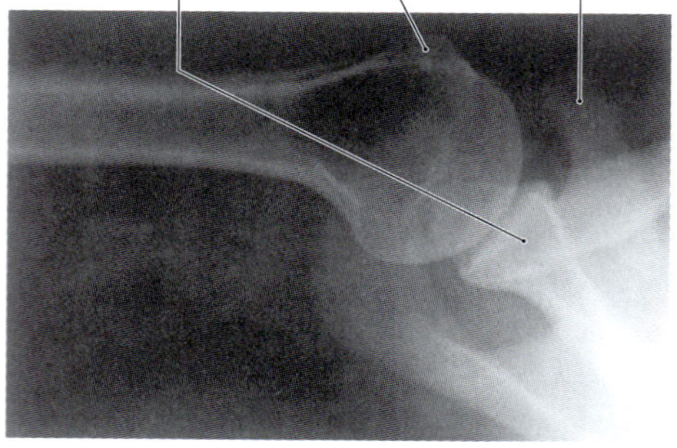

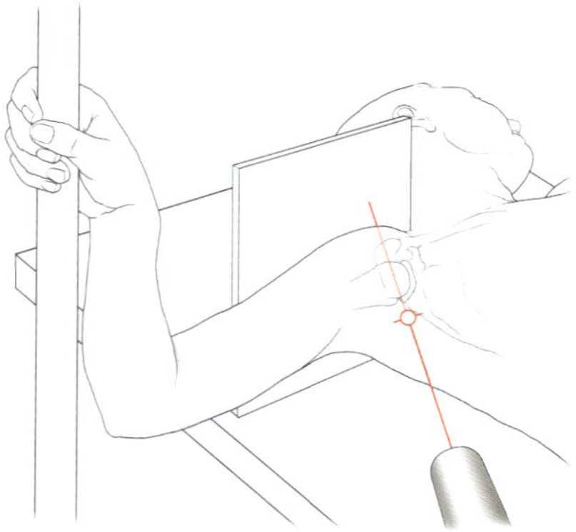

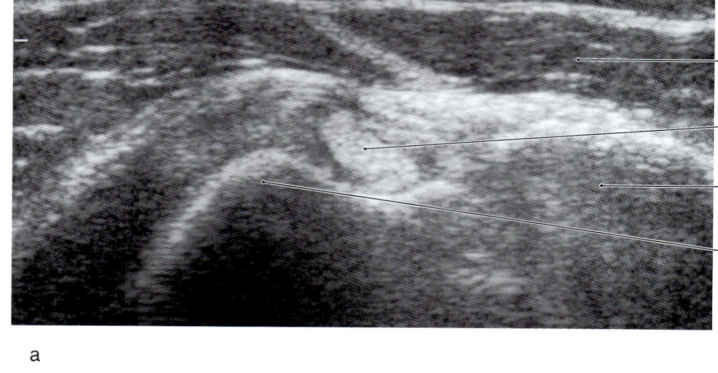

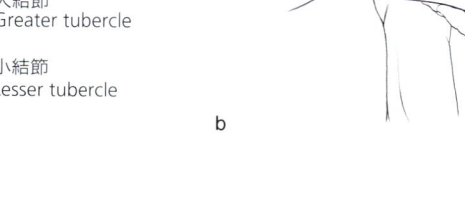

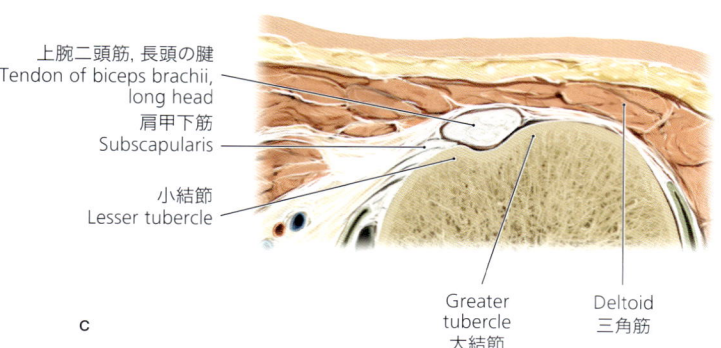

B　超音波による肩前部の横断面診断

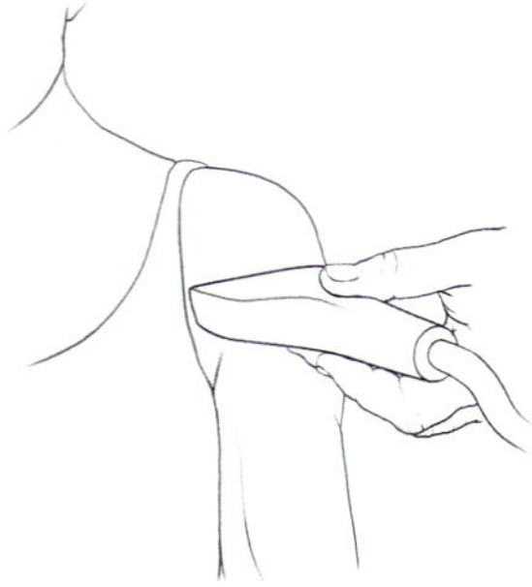

a ソノグラム（超音波画像），**b** 左肩関節の結節間溝の高さに位置するプローブ，**c** 超音波画像の模式図（横断面を下方から見る）（**a**: Konermann, Gruber: Ultraschalldiagnostik der Bewegungsorgane, 3. Aufl. Thieme, Stuttgart 2011より）．

関節の標準的な超音波検査では，X線診断法と同様に，互いにほぼ直角をなす2つの断面（横断面および縦断面）が設定される．プローブをさまざまな位置に設定した状態で腕を回旋させることにより，肩関節の包括的な検査が可能となる．

上肢 1 骨，関節，靭帯

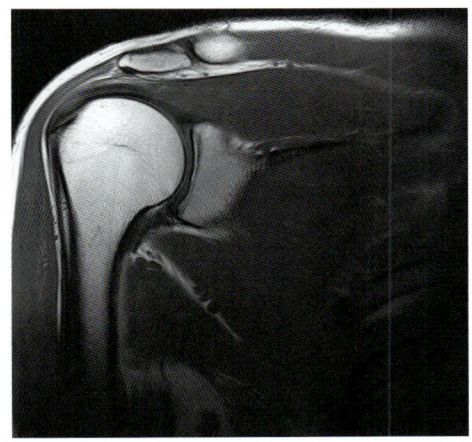

a 斜冠状断面．T1強調撮影（棘上筋に対して平行で，関節窩に対して垂直な断面）．

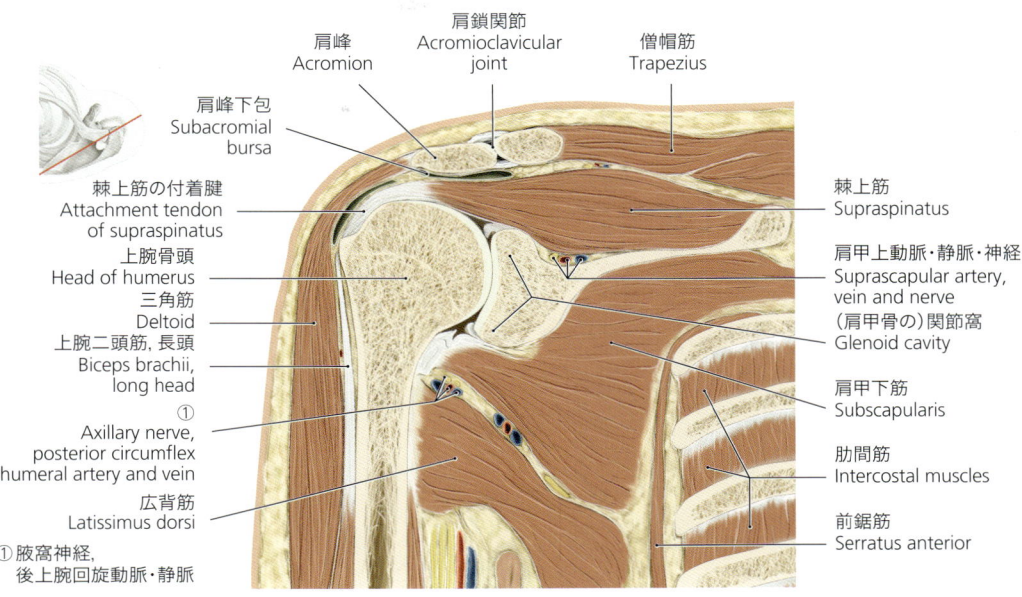

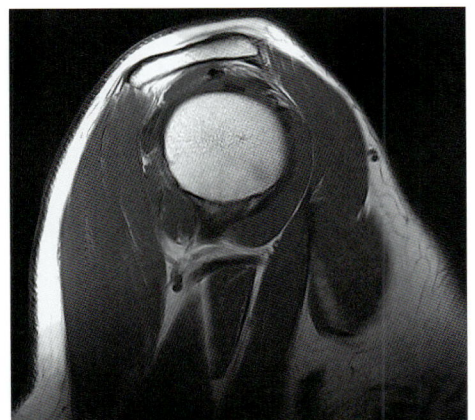

b 斜矢状断面．T1強調撮影（関節窩に対して平行な断面）．

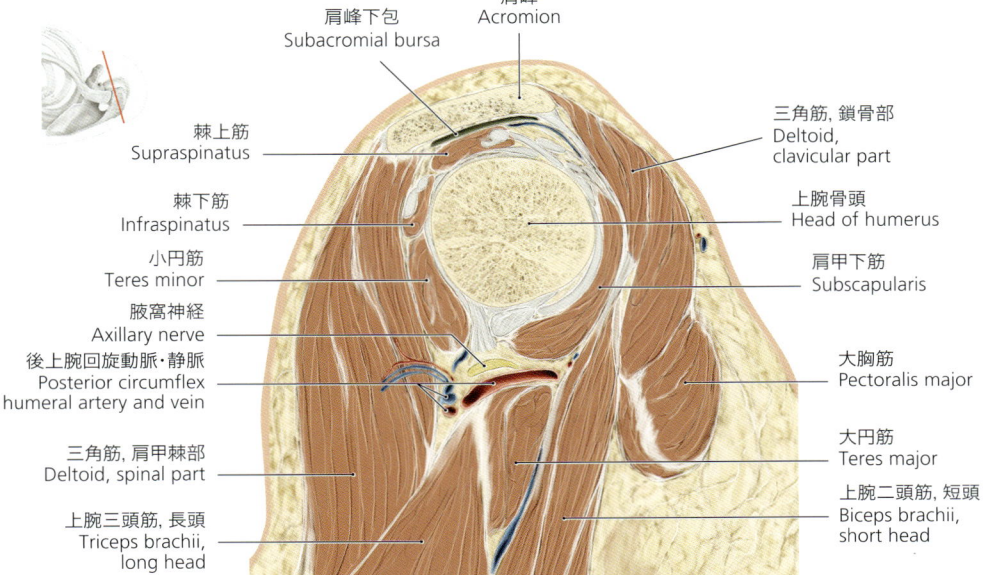

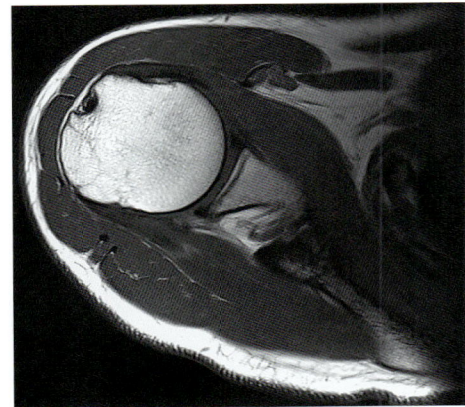

c 体軸方向画像（横断面）．T1強調撮影．

C 右肩の3断面によるMRI検査
（Möller, Reif: Taschenatlas der Schnittbildanatomie, Band III, 2. Aufl. Thieme, Stuttgart 2019 より）
Note 体軸方向画像（横断面）は常に下側（尾側）から観察するようにして表示する．

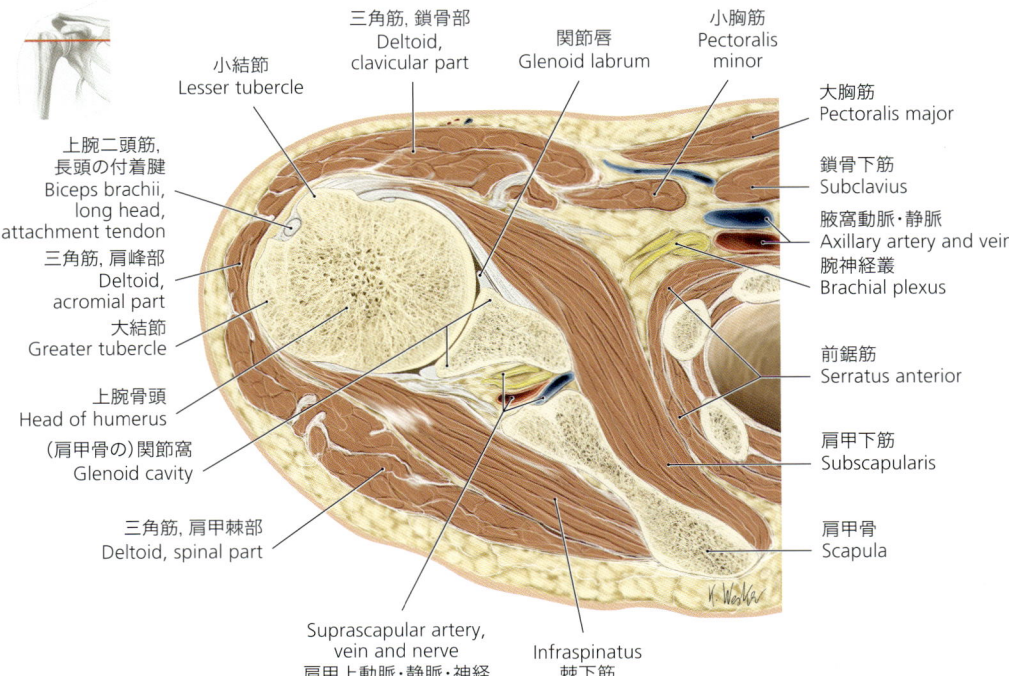

285

1.19 上肢帯と肩関節の運動 Movements of the Shoulder Girdle and Shoulder Joint

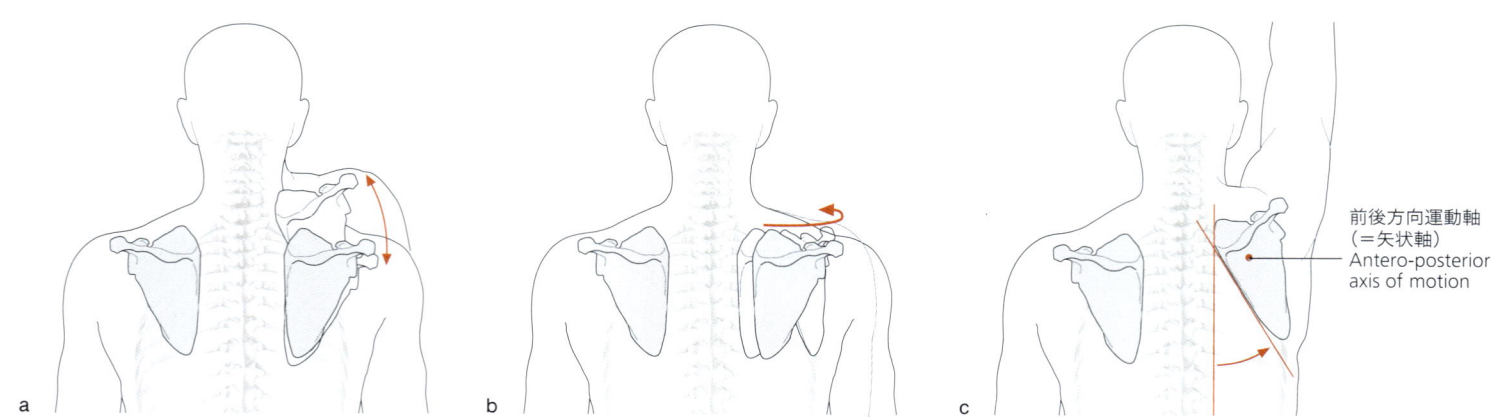

A 肩甲骨の運動

機械的に連結した胸鎖関節と肩鎖関節によって，肩甲骨は鎖骨のあらゆる運動に追従して動く．この場合，肩甲骨は胸郭上を"肩甲胸郭関節*"によってすべりながら運動する．肩甲骨の固定と運動は，筋の働きによる．肩甲骨の運動は，次のように分類される．

a 挙上と下制（引き下げ）（上肢帯の上昇と下降）：肩甲骨が垂直方向に頭方あるいは尾方に移動する運動．
b 外転（屈曲）と内転（伸展）（上肢帯の前方への引き出しと引き込み）：肩甲骨が水平に外側前方あるいは内側後方に移動する運動．
c 上方回旋と下方回旋（肩甲下角の外側への振り出し運動およびその反対の運動，上肢の外転運動に付随して上方回旋する）：肩甲骨は，肩甲骨の中心を前後に貫く軸（矢状軸）を中心として回転運動を行う．上方回旋角度は約60°であり，この時，肩甲下角は外側へ約10cm変位するとともに，肩甲上角は内側尾方に約2～3cm変位する．

*訳注：関節は滑膜性の連結であり，関節包，関節軟骨，滑液などをもつ．しかし，肩甲胸郭関節は，このような構造をもたないため，正式な関節ではない．しかし，一般的な四足動物では鎖骨がないので，それらの動物の肩甲骨の運動を表現する際には使用される．

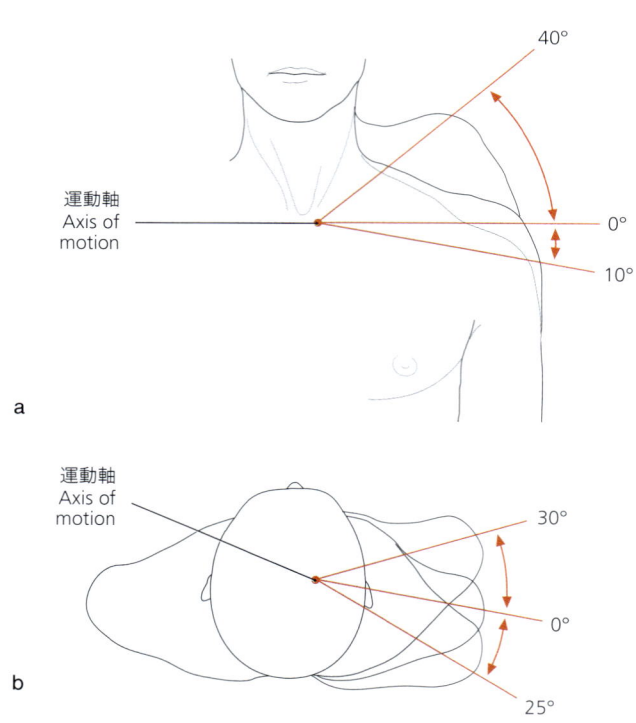

B 胸鎖関節における運動と可動域
a ほぼ矢状軸に相当する軸まわりの肩の挙上と下制．
b 身体の長軸（垂直軸）まわりの肩の前後運動（引き出しと引き込み）．

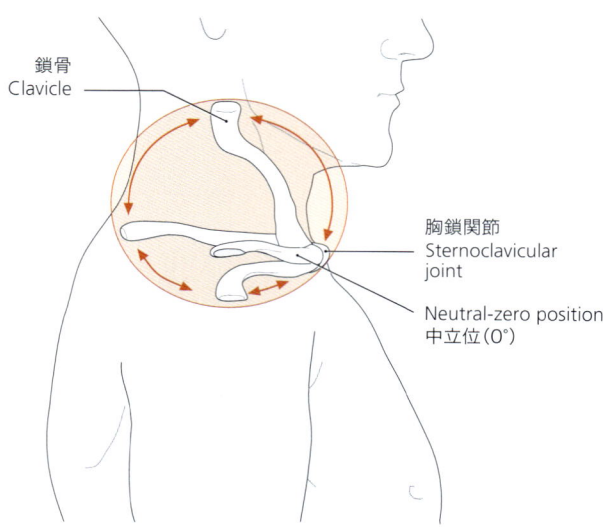

C 鎖骨の運動

右の鎖骨を外側から見る．

胸鎖関節における鎖骨の運動範囲を側方から観察すると，鎖骨は胸鎖関節を頂点として，底面の直径が約10～13cmとなる，ほぼ円錐状の運動（分回し運動）を行わせることができる．また，肩の挙上に際しては，鎖骨はそれ自身の軸まわりに回旋し，そのS字型のおかげで挙上の程度は明らかに大きくなっている．この鎖骨の回旋運動は，約45°である．このように胸鎖関節の自由度 degree of freedom は3となるために，機能的には球関節といってもよい．

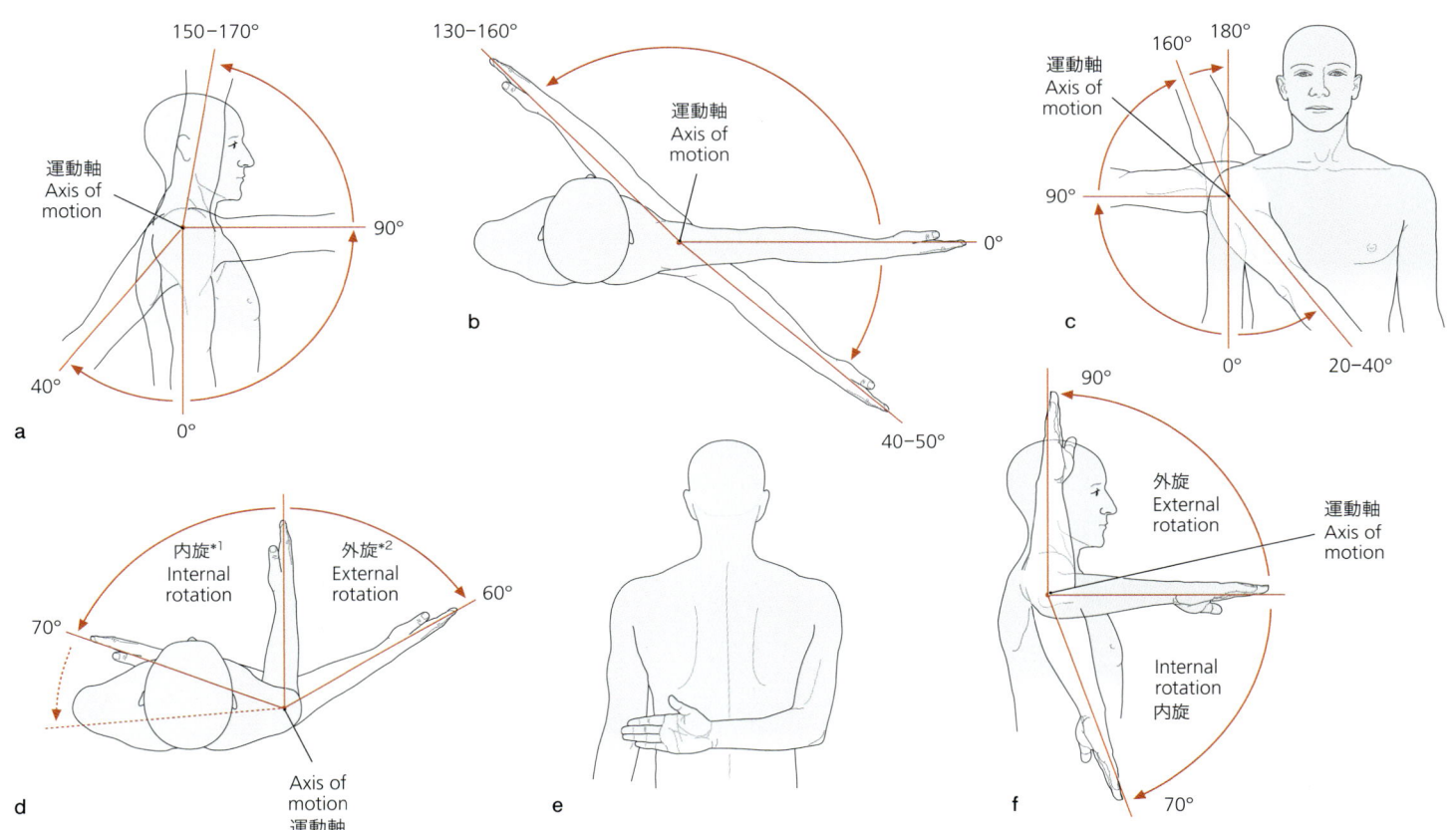

D 肩関節（肩甲上腕関節*1）の運動

肩関節は典型的な球関節であり，互いに直交する3つの主軸の周りの運動（自由度が3，主要な運動方向が6）が可能である．

- **水平軸（横軸）の周りの運動**：前方および後方への運動（屈曲 flexion と伸展 extension）．1つには，自然中立位（下垂した上腕，a 参照）からの運動，もう1つには90°外転位からの運動（b，この場合には水平屈曲 horizontal flexion と水平伸展 horizontal extension と呼ばれる）．
- **矢状軸まわりの運動**：外側への外転 abduction と内側への内転 adduction（c 参照）．外転位80〜90°では，自動的に外旋運動が起こる*2．これにより，大結節が肩峰に圧迫されるのを防ぐ．内旋位では約60°しか外転できない．

Note 90°以上の外転は，しばしば「挙上」と呼ばれる．ただし臨床では，通常，すべての垂直方向の運動をさす．肩関節を160°まで外転または挙上させるには，肩甲骨を矢状軸まわりに回転させる追加の運動が必要となる（約60°から）．一方で，前頭面での180°を超える挙上は，同時に脊椎を反対側に傾けつつ外旋する場合にのみ可能となる．

- **垂直軸（上腕骨の長軸または骨幹軸）まわりの運動**：内旋および外旋（d-f）．肘を直角に屈曲させた状態で行うと，回旋運動の観察がよくわかる．上腕を下垂させた肢位で肘を屈曲させ，最大に内旋させようとすると体幹が邪魔をする．この場合，手を背部に持っていくような肢位で行うと，95°までの内旋が可能である（e）．90°外転位では，外旋の可動域は大きくなるが，内旋の可動域に関しては少し小さくなる（f）．最大の運動は，いずれの場合も肩甲帯の運動によって達成される．

*1 訳注：『解剖学用語改訂13版』（日本解剖学会監修）では肩甲骨と上腕骨との間の関節を肩関節と定義しているが，「運動学」分野では肩甲骨と上腕骨との間の関節を「肩甲上腕関節 glenohumeral joint」と呼ぶ場合が多い．
*2 訳注：回旋筋腱板の作用．

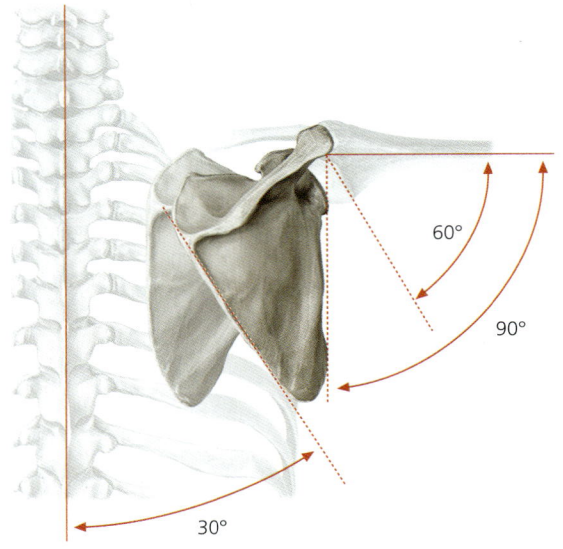

E 肩甲上腕リズム

外転運動において，上腕骨と肩甲骨の運動の比率が2：1となる現象をいう．すなわち，例えば外転位90°では，そのうち60°が肩甲上腕関節（肩関節）における外転角で，30°が肩甲骨の体幹に対する上方回旋角である．この「肩甲上腕リズム」は，外転時に肩甲骨がともに動くことによってみられる現象である．肩関節に障害が起こると，この比率が変化し，外転時に多くの場合，肩甲骨の上方回旋が明らかに先行して起こる．この現象は特に，肩関節が完全に固着（強直）した時（例えば肩関節固定術 arthrodesis of shoulder joint 後の状態）の自由上肢の運動の際に顕著である．この場合，上肢帯の運動だけでも上肢は約40〜60°の外転が可能であり，屈曲と伸展に関しては正常範囲の約1/3の運動が可能である．

上肢　1　骨，関節，靱帯

1.20 肘関節の全体　The Elbow Joint as a Whole

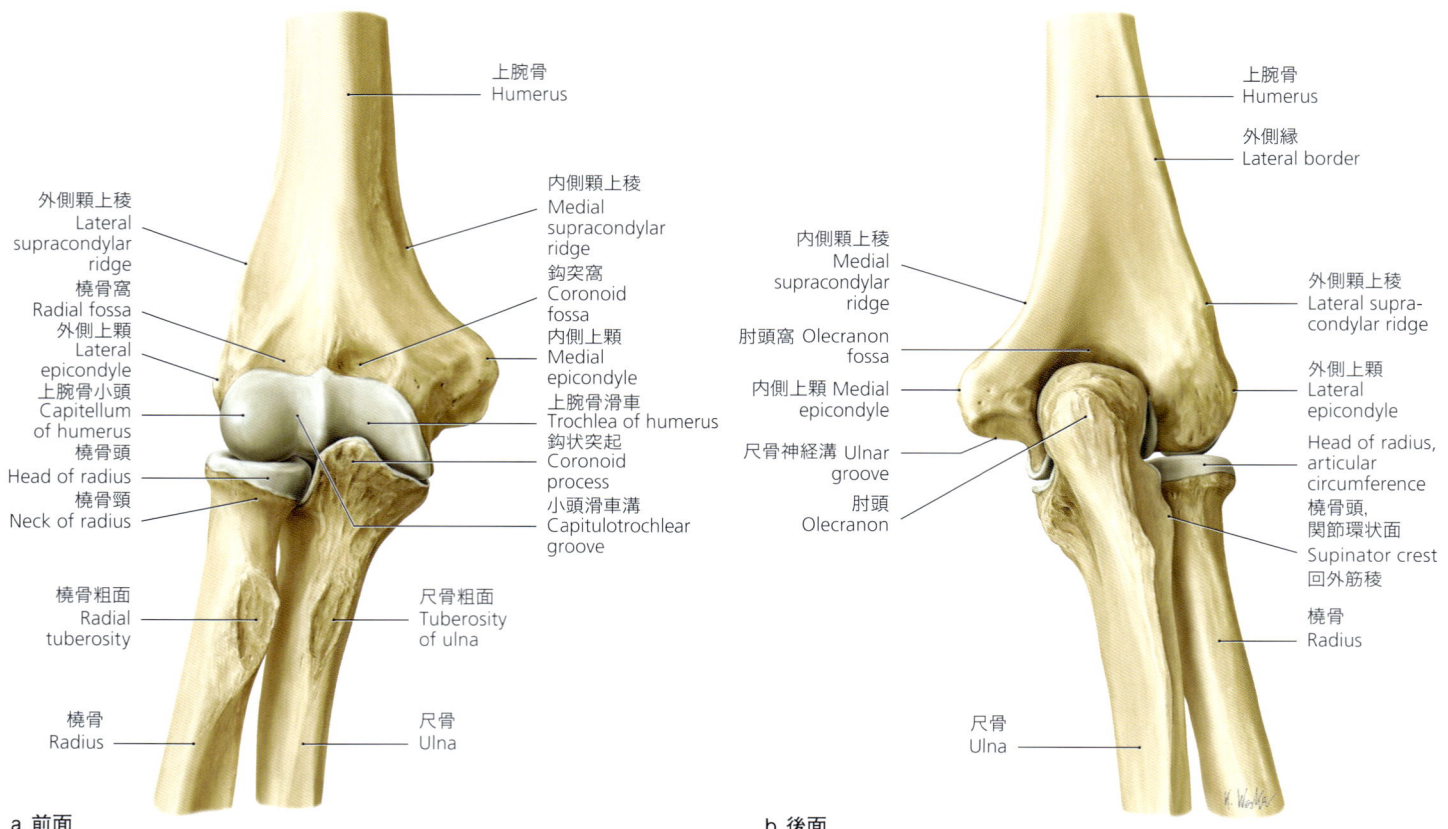

a 前面

b 後面

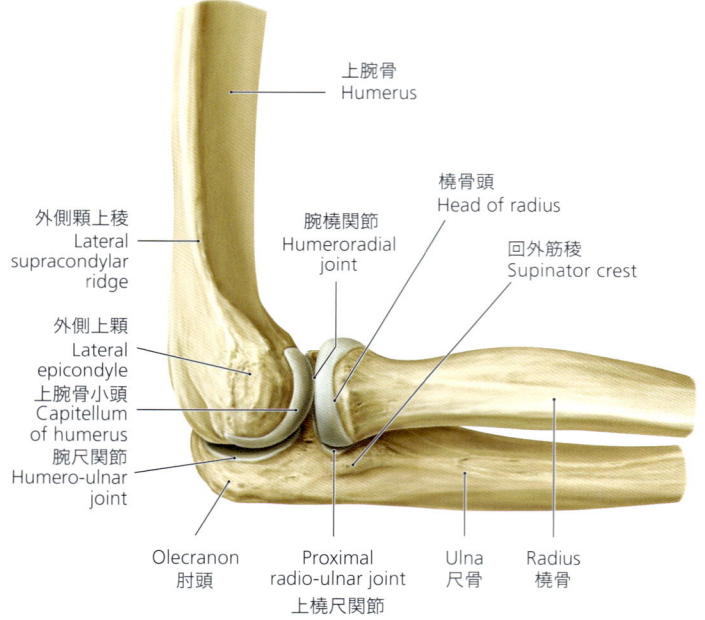

c 外側面

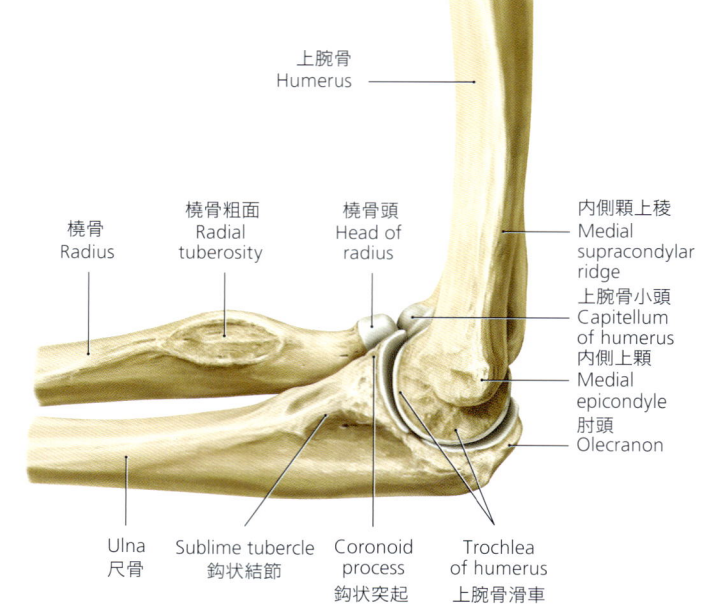

d 内側面

A　右肘関節を構成する骨格要素

上腕骨，橈骨，尺骨は互いに関節し肘関節を作る．
肘には以下の3つの関節がある．
・上腕骨と尺骨の間の腕尺関節
・上腕骨と橈骨の間の腕橈関節
・橈骨と尺骨の近位間の上橈尺関節

Note　鈎状結節（ラテン語で）"Tuberculum sublimius"（誤ってしばしば"Tuberculum subliminus"と呼ばれる）は臨床用語であり，解剖学用語ではない．

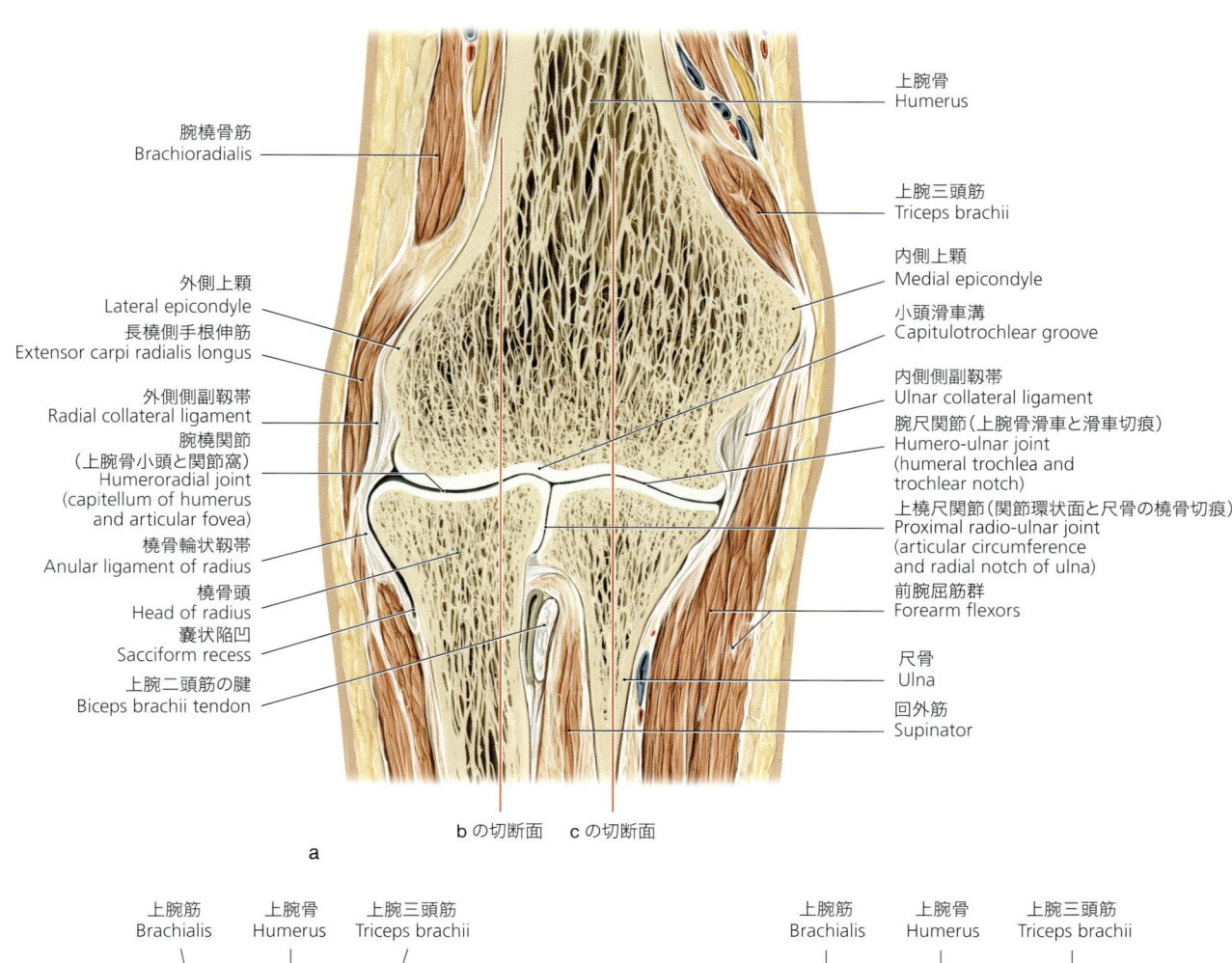

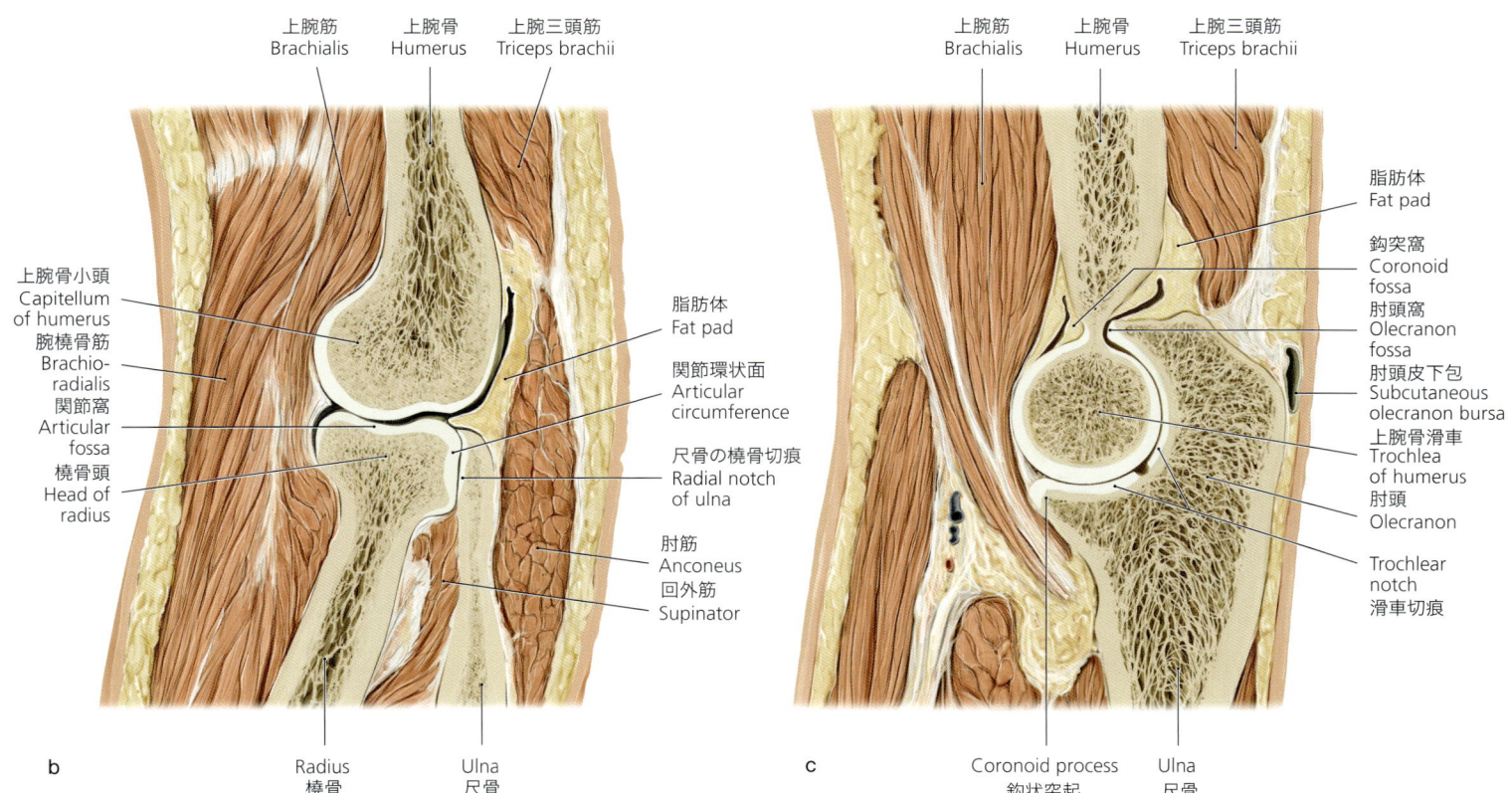

B 右肘関節の骨格と軟部組織要素

a 冠状断面（前頭断面），前方から見る（b と c の断面にも注意すること）．
b 腕橈関節と上橈尺関節の矢状断面，内側から見る．
c 腕尺関節の矢状断面，内側から見る．
（Kiel 大学の解剖学コレクションの標本を基に描画）

1.21 肘関節：関節包と靱帯 The Elbow Joint: Capsule and Ligaments

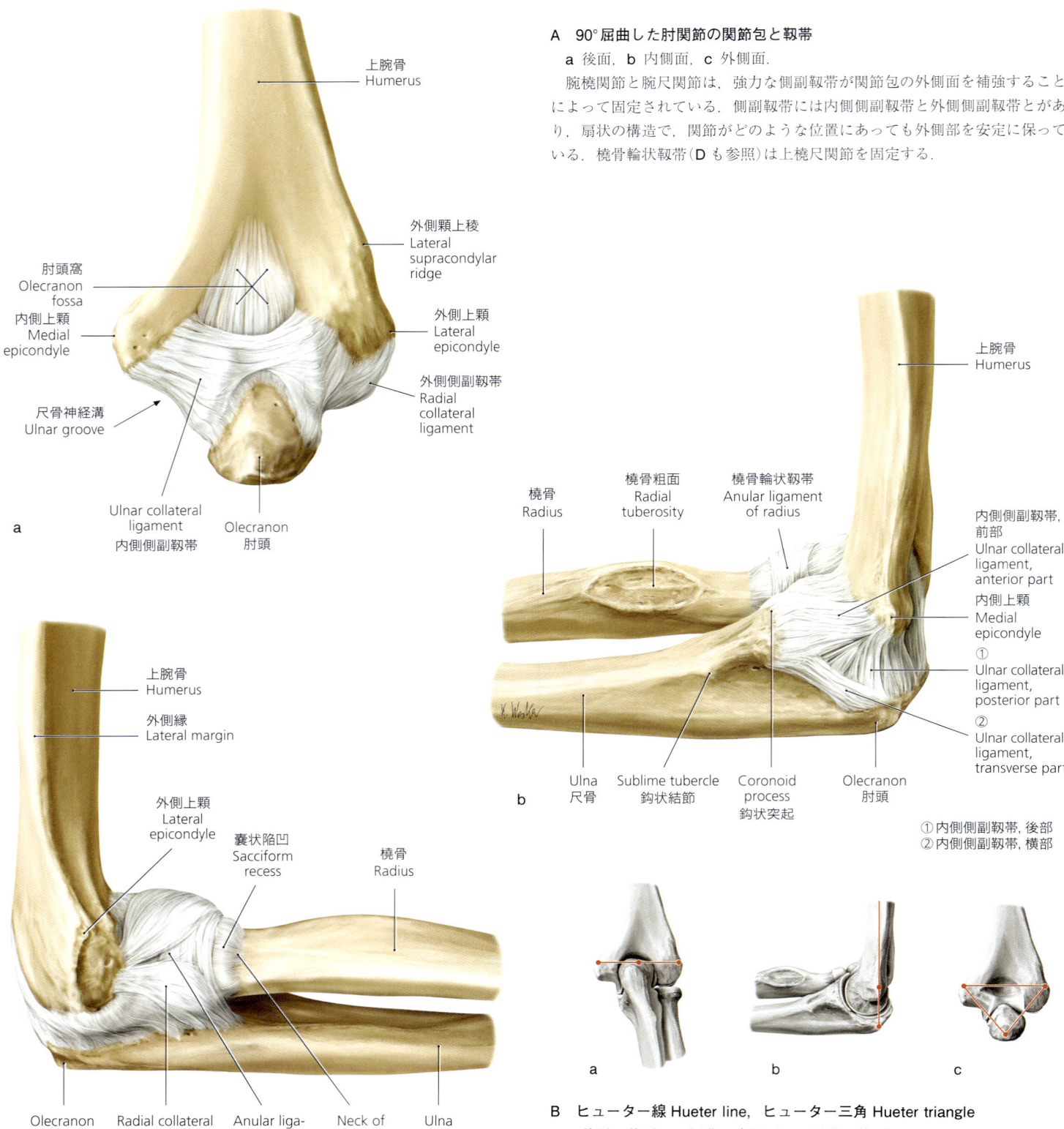

A　90°屈曲した肘関節の関節包と靱帯
　a 後面，b 内側面，c 外側面．
　腕橈関節と腕尺関節は，強力な側副靱帯が関節包の外側面を補強することによって固定されている．側副靱帯には内側側副靱帯と外側側副靱帯とがあり，扇状の構造で，関節がどのような位置にあっても外側部を安定に保っている．橈骨輪状靱帯（D も参照）は上橈尺関節を固定する．

① 内側側副靱帯，後部
② 内側側副靱帯，横部

B　ヒューター線 Hueter line，ヒューター三角 Hueter triangle
　a 伸展，後面．b 屈曲，内側面．c 屈曲，後面．
　伸展した肘を後面から見ると，内側上顆，外側上顆，肘頭は直線上にある．また，屈曲位でも外側から見ると，直線上にある．しかし，屈曲した肘を後面から見ると，内側上顆と外側上顆は肘頭を頂点とする二等辺三角形をなす．骨折や脱臼ではこの三角形が変形する．

上肢 1 骨，関節，靱帯

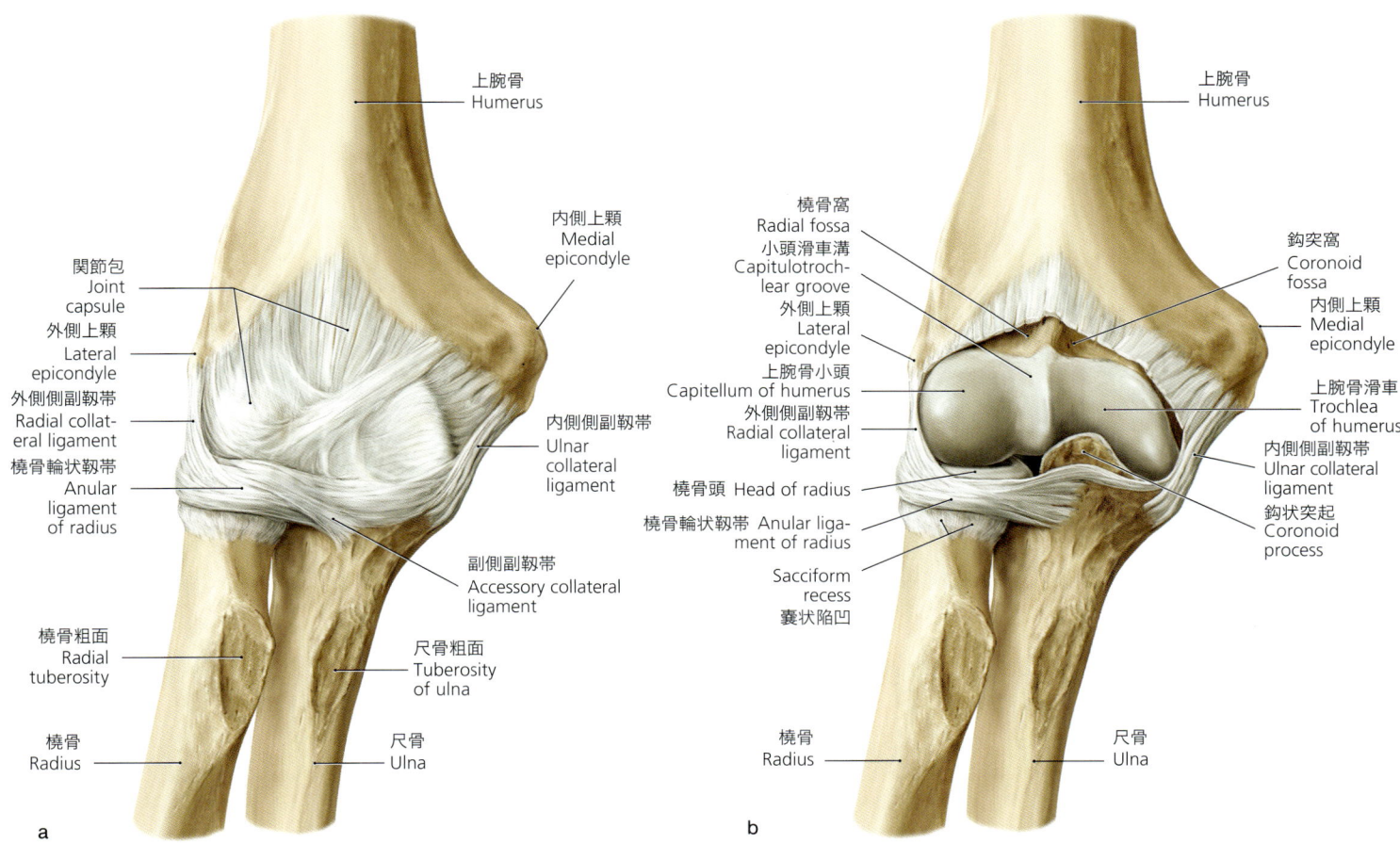

C 伸展位の右肘関節の関節包と靱帯
a 前面．
b 前面．関節包の前部を取り除いてある．

肘関節の関節包は，肘関節にある3つの関節のすべてを包み込む．関節包は前面と後面が非常に薄く，両側が側副靱帯によって補強されている（A参照）．橈骨頭を越えた位置，橈骨輪状靱帯の下部で，関節包は膨らんで囊状陥凹を形成する．これは，余った組織によるヒダで，前腕の回内と回外の際に予備的に働く．上腕筋と肘筋は，屈曲時と伸展時に関節包を引き締め，関節包が関節面間にはさまれないようにする（p. 326 参照）．

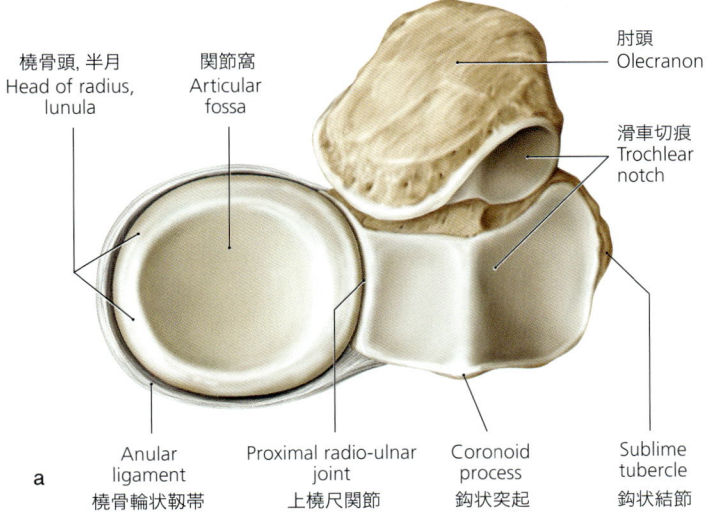
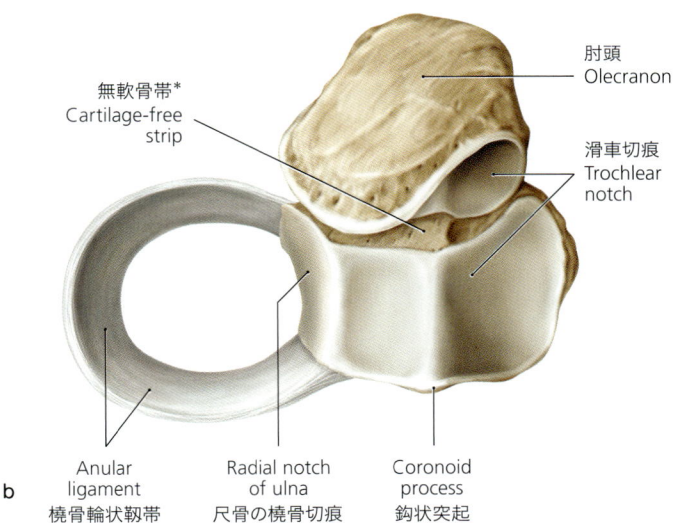

D 右上橈尺関節における橈骨輪状靱帯の走行
a 橈骨と尺骨の近位関節面．上腕骨は取り除いてある．
b さらに橈骨を取り除いてある．

橈骨輪状靱帯は上橈尺関節の固定において重要である．橈骨輪状靱帯は尺骨の橈骨切痕（軟骨で覆われた尺骨の関節面）を前から後ろに走行し，橈骨頭を包んで尺骨関節面に押し付ける．組織学的には，橈骨輪状靱帯の内面は線維軟骨でできたすべりやすい腱であり，靱帯から伝わる圧迫に抵抗できるようになっている．

*訳注："無軟骨帯"は常在せず，『解剖学用語改訂13版』（日本解剖学会監修）にも記載されていない．

1.22 肘関節の画像 Images of the Elbow Joint

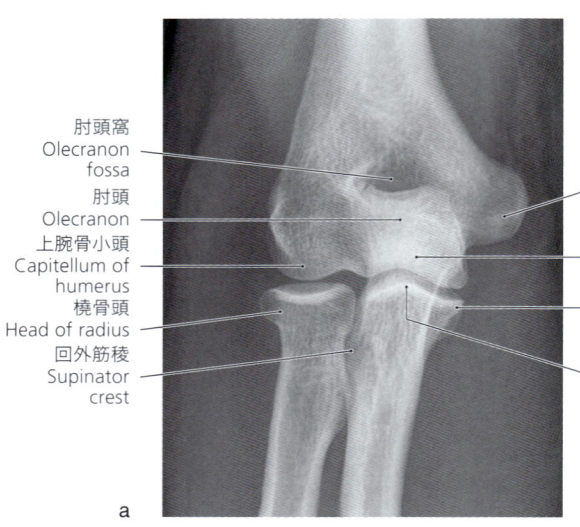
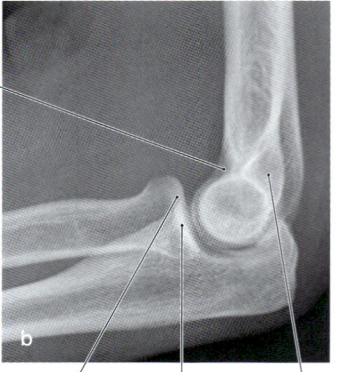
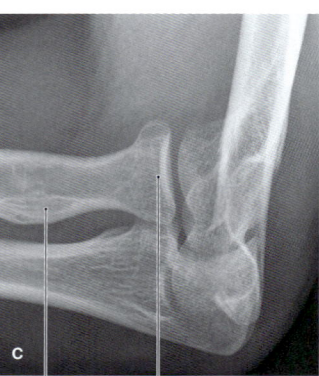
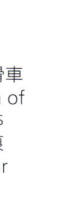

A　右肘関節の標準X線像

a 前後（AP）像．b, c 側面像．c 橈骨頭撮影法による画像（以下参照）．d 撮影法：側面撮影法（画像 b, c）では腕を90°外転させ，肘を直角に曲げて，手を半回内位にして撮影する（b の場合上から垂直に照射）．橈骨頭の骨折が疑われる場合は，橈骨頭撮影法による画像（c 参照）も撮影する必要がある（同じく側面から，ただし45°斜入射）．この撮影法は特に非転位型の橈骨頭骨折に適応される（X線像：HEH Braunschweig 財団，Dr. med. Hans-Peter Sobotta より）．

次の場合は2方向から標準X線撮影を実行する．

- 急性肘脱臼の疑い（2番目に多い脱臼で，成人10万人あたり年間5〜6件，**Ba** 参照）
- 随伴骨折［鈎状突起骨折（**Bb** 参照）または橈骨頭骨折（**C** 参照）］の有無と，後続する慢性外傷性不安定のリスクに応じて．
- 関節不安定の有無を示す関節調和性を評価するための整復後．
- 原発性および外傷後の肘関節症における標準的なX線像上の徴候（骨棘増殖，関節腔狭小化，軟骨下硬化など）の検出のため．

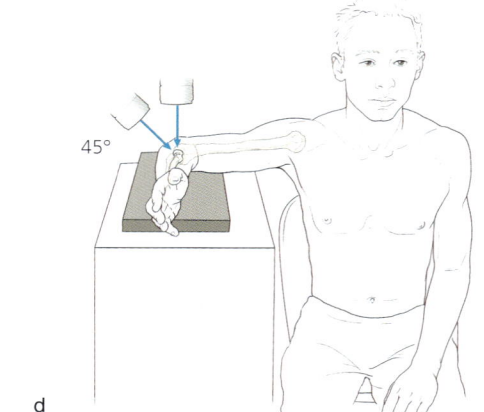

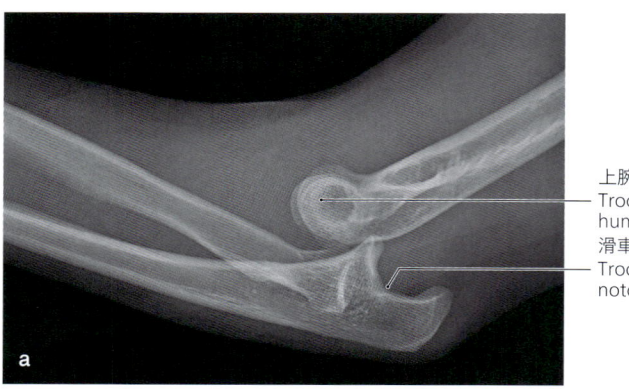
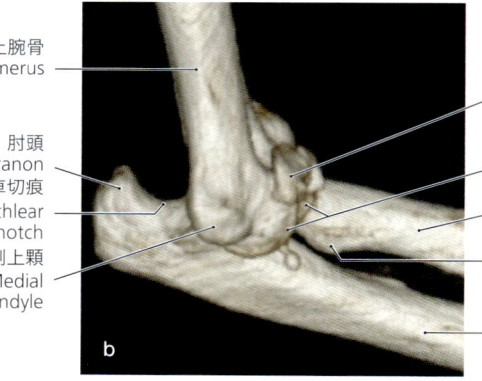

B　急性肘関節脱臼

a 随伴損傷のない脱臼（画像：Flensburg DIAKO 病院，診断・創成放射線学／神経放射線学研究所，Prof. S. Müller-Hülsbeck, M. D. より）．b 肘関節「Terrible-Triad」損傷の3D画像（CT），内側面．橈骨頭骨折（Mason 分類Ⅱ骨折，**Cd** 参照）および鈎状突起骨折，ならびに外側側副靱帯（LCL）／内側側副靱帯（MCL）の断裂を随伴する肘関節の複雑脱臼（Müller, Hollinger, Burkhart（eds）：Expertise Ellenbogen, Thieme, Stuttgart 2016 より）．

Note 3D像（b）は，骨折の経過，転移破片，粉砕領域の範囲の分析が可能であるため，複雑な骨損傷や関節内損傷時に適している．関節包靱帯をさらに評価するには，MRIが最適な画像検査である．

上肢　1　骨，関節，靱帯

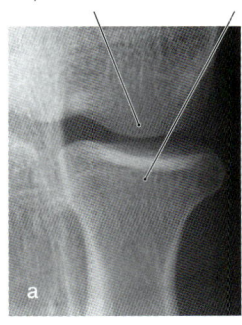
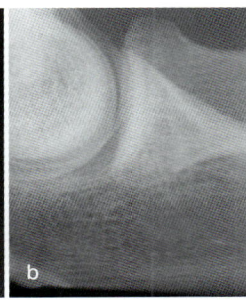
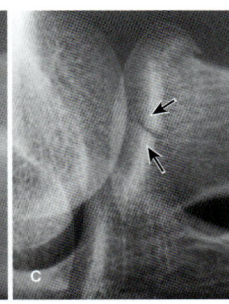

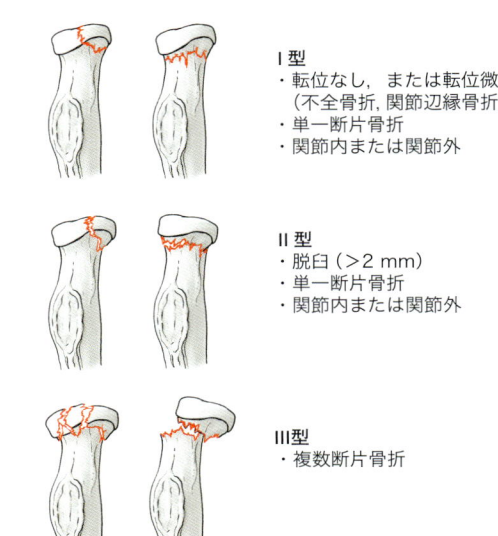

C　関節障害（左肘関節）を伴う非転位性橈骨頭骨折（Mason分類Ⅰ型，不全骨折）

a 前後（AP）像，腹側から見る．b 側面像．c 45°投影，橈骨頭撮影法による画像．Ad も参照のこと（Bohndorf, Imhof, Fischer（eds）：Radiologische Diagnostik der Knochen und Gelenke, 2. Aufl. Thieme, Stuttgart 2006 より）．d 橈骨頭骨折の重症度判定用のMason分類．

Note　橈骨頸骨折および橈骨頭骨折は，成人における最も頻度の高い肘関節損傷であり，およそ50％を占める．ほとんどの場合，伸長した上腕の上に転倒し，上腕骨小頭で橈骨頭が圧迫されて生じる間接的外傷が原因である．この種の骨折の約半分は非転位性であるため（Mason分類Ⅰ型骨折），標準X線検査では確認しにくい．多くの場合，直接視認できるのは45°投影のみである（骨折の亀裂：矢印）．

E　日常診療で常用される肘関節の略語

MCL	内側側副靱帯	LCL	外側側副靱帯
aMCL	MCLの前束	LUCL	外側尺骨側副靱帯
pMCL	MCLの後束	RCL	橈骨側副靱帯
		AL	輪状靱帯
横靱帯	Transverse ligament（＝クーパー靱帯）		Anular ligament
		ALCL	副外側側副靱帯
HRG	腕橈関節	PRUG	近位橈尺関節
HUG	腕尺関節	DRUG	遠位橈尺関節

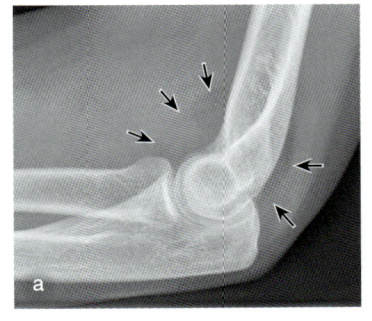
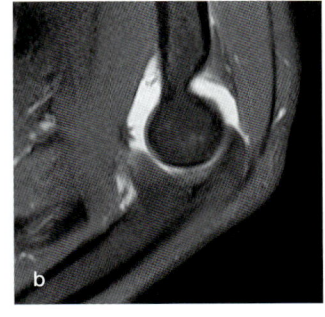

D　脂肪体徴候

a 側面X線像（HEH Braunschweig財団，Dr. med. Hans-Peter Sobotta より）．b MRI画像，関節滲出液の徴候として信号増強がみられる（MVZ blikk.Braunschweigより）．肘関節には腹側と背側の内膜下，つまり滑膜と被膜線維の間に小さな脂肪体がある．健康な肘関節では腹側脂肪体のみがX線像上で視認できる．この脂肪体は，骨周囲に密接する不連続な白線として現れる．一方，背側脂肪体は肘頭窩に隠れている（p. 289, Bc 参照）．骨折（関節リウマチや感染症などほかの病状も含む）の結果として，関節内に過剰な体液が蓄積すると（関節包滲出液，関節包への出血），内膜下の腹側脂肪体が骨から離れ，背側脂肪体も骨から離れているのが視認できる（矢印）．すなわち，肘関節の「脂肪体徴候」は，骨折やその他の病状の診断に役立つX線像上の徴候である．評価は肘関節を90°屈曲位にして撮影した標準（側面）X線像で行う．

Note　該当する病歴と臨床症状がある場合は，脂肪体徴候の存在が示されるだけで十分骨折を診断できる．正しい撮影技術（厳密に側方，90％屈曲）であれば，脂肪体徴候の存在が，非常に高い感度と特異性で骨折の証明となる．

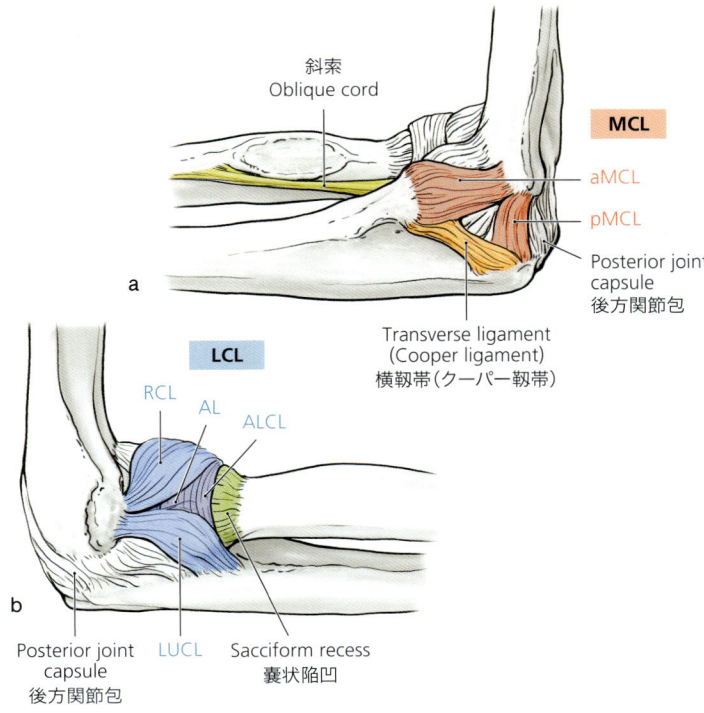

F　右肘関節の関節包を補強する内側側副靱帯（a）と外側側副靱帯（b）
略語は E 参照．

293

1.23 前腕：上・下橈尺関節 The Forearm: Proximal and Distal Radio-ulnar Joints

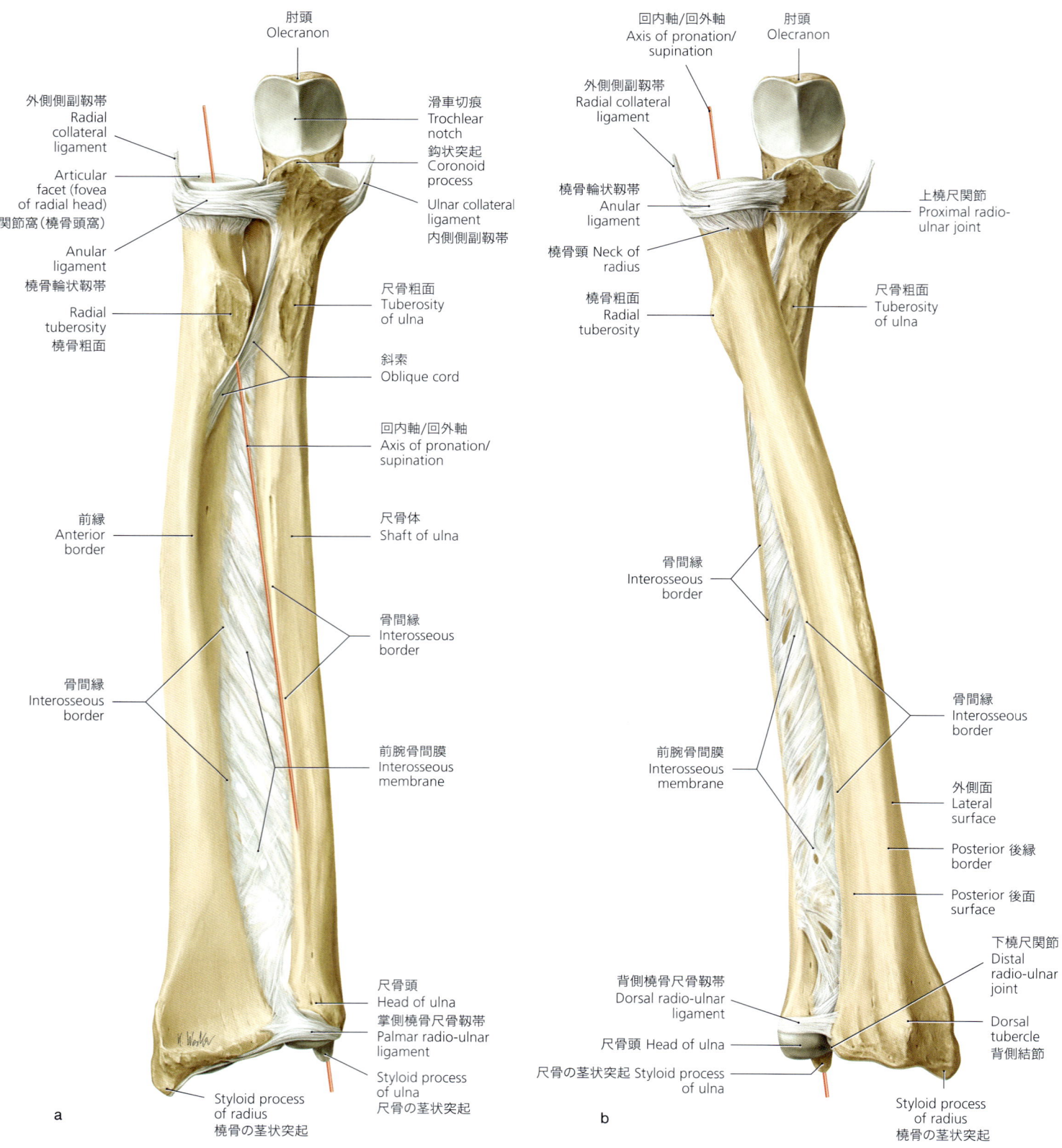

A 回内・回外位の上・下橈尺関節の靱帯と軸
右前腕, 前面.
a 回外 (橈骨と尺骨は互いに平行).
b 回内 (橈骨と尺骨は交叉).

上橈尺関節は下橈尺関節とともに手の回内と回外に働く．両関節は骨間膜によって機能的に結び付いており，一方の運動は他方の運動と必然的に関連する．回内と回外の軸は上腕骨小頭の中心（図にはない）から斜めに走り，橈骨関節窩の中心を通って尺骨の茎状突起にまで至る．

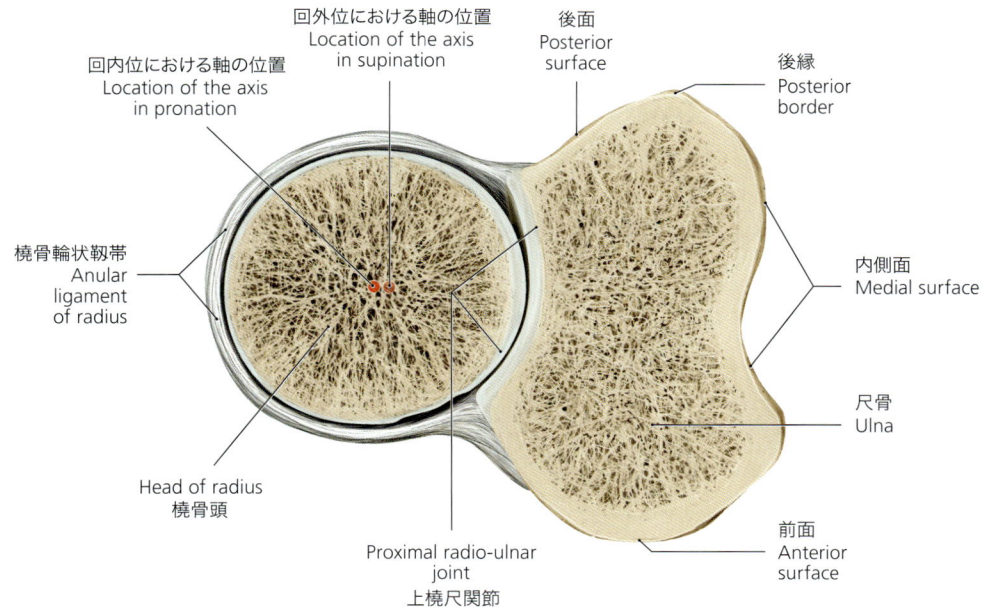

B 回内位における右上橈尺関節の横断面
遠位から見る．
橈骨頭はやや卵円形で，橈骨頭を通る回外軸/回内軸は回外時に約 2 mm 橈側に移動する（橈骨頭の長径は回内時に水平になる）．このため，手が回内すると，骨間腔に橈骨粗面のための十分な腔ができる（橈骨粗面と斜索の間の腔：例えば Aa 参照）．

Note 橈骨関節環状面の関節軟骨は回内側でより厚いことに注意すること．この肥厚は回内位において上橈尺関節により大きな圧迫が加わることに起因する．

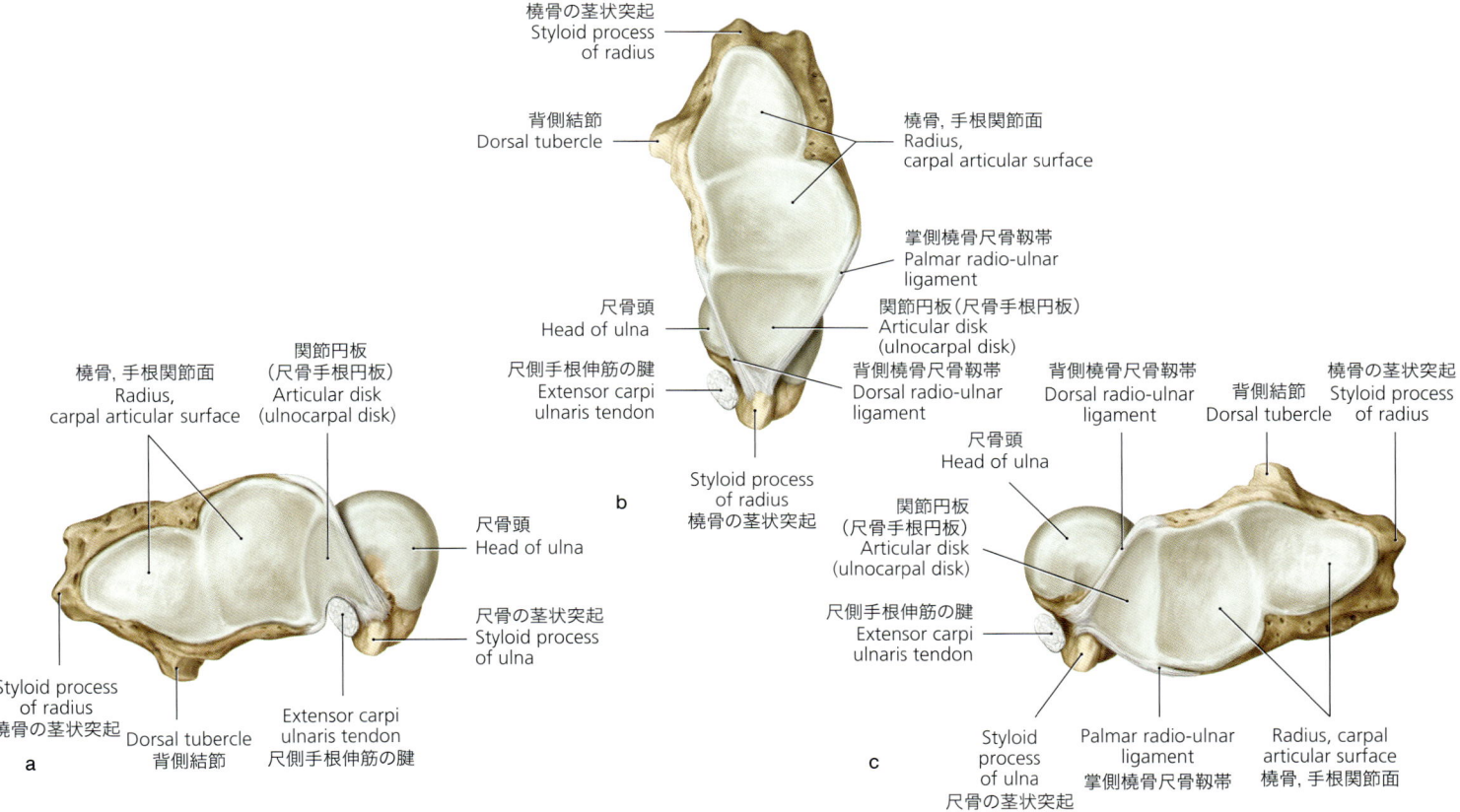

C 回内と回外における橈骨と尺骨の回転
右前腕の橈骨と尺骨の遠位側の関節面．わかりやすくするため，尺骨手根円板は示していない．
a 回外位．
b 中間位，中立位 neutral position（半回内位）．
c 回内位．

背側・掌側橈骨尺骨靱帯は"尺骨手根複合体"の一部であり，下橈尺関節の安定に働く．2 つの関節面の接触様式は，橈骨と尺骨の位置によって変化する．関節面は中間の位置（半回内位，中立位）において最も接近する．

1.24 肘関節と橈尺関節の運動 Movements of the Elbow and Radio-ulnar Joints

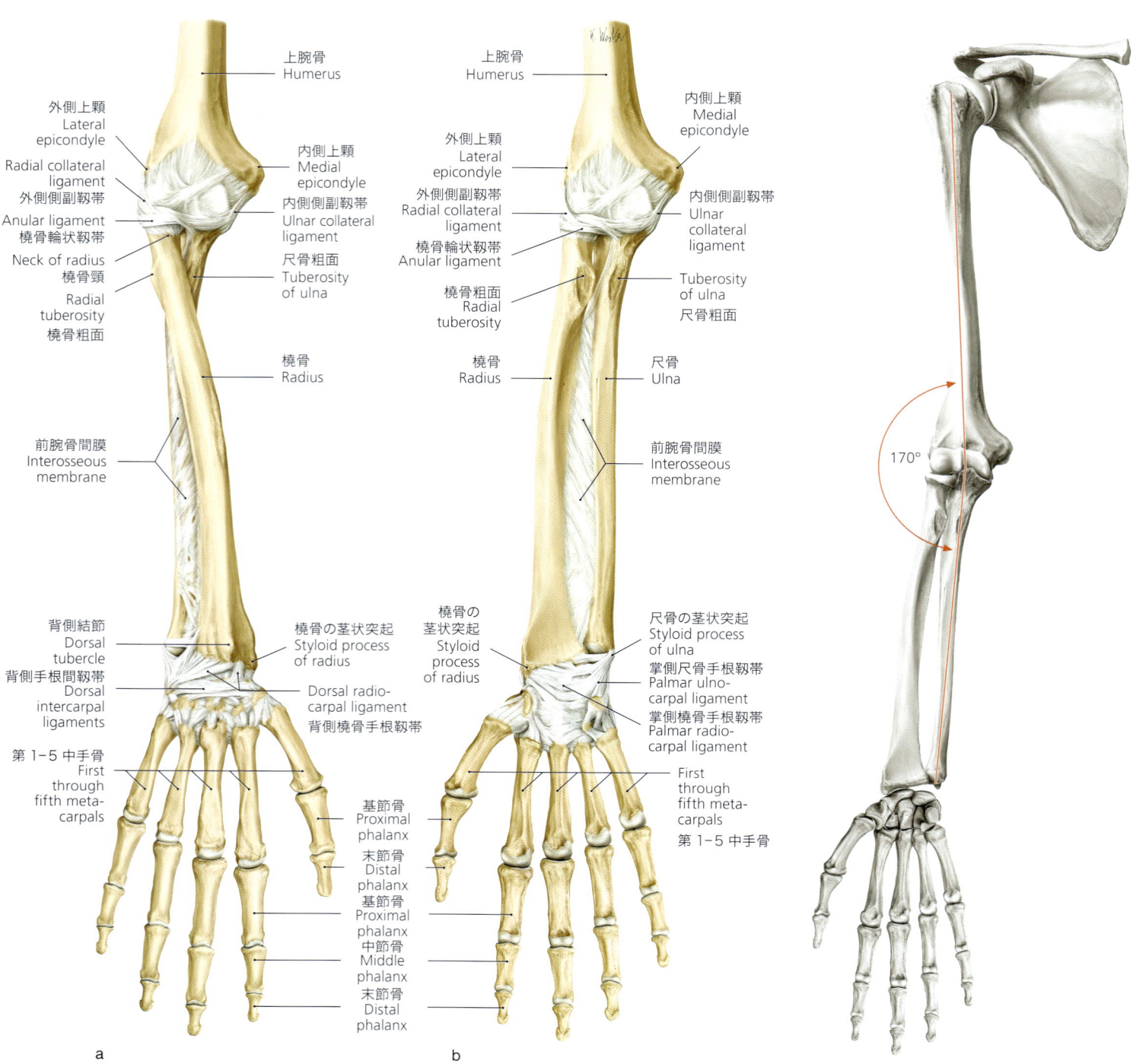

A　右手の回内と回外

前面．
a 回内．**b** 回外．

手の回内・回外により，食物を口に運び，防御や汚れを落とすために体を触ることができる．また回内・回外は，ドライバーを回したり，電球を回したり，バケツを空にしたり，ドアを開けたりする手の働きにも必要である．手が動く範囲は，上肢帯と体幹の運動を加えることでさらに広がる．例えば，手を360°捻転することが可能になる．

B　肘関節における生理的外反

前腕を回外した右上肢の骨格．前面．

上腕骨滑車（p. 288参照）の形は上腕骨体と尺骨の間に正常な外反（体軸から離れて，外方に曲がったり，ねじれたりしていること）を作る（外反肘）．これは特に伸展時と回外時に当てはまる．この時の"肘の角度"は約170°である．

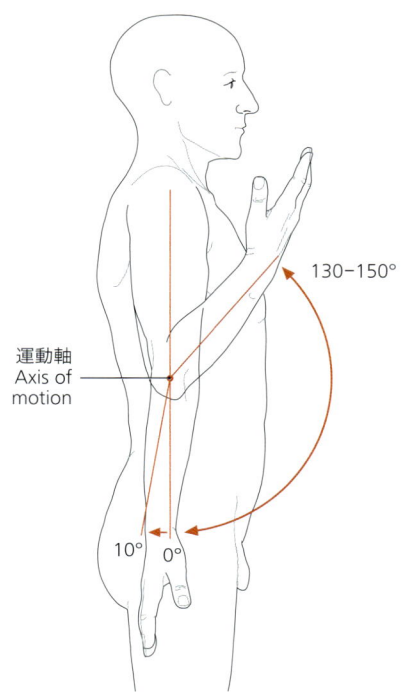

C 肘における腕橈関節と腕尺関節の関節可動域

前腕の屈曲軸/伸展軸は，両上顆より下に位置し，上腕骨小頭と滑車を通る．中立位(0°)から始まり，両関節は最大150°の屈曲と約10°の伸展を示す．これらの運動は軟部組織(筋，脂肪など)や骨(肘頭)により制限され，個人によって異なる．

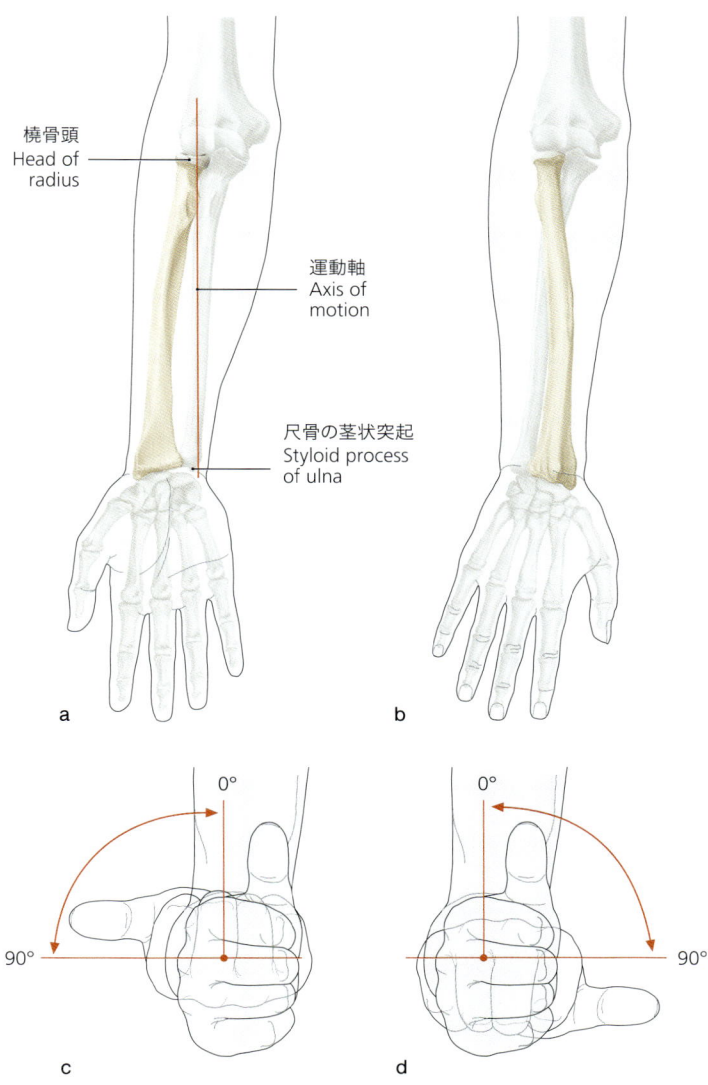

D 右手の回内/回外の範囲と軸

手と前腕の中立位(0°)は半回内位ともいう．回内/回外の軸は橈骨頭と尺骨の茎状突起を通る．
a 回外位(橈骨と尺骨は互いに平行である)．
b 回内位(橈骨と尺骨は交叉する)．
c 肘を屈曲し，手を回外する．前方から見る(手掌は上を向く)．
d 肘を屈曲し，手を回内する．前方から見る(手掌は下を向く)．

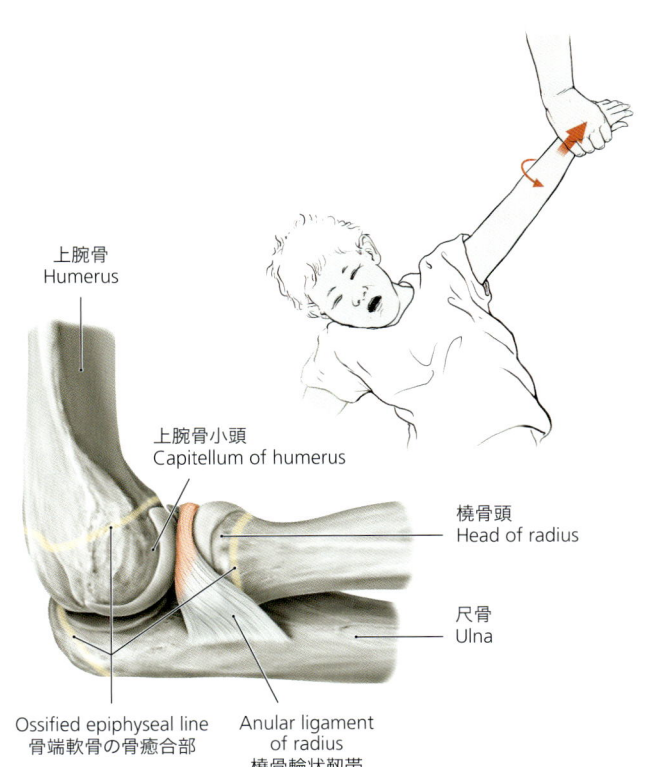

E 肘内障 pulled elbow

肘内障は，幼児期(5～7歳)に非常に多発する障害である(年齢が上がるとともに，靱帯が安定化するため，障害リスクは低下する)．これはほとんどの場合，前腕が回内された状態で急激に引っ張られることによって，橈骨頭が橈骨輪状靱帯下にずれ込む(亜脱臼する)ことによって生じる(したがって，"nursemaid's elbow"あるいは"pulled elbow"とも呼ばれる)．これによって，橈骨輪状靱帯は橈骨と上腕骨小頭との間に挟まれ，肘関節はやや屈曲位にブロックされることになり，腕は総じて内側に回旋したままとなる(回内位)．患児は亜脱臼とそれに起因する痛みのために腕をだらりと下垂させていることから，腕が麻痺しているような印象を受ける(偽麻痺 pseudoparalysis の一種，いわゆるシャセイナック麻痺 Chassaignac's paralysis, painful brachial palsy)．診断としては臨床所見と，骨障害(橈骨頭の骨端線骨折)がないことを確認するために2方向からのX線撮影が不可欠である．屈曲した肘関節を強く回外することによって伸展位にする整復が行われれば，患児の痛みは数分後に消失する．

1.25 手の靱帯 Ligaments of the Hand

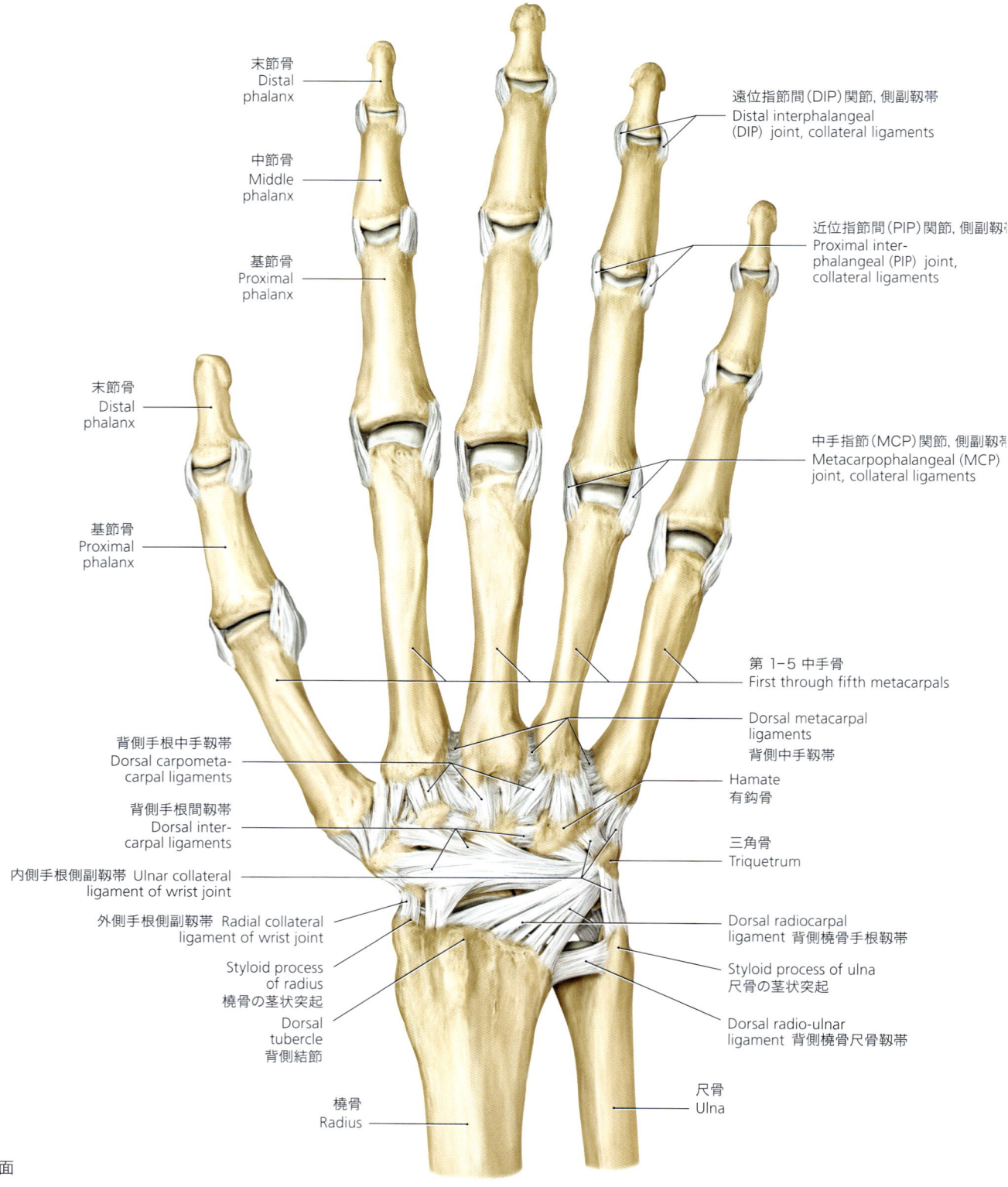

a 手背面

A 右手の靱帯

手根靱帯は，隣接する骨をそれらの運動方向に導き，運動の振れ幅を制限し，手首の関節全体を安定化させる．手根靱帯の位置は個々に非常に異なり，複雑に入り組んでいるため，準備が難しい．手首の関節包と密接に絡まり合い，主として関節包を安定させる外在靱帯 extrinsic ligament は，どちらかというと浅い位置にある．これに対して，より深い位置には内在靱帯 intrinsic ligament がある．これは骨間を走る線維の形で，関節内部を区画に仕切っている（p. 300 参照）．手根靱帯はこのように，外在靱帯と内在靱帯に区別することが多いが，靱帯の位置と構成から区別する方法もある．

上肢　1　骨，関節，靱帯

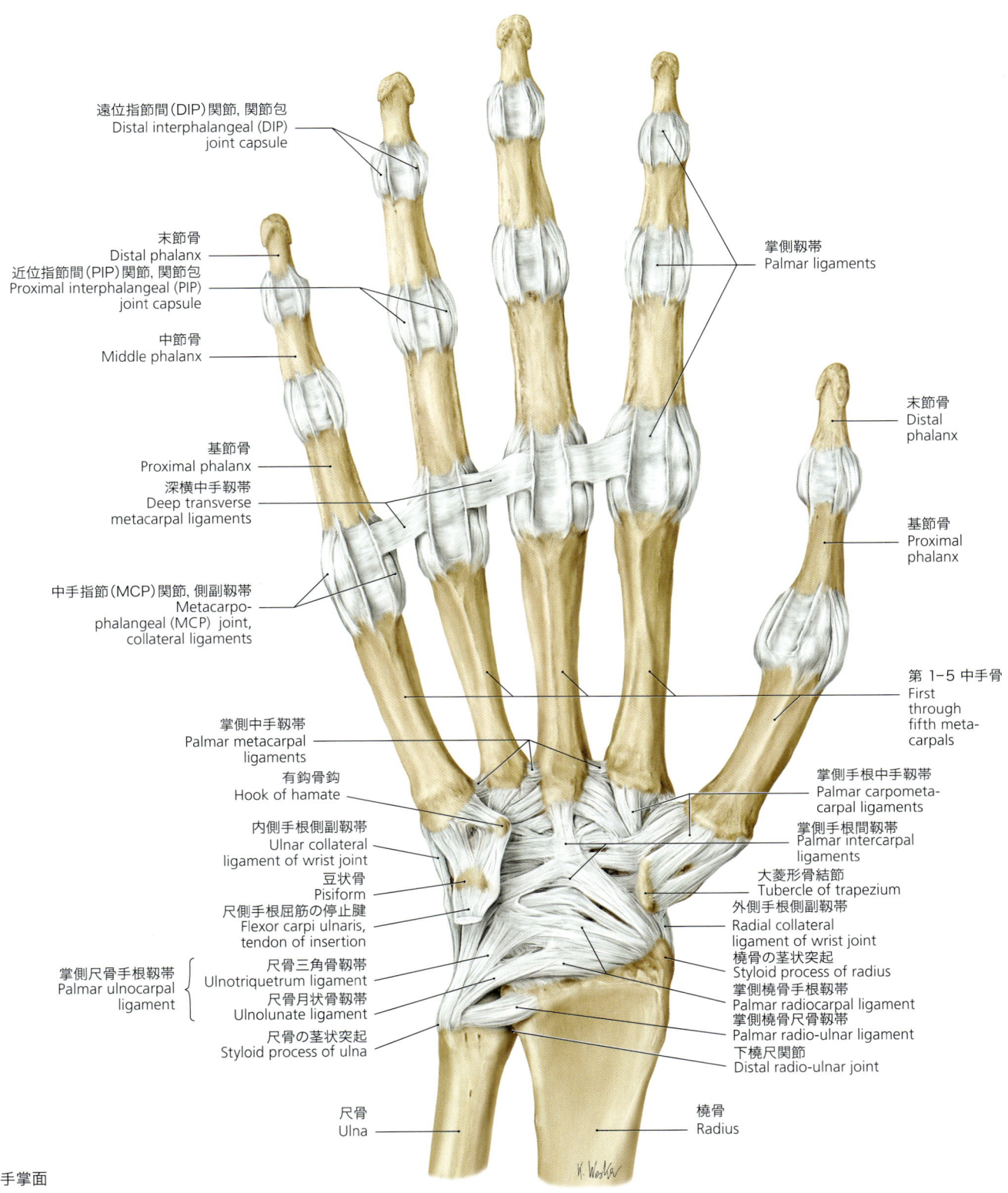

b 手掌面

- 前腕と手根骨の間の靱帯（橈骨手根靱帯，尺骨手根靱帯，側副靱帯）
- 個々の手根骨間の靱帯（骨間手根間靱帯）
- 手根骨と中手骨の間の靱帯（手根中手靱帯）
- 中手骨の底部間の靱帯（中手靱帯）

1.26 手に内在する靱帯，関節区画および尺骨手根複合体
Intrinsic Ligaments in the Hand, Joint Compartments and Ulnocarpal Complex

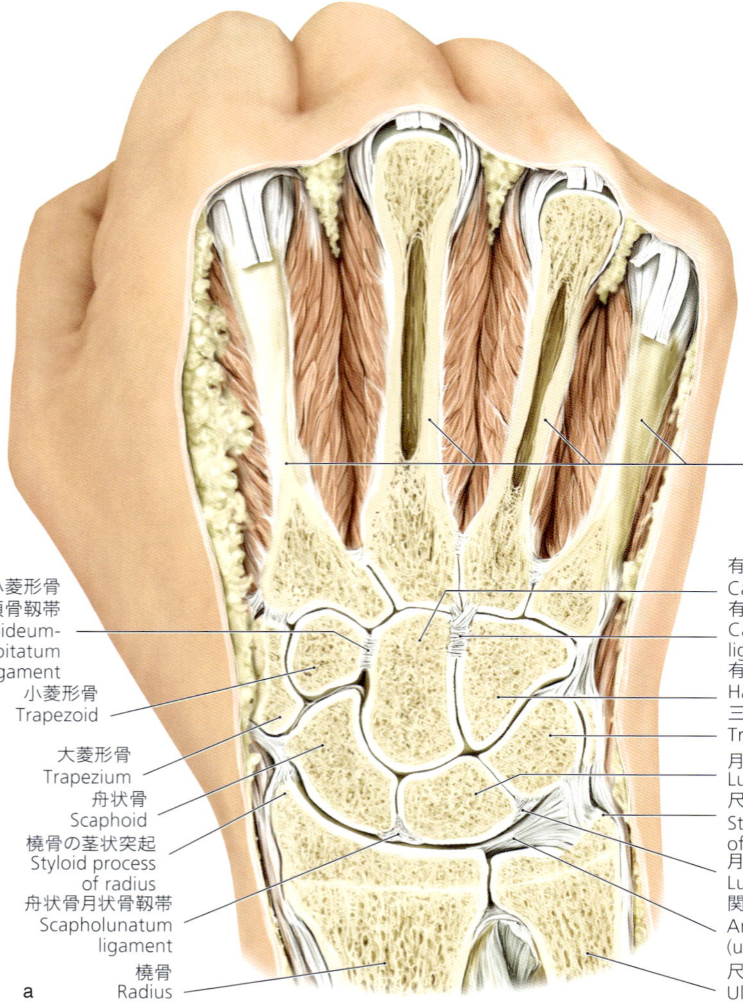

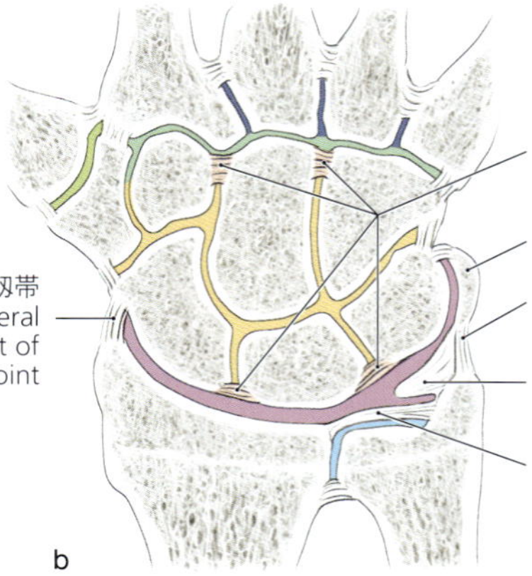

A 手根の靱帯結合および関節区画

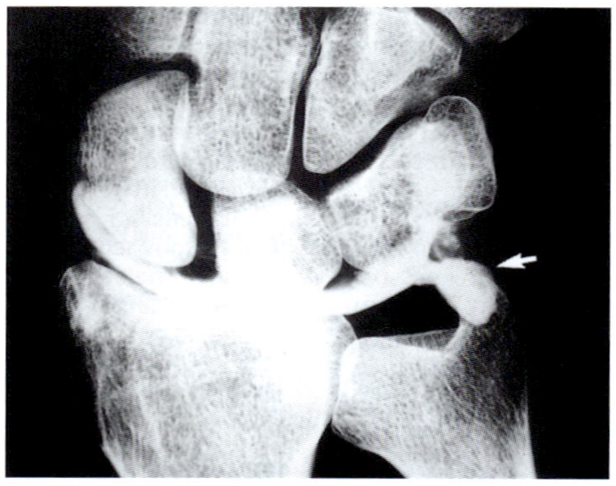

a 右手手根部の冠状断面，背面（Kiel 大学の解剖学コレクションの標本を基に描画）．b 関節複合体の模式図（右手，背面）．c 橈骨手根関節の関節造影（Köln 大学解剖学研究所，Prof. Dr. J. Koebke の厚意による）．d, e 橈骨手根関節の CT 関節造影（Bohndorf, Imhof, Fischer: Radiologische Diagnostik der Knochen und Gelenke, 2. Aufl. Thieme, Stuttgart 2006 より）．d 障害のない区画．e 橈尺関節への造影剤注入で示される関節円板（尺骨手根円板）の障害（尺骨の茎状突起の損傷も観察される）．

手根部分には，関節包を補強する手根外からくる靱帯（外在靱帯，p. 298 参照）のほかに，手根間靱帯および骨間靱帯という内在靱帯があり，これらは関節円板（尺骨手根円板，三角骨円板）とともに関節内腔を多様な，そして一部は完全に閉じられた区画に区分する．この区画に関する知見は，関節造影（c-e）を行い，その状況を判断する際に臨床的に重要である．以下の関節区画に区分される（b 参照）：

- 下橈尺関節
- 橈骨手根関節
- 手根中央区画
- 手根中手区画
- 中手間関節
- 母指の手根中手関節

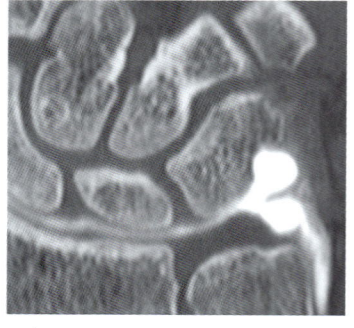
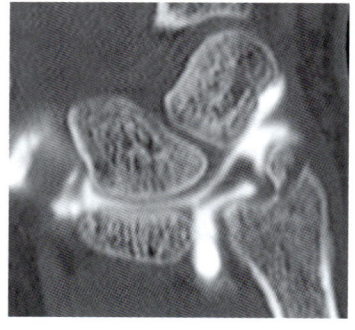

これに関連して，特に，遠位手根列の骨間靱帯（有頭骨有鈎骨靱帯および小菱形骨有頭骨靱帯），近位手根列の骨間靱帯（月状骨三角骨靱帯および舟状骨月状骨靱帯）（a 参照）そして尺骨手根複合体の最も重要な構造要素である関節円板（尺骨手根円板）は臨床的に重要である（B 参照）．ここで挙げた靱帯構造には，退行性変性が起こりやすく，また，手根の障害時に損傷を受けることも多い．関節円板（尺骨手根円板）には，すでに 30 歳から退行性変性が認められる．これに対して，近位手根列の骨間靱帯は，高齢になってから変性が認められることが多い（この症例の 30 %）．

上肢 1 骨，関節，靱帯

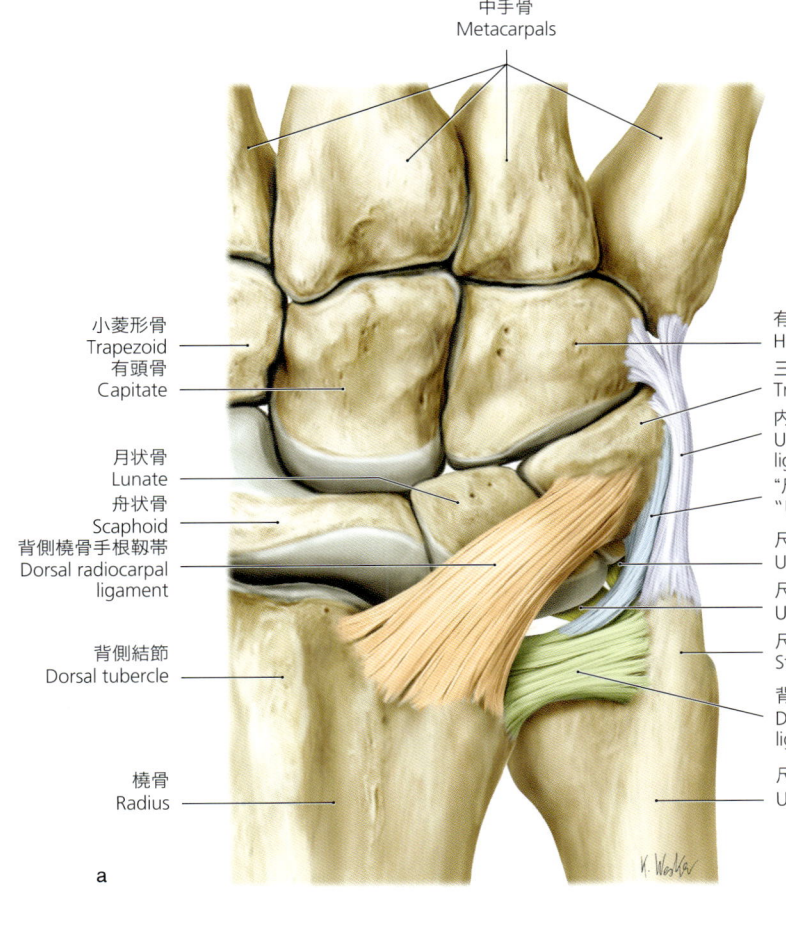

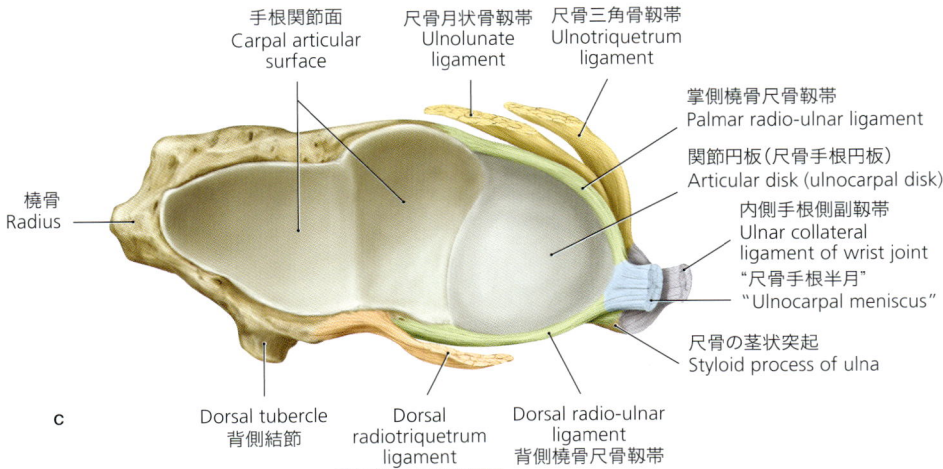

B 尺骨手根複合体

a 右手の尺骨手根複合体，背面．**b** 尺骨手根複合体の組織学的標本模式図（Schmidt, Lanz: Chirurgische Anatomie der Hand, 2. Aufl. Thieme, Stuttgart 2003 より）．**c** 右手の尺骨手根複合体を遠位側から見る．

三角の尺骨手根複合体〔同義：三角線維軟骨複合体 triangular fibrocartilage complex（TFCC）〕は靱帯と関節円板の複合体であり，尺骨遠位端，下橈尺関節そして近位手根列間を連結する役割を果たしている．尺骨手根複合体の障害は，尺骨側の手関節で被害が大きい．尺骨手根複合体は，機能的に以下に区分される：

- 関節円板（尺骨手根円板）（三角円板）
- 背側橈骨尺骨靱帯および掌側橈骨尺骨靱帯
- 尺骨月状骨靱帯および尺骨三角骨靱帯
- 「尺骨手根半月」
- 内側手根側副靱帯
- 橈骨三角骨靱帯（背側橈骨手根靱帯の一部）

線維軟骨からなる関節円板（尺骨手根円板）は，関節を横断して広がっており，尺骨遠位端と三角骨そして月状骨との間に位置する．これは，橈骨の尺骨切痕の遠位縁にある硝子軟骨性の関節軟骨に由来し，（しばしば）2本の線維小束で尺骨の茎状突起と尺骨遠位端の基底部につながっている．関節円板の外側縁は背側および掌側の橈骨尺骨靱帯に付着している．特に，線維軟骨性の関節円板の中央部および橈側部には血管が分布していないため，障害後の治癒がかなり難しい．この領域には，退行性変性も非常によく起こる．尺骨手根円板と尺骨手根半月とを混同しないように注意する．尺骨手根半月のコラーゲン線維は尺骨手根円板の背側および尺側の端縁から三角骨の掌側に向かって伸びている．したがって，尺骨手根半月は，ヒトでは近位手関節において大きく広がった尺側関節間隙を架橋しており，特に尺屈時に，力を受ける面の拡大に寄与する．

301

1.27 手根管 The Carpal Tunnel

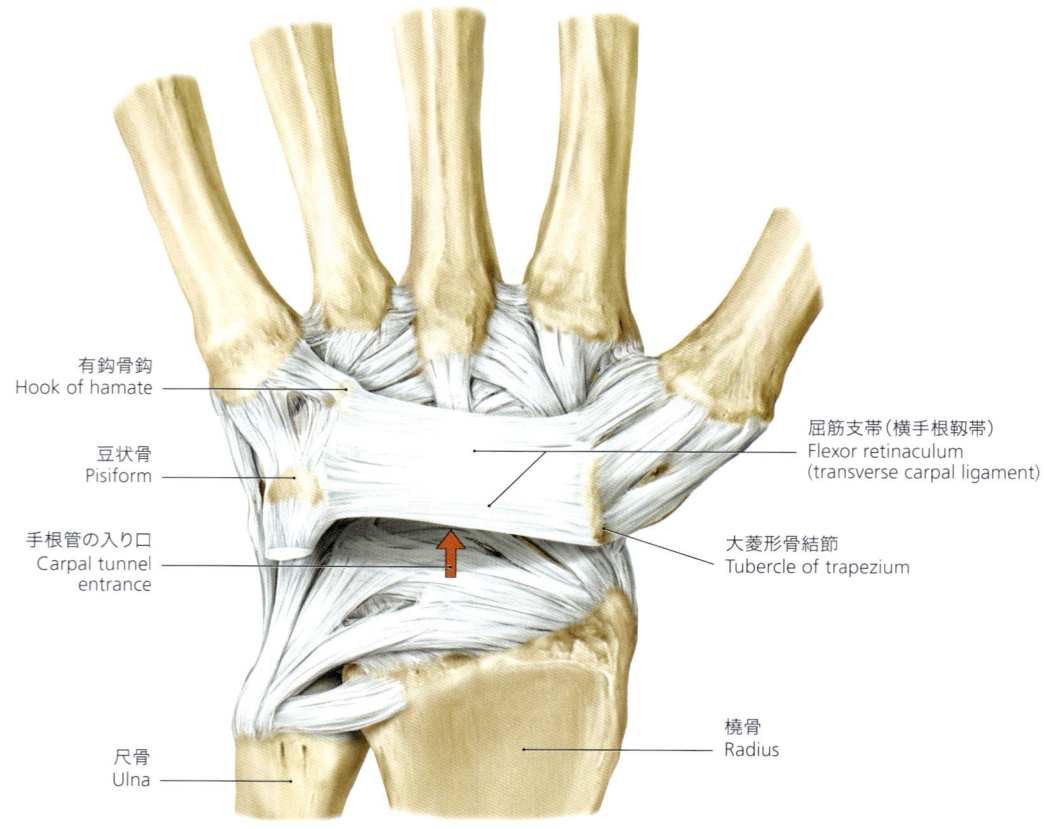

A 右手の屈筋支帯（横手根靱帯）と手根管
前面．

手首の骨要素は掌側にくぼんだ溝を形成する（Cも参照）．これは屈筋支帯（臨床的には横手根靱帯という）で閉鎖され，手根管という線維性結合組織と骨から成るトンネルを形成する．この管の最も狭い部位は遠位手根骨の中央を約1 cm越えたところである（D参照）．その部位の断面積は約 1.6 cm² に過ぎない．手根管は10の屈筋腱（腱鞘で覆われ，結合組織中にある）と正中神経（p. 386参照）が通過する．

狭い空間において，感受性の高い神経血管構造が，頻回に動く腱と密に接触するので，膨張や変性によりしばしば手根管症候群 carpal tunnel syndrome という疾患を引き起こす．手根管の狭小化により正中神経が圧迫を受け，直接的な機械的作用や神経鞘内の血流低下などで，神経の機能が障害される．慢性的な圧迫が起こると，正中神経の変性は拘束部位から広がり，進行性の疼痛や感覚麻痺，筋肉の運動麻痺や萎縮が生じる．特に短母指外転筋の障害が顕著である（p. 386参照）．

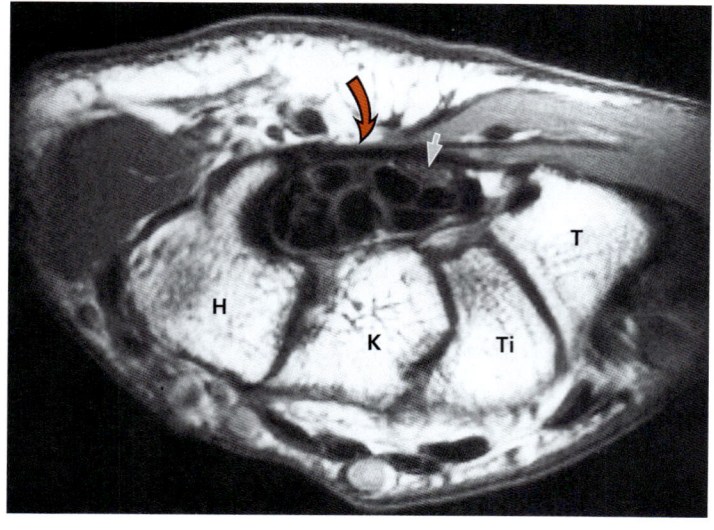

B 右手の手根管軸に沿った MRI（T1強調）
近位から見る．

屈筋支帯（横手根靱帯）は低いシグナル強調（赤色の矢印）の帯として認められる．そのすぐ下の橈側には正中神経（灰色の矢印）がある．神経には水分と脂質があるので，浅層や深層の屈筋腱よりも高いシグナル強度で認められる．

手根管症候群の診断は，主に臨床症状と神経伝導速度の測定などの電気生理学的検査結果による．通常のX線検査やCTは骨が原因である場合には有効だが，MRIは軟部組織が原因の場合（正中神経の浮腫，膨張，線維化，神経腫など）にも有効である．

H ＝ 有鈎骨と鈎
K ＝ 有頭骨
T ＝ 大菱形骨
Ti ＝ 小菱形骨

（Vahlensieck, Reiser: MRT des Bewegungsapparates, 4. Aufl, Thieme, Stuttgart 2014 より）

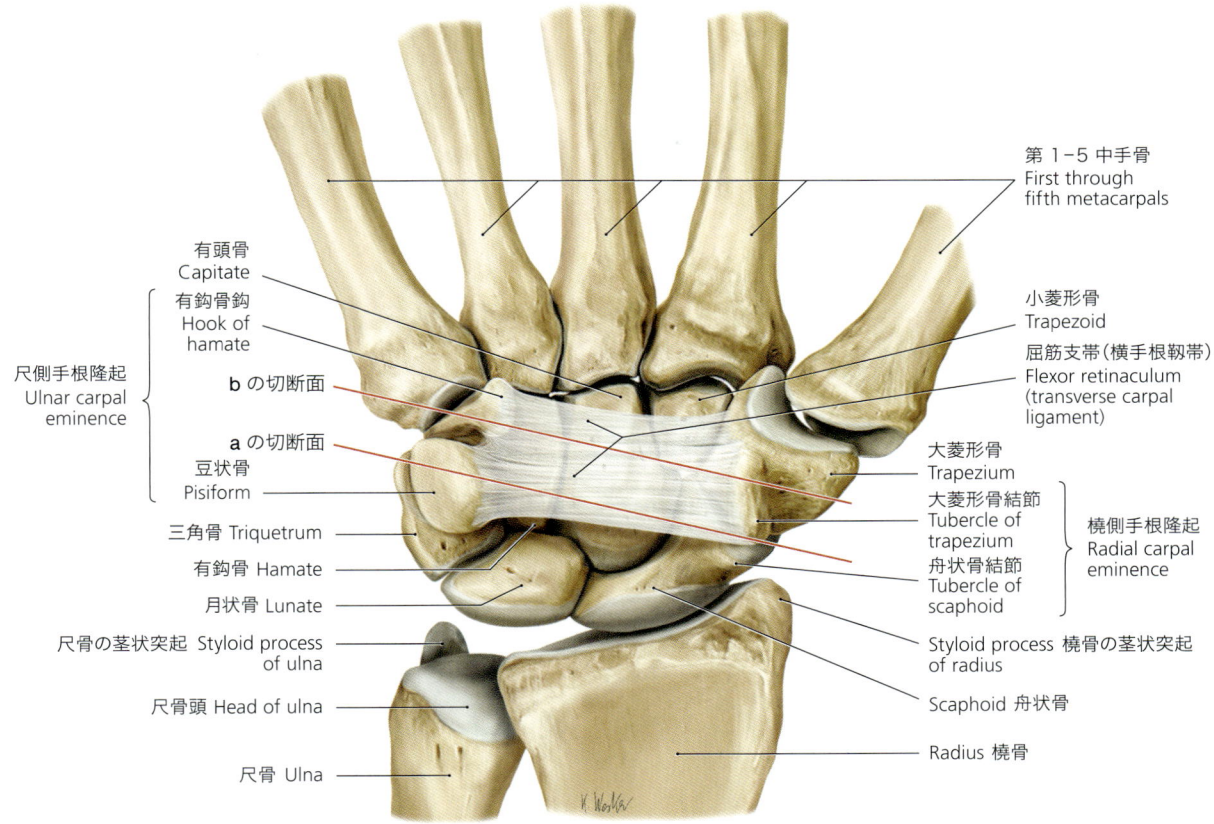

C　右手の手根管の骨性境界
前面．

手根骨は手首の背側面に凸の弓を形成し，掌側面に凹の弓を形成する．これは掌側面に手根管を作り，橈側と尺側にある骨の突出（橈側・尺側手根隆起）によって境界される．大菱形骨結節と舟状骨結節は橈側に触知可能な隆起を形成し，有鈎骨鈎と豆状骨は尺側に触知可能な隆起を形成する．これらの間に張っているのが屈筋支帯（横手根靱帯）で，掌側で手根管を閉鎖する（a, b の横断面は D の断面に対応する）．

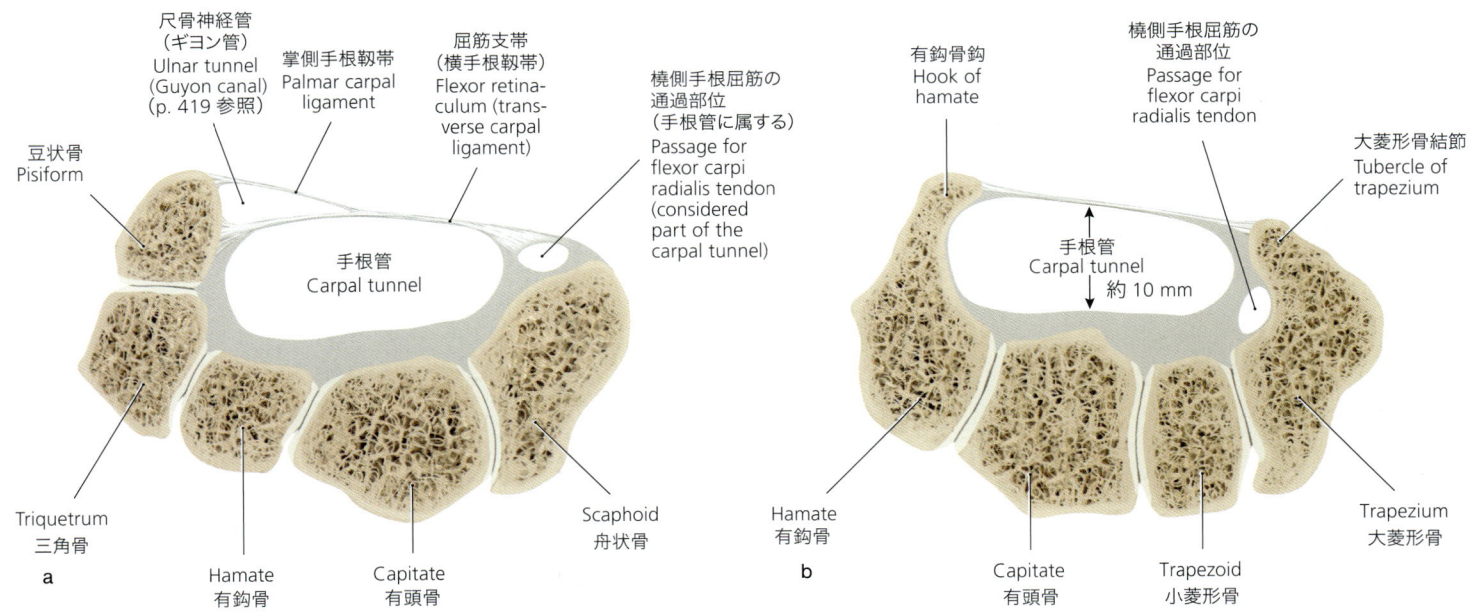

D　手根管を通る断面
a　手根管の近位部を通る断面（C 参照）．
b　手根管の遠位部を通る断面（C 参照）．

Note　手根管は遠位手根骨の中央部を越えた部位（約 10 mm）が最も狭い（b）．

手根管の総断面積の平均は約 1.6〜1.7 cm² である．

1.28 指の靱帯 Ligaments of the Fingers

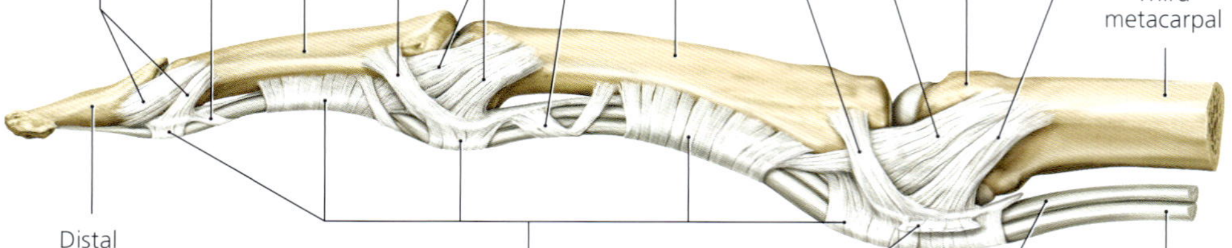

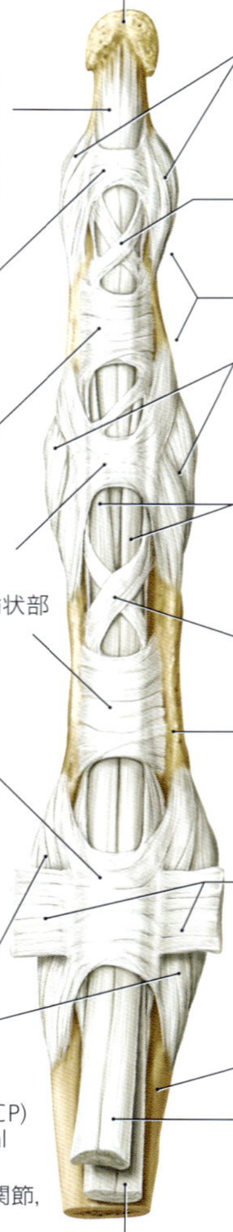

A 右中指の関節包，靱帯と腱鞘

a 外側面，b 前面．

長い屈筋腱（浅・深指屈筋の腱）は，手の掌側では強い共通の腱の滑液鞘（ここでは示していない）の中を走行する．腱鞘は長い屈筋腱が摩擦なくすべるように働く．腱鞘の外層の線維鞘は線維層を成し，輪状部と十字部によって補強される（**B** 参照）．また，これらの靱帯は指の掌側の腱鞘に移行し，屈曲の際に腱鞘が変位するのを防ぐ．輪状部と十字部の隙間は指の屈曲に必要である（p. 358 も参照）．

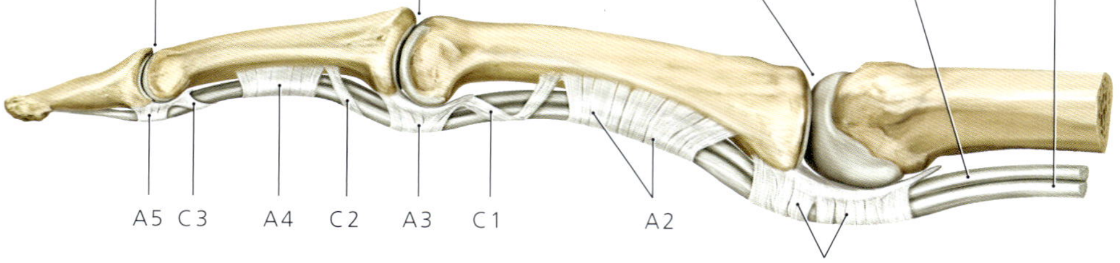

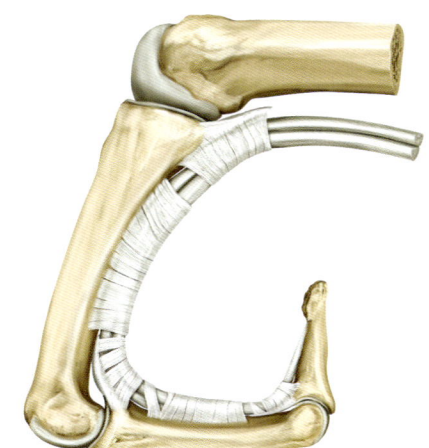

B 指の腱鞘を補強する靱帯

a 伸展位を外側から見る．b 屈曲位を外側から見る．
A1–A5＝［線維鞘の］輪状部，C1–C3＝［線維鞘の］十字部．
・第1輪状部（A1）：中手指節（MCP）関節のレベル
・第2輪状部（A2）：基節骨の近位部のレベル
・第3輪状部（A3）：近位指節間（PIP）関節のレベル
・第4輪状部（A4）：中節骨の骨幹部のレベル
・第5輪状部（A5）：遠位指節間（DIP）関節のレベル
十字部はその走行が一定していない．

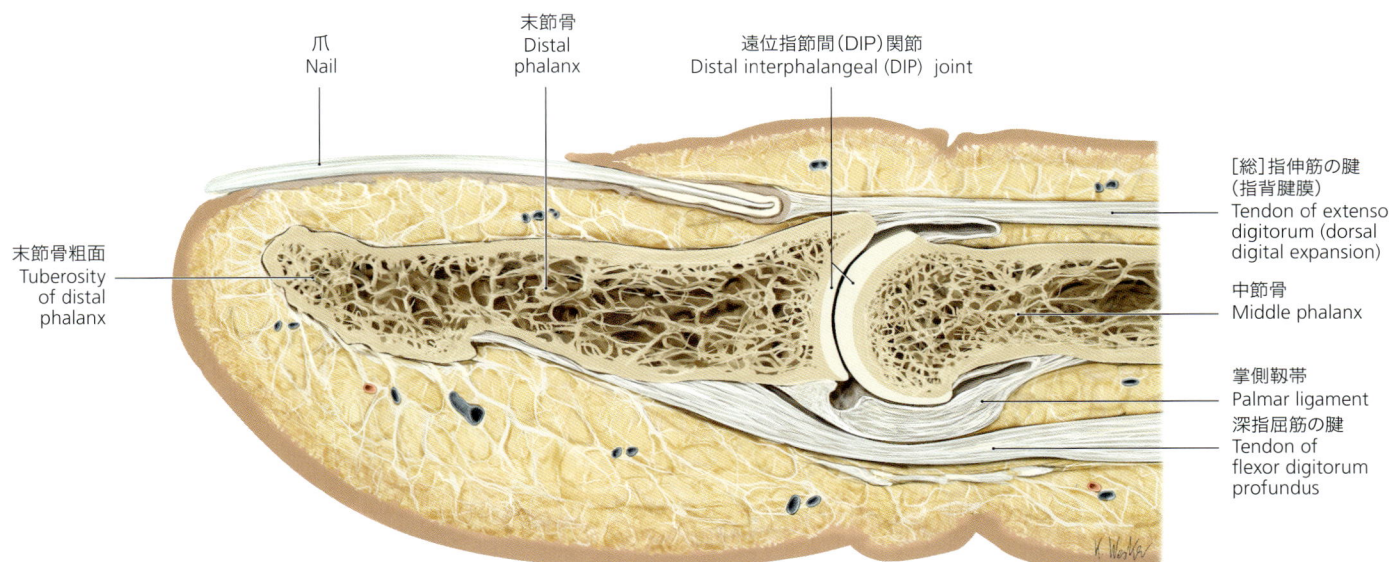

C 指の遠位部の縦断面

近位・遠位指節間関節と同様に中手指節関節において，指骨の掌側の関節面は，掌側靱帯と呼ばれる線維軟骨板（掌側板）によって近位方向に膨らんでいる．また，掌側靱帯はこの部位で指の腱鞘の床を構成している．

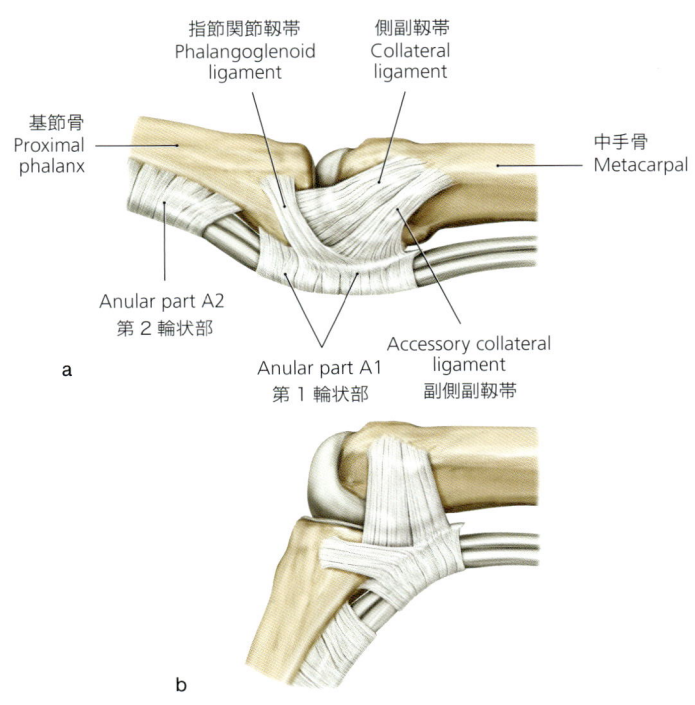

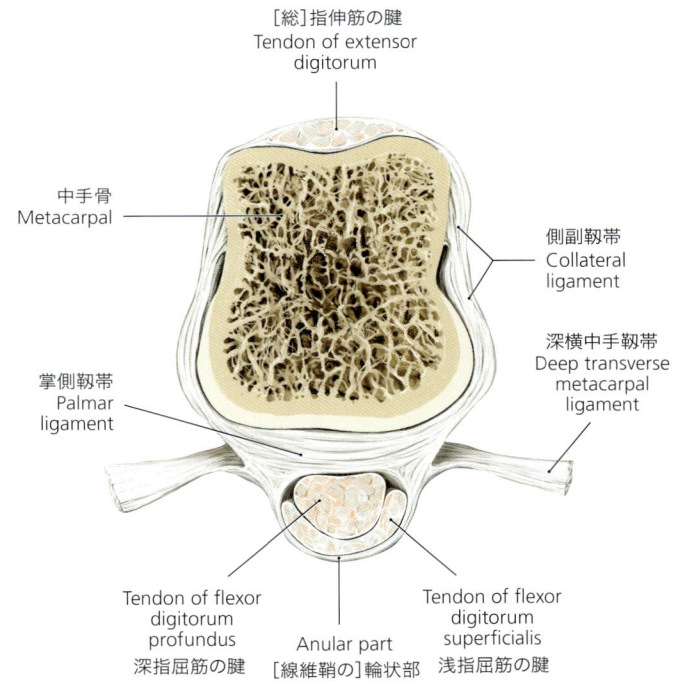

D 中手指節関節の関節包と靱帯

a 伸展，b 屈曲．外側面．

Note 側副靱帯は伸展で緩み，屈曲で緊張する．このため，もしも手が長期間動かない状態（例えばギプスなど）であるならば，指の関節は常に"機能的な位置"に置く必要がある（すなわち中手指節関節が約50〜60°屈曲した状態．p. 309参照）．これがなされずに指の関節が長期間伸展位に置かれると，側副靱帯は短縮し，ギプスを外した際に伸展位による変形が生じる．副側副靱帯と指節関節靱帯はともに屈曲と伸展で緊張し，伸展を制限するように働く．

E 右手の第3中手骨の頭を通る横断面

近位から見る．

第2-5中手骨の頭のレベルでは，掌側の線維軟骨板（掌側靱帯）が深横中手靱帯の線維と連結している．屈筋腱鞘の第1輪状部（B 参照）と掌側靱帯が結合して，中手骨の遠位部を補強し横中手弓を安定させる．

1.29 母指の手根中手関節 The Carpometacarpal Joint of the Thumb

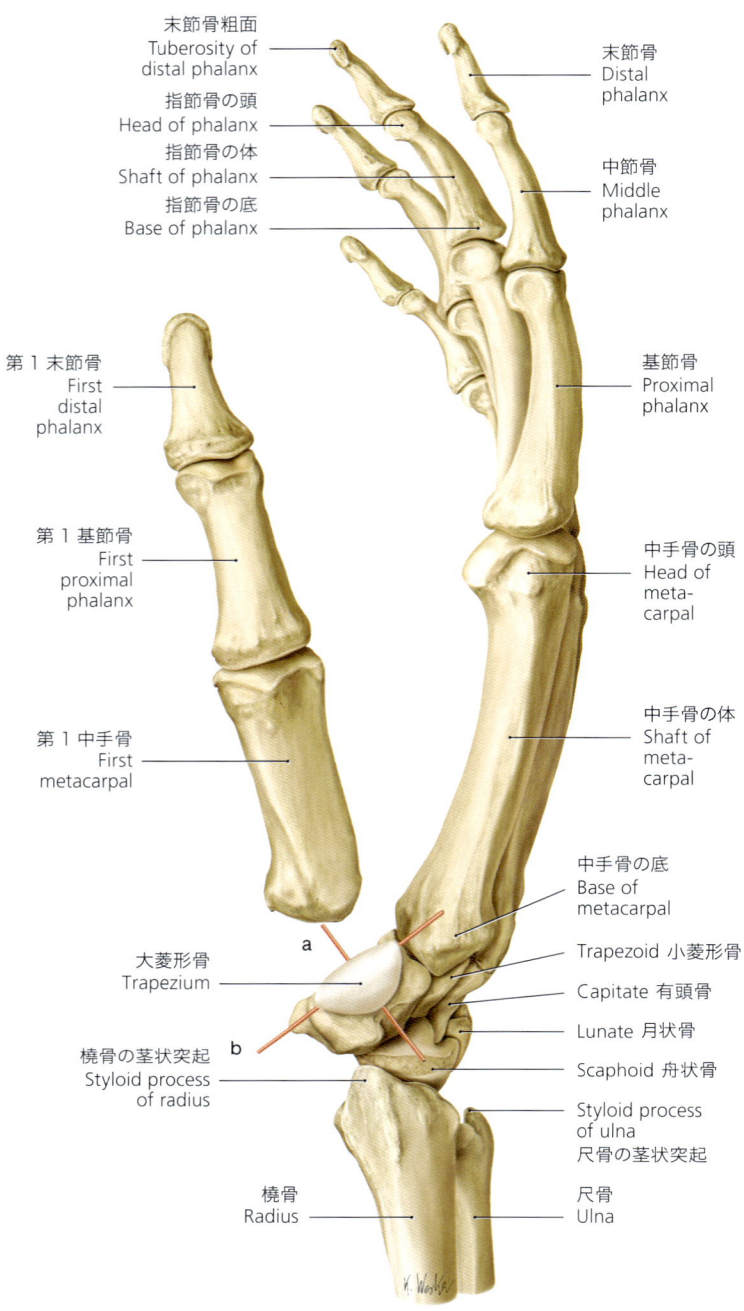

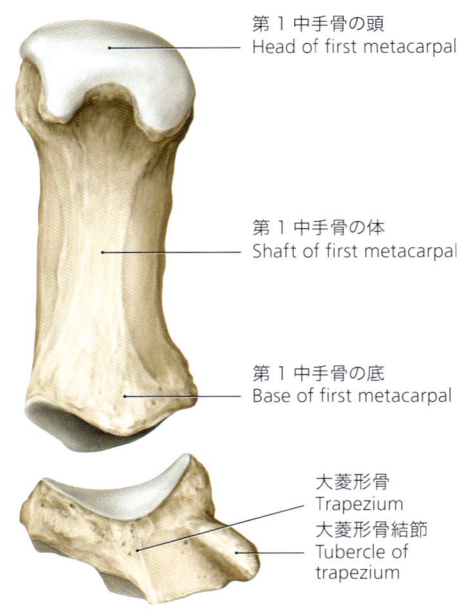

B 母指の手根中手関節面の適合性

掌側-尺側から斜めに見る．大菱形骨の関節面の形状は，背側-掌側方向に関しては凸であり，橈側-尺側方向に関しては凹となっている．一方，第1中手骨底の関節面の形状は，これに対応して逆の凹凸関係になっている．

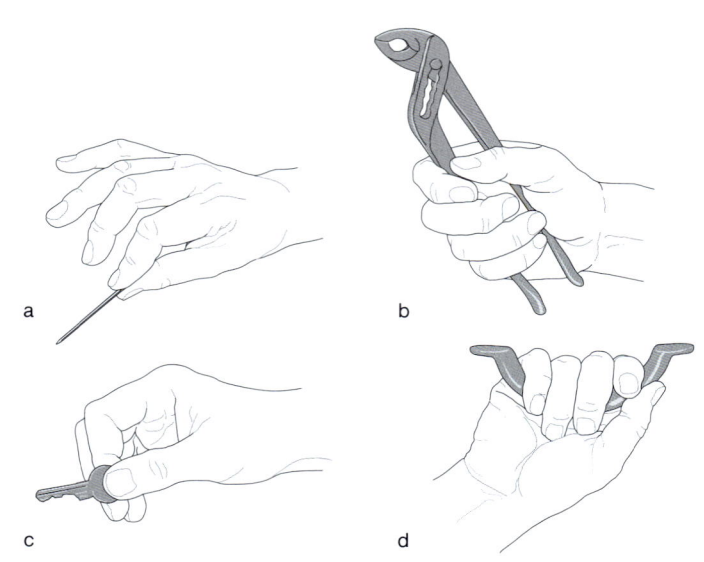

A 母指の手根中手関節の運動軸

わかりやすくするため，第1中手骨は少し離して示してある．
大菱形骨と第1中手骨間の鞍状の関節面は，以下の2つの運動主軸を形成する．
- 外転/内転軸（a）
- 屈曲/伸展軸（b）

外転/内転軸は，背側-掌側を貫く軸にほぼ平行であり，この関節における母指の屈曲/伸展軸と直交する．母指を尺側（小指側）に動かすと（母指の対立運動），第1中手骨は，この骨の長軸を中心として，回旋する（自由度3）．この母指の対立運動は，手の特殊化した把持動作に欠かせない．しかし，この動作は，きっちり合わさった関節面を部分的に少し離すことによって初めて可能となる（F参照）．

C さまざまな手の把持動作

健常な手では，日常の把持動作は基本的に4種類に分類される．
a 母指と示指の指腹によるつまむ動作（pinching）．
b 母指とほかの4本の指による握る動作（gripping）．
c 母指の指腹と示指の橈側面によるはさむ動作（clamping）．
d 母指以外の4本の指による引っかける動作（hooking）．

手の機能テストは，臨床検査のために利用される．その場合，特に，精密な動作と力を必要とする動作に注意を払う．例えば，つまむ動作とはさむ動作による評価は，母指と示指によるつまむ動作が手の機能における根本的な機能であることから，重要である．したがって診断書の所見では，母指あるいは示指を失うことは，これ以外の指を失う場合に比べて，就業能力の低下の度合いが大きいと診断される．

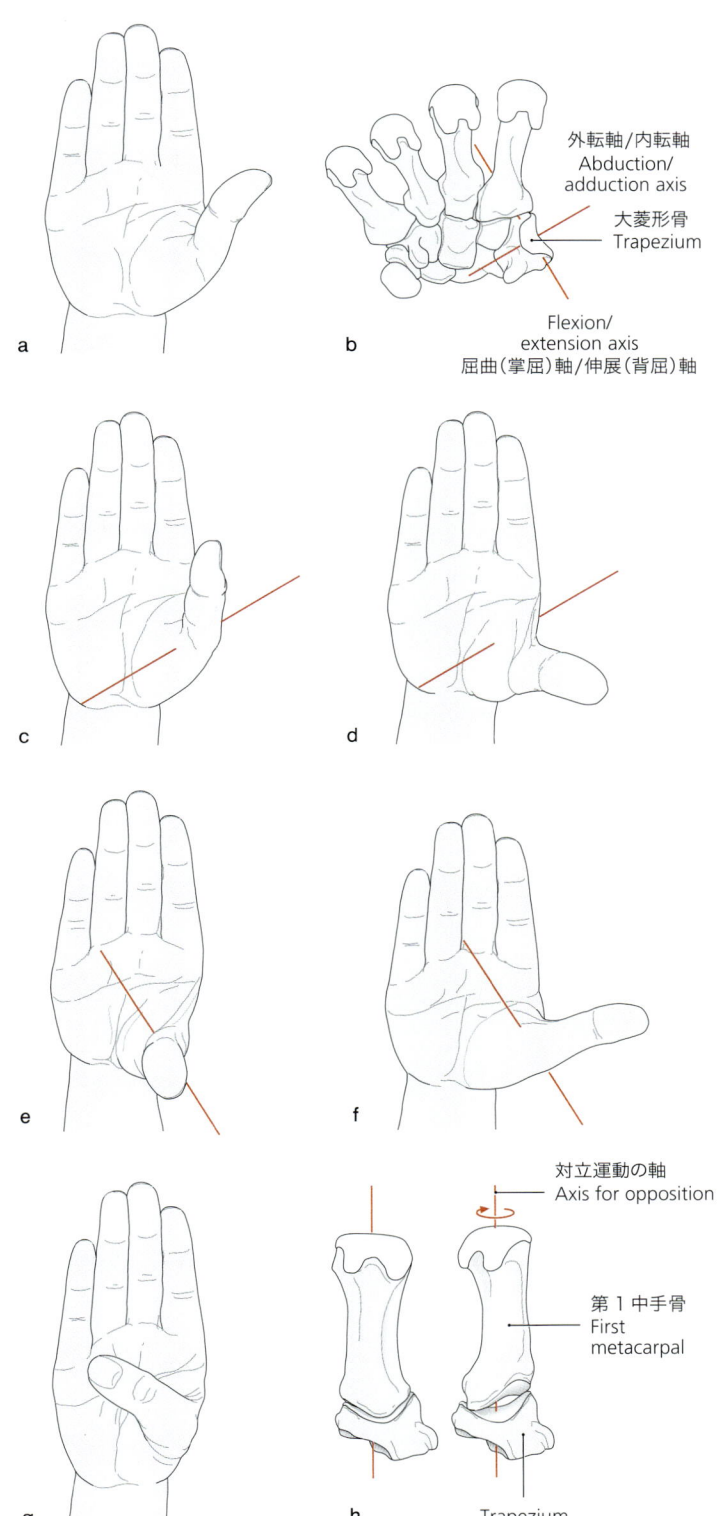

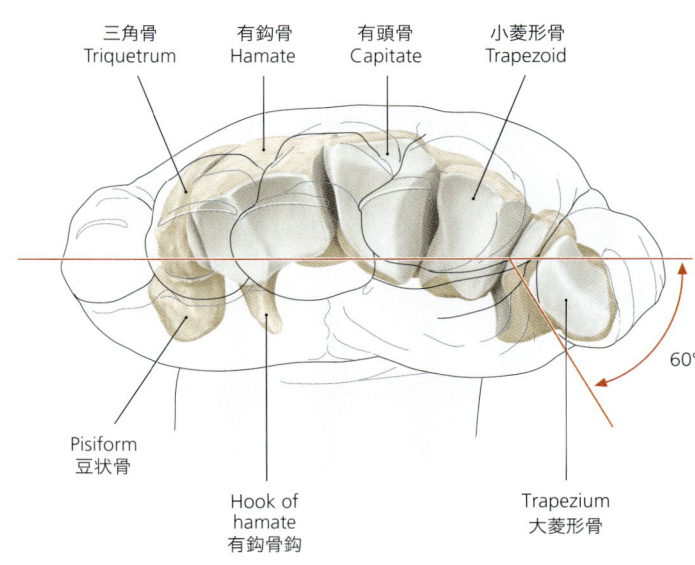

E 中立位における母指の他指に対する肢位

右手，遠位から見る．手根骨の掌側に凹となっている配置には，舟状骨と小菱形骨が橈側−掌側に明確に変位していることが関係する．これにより母指の中手骨はほかの指と一直線には並ばず，掌側に約 60° 回旋した肢位となる．

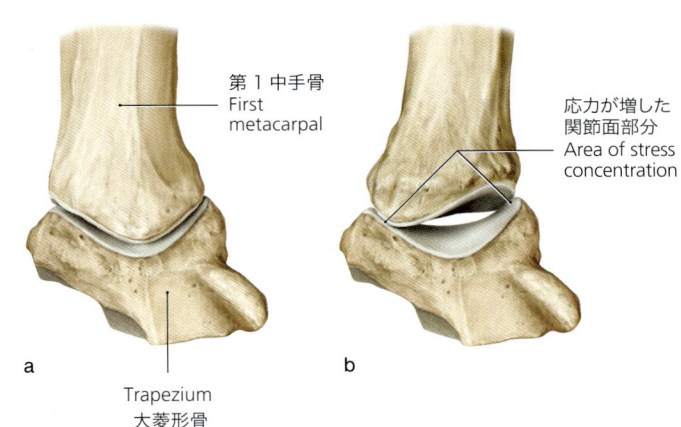

F 対立運動の際に第 1 中手骨の回旋が引き起こす第 1 手根中手関節の関節面の不適合性

a 中立位（0°），b 母指の対立した肢位．

鞍関節である母指の手根中手関節は，球関節のような動きを強いられるため機能的に大きな応力が生じ，関節症を生じやすい．この機能的な応力は，特に母指の対立運動において第 1 中手骨が回旋する時に大きくなる．すなわち，母指の対立運動が最大になった時，荷重を受ける関節面の面積は極端に小さくなる（これに対して a では荷重を受ける面積は大きい）．このような原理で，第 1 中手骨と大菱形骨の双方の関節面両端の突出部分に退行性変性がよく起こる（母指 CM 関節症＝rhizarthrosis）．

D 手根中手関節における母指の運動

右手．掌側面．
a 中立位（0°）．
b 手根中手関節の運動軸．
c 内転．
d 外転．
e 屈曲．
f 伸展．
g 対立．
h 対立運動において，第 1 中手骨がその長軸まわりに回旋する際，第 1 中手骨と大菱形骨間の関節面はわずかに離れる（F 参照）．

1.30 手関節と指の関節の運動 Movements of the Hand and Finger Joints

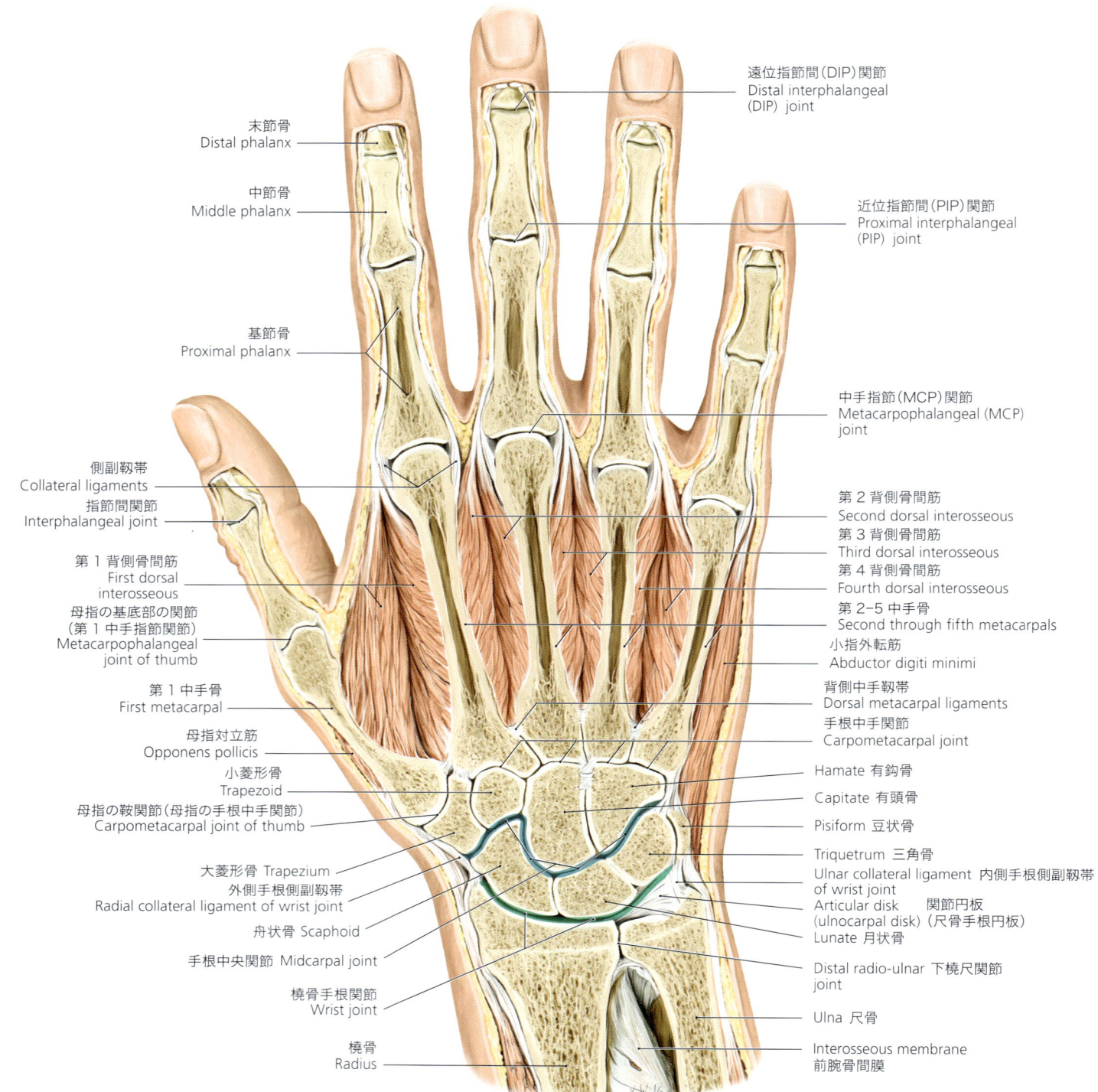

A　右手の冠状断面

背面．手と前腕は，近位の手関節である橈骨手根関節（緑色の線）と遠位の手関節である手根中央関節（青色の線）によって連結している[*1]．橈骨手根関節の手根骨側の関節面の形状は卵形（楕円体）をしており（典型的な楕円関節），手根中央関節のほうは，いわゆる歯車のように噛み合った蝶番関節（近位手根骨列と遠位手根骨列間の関節間隙は，ほぼS字状に曲がっている）である．遠位手根骨列と中手骨間の関節は，第1中手骨との関節（鞍関節である母指の手根中手関節）を除いて，半関節 amphiarthrosis[*2] に分類される可動性のほとんどない関節（手根中手関節）である．指の関節は，以下のように分類される．

- 中手指節（MCPまたはMP）関節は，中手骨と指の基節骨間の関節である（球関節[*3]の一種）．
- 近位指節間関節（PIP）関節は，基節骨と中節骨間の関節である（蝶番関節の一種）．
- 遠位指節間関節（DIP）関節は，中節骨と末節骨間の関節である（蝶番関節の一種）．

母指には中節骨がないので，2つの関節，すなわち中手関節と指節間（IP）関節しかない（Kiel大学の解剖学コレクションの標本を基に描画）．

[*1] 訳注：日本語における手関節は橈骨手根関節のみをさし，ドイツ語の定義と異なる．
[*2] 訳注：この関節は少しだけ可動性のある平面関節とされることがある．
[*3] 訳注：中手指節関節では，回旋がほとんど起こらないので，楕円関節あるいは顆状関節に分類されることが多い．

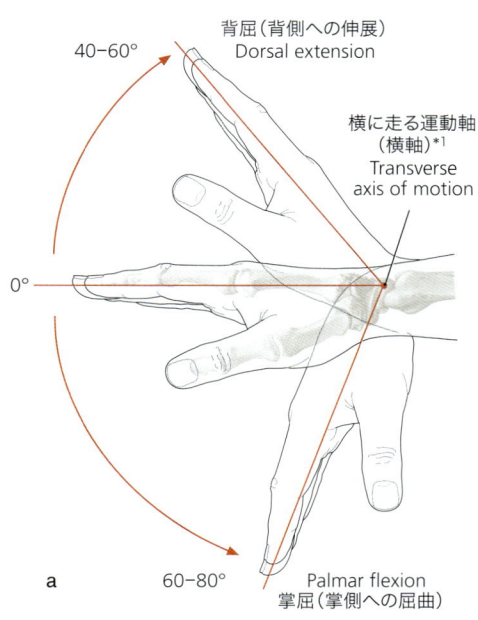
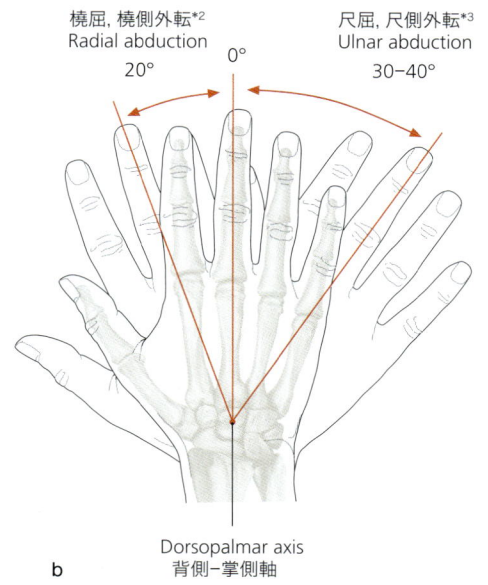
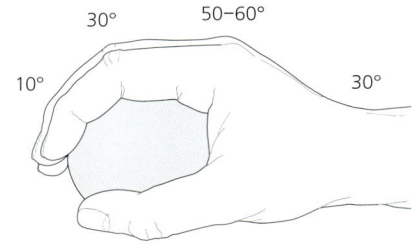

B 橈骨手根関節と手根中央関節

最初の肢位は，いわゆる中立位（0°）である．この肢位から手首の横軸を中心として，掌屈と背屈が行える（**a**）．また，背側-掌側軸を中心として，橈屈と尺屈が行える（**b**）．この横軸は2本が平行しており，橈骨手根関節の月状骨を通るものと手根中央関節の有頭骨を通るものがある．背側-掌側軸は，有頭骨を通る．掌屈，背屈は橈骨手根関節と手根中央関節の2つの関節における運動であるのに対し，橈屈および尺屈は橈骨手根関節のみにおける運動である．

C 手の機能的肢位

術後に手を固定する場合，テーピングなどによって，手関節と指の関節を望ましい肢位に保持させるように注意しなくてはならない．これを行わないと，靱帯が萎縮し，手の正常な肢位（ここに示したような肢位）がとれなくなることがある．

*¹ 訳注：ここでは運動軸としての横軸は1本しか描かれていないが，橈骨手根関節に関するものと手根中央関節に関するものの2本ある（本文参照）．
*² 訳注：手関節における手全体の運動としては，橈屈 radial flexion，あるいは（手の）外転 abduction と呼ぶのが普通である．橈側外転は，通常，手の軸とされる中指の橈側への運動の時に使う（中指の橈側外転）．
*³ 訳注：手関節における手全体の運動としては，尺屈 ulnar flexion，あるいは（手の）内転 adduction と呼ぶのが普通である．尺側外転は，通常，手の軸とされる中指の尺側への運動の時に使う（中指の尺側外転）．

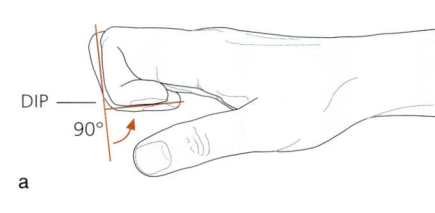
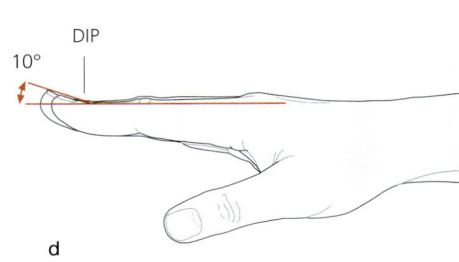
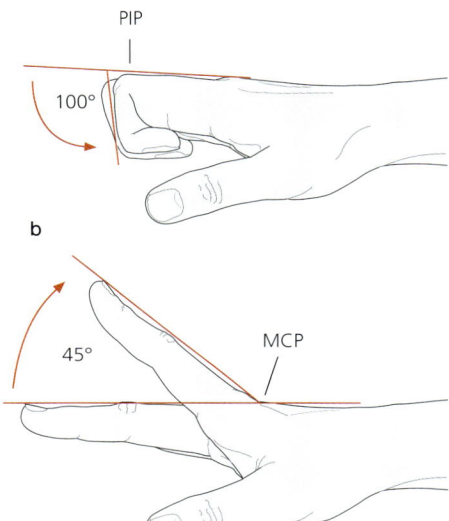
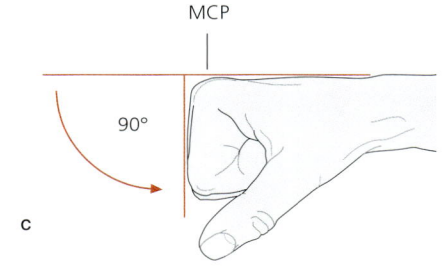
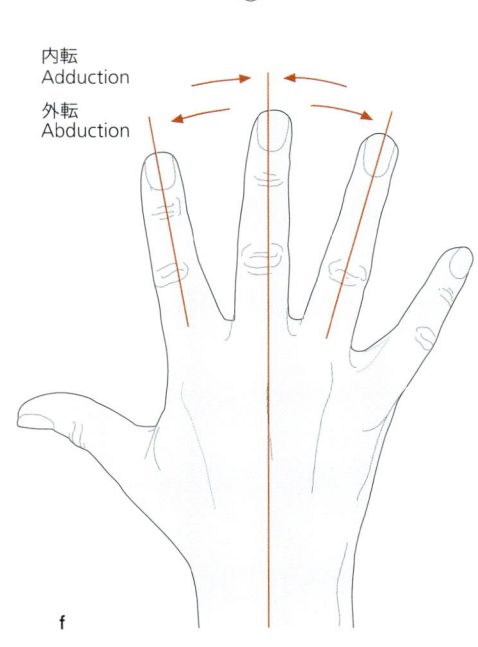

D 指の関節の可動域

近位および遠位指節間関節（PIP・DIP関節）は，自由度が1である真の蝶番関節である（屈曲と伸展が可能）．第2-5指の中手指節関節（MCP関節またはMP関節）は，形態学的には自由度が3である球関節ではあるが，回旋運動は側副靱帯によって著しく制限されている*⁴．そのため，自由度は2になり，屈曲と伸展，そして外転と内転が行える．指に関する個々の運動は，以下のように分類される．

a 遠位指節間（DIP）関節における屈曲．
b 近位指節間（PIP）関節における屈曲．
c 第2-5指の中手指節（MCP）関節における屈曲．
d 遠位指節間（DIP）関節における伸展．
e 第2-5指の中手指節（MCP）関節における伸展．
f 第2指および第4, 5指の中手指節（MCP）関節における内転と外転（中手骨頭の背側-掌側軸を中心として，指を伸ばしたまま広げたり閉じたりする運動）．

手の軸である中指に示指，薬指，小指を近づける運動を内転，遠ざける運動を外転という．

*⁴ 訳注：この関節は，実際には形態学的に球関節というよりはむしろ二軸性の顆状関節である．

上肢　2　筋：機能による区分

2.1　機能による筋群　Functional Muscle Groups

A　筋分類の原則

上肢筋の分類にはさまざまな基準がある．最適な分類は論理的で明解でなければならない．

以下の基準は筋の分類に適している．
- 起始
- 局所解剖
- 作用
- 神経支配

上肢では筋の機能と局所解剖がしばしば互いに関連する（ある関節に対して同じ作用をする筋は近接することが多い）が，肩の領域で似たような作用をもつ筋（肩関節や上肢帯の筋）はその存在部位が大きく異なっている．

Bの分類は，局所解剖と機能的考察を両方取り入れたものである．Cではこれとは異なる分類，すなわち神経支配による分類が提示されている．

神経支配のパターンにより筋を分類すると，筋がもつ個体発生学的および系統発生学的由来が明らかになり，特定の神経の損傷から引き起こされる結果に対して臨床的な洞察が得られる．

B　上肢筋の機能的・局所解剖学的な分類

上肢帯の筋

頭部から移動してきた上肢帯筋
- 僧帽筋
- 胸鎖乳突筋
- 肩甲舌骨筋

体幹・上肢帯後部の筋
- 大菱形筋
- 小菱形筋
- 肩甲挙筋

体幹・上肢帯前部の筋
- 鎖骨下筋
- 小胸筋
- 前鋸筋

肩関節の筋

肩関節後部の筋
- 棘上筋
- 棘下筋
- 小円筋
- 肩甲下筋
- 三角筋
- 広背筋
- 大円筋

肩関節前部の筋
- 大胸筋
- 烏口腕筋

上腕の筋

上腕後部の筋
- 上腕三頭筋
- 肘筋

上腕前部の筋
- 上腕筋
- 上腕二頭筋

前腕の筋

前腕後部の筋
- 伸筋の浅層
  - [総]指伸筋
  - 小指伸筋
  - 尺側手根伸筋
- 伸筋の深層
  - 回外筋
  - 長母指外転筋
  - 短母指伸筋
  - 長母指伸筋
  - 示指伸筋

前腕前部の筋
- 屈筋の浅層
  - 円回内筋
  - 浅指屈筋
  - 橈側手根屈筋
  - 尺側手根屈筋
  - 長掌筋
- 屈筋の深層
  - 深指屈筋
  - 長母指屈筋
  - 方形回内筋

前腕橈側部の筋
- 橈側筋群
  - 腕橈骨筋
  - 長橈側手根伸筋
  - 短橈側手根伸筋

手の筋

中手筋
- 第1-4虫様筋
- 第1-4背側骨間筋
- 第1-3掌側骨間筋

母指球筋
- 短母指外転筋
- 母指内転筋
- 短母指屈筋
- 母指対立筋

小指球筋
- 小指外転筋
- 短小指屈筋
- 小指対立筋
- 短掌筋

C　上肢筋の神経支配による分類

ほとんどすべての上肢筋は，C5-T1（第5頸髄-第1胸髄）から起始する腕神経叢により支配される．例外は僧帽筋，胸鎖乳突筋，および肩甲舌骨筋である．これらの筋は脊椎動物の系統発生で頭部の筋として出現したものであり，第XI脳神経（副神経）と頸神経叢（頸神経ワナ）によって支配される．

神経	支配する筋
副神経	僧帽筋
	胸鎖乳突筋
頸神経ワナ	肩甲舌骨筋
肩甲背神経	肩甲挙筋
	大菱形筋
	小菱形筋
肩甲上神経	棘上筋
	棘下筋
長胸神経	前鋸筋
鎖骨下筋神経	鎖骨下筋
肩甲下神経	肩甲下筋
	大円筋
胸背神経	広背筋
内側・外側胸筋神経	大胸筋
	小胸筋
筋皮神経	烏口腕筋
	上腕二頭筋
	上腕筋
腋窩神経	三角筋
	小円筋
橈骨神経	上腕三頭筋
	肘筋
	回外筋
	腕橈骨筋
	長橈側手根伸筋
	短橈側手根伸筋
	[総]指伸筋
	小指伸筋
	尺側手根伸筋
	長母指伸筋
	短母指伸筋
	示指伸筋
	長母指外転筋
正中神経	円回内筋
	方形回内筋
	長掌筋
	橈側手根屈筋
	長母指屈筋
	深指屈筋（橈側1/2）
	浅指屈筋
	短母指外転筋
	母指対立筋
	短母指屈筋（浅頭）
	第1・2虫様筋
尺骨神経	尺側手根屈筋
	深指屈筋（尺側1/2）
	短掌筋
	短小指屈筋
	小指外転筋
	小指対立筋
	母指内転筋
	短母指屈筋（深頭）
	掌側・背側骨間筋
	第3・4虫様筋

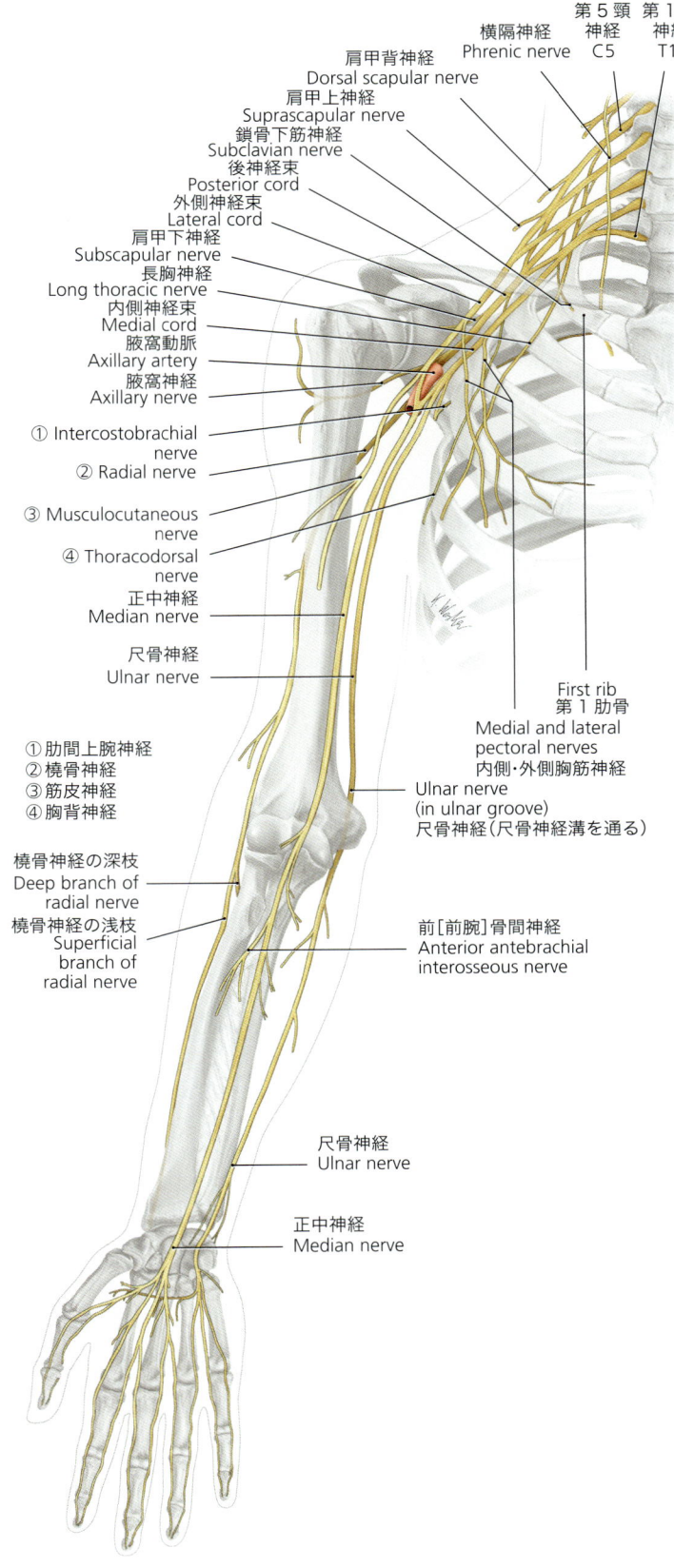

D　上肢筋を支配する腕神経叢の運動（筋）枝の概観

胎生期に体幹から肢芽が伸長するにしたがって，腕神経叢の枝は遺伝的に決定されている後部の伸筋と前部の屈筋を追うように分布する．伸筋に対する神経（橈骨神経および腋窩神経）は腕神経叢の神経幹の3本の後部枝から起こり，屈筋に対する神経（筋皮神経，尺骨神経，正中神経）は腕神経叢の神経幹の3本の前部枝から生じる（p. 408参照）．

2.2 上肢帯の筋：僧帽筋，胸鎖乳突筋，肩甲舌骨筋
Muscles of the Shoulder Girdle: Trapezius, Sternocleidomastoid, and Omohyoid

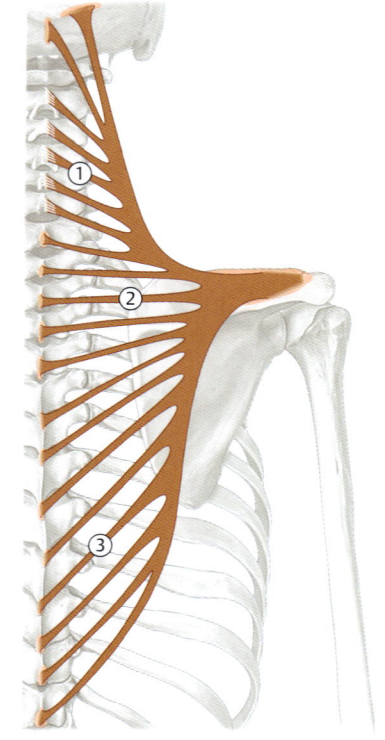

僧帽筋
- 起始
  - ①下行部：
    - 後頭骨（上項線および外後頭隆起）
    - 項靱帯を介するすべての頸椎の棘突起
  - ②水平部（横行部）：
    - 第1-4胸椎の棘突起の高さの広い腱膜
  - ③上行部：
    - 第5-12胸椎の棘突起
- 停止
  - 鎖骨外側1/3（下行部）
  - 肩峰（水平部）
  - 肩甲棘（上行部）
- 作用
  - 下行部：
    - 肩甲骨を斜め上方に引いて関節窩を上方に回す（前鋸筋の下部筋束と協働して）
    - 頭を同側に傾け，対側に回転させる（上肢帯を固定させて）
  - 水平部：肩甲骨を内側に引く
  - 上行部：肩甲骨を内側下方に引く（下行部の回転作用を助ける）
  - 僧帽筋全体：胸郭に対し肩甲骨を安定させる
- 神経支配　副神経（第XI脳神経）および頸神経叢（C2-C4）

A　僧帽筋の模式図

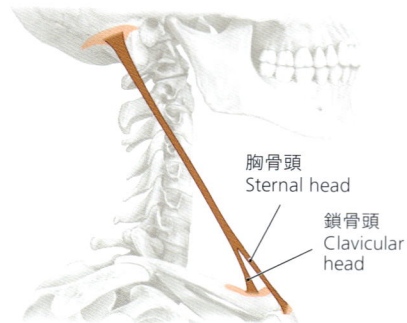

胸鎖乳突筋
- 起始
  - 胸骨頭：胸骨柄
  - 鎖骨頭：鎖骨内側1/3
- 停止　乳様突起および上項線
- 作用
  - 一側の収縮：－頭を同側に傾ける
    　　　　　　－頭を対側に回転させる
  - 両側の収縮：－頭を伸展させる
    　　　　　　－頭が固定されている場合，呼吸（吸息）を助ける
- 神経支配　副神経（第XI脳神経），頸神経叢（C1, C2）からの直接の枝

B　胸鎖乳突筋の模式図

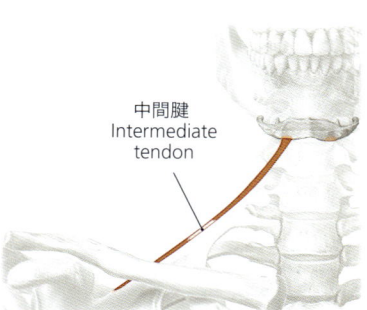

肩甲舌骨筋
- 起始　肩甲骨の上縁
- 停止　舌骨体
- 作用
  - 舌骨を下方に引く（固定する）
  - 喉頭および舌骨を下方に移動させる（発声や嚥下の最終相のため）
  - 頸筋膜を中間腱で緊張させ，内頸静脈の開通性を維持する
- 神経支配　頸神経叢の頸神経ワナ（C1-C4）

C　肩甲舌骨筋の模式図

表に記載されている構造がすべて右頁の図に描かれているわけではない．左頁の表と模式図は，当該の筋とそれらの作用を体系的に概観できるように意図されたものであり，一方，右頁の図は解剖時に見える状態を表すようにしてある．

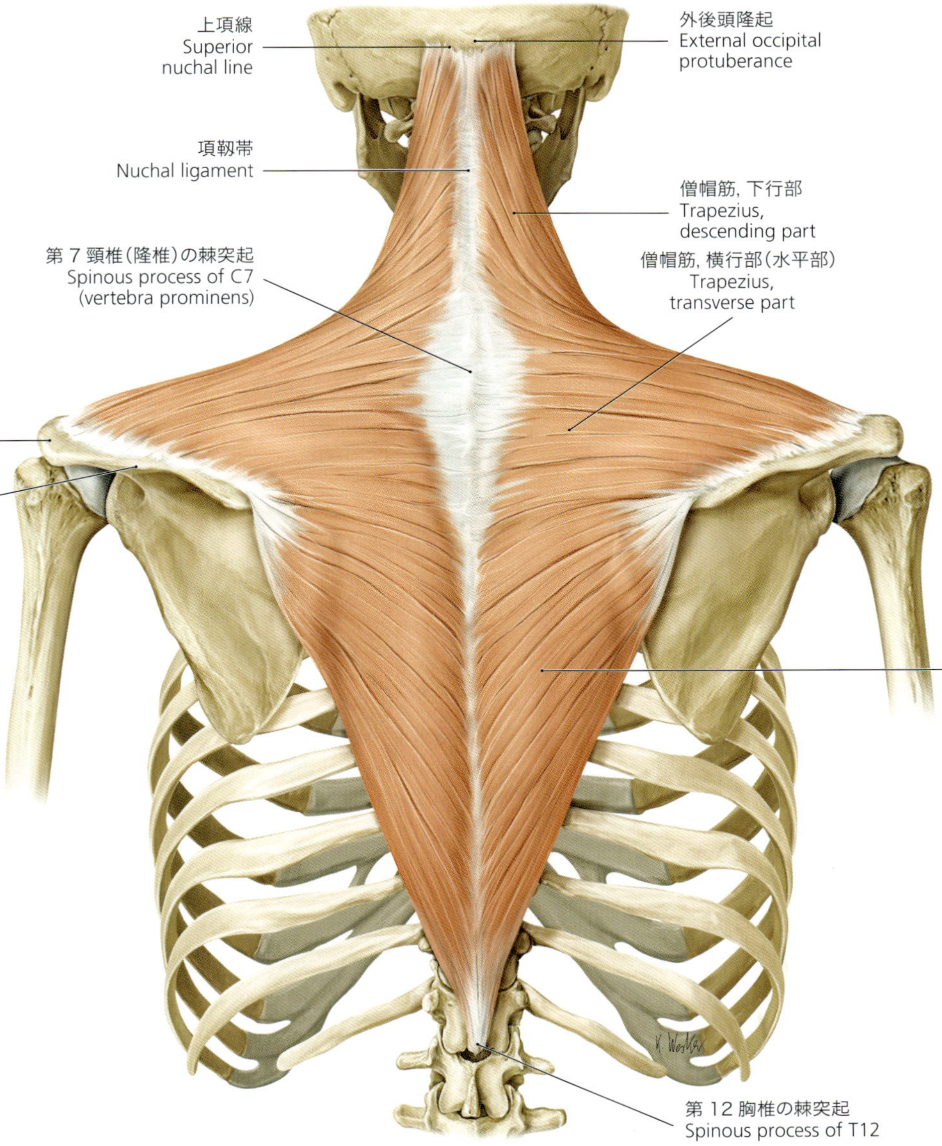

上肢　2　筋：機能による区分

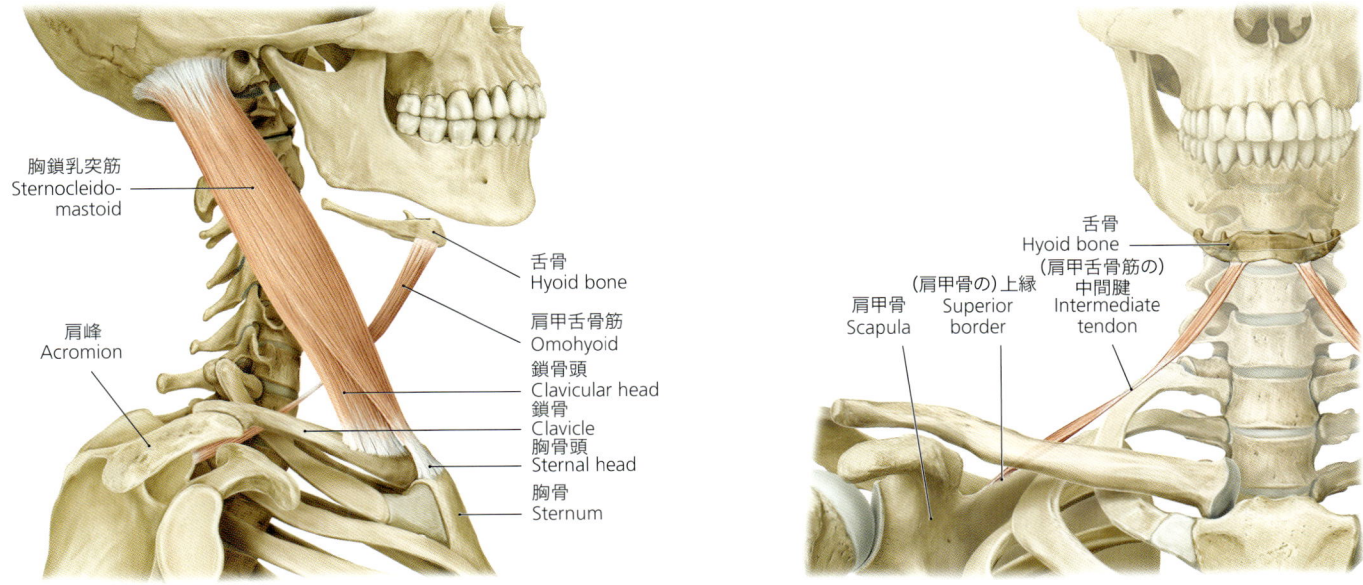

D　僧帽筋
後面．

E　胸鎖乳突筋と肩甲舌骨筋
右側，外側面．

F　肩甲舌骨筋
右側，前面．

2.3 上肢帯の筋：前鋸筋，鎖骨下筋，小胸筋，肩甲挙筋，大・小菱形筋
Muscles of the Shoulder Girdle:
Serratus Anterior, Subclavius, Pectoralis Minor, Levator Scapulae, and Rhomboid Major and Minor

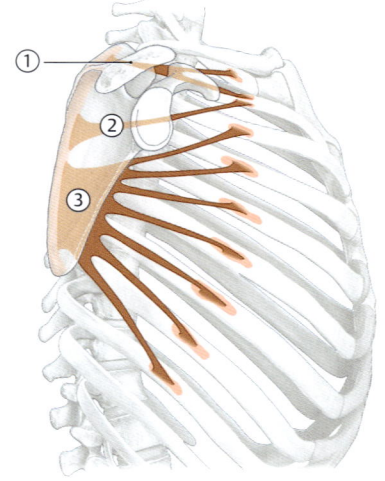

	前鋸筋
起始	第1-9肋骨
停止	肩甲骨：① 上部（上角） 　　　　② 中部（内側縁） 　　　　③ 下部（下角および内側縁）
作用	・前鋸筋全体：肩甲骨を前外方に引く．上肢帯が固定されていれば肋骨の挙上（吸息の補助） ・下部：肩甲骨を回転させ，その下角を前外側に引く（関節窩を上方に回転させる） ・上部：挙上した上腕を下げる（下部筋束に対して拮抗）
神経支配	長胸神経（C5-C7）

A 前鋸筋の模式図

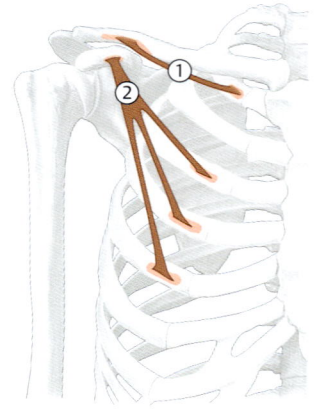

	① 鎖骨下筋
起始	第1肋骨（骨軟骨結合部）
停止	鎖骨下面（外側 1/3）
作用	胸鎖関節で鎖骨を安定に保つ
神経支配	鎖骨下筋神経（C5, C6）

	② 小胸筋
起始	第3-5肋骨
停止	肩甲骨の烏口突起
作用	・肩甲骨を引き下げ，その下角を後内側に引く（挙上した上腕を下げる），関節窩を下方に回す ・呼吸（吸息）を助ける
神経支配	内側・外側胸筋神経（C6-T1）

B 鎖骨下筋と小胸筋の模式図

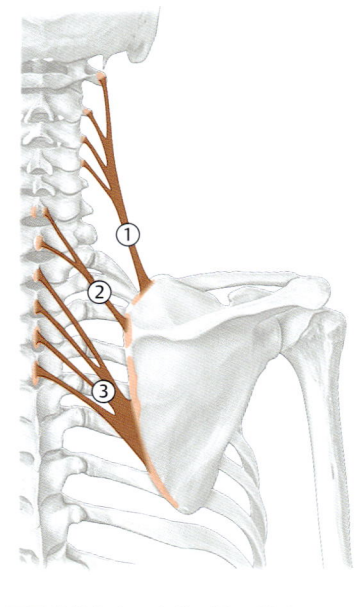

	① 肩甲挙筋
起始	第1-4頸椎の横突起
停止	肩甲骨の上角
作用	・肩甲骨を内側上方に引き，下角を内側に動かす〔挙上した上腕を中立位（0°）に戻す〕 ・首を同側に傾ける（肩甲骨を固定している時）
神経支配	肩甲背神経（C4, C5）

	② 小菱形筋
起始	第6・7頸椎の棘突起
停止	肩甲骨の内側縁（肩甲棘より上方）
作用	・肩甲骨を安定させる ・肩甲骨を内側上方に引く〔挙上した上腕を中立位（0°）に戻す〕
神経支配	肩甲背神経（C4, C5）

	③ 大菱形筋
起始	第1-4胸椎の棘突起
停止	肩甲骨の内側縁（肩甲棘より下方）
作用	・肩甲骨を安定させる ・肩甲骨を内側上方に引く〔挙上した上腕を中立位（0°）に戻す〕
神経支配	肩甲背神経（C4, C5）

C 肩甲挙筋と大・小菱形筋の模式図

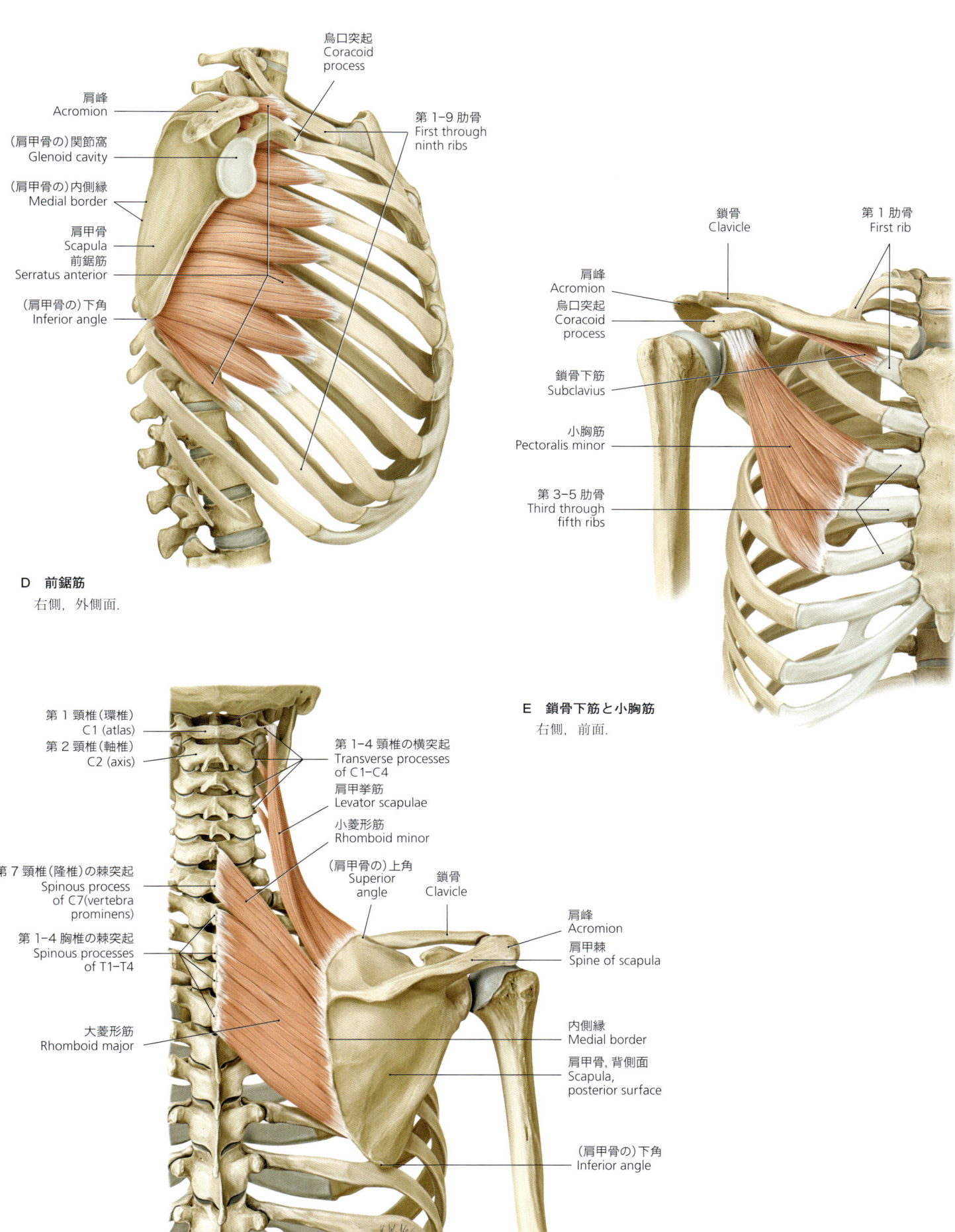

D 前鋸筋
右側，外側面．

E 鎖骨下筋と小胸筋
右側，前面．

F 肩甲挙筋と大・小菱形筋
右側，後面．

2.4 上肢帯の筋：回旋筋腱板 Muscles of the Shoulder Girdle: The Rotator Cuff

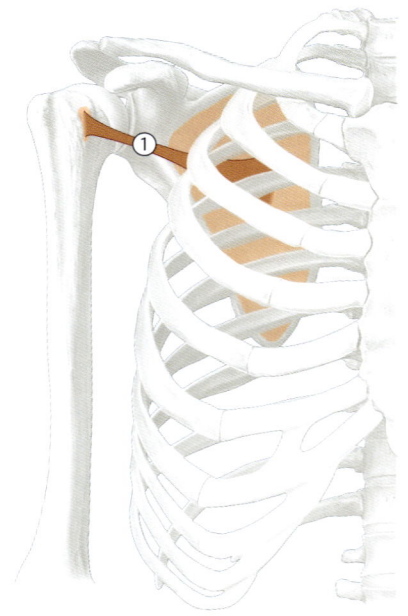

① 肩甲下筋
起始　　　肩甲骨の肩甲下窩
停止　　　上腕骨の小結節
作用　　　上腕の内旋
神経支配　肩甲下神経（C5–C8）

A　肩甲下筋の模式図

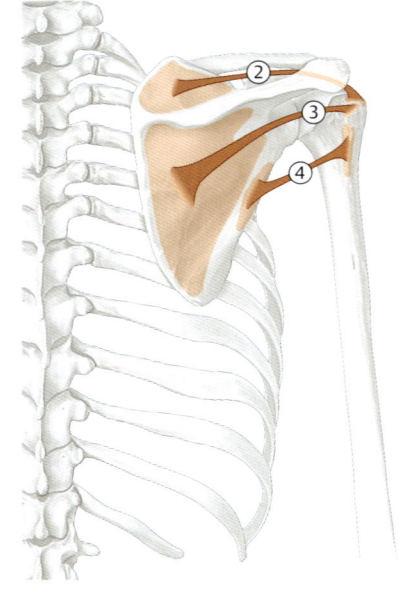

② 棘上筋
起始　　　肩甲骨の棘上窩
停止　　　上腕骨の大結節
作用　　　上腕の外転
神経支配　肩甲上神経（C4–C6）

③ 棘下筋
起始　　　肩甲骨の棘下窩
停止　　　上腕骨の大結節
作用　　　上腕の外旋
神経支配　肩甲上神経（C4–C6）

④ 小円筋
起始　　　肩甲骨の外側縁
停止　　　上腕骨の大結節
作用　　　上腕の外旋，上腕の弱い内転
神経支配　腋窩神経（C5, C6）

B　棘上筋，棘下筋，小円筋の模式図

上肢 2 筋：機能による区分

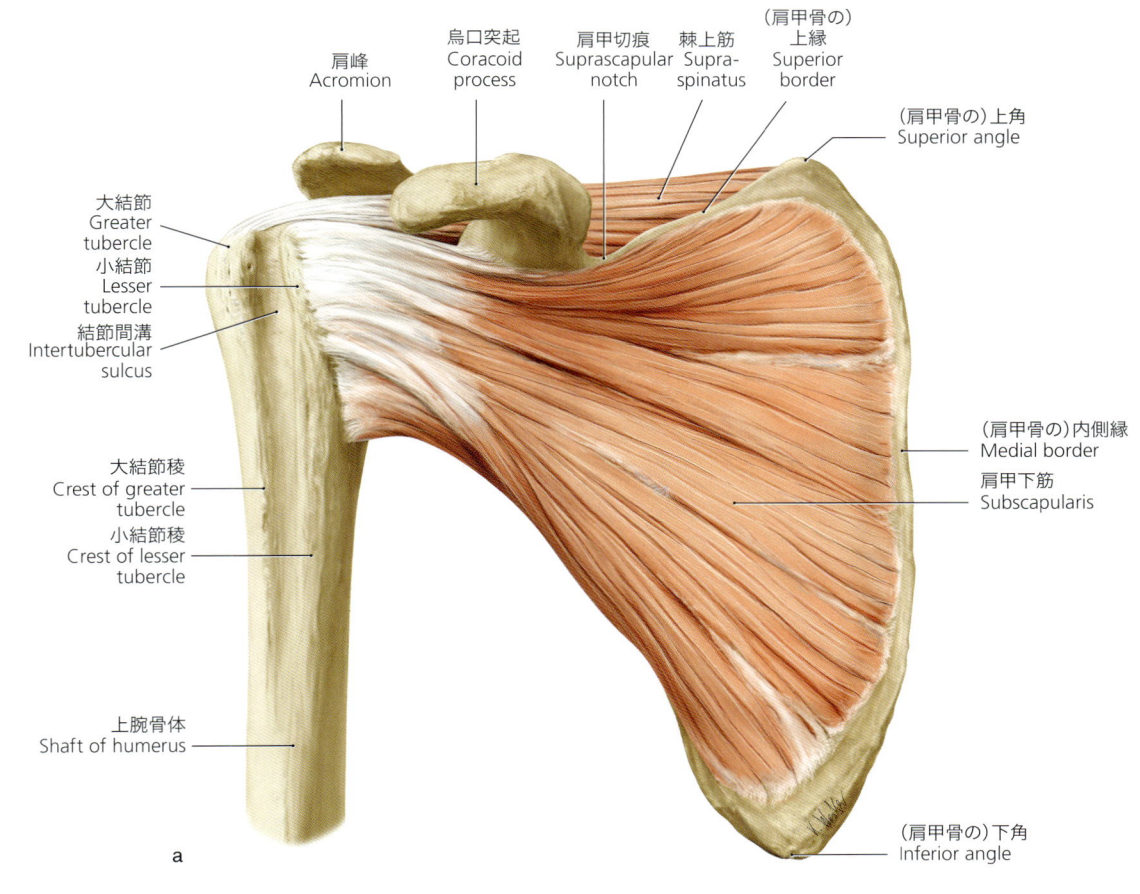

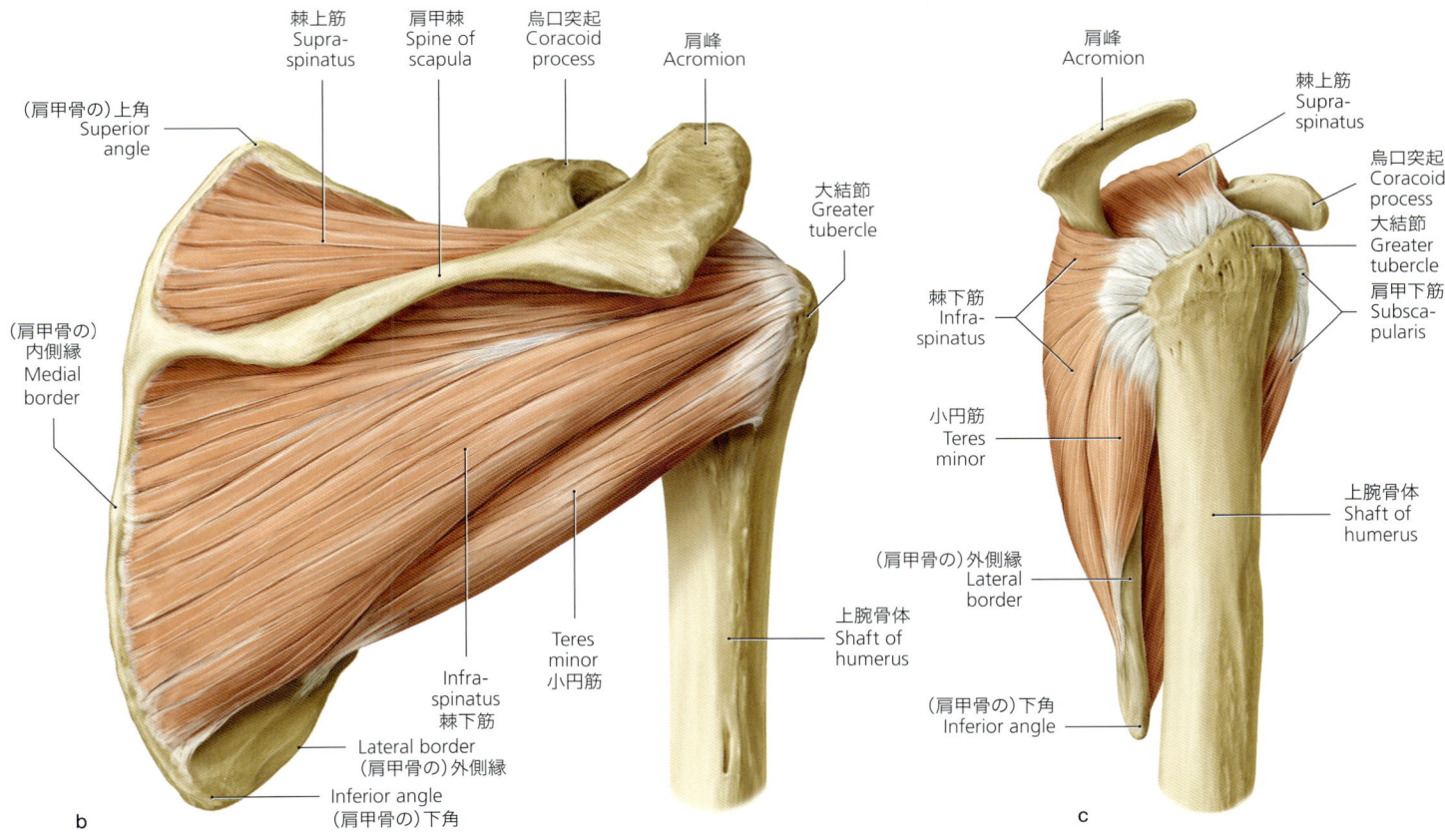

C 回旋筋腱板の筋：棘上筋，棘下筋，小円筋，肩甲下筋
右の肩関節．

a 前面．
b 後面．
c 外側面．

2.5 上肢帯の筋：三角筋 Muscles of the Shoulder Girdle: The Deltoid

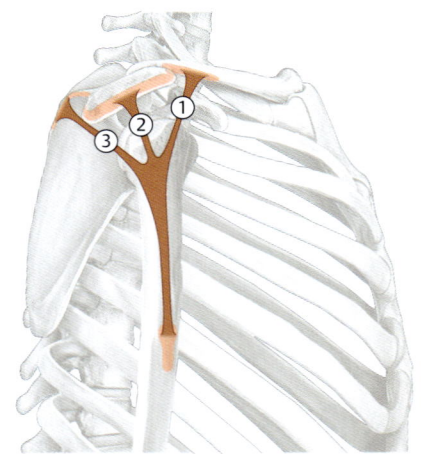

起始	① 鎖骨部：鎖骨の外側 1/3
	② 肩峰部：肩峰
	③ 肩甲棘部：肩甲棘
停止	上腕骨の三角筋粗面
作用	・鎖骨部：上腕の前方挙上（上腕と肩を前に押し出す），内旋，内転
	・肩峰部：上腕の外転
	・肩甲棘部：上腕の後方挙上（上腕と肩を後方に引く），外旋，内転
	60〜90°の外転位では，鎖骨部と肩甲棘部は肩峰部の外転作用を補助する
神経支配	腋窩神経（C5, C6）

A 三角筋の模式図

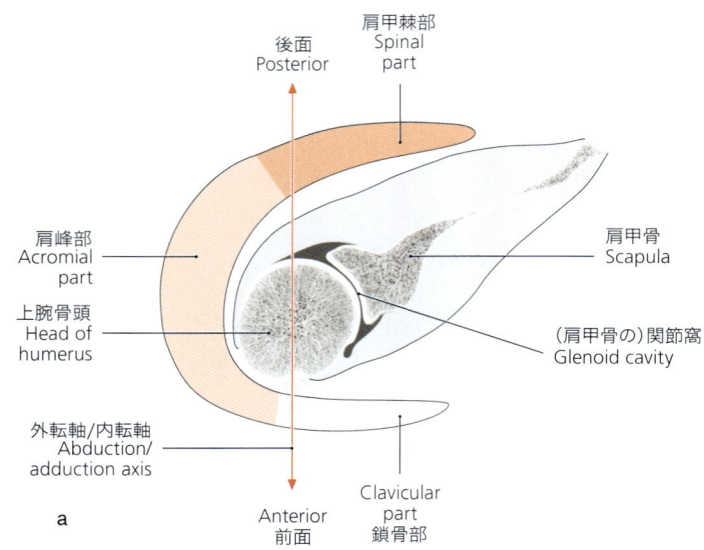

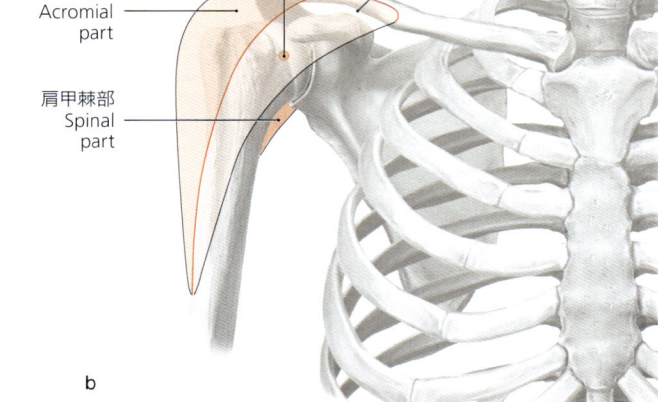

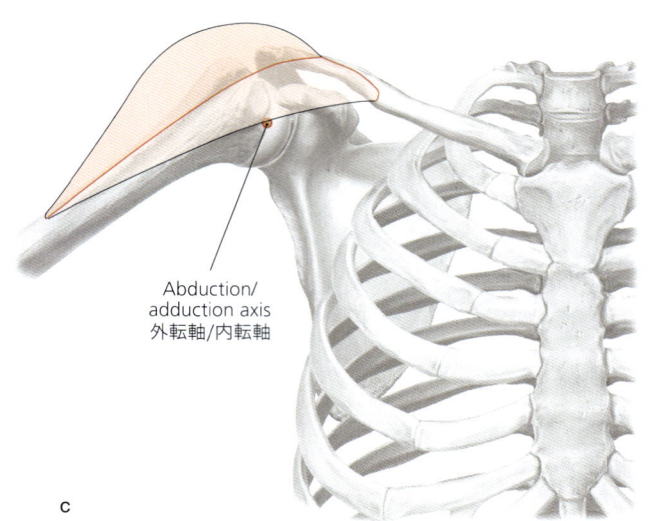

B 三角筋各部のさまざまな作用
a 右肩関節の水平断．
b 右肩関節の中立位（0°），前面．
c 右肩関節 60°外転位，前面．

　三角筋の各部（鎖骨部，肩峰部および肩甲棘部）の作用は三角筋と，上腕骨の位置やその運動軸との関係に依存する．結果的に，三角筋各部は拮抗的にも協調的にも働きうることになる．

　三角筋の鎖骨部と肩甲棘部は，60°以下の外転位では肩峰部に対し拮抗筋として作用するが，60°以上の外転位では肩峰部の外転を補助する．中立位（0°）からでは三角筋の肩峰部は上腕を外転し，上腕骨がどのような位置にあっても安定させる．上腕が60°以上外転させられた場合，鎖骨部と肩甲棘部も矢状位の運動軸（外転軸/内転軸，c）を越えたところで働き出す．このことは三角筋のこれらの部の筋の作用を変えることになる．上腕の位置が60°以下では鎖骨部と肩甲棘部は上腕の内転筋として働き，上腕が60°を超えると上腕の外転筋として作用する．

上肢　2　筋：機能による区分

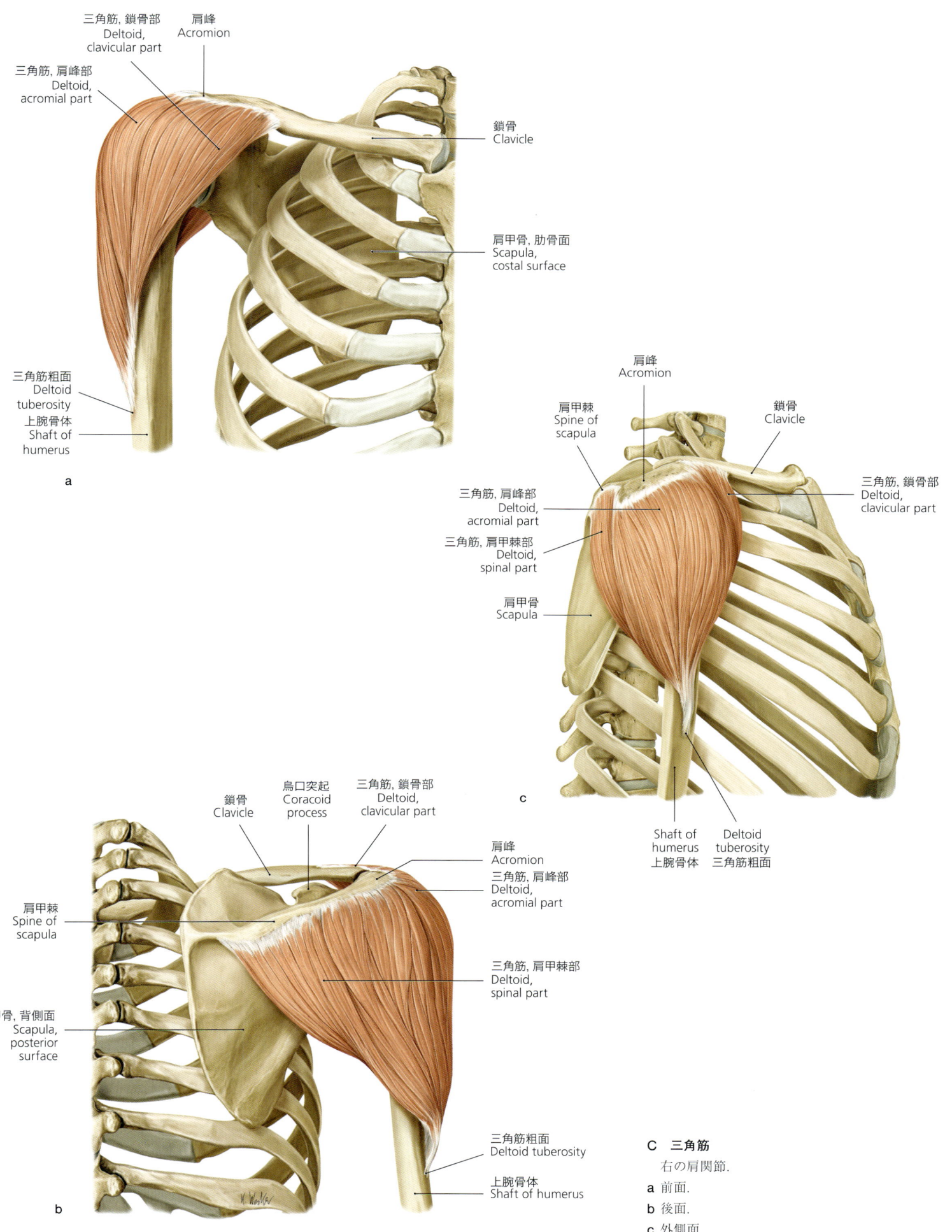

C　三角筋
右の肩関節．
a　前面．
b　後面．
c　外側面．

2.6 上肢帯の筋: 広背筋と大円筋
Muscles of the Shoulder Girdle: Latissimus Dorsi and Teres Major

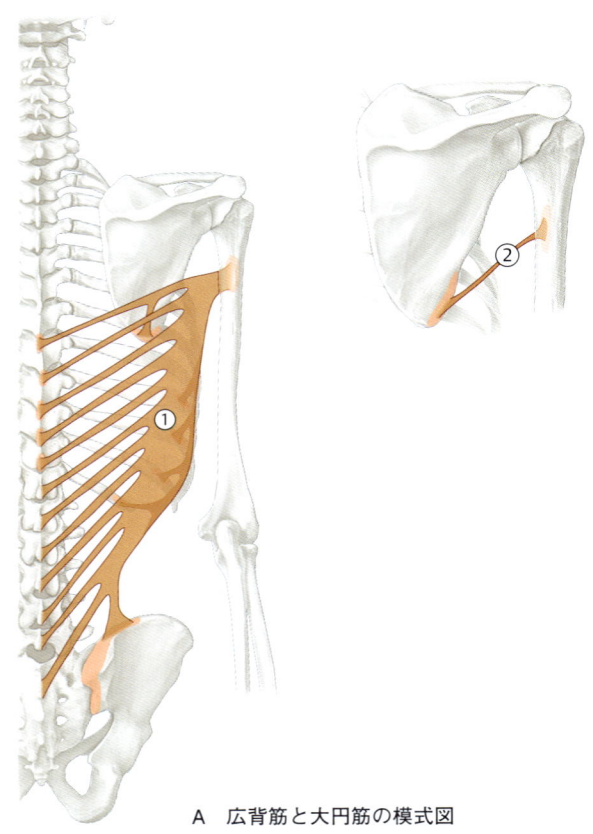

① 広背筋
起始	・椎骨部: 　－第7-12胸椎の棘突起 　－すべての腰椎と仙骨の棘突起の胸腰筋膜 ・腸骨部: 腸骨稜の後部1/3 ・肋骨部: 第9-12肋骨 ・肩甲骨部: 肩甲骨の下角
停止	上腕骨の小結節稜(前面)
作用	上腕の内旋,内転,後方挙上(上腕を後方に引く),呼吸補助(呼息,"咳嗽筋")
神経支配	胸背神経(C6-C8)

② 大円筋
起始	肩甲骨の下角
停止	上腕骨の小結節稜
作用	上腕の内旋,内転,後方挙上(上腕を後方に引く)
神経支配	肩甲下神経(C5-C8)

A　広背筋と大円筋の模式図

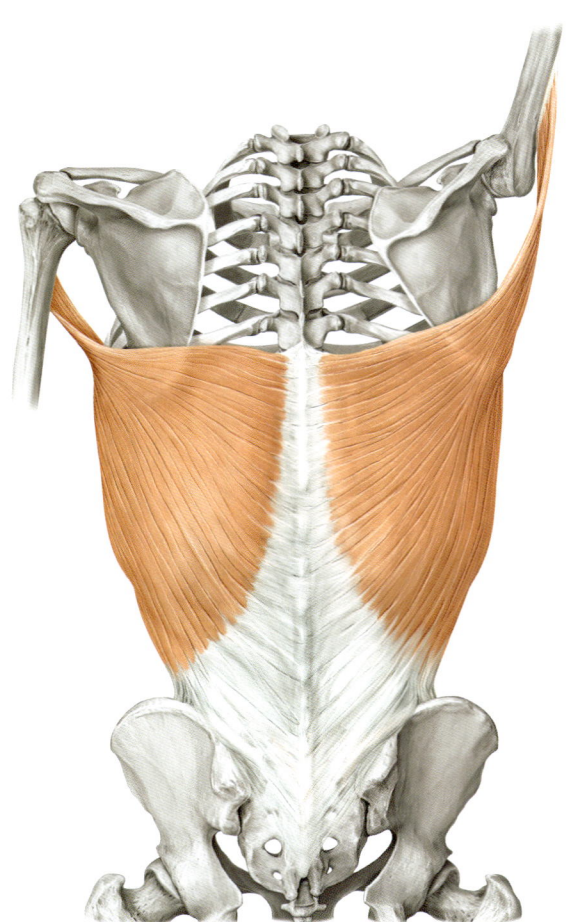

B　上腕の中立位(0°)と挙上位における広背筋停止腱の走行
後面.
広背筋は上腕が外転位または挙上位にある時に最も強く働く.上腕を挙上すると停止部位の筋束のねじれを解き,筋の伸展を増強し,筋が発揮する力を最大にする.

広背筋は,上腕が固定されていると登る動作の時のように体幹を上方に持ち上げ,また抵抗に逆らって上腕を引き下げることもできる.この働きは両側下肢麻痺の患者にとって広背筋を重要な筋にしている.例えば,車椅子から立ち上がる時にこの筋を使うことができる.挙上位,すなわち90°を超えて外転・屈曲させると,上腕骨が自動的に最大外旋位になる(コッドマン・パラドックス Codman paradox).この自動的な外旋はほぼ非随意的に行われる運動であり,これで肩峰に上腕骨大結節がぶつかるのを防いでいる.この運動の際には,通常,50°までの外旋が起こる.最大可動域180°まで外転させると(ここに示すように),上腕骨は最大外旋位となり,その結果,小結節稜が側方に転位する.この位置から,広背筋は内転をはじめとする肩関節の多様な運動を効果的に起こすことができる.

広背筋は呼吸補助筋でもある.上腕を固定すると,広背筋の外側部(=肋骨部)が下位肋骨を支持し,胸郭下口を狭める.これで呼息が楽になる.気管支喘息や慢性気管支炎などで呼息が困難になると,広背筋が肥大することが多い.さらに広背筋の肋骨部は,咳嗽(横隔膜の収縮)時に横隔膜の肋骨起始部の固定端となるため,広背筋はしばしば咳嗽筋とも呼ばれる.

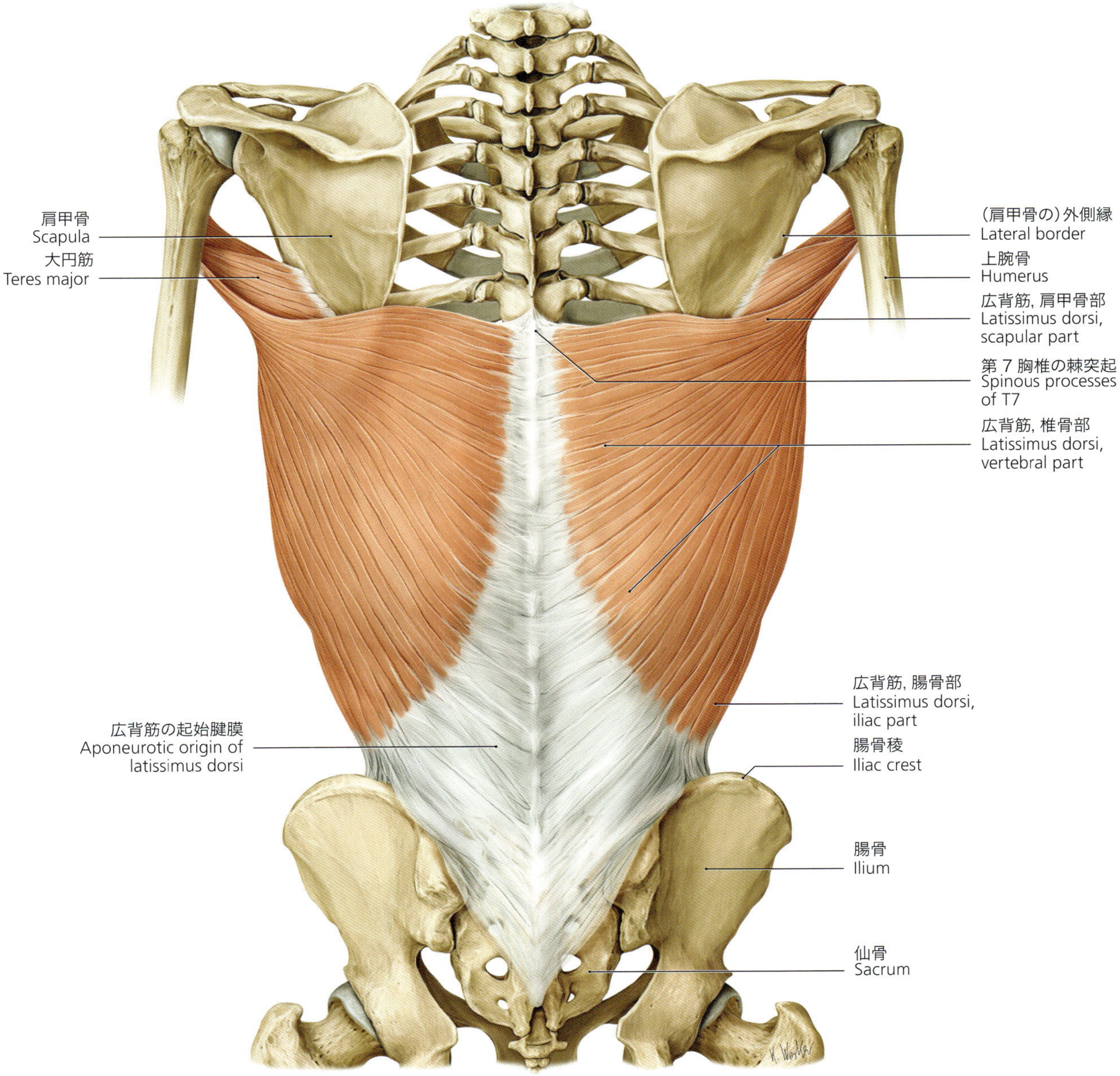

上肢　2　筋：機能による区分

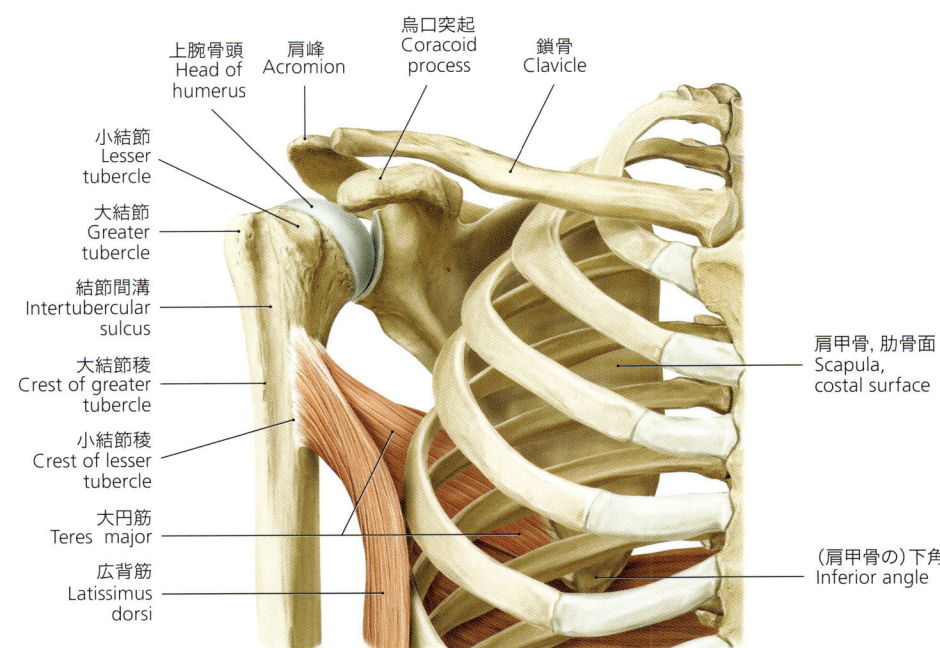

C　広背筋と大円筋
後面．

D　上腕骨の小結節稜への広背筋と大円筋の共通の停止
右側，前面．

2.7 上肢帯の筋：大胸筋と烏口腕筋
Muscles of the Shoulder Girdle: Pectoralis Major and Coracobrachialis

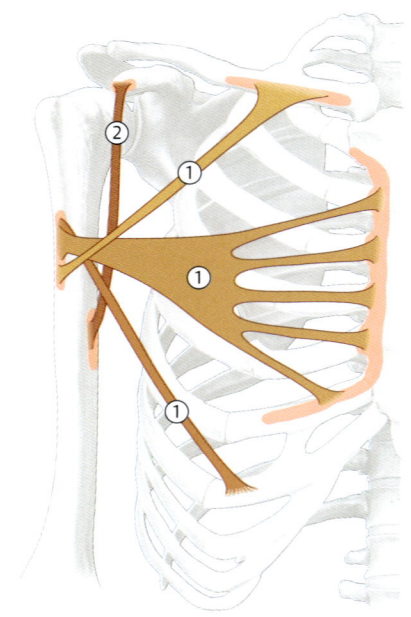

① 大胸筋
起始
・鎖骨部：鎖骨の内側半分
・胸肋部：胸骨と第2-6肋軟骨
・腹部：腹直筋鞘の前葉
停止　　上腕骨の大結節稜（前面）
作用
・上腕の内転と内旋（筋全体）
・上腕の前方挙上（鎖骨部と胸肋部）
・上肢帯が固定されていれば呼吸の補助（吸息）
神経支配　内側・外側胸筋神経（C5-T1）

② 烏口腕筋
起始　　肩甲骨の烏口突起
停止　　上腕骨の内側前面中部（小結節稜の下方への延長線上）
作用　　上腕の前方挙上，内転，内旋
神経支配　筋皮神経（C5-C7）

A　大胸筋と烏口腕筋の模式図

B　大胸筋の停止腱のねじれ
前面．
　大胸筋の3つの部（鎖骨部，胸肋部，腹部）は外側に向かって集束し，断面で馬蹄形をした広い腱をもって大結節稜に停止する．停止腱の線維は自らがねじれて停止する．鎖骨部の停止腱は胸肋部より低位置の上腕骨に，胸肋部は腹部よりも低位置に停止する．広背筋と同様，上腕を挙上するにしたがって大胸筋の筋線維のねじれは解かれ，筋が発揮する力も増強される．

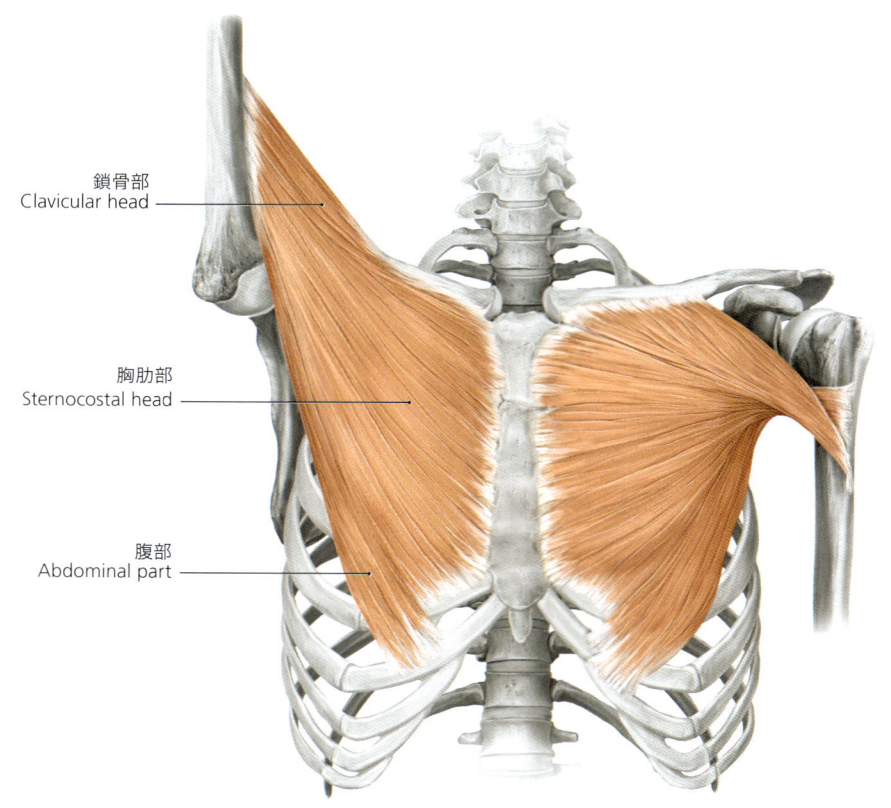

郵 便 は が き

113-8739

料金受取人払郵便

本郷局承認

6988

差出有効期限
2027年1月
31日まで
(切手を貼らずに
ご投函ください)

（受取人）
東京都文京区
本郷郵便局私書箱第5号

医 学 書 院

「プロメテウス解剖学アトラス第4版」
　　　　　　　編集室　行
　　　　　　　　(MB-4)

|||||||||||||||||||||||||||||||||||

◆ご記入いただきました個人情報は，アンケートの目的以外には使用いたしません。
なお，詳しくは弊社ホームページ（https://www.igaku-shoin.co.jp）収載の個人
情報保護方針をご参照ください。

ご芳名	ご年齢　　　歳

ご職業	学生（医学/看護/PT/OT/ST/柔道整復師/その他＿＿＿＿＿＿）
	研修医・勤務医・開業医・看護師・PT・OT・ST・柔道整復師
	その他（　　　　　　　　）

学校名（学年）/勤務先（専門科名）

ご住所　〒

05630

プロメテウス解剖学アトラス 解剖学総論/運動器系 第4版 読者アンケート

　このたびは本書をお買い上げいただき，誠にありがとうございます．今後の企画・出版のために読者の皆様の率直なご意見，ご批判をお寄せいただければ幸いです．なにとぞご協力くださいますようよろしくお願い申し上げます．

　＊回答は該当する数字を〇で囲み，必要に応じて（　）内にご記入ください．

●**ご購入の動機**：1. 知人紹介，2. 推薦（　　　　　　　　　　　　　　　　先生），
　　　3. 書店，4. 図書目録，5. 弊社HP，6. インターネット，7. 学会展示，
　　　8. 広告（紙・誌名　　　　　　　　　　），9. 書評（紙・誌名　　　　　　　　　　）
　　　10. 第3版からの買い換え，11. その他（　　　　　　　　　　　　　　　　　　　）
●**イラストについて**：1. 大変よい，2. よい，3. 普通，4. よくない
●**記述のレベル**：1. 難しすぎる，2. ちょうどよい，3. やさしすぎる
●**全体のページ数**：1. 多すぎる，2. ちょうどよい，3. 少なすぎる
●**価格について**：1. 高い，2. 適当，3. 安い，4. その他（　　　　　　　　　　　　）
●**本書の活用法**：1. 大学・学校の授業，2. 大学・学校の試験対策，3. 臨床研修，
　　　4. 臨床実習，5. 日常診療，6. その他（　　　　　　　　　　　　　　　　　　　）
●**本書についてのご感想やご要望などがございましたらお書きください．**

●**日頃の学習中に，「もしこんな書籍があれば役立つのに…」と思うことはありませんか？　もしございましたらお書きください．**

上肢 2 筋：機能による区分

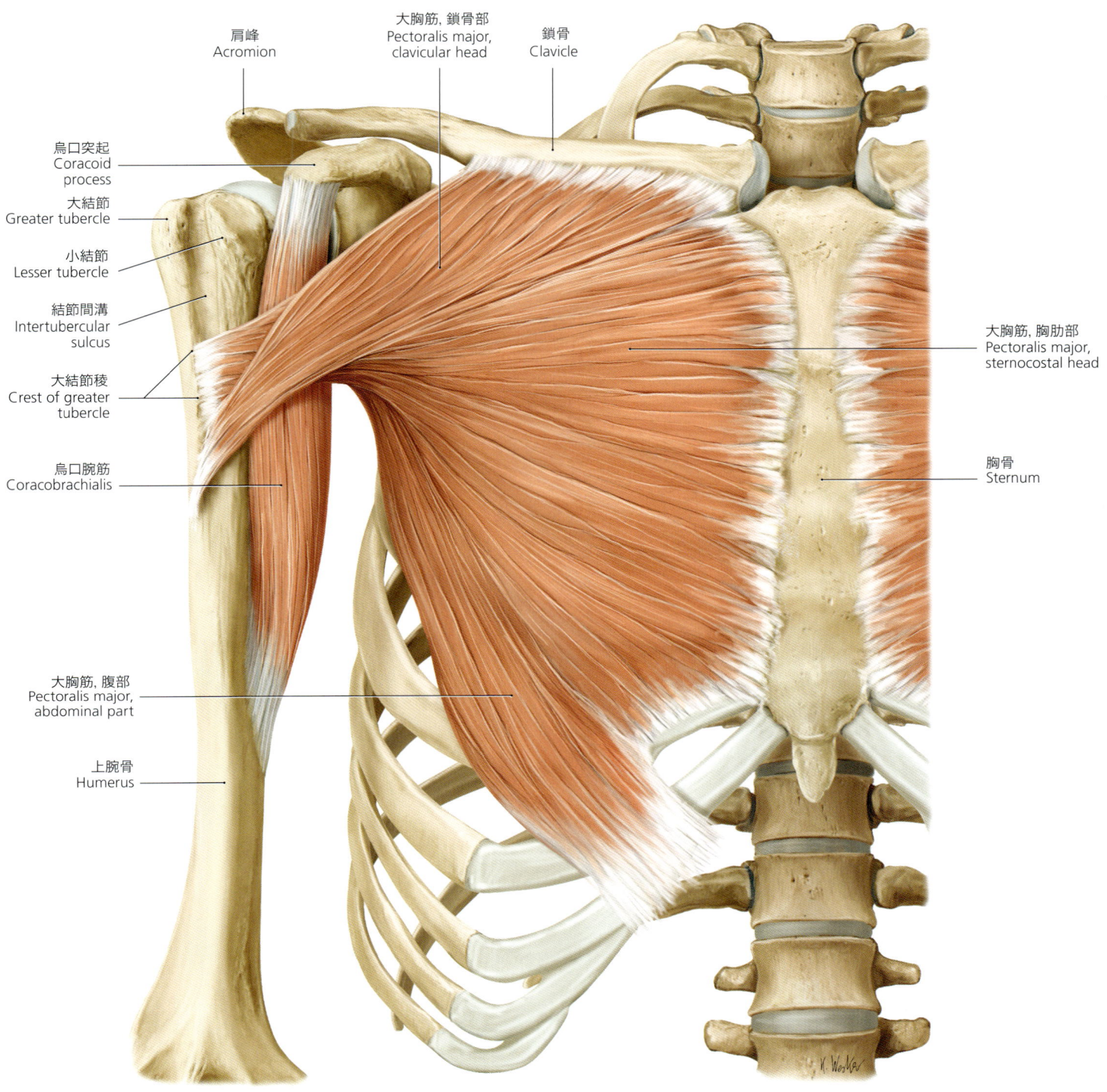

C 大胸筋と烏口腕筋
右側，前面．

2.8 上腕の筋：上腕二頭筋と上腕筋 Muscles of the Arm: Biceps Brachii and Brachialis

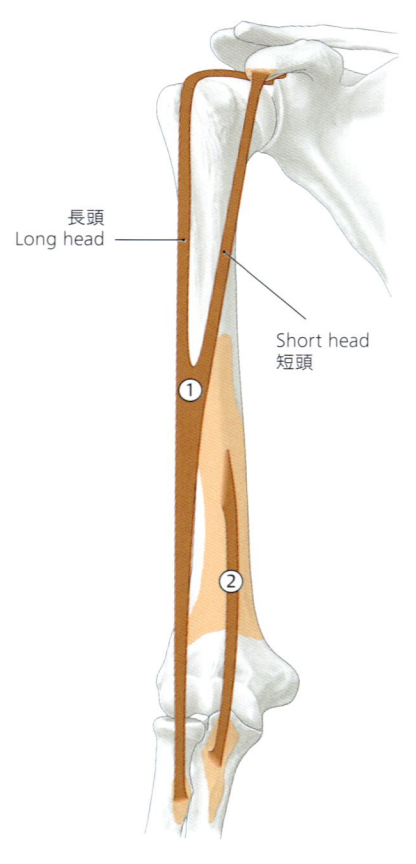

① 上腕二頭筋
起始　　・長頭：肩甲骨の関節上結節
　　　　・短頭：肩甲骨の烏口突起
停止　　橈骨粗面，上腕二頭筋腱膜
作用　　・肘関節に対して：
　　　　　－屈曲，回外（肘関節を曲げて）
　　　　・肩関節に対して：
　　　　　－外転と内旋（長頭）
　　　　　－屈曲（前方挙上）（長頭と短頭）
神経支配　筋皮神経（C5-C7）

② 上腕筋
起始　　上腕骨の前面下半分（遠位半分），内側・外側上腕筋間中隔
停止　　尺骨粗面
作用　　肘関節の屈曲
神経支配　筋皮神経（C5-C7），橈骨神経（C5, C6）の変異枝，橈骨管内の橈骨神経から出る筋枝
　　　　（Muscular branches of radial nerve）

A　上腕二頭筋と上腕筋の模式図

B　肘関節を曲げた状態での上腕二頭筋の回外作用
a　肘を曲げた状態での前腕の回内（右上腕，内側面）．
b　橈骨粗面の高さでの断面（遠位から見る）：前腕を回内した状態．
c　肘を曲げた状態での前腕の回外（右上腕，内側面）．
d　橈骨粗面の高さでの断面（遠位から見る）：前腕を回外した状態．

肘を屈曲すると，上腕二頭筋は屈筋としての役割に加え，強力な回外筋としても作用する．肘が屈曲位の場合，てこの柄としての上腕は回内軸／回外軸に対してほぼ垂直になっている（p. 294 参照）．肘が屈曲している場合に前腕を回外させることが特に有効であるのはこのためである．

前腕が回内位にある場合（a），上腕二頭筋の停止腱は橈骨のまわりに巻き付いている．筋が収縮して肘を曲げると，上腕二頭筋の停止腱はクランク（回転軸）のまわりに巻き付いたヒモのように解かれる（b）．

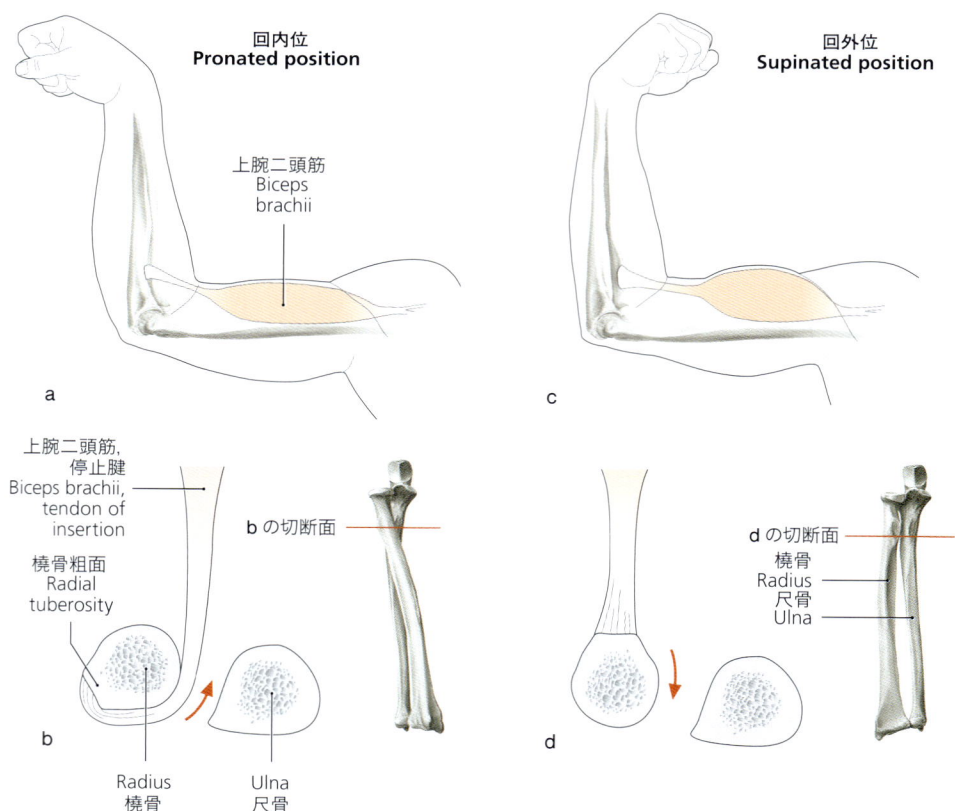

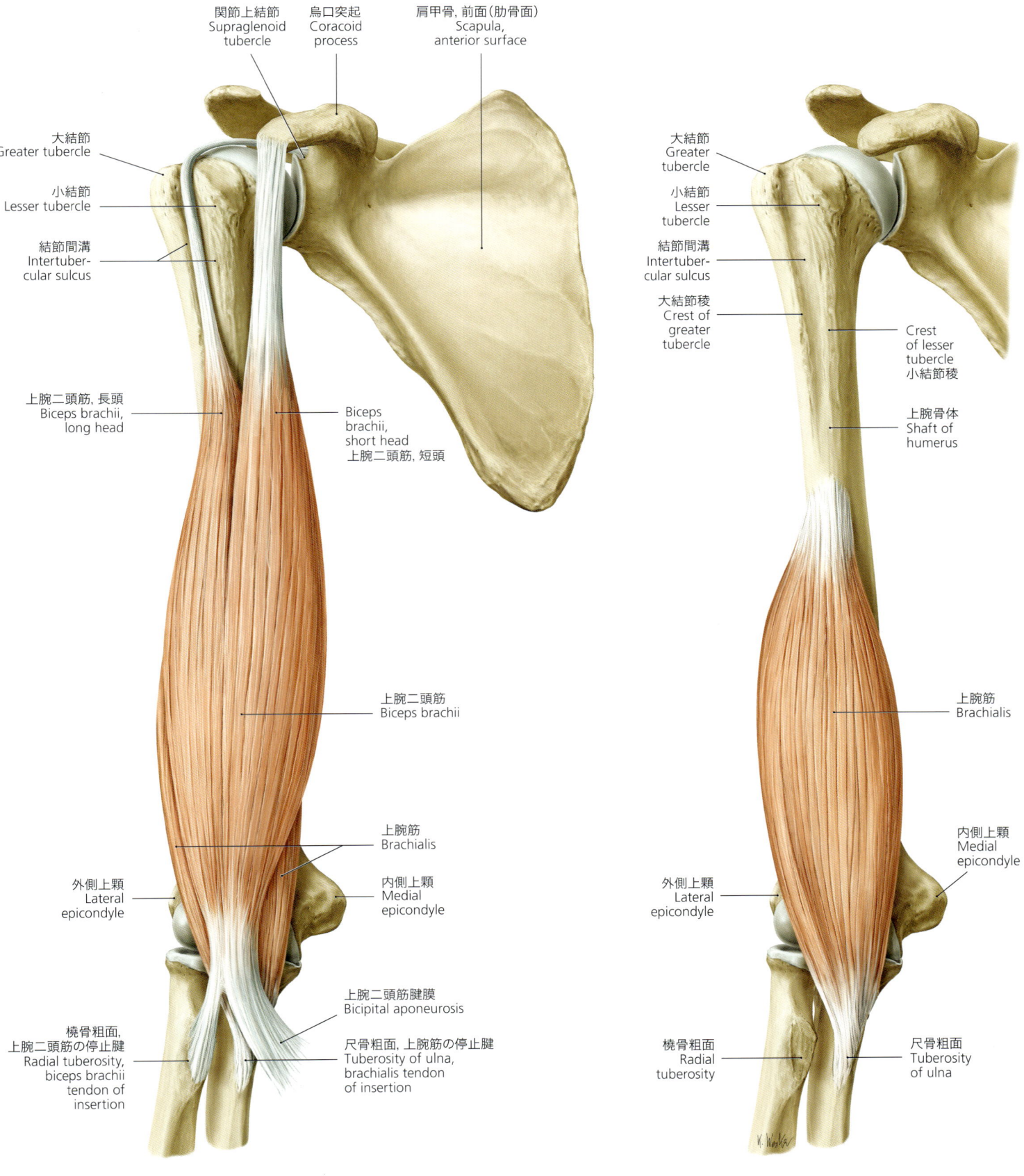

C 上腕二頭筋と上腕筋
右側，前面（腹側面）．

D 上腕筋
右側，前面（腹側面）．

上肢　2　筋：機能による区分

2.9　上腕の筋：上腕三頭筋と肘筋　Muscles of the Arm: Triceps Brachii and Anconeus

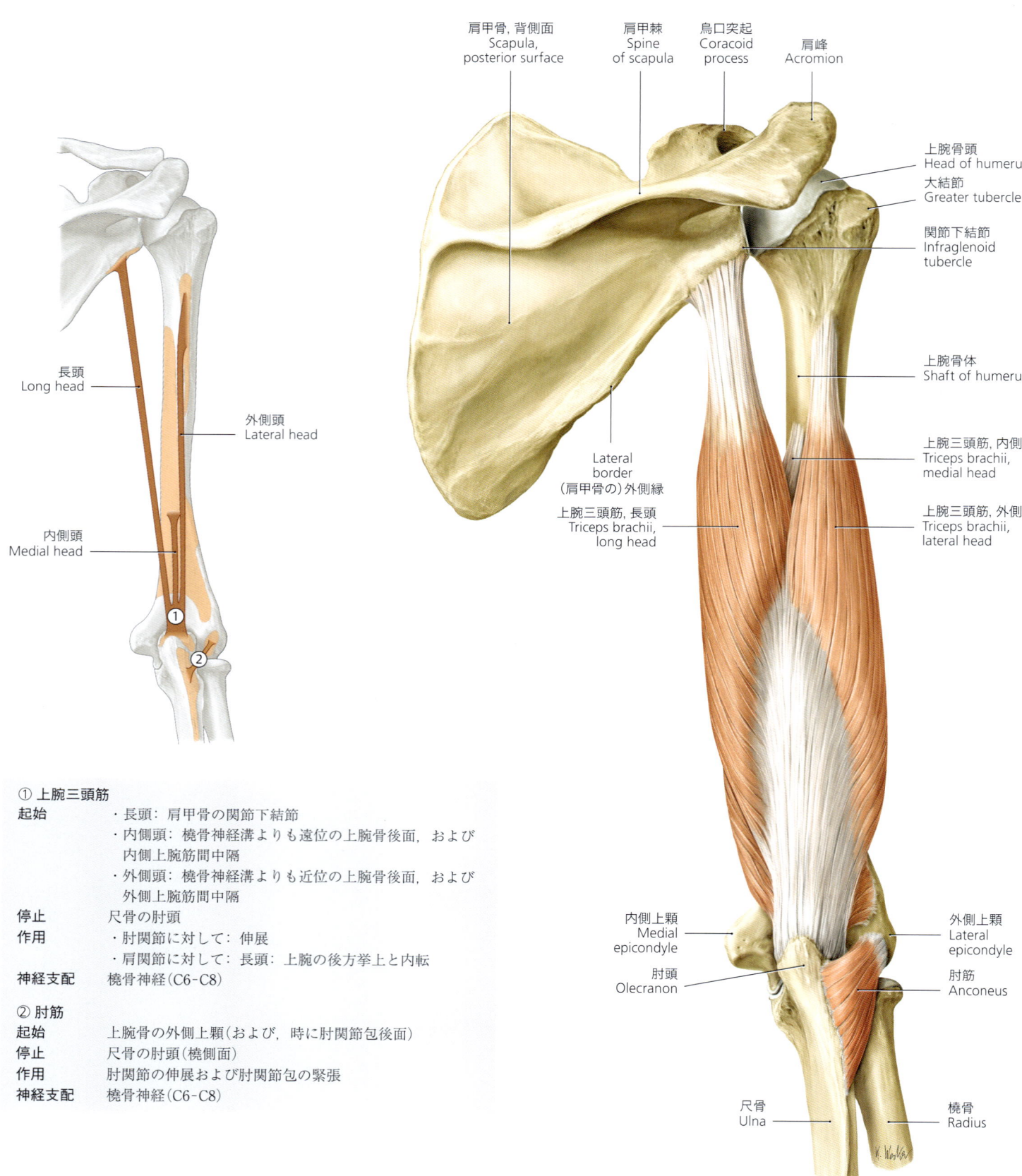

① 上腕三頭筋
- 起始
  - 長頭：肩甲骨の関節下結節
  - 内側頭：橈骨神経溝よりも遠位の上腕骨後面，および内側上腕筋間中隔
  - 外側頭：橈骨神経溝よりも近位の上腕骨後面，および外側上腕筋間中隔
- 停止　尺骨の肘頭
- 作用
  - 肘関節に対して：伸展
  - 肩関節に対して：長頭：上腕の後方挙上と内転
- 神経支配　橈骨神経（C6-C8）

② 肘筋
- 起始　上腕骨の外側上顆（および，時に肘関節包後面）
- 停止　尺骨の肘頭（橈側面）
- 作用　肘関節の伸展および肘関節包の緊張
- 神経支配　橈骨神経（C6-C8）

A　上腕三頭筋と肘筋の模式図

B　上腕三頭筋と肘筋
　　右上腕部，後面（背側面）．

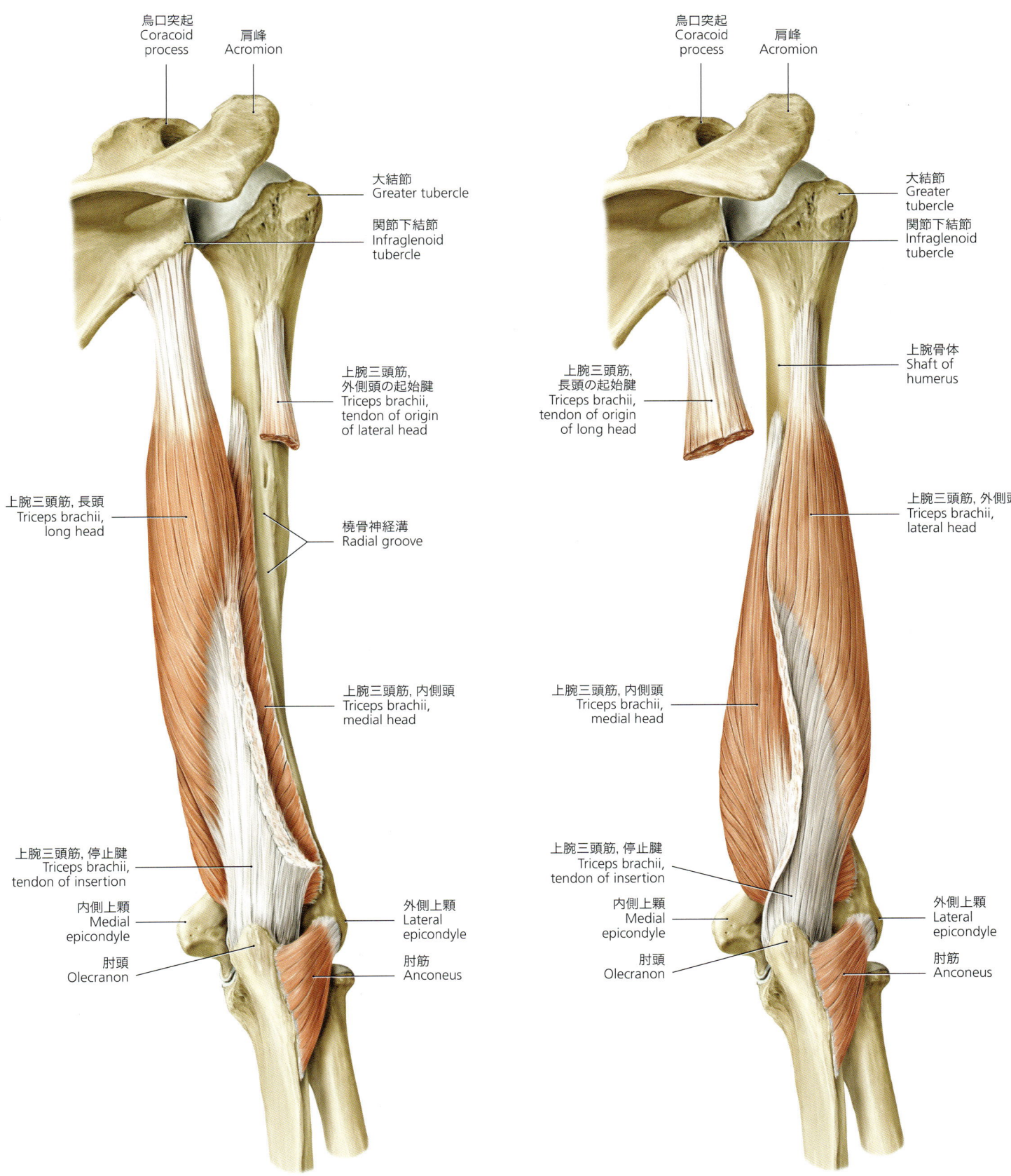

C　上腕三頭筋と肘筋
右上腕部，後面（背側面）．上腕三頭筋の外側頭を一部，取り除いてある．

D　上腕三頭筋と肘筋
右上腕部，後面（背側面）．上腕三頭筋の長頭を一部，取り除いてある．

2.10 前腕の筋：屈筋の浅層と深層 Muscles of the Forearm: The Superficial and Deep Flexors

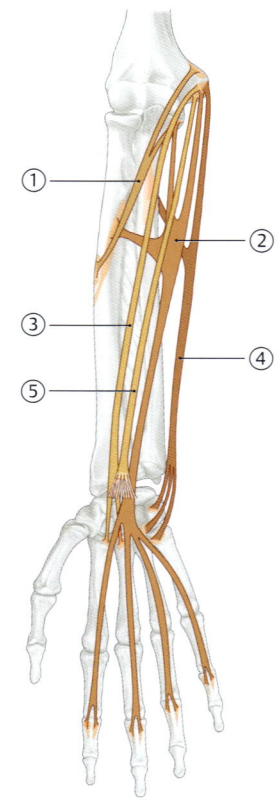

A　屈筋浅層の模式図

①円回内筋
起始　　・上腕頭：上腕骨の内側上顆
　　　　・尺骨頭：尺骨の鉤状突起
停止　　橈骨の外側面（回外筋の停止より遠位で）
作用　　・肘関節に対して：弱い屈曲作用
　　　　・前腕の関節に対して：回内作用
神経支配　正中神経（C6）

②浅指屈筋
起始　　・上腕頭：（共通頭）上腕骨の内側上顆 ┐（訳注：日本では上腕尺骨頭としてまとめて扱う）
　　　　・尺骨頭：尺骨の鉤状突起　　　　　　│
　　　　・橈骨頭：橈骨の上部前面で橈骨粗面の遠位 ┘
停止　　第2-5中節骨の底の側面
作用　　・肘関節に対して：弱い屈曲作用
　　　　・手根部，中手指節，および近位指節間関節に対して：屈曲作用
神経支配　正中神経（C7-T1）

③橈側手根屈筋
起始　　（共通頭）上腕骨の内側上顆
停止　　第2中手骨の底（時に第3中手骨の底）
作用　　手根部の関節に対して：手の屈曲および外転（橈側への変位）
　　　　肘関節に対して：弱い回内作用
神経支配　正中神経（C6-C8）

④尺側手根屈筋
起始　　・上腕頭：（共通頭）上腕骨の内側上顆
　　　　・尺骨頭：肘頭
停止　　有鈎骨鈎，第5中手骨の底，豆状骨（種子骨）
作用　　手根部の関節に対して：手の屈曲および内転（尺側への変位）
神経支配　尺骨神経（C8, T1）

⑤長掌筋
起始　　（共通頭）上腕骨の内側上顆
停止　　手掌腱膜
作用　　・肘関節に対して：弱い屈曲作用
　　　　・手根部の関節に対して：屈曲作用，ものをつかむ時に手掌腱膜を緊張させる
神経支配　正中神経（C8, T1）

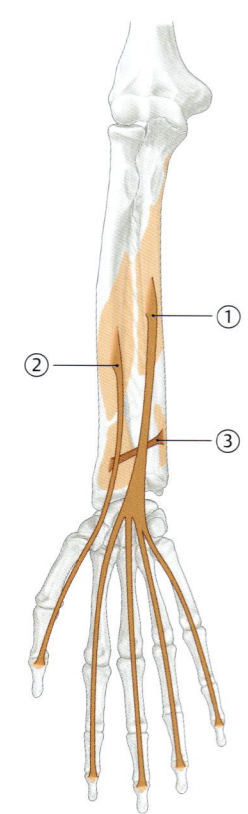

B　屈筋深層の模式図

①深指屈筋
起始　　近位2/3の尺骨前面と近接する前腕骨間膜
停止　　第2-5末節骨の底の掌側面
作用　　手根部，および第2-5指の中手指節（MCP）関節，近位指節間（PIP）関節と遠位指節間（DIP）関節に対して：屈曲
神経支配　・正中神経（橈側部，第2・3指），C7-T1
　　　　　・尺骨神経（尺側部，第4・5指），C8, T1

②長母指屈筋
起始　　橈骨の前面中部と近接する前腕骨間膜
停止　　母指末節骨の底の掌側面
作用　　・手根部の関節に対して：屈曲および手の橈側への外転
　　　　・母指の手根中手関節に対して：対立
　　　　・母指の中手指節関節と指節間関節に対して：屈曲
神経支配　正中神経（C6-C8）

③方形回内筋
起始　　遠位1/4の尺骨の前面
停止　　遠位1/4の橈骨の前面
作用　　手を回内させる，下橈尺関節を安定化させる
神経支配　正中神経（C8, T1）

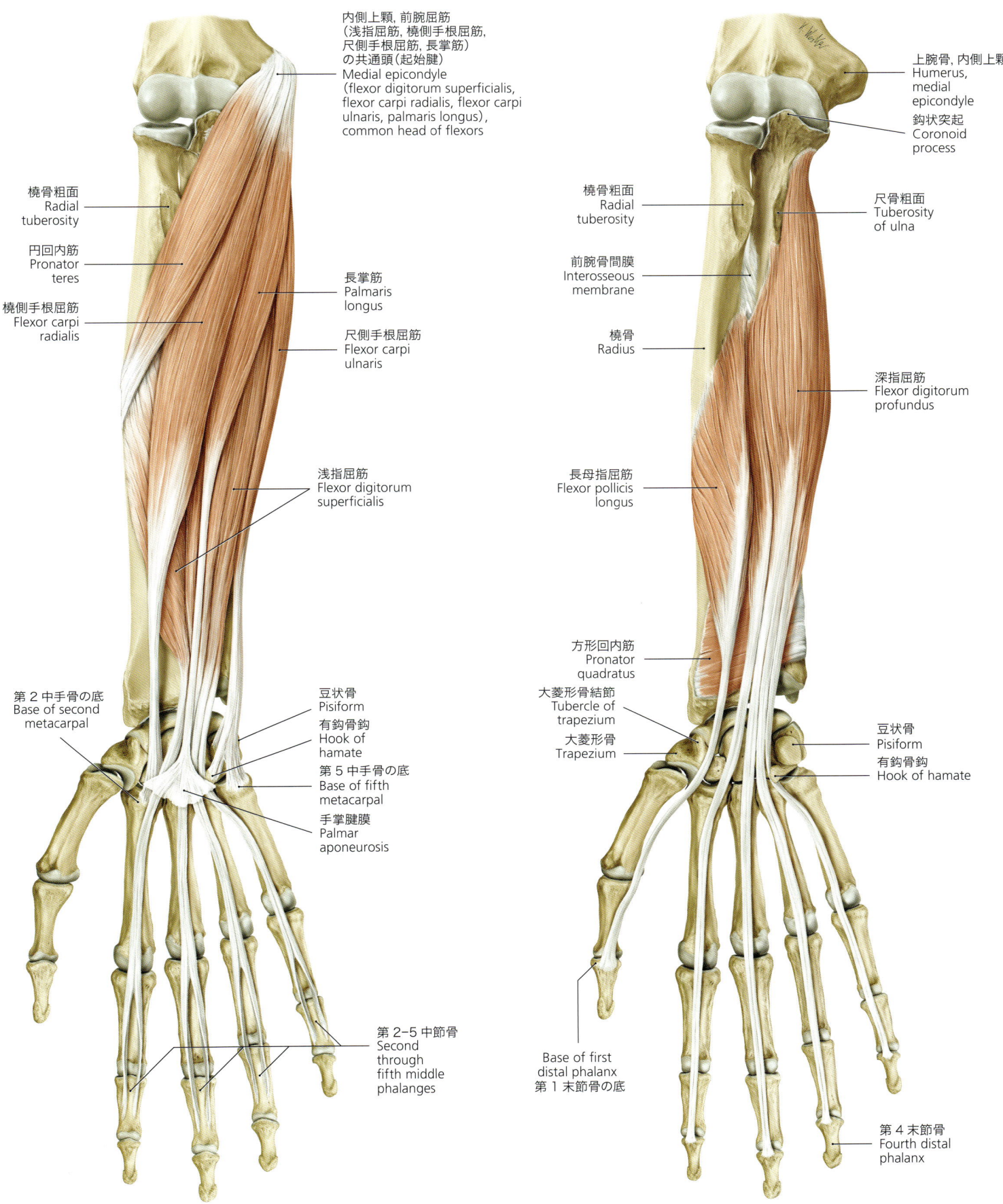

C 屈筋の浅層（円回内筋，浅指屈筋，橈側手根屈筋，尺側手根屈筋，長掌筋）
右前腕，前面（腹側面）．

D 屈筋の深層（深指屈筋，長母指屈筋，方形回内筋）
右前腕，前面（腹側面）．

2.11 前腕の筋：橈側の筋 Muscles of the Forearm: The Radialis Muscles

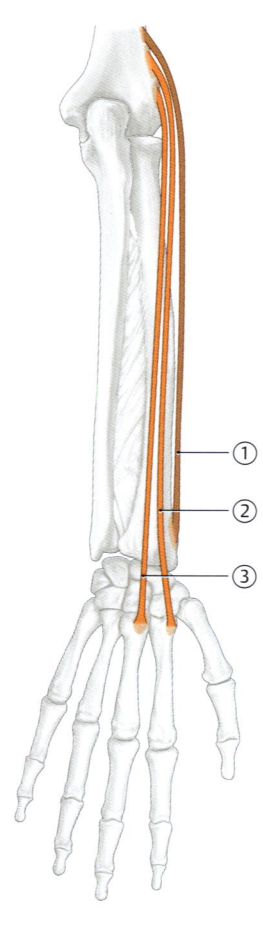

① 腕橈骨筋
起始　　　上腕骨の遠位外側面，外側上腕筋間中隔
停止　　　橈骨の茎状突起
作用　　　・肘関節に対して：屈曲作用
　　　　　・前腕の関節に対して：半回内作用（回外位から回内，回内位から回外：いずれも中間位に戻す）
神経支配　橈骨神経（C5-C7）

② 長橈側手根伸筋
起始　　　上腕骨の遠位外側面（外側顆上稜），外側上腕筋間中隔
停止　　　第2中手骨の底背側面
作用　　　・肘関節に対して：弱い屈曲作用
　　　　　・手根部の関節に対して：背側への伸展（拳を握る補助筋），手の外転（橈側への変位）
神経支配　橈骨神経（C5-C7）

③ 短橈側手根伸筋
起始　　　上腕骨の外側上顆
停止　　　第3中手骨の底（時に第2中手骨の底）
作用　　　・肘関節に対して：弱い屈曲作用
　　　　　・手根部の関節に対して：背側への伸展（拳を握る補助筋），手の外転（橈側への変位）
神経支配　橈骨神経（C5-C7）

A　橈側の筋の模式図

上肢 2 筋：機能による区分

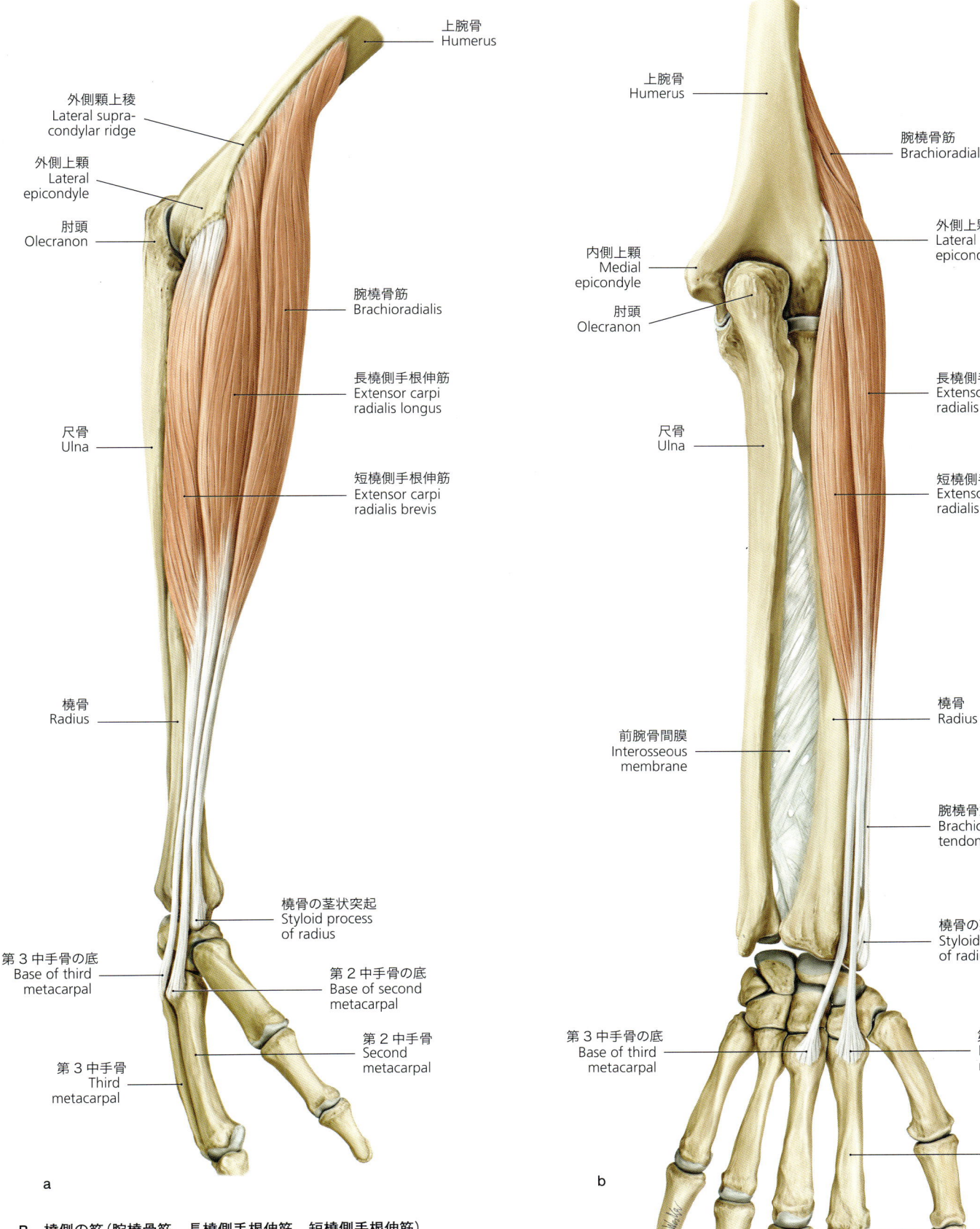

B 橈側の筋（腕橈骨筋，長橈側手根伸筋，短橈側手根伸筋）
右前腕．
a 外側面（橈側面）．
b 後面（背側面）．

2.12 前腕の筋：伸筋の浅層と深層 Muscles of the Forearm: The Superficial and Deep Extensors

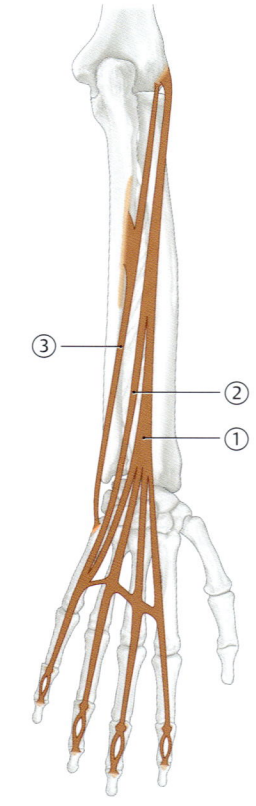

A　伸筋浅層の模式図

① [総]指伸筋
起始　　共通頭（上腕骨の外側上顆）
停止　　第2-5指の指背腱膜
作用　　・手根部の関節に対して：伸展
　　　　・第2-5指の中手指節関節，近位・遠位指節間関節に対して：指の伸展と外転
神経支配　橈骨神経（C6-C8）

② 小指伸筋
起始　　共通頭（上腕骨の外側上顆）
停止　　小指の指背腱膜
作用　　・手根部の関節に対して：伸展，内転（尺屈）
　　　　・小指の中手指節関節，近位・遠位指節間関節に対して：小指の伸展と外転
神経支配　橈骨神経（C6-C8）

③ 尺側手根伸筋
起始　　共通頭（上腕骨の外側上顆）（＝上腕頭），尺骨頭（尺骨の後面）
停止　　第5中手骨の底
作用　　手根部の関節に対して：手の伸展，内転（尺屈）
神経支配　橈骨神経（C6-C8）

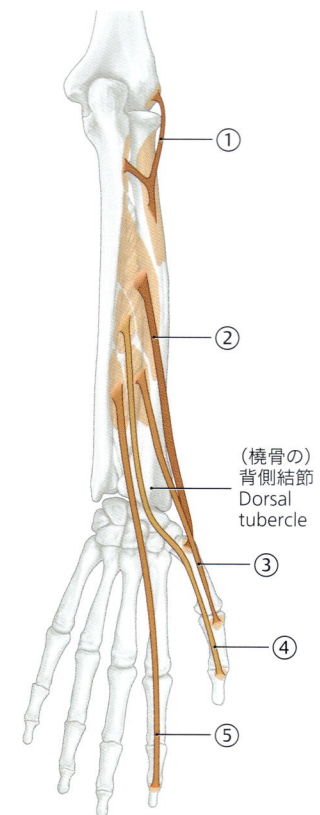

B　伸筋深層の模式図

① 回外筋
起始　　尺骨の回外筋稜，上腕骨の外側上顆，外側側副靱帯，および橈骨輪状靱帯
停止　　橈骨（橈骨粗面と円回内筋の停止部の間）
作用　　前腕の回外
神経支配　橈骨神経（C5, C6）

② 長母指外転筋*
起始　　橈骨と尺骨の中部背側面，および前腕骨間膜
停止　　第1中手骨の底
作用　　・橈骨手根関節（手根部の関節）に対して：外転（橈屈）
　　　　・母指の手根中手関節に対して：外転
神経支配　橈骨神経（C6-C8）

③ 短母指伸筋*
起始　　橈骨と前腕骨間膜の背側面（長母指外転筋より遠位で）
停止　　第1基節骨の底
作用　　・橈骨手根関節（手根部の関節）に対して：外転（橈屈）
　　　　・母指の手根中手および中手指節関節に対して：伸展
神経支配　橈骨神経（C6-C8）

④ 長母指伸筋*
起始　　尺骨と前腕骨間膜の後面
停止　　第1末節骨の底
作用　　・手根部の関節に対して：手の伸展・外転（橈屈）
　　　　・母指の手根中手関節に対して：内転
　　　　・母指の中手指節関節と指節間関節に対して：伸展
神経支配　橈骨神経（C6-C8）

⑤ 示指伸筋*
起始　　尺骨と前腕骨間膜の後面
停止　　示指の指背腱膜
作用　　・手根部の関節に対して：伸展
　　　　・示指の中手指節関節，近位・遠位指節間関節に対して：伸展
神経支配　橈骨神経（C6-C8）

＊回外を助ける．

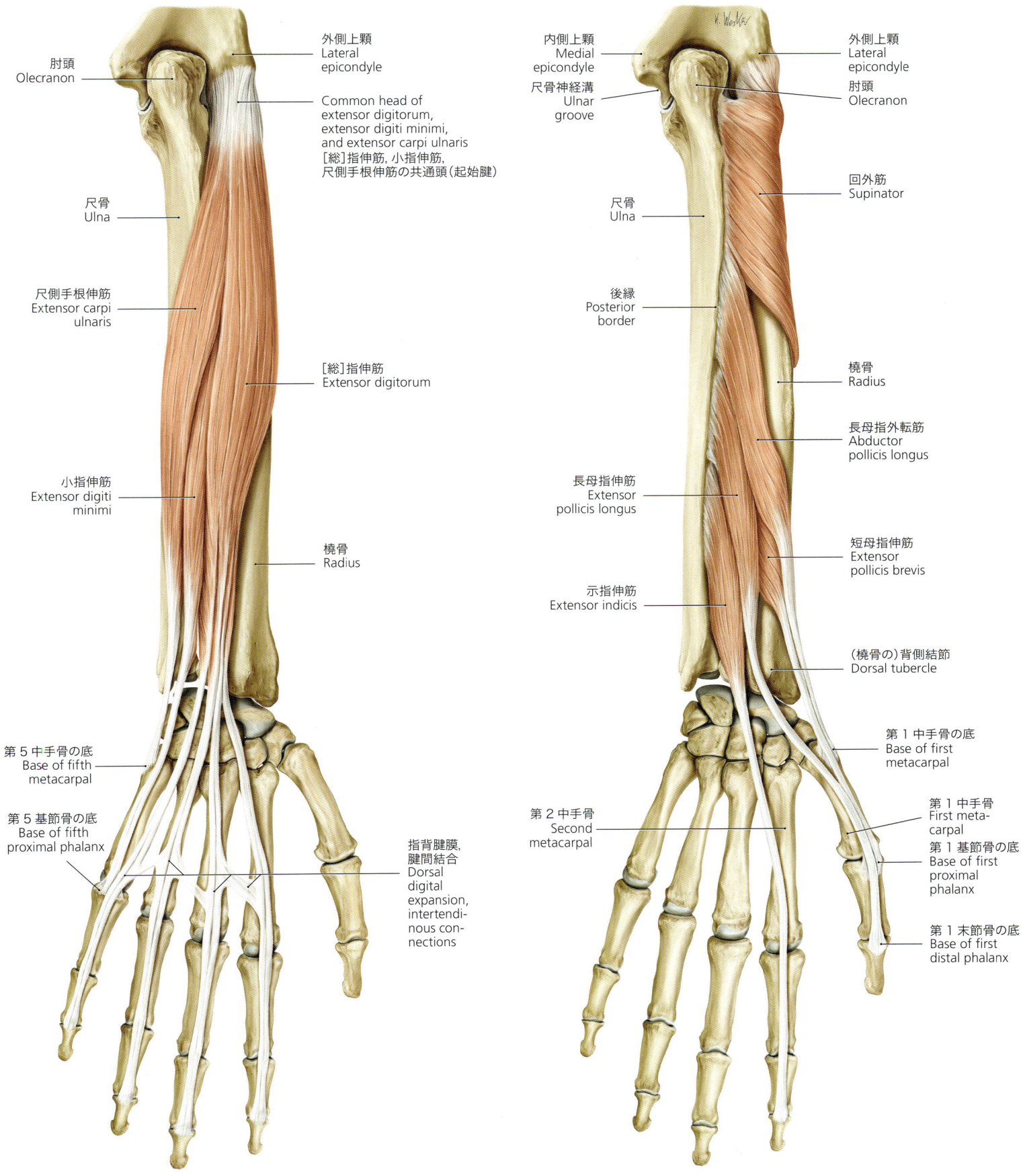

C 伸筋の浅層（[総]指伸筋，小指伸筋，尺側手根伸筋）
右前腕，後面（背側面）．指背腱膜の構造は，p. 361 の C を参照．

D 伸筋の深層（回外筋，長母指外転筋，短母指伸筋，長母指伸筋，示指伸筋）
右前腕，後面（背側面）．

2.13 手の筋：母指球筋と小指球筋

Intrinsic Muscles of the Hand: The Thenar and Hypothenar Muscles

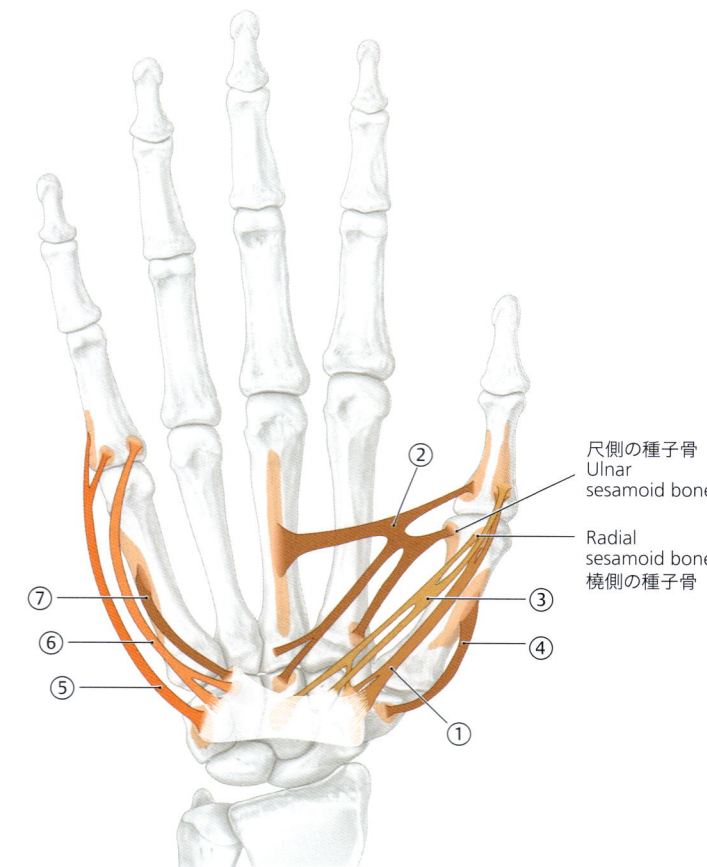

A　母指球筋（①-④）と小指球筋（⑤-⑦）の模式図

① 短母指外転筋
起始　　　舟状骨，屈筋支帯
停止　　　第1基節骨の底（橈側の種子骨を介して）
作用　　　母指の外転
　　　　　母指の屈曲
神経支配　正中神経（C6, C7）

② 母指内転筋
起始　　　・横頭：第3中手骨，掌側面
　　　　　・斜頭：有頭骨，第2・3中手骨の底
停止　　　第1基節骨の底（尺側の種子骨を介して）
作用　　　・母指の手根中手関節に対して：対立
　　　　　・母指の中手指節関節に対して：屈曲
神経支配　尺骨神経（C8, T1）

③ 短母指屈筋
起始　　　・浅頭：屈筋支帯
　　　　　・深頭：有頭骨，大菱形骨
停止　　　第1基節骨の底（橈側の種子骨を介して）
作用　　　・母指の手根中手関節に対して：屈曲，対立
　　　　　・母指の中手指節関節に対して：屈曲
神経支配　正中神経，C6-T1（浅頭）
　　　　　尺骨神経，C8, T1（深頭）

④ 母指対立筋
起始　　　大菱形骨
停止　　　第1中手骨の橈側縁
作用　　　母指の手根中手関節に対して：対立
神経支配　正中神経（C6, C7）

⑤ 小指外転筋
起始　　　豆状骨
停止　　　第5基節骨の底の尺側縁および指背腱膜
作用　　　・小指の中手指節関節に対して：小指の屈曲と外転
　　　　　・小指の近位・遠位指節間関節に対して：伸展
神経支配　尺骨神経（C8, T1）

⑥ 短小指屈筋
起始　　　有鉤骨鉤，屈筋支帯
停止　　　第5基節骨の底
作用　　　小指の中手指節関節に対して：屈曲
神経支配　尺骨神経（C8, T1）

⑦ 小指対立筋
起始　　　有鉤骨鉤
停止　　　第5中手骨，尺側縁
作用　　　第5中手骨を掌側に引く（対立）
神経支配　尺骨神経（C8, T1）

短掌筋（図には示されていない．pp. 357, 362 参照）
起始　　　手掌腱膜の尺側縁
停止　　　小指球の皮膚
作用　　　手掌腱膜を緊張させる（保護的機能）
神経支配　尺骨神経（C8, T1）

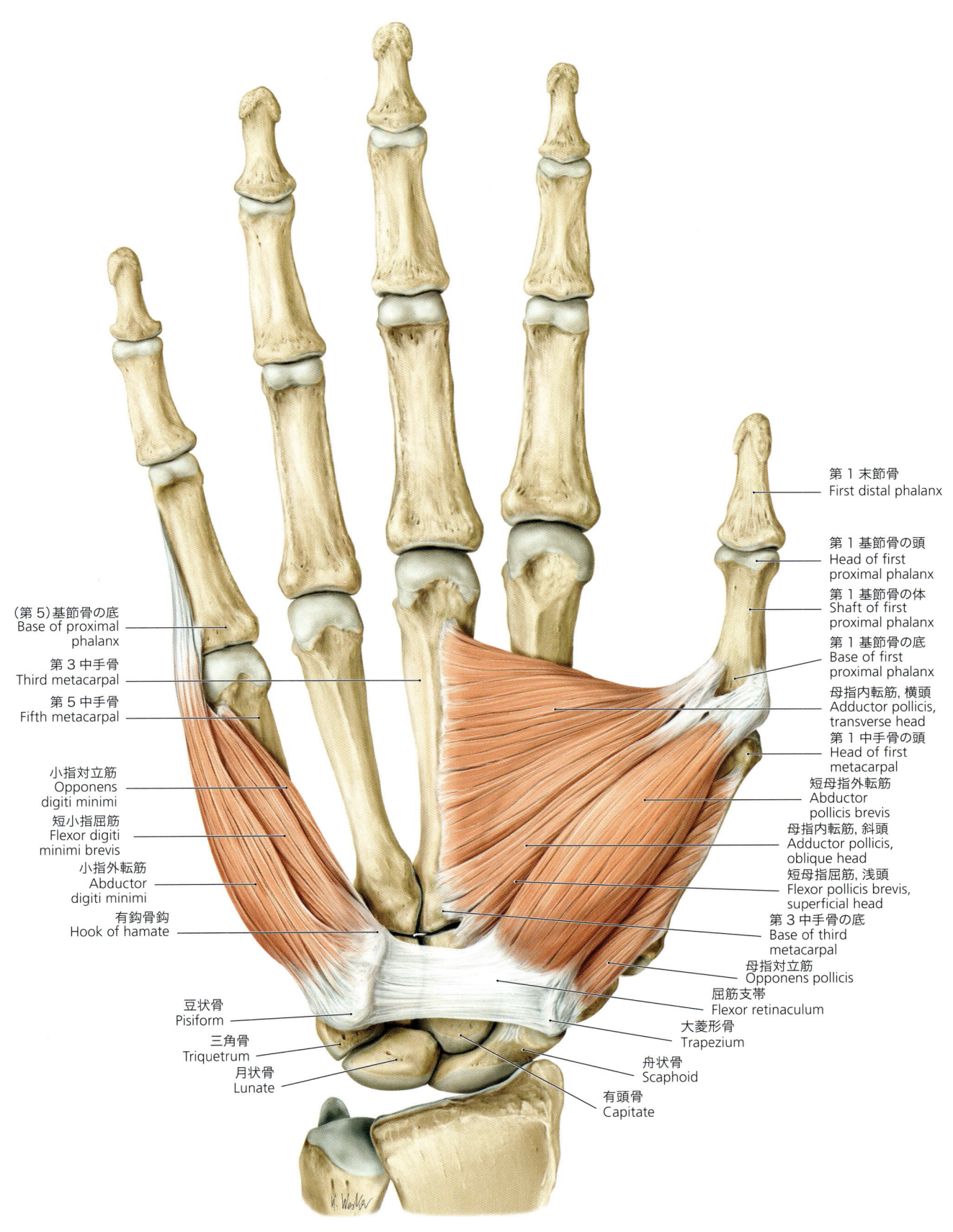

B 母指球筋（短母指外転筋，母指内転筋，短母指屈筋，母指対立筋）と
小指球筋（小指外転筋，短小指屈筋，小指対立筋）
右手，前面．

2.14 手の筋：虫様筋と骨間筋（中手筋）
Intrinsic Muscles of the Hand: Lumbricals and Interossei (Metacarpal Muscles)

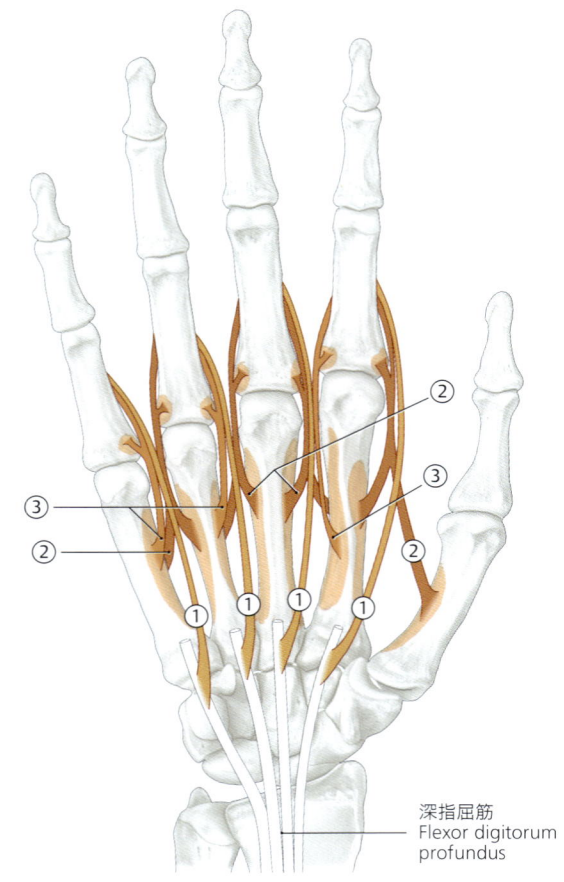

A　中手筋の模式図

深指屈筋
Flexor digitorum profundus

① 第1-4虫様筋
起始　　　深指屈筋の腱，橈側（変異あり，不定）
停止　　　・第1虫様筋：第2指（示指）の指背腱膜
　　　　　・第2虫様筋：第3指（中指）の指背腱膜
　　　　　・第3虫様筋：第4指（薬指）の指背腱膜
　　　　　・第4虫様筋：第5指（小指）の指背腱膜
作用　　　・第2-5指の中手指節関節に対して：屈曲
　　　　　・第2-5指の近位・遠位指節間関節に対して：伸展
神経支配　・正中神経，C8, T1（第1-2虫様筋）
　　　　　・尺骨神経，C8, T1（第3-4虫様筋）

② 第1-4背側骨間筋
起始　　　第1-5中手骨の向かい合う対向面から二頭をもって
停止　　　・第2-4指の指背腱膜，基節骨の底
　　　　　・第1背側骨間筋：第2基節骨の底の橈側
　　　　　・第2背側骨間筋：第3基節骨の底の橈側
　　　　　・第3背側骨間筋：第3基節骨の底の尺側
　　　　　・第4背側骨間筋：第4基節骨の底の尺側
作用　　　・第2-4指の中手指節関節に対して：屈曲
　　　　　・第2-4指の近位・遠位指節間関節に対して：指の伸展と外転（示指と薬指を中指から離す）
神経支配　尺骨神経（C8, T1）

③ 第1-3掌側骨間筋
起始　　　・第1掌側骨間筋：第2中手骨の尺側
　　　　　・第2掌側骨間筋：第4中手骨の橈側
　　　　　・第3掌側骨間筋：第5中手骨の橈側
停止　　　当該指の指背腱膜，基節骨の底
作用　　　・第2・4・5指の中手指節関節に対して：屈曲
　　　　　・第2・4・5指の近位・遠位指節間関節に対して：指の伸展と内転（示指と薬指を中指に近付ける）
神経支配　尺骨神経（C8, T1）

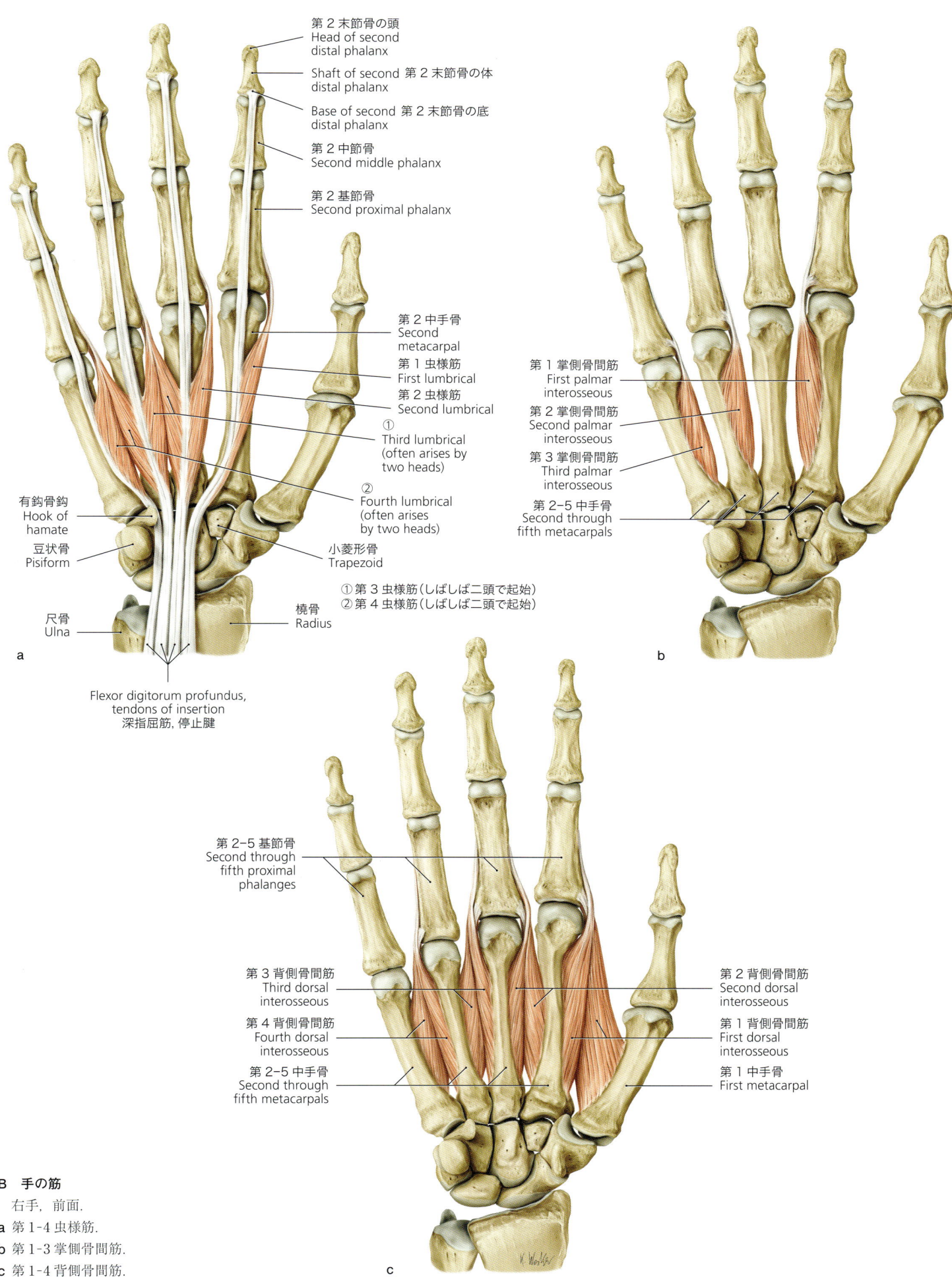

B 手の筋
右手，前面．
a 第1-4虫様筋．
b 第1-3掌側骨間筋．
c 第1-4背側骨間筋．

2.15 筋作用の概観：肩関節
Overview of Muscle Functions: The Shoulder Joint

A 肩関節（肩甲上腕関節）における運動[*1]

作用	運動域	筋	神経支配	「該当する」脊髄分節
屈曲・前方挙上	90°（>90°＝挙上）	・三角筋（鎖骨部＝前部） ・上腕二頭筋 ・大胸筋（鎖骨部および胸肋部） ・烏口腕筋	・腋窩神経 ・筋皮神経 ・内側・外側胸筋神経 ・筋皮神経	・C5, C6 ・C5-C7 ・C5-T1 ・C6, C7
伸展・後方挙上	40°	・広背筋 ・大円筋 ・上腕三頭筋（長頭） ・三角筋（肩甲棘部＝後部）	・胸背神経 ・肩甲下神経 ・橈骨神経 ・腋窩神経	・C6-C8 ・C5-C8 ・C6-C8 ・C5, C6
外転	90°（>90°＝挙上）	・三角筋（肩峰部＝中部），60°からすべての部位[*2] ・棘上筋 ・上腕二頭筋（長頭）	・腋窩神経 ・肩甲上神経 ・筋皮神経	・C5, C6 ・C4-C6 ・C5-C7
内転	20～40°	・大胸筋[*2] ・広背筋 ・上腕三頭筋（長頭） ・大円筋 ・三角筋[*2]（鎖骨部および肩甲棘部） ・上腕二頭筋（短頭） ・烏口腕筋	・内側・外側胸筋神経 ・胸背神経 ・橈骨神経 ・肩甲下神経 ・腋窩神経 ・筋皮神経 ・筋皮神経	・C5-T1 ・C6-C8 ・C6-C8 ・C5-C8 ・C5, C6 ・C5-C7 ・C6, C7
内旋	50～95°	・肩甲下筋 ・大胸筋 ・上腕二頭筋（長頭）[*3] ・三角筋（鎖骨部） ・大円筋 ・広背筋	・肩甲下神経 ・内側・外側胸筋神経 ・筋皮神経 ・腋窩神経 ・肩甲下神経 ・胸背神経	・C5-C8 ・C5-T1 ・C5-C7 ・C5, C6 ・C5-C8 ・C6-C8
外旋	60～90°（屈曲の程度に依存）	・棘下筋 ・小円筋 ・三角筋（肩甲棘部）	・肩甲上神経 ・腋窩神経 ・腋窩神経	・C4-C6 ・C5, C6 ・C5, C6

[*1] 筋の作用を確かめるためには，まず，関節における運動を観察することから始める．それぞれの運動に関与する筋は，それらの作用強度の順序に従って挙げられている．ただし，この場合，個々の筋はこれらの運動に関与することができるが，関与しない（働かない）状況もあるということに留意しなければならない．関節の多様な運動を記載するためには，1つひとつの関節に（その関節の自由度に応じて）定義される運動軸のまわりに，それぞれ定義された基本運動が指定されている必要がある．そのうえではじめて，これらの基本運動，それらはなお関節によって異なるが，基本運動の組み合わせによって，その関節における多様な運動の記述が可能となる．

[*2] 訳注：上肢の外転，内転において，三角筋の鎖骨部（前部）と肩甲棘部（後部）そして大胸筋は，ある肢位（外転位，約120°）までは屈曲に作用し，それを越えると外転に作用するようになる．このように筋の作用がある肢位を境に逆転する現象を「筋の習慣的機能の転用」と呼ぶ．ほかには腕橈骨筋の回内，回外に対する作用，胸鎖乳突筋の頭頚部の前屈，後屈に対する作用などがある．

[*3] 訳注：作用はほとんどない．

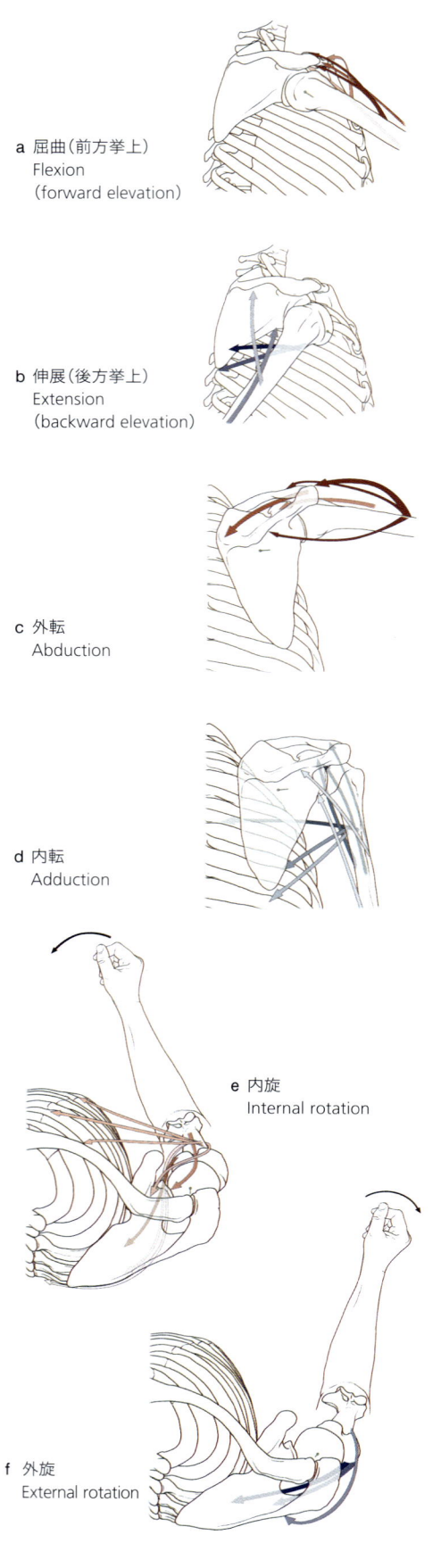

a 屈曲（前方挙上） Flexion (forward elevation)
b 伸展（後方挙上） Extension (backward elevation)
c 外転 Abduction
d 内転 Adduction
e 内旋 Internal rotation
f 外旋 External rotation

B 肩関節における基本運動

上肢　2　筋：機能による区分

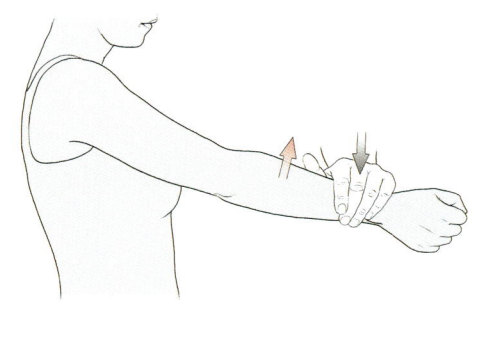

a　屈筋　Flexor

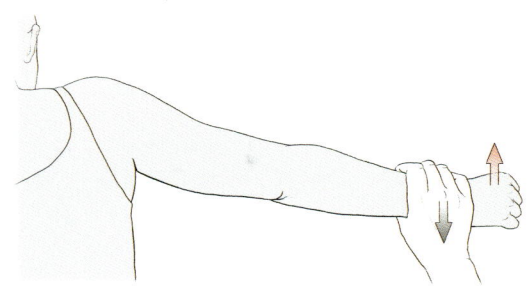

c　外転筋　Abductor

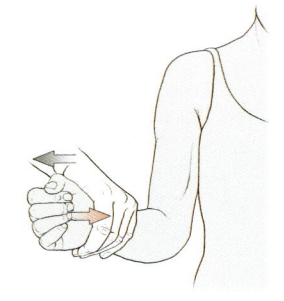

e　内旋筋　Internal rotator

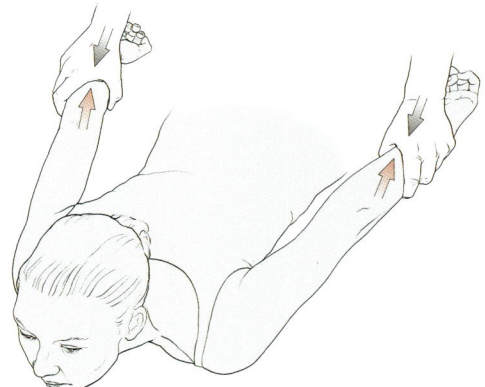

b　伸筋　Extensor

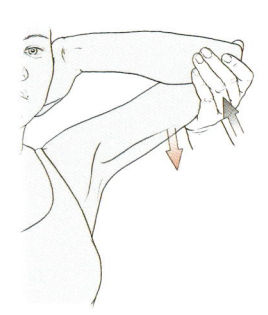

d　内転筋　Adductor

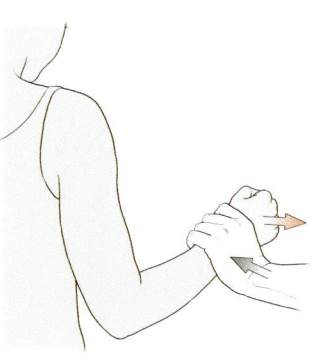

f　外旋筋　External rotator

C　肩関節に作用する筋の機能テスト

筋力の検査には，患者に抵抗に対して力を発揮してもらうか，あるいは外から加えられた力に対して，それによって動かないように力を発揮してもらうといった方法がある．いずれの方法においても，発揮された筋力は0～5のスコアで評価する．

D　肩関節に作用する筋の短縮*および筋力低下に関する臨床的症状

筋	筋短縮の場合の症状	筋力低下の場合の症状
屈筋	屈筋の筋短縮では，肩の突出がしばしば観察される．	筋力低下を補うため，肩峰は挙上し，上体は腰椎前弯が強くなることにより後方に変位する．三角筋のみが筋力低下を起こしている場合，肩の起伏は扁平化して，肩峰が角張る．
伸筋	挙上および外旋が著しく制限される．	伸筋の筋力低下は，例えば上腕を伸展させて身体を持ち上げる場合のように，これらの筋に大きな負荷がかかるような時に顕在化する．
外転筋	外転筋（主として棘上筋および上腕二頭筋）の筋短縮では，特に肩関節の伸展，内転および外旋が制限される．	腕を重力に抗して外転させることができなくなる．肩峰下方に典型的な陥凹がみられ，肩起伏が扁平化する．肩関節の亜脱臼による腕の下垂が時々みられる．
内転筋	肩の突出に加え，胸椎の後弯が強まり，その代償作用として頸椎の強い前弯もみられる．頭の高さから上への上肢の屈曲と外転がまったくできなくなる．	反対側の腹斜筋に対する協調した運動機序が阻害される．すなわち，特に内転筋の筋力が低下した上肢による殴打動作やチョッピング動作は著しく困難となる．大きなものあるいは重いものを腰の高さに抱えることが困難となる．
内旋筋	腕を外旋させながら頭の高さから上へ挙げる動作が著しく制限される．	内旋筋のみの筋力低下は，まれであり，この低下は屈筋によって補償される（ほとんどの日常動作は，屈曲と内旋によって遂行される）．
外旋筋	外旋筋の短縮は，まれであり（多くの場合，長期間不動状態にしておいた後に生じ），内旋の制限をもたらす．	腕を挙上する際，関節窩内で上腕骨頭中心が変位してしまうため，これを補償するために外転筋（例えば棘上筋）が働く．そのために肩が挙上し，体幹の側屈が顕著となる．

*訳注：短縮，萎縮と拘縮（筋性拘縮）の違い：短縮は筋長が短くなったままになる状態，萎縮は筋がやせてしまう状態で，拘縮は，筋がある長さで固定され，伸び縮みできなくなる状態である．したがって筋は萎縮や拘縮によって必ずしも短くなるとは限らない．「筋短縮症」という疾患があるが，これは筋が物理的な刺激で破壊され，固形化したもので，必ずしも長さが短くなるとは限らない．

2.16 筋作用の概観：肘関節
Overview of Muscle Functions: The Elbow Joint

A 肘関節における運動（腕尺関節，腕橈関節，上橈尺関節）*

作用	運動域	筋	神経支配	「該当する」脊髄分節
屈曲	130〜150°	・上腕二頭筋	・筋皮神経	・C5-C7
		・上腕筋	・筋皮神経	・C5-C7
		・腕橈骨筋	・橈骨神経	・C5-C7
		・長・短橈側手根伸筋	・橈骨神経	・C5-C7
		・円回内筋	・正中神経	・C6
		・浅指屈筋	・正中神経	・C7-T1
		・長掌筋	・正中神経	・C8, T1
伸展	10°	・上腕三頭筋	・橈骨神経	・C6-C8
		・肘筋	・橈骨神経	・C6-C8
回外*	90°	・上腕二頭筋	・筋皮神経	・C5-C7
		・回外筋	・橈骨神経	・C5, C6
		・長母指外転筋	・橈骨神経	・C6-C8
		・短母指伸筋	・橈骨神経	・C6-C8
		・長母指伸筋	・橈骨神経	・C6-C8
		・示指伸筋	・橈骨神経	・C6-C8
		・腕橈骨筋（回内位から）	・橈骨神経	・C5-C7
回内*	90°	・方形回内筋	・正中神経	・C8, T1
		・円回内筋	・正中神経	・C6
		・橈側手根屈筋	・正中神経	・C6-C8
		・腕橈骨筋（回外位から）	・橈骨神経	・C5-C7

*前腕の回外・回内運動には，上橈尺関節のほかに，下橈尺関節も関与している．

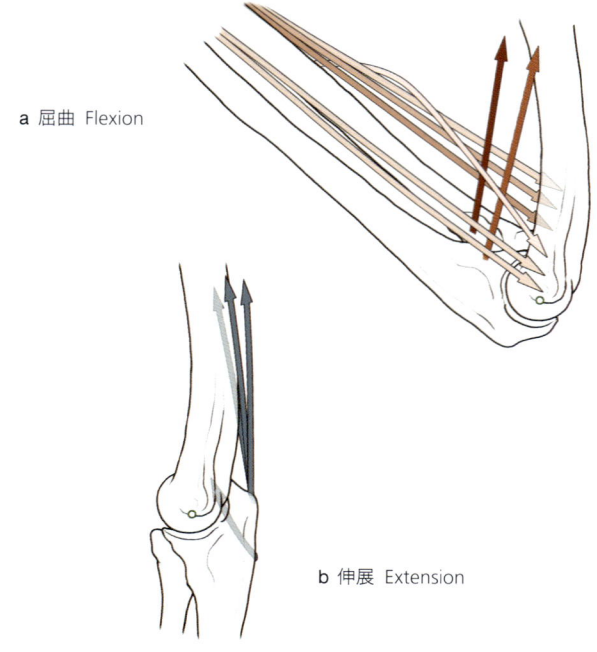

a 屈曲 Flexion

b 伸展 Extension

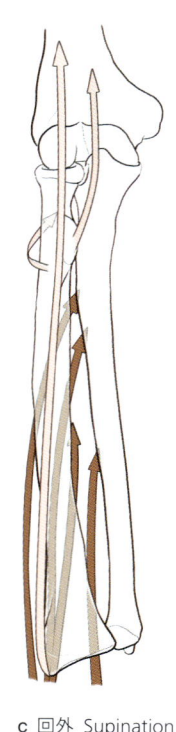

c 回外 Supination

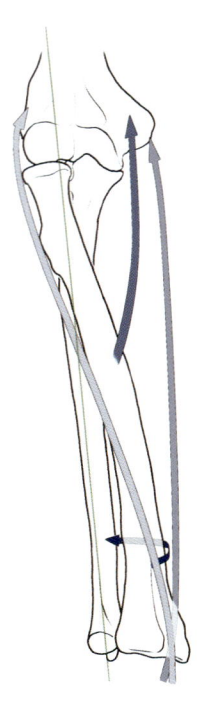

d 回内 Pronation

B 肘関節における基本運動

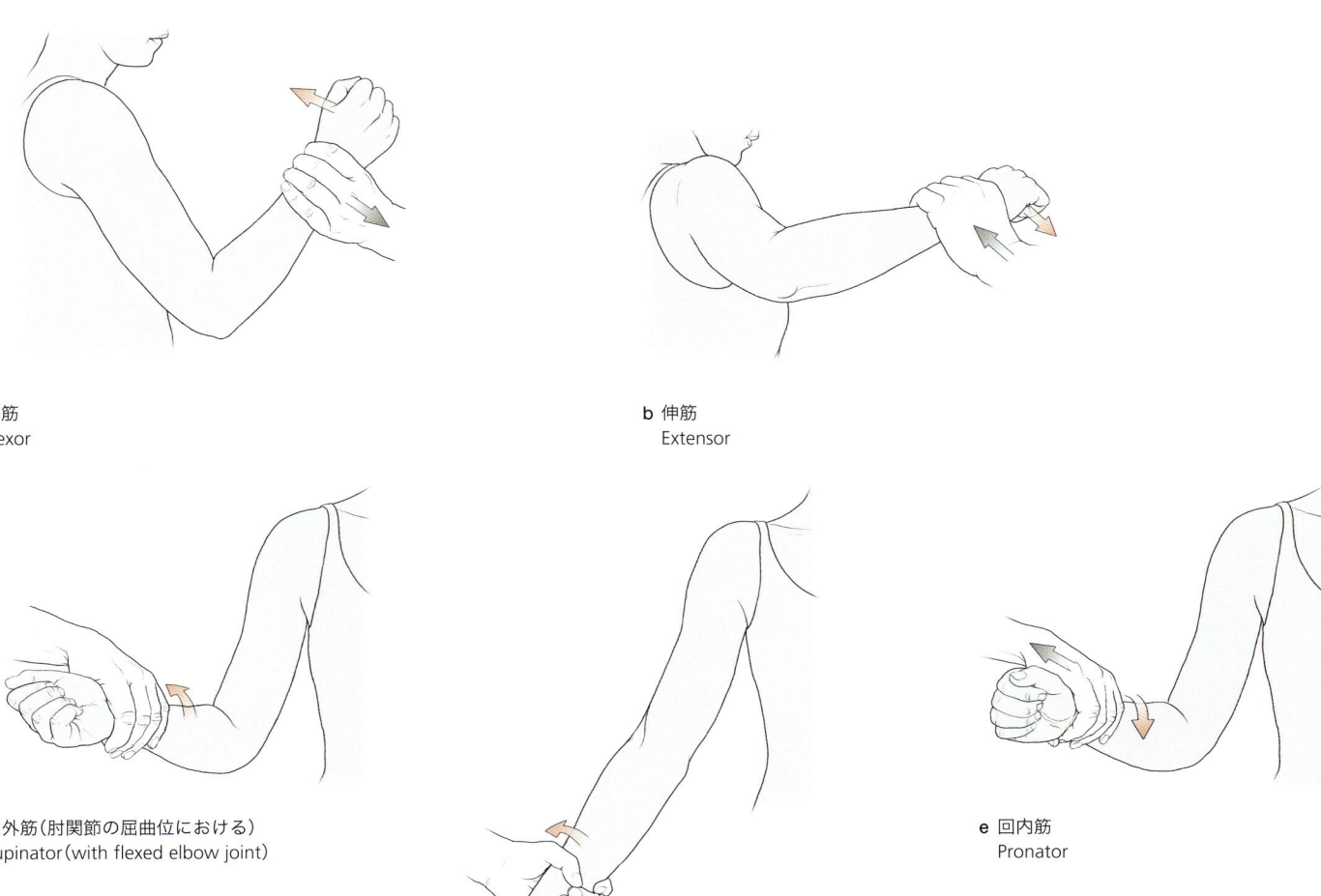

a 屈筋
Flexor

b 伸筋
Extensor

c 回外筋（肘関節の屈曲位における）
Supinator (with flexed elbow joint)

d 回外筋（肘関節の伸展位における）
Supinator (with extended elbow joint)

e 回内筋
Pronator

C　肘関節に作用する筋の機能テスト

D　肘関節に作用する筋の短縮および筋力低下に関する臨床的症状

筋	筋短縮の場合の症状	筋力低下の場合の症状
屈筋	肘関節の屈筋の短縮に関して，上腕二頭筋の短縮によって回外位となっている場合，回外位から回内させる運動を伴うあらゆる運動が著しく制限される．	例えば上腕二頭筋の筋力低下は，回内位の優位をもたらす．したがって，例えば食事の際の動作（例：スプーンを口に運ぶ動作）がかなり難しくなる．
伸筋	肘関節の伸筋の短縮は，日常生活における通常の運動が著しく制限される．	何かを投げる動作が不可能となる．またこの障害をもつ患者は，肘の伸展力が不足しているため，両手で体重を支持することができないために，つえ等の歩行補助器具を使用することができない．
回外筋	前腕の回内が制限される．肩関節において内旋と外転を行わせることによって補償される．	回外筋の筋力低下は，多くの日常動作，例えばドアの解錠動作，水道蛇口のコックを閉める動作，あるいはネジを締める動作に際して顕著になる．
回内筋	前腕の回外が制限される．肩関節において外旋と内転を行わせることによって補償される．	日常動作（上記参照）が困難になり，例えばドアの施錠，水道蛇口のコックを開ける動作などが困難になる．

上肢　2　筋：機能による区分

2.17　筋作用の概観：手関節
Overview of Muscle Functions: The Carpal Joint

A　近位および遠位手関節における運動（橈骨手根関節および手根中央関節）

作用	運動域	筋	神経支配	「該当する」脊髄分節
掌屈	60～80°	・浅指屈筋	・正中神経	・C7-T1
		・深指屈筋	・正中神経	・C7-T1
			・尺骨神経	・C8, T1
		・尺側手根屈筋	・尺骨神経	・C8, T1
		・長母指屈筋	・正中神経	・C6-C8
		・橈側手根屈筋	・正中神経	・C6-C8
		・長掌筋	・正中神経	・C8, T1
背屈	40～60°	・[総]指伸筋	・橈骨神経	・C6-C8
		・長・短橈側手根伸筋	・橈骨神経	・C5-C7
		・尺側手根伸筋	・橈骨神経	・C6-C8
		・示指伸筋	・橈骨神経	・C6-C8
		・長母指伸筋	・橈骨神経	・C6-C8
		・小指伸筋	・橈骨神経	・C6-C8
橈屈	20°	・長・短橈側手根伸筋	・橈骨神経	・C5-C7
		・長母指外転筋	・橈骨神経	・C6-C8
		・短母指伸筋	・橈骨神経	・C6-C8
		・長母指伸筋	・橈骨神経	・C6-C8
		・長母指屈筋	・正中神経	・C6-C8
		・橈側手根屈筋	・正中神経	・C6-C8
尺屈	30～40°	・尺側手根伸筋	・橈骨神経	・C6-C8
		・尺側手根屈筋	・尺骨神経	・C8, T1
		・小指伸筋	・橈骨神経	・C6-C8

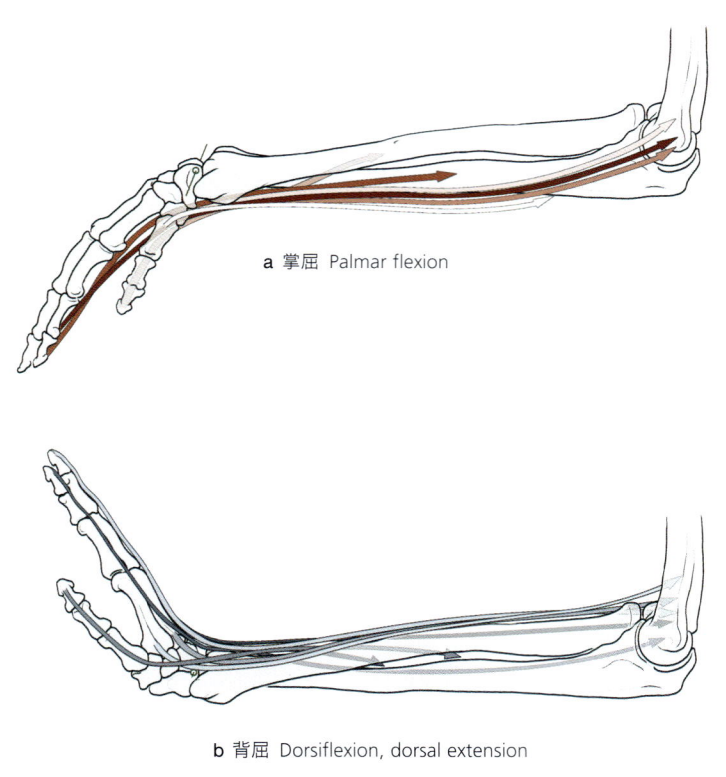

a　掌屈　Palmar flexion

b　背屈　Dorsiflexion, dorsal extension

B　近位および遠位手関節における基本運動

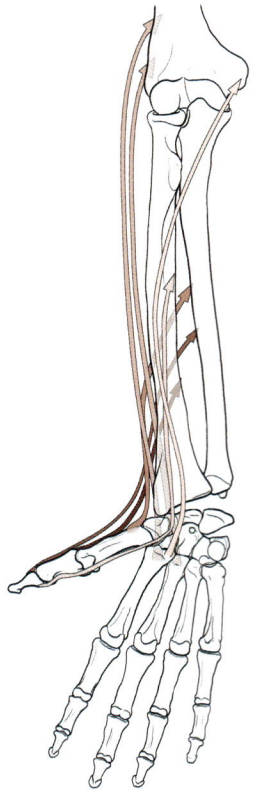

c　橈屈（橈側外転）
Radial flexion (radial abduction)

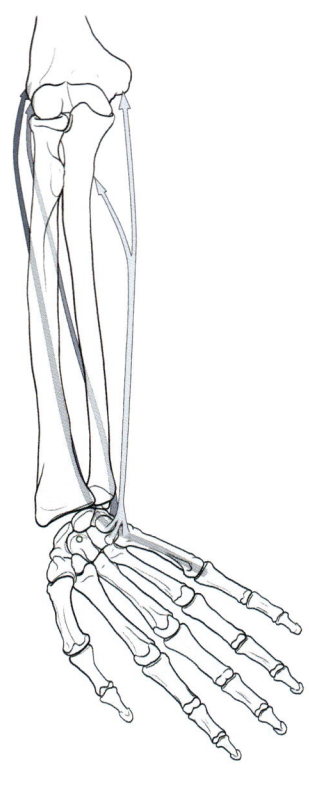

d　尺屈（尺側外転）
Ulnar flexion (ulnar abduction)

上肢　2　筋：機能による区分

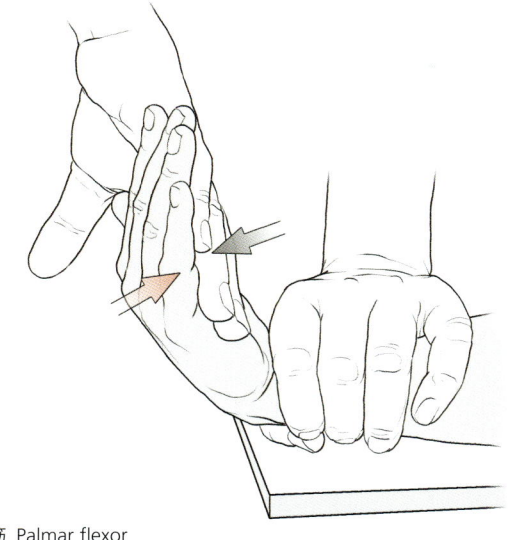

a 掌屈筋 Palmar flexor

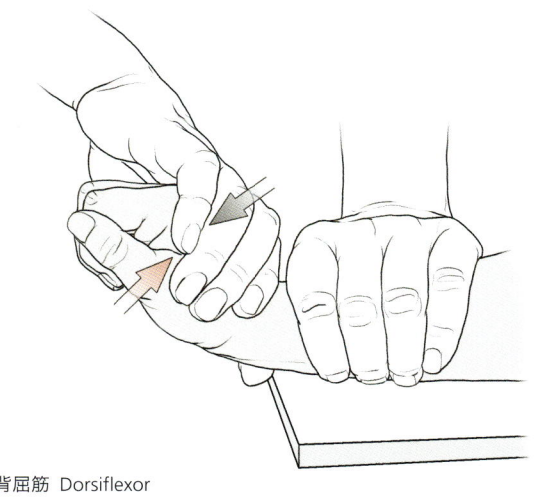

b 背屈筋 Dorsiflexor

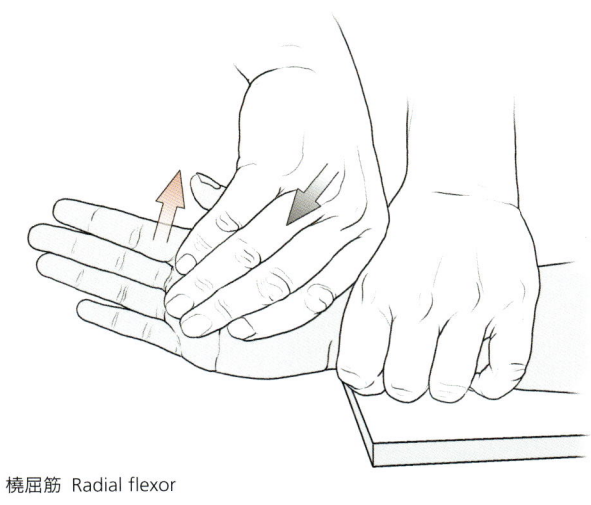

c 橈屈筋 Radial flexor

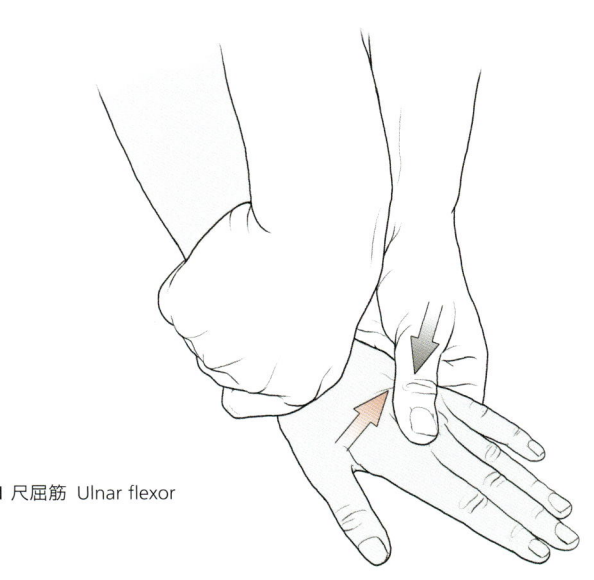

d 尺屈筋 Ulnar flexor

C　近位および遠位手関節に作用する筋の機能テスト

D　近位および遠位手関節に作用する筋の短縮および筋力低下に関する臨床的症状

筋	筋短縮の場合の症状	筋力低下の場合の症状
掌屈筋	手関節および指の関節の背屈（伸展）運動が制限される．掌屈筋への持続的な過負荷は，内側上顆炎（ゴルフ肘）の原因となる．	掌屈筋の筋力低下が起こると，重いものを持ち上げる際，前腕を回外させることによって手関節を十分に安定させるといったことができない．一方で手関節が背側に曲がり，長期的には，指の屈筋および手関節屈筋の起始腱に過負荷による障害が生じる．
背屈筋	手関節および指の関節の掌屈（屈曲）運動が制限される．背屈筋への持続的な過負荷は，外側上顆炎（テニス肘）の原因となる．	背屈筋の筋力低下が起こると，重いものを持ち上げる際，前腕を回内させることによって手関節を十分に安定させるといったことができない．一方で手関節が掌側に曲がり，長期的には，指の伸筋および手関節伸筋の起始腱に過負荷による障害が生じる．
橈屈筋	尺屈が制限される．	背屈筋と掌屈筋の筋力低下と常に関連する．
尺屈筋	橈屈が制限される．	筋力低下は，機能的にはほとんど目立たない．

3 筋：局所解剖

3.1 上肢帯と肩関節の後面の筋 Posterior Muscles of the Shoulder Girdle and Shoulder Joint

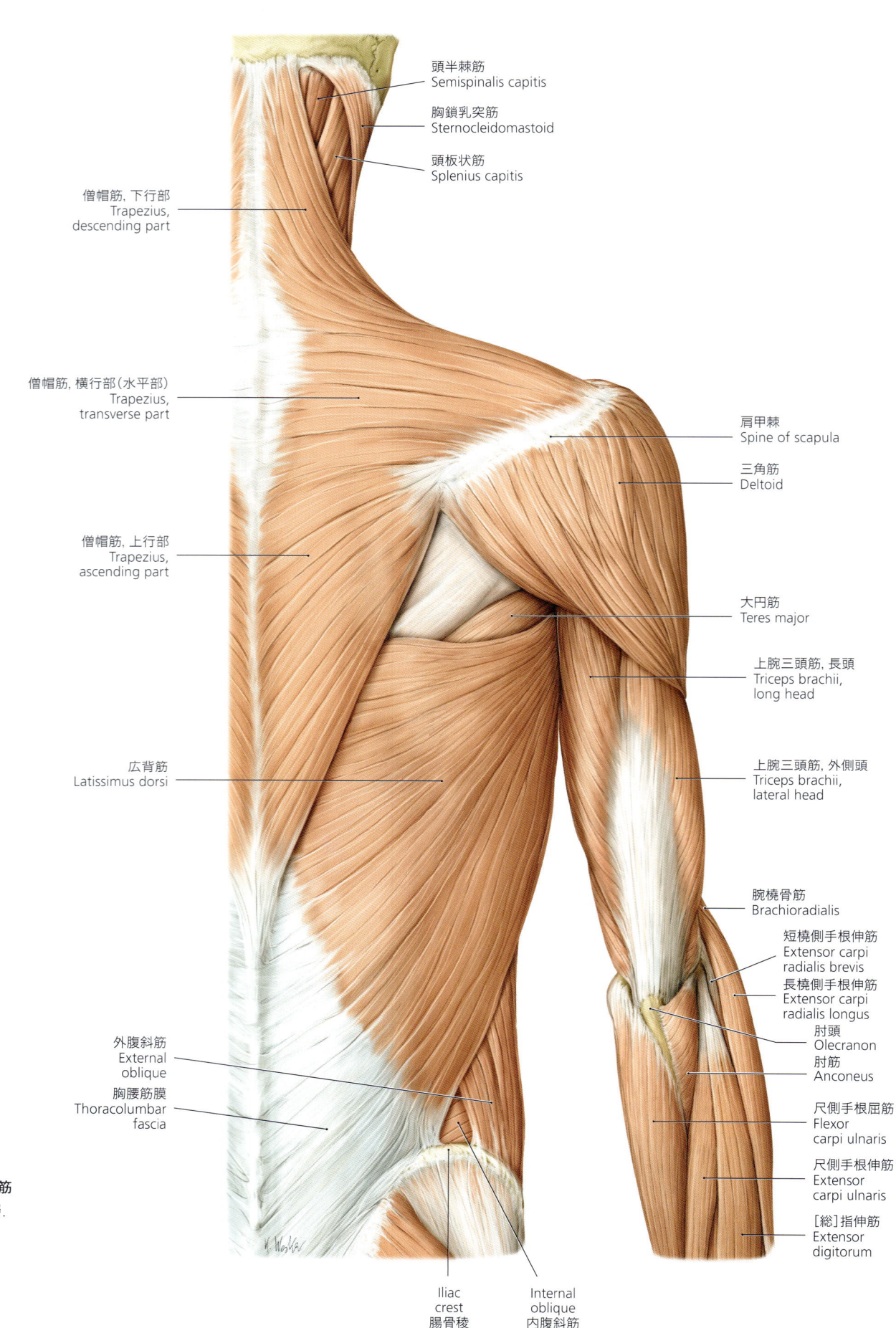

A　上肢帯と肩関節の筋
右半身，後面，浅層．

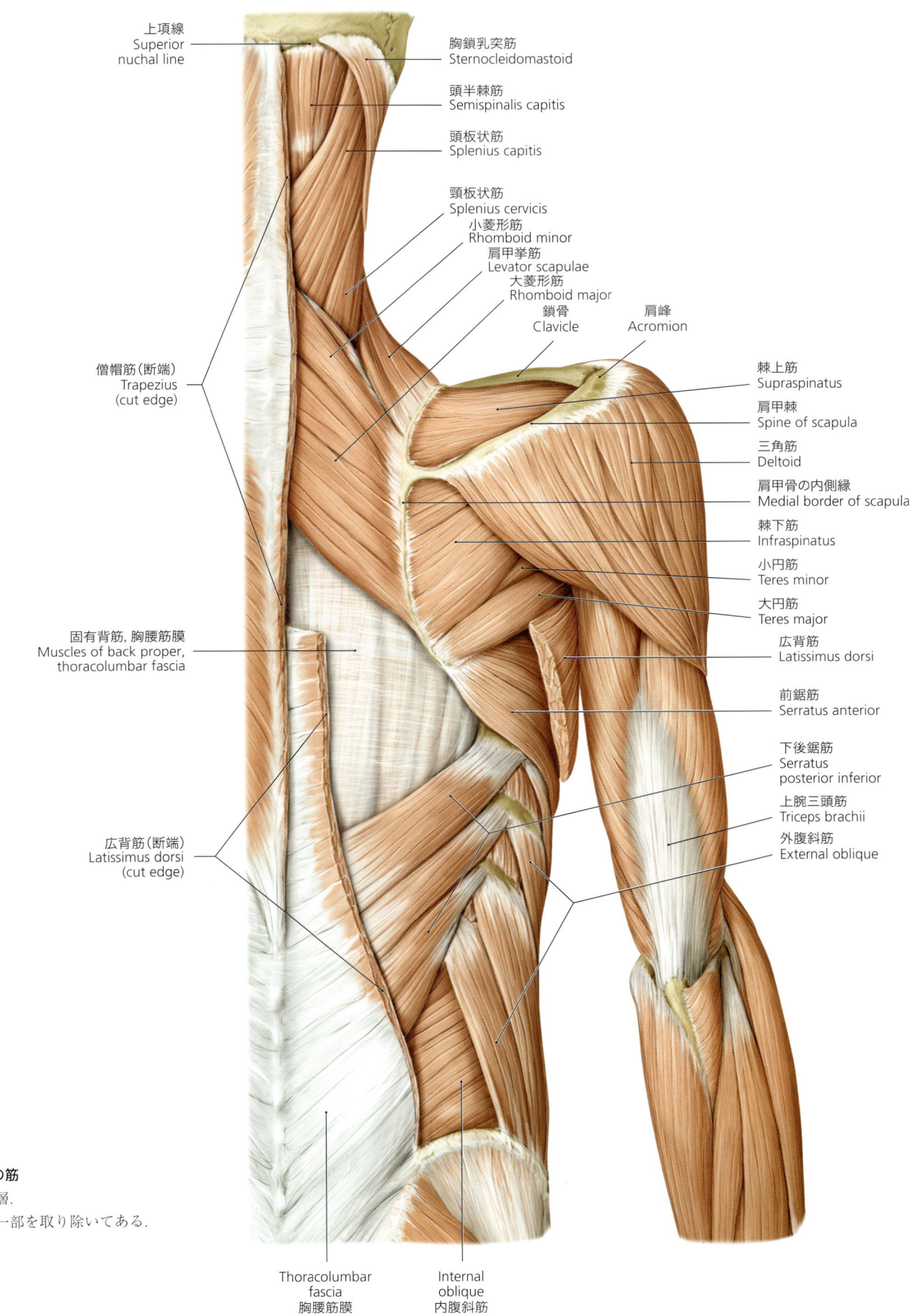

B 上肢帯と肩関節の筋
右半身,後面.深層.
僧帽筋と広背筋の一部を取り除いてある.

3.2 肩関節と上腕の後面の筋 Posterior Muscles of the Shoulder Joint and Arm

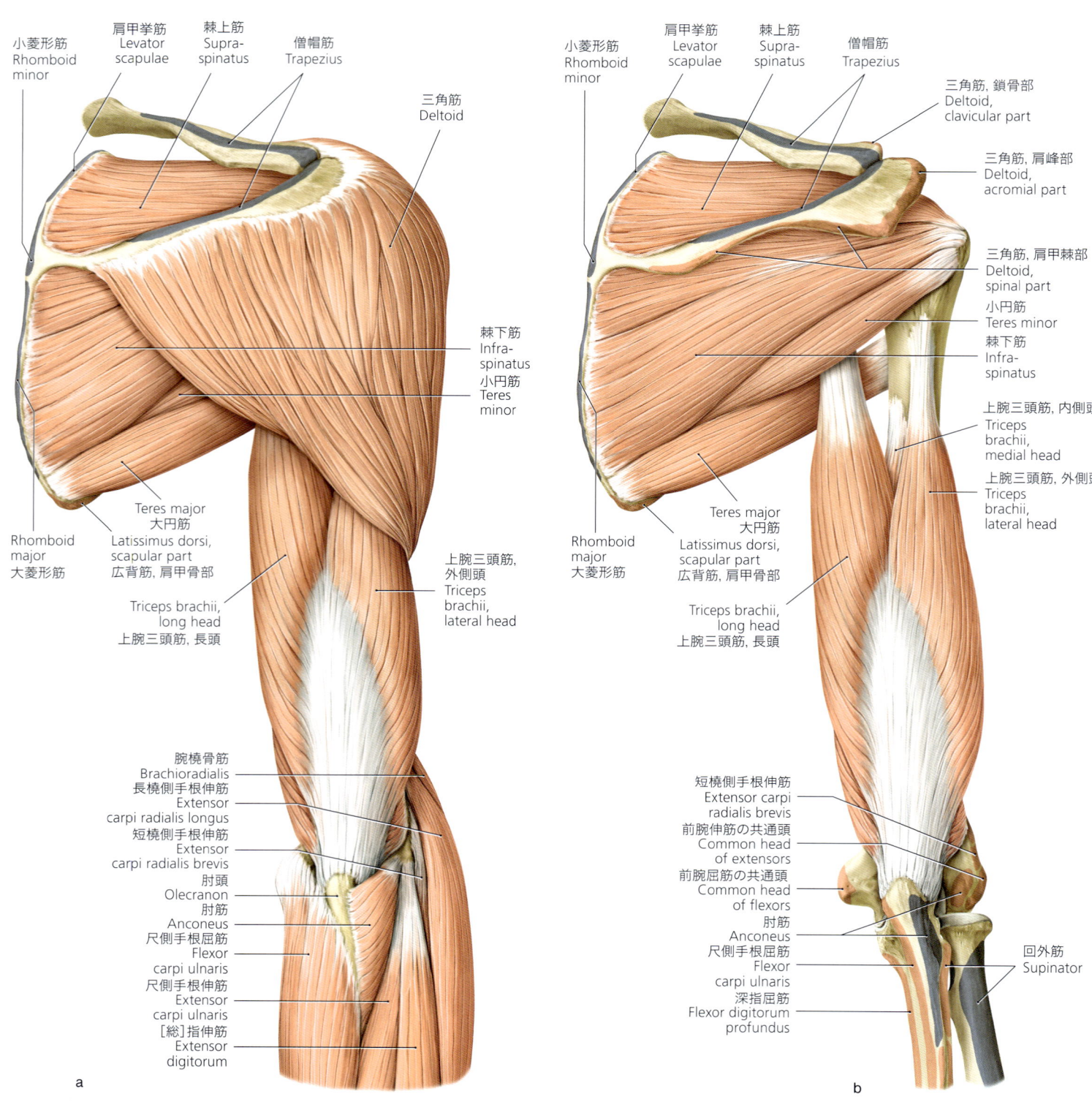

A 右肩と右上腕の筋, 後面
赤色: 起始, 青色: 停止.

a 僧帽筋は取り除いてある.
b 三角筋と前腕の筋は取り除いてある.

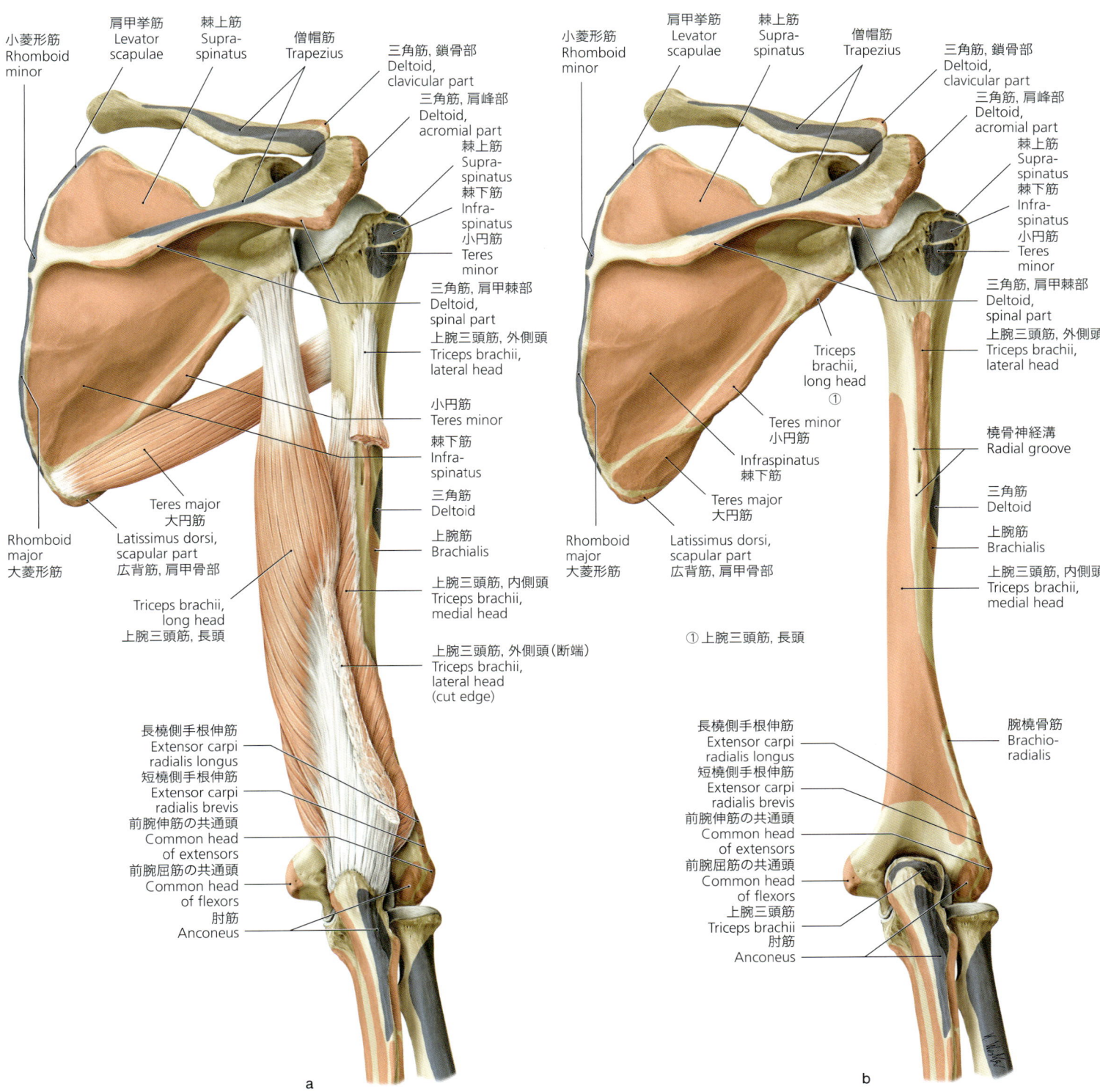

B 右肩と右上腕の筋, 後面
赤色：起始, 青色：停止.

a 棘上筋, 棘下筋, および小円筋は取り除いてある. 上腕三頭筋の外側頭は一部取り除いてある.
b すべての筋を取り除いてある.

3.3 上肢帯と肩関節の前面の筋 Anterior Muscles of the Shoulder Girdle and Shoulder Joint

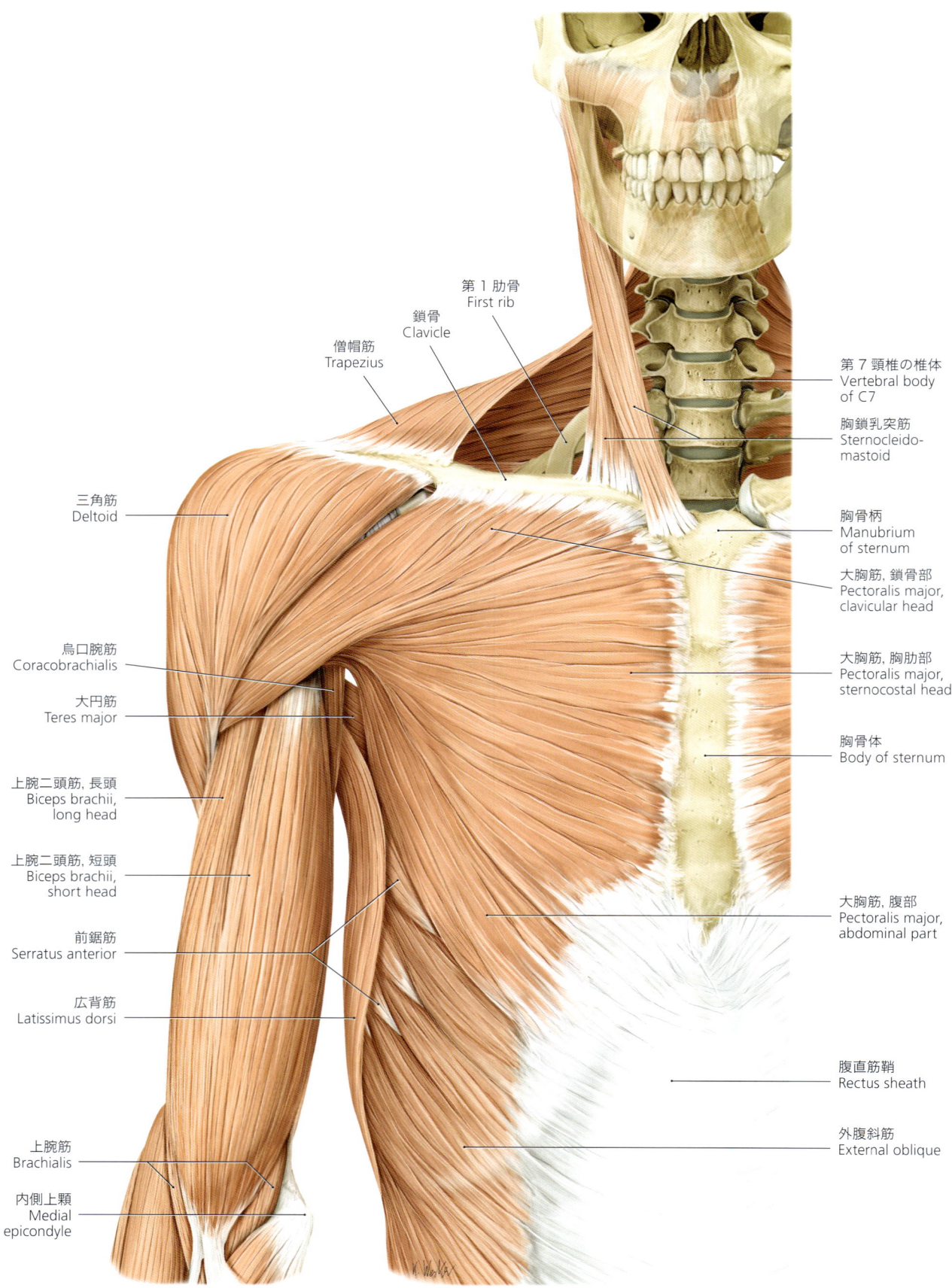

A 右肩と右上腕の筋, 前面

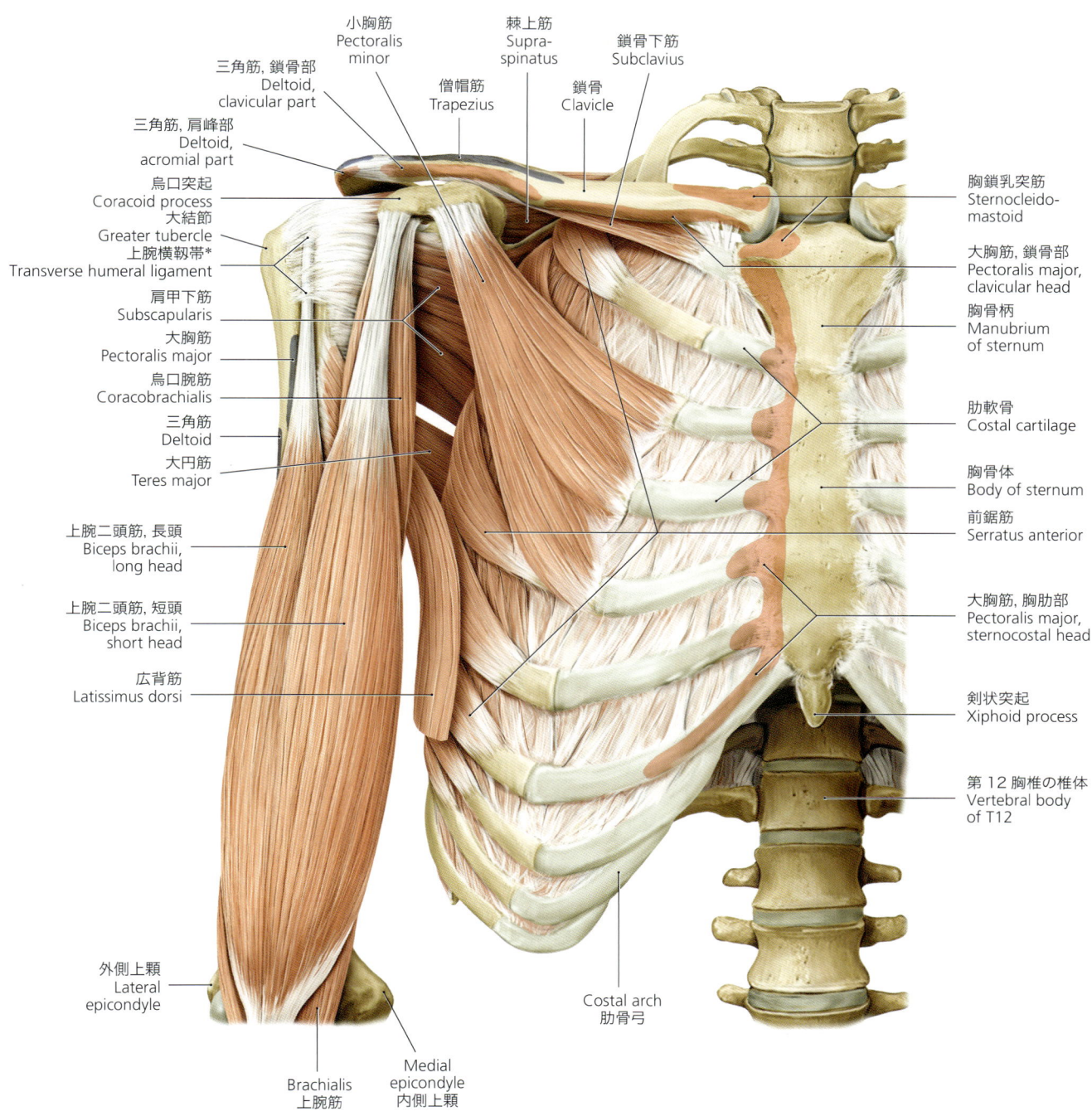

B 右肩と右上腕の筋，前面

赤色：起始，青色：停止．

胸鎖乳突筋，僧帽筋，大胸筋，三角筋，および外腹斜筋は完全に取り除いてある．広背筋は一部取り除いてある．

*結節間溝を横断する不規則に存在する帯状構造をさす．

3.4 肩関節と上腕の前面の筋 Anterior Muscles of the Shoulder Joint and Arm

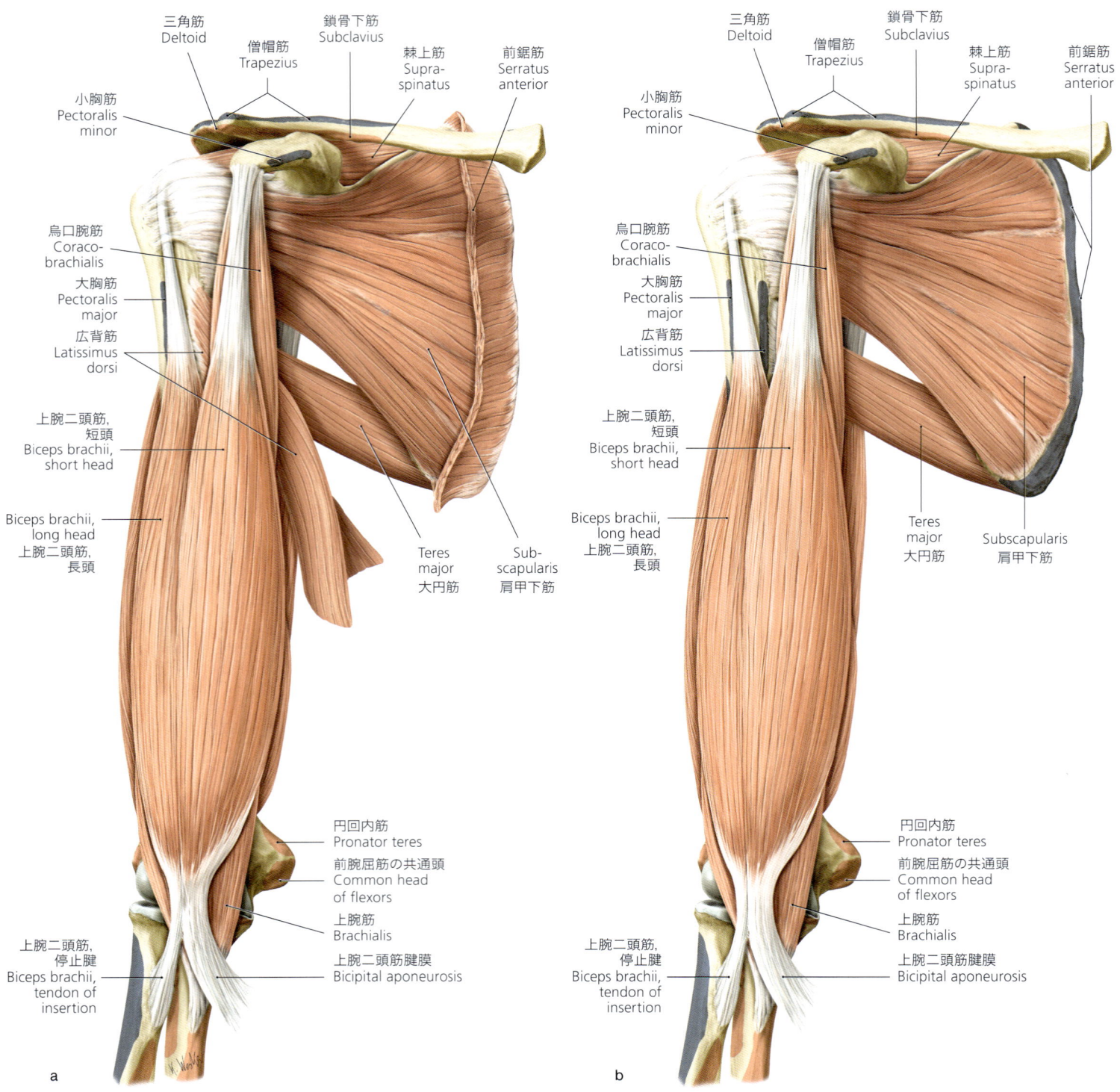

A 右肩と右上腕の筋，前面
赤色：起始，青色：停止．

a 胸郭の骨は取り除いてある．広背筋と前鋸筋を停止部のところで取り除いてある．
b 広背筋および前鋸筋は停止部のところで完全に取り除いてある．

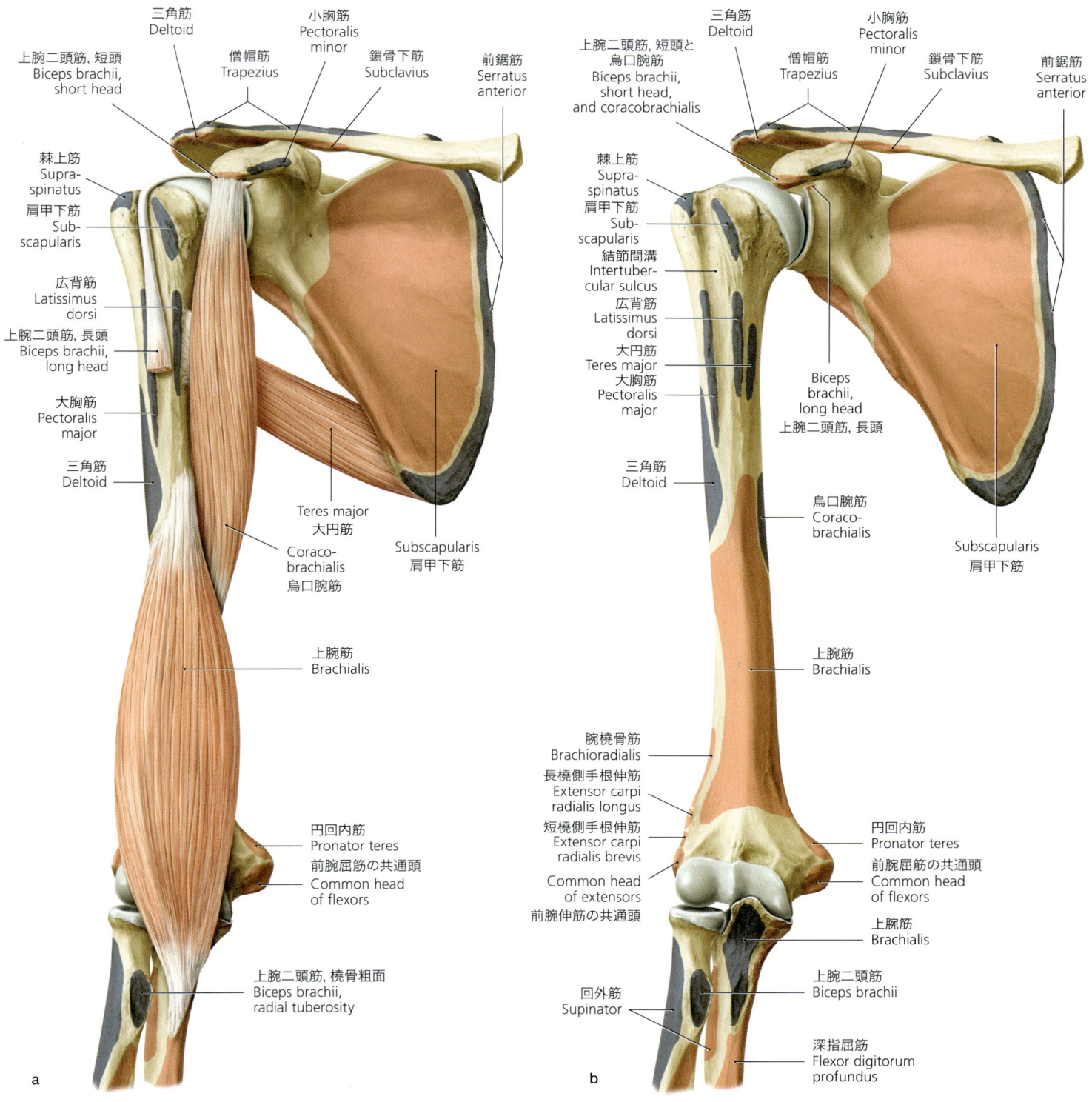

B 右肩および右上腕の筋，前面
赤色：起始，青色：停止．

a 胸郭の骨と，肩甲下筋および棘上筋は取り除いてある．上腕二頭筋は長頭の起始腱のところまで取り除いてある（結節間溝を通る走行に注意）．
b すべての筋を取り除いてある．

3.5 前腕の前面の筋 Anterior Muscles of the Forearm

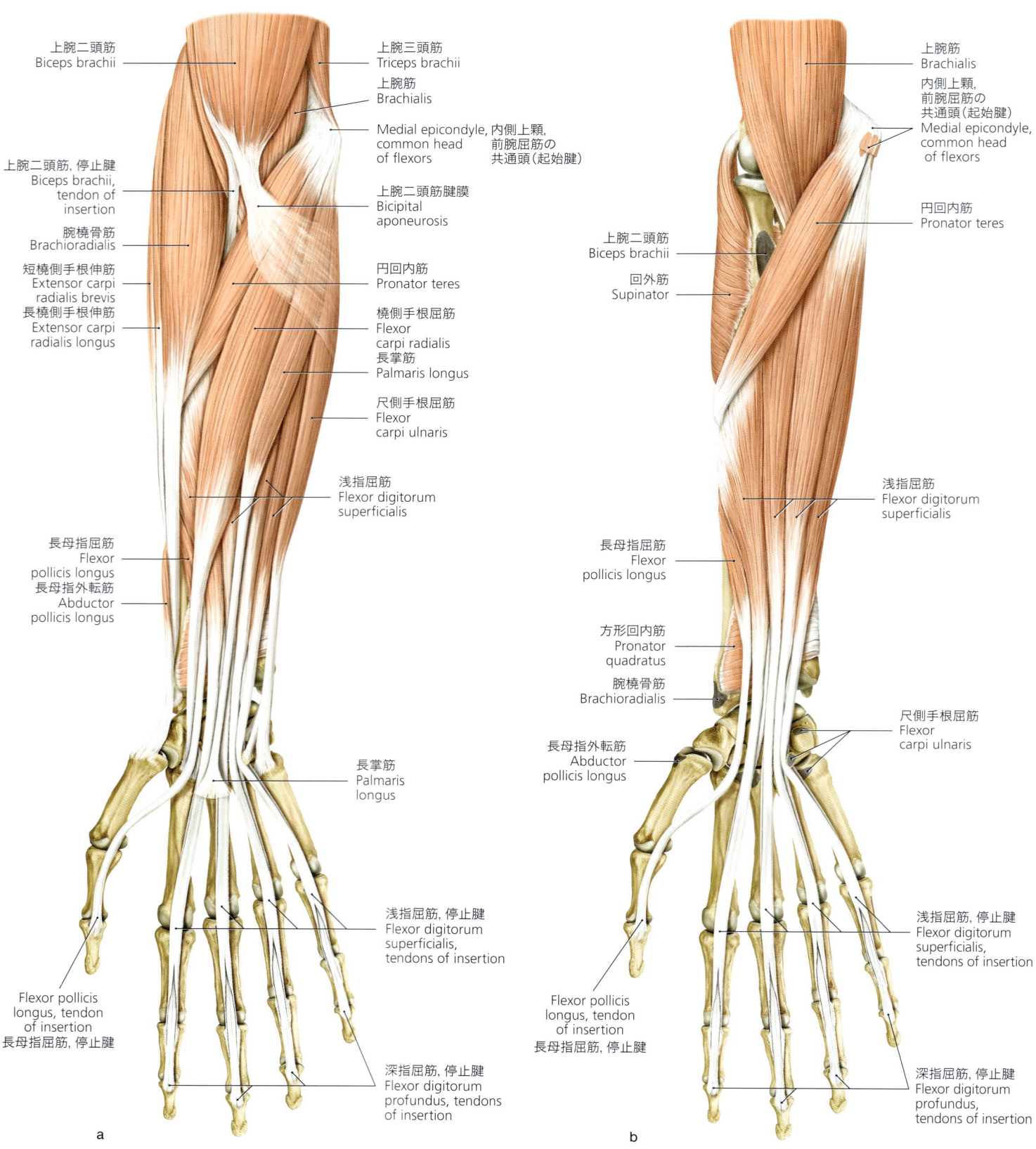

A 右前腕の筋，前面（腹側面）
赤色：起始，青色：停止．

a 浅層の屈筋と橈側の筋が示してある．
b 橈側の筋（腕橈骨筋，長橈側手根伸筋，短橈側手根伸筋）は橈側手根屈筋，尺側手根屈筋，長母指外転筋，長掌筋，および上腕二頭筋とともに完全に取り除いてある．

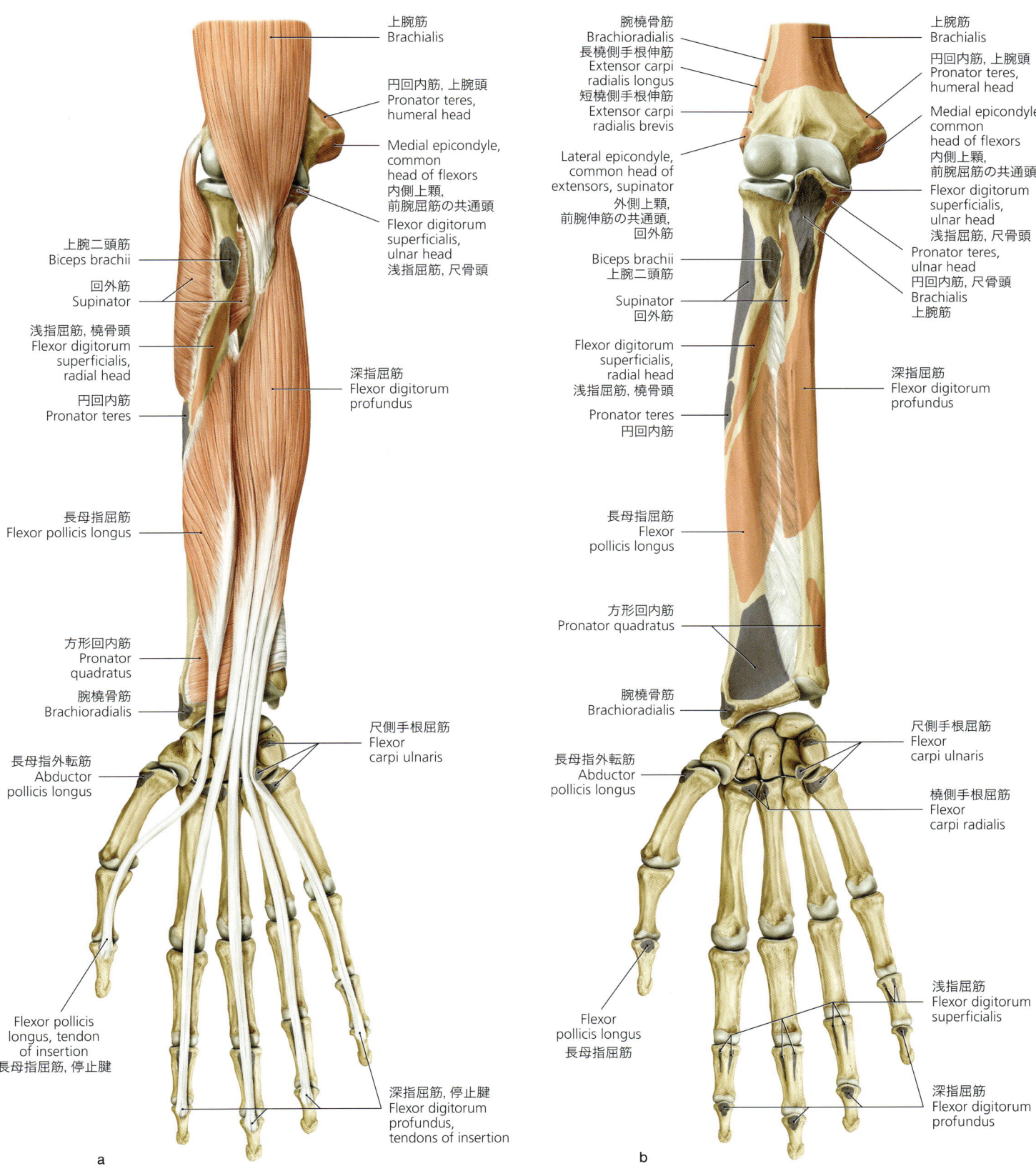

B 右前腕の筋，前面（腹側面）
赤色：起始，青色：停止．

a 円回内筋と浅指屈筋は取り除いてある．
b すべての筋を取り除いてある．

3.6 前腕の後面の筋 Posterior Muscles of the Forearm

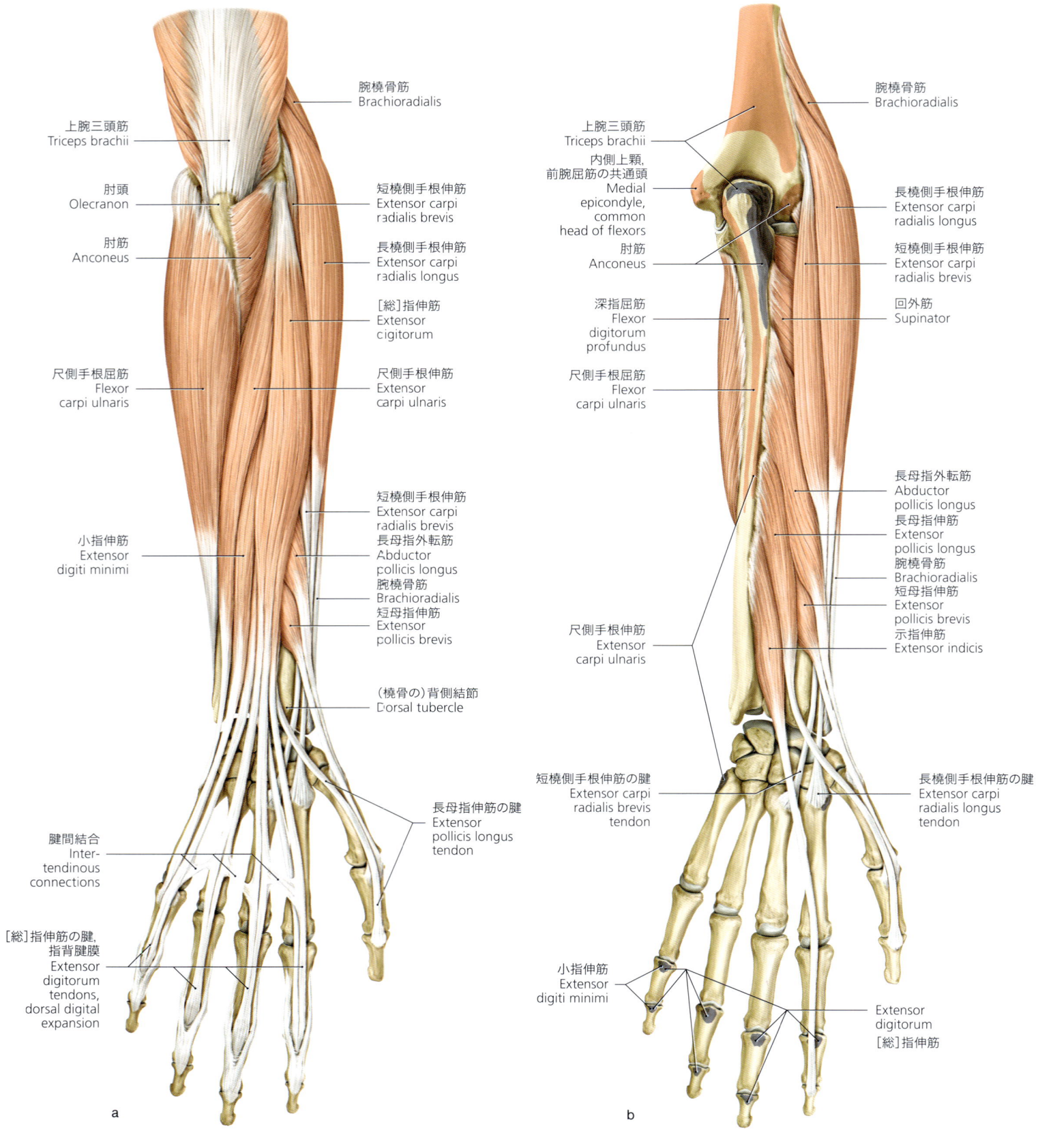

A 右前腕の筋, 後面 (背側面)
赤色: 起始, 青色: 停止.

a 伸筋の浅層と橈側の筋が示してある.
b 上腕三頭筋, 肘筋, 尺側手根屈筋, 尺側手根伸筋, および [総] 指伸筋は取り除いてある.

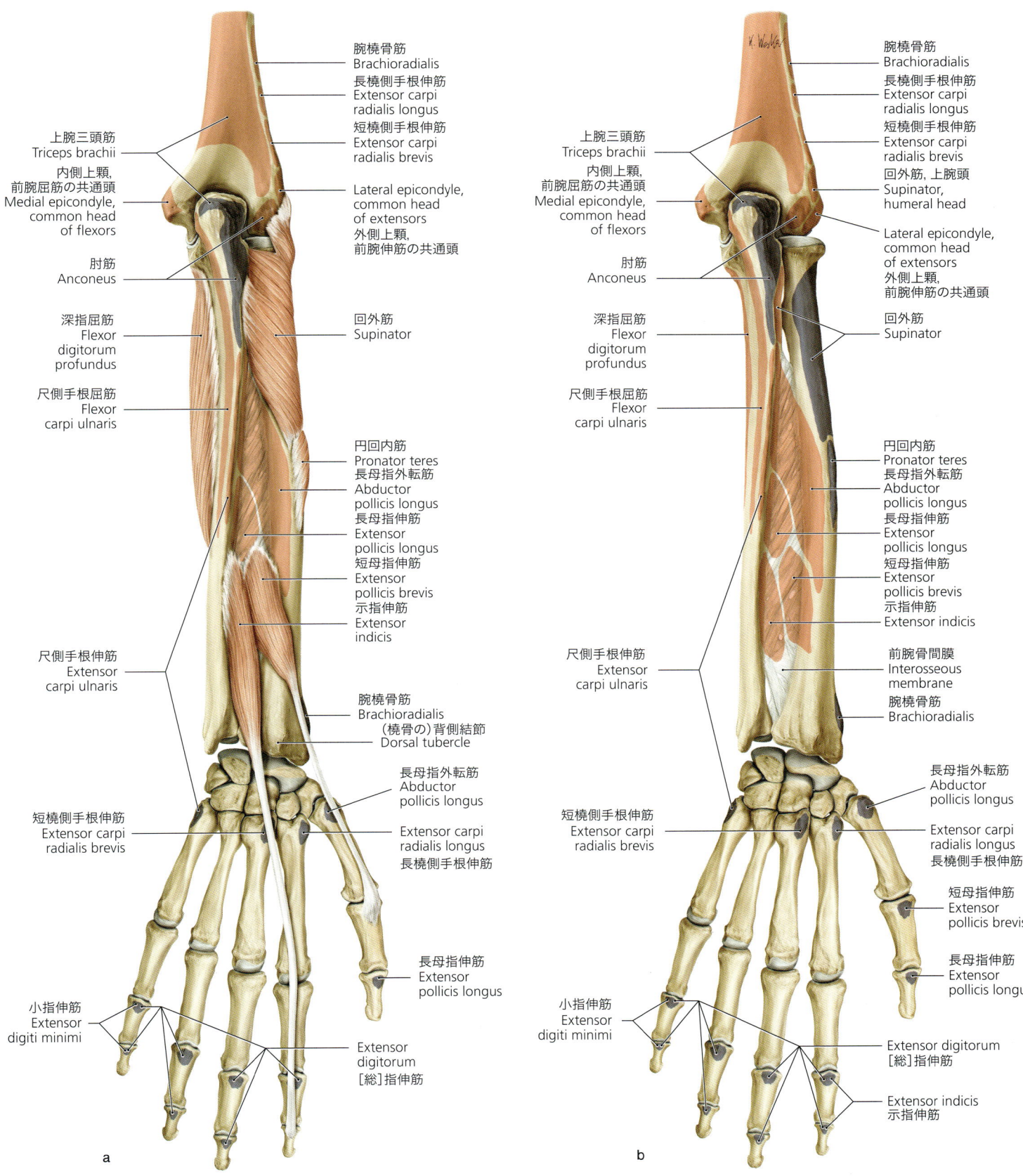

B 右前腕の筋，後面（背側面）
赤色：起始，青色：停止．
Note いくつかの前腕の筋の起始に寄与する前腕骨間膜に注意すること．

a 長母指外転筋，長母指伸筋，および橈側の筋は取り除いてある．
b すべての筋を取り除いてある．

3.7 上腕と前腕の横断面 Cross Sections of the Arm and Forearm

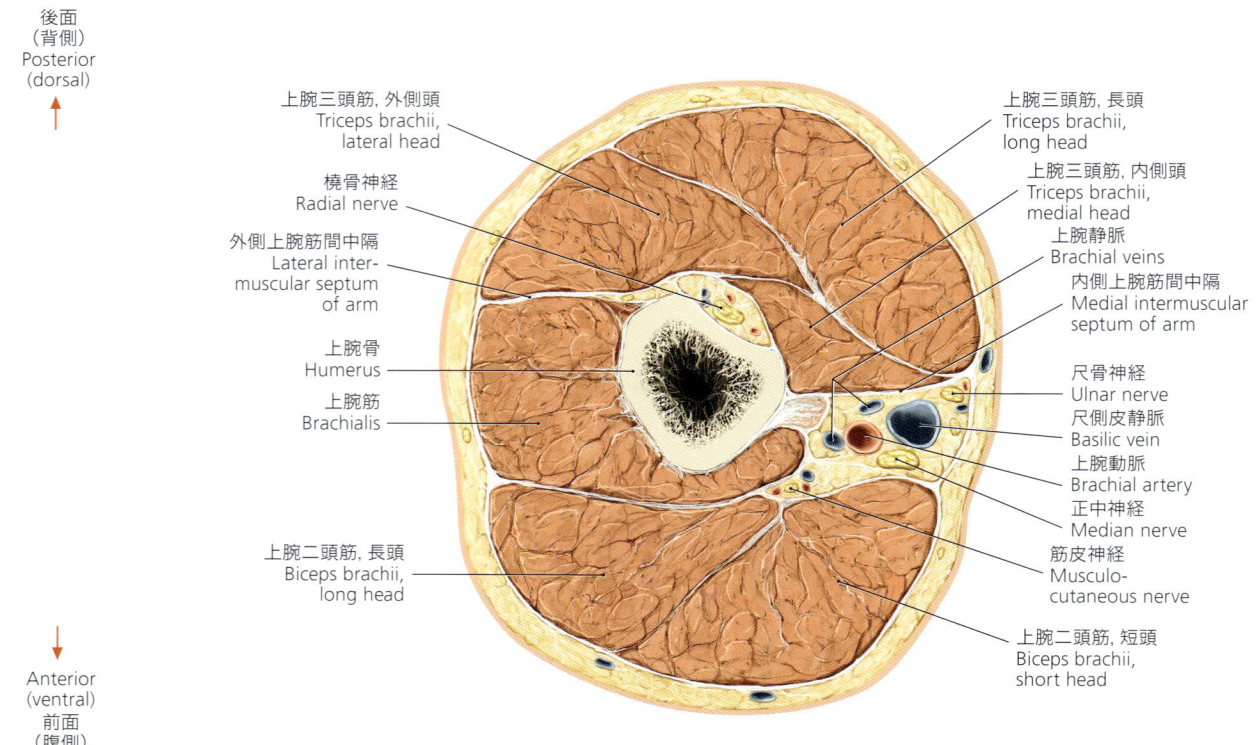

A 右上腕の横断面
近位から見る．断面の位置を C に示す．

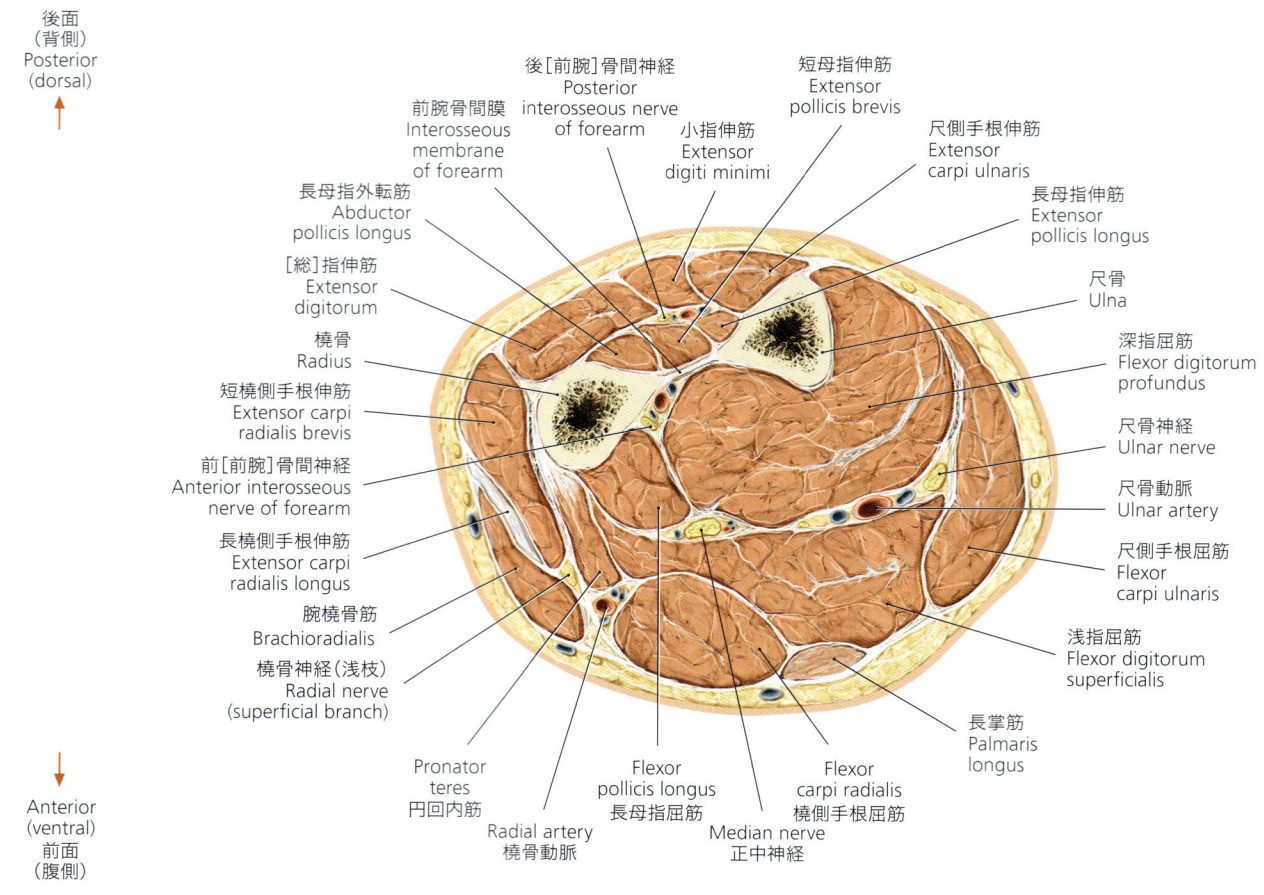

B 右前腕の横断面
近位から見る．断面の位置を D に示す．

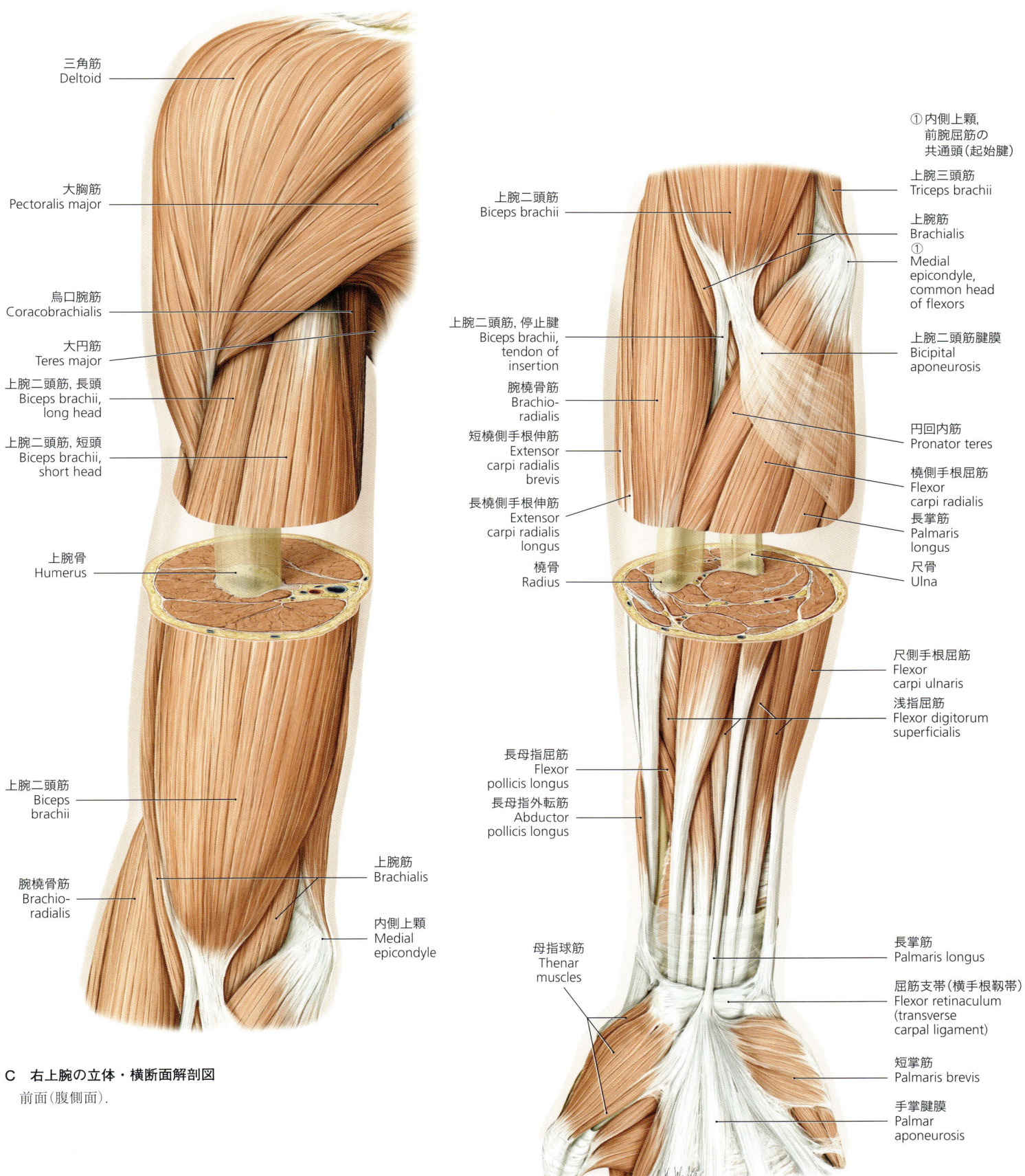

C 右上腕の立体・横断面解剖図
　前面(腹側面).

D 右前腕の立体・横断面解剖図
　前面(腹側面).

上肢　3　筋：局所解剖

3.8　手の腱鞘　Tendon Sheaths of the Hand

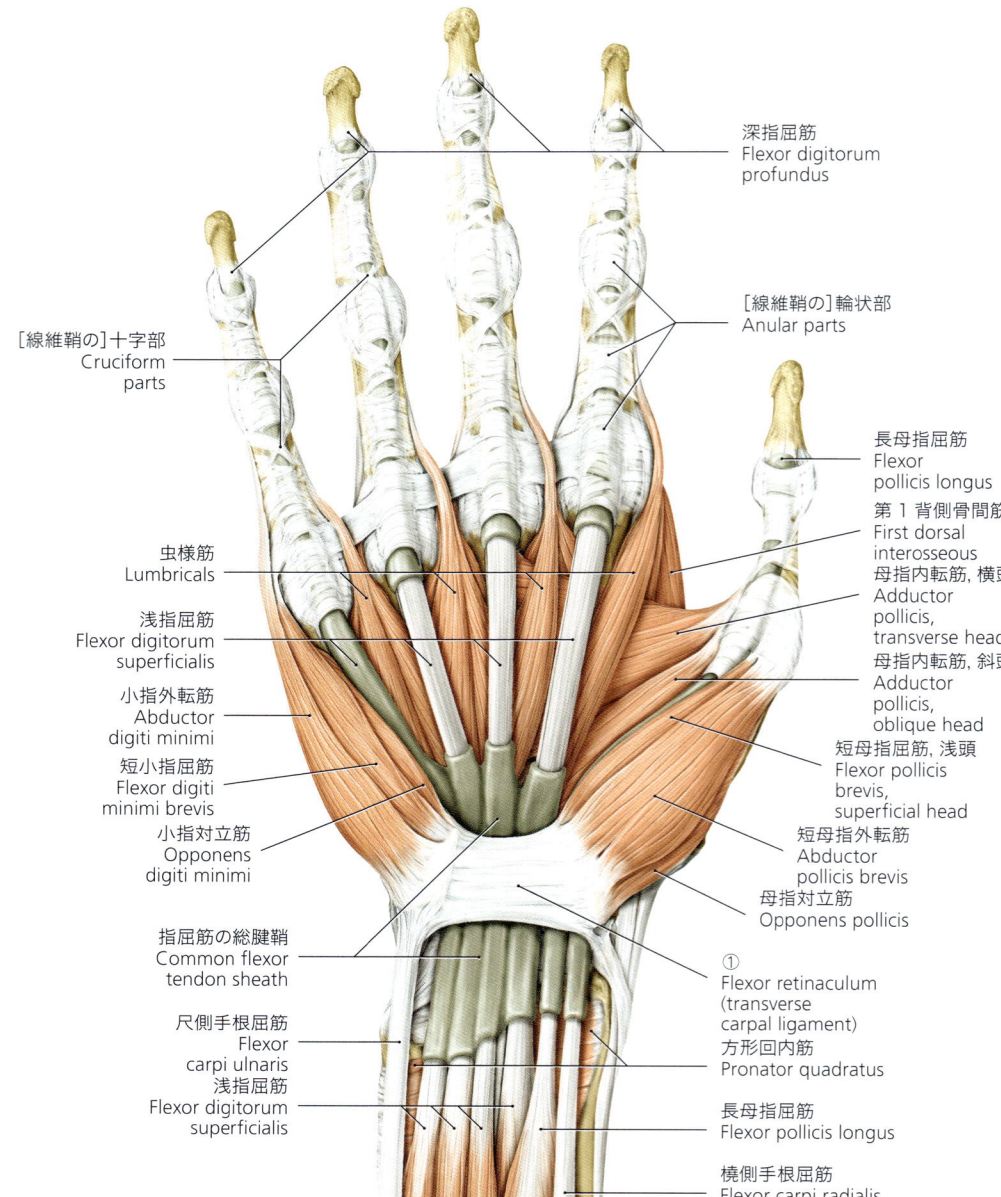

A　手根と指の腱鞘，右手の手掌面

手掌腱膜（p. 362 参照）は取り除いてある．

長母指屈筋，橈側手根屈筋，および浅指屈筋と深指屈筋の腱は，前腕の遠位部から，掌側手根腱鞘（pp. 302, 416 を参照）に保護されながら正中神経とともに手根管を通って手掌に出る．

長母指屈筋の手根腱鞘は常に母指の腱鞘と連続しているが，ほかの指の腱鞘は手根腱鞘とはさまざまな交通のパターンを示す（B 参照）．

① 屈筋支帯（横手根靱帯）

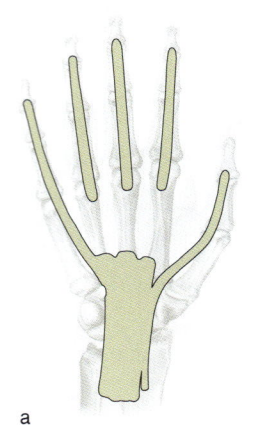
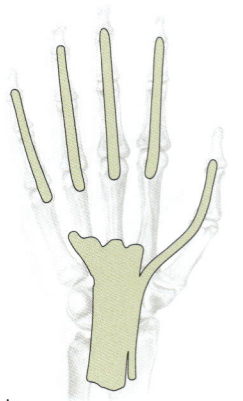
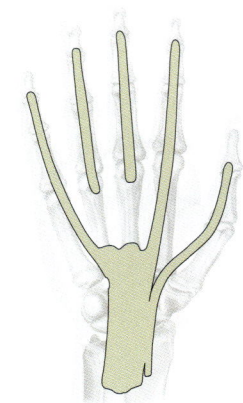

B　指と手根の腱鞘の交通

右手，前面．
a 71.4％ のケースでは小指の腱鞘は直接手根腱鞘と交通する．一方，ほかの第 2-4 指の腱鞘は中手指節関節から遠位指節間関節の間に伸びているだけである．
b 17.4％ のケースでは手根腱鞘は小指の腱鞘とは交通しない．
c 小指の腱鞘のほか，手根腱鞘は時に示指（3.5％）や薬指（3％）の腱鞘と交通することがある．

a　　　　b　　　　c

C 伸筋の腱のための背側腱区画（伸筋腱区画）

第1腱区画	長母指外転筋，短母指伸筋
第2腱区画	長・短橈側手根伸筋
第3腱区画	長母指伸筋
第4腱区画	[総]指伸筋，示指伸筋
第5腱区画	小指伸筋
第6腱区画	尺側手根伸筋

腱区画の位置は D に示す．

D 右手の伸筋支帯と背側手根腱鞘

伸筋支帯は前腕筋膜の一部である．その横走線維は腱鞘の線維層を強め，手背に固定する．伸筋支帯の深層には腱区画が存在し，それらは伸筋の長い腱を単一で，またはグループで通している．全部で6つの腱区画があり，手根部の橈側から尺側へと1～6の番号が付されている（腱区画を通るものは C に示した）．

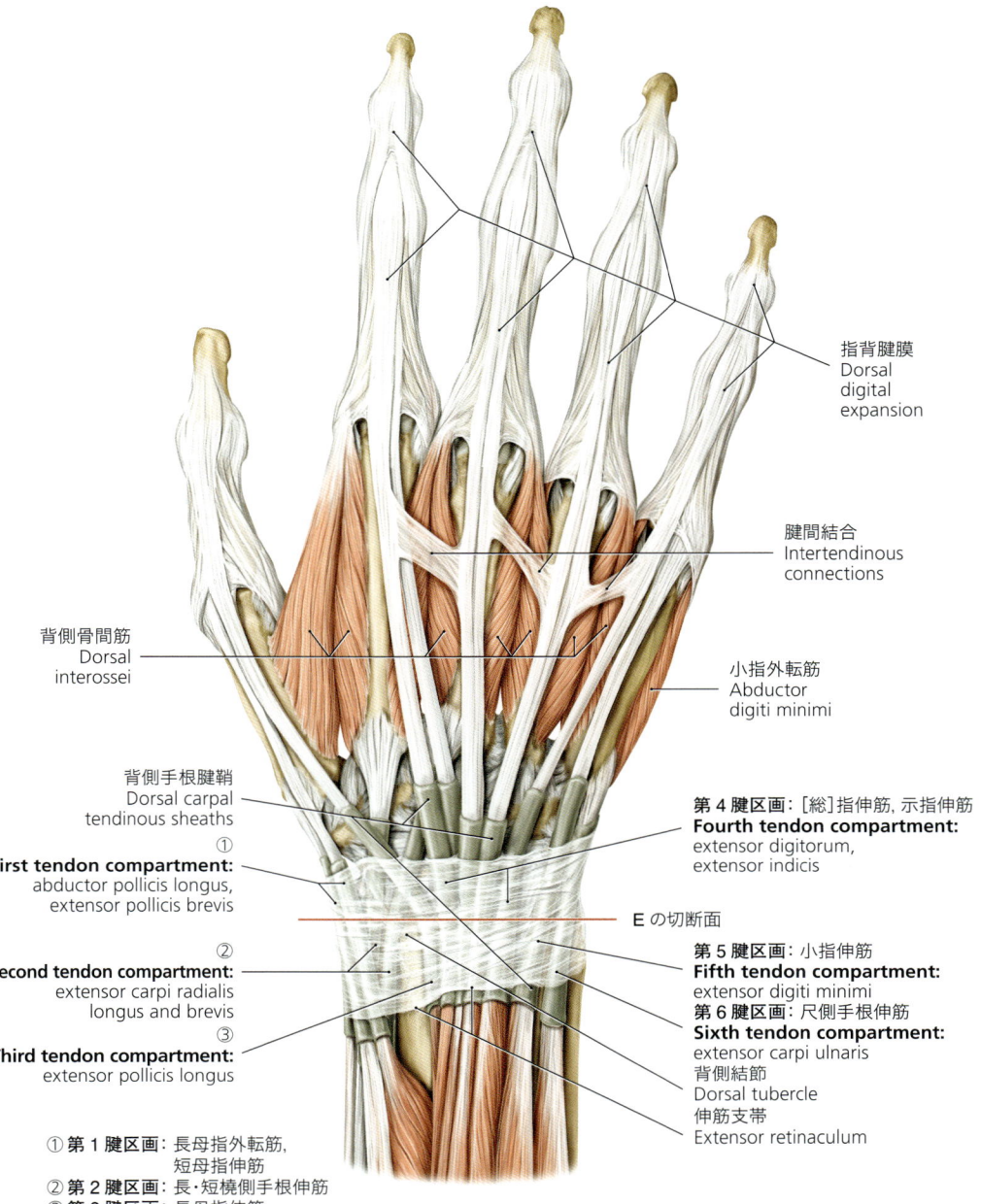

E 下橈尺関節の高さで横断した模式図，近位から見る

切断面の位置は D に示してある．

伸筋支帯の深層面から出る垂直の結合組織性中隔は前方に走って骨または関節包に達し，6つの線維性結合組織と骨からなる管，伸筋腱の腱鞘の区画（伸筋腱区画）を形成する．

Note 長母指伸筋の停止腱の向きを母指へと変える背側結節にも注意すること（D も参照）．

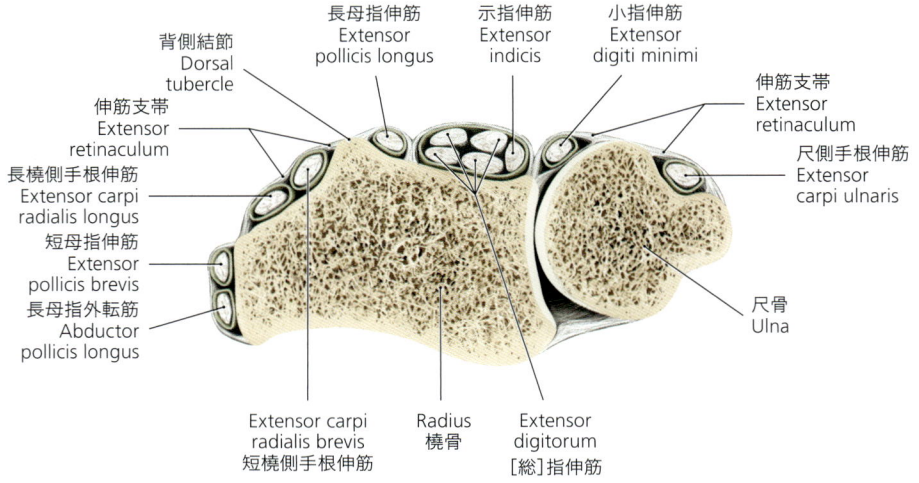

3.9 指背腱膜 The Dorsal Digital Expansion

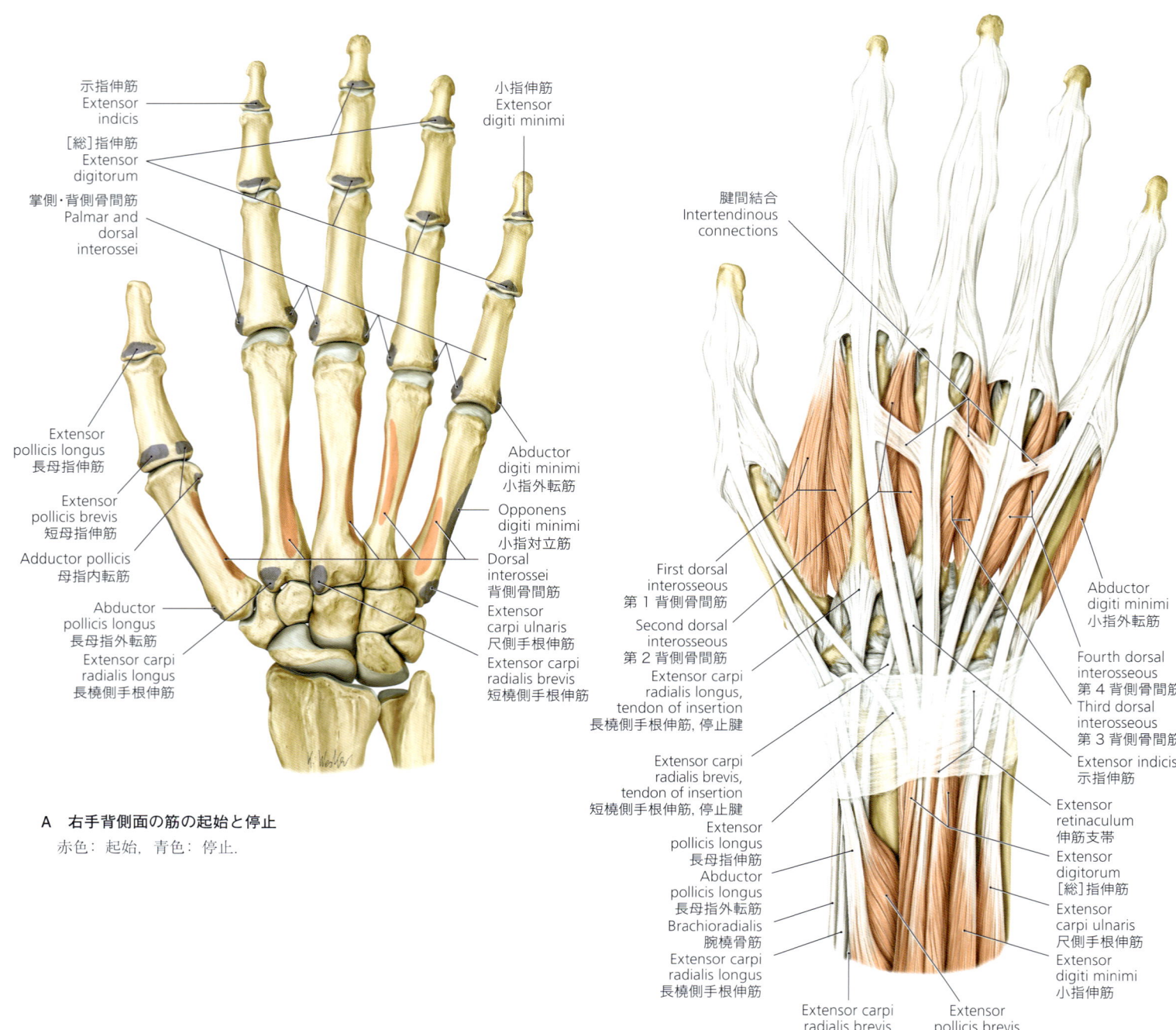

A 右手背側面の筋の起始と停止
赤色：起始，青色：停止．

B 右手背側面の伸筋の腱と腱間結合

［総］指伸筋の停止腱は，腱間結合と呼ばれる多様に斜走する線維索で互いに連結されている．最も近位にある腱間結合は示指と中指の間にある．このような結合は示指伸筋の腱にはない．［総］指伸筋は不定数の腱で停止する．

通常，すべての指は少なくとも2つの伸筋腱の要素をもつ．そのうえ，示指と小指はそれぞれの伸筋（示指伸筋と小指伸筋）をもち，これらの腱は常に［総］指伸筋の腱の尺側を走行する．示指と小指は自分の伸筋をもつことから，ほかの指とは独立して，より容易に動かすことが可能である．

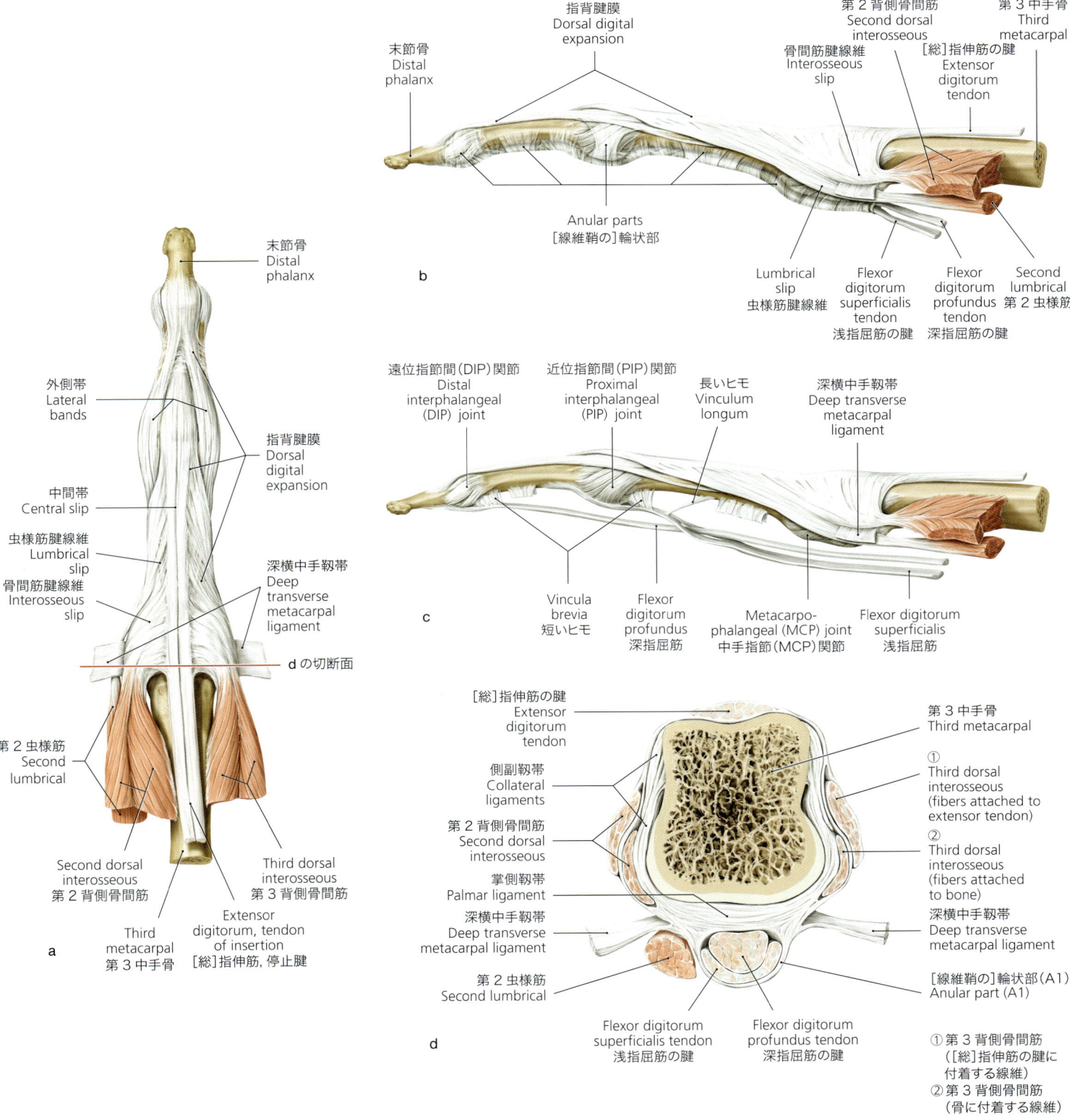

C 指背腱膜

右手の中指の指背腱膜.

a 後面.
b 橈側面.
c 浅指屈筋と深指屈筋の総腱鞘を開いてある.
d 中手骨頭の高さでの横断面.

指背腱膜は[総]指伸筋，虫様筋，および骨間筋の腱を取り込んでいる．それだけではなく，交叉性の線維索からなる複雑なシステムで，まばらな結合組織によって指骨骨膜に結合されている．

指背腱膜は中間帯と外側帯からなり，それぞれは外側部と内側部をもつ．指背腱膜の外側部は虫様筋と骨間筋の腱を受け入れている（a 参照）．この複雑な配列によって，指に停止する長い屈筋や手の短い筋が，指の3つの関節すべてに作用することが可能となっている．

3.10 手の筋：浅層 Intrinsic Muscles of the Hand: Superficial Layer

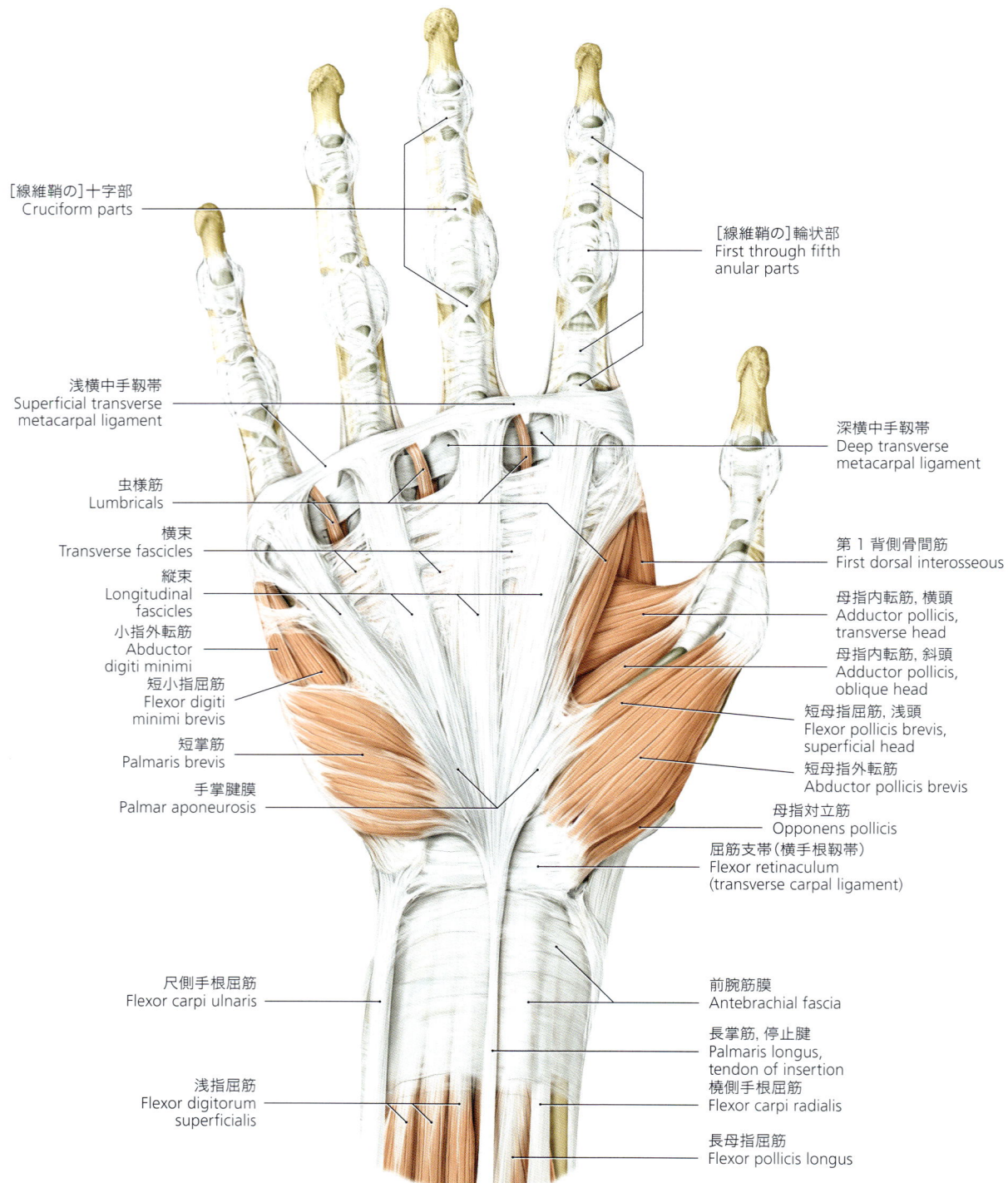

A 手掌腱膜とデュプイトラン拘縮 Dupuytren's contracture
右手，前面．

手掌の筋膜は固い結合組織によって肥厚し，手掌腱膜を形成し，軟部組織を保護するため，皮下の脂肪組織から手掌を分けている．

手掌腱膜は主に縦走する線維（縦束）でできており，扇のような配列となっている．縦束は中手骨の高さを横走する線維束（横束）と，中手指節関節の高さにある浅横中手靱帯で束ねられる．

短掌筋と長掌筋の2つの筋は手掌腱膜の緊張を保ち，特に手を拳に握りしめた際に手掌腱膜が収縮してしまうのを防いでいる．手掌腱膜が徐々に萎縮したり拘縮したりすると，主に小指と薬指に影響を与える手掌の筋膜が短縮化する（デュプイトラン拘縮）．拘縮は進行性で，長年にわたりひどくなり，小指と薬指の指先が掌面につくほどの屈曲位をとるようになる．そのため，手でものをつかむ能力が著しく損なわれる．デュプイトラン拘縮の原因はよくわかっていないが，40歳以上の男性で慢性的な肝疾患（例えば肝硬変）を患っている人に多い，比較的よくみられる状態である．一般的な治療は手掌腱膜の外科的切除である．

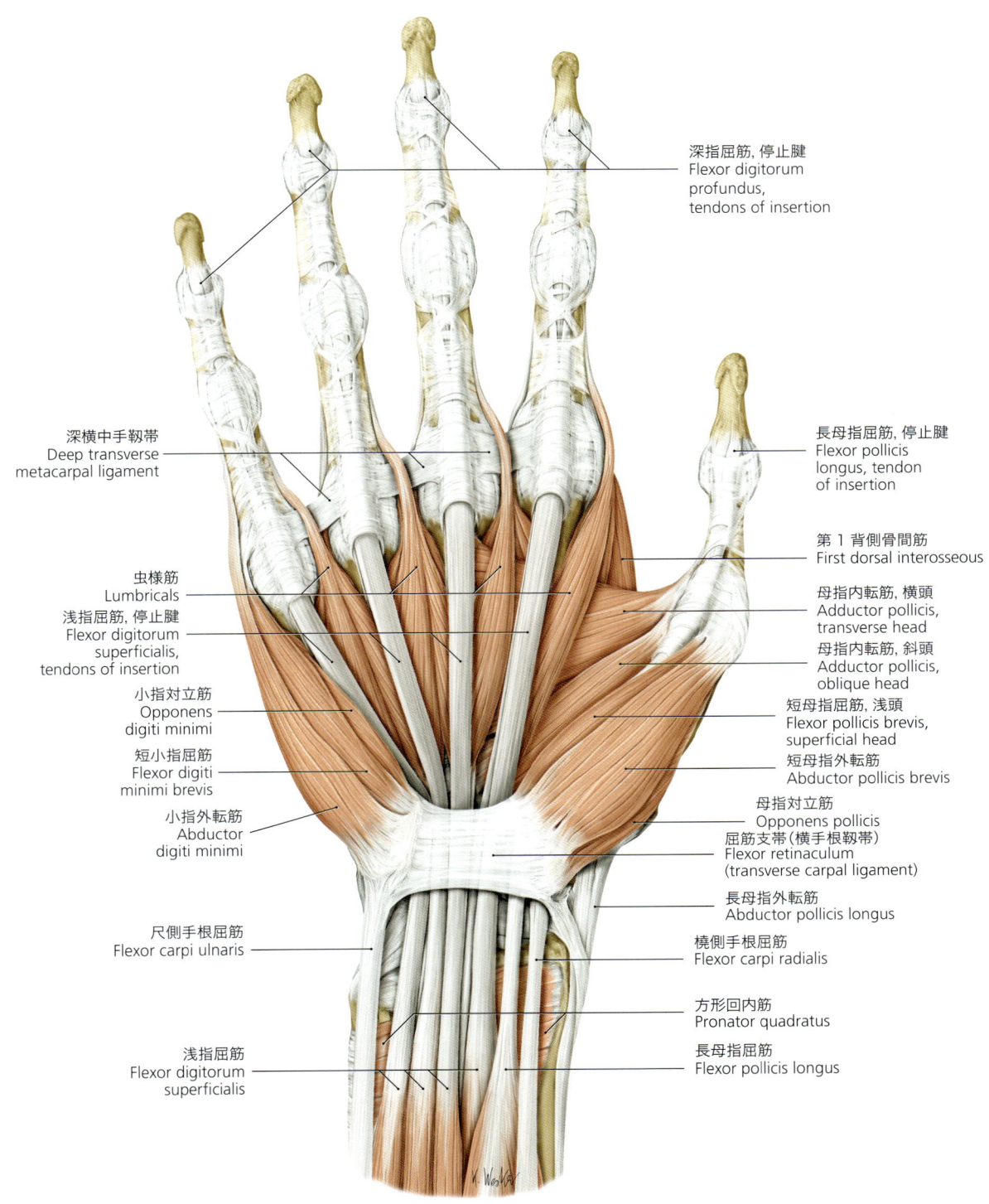

B 手掌腱膜を取り除いた後の右手手掌筋の浅層
前面.
手掌腱膜，前腕筋膜，および短掌筋と長掌筋は，掌側手根腱鞘とともに取り除いてある．

3.11 手の筋: 中層 Intrinsic Muscles of the Hand: Middle Layer

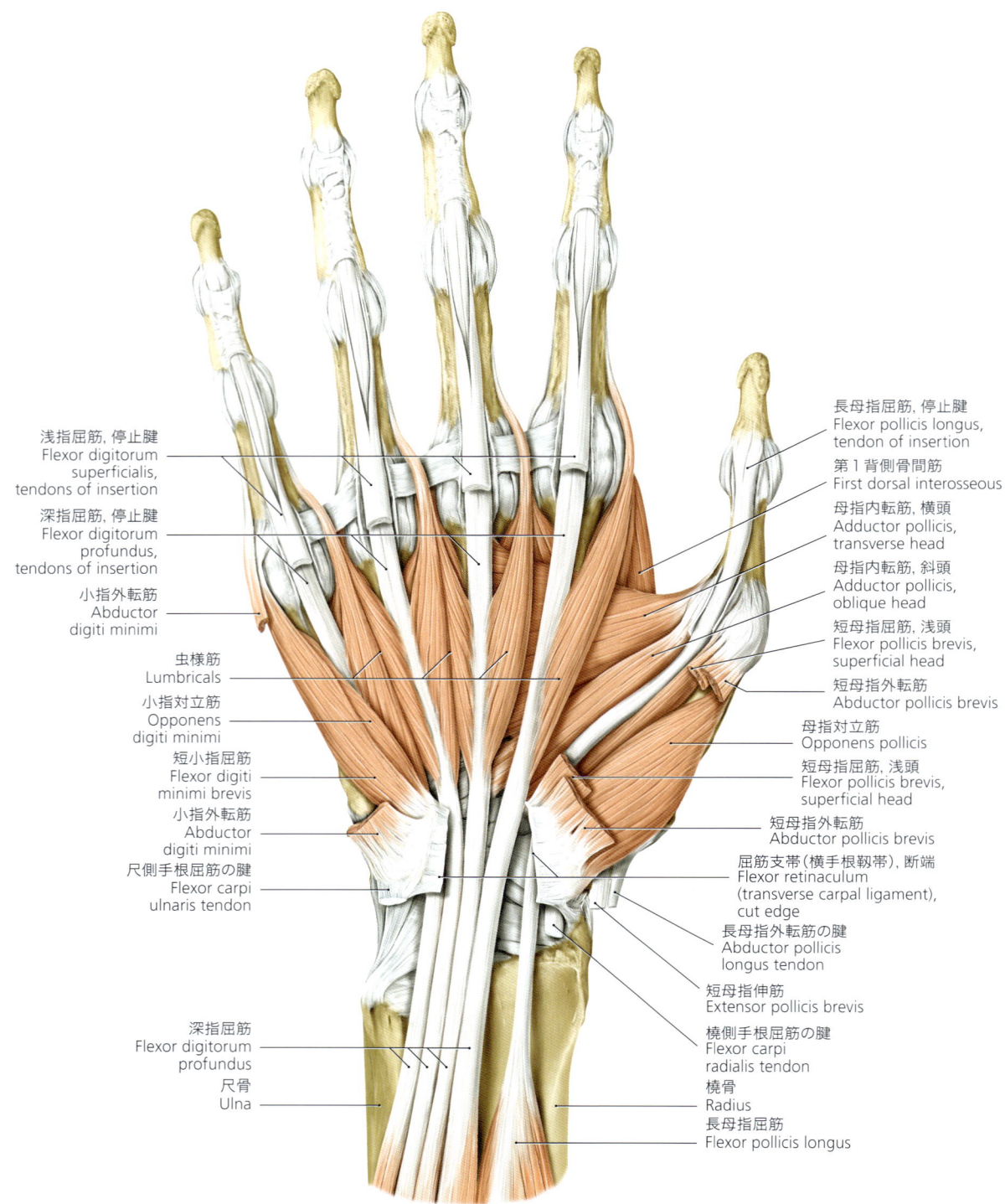

A　右手手掌筋の中層
前面.
浅指屈筋を取り除き，その4本の停止腱を中手指節関節の高さで切断してある．全指の線維鞘の輪状部は切り開かれて各指の屈筋腱を露出してある．屈筋支帯(横手根靱帯)は一部を取り除き，手根管を開いてある．母指球筋のうち，母指外転筋と短母指屈筋(浅頭)の一部を取り除いてある．小指球側では小指外転筋の一部を取り除いてある．

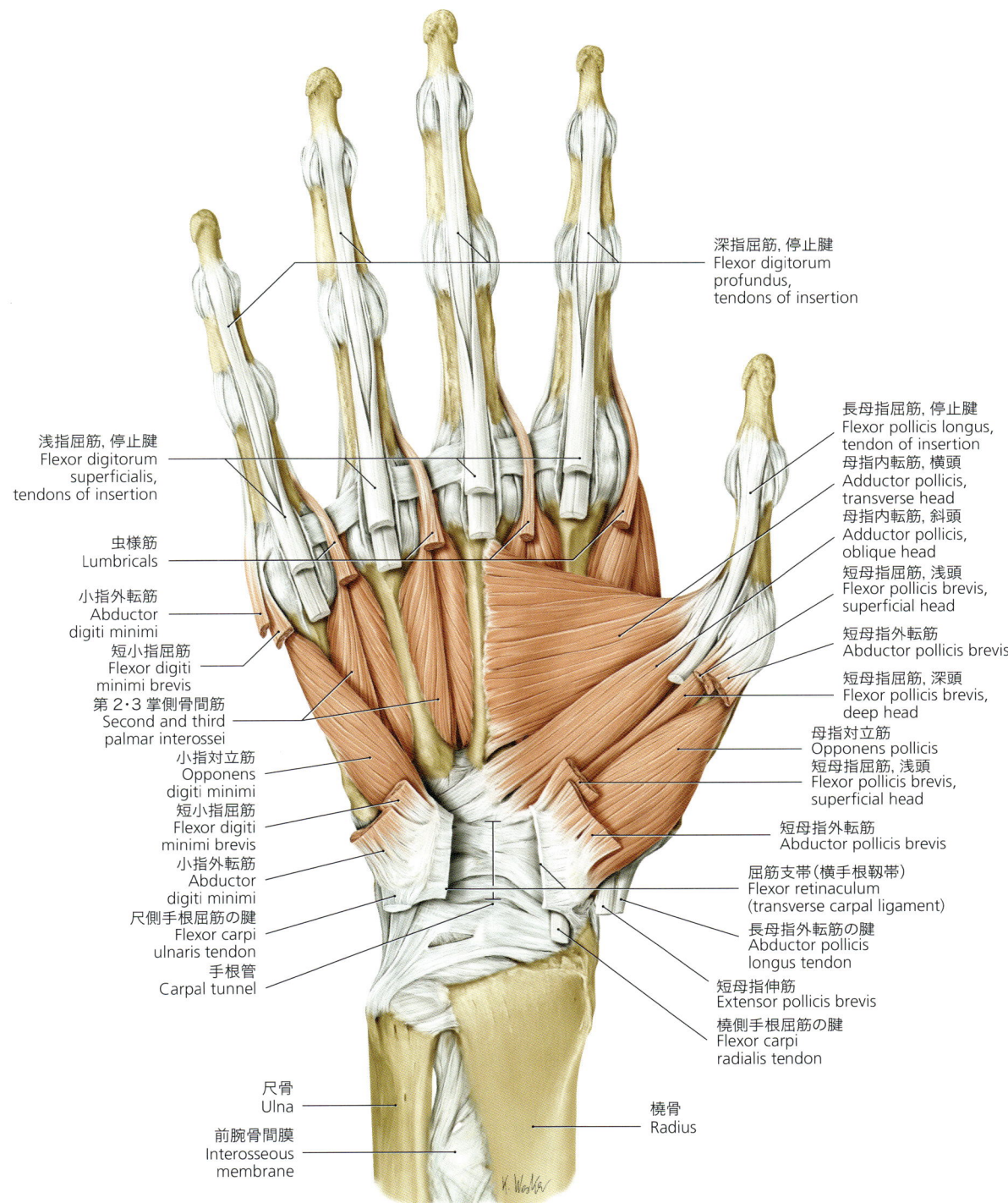

B 右手手掌筋の中層
前面．
深指屈筋を取り除き，その4本の停止腱とその停止腱から起始する虫様筋を切断してある．長母指屈筋と短小指屈筋も取り除いてある．

3.12 手の筋：深層 Intrinsic Muscles of the Hand: Deep Layer

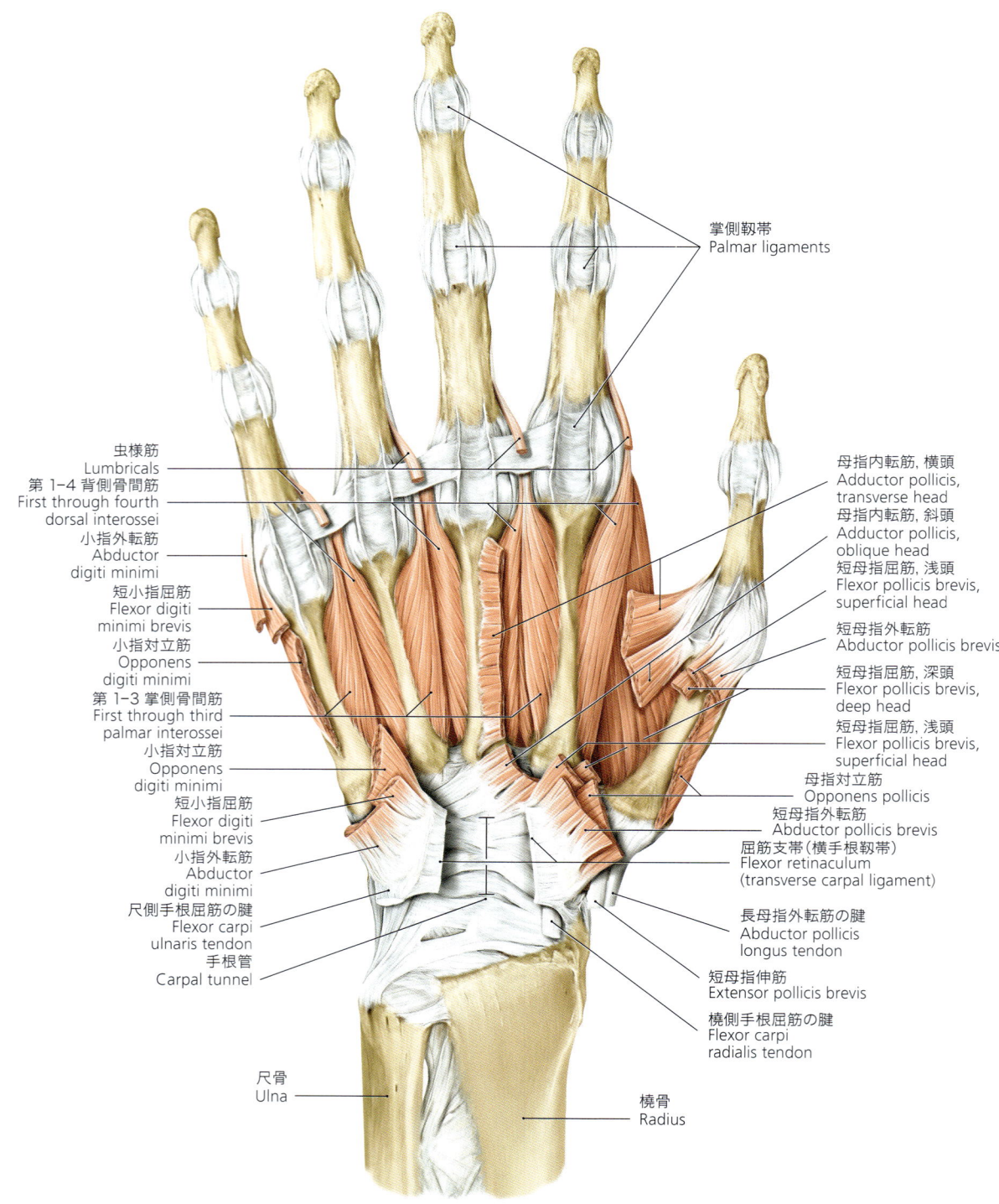

A　右手手掌筋の深層
前面．
長い指屈筋の停止腱，腱鞘および線維鞘の輪状部は完全に取り除いてある．
Note　切断され開かれた掌側靱帯が腱鞘と一緒になって屈筋腱を導く溝を形成することに注意すること（p. 305, E 参照）．

母指内転筋を取り除いてあるので，第1背側骨間筋と第1掌側骨間筋がほぼ完全に露出されている．母指対立筋と小指対立筋は両方とも一部取り除いてある．

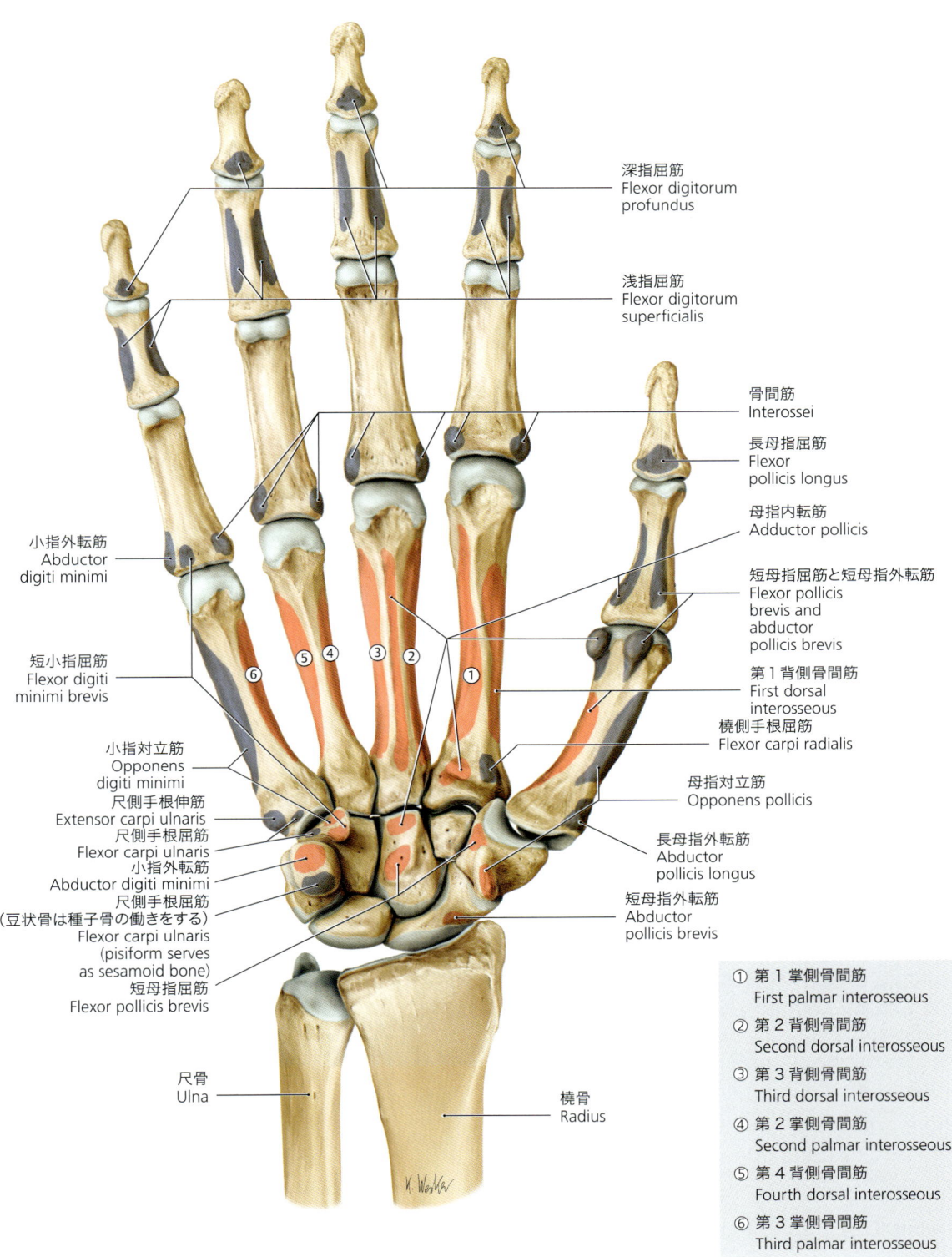

B 右手手掌筋の起始と停止
赤色：起始，青色：停止．

4.1 動脈 Arteries

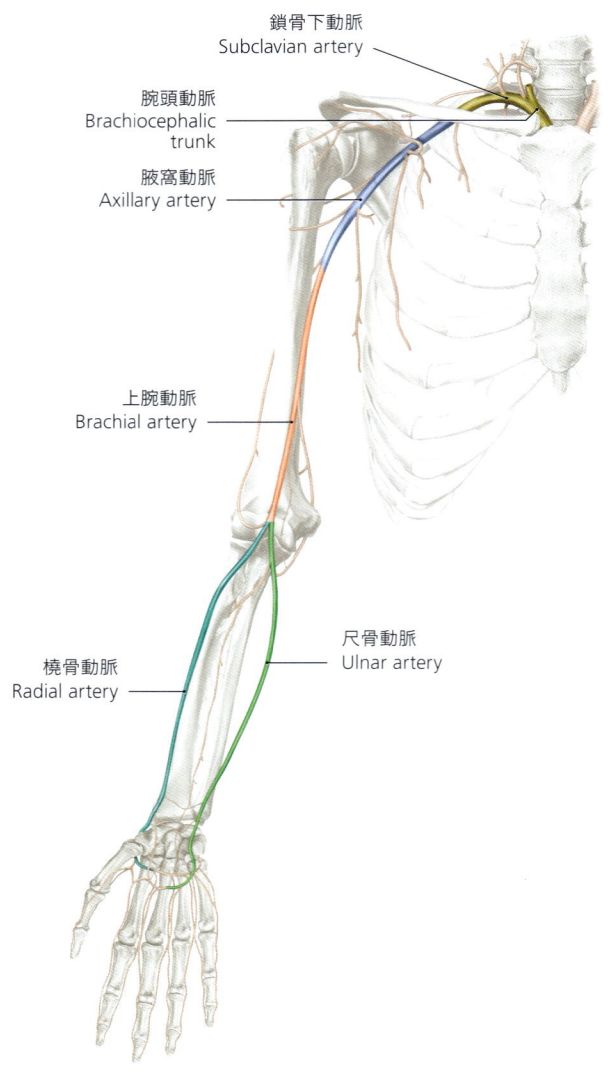

A 肩と腕の動脈

鎖骨下動脈： 右の鎖骨下動脈は，腕頭動脈から起こる．左の鎖骨下動脈は直接大動脈弓から起こる．鎖骨下動脈は前斜角筋と中斜角筋の間（斜角筋隙）を通り，第1肋骨上を越え，腋窩動脈（下記参照）となり，第1肋骨の外側縁に至る．鎖骨下動脈は，この図に示しているほかの動脈とは異なり，上肢（上肢帯と腕）に血液を供給するのみでなく，以下の部分にも血液を供給する．
- 首の一部分
- 脳循環
- 前胸壁

腋窩動脈： 鎖骨下動脈の続きであり，第1肋骨外側縁から大円筋の下端まで走る．

上腕動脈： 腋窩動脈の続きであり，肘関節の位置で橈骨動脈と尺骨動脈に分岐して終わる．

橈骨動脈： 上腕動脈からの分岐点から前腕の橈側を遠位に走り，腕橈骨筋と橈側手根屈筋の間を通り，手首に向かい，深掌動脈弓に終わる．

尺骨動脈： 上腕動脈から分岐する第2枝であり，円回内筋と尺側手根屈筋の下を通り，前腕の尺側を走り，浅掌動脈弓に終わる．

B 肩と腕の動脈の概観

肩と腕の動脈の起始や分岐様式には変異が多くみられる（主要な変異は，「5 神経と脈管：局所解剖」p.388〜を参照）．以下に，各動脈の枝を分枝する順に示す．

鎖骨下動脈の枝
- 椎骨動脈
- 内胸動脈（内乳動脈）
- 甲状頸動脈
  - 下甲状腺動脈
  - 肩甲上動脈
  - 頸横動脈
- 肋頸動脈
  - 深頸動脈
  - 最上肋間動脈

腋窩動脈の枝
- 最上胸動脈
- 胸肩峰動脈
  - 肩峰枝
  - 鎖骨枝
  - 三角筋枝
  - 胸筋枝
- 外側胸動脈
- 肩甲下動脈
  - 胸背動脈
  - 肩甲回旋動脈
- 前上腕回旋動脈
- 後上腕回旋動脈

上腕動脈の枝
- 上腕深動脈
  - 中側副動脈
  - 橈側側副動脈
- 上尺側側副動脈（肘関節動脈網）
- 下尺側側副動脈（肘関節動脈網）

橈骨動脈の枝
- 橈側反回動脈（肘関節動脈網）
- 掌側手根枝（掌側手根動脈網）
- 浅掌枝（浅掌動脈弓）
- 背側手根枝（背側手根動脈網）
  - 背側中手動脈
  - 背側指動脈
- 母指主動脈
- 示指橈側動脈
- 深掌動脈弓
  - 掌側中手動脈
  - 貫通枝

尺骨動脈の枝
- 尺側反回動脈（肘関節動脈網）
- 総骨間動脈
  - 後骨間動脈
  - 反回骨間動脈
  - 前骨間動脈
- 掌側手根枝（掌側手根動脈網）
- 背側手根枝（背側手根動脈網）
- 深掌枝（深掌動脈弓）
- 浅掌動脈弓
  - 総掌側指動脈
  - 固有掌側指動脈

上肢 4 神経と脈管：形態と位置

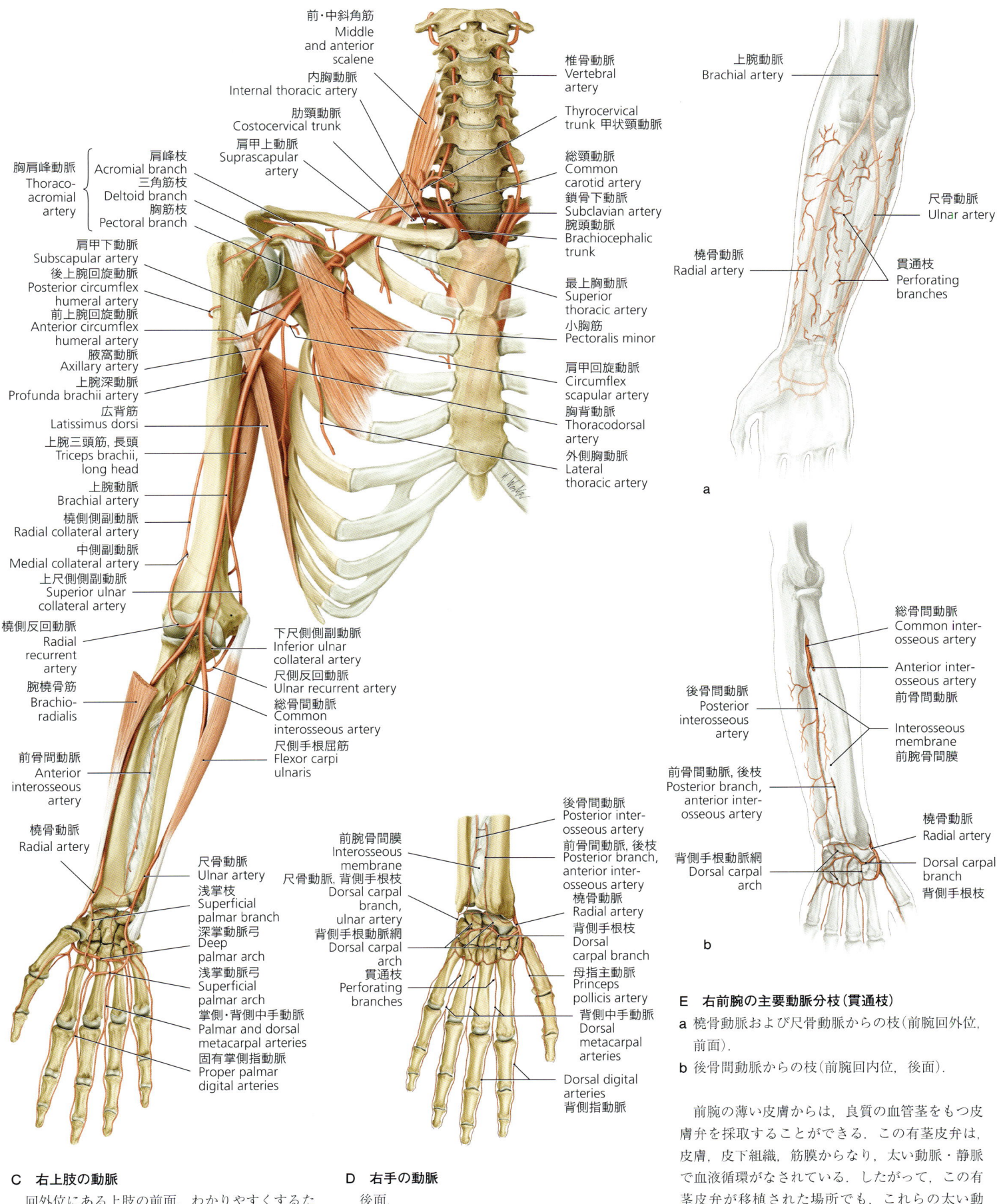

C 右上肢の動脈
回外位にある上肢の前面．わかりやすくするために，Bに挙げた動脈のうち，いくつかは省略されている．

D 右手の動脈
後面．

E 右前腕の主要動脈分枝（貫通枝）
a 橈骨動脈および尺骨動脈からの枝（前腕回外位，前面）．
b 後骨間動脈からの枝（前腕回内位，後面）．

前腕の薄い皮膚からは，良質の血管茎をもつ皮膚弁を採取することができる．この有茎皮弁は，皮膚，皮下組織，筋膜からなり，太い動脈・静脈で血液循環がなされている．したがって，この有茎皮弁が移植された場所でも，これらの太い動脈・静脈により良好な血液循環が保たれる．

4.2 静脈 Veins

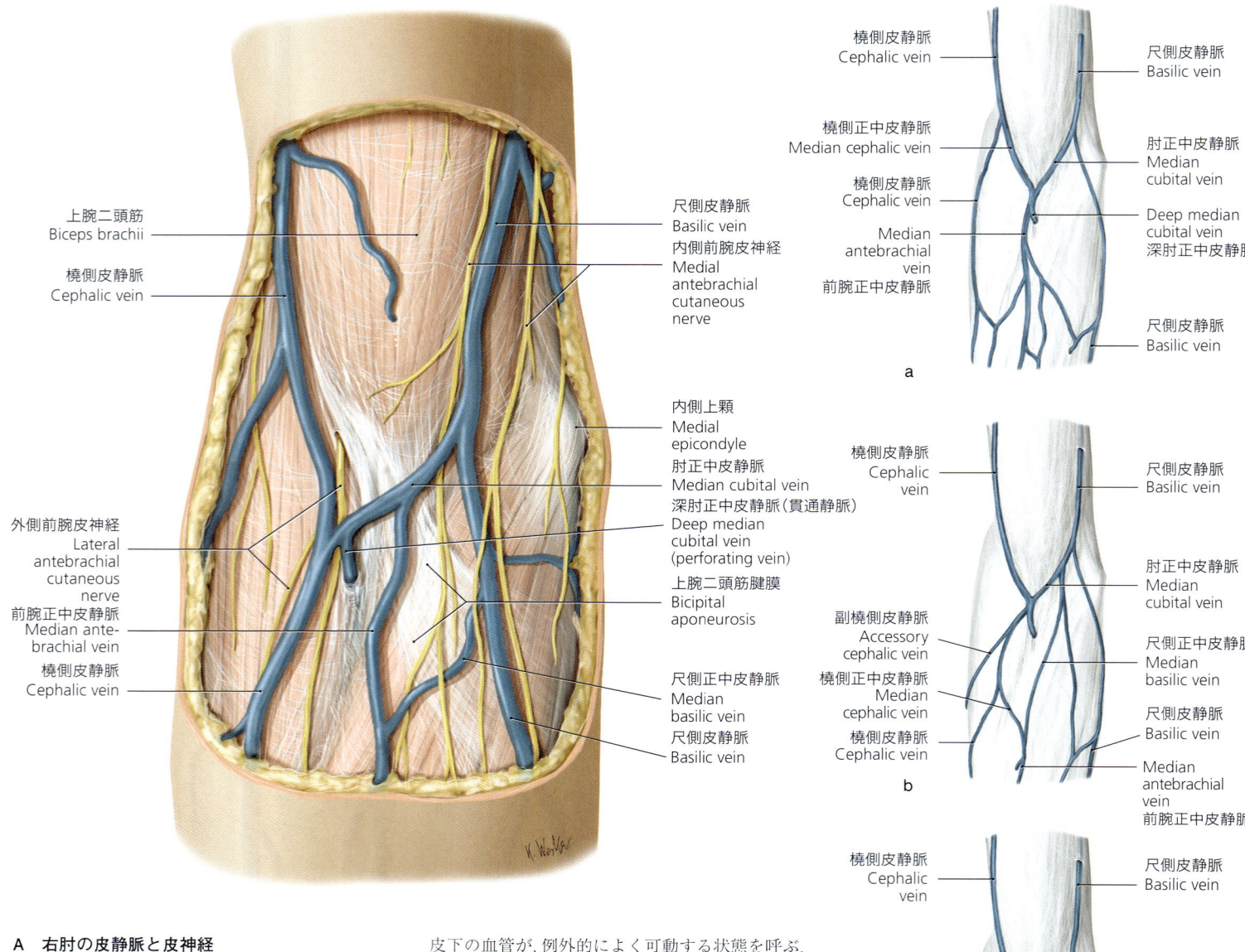

A 右肘の皮静脈と皮神経
前面.

肘の皮下静脈は，その太さ，到達しやすさ，そしてこの領域において比較的薄い皮膚である点などから，静脈内注射と採血に適した部位である．しかし，図に示されているように，例えば尺側皮静脈は内側前腕皮神経と近接しているなど，これらの静脈は皮下神経と非常に近い位置にあるので，静脈を刺す時に強い一過性の痛みを伴うことがある．例えば，偶発的に血管周囲に注射液を注入してしまい，周囲の結合組織に炎症を起こした時などである．"逃げる血管"とは，皮下脂肪内で皮下の血管が，例外的によく可動する状態を呼ぶ．また，およそ3%のケースで，尺骨動脈が屈筋群の上面を通っている（浅尺骨動脈，p. 409参照）．薬の種類によっては，意図しない動脈内注入で深刻な結果を引き起こすことになる．このような誤りは，刺入する前に尺骨動脈を触知し，その拍動を感知することにより位置を確認すること，また，常に最初に，少量の血液を注射器に吸引してみて，その血液の色を確認してから（暗赤色：静脈血，明赤色：動脈血）注入することによって，防ぐことが可能である．

B 右腕の肘窩：皮静脈にみられる走行の変異
a 前腕正中皮静脈上にM字型に走行するタイプ．
b 前腕の伸側の静脈叢から続く副橈側皮静脈が存在するタイプ．
c 肘正中静脈の欠如するタイプ．
上記の変異はすべて一般的なものである．

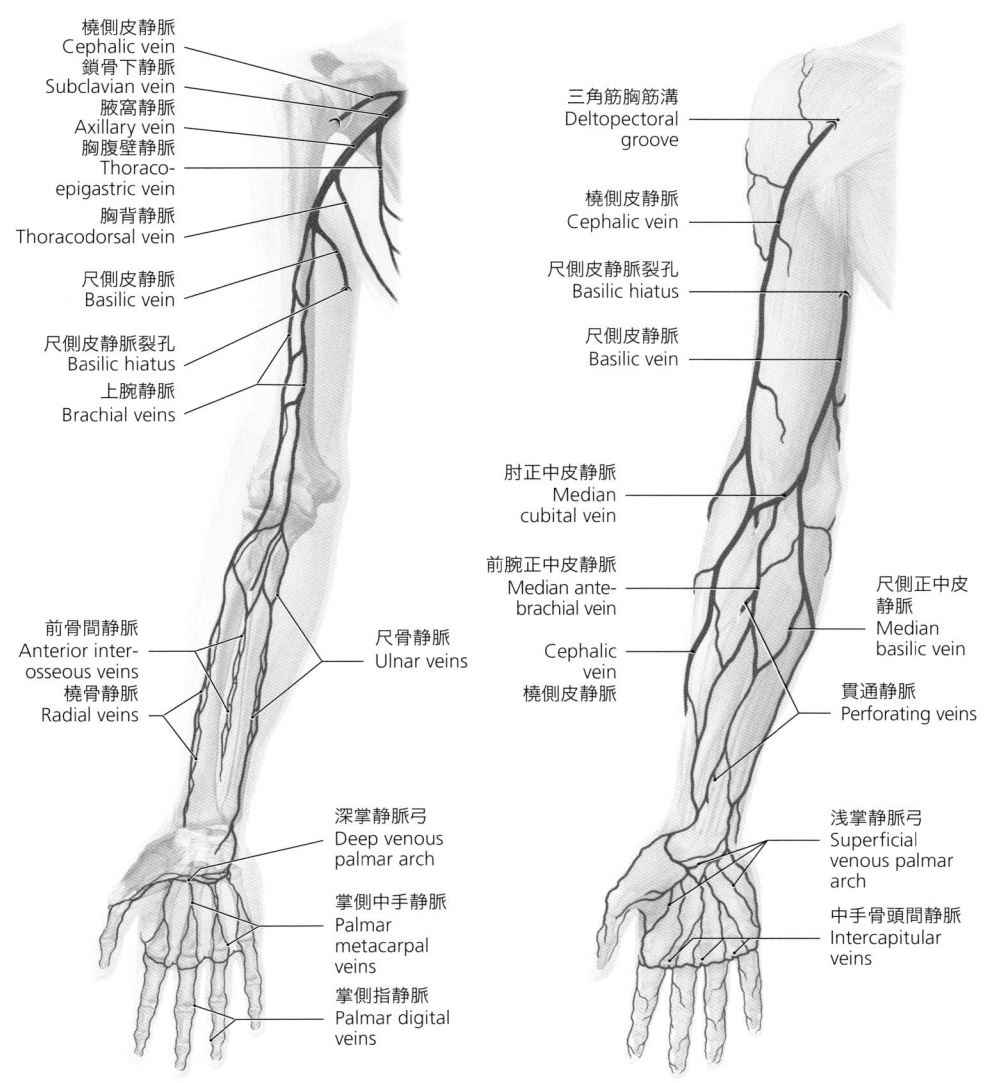

F 上肢の主要な皮静脈および深部静脈の概観

上腕の皮静脈と深部静脈の間には，多くの連絡があり，これを貫通静脈と呼ぶ．静脈弁が一定間隔で存在しており，静脈還流の効率を促進している（p. 73 参照）．

上肢の深部静脈
- 鎖骨下静脈
- 腋窩静脈
- 上腕静脈
- 尺骨静脈
- 橈骨静脈
- 前骨間静脈
- 後骨間静脈
- 深掌静脈弓
- 掌側中手静脈

上肢の皮静脈
- 橈側皮静脈
- 副橈側皮静脈
- 尺側皮静脈
- 肘正中皮静脈
- 前腕正中皮静脈
- 橈側正中皮静脈
- 尺側正中皮静脈
- 手背静脈網
- 浅掌静脈弓

C 右上肢の深部静脈
前面．

D 右上肢の皮静脈
前面．

腕の皮下静脈網の縦方向の主要静脈は，前腕正中皮静脈，尺側皮静脈，橈側皮静脈である．

前腕正中皮静脈：この静脈は，主に手背の皮静脈から血流を受ける尺側皮静脈や橈側皮静脈と異なり，前腕屈側の血液を集める．前腕正中皮静脈には変異が多く，通常は尺側正中皮静脈，橈側正中皮静脈を経由して，肘の付近でいずれかの縦走する静脈につながる．

尺側皮静脈：この静脈は肘部で始まる．はじめ，内側二頭筋溝の筋膜上を尺側皮静脈裂孔まで上行し，上腕の中央部で筋膜を貫き，筋膜下で尺側の上腕静脈に終わる．

橈側皮静脈：この静脈は，前腕では最初上腕二頭筋の外側を上行し，三角筋と大胸筋の間の溝（三角筋胸筋溝）に入る．最終的には鎖骨胸筋三角で腋窩静脈に注ぐ（p. 394 参照）．

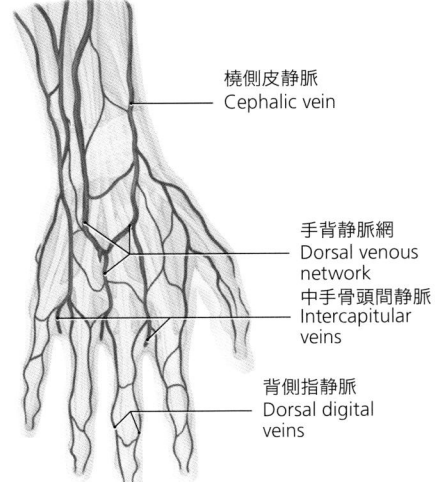

E 右手背の皮静脈

4.3 リンパ管とリンパ節 Lymphatic Vessels and Lymph Nodes

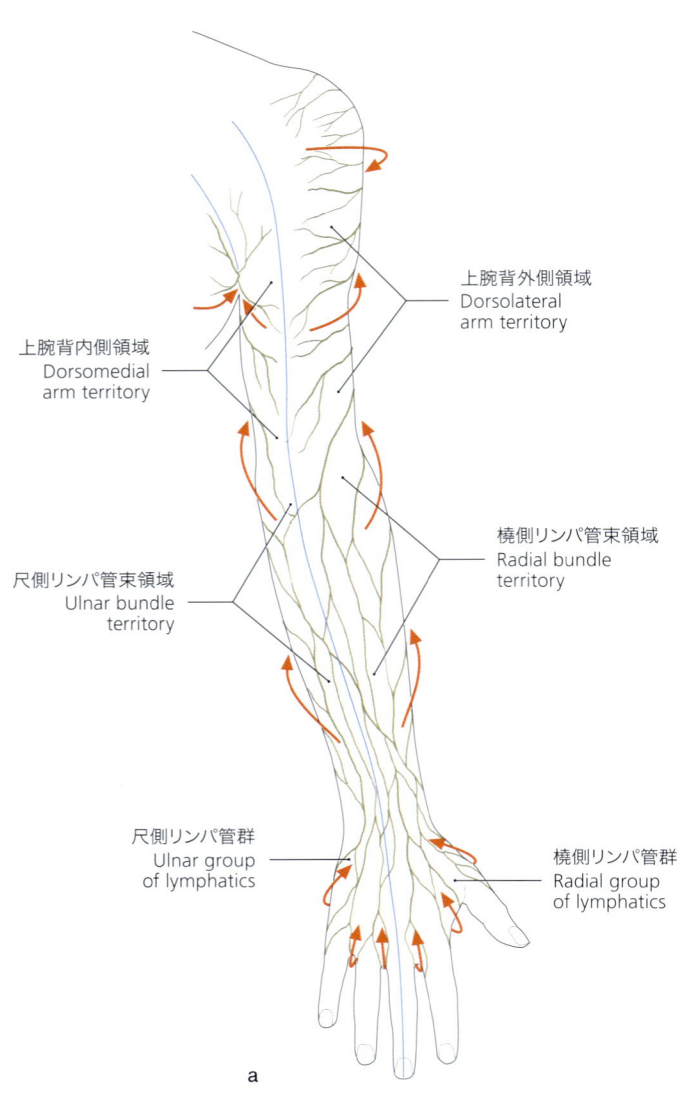
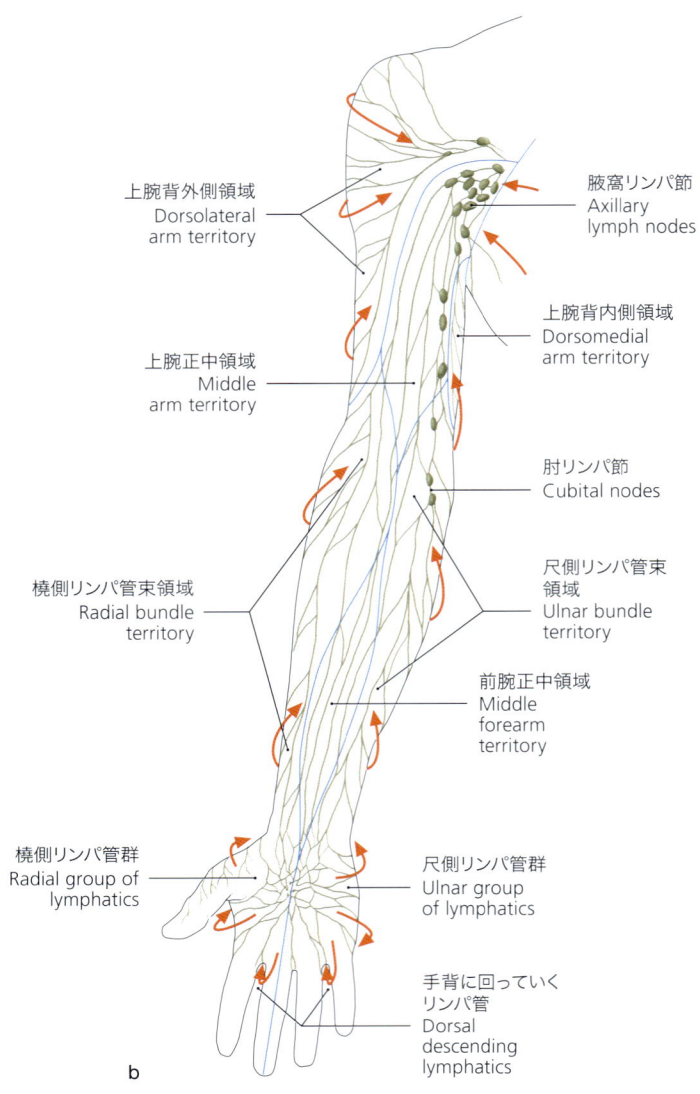

A 上肢のリンパ管（Schmidt, Lanz による）
a 後面，b 前面．
上肢のリンパ管には以下の2種類がある．
・浅（筋膜上）リンパ管
・深リンパ管

上肢の深リンパ管は動脈や深部静脈に伴行しており，浅リンパ管は皮下組織内に存在する．上肢においてリンパ管は，橈側皮静脈および尺側皮静脈と密接な関係を有している．多くの吻合が，浅リンパ管と深リンパ管の間に存在する．

図中の矢印はリンパの流れる主な方向を示す．手の炎症や感染は，通常腋窩リンパ節の疼痛を伴った腫脹を惹起する．リンパ管が巻き込まれていると，それは皮下の赤い筋として観察される（リンパ管炎）．

B 母指，示指，手背からのリンパの流れ（Schmidt, Lanz による）
母指，示指，そして中指の一部からのリンパは，橈側リンパ管群に流れ込み，そこを経由して直接腋窩リンパ節に運ばれる．それ以外の指からは尺側リンパ管群（ここでは示していない）に流れ込み，そこを経由して肘リンパ節に運ばれる．

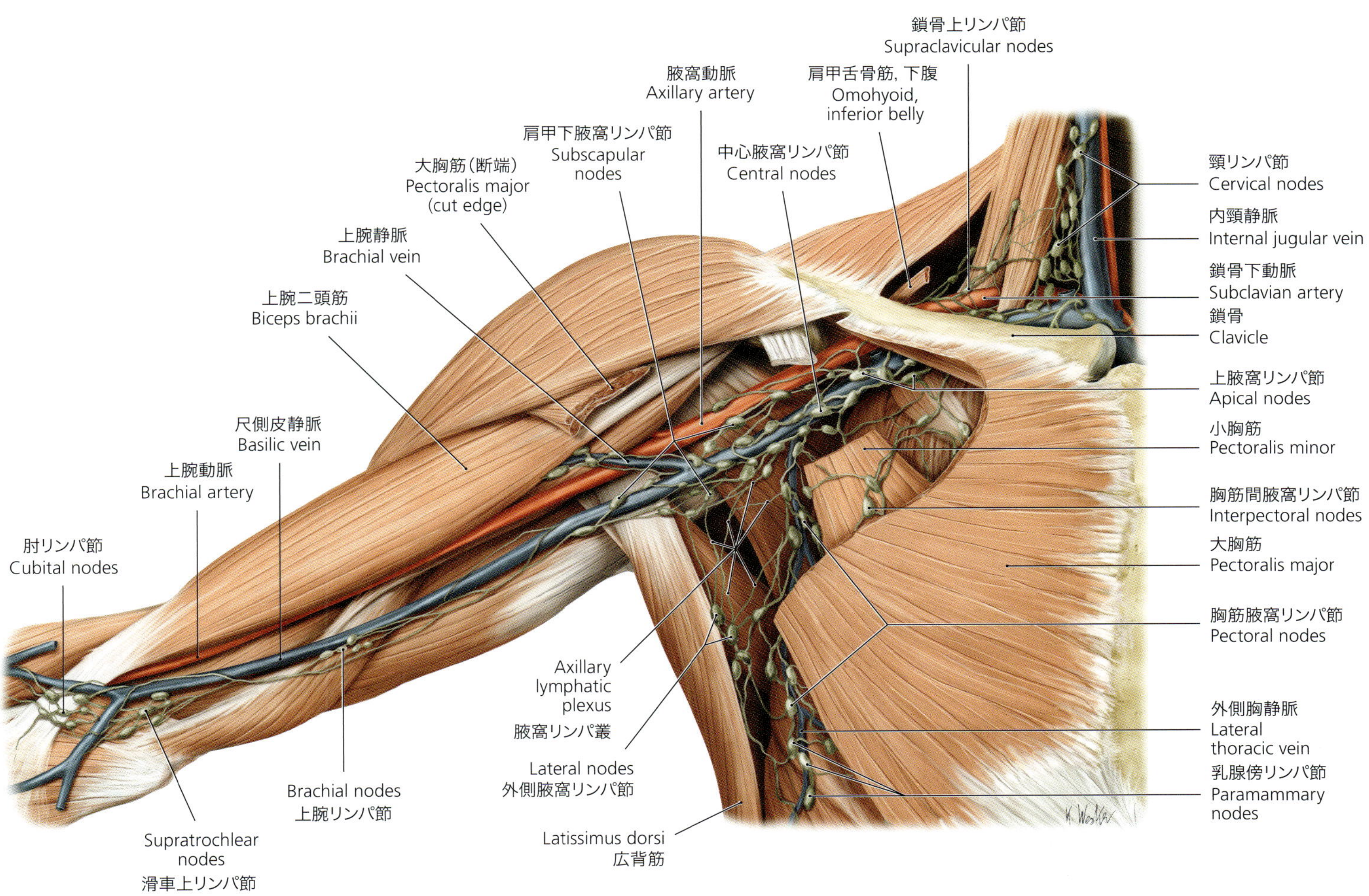

C 右上肢領域のリンパ節

前面．

腋窩のリンパ節（腋窩リンパ節）は，腕，上肢帯，そして前胸壁のリンパが集積する重要な場所である．30～60 個の腋窩のリンパ節は，リンパ管で連絡されている多くのグループを形成しており，Ⅰ～Ⅲのレベルに分けられる（E 参照）．すなわち，この領域のリンパ組織は脂肪組織の中で，腋窩リンパ叢を形成しているのである．

腋窩からのリンパは鎖骨下リンパ本幹（ここでは示していない）に流れ込む．右側では，鎖骨下リンパ本幹から右頸リンパ本幹や右気管支縦隔リンパ本幹に流れ込み，右リンパ本幹に達する（p. 202 参照）．

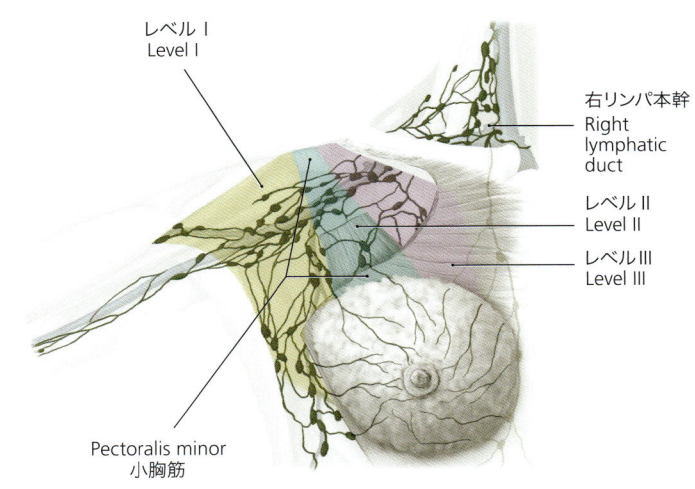

D 腋窩リンパ節，レベルによるグループ化

（Henne-Bruns, Dürig, Kremer による）

レベルⅠ：下腋窩グループ
（小胸筋の外側）
・胸筋腋窩リンパ節
・肩甲下腋窩リンパ節
・外側腋窩リンパ節
・乳腺傍リンパ節

レベルⅡ：中腋窩グループ
（小胸筋の浅層）
・胸筋間腋窩リンパ節
・中心腋窩リンパ節

レベルⅢ：上腋窩グループ
（小胸筋の内側）
・上腋窩リンパ節

E 腋窩リンパ節，レベルによる分類

腋窩リンパ節は臨床上，乳癌において非常に重要である．悪性の乳房腫瘍は成長するにつれて腋窩リンパ節に転移（腫瘍細胞を播種すること）する．外科的切除術のための指標として，腋窩リンパ節は小胸筋との関係で 3 つのレベルに分類されている（p. 217 参照）．

・レベルⅠ：小胸筋より外側のすべてのリンパ節
・レベルⅡ：小胸筋の浅層に位置するすべてのリンパ節
・レベルⅢ：小胸筋より内側のすべてのリンパ節（p. 217 参照）

4.4 腕神経叢：構造 The Brachial Plexus: Structure

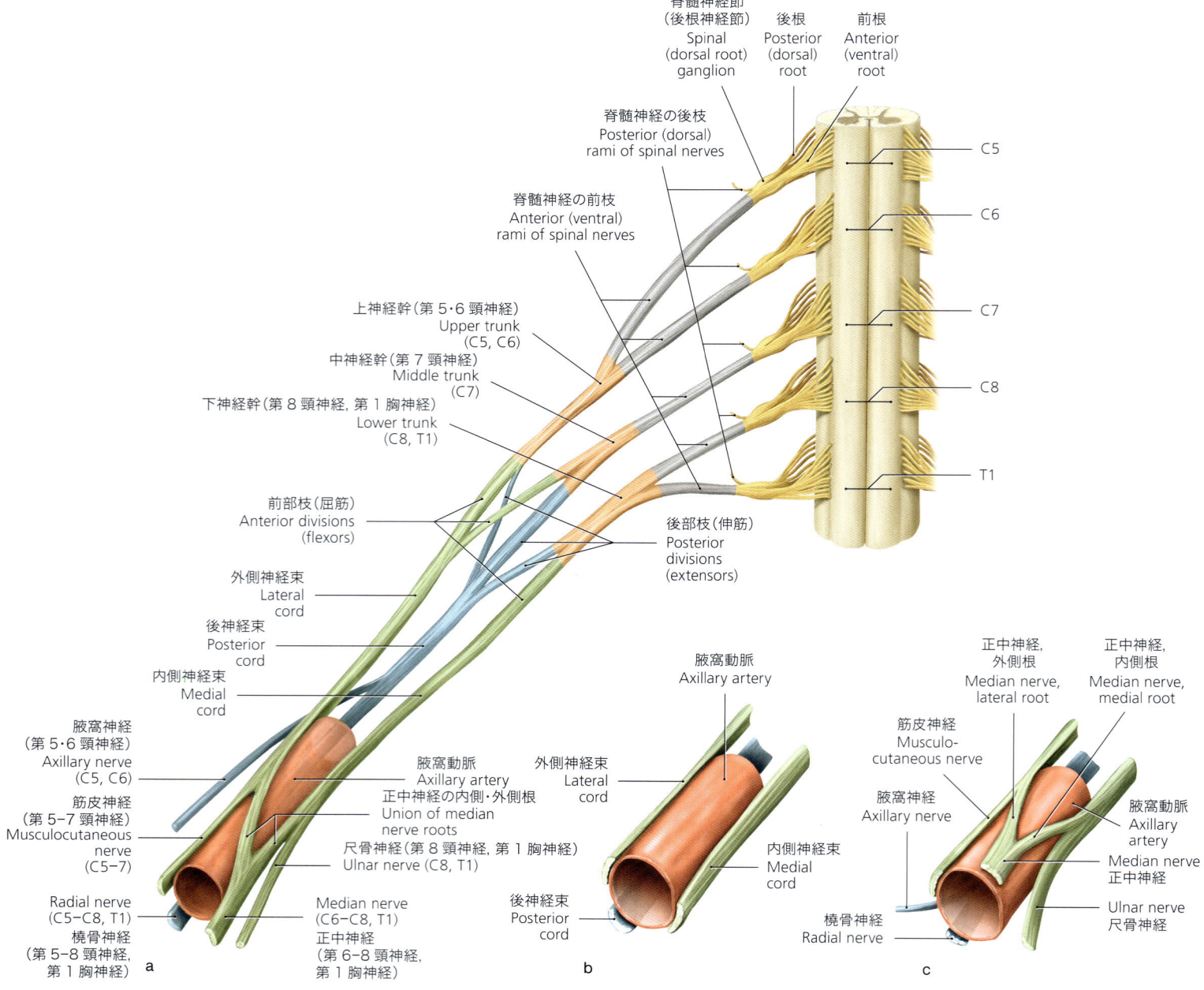

A 腕神経叢の構造図
a 腕神経叢の構成要素の名称とその位置．
b 外側・内側・後神経束と腋窩動脈との位置関係．
c 腕神経叢束から出る主要な分枝の図．

B 腕神経叢の主要構成要素の数と位置

構成要素	数	位置
1. 腕神経叢の根（第5頸神経-第1胸神経の前枝）	5	前斜角筋と中斜角筋の間（斜角筋隙）
2. 神経幹：上，中，下	3	斜角筋隙の外側で鎖骨の上方
3. 3本の前部枝と3本の後部枝	6	鎖骨の後方
4. 外側・内側・後神経束	3	腋窩内，小胸筋の後方

上肢 4 神経と脈管：形態と位置

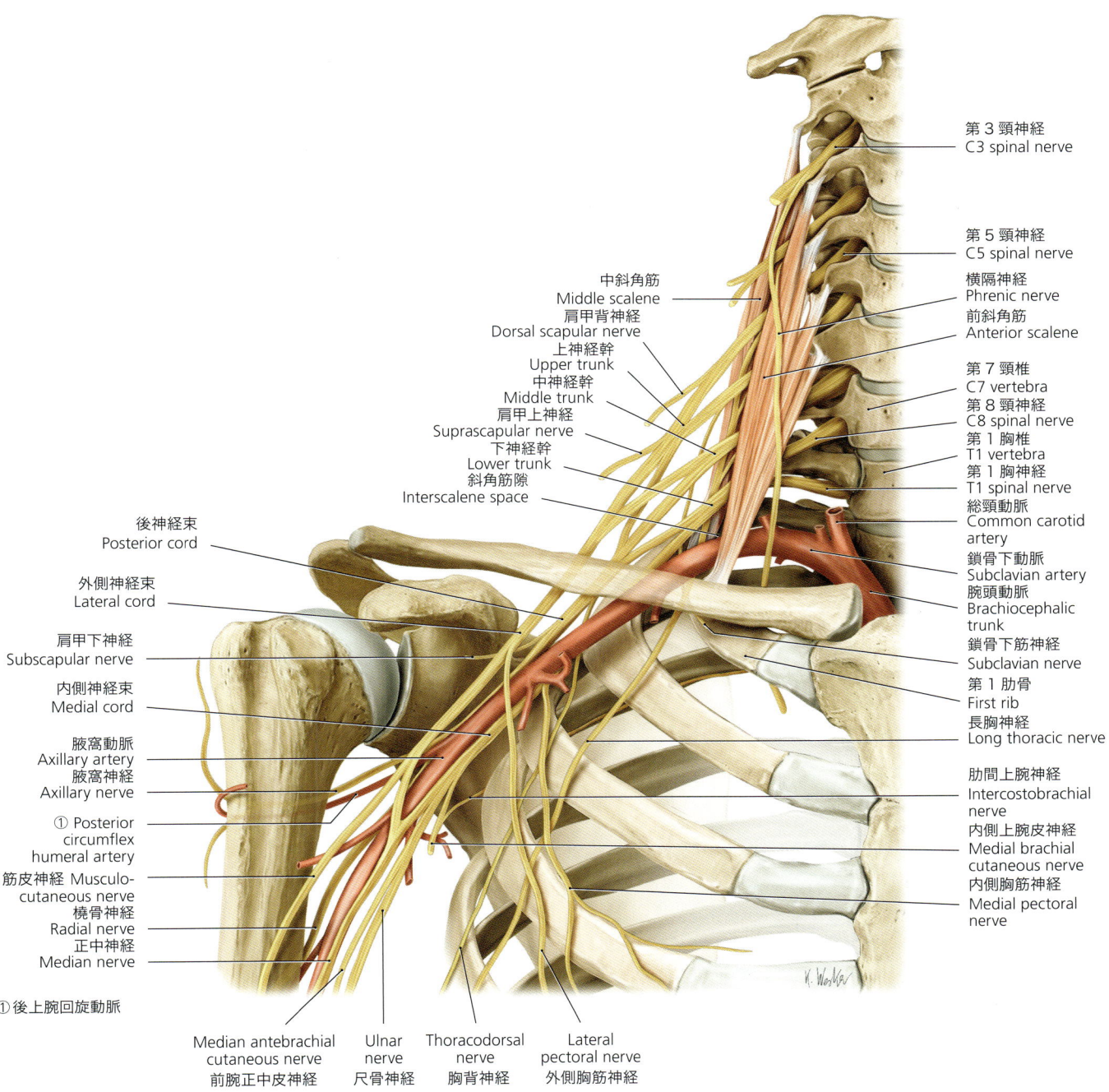

C 斜角筋隙を出た後の腕神経叢の走行と胸郭との位置関係
右側，前面．

D 腕神経叢に関係する脊髄分節と腕神経叢から派生する神経

腕神経叢の神経幹と関連する脊髄分節
・上神経幹　第5・6頸神経
・中神経幹　第7頸神経
・下神経幹　第8頸神経，第1胸神経

腕神経叢の神経束と関連する脊髄分節
・外側神経束　第5-7頸神経
・内側神経束　第8頸神経，第1胸神経
・後神経束　第5頸神経-第1胸神経

腕神経叢の鎖骨上部から出る神経
（前部枝または神経幹から直接分岐する枝）
・肩甲背神経
・長胸神経
・肩甲上神経
・鎖骨下筋神経

腕神経叢の鎖骨下部から出る神経
（神経束から分岐する枝）
・外側神経束
 －筋皮神経
 －外側胸筋神経
 －正中神経（外側根）
・内側神経束
 －正中神経（内側根）
 －尺骨神経
 －内側胸筋神経
 －内側上腕皮神経
 －内側前腕皮神経
・後神経束
 －橈骨神経
 －腋窩神経
 －肩甲下神経
 －胸背神経

4.5 腕神経叢の鎖骨上部 Supraclavicular Part of the Brachial Plexus

A 腕神経叢の鎖骨上部

腕神経叢の鎖骨上部は，腕神経叢の根（脊髄神経の前枝）から直接分岐するすべての神経と，前斜角筋と中斜角筋の間の外側頸三角の中で神経幹から分岐するすべての神経を含む．腕神経叢の鎖骨上部にある神経は，それぞれの位置や走行により，さまざまな麻痺や圧迫を受ける（B-D 参照）．

神経	脊髄分節	支配する筋
肩甲背神経	第4・5頸神経	・肩甲挙筋 ・大菱形筋 ・小菱形筋
肩甲上神経	第4-6頸神経	・棘上筋 ・棘下筋
長胸神経	第5-7頸神経	・前鋸筋
鎖骨下筋神経	第5・6頸神経	・鎖骨下筋

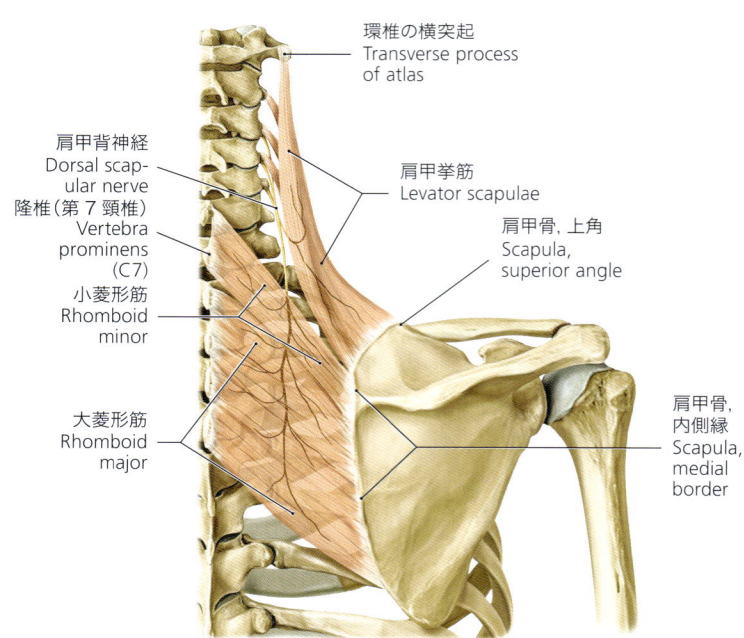

B 肩甲背神経

肩甲背神経単独の麻痺はきわめてまれである．なぜなら，肩甲挙筋や菱形筋などの深頸筋の間を保護されて走行するからである．

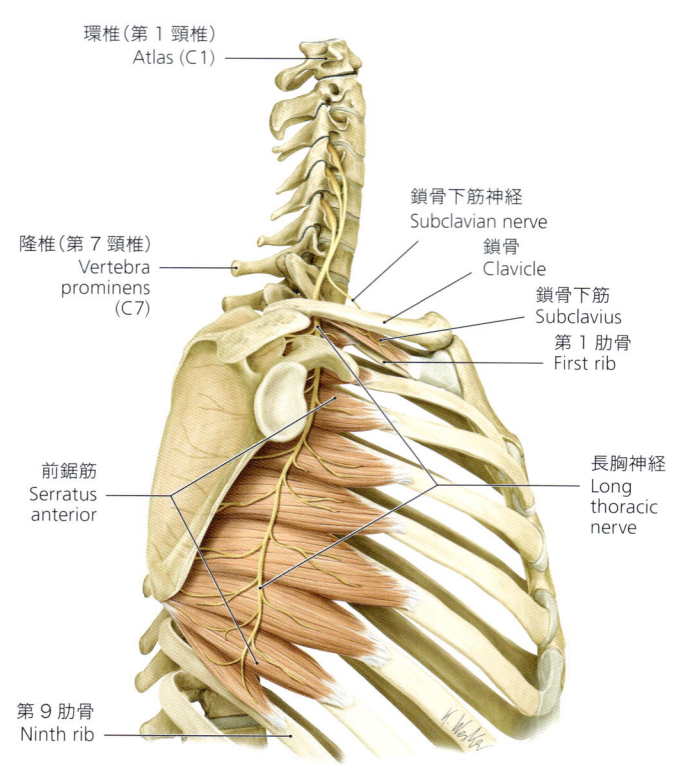

C 長胸神経と鎖骨下筋神経

長胸神経は，外側胸壁の前鋸筋上の，皮膚に近い所を長く下行するので，物理的な障害を受けやすい．このタイプの障害によくみられる原因として，重いリュックサックを長時間背負うことが挙げられる．医療行為が原因のものとしては，転移性乳癌における腋窩リンパ節切除術時に障害されることがありうる．臨床的には，前鋸筋の障害により，肩甲骨の内側が胸壁から浮き上がるようになる．この肩甲骨の"翼状化"は，上腕を前方に挙上した時に最も顕著である．このため通常，上腕を90°以上に挙上することができない．

D 肩甲上神経

肩甲上神経の障害や慢性的圧迫は，まれではあるが，棘上筋と棘下筋の萎縮を引き起こし，上腕を外転する力が弱くなる（棘上筋と棘下筋は"スターター"として機能するため，特に初期に顕著である）．また，上腕を外旋する力も弱くなる．肩甲上神経は，単独の障害のほかに，肩甲切痕と上肩甲横靱帯（たまに骨化して，骨性の管を形成することがある）の間で圧迫されることがある．この結果生じる症候を，まとめて"肩甲切痕症候群 scapular notch syndrome"と呼ぶ（p.255 参照）．

E 肩甲部での解剖学的通路が狭小なために生じる腕神経叢圧迫症候群

腕神経叢の神経が椎間孔から上肢に至るまでに，いくつかの狭い場所を通過するため，神経が周囲の構造に圧迫されることがある．外的な原因としては，例えば重い荷物を運ぶ時などに，腕神経叢が直接圧迫されることがある．圧迫症候群の種類を以下に示す．

1. 斜角筋症候群または頸肋症候群
   斜角筋隙において，頸肋骨または腱様構造で神経，血管が圧迫される（F 参照）．
2. 肋鎖症候群
   第1肋骨と鎖骨の間が狭小になる（G 参照）．
3. 過外転症候群
   上肢を頭の上まで挙上することにより，腕神経叢が小胸筋と烏口突起で圧迫される（H 参照）．
4. 上肢帯への慢性的な荷重負荷
   （例えばいわゆる"リュックサック麻痺"）

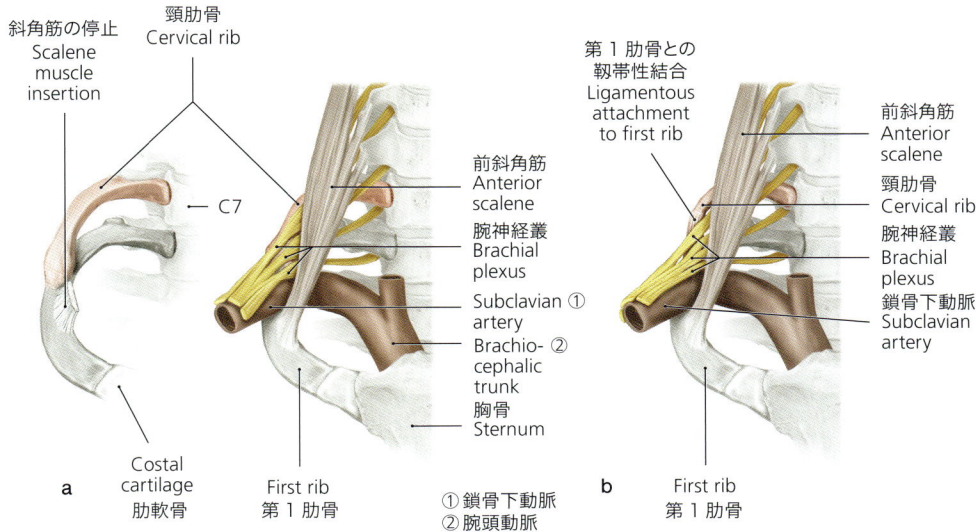

F 頸肋骨により斜角筋隙が狭小となって引き起こされる斜角筋症候群

約1％の頻度で，頸肋骨により，前斜角筋，中斜角筋そして第1肋骨で囲まれる斜角筋隙が狭小となることがある（a）．この状態において，斜角筋隙を鎖骨下動脈とともに通過する腕神経叢の神経幹は背面から，あるいは下面から圧迫されることになり，その結果，神経や血管にさまざまな程度の緊張を与えることになる．

短い頸肋骨と第1肋骨の間に，骨性の連結がない場合には（b），その部位が腱様の構造で占められていることが多く，やはり神経や血管を圧迫することとなる．臨床的な症状は，主に腕の尺側を下方に放散していく痛みと，鎖骨下動脈周囲の交感神経網への機械的障害によって惹起される循環障害である．

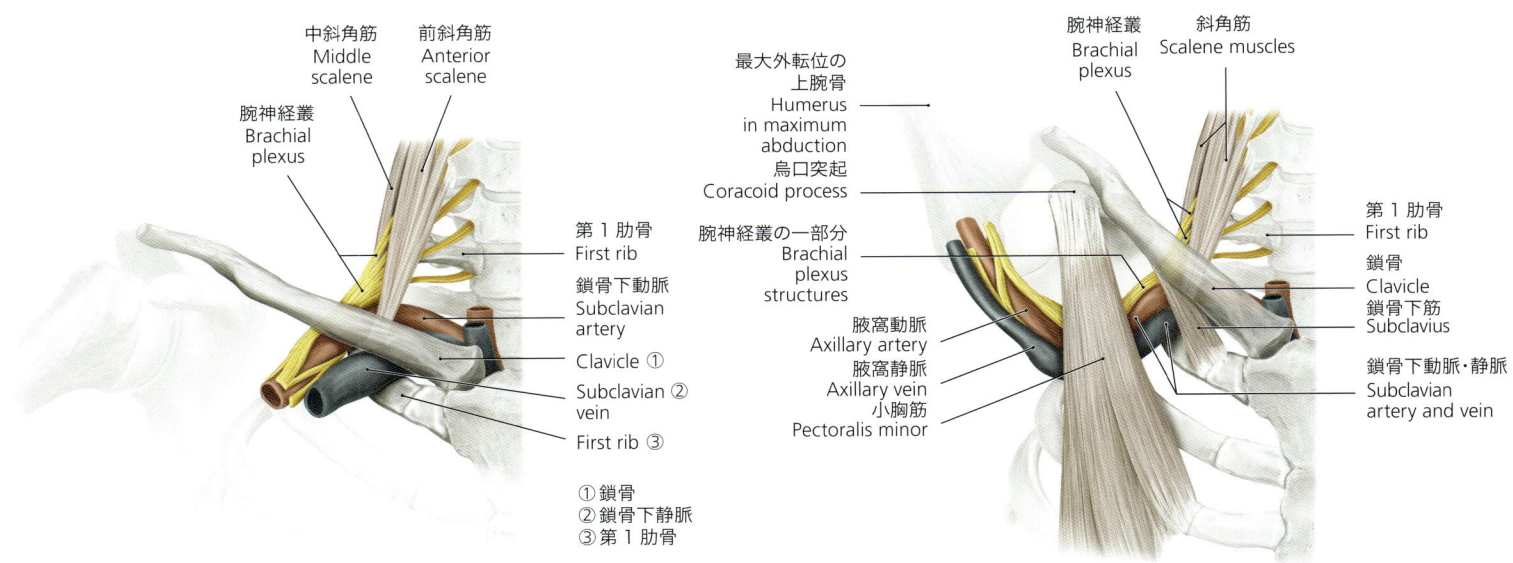

G 第1肋骨と鎖骨の間で神経血管束が圧迫された結果，起こる肋鎖症候群

肋鎖間隙の狭小化は，まれではあるが，なで肩，平坦背，牽引肩（重い荷物を運ぶことによる）の人や，変形した第1肋骨，鎖骨骨折の既往などを有する人にみられる．肋鎖間隙の狭小化は，上肢帯を下げたり，引いたりした時に悪化する．症状は，斜角筋症候群と類似しており，鎖骨下静脈の圧迫により，静脈の還流異常がみられることがある．

H 小胸筋と烏口突起の下で神経血管束が圧迫された結果，起こる過外転症候群

このまれな症候群は，烏口突起の下で，小胸筋の腱に神経血管束が圧迫された結果起こる．患側の腕を最大位まで外転した時や，挙上した時にこの症状は増強する．簡単な臨床的検査法は，腕を挙上し，さらに後方に引き，そして静止させることである．正常な場合は，1〜2分後でも，明確な橈骨動脈の拍動を触知でき，放散痛の訴えもない．

4.6 腕神経叢の鎖骨下部：概観と短枝
Infraclavicular Part of the Brachial Plexus: Overview and Short Branches

A 腕神経叢の鎖骨下部

腕神経叢の鎖骨下部は，神経束のレベルで腕神経叢を出るすべての神経（短枝）とそれぞれの神経束の終枝として腕を下行する神経（長枝）を含む．これらの神経を短枝から順に下に示す．

神経	脊髄分節	支配する筋	皮枝
第1部　短枝			
・肩甲下神経	第5-8頸神経	・肩甲下筋，大円筋	—
・胸背神経	第6-8頸神経	・広背筋	—
・内側および外側胸筋神経	第5頸神経-第1胸神経	・大胸筋 ・小胸筋	—
・内側上腕皮神経	第1胸神経	—	・内側上腕皮神経
・内側前腕皮神経	第8頸神経，第1胸神経	—	・内側前腕皮神経
・肋間上腕神経*	第2・3胸神経	—	・外側皮枝
第2部　長枝			
・筋皮神経 （p. 380 参照）	第5-7頸神経	・烏口腕筋 ・上腕二頭筋 ・上腕筋	・外側前腕皮神経
・腋窩神経 （p. 381 参照）	第5・6頸神経	・三角筋 ・小円筋	・上外側上腕皮神経
・橈骨神経 （p. 382 参照）	第5頸神経-第1胸神経	・上腕三頭筋 ・肘筋 ・回外筋 ・腕橈骨筋 ・長橈側手根伸筋 ・短橈側手根伸筋 ・[総]指伸筋 ・小指伸筋 ・尺側手根伸筋 ・長母指伸筋 ・短母指伸筋 ・示指伸筋 ・長母指外転筋	・下外側上腕皮神経 ・後上腕皮神経 ・後前腕皮神経 ・橈骨神経の浅枝
・正中神経 （p. 386 参照）	第6頸神経-第1胸神経	・円回内筋 ・方形回内筋 ・長掌筋 ・橈側手根屈筋 ・長母指屈筋 ・深指屈筋（橈側1/2） ・浅指屈筋 ・短母指外転筋 ・母指対立筋 ・短母指屈筋（浅頭） ・第1・2虫様筋	・正中神経の掌枝 ・総・固有掌側指神経
・尺骨神経 （p. 384 参照）	第8頸神経，第1胸神経	・尺側手根屈筋 ・深指屈筋（尺側1/2） ・短掌筋 ・短小指屈筋 ・小指外転筋 ・小指対立筋 ・母指内転筋 ・短母指屈筋（深頭） ・掌側・背側骨間筋 ・第3・4虫様筋	・尺骨神経の掌枝 ・尺骨神経の背枝 ・背側指神経 ・総・固有掌側指神経

*これらは，第2・3肋間神経の皮枝であり，内側上腕皮神経に伴行している．

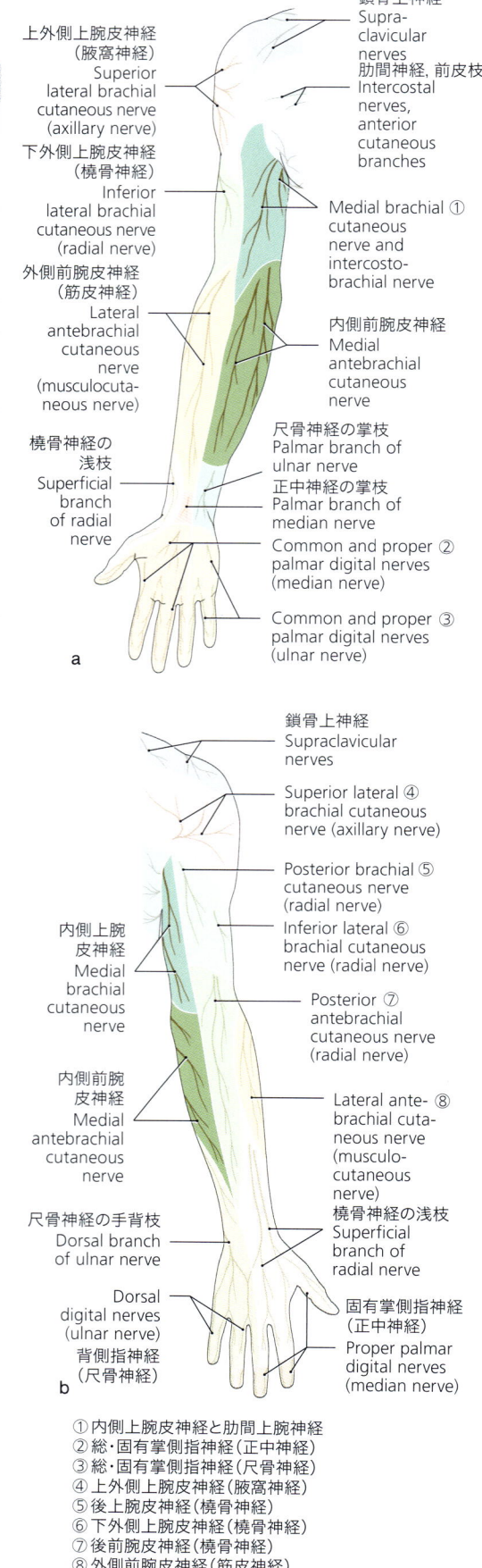

① 内側上腕皮神経と肋間上腕神経
② 総・固有掌側指神経（正中神経）
③ 総・固有掌側指神経（尺骨神経）
④ 上外側上腕皮神経（腋窩神経）
⑤ 後上腕皮神経（橈骨神経）
⑥ 下外側上腕皮神経（橈骨神経）
⑦ 後前腕皮神経（橈骨神経）
⑧ 外側前腕皮神経（筋皮神経）

B 右腕における，内側上腕皮神経と内側前腕皮神経の感覚支配領域
a 前面，b 後面．

上肢　4　神経と脈管：形態と位置

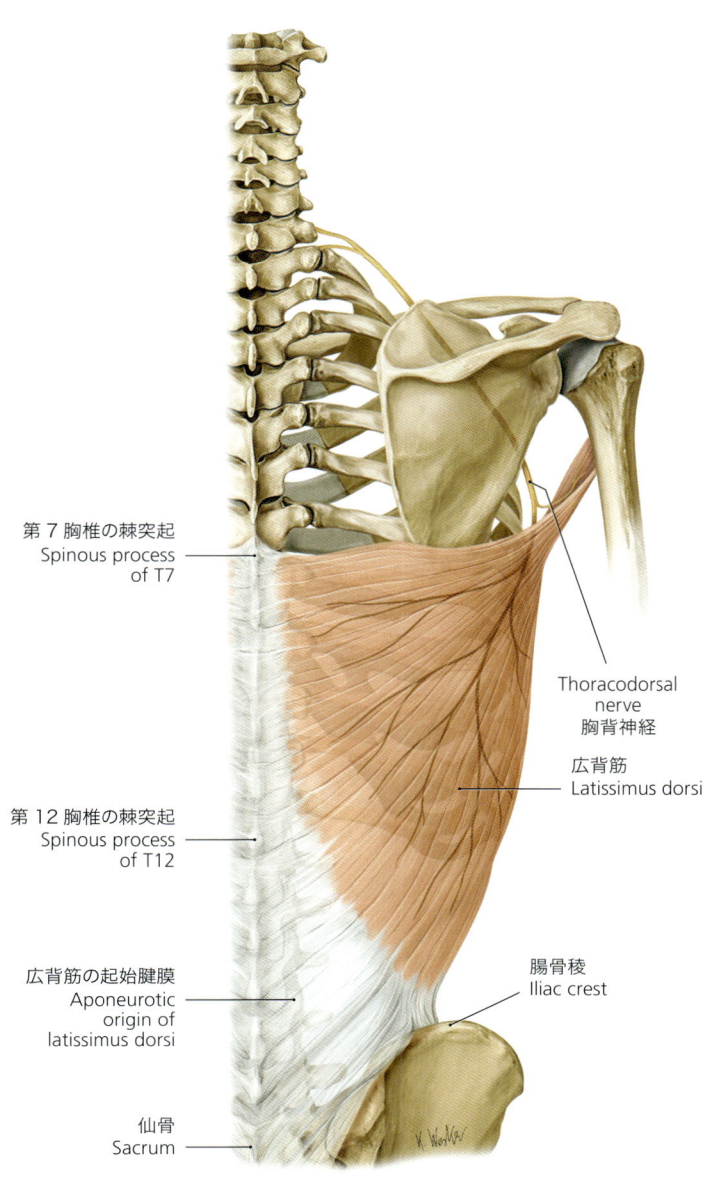

C　胸背神経
右側，後面．

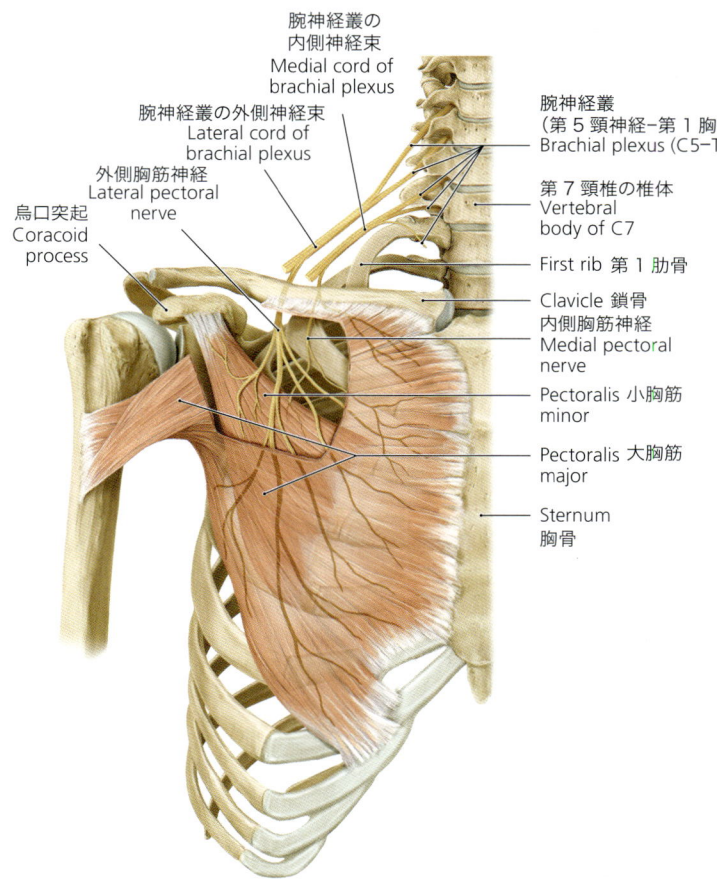

D　内側および外側胸筋神経
右側，前面．

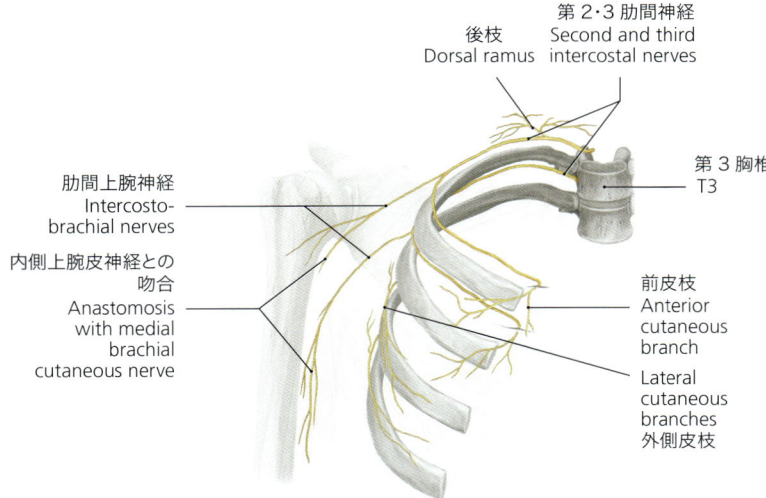

E　右上腕の肋間上腕神経の起始および皮膚への分布
前面．

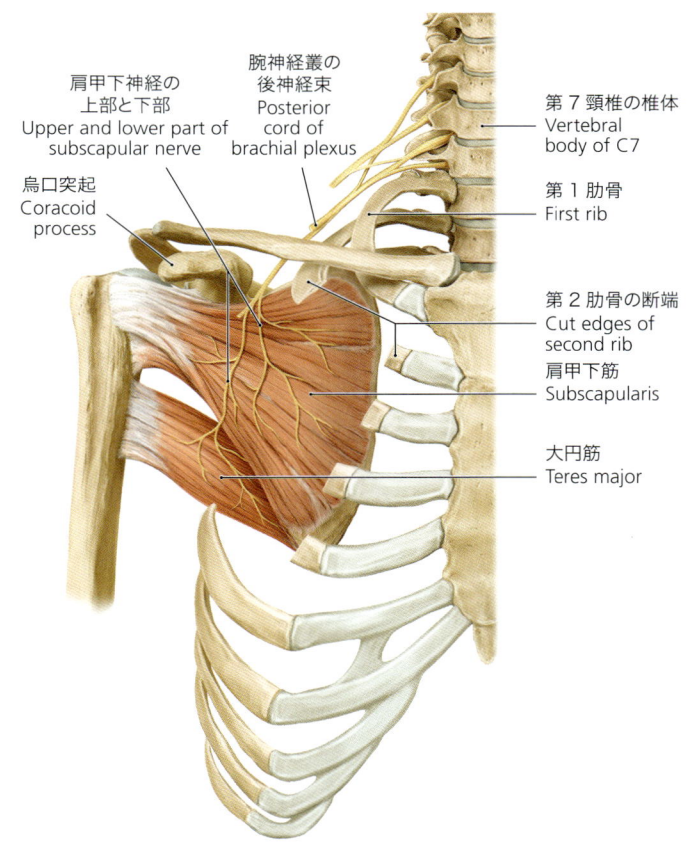

F　肩甲下神経
右側，前面．肋骨は部分的に省略してある．

379

4.7 腕神経叢の鎖骨下部：筋皮神経と腋窩神経
Infraclavicular Part of the Brachial Plexus: The Musculocutaneous Nerve and Axillary Nerve

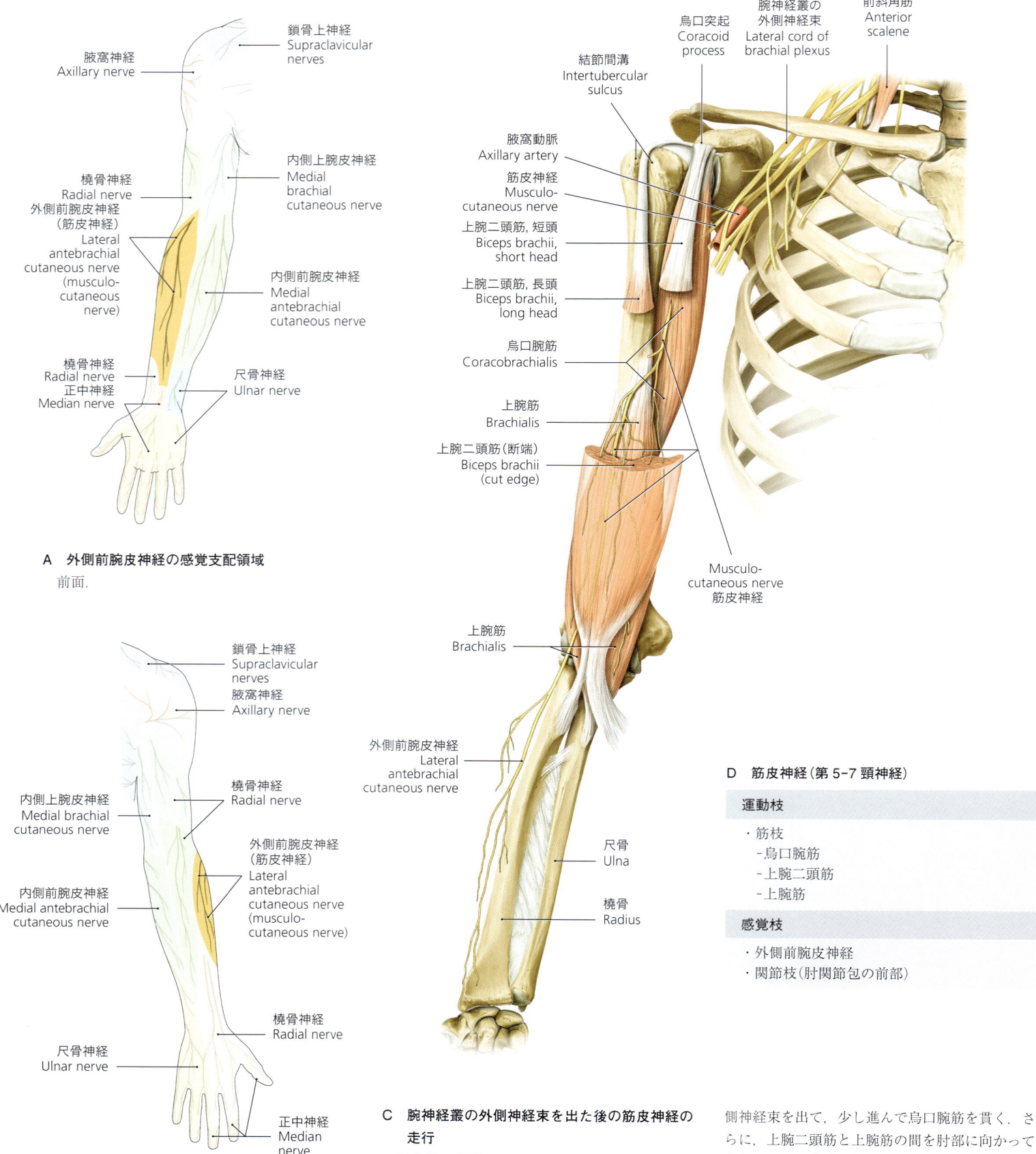

A 外側前腕皮神経の感覚支配領域
前面．

B 外側前腕皮神経の感覚支配領域
後面．

C 腕神経叢の外側神経束を出た後の筋皮神経の走行
右上肢，前面．
筋皮神経は，小胸筋の外側縁のレベルで混合神経（運動枝と感覚枝を含む）として，腕神経叢の外側神経束を出て，少し進んで烏口腕筋を貫く．さらに，上腕二頭筋と上腕筋の間を肘部に向かって走り，そこで前腕の橈側の皮膚に感覚枝を出して終わる．

D 筋皮神経（第5-7頸神経）

運動枝
- 筋枝
  - 烏口腕筋
  - 上腕二頭筋
  - 上腕筋

感覚枝
- 外側前腕皮神経
- 関節枝（肘関節包の前部）

上肢 4 神経と脈管：形態と位置

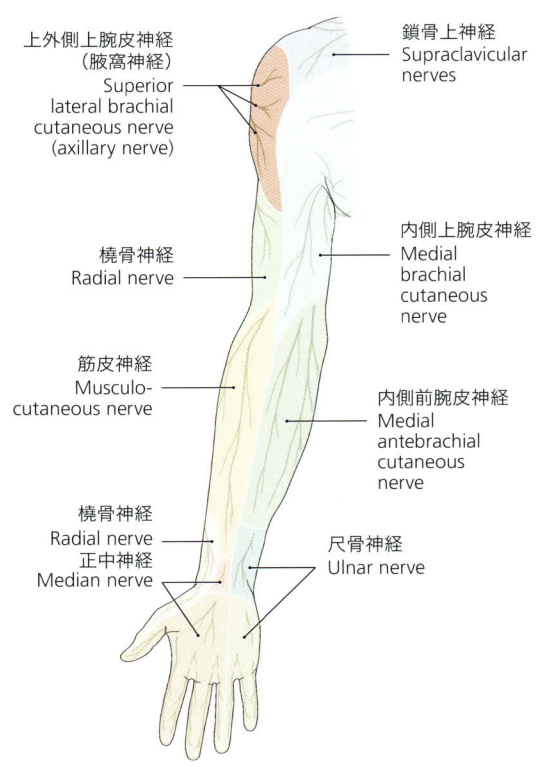

E 上外側上腕皮神経の感覚支配領域
前面．

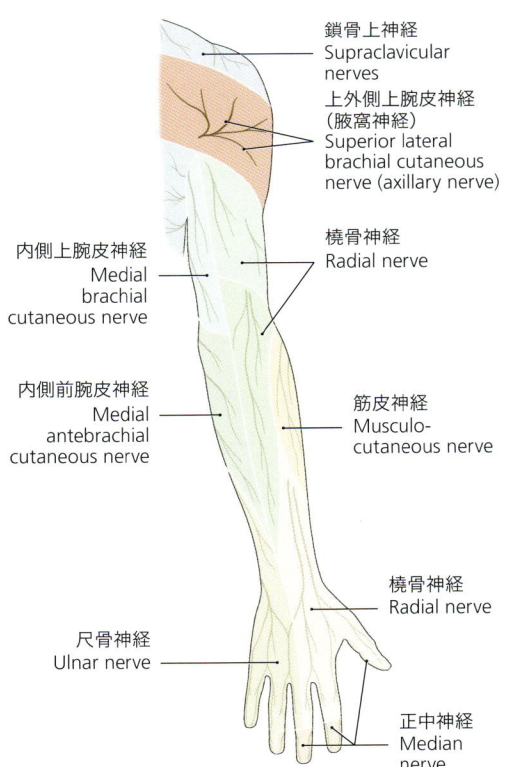

F 上外側上腕皮神経の感覚支配領域
後面．

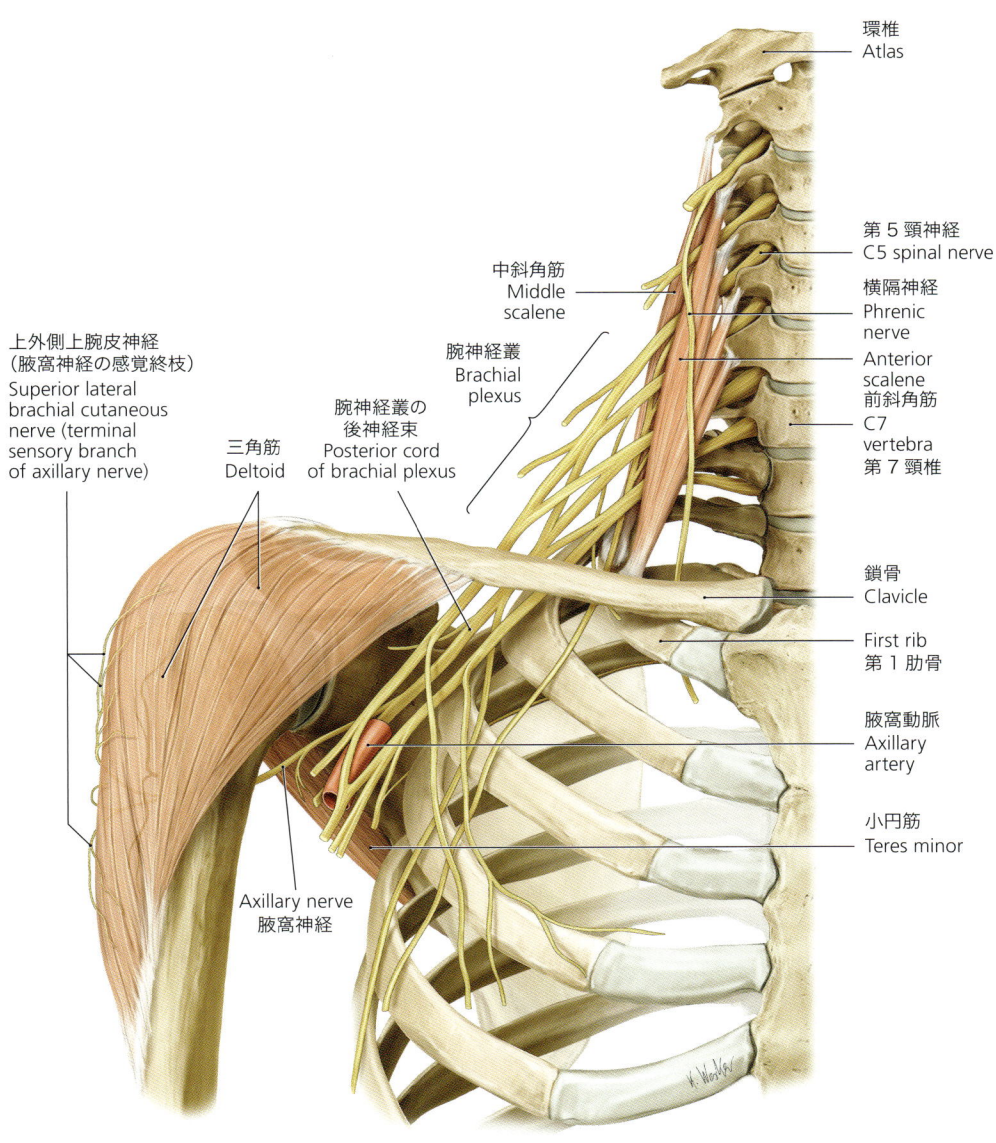

G 腕神経叢の後神経束を出た後の腋窩神経の走行

右上肢，前面．

腋窩神経は，腕神経叢の後神経束を混合神経として出た後，腋窩の深部を後方に向かい肩関節の直下を通過し，外側腋窩隙（四角間隙）を通って上腕骨外科頸に沿って上腕骨基部の後面に出る．腋窩神経の感覚終枝は，三角筋を覆う皮膚に分布する．腋窩神経の単独麻痺は，前下方への肩関節脱臼（または，過度の整復行為），外科頸レベルにおける上腕骨骨折，不適切な松葉杖の使用による長期的な腋窩への圧迫などによって起こる．尺骨神経に加えて腋窩神経が上腕三頭筋長頭を支配することがまれではない．

H 腋窩神経（第5・6頸神経）

運動枝
・筋枝   －三角筋   －小円筋
感覚枝
・上外側上腕皮神経

4.8 腕神経叢の鎖骨下部：橈骨神経 Infraclavicular Part of the Brachial Plexus: The Radial Nerve

A 橈骨神経（第5頸神経–第1胸神経）

運動枝
・筋枝（橈骨神経から） 　-上腕三頭筋 　-肘筋 　-腕橈骨筋 　-長橈側手根伸筋 　-短橈側手根伸筋 ・深枝（終枝：後骨間神経） 　-回外筋 　-[総]指伸筋 　-小指伸筋 　-尺側手根伸筋 　-長母指伸筋 　-短母指伸筋 　-示指伸筋 　-長母指外転筋

感覚枝
・関節枝（橈骨神経から） 　-肩関節包 ・関節枝（後骨間神経から） 　-橈骨手根関節包と橈側4か所の中手指節(MCP)関節 ・後上腕皮神経 ・下外側上腕皮神経 ・後前腕皮神経 ・浅枝 　-背側指神経 　-尺側交通枝

B 橈骨神経の外傷性障害と圧迫症候群

橈骨神経はその走行のどのレベルでも，外傷や圧迫によって障害されることがある．その臨床症状は障害部位によって異なる．一般的には，障害部位がより近位であればあるほど，より多くの伸筋が障害を受けることになる．近位の（高い）レベルでの橈骨神経障害の特徴的な症状は，下垂手である（C参照）．この場合，患者は手首を伸展したり中手指節関節を伸ばしたりすることができなくなる．付随的に感覚障害（疼痛，感覚異常，しびれなど）が生じる部位もある．特に，手背の橈側の浅枝だけが支配する領域（母指と示指の間の第1骨間領域）では，感覚障害が顕著である．

近位橈骨神経障害
・腋窩への慢性的な圧迫（例えば長期の松葉杖の使用など）． 　**臨床症状**：上腕三頭筋の障害を伴った典型的な下垂手（および感覚障害） ・橈骨神経溝（ラセン管）のレベルでの上腕骨骨折による障害． 　**臨床症状**：一般的には，上腕三頭筋の障害を伴わない典型的な下垂手．なぜなら，上腕三頭筋を支配する筋枝は，橈骨神経が橈骨神経溝に入る前に分岐するからである（しかし，感覚障害は存在する）． ・上腕骨の橈骨神経溝における橈骨神経の慢性的な圧迫（例えば睡眠中や全身麻酔中の不適切な肢位，骨折後の仮骨の過増殖，上腕三頭筋の外側頭からの腱の伸張）．"公園のベンチ麻痺"は，公園のベンチの背もたれを越して腕を垂らした時によく起こる． 　**臨床症状**：上腕三頭筋の障害を伴わない下垂手．感覚障害も存在する．予後は良好で，数日で全快する．

中位橈骨神経障害
・橈骨神経が外側上腕筋間中隔を通過するところや，橈骨神経管の中での慢性的な圧迫（例えば横切る血管による場合や結合組織性の隔壁による場合）． 　**臨床症状**：感覚障害を伴った下垂手．

遠位橈骨神経障害
・橈骨神経深枝が回外筋管に入る部位での，回外筋の浅部の鋭い腱による圧迫：回外筋症候群，または遠位橈骨神経絞扼症候群． 　**臨床症状**：典型的な下垂手や感覚障害はみられない（回外筋管に入る前に，深枝からは，純粋な感覚性の浅枝や，回外筋，腕橈骨筋，長橈側手根伸筋，短橈側手根伸筋などへの筋枝がすでに分岐しているため）．短母指伸筋，長母指伸筋，長母指外転筋，[総]指伸筋，示指伸筋，尺側手根伸筋などに関与した麻痺が起こる． ・骨折や橈骨の脱臼による橈骨神経深枝に対する外傷性病変． 　**臨床症状**：下垂手や感覚障害はみられない．

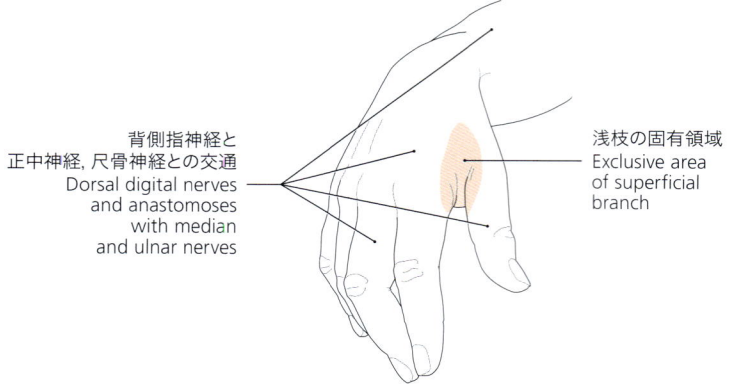

背側指神経と正中神経，尺骨神経との交通
Dorsal digital nerves and anastomoses with median and ulnar nerves

浅枝の固有領域
Exclusive area of superficial branch

C 近位・中位橈骨神経障害による下垂手

橈骨神経が障害されると，患者は手首を能動的に伸展することが不可能となり，下垂手と呼ばれる状態になる．下垂手のほかにも，手背橈側，母指の伸側，示指，中指の橈側の近位指節間関節までの部分での感覚消失がみられる．感覚障害は，しばしば，純粋に橈骨神経だけに感覚支配を受ける領域（母指と示指間の骨間領域）に限局することがある．

上肢 4 神経と脈管：形態と位置

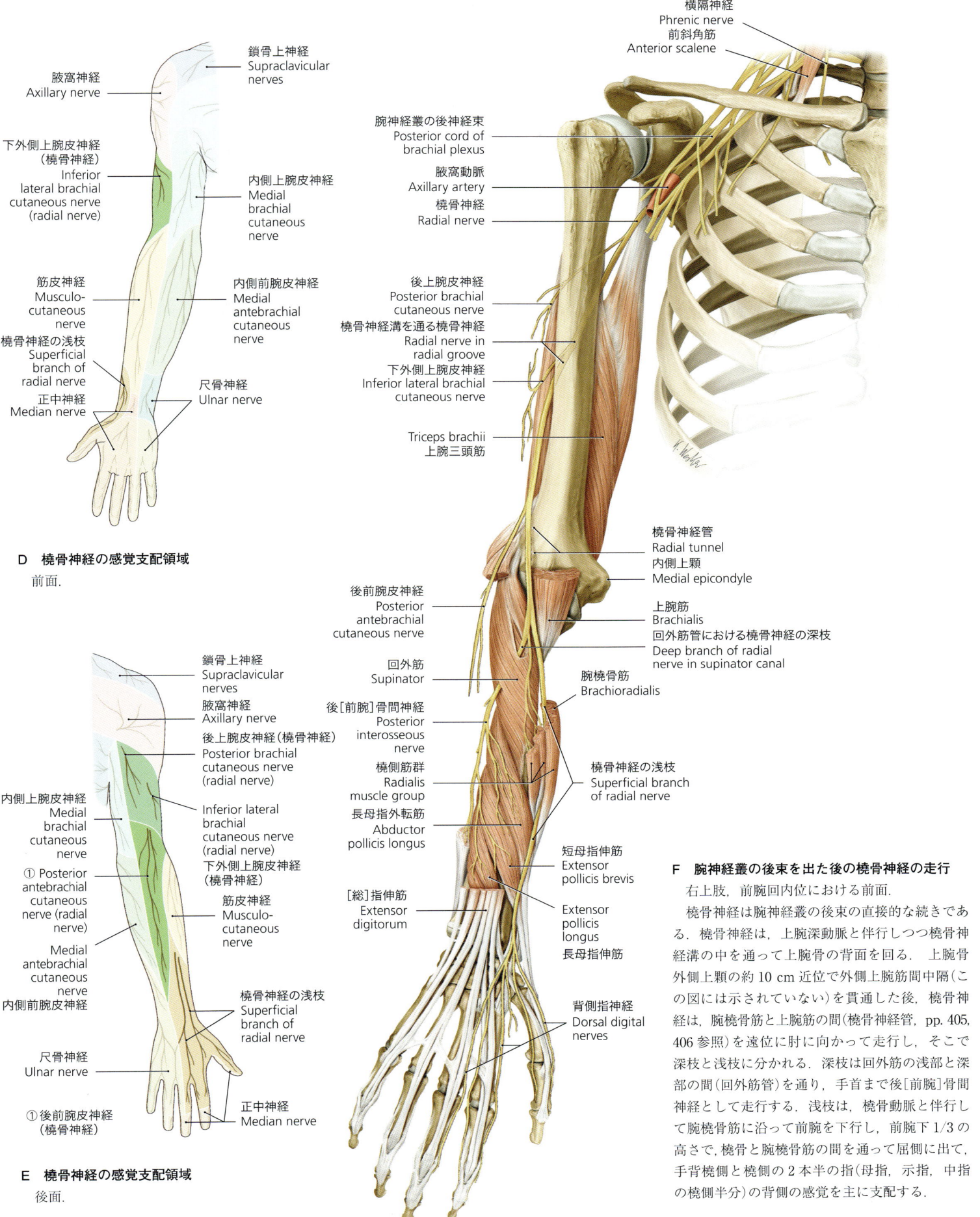

D　橈骨神経の感覚支配領域
前面．

E　橈骨神経の感覚支配領域
後面．

F　腕神経叢の後束を出た後の橈骨神経の走行
右上肢，前腕回内位における前面．

　橈骨神経は腕神経叢の後束の直接的な続きである．橈骨神経は，上腕深動脈と伴行しつつ橈骨神経溝の中を通って上腕骨の背面を回る．上腕骨外側上顆の約10cm近位で外側上腕筋間中隔（この図には示されていない）を貫通した後，橈骨神経は，腕橈骨筋と上腕筋の間（橈骨神経管，pp. 405, 406参照）を遠位に肘に向かって走行し，そこで深枝と浅枝に分かれる．深枝は回外筋の浅部と深部の間（回外筋管）を通り，手首まで後[前腕]骨間神経として走行する．浅枝は，橈骨動脈と伴行して腕橈骨筋に沿って前腕を下行し，前腕下1/3の高さで，橈骨と腕橈骨筋の間を通って屈側に出て，手背橈側と橈側の2本半の指（母指，示指，中指の橈側半分）の背側の感覚を主に支配する．

4.9 腕神経叢の鎖骨下部：尺骨神経 Infraclavicular Part of the Brachial Plexus: The Ulnar Nerve

A 尺骨神経（第8頸神経と第1胸神経）

運動枝

- 筋枝（尺骨神経から直接）
  - 尺側手根屈筋
  - 深指屈筋（尺側部）
- 筋枝（浅枝より）
  - 短掌筋
- 筋枝（深枝より）
  - 小指外転筋
  - 短小指屈筋
  - 小指対立筋
  - 第3・4虫様筋
  - 掌側・背側骨間筋
  - 母指内転筋
  - 短母指屈筋（深頭）

感覚枝

- 関節枝
  - 肘関節包，手根関節包，中手指節関節包
- 尺骨神経手背枝（終枝：背側指神経）
- 尺骨神経掌枝
- 固有掌側指神経（浅枝より）
- 総掌側指神経（浅枝より；終枝：固有掌側指神経）

B 尺骨神経の外傷性障害と圧迫症候群

尺骨神経麻痺は，最も一般的な末梢神経麻痺である．尺骨神経麻痺の特徴は"鷲手"と呼ばれる変形である（C 参照）．骨間筋の障害により，中手指節関節において指が過伸展し，近位・遠位指節間関節においてはやや屈曲している．この変形は示指と中指では，顕著ではない．なぜなら，正中神経によって支配されている第1・2虫様筋が，示指と中指の変形を部分的に代償するからである．母指内転筋が障害され，長母指伸筋と母指外転筋が優位になるため，母指は著明に過伸展する．骨間筋は2～3か月で萎縮する．この現象は第1骨間で最も顕著に現れ，小指球の萎縮も伴う．感覚障害は，手の尺側に発生する．薬指の尺側半分と小指の全部などである．

近位尺骨神経障害

- 外傷性の障害は通常，肘関節レベルで，尺骨神経溝内の尺骨神経が圧迫されたり（例えば肘掛けによる腕への圧迫など），尺骨神経が尺骨神経溝から脱出したり，骨折による関節の障害などによって起こる．
- 肘関節の変性や炎症により引き起こされる，尺骨神経溝での慢性的圧迫，または肘関節の反復性屈曲による慢性的牽引（尺骨神経溝症候群）．
- 尺側手根屈筋の二頭間に挟まれることによる圧迫（肘部管症候群）．
  臨床症状：鷲手，感覚障害．

中位尺骨神経障害

- 手首における外傷（例えば裂傷）．
- 尺骨神経管における掌側手根腱，豆状骨，屈筋支帯の間の線維骨化した管による慢性圧迫（尺骨神経管症候群，p. 419 参照）．
  臨床症状：小指球領域を除いた部分の鷲手，感覚障害（掌枝は正常である）．

遠位尺骨神経障害

- 手掌における尺骨神経深枝への慢性的圧迫（例えば空気ハンマーやそのほかの道具による）．
  臨床症状：感覚障害を伴わない鷲手（浅枝は正常である）．

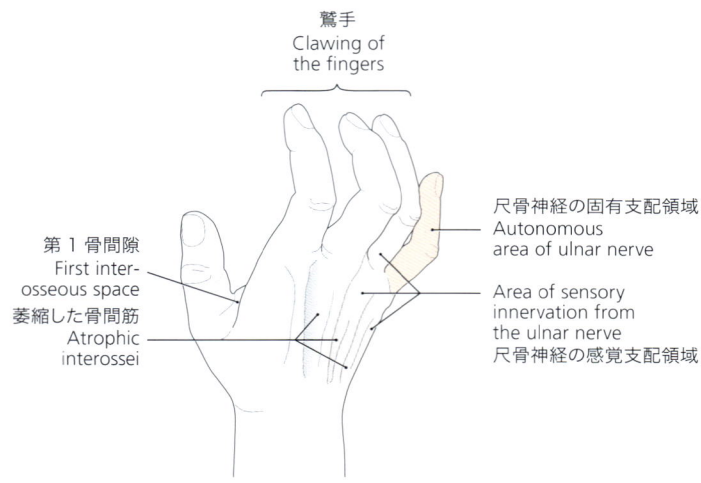

C 尺骨神経障害による鷲手

典型的な鷲手のほかに，骨間筋の萎縮により，中手の骨間領域が陥凹することがある．感覚障害は多くの場合，小指に限定される（尺骨神経のみで支配されるため）．

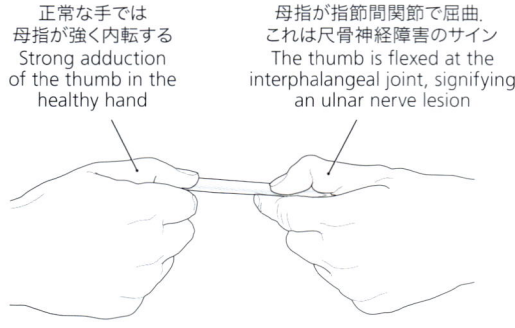

D 左手での"フロマン徴候"の陽性

"フロマン徴候 Froment sign"の陽性所見は，母指内転筋の麻痺を示す．母指と示指の間で紙片を強く持つようにと伝えると，患者は，麻痺している尺骨神経支配の母指内転筋ではなく，正中神経支配の長母指屈筋を使わざるをえなくなる．したがって，指節間で母指が屈曲する時に，この徴候は陽性となる．

上肢 4 神経と脈管：形態と位置

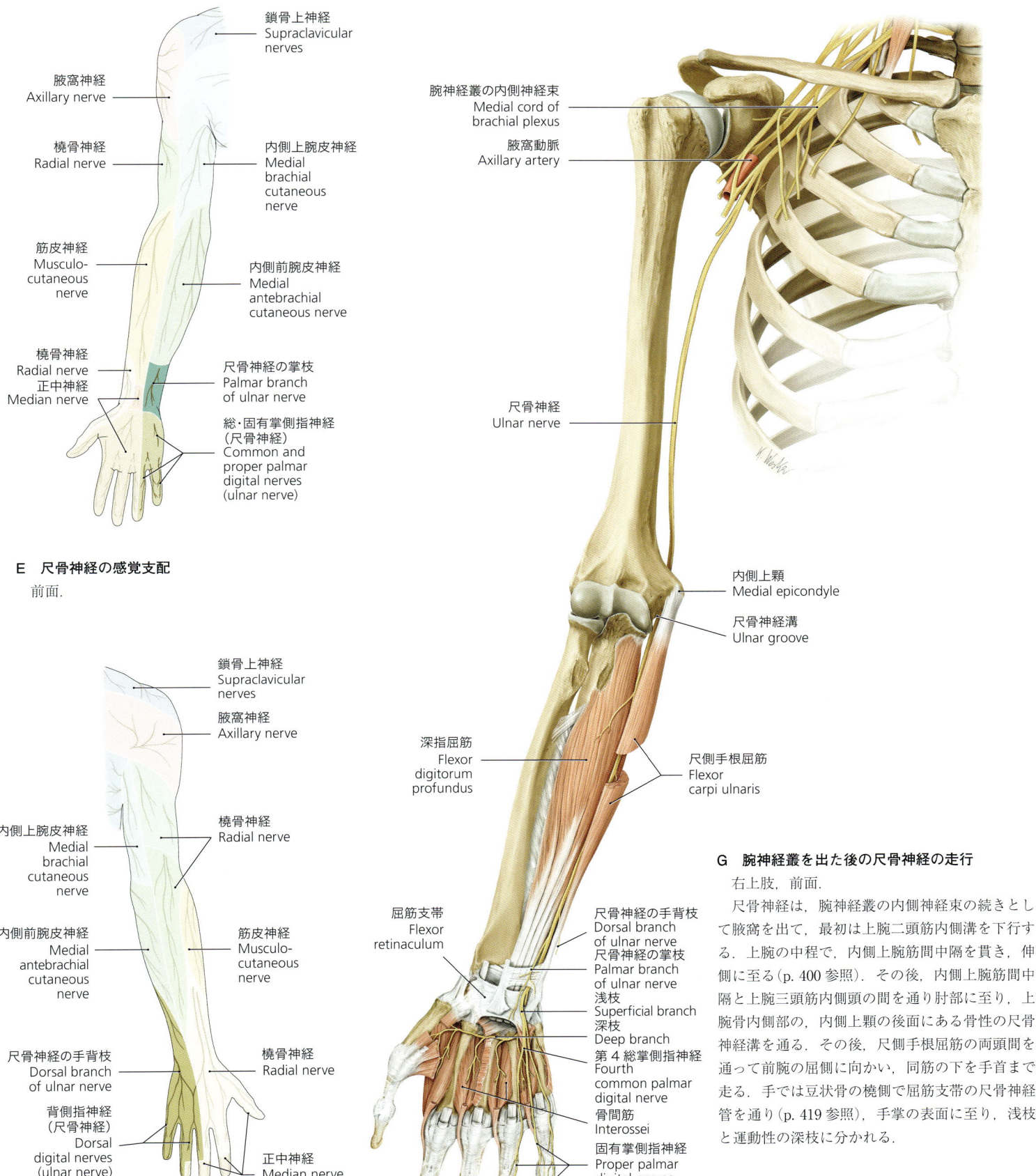

E 尺骨神経の感覚支配
前面．

F 尺骨神経の感覚支配
後面．

G 腕神経叢を出た後の尺骨神経の走行
右上肢，前面．
　尺骨神経は，腕神経叢の内側神経束の続きとして腋窩を出て，最初は上腕二頭筋内側溝を下行する．上腕の中程で，内側上腕筋間中隔を貫き，伸側に至る（p. 400 参照）．その後，内側上腕筋間中隔と上腕三頭筋内側頭の間を通り肘部に至り，上腕骨内側部の，内側上顆の後面にある骨性の尺骨神経溝を通る．その後，尺側手根屈筋の両頭間を通って前腕の屈側に向かい，同筋の下を手首まで走る．手では豆状骨の橈側で屈筋支帯の尺骨神経管を通り（p. 419 参照），手掌の表面に至り，浅枝と運動性の深枝に分かれる．

4.10 腕神経叢の鎖骨下部：正中神経
Infraclavicular Part of the Brachial Plexus: The Median Nerve

A 正中神経（第6頸神経–第1胸神経）

運動枝
- 筋枝（正中神経から直接）
  - 円回内筋
  - 橈側手根屈筋
  - 長掌筋
  - 浅指屈筋
- 筋枝（前[前腕]骨間神経から）
  - 方形回内筋
  - 長母指屈筋
  - 深指屈筋（橈側部）
- 母指球筋枝
  - 短母指外転筋
  - 短母指屈筋（浅頭）
  - 母指対立筋
- 筋枝（総掌側指神経から）
  - 第1・2虫様筋

感覚枝
- 関節枝
  - 肘関節包，手根関節包
- 正中神経掌枝（母指球）
- 尺骨神経との交通枝
- 総掌側指神経
- 固有掌側指神経（指）

B 正中神経の外傷性障害と圧迫症候群
　急性外傷や慢性的圧迫によって引き起こされる上肢の正中神経の障害は，最も一般的な末梢神経障害である．その臨床症状は，障害部位によって異なる．主要な2分類は，円回内筋症候群と手根管症候群に代表される，近位と遠位の神経障害である．近位神経障害の特徴は"祈祷師の手 hand of benediction"である．これは，患者がこぶしを握ろうとした時に起こる（尺骨神経に支配される部分の深指屈筋を除いた長指屈筋群の障害）．この病態は，手根管症候群などの遠位神経障害にみられる，選択的な母指球の萎縮と感覚障害とは対照的である．

近位正中神経障害
- 骨折や肘関節の脱臼によって引き起こされる外傷性障害．
- 内側上顆と靱帯（ストルザース靱帯 Struthers' ligament, p. 407参照）で結ばれた異常な顆上棘，きつい上腕二頭筋腱膜などによる慢性圧迫障害．さらには，円回内筋の二頭間で神経が圧迫されて起こる円回内筋症候群．
  臨床症状：こぶしを握ろうとした時の，典型的な"祈祷師の手"，および回内不全，母指対立運動の消失，把握の障害，母指球筋の萎縮，手掌の橈側および橈側3本半の指の感覚障害（発汗の減少，皮下血流の増加などの自律神経症状も伴う）．また，患者は短母指外転筋の障害のため，円筒状のものを握る時に母指とほかの指を付けることができない（ボトル徴候 bottle sign）．

遠位正中神経障害
- 正中神経は前腕の遠位では表在しているので，切り傷や裂傷にさらされやすい（例えば自殺企図）．
- 手根管における正中神経の慢性圧迫（正中神経を障害する最も一般的な圧迫症候群：手根管症候群）．手根管内での正中神経の圧迫やエントラップメントは，骨折，手根骨の脱臼，腱鞘の炎症性変化，筋の変異（例えば手根管を通過する虫様筋），内分泌やホルモンの異常（糖尿病，妊娠，閉経などに伴う）による結合組織の増殖などで引き起こされる．
  臨床症状："祈祷師の手"はみられない．初期症状は感覚障害（感覚不全や感覚異常），睡眠時における長時間の手首の屈曲あるいは伸展により，手根管圧が上昇し，主に示指，中指，母指の先の感覚障害が起こる（夜行性上腕痛）．慢性的あるいは重度の障害では，正中神経の掌枝が正常なため母指球筋の感覚は保たれた運動障害（母指球萎縮）やボトル徴候がみられる（D参照）．

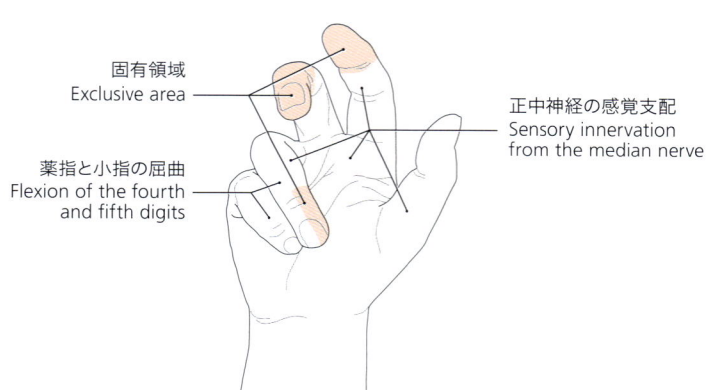

C 近位正中神経障害で引き起こされる"祈祷師の手"
　患者が手を握ろうとすると，尺側の指だけが屈曲する．これが"祈祷師の手"と呼ばれる症状である．正中神経の固有領域（橈側3本半の指の先端）の感覚障害も伴う．

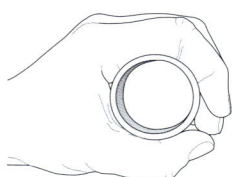
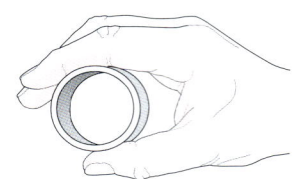

In a healthy hand, the thumb can be abducted to fully grasp a cylindrical object
正常な手では，母指は円筒状のものを完全に握れるまで外転できる

With a proximal median nerve lesion, the thumb cannot be fully abducted
近位の正中神経障害では，母指は完全には外転できない

D 右手のボトル徴候
　近位あるいは遠位の正中神経障害がある時，短母指外転筋の障害により，患側の手の母指とほかの指で，円筒状のものを完全に握ることができない．

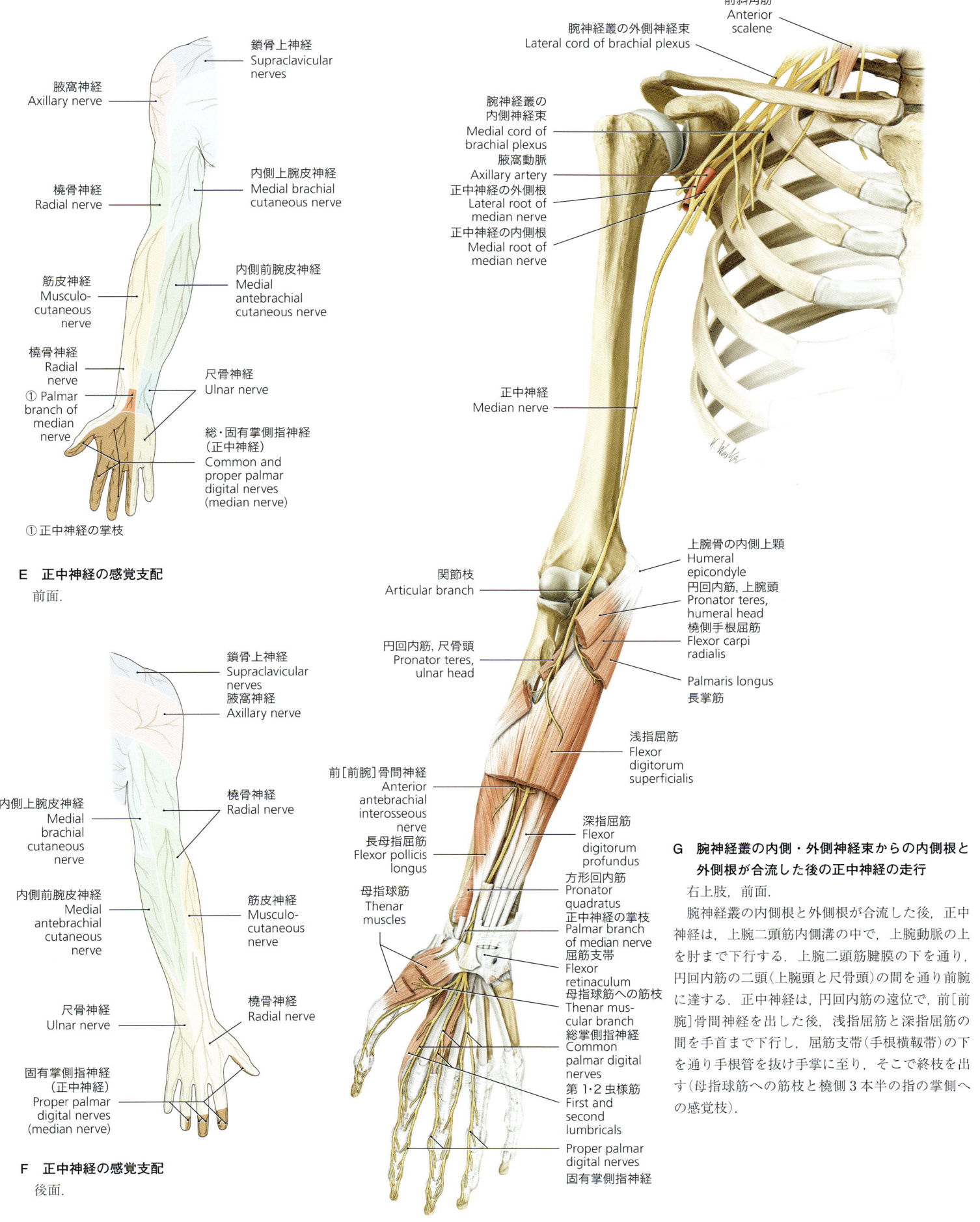

E 正中神経の感覚支配
前面.

F 正中神経の感覚支配
後面.

G 腕神経叢の内側・外側神経束からの内側根と外側根が合流した後の正中神経の走行

右上肢, 前面.

腕神経叢の内側根と外側根が合流した後, 正中神経は, 上腕二頭筋内側溝の中で, 上腕動脈の上を肘まで下行する. 上腕二頭筋腱膜の下を通り, 円回内筋の二頭(上腕頭と尺骨頭)の間を通り前腕に達する. 正中神経は, 円回内筋の遠位で, 前[前腕]骨間神経を出した後, 浅指屈筋と深指屈筋の間を手首まで下行し, 屈筋支帯(手根横靱帯)の下を通り手根管を抜け手掌に至り, そこで終枝を出す(母指球筋への筋枝と橈側3本半の指の掌側への感覚枝).

5.1 体表解剖と体表の神経・脈管：前面
Surface Anatomy and Superficial Nerves and Vessels: Anterior View

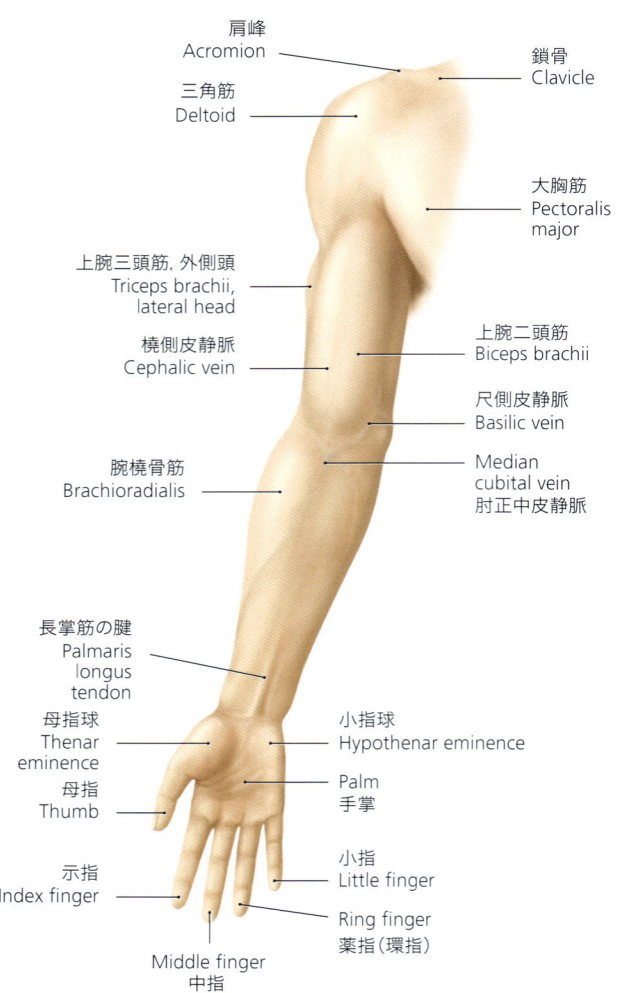

A　右上肢の体表解剖
前面．目印となる上肢骨の触知可能部位は p. 251 に記載されている．

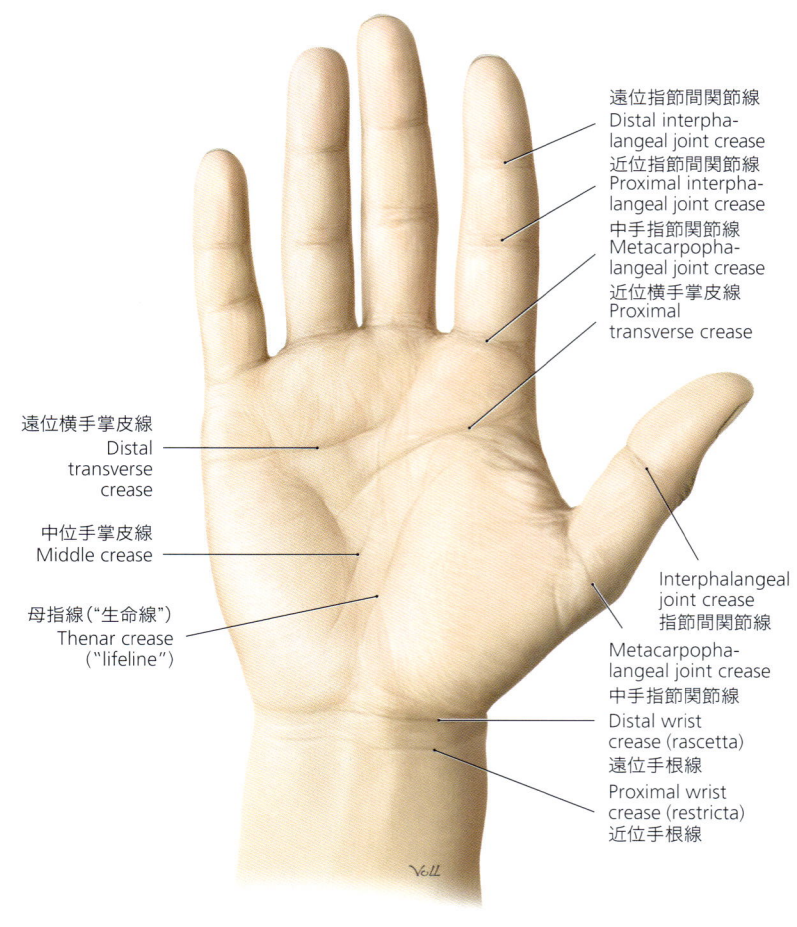

B　手首を少し屈曲した時の右掌の手線と屈線
近位手根線は，手掌から約 1 横指離れたところに存在し，橈骨と尺骨の遠位骨端線の場所と一致している．遠位手根線は通常，手根中央関節の場所と一致している．

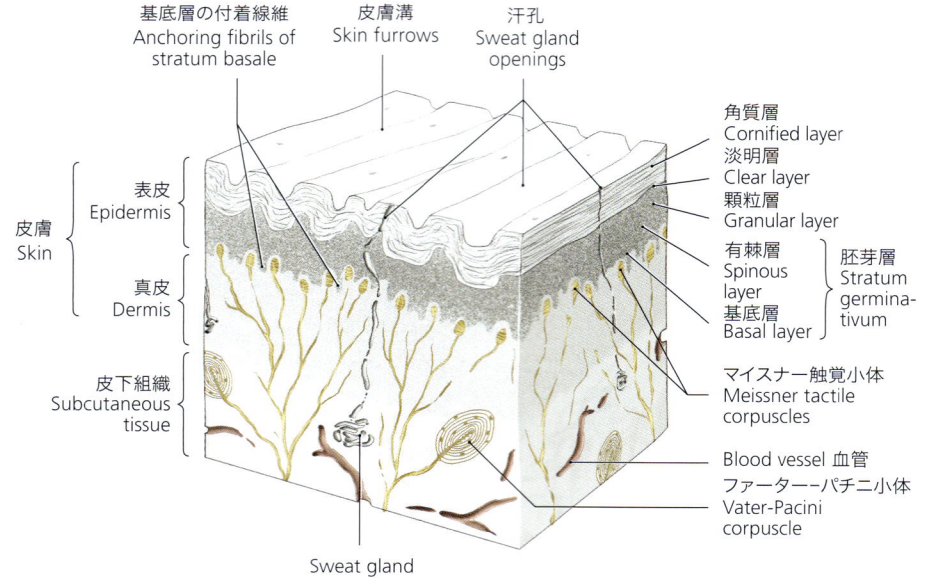

C　手掌における皮膚の模式図
前腕でのなめらかで薄い皮膚は，手掌では厚くうねった皮膚になる．乳頭状の皮膚のうねりは，0.1〜0.4 mm に達し，指の掌側で顕著である．指球にみられるそのうねりのパターン（皮膚紋理，指紋）は，個々によって異なる．
　指先の触覚の感受性は，触覚受容器と自由神経終末の空間分布と密接な関係にある（例えば 1 指あたり 75〜80 のファーター–パチニ小体があり，1 mm^2 あたりおよそ 100 の自由神経終末が存在する）．

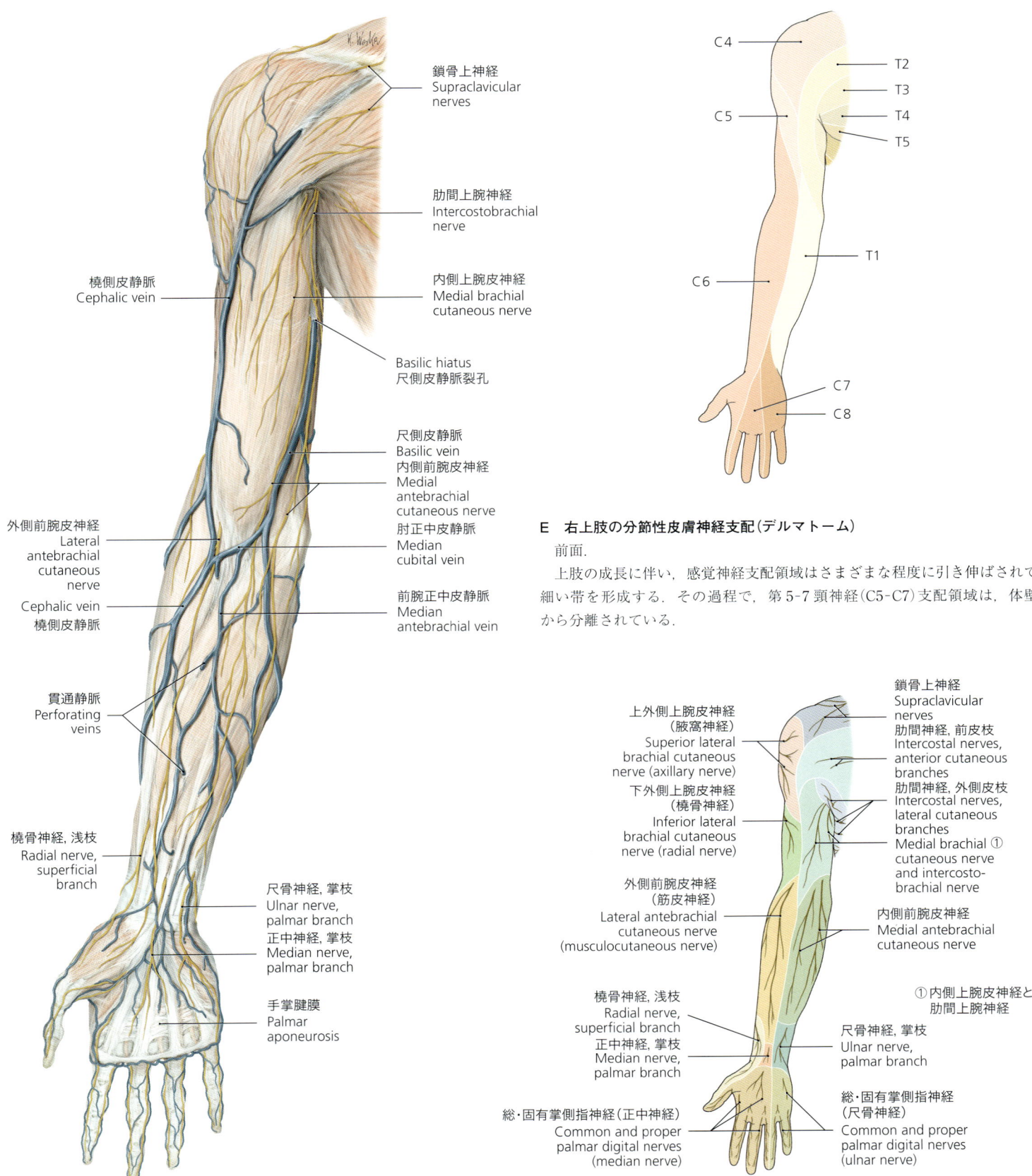

D　右上肢の浅在性の皮下血管（皮膚血管）と皮神経

前面．

肘部の皮下血管の存在様式は変異に富む（p. 370参照）．この図には前腕筋膜を貫く皮下動脈（特に橈骨動脈から分岐するもの，p. 369も参照）は示していない．

E　右上肢の分節性皮膚神経支配（デルマトーム）

前面．

上肢の成長に伴い，感覚神経支配領域はさまざまな程度に引き伸ばされて細い帯を形成する．その過程で，第5-7頸神経（C5-C7）支配領域は，体壁から分離されている．

F　右上肢の末梢性皮膚神経支配

前面．

末梢の皮神経（皮枝）によって支配される領域は，解剖によって観察できる皮下組織内の皮神経の分布範囲と一致している．1本の神経だけに支配され，その神経の障害により完全に無感覚になってしまう領域は，かなり小さい．なぜなら，それぞれ神経の感覚領域が広範囲に重複しているからである．

Note　末梢神経の障害による感覚喪失は，神経根の障害によるものとは，まったく違うパターンを示す．

上肢 5 神経と脈管：局所解剖

5.2 体表解剖と体表の神経・脈管：後面
Surface Anatomy and Superficial Nerves and Vessels: Posterior View

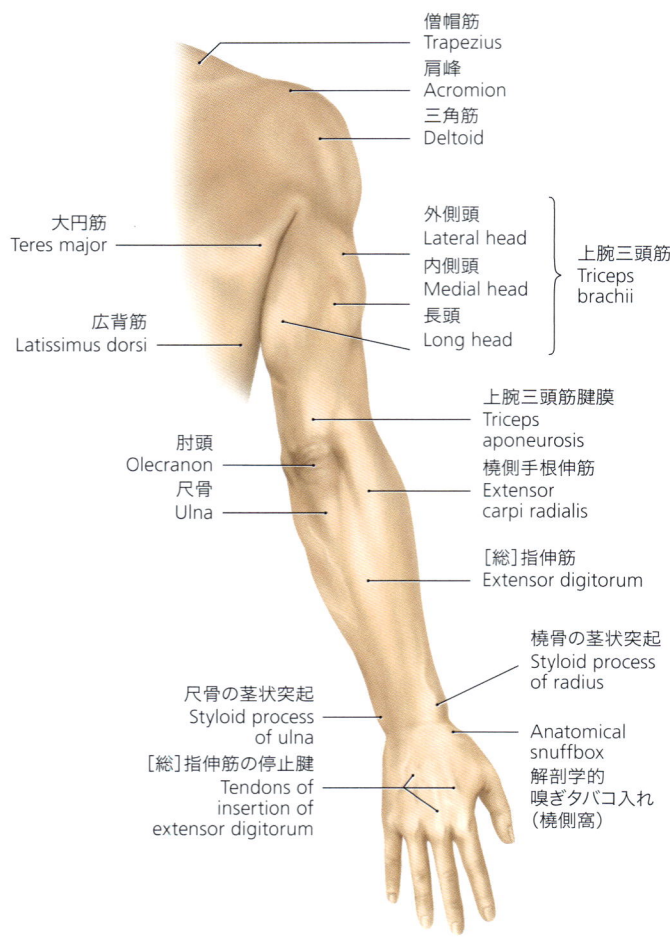

A 右上肢の体表解剖
後面．目印となる上肢骨の触知可能部位は p. 251 に記載されている．

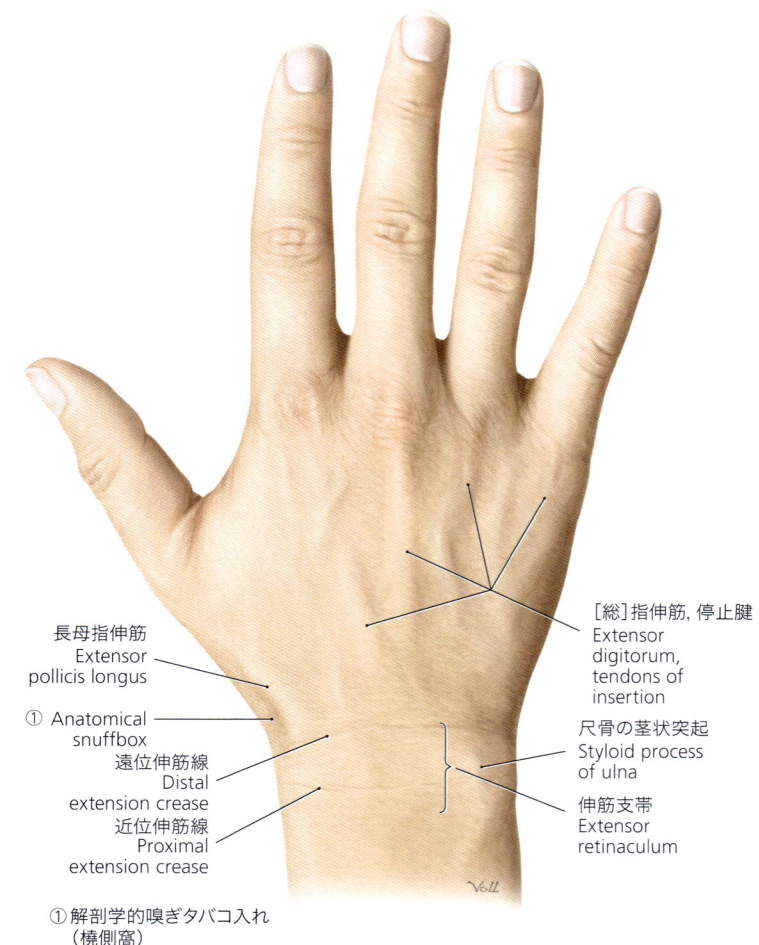

B 右手の手背における伸筋線
手掌とは対照的に，手と指の背面では，手を最大に背屈した時に不明瞭な伸筋線を観察することができる．最も近位の線は尺骨の茎状突起に対応している．一方，最も遠位の線はおよそ，伸筋支帯の遠位縁に相当している．
手背は，手掌における無毛のうねった皮膚と異なり，なめらかな薄い有毛の皮膚で覆われている．

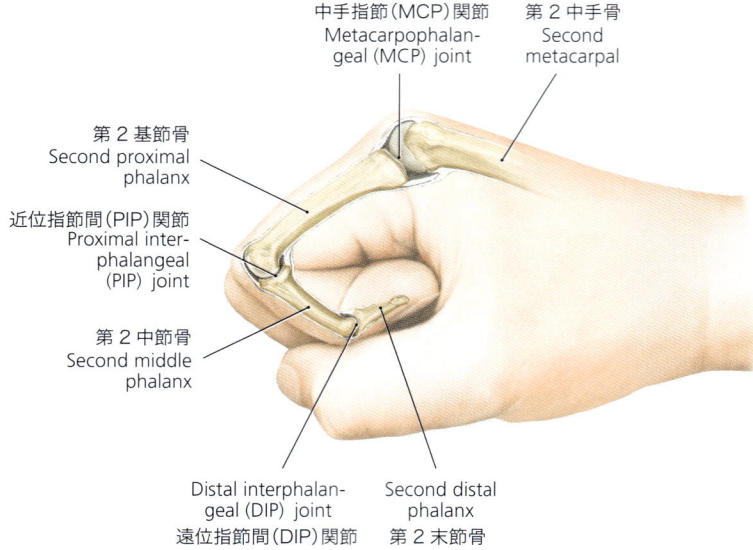

C 中手指節関節，近位・遠位指節間関節の位置
右手を握った状態．橈側面．

上肢 5 神経と脈管：局所解剖

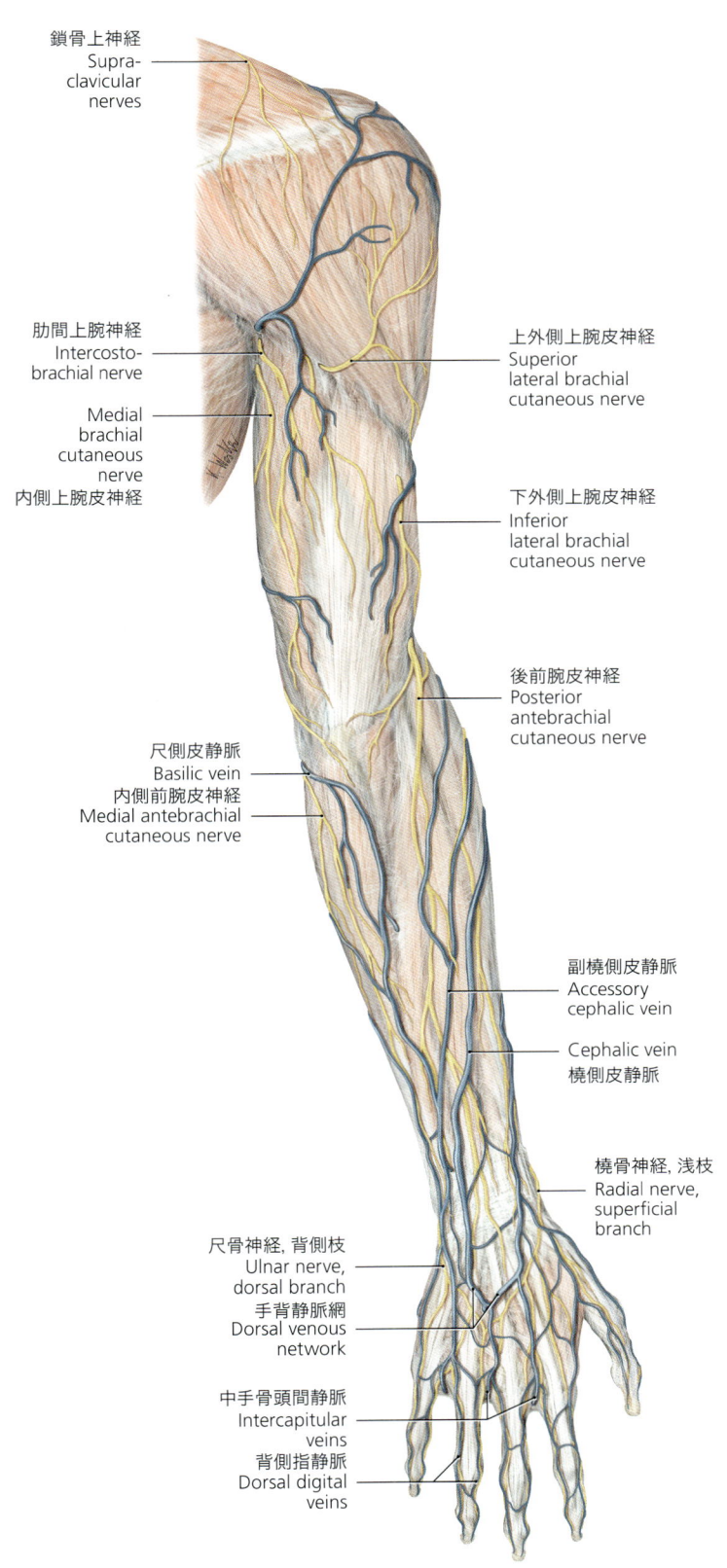

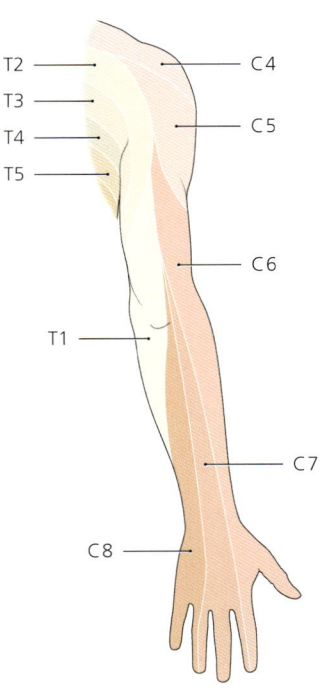

E 右上肢の分節性皮膚神経支配（デルマトーム）
後面．
上肢の成長に伴い，各感覚神経支配領域は引き伸ばされて細い帯状を示すようになる．その過程で，第5-7頸神経（C5-C7）支配領域は，体壁から分離される．

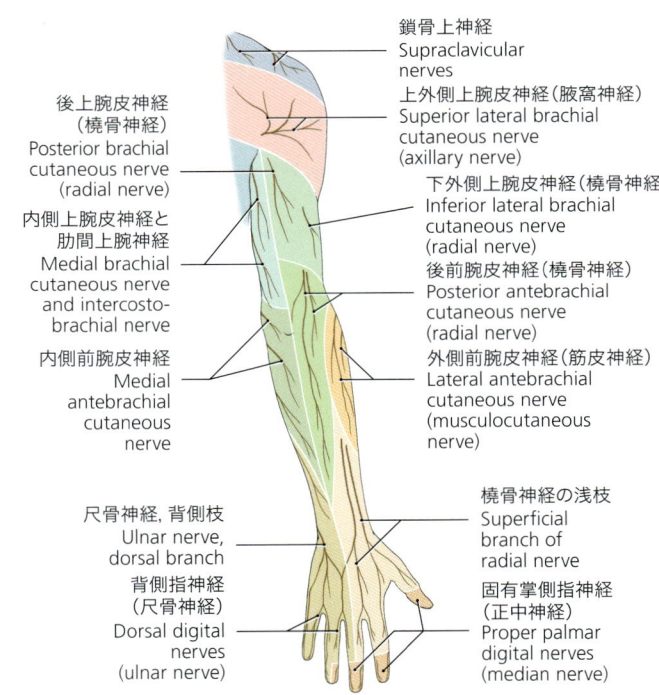

D 右上肢の浅在性の皮膚血管（皮下血管）と皮神経
後面．
手背の筋膜上の静脈（手背静脈網）の分岐様式は多岐にわたる．一般的に，筋膜上の静脈は皮下にはっきり見え，手掌側からの貫通静脈を含む支流を受け入れている．手の橈側に存在する橈側皮静脈は，手背からの静脈還流の大部分を受け入れているが，尺側皮静脈は，手の尺側の小部分からの還流を受けるのみである．この図では前腕の背側で前腕筋膜を貫く後骨間動脈の主要枝は，示されていない（p.369参照）．

F 右上肢の末梢性皮膚神経支配
後面．
末梢の皮神経（皮枝）によって支配される領域は，解剖によって観察できる皮下組織内の皮神経の分布範囲と一致している．1本の神経だけに支配され，その神経の障害により完全に無感覚になってしまう領域は，かなり小さい．なぜなら，それぞれ神経の感覚領域が広範囲に重複しているからである．
Note 末梢神経の障害による感覚喪失は，神経根の障害によるものとは，まったく違うパターンを示す（E参照）．

5.3 肩の周辺：前面 Shoulder Region: Anterior View

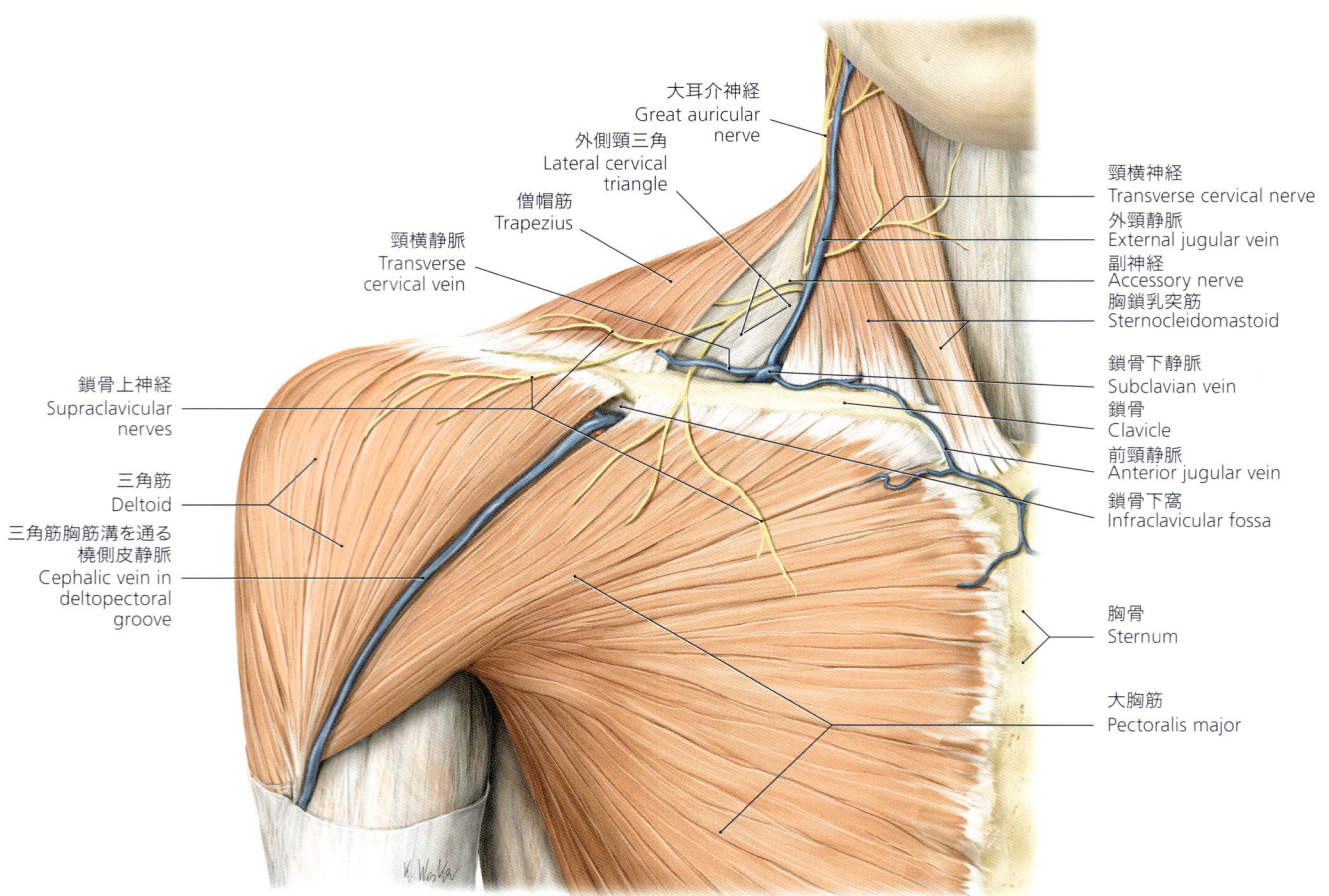

A 右の肩から頸部にかけての浅在静脈と神経
前面．

頸神経叢の枝（大耳介神経など）や頸部の前部あるいは外側部の浅在静脈を示すために，皮膚，広頸筋，筋膜，頸部筋膜の表層は取り除いてある．

背臥位（仰臥位）で，静脈が血液で満たされている状態では，外頸静脈と前頸静脈は皮下に観察することができる．右心不全があると，静脈血が還流不全となり外頸静脈と前頸静脈は充満し，患者が座位の状態でも皮下に観察することができるようになる．橈側皮静脈は大胸筋と三角筋の間の溝（三角筋胸筋溝）を通って肩を通過し，鎖骨下静脈に注ぐ．この鎖骨下静脈に流入する位置，すなわち深部の静脈に流れ込む位置は鎖骨下窩として観察でき，触知できる．

鎖骨の高さで，腋窩静脈は鎖骨下静脈に移行する．

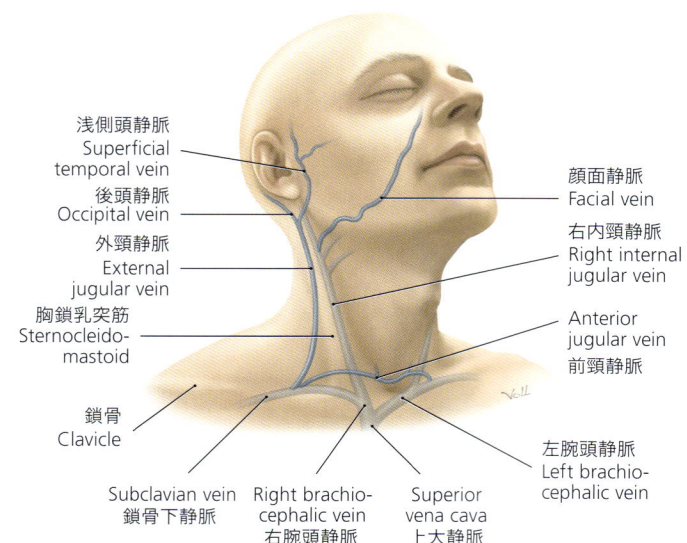

B 頸部の主要な浅在静脈および深部静脈と胸鎖乳突筋との関係
前面．

内頸静脈は静脈孔からまっすぐ下行し，胸鎖関節の外側で鎖骨下静脈と合流し，腕頭静脈を形成する．内頸静脈の経路を頸の表面に投影すると，耳介から鎖骨の内側端までの線となる．

内頸静脈は胸鎖乳突筋の下1/3の位置を斜めに横切る．一方，外頸静脈は胸鎖乳突筋上を斜めに横切りながら下行し鎖骨下静脈に注ぐ．

上肢 5 神経と脈管：局所解剖

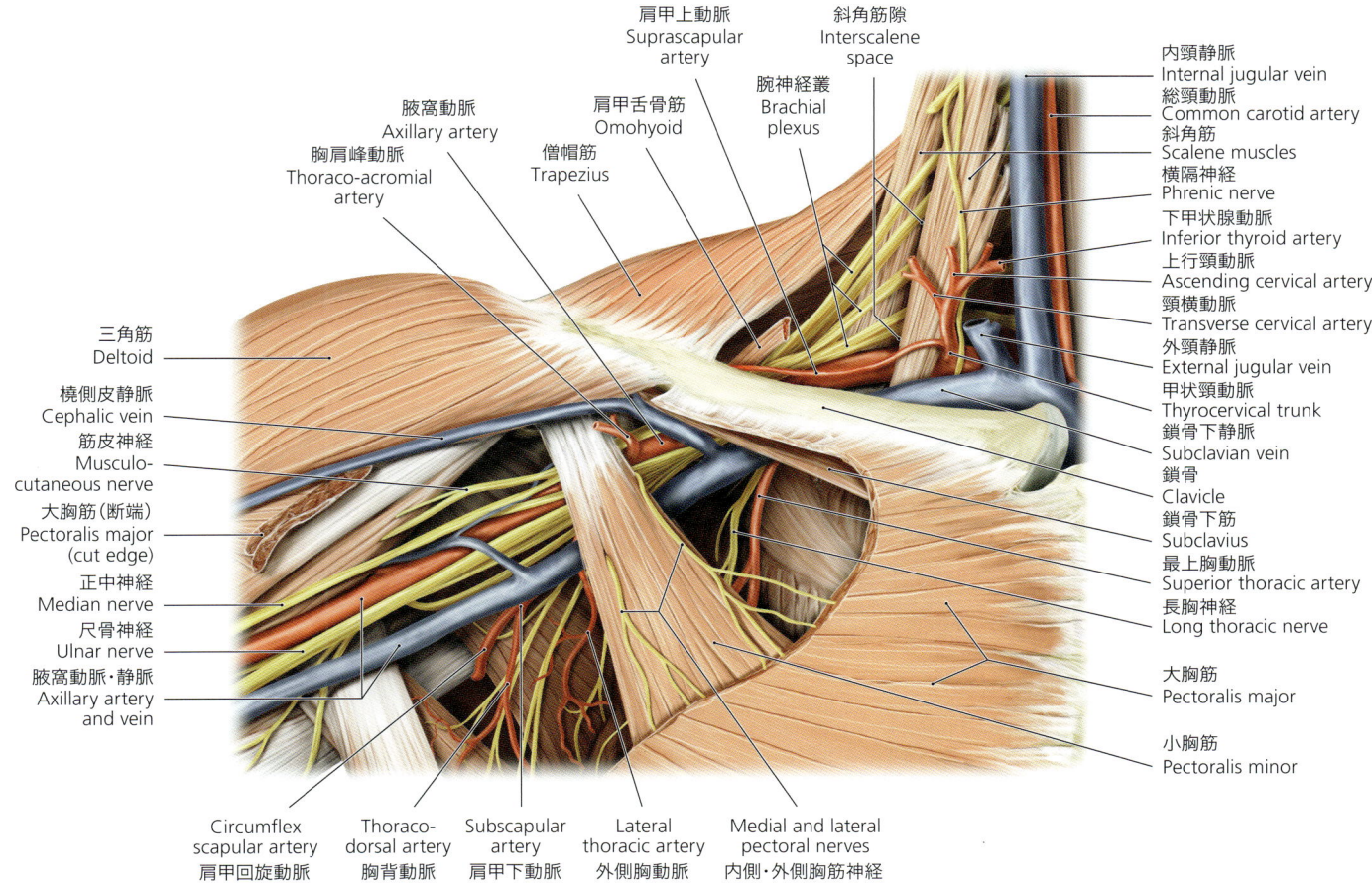

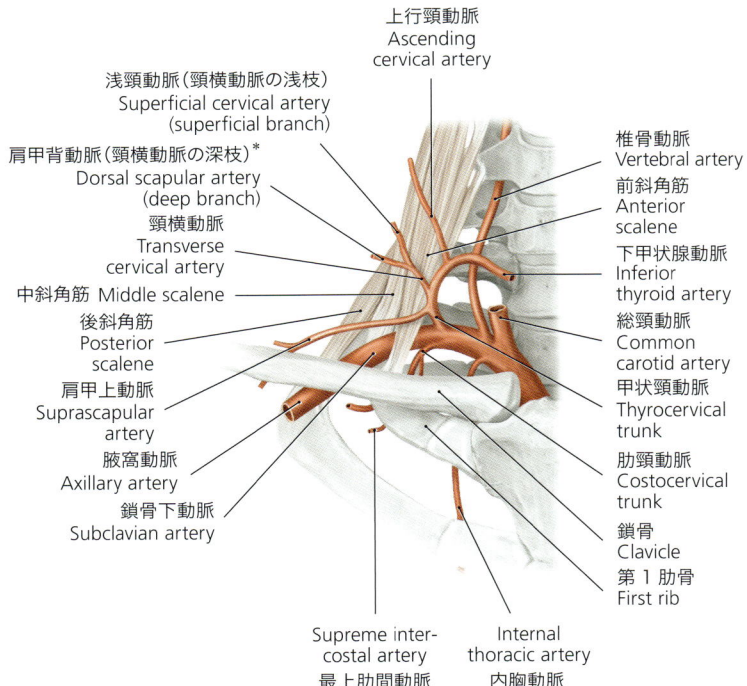

C　頸部外側領域における右鎖骨下動脈の走行

前面．

深外側頸三角と前斜角筋と中斜角筋の間（斜角筋隙）を通過する鎖骨下動脈と腕神経叢を示すために，胸鎖乳突筋と肩甲舌骨筋と頸部筋膜の全層が取り除いてある．

第1肋骨のレベルで，鎖骨下動脈は腋窩動脈となり，小胸筋の停止腱の下をくぐって腋窩に入る．

D　右鎖骨下動脈の起始と分岐

前面．
*訳注：肩甲背動脈は下行肩甲動脈ともいう．

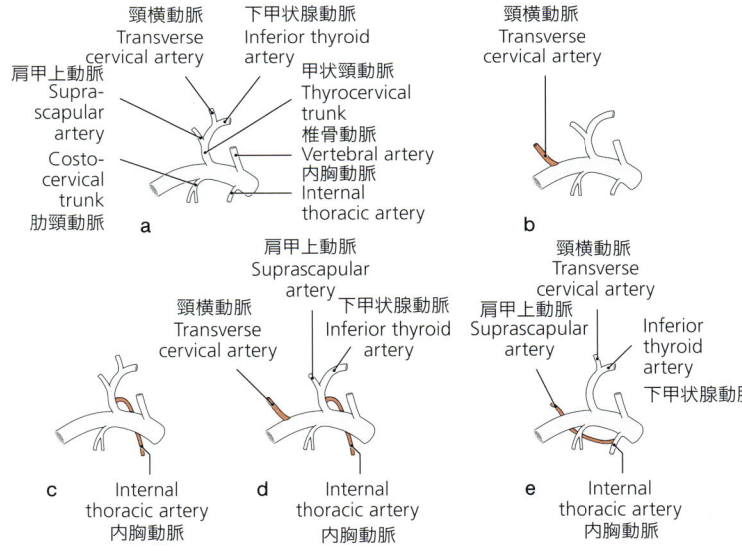

E　鎖骨下動脈の分岐：正常と変異（Lippert, Pabstによる）

a 正常（30%），鎖骨下動脈は以下の分枝を出す．
・下甲状腺動脈，肩甲上動脈，頸横動脈を出す甲状頸動脈
・椎骨動脈
・内胸動脈
・肋頸動脈

b-e 変異．
b 頸横動脈が単独で鎖骨下動脈から分岐する（30%）．
c 内胸動脈が甲状頸動脈から分岐する（10%）．
d 下甲状腺動脈，肩甲上動脈，内胸動脈が，甲状頸動脈から分岐する（8%）．
e 鎖骨下動脈から2本の主枝が出る．
　1. 1本からは，下甲状腺動脈，頸横動脈が出る．
　2. もう1本からは，内胸動脈と肩甲上動脈が出る（4%）．

393

5.4 腋窩：前壁 The Axilla: Anterior Wall

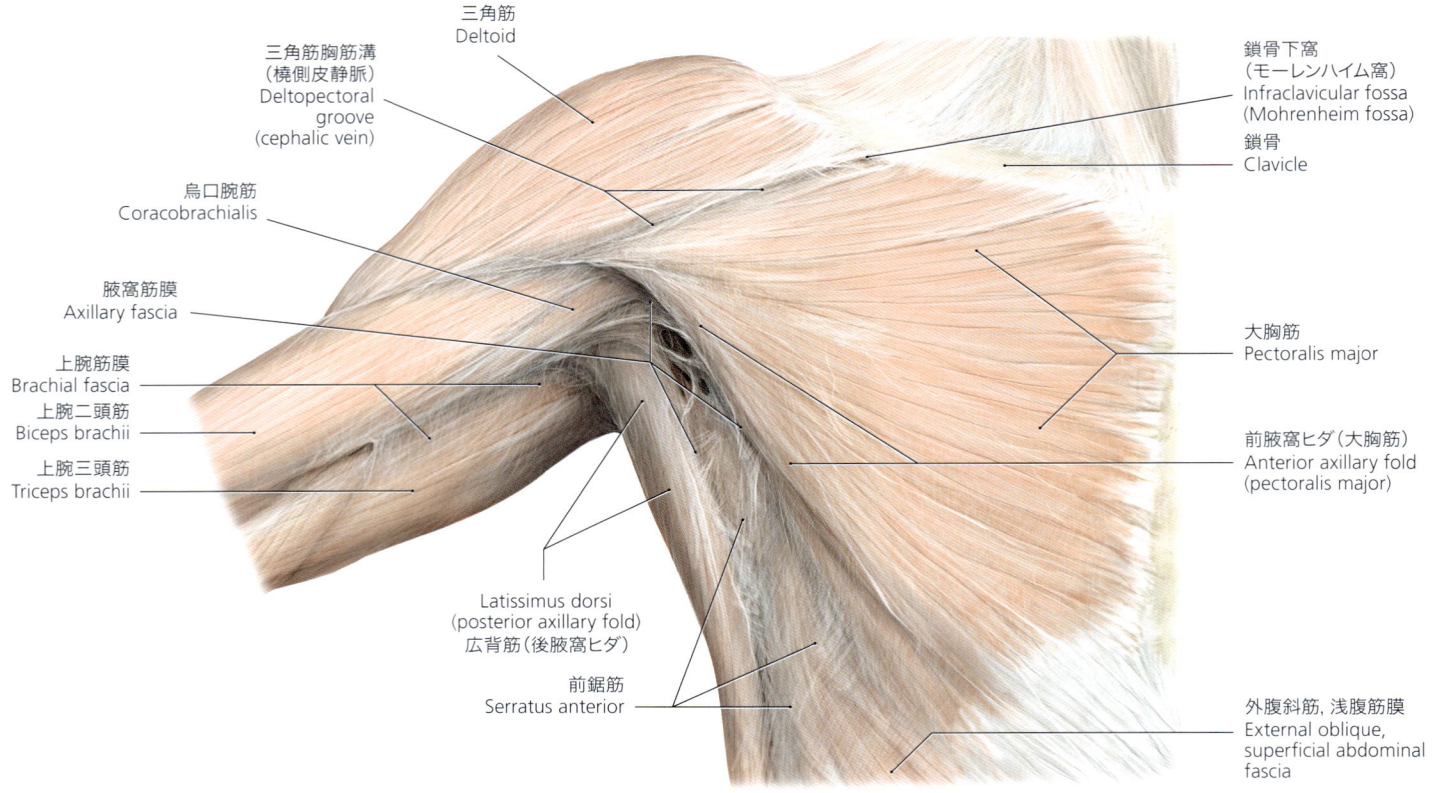

A　右の腋窩壁と筋膜
前面．
腋窩壁は，上腕を外転した状態において，腋窩の先端を鎖骨の中心に置くと，底面が腋窩筋膜である四面錐に似ている．腋窩壁は，さまざまな筋肉とその筋膜で構成されている．

前壁： 腋窩前壁は，大胸筋，小胸筋そして，鎖骨胸筋筋膜で構成されている（ここでは，小胸筋は示されていない．C, D 参照）．
後壁： 腋窩後壁は，肩甲下筋，大円筋（ここでは示されていない．p. 320 参照），広背筋で構成されている．
外側壁： 腋窩外側壁は上腕骨の結節間溝で構成される．
内側壁： 腋窩内側壁は外側胸壁（第 1-4 肋骨および肋間筋）で構成される．

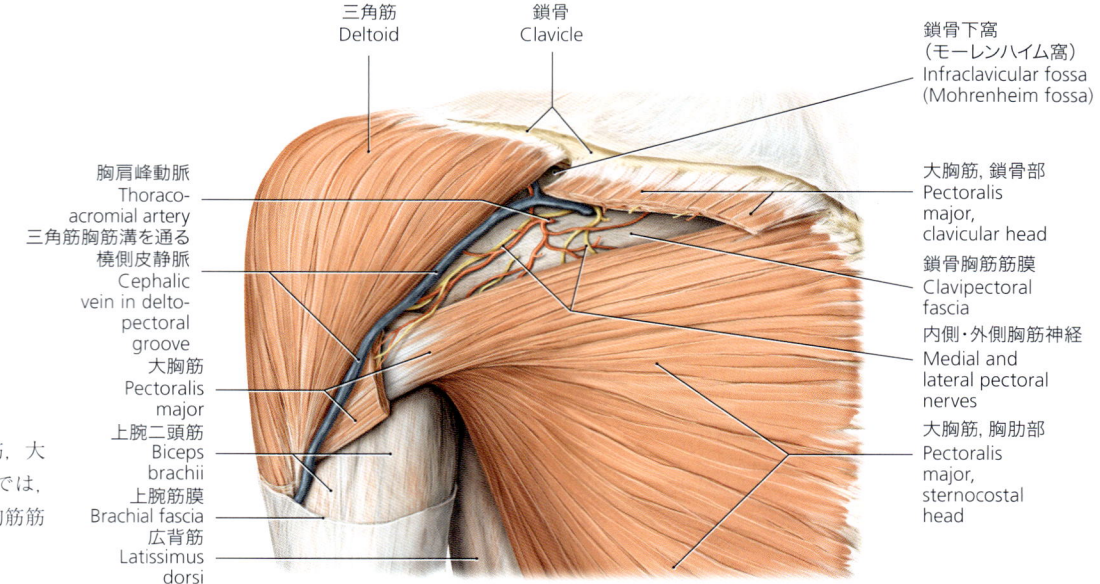

B　鎖骨胸筋三角と鎖骨胸筋筋膜
右肩，前面．
大胸筋の鎖骨部は取り除いてある．三角筋，大胸筋，そして鎖骨で囲まれる鎖骨胸筋三角では，橈側皮静脈が三角筋胸筋溝を上行し，鎖骨胸筋筋膜を貫き，鎖骨下窩で腋窩静脈に注ぐ．

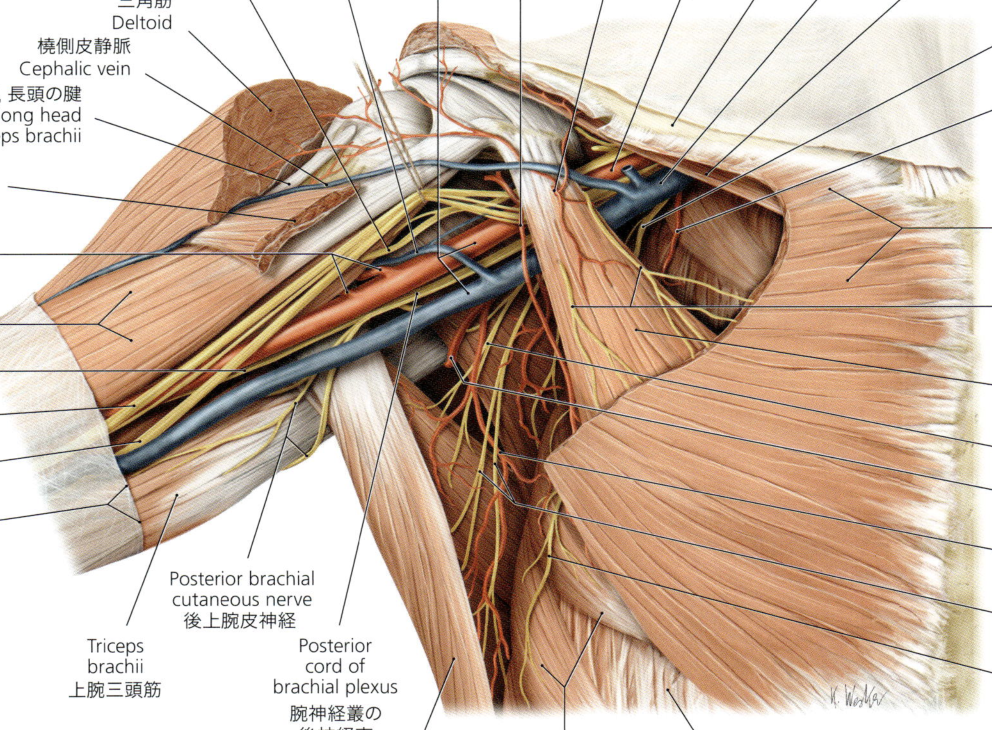

C　大胸筋と鎖骨胸筋筋膜を取り除いた後の腋窩

右肩，前面．

腋窩動脈は，烏口突起の約2cm下で，小胸筋の裏を走る．腋窩動脈の外側には腕神経叢の外側神経束があり，内側には腕神経叢の内側神経束がある（この図では，少し挙上されている）．図では腋窩動脈の後面を走る腕神経叢の後神経束が見えている．

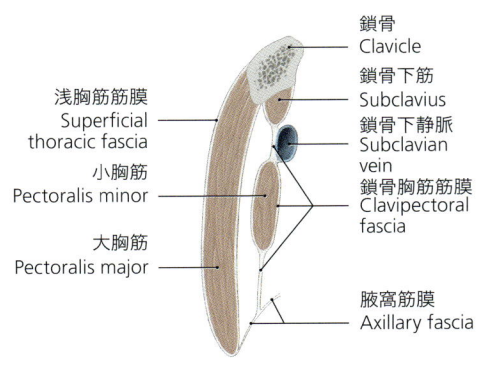

D　浅・深胸筋筋膜の位置

右腋窩の前壁を通る矢状断面．

鎖骨胸筋筋膜は，深胸筋筋膜とも呼ばれ，小胸筋と鎖骨下筋を包み，鎖骨下静脈を覆いつつ，その壁に付着している．この筋膜は小胸筋によって緊張させることができる．鎖骨胸筋筋膜は，鎖骨下静脈壁を引っ張ることにより，静脈内腔を広く保ち，上大静脈への血液還流を促進している．

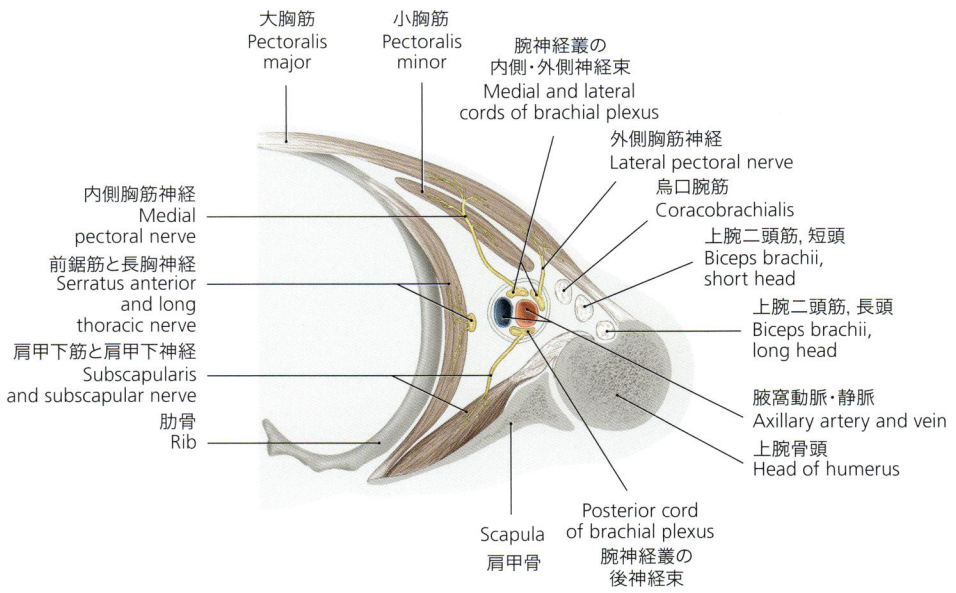

E　右腋窩を通る横断面

上面．

この図では，3つの筋性の壁と骨性の外側壁がはっきりと示されている．神経や血管（腋窩動脈・静脈および腕神経叢の内側・外側・後神経束）が線維鞘に覆われ，脂肪組織に囲まれながら通過している．

5.5 腋窩：後壁 The Axilla: Posterior Wall

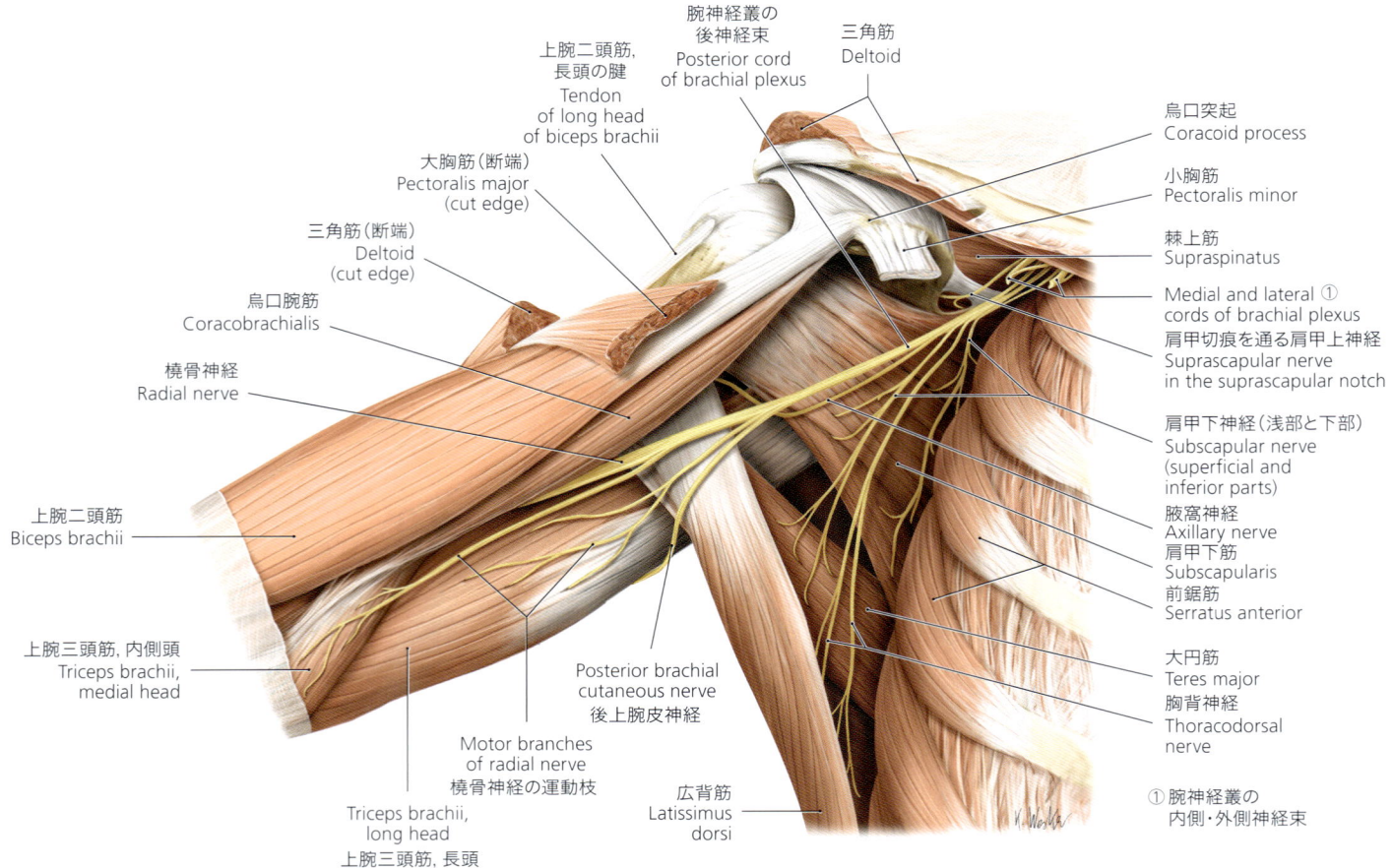

A　腋窩後壁と後神経束とその枝
右肩，前面．
腕神経叢の内側・外側神経束と腋窩動脈・静脈は，腋窩後方での後神経束とその枝を示すために取り除いてある．

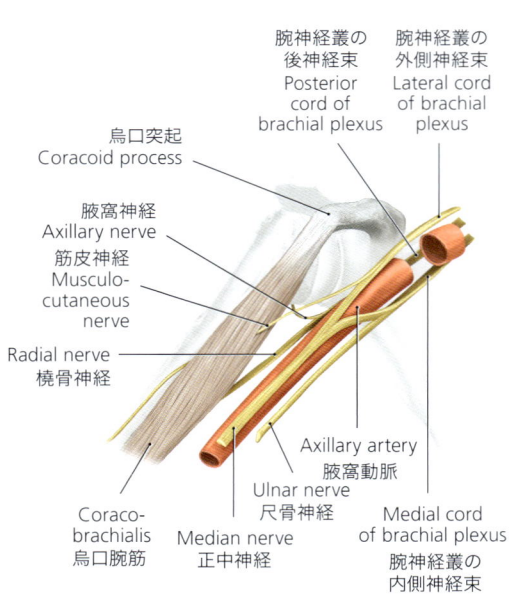

B　腕神経叢の内側・外側・後神経束と腋窩動脈の関係

Note　筋皮神経が烏口腕筋を貫いている．このことは筋皮神経を同定する助けとなる．ごくまれに，筋皮神経が筋を貫くところで圧迫されることがある．

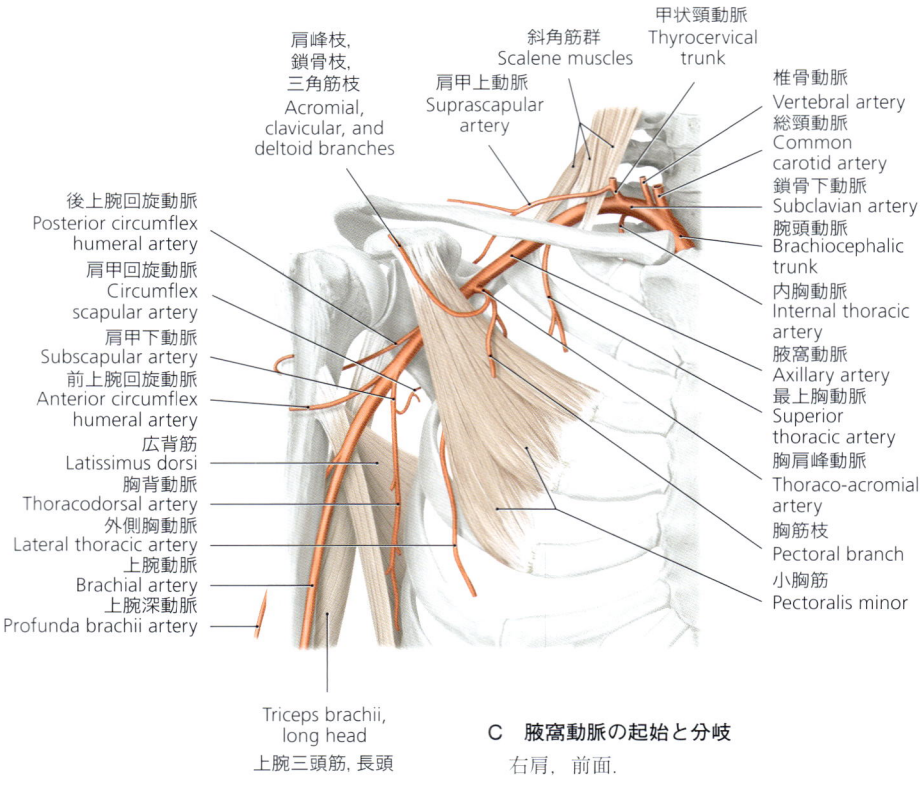

C　腋窩動脈の起始と分岐
右肩，前面．

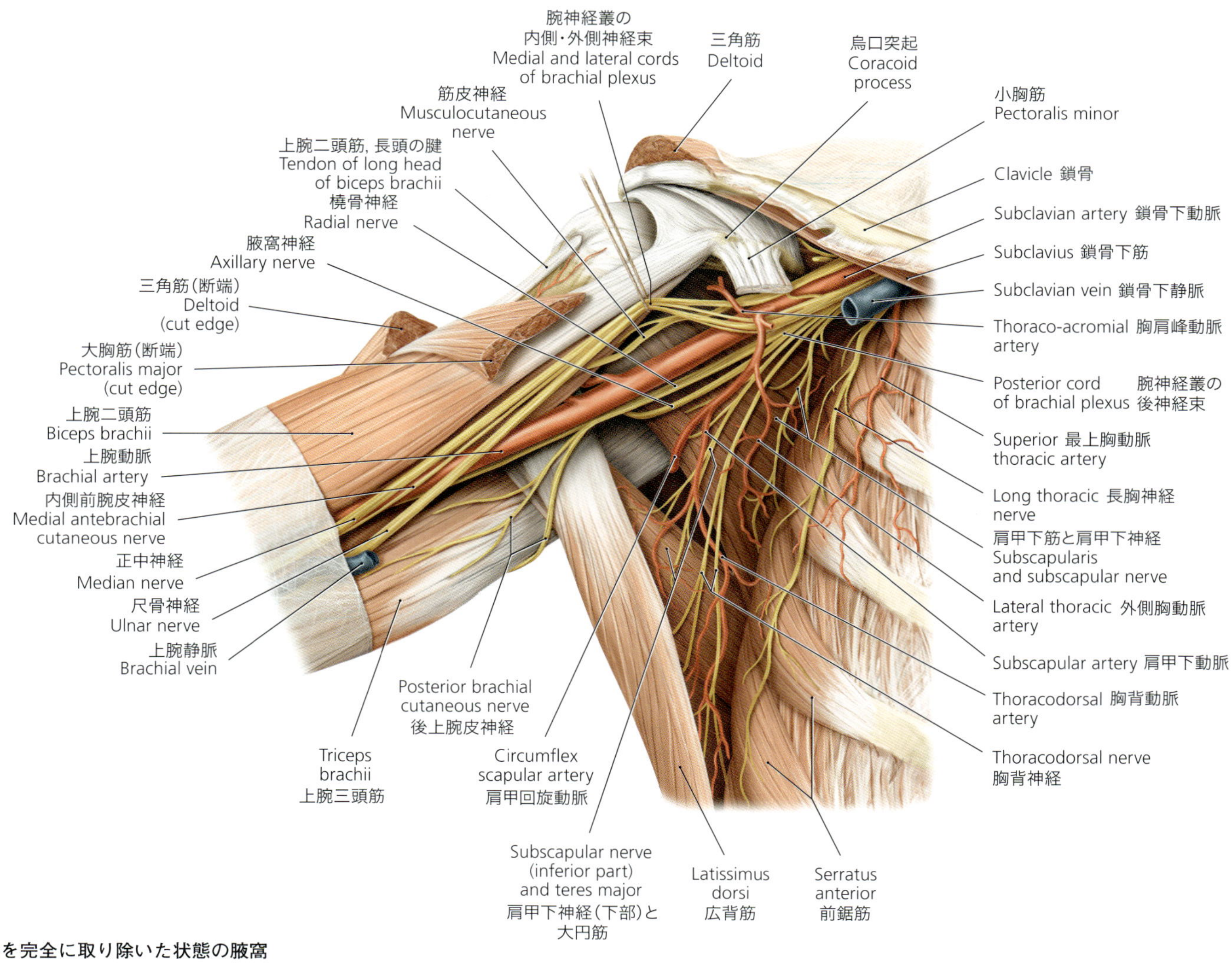

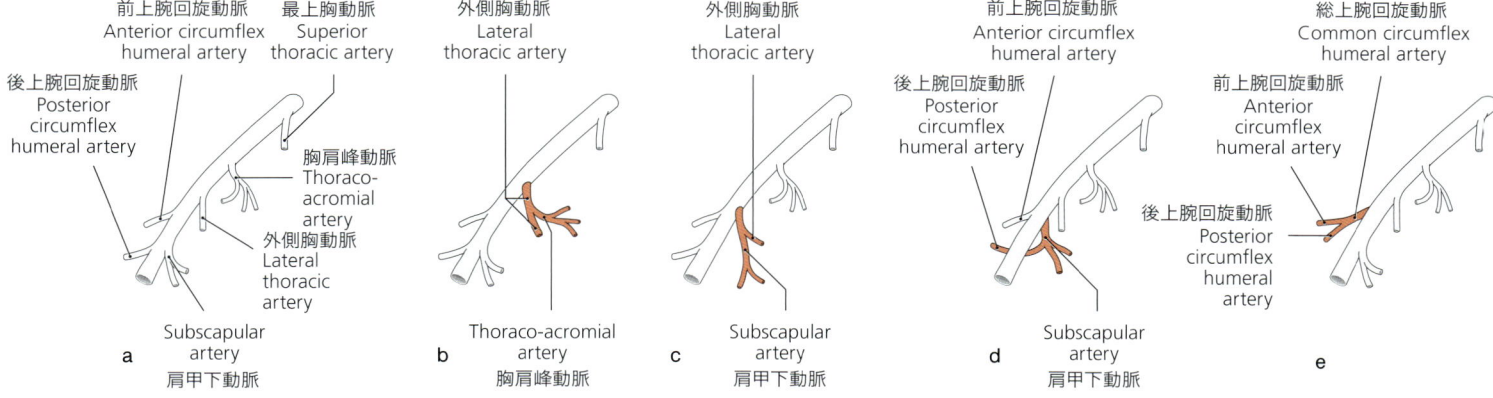

D 前壁を完全に取り除いた状態の腋窩

右肩，前面．

腕神経叢の後神経束とその終枝である橈骨神経と腋窩神経をはっきり示すために，腋窩静脈は取り除いてあり，内側・外側神経束は挙上してある．

Note　長胸神経は前鋸筋の表面を走行する．

E 腋窩動脈の枝：正常と変異（Lippert, Pabstによる）

a 正常（40％），腋窩動脈は以下の分枝を出す．
　上胸動脈，胸肩峰動脈，外側胸動脈，肩甲下動脈，前上腕回旋動脈，後上腕回旋動脈．

b-e 変異．

b 胸肩峰動脈が外側胸動脈から分岐する（10％）．
c 外側胸動脈と肩甲下動脈が共通管として起こる（10％）．
d 後上腕回旋動脈が肩甲下動脈から起こる（20％）．
e 前・後上腕回旋動脈が共通管として起こる（20％）．この共通管を総上腕回旋動脈と呼ぶ．

5.6 腕神経叢の伝達麻酔：神経ブロックの原理，刺入部位と施術
Conduction Anesthesia of the Brachial Plexus: The Principle of Nerve Block, Injection Sites and Procedures

A 末梢伝達麻酔の原理

末梢伝達麻酔とは，活動電位の伝達を遮断する局所麻酔法の一種である．したがって，麻酔される領域は刺入部位の遠位に位置する．単一の末梢神経（運動性および感覚性）の麻酔も神経叢全体の麻酔も可能である．

B 腕神経叢の位置関係および解剖学的指標

上肢の運動・感覚支配は，脊髄神経 C5–T1 の前枝からなる腕神経叢が行っている（p. 374 参照）．腕神経叢の走行をみると，まず，一次索（上・中・下神経幹）が形成された後，それらが分岐（前部と後部）し，再び合流して二次索（外側・内側・後神経束）が形成される．この場合，一次索は斜角筋隙の高さに位置し，分岐は鎖骨後部上方で行われる．二次索の起始部は鎖骨下においてまず腋窩動脈の上側方を走り，腋窩の高さで，腋窩動脈の後側（後神経束），外側（外側神経束）および内側（内側神経束）に分かれる．

Note 刺入部位の同定に重要な解剖学的構造：胸鎖乳突筋，輪状軟骨，上甲状切痕，前・中斜角筋（斜角筋隙），鎖骨，肩峰，頸切痕 jugular notch，鎖骨下窩（モーレンハイム窩），烏口腕筋，腋窩動脈である．さらに，以下に示した潜在的に損傷の危険性のある構造について，解剖学的な位置関係をよく理解しておく必要がある．横隔神経，反回神経，頸・胸部交感神経節（例えば星状神経節），椎骨動脈，頸部硬膜外腔およびクモ膜下腔，胸膜頂である．

C 腕神経叢の血管–神経–線維鞘および電気的神経刺激

斜角筋隙の通過から腋窩部に至るまで，腕神経叢全体は，付随する腋窩動脈・静脈とともに強靱な結合組織の鞘によって包まれている．この血管–神経–線維鞘の内部で局所麻酔薬はほぼ一様に拡散し，この領域内を走るすべての神経にまとめて麻酔をかけることになる．個々の神経を同定し，効果的にブロックすることができるように，電気的な神経刺激が使用される．この方法では，（先端のみが絶縁されていない）電気刺激カテーテルから電気刺激を行いながら麻酔を行う．この電気刺激は，目的とするそれぞれの運動神経の軸索に十分な活動電位を生じさせる（想定されるそれぞれの刺激応答については **E** 参照）．続いて，適切な局所麻酔薬を 1～2 mL 注入すると，カテーテルの位置が正しければ，筋反応が即時に停止する．

*訳注：カテーテルという呼称は英語圏で，カニューレという呼称はドイツ語圏，英語圏のいずれでも使われる．

上肢　5　神経と脈管：局所解剖

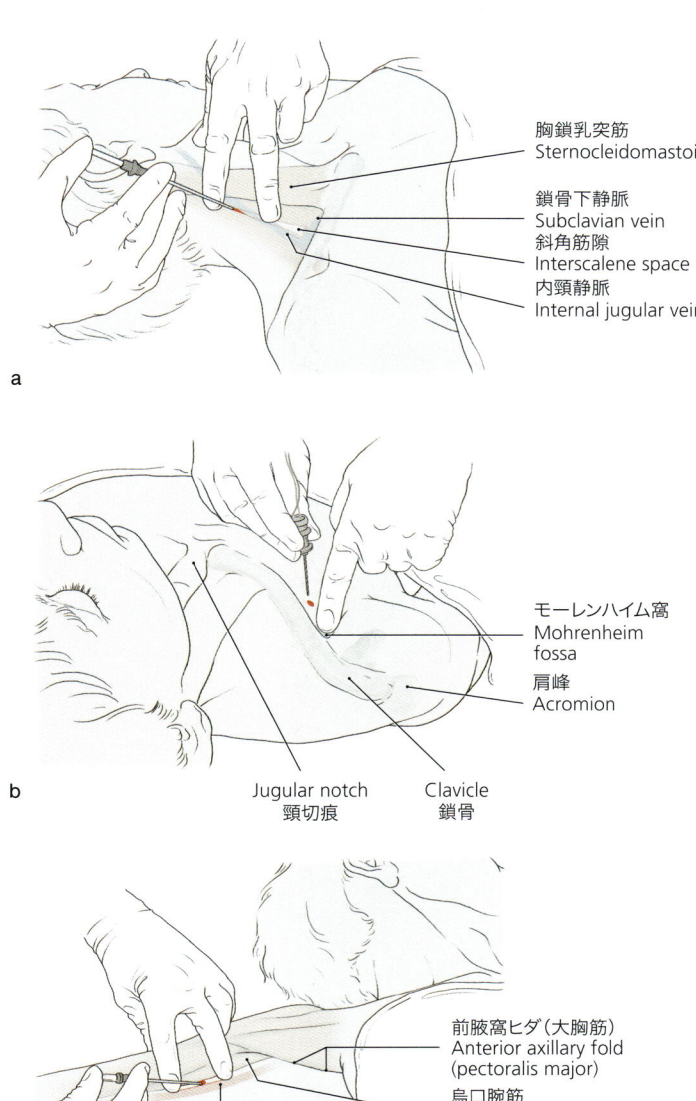

a
胸鎖乳突筋 Sternocleidomastoid
鎖骨下静脈 Subclavian vein
斜角筋隙 Interscalene space
内頸静脈 Internal jugular vein

b
モーレンハイム窩 Mohrenheim fossa
肩峰 Acromion
Jugular notch 頸切痕
Clavicle 鎖骨

c
前腋窩ヒダ（大胸筋）Anterior axillary fold (pectoralis major)
烏口腕筋 Coracobrachialis
Axillary artery 腋窩動脈

D　腕神経叢ブロックにとって臨床的に重要な刺入部位

偶発的な力学的神経障害を回避するために，一般的に，電気的神経刺激装置（C 参照）および非侵襲性研磨針を使用するのが望ましい．ここに挙げたすべての施術における一般的な禁忌事項は，例えば，刺入箇所の感染ならびに血腫であり，重要な禁忌事項は，反対側の横隔神経麻痺および反回神経麻痺である．

a **Meier 式斜角筋隙刺入法（斜角筋間到達法腕神経叢ブロック）**：これは，最も近位における腕神経叢ブロックである．したがって，頸部および肩部の手術に利用できる．参照点は輪状軟骨の上方 2 cm の甲状切痕の高さにある胸鎖乳突筋の後縁である．刺入は，頭方から斜角筋隙の方向に沿って皮膚に対し，約 30° の刺入角度で行う．

b **Kilka, Geiger, Mehrkens 式垂直鎖骨下ブロック（垂直鎖骨下腕神経叢ブロック）**：腋窩神経ブロック（下記参照）に比較し以下の利点がある．すなわち，3 本の神経束（外側・内側・後神経束）の遮断のほかに筋皮神経の確実なブロックが行える．刺入のガイドとなる構造は，肩峰の腹側縁および頸切痕中央である．これら 2 点間を結ぶ線の中点における鎖骨下縁の位置が，刺入部位を示す．位置決めの精度を向上させるために，示指をモーレンハイム窩にあてておく．刺入は，示指の内側の部位を皮膚に対して正確に垂直となるように行う．内側への刺入ならびに深すぎる刺入は気胸の危険があるため，絶対に行ってはならない．

c **腋窩神経叢ブロック（腋窩神経ブロック）**：腕神経叢への刺入法としては，ここに挙げた 3 つの方法のうち，最も普及しており，技術的に最も簡単でリスクも最小限である．この方法が利用できるのは，手，前腕そして上腕遠位部におけるすべての手術である．刺入のガイドとなる構造は，烏口腕筋の内側にあり，一般に触知しやすい腋窩動脈である．まず，2 本の指を使用して，前腋窩ヒダ（大胸筋の外側縁）の遠位側すぐの位置にある，腋窩動脈と烏口腕筋間の間隙を触知する．この間隙に，カテーテルを 30〜45° 傾けて動脈と平行に刺入する．丈夫な弾力性のある抵抗として感じられる血管-神経-線維鞘内への刺入後，カテーテルを少し深く刺入し，体表面と平行になるように向きを変えて近位に向け，突き当たるまで押す．神経刺激装置の使用によって，カテーテル先端の位置を最適化することができる．"問題となる神経"（= 麻酔困難な神経）は，腋窩動脈の後部を走る橈骨神経と，血管-神経-線維鞘からかなり近位ですでに分岐している筋皮神経である．

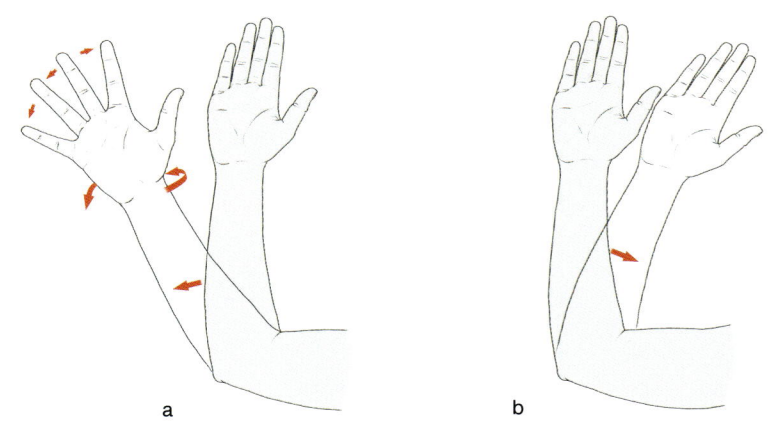
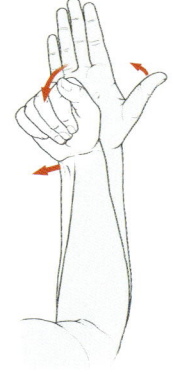
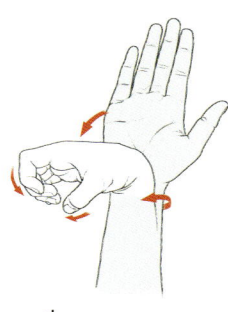

a　b　c　d

E　上肢のそれぞれの神経に電気刺激を行った場合の運動応答
a **橈骨神経**：肘関節の伸展（上腕三頭筋），手関節の背屈および橈屈，前腕の回外および指の伸展．
b **筋皮神経**：肘関節の屈曲（上腕二頭筋）．
c **尺骨神経**：手関節の尺屈，第 2-5 指の MP 関節の屈曲，母指の内転．
d **正中神経**：手関節の掌屈および回内，第 2-5 指の PIP・DIP 関節の屈曲および母指の屈曲．

399

5.7 上腕前部 Anterior Brachial Region

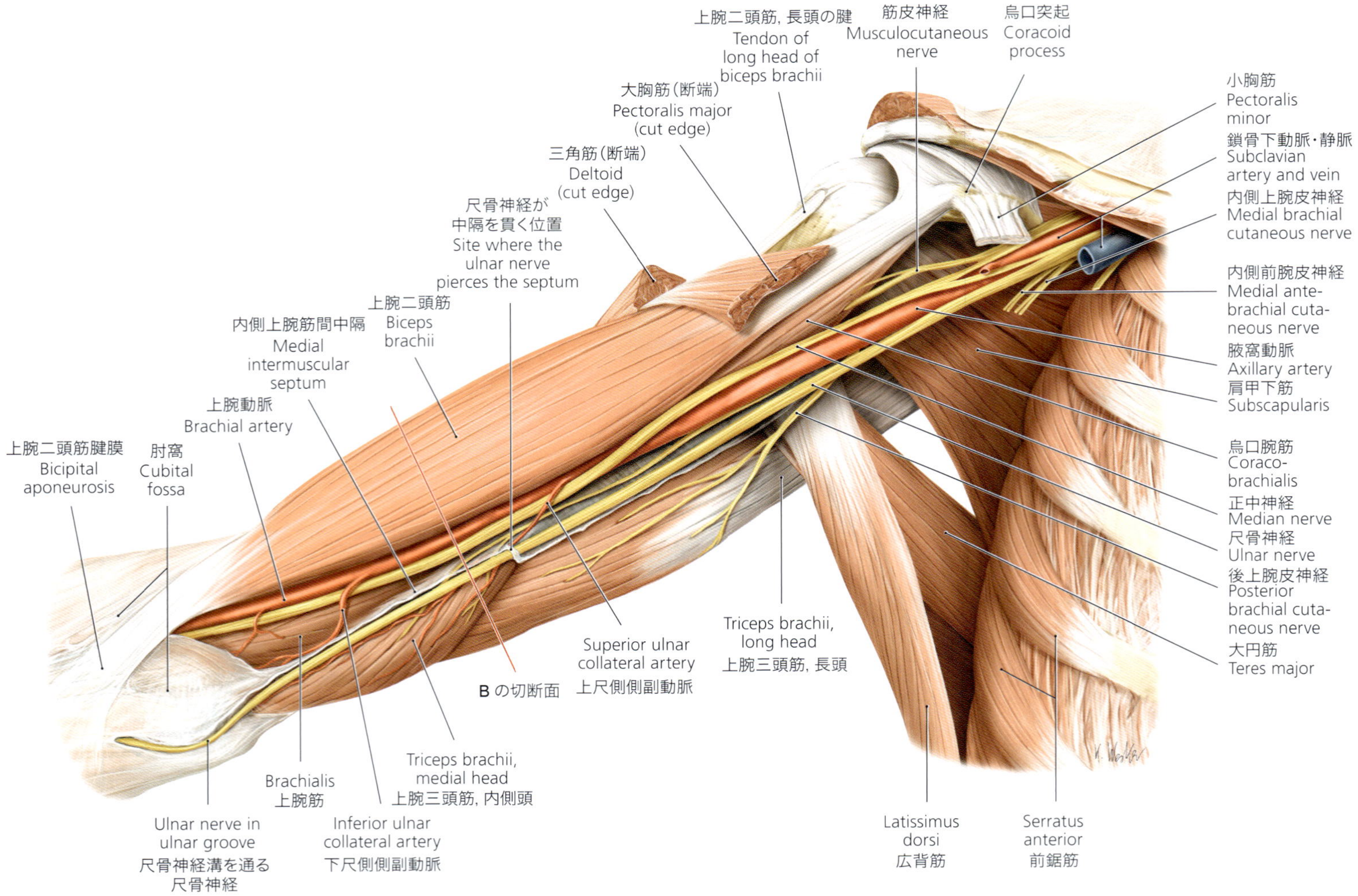

A　上腕の主要な神経血管経路：内側上腕二頭筋溝

右上肢を外転し少し外旋した状態を前面から見る．
三角筋，大胸筋，小胸筋は取り除いてある．
内側上腕二頭筋溝は，上腕内側の皮下の縦走する溝であり，上腕二頭筋，上腕筋，内側上腕筋間中隔で境されている．内側上腕二頭筋溝は，腋窩から肘窩までの上腕の主要な神経血管経路を示している．最も浅部にあるのが内側前腕皮神経で，尺側皮静脈とともに尺側裂孔を通って出ていく（p. 389 参照）．最も内側にあるのが尺骨神経で，最初は，内側上腕筋間中隔の上を走行する．上腕の下1/3で，尺骨神経は内側上腕筋間中隔を貫き，中隔の背側にまわり，上腕骨の内側上顆の尺骨神経溝に入っていく．内側上腕二頭筋溝の深部には上腕の主要動脈である上腕動脈が走っており，腋窩から肘窩まで正中神経に伴行する．

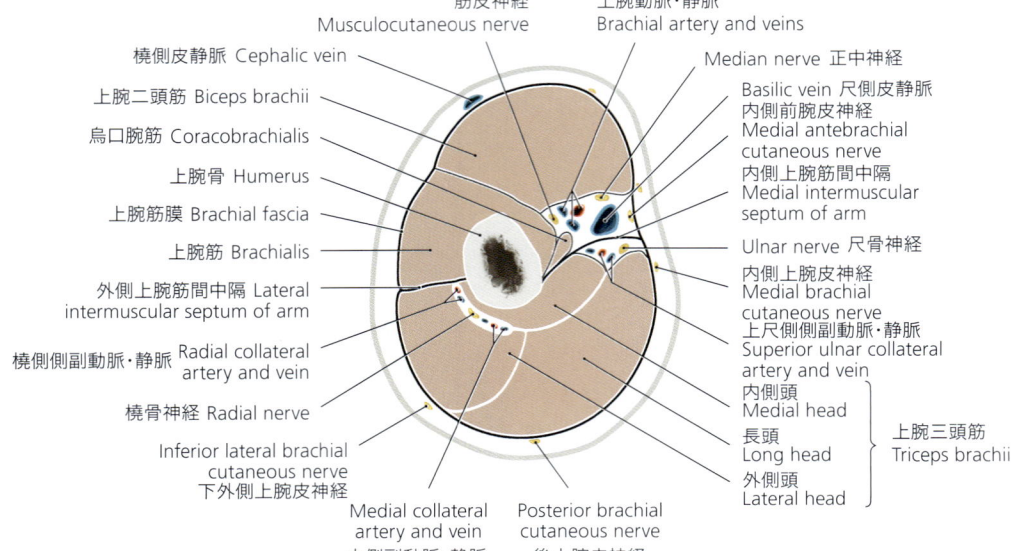

B　上腕中央部での断面

Note　尺側裂孔（尺側皮静脈が，上腕二頭筋の内側で深部筋膜を貫くところ）は，この断面より遠位（下位）である．そのため，尺側皮静脈と内側前腕皮神経は筋膜下にある．この図では，尺骨神経と尺側側副動脈は，すでに内側上腕二頭筋溝を離れて，内側上腕筋間中隔を貫いており，中隔の後面に位置している．この位置より近位（上位）で，深上腕動脈は，その終枝である橈側側副動脈と中側副動脈の2本に分かれる．この図では，上腕骨の後に観察される．

上肢　5　神経と脈管：局所解剖

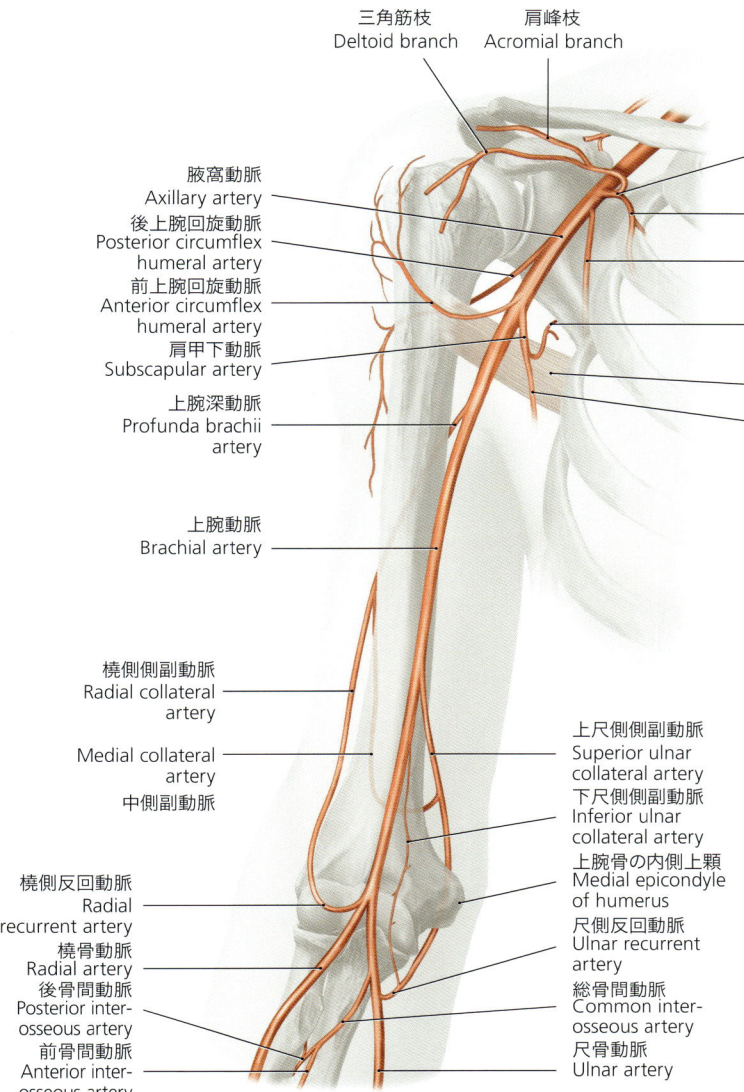

C　上腕における上腕動脈の走行

右上腕，前面．

上腕動脈は，大円筋のレベルで，腋窩動脈から起こり，内側上腕二頭筋溝を肘部まで下行し，橈骨動脈と尺骨動脈に分岐する．走行中に，筋枝とともに上腕深動脈を出す．上腕深動脈は，上腕の屈側に走り，橈骨神経溝の遠位で，中側副動脈（上腕三頭筋の内側頭へ）と橈側側副動脈（肘動脈網へ）に分岐する．上腕動脈は，上・下尺側側副動脈を介して，肘動脈網に血液を供給する．上腕深動脈の分岐より遠位で，上腕動脈を少ないリスクで結紮できることは，臨床上重要である（例えば重篤な外傷性出血の処置など）．肘動脈網（p. 407, C 参照）は側副血行が豊富だからである．上腕二頭筋は，上腕動脈の位置を示す重要な目印であり，その拍動は上腕二頭筋の尺側縁に沿って触知することができる．

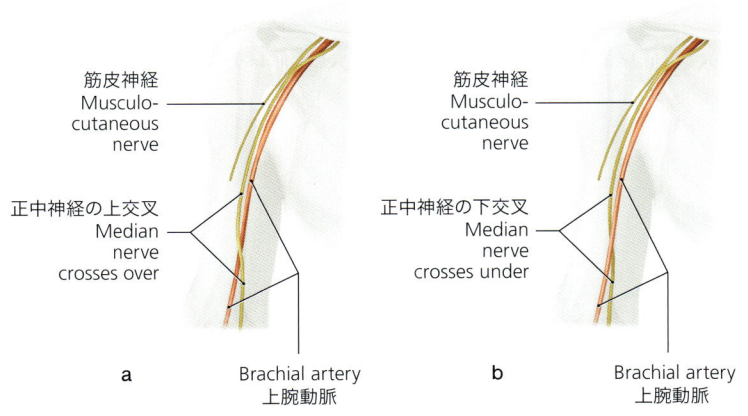
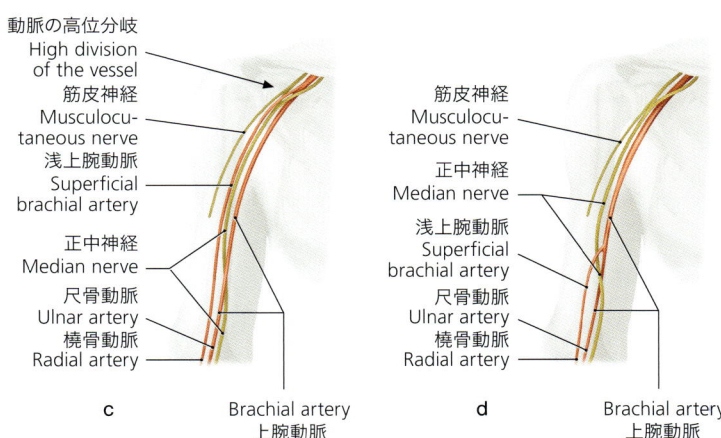

D　上腕における上腕動脈の走行：正常と変異

（von Lanz, Wachsmuth による）

右肩，前面．

a 正常（74%）．正中神経は上腕の下 1/3 で，上腕動脈の上を横切る．

b–d 変異．

b 正中神経が上腕動脈の下をくぐる（非常にまれ，1%）．

c, d 上腕動脈が，上腕内で，浅上腕動脈と上腕動脈に分かれる（高位分岐型，25%）．浅上腕動脈と上腕動脈の両者がよく発達しており，正中神経の根の合流地点を跨いで分岐したり，正中神経そのものを跨いで分岐したりする．このようなケースでは，橈骨動脈は，浅上腕動脈から起こるが（橈骨動脈の高位分岐），尺骨動脈は上腕動脈の続きである（p. 409 参照）．

5.8 肩の周辺：後面と上面 Shoulder Region: Posterior and Superior Views

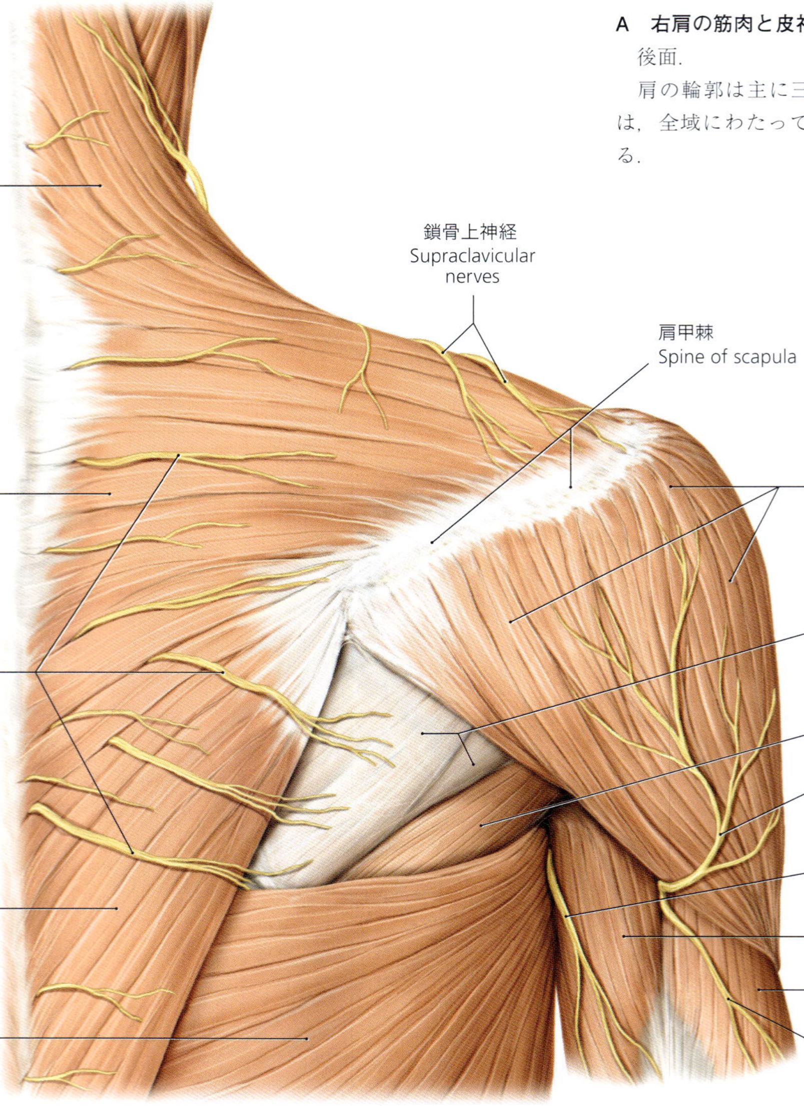

A　右肩の筋肉と皮神経

後面．

肩の輪郭は主に三角筋で決定される．三角筋は，全域にわたって皮下に触知することができる．

B　右肩の肩甲上部，後面

僧帽筋の一部を持ち上げて，肩甲上部が見えやすいようにしている．また，棘上筋の中心部を取り除いてある．

Note　肩甲切痕で，上肩甲横靱帯の下の孔を肩甲上神経が通る．肩の極度の外転により，この孔の中で，肩甲上神経が圧迫されると棘上筋と棘下筋の麻痺を引き起こす（肩甲切痕症候群 scapular notch syndrome）．上肩甲横靱帯の骨化により，肩甲上孔ができる時も肩甲上神経の圧迫を起こすことがある（p. 255 参照）．

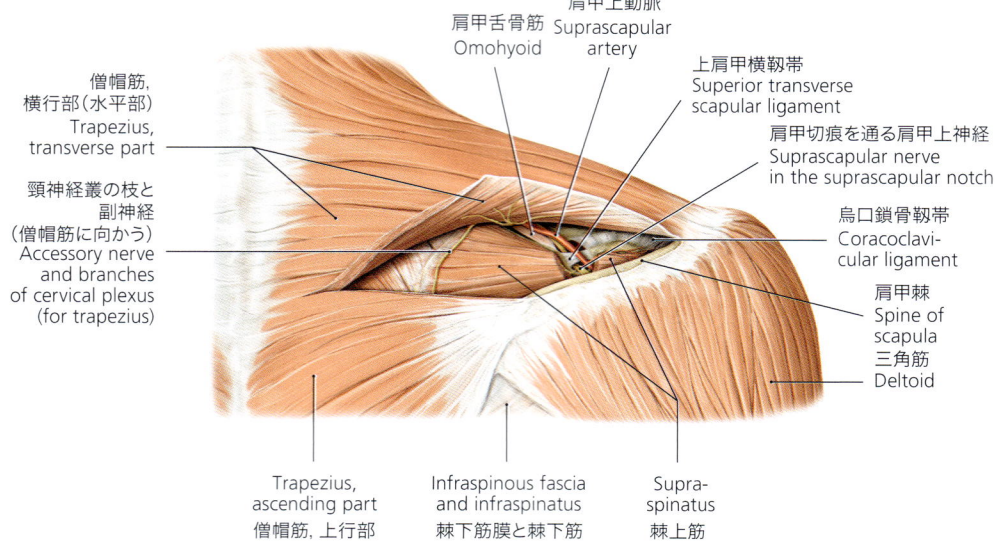

上肢　5　神経と脈管：局所解剖

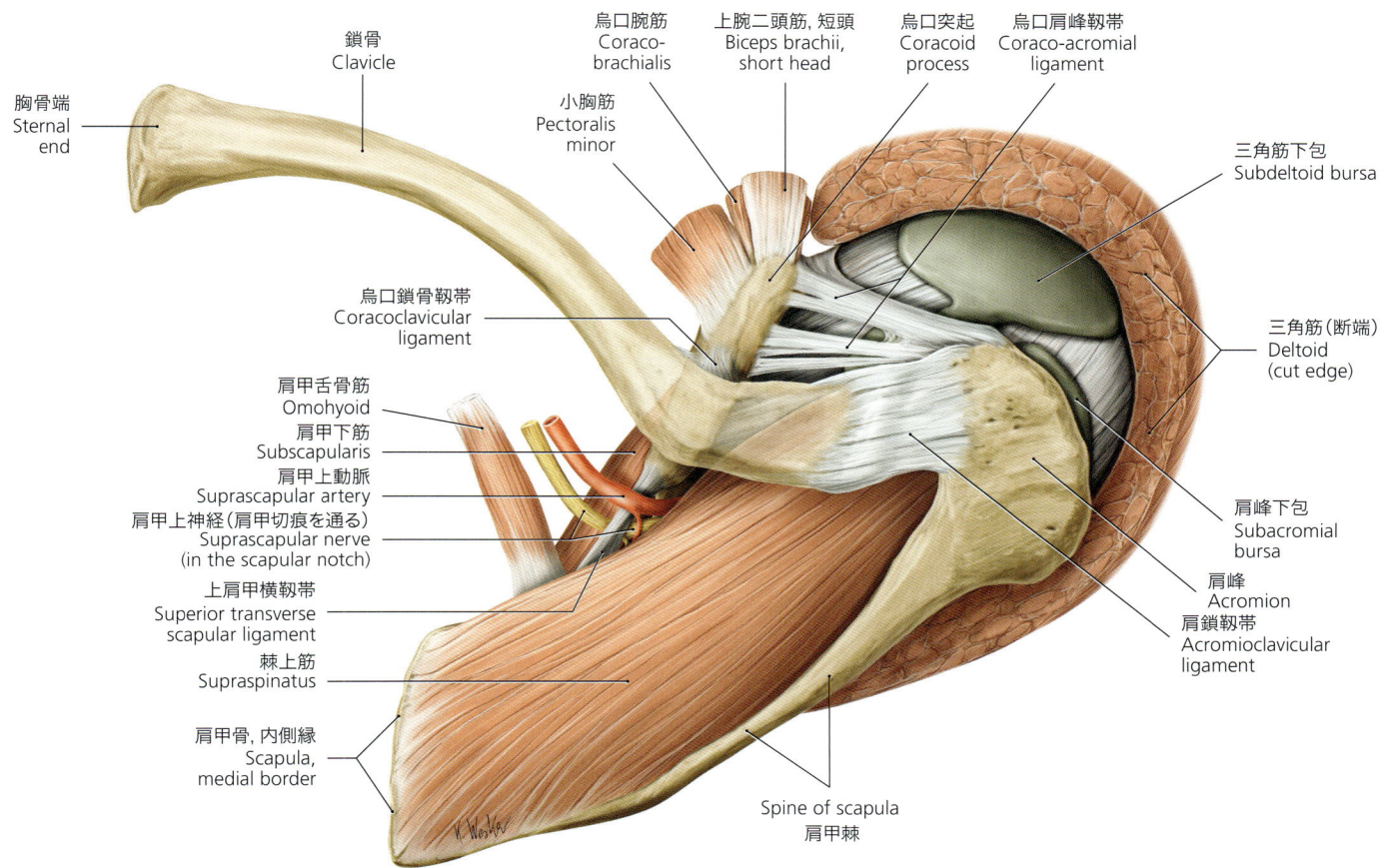

C　右肩の肩甲上部，上面
僧帽筋と三角筋は，棘上筋を示すために取り除いてある．
棘上筋は，棘上窩に起始し，上腕骨弓の下を外側に向かい上腕骨の大結節に停止する．肩甲上動脈と肩甲上神経は，上肩甲横靱帯の位置で，ちょうど肩甲舌骨筋の停止の外側を棘上筋の前縁に沿って走る．肩甲上動脈は，上肩甲横靱帯の上を通り，肩甲上神経は下を通る（B, D 参照）．

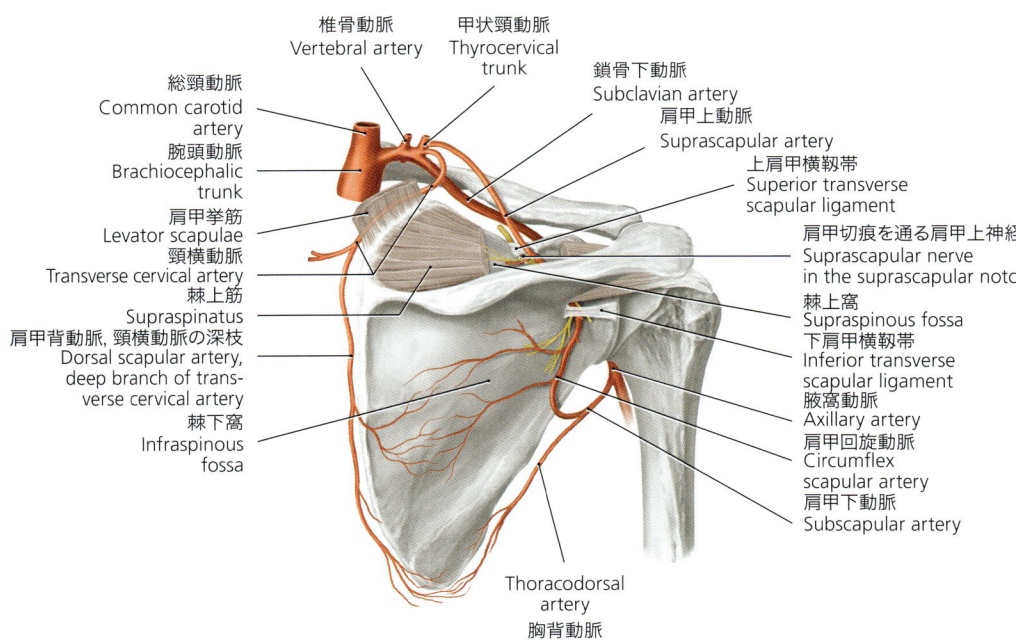

D　肩甲アーケード
右肩甲骨，後面．
肩甲上動脈は甲状頸動脈から起こり，上肩甲横靱帯の上を通り，棘上窩に入る．ここから，肩甲上動脈は肩甲骨の頸部を通り抜け，下肩甲横靱帯（しばしば欠損する）の下を通って棘下窩に進入し，そこで肩甲回旋動脈（肩甲下動脈の枝）や頸横動脈の深枝（肩甲背動脈）と交通する．
Note　肩甲上動脈と肩甲回旋動脈の間の吻合（肩甲アーケード）は，臨床上，腋窩動脈の結紮や閉塞の時の重要な側副血行路である（p. 404 参照）．

5.9 上腕後部 Posterior Brachial Region

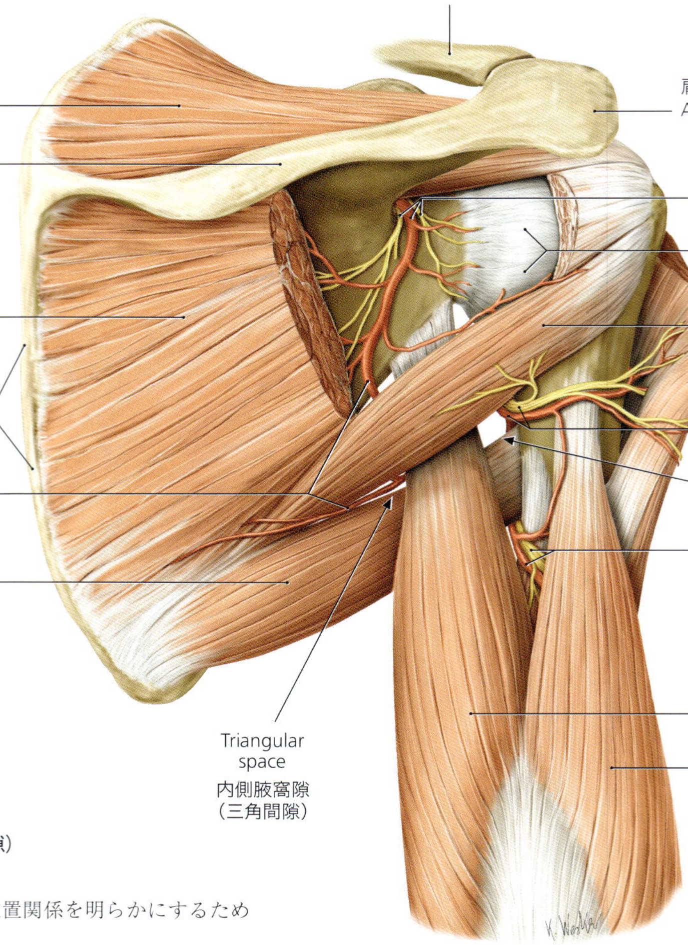

A　内側腋窩隙（三角間隙）と外側腋窩隙（四角間隙）

右の肩甲後部．

三角筋の大部分と棘下筋の一部は，解剖学的位置関係を明らかにするために取り除いてある．

小円筋，大円筋，上腕骨の間に開いている間隙は，上腕三頭筋の長頭によって，外側腋窩隙（四角間隙）と内側腋窩隙（三角間隙）に分けられる．

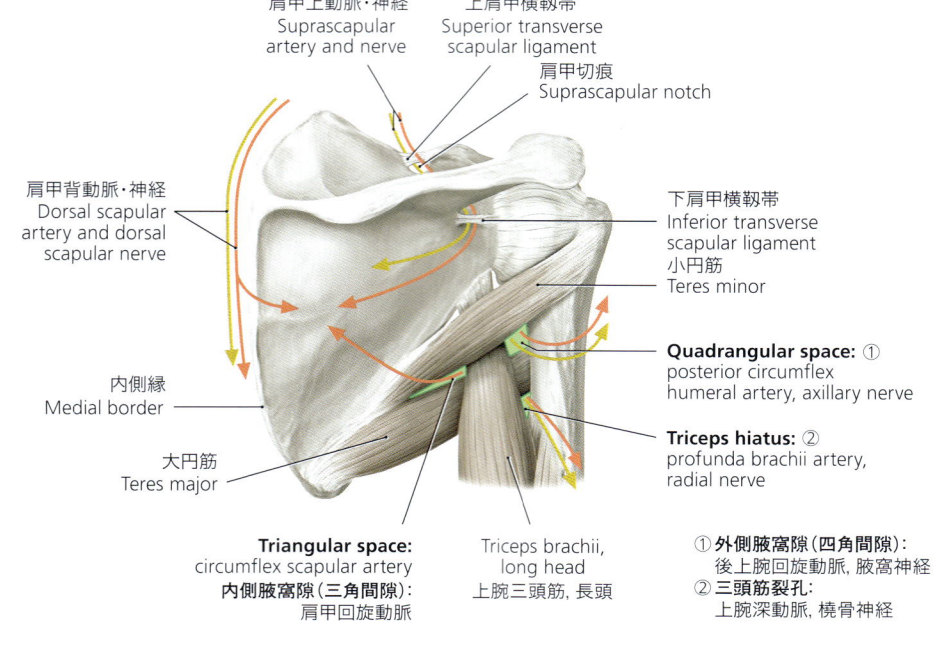

B　肩甲骨と関連した神経・血管の通路

腋窩の内側腋窩隙（三角間隙），外側腋窩隙（四角間隙）および三頭筋裂孔は神経・血管が肩甲領域前面から後面に向かう際の重要な通路となっている．

通路	通過する構造
・内側腋窩隙（三角間隙）	肩甲回旋動脈
・外側腋窩隙（四角間隙）	後上腕回旋動脈と腋窩神経
・三頭筋裂孔	上腕深動脈と橈骨神経

上肢 5 神経と脈管：局所解剖

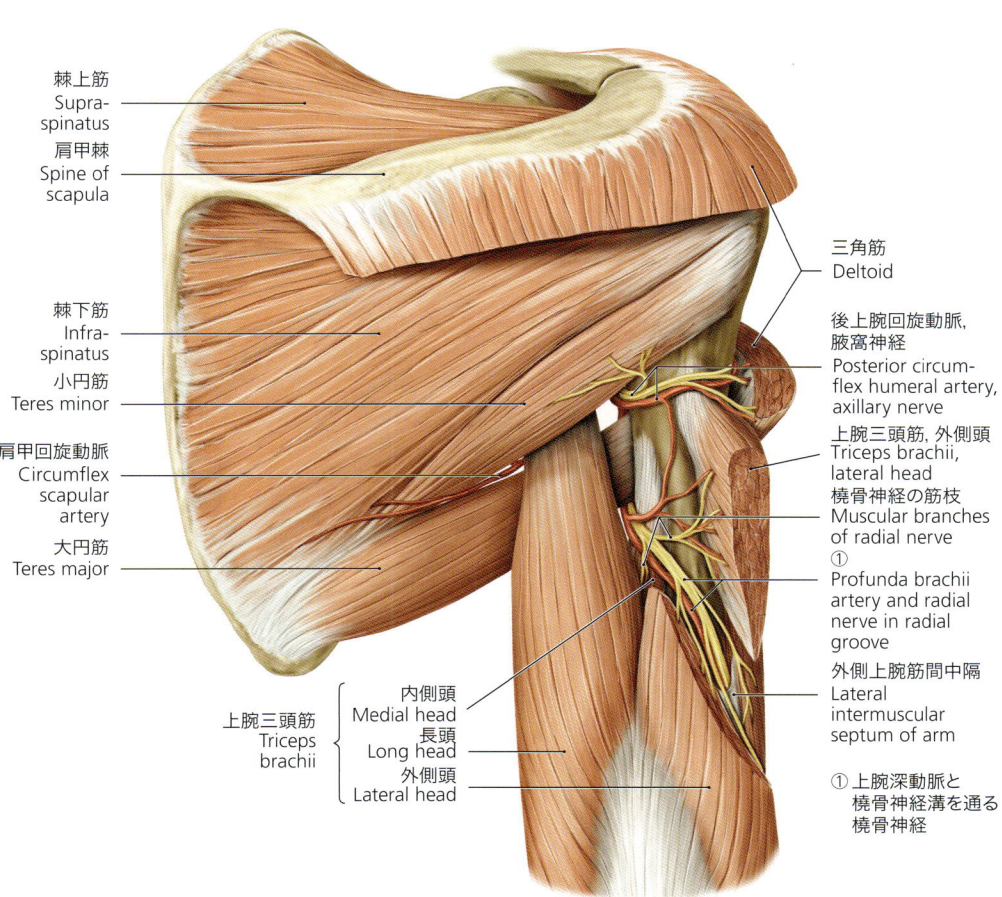

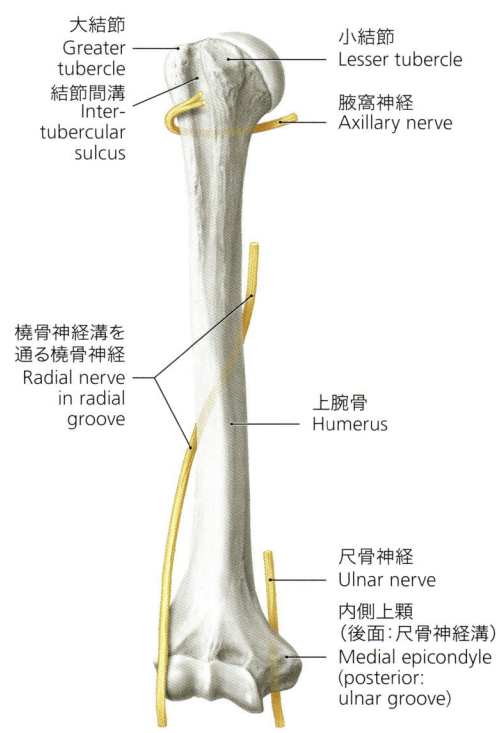

E 上腕骨に密接に関係する神経
右上腕骨，前面．

C 橈骨神経溝における橈骨神経の走行
右肩と上腕，後面．

上腕三頭筋の外側頭は，上腕骨をラセン状に回る橈骨神経を示すために切開されている．この解剖により，上腕三頭筋の内側頭と外側頭の起始部の間の骨性の橈骨神経溝が明らかとなっている．橈骨神経溝の遠位端で，橈骨神経は外側上腕筋間中隔を貫き，上腕骨の前面に出て，引き続き橈骨神経管を経て肘窩に至る（ここでは示されていない．p. 406 参照）．

Note 上腕三頭筋への橈骨神経の枝は，橈骨神経溝より近位で起こる．そのため，橈骨神経溝のレベルでの上腕骨骨折によって橈骨神経が障害されても，上腕三頭筋への橈骨神経の枝は，障害部位より近位で分岐するため上腕三頭筋は機能する．

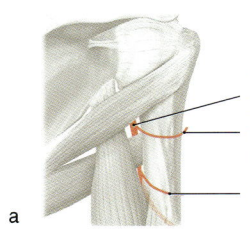

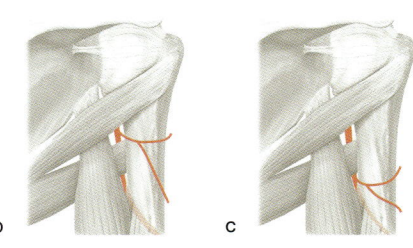

F 上腕動脈の分岐：正常と変異
（von Lanz, Wachsmuth による）
a 正常（77%）．上腕深動脈と後上腕回旋動脈が上腕動脈から起こる．
b, c 変異．
b 上腕深動脈が後上腕回旋動脈から起こる（7%）．
c b と同様だが，後上腕回旋動脈が外側腋窩隙（四角間隙）ではなく，三頭筋裂孔を通る（16%）．

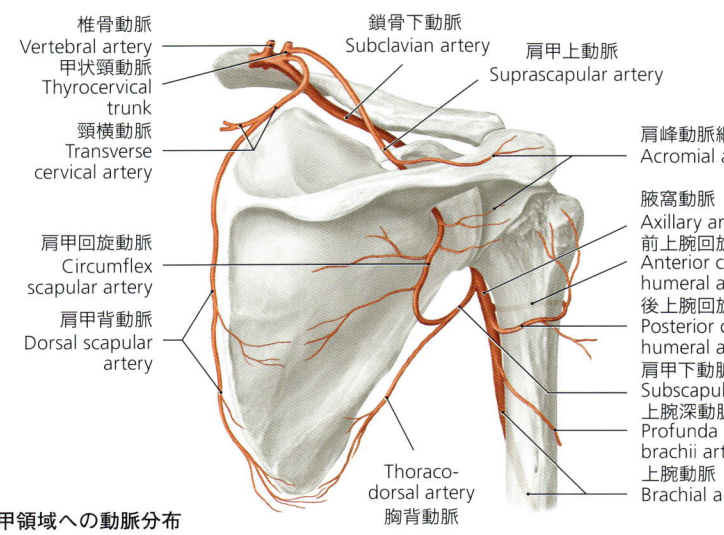

D 肩甲領域への動脈分布
右肩，後面．

5.10 肘, 肘窩 The Elbow (Cubital Region)

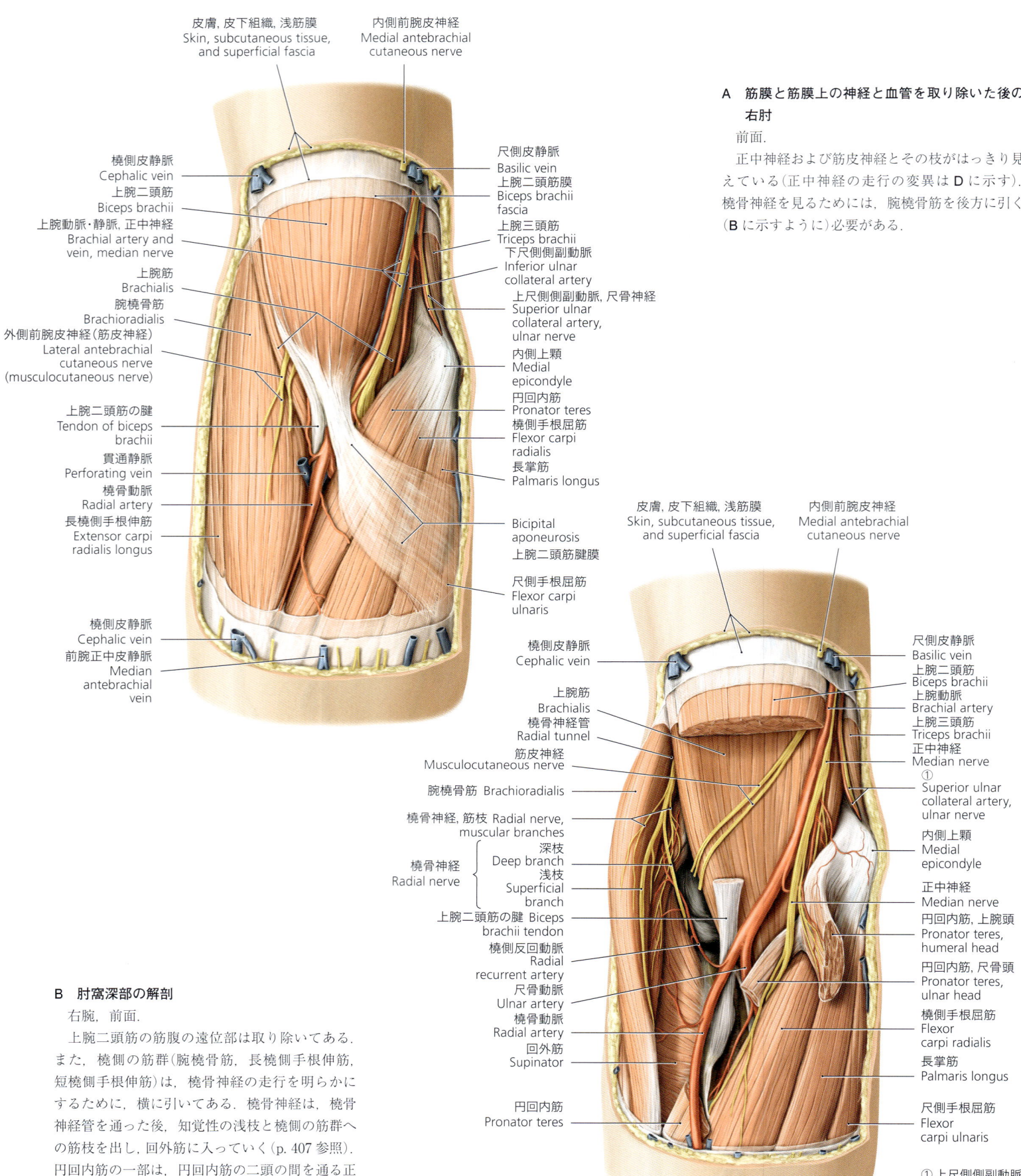

A 筋膜と筋膜上の神経と血管を取り除いた後の右肘

前面.
正中神経および筋皮神経とその枝がはっきり見えている(正中神経の走行の変異は D に示す). 橈骨神経を見るためには, 腕橈骨筋を後方に引く (B に示すように)必要がある.

B 肘窩深部の解剖

右腕, 前面.
上腕二頭筋の筋腹の遠位部は取り除いてある. また, 橈側の筋群(腕橈骨筋, 長橈側手根伸筋, 短橈側手根伸筋)は, 橈骨神経の走行を明らかにするために, 横に引いてある. 橈骨神経は, 橈骨神経管を通った後, 知覚性の浅枝と橈側の筋群への筋枝を出し, 回外筋に入っていく(p. 407 参照). 円回内筋の一部は, 円回内筋の二頭の間を通る正中神経の走行を示すために内側に引いてある.

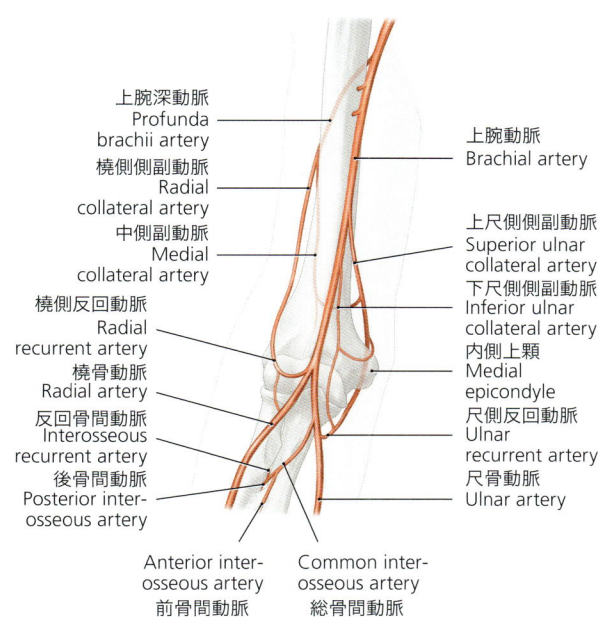

C 肘部での動脈吻合：肘動脈網
右腕，前面．

肘部での動脈吻合は，多くの動脈から供給を受ける血管網を形成する．
- 上腕深動脈から分岐する中側副動脈と橈側側副動脈（橈側反回動脈と反回骨間動脈を経由して橈骨動脈と交通する）．
- 上腕動脈から分岐する上尺側側副動脈と下尺側側副動脈（尺側反回動脈を経由して尺骨動脈と交通する）．

この動脈網のおかげで，上腕動脈を上腕深動脈の分岐より遠位で結紮しても，肘部への血行は保たれる．

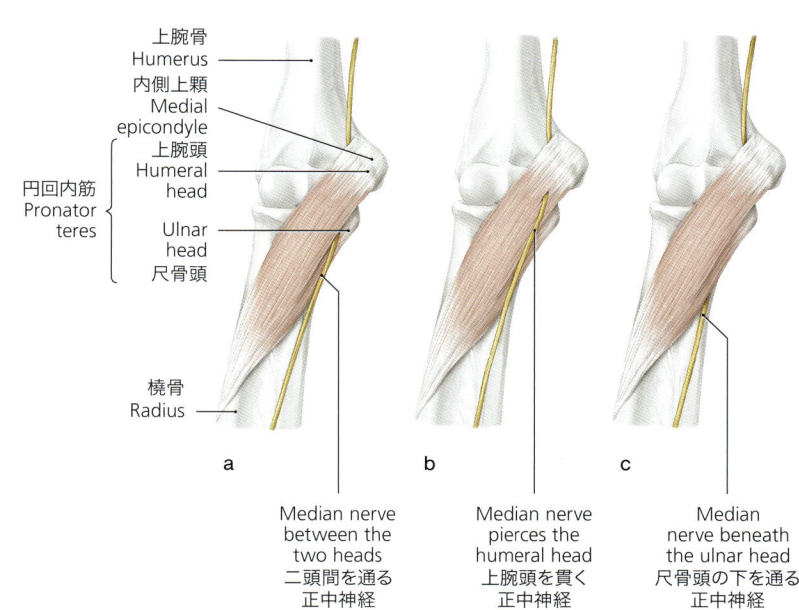

D 正中神経と円回内筋の関係：正常と変異
（von Lanz, Wachsmuth による）
右腕，前面．
a 大部分（95%）は，正中神経は円回内筋の二頭間を通過する．
b, c 変異．
b 正中神経が円回内筋の上腕頭を貫く（2%）．
c 正中神経が尺骨頭の下を通過する（3%）．

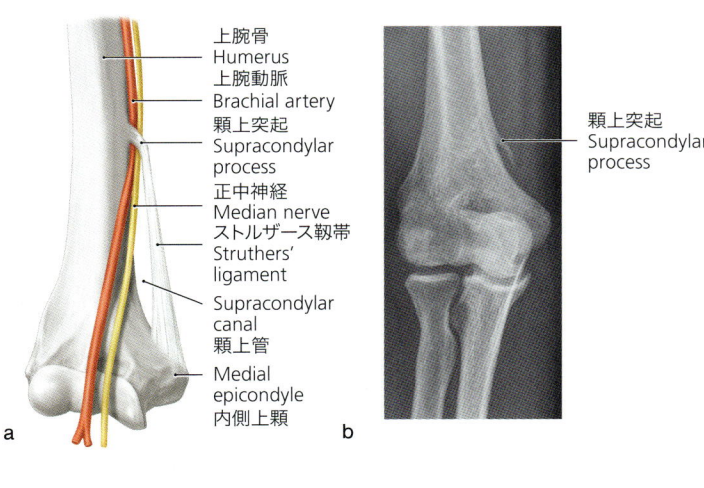

E 上腕骨の顆上突起
a 右上腕骨の遠位部，**b** X線前後像（AP像）．

顆上突起はまれな変異（0.7%）で，内側上顆の上方にある骨性の突起のことである（p. 256 参照）．顆上突起が存在する場合，内側上顆に終わるストルザース靱帯と呼ばれる結合組織性の帯が付着することがある．結果として生じる顆上管が，上腕動脈と正中神経を巻き込み，圧迫することがある．（画像は HEH Braunschweig 財団，Dr. med. Hans-Peter Sobotta より）

F 橈骨神経と回外筋の関係
右肘部，橈側面．

橈骨神経は，回外筋の少し近位で，運動性の深枝と感覚性の浅枝に分かれる．この位置関係により，運動性の深枝の絞扼や圧迫が起こりやすくなる．その結果，運動性の深枝で支配されている伸筋群（および長母指外転筋）の選択的麻痺が生じる（フローゼ・アーケード，回外筋症候群，p. 382 参照）．

5.11 前腕前部 Anterior Forearm Region

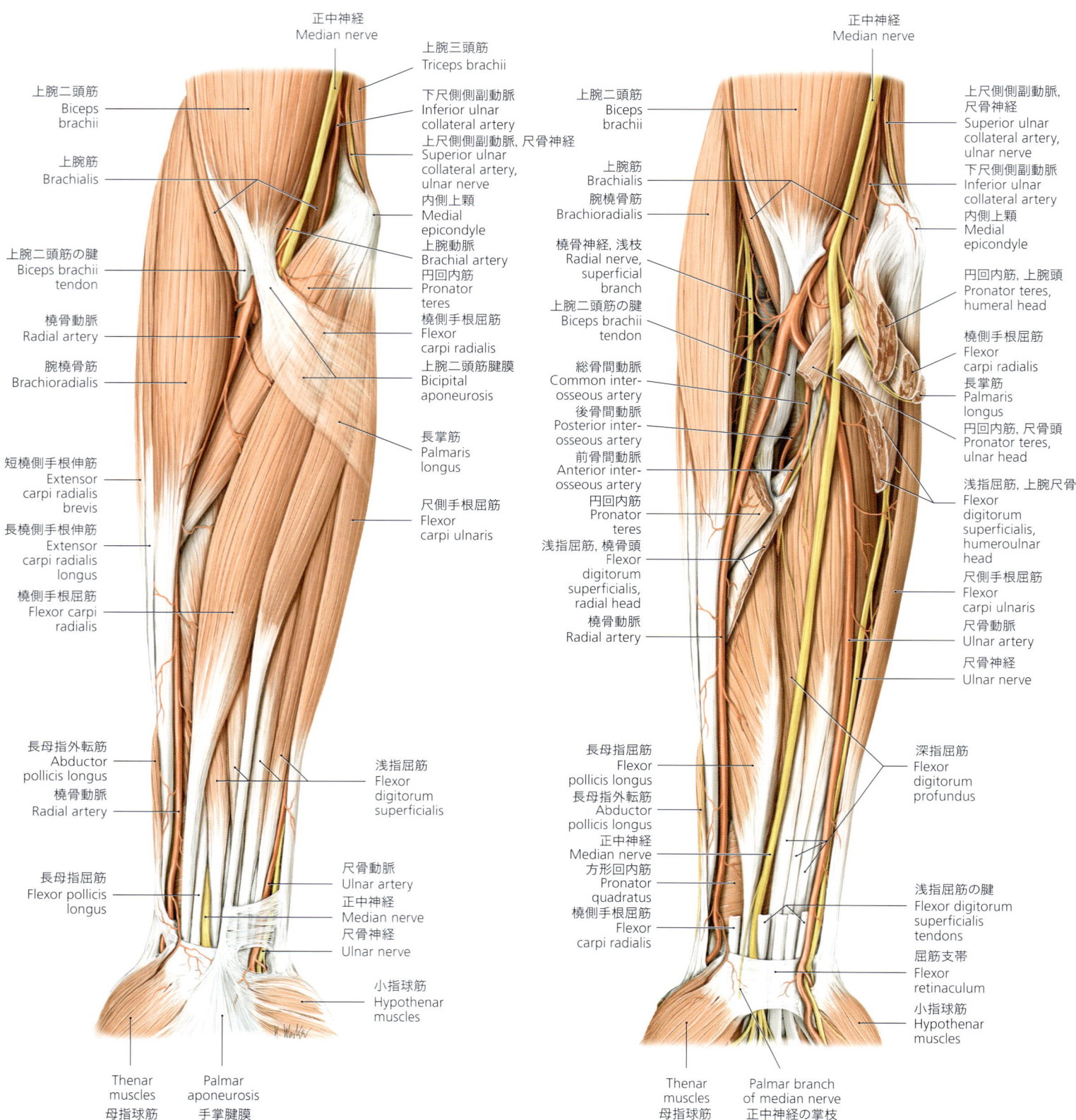

A 右前腕，前面，浅層
筋膜と浅在性の神経・血管などは取り除いてある．この図では前腕の神経・血管はまだ明らかにされていない（皮静脈は p. 389，D に示す）．

B 右前腕，前面，深層
正中神経，橈骨神経の浅枝，橈骨動脈，尺骨動脈を示すために，円回内筋，浅指屈筋，長掌筋，橈側手根屈筋は一部取り除いてある（橈骨動脈，尺骨動脈の走行の変異は D に示す）．

C 上肢の血管の発達

上肢の血管系は，胎児期のものがそのまま成熟型へと発達するのではなく，多くの変化を経て完成する．

初期の肢芽は一次中心動脈幹から血液供給を受けている．一次中心動脈幹は，その後，遠位に伸びて総骨間動脈となる．発達が進むと，正中神経に沿って正中動脈と呼ばれる2番目の縦走する動脈幹が形成される．正中動脈は，前腕と手のほとんどに血液を供給するようになり，骨間動脈は退化する．結果的に，初期に存在した筋への細い動脈が尺側と橈側でしだいに太くなり，尺骨動脈と橈骨動脈を形成する．

霊長類では，尺骨動脈と橈骨動脈が，正中動脈に代わってその機能を受け継いでいる．哺乳類以外の動物では，骨間動脈が主要な動脈に留まるが，下等な哺乳類では，正中動脈が主要な動脈となる．ヒトにおいても，骨間動脈や正中動脈が先祖返り変異として残存し(D 参照)，手掌への主要な血液供給源となることがある．

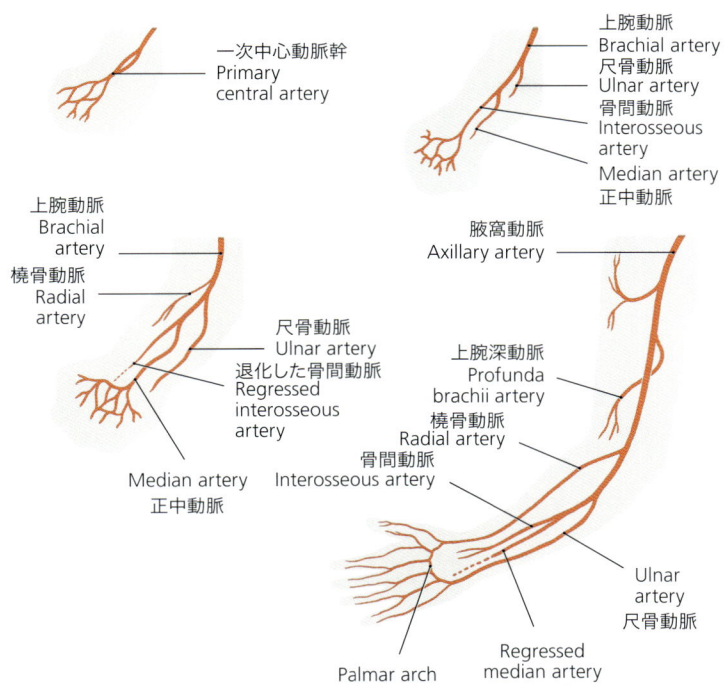

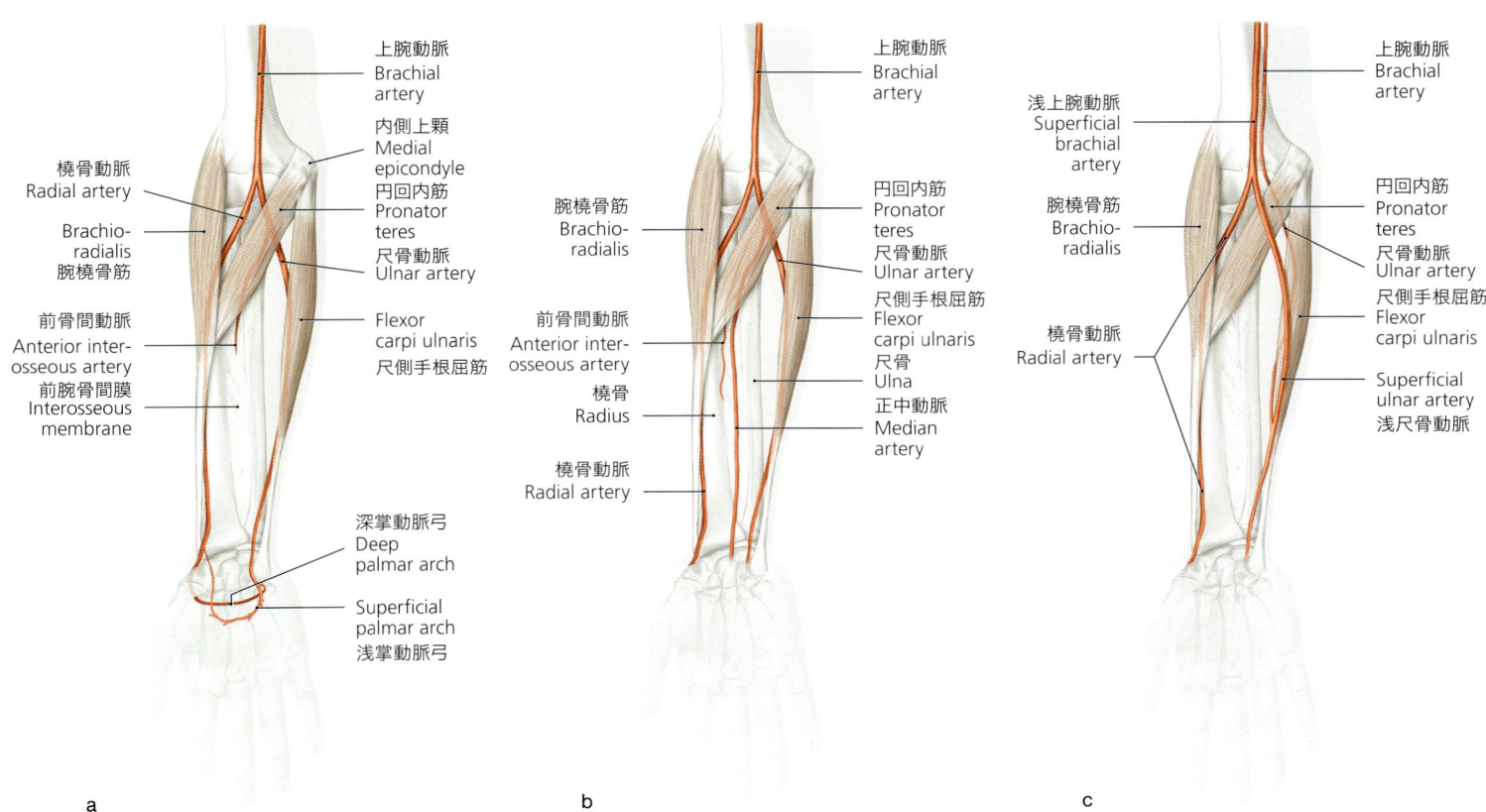

D 前腕の動脈：正常と変異（Lippert，Pabst による）
右前腕，前面．
a 一般的な前腕における動脈（84%）．
b, c 変異．
b 正中動脈の遺残．正中動脈は，しばしば総骨間動脈の分岐より遠位の尺骨動脈から起こる（8%）．

c 前腕に副次的浅在動脈が存在する（浅前腕動脈，8%）．例えば，浅上腕動脈から起こる浅尺骨動脈であり，この動脈は屈筋群の表面を走り，遠位で尺骨動脈と合流する．この動脈の存在は，肘部での静脈内注射における潜在的危険因子となる（p. 370 参照）．

副次的浅在動脈は，通常，上腕で上腕動脈が浅上腕動脈（前腕で橈骨動脈になる）と上腕動脈（前腕で尺骨動脈になる，高位分岐型，p. 401 参照）に分かれるケースでよくみられる．

5.12 前腕後部と手背 Posterior Forearm Region and the Dorsum of the Hand

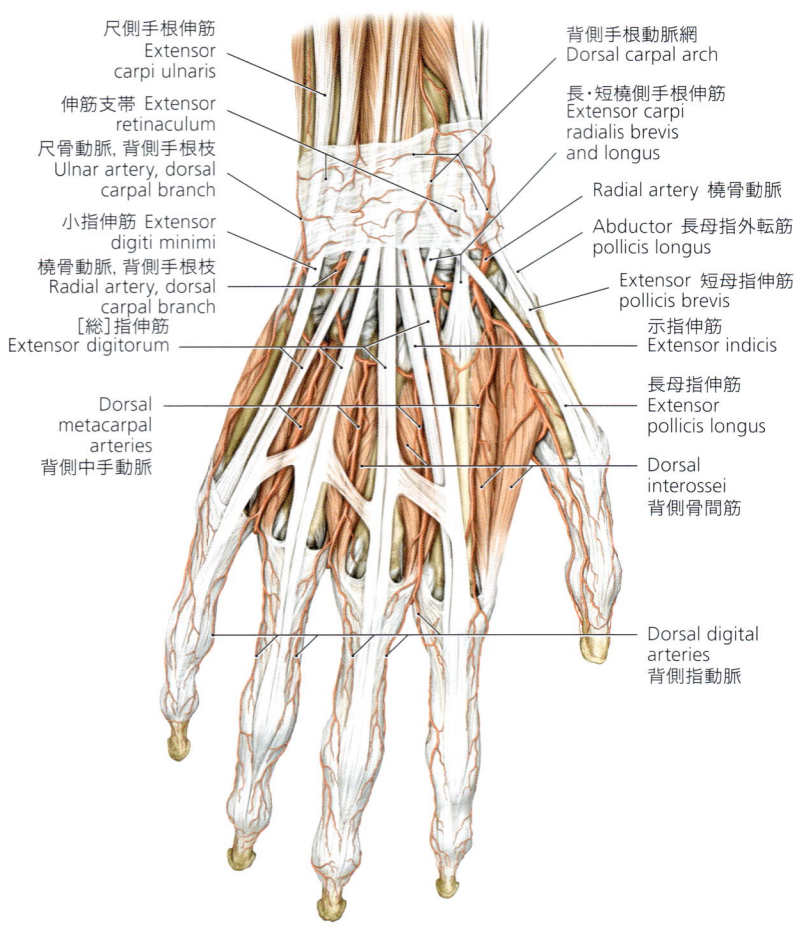

A 右手の手背と指の伸側の動脈

皮膚，皮下組織，手背筋膜は背側の動脈を示すために取り除いてある（わかりやすくするために静脈と神経も取り除いてある）．

手背は主な血液供給を橈骨動脈から受けており，尺骨動脈は1本の細い動脈を出すのみである（背側手根枝）．しかし，貫通枝は手掌と手背の動脈間に多くの結合を形成している．このような結合は，指では，背側指動脈と固有掌側指動脈の間の側方吻合の形でみられる（この図には示されていない）．

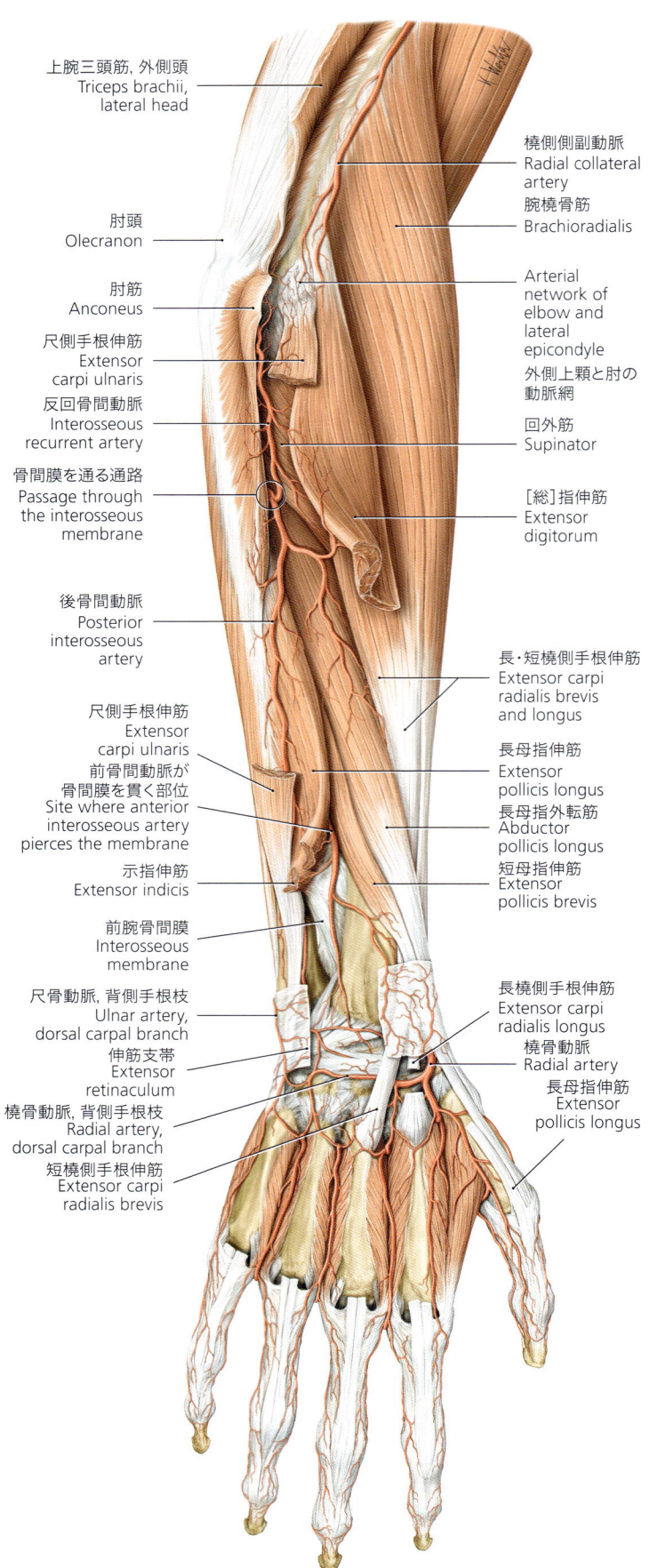

B 右上肢の前腕伸側と手背の深部動脈

肘部では，肘筋を起始から剝離し，横に折り返している．上腕三頭筋もかなり近位のレベルで起始から剝離している．前腕伸側では，尺骨手根伸筋と［総］指伸筋も一部取り除いている．

Note 後骨間動脈が回外筋の下縁の直下で，どのように骨間膜を貫き，前腕屈側に入っていくかに注意すること．前腕の遠位部で，前骨間動脈が骨間膜を貫き，前腕背側に入っていく場所を示すために，長母指伸筋と示指伸筋の一部分は取り除いてある．この両動脈は伸側に血液を供給するうえで重要である．

上肢 5 神経と脈管：局所解剖

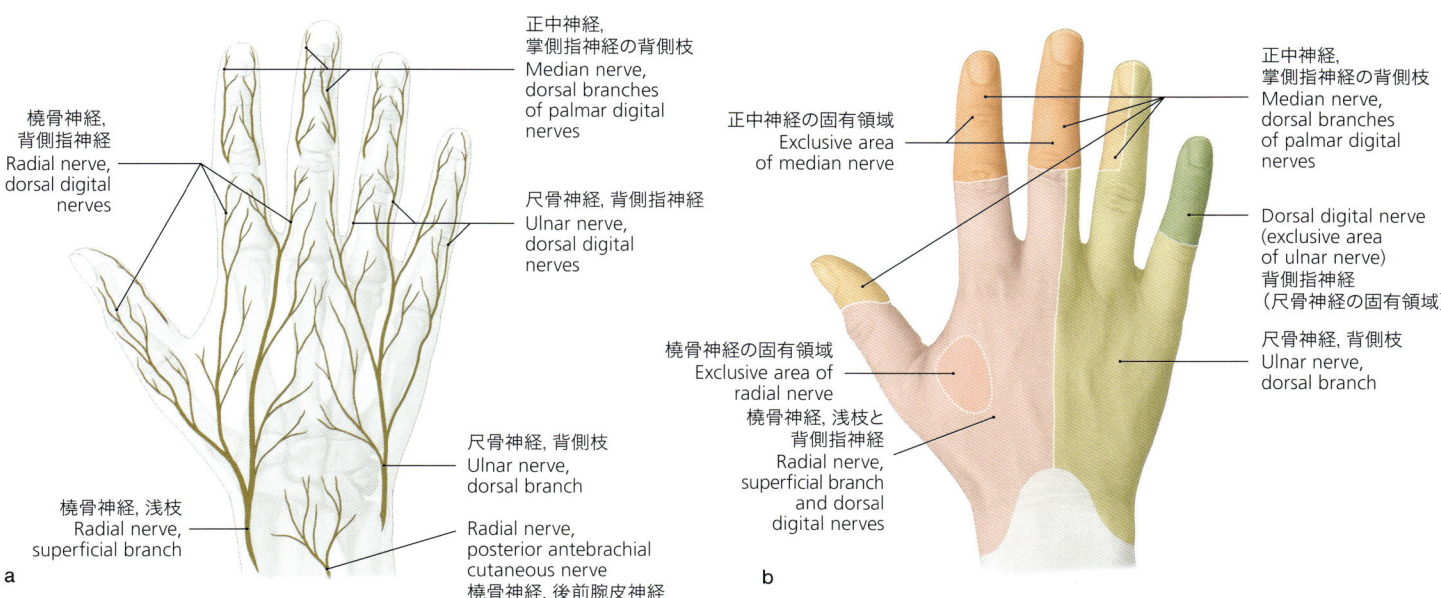

C 手背の神経支配
右手，後面．

a 手背の皮神経．

Note 示指と中指および薬指の橈側では，近位と遠位で違う神経に支配されている．
- 遠位：正中神経からの掌側指神経の背側枝で支配
- 近位：橈骨神経からの背側指神経で支配（示指と中指の近位指節間関節ぐらいまで），および尺骨神経からの背側指神経で支配（同様に中指と薬指の近位指節間関節ぐらいまで）

b 手背における尺骨神経，正中神経，橈骨神経の固有あるいは共通感覚支配領域．

薄く色付けされた領域はそれぞれの神経から大部分の支配を受けている．それぞれの神経の感覚支配領域は，実際，近傍の神経の領域とかなり重複している．したがって，1本の神経の障害で，その神経の支配領域すべてが感覚がなくなるのではない．重度の，あるいは完全な感覚障害を示すのは，濃く色付けされている重複のない領域に限られている．

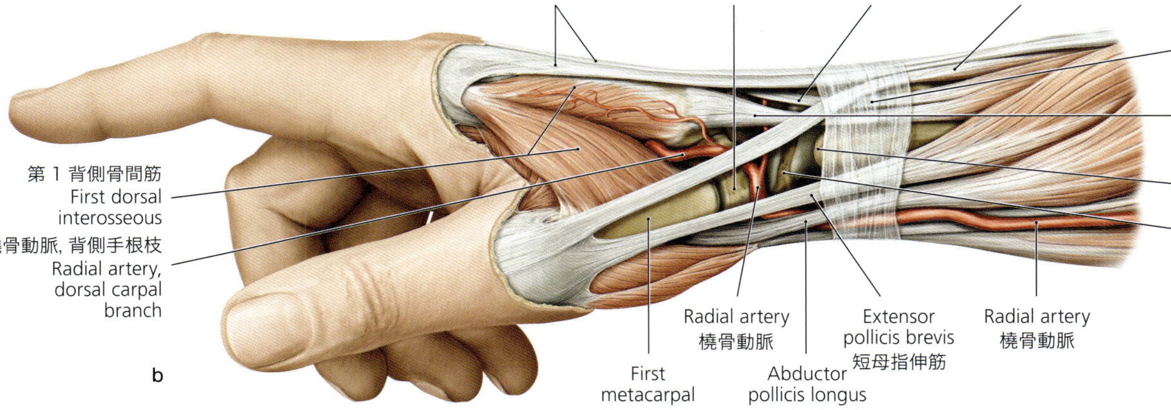

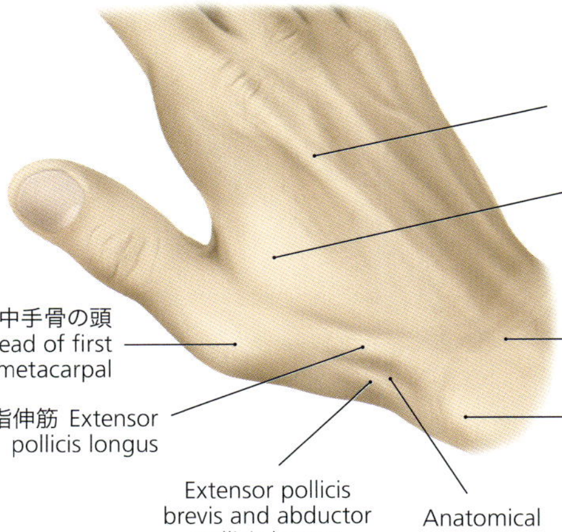

D "解剖学的嗅ぎタバコ入れ"の境界

a 右手背表面の解剖，後外側面．

b 右手背の筋と腱，橈側面．

"解剖学的嗅ぎタバコ入れ"は，三方を囲まれているくぼみである．すなわち，掌側を長母指外転筋および短母指伸筋の停止腱で，背側を長母指伸筋の停止腱で，底側を一般的に舟状骨か大菱形骨で囲まれている．舟状骨の骨折では，"嗅ぎタバコ入れ"に強い圧痛を伴う．近位の境界は伸筋支帯である．

Note 橈骨動脈は，"解剖学的嗅ぎタバコ入れ"の深部で舟状骨と大菱形骨の間を走行する．これは，切開の時の目印となる．

5.13 手掌：浅部の神経と脈管　The Palm of the Hand: Epifascial Nerves and Vessels

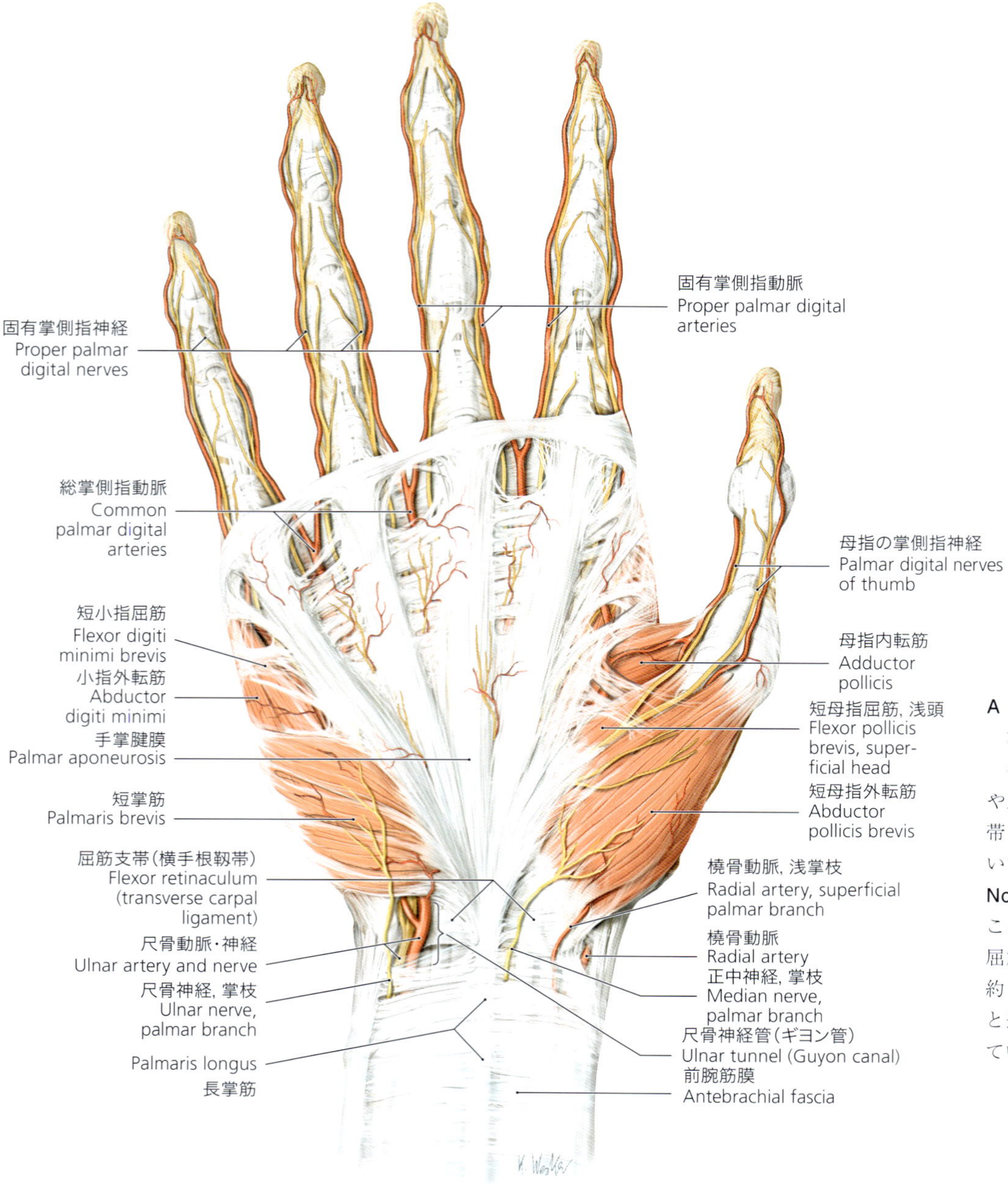

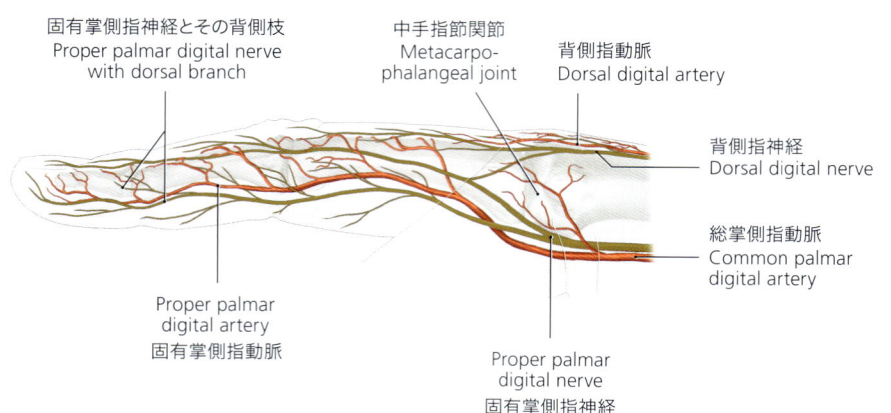

A 手掌浅部の動脈と神経

右手，前面．

手掌腱膜以外のすべての筋膜は手掌表面の神経や血管を示すために取り除いてある．手掌手根靱帯も尺骨管を通る神経や血管を示すために取り除いてある（尺骨動脈と尺骨神経，p. 419 参照）．

Note 橈骨動脈の浅掌枝の走行は変異に富む．ここに示してある例では，短母指外転筋と短母指屈筋の起始の間を手掌に向かって走行している．約30％の例では，橈骨動脈の浅掌枝は尺骨動脈と連結し，浅掌動脈弓を形成する（図には示されていない，p. 414 参照）．

B 右中指の神経と血管

外側面．

手掌の動脈は，神経より前方に存在する．しかし，指の動脈は，神経より背側に存在する（通常，中手指節関節のレベルで交叉する）．外側部の指の遠位の背側面には固有掌側指神経の枝が分布している．

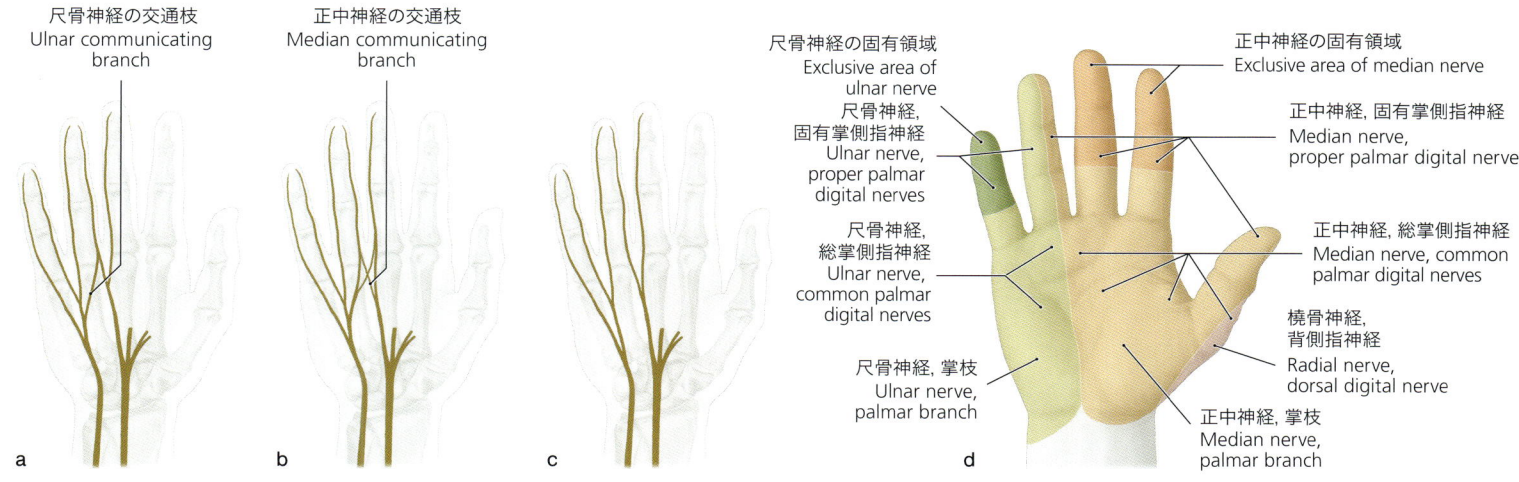

C 手掌への神経支配
右手，前面．

a–c 手掌への神経支配パターン（Schmidt, Lanzによる）．この領域の感覚神経支配パターンは，正中神経と尺骨神経間の結合枝があることで特徴づけられている．以下の神経支配パターンがよくみられるものである．

a 最も頻度が高い（46％）のは，正中神経と尺骨神経が尺骨神経の交通枝で結合されているケースである．

b 変異の1番目としては（20％），正中神経と尺骨神経が尺骨神経の交通枝と正中神経の交通枝両方で結合されているケースである．

c 変異の2番目としては（20％），正中神経と尺骨神経の間に交通枝がないケースである．

d 手における感覚神経の固有あるいは共通感覚支配領域，掌側面．重複のない固有支配領域は濃い色で示されている．手背の図と比較すること（p. 411, **C**）．

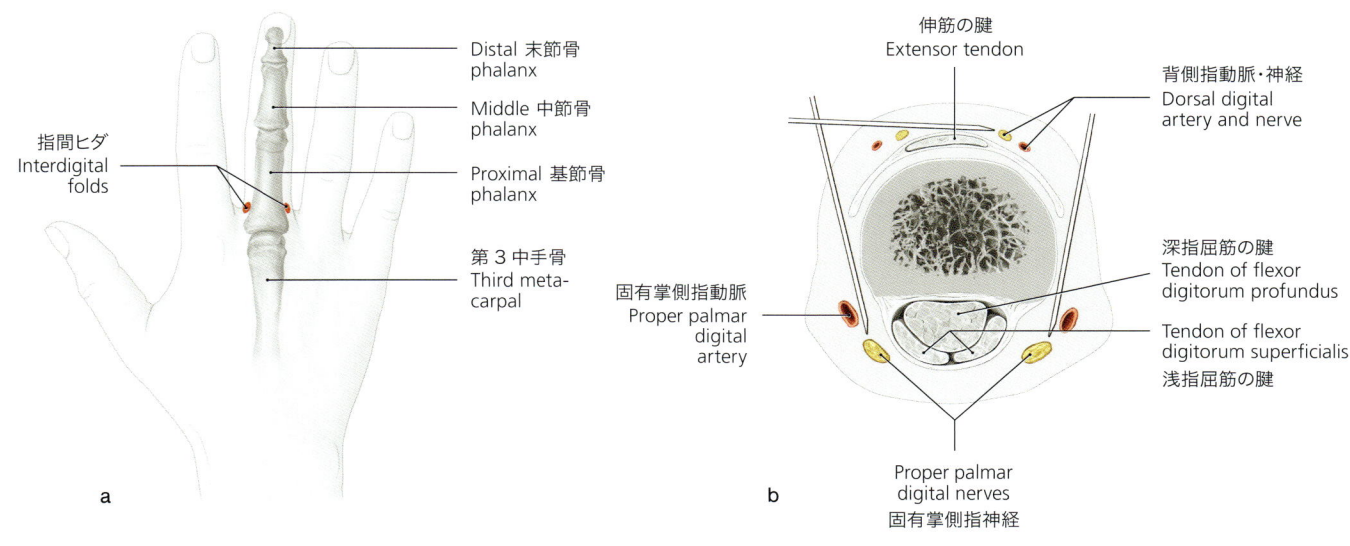

D 指神経ブロック
右手，後面．
このタイプの局所麻酔は指の外傷の時，特に縫合の必要な傷などに有用である．

a 刺入部位は，指間ヒダの部分である．
b 背側神経枝を麻酔したのち，針を橈側と尺側の掌側指神経に進め，それぞれの部位で，1～2 mLの局所麻酔剤を注入する．

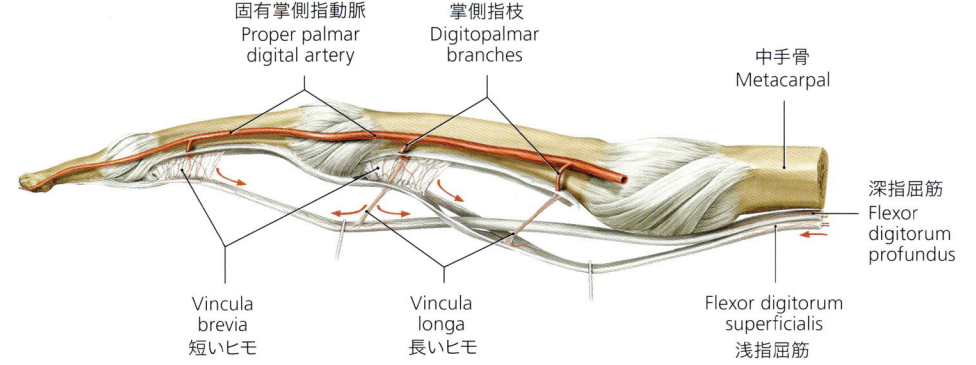

E 腱鞘内での指の屈筋腱への血液供給
右中指，外側面．
腱鞘内での指の屈筋腱へは，腱間膜（長いヒモと短いヒモ）を通る固有掌側指動脈の枝から血液が供給される．

5.14 手掌：血管 The Palm of the Hand: Vascular Supply

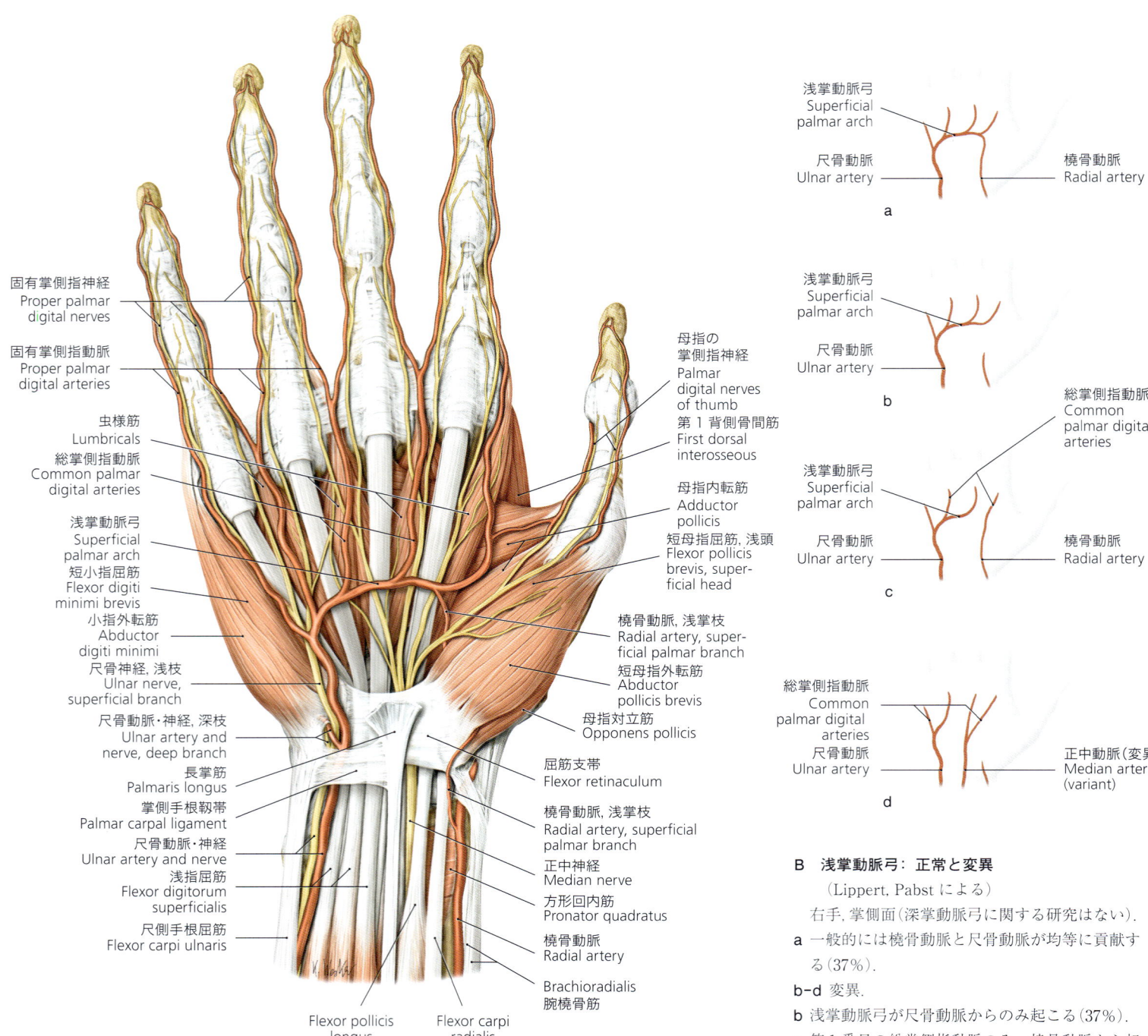

A　浅掌動脈弓とその枝
右手，前面．
手掌腱膜とそのほかの筋膜は浅掌動脈弓を示すために取り除いてある（変異は B に示す）．

B　浅掌動脈弓：正常と変異
（Lippert, Pabst による）
右手，掌側面（深掌動脈弓に関する研究はない）．
a 一般的には橈骨動脈と尺骨動脈が均等に貢献する（37％）．
b–d 変異．
b 浅掌動脈弓が尺骨動脈からのみ起こる（37％）．
c 第 1 番目の総掌側指動脈のみ，橈骨動脈から起こり，それ以外は，尺骨動脈から起こる（13％）．
d 総掌側指動脈が，尺骨動脈と正中動脈から起こる（非常にまれ）．

上肢 5 神経と脈管：局所解剖

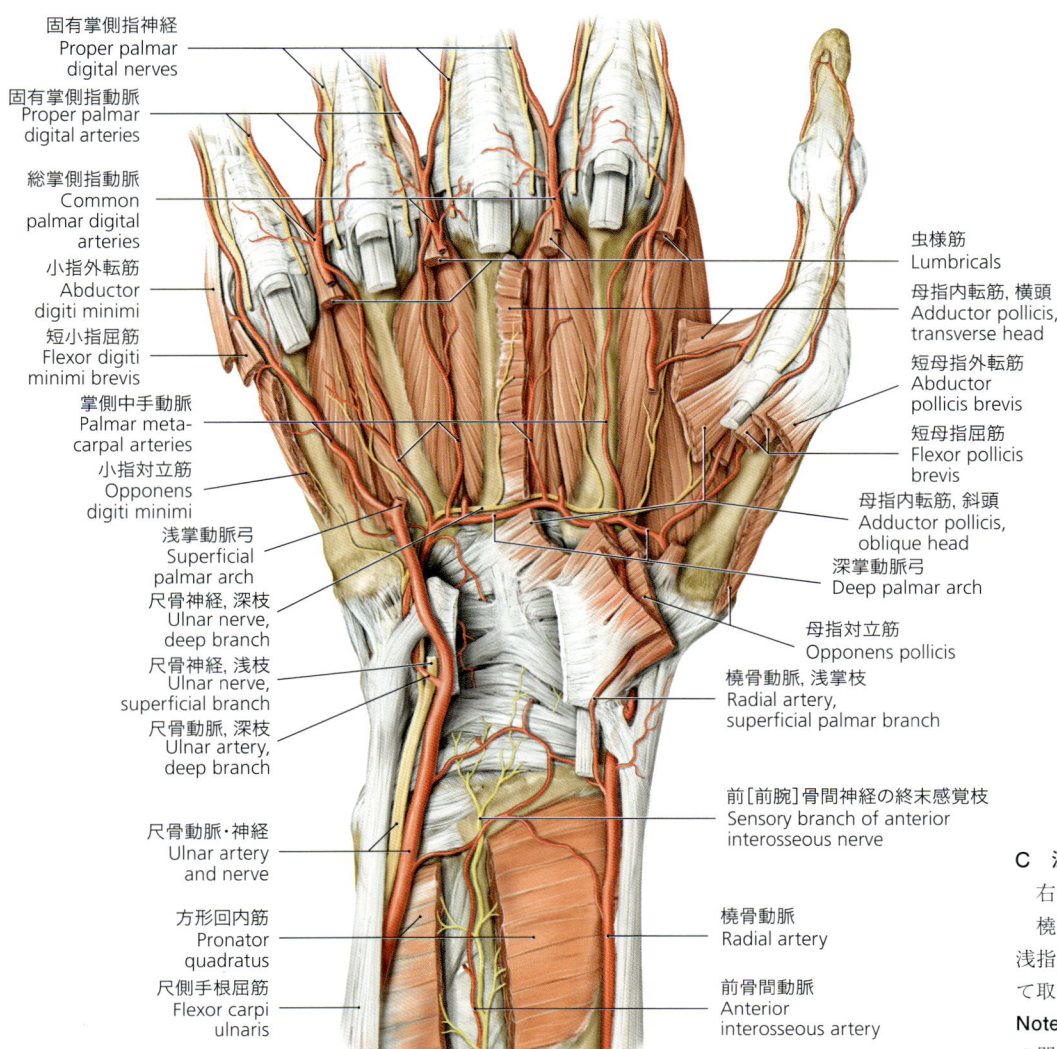

C 深掌動脈弓とその枝

右手，前面．

橈骨動脈の終枝である深掌動脈弓を示すために浅指屈筋腱と深指屈筋腱は母指球と小指球に沿って取り除いてある．

Note 前［前腕］骨間神経は骨間膜と方形回内筋の間を遠位へ走行し，手関節の関節包に終末感覚枝を出している．

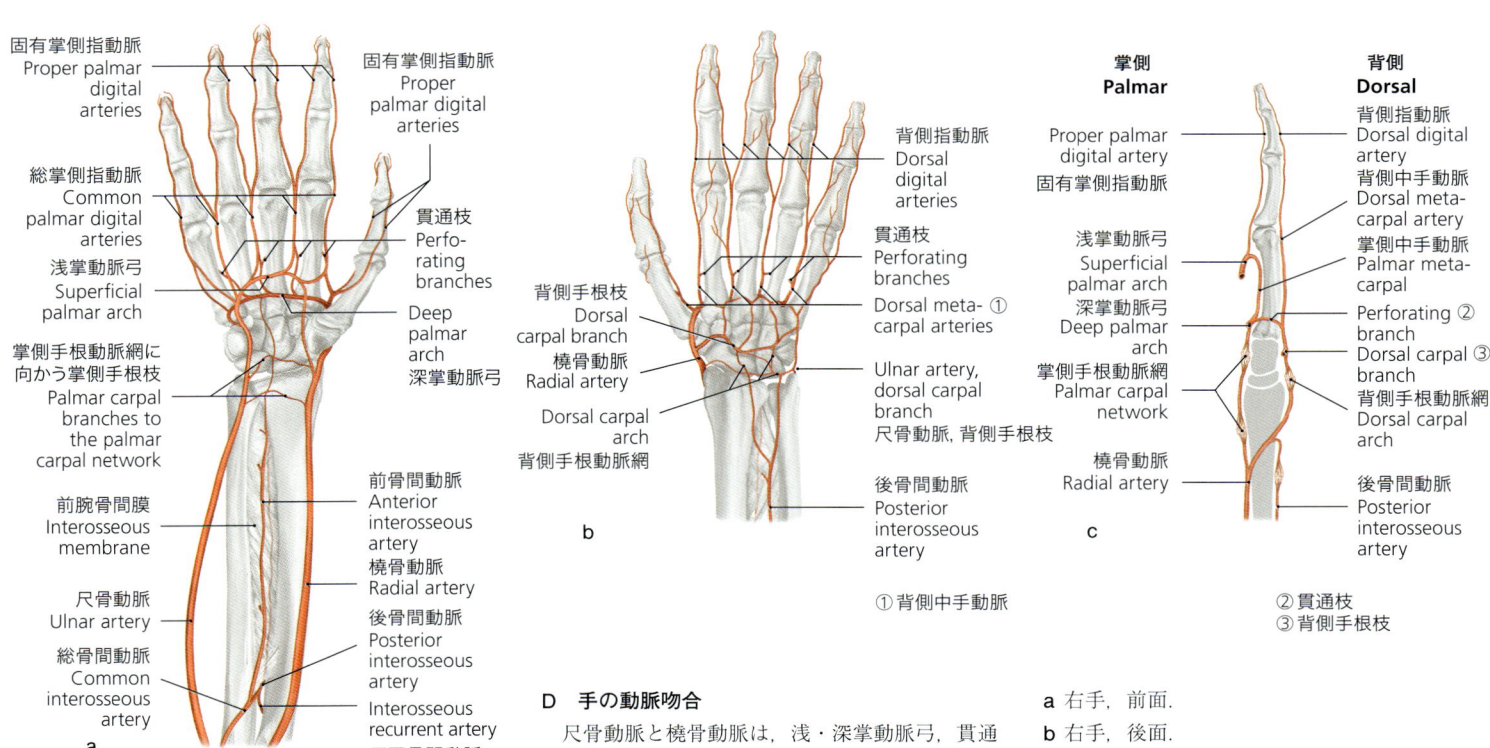

D 手の動脈吻合

尺骨動脈と橈骨動脈は，浅・深掌動脈弓，貫通枝，背側手根動脈網によって連結されている．

① 背側中手動脈

② 貫通枝
③ 背側手根枝

a 右手，前面．
b 右手，後面．
c 右中指，外側面．

5.15 手根管 The Carpal Tunnel

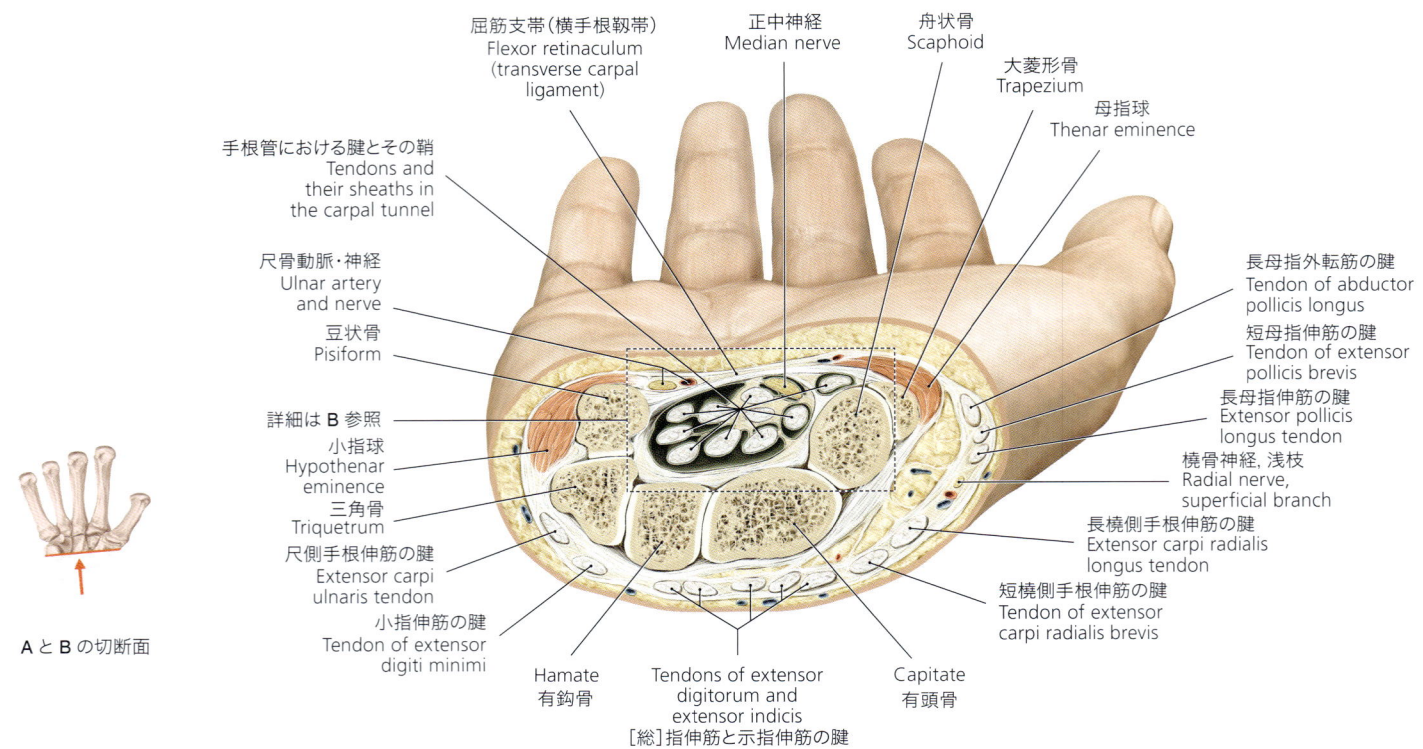

A 右手首の横断面（Bも参照）
遠位面．
手根管は線維と骨で囲まれる管である（p. 302 参照）．手根管の中を，正中神経と浅指屈筋，深指屈筋，長母指屈筋，橈側手根屈筋の停止腱が通過する．

手根管の背側の境界は，手根骨の前面で構成される手根溝であり，掌側の境界は屈筋支帯である（臨床的には横手根靱帯とも呼ばれる）．尺骨動脈と尺骨神経は屈筋支帯の掌側に存在する尺骨管を通過する（p. 419 参照）．

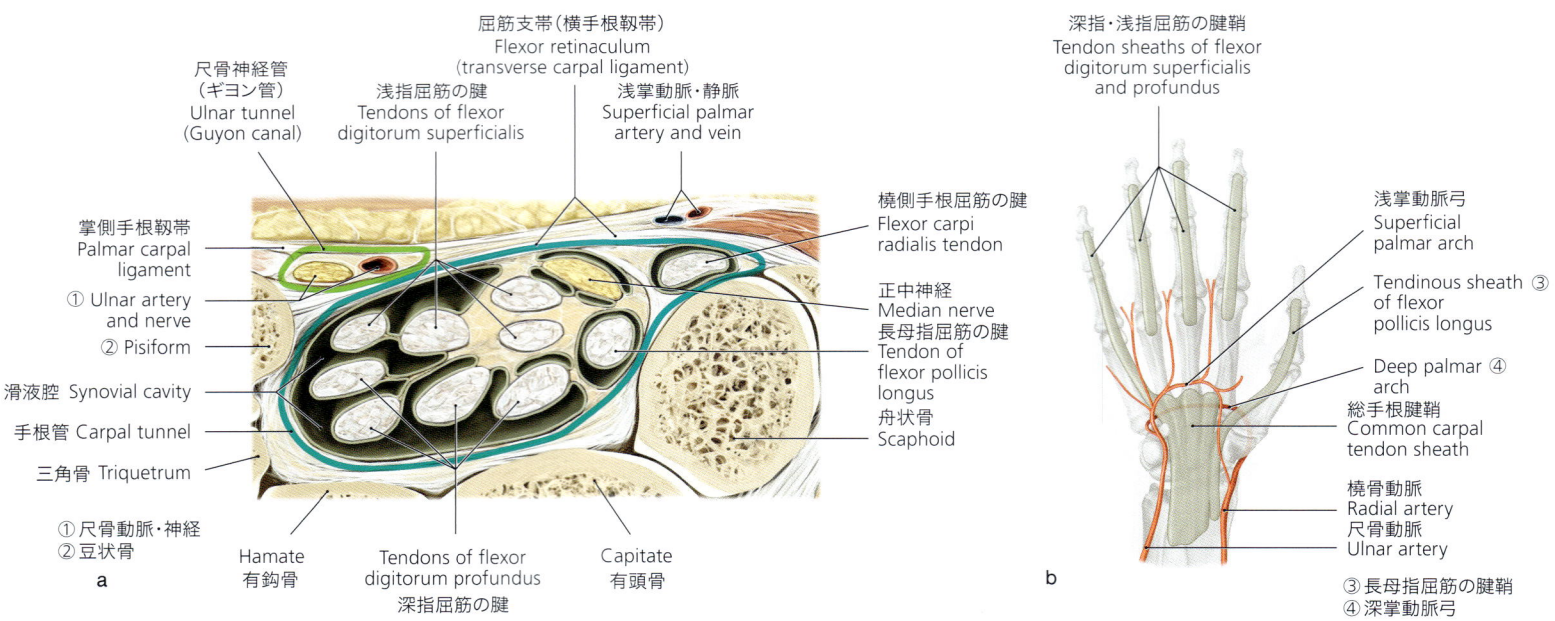

B 掌動脈弓の手根および指の腱鞘に対する関係
a 手根管内の腱鞘（Aの細部）．
長い屈筋腱が掌側の腱鞘に包まれながら手根管を通っていく．浅指屈筋と深指屈筋の腱は，尺側に位置する固有の滑膜鞘で包まれている．この滑膜鞘の橈側に長母指屈筋腱が位置する．すべての指屈筋腱の共通の腱間膜は，手根管の橈側の掌側の壁に付着している．
通常，正中神経は，屈筋支帯の直下に独立したスペースを有している（腱鞘の走行の変異については p. 358 参照）．
b 手根および指の腱鞘の掌動脈弓に対する関係．

上肢　5　神経と脈管：局所解剖

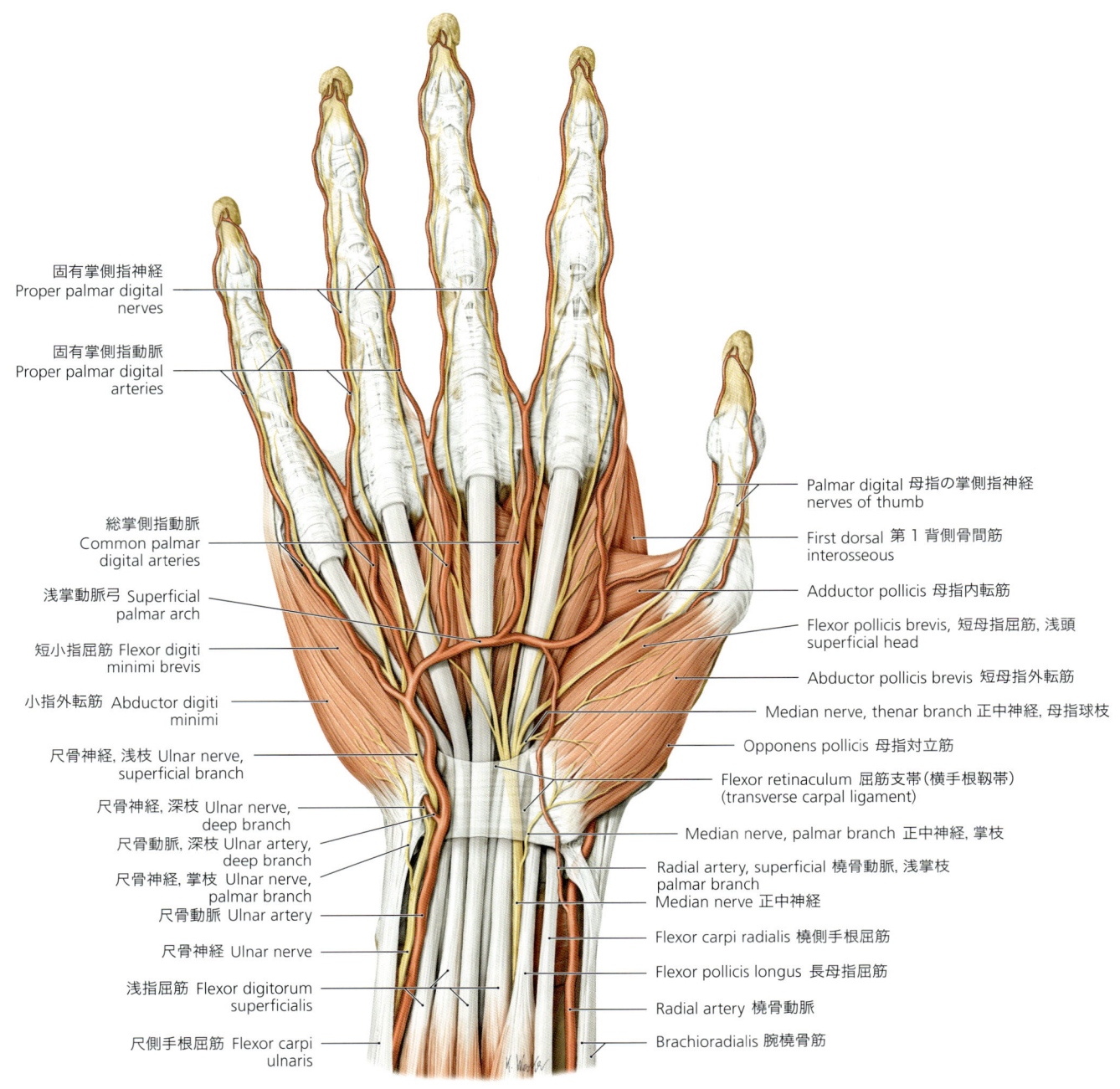

C　右手の手根管

前面.
横手根靱帯が薄く示されている．尺骨管は，尺骨動脈と尺骨神経を示すために開かれている．

Note　正中神経が手根管の表層を通ること，また屈筋支帯のすぐ遠位から正中神経の母指球枝が出ることに注意すること（変異は **D** に示す）．手根管症候群において屈筋支帯を外科的に切開する時，外科医は，母指球枝を切断することを防ぐために，その走行が変異に富むことに気をつけなければならない．ここに示す例では，橈骨動脈の浅掌枝は屈筋支帯の上を通っているが，しばしば，母指球筋の中を通過する（p. 334 参照）．

D　正中神経の母指球枝の起始：正常と変異（Schmidt, Lanz による）

a　一般的には，正中神経は，屈筋支帯（横手根靱帯）のすぐ遠位から母指球枝を出す（46％）．

b, c　変異．

b　母指球枝が靱帯の下で分岐する（31％）．

c　母指球枝が屈筋支帯（横手根靱帯）を貫くため，屈筋支帯の切開手術の時，障害を受けやすい（約 23％）．

5.16 尺骨神経管（尺骨管）と手根前部　The Ulnar Tunnel and Anterior Carpal Region

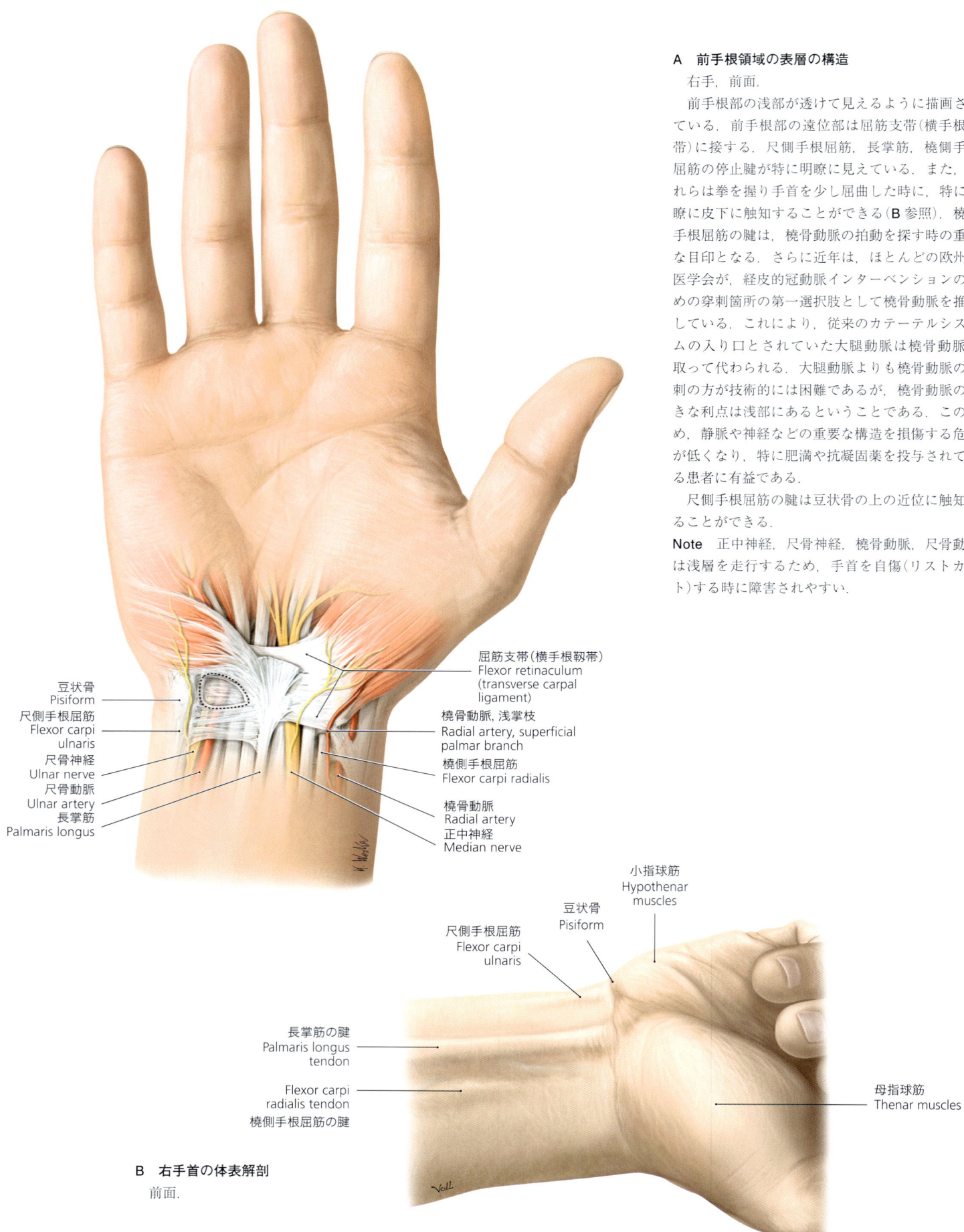

A　前手根領域の表層の構造

右手，前面．

前手根部の浅部が透けて見えるように描画されている．前手根部の遠位部は屈筋支帯（横手根靱帯）に接する．尺側手根屈筋，長掌筋，橈側手根屈筋の停止腱が特に明瞭に見えている．また，これらは拳を握り手首を少し屈曲した時に，特に明瞭に皮下に触知することができる（B 参照）．橈側手根屈筋の腱は，橈骨動脈の拍動を探す時の重要な目印となる．さらに近年は，ほとんどの欧州の医学会が，経皮的冠動脈インターベンションのための穿刺箇所の第一選択肢として橈骨動脈を推奨している．これにより，従来のカテーテルシステムの入り口とされていた大腿動脈は橈骨動脈に取って代わられる．大腿動脈よりも橈骨動脈の穿刺の方が技術的には困難であるが，橈骨動脈の大きな利点は浅部にあるということである．このため，静脈や神経などの重要な構造を損傷する危険が低くなり，特に肥満や抗凝固薬を投与されている患者に有益である．

尺側手根屈筋の腱は豆状骨の上の近位に触知することができる．

Note　正中神経，尺骨神経，橈骨動脈，尺骨動脈は浅層を走行するため，手首を自傷（リストカット）する時に障害されやすい．

B　右手首の体表解剖

前面．

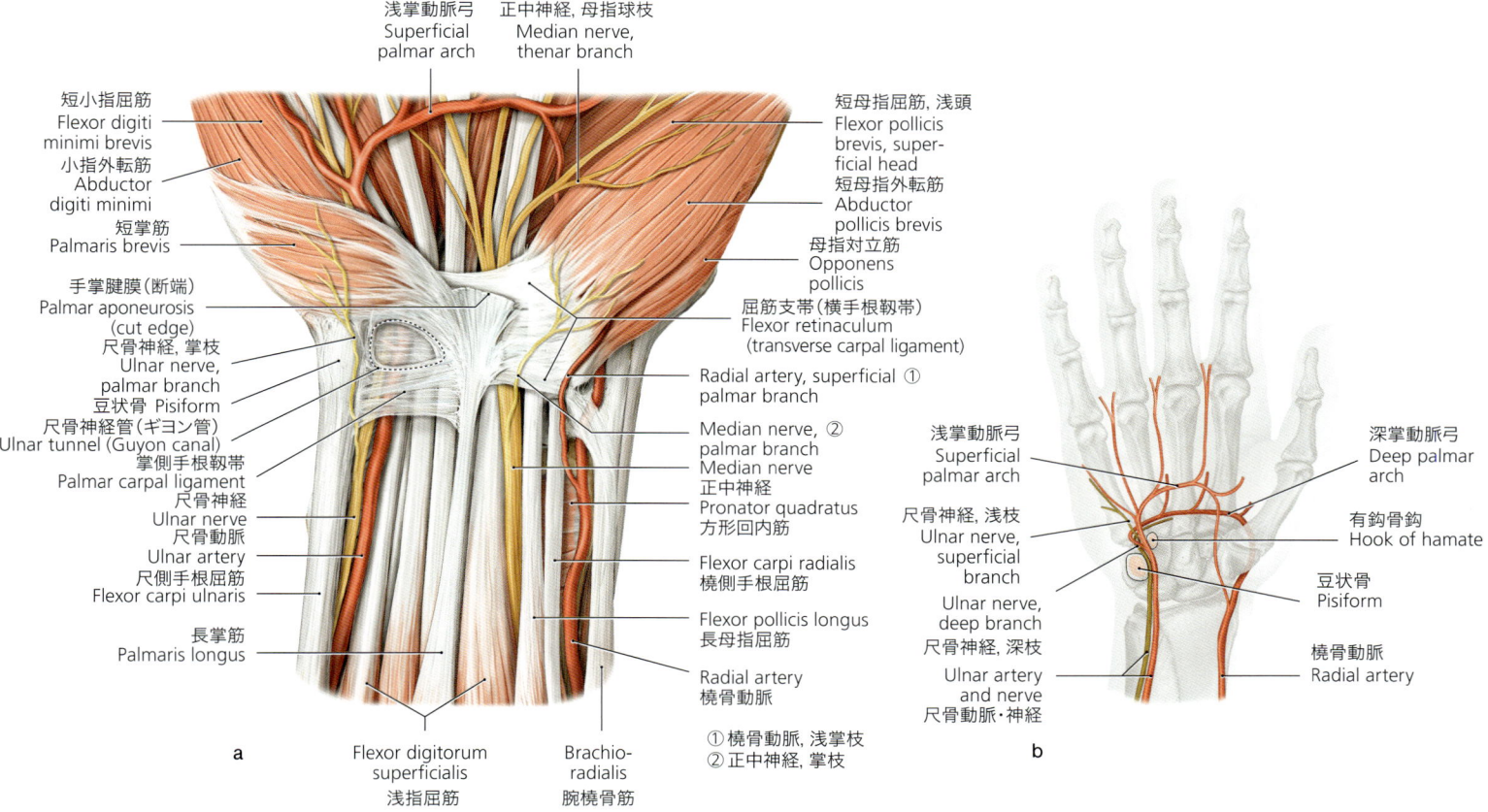

C 尺骨神経管と手掌深部における尺骨動脈と尺骨神経の走行

右手，前面．
a 手掌腱膜と前腕筋膜は，尺骨神経管における尺骨動脈と尺骨神経の走行を示すために取り除いてある．
b 尺骨神経管の骨性の目印．手首尺側の豆状骨と有鈎骨鈎の間を尺骨動脈と尺骨神経が走行するので，両者は尺骨管の骨性の目印となる．

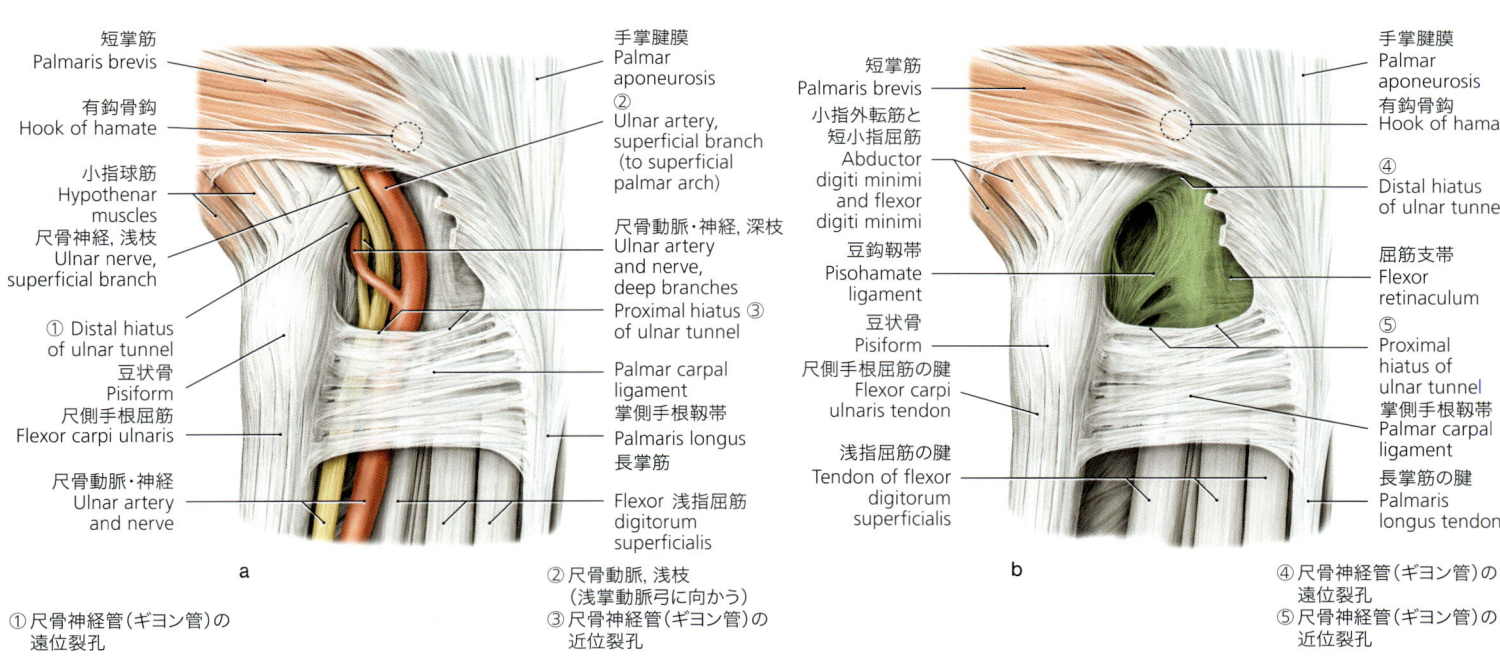

D 尺骨神経管の出入り口と壁，神経と血管のある状態(a)とない状態(b)

前面．

尺骨神経管の天井は，皮膚と皮下脂肪，および掌側手根靱帯（近位）または，短掌筋（遠位）で構成されている．尺骨神経管の背側は屈筋支帯（横手根靱帯）と豆鈎靱帯で境されている．尺骨神経管への入り口（近位裂孔）は，掌側手根靱帯の下の豆状骨のレベルで始まる．出口は有鈎骨鈎レベルで，豆状骨と有鈎骨鈎の間を横方向に伸びる三日月型の腱弓（遠位裂孔）である．有鈎骨鈎には短小指屈筋が付着する．

尺骨動脈と尺骨神経の深枝は，腱弓の深部を通過し，豆鈎靱帯の上を手掌の中央に向かう．尺骨動脈と尺骨神経の浅枝は，腱弓の上を遠位に向かい，短掌筋の深部に入る．

D 下 肢
The Lower Limb

1 骨，関節，靱帯 ……………………………………… **422**

2 筋：機能による区分 ………………………………… **492**

3 筋：局所解剖 ………………………………………… **520**

4 神経と脈管：形態と位置 …………………………… **542**

5 神経と脈管：局所解剖 ……………………………… **562**

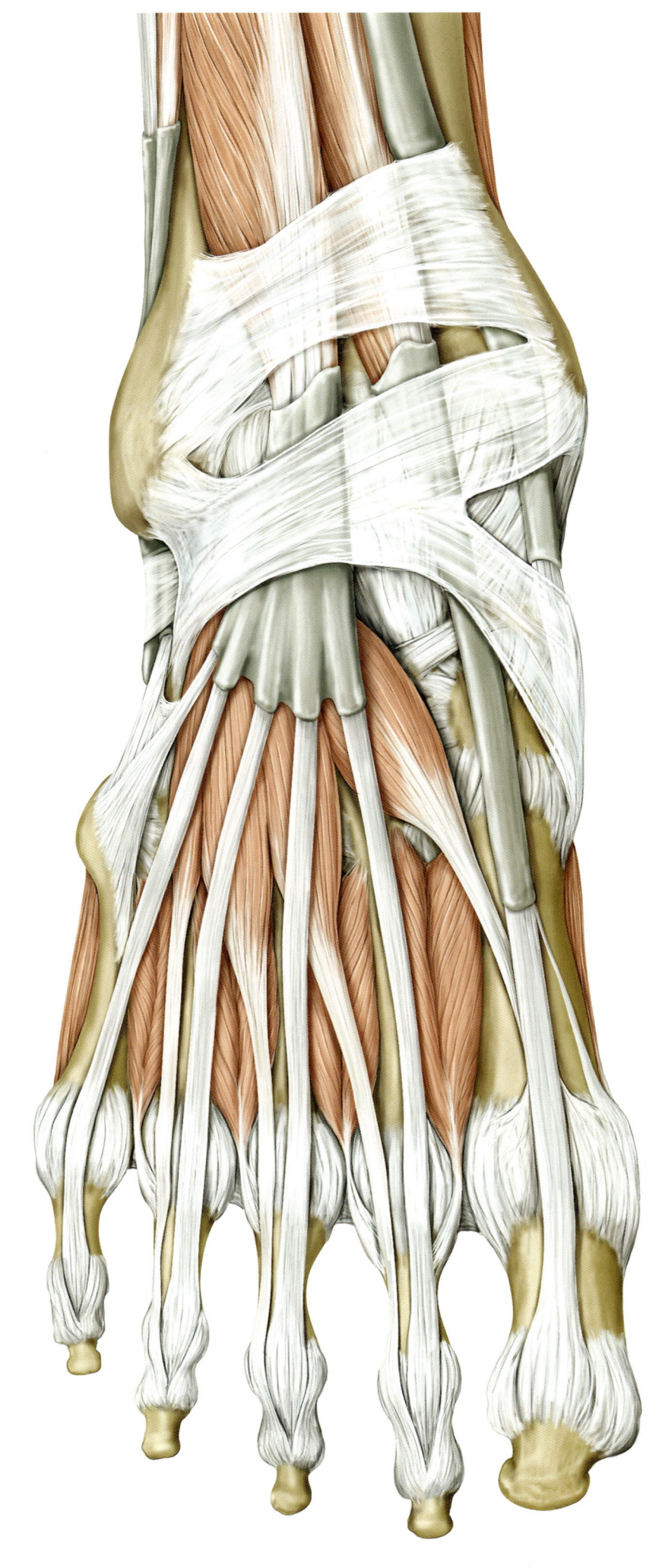

1.1 下肢：概観 Lower Limb: General Aspects

A ヒトの下肢の特徴的な形態と特殊化した機能

ヒトの上肢が，視覚情報を基に巧妙な運動機能を獲得するに伴い，下肢は直立二足歩行に適応したメカニズムへと進化した．こうした進化が，ヒトという霊長類に，特徴的な形態を作り出している．ヒト独特の形態とプロポーションの構造は，従来，霊長類がもっていた重心と内臓の位置から，再配置を繰り返してきた最終結果であるといえる．ヒトは，形態とバイオメカニクスを劇的に変化させ，より効率的な二足歩行を作り出してきた．ほかの霊長類にも，直立した姿勢をとって二足歩行をする能力はあるが，ほんの短時間しか継続できず，ヒトと比較するとはるかに大きなエネルギーを費やす．

ヒトの習慣的な直立歩行は，骨筋肉系の一連の解剖学的適応により達成されてきた．この解剖学的適応のうち，最も重要なものが脊柱と骨盤における適応である．ヒトの脊柱の構造は，ほかの霊長類と比べて著しく異なる．例えば，チンパンジーにおける脊椎の"1つの弓と弦"構造は，ヒトにおいてはS字状弯曲となり，その結果，ヒトの体軸骨格は，衝撃吸収のばねとして機能することになった(p. 111 参照)．一方，体幹全体の重量は，負荷を担う足面にかかることになった．直立姿勢に関連したこの変化が，腹部内臓全体の重量を骨盤に負わせることになった．それに付随して骨盤の腸骨翼がさらに広がり，仙骨は幅広くなっていった．こうして，内臓の負荷に耐えるため，ヒト特有の構造が作り出されたのである．

直立歩行の能率は，骨盤の安定化と，仙骨経由の脊椎との強固な連結によってさらに改善された．ヒトの下肢独特のプロポーションは，この特有かつ劇的な変化の証拠を示している．また，その機能は体重の支持と運動が中心であるため，ヒトの下肢は長く，力強い．オランウータンの下肢長が体幹長の111％，同じくチンパンジーが128％であるのに対し，ヒトは171％もある．ヒトの下肢が二足歩行のために特殊化した結果，筋，特に殿筋，膝関節伸展筋，ふくらはぎの筋の機能が本質的に変化したといえる．

B 下肢の骨格の概観

a 右下肢，前面＊，b 右下肢，後面＊（両面とも，足部は最大底屈位）．

上肢と同じく，下肢の骨格も，下肢帯骨とそれに連結する自由下肢骨からなる．

- 成人の下肢帯骨は，対の寛骨（無名骨）である．これは，上肢帯骨とは違い，仙腸関節を通して，体軸骨格と強固に連結している（p. 150 参照）．2つの寛骨は仙骨と恥骨結合で結合し，骨盤輪を作る（p. 427 参照）．
- 自由下肢は，大腿（大腿骨），下腿（脛骨と腓骨）と足から構成される．これは，下肢帯骨と股関節で連結する．

＊発生学的理由から（p. 20 参照），下肢の方向を示す用語として「背側」「腹側」は使用せず，「後」「前」を使用する．

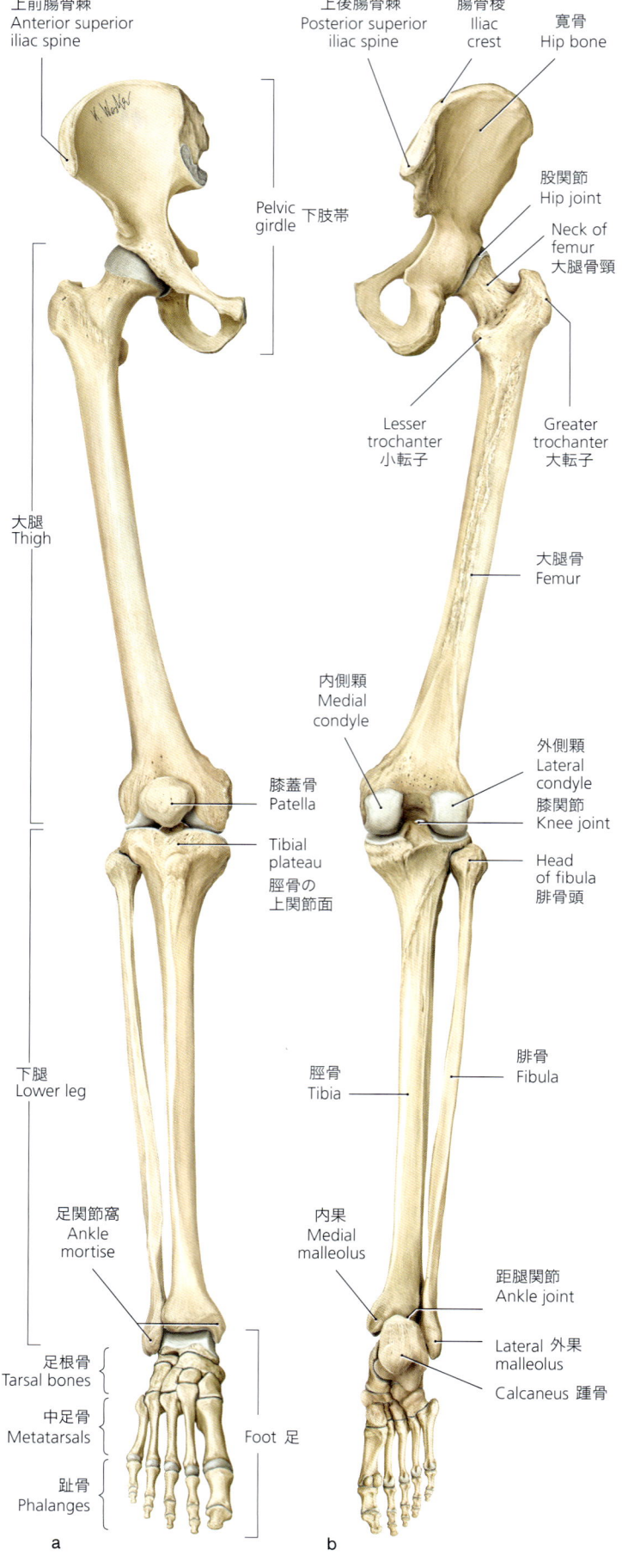

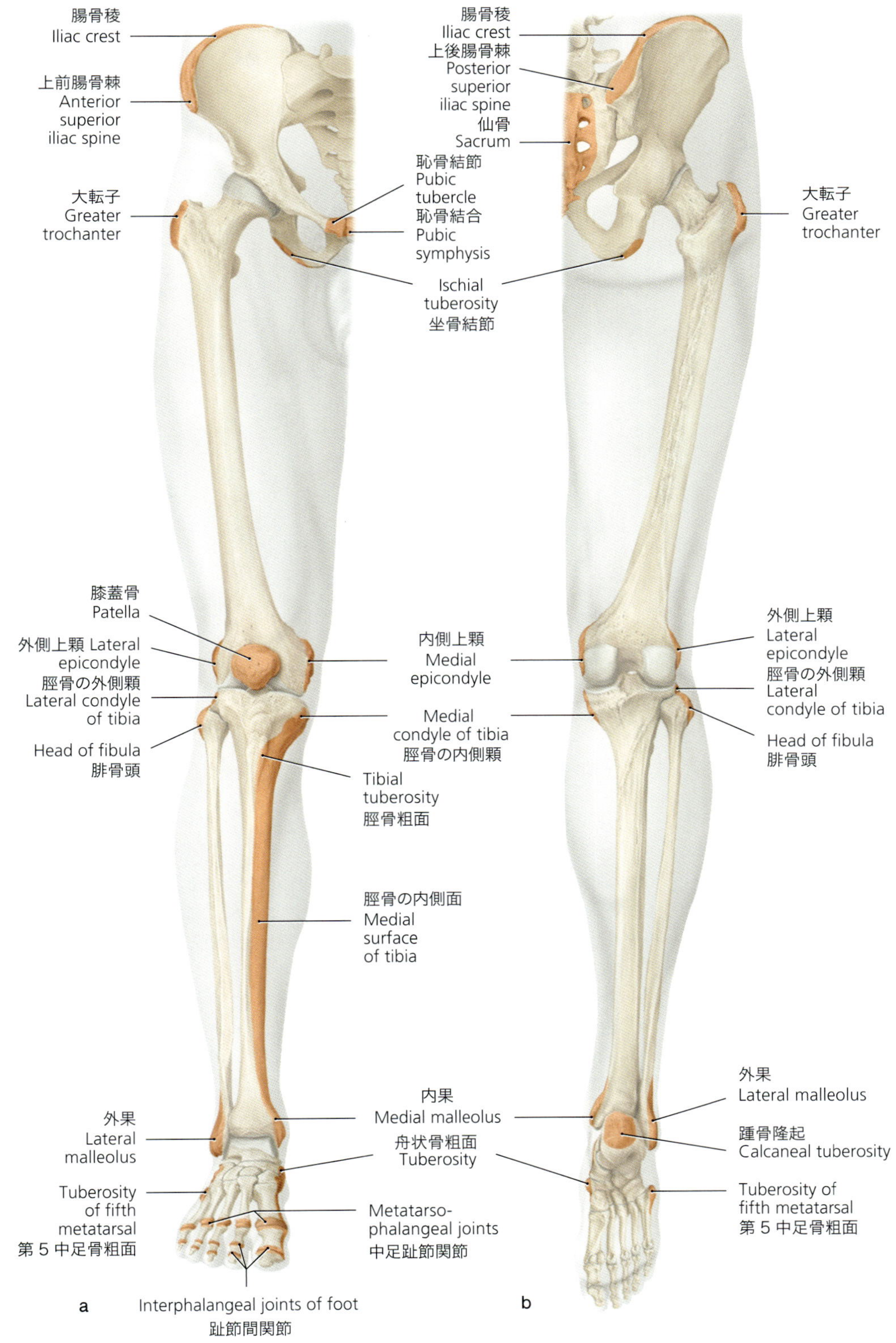

下肢　1　骨，関節，靱帯

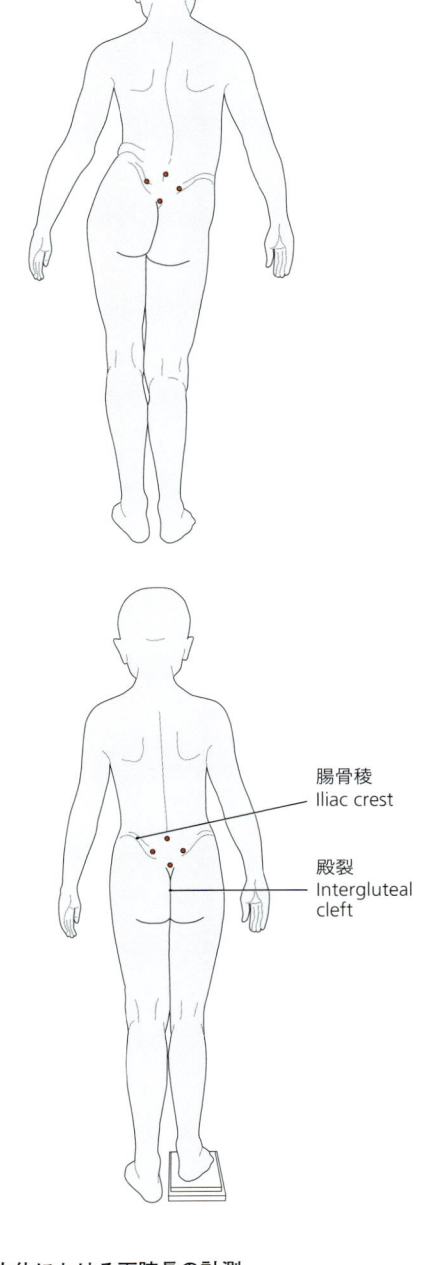

a　前面．b　後面．

C　右下肢の触知できる骨隆起

a　前面，b　後面．

下肢のほとんどの骨格には，骨の隆起，縁，もしくは面（例えば，脛骨内側面）があり，皮膚や軟部組織を通して，触れることができる．ただし，股関節，大腿骨の頸部と骨幹，腓骨の大部分の骨幹など，ほとんどが筋に覆われているところは例外である．

下肢においては，それぞれの骨の長さを計測するために，いくつかの標準的解剖学計測点が定義されている．計測点には，上前腸骨棘，大腿骨大転子，膝関節の内側（脛骨内側顆上縁）と内果がある．下肢長不一致の臨床評価は重要である．機能的短縮（例えば筋拘縮）において重要なのはもちろんのこと，下肢の"真"の短縮（解剖学的下肢長不一致）は，椎骨の側弯変形や骨盤傾斜をもたらすからである（p. 141 参照）．

D　立位における下肢長の計測

立っている患者の短いほうの下肢の下に 0.5 cm，1 cm，2 cm などの厚さの異なる板を骨盤が水平になるところまで置くことによって，下肢長の不一致を適正な精密度で計測することができる．

後ろから触れて両側の腸骨稜が同じ高さになり，殿裂が垂直になった時に水平位置を確認する．もし，明らかに短いほうの下肢の下に板を置いても骨盤が水平にならない時は，"真の"不一致ではなく"機能的な"下肢長不一致が考えられる．"機能的な"下肢長不一致の原因のほとんどは，股関節強直か側弯により，骨盤傾斜が二次的に固定していることによる．これらの例では，計測した下肢長は実際同じ長さであることが多く，単に骨盤傾斜が下肢長不一致と見せかけているだけであることが多い．

1.2 下肢の解剖学的・力学的な軸 Anatomical and Mechanical Axes of the Lower Limb

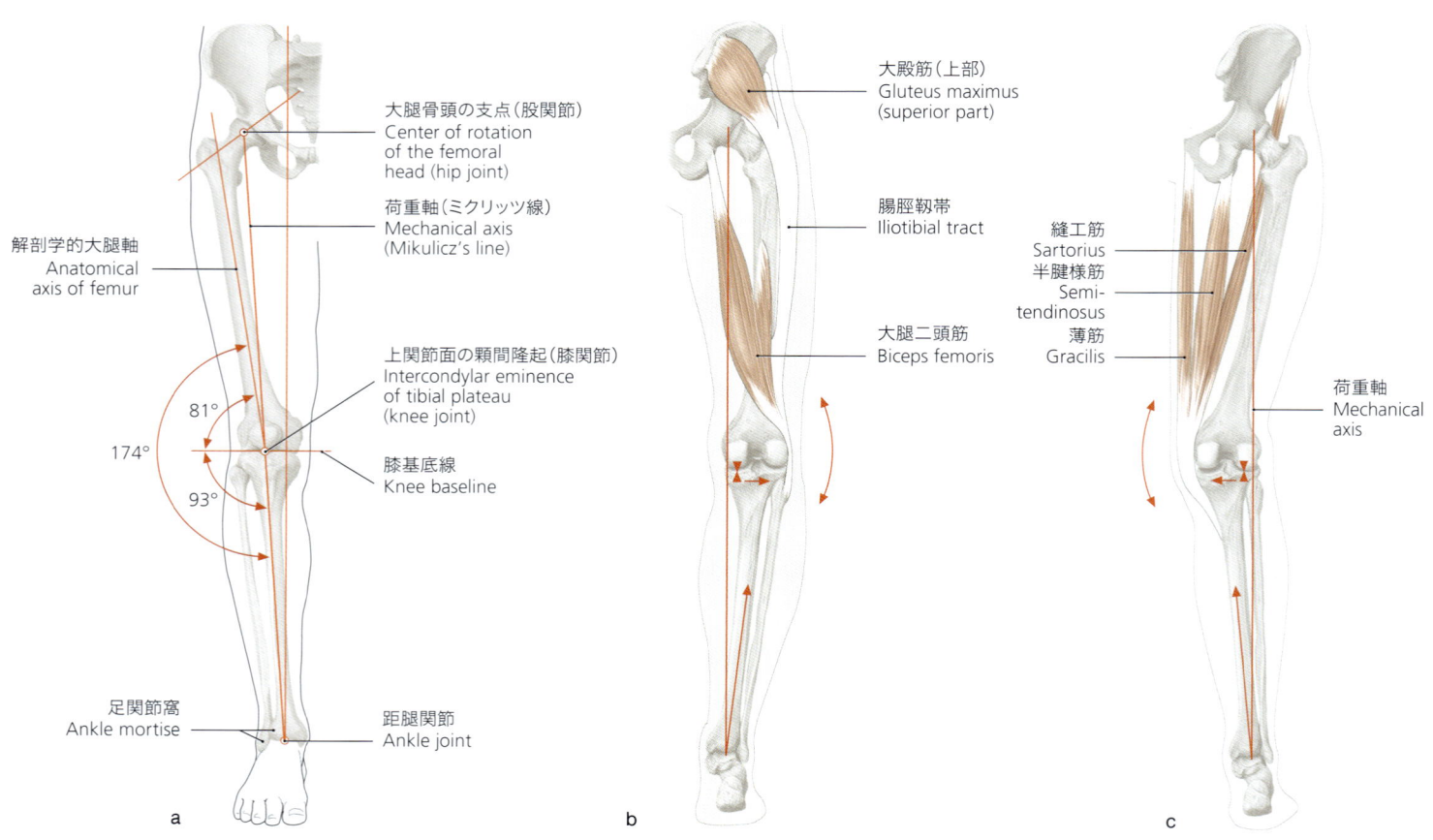

A 下肢の荷重軸（ミクリッツ線）
a 正常の荷重軸，前面．
b 内反膝（bowleg, O脚）の場合の荷重軸，後面．
c 外反膝（knock-knee, X脚）の場合の荷重軸，後面．

軸のアライメントが正常な個体では，下肢の大きな関節（股関節，膝関節，距腿関節）が一直線上にあり，その直線は力学的な軸，すなわち下肢における荷重軸（ミクリッツ線）にあたる．この荷重軸は，大腿骨頭の中心点から脛骨上関節面の顆間隆起を通って下行し，足関節窩の中心を通る．脛骨骨幹では，解剖学的軸と荷重軸は一致するが，大腿骨骨幹では，解剖学的軸と荷重軸の間には6°の開きがある．よって，大腿骨と脛骨を縦に走る解剖学的軸は一直線上ではなく，冠状面（前頭面）において，膝関節の高さで外側に174°の隅角（大腿骨脛骨角）を作る．内反膝（b）の場合，膝関節の中心は荷重軸の外側になり，外反膝（c）の場合，膝関節は荷重軸の内側にずれる．このような内反膝，外反膝のどちらの状態も異常で，関節にアンバランスな負荷がかかるため（B参照），関節包や靱帯および筋の伸展，そして骨・軟骨の変性（膝の変形性関節症）が生じてくる．例えば，内反膝（b）では膝関節の内側に異常な負荷がかかりやすく，外側の関節構造（例えば外側側副靱帯）や腸脛靱帯，大腿二頭筋は異常な張力を受けやすい．内反膝は，足の外側縁にもより大きな圧をかけることになり，結果として，足弓の低下が起こる．

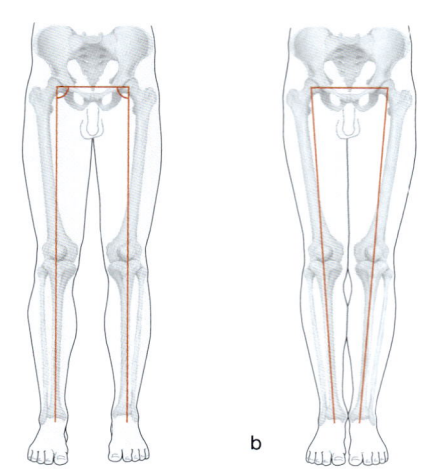

B 足を少し開いた状態と足を揃えた場合の荷重軸の位置
前面．
a 足を少し開いて直立した姿勢において，荷重軸は，3つの大関節の中心をほぼ垂直に通る．
b 足を合わせた時，普通は下肢が"まっすぐ"とみなされるとすると，対する膝と内果は接する．よって，下肢間の顆間距離と果間距離は，内反膝と外反膝計測のための指数になる．この姿勢をとった時，膝における内側顆間距離が3cm以上，または，足部における内果間距離が5cm以上ならば異常である（C参照）．

下肢　1　骨，関節，靱帯

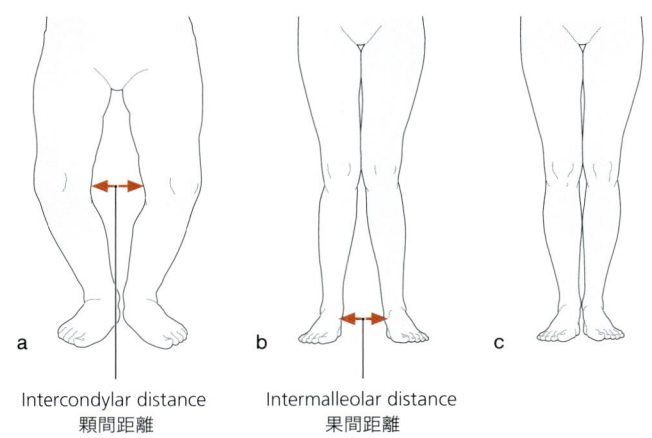

C　成長段階における正常な下肢軸の推移
a 乳児，b 幼児，c 学童期．
20°までの内反膝は，1歳児ならば正常範囲である．また，10°までの生理的外反膝も，3歳までは正常である．小学校に入学する時期までに，筋骨格が成長し，その結果，下肢は本質的にまっすぐになる．

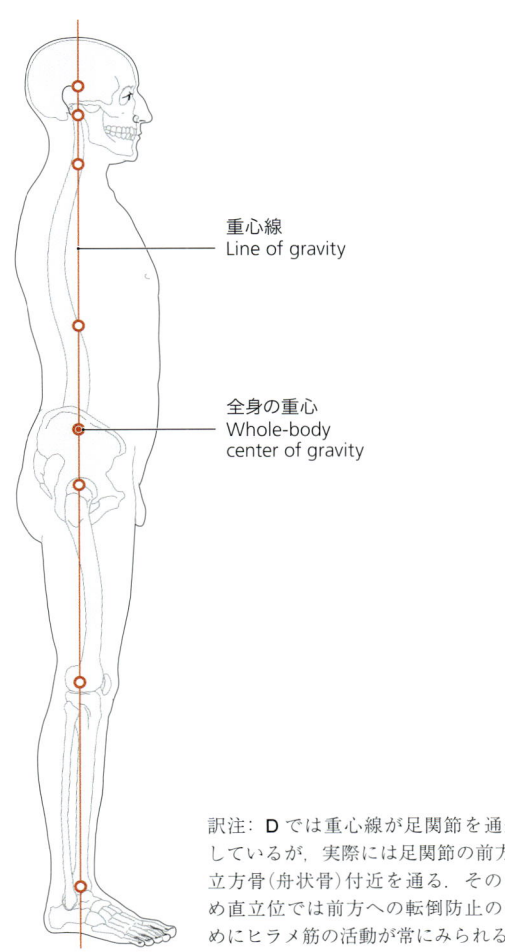

訳注：Dでは重心線が足関節を通過しているが，実際には足関節の前方，立方骨（舟状骨）付近を通る．そのため直立位では前方への転倒防止のためにヒラメ筋の活動が常にみられる．

D　重心線に関する正常な解剖学的位置
右側面．
重心線は全身の重心から地表面に垂直に走る．正常の直立したヒトにおいて，重心線は，外耳道，軸椎（第2頸椎）の歯突起，脊柱の正常弯曲間の変曲点（頸椎弯曲と胸椎弯曲の間および胸椎弯曲と腰椎弯曲の間），全身の重心，股関節，膝関節，足関節を通る．この線のこれらの基準点における慢性的な変位は，それぞれの筋骨格系に異常な負荷をかけることになる．

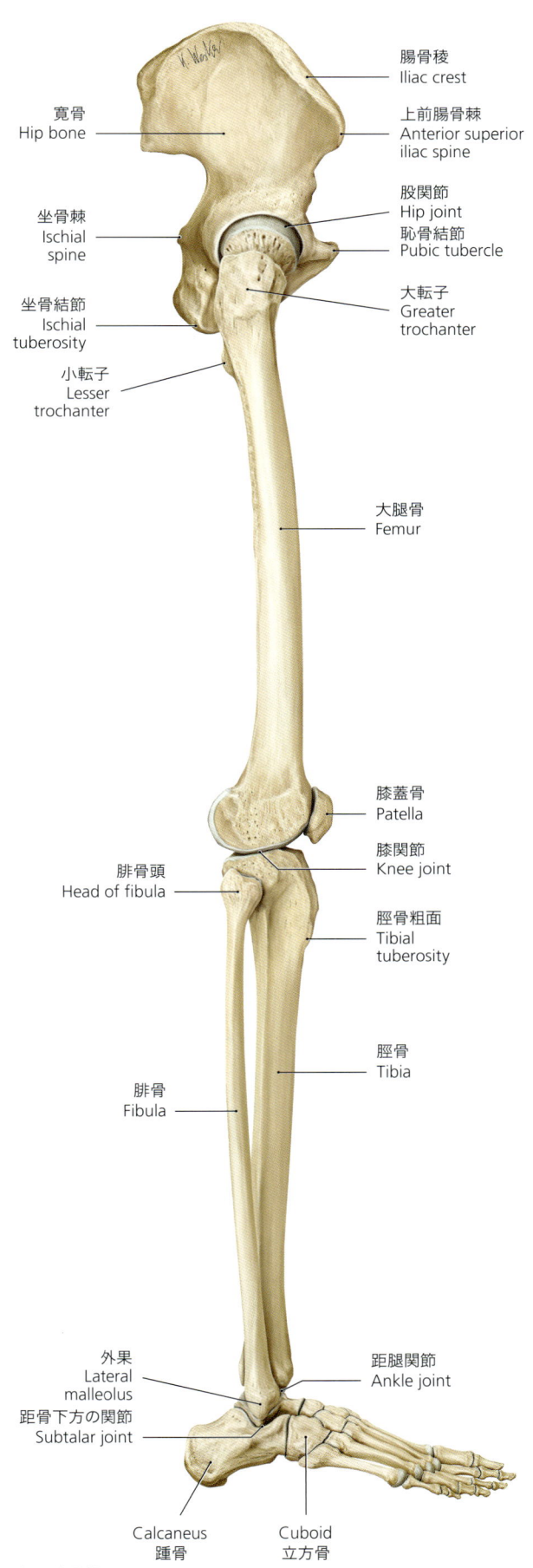

E　右下肢骨格
右外側面．

425

1.3 下肢帯の骨 Bones of the Pelvic Girdle

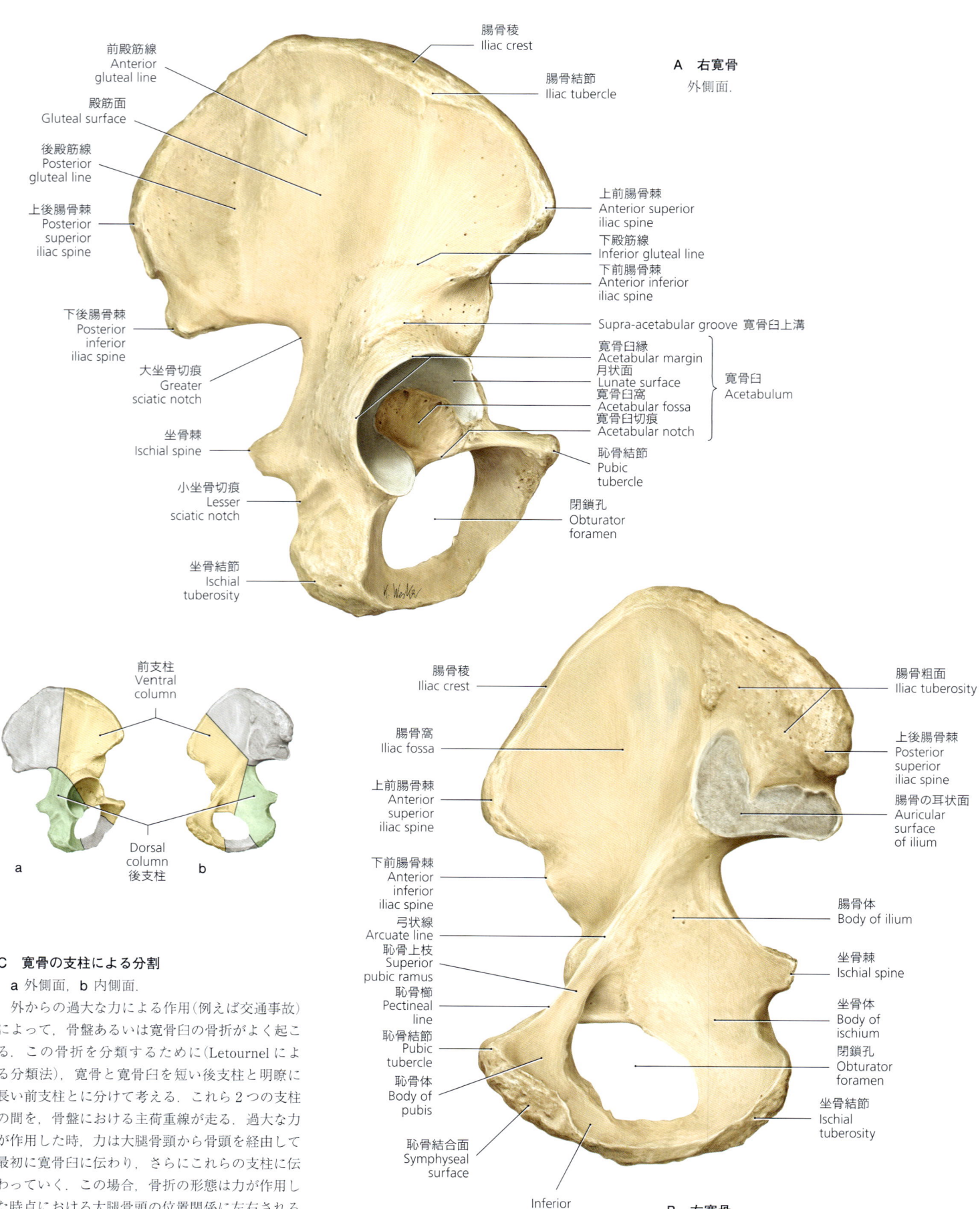

A 右寛骨 外側面.

B 右寛骨 内側面.

C 寛骨の支柱による分割

a 外側面，b 内側面．

外からの過大な力による作用（例えば交通事故）によって，骨盤あるいは寛骨臼の骨折がよく起こる．この骨折を分類するために（Letournelによる分類法），寛骨と寛骨臼を短い後支柱と明瞭に長い前支柱とに分けて考える．これら2つの支柱の間を，骨盤における主荷重線が走る．過大な力が作用した時，力は大腿骨頭から骨盤を経由して最初に寛骨臼に伝わり，さらにこれらの支柱に伝わっていく．この場合，骨折の形態は力が作用した時点における大腿骨頭の位置関係に左右される（これに関しては p. 447 も参照）．

下肢　1　骨，関節，靱帯

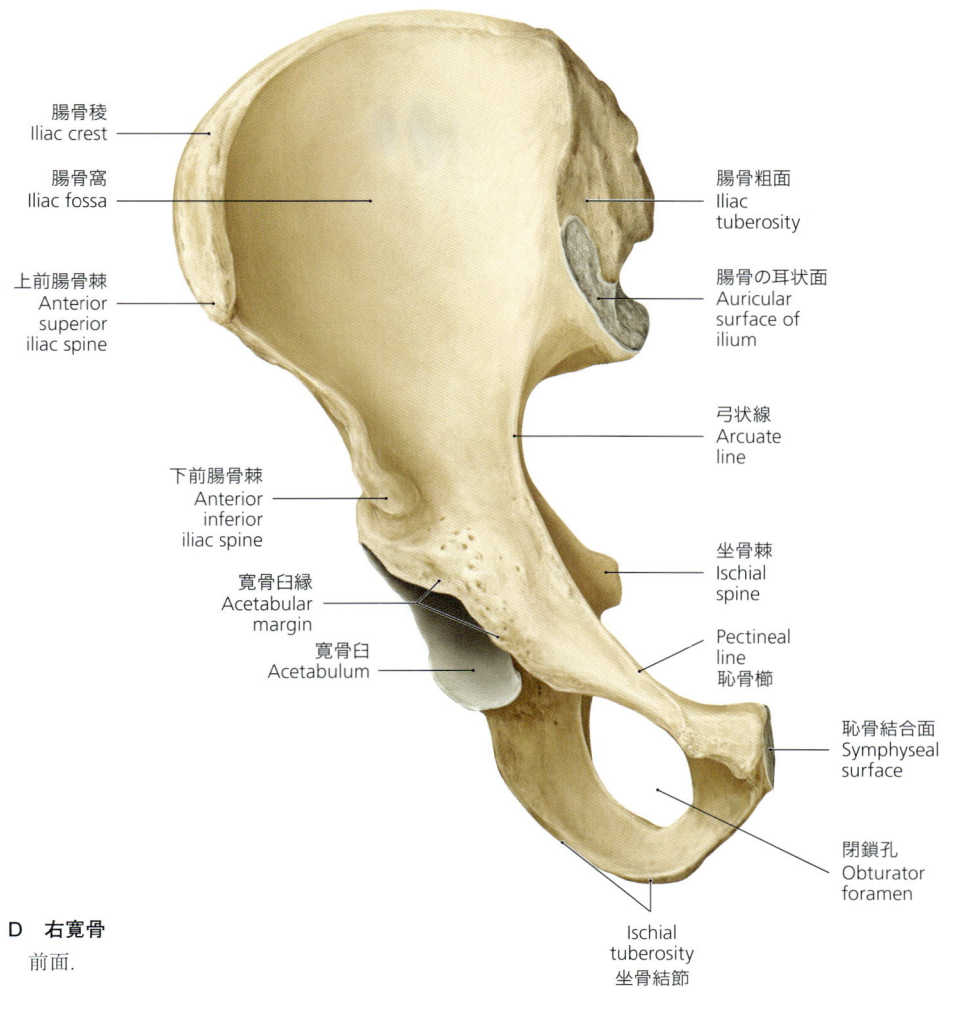

D　右寛骨
前面.

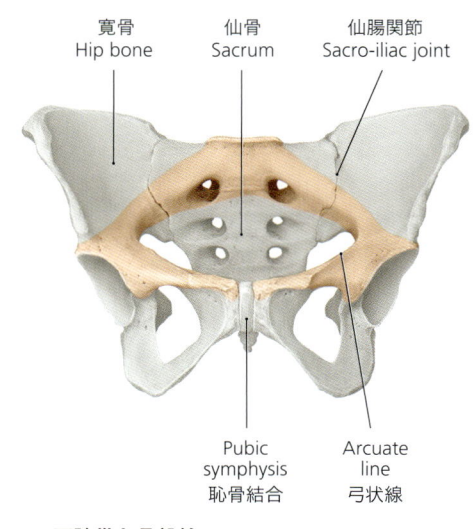

E　下肢帯と骨盤輪
前面.

下肢帯を構成する一対の寛骨は，軟骨性の恥骨結合で互いに連結し，仙腸関節によって仙骨と連結している（p. 150 参照）．これにより安定した輪，つまり骨性の骨盤輪（色で示した部分）が作られ，ほとんど動くことはない．この骨盤輪全体の安定性は，体幹の負荷を下肢に伝えるための必要条件である．

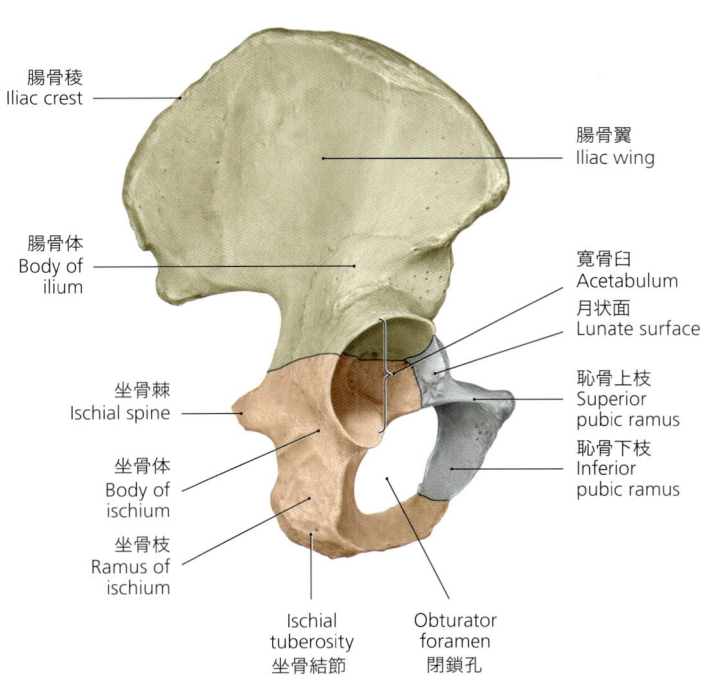

F　右寛骨の腸骨，坐骨，恥骨間にみられる Y 字成長線の位置
外側面.

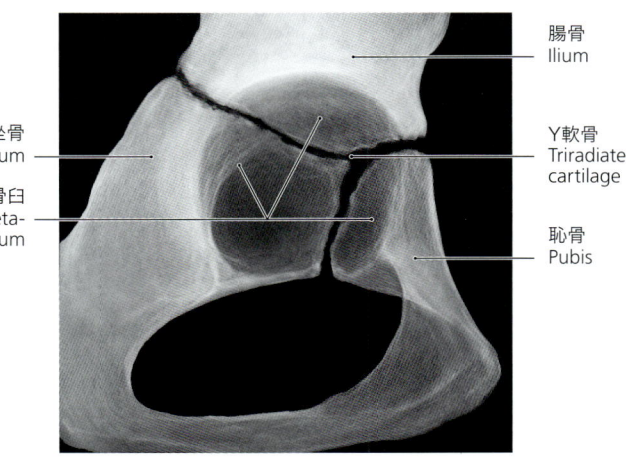

G　小児の右寛骨臼の X 線像
外側面（外側撮影法）．

寛骨の骨性要素が寛骨臼に集まっている．つまり，腸骨と坐骨は寛骨臼のそれぞれ 2/5 を構成し，恥骨は 1/5 を構成する．Y 軟骨の完全な癒合は 14～16 歳の間に起こる．

427

1.4 大腿骨：頸体角の重要性 The Femur: Importance of the Femoral Neck Angle

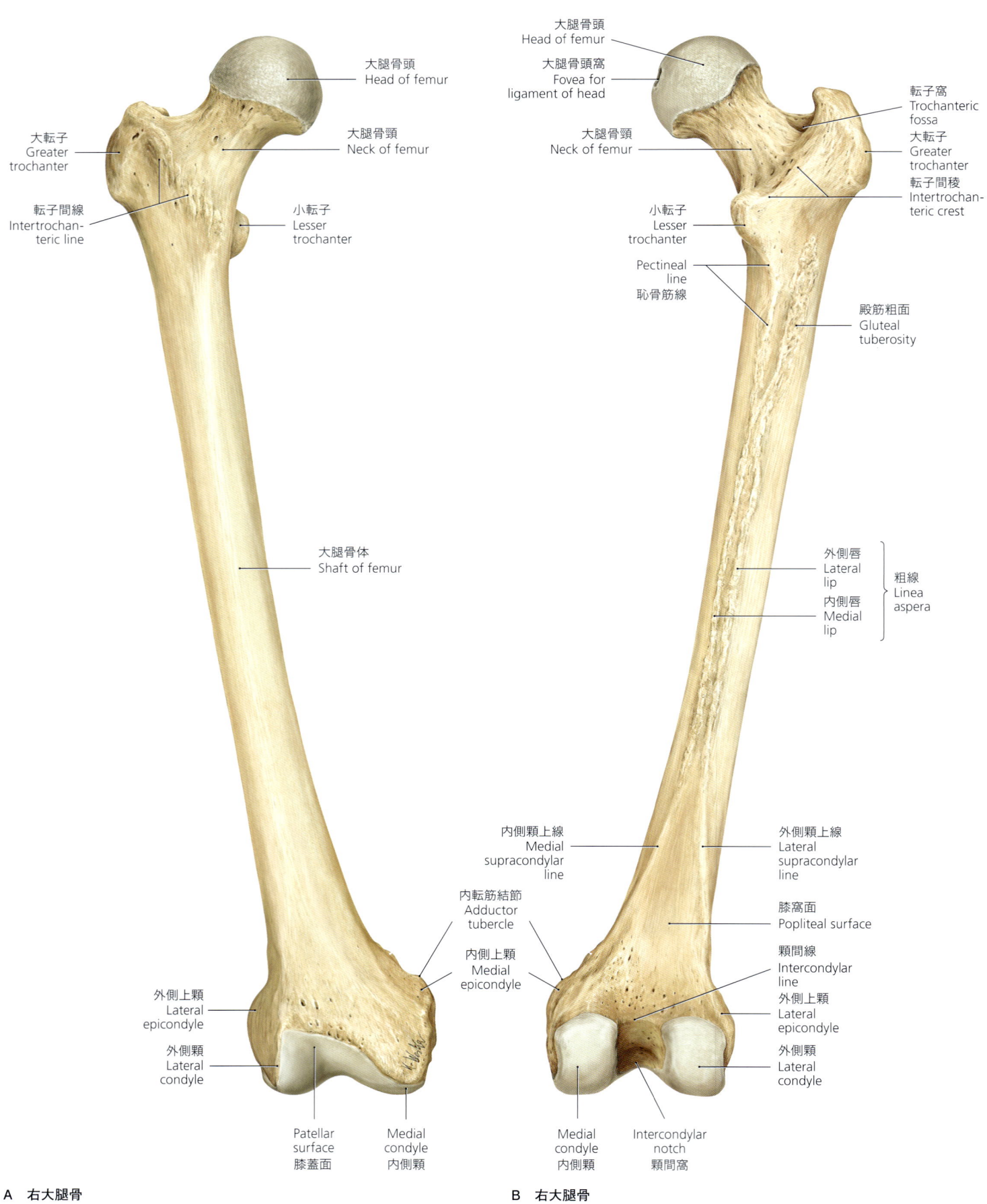

A 右大腿骨
前面.

B 右大腿骨
後面.

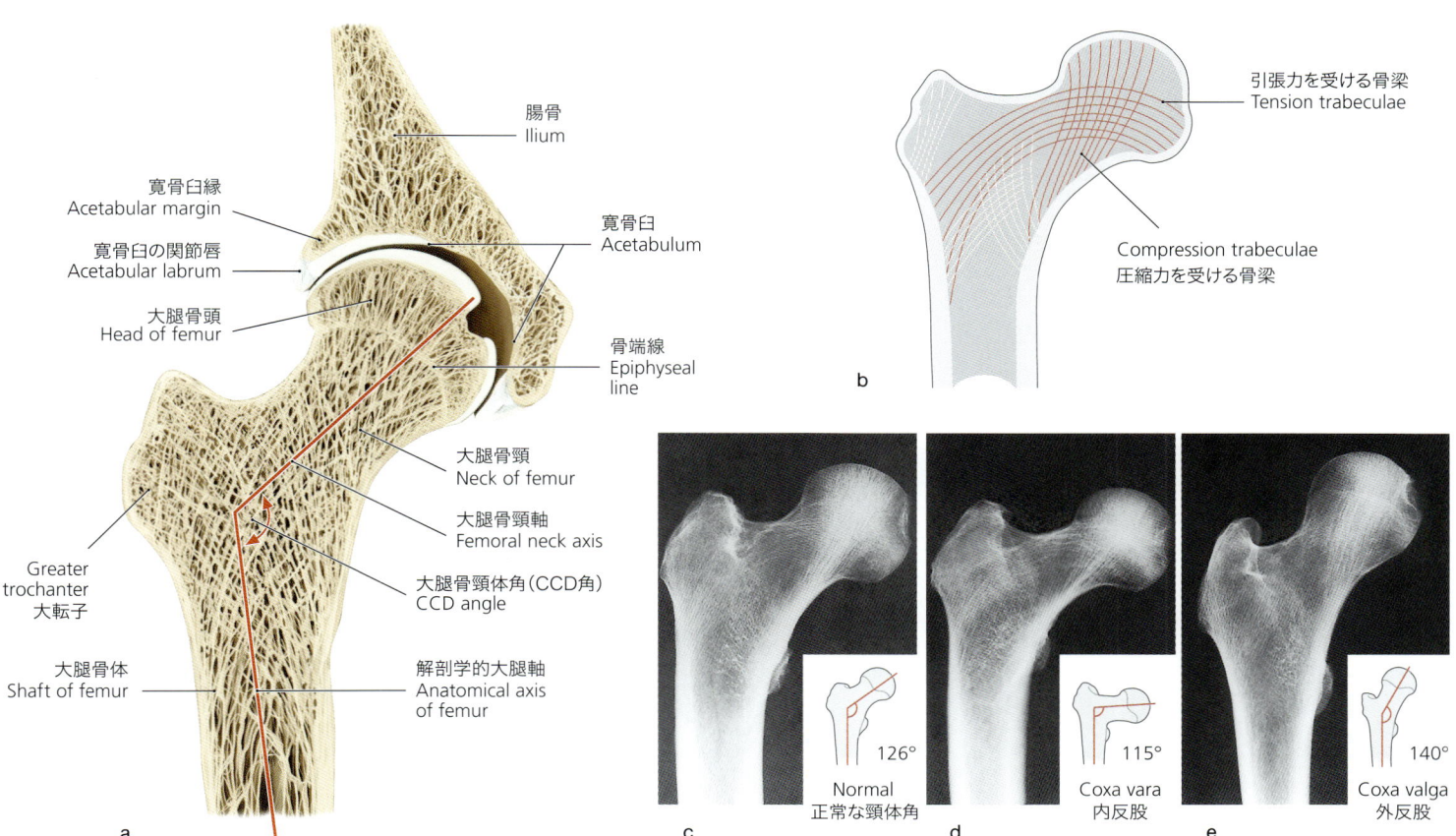

C 引張力および圧縮力を受ける骨梁と圧縮力を受ける骨梁と大腿骨頸体角との関係

右大腿骨，前頭断の前面観．

a 右股関節の大腿骨頭窩を通る冠状断面（前頭断面）．
大腿骨頭の長軸と大腿骨幹の長軸が作る角を大腿骨頸体角，もしくは CCD 角（骨頭-骨頸-骨幹角）と呼ぶ．この角の正常値は，成人で約 126°，新生児で 150° である．股関節周囲の負荷パターンの変化に応じて，一定の骨再生が起こるため，成長とともにこの角度は減少していく．

b 正常の大腿骨頸体角における骨梁の配列．

c-e X 線像，冠状断面（前頭断面）．

c 正常の引張力および圧縮力が生じる正常の大腿骨頸体角．

d 減少した大腿骨頸体角（内反股）では，引張力が大きくなるとともに，より大きな曲げモーメントが生じる．それによって，さらに大きな引張力を受ける骨梁の形成が促進される．

e 増加した大腿骨頸体角（外反股）は，圧縮力が大きくなり，より大きな圧縮応力が生じる．それによって，さらに大きな圧縮力を受けられる骨梁の形成が促進される．

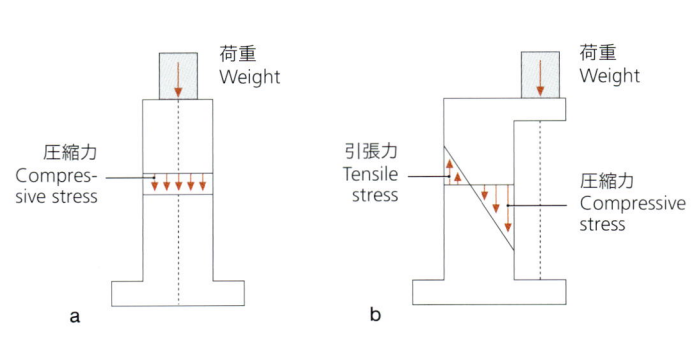

D 骨模型での圧力と張力

a アクリル板の柱モデルで軸の上に置いた（中心の）荷重は，均一の圧縮力を生じさせる．この圧縮力は，柱の断面上に均一に分布し，その合計は加えた荷重に等しい．

b 張り出しに置いた，軸から外れた（偏心の）荷重は曲げモーメントを生じさせる．この曲げモーメントは，柱に対して引張力と圧縮力を生じさせる．

E 張り綱理論

a I 型の梁模型に生じた曲げモーメントは，曲げられる反対側に高張力性の部材（鎖）をつけることにより軽減する．部材を加えることにより，曲げモーメントが純粋な圧縮力に変化する．

b 下肢では，大腿外側の大腿筋膜が厚くなり，腸脛靱帯を作る（p. 497 参照）．腸脛靱帯は，張り綱として機能することにより，大腿骨近位部の曲げモーメントを軽減する．

1.5 大腿骨頭と大腿骨頸の変形 The Femoral Head and Deformities of the Femoral Neck

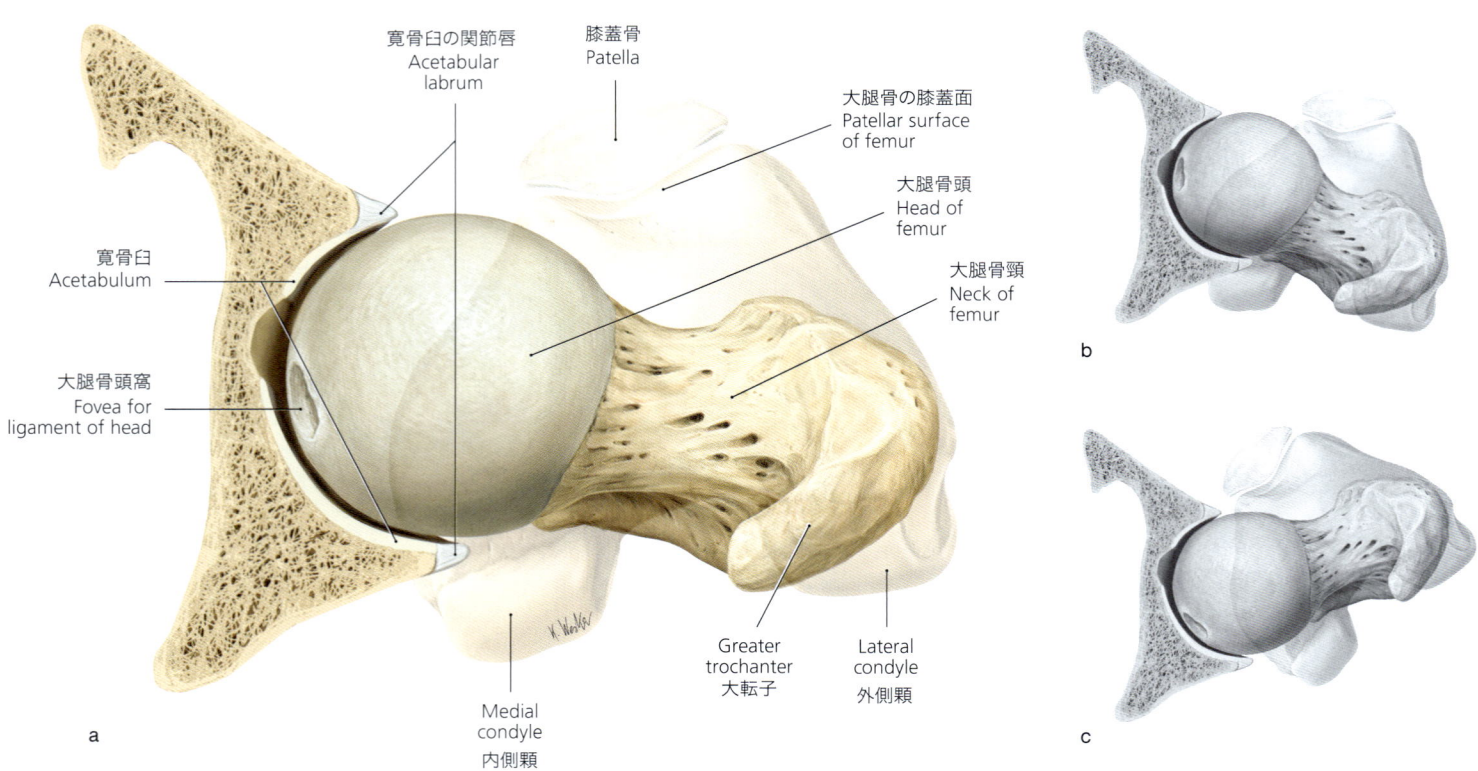

A 右大腿骨
近位面．
　わかりやすくするため，寛骨臼は水平面で切断してある．膝蓋骨との大腿骨遠位端を，薄い色で示している．
　a 起立位において左右の足を平行にした時の状態（股関節中立位），**b** 股関節外旋位，**c** 股関節内旋位．

Note 寛骨臼は，真横に対して前方に約 17°の角度をもって開口している．この前方への開口は，股関節の安定性および大腿骨頭の「すわりのよさ（寛骨臼に対するおさまりがよいこと）」に影響を与える（p. 441 参照）．股関節を中立位にする（大腿骨頸を前頭面と平行にする）と，正常な大腿骨頭は前方に捻転しているので大腿骨遠位部すなわち膝関節はやや内方を向く（膝の生理学的内旋）．しかし，脛骨が外旋していること（p. 435 参照）によって，最終的に足部の肢位は矢状面に平行となる（D 参照）．

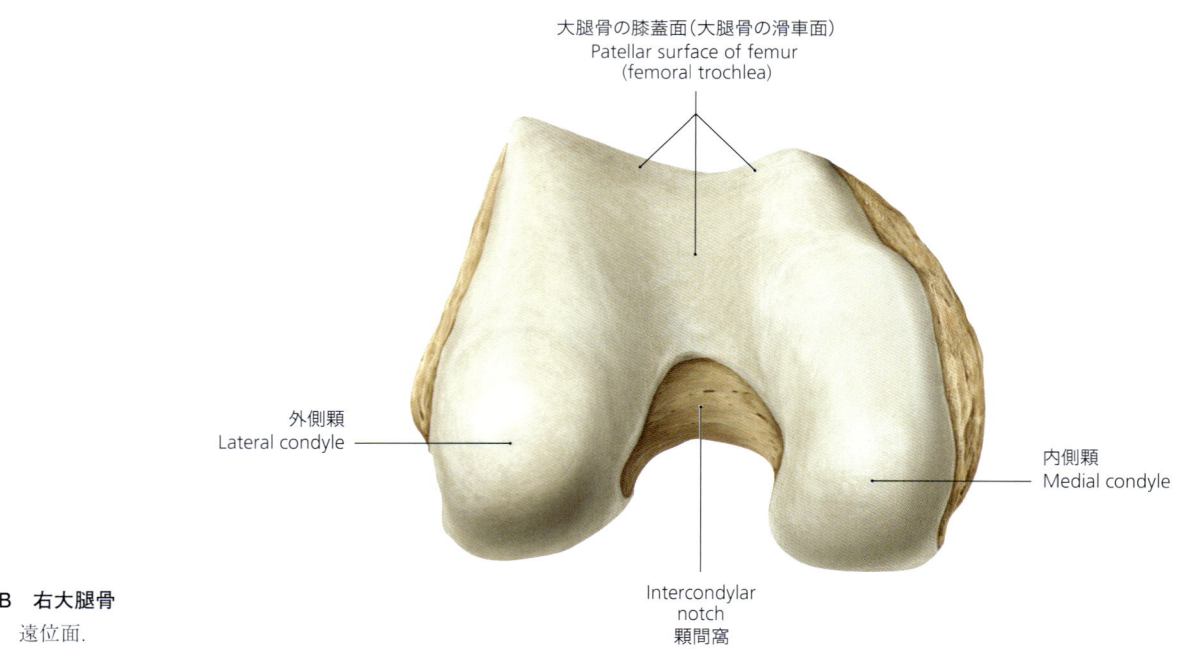

B 右大腿骨
遠位面．

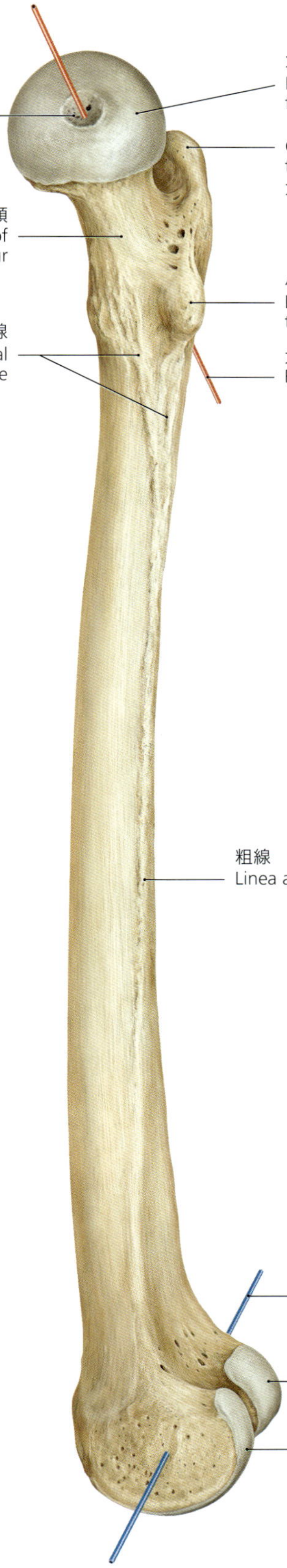

下肢　1　骨，関節，靱帯

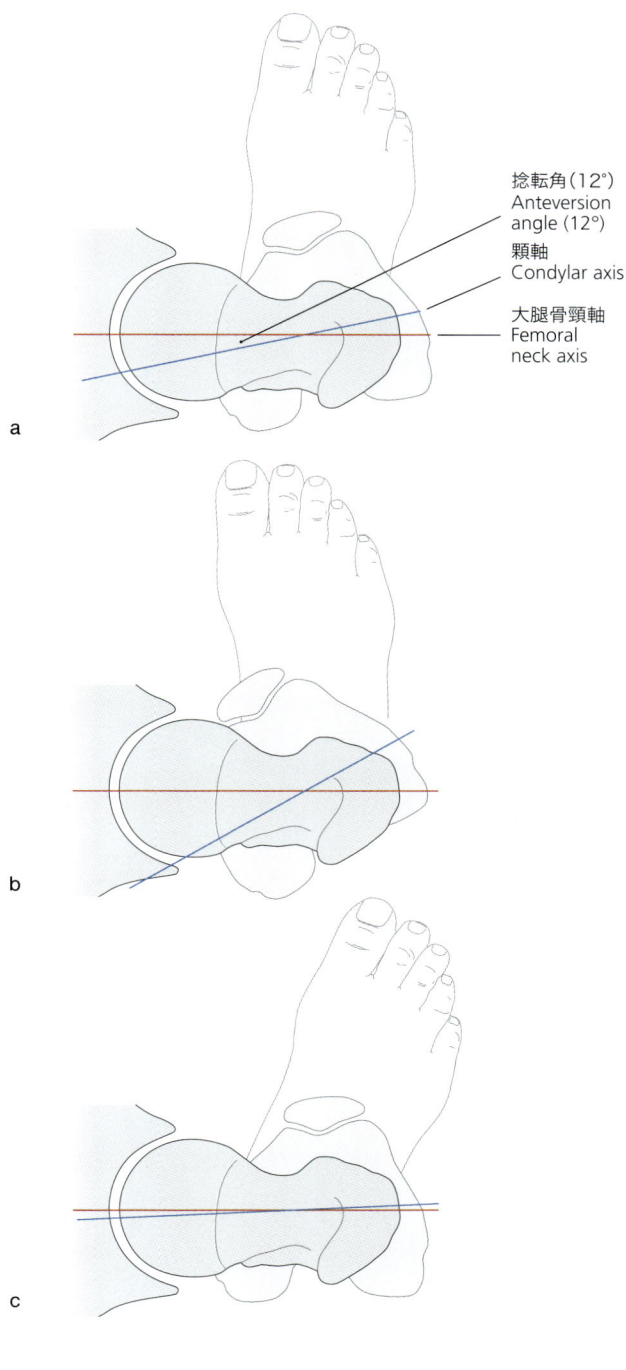

D　大腿骨頸の回転変形

右股関節，上面．

大腿骨骨幹の捻転が増加または減少すると，捻転角もさまざまな大きさになる．股関節を中立位にすると，下肢の増加した内方または外方捻転は，それに対応する歩行の変化をもたらす（"内股"または"外股"歩行）．

一方，顆軸を基準とした時には，大腿骨の捻転は，aが正常，bが増大，cが減少したということになる．

a 正常の捻転角．つま先はやや外側を向く（脛骨の捻転角23°を考慮している．p. 435参照）．

b 捻転角の増大（前捻股）では，典型的な内股歩行（つま先が内方を向く）となり，同時に外旋可動域が明らかに制限される．

c 大腿骨頸の後捻（大腿骨頸軸が顆軸に対して正常位よりも後方を向く位置となる）．このような後捻股では，外股歩行（つま先が外方を向く）となる．

C　右大腿骨

内側面．

Note　横断する顆軸と大腿骨頸軸を重ね合わせた時，2本の線は，成人では12°の角度で交叉する（捻転角，DとA参照）．この角度は，出生時ではかなり大きく，30〜40°である．しかし，10歳代の終わりまでに減少し，正常の成人の値になる．

下肢　1　骨，関節，靱帯

1.6　膝蓋骨 The Patella

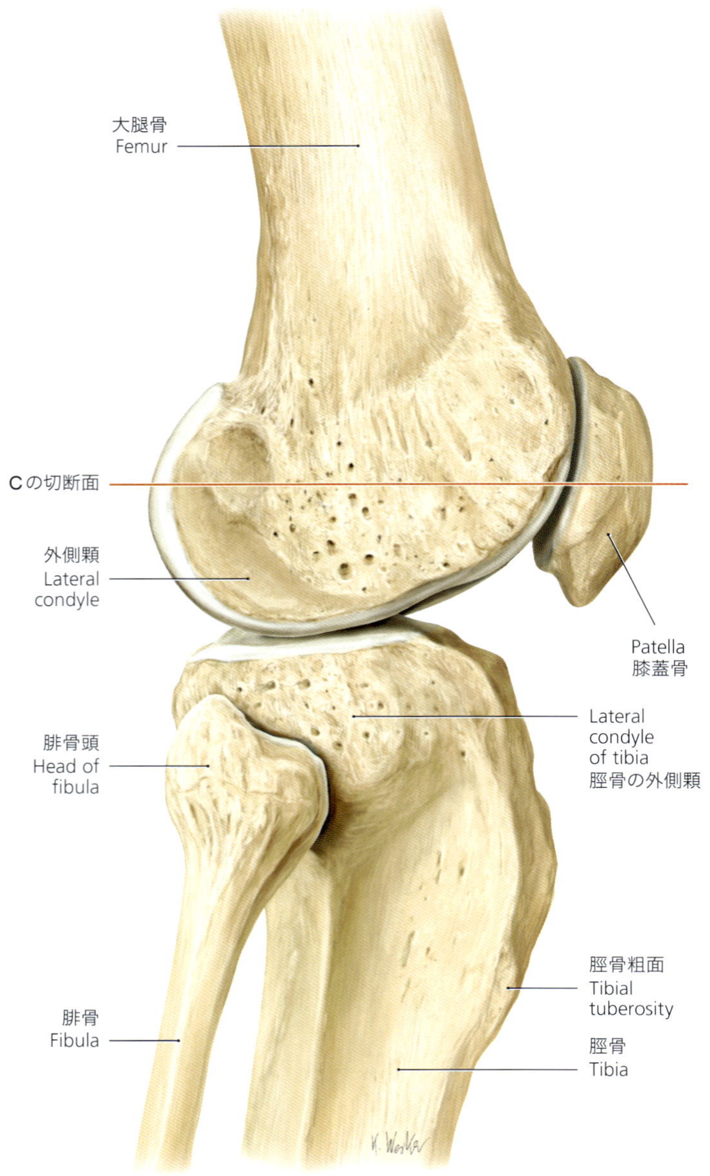

A　膝蓋骨の位置
右膝関節，外側面．
赤い線は C の切断面を示す．

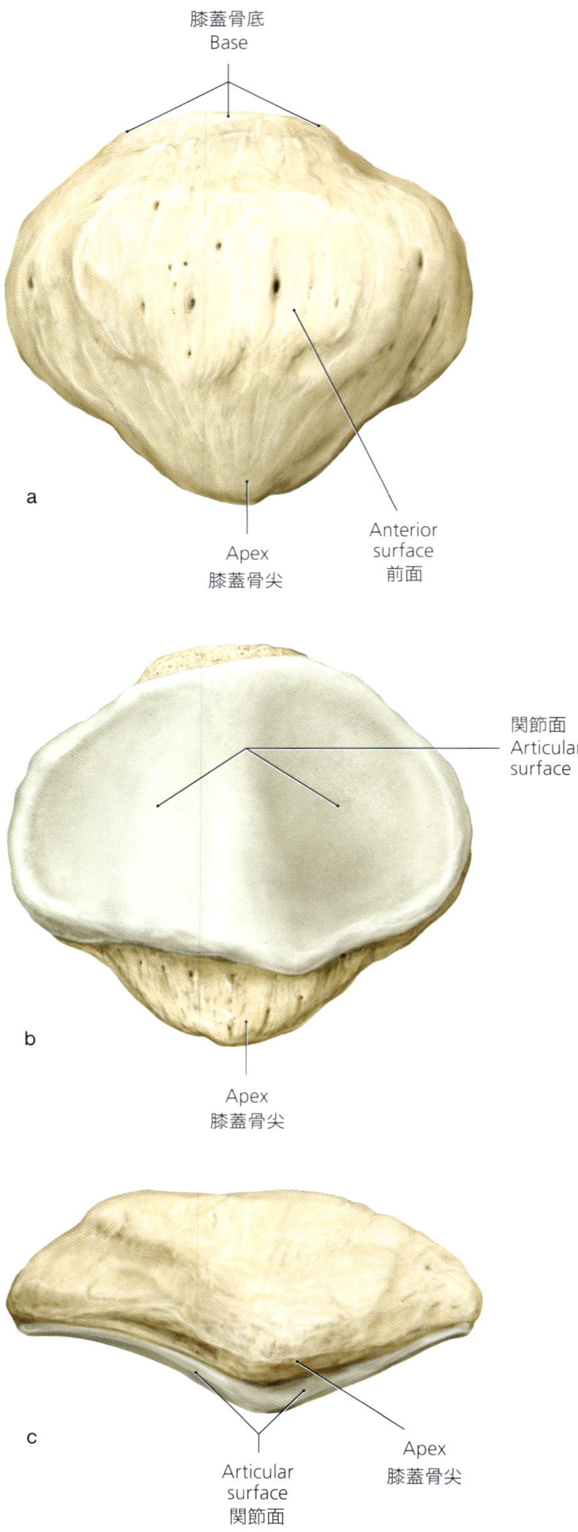

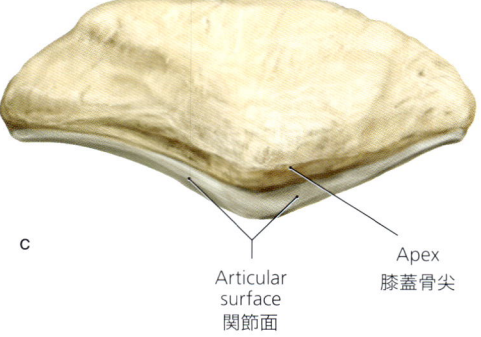

B　右膝蓋骨
a 前面．b 後面．c 遠位面．

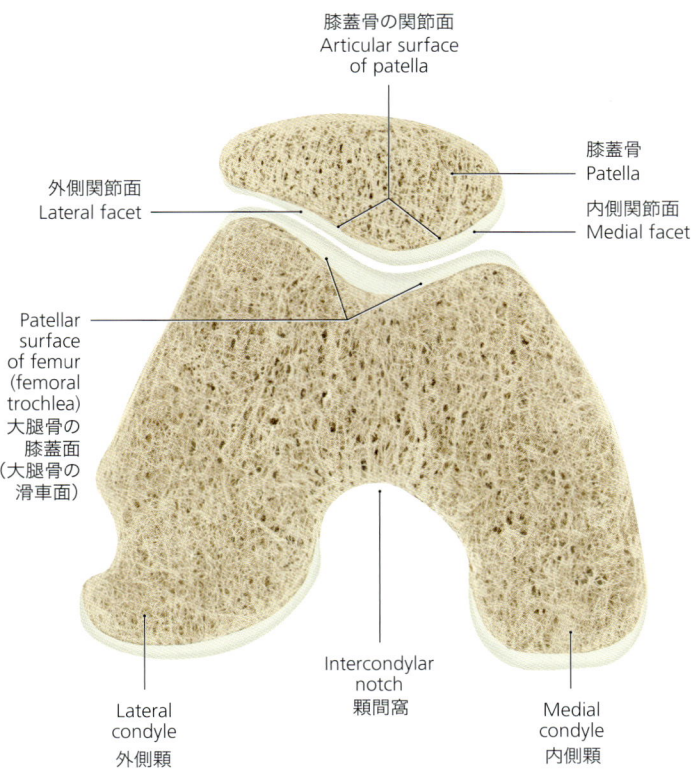

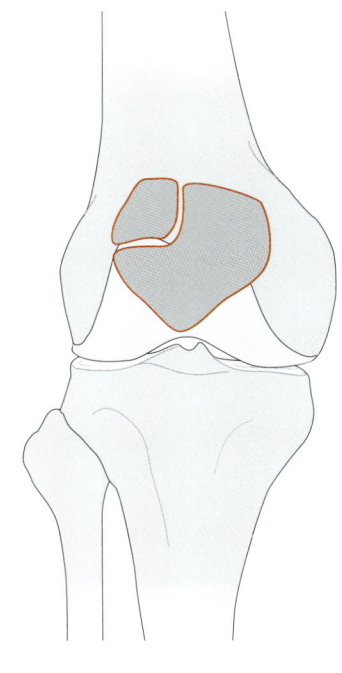

C　膝蓋大腿関節を通る横断面
右膝，遠位面．
横断面の位置は A に示している．

膝蓋大腿関節は，大腿骨の膝蓋面が膝蓋骨の関節面と関節する位置にある．膝蓋面は，上腕骨遠位端との類似から，しばしば大腿骨滑車面と呼ばれる．膝蓋骨は，大腿四頭筋の腱にある種子骨（最大の種子骨）である．膝蓋骨下面の稜が大腿骨滑車面の溝の中に位置している時，膝蓋骨は必ず中央にある．膝蓋骨の主な機能的役割は，てこの腕を長くすることで大腿四頭筋（膝の唯一の伸展筋）の働きを最大限に発揮させる点にある．膝蓋骨の存在により，膝関節の伸展に要する力は節約される（p. 500 も参照）．

D　二分膝蓋骨
膝蓋骨は，複数の骨化中心から発生するので，骨化中心の癒合不全は 2 つに分かれた膝蓋骨（二分膝蓋骨）を作る．膝蓋骨の上外側四半分が一般的に最も分離する．骨折と二分膝蓋骨とは，X 線の鑑別診断において，常に考慮しなくてはならない．

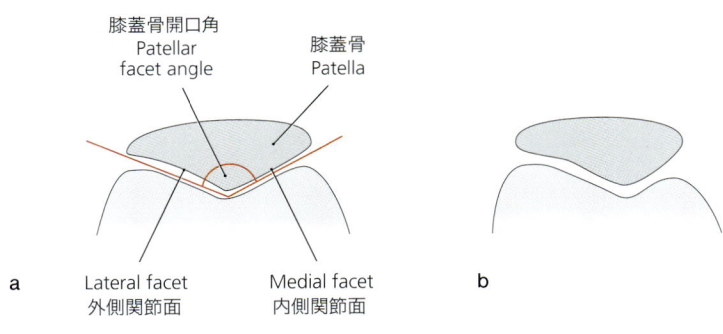

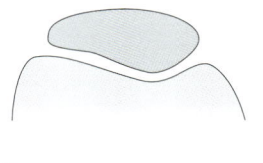

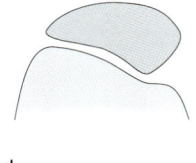

E　膝蓋骨形態の評価
膝蓋骨の接線方向の X 線像〔軸写像：背臥位（仰臥位），膝 60°屈曲，膝蓋骨の関節面と平行になる尾-頭方向撮影〕．

どの図も右膝関節を通る水平面における，膝蓋骨の大腿骨滑車面に対する関係を示している．

膝蓋骨の関節面には，外側関節面と内側関節面を分ける垂直の稜がある．一般的に，外側関節面はやや凹面で，内側関節面はやや凸面である．膝蓋骨開口角と呼ばれる，外側関節面と内側関節面で作られる角は，正常では 130°±10°である．

Wiberg と Baumgart および Ficat は，次に示すような，開口角に基づいた膝蓋骨形態分類の模式図を考案した．

a ほぼ同じ大きさの内側関節面と外側関節面をもつ膝蓋骨と正常な範囲内の開口角．
b 少し小さな内側関節面をもち，最も普通にみられる膝蓋骨．
c 明らかに小さな内側関節面（"内側関節面形成不全 medial hypoplasia"）．
d 非常に急勾配の内側関節面をもつ膝蓋骨の形成不全（"猟師の帽子 hunter's hat"型）．

さまざまな膝蓋骨形態に加えて，大腿骨の膝蓋面（大腿骨滑車面）も変異のある形態を示す（Hepp の分類系に記載されている）．膝蓋骨と大腿骨滑車面の形成不全は，習慣性の外側または内側への亜脱臼，または膝蓋骨脱臼という膝蓋骨の不安定性をもたらす．

下肢 1 骨，関節，靱帯

1.7 脛骨と腓骨 The Tibia and Fibula

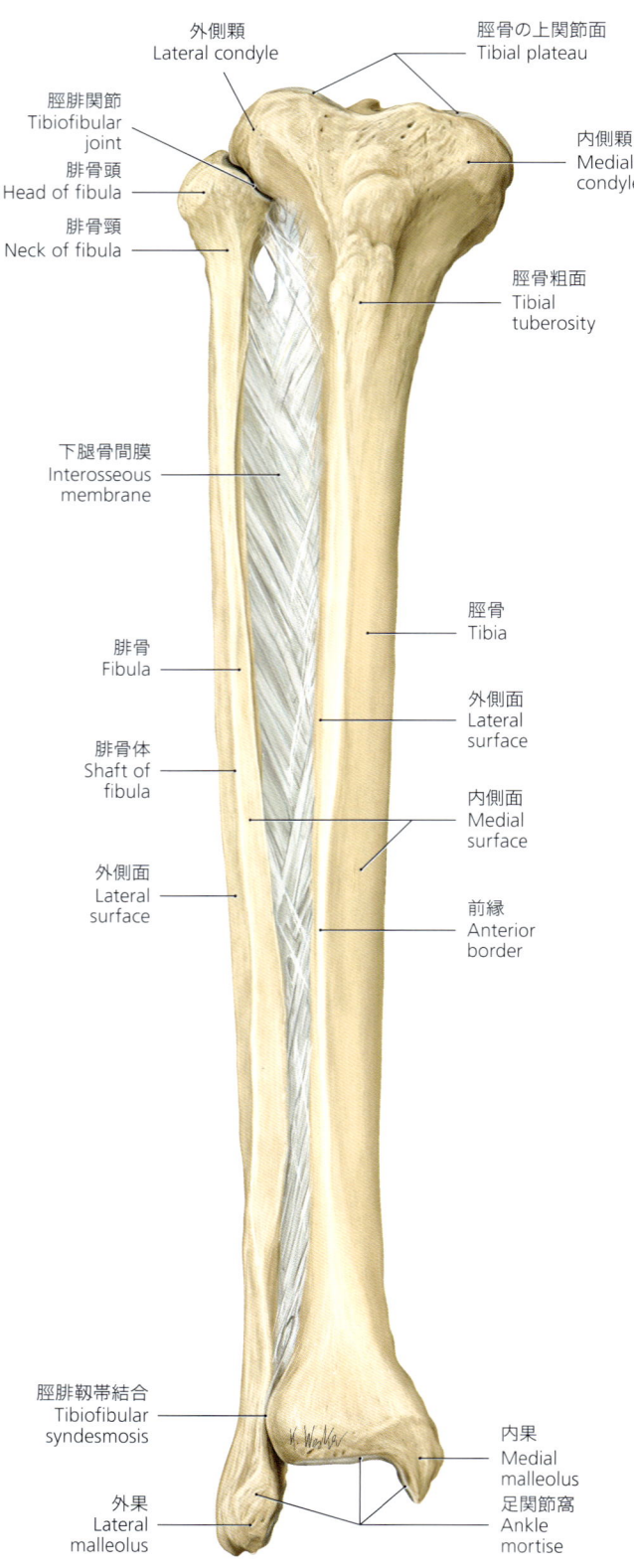

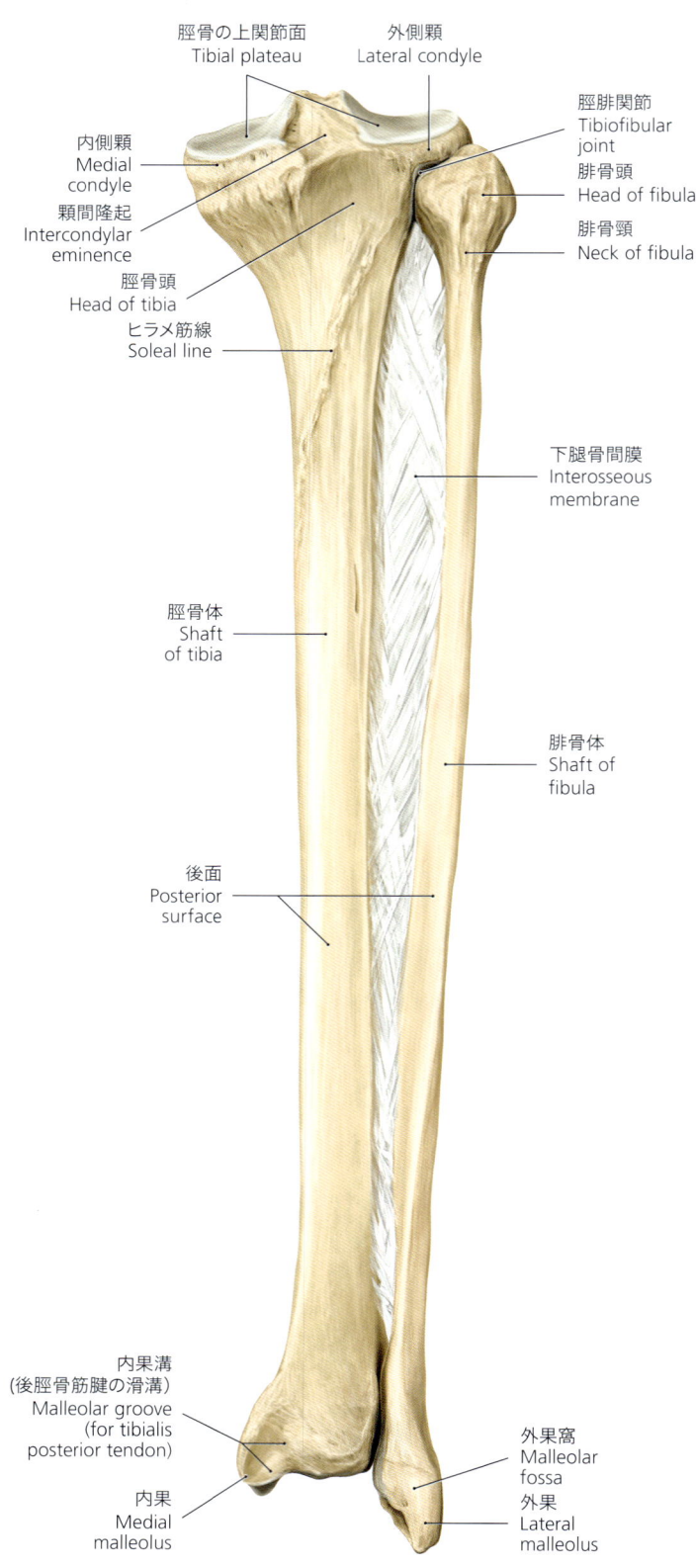

A 脛骨，腓骨と下腿骨間膜

右下腿，前面．

脛骨と腓骨は動き（回旋）の制限された2つの関節で連結している．近位には，膝の近くに滑膜性の脛腓関節がある．遠位には，足首に脛腓靱帯結合（靱帯で骨要素をつなぐ線維性結合）がある．下腿骨間膜（**F**も参照）は，下肢のいくつかの筋の起始となっている密性結合組織である．下腿骨間膜は，脛腓靱帯結合とともに，足関節窩の安定に働く．

B 脛骨，腓骨と下腿骨間膜

右下腿，後面．

成人の場合，脛骨の上関節面は約5～7°背側に傾斜している（脛骨後方傾斜 tibial slope）．

下肢　1　骨，関節，靱帯

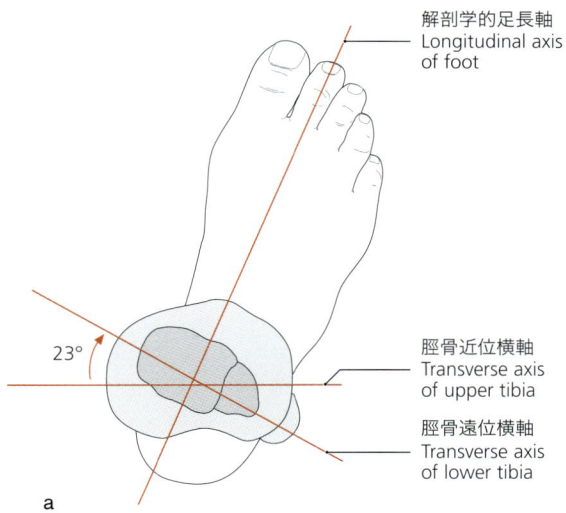

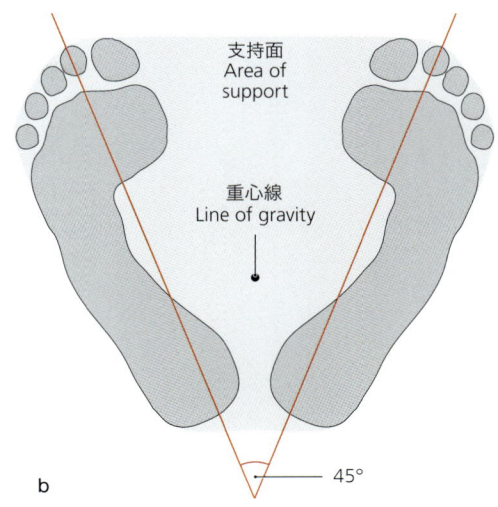

C　脛骨の正常な方向と安定性における役割

脛骨上部（上関節面）と脛骨下部（足関節窩）の横断軸を重ね合わせた時，この2つの軸はおよそ23°の角度を作る．すなわち，足関節の横断軸は，上関節面の横断軸（正常な方向の脛骨，a）に比べて23°外旋している．この結果，脛骨上部が前方を向く時，足の縦方向の解剖学的軸は矢状面に乗らず，足趾は外側を向く（b）．これにより，支持面の中心の近くに重心線がくることになり，直立二足歩行の安定性に著しく貢献している．

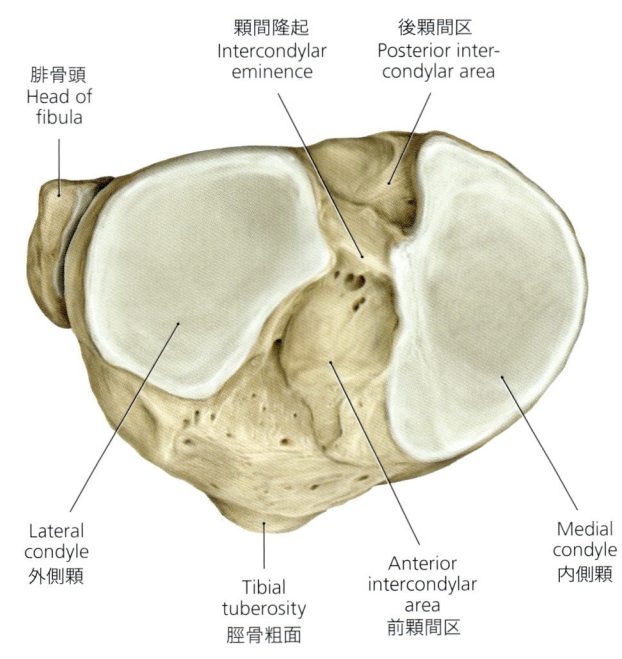

D　右上関節面
近位面．

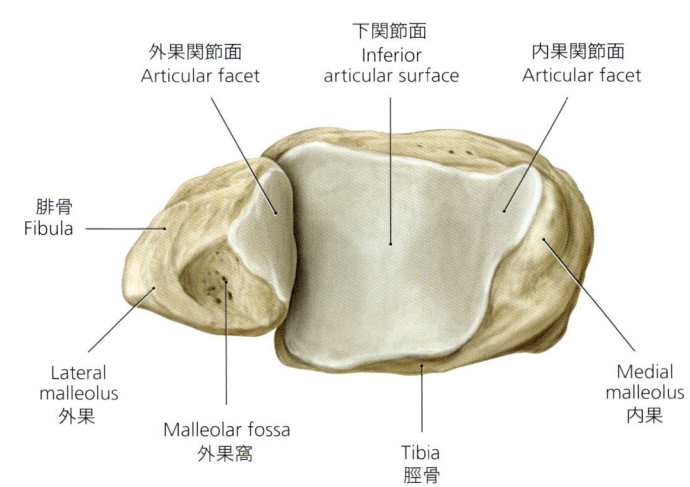

E　右両果
遠位面．

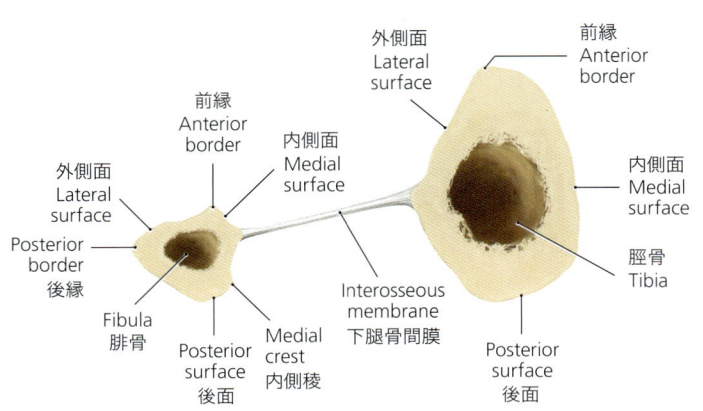

F　右下腿の中 1/3 を通る横断面
遠位面．

435

1.8 足の骨，足背面と足底面 Bones of the Foot from the Dorsal and Plantar Views

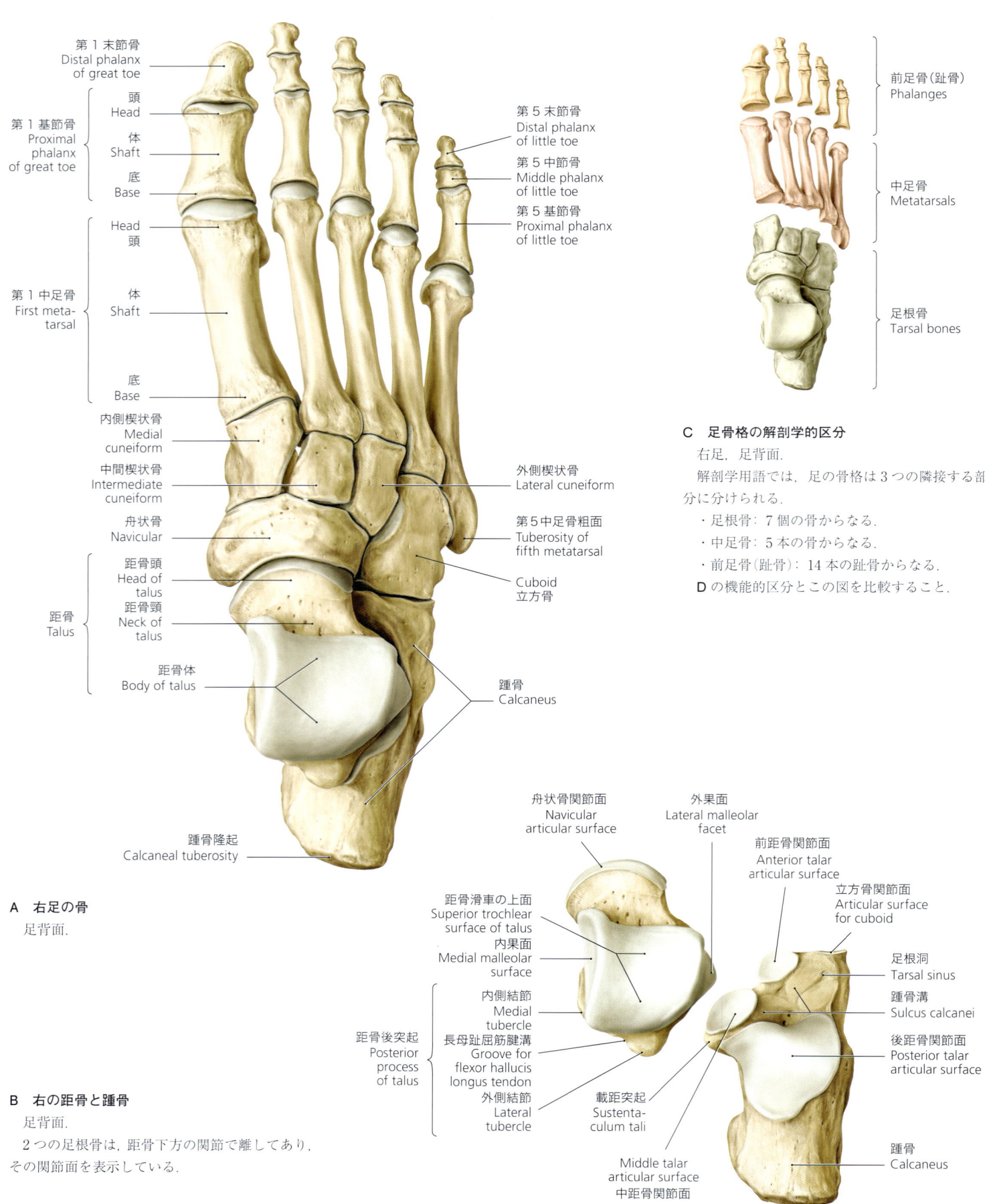

A 右足の骨
足背面．

B 右の距骨と踵骨
足背面．
2つの足根骨は，距骨下方の関節で離してあり，その関節面を表示している．

C 足骨格の解剖学的区分
右足，足背面．
解剖学用語では，足の骨格は3つの隣接する部分に分けられる．
・足根骨：7個の骨からなる．
・中足骨：5本の骨からなる．
・前足骨（趾骨）：14本の趾骨からなる．
Dの機能的区分とこの図を比較すること．

下肢　1　骨，関節，靱帯

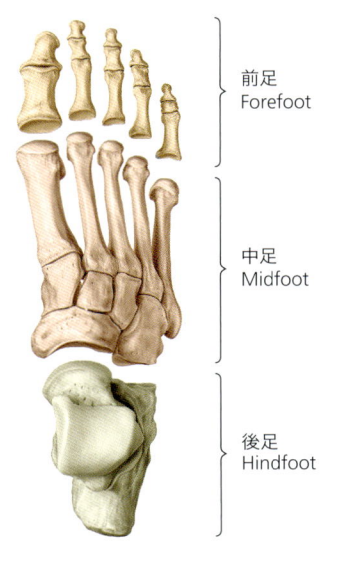

D　足骨格の機能的区分

右足，足背面．

足の骨格は，しばしば，機能的ならびに臨床的基準に基づいて区分される．
・後足(踵骨，距骨)
・中足(立方骨，舟状骨，楔状骨，中足骨)
・前足(基節骨，中節骨，末節骨)

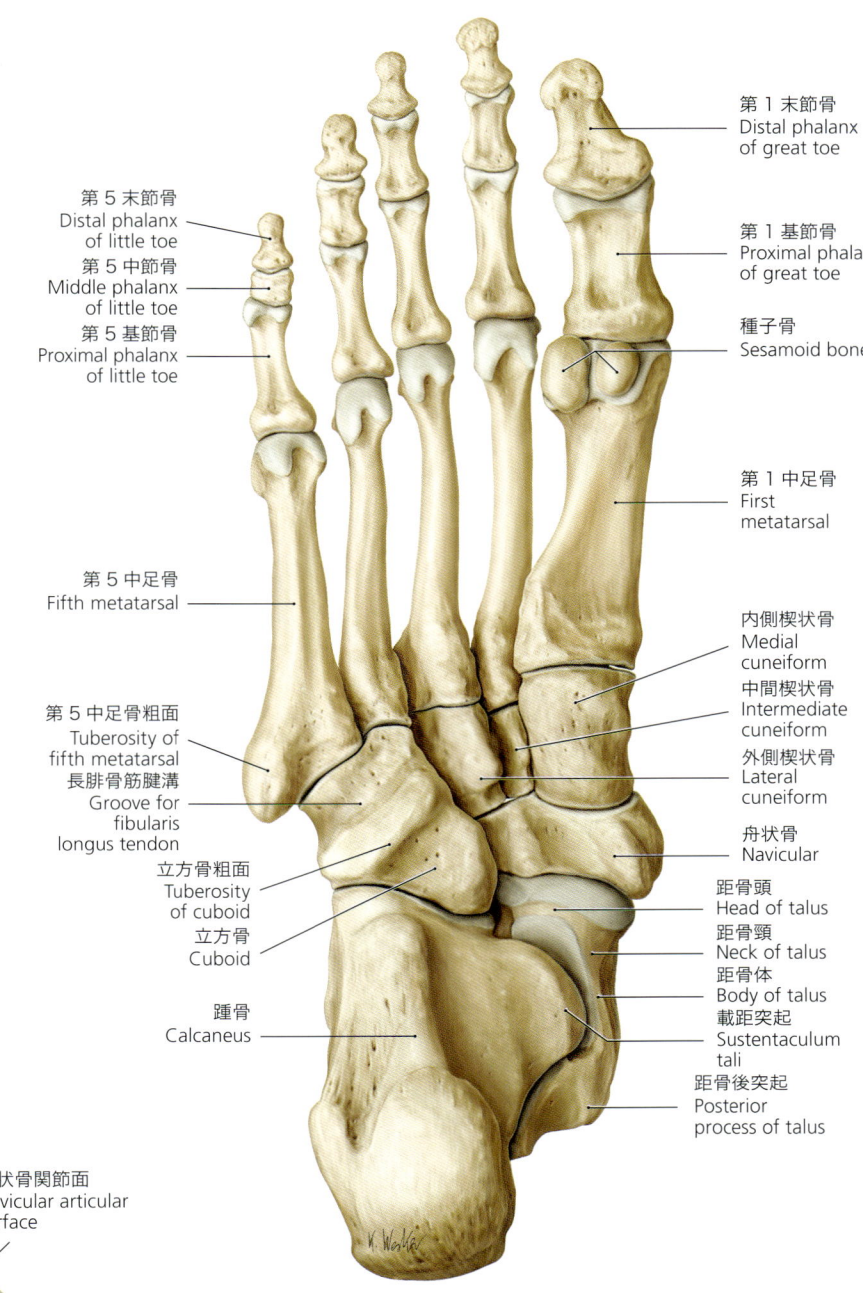

E　右足の骨

足底面．

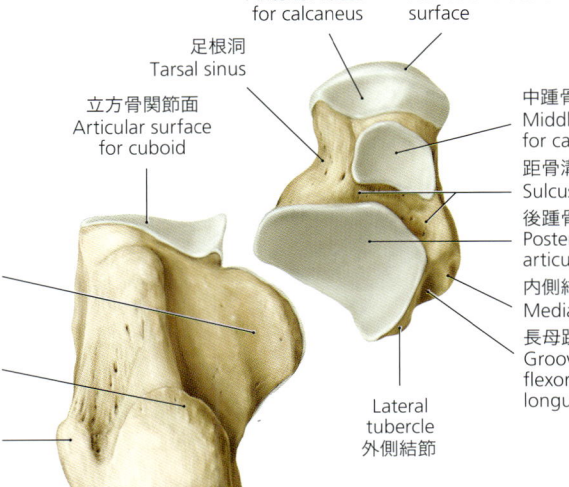

F　右の距骨と踵骨

足底面．

この2つの骨は，距骨下方の関節で分離してあり，その関節面を見せている．

437

1.9 足の骨の外側面と内側面：足根の種子骨
Bones of the Foot from the Lateral and Medial Views: Accessory Tarsal Bones

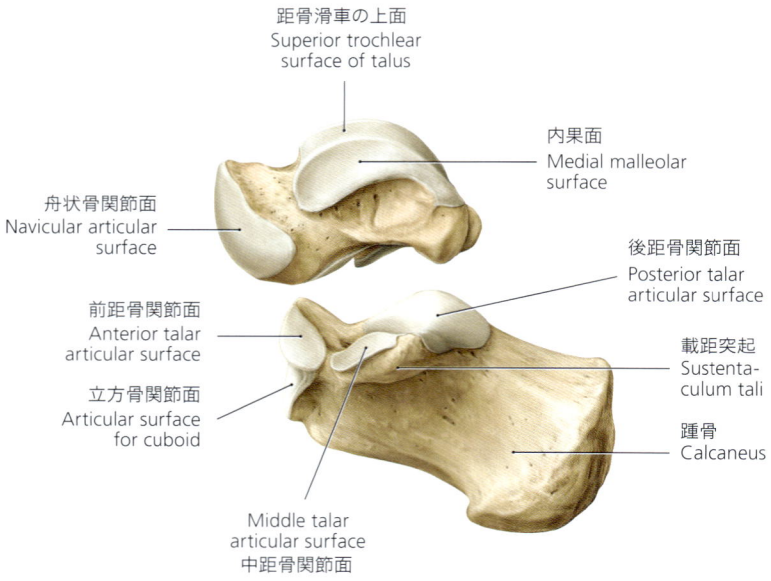

A　右の距骨と踵骨
内側面．
2つの足根骨は距骨下方の関節で分離してあり，関節面を見せている．

C　載距突起（「距骨を支えるもの」の意）

- 載距突起は踵骨内側の骨突起である．
- 内果先端の下 1.5 cm ほどの箇所で触れることができる．
- 台状に張り出し，距骨を支えている．
- 距骨下方の関節の2つの関節腔を隔てている足根管がここで終わる（p. 475 参照）．
- 載距突起は長母趾屈筋腱の支点としての役割を担っている（これにより踵骨の垂直な位置が保たれる．p. 482 参照）．
- このほかに長趾屈筋のための，縦に走行する溝がある（p. 482 参照）．
- 載距突起には2本の靱帯が付いている．底側踵舟靱帯と三角靱帯の一部（p. 476 参照）．
- 載距突起はスノーボーダーにおいてしばしば骨折箇所となる（右頁も参照）．

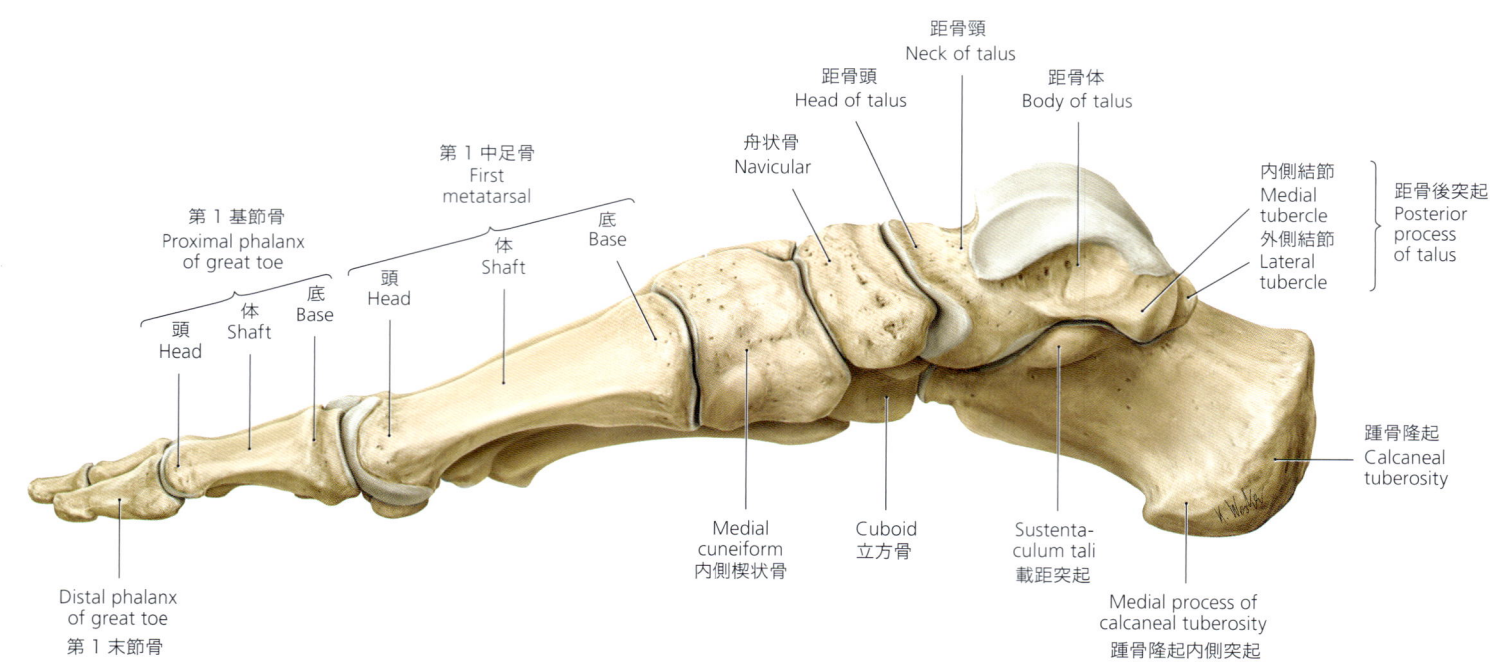

B　右足の骨
内側面．

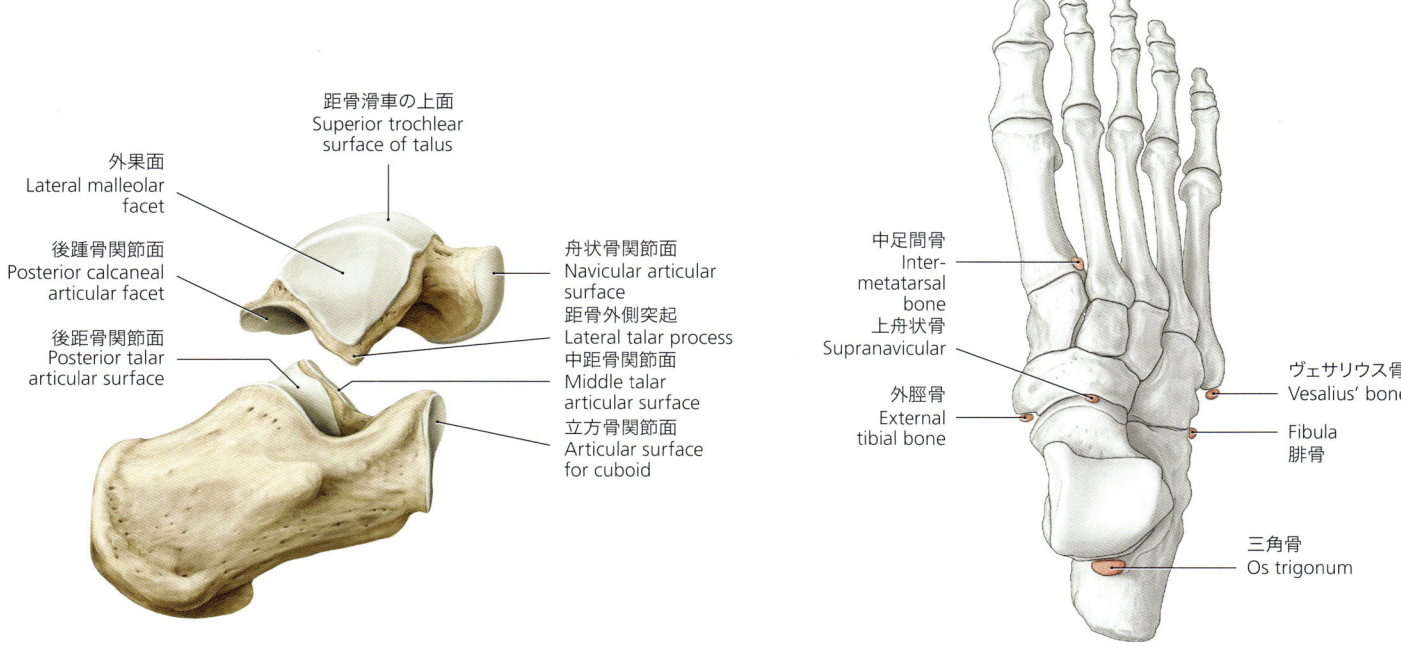

D　右の距骨と踵骨

外側面．
2つの足根骨は距骨下方の関節で分離してあり，関節面を見せている．
Note　距骨外側突起の骨折は，距骨末梢踝骨折に分類され，通常は距骨下脱臼の結果である．距骨外側突起の骨の剥離は「スノーボーダーの骨折」と呼ばれ，典型的なスノーボーダーの外傷の1つである（**C**も参照）．

F　足根骨の種子骨

右足，足背面．
時々多数の種子骨（不定）が足にみつかることがある．種子骨が愁訴を引き起こすことはまれであり，骨折との鑑別も必要である（**E**参照）．臨床的に重要な種子骨は，外脛骨である．きつい靴を履いた時，この骨が不快の原因となりうる．

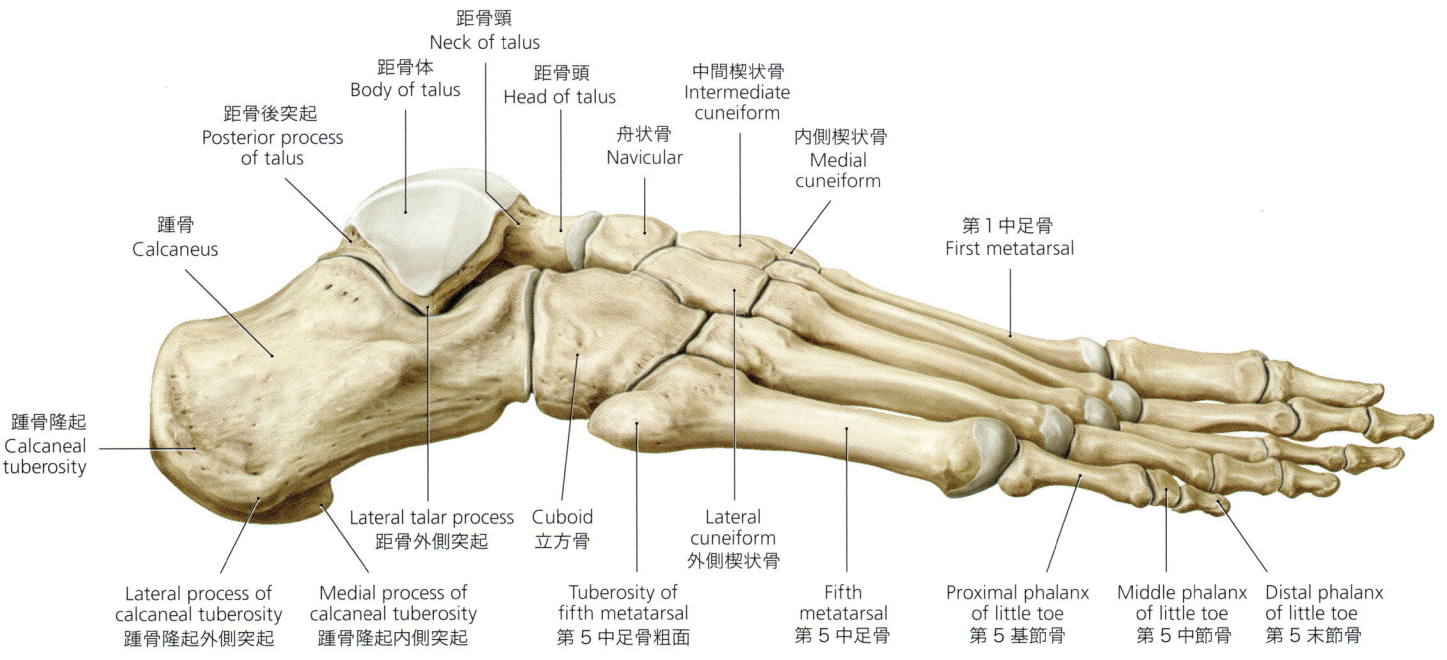

E　右足の骨

外側面．中足骨骨折は，約6.7/10万人の発生率で，足の最も一般的な外傷の1つである．特に第5中足骨の基部と粗面が最もよく影響を受ける（すべての中足骨骨折の30％）．

1.10 股関節：関節を作る骨 The Hip Joint: Articulating Bones

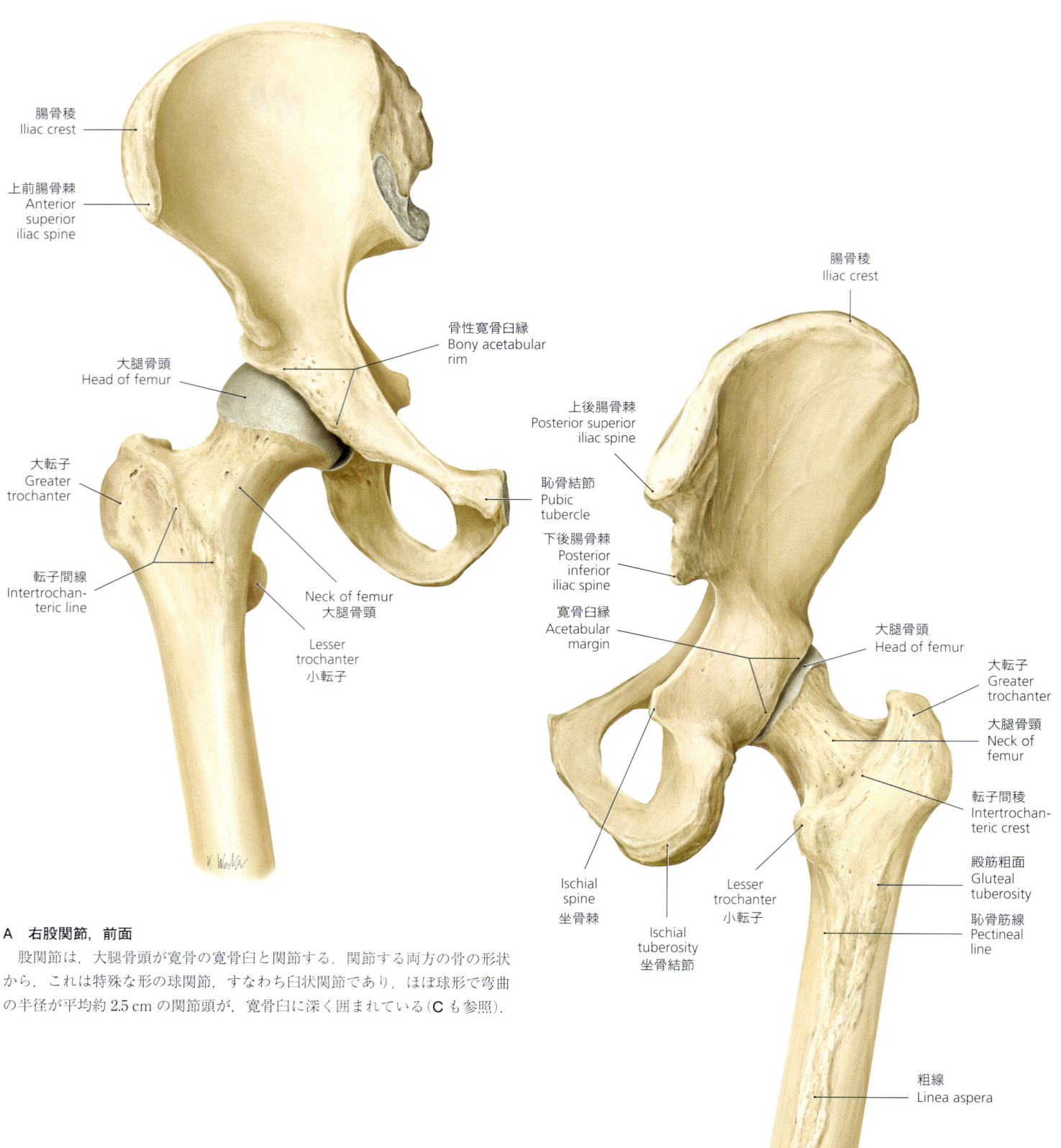

A 右股関節，前面
股関節は，大腿骨頭が寛骨の寛骨臼と関節する．関節する両方の骨の形状から，これは特殊な形の球関節，すなわち臼状関節であり，ほぼ球形で弯曲の半径が平均約 2.5 cm の関節頭が，寛骨臼に深く囲まれている（**C** も参照）．

B 右股関節，後面

下肢　1　骨，関節，靱帯

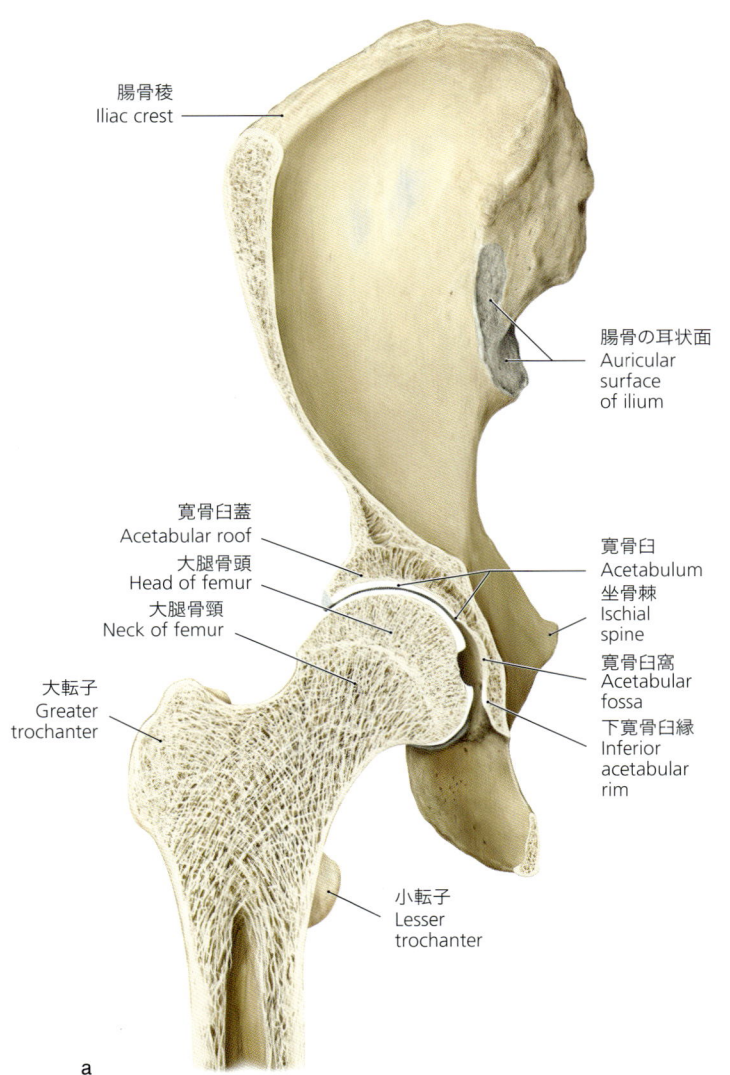

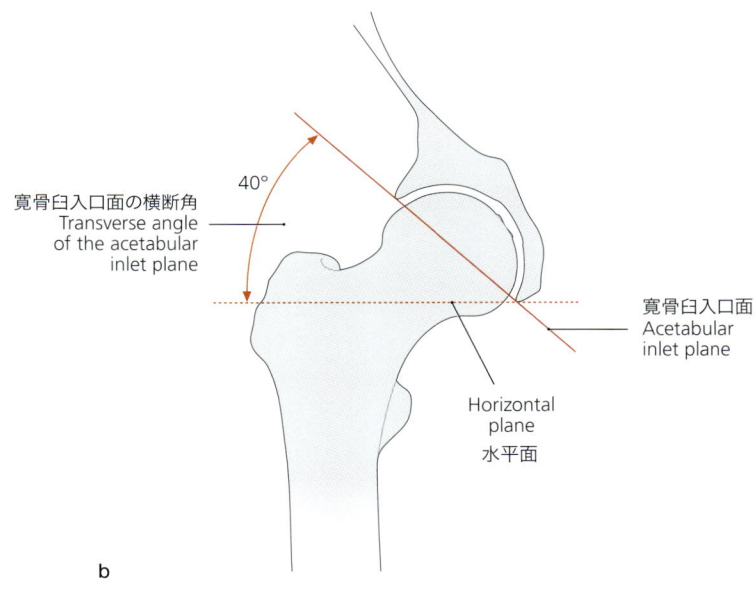

C　成人の寛骨臼入口面の横断角

右股関節，前面．寛骨臼窩の位置での冠状断面（前頭断面）．

寛骨臼入口面または骨性寛骨臼縁は，下外側方（横断角）および前下方（矢状角，D 参照）を向く．

寛骨臼の下外側方への傾斜は，上関節唇から下関節唇（寛骨臼切痕の最下点）へ直線を引いて，その線と真の水平面との角度を計測することにより，決定できる．この横断角の正常値は，出生時で約 51°，10 歳で 45°，成人で 40° である（Ullman, Sharp による）．横断角の値は，寛骨臼がどの程度，大腿骨頭上の外側に到達範囲があるかの度合い（ヴィーベリの CE 角 center edge angle of Wiberg，p. 453 参照）をはじめとする，いろいろなパラメータに影響される．

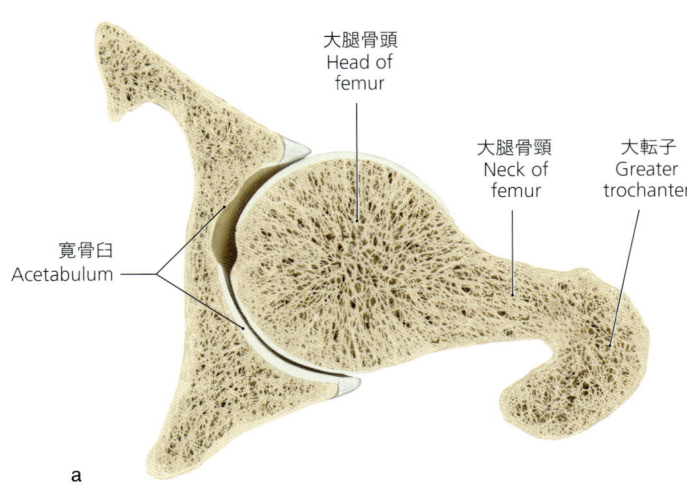

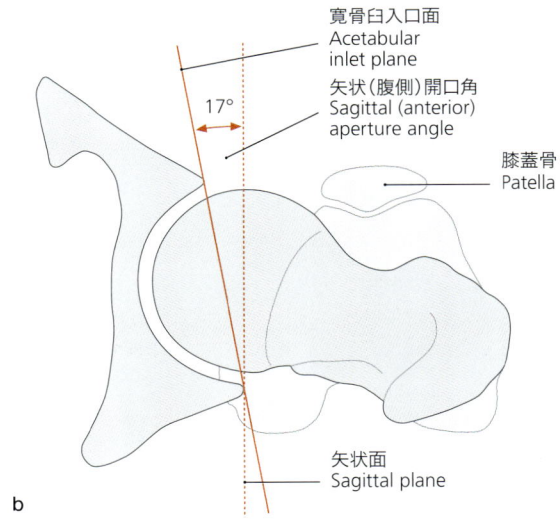

D　成人の寛骨臼入口面の矢状角

右股関節，上面．大腿骨頭の中心を通る水平断面．

骨性寛骨臼縁は矢状面に対して前下方に角をなす（これと C の水平面を比較すること）．この入口角は，出生時にはほぼ 7° で，成人までに 17° に増加する（Chassard, Lapiné による）．

1.11 股関節の靱帯：大腿骨頭の固定
Ligaments of the Hip Joint: Stabilization of the Femoral Head

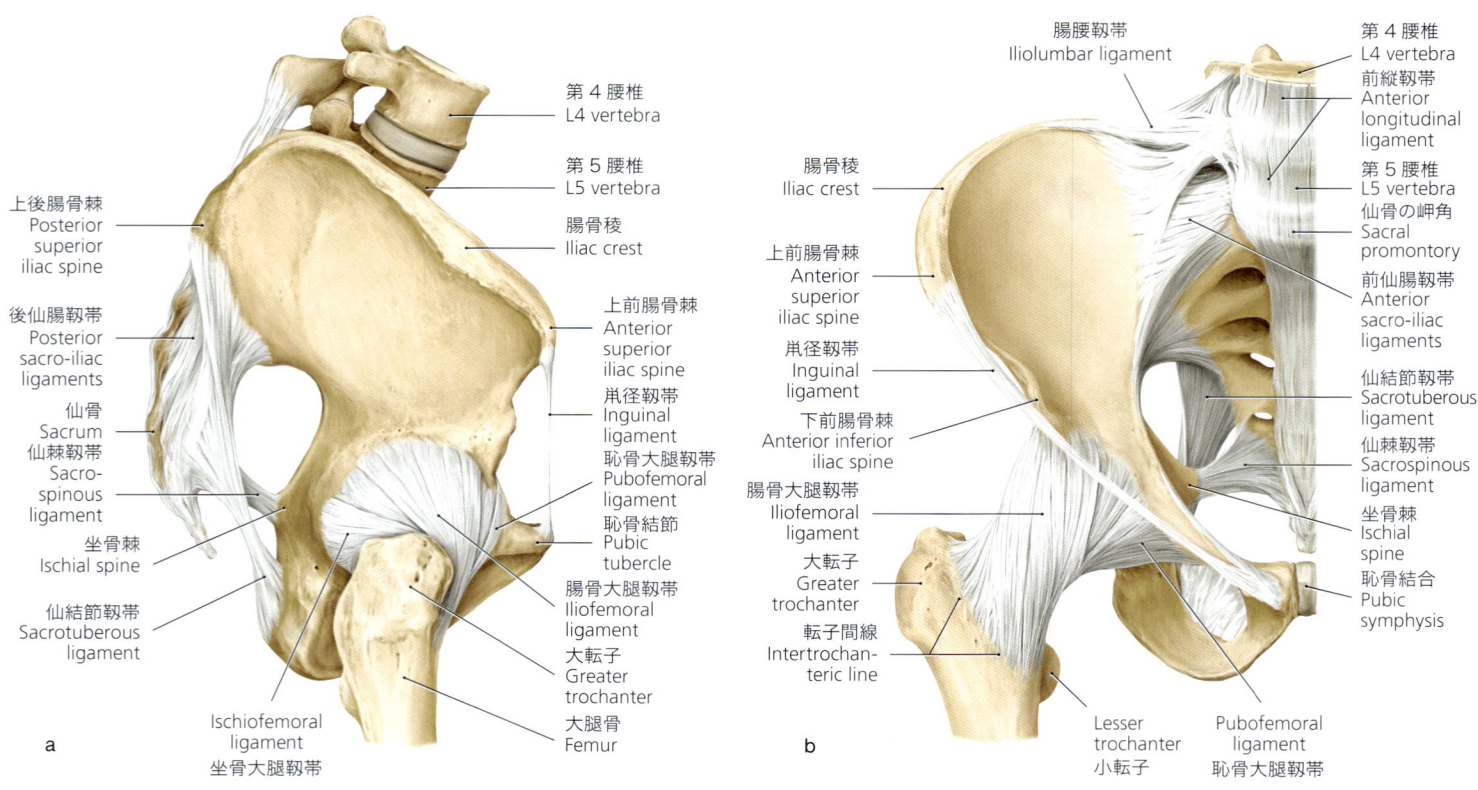

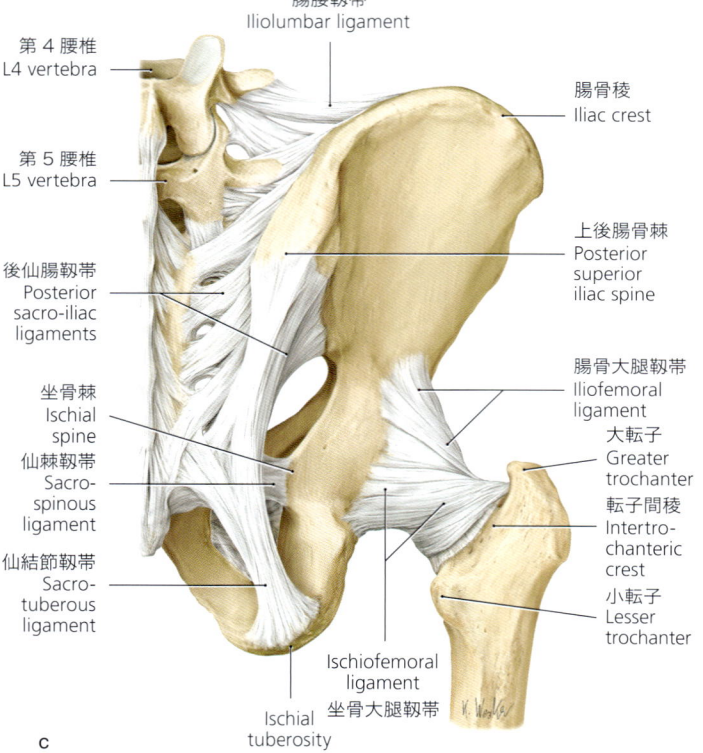

A　右股関節の靱帯

a 外側面，b 前面，c 後面．

股関節を包む3つの靱帯のうち，腸骨大腿靱帯は最も強く，下前腸骨棘から起こって，股関節の前を扇状に広がり，転子間線に付着する(b参照)．この靱帯は，人体で最も力強い靱帯で，350 kg以上の張力をもつ．また，股関節を固定する構造として重要であり，直立姿勢では，筋の作用を必要とせずに，骨盤が後方に傾斜するのを防ぐ．さらに，この靱帯は伸展した下肢の内転を制限し(特に靱帯の外側要素)，歩行時の立脚側の骨盤を安定させる．すなわち，小殿筋とともに，骨盤の遊脚側への傾斜を防いでいる．

B　股関節の靱帯

・腸骨大腿靱帯
・恥骨大腿靱帯
・坐骨大腿靱帯
・輪帯*1
・大腿骨頭靱帯*2

*1 外側からは見えないことに注意すること．大腿骨頭の周りをボタン穴のように取り囲んでいる(p. 445, C参照)．
*2 力学的機能はないが，大腿骨頭を養う血管が通る(p. 445も参照)．

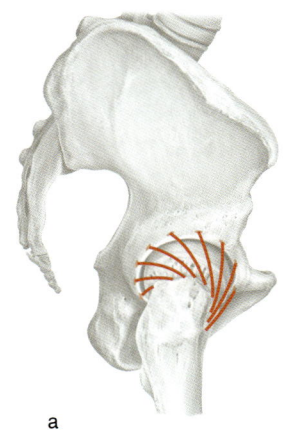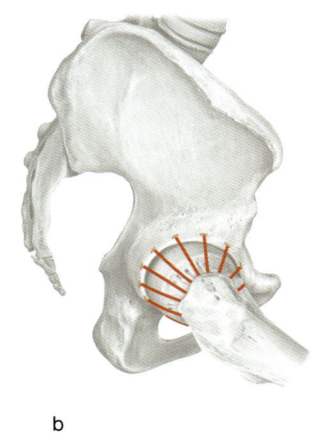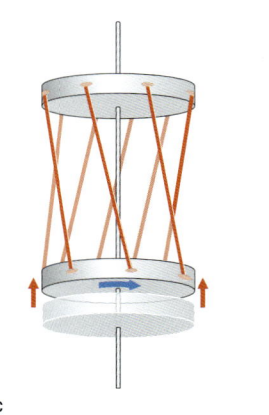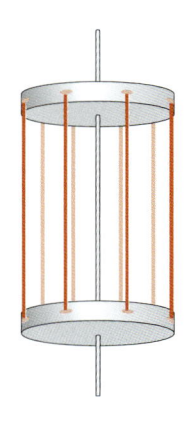

C　関節位置の機能としての靱帯の作用

a 伸展位の右股関節，外側面．

股関節の関節包靱帯（**A** 参照）は，大腿骨頭の周りを取り囲む輪状の環を形成している．股関節が伸展している時，関節包靱帯そのものがラセン状になり（この図に示したように），寛骨臼に対し，大腿骨頭をより強固に押すことになる（靱帯の関節安定化機能）．

b 屈曲位の右股関節，外側面．

屈曲（前捻）の間，靱帯線維は弛緩し，大腿骨頭を寛骨臼にあまり強固に押し付けず，大腿骨の運動性の度合いを大きくする．

c, d 関節包靱帯の捻転機構は，平行なヒモでつながれた2つの板からなる模型で示すことができる．**c** の位置は，股関節が伸展した時の靱帯の位置を示している．2つの板のうちの1つが回転した時（青色の矢印），ヒモはねじれ，2つの板は互いに近づく（赤色の矢印）．**d** は，屈曲位の股関節の位置をモデル化している．靱帯はまったく捻転せず，そのため，2つの板の距離は増大している．

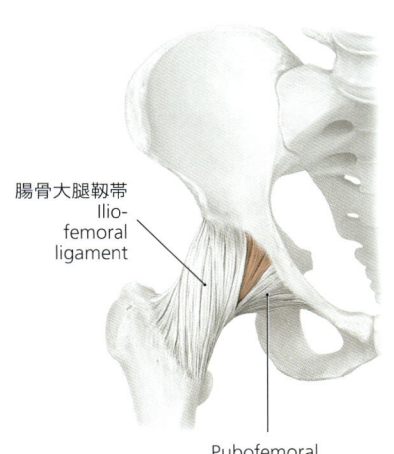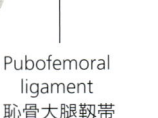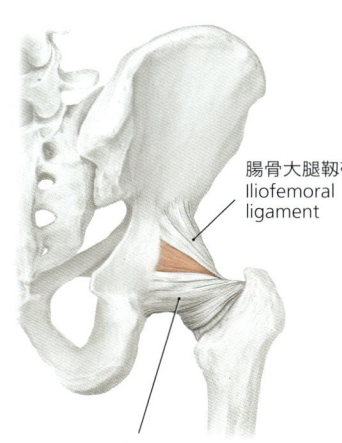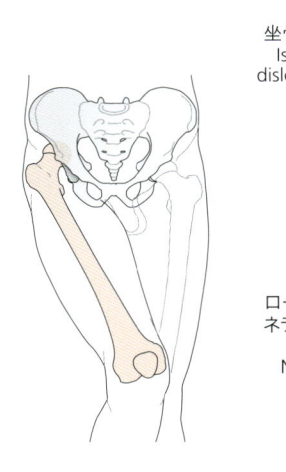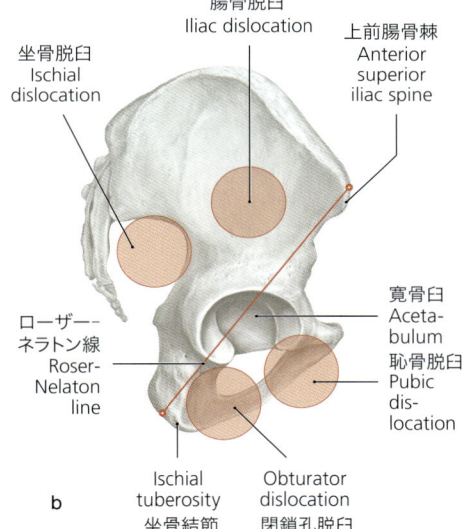

D　右股関節の関節包脆弱部

a 前面．**b** 後面．

線維膜を強化する靱帯（**A** 参照）の間にある関節包（色で示した部位）に脆弱な部分がある．これらの部位では，外傷により，大腿骨頭の寛骨臼からの脱臼を起こしうる（**E** 参照）．

大きな靱帯の強さと寛骨臼と大腿骨頭との密接な適合が，股関節をとても安定したものにし，また，脱臼を比較的まれなものにしている．しかし，人工股関節置換術後では，その状態は違ってくる．股関節の靱帯を少なくとも部分的に分けて，人工補填物を挿入することになる．これにより，脱臼の危険性がきわめて高くなる．

E　股関節の外傷性脱臼

a 大腿骨頭は，腸骨大腿靱帯と坐骨大腿靱帯の間から上方または後方に脱臼するのが最も一般的である（腸骨脱臼）．典型的には，非常に高いところからの落下，自動車事故（正面衝突）などが原因となる．この型の脱臼では，下肢は内転と少し内旋位をとる．

b 外側面．さまざまな型の脱臼における大腿骨頭の位置．

大転子は，ローザー-ネラトン線（坐骨結節と上前腸骨棘の間の結合線）の上にくることも下にくることもある．健常者の股関節では大腿を45°屈曲した時に，大転子がこの線上に正確に投影される．

1.12 股関節の靱帯：大腿骨頭の栄養
Ligaments of the Hip Joint: Nutrition of the Femoral Head

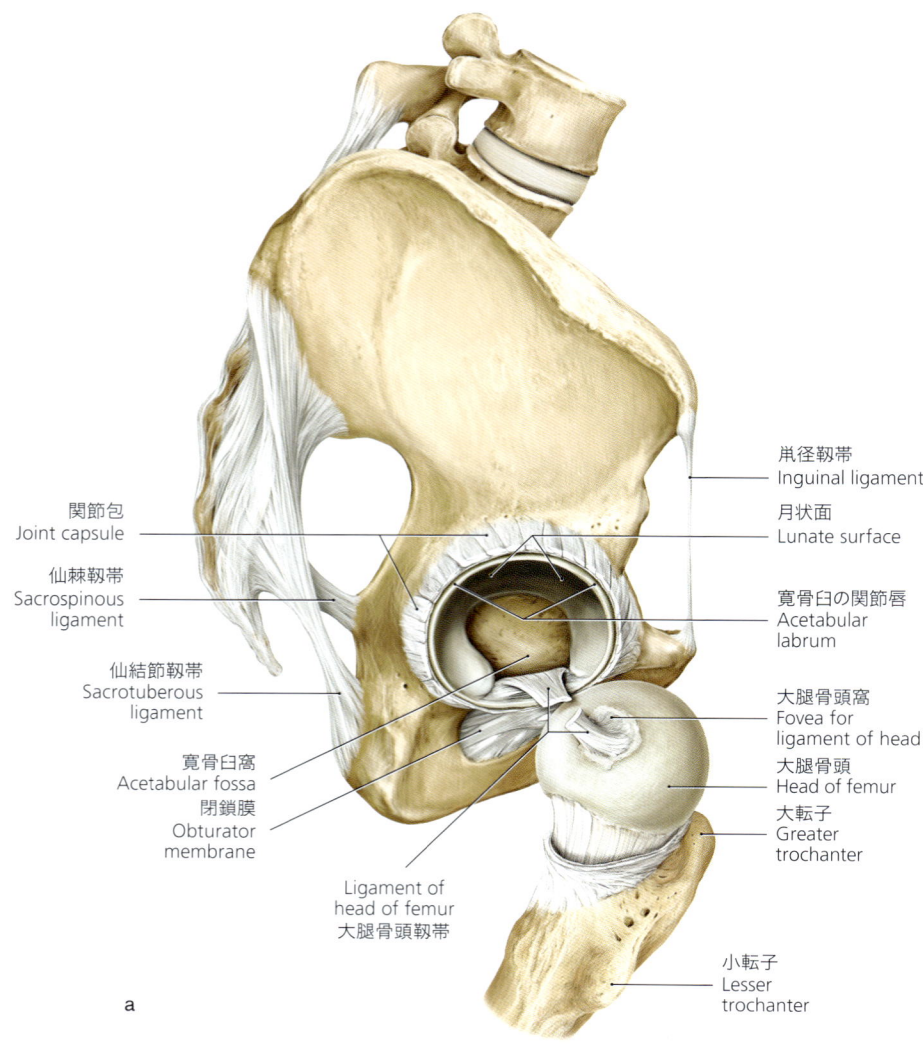

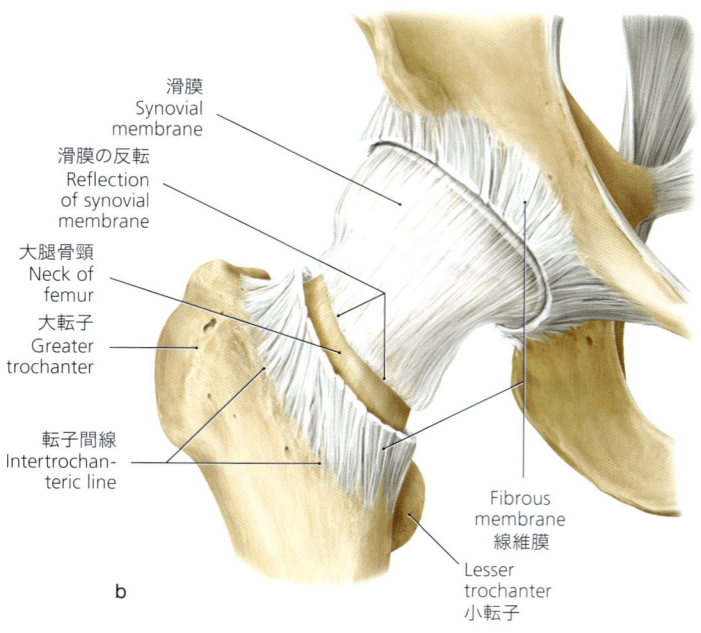

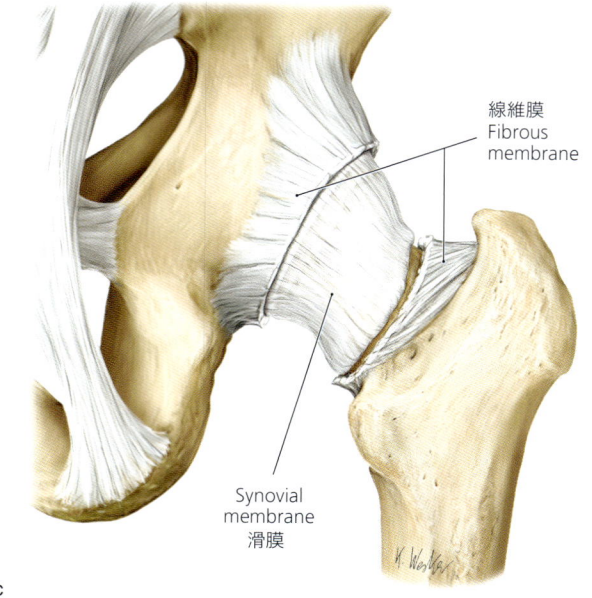

A　右股関節の靱帯

a 外側面．
関節包を寛骨臼の関節唇の高さで二分し，大腿骨頭を脱臼させて，二分した大腿骨頭靱帯を露出している．この靱帯は大腿骨頭への大事な栄養血管を運んでいる．

b 前面．
関節包の線維膜を大腿骨頭の高さで取り除き，滑膜の形態を見せている．この滑膜は寛骨臼の関節唇から外側に伸び，線維膜の付着部の約1cm近位で，大腿骨頸上で関節腔内に反転する．滑膜は，大腿骨頭から，大腿骨頭の軟骨接合部まで上がる〔Cの冠状断面（前頭断面）も参照〕．

c 後面．

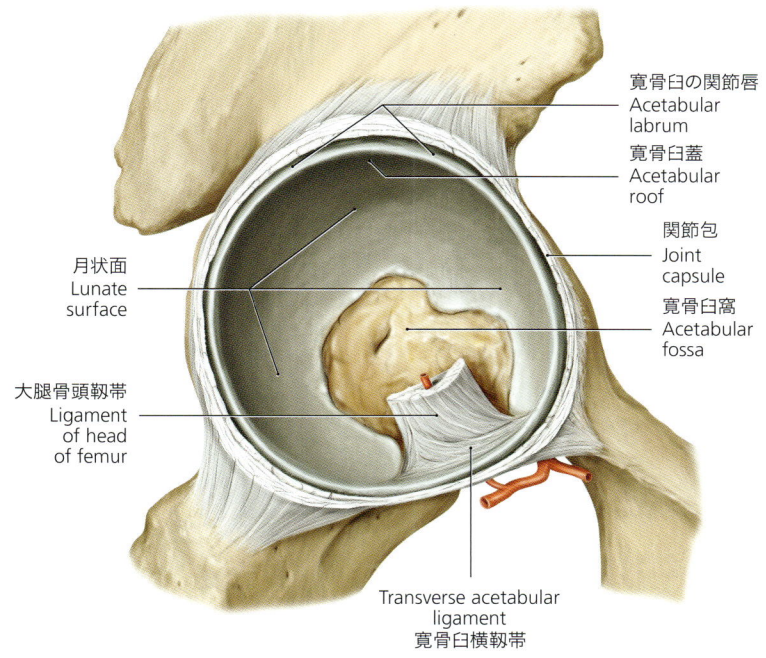

B 右股関節の寛骨臼，大腿骨頭は取り除いてある
外側面．
軟骨で覆われた寛骨臼の関節面は三日月形（月状面）を示し，寛骨臼蓋で最も広く厚い部分をなす．月状面の外縁は，少し突出した寛骨臼の骨性唇で境界されており，ここから，密性結合組織と線維軟骨で構成する唇（寛骨臼の関節唇）が張り出している．寛骨臼窩の大部分は軟骨性の関節面をなす．寛骨臼窩には疎性線維脂肪性組織があり，下は寛骨臼切痕（ここでは見えていない）にある寛骨臼横靱帯で境界されている．図では切断されているが，大腿骨頭靱帯には，大腿骨頭を栄養する血管が通る（C 参照）．

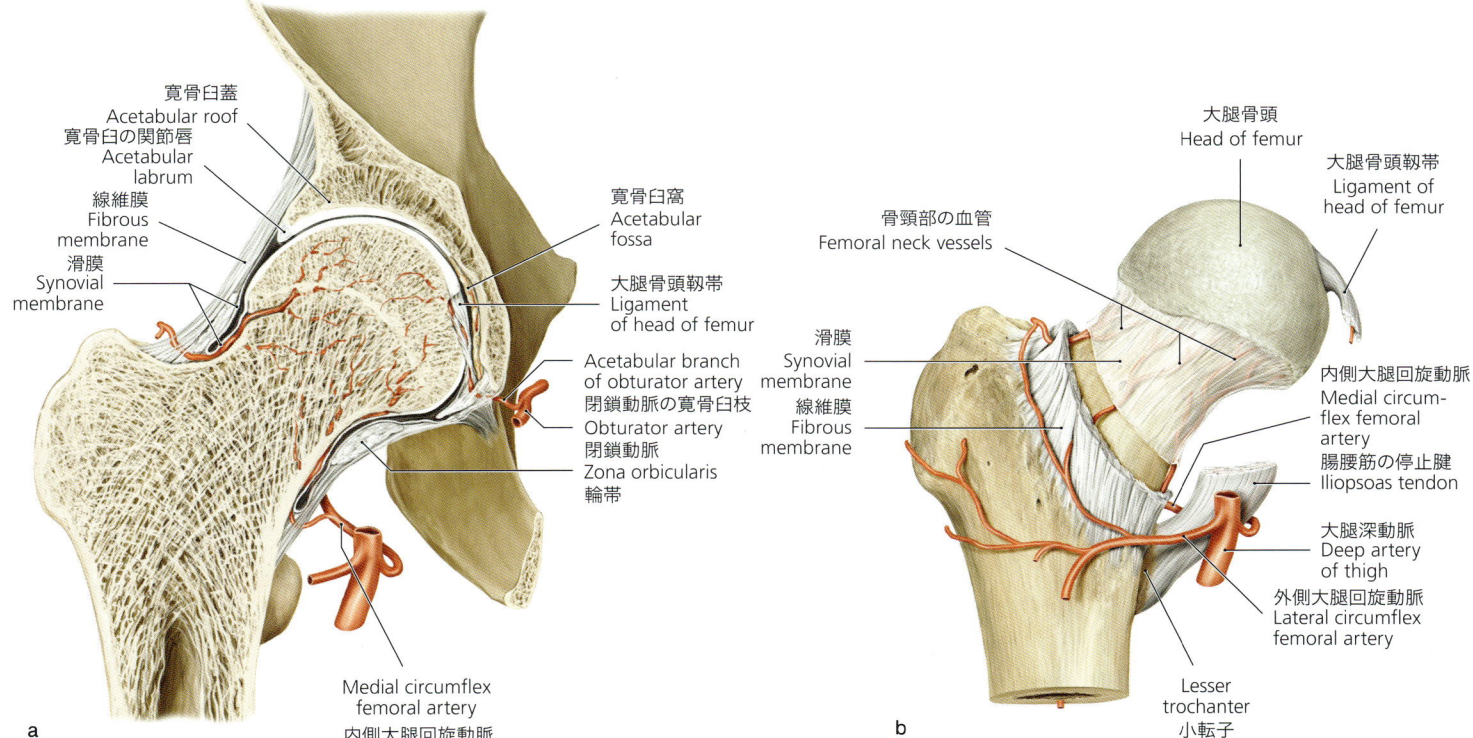

C 大腿骨頭への血液供給
a 右股関節を通る冠状断面（前頭断面），前面．
b 関節包に関連した大腿骨頸部の血管の走行（右大腿骨，前面）．
　大腿骨頭は，外側・内側大腿回旋動脈と，閉鎖動脈（p. 568 参照）の枝である寛骨臼枝とによって血液供給を受ける．脱臼あるいは大腿骨頸部骨折によって血管に断裂や欠如が生じ，大腿骨頭靱帯の血管と大腿骨頸の血管に吻合がない場合，大腿骨頭の骨組織は壊死に陥る危険がある（大腿骨頭の無血管性壊死）．

下肢　1　骨，関節，靱帯

1.13 股関節の断面解剖（MRI，X線による解剖）：高齢者における典型的疾患（大腿骨頸骨折）

Cross-sectional Anatomy and MRI and X-ray Image of the Hip Joint
In Case of Aged People: Femoral Neck Fracture

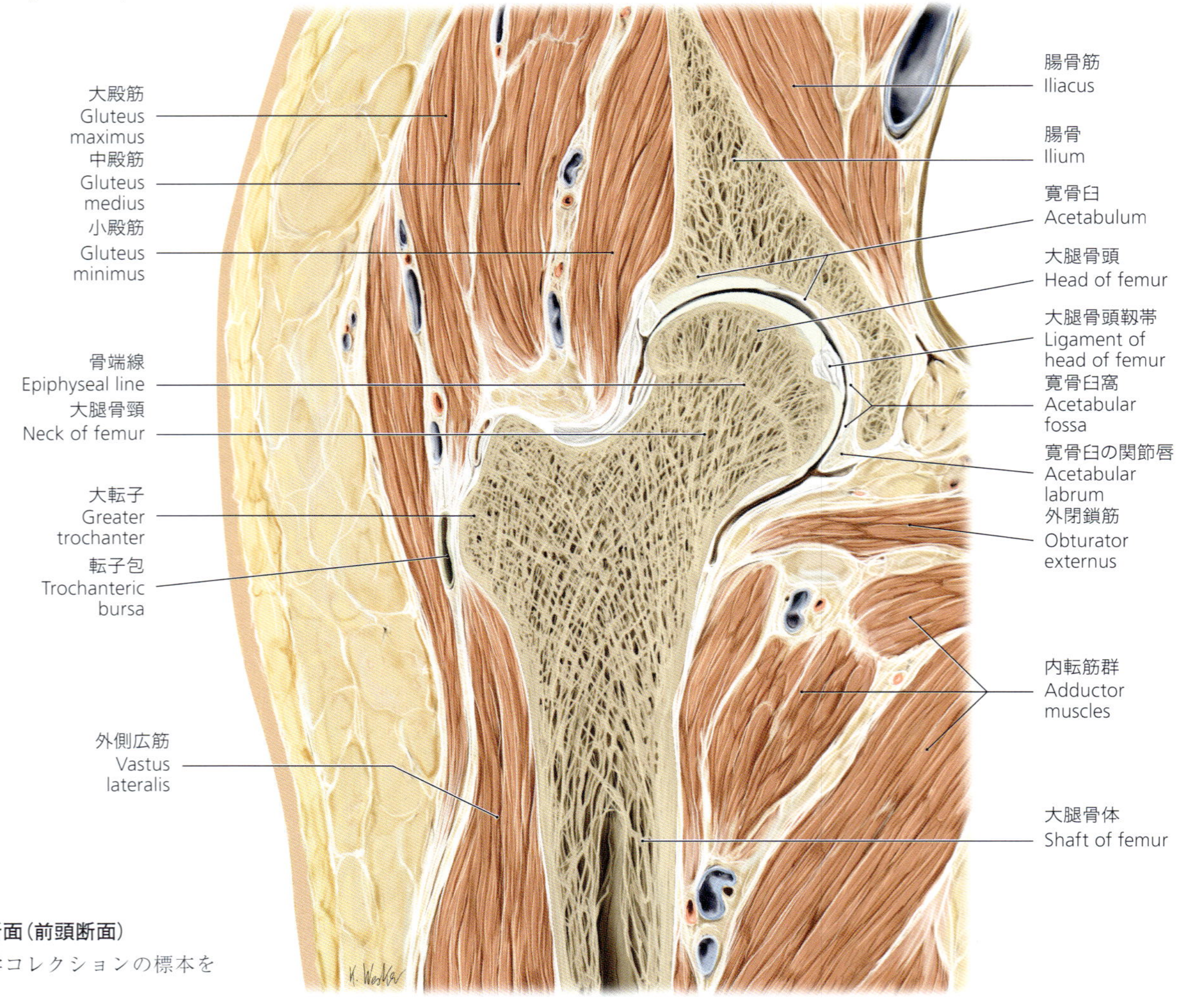

A　右股関節を通る冠状断面（前頭断面）
前面（Kiel大学の解剖学コレクションの標本を基に描画）．

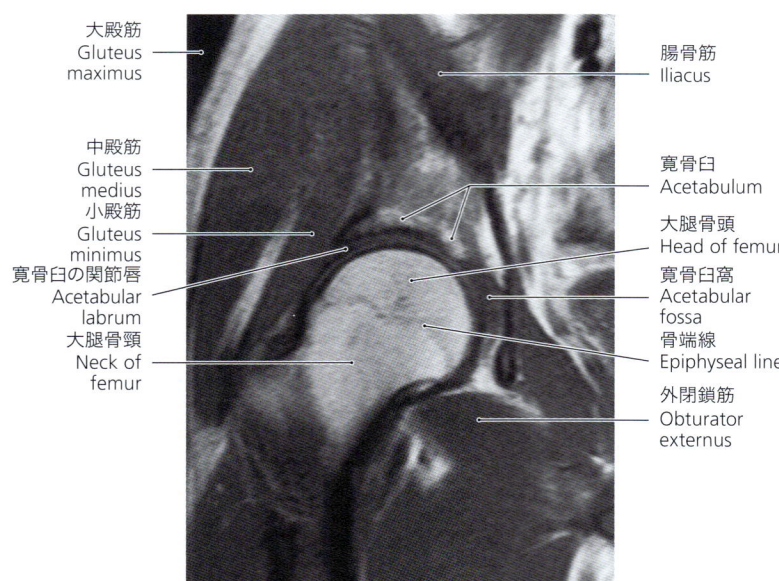

B　股関節部のMRI：寛骨臼窩の位置での冠状断面（前頭断面），T1強調SE（spin echo）像
（Vahlensieck, Reiser: MRT des Bewegungsapparates, 4. Aufl. Thieme, Stuttgart 2014より）

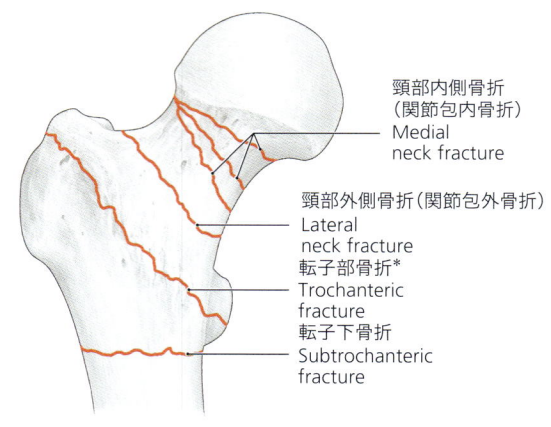

*訳注：この部位における骨折は，転子間骨折 intertrochanteric fracture，あるいは転子貫通骨折 pertrochanteric fracture とも呼ばれる．

C　大腿骨近位部骨折の分類
　股関節に近い部位で起きる大腿骨骨折が頸部内側骨折（F参照）であり，高齢者の骨粗鬆症における典型的な症例である（ドイツでは骨粗鬆症を原因とした大腿骨頸骨折は，年間約13万例）．原因は，例えば転倒した際に大転子が床にぶつかる，あるいは下肢を伸展させたまま転倒するといった些細な事故によるものが多い．

下肢　1 骨，関節，靭帯

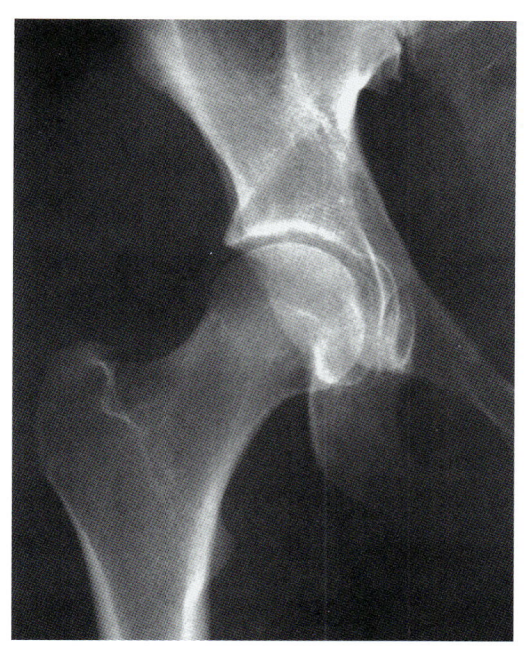 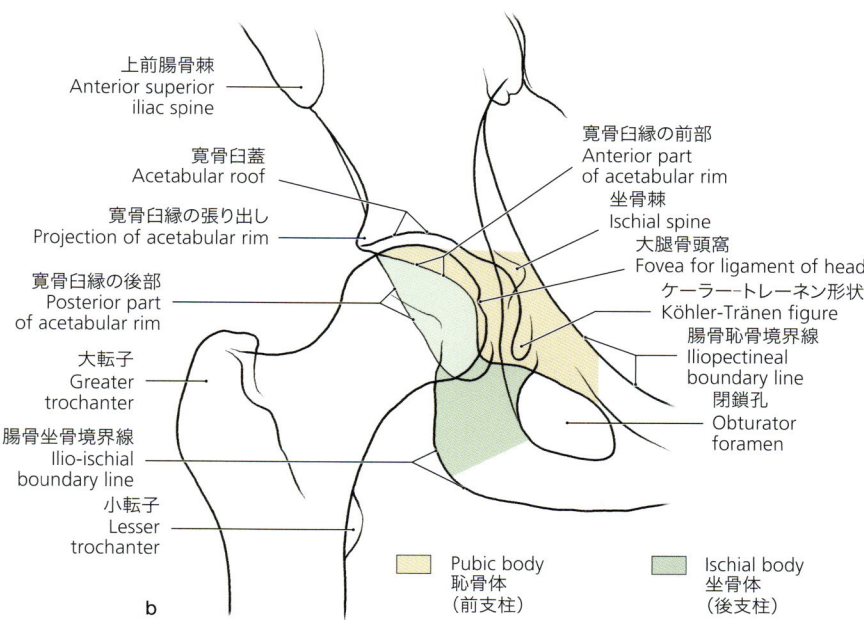

D　股関節のX線像と寛骨臼骨折時に診断の目印となる線

a 股関節のX線前後像（骨盤全体画像からの一部抽出，AP撮影画像，Möller, Reif: Taschenatlas der Röntgenanatomie, 6. Aufl. Thieme, Stuttgart 2016 より）．**b** 股関節，特に寛骨臼のX線像診断において指標となる線は役立つ．

骨盤のX線撮影は，どうしても必要な場合に限って，決められた設定（例えば，腸骨翼と閉鎖孔の背臥位（仰臥位）における撮影では，これらがフィルム面と平行に近くなるように，体幹全体を回旋させ，健常側あるいは障害側を45°持ち上げた状態で撮影する）で行うか，MRI（E 参照）あるいはCTも使用する（注意：大腿骨における変位を伴わない骨折といった場合のように，この撮影が診断に役立たないような時には行ってはならない）．このCTによる診断は，寛骨臼骨折が疑われる場合には必ず実施する．

寛骨臼骨折における診断，あるいは外科的な手術，治療の実施（手術計画）を行う場合，骨盤のX線前後像（AP撮影）における目印線は，特に重要である．この目印線として，寛骨臼縁前部，寛骨臼縁後部，寛骨臼蓋，ケーラー－トレーネン形状（寛骨臼底＝寛骨臼窩の位置に相当；この両辺の間隔が寛骨臼底の骨質の厚さに相当する），そして腸骨恥骨境界線と腸骨坐骨境界線がある．

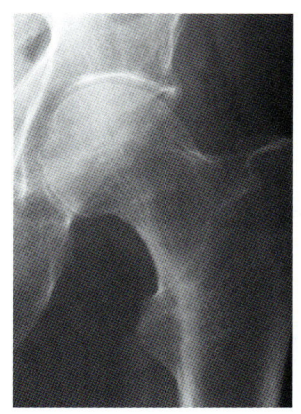 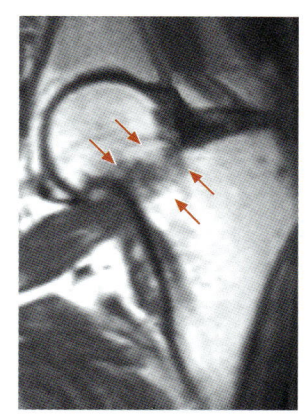 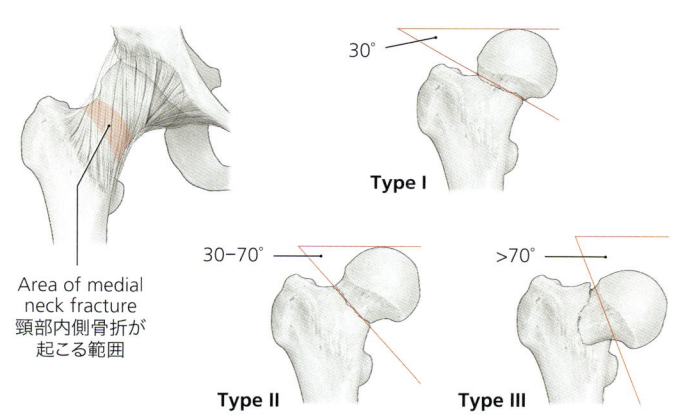

E　大腿骨近位部骨折のX線による診断（Bohndorf, Imhof, Fischer: Radiologische Diagnostik der Knochen und Gelenke, 2. Aufl. Thieme, Stuttgart 2006 による）

a 変位を伴わない大腿骨頭骨折がほとんどわからないX線前後像．**b** MRIでは骨折部位がわかる：同じ患者の同じ部位の冠状面におけるT1強調画像では骨折によって生じた血腫（矢印）が確認できる．

大腿骨頭における変位を伴う骨折では，通常はX線による股関節のAP撮影画像（Da 参照）で問題なく診断を下すことができるが，変位を伴わない骨折あるいは疲労骨折の場合，一般的なX線撮影では連続性の失われた骨梁構造のみが見つかるだけのことが多く，骨折しているかあるいはしていないかといった診断は，通常はMRIによる撮影を行って初めて下すことができる（MRIでは，骨折によって生じた血腫によってその部分の信号が弱まるため，その位置を特定できる）．

F　頸部内側骨折（Pauwels による分類）

大腿骨頭における骨折では，内側と外側の骨折を区別し，内側の骨折の方が外側の骨折に比べてはるかに多く発生する（95％に対して5％の割合）．大腿骨の頸部内側骨折は，常に関節包内で起こり，典型的な合併症（例えば虚血性大腿骨頭壊死，骨折治癒の遅延，偽関節の形成）を併発するため，臨床的には重要である．特に頸部における血管（p. 445 参照）が関節包内の骨折で破壊された場合，大腿骨頭に対する血行不良が起こる．Pauwels は，水平線に対する骨折線の傾斜角に応じて頸部内側骨折の分類を行った（Type I：0〜30°，Type II：30〜70°，Type III：70°以上）．この角度が大きくなるほど，すなわち骨折線が垂直に近くなるほど大腿骨頭が下にすべるリスクが大きくなり，偽関節が形成される危険性も高まる．

下肢　1　骨，関節，靱帯

1.14 股関節の断面解剖：股関節内出血の超音波による診断
Cross-sectional Anatomy of the Hip Joint: Ultrasonography of the Blood Tumor

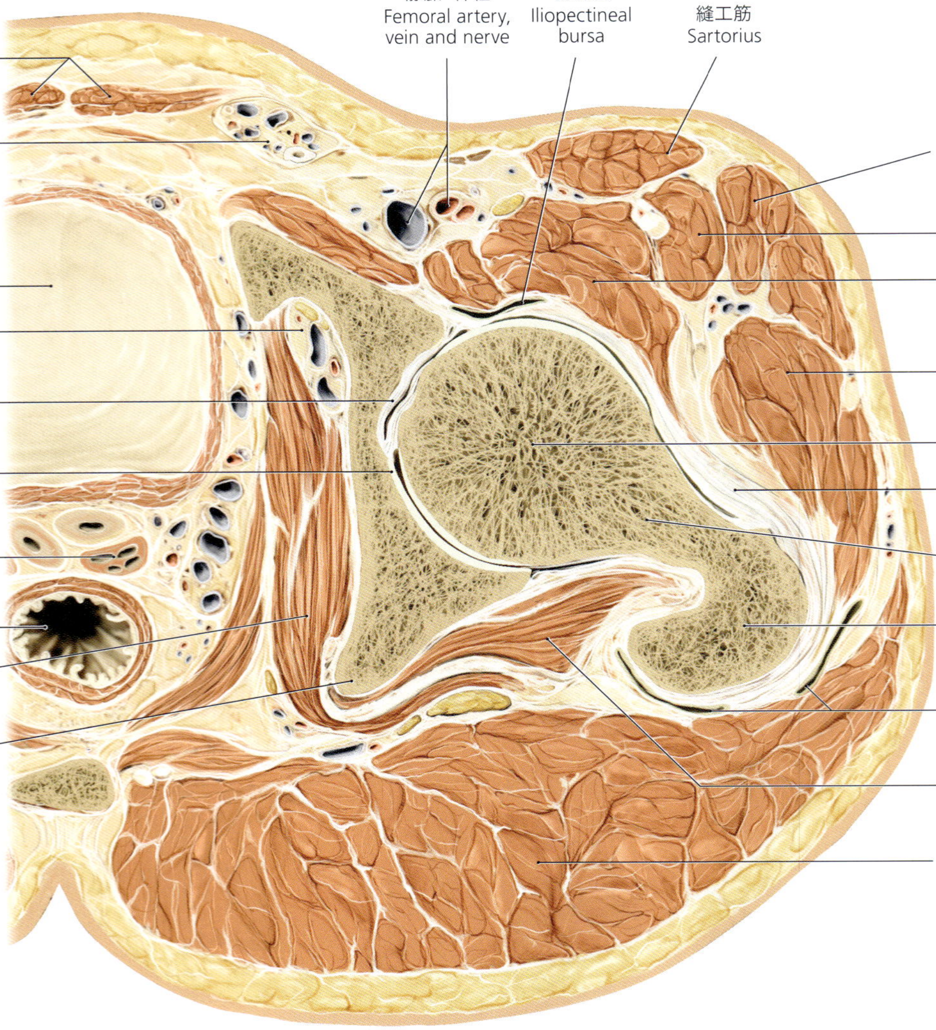

A　右股関節の横断面

下面（下方から見た図）(Kiel 大学の解剖学コレクションの標本を基に描画).

B　股関節部の MRI：大腿骨頭の高さの軸位（水平断面）T1 強調 SE（spin echo）像

(Vahlensieck, Reiser: MRT des Bewegungsapparates, 4. Aufl. Thieme, Stuttgart 2017 より)

A に描いてある滑液包はここでは見ることができない．なぜなら，滑液包は，T1 強調 MRI では信号強度が低いため，同様に信号強度の低い筋とは，ほとんど区別できないからである．

Note　軸位（水平）断面画像に関して，MRI の観察画像は常に下方から見た画像であることに注意すること．内閉鎖筋の走行は p. 496 を参照のこと．

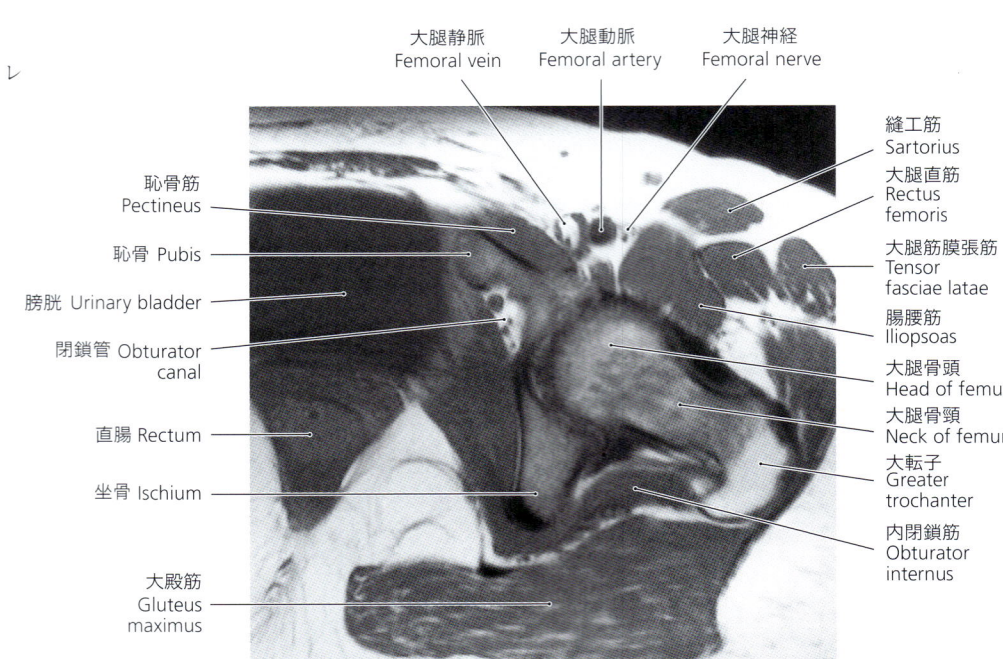

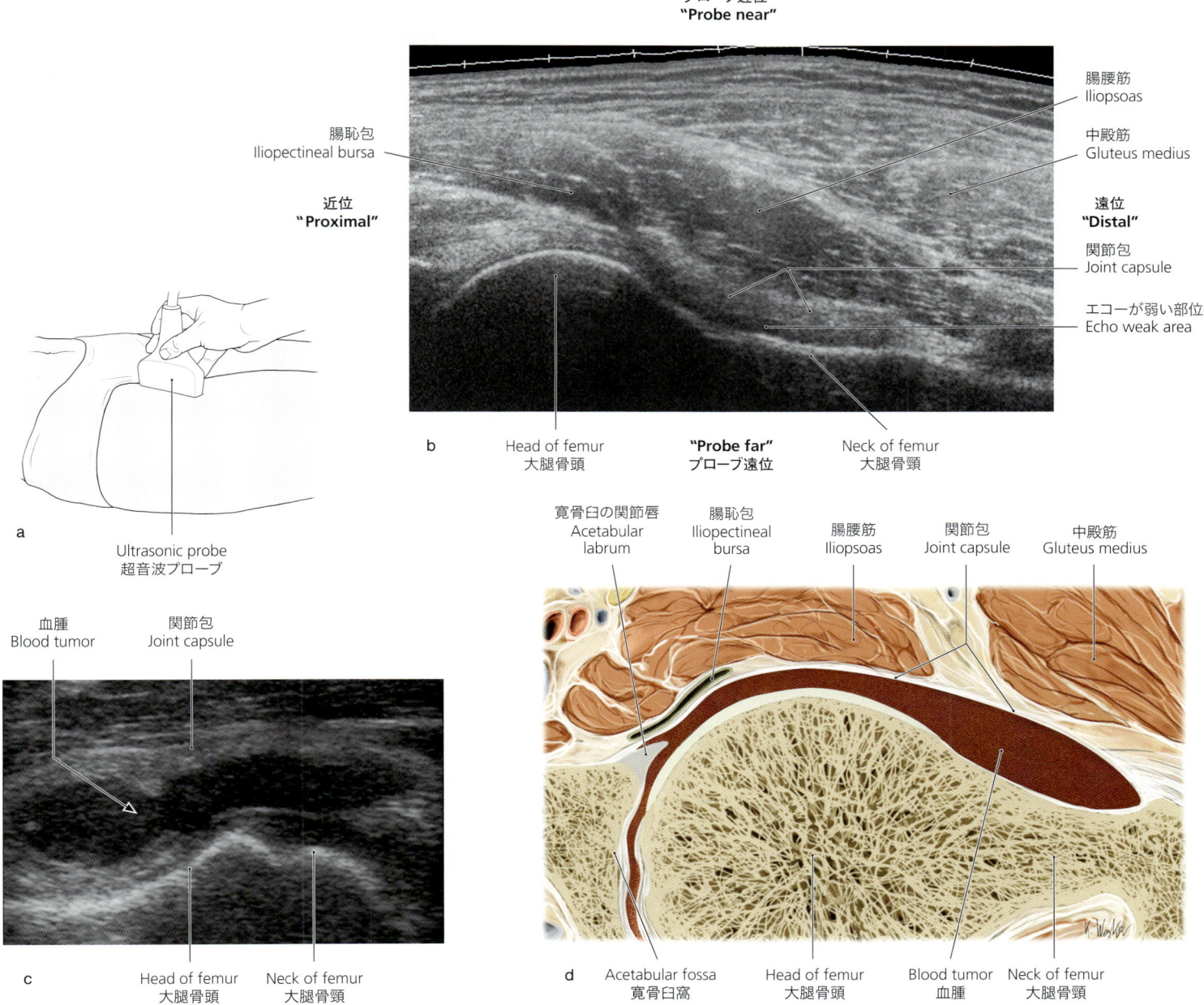

C 股関節の腹側からの長軸方向断面における超音波診断：正常所見と股関節血腫の提示

a 大腿骨頸の軸に沿って体前面にプローブを当てる．**b** 正常所見の超音波画像 sonogram（Konermann, Gruber: Ultraschalldiagnostik der Bewegungsorgane, 3. Aufl. Thieme, Stuttgart 2011 より）．**c** 股関節血腫の超音波画像（HEH Braunschweig 財団，Dr. med. Hans-Peter Sobotta より）．**d** 超音波画像に対する解説図．超音波画像は，モニターに映し出されるが，モニターの上部に映し出される対象物がプローブに近く，下部のものがプローブから遠い．モニターの左側がここでは近位，右側が遠位となる．

股関節の基準化された超音波診断法は，費用もあまりかからず，すぐに実施できるので，乳児の股関節の超音波診断（p. 452 参照）とともに非常に有用である．X線による一般的な診断法の場合と同じく，ほぼ垂直に交叉する断面（大腿骨頸に対して横断面と縦断面）が設定されている．股関節の診断は，患者を寝かせた状態で，股関節と膝関節の肢位は中立位で行う（**a**）．骨頸の長軸に沿った断面では，股関節の関節包の前側，そして骨性構造物と関節周囲の構造物をかなりよく観察することができる．この断面では，特に寛骨臼縁の前部，半円状の大腿骨頭，そして大腿骨頸の表面の輪郭がエコーを反射するためよく観察できる．関節包は大腿骨頭と大腿骨頸の表面に対して平行に走り，通常，幅が狭くエコーが弱い部位において大腿骨頸から離れる（**b**）．関節内の容積が増加するような股関節の疾患（例えば滑膜炎 synovitis，細菌性の股関節炎 coxitis）では，血腫は骨頸部の前面の関節包が緩くなっている部位にできるため，腹側からの骨頸長軸に沿った断面画像が非常にわかりやすい（**c** 参照）．健常側と疾患側を比べた時，関節包と大腿骨頸との間隔において 2 mm 以上の差があった場合，疾患の存在が疑われ，この原因が関節内の容積の増加であると考えられる．

Note 超音波画像診断法を利用すると，関節周囲の液性構造物の容積の状況，例えば滑液包の炎症（大転子の上における転子包炎）といった場合もよく観察することができる．

下肢 1 骨，関節，靱帯

1.15 股関節の運動と力学 Movements and Biomechanics of the Hip Joint

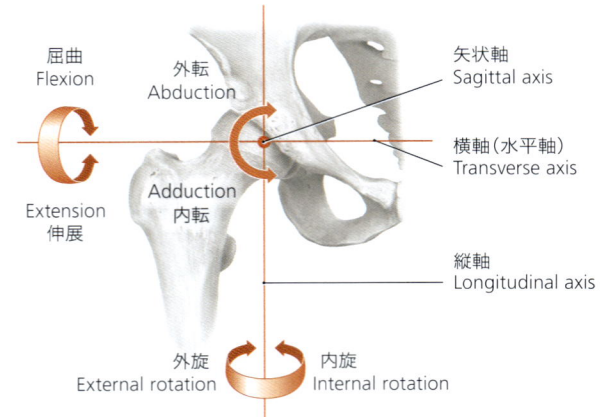

A 股関節の運動軸

右股関節，前面．

股関節は球関節なので，3つの運動軸をもつ．3つとも大腿骨頭の中心（股関節の支点）を通り，互いに直交する．それゆえに，関節は3次元での運動が可能であり，6つの主要な方向に動かすことができる．

1. 横軸：屈曲（前屈）と伸展（後屈）
2. 矢状軸：外転と内転
3. 縦軸：内旋と外旋

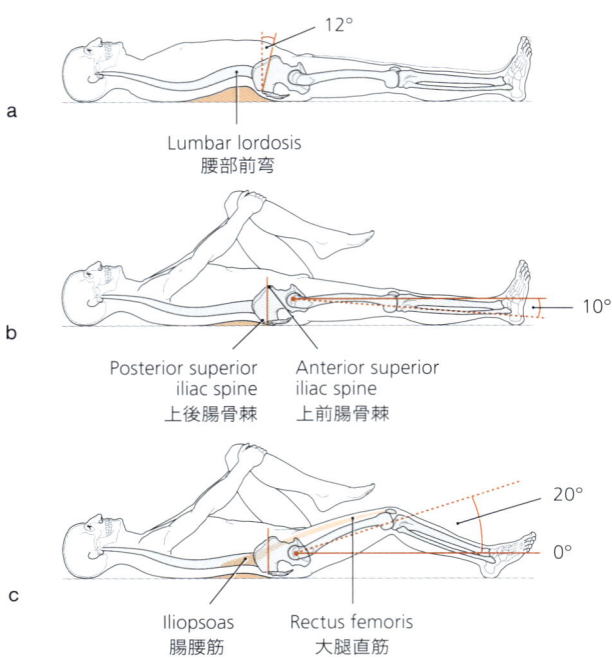

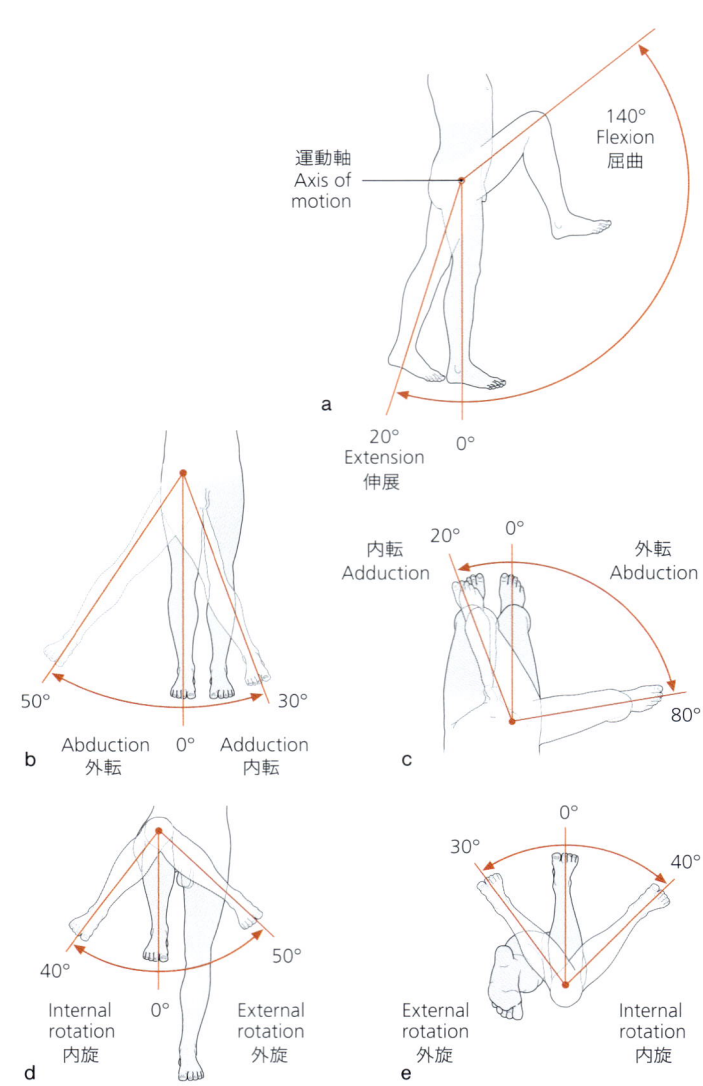

B トーマス Thomas 手技で決められる右股関節の伸展範囲

トーマス手技は被検者が硬い面に背臥位（仰臥位）で寝た時に，股関節の伸展範囲を測定するのに使われる．

a 手技開始前の姿勢．骨盤は少し前傾している（約12°）．この姿勢では，股関節の屈曲収縮の有無は判定できない．これは，腰部前弯の増大（背中の下部をアーチ状に曲げて過前弯にする）や，骨盤の前傾斜増大により，被検者本人が伸展制限を代償してしまうためである．

b 反対側の股関節（この場合，左股関節）を最大屈曲位にすることで，一時的に骨盤の傾斜をなくすことができる．もしも右大腿がそのまま台にあるならば，右股関節は10～20°の伸展となる（正常の伸展）．

c 股関節に伸展制限がある場合（例えば，短縮した大腿直筋または腸腰筋により），反対側（左）の股関節を最大屈曲位に置くと，障害のある下肢の大腿骨は，伸展損失と同じ角度で台から上がる．股関節の伸展が制限されると，通常，一般に腰部前弯が増大する．臨床的には背中の下部を触ることで容易に検出できる．

C 中立位（0°）からの股関節の可動域

股関節の運動範囲は，中立姿勢法を用いて計測する（p. 52 参照）．

a 屈曲・伸展の範囲．
b 股関節伸展での外転・内転の範囲．
c 股関節90°屈曲での外転・内転の範囲．
d 股関節90°屈曲での内旋・外旋の範囲．
e 腹臥位で股関節伸展での内旋・外旋の範囲（回旋を計測する時，検査者は運動の範囲を決定する指針として，下肢を90°屈曲させる）．

下肢 1 骨，関節，靱帯

D 頸体角が異なる場合の右股関節に対する負荷

いずれの図も右片脚で立った場合の前面．a 正常の頸体角，約126°．p. 429 参照（頸体角は CCD 角 centrum-collum-diaphysis angle とも呼ばれる．ここでの centrum＝中心とは，大腿骨頭中心を意味する）．b 過大な頸体角（coxa valga），c 過小な頸体角（coxa vara）．

片脚立ち，あるいは歩行の立脚期において股関節に生じる応力は，関節に対する合力 R を基準として考える．この R は，体幹，頭部，両上肢と地面についていないほうの脚（遊脚）を合わせた部分体重 K と中殿筋の筋力 M，そしててこの腕の長さ "a" と "b" から計算によって求めることができる（p. 53 参照）．正常な頸体角では，部分体重が作用するてこの腕の長さは，筋力が作用するてこの腕の長さの約3倍の長さとなる．すなわち，片脚立ちの場合，股関節に対する荷重は部分体重 K の約4倍（R＝4）の大きさとなる．頸体角が過大（あるいは過小）の場合，筋力が作用するほうのてこの腕の長さが小さく（あるいは大きく）なり，頸体角が過大の場合には股関節に対する荷重は大きく（ここでは R＝7）なり，過小の場合には小さく（ここでは R＝3）なる．

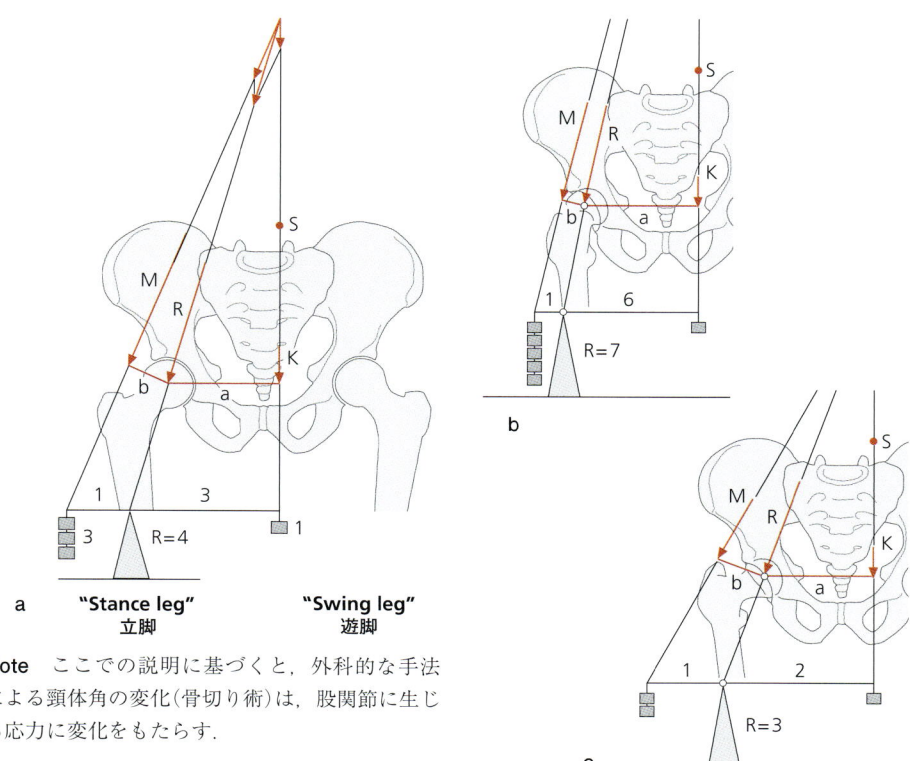

a "Stance leg" 立脚　"Swing leg" 遊脚

Note ここでの説明に基づくと，外科的な手法による頸体角の変化（骨切り術）は，股関節に生じる応力に変化をもたらす．

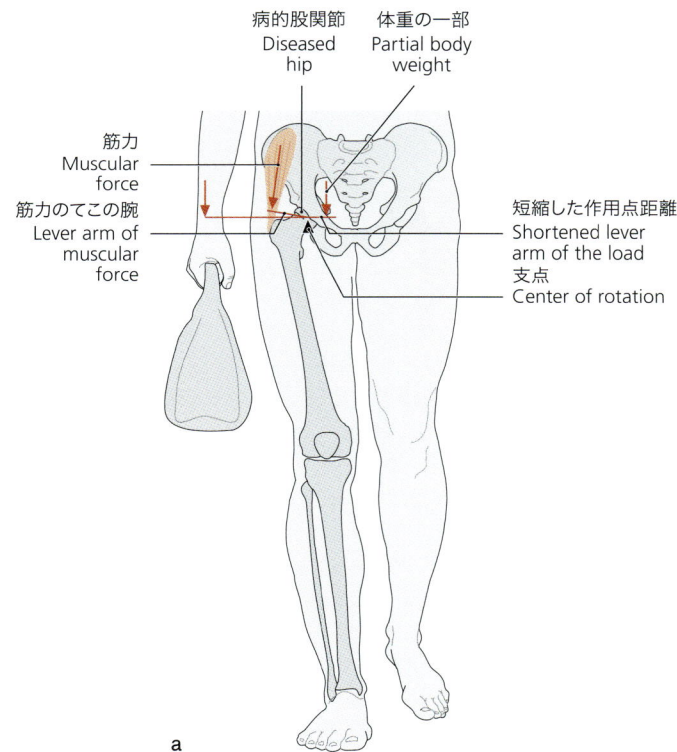

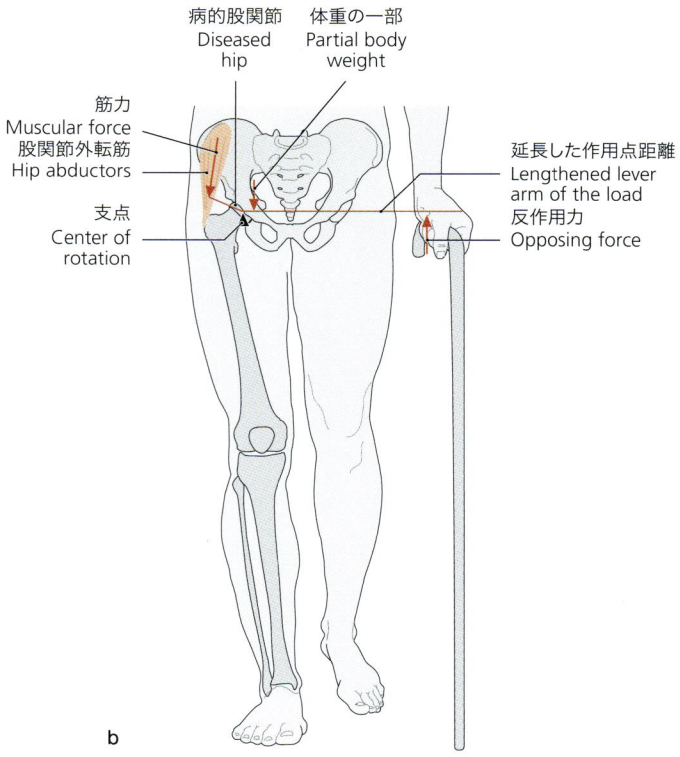

E 変形性関節症の右股関節への負担の軽減

前面．
股関節に進行した変形性関節症をもつ患者では，患側に対し，いろいろな対策を行うことで，負担と痛みを緩和することができる．

a 重心（上図参照）を患側へ移動する．これを行うための1つの方法は，ここで示したように，患側である右手で買い物袋を持つことである．この方法は，重心を大腿骨頭の中心に近づけるので，負荷（この場合，体重の一部）のてこの腕が短くなり，また，体重の一部で作るトルクも減少することになる．同じ効果は，デュシェンヌ跛行 Duchenne limp でも得られる．これは，歩行の立脚期に患者が上体を患側に曲げる無意識の反応である（p. 554 も参照）．

b 健側でステッキを使用すること．これは，負荷（体重の一部）のてこの腕を延長するとともに，そのてこの腕の端で体重の負荷を打ち消す力（ステッキ）ももたらしてくれる．これは負荷で作られるトルクを減少する（a と同様）．

1.16 股関節の発生 Development of the Hip Joint

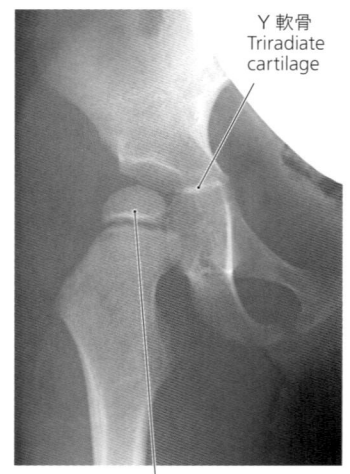
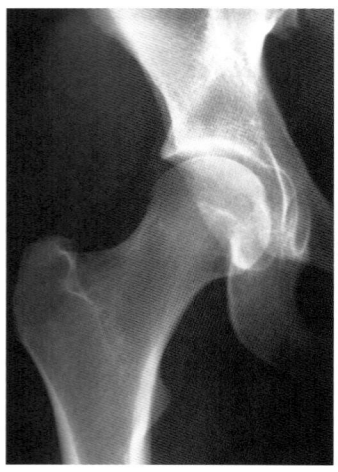
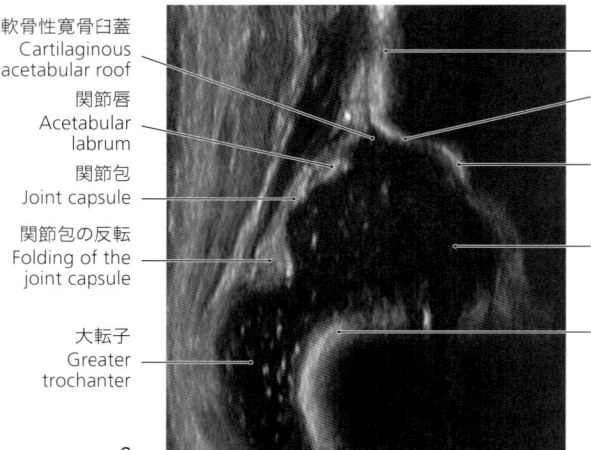

a Ossification center 骨化中心

A 右股関節のX線像
前後像．
a 2歳男児（画像：Flensburg DIAKO 病院，診断・創成放射線学/神経放射線学研究所，Prof. S. Müller-Hülsbeck, M. D. より）．
　Note 大腿骨頭の骨化中心はすでに見えている（Bも参照）．
b 25歳男性（Möller, Reif: Taschenatlas der Röntgenanatomie, 7. Aufl. Thieme, Stuttgart 2020 より）．

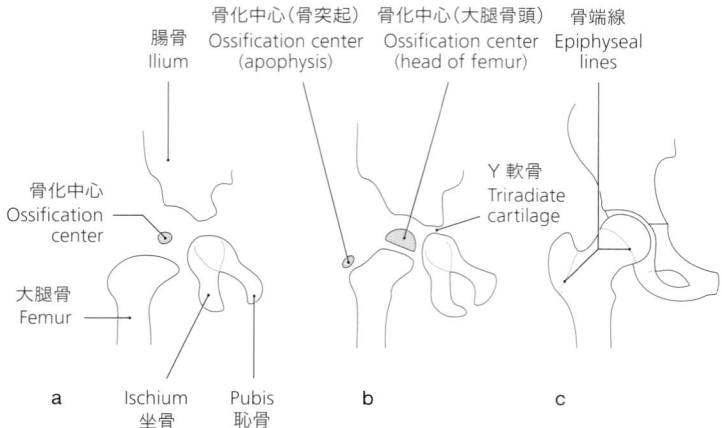

B 股関節のX線像での発生段階
右股関節の発生について，種々の段階で撮影したX線前後像の模式図．骨化中心は濃い影で示している．
a 大腿骨頭の骨化中心は，6か月で同定できる．
b 大腿骨頭と大転子の骨化中心は4歳で見ることができる．
c 15歳だが，骨端線はまだ癒合していない．

股関節を構成する構造の解剖学的な分化は，発生12週目までの段階でほぼ完了している（胎児頭殿長80 mm）．寛骨臼の骨化が胎児期の3～6か月目に始まるのに対し，大腿骨頭骨端の骨化中心は生後5～6か月になるまで現れず，大転子の骨化中心は4歳で現れる．大腿骨近位部における骨端線の癒合は16～18歳の間に起こり，Y軟骨の癒合は15歳頃に起こる．

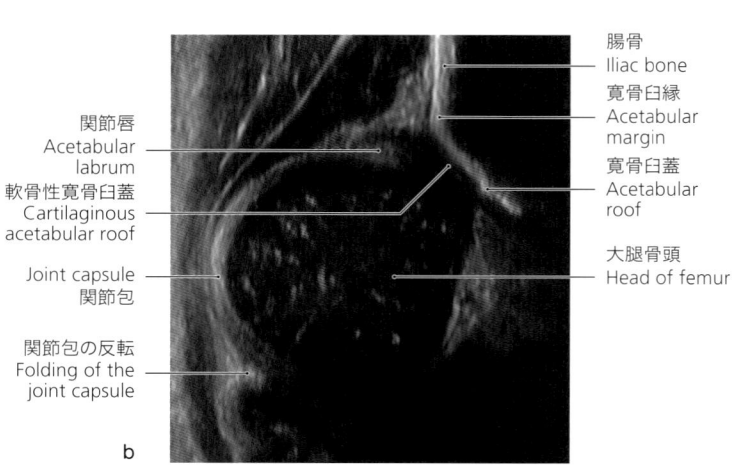

C 乳児股関節の超音波診断〔Graf（1984）による〕
　a 成熟乳児股関節，Ⅰ型，b 未成熟偏心乳児股関節，Ⅲ型（＝股関節脱臼），それぞれ右股関節（画像：Dr. med. Jörg Detlev Moritz, Kiel より）．
　Grafによる乳児股関節の超音波診断は，最重要なスクリーニング検査であり，生後第1週から**股関節成熟遅延**（形成不全）を**不完全脱臼**（亜脱臼）あるいは**完全脱臼**（脱臼）に至るまで診断し，それに応じて迅速な治療を実現することができる（目的：とりわけ軽度であれば外転位保持など，重度であれば状況に応じて整復術）．ドイツでは1996年に全国的に導入され，通常はU3（生後4～6週）の間に実施される．大きな利点は，放射線への被曝なしで実行できることである．検査では乳児を側臥位にし，超音波プローブを股関節上の皮膚上で縦方向に，かつ垂直にあてる（傾きによるエラーを防ぐため）．超音波画像は，Grafにより明確に定義された**標準断層面**（＝寛骨臼蓋中央，腸骨下端，寛骨臼の関節唇）で撮影する必要がある．骨性および軟骨性の寛骨臼蓋の形態に基づいて，骨性臼蓋部分のα角と，軟骨性臼蓋部分のβ角を測定する．Grafによる超音波検査の股関節形成不全分類では，測定された角度，骨性部分の形態，ならびに骨性臼縁と軟骨性臼縁の形成状況が基礎となる．股関節は計8つの型（Ⅰa/b，Ⅱa/b，Ⅱc，D，Ⅲ，Ⅳ）に分類される．股関節の分類は，8つの構造を解剖学的に個別に確認して行われる（a参照，KBV のガイドラインも参照のこと：https://www.kbv.de/media/sp/KBV_PraxisWissenSpezial_SonografieSaeugling.pdf）．

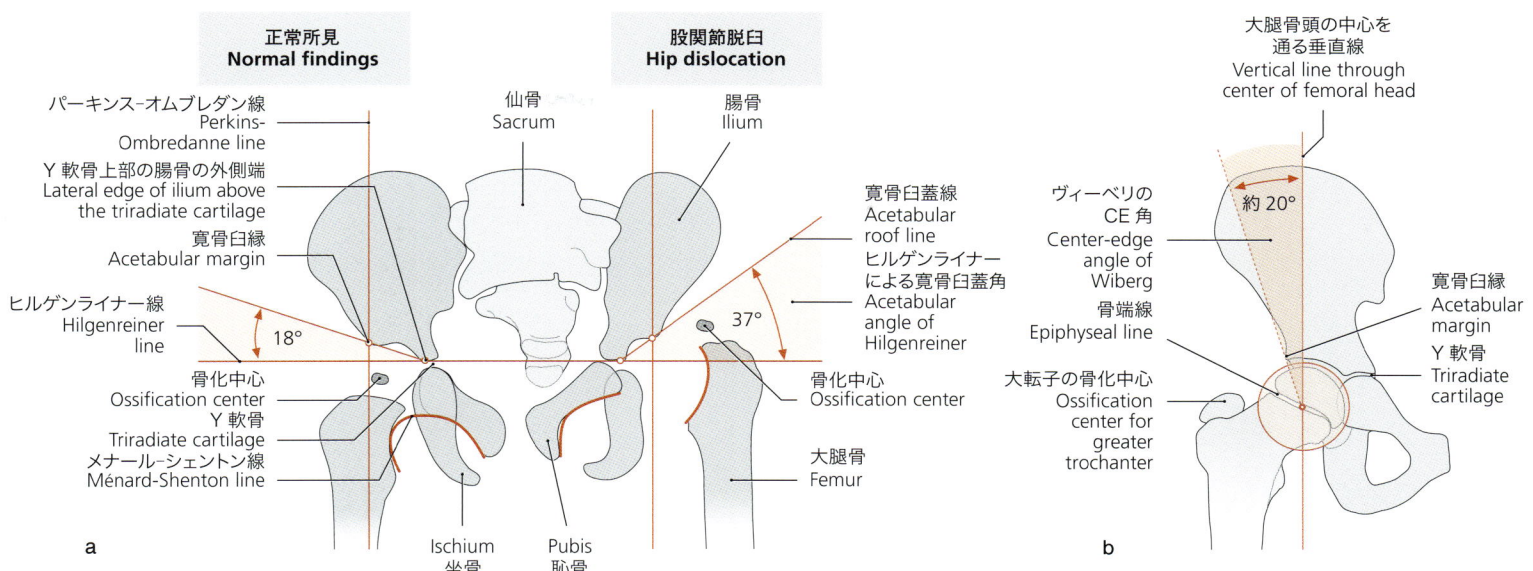

D 小児の股関節のX線診断

骨盤のX線前後像の模式図．乳児股関節のX線診断は，3か月以降が適している．その時までに十分な骨化が起こっているからである．両方の股関節とも常に同じ方法で撮影しなければならない．

a 2歳の幼児の正常所見（図の左半分）と先天性股関節脱臼（図の右半分）を対比した．以下の標準的な基準線が，乳児の股関節のX線像分析に使用される．

- ヒルゲンライナー線：両側のY軟骨上の腸骨下外側縁を結ぶ．
- パーキンス-オムブレダン線：寛骨臼蓋の最も外側縁から，ヒルゲンライナー線に垂線を引く．
- メナール-シェントン線：閉鎖孔から大腿骨頭の内側縁に沿って引く曲線．
- ヒルゲンライナーによる寛骨臼蓋角（AC角）：ヒルゲンライナー線が，寛骨臼蓋とY軟骨の腸骨最下点を結ぶ線と交叉する時の角度（p. 427参照）．誕生の時点ではこの角度はおよそ35°だが，生後1年でおよそ25°となり，15歳では10°を下回らなくてはならない．

典型的には，ヒルゲンライナーによる寛骨臼蓋角は患側で増加し，一方，ヴィーベリの中心端角（下を参照）は減少する．加えて，メナール-シェントン線は不連続であり，また，パーキンス-オムブレダン線は大腿骨の体の内側を走る．

b ヴィーベリのCE角に基づく大腿骨頭を外側へ覆う範囲の評価法（5歳の幼児右股関節のX線像）．この角は，大腿骨頭の骨化中心（将来の骨端線内）を通る垂線と，大腿骨頭の骨化中心から寛骨臼蓋へ引いた線で作る．中心端角は1〜4歳では10°より小さくてはならないし，5歳では15〜20°の範囲に入らなくてはならない．

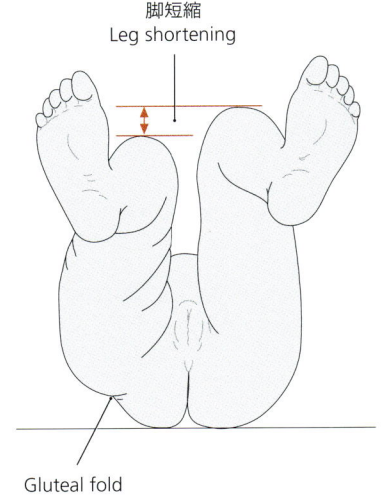

E 先天性の股関節形成不全と脱臼の臨床試験

股関節形成不全の特徴は，寛骨臼の発生異常（寛骨臼形成不全）であり，寛骨臼蓋が急傾斜で浅く，大腿骨頭を十分に覆うことができない点である（Dも参照）．

主な合併症は，股関節脱臼である．大腿骨頭は，形成不全の寛骨臼にほとんど収まらず，筋収縮または外的負荷の結果として，上方と後方に転置することが多い．股関節の形成不全と脱臼の病因には，外因性のほかに内因性因子（家族性素因，母親のホルモン状態）がある．ドイツにおける寛骨臼形成不全の全体の頻度は，2〜4％であり，股関節脱臼の頻度は0.2％である（女児は男児に対して，7：1の割合）．

股関節形成不全または脱臼については，以下の臨床的な徴候に注意したい．

- 股関節の不安定性：蹴り活動の不足，または大腿骨頭亜脱臼によるオルトラーニ試験でのクリック徴候 Ortolani click sign 陽性．オルトラーニ試験には，非常に熟練した検査者が必要である．臨床的には重要な試験であるが，超音波検査の普及により，今日ではあまり用いられていない．
- 後下肢溝と殿溝を伴う下肢の短縮化．
- 股関節内転筋からの屈曲張力の増加による外転の制限．

1.17 膝関節：関節を作る骨 The Knee Joint: Articulating Bones

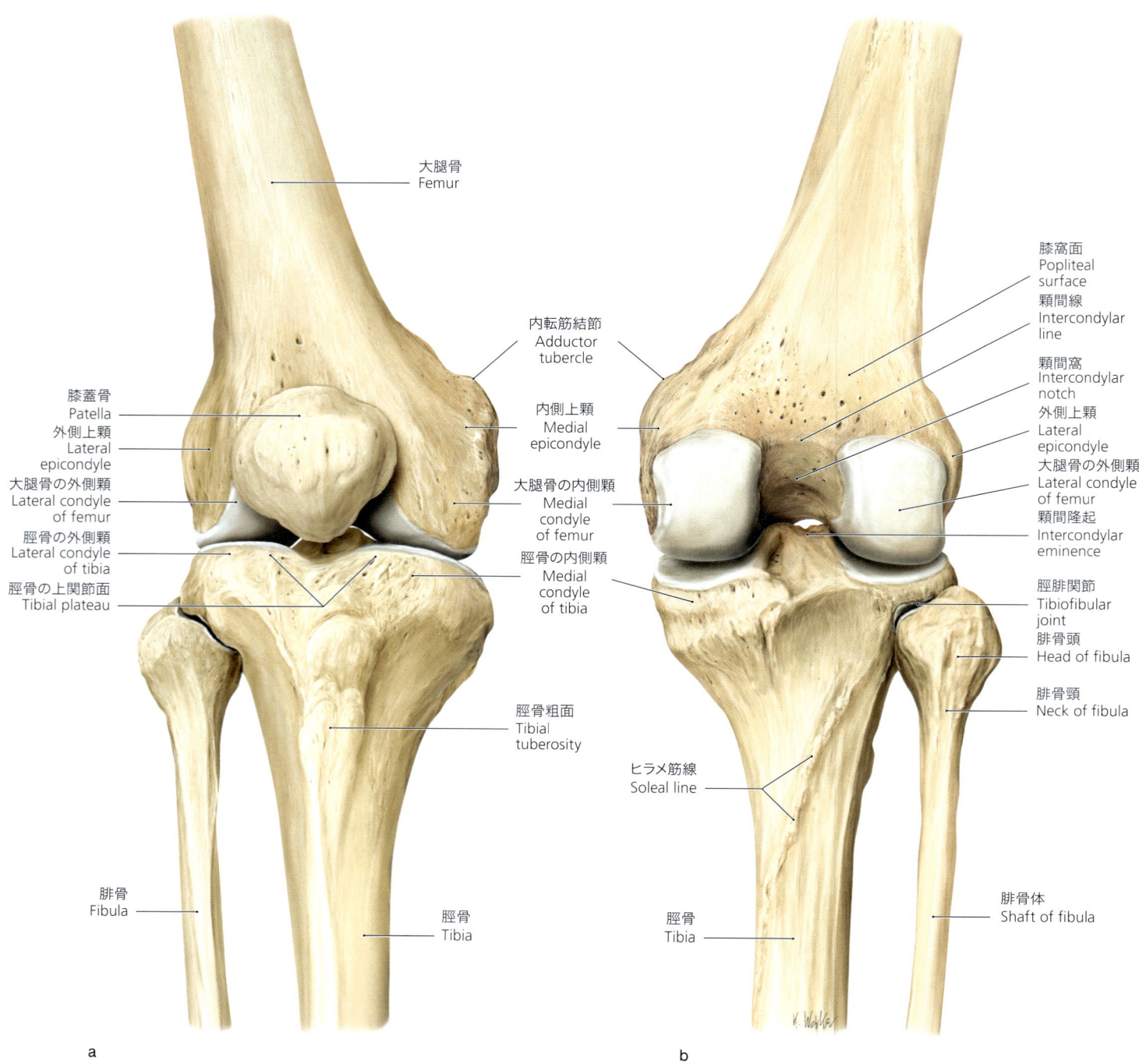

A　右膝関節の前面(a)と後面(b)
　大腿骨，脛骨，膝蓋骨の3つの骨が膝関節で関節を作る．大腿骨と脛骨は大腿脛骨関節を作り，大腿骨と膝蓋骨は膝蓋大腿関節を作る．両方の関節はともに共通の関節包の中にあり，関節腔がつながっている（p. 464 参照）．

　前腕の骨と上腕骨が関節する肘関節と比較すると，腓骨は膝関節に含まれないのが特徴である．腓骨は別の強靱な関節を脛骨と作り，これを脛腓関節という．

下肢　1　骨，関節，靱帯

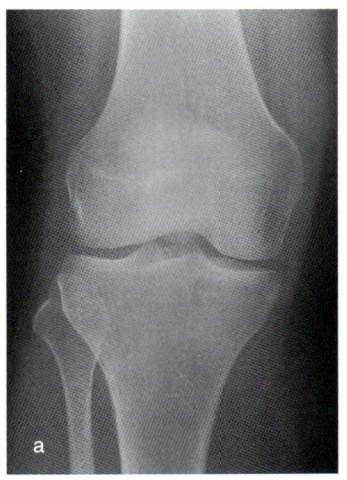
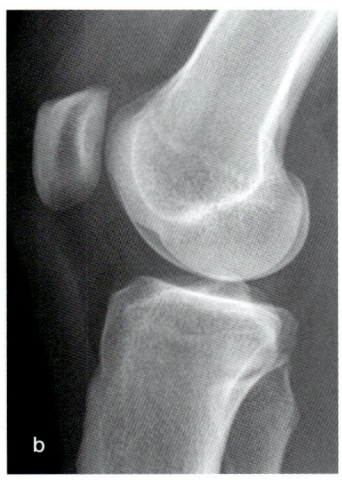
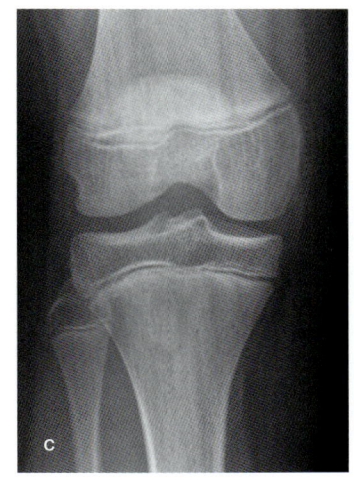
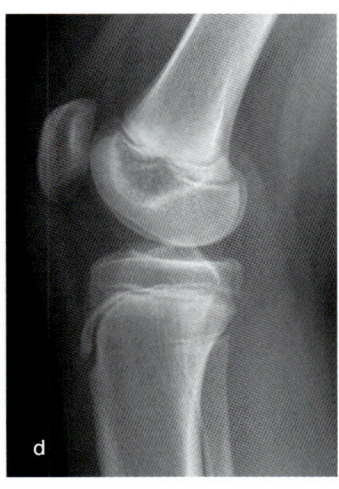

B　膝関節
成人の右膝関節（a, b）および小児の右膝関節（c, d）．a と c は前後像で，b と d は側面像（a は Flensburg DIAKO 病院，診断・創成放射線学/神経放射線学研究所，Prof. S. Müller-Hülsbeck, M. D., b-d は HEH Braunschweig 財団，Dr. med. Hans-Peter Sobotta より）．

膝関節の X 線検査には次の 3 つの標準的な撮影像がある．
- 前後像：関節腔の幅と脛骨頭の輪郭を評価
- 側面像：大腿骨顆の形態を評価し，膝蓋骨高を測定
- 接線軸射像：膝蓋大腿関節と，大腿骨滑車での膝蓋骨の位置を評価（C 参照）

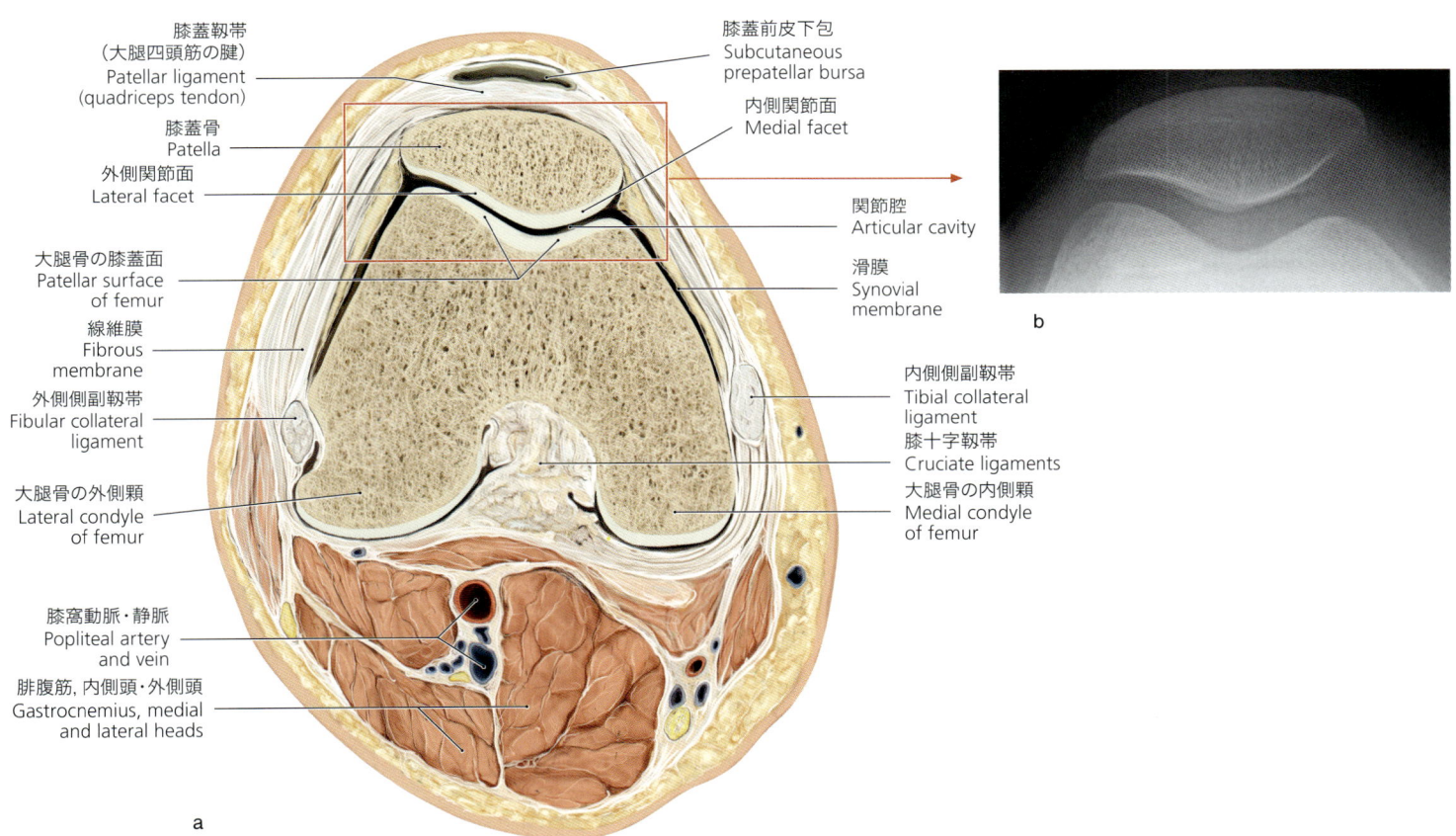

C　膝蓋大腿関節
a　膝蓋大腿関節の高さにおける横断面．少し屈曲した右膝関節，遠位面（Kiel 大学の解剖学コレクションの標本を基に描画）．
b　膝蓋骨と大腿骨滑車の撮影，接線方向の X 線像（後膝蓋面に平行な X 線を照射した，60°屈曲位の右膝関節の "日の出" 像）．この像は，膝蓋骨関節面と大腿骨滑車を評価するのに適している．X 線像の "関節腔" は，この部位で比較的厚い関節軟骨のために特に広く見える．X 線像では，関節軟骨は見えない（画像：Flensburg DIAKO 病院，診断・創成放射線学/神経放射線学研究所，Prof. S. Müller-Hülsbeck, M. D. より）．

1.18 膝関節：靱帯の概観 The Knee Joint: Overview of Ligaments

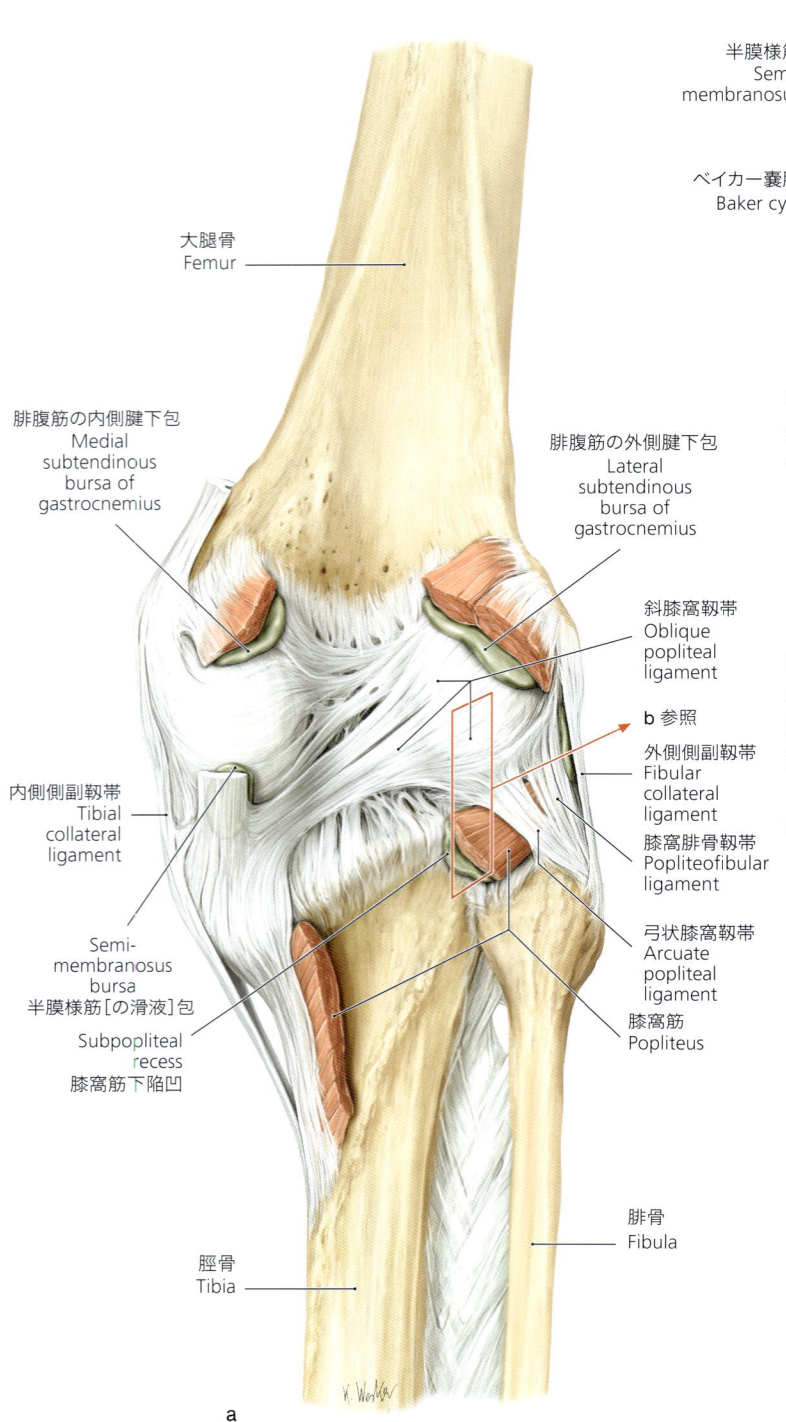

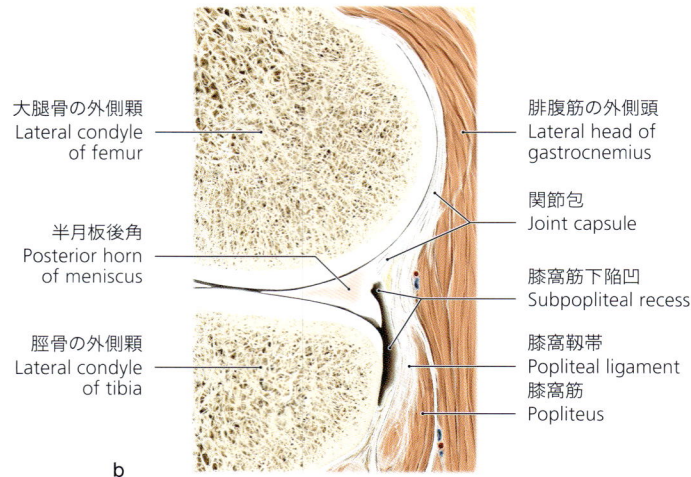

B　膝窩のベイカー嚢胞
a 右膝関節のベイカー嚢胞，後面．
b 膝関節のMRI，横断面．T2強調画像（Vahlensieck, Reiser：MRT des Bewegungsapparates, 3. Aufl. Thieme, Stuttgart 2006 より）．ベイカー嚢胞と膝関節腔との交通部位がMRIで白くはっきりと示されている（＝高信号）．

ベイカー嚢胞とは，癒着した内側腓腹筋腱下包と半膜様筋の滑液包が，関節液（滑液）で満たされ，拡大したものである．膝窩内側の，大腿骨の内側顆の高さにある．このような膝窩嚢胞はしばしば，慢性炎症（リウマチ性関節炎など）により滑液が過剰に産生され，膝関節包内圧が上昇した結果，生じる．増加した滑液は膝関節から一種の水路を経由し，癒着した内側腓腹筋腱下包と半膜様筋の滑液包の中に流れ込み（b 参照），そこに貯留する．これにより痛みを伴う膝関節の腫脹が生じる．

A　後側関節包靱帯と膝窩の滑液包
a 右膝，後面．
b ヒトの膝関節の関節包後外側角部を通る矢状断面で膝窩筋下陥凹が見える．よく見えるように，腓腹筋の外側頭を短く切断してある．内側面（Kiel大学の解剖学コレクションの標本を基に描画），断面の位置は a を参照のこと．

膝窩の関節包は，膝関節後面の関節包を補強する靱帯（斜膝窩靱帯と弓状膝窩靱帯）のほかに，筋の腱付着によって後方からも補強されている．関節腔は関節周囲の滑液包と連絡しており，膝窩筋下陥凹，半膜様筋包と腓腹筋の内側腱下包などがある．
膝窩腓骨靱帯が腓骨頭から膝窩筋の停止腱まで走行し，この停止腱とともに大腿骨に停止することに注意すること．膝窩腓骨靱帯は，臨床では膝窩筋の停止腱，外側側副靱帯，腸脛靱帯とともに「後外側複合体」と呼ばれることが多い．この後外側複合体は，外転および脛骨後方移動における受動的安定装置として働く（Petersen & Zantop, 2009）．

下肢　1　骨，関節，靱帯

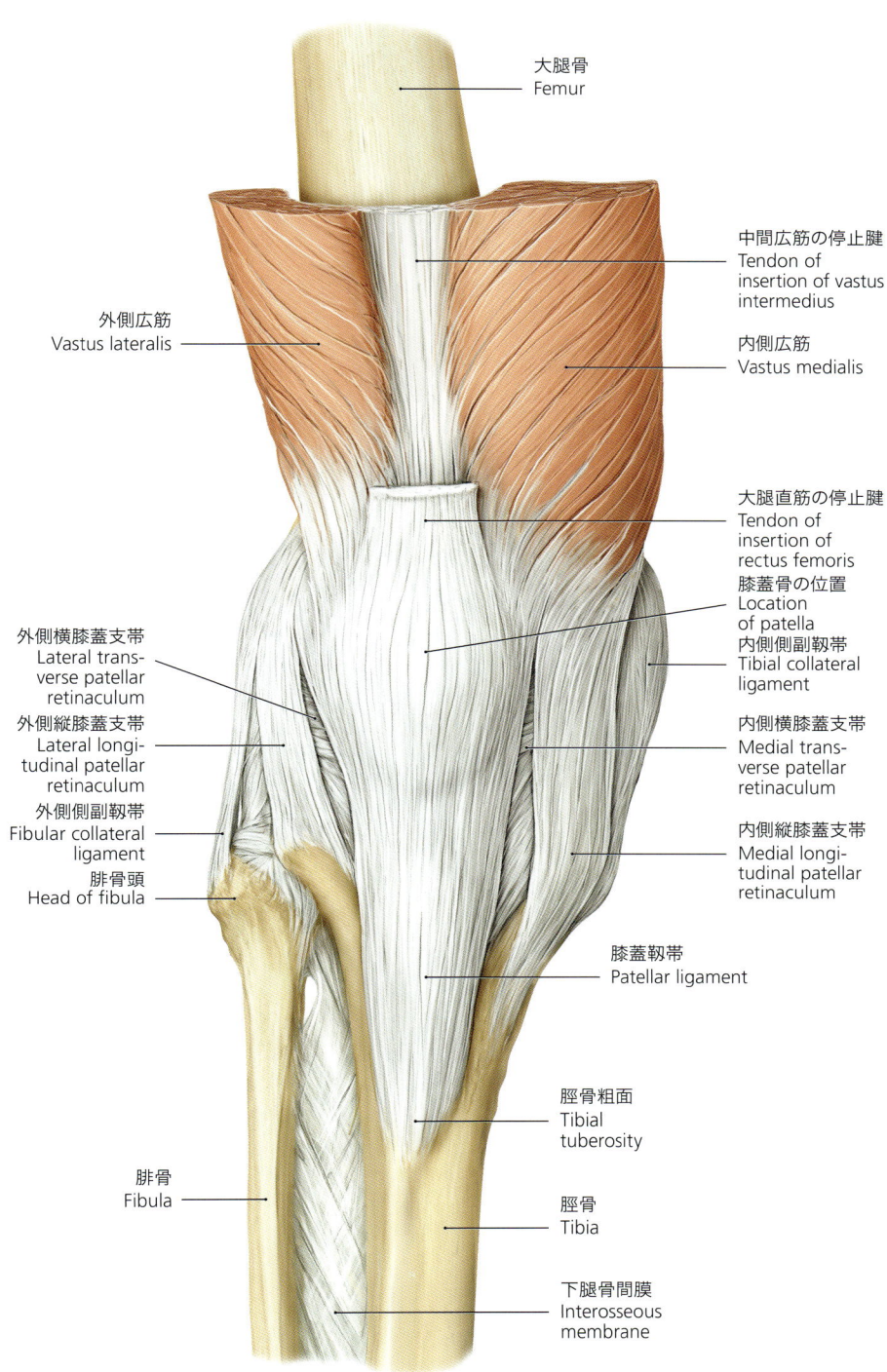

C　右膝関節の前方，側方の関節包と靱帯
　　前面．
　膝関節前面の関節包と靱帯は，主に膝蓋骨の安定のために機能する．安定化の鍵となるのは，大腿直筋，内側広筋，外側広筋，縦および横膝蓋支帯，深いレベルでは関節半月膝蓋靱帯である．
Note　側方部の関節包と靱帯，特に内側・外側側副靱帯（E および pp. 458, 459 参照）は，そのほかの靱帯とともに後内側および後外側の靱帯複合体を形成する（後外側複合体，A 参照）．

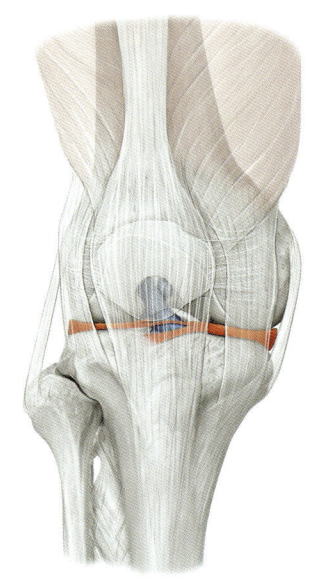

D　膝関節の十字靱帯と関節半月の位置
　　右膝関節の前面．
　関節包と膝蓋骨は薄い影で示してある．十字靱帯は青色，関節半月は赤色で示してある．

E　膝関節の靱帯の概観
　関節する骨表面の大部分であまり密接に接していないため，膝関節はその安定のために，広範囲かつ多くの靱帯に頼らなくてはならない．膝関節の靱帯は，外在性靱帯と内在性靱帯（関節内靱帯）の2群に分けられる．

外在性靱帯
・前側 　-膝蓋骨靱帯 　-内側縦膝蓋支帯 　-外側縦膝蓋支帯 　-内側横膝蓋支帯 　-外側横膝蓋支帯
・内側と外側 　-内側側副靱帯 　　（脛側側副靱帯） 　-外側側副靱帯 　　（腓側側副靱帯）
・後面 　-斜膝窩靱帯 　-弓状膝窩靱帯

内在性靱帯
-前十字靱帯 　-後十字靱帯 　-膝横靱帯 　-半月大腿靱帯

1.19 膝関節：十字靱帯と側副靱帯 The Knee Joint: The Cruciate and Collateral Ligaments

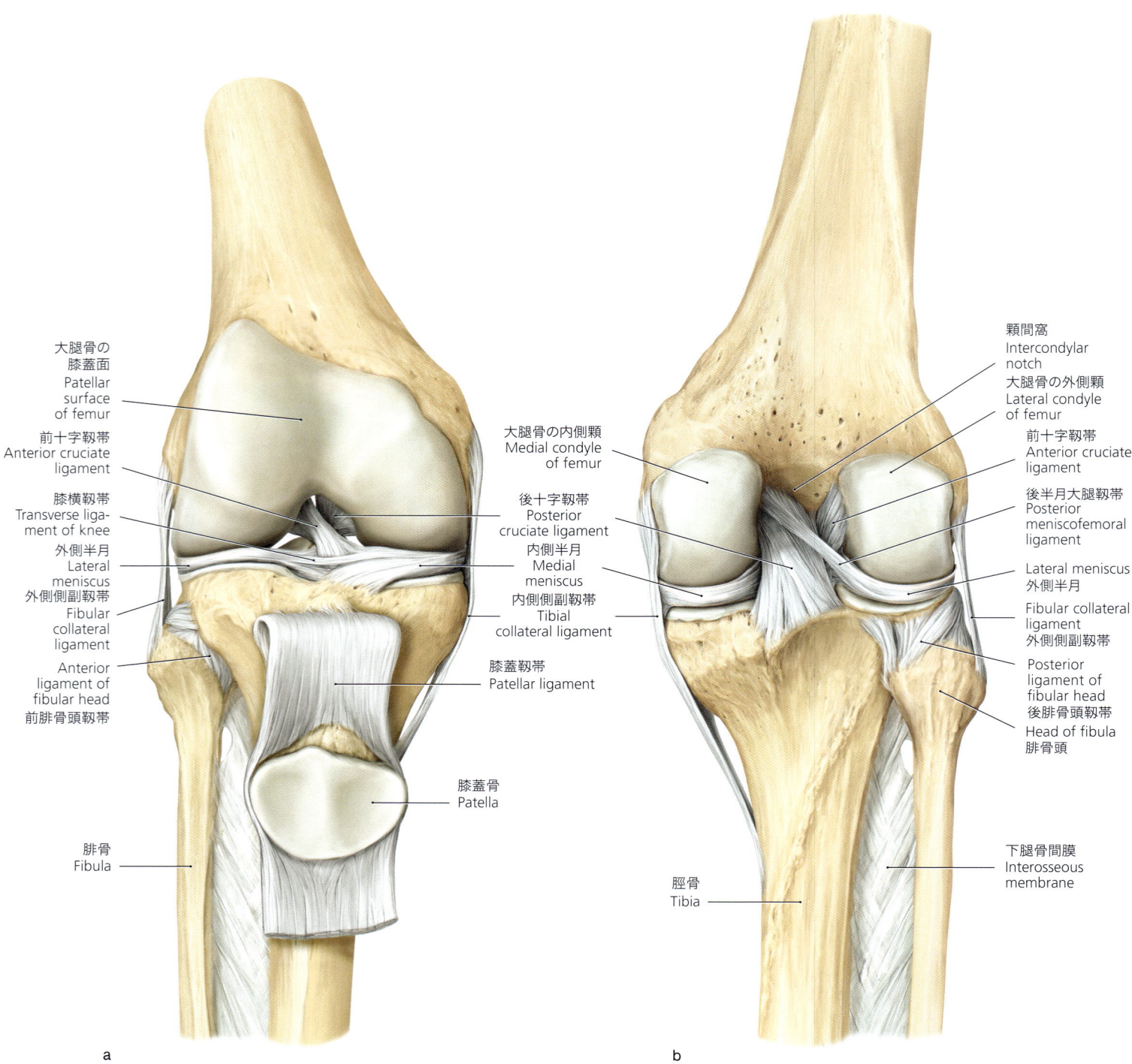

A　右膝関節の十字靱帯
a 前面．膝蓋靱帯は付着している膝蓋骨とともに下方に反転している．
b 後面．

膝関節の十字靱帯は，脛骨の前と後顆間区（ここでは見えない．p. 460 参照）と，大腿骨の顆間窩の間に伸びている．

- 前十字靱帯は，脛骨の前顆間区から，大腿骨外側顆の内側面に走る．解剖学的，そして特に機能的観点から，傾斜の異なる 2 種類の線維束を区別することができる．前内側線維束と後外側線維束である（AM 束と PL 束，p. 466「前十字靱帯の断裂」を参照）．

- 後十字靱帯は，前十字靱帯よりも厚く，前十字靱帯とほぼ直角に走り，後顆間区から大腿骨内側顆の外側面に通る．後十字靱帯においても 2 種類の線維束を区別することができる．太いほうの前外側線維束と細いほうの後内側線維束である．

十字靱帯は，大腿骨と脛骨の関節面を接触するように保ち，主に矢状面で膝関節を安定化する．十字靱帯のいくつかの部分は，関節のそれぞれの位置で緊張する．

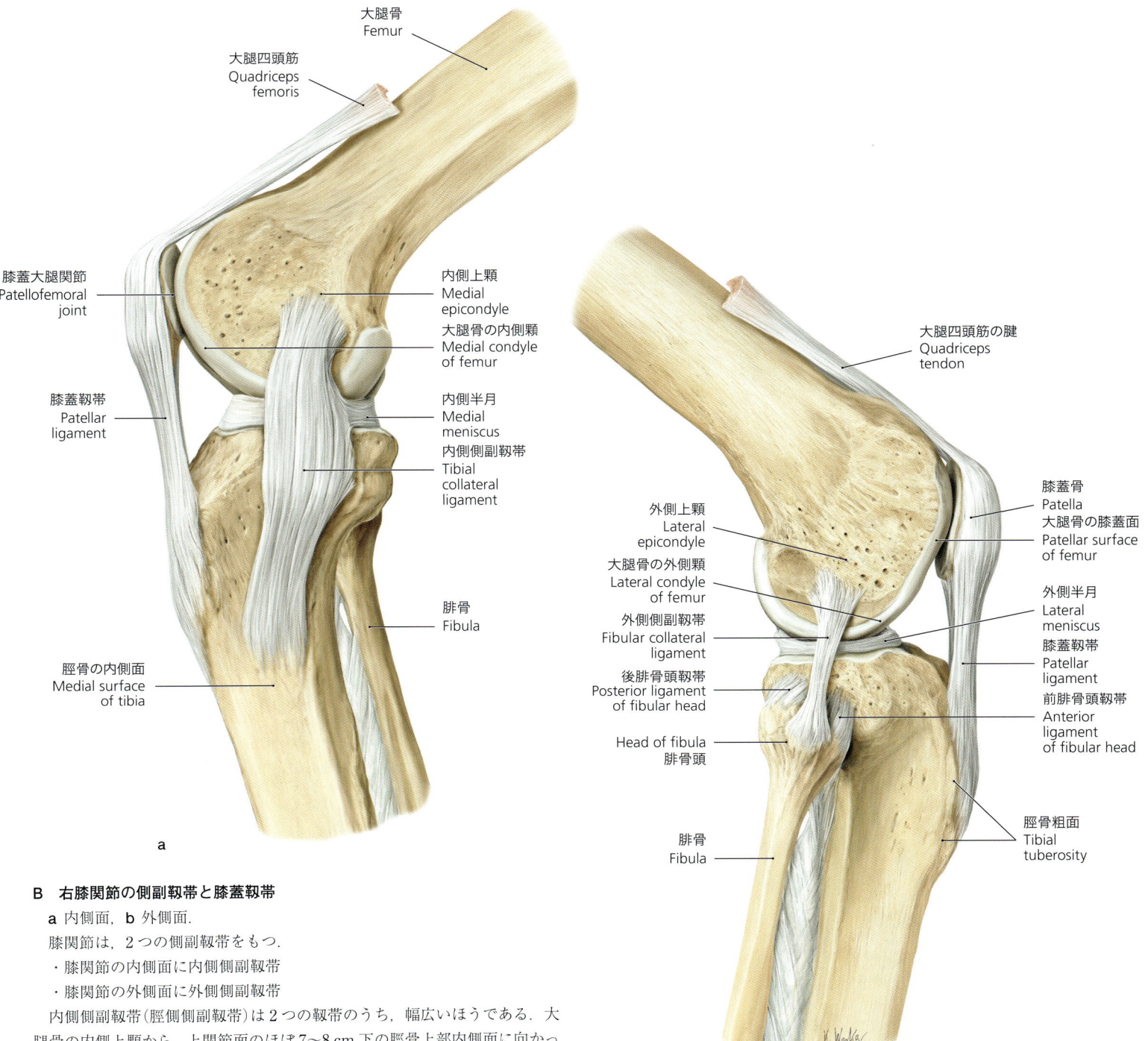

B 右膝関節の側副靱帯と膝蓋靱帯

a 内側面，b 外側面．

膝関節は，2つの側副靱帯をもつ．
- 膝関節の内側面に内側側副靱帯
- 膝関節の外側面に外側側副靱帯

内側側副靱帯（脛側側副靱帯）は2つの靱帯のうち，幅広いほうである．大腿骨の内側上顆から，上関節面のほぼ7〜8 cm下の脛骨上部内側面に向かって，斜め前下方に走る．しばしば浅部と深部が区別される．どちらの部分も緩い結合組織によって分離されている．内側側副靱帯は内側半月板と密に連結しており，ほとんどの場合，脛骨の上関節面のすぐ下で停止する．外側側副靱帯（腓側側副靱帯）は，大腿骨外側上顆から，腓骨頭へ斜め後下方に走る，丸い索状組織である．いずれの側副靱帯も，膝伸展時に緊張する（**A参照**）．膝関節が屈曲している時は弯曲の半径が減少し，側副靱帯の起始と停止が近づくため，靱帯は弛緩する．

両側副靱帯とも，冠状面（前頭面）での膝関節安定化に働くため，損傷もしくは断裂が起こった場合には，膝関節側方への安定性と，関節腔の内側・外側への拡大の程度を触診することで，診断が可能である．

Note それぞれの側副靱帯と関節腔と付随する関節半月との関係の違いに注意すること．内側側副靱帯は関節包と内側半月の両方にしっかり付着しているが，外側側副靱帯は関節包や外側半月と直接の接触はない．結果として，内側半月は，外側半月よりも動きが悪く，そのためはるかに損傷を受けやすい（p. 461も参照）．

1.20 膝関節：関節半月 The Knee Joint: The Menisci

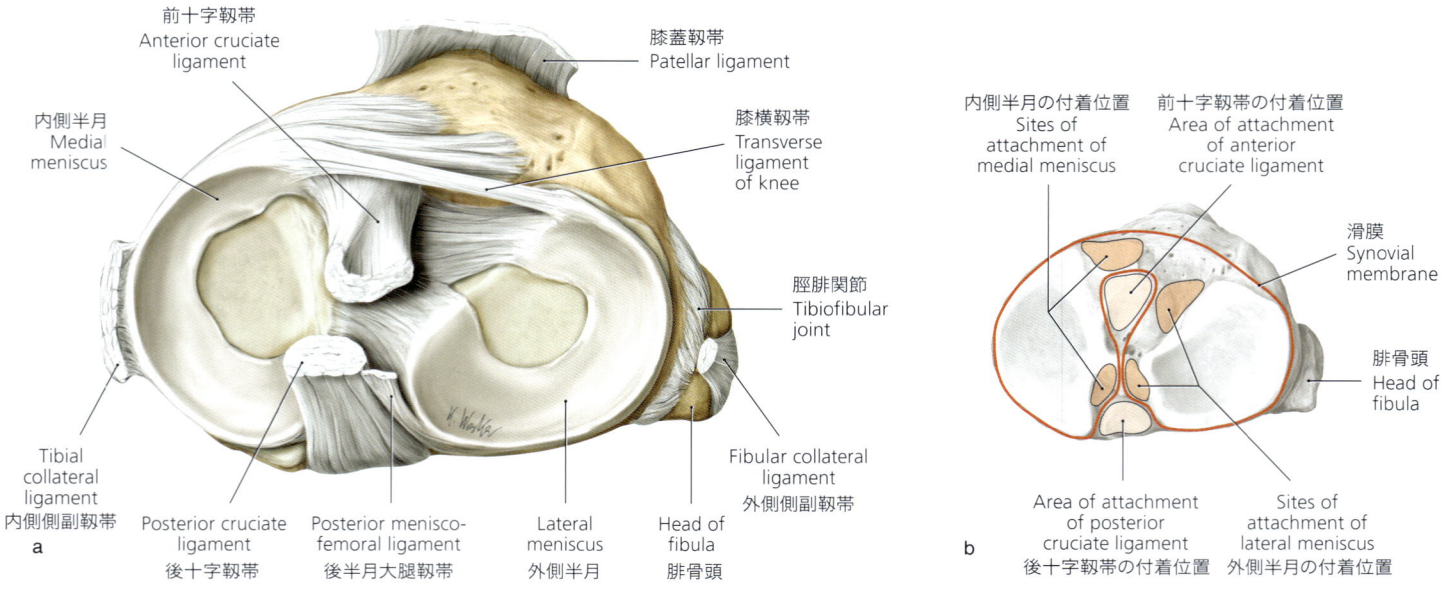

A 内側・外側半月と上関節面，関節半月と十字靱帯の付着部位
右上関節面，近位から見る．
十字靱帯と側副靱帯を切断し，大腿骨は取り除いてある．
a 半月の形と付着：内側・外側半月はともに，上から見ると半月形をしている（ラテン語で meniscus は半月の意）．それらの端（前角と後角）は短い靱帯で，脛骨の前顆間区と後顆間区の骨に付着している．外側半月はほぼ完全な円形をしているが，内側半月はより半円形である．全体として，内側半月は，外側半月よりも可動性が低い．なぜなら，骨に付着する点がより離れていること（b 参照）と，周辺が内側側副靱帯に強く付着しているためである．対照的に，外側半月は，外側側副靱帯と接しない（E 参照）．
b 内側・外側半月と十字靱帯の付着位置：赤色の線は，滑膜の脛骨への付着部を示す．それは，十字靱帯の前方と側方を覆っている．十字靱帯は，関節包の滑膜下結合組織の中にあり，後方を厚い線維性結合組織により覆われている．十字靱帯は，発達段階で膝関節に前方移動するので，その位置は関節包外であるが，関節腔内となる（p. 462 も参照）．そして，膝窩からの血液供給を受ける（中膝動脈，p. 579 参照）．

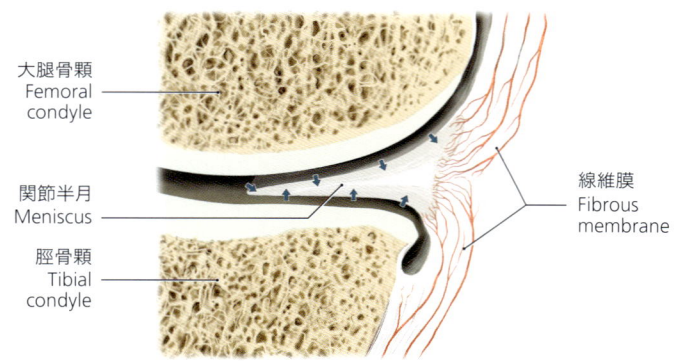

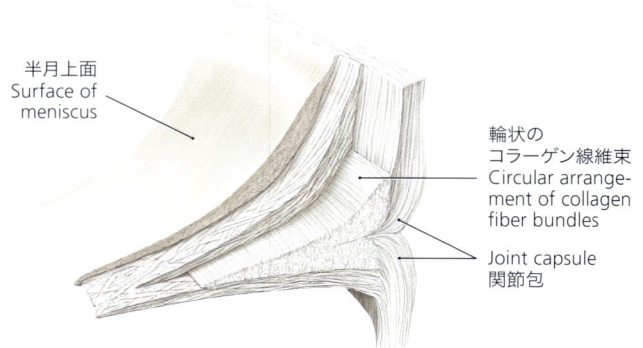

B 関節半月への血液供給
大腿脛骨関節を通る冠状断面（前頭断面）の模式図．
関節包に隣接する関節半月の線維性の部分には，豊富な血液供給がある（膝窩動脈からの内側・外側下膝動脈，p. 579 参照）．しかし，関節半月のより中心部分は線維軟骨からなり，血管がないため滑液からすべての栄養供給を受ける（矢印）．

C 関節半月の構造
関節半月は，楔状の断面をもち，楔の底部は周囲を向き，関節包に付着している．上関節面に面する表面は平坦で，一方，大腿骨顆に面する上面は凹面である．関節半月の中央よりの内 2/3 は線維軟骨で構成され，外 1/3 は密性結合組織である．線維軟骨と結合組織両方のコラーゲン線維束は関節半月で発生する高い張力のストレスを反映して，主に輪状配列をとっている．負荷に対応して外へ移動する半月組織の能力は，椎間円板にみられるのと同じである（張力に対する転化圧力）．

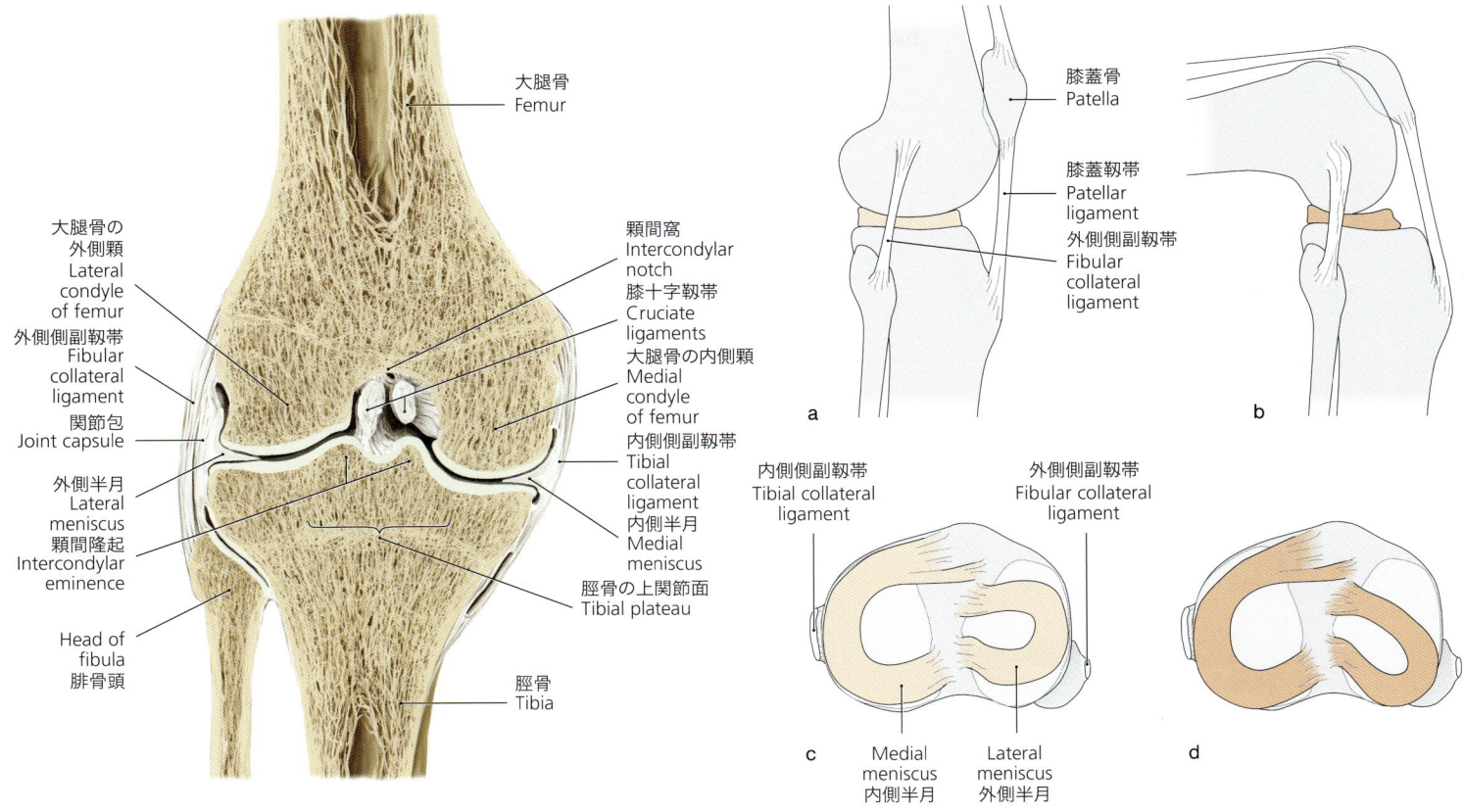

D 大腿骨と脛骨の間の膝関節を通る冠状断面（前頭断面）

右膝関節，前面．

関節半月の本質的な役割は，膝関節にかかる荷重を支えるための表面積を増加させることである．内側・外側それぞれの上下で違った弯曲をもつことにより，大腿骨と脛骨の関節面の不適合を代償している．半月は膝にかかる負荷のおよそ1/3を吸収し，大腿脛骨関節内で圧力がより平均してかかるようにする．

E 膝関節の屈曲時の関節半月の運動

図は，外側面から見た伸展位（**a**）と屈曲位（**b**）の右膝関節を示している．また，それに伴う上面から見た伸展位（**c**）と屈曲位（**d**）の上関節面を示す．

Note 内側半月は，外側半月よりしっかりと固定されていて，膝の屈曲時にほとんど変位しない．

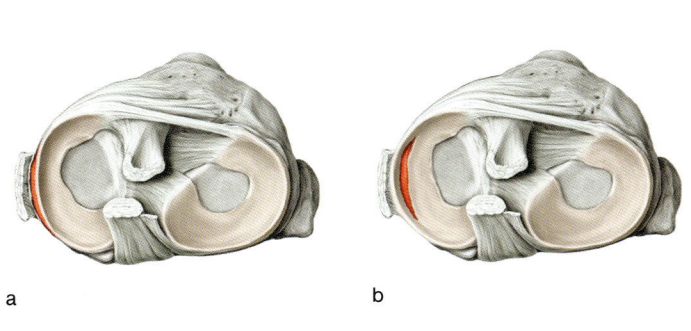

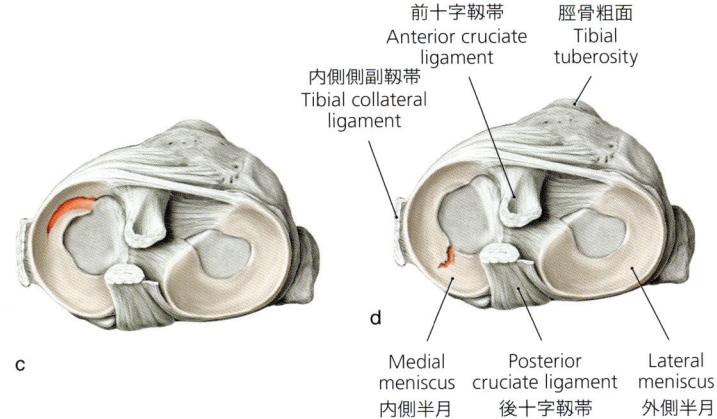

F 関節半月断裂のさまざまな型

右上関節面，近位から見る．

a 周辺断裂，**b** バケツ柄状断裂，**c** 前角の縦（弁状）断裂，**d** 後角の放射状断裂．

内側半月は動きが少ないので，外側半月よりも外傷を受ける頻度が非常に高い．関節半月の損傷は，一般に，下肢が固定された状態で，屈曲した膝を急に伸展または回旋（内旋と外旋）させた時に最も起こりやすい．また，スキーやサッカーをしている時に起こることもある．結果として生じる剪断力は，半月の実質を断裂させ，または半月を周囲の付着から引き裂くことになる．新鮮な関節半月損傷の基本的特徴は，外傷後すぐに自発的・受動的膝関節の伸展に対する有痛性制限が生じることである．患者は，膝関節を少し屈曲位に保持しようとする．半月の変形性変化は加齢に伴って起こり，過重な負荷と膝関節の変形により悪化する（内反膝または外反膝，p. 424 参照）．

下肢　1　骨，関節，靱帯

1.21　膝関節：関節包と関節腔　The Knee Joint: Capsule and Joint Cavity

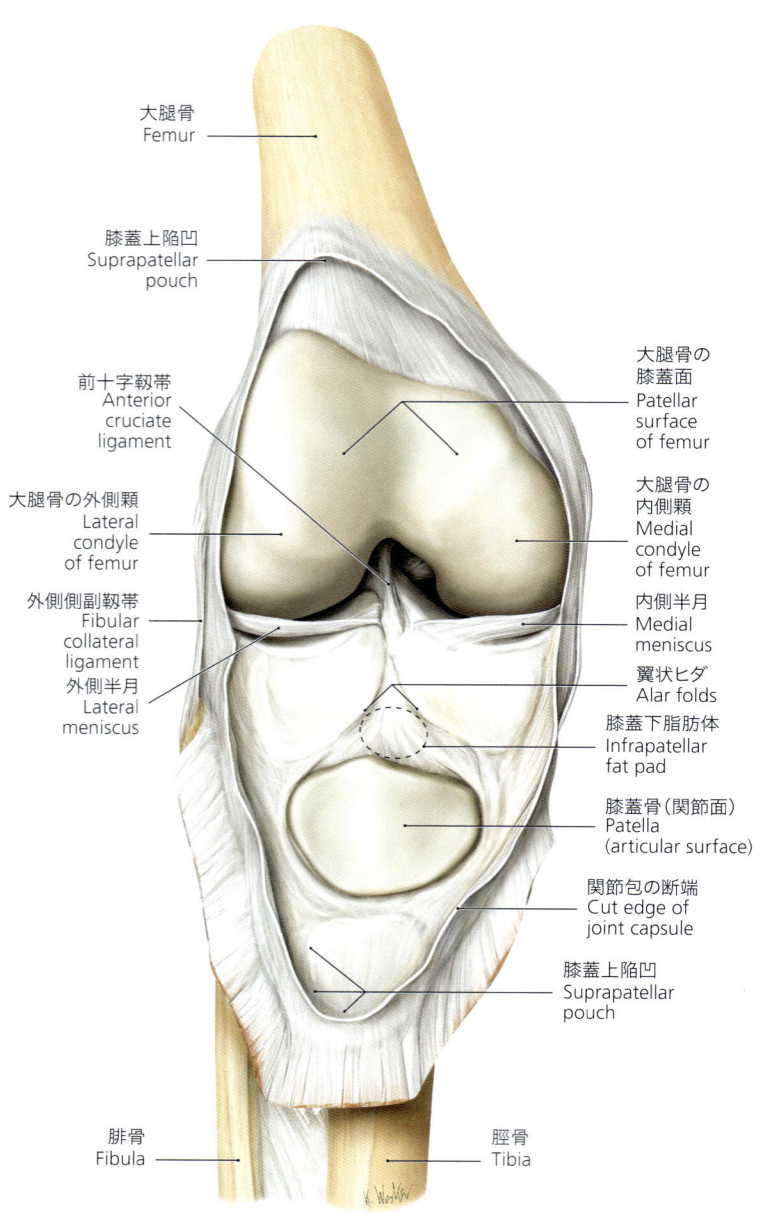

A　関節包を開放した右膝関節
膝蓋骨は下方に反転している．関節包の前半月大腿部では，関節包のいろいろなヒダが関節腔に突出していて（膝蓋下脂肪体の両側の翼状ヒダ），その容量を増している．

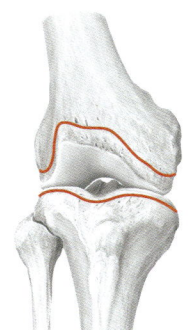

C　前面の大腿骨と脛骨への関節包の付着
右膝関節，前面．

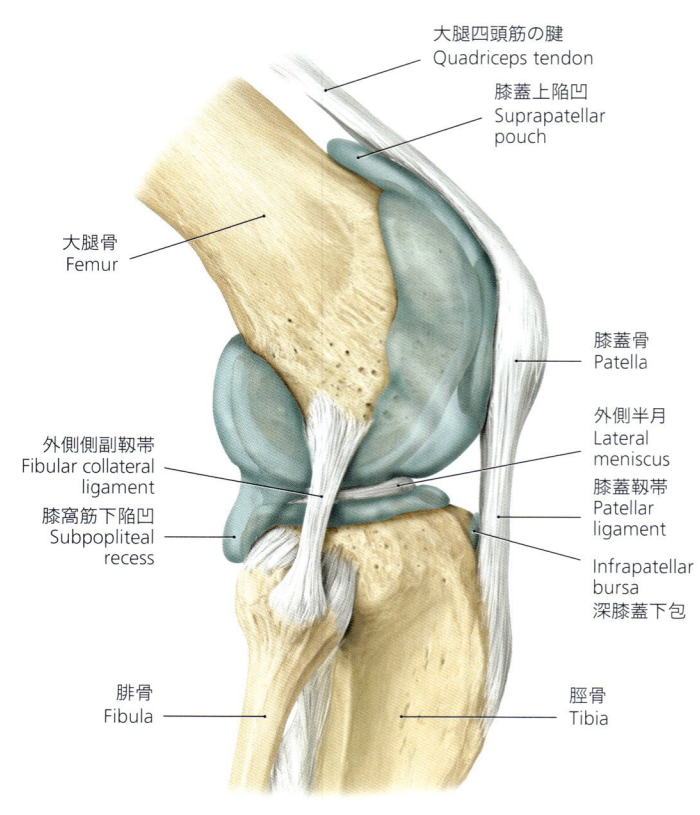

B　関節腔の範囲
右膝関節，外側面．
関節腔は，膝関節内に液状のプラスチックを注入し，プラスチックが固まった後に関節包を取り除くことで，確認できる．

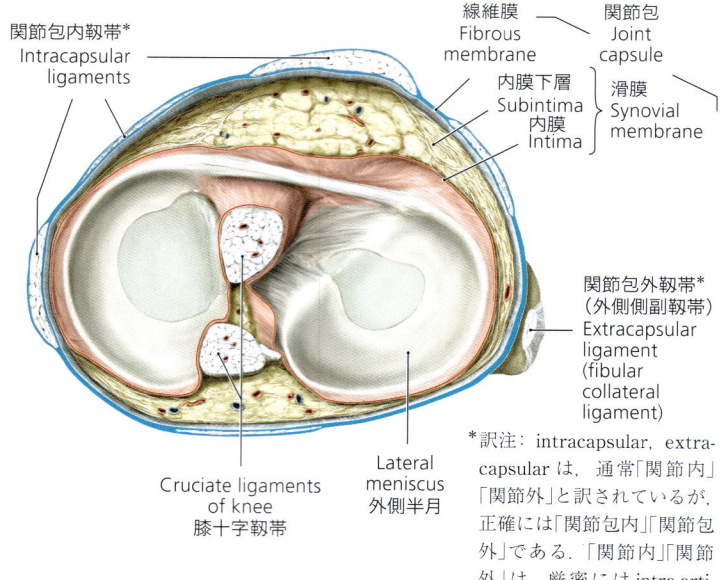

D　関節包の構造
大腿骨を切り離した右の膝関節（関節包と靱帯は切断してある），上面．
Note　十字靱帯は，内膜下層で囲まれた内部にあるので，関節包内にあるということになるが，（滑膜内膜の外にあるため）関節外にあるということになる（p. 45 参照）．これに対して，例えば関節半月は，滑膜内膜で囲まれており，滑液に直接接しているため関節内にあることになる（p. 44 参照）．

*訳注：intracapsular, extracapsularは，通常「関節内」「関節外」と訳されているが，正確には「関節包内」「関節包外」である．「関節内」「関節外」は，厳密にはintra-articular, extra-articularという．

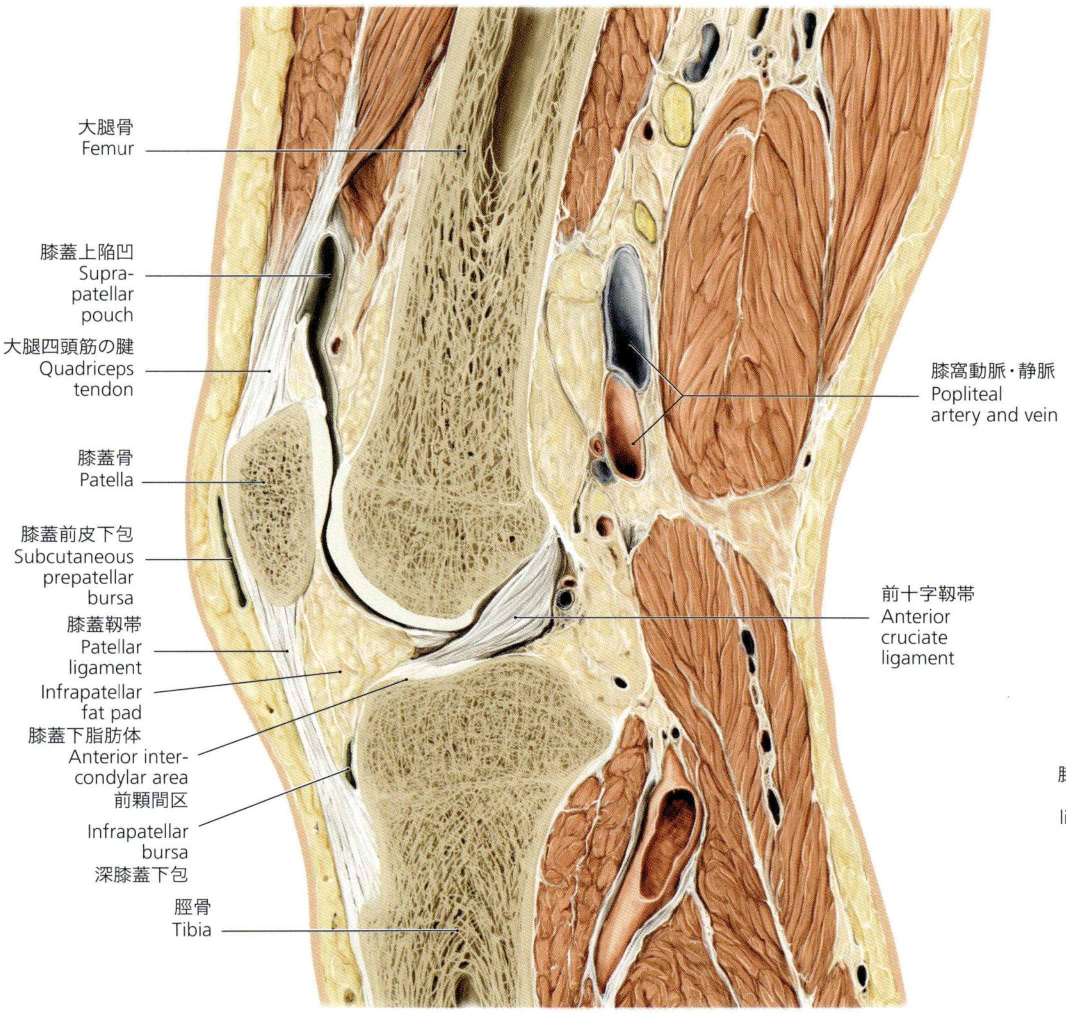

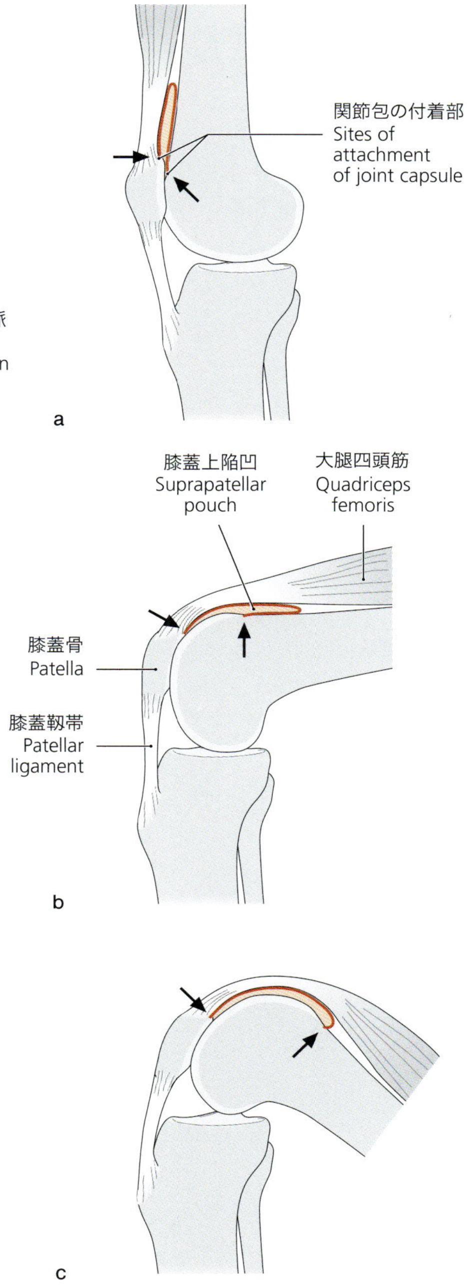

下肢　1　骨，関節，靱帯

E　右膝関節の正中矢状断面

Note　膝蓋上陥凹（膝蓋上包とも呼ぶ）の広がりに注意し，Gと比較すること．前顆間区と膝蓋靱帯の深層面との間の膝蓋下脂肪体の配置にも注目すること．膝からの落下，または頻繁な膝立ちによる慢性的かつ機械的な刺激は，膝蓋骨周囲の滑液包の疼痛と炎症，膝蓋下滑液包炎（"牧師の膝 clergyman's knee"）と膝蓋前滑液包炎を引き起こすことがある（Kiel大学の解剖学コレクションの標本を基に描画）．

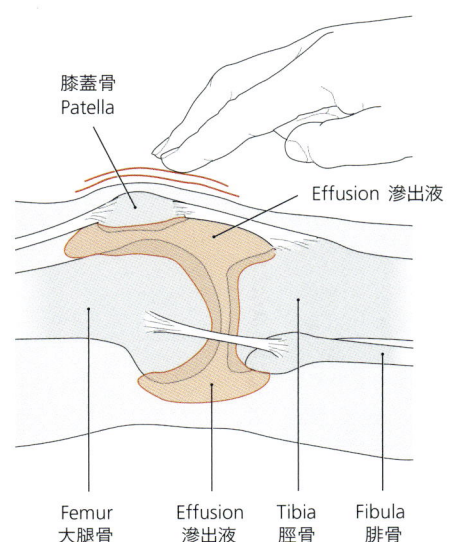

F　膝関節滲出液による膝蓋跳動

炎症性変化や外傷により，膝関節に滲出液が生じると，さまざまな程度の関節腫脹がみられる．関節包自体の腫脹と関節腔内の滲出液を鑑別するためには，下肢を最大伸展位に置く．この状態で，（増加したであろう）関節内液は，膝蓋上陥凹から膝蓋骨と大腿骨の間の腔所に押し出される．検査者が示指で膝蓋骨を下方に押した時，関節内に過剰な液があれば，膝蓋骨は指を離すと跳ね返って来る．これが膝蓋跳動陽性で，滲出液の貯留を意味する．

G　屈曲時の膝蓋上陥凹の広がり

右膝関節，内側面．
a　中立位（0°）．
b　80°屈曲．
c　130°屈曲．

膝蓋上陥凹は，膝蓋骨上極から近位に伸びて，遠位で折り返し，大腿骨膝蓋面の軟骨骨接合部に付着する．この長いヒダは，膝が屈曲した時，約130°の屈曲を過ぎてから完全に現れ，予備容量を提供する．

1.22 膝関節：可動域測定と関節包靱帯の機能検査
The Knee Joint: Measurement of Range of Motion and Functional Test of Capsular Ligaments

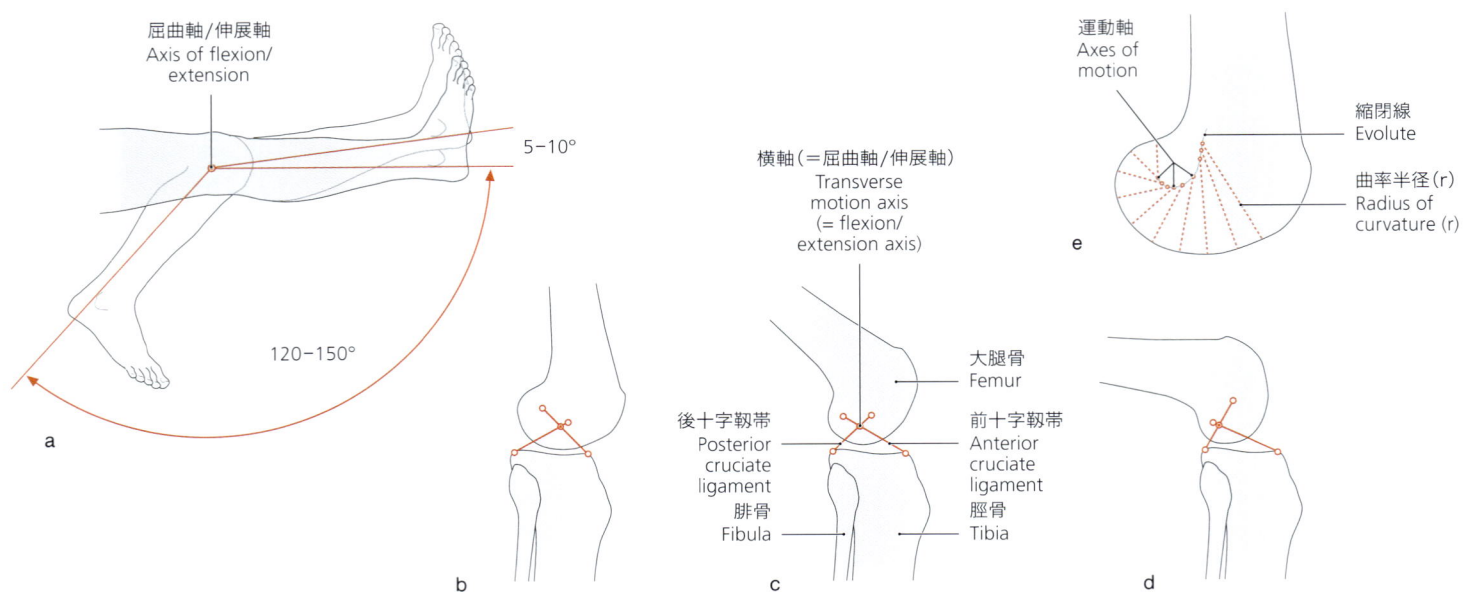

A　膝関節の屈曲と伸展
　右膝関節，外側面．
　膝関節の屈曲と伸展は，どの関節位でも力学的支点を通る横軸(a)の周りで起こる．その中心は，側副靱帯とともに十字靱帯が交叉する点を通る(b)．膝の屈曲が増すとともに(c, d)，力学的屈曲軸が曲線(縮閉線，e)に沿って上後方に移動する．その曲線から大腿骨の関節面への距離は，常に大腿骨顆の変化する曲率半径(r)に等しい．
　運動全体の範囲，とりわけ屈曲時には，種々のパラメータ(軟部組織による拘束，活動不全またはハムストリングスの拘縮，p. 503 参照)に依存する．

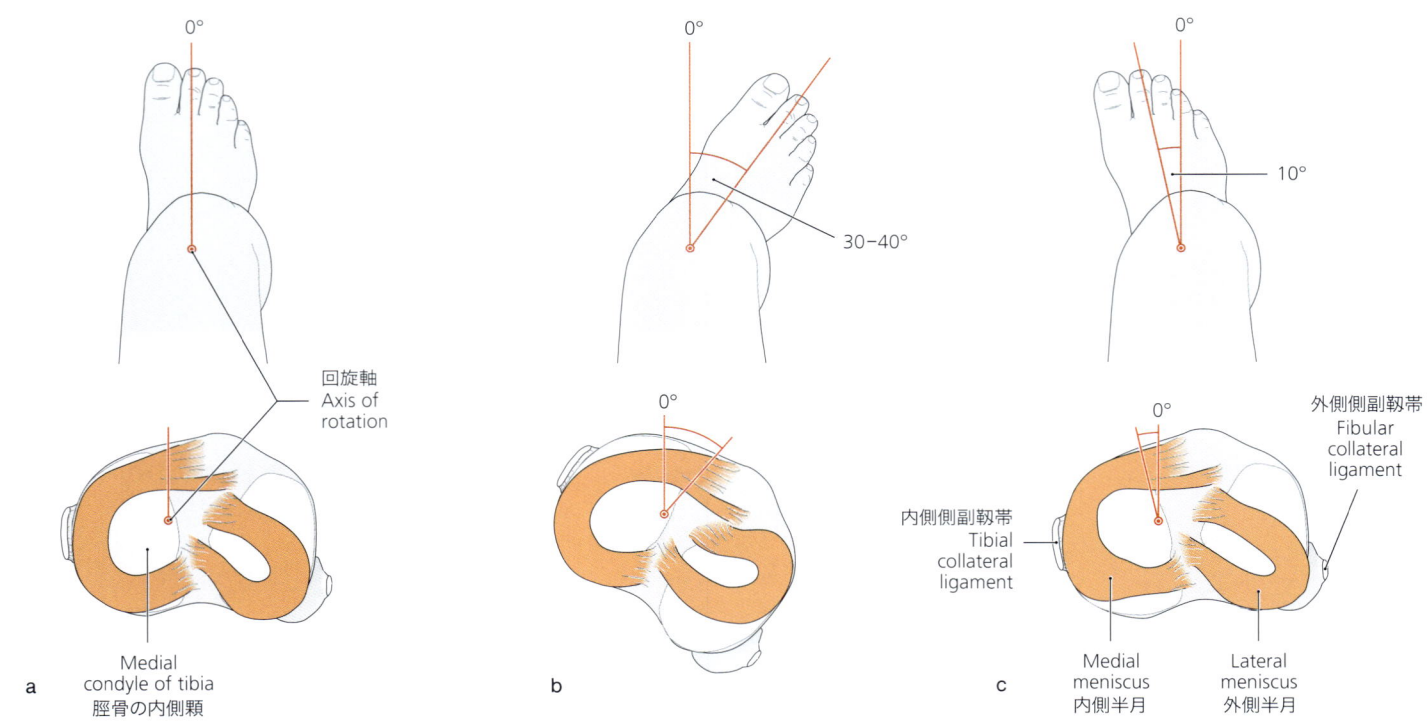

B　膝関節を90°屈曲させた時の大腿骨に対する脛骨の回旋運動
　右膝関節，屈曲した膝と対応する上関節面の近位面．
a 中立位(0°)．
b 外旋．
c 内旋．

　脛骨の回旋軸は脛骨内側顆の顆間隆起側を垂直に走る．
　十字靱帯（ここでは示していない）は，内旋の間，互いに巻き付け合うので，膝の内旋の範囲(約10°)は，外旋の範囲(30〜40°)に比べて，著しく小さい．結果として，大多数の十字靱帯断裂は内旋の間に，前十字靱帯で起こる．
Note　外側半月と内側半月の変位の程度の違いに注意すること．

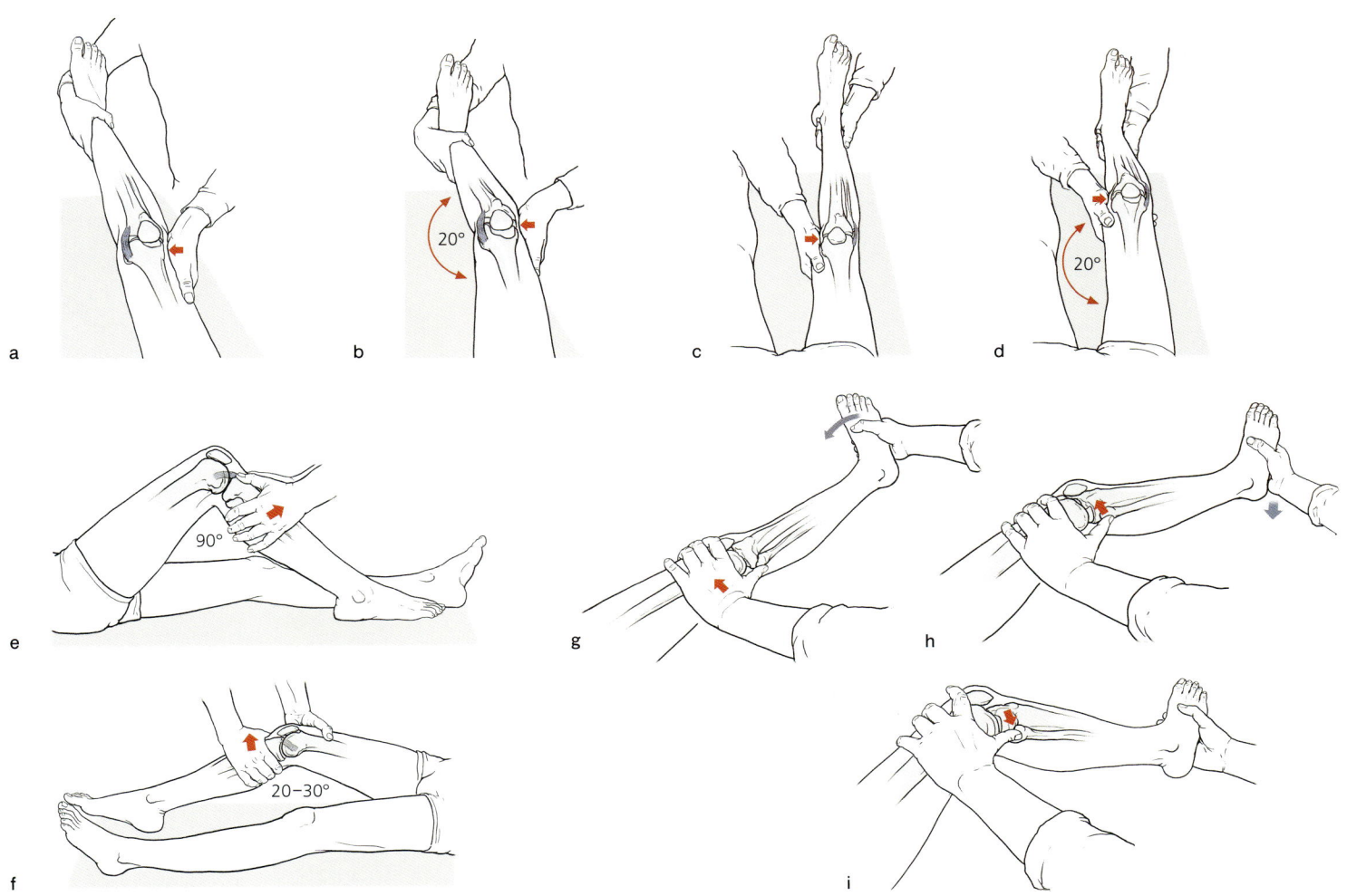

C 関節包と靱帯の機能検査（選択）

関節包靱帯損傷の全症例のうち約90％は、正確な既往歴と臨床検査のみによって十分正確に診断することができる。損傷のメカニズムに応じて単純な、もしくは複雑な膝関節不安定性が引き起こされる。

Note したがって安定性試験のためには、検査対象となる組織が膝をどの肢位において支持しているのかを正確に知ることが非常に重要である。安定性試験は以下のように分類される。

a-d 内外反ストレステスト（膝関節の左右への開きを調べる）

患者の体位は背臥位（仰臥位）で、膝を伸展もしくは約20°屈曲させる。検査者は一方の手で患者の足首上部を把持する。他方の手で外側（a, b）もしくは内側（c, d）から膝関節に力を加え、外反もしくは内反ストレスをかける。伸展位での外反ストレステストにおいて外側への開きが大きい場合、内側側副靱帯だけでなく、後内側の関節包および十字靱帯の損傷も考えられる。これに対して、膝を20°屈曲した状態での外反ストレステストの場合は、内側側副靱帯に限定した検査が可能である。伸展位で内反外力を加えた時に開きが大きい場合、外側側副靱帯だけでなく、関節包後方と十字靱帯も損傷している可能性がある。膝関節を20°屈曲した状態で内反外力を加えた時に開きが大きい場合は、外側側副靱帯に限定した損傷であると考えられる。

e, f 引出しテストおよびラックマン Lachmann テスト

どちらの検査も、前十字靱帯もしくは後十字靱帯の損傷の疑いにおいて実施される（＝前方／後方引出しテストおよびラックマンテスト）。特にラックマンテストは技術習得が困難である。ここでは前方引出しテストと前方ラックマンテストが示されている。前十字靱帯のほうが後十字靱帯（p. 466参照）よりも明らかに損傷の頻度が高いためである。前方引出しテスト（e）では患者は背臥位（仰臥位）になり、股関節を45°、膝関節を90°屈曲させる。足の甲に検査者が座り、固定する。検査者は脛骨頭を両手で掴み、脛骨を前方に引き出す。前方ラックマンテスト（f）では患者は同様に背臥位（仰臥位）だが、膝関節と股関節をどちらも20～30°屈曲させる。脚伸展位に近いこの関節の位置では、前十字靱帯に求められる膝を安定させるための機能が非常に重要である。てこの腕に相当するハムストリングス筋が非常に短くなるためである。つまり、十字靱帯が損傷している場合は、その損傷が非常に目立つ脚位なのである。検査者は一方の手で大腿を把持し、他方の手で脛骨を前方に引き出す。前方引出しテストでも、ラックマンテストでもエンドフィール（可動域終末の停止感）の軟らかさが前十字靱帯の完全断裂を、硬さが損傷もしくは部分断裂を意味する。「エンドフィールが軟らかい」とは、前方もしくは後方に外力を加えた場合に、脛骨が可動域の最終範囲で停止しない、もしくは停止がほとんど感じ取れないということである。「エンドフィールが硬い」とは、脛骨が突然停止するという意味である。

g-i ピボットシフトテスト（前方亜脱臼の検査）

この方法も前方亜脱臼の検査の一種で、前十字靱帯の損傷を調べる。患者の体位は背臥位（仰臥位）。検査者は検査対象の下肢の横に立つ。伸展した脚の踵を把持し内旋させ、近位の脛骨から外反を強制する力を加える（g）。前十字靱帯断裂の場合は、この負荷をかけた状態で膝を完全な伸展位から30°に屈曲させる間のどこかで外側脛骨プラトーの前方への移動が大きくなる（亜脱臼）（h）。膝をさらにゆっくりと屈曲させると、20～30°の屈曲において腸脛靱帯の引張により（この屈曲角において腸脛靱帯は引張方向を変える）、ほとんどの場合は脛骨プラトーが弾発音とともに突然整復される（snapping phenomenon）（i）。患者にとってこれは不快な不安定感と感じられる。

1.23 膝関節：前十字靱帯の断裂　The Knee Joint: Rupture of Anterior Cruciate Ligament

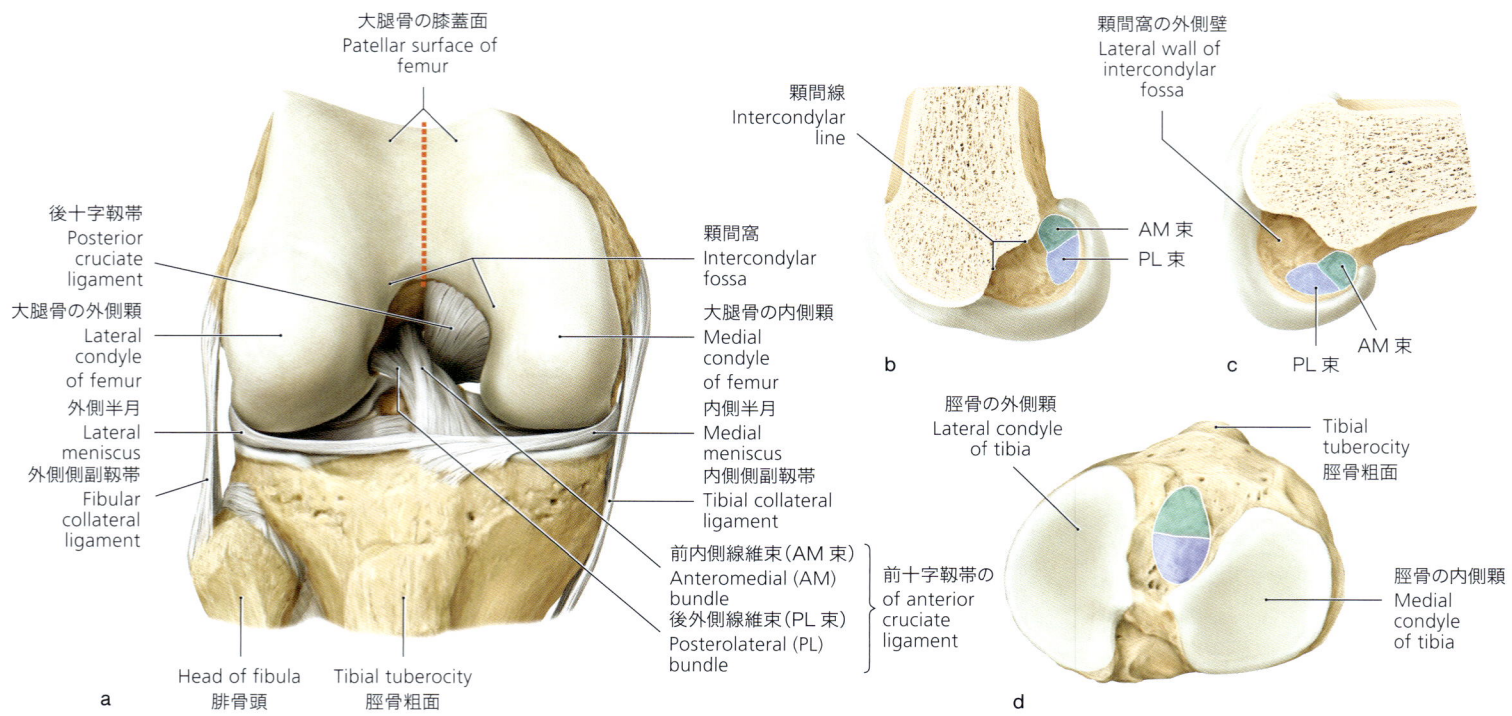

A　前十字靱帯の解剖学的構造
a 右膝，屈曲位，前面．膝蓋と関節包は取り除かれている．
b, c 伸展位（b）と屈曲位（c）における顆間窩の外側壁領域の内側束と後外側線維束の起始面（フットプリント）．
d 2本の線維束の脛骨上面における停止位置．

AM束およびPL束という，前十字靱帯の2本の線維束の名称は，これらの脛骨における停止位置に基づいている（d 参照）．これら2本の線維束が起始する大腿骨の顆間窩の後外側領域は，上側は顆間線に接しており（AM束），軟骨と骨の境界線に沿って伸びる（PL束）（c 参照）．時々，両方の起始部の間にさらに骨稜が見られることがある（"lateral bifurcate ridge" = 外側分岐骨稜）．これが顆間窩の中を走行する場合，2本の線維束は前後に並ぶことになり，前十字靱帯の断面は楕円形となる（d）．2本の線維束は長さ（AM束は約38 mm，PL束は約20 mm）と走行の勾配が異なるため，関節の位置によって緊張もしくは弛緩する線維束が異なる（B 参照）．

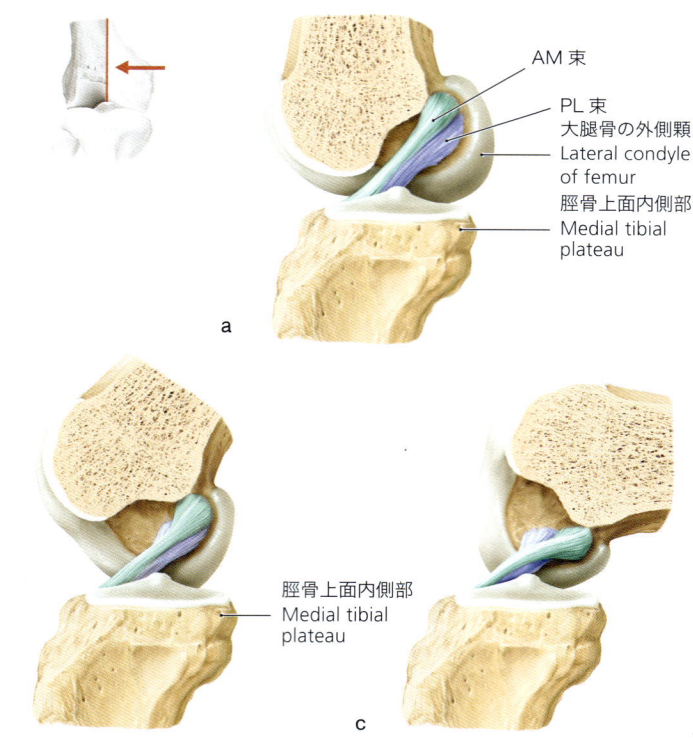

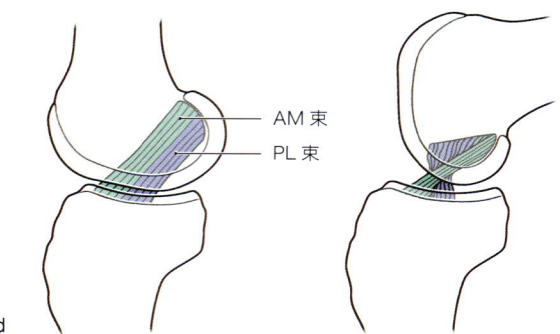

B　前十字靱帯の機能
a–c 異なる屈曲位の右膝関節（a＝0°，b＝35°，c＝90°）．大腿骨の内側顆は取り除かれている．顆間窩の外側壁面（指示線を参照のこと）．
d 異なる屈曲位における線維束の緊張状態を示す模式図．

2本の線維束（AM束およびPL束）は相反する緊張挙動を示す．すなわちAM束は膝関節の屈曲位において緊張し，PL束はとりわけ伸展位において緊張する．このように，前十字靱帯はさまざまな屈曲角度において前方移動および回旋における安定性を確実にもたらす．

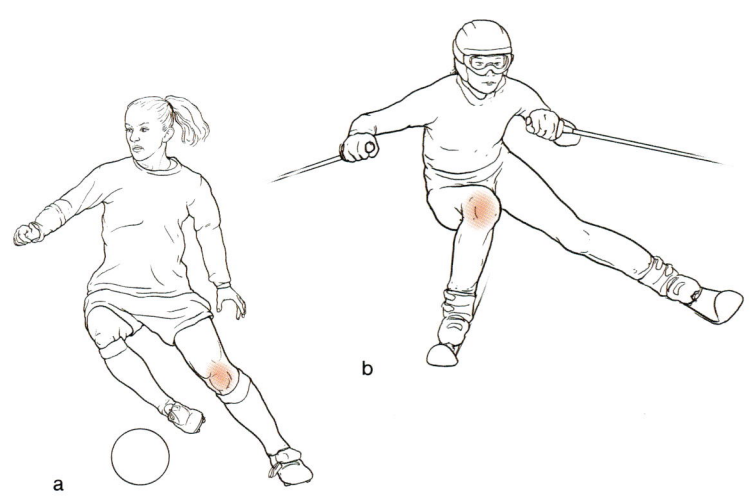
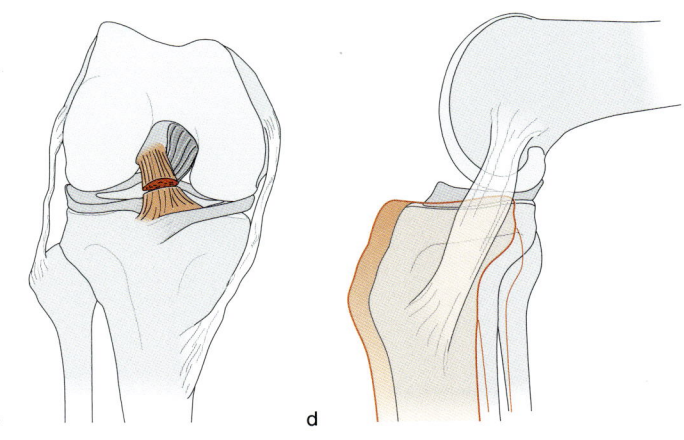

C　前十字靱帯の断裂：損傷のメカニズム，疫学的考察と診断
a 走っている最中の急な方向転換による典型的な損傷のメカニズム：膝関節の屈曲，外反および外旋．
b 下腿が固定され，膝が深く屈曲している状態での典型的な損傷のメカニズム（膝関節の内旋による損傷，重心が膝の後方に偏る）．
c, d 前十字靱帯断裂後の状態，右膝，屈曲位，前面（c）および内側面（d）．

前十字靱帯の断裂はスポーツ事故による典型的な損傷である．その頻度は後十字靱帯の約10倍，膝関節障害全体の20％を占め，最も頻度の高い膝の障害である（ドイツでは年間約35,000件，米国では10万件）．前十字靱帯断裂の70％は15～45歳の間に起こり，女性のほうが男性よりも明らかに多い．

随伴損傷として頻度が高いのは内側側副靱帯および内側半月の断裂である（「不幸の三徴候」）．重要な検査としては，詳しい病歴を調べ，視診，画像検査および特定の診断テストを行う．昔から行われている，関節包靱帯の機能診断テストに「引出し現象」のテストがある（p. 465参照）．前方引出し現象が示される場合は前十字靱帯の断裂，後方引出し現象が示される場合は後十字靱帯の断裂を意味する．

Note 臨床的な観点からは，引出し現象の解釈は時として困難である．急性の前十字靱帯断裂後は，ハムストリングス筋の緊張により，陰性になる場合があるためである．同様に，引出しテストでは膝を90°に曲げなければならないが，損傷直後は痛みのためにそれができない．

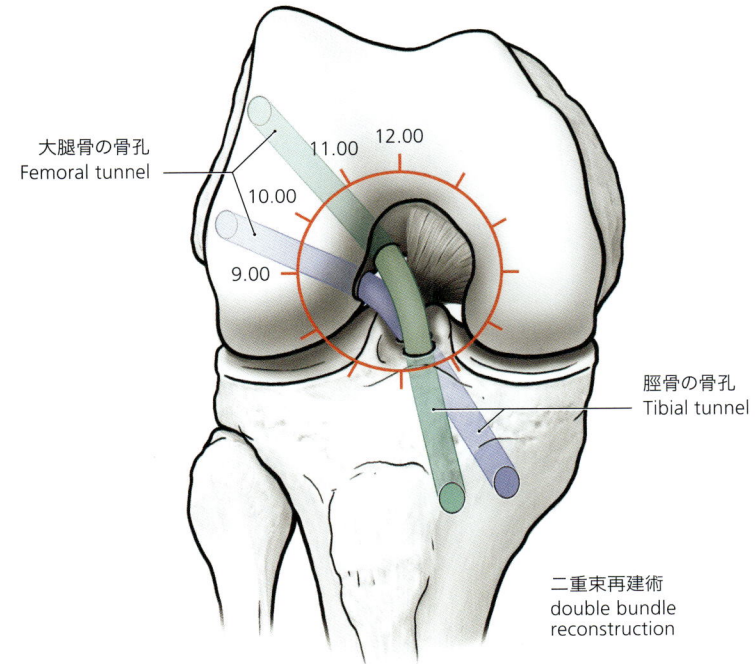

D　前十字靱帯の断裂：二重束再建術

前十字靱帯の前後移動ならびに回旋の安定性を修復するために，両方の線維束（AM束とPL束）を置換しなくてはならない（B参照）．いわゆる二重束再建術（4本の骨孔に移植片を通す再建法）では，関節を110°屈曲させた状態で関節鏡視下で4つの骨孔を設置し，各骨孔に2本の移植腱をAM束およびPL束の位置に挿入する．右膝の横断面の画像では，移植腱は顆間窩の9時半（PL束）と10時半の位置（AM束）に骨孔を設置しなくてはならない．AM束の脛骨側の挿入箇所は脛骨最大径の30％，PL束は44％の位置である．移植腱としては半腱様筋もしくは薄筋といった自己腱が使われる．長年用いられてきた膝蓋腱の移植片は，半腱様筋や薄筋の腱移植に比べ，採取による病変を来す頻度が高いことが明らかになった．二重束再建術により，前後移動および回旋の安定性の観点からの機能的改善が得られる（Petersen, Zantop 2009参照）．この手術には高い技術が要求されるため，通常はそれぞれ1個の骨孔に1本の移植腱を通す，一重束再建術が採用される（至適基準＝gold standard）．

特にスポーツをする患者には前十字靱帯の再建術が推奨される．その目的は損傷した組織と解剖学的な安定性を再建し，靱帯，半月および軟骨の損傷を予防することである（関節症のリスクの削減）．再建された前十字靱帯の位置が誤っている場合，関節の運動性が制限されてしまう．

1.24 膝関節の断面解剖 Cross-sectional Anatomy of the Knee Joint

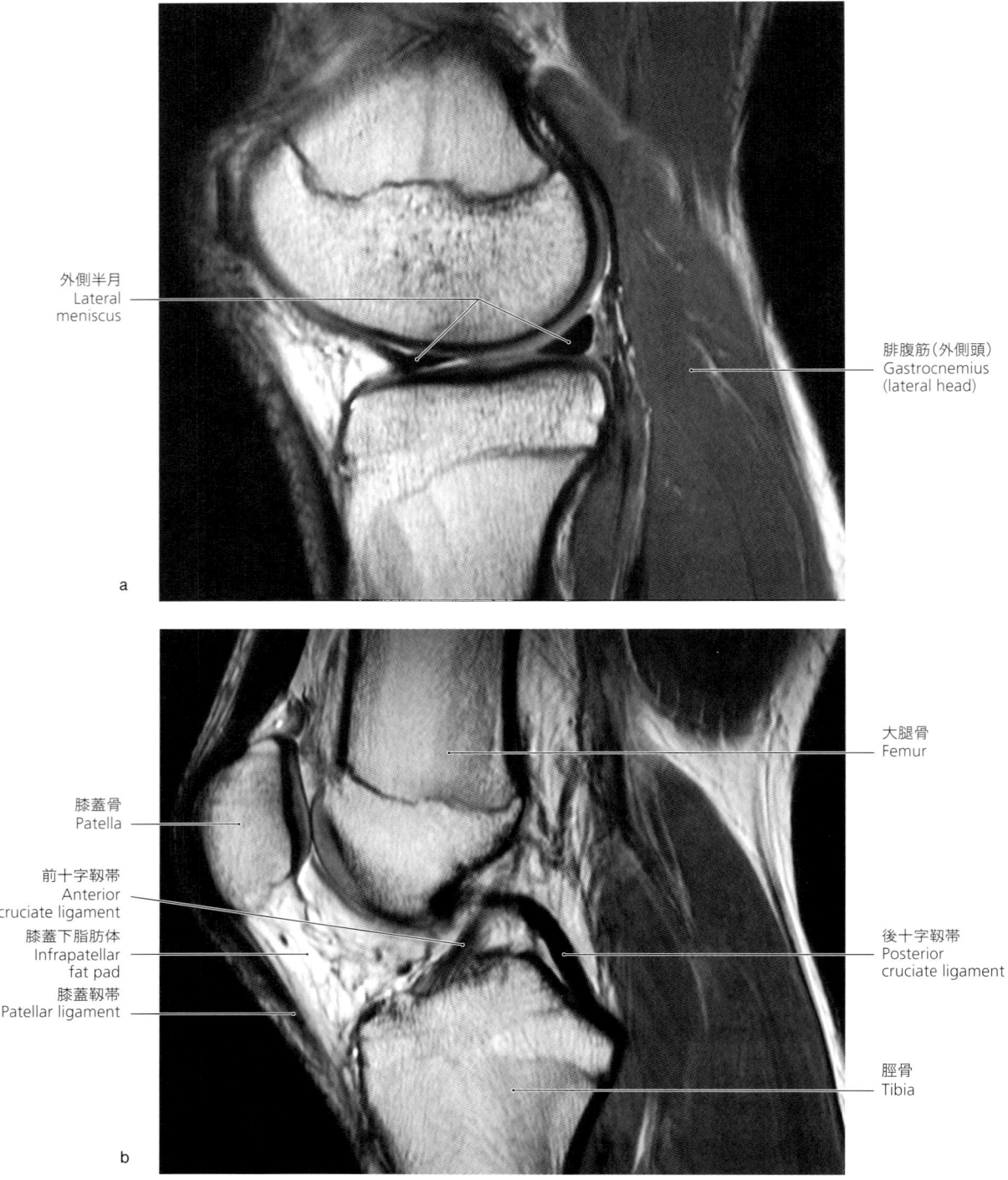

A 膝関節のMRI(Vahlensieck, Reiser: MRT des Bewegungsapparates, 4. Aufl. Thieme, Stuttgart 2014)

T1 強調，外側半月位置（**a**）および十字靱帯位置（**b**）における矢状断面．

関節の診断では，MRI の強調の種類によって，関節包，靱帯，周囲の軟組織，軟骨下骨といった関節内構造物の見え方が異なってくる．解剖学的な情報を得たり，組織の特徴を観察したりするといった目的のためによく利用されるT1強調画像と並んで，関節の診断においては，（例えば骨折による）血腫の発生に対して非常によく判別が行え，硝子軟骨性の関節軟骨に対しても高いコントラストで表示される．脂肪抑制を行ったT2強調画像も有用である（**B**参照）．（脂肪は，MRIにおいて高い信号出力を示すため，診断の邪魔になることが多い．そのため，その出力を抑制して観察する必要がある．）

Note 矢状断面において，後十字靱帯は，その全体を一様の濃度で後方から上方に円弧状に走る像としてよく観察できる．それに対して前十字靱帯は，ここに示したように膝関節を15～20°外旋させた肢位においてのみ全体を観察することができる．

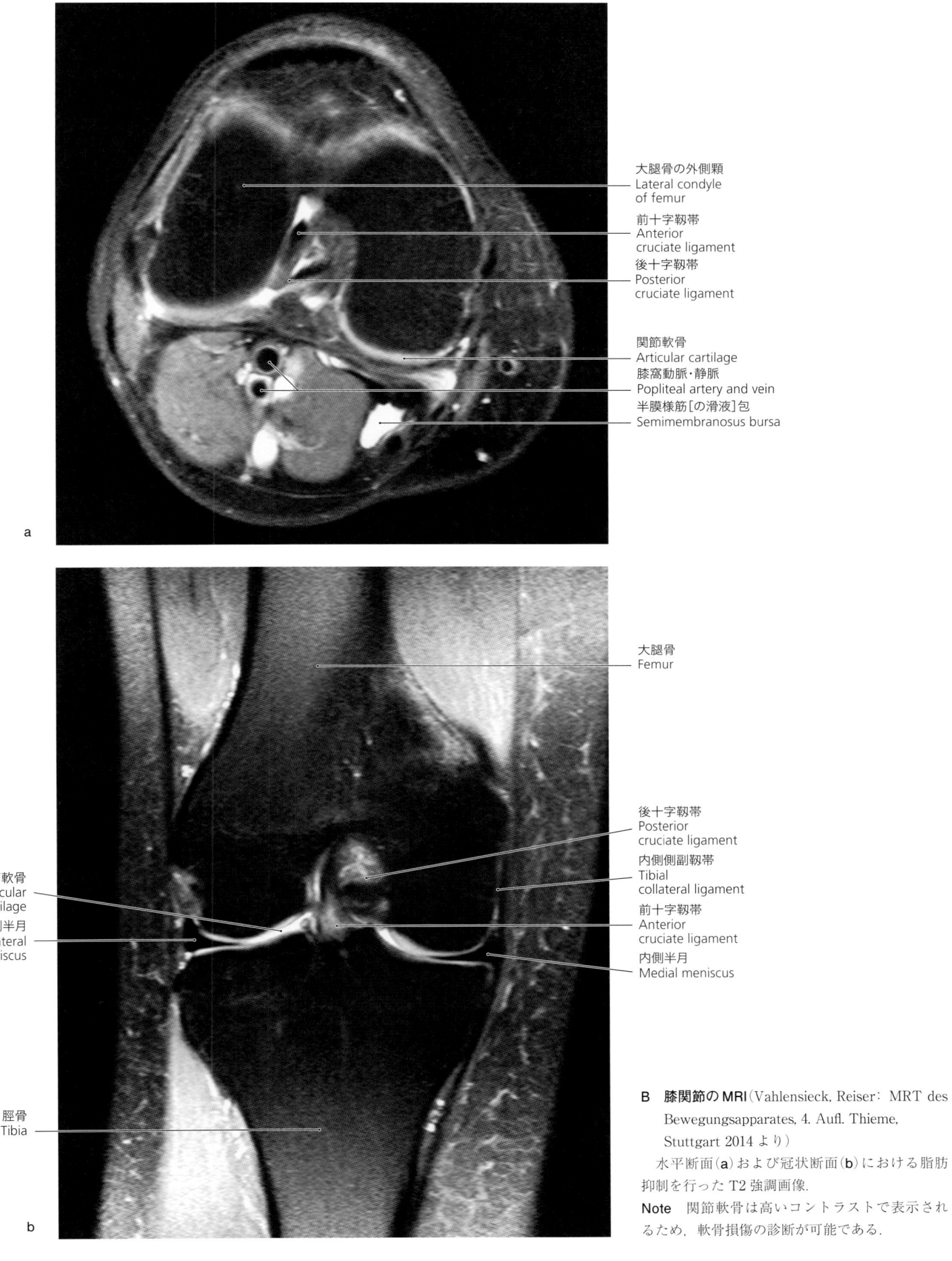

B 膝関節のMRI（Vahlensieck, Reiser：MRT des Bewegungsapparates, 4. Aufl. Thieme, Stuttgart 2014 より）

水平断面（**a**）および冠状断面（**b**）における脂肪抑制を行った T2 強調画像．

Note 関節軟骨は高いコントラストで表示されるため，軟骨損傷の診断が可能である．

1.25 足の関節：関節を作る骨と関節の概観
Joints of the Foot: Overview of the Articulating Bones and Joints

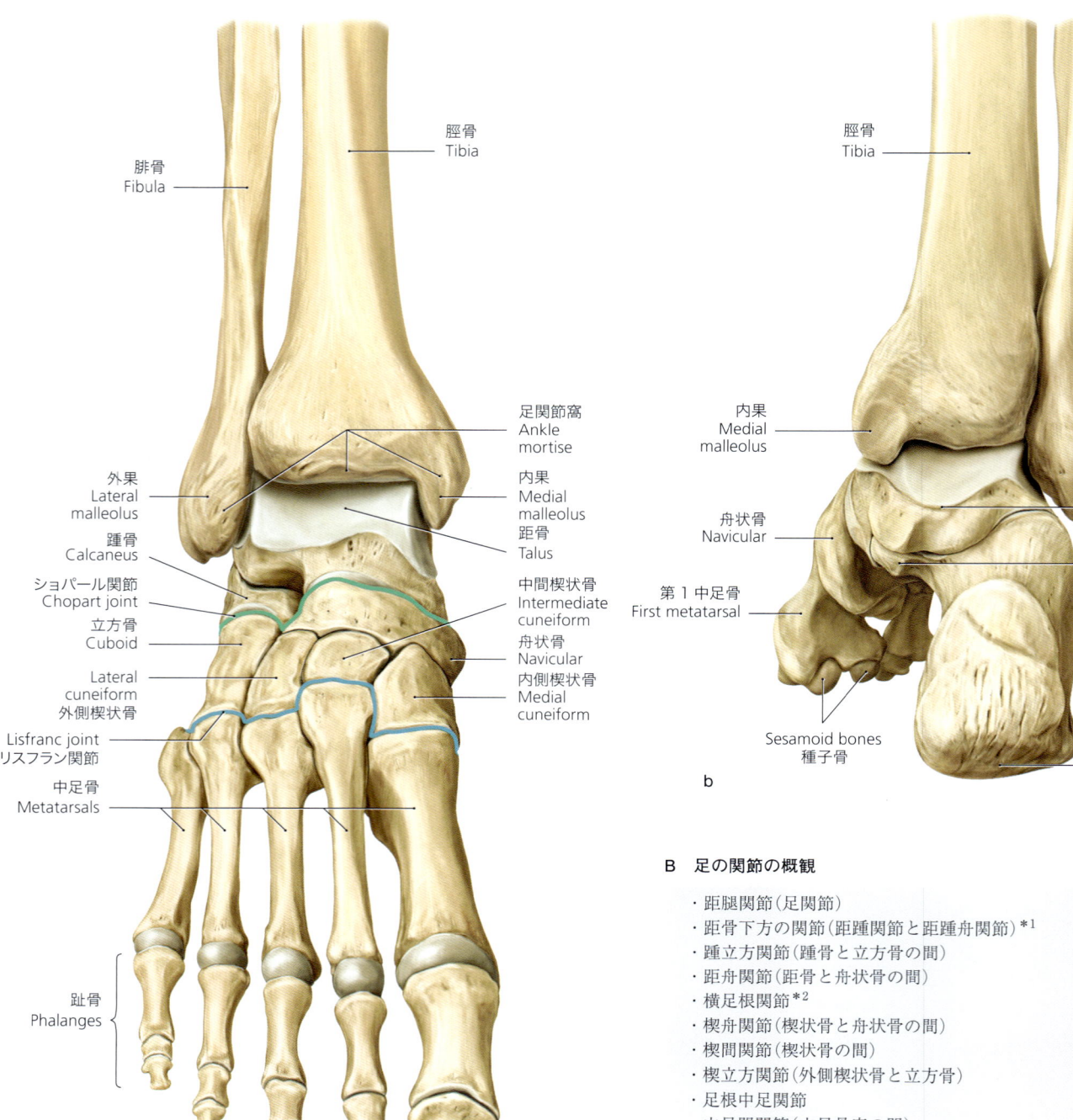

A 右足の関節と関節する骨
a 底屈位での距腿関節の前面．
b 中立位（0°）での足の後面．

B 足の関節の概観
- 距腿関節（足関節）
- 距骨下方の関節（距踵関節と距踵舟関節）*1
- 踵立方関節（踵骨と立方骨の間）
- 距舟関節（距骨と舟状骨の間）
- 横足根関節*2
- 楔舟関節（楔状骨と舟状骨の間）
- 楔間関節（楔状骨の間）
- 楔立方関節（外側楔状骨と立方骨）
- 足根中足関節
- 中足間関節（中足骨底の間）
- 中足趾節（MTP）関節
- 近位趾節間（PIP）関節
- 遠位趾節間（DIP）関節

*1 距骨下方の関節では，距骨は踵骨と舟状骨と関節し，2つの分離した関節を形成する．後方の距踵関節と，前方の距踵舟関節である．しばしば，両方をひとまとめにして"距骨下関節"と見なしている．距骨足根骨関節（talotarsal joint）という名称は古いが，いまだに使われている．
*2 踵立方関節と距舟関節からなる．

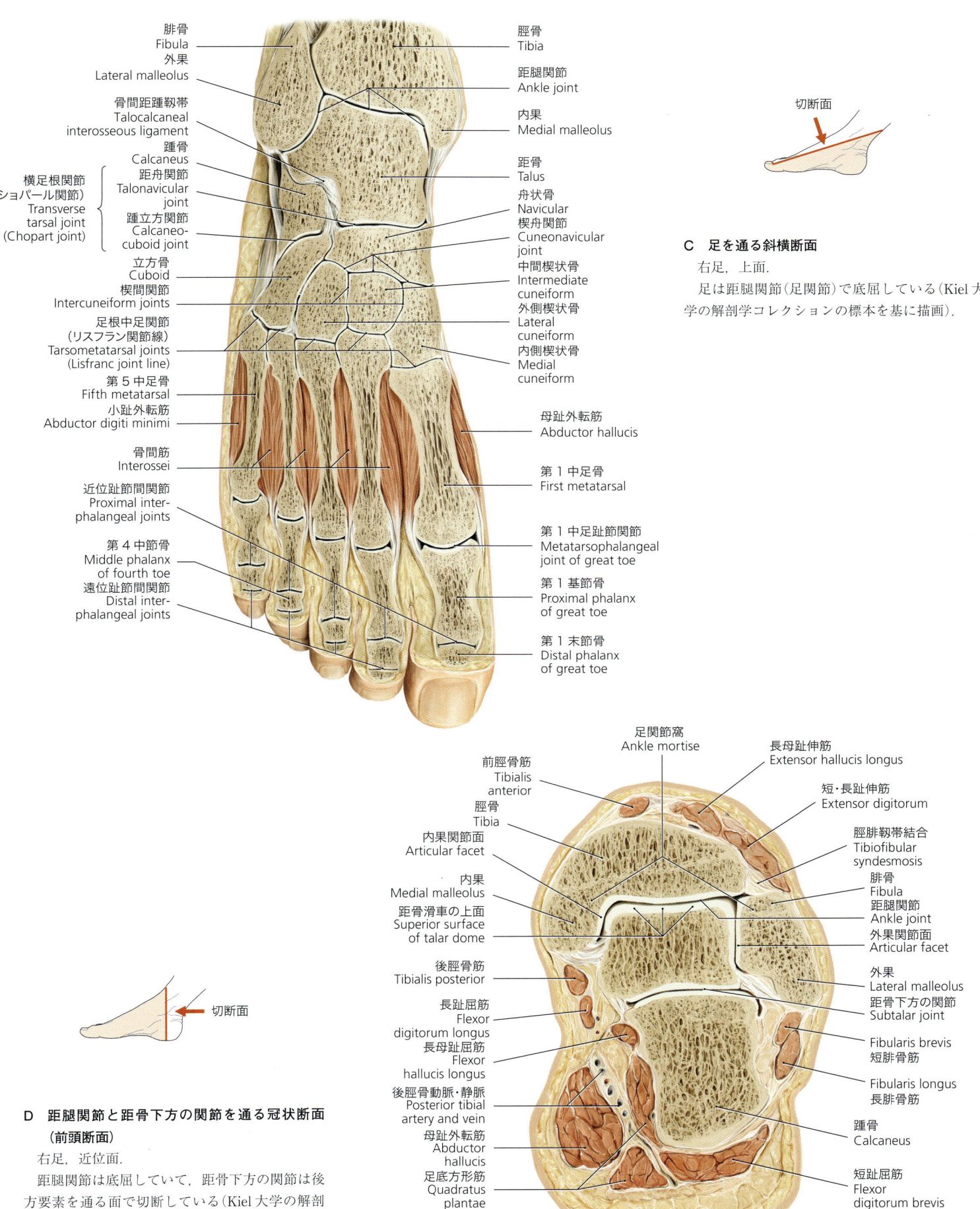

C 足を通る斜横断面

右足，上面．

足は距腿関節（足関節）で底屈している（Kiel大学の解剖学コレクションの標本を基に描画）．

D 距腿関節と距骨下方の関節を通る冠状断面（前頭断面）

右足，近位面．

距腿関節は底屈していて，距骨下方の関節は後方要素を通る面で切断している（Kiel大学の解剖学コレクションの標本を基に描画）．

1.26 足の関節：関節面 Joints of the Foot: Articular Surfaces

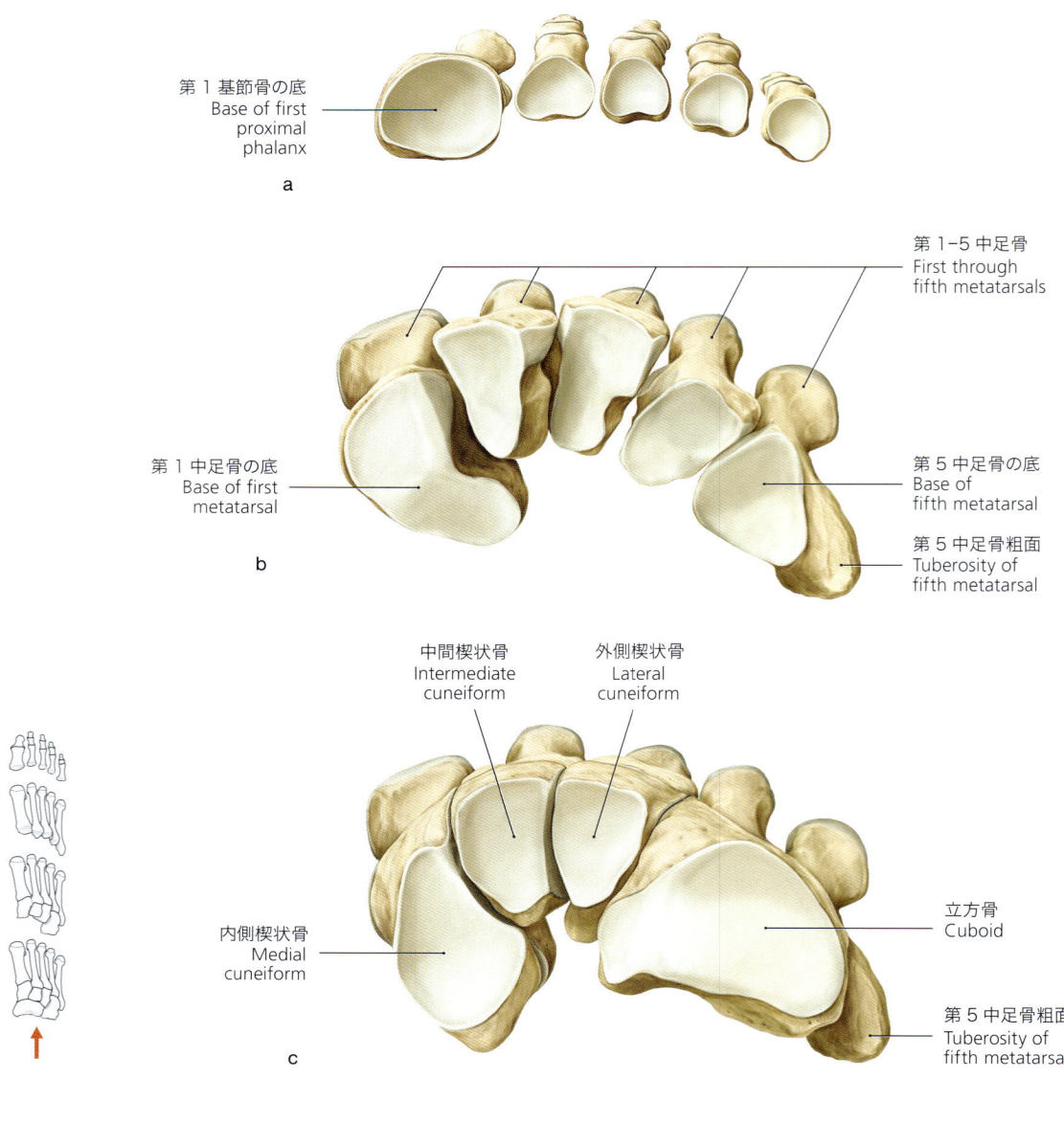

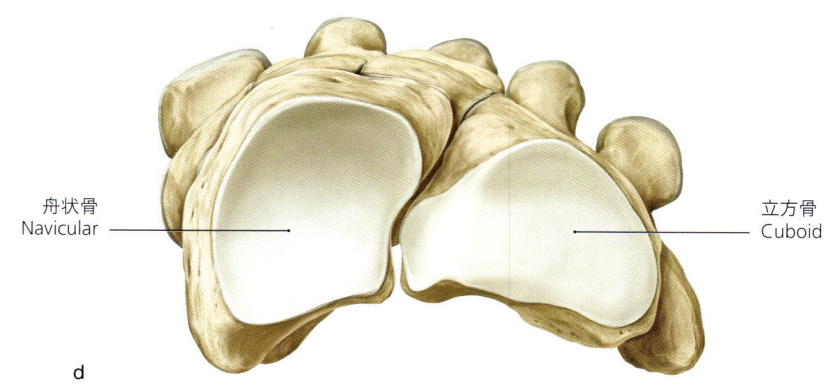

A　近位関節面

右足，近位面．

a 中足趾節関節：第1-5基節骨の底．
b 足根中足関節：第1-5中足骨の底．
c 楔舟関節と踵立方関節：内側・中間・外側楔状骨と立方骨の近位関節面．
d 距舟関節と踵立方関節：舟状骨と立方骨の近位関節面．

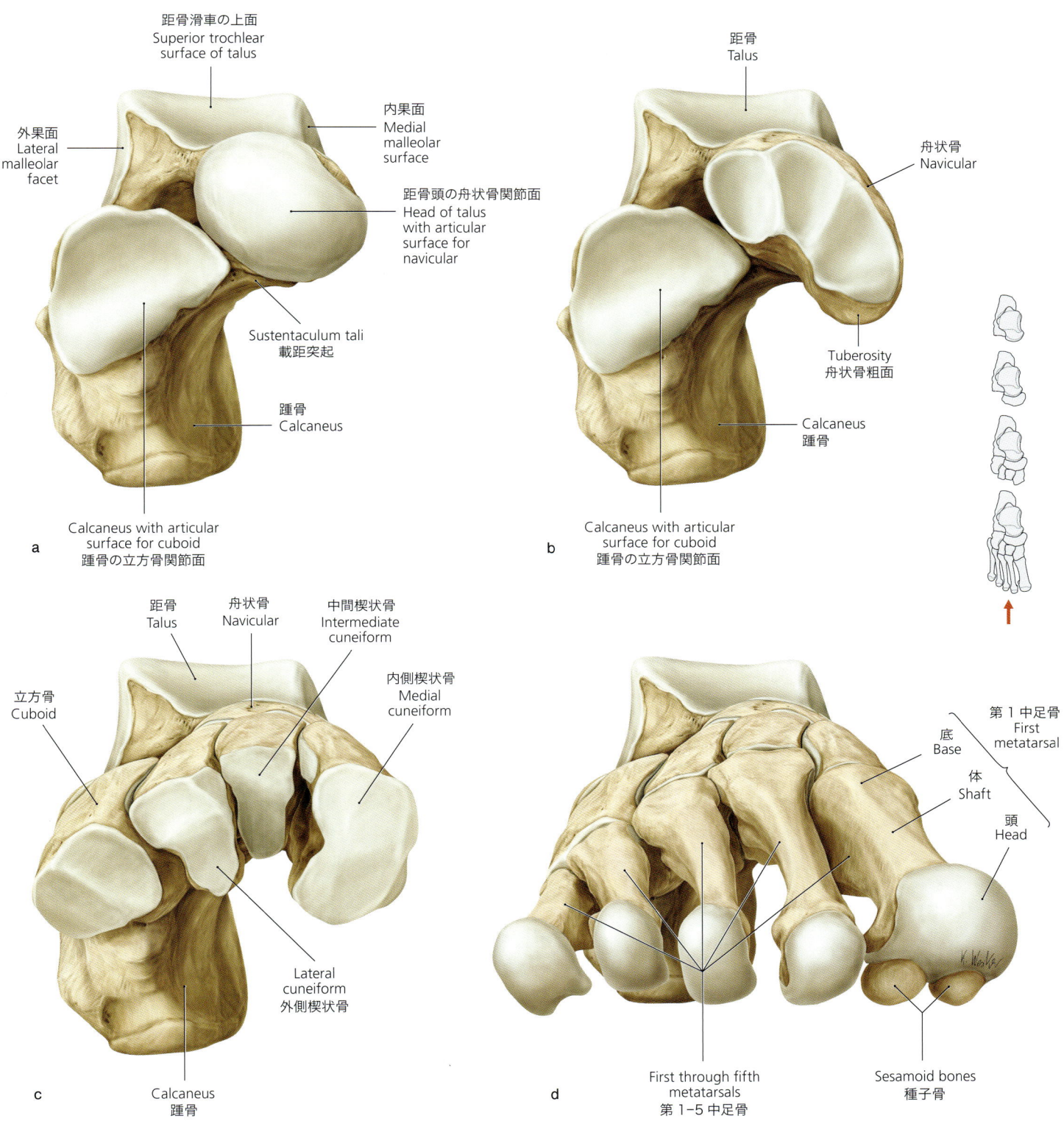

B 遠位関節面

右足，遠位面．
a 距舟関節と踵立方関節：踵骨と距骨の遠位関節面．
b 楔舟関節と踵立方関節：舟状骨と踵骨の遠位関節面．
c 足根中足関節：内側・中間・外側楔状骨と立方骨の遠位関節面．
d 中足趾節関節：第1-5中足骨の頭．

1.27 足の関節：距腿関節と距骨下方の関節
Joints of the Foot: The Talocrural and Subtalar Joints

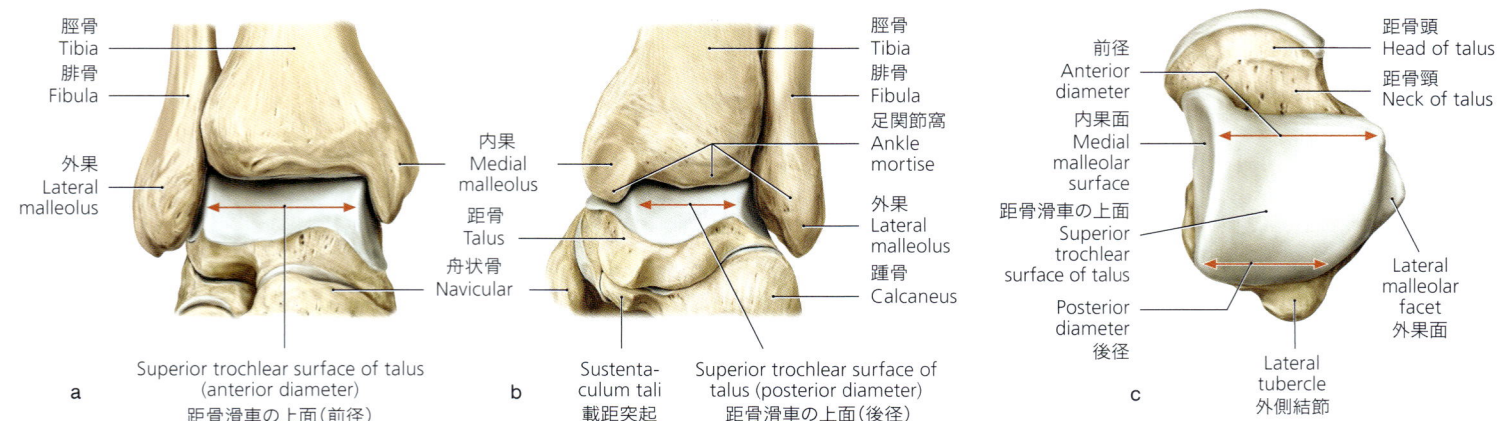

A 距腿関節の関節する骨格要素
a 右足，前面．
b 右足，後面．
c 右距骨の距骨滑車，上面．

距腿関節（足関節とも呼ぶ）は，脛骨と腓骨の遠位端（足関節窩，B も参照）が距骨滑車と関節することにより作られる．距腿関節は骨構造および靱帯構造のいずれの点でも安定性が高く，直立姿勢の保持に役立っている．しかし，距骨滑車の形態（前部の上面が後部より約 5〜6 mm 広い）のため，距腿関節の骨の安定性は，底屈位と背屈位とで異なる．

距骨滑車の広い前部が背屈で足関節窩と関節する時（蹲踞姿勢のように，足が下腿に近づく）は，靱帯結合性靱帯（p. 476 参照）がしっかりと伸びるため安定性はきわめてよい．これに対し，狭いほうの距骨滑車の後部が底屈位で足関節窩と接する時（例えば，つま先立ち）では，足関節窩内での距骨の安定性は失われる．

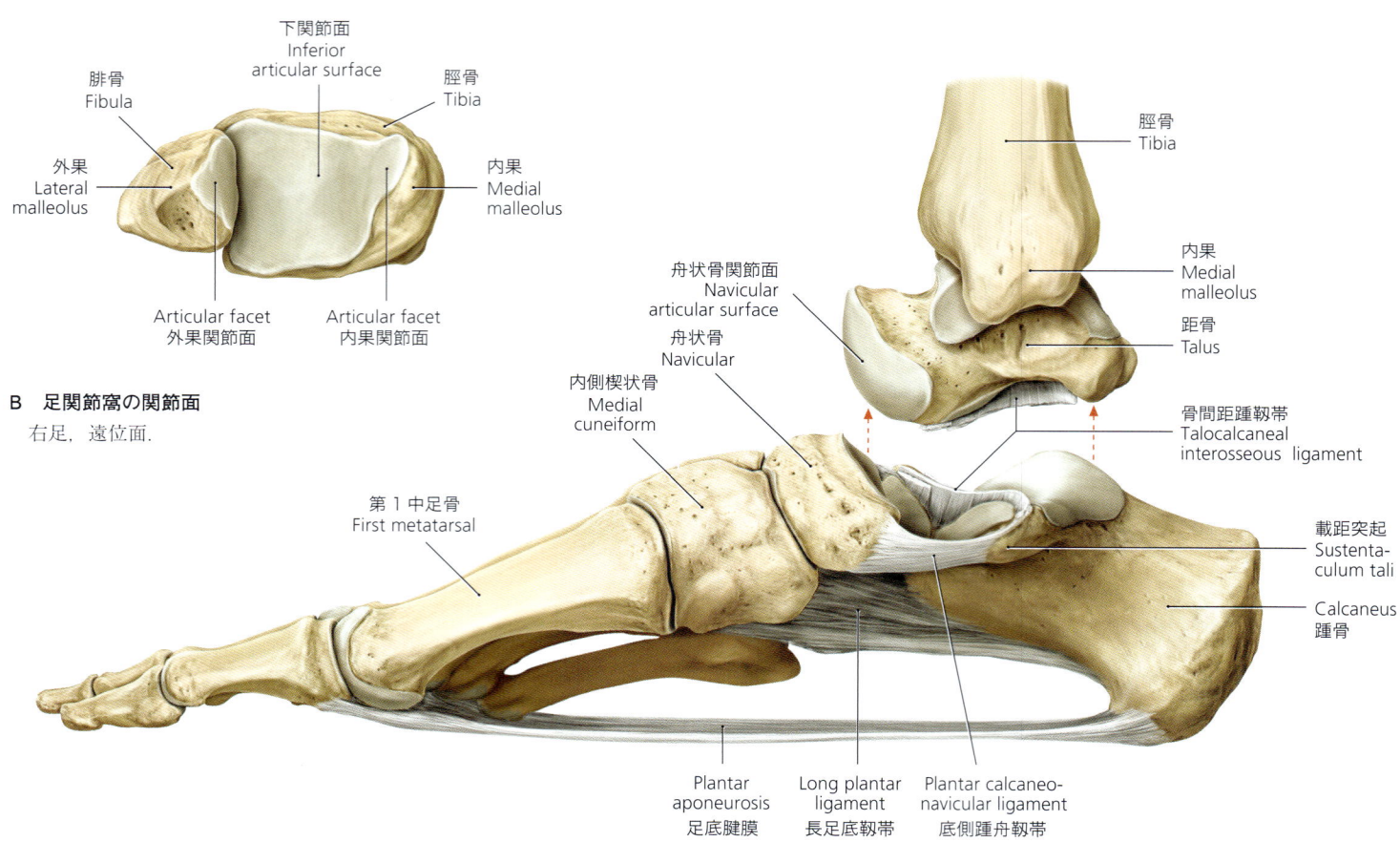

B 足関節窩の関節面
右足，遠位面．

C 解離した距骨下方の関節の概観
右足，内側面．
骨間距踵靱帯は二分してある．距骨は上に転置し，距骨下方の関節の関節面を示している．

Note 底側踵舟靱帯の走行は，長足底靱帯と足底腱膜とともに，足底における縦足弓の支持に働く（D と p. 483 も参照）．

下肢　1　骨，関節，靱帯

D　底側踵舟靱帯と長足底靱帯の走行
右足，足底面．
底側踵舟靱帯（スプリング靱帯）は，載距突起と舟状骨との間に張る．これは，足底側から距踵関節の骨窩を満たす．

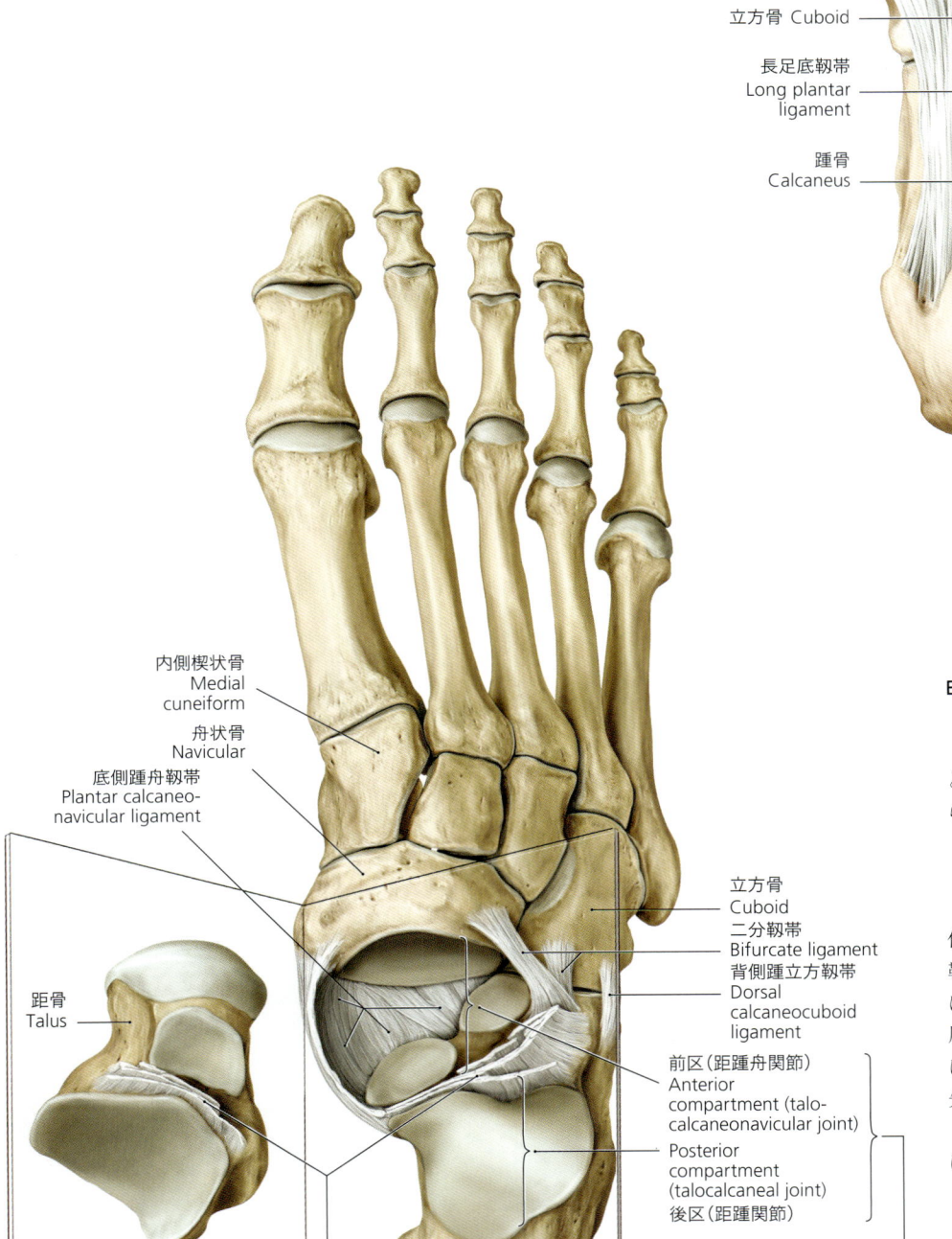

E　分離した距骨下方の関節の関節面
右足，足背面（距骨は分離してある）．
距骨下関節において，距骨は踵骨および舟状骨と関節する．これは2つの完全に分離した関節からなる．
・後区（距踵関節）
・前区（距踵舟関節）
2つの区の境界は，足根管（距骨溝と踵骨溝で作る骨管：入り口は足根洞）に位置する骨間距踵靱帯で作られる．底側踵舟靱帯（スプリング靱帯）は，内側に軟骨細胞をもつが，足底側の距骨頭の周りを輪状に囲み，てこの支点として働く．これは，踵骨上の距骨の位置を安定化させ，縦足弓の先端を支持するのを助ける（p. 483 参照）．
足底弓の平坦化による底側踵舟靱帯の過伸張は，扁平足の進展を助長する．

1.28 足の靱帯 Ligaments of the Foot

A　右足の靱帯，内側面

足の靱帯では，足関節の上位（距腿関節）と下位（距骨下方の関節）の靱帯を区別し，中足と前足ならびに足底の靱帯を区別する．内側靱帯と外側側副靱帯は，骨の靱帯結合（E 参照）とともに，距腿関節の安定化と可動性において決定的に重要である．いずれの関節位（いずれの運動）においても，靱帯の一部が緊張するからである．

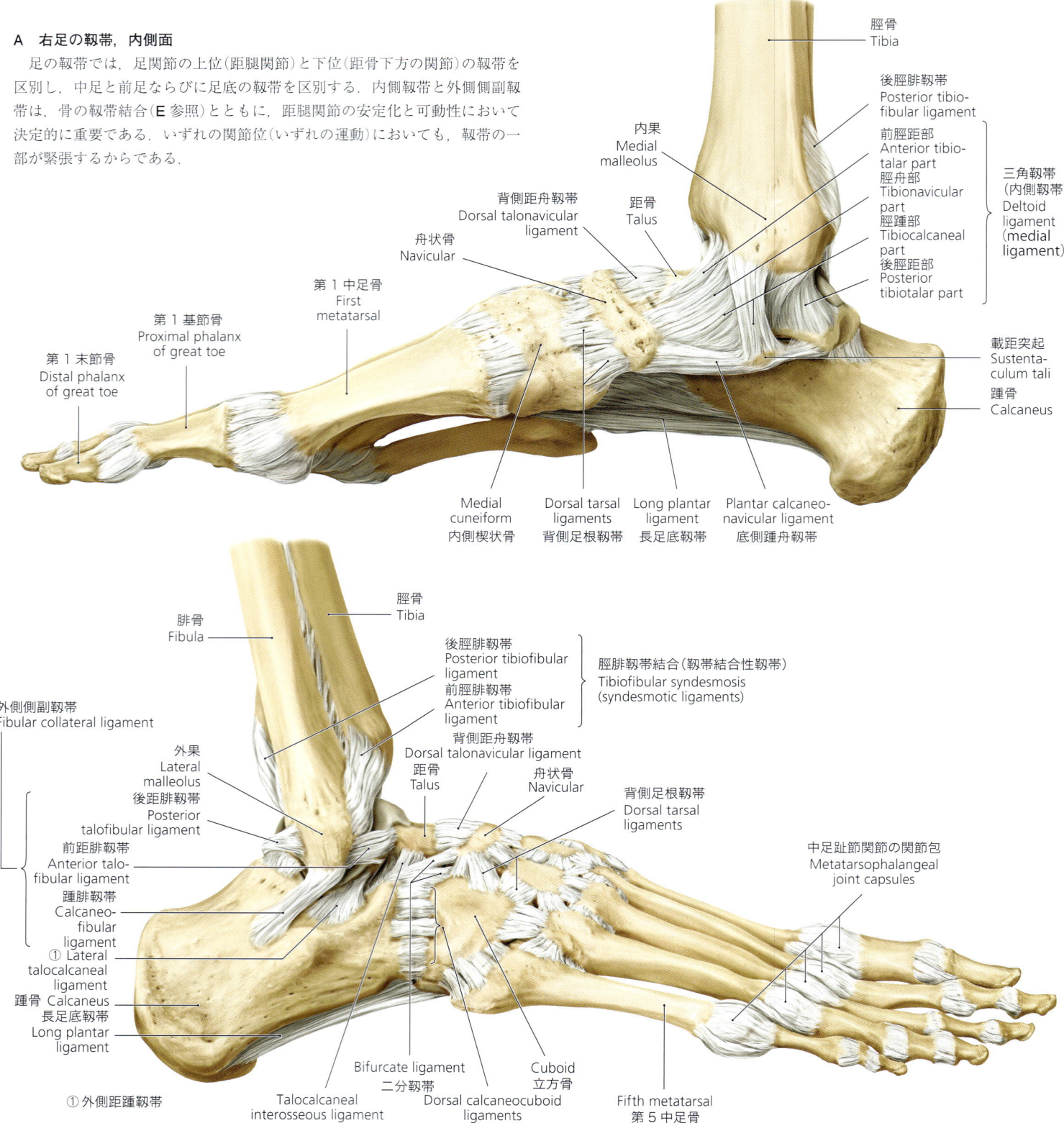

B　右足の靱帯，外側面

足首の関節，特に外側側副靱帯の捻挫（普通，回外外傷＝回外位で足首が曲がること）は，きわめて一般的な損傷である．捻挫は多くの場合，足の底屈位で起こる．底屈位では，距腿関節の骨性安定度が低くなっているためである（p. 474 参照）．この損傷のほとんどは，スポーツなどの余暇活動中に平らでない地面に足を着くことで起こる．典型的な場合，前脛腓靱帯か踵腓靱帯または両方の伸張や断裂を引き起こす．足が固定された状態で，下腿を過度にねじったりすると，脛腓靱帯結合の切断と足関節窩の分離が起こることもある（D 参照）．外側側副靱帯の領域では，前距腓靱帯の以下の変異がしばしば見られる：靱帯が二重になり，その下方の枝が踵腓靱帯と弓状に結合する（Vega ら，2018）．

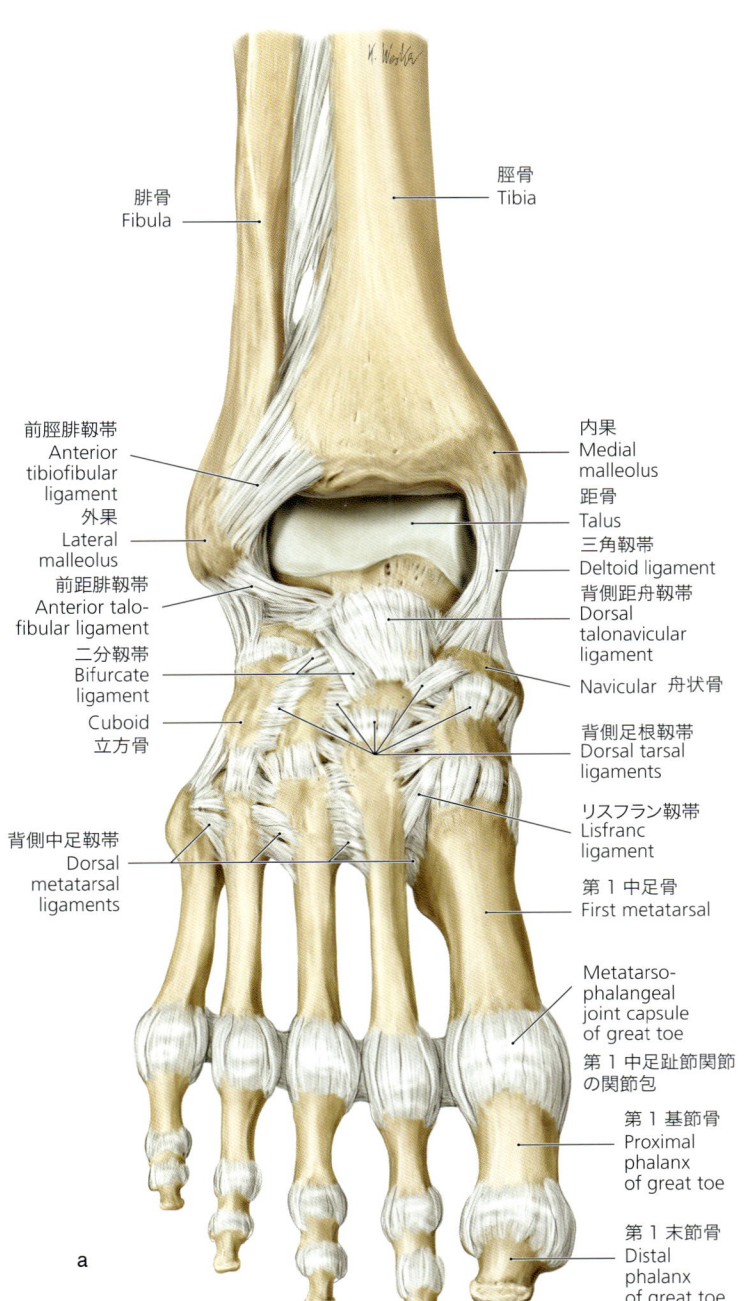

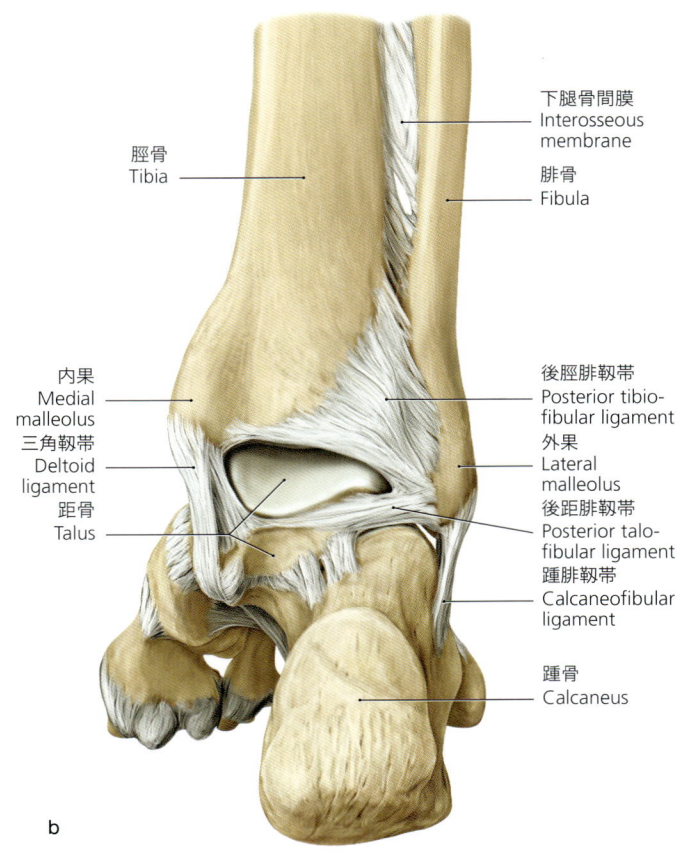

C 右足の靱帯

距腿関節包の前後の部分は取り除き，靱帯の配置をより明確に示している．
a 前面（底屈位での距腿関節）．
b 後面（足底を地に着けた足位）．

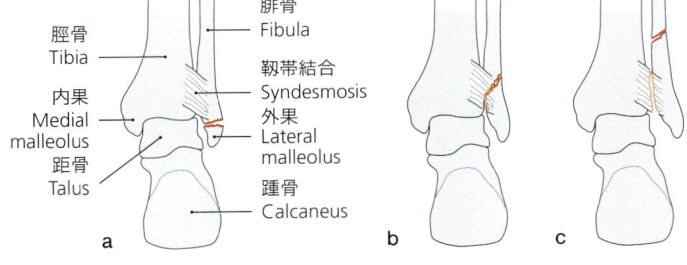

D ウェーバー骨折

ウェーバー骨折 Weber fractures は，腓骨から外果の裂離骨折である．骨折部位が靱帯結合の下か，同じ高さか，または上かにより，A 型（a），B 型（b），C 型（c）に分類される．B 型骨折では，（ここに示したような）靱帯結合の断裂を起こさないこともあるが，C 型骨折では常に靱帯の断裂を伴う．

E 距腿関節の靱帯（距骨下方の関節の靱帯は p. 475 にまとめている）

外側側副靱帯
・前距腓靱帯
・後距腓靱帯
・踵腓靱帯

内側靱帯
・三角靱帯
 -前脛距部
 -後脛距部
 -脛舟部
 -脛踵部

下腿下端の関節窩の靱帯結合
・前脛腓靱帯
・後脛腓靱帯

1.29 足の運動 Movements of the Foot

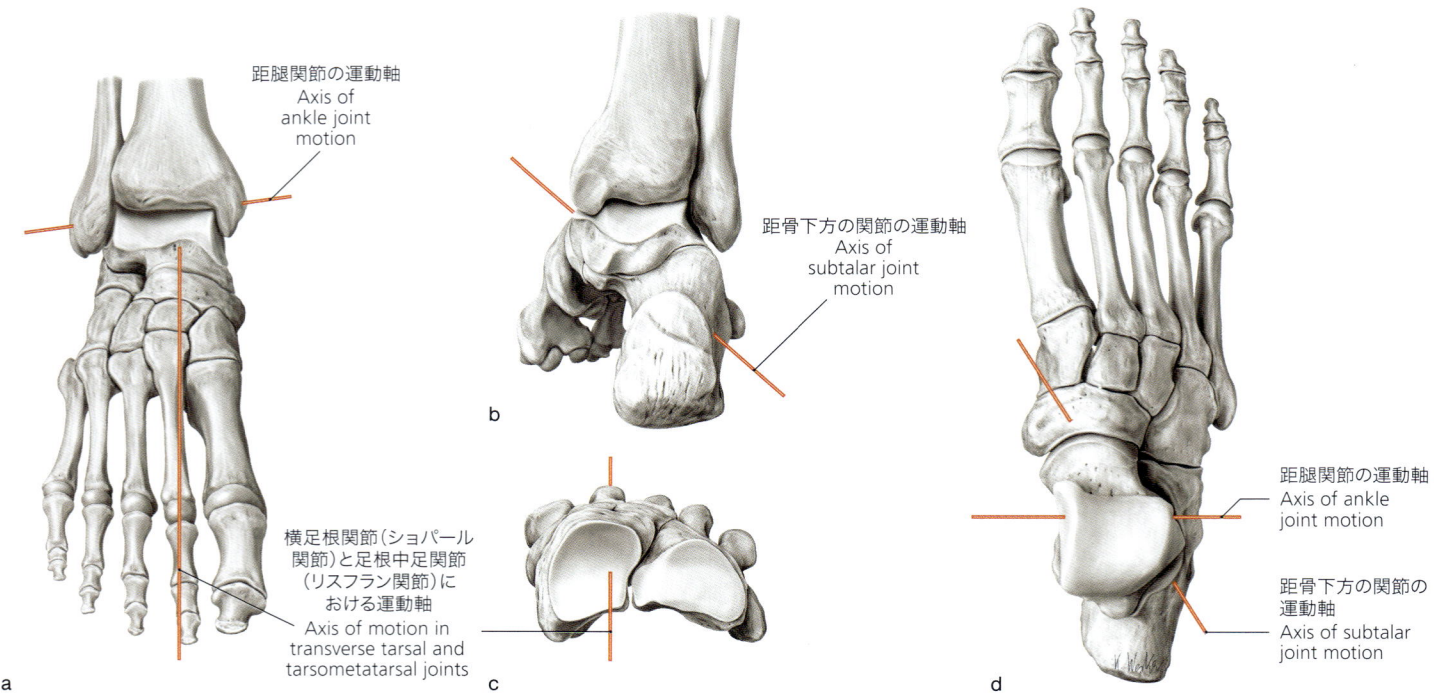

A　右足の運動の主軸
a 底屈位での距腿関節の前面．
b 機能肢位の後面（B 参照）．
c 遊離した前足，近位面．
d 上面．

足の関節運動の軸は複雑なため，その記載は，しばしば不一致で混乱している．次に示す運動軸は重要な臨床用語で，関節運動の検査に使われる（右頁と比較すること）．

- **距腿関節の運動軸（底屈/背屈）**：この軸は，外果と内果をほぼ横断する．前頭面で脛骨骨体軸とほぼ 82°の角度を作り，内側の冠状面（前頭面）と 10°の角を作る（a, d）．
- **距骨下方の関節の運動軸（内がえし/外がえし）**：この軸は，後外方から前内方方向に足を斜め上方に走る．すなわち，踵骨の外側から，足根管の内側部を通り，舟状骨の中心に達する．これは，水平面とほぼ 30°の角を作り，矢状面と 20°の角を作る（b, d）．
- **横足根関節と足根中足関節における運動軸（前足部のねじり＝回内/回外）**：この軸は，ほぼ矢状面にあり，踵骨から舟状骨を通り，第 2 放線に沿う（a, c）．

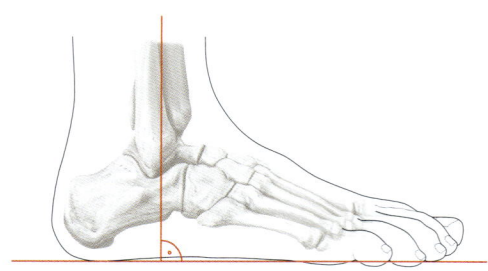

B　足の機能肢位
右足，外側面．
中立位（0°）では，足の骨格は，下腿の骨格に対して，約 90°に曲がっている．この着地した足の肢位は，"機能肢位 functional position"といい，正常な立位と歩行において重要な基本である．

訳注：本項ではふれていないが，足の内転・外転はつま先を内側・外側に向ける運動をいう．また，内がえし・外がえしは足底全体を内側・外側に向ける動きを意味する（p. 504 参照）．

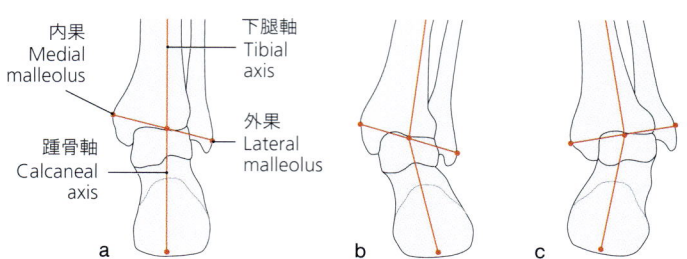

C　後足の軸
遠位の右下腿と後足，後面．
a 後足の正常の軸アライメントでは，脛骨軸と踵骨軸は垂線に乗る（直足）．踵骨軸は 2 つの果の間に引いた線を二分する．
b 外反足：足底が外側を向くような足部の変形．
c 内反足：足底が内側を向くような足部の変形．

下肢　1　骨，関節，靱帯

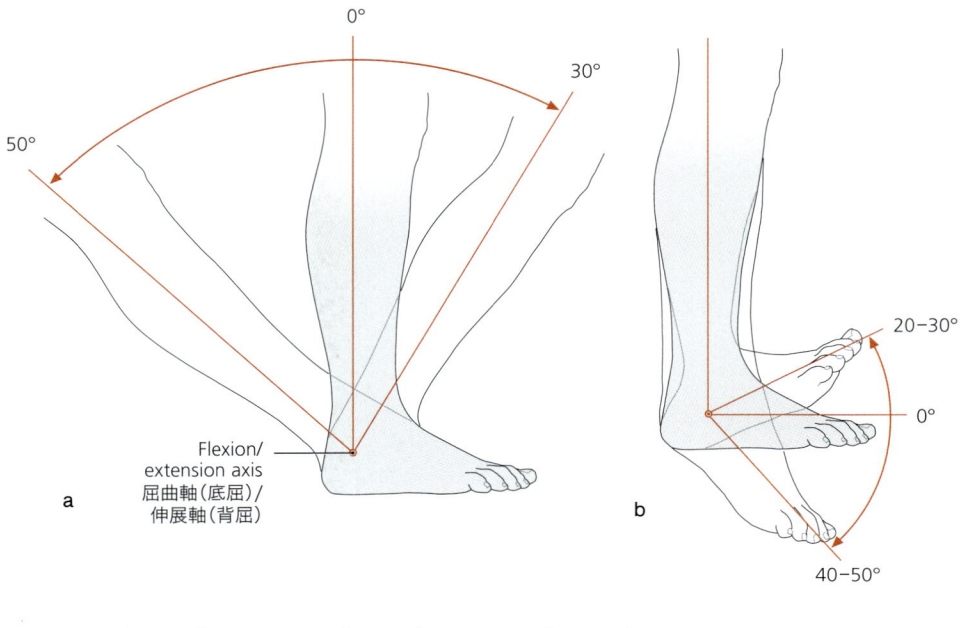

D　距腿関節の運動の正常範囲
外側面.
a　接地の右足（立脚）.
b　離地の右足（遊脚）.
　中立位（0°）（接地）から始まり，非荷重足は，約40〜50°の底屈の範囲をもち，約20〜30°の背屈の範囲をもつ．足が接地している時（歩行の立脚期），下腿は約50°後方に動き（足の底屈），または30°前方に動く（足の背屈）ことができる.

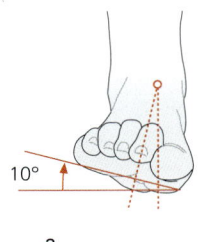 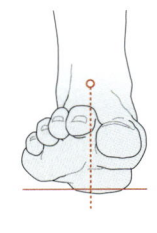 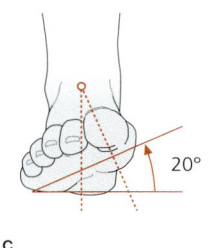　　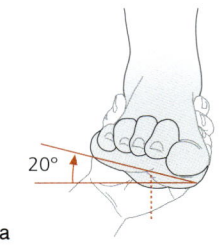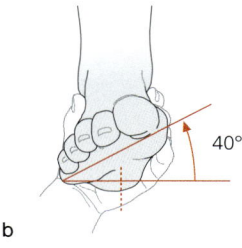

E　距骨下方の関節の運動の範囲
右足，前面.
a　10°の外がえし.
b　中立位（0°）.
c　20°の内がえし.
　踵骨の内がえしと外がえしは，中立位（0°）から計測する．これは，臨床的に，下腿を動かないように保持し，踵骨を左右に動かすことで計測する．内がえし・外がえしの範囲の推定は踵骨軸を基にする.

F　横足根関節と足根中足関節の運動範囲
右足，前面.
a　前足部の外ねじり：約20°.
b　前足部の内ねじり：約40°.
　運動の範囲は，後足部を固定して検査する．前足部のねじりは，前足部を外側に（足の外縁を持ち上げる），または内側に（足の内縁を持ち上げる），後足部に対して回旋することにより検査する.

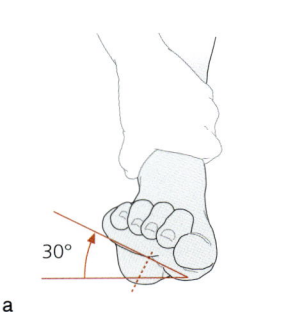 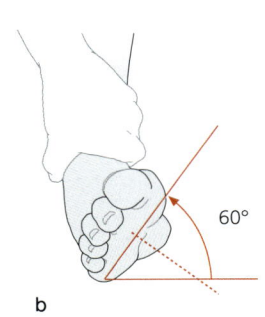　　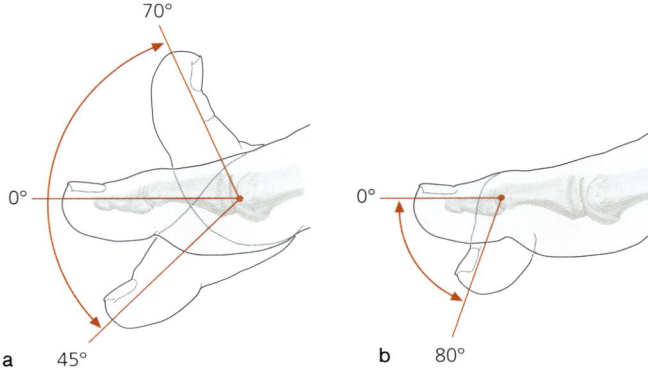

G　前足部と後足部の運動全体の範囲
右足，前面.
a　後足部の外がえしと前足部の外ねじり：約30°.*¹
b　後足部の内がえしと前足部の内ねじり：約60°.*²
　関節の運動は複合的であり，それぞれの関節運動はほぼ常に力学的に協働しているので，すべての関節運動の範囲は，下腿を動かないように保持し，内側・外側方向に足全体を持ち上げることにより，評価することができる.
*¹ この複合運動は臨床的に回内 pronation と呼ばれる.
*² この複合運動は臨床的に回外 supination と呼ばれる.

H　第1趾の関節運動の範囲
外側面.
a　第1中足趾節関節の屈曲（底屈）・伸展（背屈）.
b　第1趾節間関節の屈曲（底屈）.
　足の趾，特に第1趾は，受動的にほぼ90°まで伸展する．これは，特に歩行において，踵離地と第1趾の蹴り出しの間の相で，重要な必要条件である.

1.30 土踏まずと横足弓 Overview of the Plantar Vault and the Transverse Arch

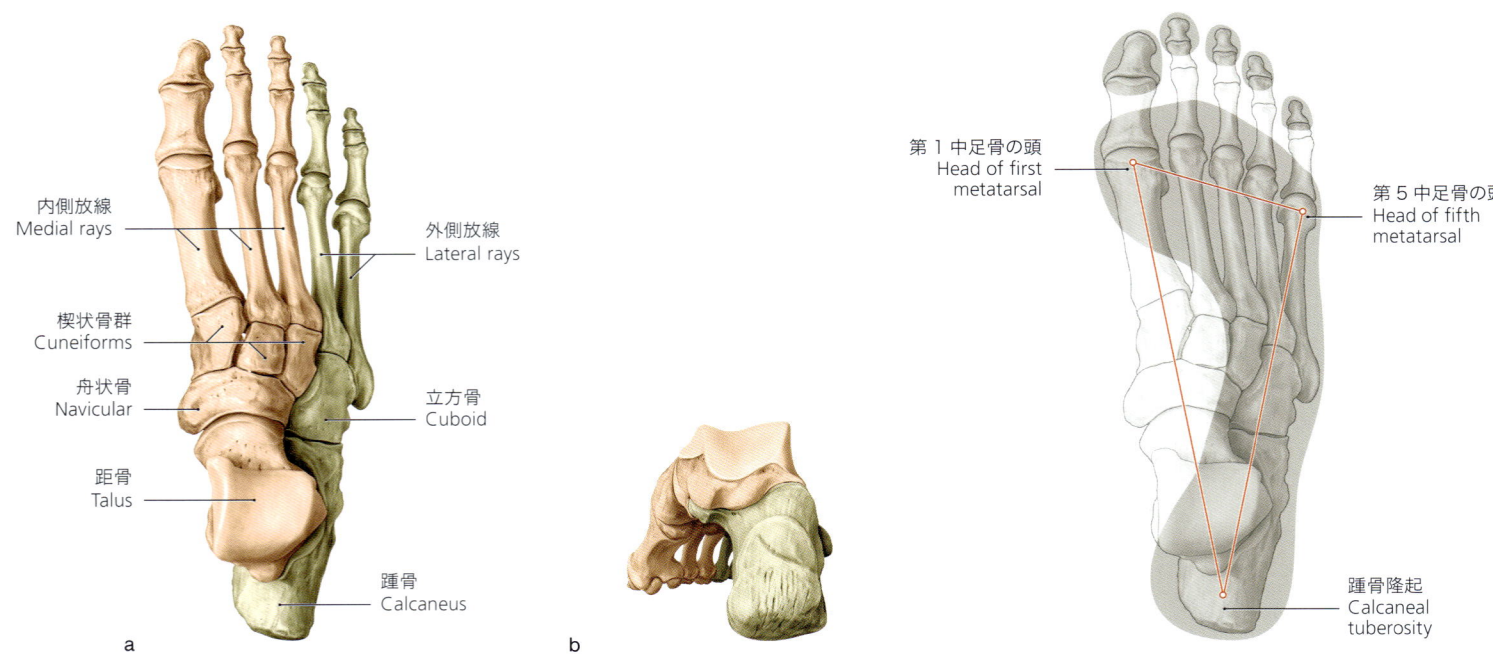

A　土踏まず
a　右足，上面．
b　右足，後内側面．

構造工学的観点によると，足で発生する力は，2つの外側（腓骨側）放線と3つの内側（脛骨側）放線の間にかかる．外側放線とは立方骨を通り踵骨に伸びる配列であり，内側放線とは楔状骨と舟状骨を通り距骨に伸びる配列である．これらの放線は，近位では上下に重なるが，遠位では扇状に広がるので足底に縦足弓と横足弓を作り出す．

これらの足底弓によって，平坦ではない地形に対して選択的に足が適応できるようになり，圧力がどのような場合でも最適な力学的状態で伝達できることを保証している．よって，このアーチはある種の衝撃吸収機能を有し，足が垂直負荷を吸収することを助ける．ばねのような柔軟性を作り出す．平たい足，つまり扁平足でのアーチの消失は，例えば歩行時にかなりの痛みを起こしうる．

B　右足の足裏構造

土踏まずを支持する骨点を示す上面と，それに伴う足跡．

骨の支持点（踵骨隆起と第1・5中足骨の頭）を結んで輪郭を描いた区域は，三角形となる．対照的に，足底の軟部組織が地面に着く範囲（足跡）は，それよりかなり広い．踵や母趾球，小趾球に典型的にみられる胼胝（べんち，たこ）は，これらの部位が大きな負荷を負っていることを反映している．

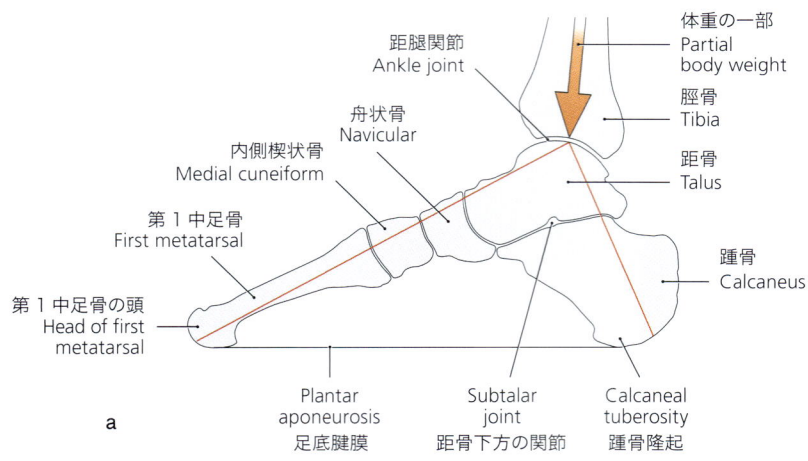

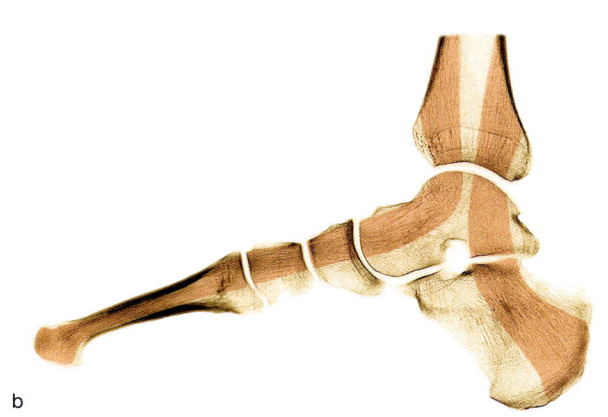

C　負荷足の圧力の移動
第1放線のレベルでの矢状面の模式図．内側面．
a　立脚期では，距腿関節にかかる体重の一部は，距骨を通り，前足部と後足部に伝わる．

b　X線像の模式図．海綿骨梁の平行配列を示している．この模様は，前足部と後足部に働く荷重の結果としての圧縮応力（色影で示している）に従っている（a）．

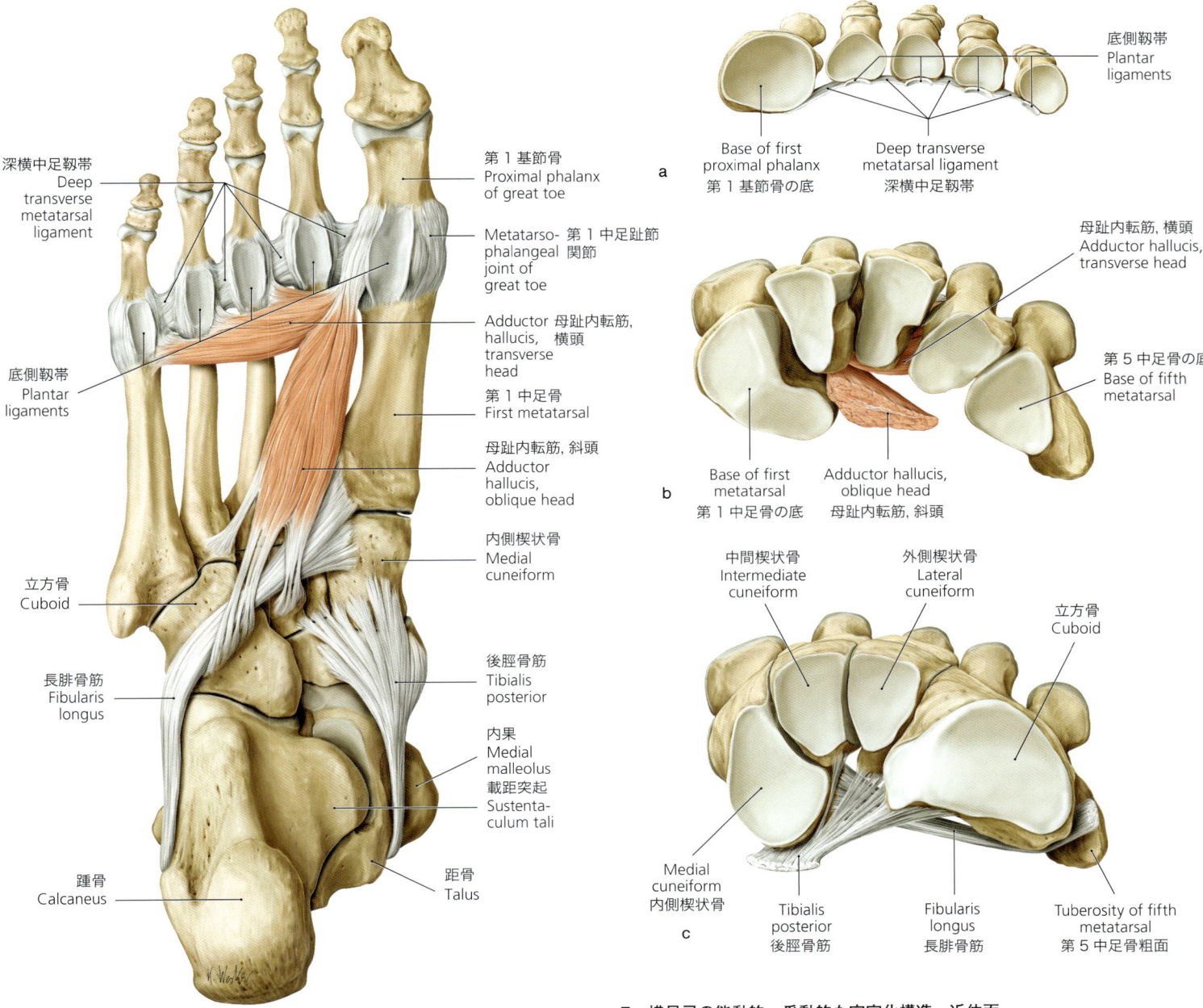

D 横足弓の能動的・受動的な安定化構造，足底面

右足．

横足弓を維持する，能動的・受動的な安定化構造がある．受動的な安定化構造は靱帯であり，能動的な安定化構造は筋である．通常，足の靱帯構造は筋の補助なしに足アーチを維持することができる．しかし，平坦ではない地面の上を歩く時や走る時のように，足への負荷が増加した時は，能動的な筋力も付加的な支持力として補充される．

E 横足弓の能動的・受動的な安定化構造，近位面

右足．

a 前足の安定化構造（前足アーチ）．中足骨の頭のレベルで横に走行する深横中足靱帯は前足アーチを安定化する．すなわち前足の領域では受動的な安定化構造だけをもち，これに対して中足骨と足根骨の領域（b, c）では，能動的な安定化構造だけをもつ（中足アーチ）．

b 中足骨の安定化構造（中足アーチ）．母趾内転筋の横頭が中足骨の主たる筋の安定化構造である．

c 足根骨領域の安定化構造．この領域では長腓骨筋が最も重要な安定化構造である．長腓骨筋は立方骨において方向転換した後，足の外側縁から足底を横切って内側楔状骨と第1中足骨の底に停止する．この領域の骨構造の安定化には後脛骨筋も関わっている．その付着靱帯から扇状の腱膜が楔状骨まで走行する．長腓骨筋と同様に，この斜めの走行が横足弓に加えて縦足弓の安定化も支持する．

1.31 縦足弓 The Longitudinal Arch of the Foot

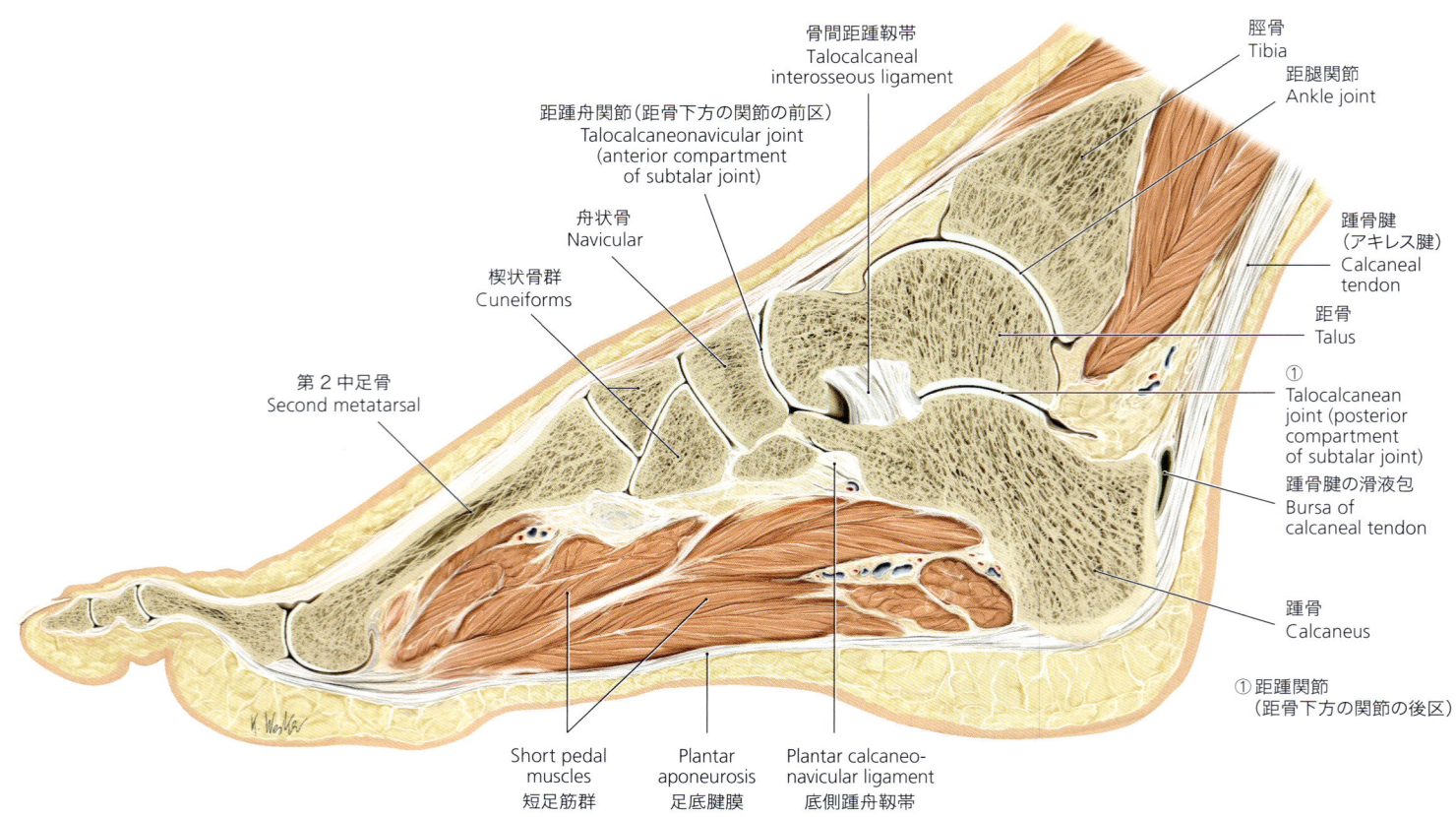

A 縦足弓の能動的な安定化構造

右足の第2放線のレベルでの矢状断面，内側面．

第2放線(第2趾，第2中足骨，中間楔状骨，舟状骨，踵骨からなる)は，足底弓の縦足弓全体の中で最も高いアーチを形成し，その高さは外側では減少する．この縦足弓の主な能動的な安定化構造は，短足筋群，すなわち母趾外転筋，短母趾屈筋，短趾屈筋，足底方形筋，小趾外転筋である(Kiel大学の解剖学コレクションの標本を基に描画)．

B 縦足弓の受動的な安定化構造

右足，内側面．

縦足弓の主な受動的な安定化構造は，長い足底の靱帯である，足底腱膜と底側踵舟靱帯(スプリング靱帯)である．足底腱膜は，その長いてこの腕により，特に重要であるが，底側踵舟靱帯は最も弱い成分である(縦足弓の先端からの距離が最も短い)．

Note 足の長い屈筋(長母趾屈筋と長趾屈筋)の停止腱もまた，縦足弓の沈下防止を助けるが，これは受動的なものではなく，能動的な緊張構造として作用する．長母趾屈筋は載距突起の直下を走るが，弓に対する弦のように，縦足弓を強固にするために特に効果的である．

下肢　1　骨，関節，靱帯

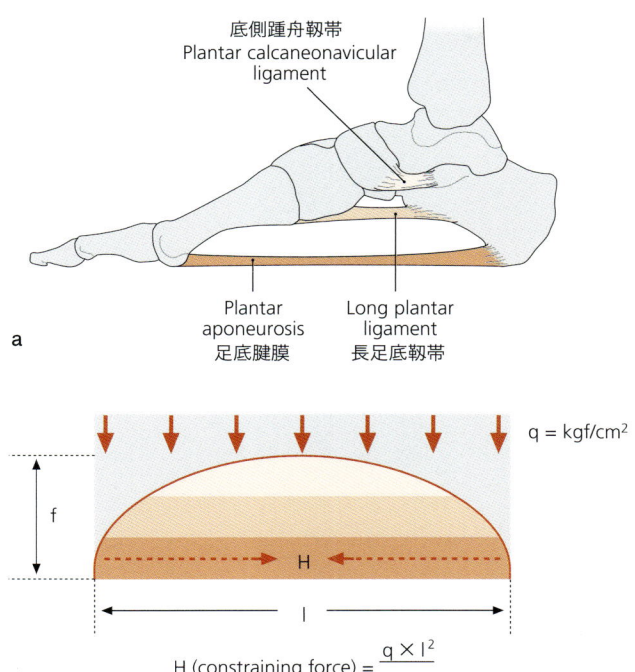

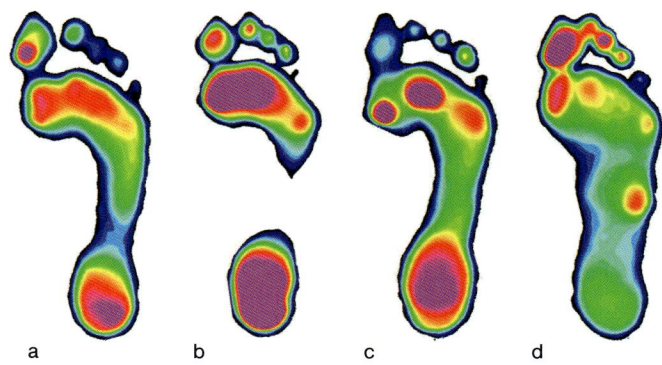

D　右足の足あと（足跡）（動的足底圧測定）
a 正常の足底弓（直足）．
b 縦足弓の高さの増加（凹足）．
c 横足弓の消失（開張足）．
d 縦足弓の消失（扁平足）．

動的足底圧測定では，感圧センサーを備えた計測装置（約 4,000 のセンサー）が歩行過程，歩行対称性，およびすべての作用する力を分析する．足底圧分布はさまざまな色で記録される．

足の変形（正常で健康な足形からの変位）は，先天性か，麻痺または外傷による後天性であろう．体重が足にかかる慢性負荷を原因とする構造異常を，特に静的変形 static deformities と呼ぶ（原図：Michael Kriwat, Kiel）．

C　縦足弓の支持
a 縦足弓の靱帯性支持（右足，内側面）．
b アーチの維持に必要な拘束力（H）の計算（Rauber/Kopsch による）．

縦足弓と理論上の放物線アーチを比較すると，拘束力（H）はアーチの弯曲を維持するために用いられなければならないことがわかる．この力の大きさは，荷重（q），アーチの弦長（l），とアーチの高さ（f）による．結果として，足のアーチを維持するのに有効なのは，最も地面に近い構造である．なぜなら，これらの構造においては，てこの腕が長いほうが，力の消費が少なくて済むからである．公式は，支持点間の距離（l）が増加する，またはアーチがより平坦になるほど（f が小さくなるほど），拘束力（H）が大きくならなければならないことを示している．

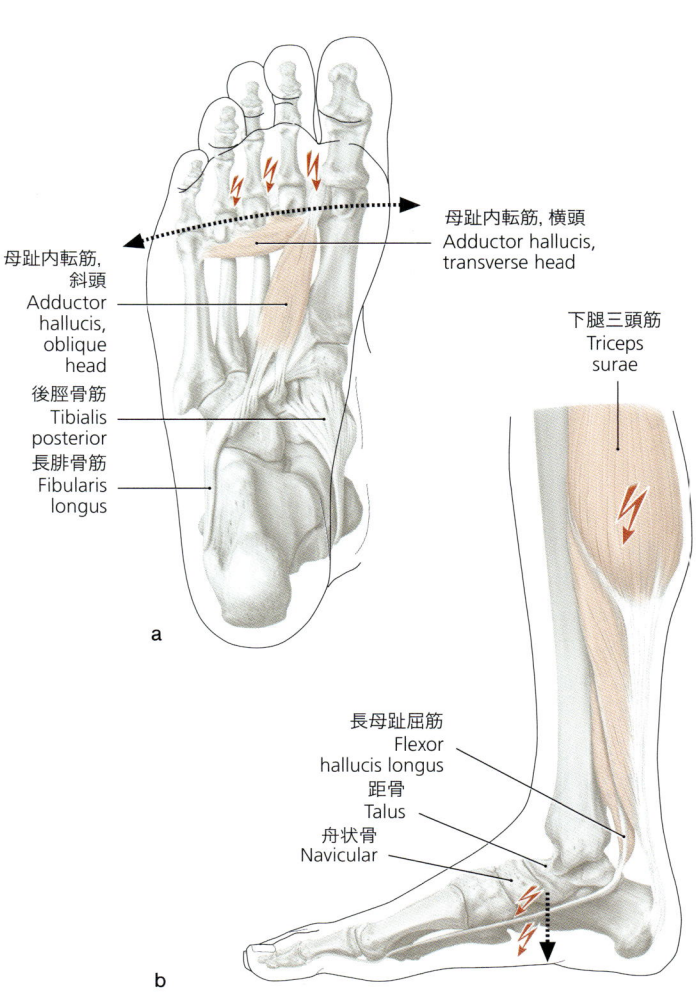

E　開張足と扁平足に伴う痛みの位置
a 右の開張足，足底面．
　横足弓の崩壊は，広がった前足部（矢印）をもたらし，より大きな応力が第 2-4 中足骨の頭と関係する中足趾節関節に働く．典型的には，この状態においては，強い痛みのある胼胝（べんち，たこ）が母趾球と小趾球の間に形成される．
b 右の扁平足，内側面．
　距骨と舟状骨の下方への変位に特徴づけられる縦足弓の消失とともに，体重負荷が，しばしば伸張した底側踵舟靱帯（スプリング靱帯）の部位に最も集中する広範な足痛を引き起こす．下腿筋が支持し増加する張力の結果として，下腿の痛みも出てくるかもしれない（足の筋でも同様に痛むことがあり，受動的な安定化構造が不十分なために，それを補う必要がある）．

1.32 中足趾節関節の種子骨と底側靱帯
Sesamoid Bone and Plantar Ligaments of the Metatarsophalangeal Joints

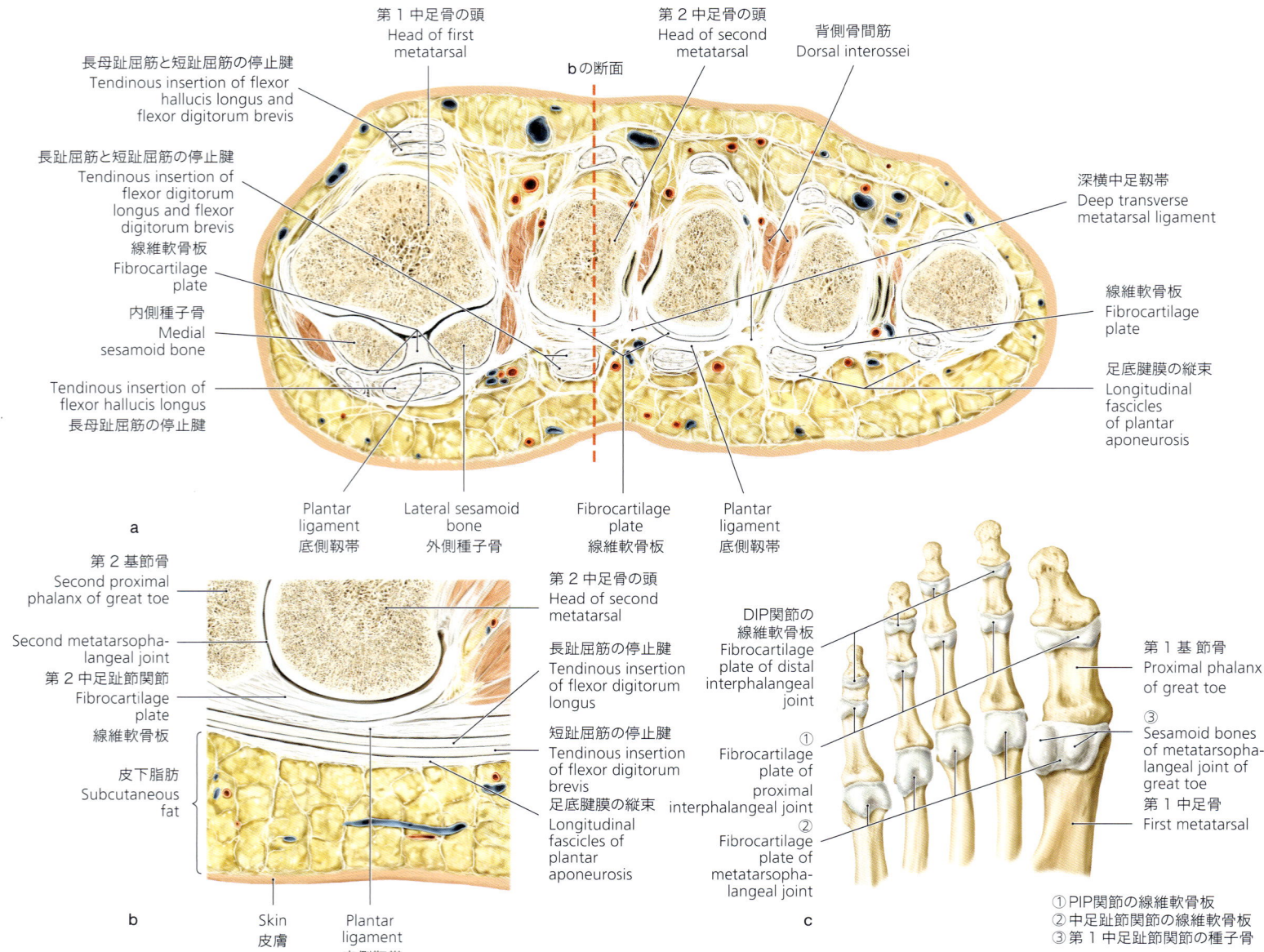

A　足趾関節領域における線維軟骨板の構造と機能
a 右足，中足骨の頭の高さでの横断面，近位面．中足趾節関節の弓状の配列により，第5放線の高さでは線維軟骨板が断面図に含まれない．
b 第2趾の高さでの矢状断面，左側面．この高さではさまざまな大きさの関節窩および関節頭がよく見える．線維軟骨板は基節骨の関節窩の面積を2倍以上に拡張する．これにより，線維軟骨板は関節への圧を均等に広い面積に分配することができる．力を受ける面積が大きいほど，力の効果は小さくなる（aとbはKiel大学の解剖学コレクションの標本を基に描画）．
c 足趾関節領域の線維軟骨板．右前足，底側面．

第1中足趾節関節の線維軟骨板に種子骨が入り込んでいる様子に注目すること（B参照）．中足趾節関節領域の底側の線維軟骨板（a）は長さ約1.5 cm，幅約1 cmである．遠位部は線維軟骨，近位部は結合組織からなる．底側の関節包を補強し，基節骨の軟骨の縁に隣接する狭い付着箇所で最も厚みを帯びている．線維軟骨板は近位方向に楔状に細くなりながら，関節包の膜様部と一体化する．両側は，側副靱帯で補強された関節包と一体化する．第1～第5放線の底側の線維軟骨板の間には深横中足靱帯が走行している．底側線維軟骨板は，中足趾節関節の卵円形の関節窩を拡大することにより，中足骨頭に拡張された支持面を提供し，一種の関節唇 labrumのような機能を果たす．このように，線維軟骨板は，歩行において前足領域の地面からの圧を受け止め，中足骨骨頭の負荷を減らす．線維軟骨板の下には底側靱帯がある．底側靱帯は，屈筋腱の滑液鞘の線維層の形成に貢献している．底側靱帯における停止を通じて，骨間筋は線維軟骨板の位置に影響を及ぼす．足に合わない靴（幅が狭い，ヒールが高いなど）を履き続けるなど，前足への慢性的な強い圧迫もしくは過剰な負荷は，中足趾節関節（MP関節）の位置を持続的に背側に過伸展させ，足趾の変形を促進する（ハンマー趾，鉤爪趾など）．そしてこれが，中足趾節関節領域の線維軟骨板の伸展もしくは断裂を引き起こすことになる．

下肢　1　骨，関節，靱帯

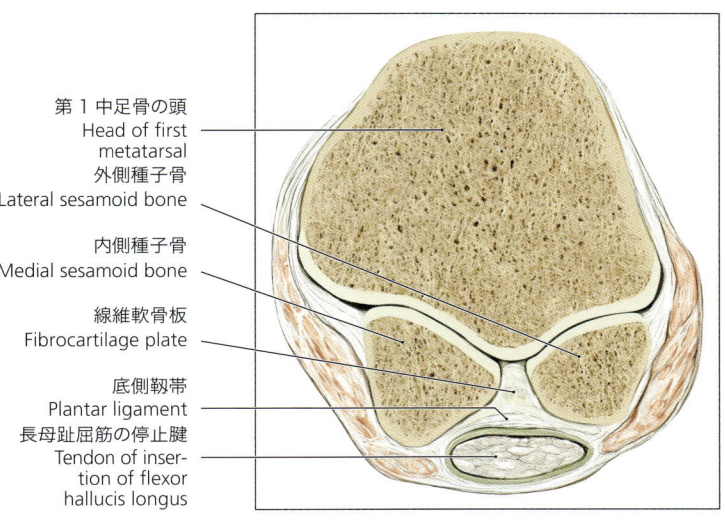

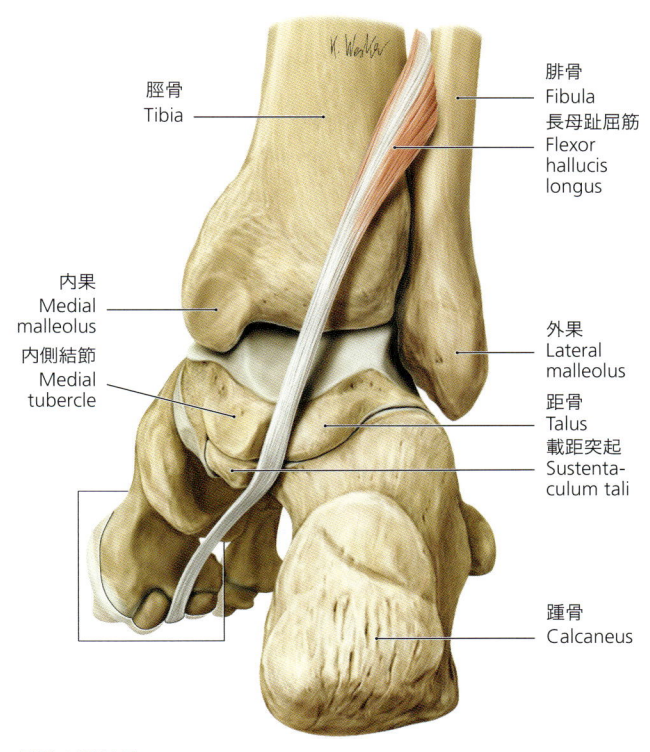

B　種子骨のレベルでの，第1中足骨の頭を通る断面
右第1趾，近位面．
断面の位置を **C** に示す．
外側・内側種子骨は半球状を示し，それぞれ背側にやや凸の関節面をもって第1中足骨の頭にある溝状の足底関節面と関節する．種子骨は，腱を過度の摩擦から保護する．また，種子骨は機能的にも重要で，てこの腕を長くすることで筋の作用をより効果的にする役割をもつ．種子骨の形成は，腱にかかる圧迫に対する機能的適応と解釈できる．

C　母趾の種子骨
右足，後内側面．
長母趾屈筋の腱は，2つの種子骨の間を走る．
種子骨の周りの四角は，**B** の切断面を示す．

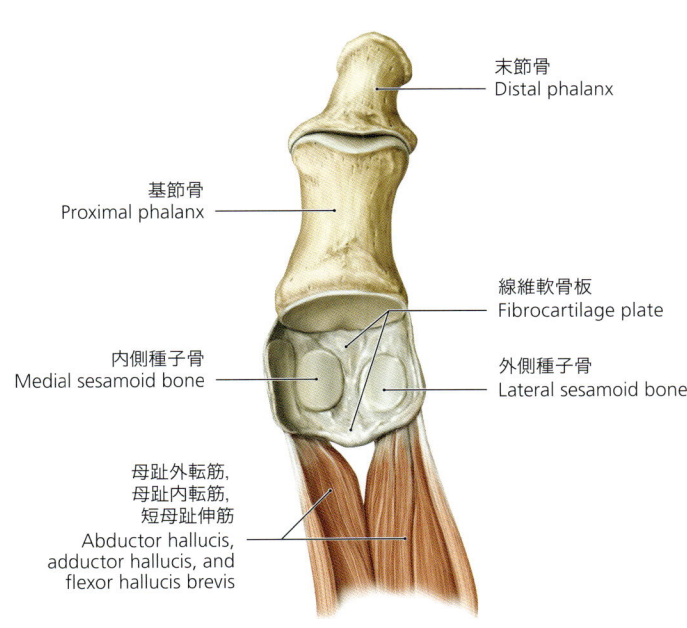

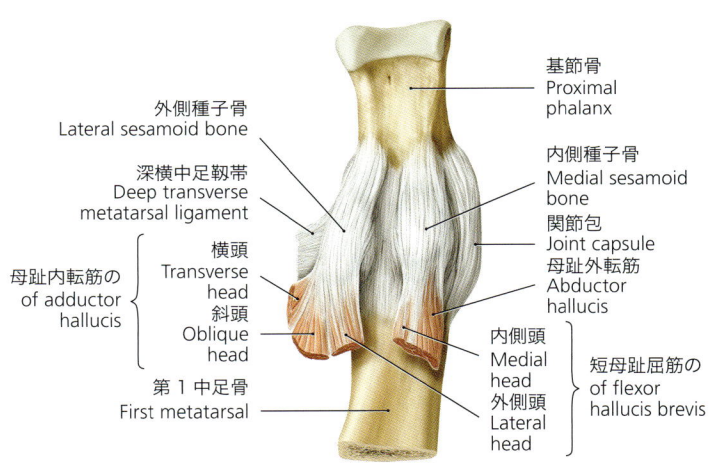

D　種子骨の関節面
右第1趾背面．第1中足骨は取り除いてある．
関節包，靱帯と種子骨が備わった足底の線維軟骨板は，第1中足趾節関節が突然過伸展された場合，断裂することがある（ターフトウ損傷 Turf toe）．これは特にアメリカンフットボールなどのスポーツが人工芝上で行われる時に起こりやすい．

E　種子骨と筋付着部の関節包と靱帯
右足の第1中足趾節関節，足底面．
両方の種子骨は，中足趾節関節の関節包と側副靱帯に付着している．種子骨は，以下の筋の腱に埋まっている．

・内側種子骨　－母趾外転筋
　　　　　　　－短母趾屈筋の内側頭
・外側種子骨　－短母趾屈筋の外側頭
　　　　　　　－母趾内転筋の横頭
　　　　　　　－母趾内転筋の斜頭

485

1.33 母趾の変性疾患：外反母趾，強剛母趾，槌状母趾
Degenerative Disorders of Great Toe: Hallux Valgus, Hallux Rigidus and Hallux Malleus

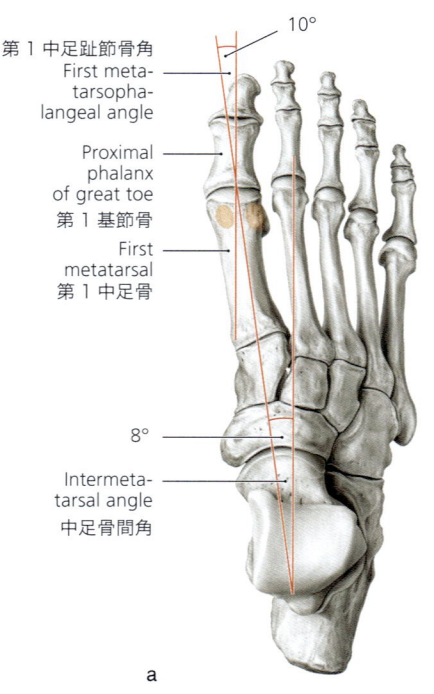

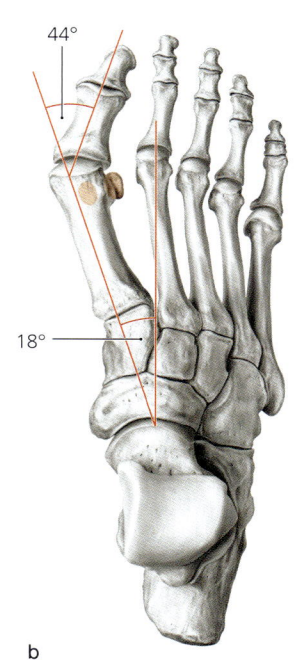

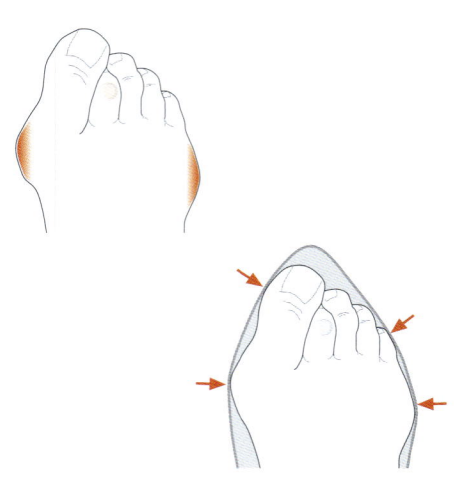

A 外反母趾における第1中足骨間角と第1中足趾節骨角の変化
右足，上面．
a 正常の右足骨格．
b 外反母趾における，第1放線の外側への変形と中足趾節関節の亜脱臼．

正常の足では，第1中足骨間角（第1中足骨と第2中足骨の縦軸間の角）は，8°を超えない．第1中足趾節骨角（第1基節骨と第1中足骨の縦軸間の角）は，20°以下でなければならない．外反母趾では，また一般にそれに先立って起こる扁平足でも，中足骨間角と中足趾節骨角は，ともに顕著に大きくなる．

B 外反母趾の病因論
外反母趾は，通常，扁平足に続いて，2次的に起こる．幅広の前足が，狭く先細の靴に無理やり入ると，両端の趾は，中央の趾に対して曲がってくる．これが，外反母趾に典型的な圧点と痛みをもたらす．圧点と痛みは，主に第1中足骨の頭の内側に起こり，反応性の骨変化（外骨腫）に加えて，第1中足趾節関節とその上にある滑液包の刺激を伴う（滑液包炎）．中央の趾は，ともに前方で押しつぶされて鉤爪になる（ハンマー趾，鉤爪趾）．

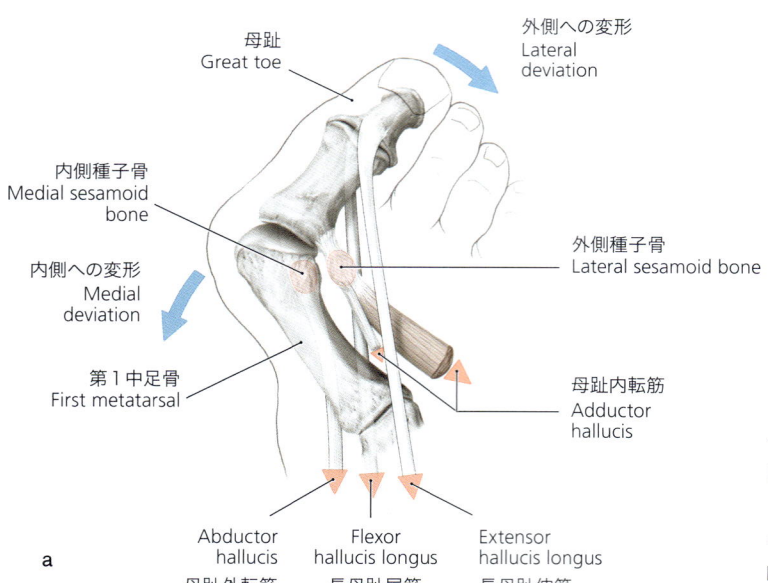

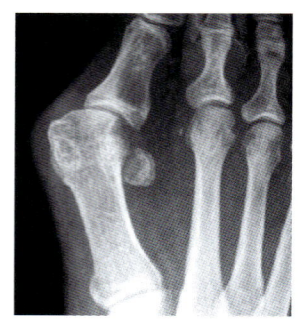

C 外反母趾の病因的機構
a 右前足，上面．
第1中足骨が内側に変位し，母趾が外側に変位するため，腱の引く方向が変化し，筋性不均等が顕著に発達する．これが変形を永続化し，悪化させるのである．最も注目すべきは，母趾外転筋が内側種子骨とともに外側に移動するため，母趾外転筋が内転作用（訳注：第2趾側に引く）をもつようになることである．一方，長母趾屈筋と伸筋の腱は外側に移動し，第1中足趾節関節が外側に角を作ることをさらに増強する．
b 外反母趾のX線像（Bohndorf, Imhof, Fischer: Radiologische Diagnostik der Knochen und Gelenke, 2. Aufl. Thieme, Stuttgart 2006 より）．
顕著な外反母趾の位置だけでなく，外側種子骨が移動していることがはっきりとわかる．この「随伴した移動」により，種子骨は関節を保護することができなくなり，関節症が起こりやすくなる．これについては，第1中足趾節関節における顕著な変形を参照のこと．

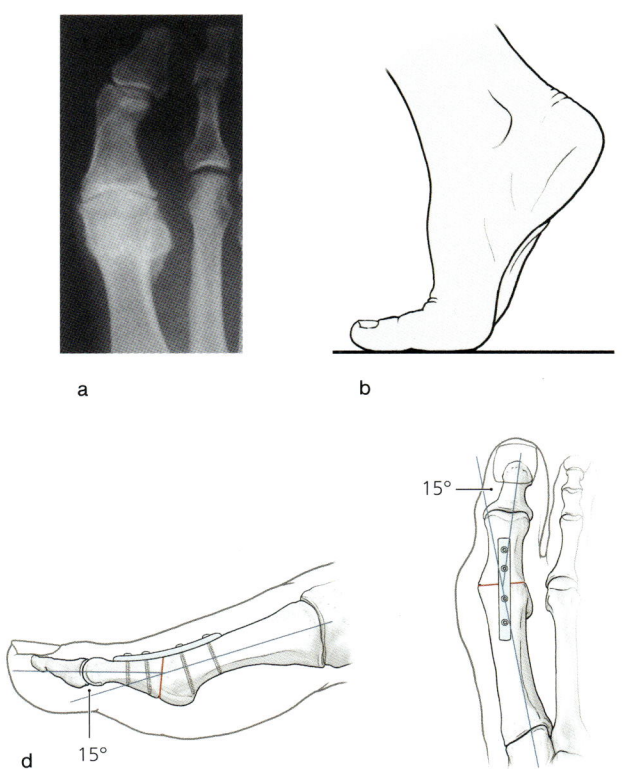
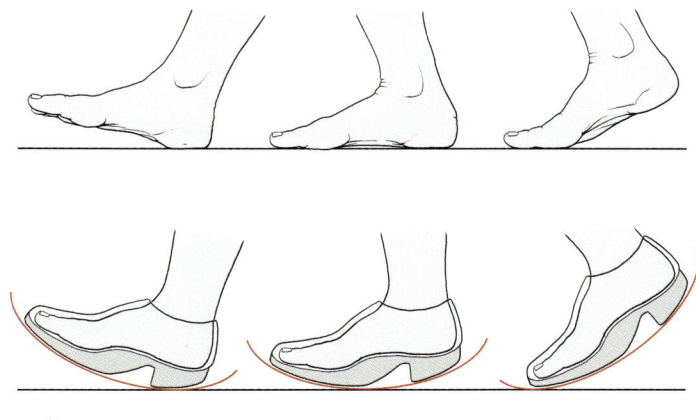

D 強剛母趾：原因，臨床所見および治療方法
a 強剛母趾のX線像：骨・軟骨移行部における軟骨下骨硬化，軟骨下嚢胞および骨の新生（骨棘）により，関節間隙が狭まっているのがよくわかる（Niethard, Pfeil: Orthopädie. Duale Reihe. 8. Aufl. Thieme, Stuttgart 2017 より）．
b 強剛母趾により，足の反りが妨げられる．
c 丸い靴底の（つま先が上がった），ロッカー・ソールによる強剛母趾の保存療法．
d 関節固定による強剛母趾の外科的治療（第1中足趾節関節を手術により固定する）．

強剛母趾は，第1中足趾節関節（MP関節）の障害の原因として，外反母趾（左頁参照）の次に頻度が高い．なぜMP関節に孤発性の関節症が生じるのかは，まだ解明されていない．原因として考察されているのは再発性の外傷，炎症および代謝疾患（痛風など）である．変性性関節疾患に特徴的なのは，痛みにより，足の可動性が制限されることである．特に母趾で蹴り返そうとすると，母趾がもはや不可能に近い背側伸展位を取らされるため，痛みが生じる．つま先立ちも同じ理由から不可能である．強剛母趾の場合は母趾による蹴り返しを避け，踵もしくは外側縁のみで地面に接するようにする（c, ロッカー・ソール参照）．ロッカー・ソールは，つま先の上がった状態の硬い靴底により足の返しを可能にし，足趾の関節を安定させる．丸い形状の硬い靴底は，ブロッター（インクを吸い取る器具）のように動く（回転中心点の移動）．足を踏み出し，前進する間，足は同じ位置を保つ（c参照）．関節症がさらに進行した場合（剥離した軟骨片による関節包の炎症）もしくはリウマチ性の症状の場合には，関節固定術が治療の第一選択肢となる（d参照）．この外科的な固定では，第1中足趾節関節を15°の背側伸展位と15°の外反位に固定する．固定により足の返しが可能になり，流行の靴も履くことができるようになる．

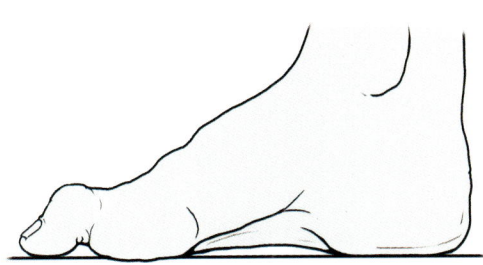

E 槌状母趾
槌状母趾 hallux malleus はハイ・アーチ（凹足）にしばしばみられる随伴症状で，趾節間関節における屈曲拘縮が特徴である．中足趾節関節のわずかな伸展がないため，槌状母趾の場合にも足の反りが妨げられ（Db参照），つま先が地面と接する時に痛みが生じる．

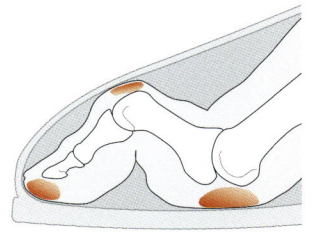 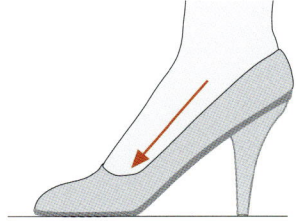

F 鉤爪趾とハンマー趾
趾の変形は，外反母趾と扁平足に伴うごく一般的な徴候である．きついハイヒールの靴を履くと，足は前下方にすべりがちになり，圧迫によって趾関節の変形性関節症や有痛性の胼胝形成を伴う，典型的な拘束性変形を起こす．鉤爪趾変形は，近位・遠位趾節間関節の屈曲と，中足趾節関節の顕著な過伸展を特徴とする．ハンマー趾においては，中足趾節関節の背屈は顕著ではない．

1.34 足のX線および断面解剖 X-Ray and Cross-sectional Anatomy of the Foot

A 足のX線撮影画像

a 距腿関節のX線前後像，b 足後部の左右方向撮影画像，c 足前部の上下方向撮影画像（Möller, Reif: Taschenatlas der Röntgenanatomie, 7. Aufl. Thieme, Stuttgart 2020 より）．

足の伝統的なX線撮影法は，依然として足骨を画像化する方法の基本である．この方法は，最も空間解像力が高く，足の全体形状を概観するために適している．

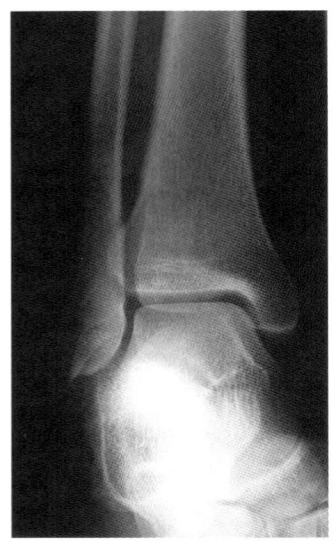
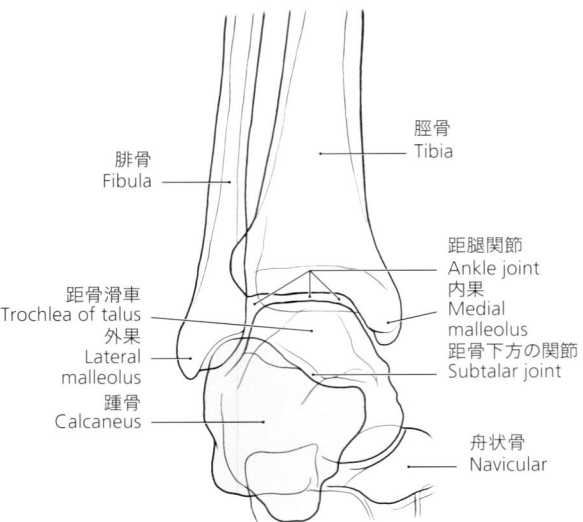

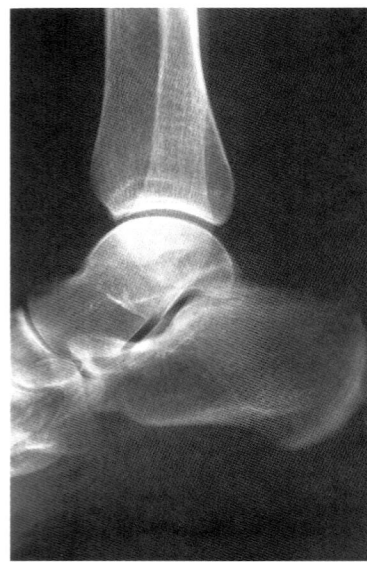
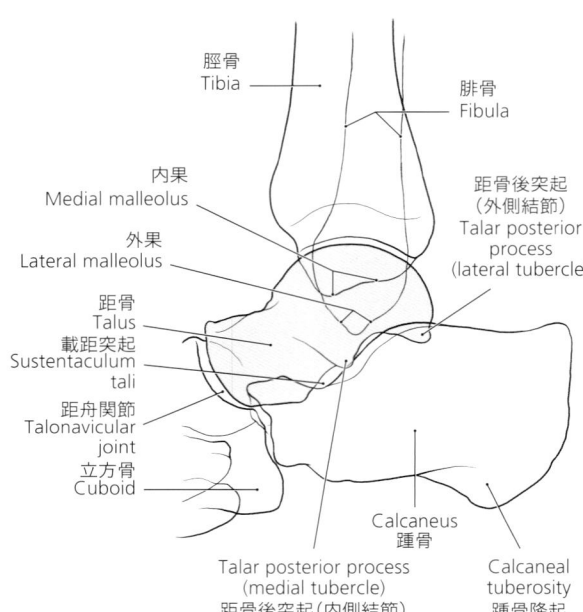

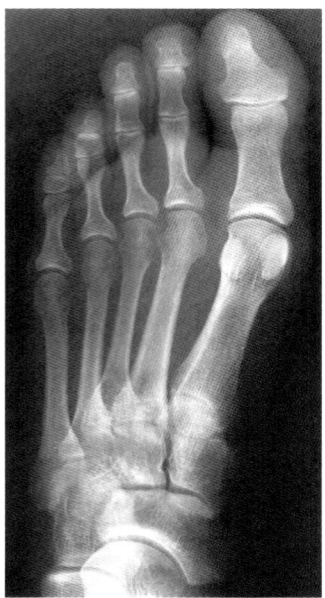
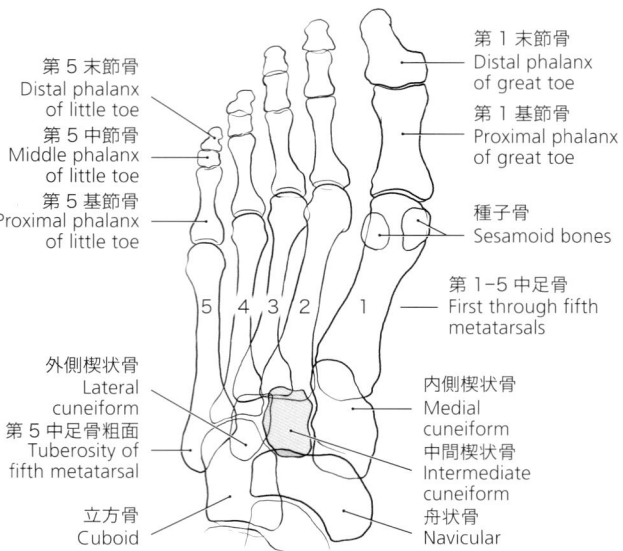

下肢 1 骨，関節，靱帯

B 右足のMRI (Vahlensieck, Reiser: MRT des Bewegungsapparates, 4. Aufl. Thieme, Stuttgart 2014)

矢状断面（a），冠状断面（b），水平断面（c）におけるT1強調画像．

a 矢状断面
- 外果 Lateral malleolus
- 長腓骨筋の腱 Tendon of fibularis longus
- 短腓骨筋の腱 Tendon of fibularis brevis
- 小伏在静脈 Short saphenous vein
- Abductor digiti minimi 小趾外転筋
- 踵骨 Calcaneus
- 外側楔状骨 Lateral cuneiform
- 第4中足骨 Fourth metatarsal
- 立方骨 Cuboid

b 冠状断面
- 後脛骨筋の腱 Tendon of tibialis posterior
- 脛骨 Tibia
- 距骨 Talus
- 長趾屈筋の腱 Tendon of flexor digitorum longus
- 長母趾屈筋の腱 Tendon of flexor hallucis longus
- 足底方形筋 Quadratus plantae
- 母趾外転筋 Abductor hallucis
- 短趾屈筋 Flexor digitorum brevis
- 腓骨 Fibula
- 後距腓靱帯 Posterior talofibular ligament
- 短腓骨筋の腱 Tendon of fibularis brevis
- 長腓骨筋の腱 Tendon of fibularis longus
- 踵骨 Calcaneus
- 小趾外転筋 Abductor digiti minimi
- Plantar aponeurosis 足底腱膜

c 水平断面
- 長母趾伸筋 Extensor hallucis longus
- 前脛骨筋の腱 Tendon of tibialis anterior
- 脛骨 Tibia
- 後脛骨筋の腱 Tendon of tibialis posterior
- 長趾屈筋の腱 Tendon of flexor digitorum longus
- 後脛骨動脈・静脈，脛骨神経 Posterior tibial artery and vein, tibial nerve
- Flexor hallucis longus 長母趾屈筋
- 長趾伸筋の腱 Tendon of extensor digitorum longus
- 腓骨 Fibula
- 短腓骨筋とその腱 Fibularis brevis and its tendon
- 長腓骨筋の腱 Tendon of fibularis longus
- 小伏在静脈 Short saphenous vein
- Calcaneal tendon 踵骨腱（アキレス腱）
- Soleus ヒラメ筋

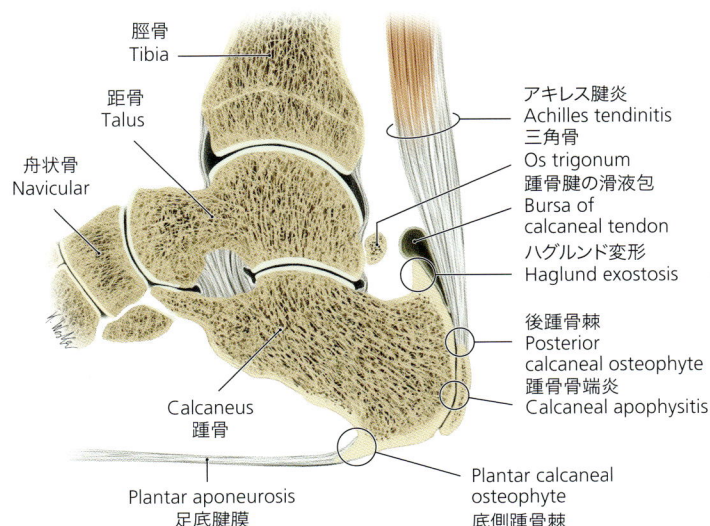

C 踵部における臨床上重要な疾患の解剖学的部位

- 脛骨 Tibia
- 距骨 Talus
- 舟状骨 Navicular
- 踵骨 Calcaneus
- Plantar aponeurosis 足底腱膜
- アキレス腱炎 Achilles tendinitis
- 三角骨 Os trigonum
- 踵骨腱の滑液包 Bursa of calcaneal tendon
- ハグルンド変形 Haglund exostosis
- 後踵骨棘 Posterior calcaneal osteophyte
- 踵骨骨端炎 Calcaneal apophysitis
- Plantar calcaneal osteophyte 底側踵骨棘

踵の痛みは，足の外科に関する臨床において多くみられる症状である．診断を下し，治療方針を決めるためには，臨床的な診察とともに，多くの場合，画像化する方法を少し利用するだけで十分である．鑑別診断のためには，典型的な骨疾患（骨粗鬆症，骨腫瘍）以外に，例えば以下に示すような痛みの原因を考える必要がある．

・足底踵骨棘：腱などが引っ張られることによりできる骨の棘状の突起で，ここでは踵骨の足底腱膜付着部にみられる（足底腱膜炎 plantar fasciitis の慢性化によってよく起こる）．
・「バクスター Baxter 神経（外側足底神経第1枝）」への機械的な刺激（Baxter DEら，1989. p. 556 も参照のこと）．
・踵骨骨端炎：成長過程において，踵骨隆起の骨端における骨化の異常で，軟骨成長部位に対する過大な応力が引き起こす痛みを伴う．
・後踵骨棘：アキレス腱の踵骨への停止部における棘状の突起（軟骨性骨端の腱停止部における停止腱障害）．
・ハグルンド変形：踵の近位にできる上方への鈎状の突出（骨格の無害なバリエーション）．痛みは，近隣の滑液包（踵骨腱の滑液包）への刺激によって起きる．
・足根三角骨：距骨の後ろにできる（骨化中心が癒合しなかったことによる）副次的な骨．
・アキレス腱炎：熱をもち，腫れ，機能制限を伴う，アキレス腱の痛みのある腱炎．

1.35 歩行運動 Human Gait

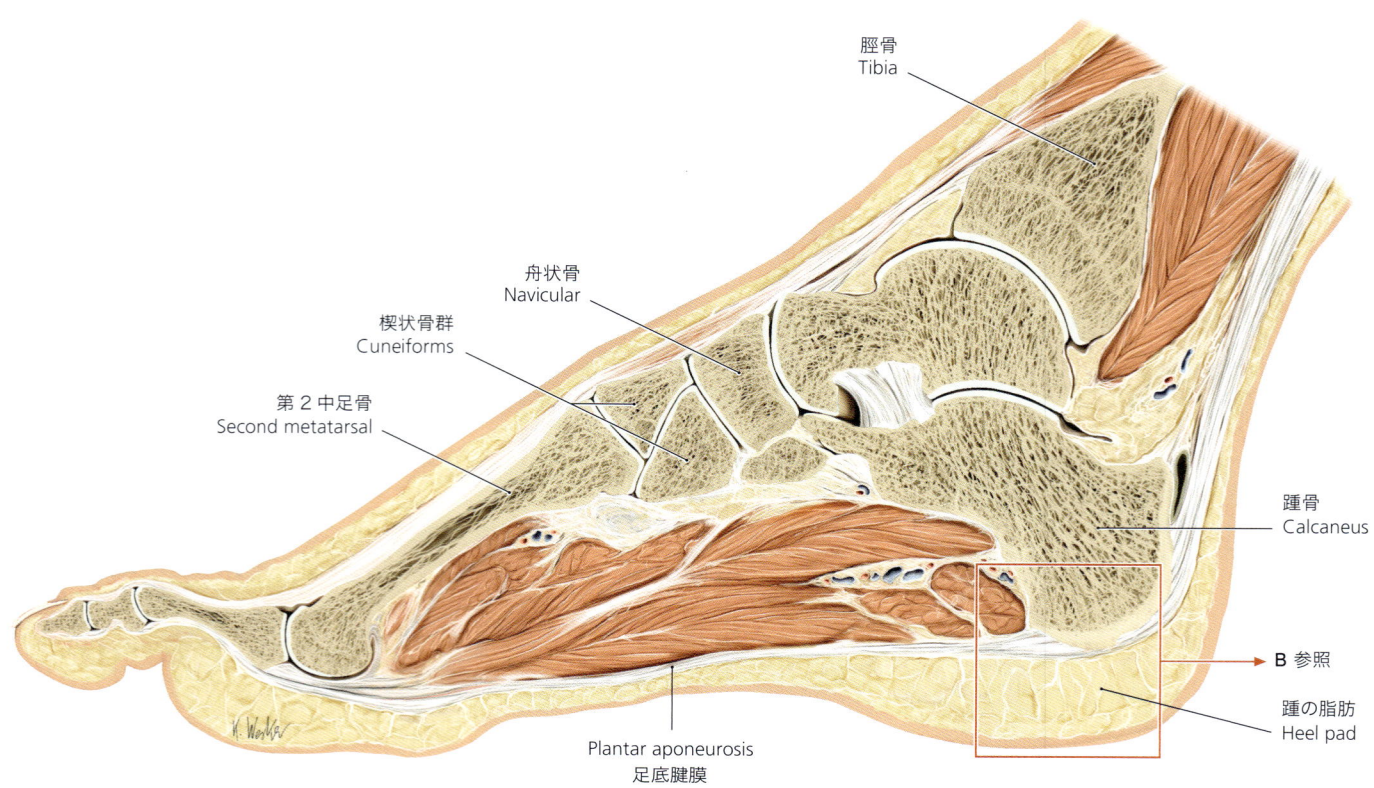

A 足底の圧緩衝系

第2放線レベルで右足を通る切断面，内側面（詳細は B 参照）．

歩行時，とりわけ立脚期では，大きな圧力が踵の脂肪と母趾球，小趾球にかかる．これらの集中した圧力をより広い部位により均等に分布させるために，足底は，厚さ2cmまでの皮下結合組織層で覆われている．機能的な適応として，この皮下結合組織は蜂巣（蜂窩）状の脂肪組織からなり，衝撃吸収に働くとともに足底の力学的安定性を増強する．足底には，この圧緩衝系がなければ，圧迫壊死を起こしてしまうほど高い局所的な負荷がかかっている（Kiel大学の解剖学コレクションの標本を基に描画）．

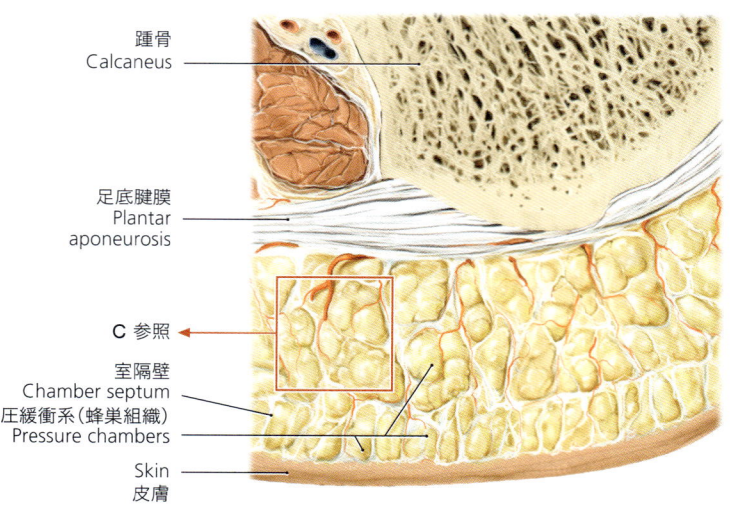

B 足底の圧緩衝系を構成する蜂巣組織

A の細部．

蜂巣（蜂窩）状の脂肪組織は，コラーゲン線維性の密性結合組織からなる小腔に，これを満たす線維脂肪組織の集合によって構成される．小腔の隔壁は，足底腱膜および真皮に強く付着していて，発達した血管網により供給を受けている．こうした構造が，蜂巣組織の壁をさらに安定化している（拡大図 C 参照）．

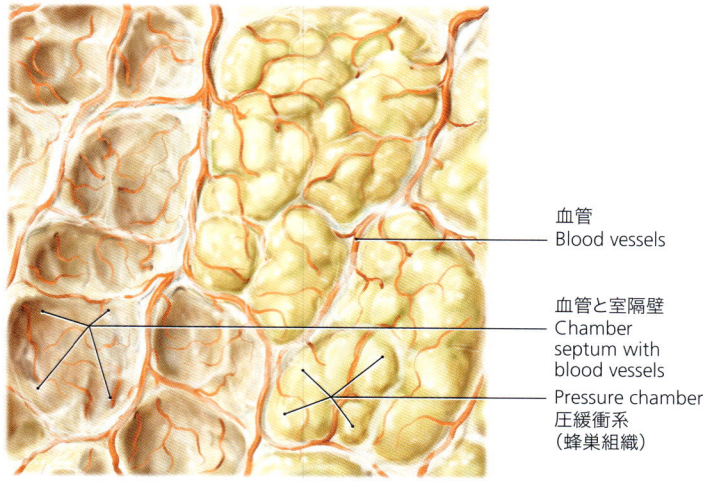

C 圧緩衝系の蜂巣組織の構造

B の細部．

蜂巣（蜂窩）状の脂肪組織は，図の左側の腔からは取り除かれていて，隔壁を通過する血管を示している（足底は，体表で最も高度に血管が発達した部位である）．

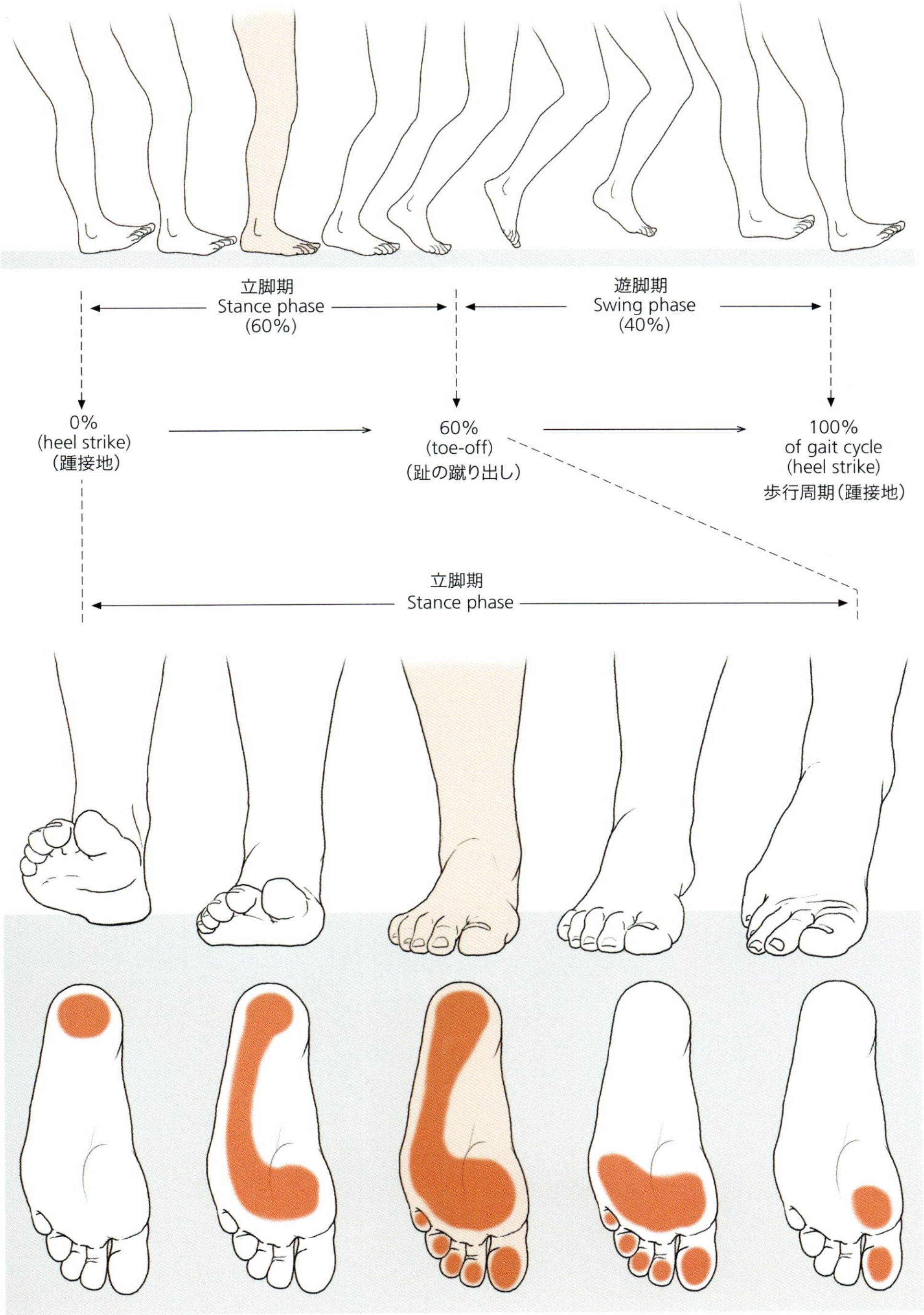

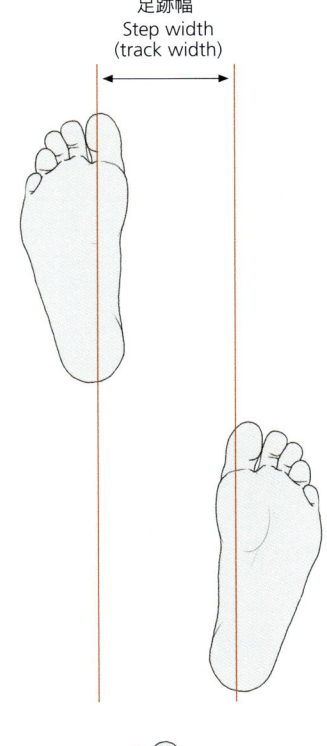

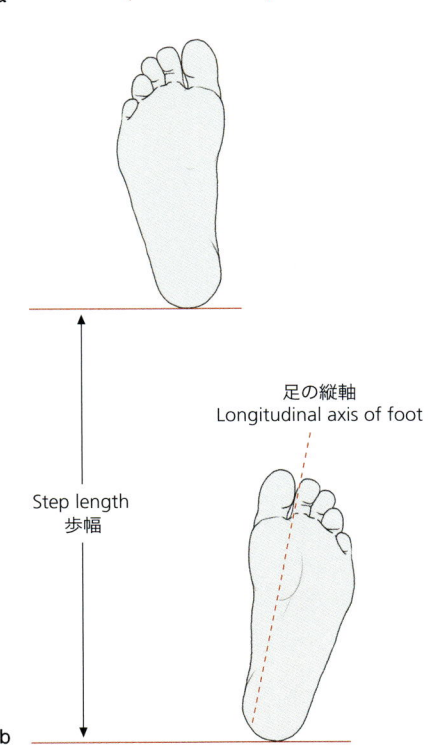

D 1歩行周期における下肢の動き

正常な歩行では，左右それぞれの下肢が，立脚と遊脚に代わる代わる機能している．

立脚期は，踵が地面に着く時（踵接地）に始まり，趾が地面から離れる時（趾の蹴り出し）に終わる．この相は，歩行周期の60％を構成する．

遊脚相は，趾の蹴り出しに始まり，踵接地に終わる．これは，歩行周期の40％を構成する（歩行周期の100％＝同じ足の2つの踵接地間の期間）．

静止状態の立位では足底の長軸は左右ともに，移動方向の直線に対して7°外旋している．このわずかな外旋は歩行の間も保たれる（**E** 参照）．

E 歩幅（a）と足跡幅（b）

足跡幅は，後方から評価する．一般に，足跡幅は，2つの股関節幅よりも狭い．歩幅（側方から評価する）は，足長のほぼ2〜3倍に等しい．

足跡幅と歩幅は，支持域を決定するため，安定性に重要な役割を果たす．例えば，片麻痺の患者で，自己受容性感覚に障害を受けたため，歩行と起立に不安定性をもたらす可能性がある場合などに特に重要である．

下肢 2 筋：機能による区分

2.1 下肢の筋：分類 Muscles of the Lower Limb: Classification

ほとんどの哺乳類では，前肢と後肢はそれぞれ多くの役割を分担し，筋の機能的な区分も似ている．しかしヒトでは，上肢は手を使う作業のために特化され，下肢は歩行のために上肢とはかなり異なった役割をもつ筋群で構成されている．例えば，上肢帯は，体幹に対して高い自由度をもち，整然と配列された筋によって運動する．しかし，下肢帯は，脊柱にしっかりと固定されており，体幹に対してほとんど可動性がなく，上肢帯とは異なり下肢帯を運動させるための筋もない．対照的に，股関節の運動に作用する筋群や殿部の筋群は強大に進化し，大腿骨を動かし，支え，2本の下肢にかかる体重全体を支える時に生じる荷重に対抗し，二足歩行時のバランスと安定性を維持している．これらの筋は，上腕骨に作用する筋よりも一般的に大きく，配置と向きが明らかに異なっている．

上肢における分類と同様に（p. 310 参照），下肢の筋群は体系的に，発生学的な由来や配置，さらには作用あるいは神経支配といったさまざまな基準によって分類することができる．いずれの分類基準にも利点と欠点があるため，ここではいくつかの分類基準を示す．例えば，ある筋の股関節運動軸に対する位置や作用は，股関節の運動によって変化する（例えばある肢位を境として，外転に作用していた筋が内転に作用するといった"筋機能の転用"が起こる）ので，このような筋をそれぞれの機能的なグループに分類することは，特定の関節角度（すなわち肢位）においてのみ可能である．股関節を取り巻く筋群は，肉眼解剖学的には下肢帯を境として内骨盤筋群と外骨盤筋群に分けることができる（A 参照）．これらの筋群は，機能的および肉眼解剖学的な分類基準の両方に基づいて論理的にグループ分けすることができる．膝関節と足関節に作用する筋群を機能的なグループとしてまとめると，それぞれが位置的に独立した区画として分かれる．さらにこれらのグループは，関節に対して特定の運動を起こさせるように作用する（A–D）．上肢と同様に，下肢の筋群を神経支配の観点から分類することも役立つ（E 参照）．この分類からは，神経の損傷によって起こるさまざまな臨床的な症候群の原理が明らかになる．

A 股関節と殿部の筋

内骨盤筋群
- 大腰筋
- （小腰筋）*¹ ⎫ まとめて腸腰筋という
- 腸骨筋 ⎭

外骨盤筋群
- 大殿筋
- 中殿筋
- 小殿筋
- 大腿筋膜張筋
- 梨状筋
- 内閉鎖筋
- 双子筋
- 大腿方形筋

内転筋群*²
- 外閉鎖筋
- 恥骨筋
- 長内転筋
- 短内転筋
- 大内転筋
- 小内転筋
- 薄筋

*¹訳注：下肢の運動には関与しない．
*²これらの筋は，主な作用が股関節に対してなので骨盤筋群に分類されるが，すべて大腿部の内側に位置し，股関節を内転させることから内転筋群として分類した．

B 大腿部の筋

大腿前方筋群—伸筋群*
- 縫工筋
- 大腿四頭筋
  - 大腿直筋
  - 内側広筋
  - 外側広筋
  - 中間広筋
  - （膝関節筋，大腿四頭筋の"5番目の筋頭"，p. 500 参照）

大腿後方筋群—屈筋群*
- 大腿二頭筋 ⎫
- 半膜様筋 ⎬ ハムストリングス
- 半腱様筋 ⎭
- 膝窩筋

*下肢の位置関係が異なるため（発生学的に前方部位が後方に，後方部位が前方に位置する），大腿の前方に伸筋群が位置し，後方に屈筋群が位置する（p. 20 参照）．

C 下腿の筋

下腿前方筋区画—伸筋群
- 前脛骨筋
- 長趾伸筋
- 長母趾伸筋

下腿外側筋区画—腓骨筋群
- 長腓骨筋*¹
- 短腓骨筋
- 第3腓骨筋*²

下腿後方筋区画—屈筋群
浅層の屈筋群
- 下腿三頭筋
  - ヒラメ筋
  - 腓腹筋（内側頭と外側頭）
- 足底筋

深層の屈筋群
- 後脛骨筋
- 長趾屈筋
- 長母趾屈筋

*¹腓骨を表す英語として，"fibular"と"peroneal"のいずれもが用いられる．
*²第3腓骨筋は，その機能と支配神経に基づくと，伸筋にも分類できる．ここでは，名称と距骨下方の関節への作用（外がえし eversion）に基づき，腓骨筋群の1つとして分類した．

D 足の内在筋群

足背筋群
- 短趾伸筋
- 短母趾伸筋

足底筋群
内側筋区画
- 母趾外転筋
- 短母趾屈筋（内側頭と外側頭）

外側筋区画
- 小趾外転筋
- 短小趾屈筋
- 小趾対立筋

中央筋区画
- 短趾屈筋
- 母趾内転筋（横頭と斜頭）
- 足底方形筋
- 第1-4虫様筋
- 第1-3底側骨間筋
- 第1-4背側骨間筋

E　運動神経支配による筋の分類

下肢のすべての筋は，腰神経叢（T12-L4）と仙骨神経叢（L5-S3）の神経枝によって支配される．ここでの神経支配には短い神経枝による直接的なものと，各神経叢からの長い神経によるものがある（p. 548 参照）．

神経または神経叢	支配する筋
腰神経叢	
直接的な神経枝（筋枝）	大腰筋と小腰筋
腰神経叢由来の神経	
大腿神経	大腰筋と小腰筋，腸骨筋，恥骨筋，縫工筋，大腿四頭筋
閉鎖神経	外閉鎖筋，恥骨筋，長内転筋，短内転筋，大内転筋（深部），小内転筋，薄筋
仙骨神経叢	
直接的な神経枝（筋枝）	梨状筋，内閉鎖筋，双子筋，大腿方形筋
仙骨神経由来の神経	
上殿神経	大腿筋膜張筋，中殿筋，小殿筋
下殿神経	大殿筋
坐骨神経*¹（Fも参照）	大内転筋（浅部，脛骨神経の部分），半膜様筋（脛骨神経の部分），半腱様筋（脛骨神経の部分），大腿二頭筋（長頭，脛骨神経の部分），大腿二頭筋（短頭，総腓骨神経の部分）
・総腓骨神経	
－深腓骨神経	前脛骨筋，長趾伸筋，短趾伸筋，第3腓骨筋，長母趾伸筋，短母趾伸筋
－浅腓骨神経	長腓骨筋，短腓骨筋
・脛骨神経	膝窩筋，下腿三頭筋，足底筋，後脛骨筋，長趾屈筋，長母趾屈筋
－内側足底神経	母趾外転筋，短母趾屈筋（内側頭），短趾屈筋，第1・2虫様筋
－外側足底神経	短母趾屈筋（外側頭），母趾内転筋，小趾外転筋，短小趾屈筋，小趾対立筋，足底方形筋，第3・4虫様筋，第1-3底側骨間筋，第1-4背側骨間筋

*¹訳注：坐骨神経は肉眼的観察では1本であるが，内部は脛骨神経と総腓骨神経に分かれている（Fおよびp. 549参照）．

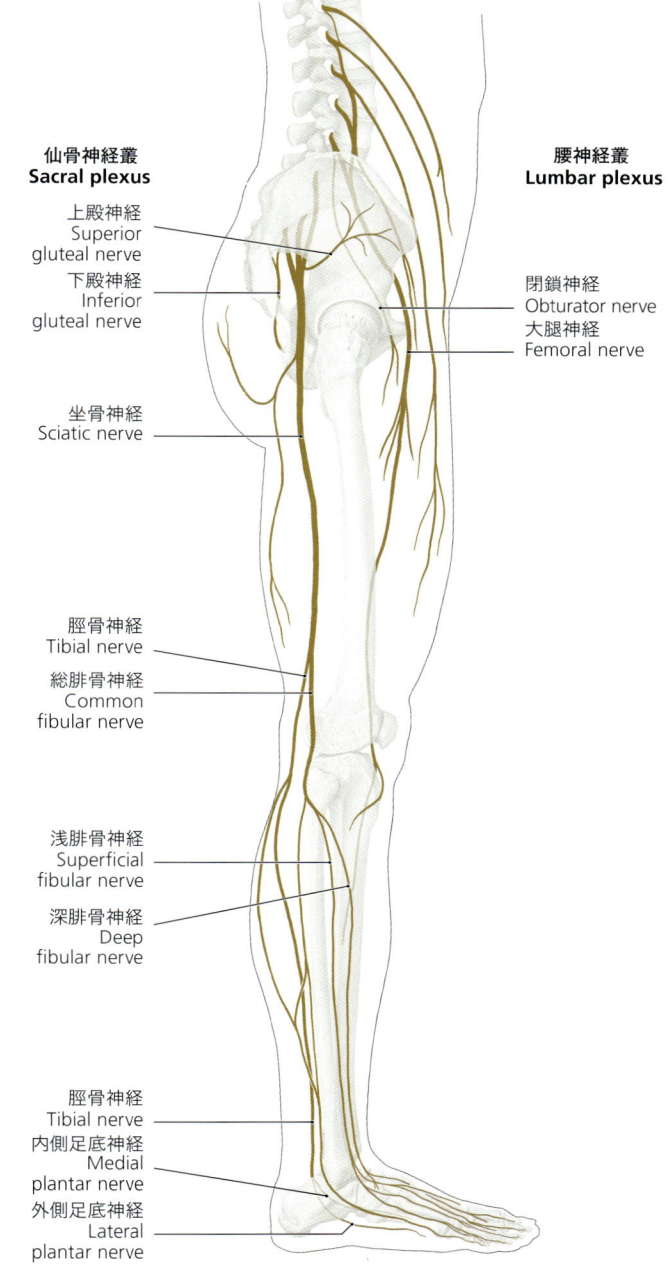

F　下肢の筋を支配する腰仙骨神経叢からの神経枝の概要

右下肢，外側面．

腰仙骨神経叢において，腰神経と仙骨神経の前枝は，肋下神経と尾骨神経の分枝（ここには示されていない）とともにまとまって束になっている．腰神経叢からの分枝は股関節の前を通り，主に大腿前部および内側の筋を支配する．一方，仙骨神経叢からの分枝は股関節の後ろを通り，大腿後部の筋および下腿全体と足部全体の筋に至る．坐骨神経は，一般的にはこの図に示したように，肉眼解剖学的に膝関節の直上で2つの分枝（脛骨神経と総腓骨神経）に分かれる（いわゆる"後分岐"）．これらの神経に属する神経線維は，この位置よりもはるかに近位で，すでにそれぞれの神経ごとにまとまっている．坐骨神経の部位では共通の結合組織性被膜に覆われているが，それぞれの神経枝に分かれて存在する．いわゆる"前分岐"は，これらの分枝がすでに小骨盤*²内で分岐している状態のことをいう（p. 571参照）．

*²訳注：小骨盤は骨盤の分界線（岬角，弓状線，腸恥隆起，恥骨櫛を結ぶ線）より下の部分のことをいう．

2.2 骨盤と殿部の筋：内骨盤筋群 Hip and Gluteal Muscles: Inner Hip Muscles

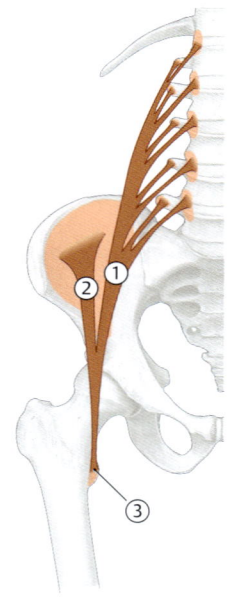

起始	・① 大腰筋(浅層)：第12胸椎と第1-4腰椎の椎体側面とそれらの間の椎間円板の側面 ・① 大腰筋(深層)：第1-5腰椎の肋骨突起 ・② 腸骨筋：腸骨窩
停止	腸腰筋として一体化し大腿骨の小転子(③)に停止 〔小腰筋は，腸恥筋膜弓(ここには示されていない．B参照)に停止する．〕
作用	・股関節：屈曲と外旋 ・腰椎：片側が収縮する(大腿骨側は固定)と，そちら側に側屈する．両側が収縮すると背臥位(仰臥位)の状態から体幹を起こす．
神経支配	大腿神経(L1-L4)および腰神経叢からの直接の筋枝

A　内骨盤筋群の概要

腸腰筋の特徴と臨床上の徴候

腸腰筋は，大腿直筋，縫工筋，大腿筋膜張筋とともに，股関節の屈筋に分類される．この筋は最も強力な屈筋として長い収縮距離をもち，直立姿勢，歩行，走行において重要な筋である．また腸腰筋は，遅筋(赤筋，タイプⅠ筋線維)の割合が高い典型的な姿勢筋であるが，もともと病的な萎縮を起こしやすい筋なので(日常生活で座位姿勢が長かったり，慢性的に動けない高齢者で顕著)正常な機能を保つためには定期的なストレッチ運動が必要である(pp. 60, 517参照)．

股関節における屈筋の萎縮(短縮)によって以下のことが起こる．
・骨盤の前傾の増加
・腰椎前弯の増大
・股関節伸展の制限

腸腰筋を片側だけ収縮させる機能試験(この場合，その側の腸骨が前に傾く)は，トーマス手技によって行うことができる(p. 450参照)．この姿勢では腰のひねり，すなわち骨盤の回旋が生じる．この試験では特に仙腸関節の機能を調べるが，骨盤に隣接している腰椎部分における椎間関節の機能，腰椎と仙骨間の関節の機能(例えば腰椎の椎体の変形により腰椎前弯が増大することがある，p. 138参照)も調べることができる．腸腰筋の両側の機能低下あるいは麻痺では，たとえ腹筋に障害がなくても，背臥位(仰臥位)から上肢の助けを借りずに体幹を起立させることが不可能になる．さらに，補助手段なしでの歩行や，階段登行能力に大きな支障が生じる．

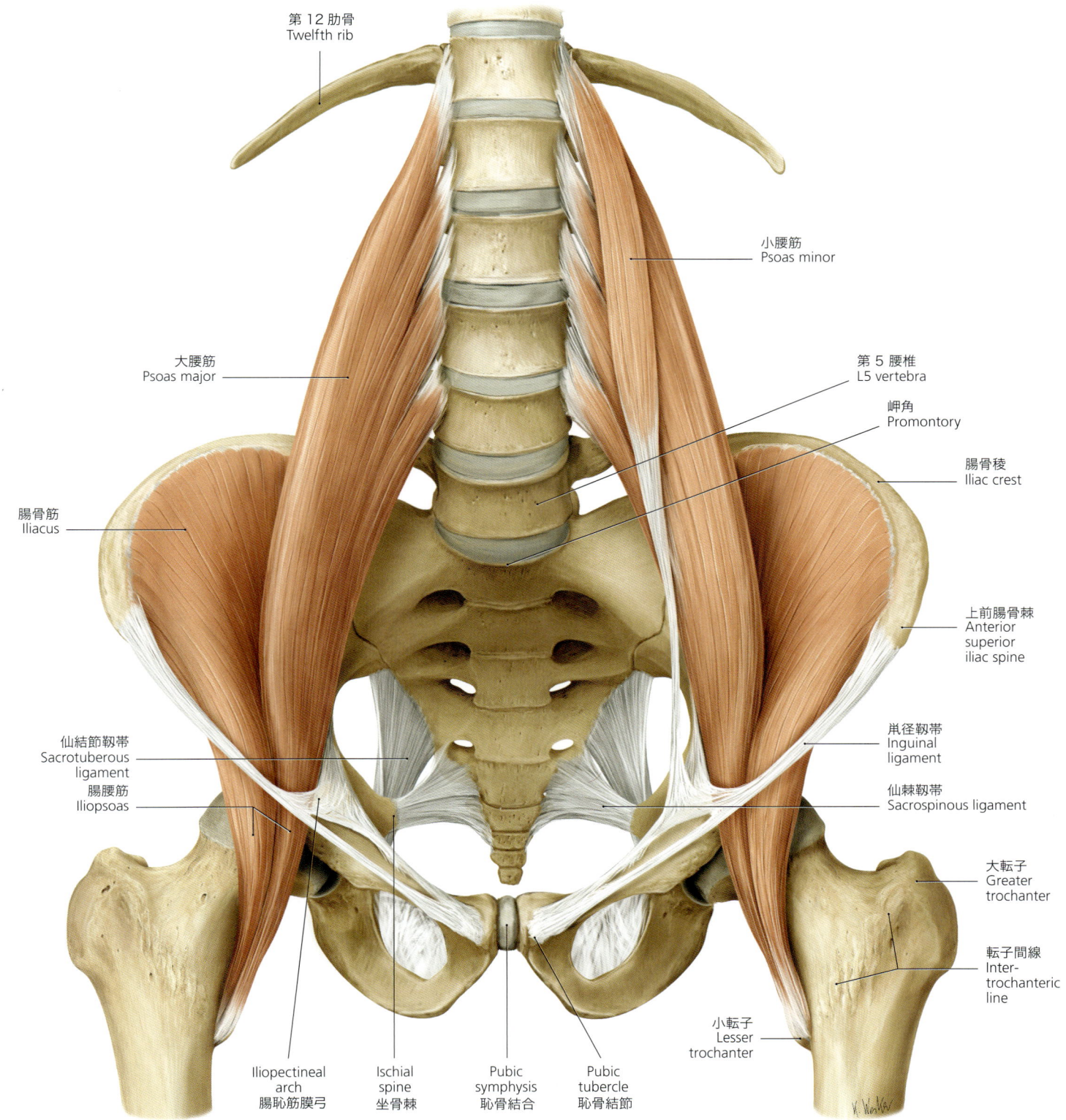

B 内骨盤筋群(大腰筋, 腸骨筋とそれらが合した腸腰筋)
　前面.
Note　下肢においては方向を表す用語として"背側・腹側"よりも"前・後"を使うほうがよい. 理由については「体肢の回転」(p. 21)を参照のこと.

　大腰筋は鼠径靱帯の高さで腸骨筋と一体化し, 腸腰筋と呼ばれる. ヒトの場合, 約半数の個体においては, ここに示したように小腰筋がみられる. 小腰筋の起始は第12胸椎と第1腰椎であり, その停止腱は腸恥筋膜弓(腸骨筋膜)に入り込む.

2.3 骨盤と殿部の筋：外骨盤筋群 Hip and Gluteal Muscles: Outer Hip Muscles

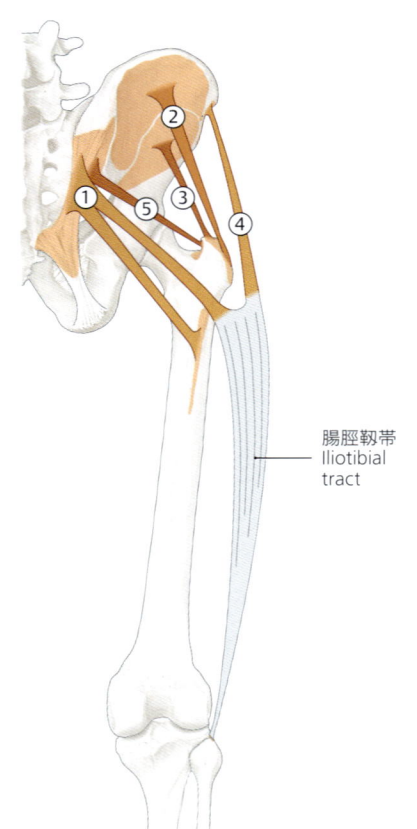

A　ほぼ垂直に走る外骨盤筋群の概要

腸脛靱帯
Iliotibial tract

① 大殿筋
- 起始　　仙骨後面の側方，腸骨の殿筋面の後方（後殿筋線の後方），胸腰筋膜と仙結節靱帯
- 停止　　・上部線維：腸脛靱帯
　　　　　・下部線維：殿筋粗面
- 作用　　・股関節（筋全体）：伸展，外旋；冠状面（前頭面）における骨盤の安定
　　　　　・股関節（上部線維）：外転
　　　　　・股関節（下部線維）：内転
- 神経支配　下殿神経（L5–S2）

② 中殿筋
- 起始　　腸骨の殿筋面（腸骨稜の下方で前殿筋線と後殿筋線の間）
- 停止　　大腿骨の大転子の外側面
- 作用　　・股関節（筋全体）：外転，冠状面（前頭面）における骨盤の安定
　　　　　・股関節（前部線維）：屈曲，内旋
　　　　　・股関節（後部線維）：伸展，外旋
- 神経支配　上殿神経（L4–S1）

③ 小殿筋
- 起始　　腸骨の殿筋面（中殿筋の起始の下方）
- 停止　　大腿骨の大転子の前面
- 作用　　・股関節（筋全体）：外転；冠状面（前頭面）における骨盤の安定
　　　　　・股関節（前部線維）：屈曲，内旋
　　　　　・股関節（後部線維）：伸展，外旋
- 神経支配　上殿神経（L4–S1）

④ 大腿筋膜張筋
- 起始　　上前腸骨棘
- 停止　　腸脛靱帯
- 作用　　・大腿筋膜の緊張
　　　　　・股関節：外転，屈曲，内旋*
- 神経支配　上殿神経（L4–S1）

⑤ 梨状筋
- 起始　　仙骨の骨盤面（仙骨前面外側）
- 停止　　大腿骨の大転子の先端
- 作用　　・股関節：外旋，外転，伸展
　　　　　・股関節の安定
- 神経支配　仙骨神経叢（L5–S2）からの直接の筋枝

*訳注：大腿筋膜張筋の作用において，内旋は個人によって観察されないことがある．

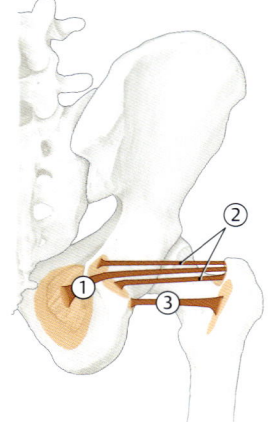

B　水平に走る外骨盤筋群の概要

① 内閉鎖筋
- 起始　　閉鎖膜と閉鎖孔外周の内側面
- 停止　　大腿骨の転子窩
- 作用　　股関節：外旋，内転，伸展（股関節の肢位によっては外転にも作用）
- 神経支配　仙骨神経叢（L5–S2）からの直接の筋枝

② 双子筋
- 起始　　・上双子筋：坐骨棘
　　　　　・下双子筋：坐骨結節
- 停止　　内閉鎖筋の停止腱と合体して転子窩（内側面，大転子）
- 作用　　股関節：外旋，内転，伸展（股関節の肢位によっては外転にも作用）
- 神経支配　仙骨神経叢（L5–S2）からの直接の筋枝

③ 大腿方形筋
- 起始　　坐骨結節の外側縁
- 停止　　大腿骨の転子間稜
- 作用　　股関節：外旋と内転
- 神経支配　仙骨神経叢（L5–S2）からの直接の筋枝，および/または下殿神経

下肢　2　筋：機能による区分

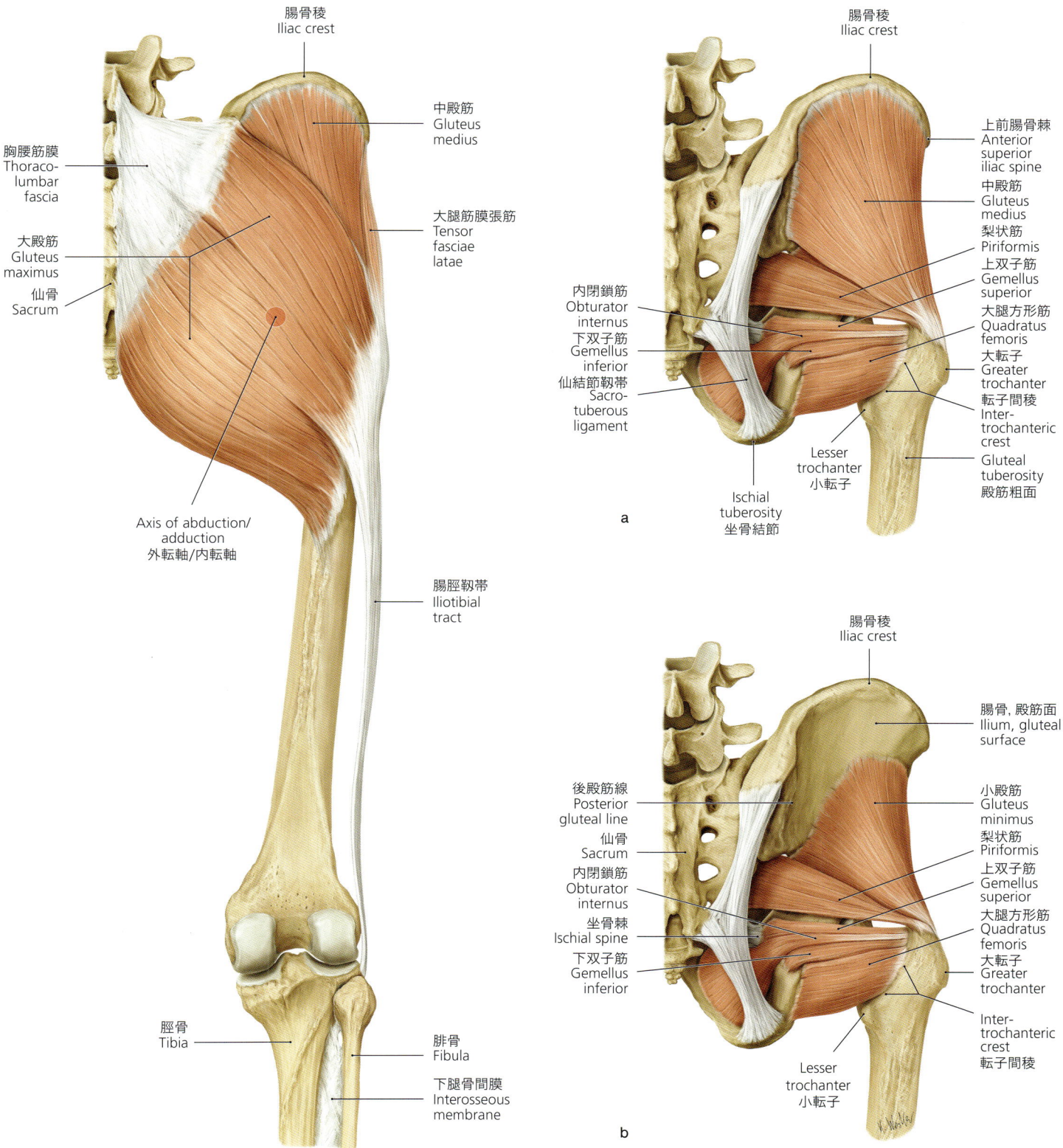

C　外骨盤筋群：浅層
右側，後面．
Note　大殿筋の位置が股関節における内転/外転の軸である前後軸に対してどのようになっているか注意すること．大殿筋の筋線維のうち，この軸の上方に位置するものは腸脛靱帯を経由して脛骨に至り，股関節の外転作用を補助する．一方，この軸の下方に位置する筋線維は内転に作用する．

D　外骨盤筋群：深層
右側，後面．
a　大殿筋は取り除いてある．
b　中殿筋は取り除いてある．

　大殿筋以外の殿筋（中殿筋と小殿筋）の筋力が低下あるいは麻痺した場合，骨盤を前頭面内において安定させることが不可能になり，健側が下がってしまう（トレンデレンブルク徴候 Trendelenburg sign，p. 554 も参照）．

2.4 骨盤と殿部の筋：内転筋群 Hip and Gluteal Muscles: The Adductor Group

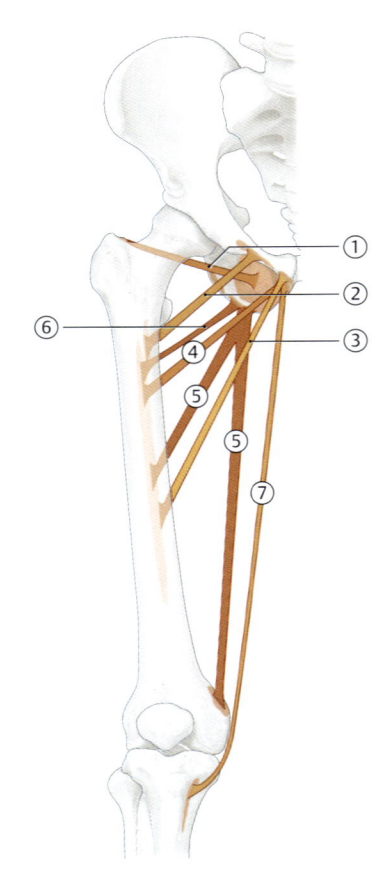

A 内転筋群の概要

① 外閉鎖筋*¹
- 起始　閉鎖膜と閉鎖孔外周の外側面
- 停止　大腿骨の転子窩
- 作用　・股関節：内転，外旋
　　　　・矢状面内における骨盤の安定
- 神経支配　閉鎖神経(L2-L4)

② 恥骨筋
- 起始　恥骨櫛
- 停止　大腿骨の恥骨筋線，大腿骨粗線の近位部
- 作用　・股関節：内転，外旋，わずかな屈曲
　　　　・前頭面と矢状面における骨盤の安定
- 神経支配　大腿神経(L1-L4)，閉鎖神経(L2-L4)

③ 長内転筋
- 起始　恥骨上枝と恥骨結合の前面
- 停止　大腿骨粗線：粗線中央1/3の内側唇
- 作用　・股関節：内転，屈曲(70°まで)，伸展(屈曲位80°以上の時)*²
　　　　・前頭面と矢状面における骨盤の安定
- 神経支配　閉鎖神経(L2-L4)

④ 短内転筋
- 起始　恥骨下枝
- 停止　大腿骨粗線：粗線の上部1/3の内側唇
- 作用　・股関節：内転，屈曲(70°まで)，伸展(屈曲位80°以上の時)*²
　　　　・前頭面と矢状面における骨盤の安定
- 神経支配　閉鎖神経(L2-L4)

⑤ 大内転筋
- 起始　恥骨下枝，坐骨枝，坐骨結節
- 停止　・深部(筋性の付着)：粗線の内側唇
　　　　・浅部(腱性の付着)：大腿骨の内側上顆(内転筋結節)
- 作用　・股関節：内転，外旋，伸展(腱性の付着部によって股関節の内旋)
　　　　・前頭面と矢状面における骨盤の安定
- 神経支配　・深部：閉鎖神経(L2-L4)
　　　　　　・浅部：脛骨神経(L4, L5)

⑥ 小内転筋(大内転筋の起始部における分離筋)
- 起始　恥骨下枝
- 停止　粗線の内側唇
- 作用　股関節：内転，外旋，わずかな屈曲
- 神経支配　閉鎖神経(L2-L4)

⑦ 薄筋
- 起始　恥骨結合下方の恥骨下枝
- 停止　脛骨粗面内側に鵞足(浅鵞足)となり付着(縫工筋と半腱様筋の停止腱と合体)
- 作用　・股関節：内転と屈曲
　　　　・膝関節：屈曲と内旋
- 神経支配　閉鎖神経(L2-L4)

*¹ 訳注：梨状筋，上・下双子筋，内閉鎖筋，大腿方形筋とともに股関節の主要な外旋筋群である．

*² 訳注：長内転筋の上部線維および短内転筋は，股関節に対して内旋の作用がある(Basmajian ら)．

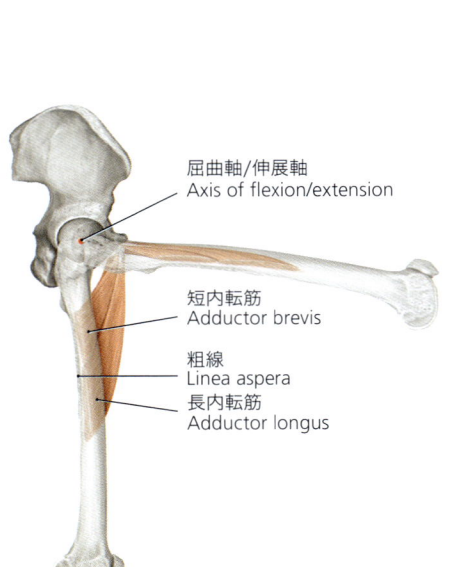

B 筋機能の転用，長内転筋と短内転筋の例

右股関節の外側面．
0°および80°屈曲させた大腿骨が半透明に描かれている．これら2つの筋は，股関節の肢位(関節角度)によって，主な作用(内転)のほかにも股関節の屈曲または伸展の補助を行う．

- 中立位(0°)から屈曲角度が約70°までは屈曲を補助する．
- 屈曲角度が約80°以上では筋機能の転用が起こり，伸展を補助する．

両筋は，筋の停止(粗線)が起始(恥骨下枝および恥骨上枝)より下にある時は屈曲に関与するが，停止が起始より上にきた時には反転して伸展に作用することになる．

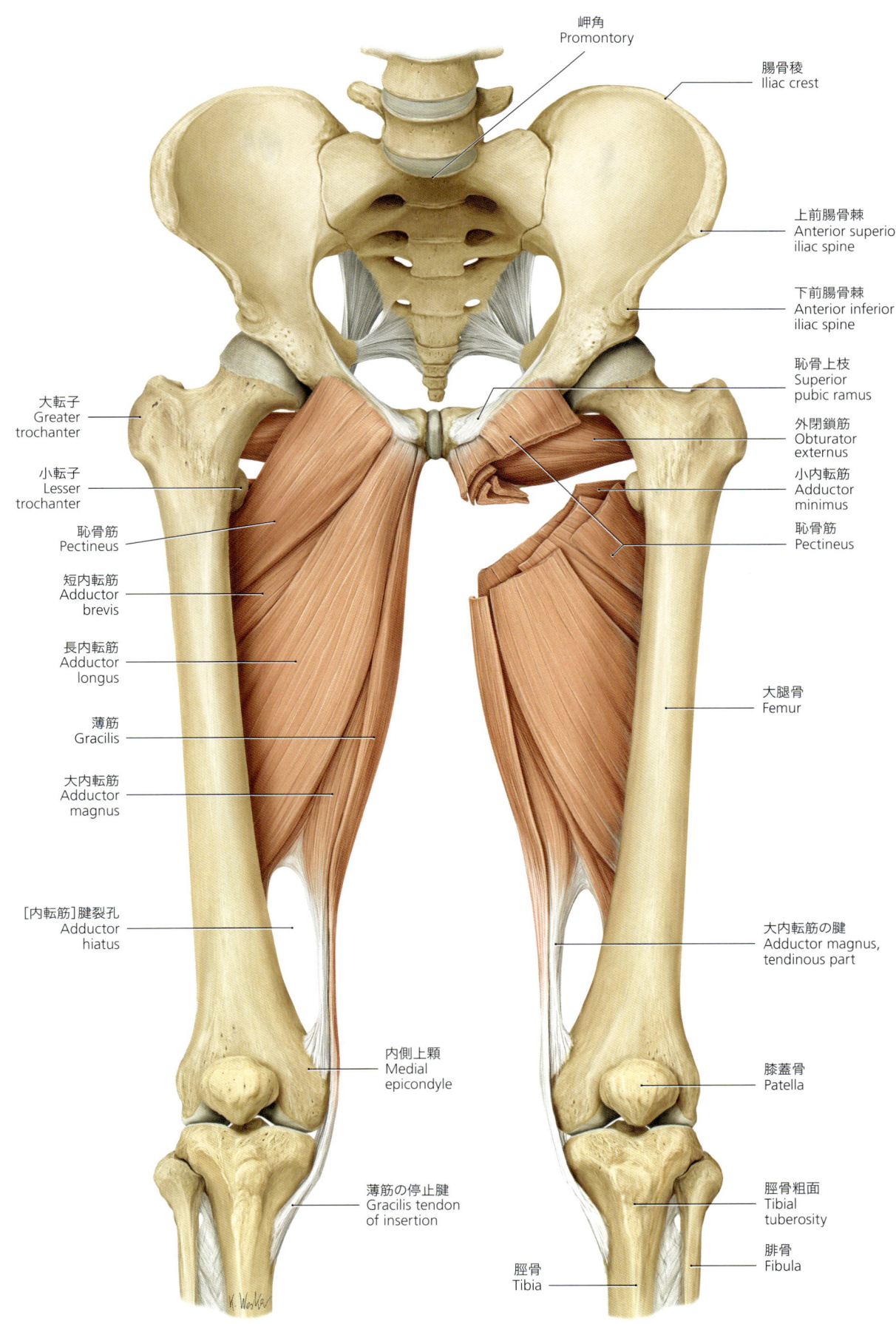

C 内転筋群（外閉鎖筋, 恥骨筋, 長内転筋, 短内転筋, 大内転筋, 小内転筋, 薄筋）
前面.

外閉鎖筋の走行をよく理解できるようにするため，左側では長・短・大・小の各内転筋，恥骨筋，薄筋は起始の近くで一部を取り除いてある．
Note　片側の内転筋群が収縮すると，収縮した側の下肢の機能的な長さは短くなる．

2.5 大腿前方筋群：伸筋群 Anterior Thigh Muscles: The Extensor Group

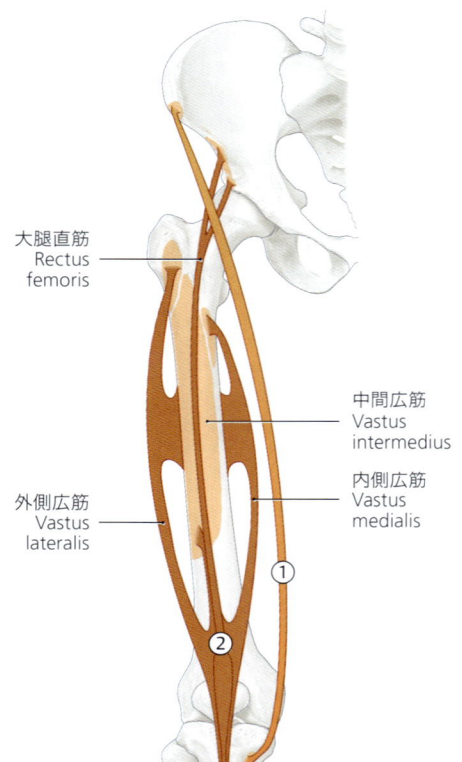

① 縫工筋
起始　　上前腸骨棘
停止　　脛骨粗面内側に鵞足（浅鵞足）となり付着（薄筋および半腱様筋の停止腱と合体）
作用　　・股関節：屈曲，外転，外旋
　　　　・膝関節：屈曲，内旋
神経支配　大腿神経（L1-L4）

② 大腿四頭筋
起始　　・大腿直筋：下前腸骨棘（垂直頭），寛骨臼上縁（屈曲頭）
　　　　・内側広筋：粗線の内側唇，転子間線の遠位部
　　　　・外側広筋：粗線の外側唇，大転子の外側面
　　　　・中間広筋：大腿骨骨幹の前面
　　　　・膝関節筋（中間広筋の遠位部の分岐線維）：大腿骨骨幹の前面で膝蓋骨上陥凹の高さ
停止　　・膝蓋靱帯を経由して脛骨粗面（筋全体）
　　　　・内側膝蓋支帯，外側膝蓋支帯を経由して脛骨粗面左右の内側顆，外側顆（内側広筋と外側広筋）
　　　　・膝関節包の膝蓋骨上陥凹の位置（膝関節筋）
作用　　・股関節：屈曲（大腿直筋）
　　　　・膝関節：伸展（筋全体），関節包の巻き込み防止（膝関節筋）
神経支配　大腿神経（L1-L4）

A　伸筋群の概要
縫工筋は，膝関節の高さにおいて，その鵞足（浅鵞足）に至る停止腱が2次的に後方に移動し，膝関節の屈曲/伸展軸の後方を通るようになった．これによって縫工筋は膝関節の屈曲に作用する．しかし，この筋が大腿前方にあるため（もともとは大腿の背側筋であった），大腿伸筋に分類される[*1]．

[*1] 訳注：縫工筋は，膝関節が屈曲位の時には屈曲に作用するが完全伸展位に近い時には伸展に作用する．

B　大腿四頭筋の筋力低下または麻痺による膝関節の安定性の低下
右下肢，外側面．
a 健常な大腿四頭筋において膝関節をやや屈曲させると，重心線[*2]（p. 425参照）は膝関節の運動軸（横軸）の後ろを通る．大腿四頭筋は膝関節における唯一の伸筋として，身体が後ろに倒れるのを防ぎ，安定性を確保する．
b 大腿四頭筋に筋力低下または麻痺が起こると，膝関節における能動的な伸展能力は失われる．その場合，直立位を保つためには，膝関節を過伸展させ，重心線を膝関節の運動軸の前にもってくる必要がある（体重を伸展力として利用する）．この時，膝関節における安全装置は，膝関節後部の関節包と靱帯である．

[*2] 訳注：本来，重心線は足関節の前方を通る（p. 425の訳注も参照）．

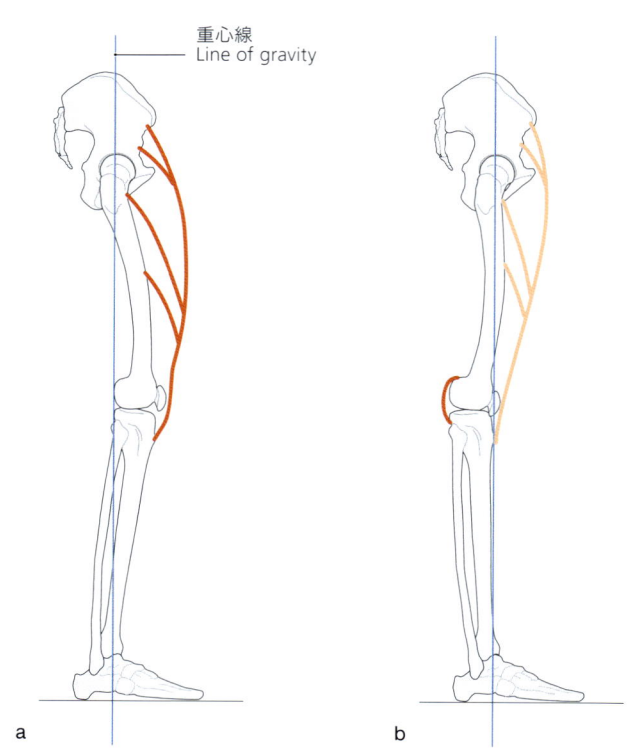

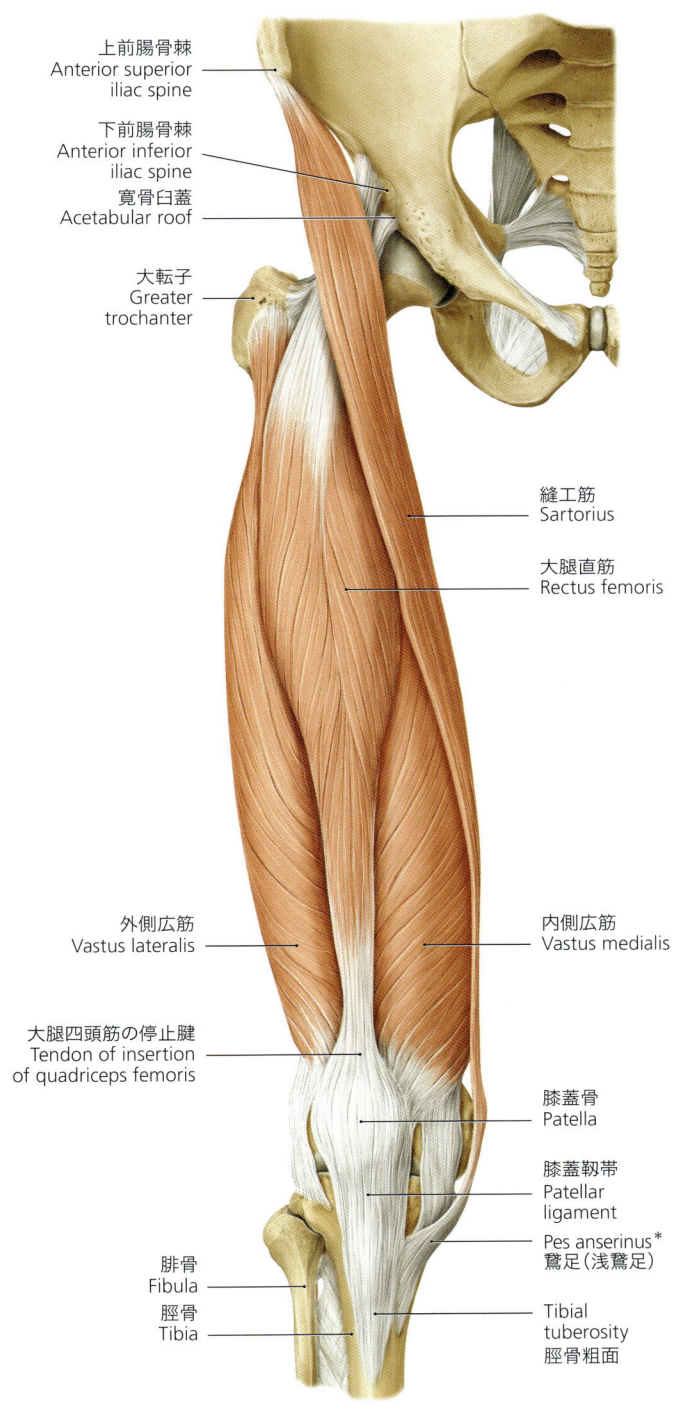
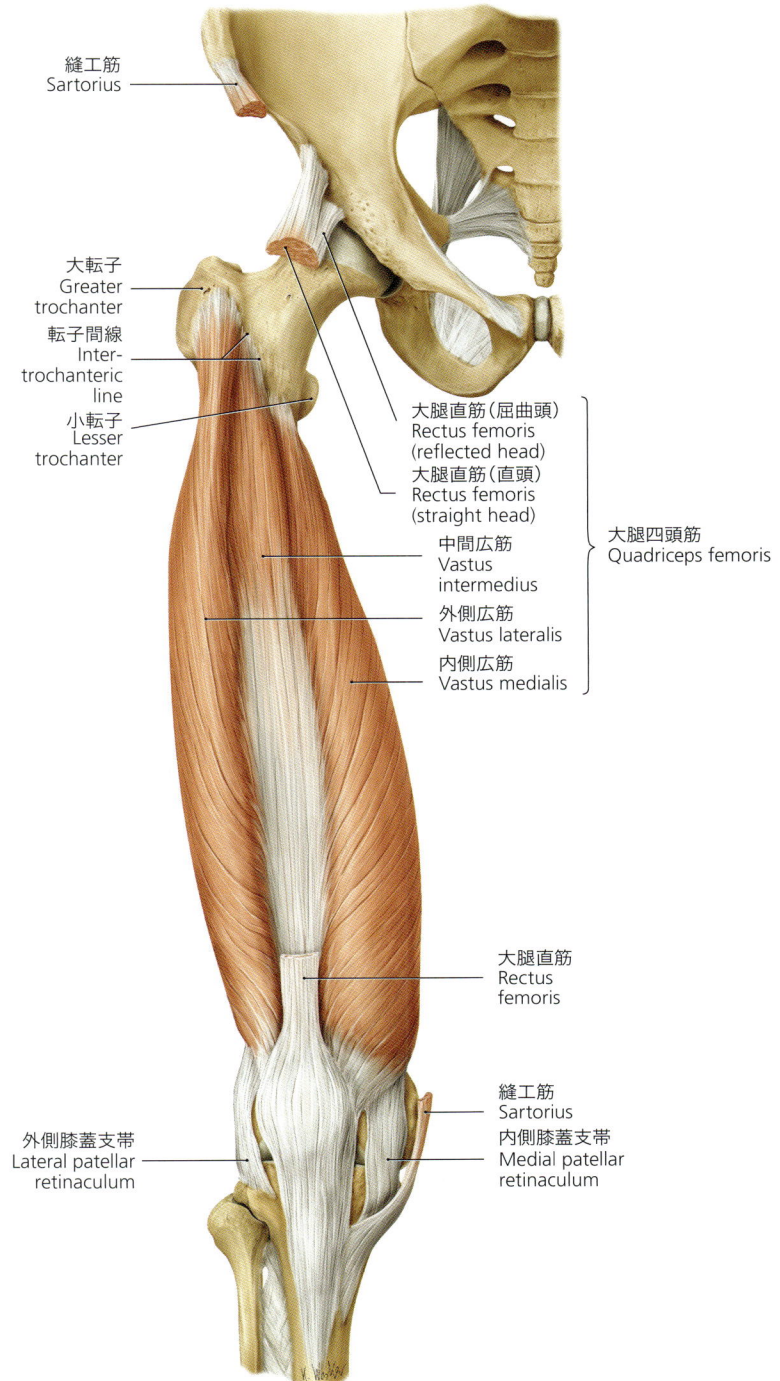

C　伸筋群（大腿四頭筋と縫工筋）
右側，前面．

大腿四頭筋は，その名が示すとおり，大腿直筋，内側広筋，外側広筋，中間広筋という4つの筋頭をもつ筋である（中間広筋は大腿直筋の後ろに隠れているのでDで示す）．さらに膝関節筋を入れると，五頭筋として考えることもできる．膝関節筋は，中間広筋の遠位から分岐した筋線維によって構成されているので，1つの独立した筋ではない．この筋線維は，これ以外の筋の筋線維がすべて膝蓋靱帯を引っ張るのとは異なり，膝蓋骨上陥凹（この図には示されていない）を引き上げるので，膝関節筋は大腿四頭筋の5番目の筋頭としてみなされることがよくある．

Note　大腿四頭筋のうち唯一の二関節筋が大腿直筋である．この筋は，股関節と膝関節の両方に作用する．

*訳注：鵞足（浅鵞足）は，薄筋，縫工筋，半腱様筋の腱が合体し，鵞鳥（ガチョウ）の足のように広がったものである．この深部には深鵞足があり，2層構造をしている．深鵞足は半膜様筋の停止腱である．"鵞足"とは一般に浅鵞足をさす．

D　伸筋群（大腿四頭筋の深部と縫工筋）
右側，前面．

縫工筋と大腿直筋は，起始と停止の近くで取り除いてある．

大腿直筋の起始腱と股関節の関節包前部が近接しているため，例えば股関節が内出血を起こした時に大腿を伸展させるとかなり痛むことがある．例えば診断のためには患者を腹臥位（うつぶせ）に寝かせ，膝関節を屈曲させると股関節が反射的に屈曲する（患者の殿部が持ち上がる）．このような現象を"直筋現象 rectus sign"と呼ぶ．この理由は，次のように考えられる．股関節の屈曲によって大腿四頭筋が受動的に伸張させられ，大腿直筋も引き伸ばされる．そうなると，内出血によって腫れている関節包がさらに押されることになる．これによって生じる痛みを和らげるために，患者は股関節を反射的に屈曲させ，殿部が持ち上がることになる．

2.6 大腿後方筋群：屈筋群 Posterior Thigh Muscles: The Flexor Group

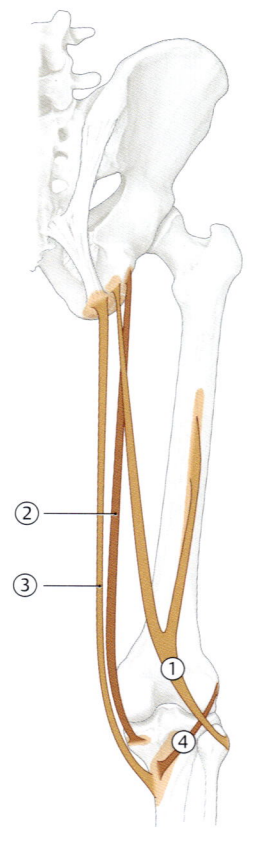

① 大腿二頭筋
起始 ・長頭：坐骨結節，仙結節靱帯（半腱様筋の起始と合体して総頭となる）
　　　・短頭：大腿骨中央部1/3における粗線の外側唇
停止　腓骨頭
作用 ・股関節（長頭）：内転，伸展，矢状面内での骨盤の安定
　　　・膝関節（筋全体）：屈曲と外旋
神経支配 ・脛骨神経，L5-S2（長頭）
　　　　・総腓骨神経，L5-S2（短頭）

② 半膜様筋
起始　坐骨結節
停止　脛骨内側顆，斜膝窩靱帯，膝窩筋の筋膜（深鵞足）
作用 ・股関節：内転，伸展，矢状面内での骨盤の安定
　　　・膝関節：屈曲と内旋
神経支配　脛骨神経（L5-S2）

③ 半腱様筋
起始　坐骨結節と仙結節靱帯（大腿二頭筋の長頭の起始と合体して総頭となる）
停止　脛骨粗面内側に鵞足（浅鵞足）となり付着（薄筋および縫工筋の停止腱と合体）
作用 ・股関節：内転，伸展，矢状面内での骨盤の安定
　　　・膝関節：屈曲と内旋
神経支配　脛骨神経（L5-S2）

④ 膝窩筋
起始　大腿骨の外側顆，外側半月の後方
停止　脛骨の後面（ヒラメ筋の起始の上方）
作用　膝関節における屈曲と内旋（膝関節の安定）
神経支配　脛骨神経（L5-S2）

A　屈筋群の概要

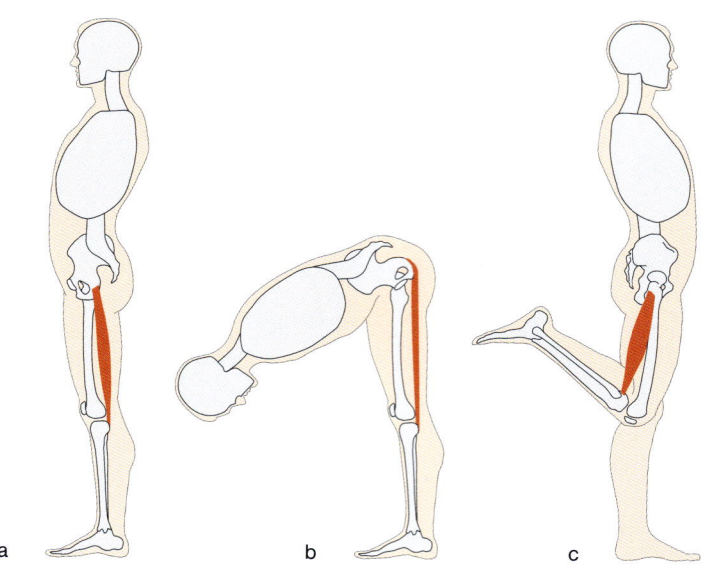

B　ハムストリングス（大腿屈筋群）を例とした筋の能動的・受動的機能不全
a ハムストリングスは，坐骨に起始があり，股関節と膝関節をまたいで脛骨に停止する．
b 受動的な機能不全（筋の不十分な柔軟性）．股関節が伸展位にある時，ハムストリングスの柔軟性が低いと，股関節における体幹の屈曲が制限を受ける．
c 能動的な機能不全（筋の不十分な短縮）．股関節が伸展位にある時，ハムストリングスは強く収縮できないため，膝関節を最大に屈曲させることができない（これに関しては，p.52の「関節可動域」参照）．

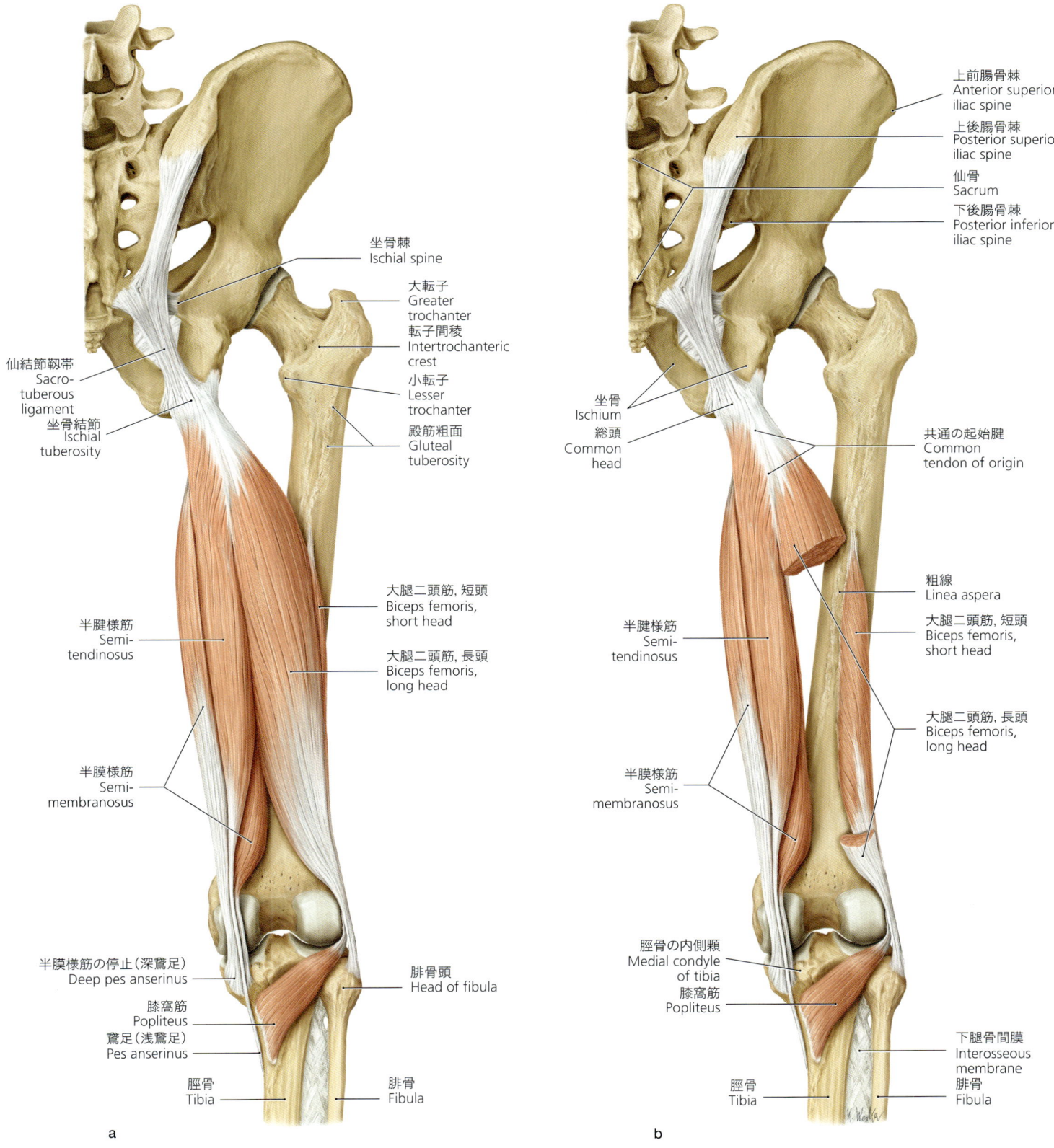

B 屈筋群（ハムストリングスと膝窩筋）
右側，後面．
a ハムストリングスは大腿後部の筋であり，起始が坐骨に，停止が脛骨にある大腿二頭筋，半腱様筋，半膜様筋の総称である．これらの筋は大腿二頭筋の短頭を除いて二関節筋であり，股関節の伸展と膝関節の屈曲を行う．

Note Battermann ら（2011）によると，半腱様筋の起始部の腱は大腿二頭筋（長頭）の起始腱に移行して合体し，共通の起始腱を形成する．
b 大腿二頭筋の短頭とその起始である粗線の外側唇を示すために，長頭の一部を取り除いてある．

2.7 下腿の筋：前方筋区画と外側筋区画（伸筋群と腓骨筋群）
Leg Muscles: The Anterior and Lateral Compartments (Extensor and Fibularis Group)

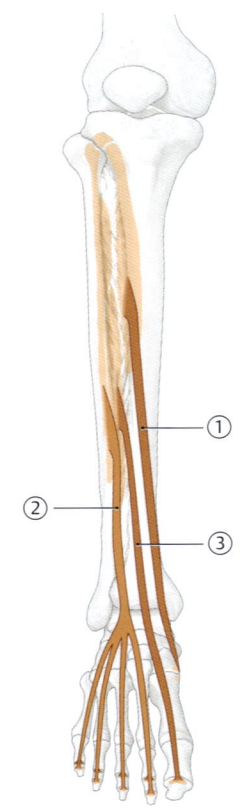

A　伸筋群の概要

① 前脛骨筋
起始　　　脛骨の外側面上部 2/3，下腿骨間膜，浅下腿筋膜の最上部
停止　　　内側楔状骨の内側面と足底面，第 1 中足骨底内側面
作用　　　・距腿関節：背屈
　　　　　・距骨下方の関節（距踵関節＋距踵舟関節）：内がえし*1
神経支配　深腓骨神経（L4, L5）

② 長趾伸筋
起始　　　脛骨の外側顆，腓骨頭，腓骨前縁，下腿骨間膜
停止　　　4 本の腱に分かれ，第 2-5 趾の趾背腱膜，第 2-5 趾の末節骨底
作用　　　・距腿関節：背屈
　　　　　・距骨下方の関節（距踵関節＋距踵舟関節）：外がえし*1
　　　　　・第 2-5 趾の中足趾節（MTP）関節，近位趾節間（PIP）関節，遠位趾節間（DIP）関節：伸展
神経支配　深腓骨神経（L4-S1）

③ 長母趾伸筋
起始　　　腓骨内側面の中央 1/3，下腿骨間膜
停止　　　母趾の趾背腱膜および末節骨底
作用　　　・距腿関節：背屈
　　　　　・距骨下方の関節（距踵関節＋距踵舟関節）：足の肢位に応じて外がえしあるいは内がえしの補助
　　　　　・母趾の中足趾節（MTP）関節，趾節間（IP）関節：伸展
神経支配　深腓骨神経（L5, S1）

*1 訳注：下肢に起始し，足部に停止する筋の多くは，停止部が足の内側/外側に寄っている．そのため，各筋が単独に働くと距腿関節の底屈・背屈と同時に，距骨下方の関節（距踵関節と距踵舟関節）における足部の回旋，すなわち内がえし・外がえしが起こる．さらに，ショパール関節とリスフラン関節でもねじれ運動が起こり，足全体として回外（底屈，内転，内がえし）・回内（背屈，外転，外がえし）と呼ばれる複合運動が起こる．
ここでいう内転はつま先を内側に向ける運動，外転はつま先を外側に向ける運動であり，いずれも距腿関節において距骨滑車の内・外側にゆとりが生じる底屈位において可能である（p. 479 参照）．なお，臨床では内反・外反は変形を示す用語として使用し，関節運動の名称としては使用しないこと，また足関節・足部の矢状面の運動については底屈・背屈を使用し，屈曲・伸展は使用しないように提唱されている．

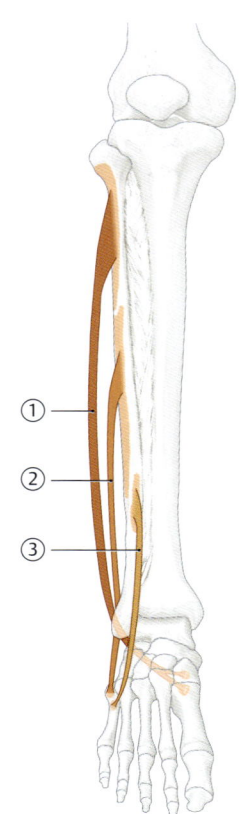

B　腓骨筋群の概要

① 長腓骨筋
起始　　　腓骨頭，腓骨外側面の上部 2/3（部分的に筋間中隔）
停止　　　内側楔状骨の足底面，第 1 中足骨底
作用　　　・距腿関節：底屈
　　　　　・距骨下方の関節（距踵関節＋距踵舟関節）：外がえし
　　　　　・足の横足弓の保持
神経支配　浅腓骨神経（L5, S1）

② 短腓骨筋
起始　　　腓骨外側面の下部 1/2，部分的に筋間中隔
停止　　　第 5 中足骨粗面（場合によっては第 5 趾の趾背腱膜への分岐腱をもつ）
作用　　　・距腿関節：底屈
　　　　　・距骨下方の関節（距踵関節＋距踵舟関節）：外がえし
神経支配　浅腓骨神経（L5, S1）

③ 第 3 腓骨筋*2（長趾伸筋の一部）(pp. 528, 532 も参照)
起始　　　腓骨下部の前縁
停止　　　第 5 中足骨底
作用　　　・距腿関節：背屈
　　　　　・距骨下方の関節（距踵関節＋距踵舟関節）：外がえし
神経支配　深腓骨神経（L4-S1）

*2 第 3 腓骨筋は，その機能と支配神経に基づくと，伸筋にも分類できる．ここでは，名称と距骨下方の関節への作用（外がえし eversion）に基づいて，腓骨筋群の 1 つとして分類した．

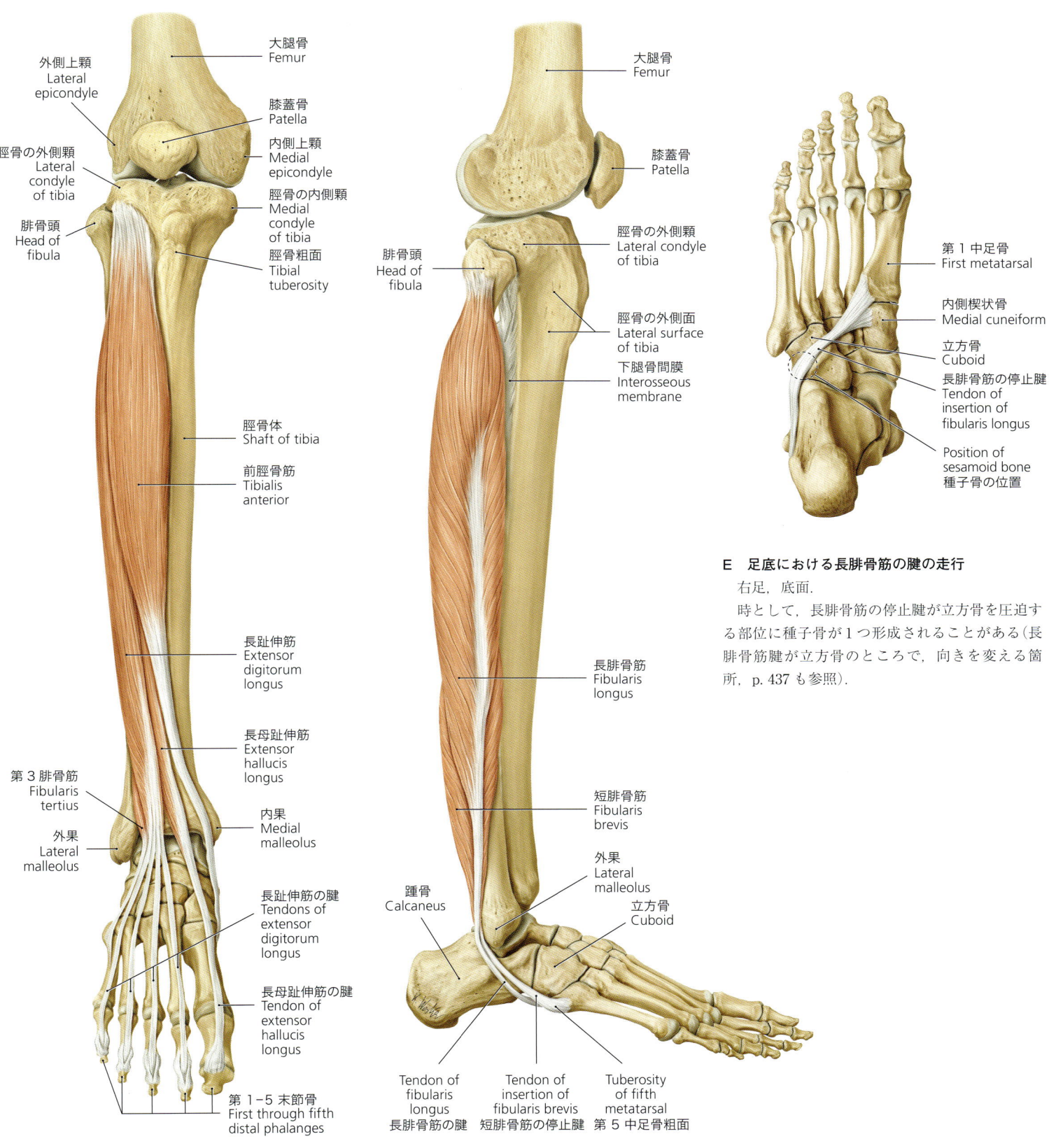

E 足底における長腓骨筋の腱の走行
右足，底面．
時として，長腓骨筋の停止腱が立方骨を圧迫する部位に種子骨が1つ形成されることがある（長腓骨筋腱が立方骨のところで，向きを変える箇所，p. 437 も参照）．

C 伸筋群（前脛骨筋，長趾伸筋，長母趾伸筋，第3腓骨筋）
右の下腿，前面．

D 腓骨筋群（長腓骨筋と短腓骨筋）
右の下腿，外側面．

2.8 下腿の筋：後方筋区画（浅層の屈筋群）
Leg Muscles: The Posterior Compartment (Superficial Flexor Group)

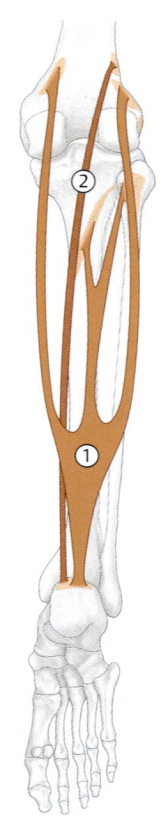

① 下腿三頭筋
起始　　・ヒラメ筋：腓骨頭と腓骨頸の後面，脛骨のヒラメ筋線およびこれと腓骨頭を結ぶ腱弓（＝ヒラメ筋腱弓）
　　　　・腓腹筋：内側頭―大腿骨の内側上顆
　　　　　　　　　外側頭―大腿骨の外側上顆
停止　　踵骨腱（アキレス腱）を介し踵骨隆起
作用　　・距腿関節：底屈
　　　　・距骨下方の関節（距踵関節＋距踵舟関節）：内がえし
　　　　・膝関節：屈曲（腓腹筋）
神経支配　脛骨神経（S1, S2）

② 足底筋*
起始　　大腿骨における腓腹筋の外側頭起始の上部
停止　　踵骨腱（アキレス腱）を介し踵骨隆起
作用　　生理的横断面積が小さいことからほとんど無視できる
　　　　（膝関節の屈曲時に後脛骨動脈・静脈が圧迫されるのを防ぐ）
神経支配　脛骨神経（S1, S2）

＊訳注：足底筋を欠如する個体もある．この名称は，進化上かつて踵骨を越えて足底腱膜を引き，足趾の屈曲も行っていたことからつけられた．

A　浅層の屈筋群の概要

B　踵骨腱（アキレス腱）断裂

右の下肢，後面．

踵骨腱（アキレス腱）は，下腿三頭筋（腓腹筋の2つの筋頭とヒラメ筋）の停止腱である．この腱の長さは平均20～25 cm，断面積は中央部で約70～80 mm^{2}であり，1 mm^{2}あたり60～100 N（換算すると約6～10 kg）の張力に耐えることができる．すなわち，この腱は健常ならば1 t近くの張力に耐えられることになる．

アキレス腱断裂はまれな外傷であるが，慢性的に不適切な荷重，あるいは大き過ぎる荷重がかかった場合（例えば走り高跳び選手）に起こる．微小な外傷が繰り返し起こることによって血流が減少すると腱が変性し，その強靱さが徐々に失われていく．この現象は特に，腱の血流が最も悪くなる場所ではっきりと現れる．すなわち踵骨隆起から約2～6 cm上方の位置である．この場所は変性によるアキレス腱断裂の好発部位であり，これは小さな損傷が積み重なった結果，突然起こる．断裂は，鞭をビシッと打ち付けるような音とともに起こる．断裂が起こると，積極的な底屈が不可能になり，深層の屈筋による不完全な底屈しかできなくなる．

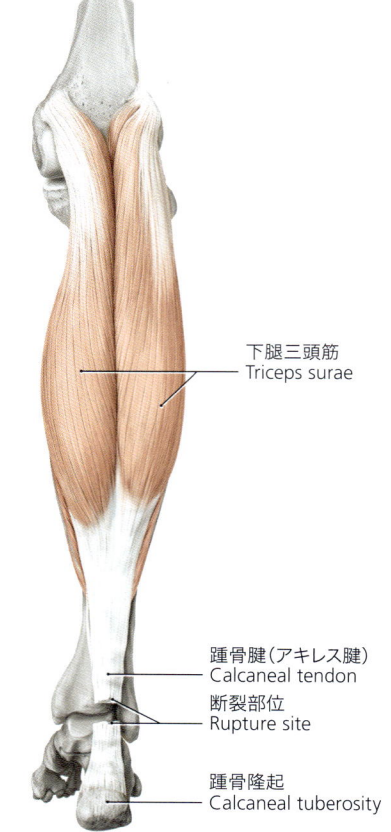

下腿三頭筋　Triceps surae
踵骨腱（アキレス腱）　Calcaneal tendon
断裂部位　Rupture site
踵骨隆起　Calcaneal tuberosity

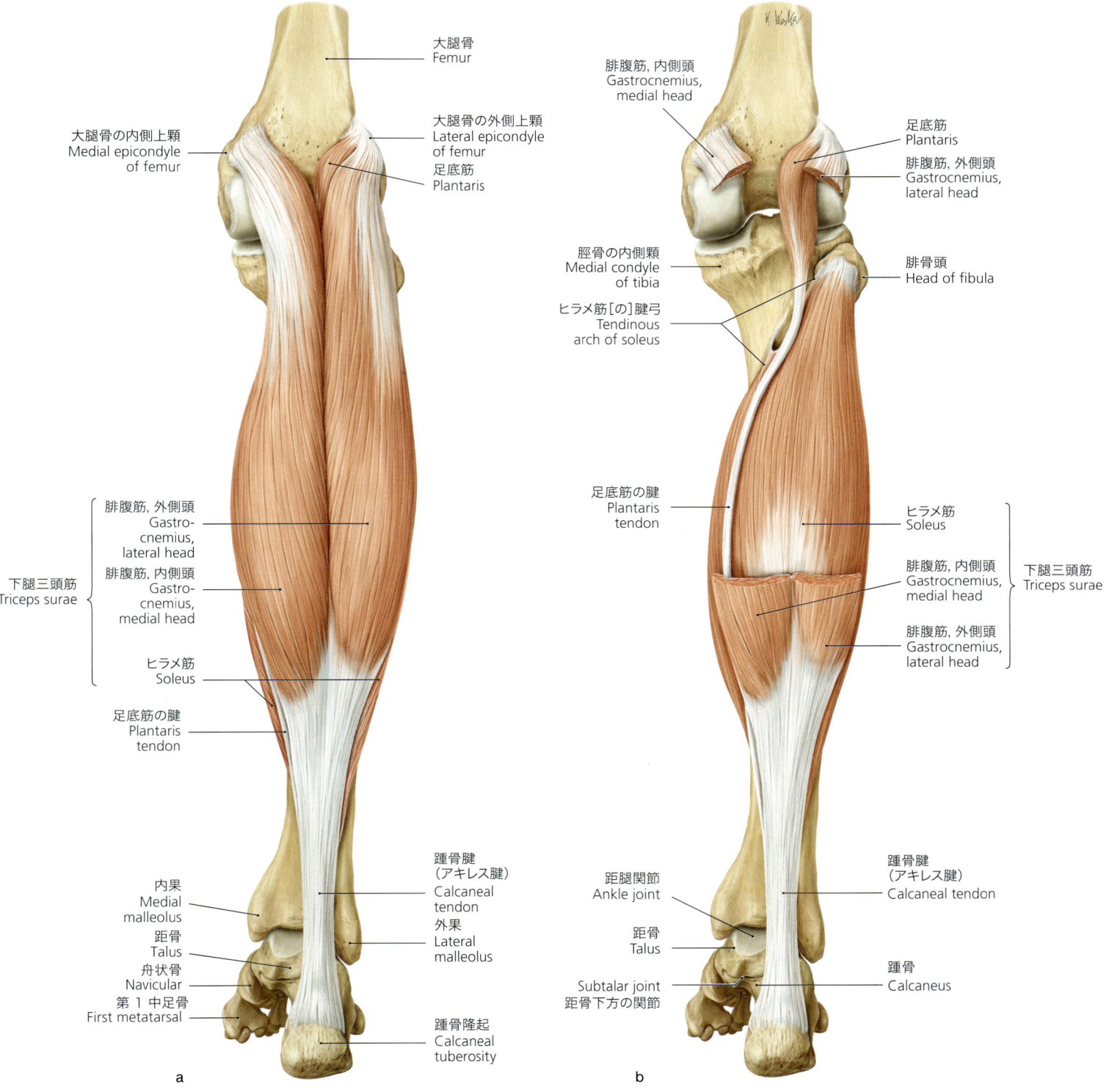

C 浅層の屈筋群（下腿三頭筋と足底筋）
右の下腿，後面．
a 下腿三頭筋の3つの筋頭，すなわち腓腹筋の内側頭，外側頭とヒラメ筋は明確に区別できる．足底筋（起始は腓腹筋の外側頭の上方）は，下腿三頭筋の第4の筋頭としてしばしば示される．

b ヒラメ筋および長くて細い停止腱をもつ足底筋がよく見えるように，腓腹筋の外側頭と内側頭の一部を取り除いてある．

2.9 下腿の筋：後方筋区画（深層の屈筋群）
Leg Muscles: The Posterior Compartment (Deep Flexor Group)

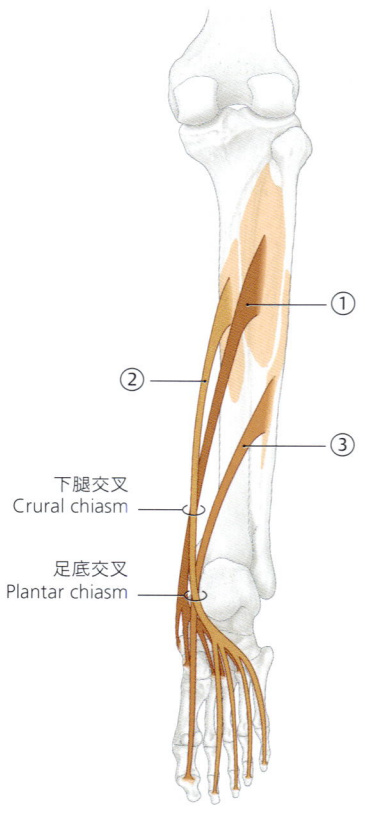

① 後脛骨筋
- 起始　　下腿骨間膜，脛骨と腓骨の隣接面
- 停止　　舟状骨粗面，内側・中間・外側楔状骨，第2-4中足骨底
- 作用
  - ・距腿関節：底屈
  - ・距骨下方の関節（距踵関節＋距踵舟関節）：内がえし
  - ・縦足弓と横足弓の保持
- 神経支配　脛骨神経（L4-S1）

② 長趾屈筋
- 起始　　脛骨後面の中央1/3
- 停止　　第2-5末節骨底
- 作用
  - ・距腿関節：底屈
  - ・距骨下方の関節（距踵関節＋距踵舟関節）：内がえし
  - ・第2-5趾の中足趾節(MTP)関節，近位趾節間(PIP)関節，遠位趾節間(DIP)関節：底屈（屈曲）
- 神経支配　脛骨神経（L5-S2）

③ 長母趾屈筋
- 起始　　腓骨後面の下部2/3，下腿骨間膜の腓骨側
- 停止　　母趾の末節骨底
- 作用
  - ・距腿関節：底屈
  - ・距骨下方の関節（距踵関節＋距踵舟関節）：内がえし
  - ・母趾の中足趾節関節，趾節間(IP)関節：底屈（屈曲）
  - ・内側縦足弓の保持
- 神経支配　脛骨神経（L5-S2）

A　深層の屈筋群の概要

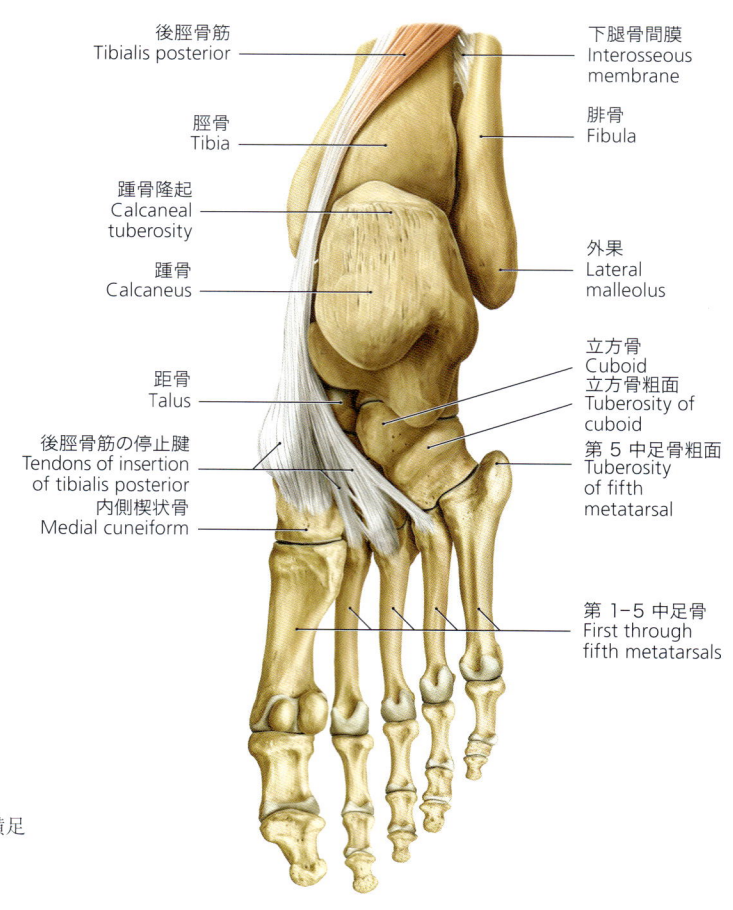

B　後脛骨筋の停止

底屈した右足，底面．

後脛骨筋の停止は扇状に広がっているため，縦足弓（足の縦アーチ）と横足弓（足の横アーチ）の両方の保持に働く．

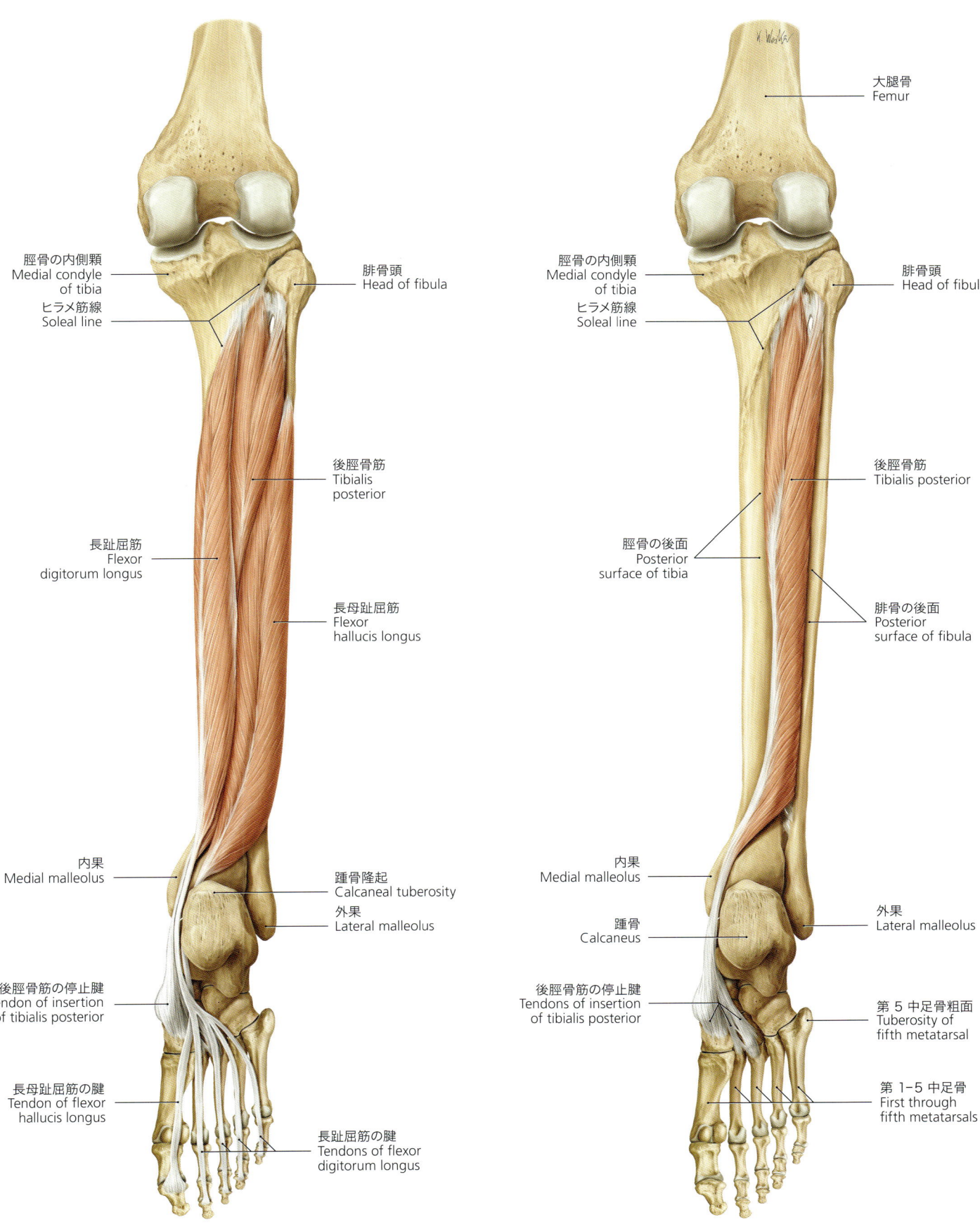

C 深層の屈筋群（後脛骨筋，長趾屈筋，長母趾屈筋）
右の下腿と底屈した足，後面．

D 後脛骨筋
右の下腿と底屈した足，後面．
長趾屈筋と長母趾屈筋は取り除いてある．

2.10 足の内在筋群：足背筋群と足底筋群（外側・内側筋区画）
Intrinsic Muscles of the Foot: The Dorsum and Sole of the Foot (Lateral and Medial Compartments)

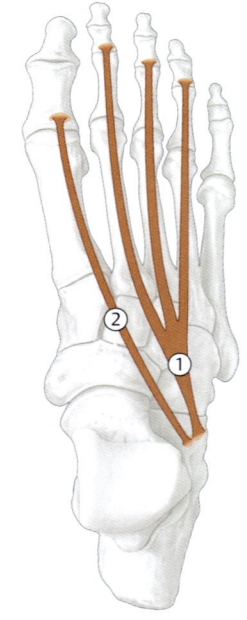

A　足背にある短い筋の概要

① 短趾伸筋
起始　　　踵骨の背面
停止　　　第2-4趾の趾背腱膜，第2-4趾の中節骨底*1
作用　　　第2-4趾の中足趾節（MTP）関節，近位趾節間（PIP）関節：背屈
神経支配　深腓骨神経（L5, S1）

② 短母趾伸筋
起始　　　踵骨の背面
停止　　　母趾の趾背腱膜，母趾の基節骨底
作用　　　母趾の中足趾節（MTP）関節：背屈
神経支配　深腓骨神経（L5, S1）

*1 訳注：第5趾への停止はない．

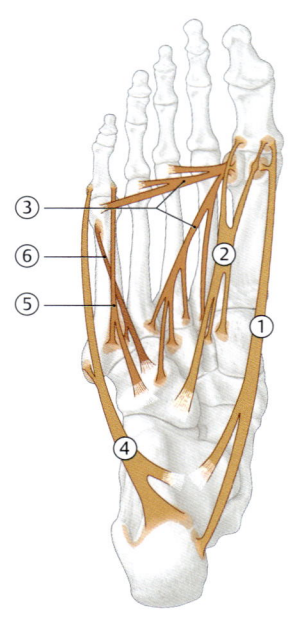

B　足底にある短い筋の概要

① 母趾外転筋
起始　　　踵骨隆起の内側突起，足底腱膜
停止　　　内側種子骨を経由して母趾の基節骨底
作用　　　・母趾の中足趾節（MTP）関節：底屈（屈曲），母趾を体中心方向へ外転
　　　　　・縦足弓の保持
神経支配　内側足底神経（L5, S1）

② 短母趾屈筋
起始　　　内側楔状骨，中間楔状骨，底側踵立方靱帯
停止　　　・内側頭：内側種子骨を経由して母趾の基節骨底
　　　　　・外側頭：外側種子骨を経由して母趾の基節骨底
作用　　　・母趾の中足趾節（MTP）関節：底屈（屈曲）
　　　　　・縦足弓の保持
神経支配　・内側頭：内側足底神経（L5, S1）
　　　　　・外側頭：外側足底神経（S1, S2）

③ 母趾内転筋（この筋は中央筋区画に属するが，便宜上ここで示す）
起始　　　・斜頭：第2-4中足骨底，立方骨，外側楔状骨
　　　　　・横頭：第3-5趾の中足趾節（MTP）関節，深横中足靱帯
停止　　　両頭の腱が合体し外側種子骨を経由して母趾の基節骨底
作用　　　・母趾の中足趾節（MTP）関節：底屈（屈曲），内転
　　　　　・横足弓の保持（横頭）
　　　　　斜頭によって縦足弓の保持
神経支配　外側足底神経（S1, S2）

④ 小趾外転筋
起始　　　踵骨隆起の外側突起と底面，足底腱膜，第5中足骨粗面*2
停止　　　小趾の基節骨底
作用　　　・小趾の中足趾節（MTP）関節：底屈（屈曲），小趾の外転
　　　　　・縦足弓の保持
神経支配　外側足底神経（S1, S2）

⑤ 短小趾屈筋
起始　　　第5中足骨底，長足底靱帯
停止　　　小趾の基節骨底
作用　　　小趾の中足趾節（MTP）関節：底屈（屈曲）
神経支配　外側足底神経（S1, S2）

⑥ 小趾対立筋
起始　　　長足底靱帯，足底にある長腓骨筋の腱鞘
停止　　　第5中足骨
作用　　　第5中足骨を底側および内側にわずかに引く
神経支配　外側足底神経（S1, S2）

*2 訳注：第5中足骨は第4中足骨と強固に連結しており，小趾外転筋が第5中足骨粗面を後方に引いても外転することはない．小趾外転筋は，第5中足骨粗面を起始とする部分と，踵骨を起始とする部分とが協働して，停止である小趾基節骨の外側底を引っ張り，小趾を外転させる．

下肢　2　筋：機能による区分

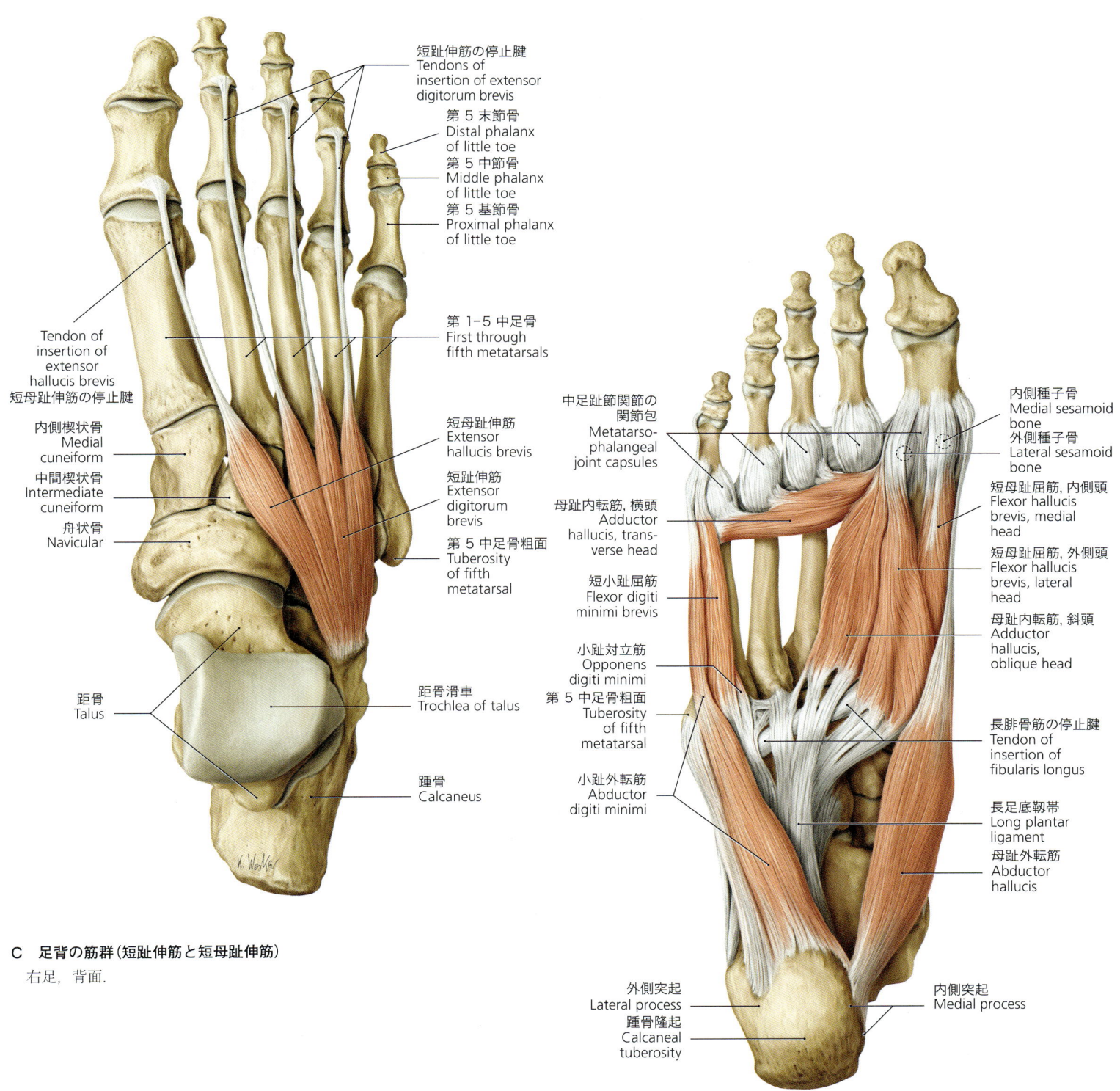

C　足背の筋群（短趾伸筋と短母趾伸筋）
右足，背面．

D　足底における外側・内側筋区画の筋群（母趾外転筋，母趾内転筋*，短母趾屈筋，小趾外転筋，短小趾屈筋，小趾対立筋）
右足，底面．

*母趾内転筋は，中央筋区画の筋群に属する（p. 512 参照）．

2.11 足の内在筋群：足底筋群（中央筋区画[*1]）
Intrinsic Muscles of the Foot: The Sole of the Foot (Central Compartment[*1])

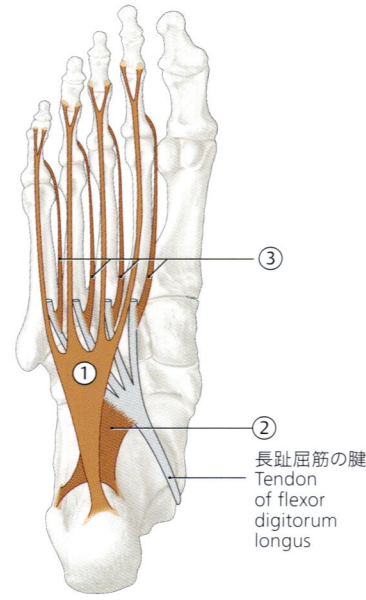

① 短趾屈筋
起始	踵骨隆起の内側結節，足底腱膜
停止	第2-5趾の中節骨底側面
作用	・第2-5趾の中足趾節(MTP)関節，近位趾節間(PIP)関節：底屈（屈曲） ・縦足弓の保持
神経支配	内側足底神経(L5, S1)

② 足底方形筋
起始	踵骨隆起底面の内側縁・底側縁
停止	長趾屈筋腱の外側縁
作用	長趾屈筋の張力の補助および張力の方向をやや変える
神経支配	外側足底神経(S1, S2)

③ 第1-4虫様筋
起始	長指屈筋腱の内側縁
停止	第2-5趾の趾背腱膜
作用	・第2-5趾の中足趾節(MTP)関節：底屈（屈曲） ・第2-5趾の近位趾節間(PIP)関節，遠位趾節間(DIP)関節：背屈 ・開いた趾を閉じる（第2-5趾を母趾側に内転させる）
神経支配	・第1・2(・3)虫様筋：内側足底神経(S1, S2)[*2] ・第(2・3・)4虫様筋：外側足底神経(S1, S2)[*2]

A 短趾屈筋，足底方形筋，第1-4虫様筋の概要

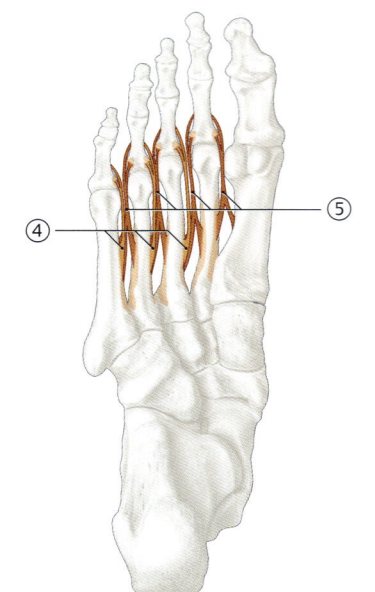

④ 第1-3底側骨間筋
起始	第3-5中足骨の内側縁
停止	第3-5趾の基節骨底内側，第3-5趾の趾背腱膜
作用	・第3-5趾の中足趾節(MTP)関節：底屈（屈曲） ・第3-5趾の近位趾節間(PIP)関節，遠位趾節間(DIP)関節：背屈 ・開いた趾を閉じる（第3-5趾を第2趾側に内転させる）
神経支配	外側足底神経(S1, S2)

⑤ 第1-4背側骨間筋
起始	二頭に分かれ第1-5中足骨の互いに向かい合った面
停止	・第1背側骨間筋：第2趾の基節骨底内側，第2趾の趾背腱膜 ・第2-4背側骨間筋：第2-4趾の基節骨底外側，第2-4趾の趾背腱膜
作用	・第2-4趾の中足趾節(MTP)関節：底屈（屈曲） ・第2-4趾の近位趾節間(PIP)関節，遠位趾節間(DIP)関節：背屈 ・趾を広げる（第3・4趾を第2趾から外転させる）
神経支配	外側足底神経(S1, S2)

B 第1-3底側骨間筋，第1-4背側骨間筋の概要

[*1] 母趾内転筋は，中央筋区画に属するが，ここでは示されていない（p. 511 参照）．
[*2] 訳注：個体による変異が多い．

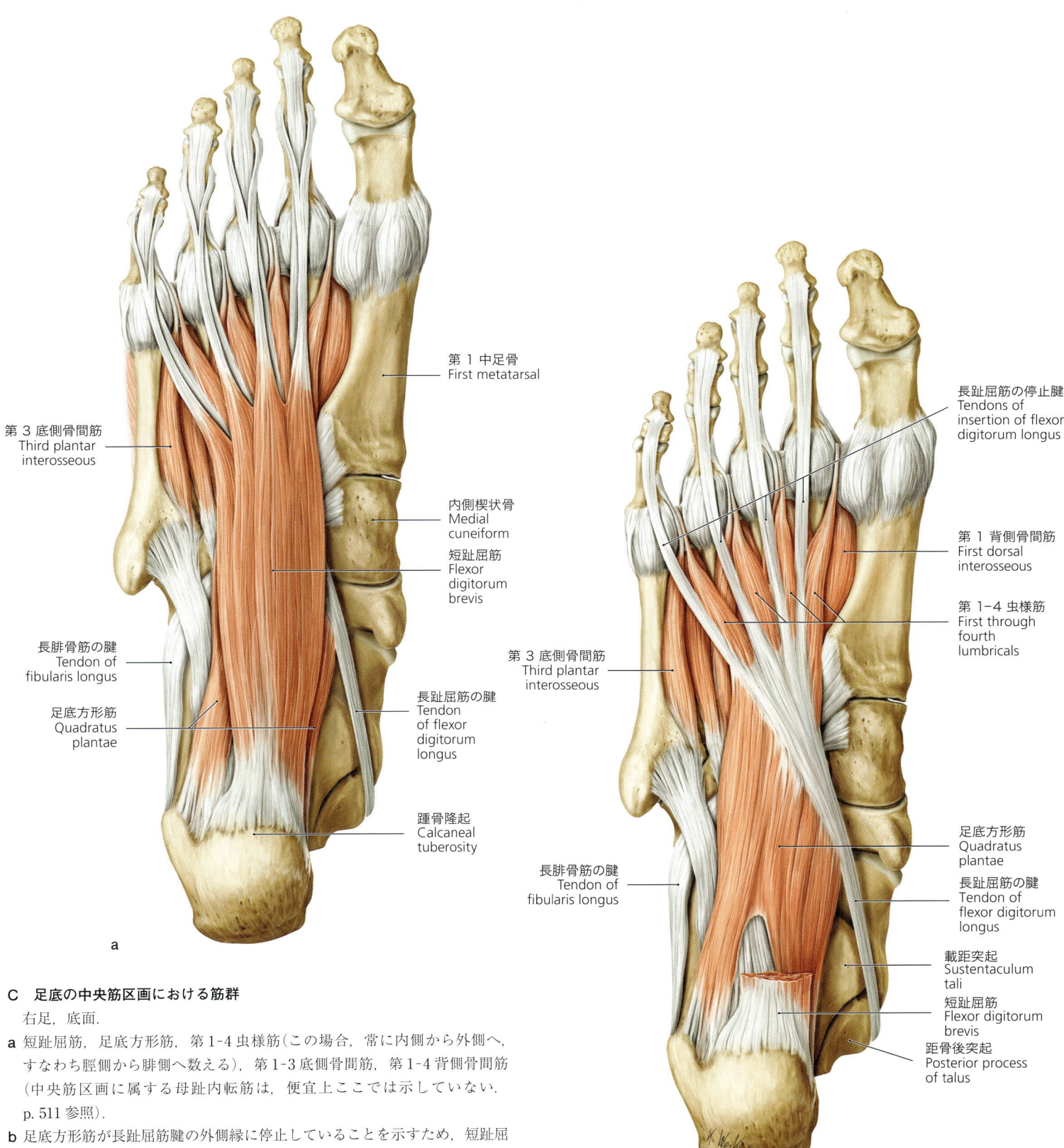

C 足底の中央筋区画における筋群

右足，底面．

a 短趾屈筋，足底方形筋，第1-4虫様筋（この場合，常に内側から外側へ，すなわち脛側から腓側へ数える），第1-3底側骨間筋，第1-4背側骨間筋（中央筋区画に属する母趾内転筋は，便宜上ここでは示していない．p. 511参照）．

b 足底方形筋が長趾屈筋腱の外側縁に停止していることを示すため，短趾屈筋を起始の近くで取り除いてある．

Note 第1-4虫様筋が長趾屈筋腱の内側縁に付着しているため，これがいわゆる"移動可能な起始"となっていることに注意すること．長趾屈筋が収縮した時，すなわち短くなった時，虫様筋の起始は近位側に移動させられる．このようにして，虫様筋はあらかじめ引き伸ばされた状態になる．これによって，虫様筋はさらによく収縮できるようになり，より大きな筋力を発揮できる．

下肢　2　筋：機能による区分

2.12 筋作用の概観：股関節 Overview of Muscle Functions: The Hip Joint

A　股関節における運動

作用	運動域	筋（機能的な重要性に基づいて降順にリストされている）	神経支配	「該当する」脊髄分節
屈曲（前屈）	120〜140°	・腸腰筋（大腰筋）　（腸骨筋）	・腰神経叢からの直接の分枝	・L1-L4
			・大腿神経	・L1-L4
		・大腿直筋	・大腿神経	・L1-L4
		・大腿筋膜張筋	・上殿神経	・L4-S1
		・縫工筋	・大腿神経	・L1-L4
		・恥骨筋	・大腿神経	・L1-L4
			閉鎖神経	・L2-L4
		・長内転筋	・閉鎖神経	・L2-L4
		・短内転筋	・閉鎖神経	・L2-L4
		・薄筋	・閉鎖神経	・L2-L4
		・中殿筋と小殿筋（前部線維）	・上殿神経	・L4-S1
伸展（後屈）	20°	・大殿筋	・下殿神経	・L5-S2
		・半腱様筋	・脛骨神経	・L5-S2
		・半膜様筋	・脛骨神経	・L5-S2
		・大腿二頭筋（長頭）	・脛骨神経	・L5-S2
		・中殿筋と小殿筋（後部線維）	・上殿神経	・L4-S1
		・大内転筋	・閉鎖神経	・L2-L4
			・脛骨神経	・L4, L5
		・梨状筋	・仙骨神経叢からの直接の分枝	・L5-S2
		・内閉鎖筋	・仙骨神経叢からの直接の分枝	・L5-S2
外転	50〜80°	・中殿筋	・上殿神経	・L4-S1
		・大腿筋膜張筋	・上殿神経	・L4-S1
		・大殿筋（上部線維）	・下殿神経	・L5-S2
		・小殿筋	・上殿神経	・L4-S1
		・梨状筋	・仙骨神経叢からの直接の分枝	・L5-S2
		・縫工筋	・大腿神経	・L1-L4
内転	20〜30°	・大内転筋	・閉鎖神経	・L2-L4
			・脛骨神経	・L4, L5
		・長内転筋	・閉鎖神経	・L2-L4
		・短内転筋	・閉鎖神経	・L2-L4
		・大殿筋（下部線維）	・下殿神経	・L5-S2
		・恥骨筋	・大腿神経	・L1-L4
			閉鎖神経	・L2-L4
		・薄筋	・閉鎖神経	・L2-L4
		・半腱様筋	・脛骨神経	・L5-S2
		・半膜様筋	・脛骨神経	・L5-S2
		・大腿二頭筋（長頭）	・脛骨神経	・L5-S2
		・大腿方形筋	・仙骨神経叢からの直接の分枝および/または下殿神経	・L5-S2
		・内閉鎖筋	・仙骨神経叢からの直接の分枝	・L5-S2
		・外閉鎖筋	・閉鎖神経	・L2-L4
内旋	40°	・中殿筋と小殿筋（前部線維）	・上殿神経	・L4-S1
		・大腿筋膜張筋	・上殿神経	・L4-S1
		・大内転筋（大腿骨内側上顆への腱性の付着）	・脛骨神経	・L4, L5
外旋	30〜50°	・大殿筋	・下殿神経	・L5-S2
		・内閉鎖筋	・仙骨神経叢からの直接の分枝	・L5-S2
		・梨状筋	・仙骨神経叢からの直接の分枝	・L5-S2
		・双子筋	・仙骨神経叢からの直接の分枝	・L5-S2
		・大腿方形筋	・仙骨神経叢からの直接の分枝および/または下殿神経	・L5-S2
		・外閉鎖筋	・閉鎖神経	・L2-L4
		・中殿筋と小殿筋（後部線維）	・上殿神経	・L4-S1
		・大内転筋	・閉鎖神経	・L2-L4
			・脛骨神経	・L4, L5
		・長内転筋	・閉鎖神経	・L2-L4
		・短内転筋	・閉鎖神経	・L2-L4
		・恥骨筋	・大腿神経	・L1-L4
			閉鎖神経	・L2-L4
		・縫工筋	・大腿神経	・L1-L4
		・腸腰筋（大腰筋と腸骨筋）	・腰神経叢からの直接の分枝	・L1-L4
			大腿神経	・L1-L4

a 屈曲 Flexion
b 伸展 Extension
c 外転 Abduction
d 内転 Adduction
e 内旋 Inner rotation/internal rotation/medial rotation
f 外旋 Outer rotation/external rotation/lateral rotation

B　股関節における運動

下肢　2　筋：機能による区分

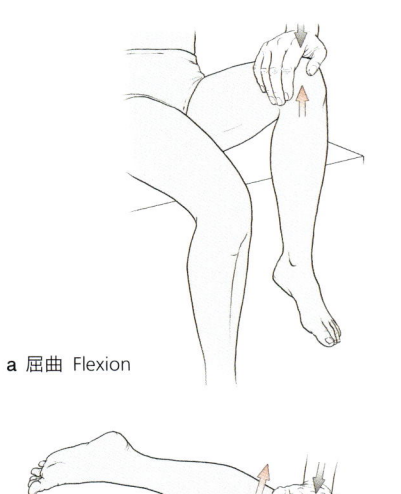

a 屈曲 Flexion

b 伸展 Extension

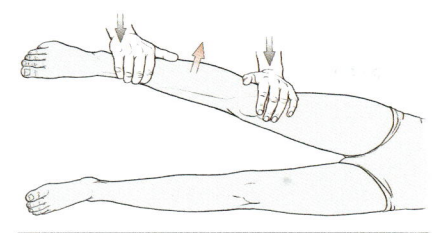

c 外転 Abduction

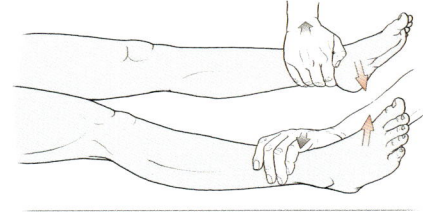

d 内転 Adduction

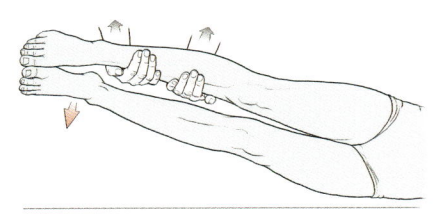

e 側臥位における重力による外転
Abduction caused by gravity lying on the side

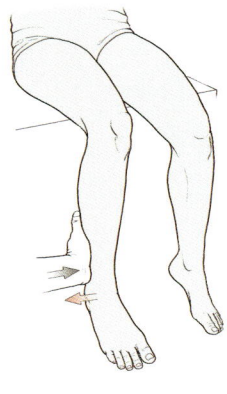

f 内旋 Inner rotation/internal rotation/medial rotation

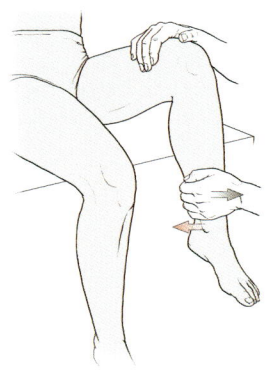

g 外旋 Outer rotation/external rotation/lateral rotation

C　股関節に作用する筋の機能テスト

筋力の検査には，患者が力を発揮して抵抗を動かすか，あるいは外から加えられた力に対して，動かないように力を発揮してもらうといった方法がある．いずれの方法においても，発揮された筋力は0～5のスケールを利用して評価する．

D　股関節に作用する筋の短縮＊および筋力低下に関する臨床的症状

筋	筋短縮の場合の症状	筋力低下の場合の症状
屈筋	股関節の屈筋群の短縮では，骨盤が前傾し，腰椎の前弯が強くなり，股関節の伸展域が狭まる．片側のみの短縮では，骨盤が斜めにひねられ，それによって，短縮が生じた側の特に仙腸関節に機能障害が起こる．	屈筋群の筋力低下によって，階段や坂を上がる，背臥位（仰臥位）から上体を引き起こす，座位において背もたれに寄りかかった姿勢から上体を引き起こすといった日常動作が著しく阻害される．歩行時には，下肢は股関節で屈曲するのではなく，分回し（ぶんまわし circumduction）あるいは骨盤の前方への運動がみられる．
伸筋	大殿筋の短縮は，まれである．ハムストリングスの短縮では，股関節の伸展が大きくなり，腰椎が前屈した立位姿勢を特徴とする．	股関節伸筋群の筋力が弱まると，歩行立脚期における安定性が悪くなる現象がよくみられる．これを補うために，上体を後ろに倒して支える姿勢をとる（靱帯を利用した支持として，腸骨大腿靱帯が重要な役割を果たす）．
外転筋	外転筋群の短縮では，骨盤が前頭面（冠状面）内で傾き，短縮した側の下肢が機能的に長くなる．このため，長くなった下肢の分を補償するために，膝関節の屈曲が大きくなる．	筋による姿勢保持ができなくなるため，歩行立脚期において骨盤の支持が不十分になり，骨盤が健側に傾く（トレンデレンブルク徴候 Trendelenburg sign）．筋があまり弱化していない場合，上体を患側に倒すことによって骨盤の傾きを少なくしようとする現象がみられる（デュシェンヌ徴候 Duchenne sign）．
内転筋	内転筋群の短縮では，骨盤が前頭面内で傾き，短縮した側の下肢が機能的に短くなる．	内転筋群の弱化の影響は，通常，これらの筋をよく使う，例えば乗馬やスキーにおいて顕著になる（例：乗馬では，馬の上にしっかりとまたがっていられない）．
内旋筋	股関節を完全に外旋することが不可能になる．そのため，あぐらをかくことができなくなる．	外旋筋群の方が明確に優位になる（立位姿勢と歩行において，つま先がさらに外を向く）．
外旋筋	短い外旋筋群の短縮では，仙骨が片側に引っ張られてしまうことによって，特に仙腸関節における機能障害が生じる．	患側下肢の内旋状態が強くなる（歩行時，つま先が内側を向く）．

＊訳注：短縮，萎縮と拘縮（筋性拘縮）の違い：短縮は筋長が短くなったままになる状態，萎縮は筋がやせてしまう状態で，拘縮は，筋がある長さで固定され，伸び縮みできなくなる状態である．したがって筋は萎縮や拘縮によって必ずしも短くなるとは限らない．「筋短縮症」という疾患があるが，これは筋が物理的な刺激で破壊され，固形化したもので，必ずしも長さが短くなるとは限らない．

2.13 筋作用の概観：膝関節
Overview of Muscle Functions: The Knee Joint

A　膝関節における運動

作用	運動域	筋（機能的な重要性に基づいて降順にリストされている）	神経支配	「該当する」脊髄分節
屈曲	120～150°	・半膜様筋	・脛骨神経	・L5-S2
		・半腱様筋	・脛骨神経	・L5-S2
		・大腿二頭筋		
		-長頭	・脛骨神経	・L5-S2
		-短頭	・総腓骨神経	・L5-S2
		・薄筋	・閉鎖神経	・L2-L4
		・縫工筋*	・大腿神経	・L1-L4
		・腓腹筋（内側頭，外側頭）	・脛骨神経	・S1, S2
		・膝窩筋	・脛骨神経	・L5-S2
		・足底筋	・脛骨神経	・S1, S2
伸展	5～10°	・大腿四頭筋	・大腿神経	・L1-L4
		-大腿直筋		
		-外側広筋		
		-内側広筋		
		-中間広筋		
内旋	10°	・半膜様筋	・脛骨神経	・L5-S2
		・半腱様筋	・脛骨神経	・L5-S2
		・薄筋	・閉鎖神経	・L2-L4
		・縫工筋	・大腿神経	・L2-L4
		・膝窩筋	・脛骨神経	・L5-S2
外旋	30～40°	・大腿二頭筋		
		-長頭	・脛骨神経	・L5-S2
		-短頭	・総腓骨神経	・L5-S2

*訳注：縫工筋は，膝関節が完全伸展位に近い時は，伸展に作用する（p. 500, *1訳注参照）．

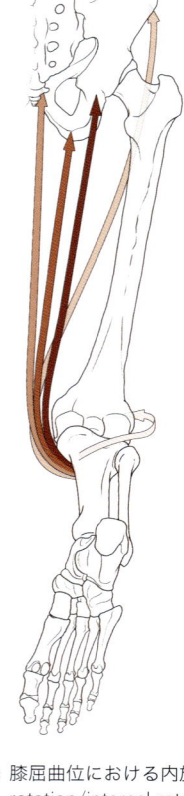

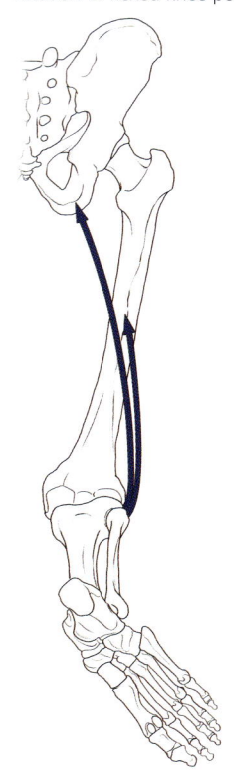

c 膝屈曲位における内旋　Inner rotation/internal rotation/medial rotation in flexed knee position

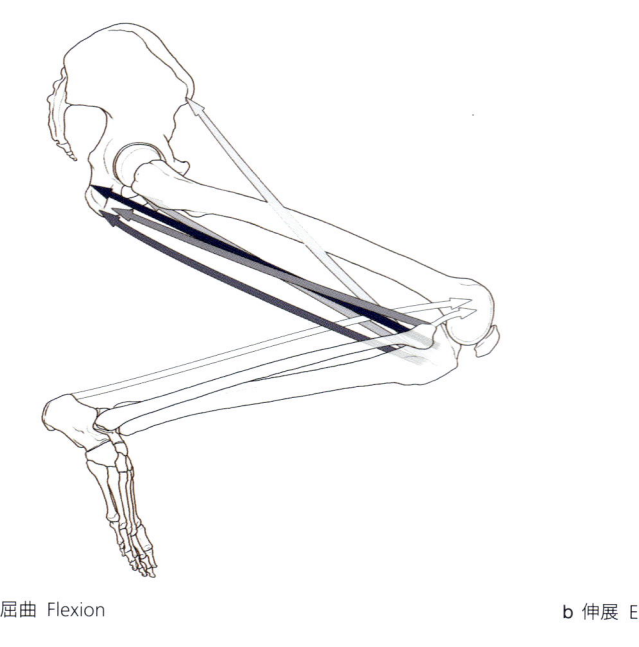

a 屈曲 Flexion　　b 伸展 Extension

d 膝屈曲位における外旋 Outer rotation/external rotation/lateral rotation in flexed knee position

B　膝関節における運動

C 膝関節に作用する筋の短縮および筋力低下に関する臨床的症状

筋	筋短縮の場合の症状	筋力低下の場合の症状
屈筋	股関節が屈曲位にある時膝関節の伸展は制限を受け，股関節が伸展位にある時膝関節の屈曲は制限を受ける．立位では，膝関節の屈筋，特に両側のハムストリングスの短縮によって，骨盤は直立し，腰椎の前弯が弱まる．短縮が片側の場合，骨盤への張力が不均等になるため骨盤が斜めにひねられ，仙腸靱帯における機能障害が起こる．	ハムストリングスの筋力低下は，膝関節と股関節の両方において観察できる．立位では，骨盤の前傾が大きくなり，同時に膝関節の過伸展がみられる．臨床的な外見では，伸筋群の筋力が低下した時の症状に似ている．
伸筋	短縮は，大腿四頭筋の中で唯一の二関節筋である大腿直筋でよくみられる．これによって膝関節の屈曲は制限を受け，また，股関節における伸展も制限を受け，これを補うために腰椎の前弯が強くなる．	膝関節伸筋の弱化は，例えば階段や坂を上がる，イスから立ち上がるあるいはイスに腰掛けるといった基本的な機能をかなり制限することになる．立位では，これを補償するために，体重心をより前にもっていき，膝関節を過伸展させる（反張膝 genu recurvatum）．体重は，伸張させる力として作用する．
内旋筋	外旋が制限を受ける．	下腿の外旋が強くなる．
外旋筋	内旋が制限を受ける．	下腿の内旋が強くなる．

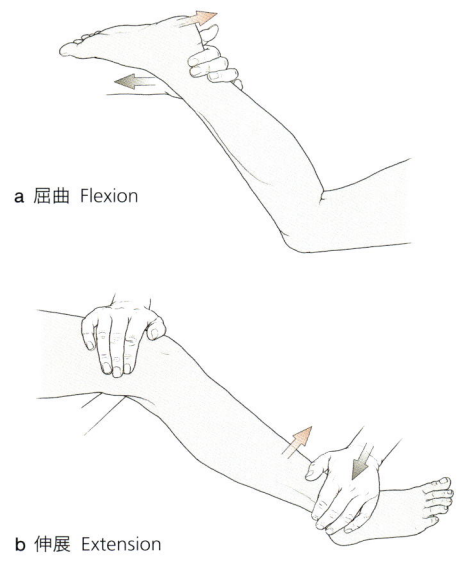

a 屈曲 Flexion

b 伸展 Extension

D 膝関節に作用する筋の機能テスト

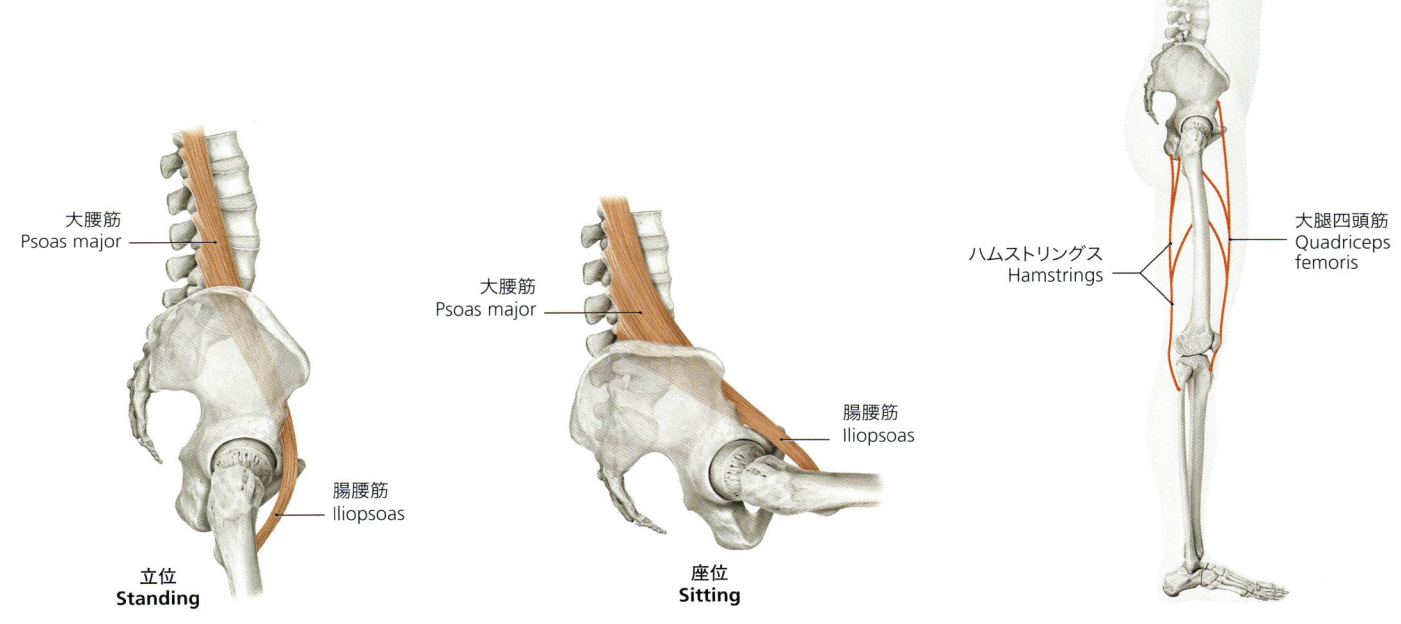

立位 Standing

座位 Sitting

E 筋の不均衡

腸骨筋は，ここには示されていない．各関節を詳細に調べる場合，可動域の測定（中立姿勢法，p.52参照）のほかに，筋の作用もよく調べてみる必要がある．この場合，各筋の収縮と弛緩のそれぞれの能力を調べるだけでなく，筋力発揮のバランスと筋の協調作用における障害も確かめておく必要がある．ある筋と，その拮抗筋，すなわちそれぞれ反対の作用を行う筋同士の間で，力の発揮に差が生じてしまったような場合，これを「筋の不均衡 disbalance of muscle」と呼ぶ．この例として，持続性筋 tonic muscle と瞬発性筋 phasic muscle 間の不均衡がある．**持続性筋**は，大部分が収縮速度の遅い筋線維からできており，障害が生じた時には早く短縮してしまう傾向にあり（p.60参照），一方，**瞬発性筋**は，収縮速度の速い筋線維で構成され，障害が生じた時には早く弱化（萎縮）してしまう傾向にある．この不均衡は，私たちの文化的な生活様式における座りっぱなしの状態，運動不足，固定観念にとらわれた運動トレーニング，そして悪い姿勢を，日常生活だけでなく，職場においても行ってきた結果である．単に行動パターンを変化させるだけで，運動の多様性が増し，運動の質が高まり，刺激が不足するのを効果的に予防することになる．

筋の不均衡が生じる例

・長時間の座りっぱなしの姿勢は，両側の腸腰筋（起立位の状態が，この筋の基本的な長さである）の構造的な短縮を進行させ，股関節の伸筋群（特に大殿筋とハムストリングス）を明らかに弱くしてしまう，そしてそれによって副次的に補償作用として起きる腰椎前弯の過度の進行からくる障害の可能性を高めることになる．

・ハイヒールは，大腿四頭筋の緊張を高め，この筋に大きな負担を強いる．これに対してこの拮抗筋であるハムストリングスは，常に刺激が少ない状態になるため退化し，短縮する．

2.14 筋作用の概観：足関節（距腿関節，距骨下方の関節，横足根関節）
Overview of Muscle Functions: The Ankle Joint

A　足関節[*1]（距腿関節，距骨下方の関節および横足根関節）における運動[*2]

作用[*3]	運動域	筋（機能的な重要性に基づいて降順にリストされている）	神経支配	「該当する」脊髄分節
底屈（屈曲）	40～50°	・下腿三頭筋 ・長腓骨筋 ・短腓骨筋 ・長母趾屈筋 ・長趾屈筋 ・後脛骨筋 ・足底筋	・脛骨神経 ・浅腓骨神経 ・浅腓骨神経 ・脛骨神経 ・脛骨神経 ・脛骨神経 ・脛骨神経	・S1, S2 ・L5, S1 ・L5, S1 ・L5-S2 ・L5-S2 ・L4-S1 ・S1, S2
背屈（伸展）	20～30°	・前脛骨筋 ・長趾伸筋 ・長母趾伸筋 ・第3腓骨筋（存在しない場合もある）	・深腓骨神経 ・深腓骨神経 ・深腓骨神経 ・深腓骨神経	・L4, L5 ・L4-S1 ・L5, S1 ・L4-S1
内がえし	60°	・下腿三頭筋 ・後脛骨筋 ・長母趾屈筋 ・長趾屈筋 ・前脛骨筋 ・（長母趾伸筋）	・脛骨神経 ・脛骨神経 ・脛骨神経 ・脛骨神経 ・深腓骨神経 ・深腓骨神経	・S1, S2 ・L4-S1 ・L5-S2 ・L5-S2 ・L4, L5 ・L5, S1
外がえし	30°	・長腓骨筋 ・短腓骨筋 ・長趾伸筋 ・（長母趾伸筋）	・浅腓骨神経 ・浅腓骨神経 ・深腓骨神経 ・深腓骨神経	・L5, S1 ・L5, S1 ・L4-S1 ・L5, S1

[*1] 訳注：日本語の解剖学用語では，足関節は距腿関節のみを意味し，足関節の運動を距腿関節における運動としてとらえているものがほとんどであるが，足の運動は実際には距腿関節，距骨下方の関節，横足根関節における複合運動である．

[*2] 訳注：足部の運動は，基本姿勢において足が下腿に対してほぼ直角に位置するため，外在筋の腱の多くが，下腿から足部にかけてやはりほぼ直角に曲がって足に停止する．さらにこれらの腱は足の軸からかなり外れた位置を通過するため，筋が作用すると足は，ねじれながら複合的な運動をすることになる．さらに，足は能動的に筋が動かすだけではなく，体重を支持するために地面の形状によって他動的に「運動させられる」ということもあって，その運動はさらに複雑になる．

[*3] 訳注：臨床系の学会（日本リハビリテーション医学会，日本整形外科学会，日本足の外科学会）から，足の運動用語について定義の変更（2022年4月改訂）が告知されている．それまでの定義では「内がえし inversion」「外がえし eversion」を3平面での複合運動，「回外 supination」「回内 pronation」を前額面での運動としていたが，英語圏での慣用に合わせてこれを入れ替え，日本語の「回外」は足の底屈，内転（下腿に対してつま先が内方を向く），内がえしの組み合わさった複合運動，「回内」は足の背屈，外転（下腿に対してつま先が外方を向く），外がえしの組み合わさった複合運動と定義されるようになった．原版では上記の内転，外転について触れられていないが，実際には起こる．

C　足関節および距骨下方の関節の軸と足の外在筋（起始が足の外にある筋）の腱が通る位置

上方から見た足関節の軸および距骨下方の関節の軸．それぞれの軸に対する各腱の通過位置によって，それらの筋は底屈，背屈，外がえし，内がえしに作用する．

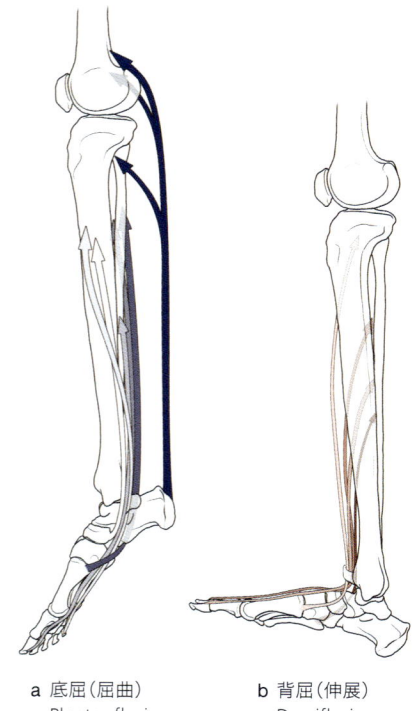

a 底屈（屈曲）　　b 背屈（伸展）
　Plantar flexion　　Dorsiflexion

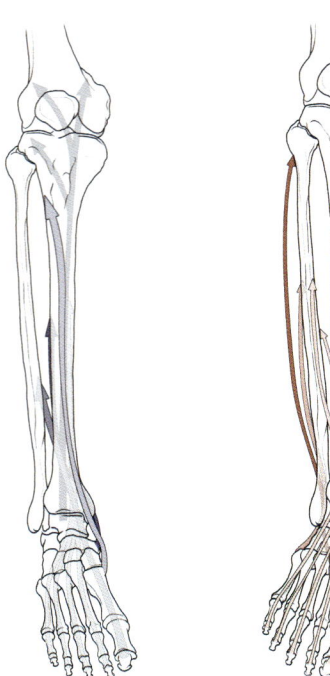

c 足の内側縁の挙上（回外）
Elevation of the medial part of the foot (supination)

d 足の外側縁の挙上（回内）
Elevation of the lateral part of the foot (pronation)

B　距腿関節，距骨下方の関節および横足根関節における運動

訳注：回外では足底は内側に，回内では外側に向くので注意すること．手の運動と関連づけると理解しやすい．「回外 supination」の原義はあおむけ supine の運動，「回内 pronation」の原義はうつぶせ prone の運動．

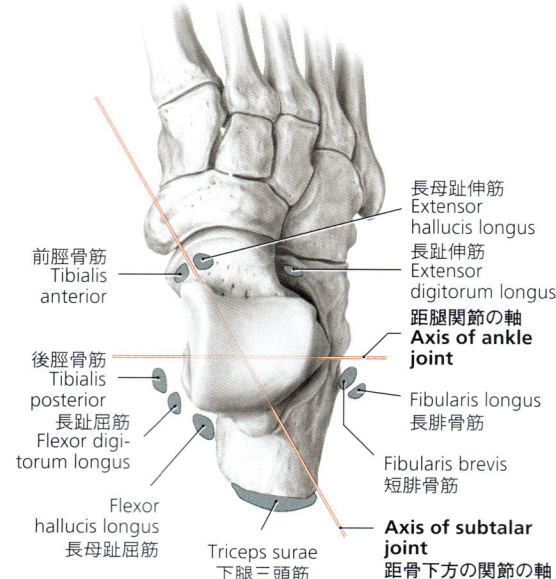

前脛骨筋 Tibialis anterior
長母趾伸筋 Extensor hallucis longus
長趾伸筋 Extensor digitorum longus
距腿関節の軸 Axis of ankle joint
後脛骨筋 Tibialis posterior
長趾屈筋 Flexor digitorum longus
Fibularis longus 長腓骨筋
Fibularis brevis 短腓骨筋
Flexor hallucis longus 長母趾屈筋
Triceps surae 下腿三頭筋
Axis of subtalar joint 距骨下方の関節の軸

下肢　2　筋：機能による区分

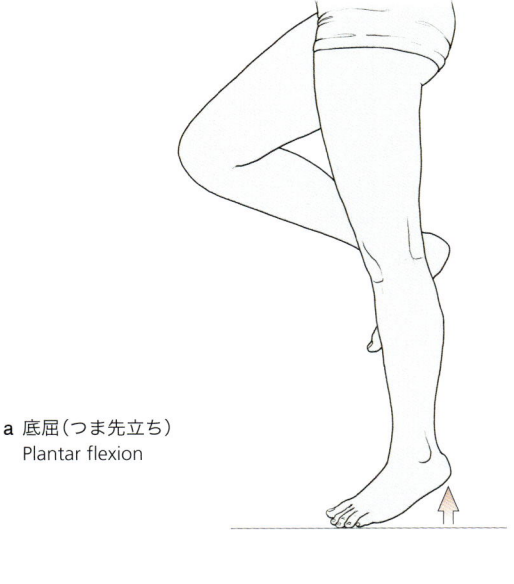

a 底屈（つま先立ち）
Plantar flexion

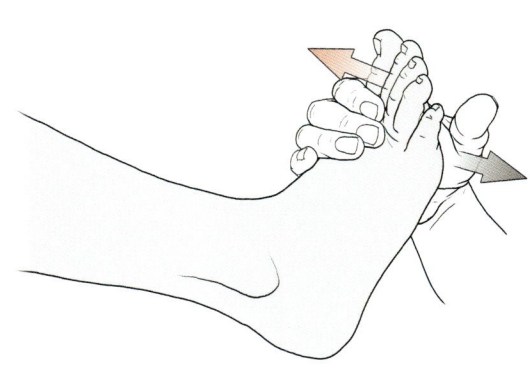

b 背屈
Dorsiflexion

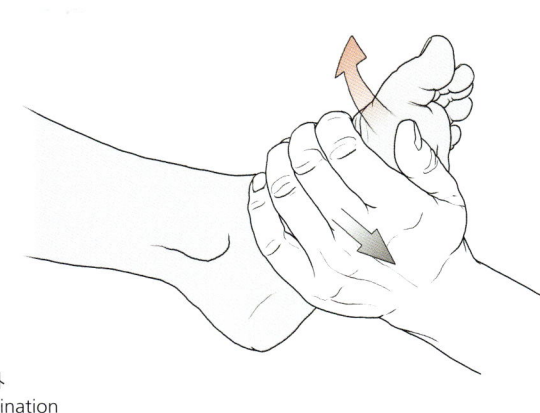

c 回外
Supination

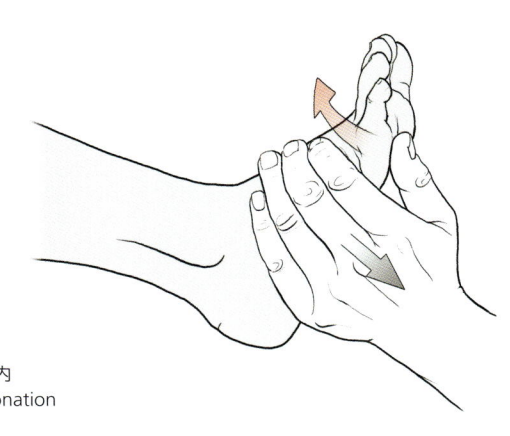

d 回内
Pronation

D　距腿関節，距骨下方の関節の機能テスト

E　距腿関節，距骨下方の関節に作用する筋の短縮および筋力低下に関する臨床的症状

筋	筋短縮の場合の症状	筋力低下の場合の症状
底屈筋	底屈に作用する筋，特に下腿三頭筋の短縮によって尖足と足の内反が同時に起こる（内反尖足 pes equinovarus）．これによって下肢が機能的に長くなるので，立位では膝を屈曲させることによってこれを補償する．歩行時は，長くなった下肢を遊脚期にさらに持ち上げて前に振るために，股関節の屈曲も大きくなる．	一般的には，つま先立ちができなくなり，ジャンプ力が明らかに低下する．踵骨が直立し，踵足変形 pes calcaneus（踵支持，尖足の逆）が起きる（歩行時に足部の蹴り出しがみられない）．立位では，膝関節の伸展が強まる．
背屈筋	背屈筋群の短縮によって，底屈が制限を受け，足の蹴り出し時の動作が阻害される．踵足変形となることが多い．	歩行遊脚期において，つま先が十分に持ち上がらない．これを補償するために，股関節と膝関節の屈曲が大きくなる．このような足の背屈筋の機能低下で典型的な歩行様式は，鶏状歩行，アヒル歩行と呼ばれる．
回外筋	この筋の短縮によって内反尖足が起こる．歩行時には足底の外側への荷重が増える．	回外筋の弱化によって足は外反足となる．これによって足の内側への荷重が大きくなる．
回内筋	回内に作用する筋（例えば腓骨筋群）に短縮が起こると，足は底屈し，回内する（外反尖足 pes equinovalgus）．	回内筋の弱化は，距腿関節および距骨下方の関節における変位をよく引き起こす（いわゆる内反損傷 varus injury）．

3.1 大腿，骨盤，殿部の筋，内側面と前面
Muscles of the Thigh, Hip and Gluteal Region from Medial and Anterior Views

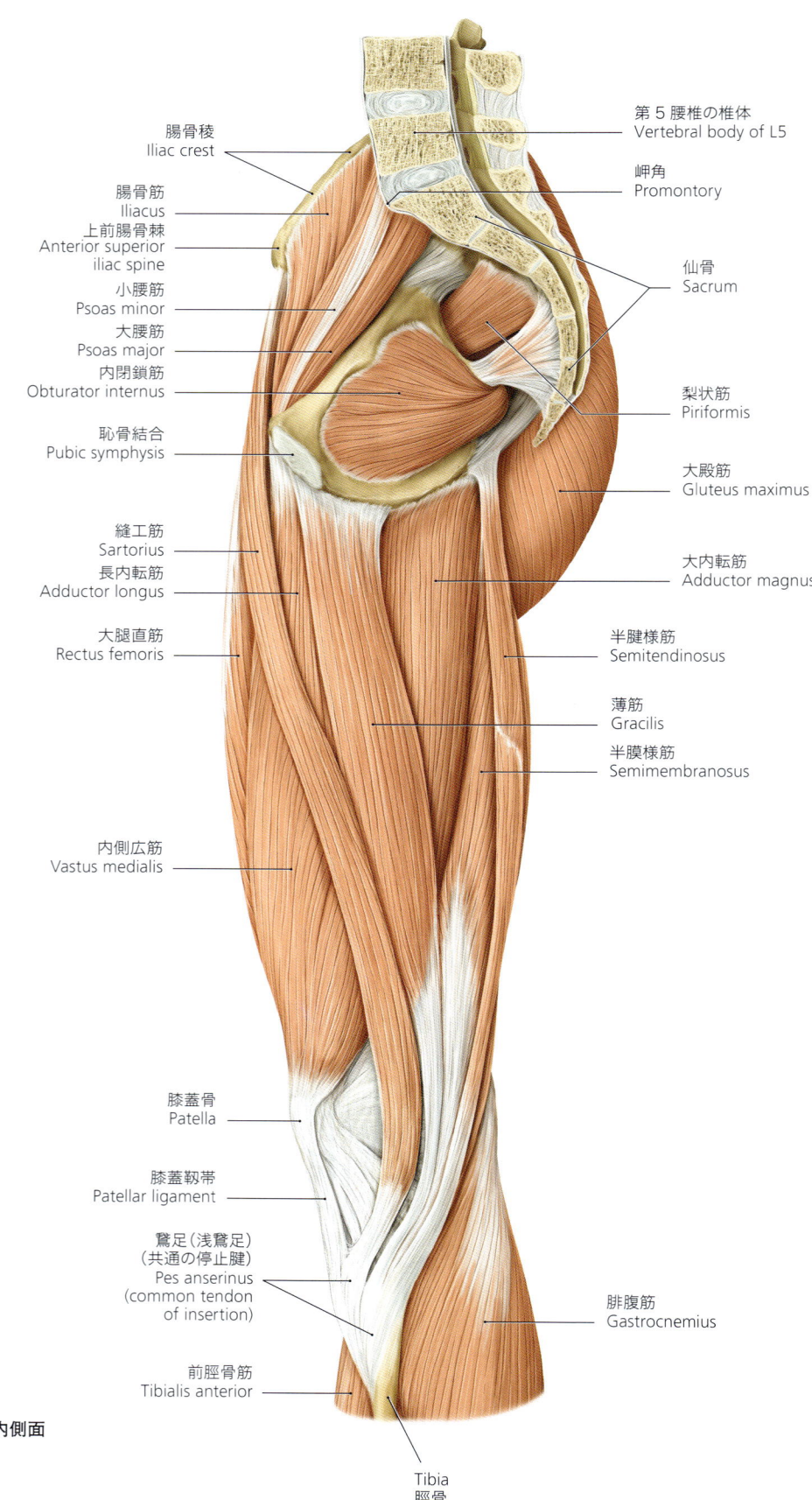

A　右の大腿，骨盤，殿部の筋，内側面

下肢　3　筋：局所解剖

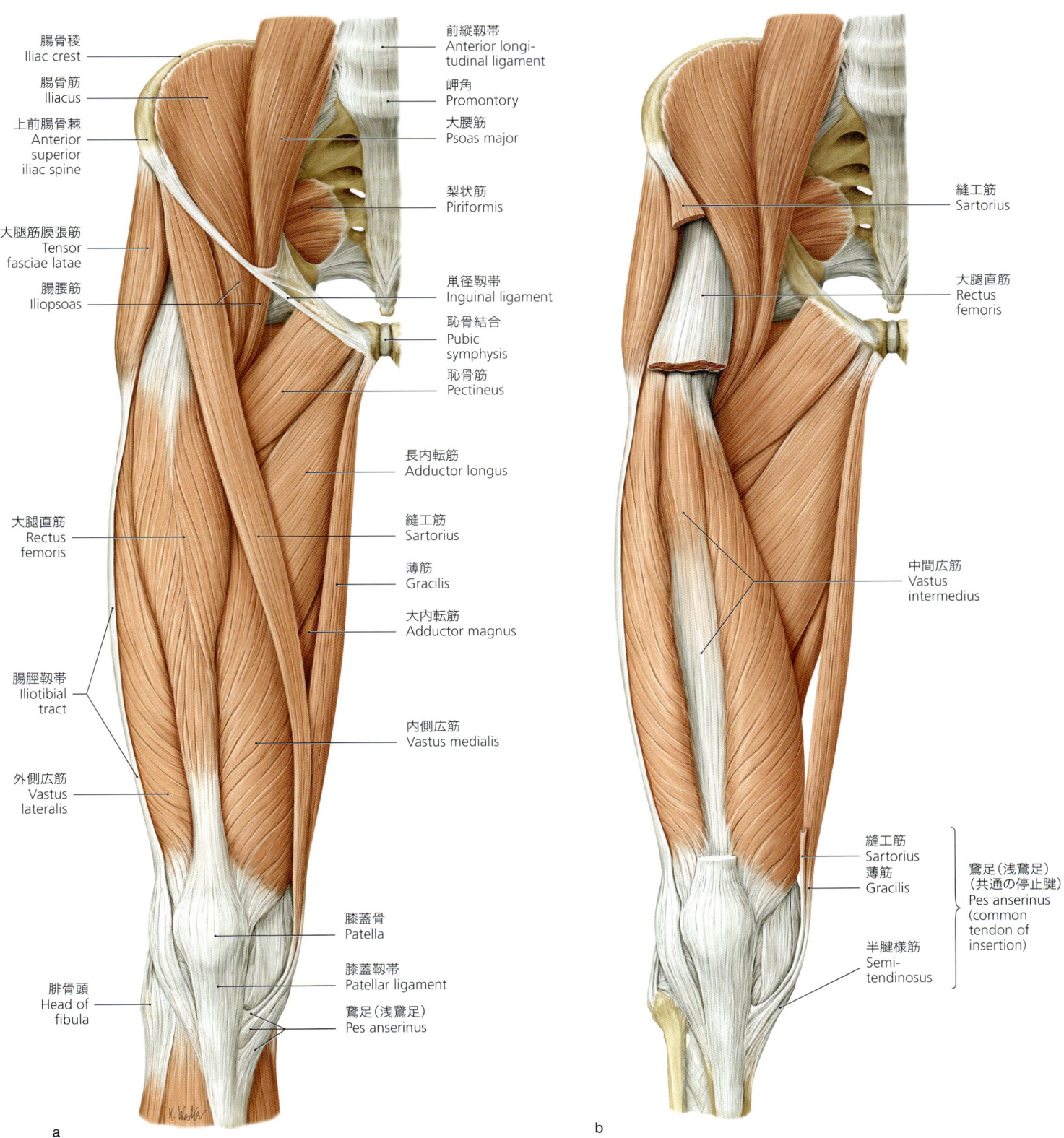

B　右の大腿，骨盤，殿部の筋，前面
a　大腿部の筋膜（大腿筋膜，p. 563 参照）は，大腿の外側を縦に走る腸脛靱帯を残して取り除いてある．
b　縫工筋と大腿直筋は部分的に取り除いてある．

3.2 大腿，骨盤，殿部の筋，前面：起始と停止
Muscles of the Thigh, Hip, and Gluteal Region from Anterior View: Origins and Insertions

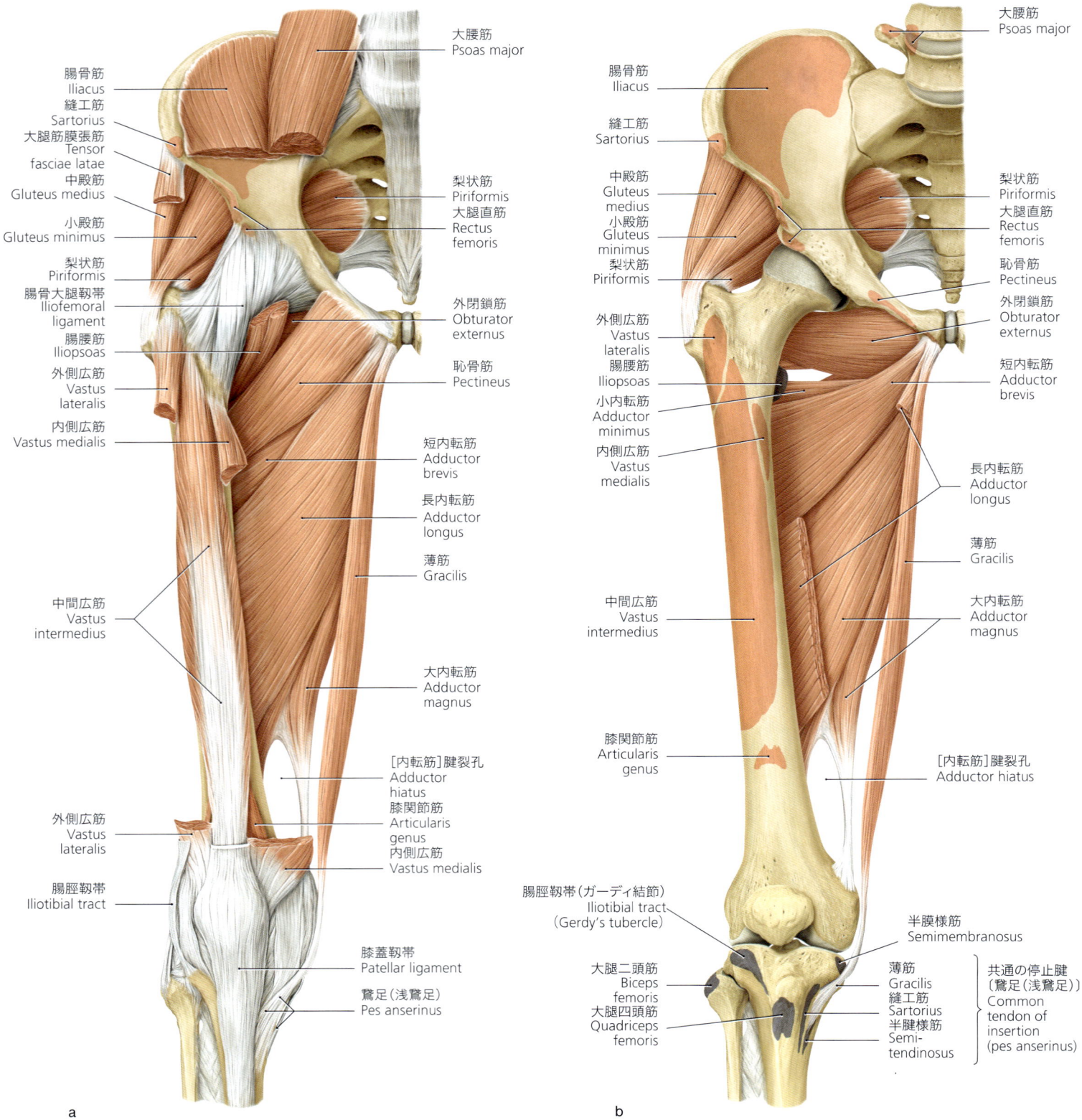

A　右の大腿，骨盤，殿部の筋，前面
赤色：起始，青色：停止．
a 腸腰筋，大腿筋膜張筋は部分的に取り除いてある．縫工筋と大腿直筋，外側広筋，内側広筋は完全に取り除いてある．
b 大腿四頭筋，腸腰筋，大腿筋膜張筋，恥骨筋は完全に取り除いてある．長内転筋は中央部が取り除いてある．

腸脛靱帯の停止部位（ガーディ Gerdy 結節）は脛骨隆起の外側上方にあり，脛骨外側顆の領域で触知可能な隆起である．腸脛靱帯の強い負荷（例：外反膝の結果として）により，停止部位に痛みを生じることがある．これは誤って腱付着部症と呼ばれることがある．結節に骨棘を生じないので誤りである．

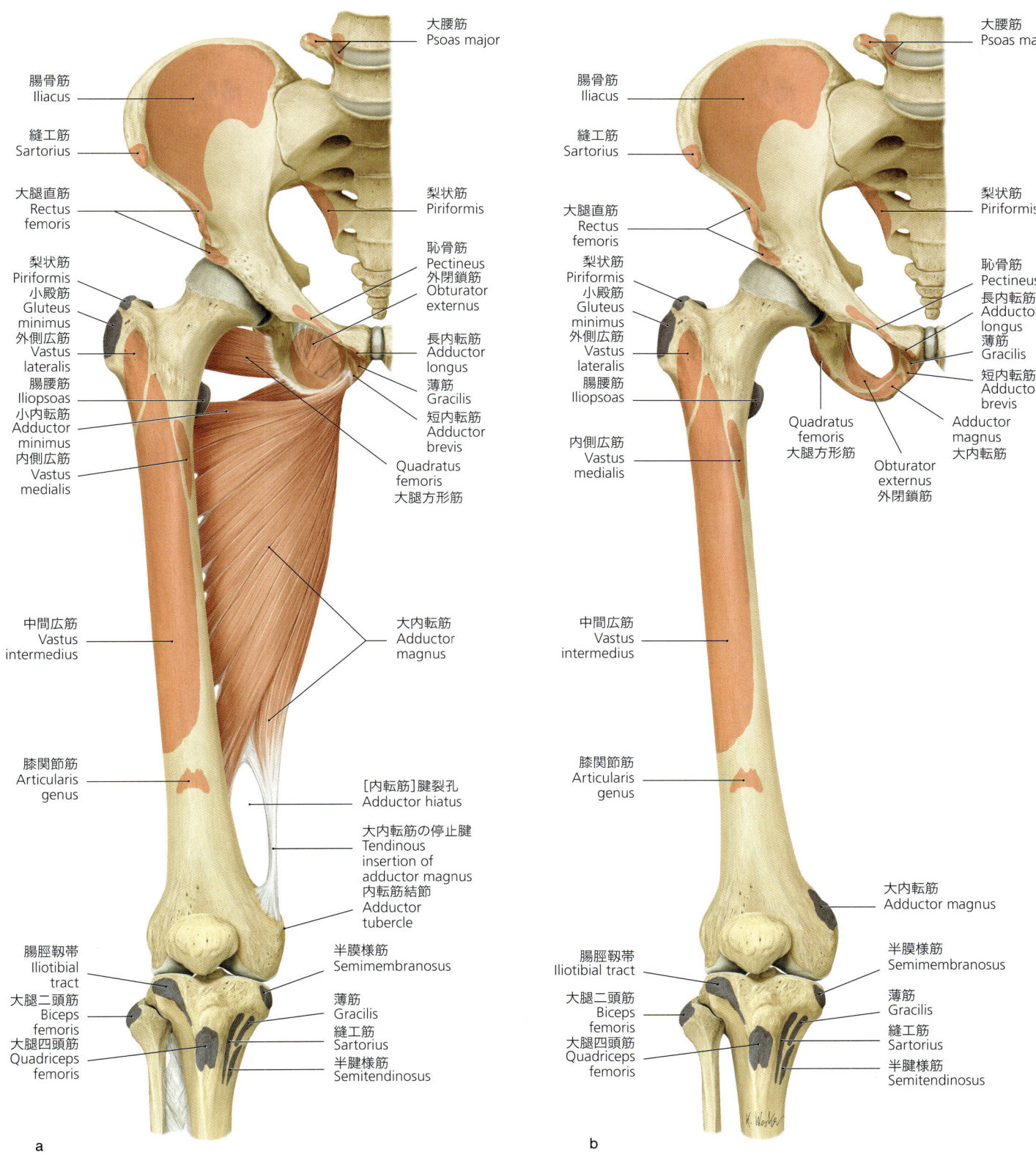

B 右の大腿，骨盤，殿部の筋，前面
赤色：起始，青色：停止．

a 大内転筋と大腿方形筋以外のすべての筋は取り除いてある．
b すべての筋を完全に取り除いてある．

Note 大腿動脈・静脈が，［内転筋］腱裂孔を通って膝窩に抜けることに注意すること．

下肢　3　筋：局所解剖

3.3　大腿，骨盤，殿部の筋，外側面と後面
Muscles of the Thigh, Hip, and Gluteal Region from Lateral and Posterior Views

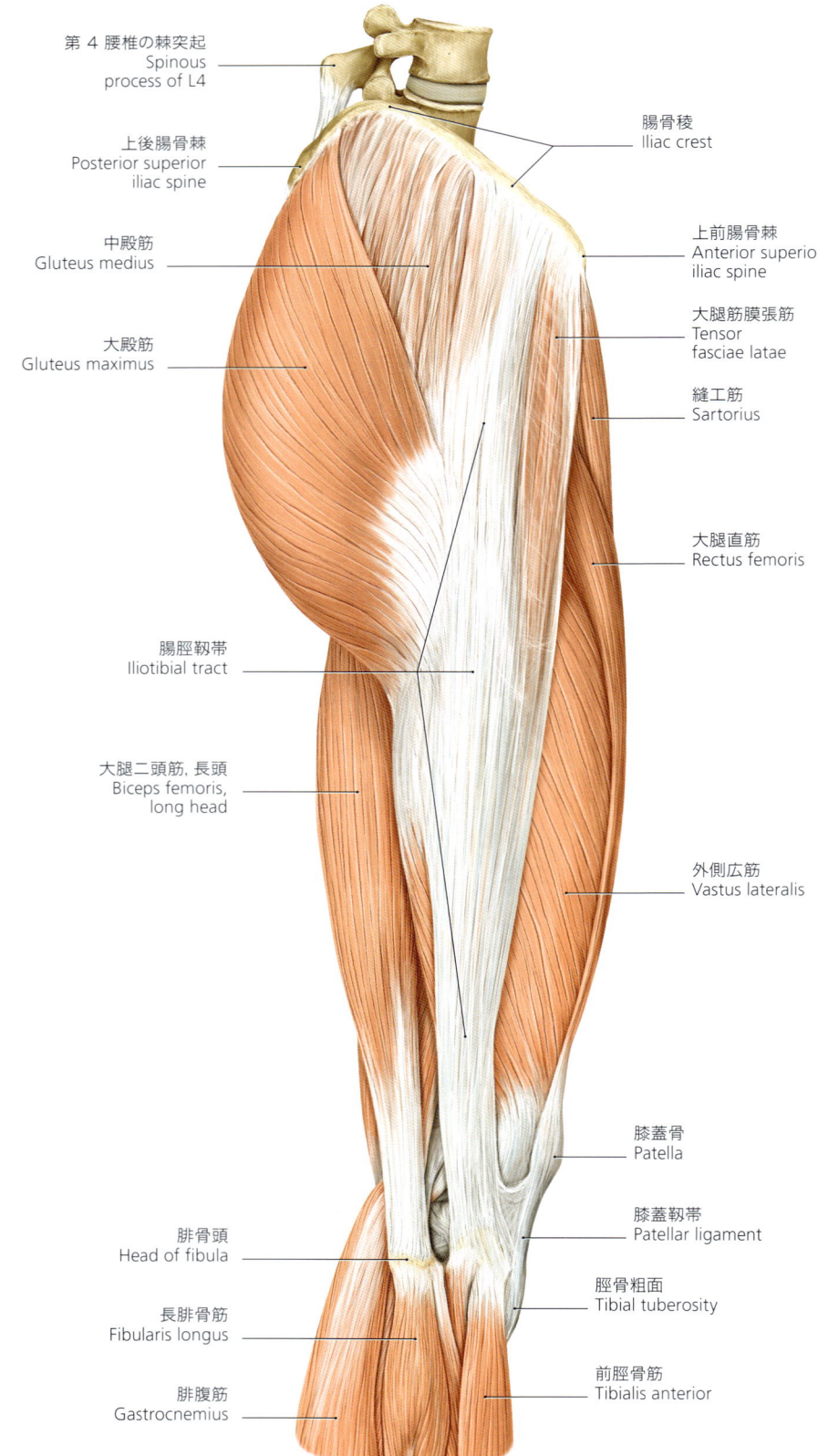

A　右の大腿，骨盤，殿部の筋，外側面
Note　大腿筋膜の側面（腸脛靱帯）を補強している大腿筋膜張筋と大殿筋に注意すること．この丈夫な腸脛靱帯は腸骨稜と脛骨の外側頭を結び，大腿骨に加わる曲げモーメントによる応力を減少させる働きがある（Pauwelsによる"張り綱理論"，p. 429 も参照）．

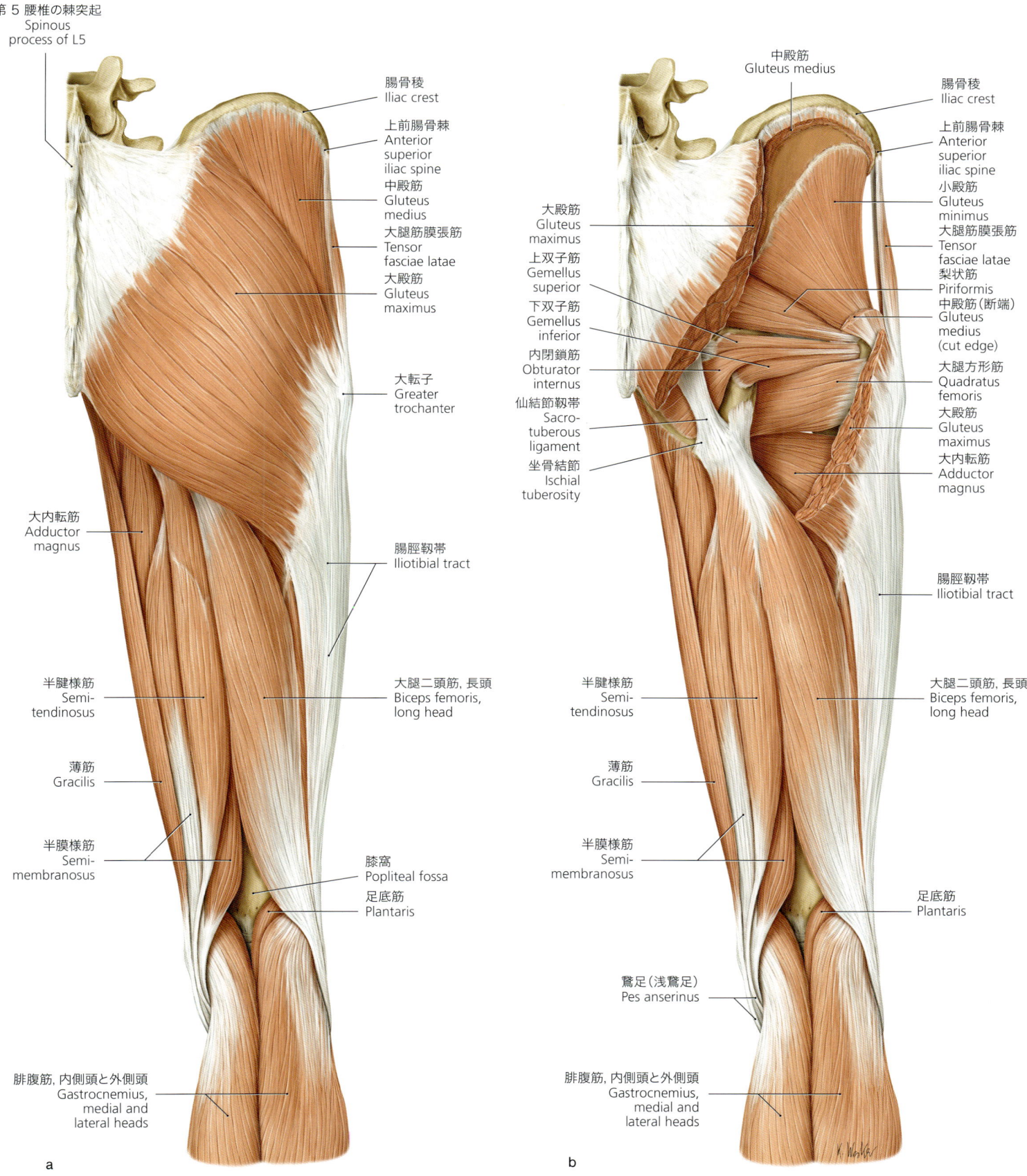

B 右の大腿，骨盤，殿部の筋，後面
a 大腿筋膜は腸脛靱帯の部分以外，取り除いてある（大腿筋膜は殿部においては殿筋筋膜と呼ぶ）．
b 大殿筋と中殿筋は部分的に取り除いてある．

3.4 大腿，骨盤，殿部の筋，後面：起始と停止
Muscles of the Thigh, Hip, and Gluteal Region from Posterior View: Origins and Insertions

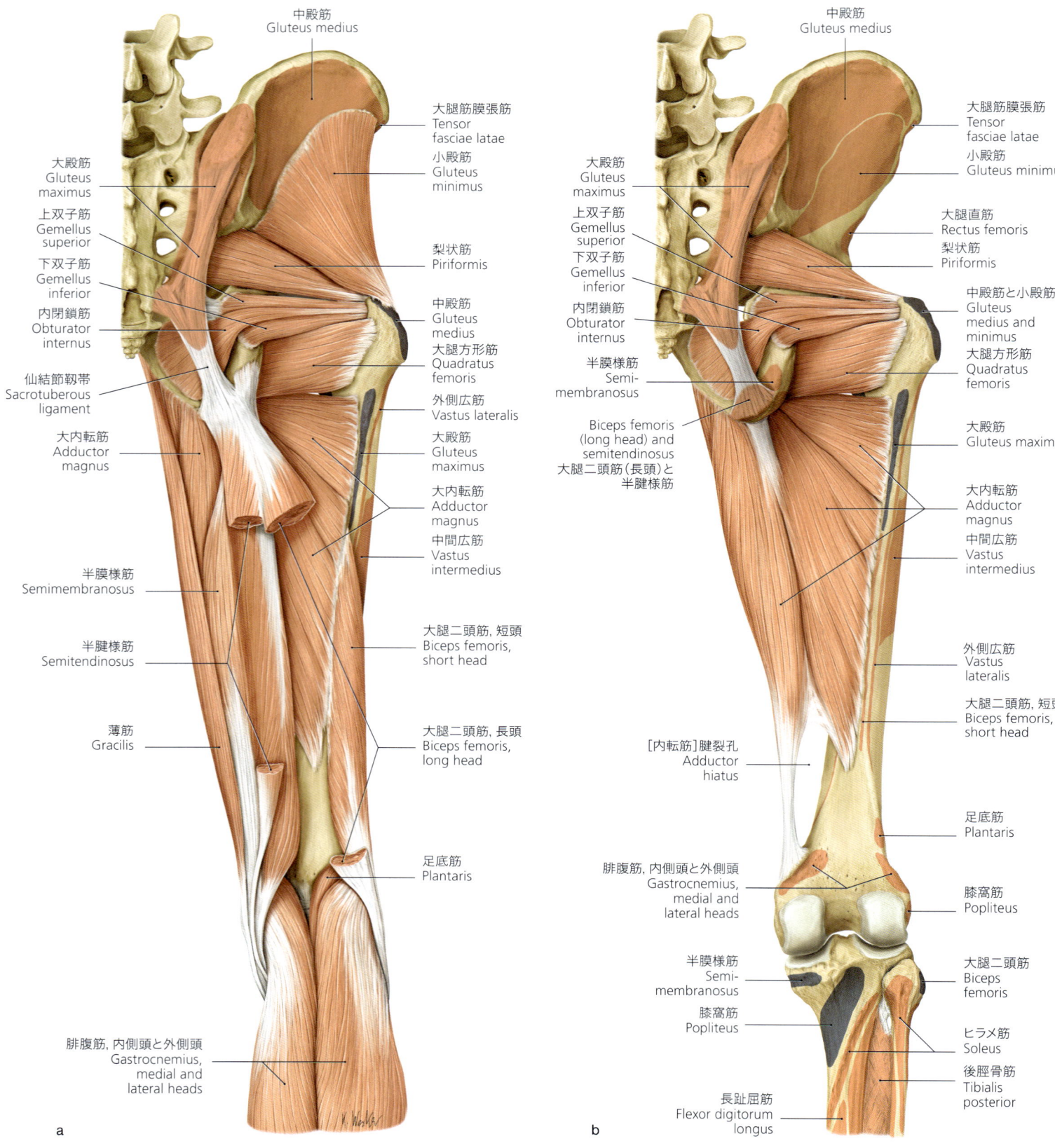

A　右の大腿，骨盤，殿部の筋，後面
赤色：起始，青色：停止．

a 半腱様筋と大腿二頭筋は部分的に取り除いてある．大殿筋と中殿筋は完全に取り除いてある．

b ハムストリングス（半腱様筋，半膜様筋，大腿二頭筋）および小殿筋は完全に取り除いてある．

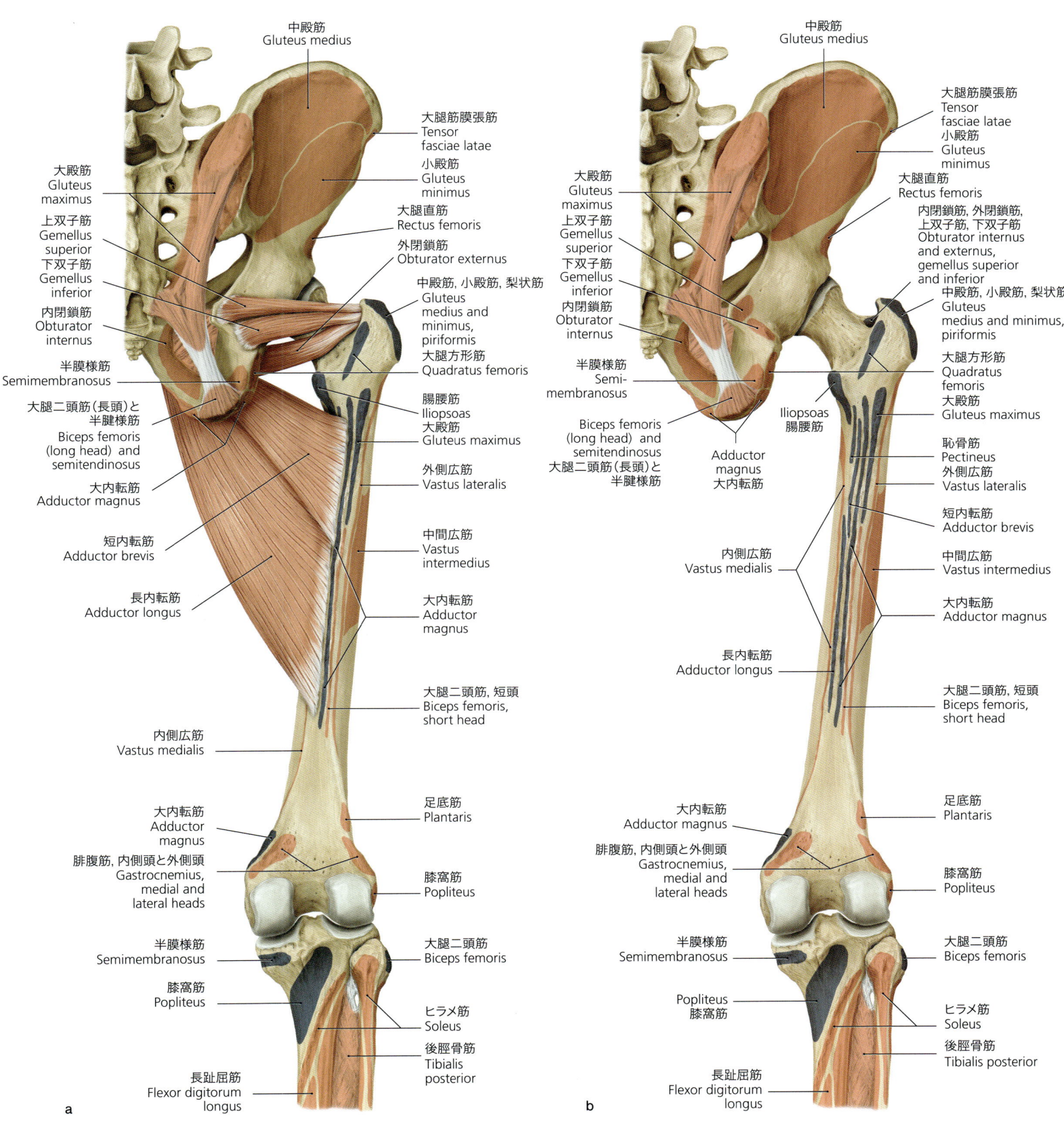

B 右の大腿，骨盤，殿部の筋，後面
赤色：起始，青色：停止．

a 短内転筋，長内転筋，上双子筋，下双子筋，外閉鎖筋以外の筋は取り除いてある．
b すべての筋は完全に取り除いてある．

3.5 下腿の筋，外側面と前面：起始と停止
Muscles of the Leg from Lateral and Anterior View: Origins and Insertions

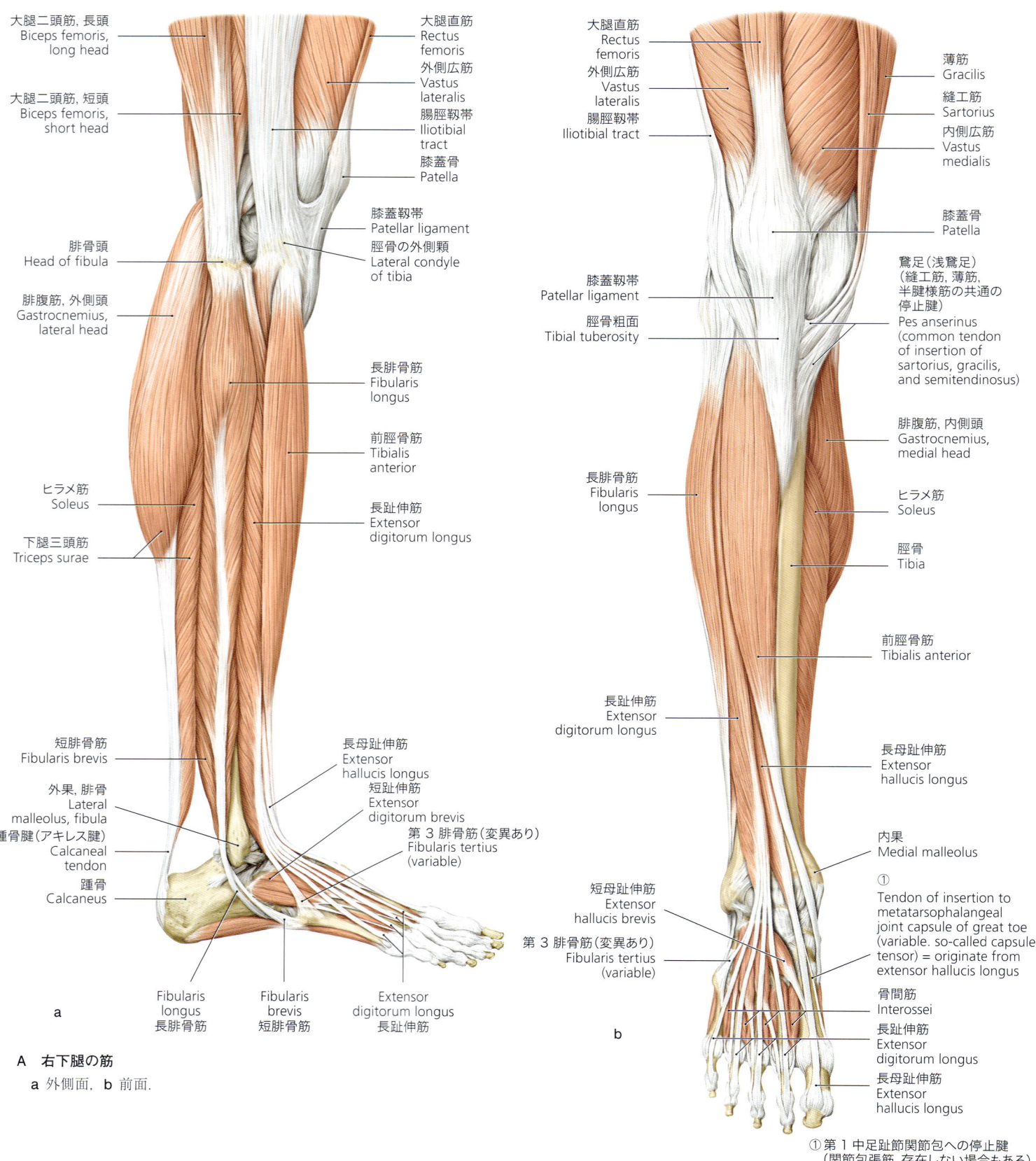

A 右下腿の筋
a 外側面．b 前面．

下肢　3　筋：局所解剖

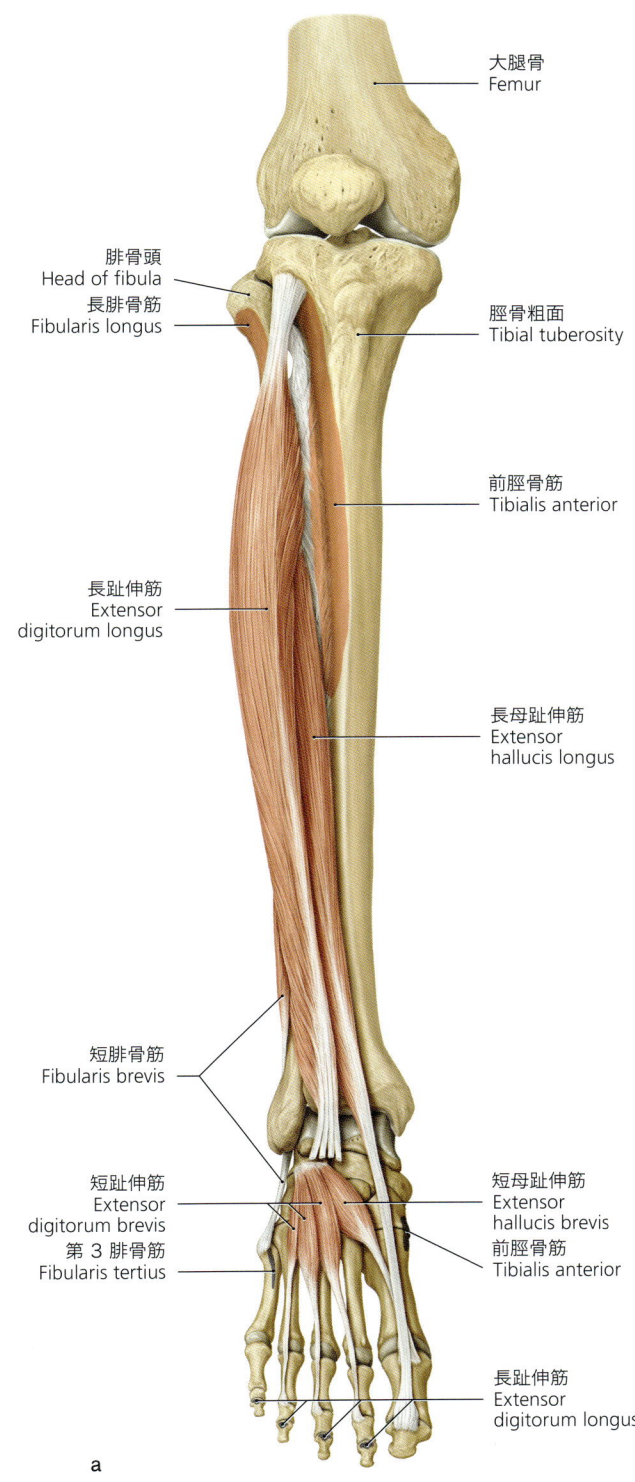

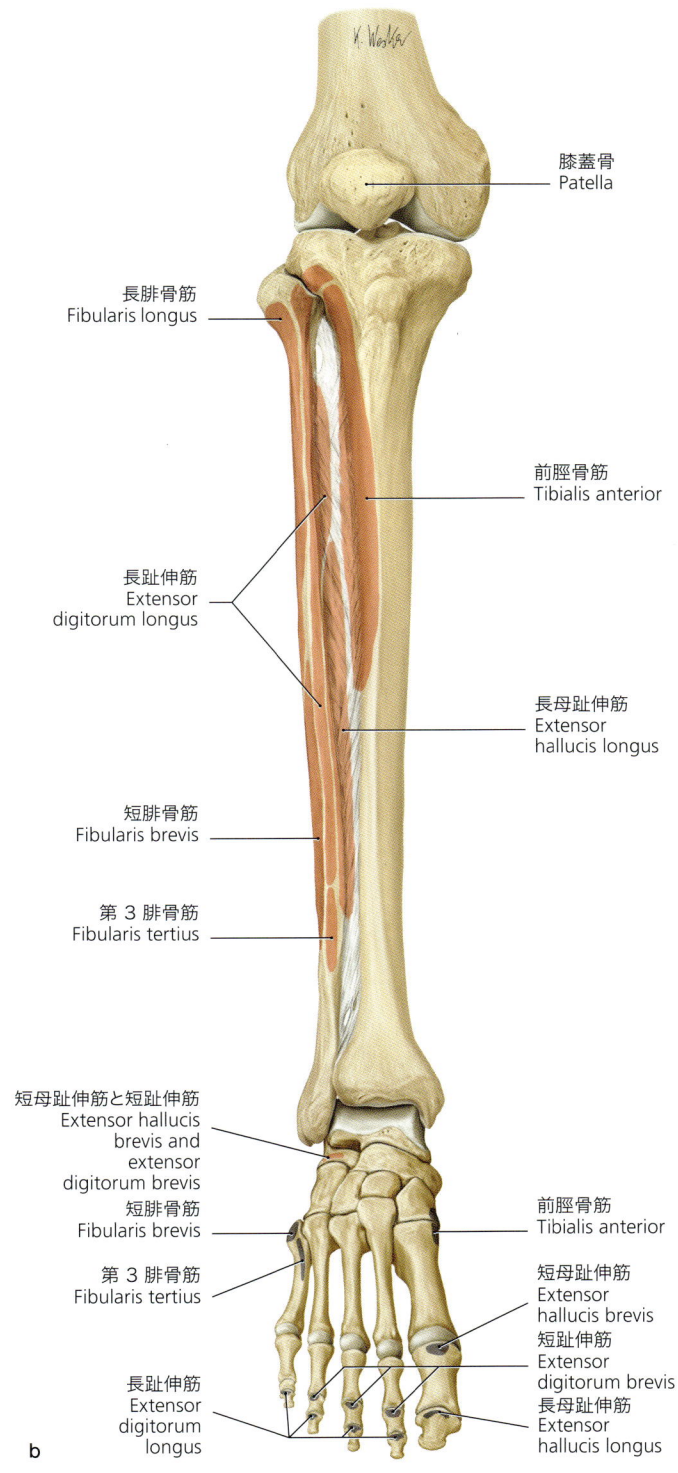

B　右下腿の筋，前面
　　赤色：起始，青色：停止．

a 前脛骨筋と長腓骨筋は完全に取り除いてある．長趾伸筋腱は完全に取り除いてあり，遠位の停止腱の付着部が示されている．第3腓骨筋は，長趾伸筋の分枝である．
b すべての筋は完全に取り除いてある．

3.6 下腿の筋，後面：起始と停止
Muscles of the Leg from Posterior View: Origins and Insertions

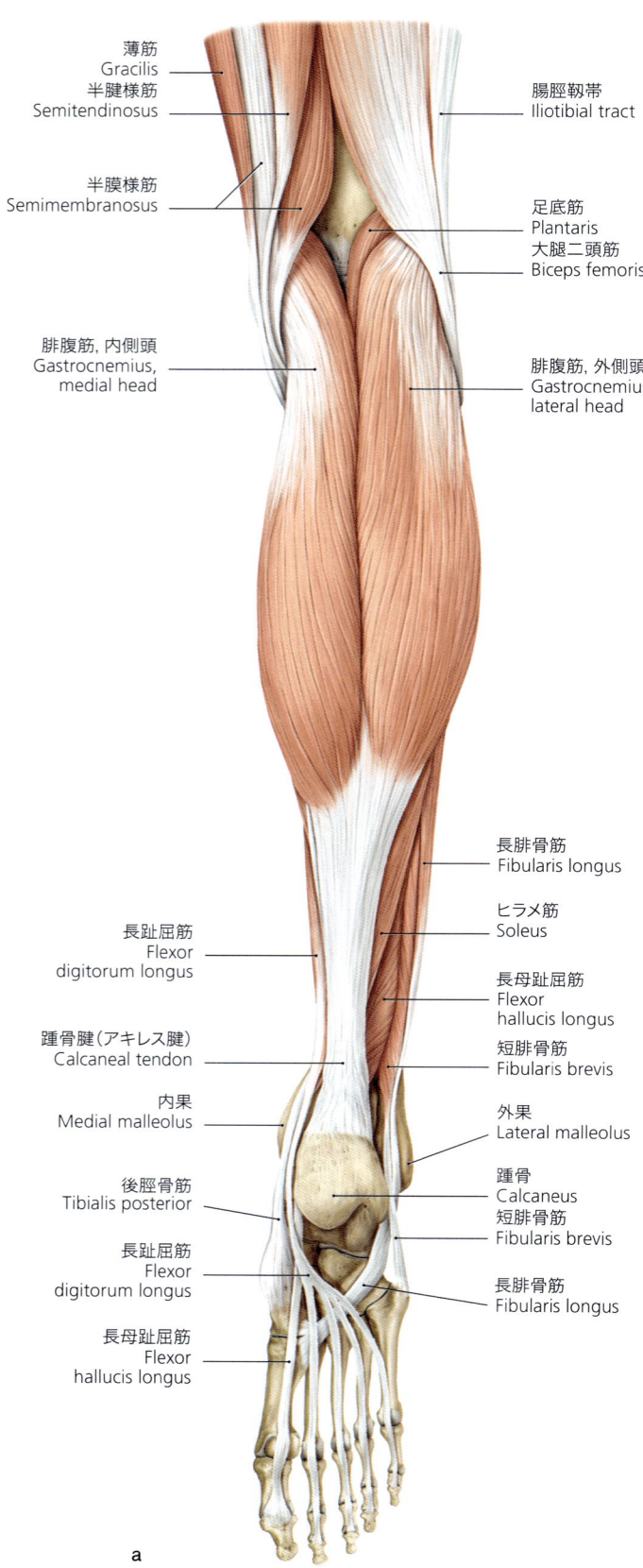
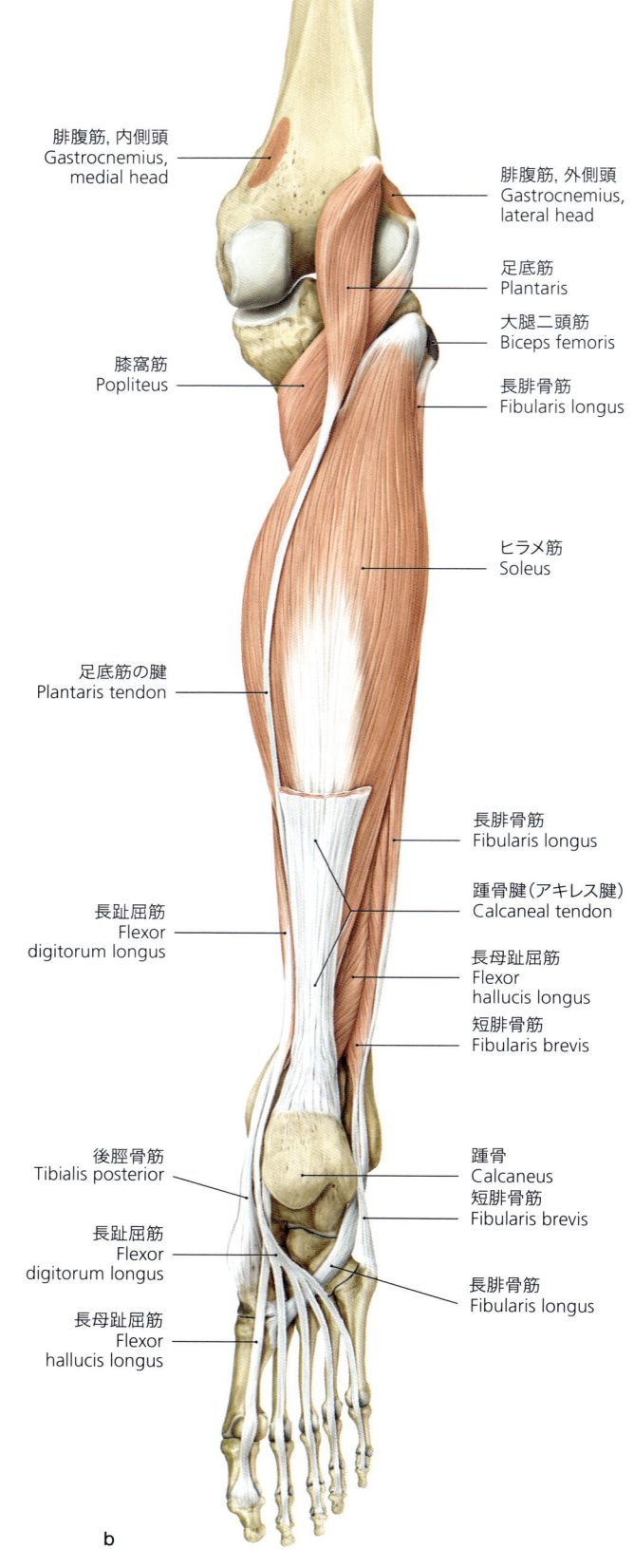

A　右下腿の筋，後面
赤色：起始，青色：停止．
足底における腱の走行がよくわかるように足を底屈させてある．

a 下腿におけるふくらみ（ふくらはぎ，こむら）は，下腿三頭筋（ヒラメ筋，腓腹筋の2つの筋頭）によって形作られる．
b 腓腹筋の2つの筋頭は取り除いてある．

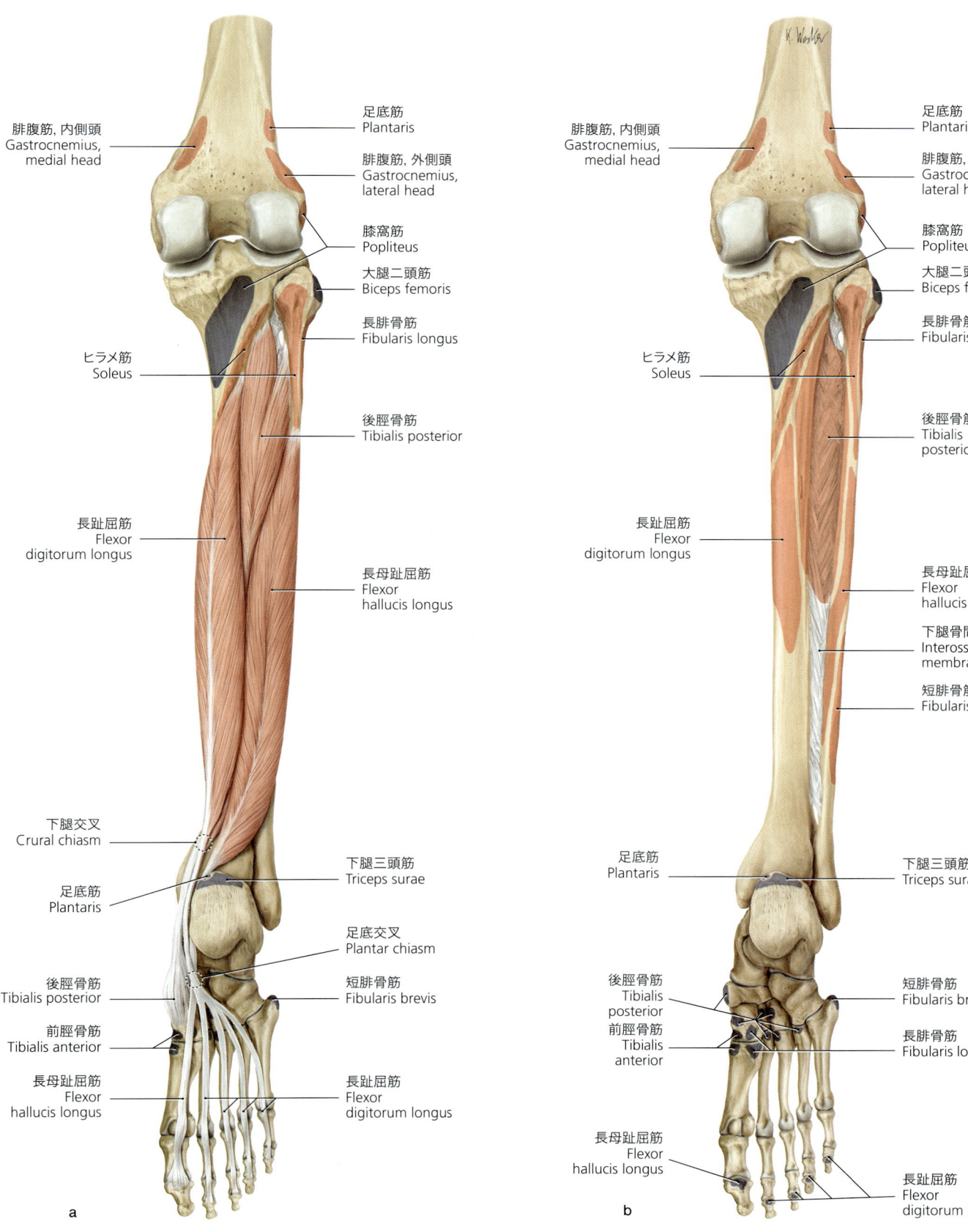

B 右下腿の筋，後面
赤色：起始，青色：停止．
足底における腱の走行がよくわかるように足を底屈させてある．

a 下腿三頭筋，足底筋，膝窩筋は取り除いてある．
b すべての筋は完全に取り除いてある．

3.7 足の腱鞘と支帯 Tendon Sheaths and Retinacula of the Foot

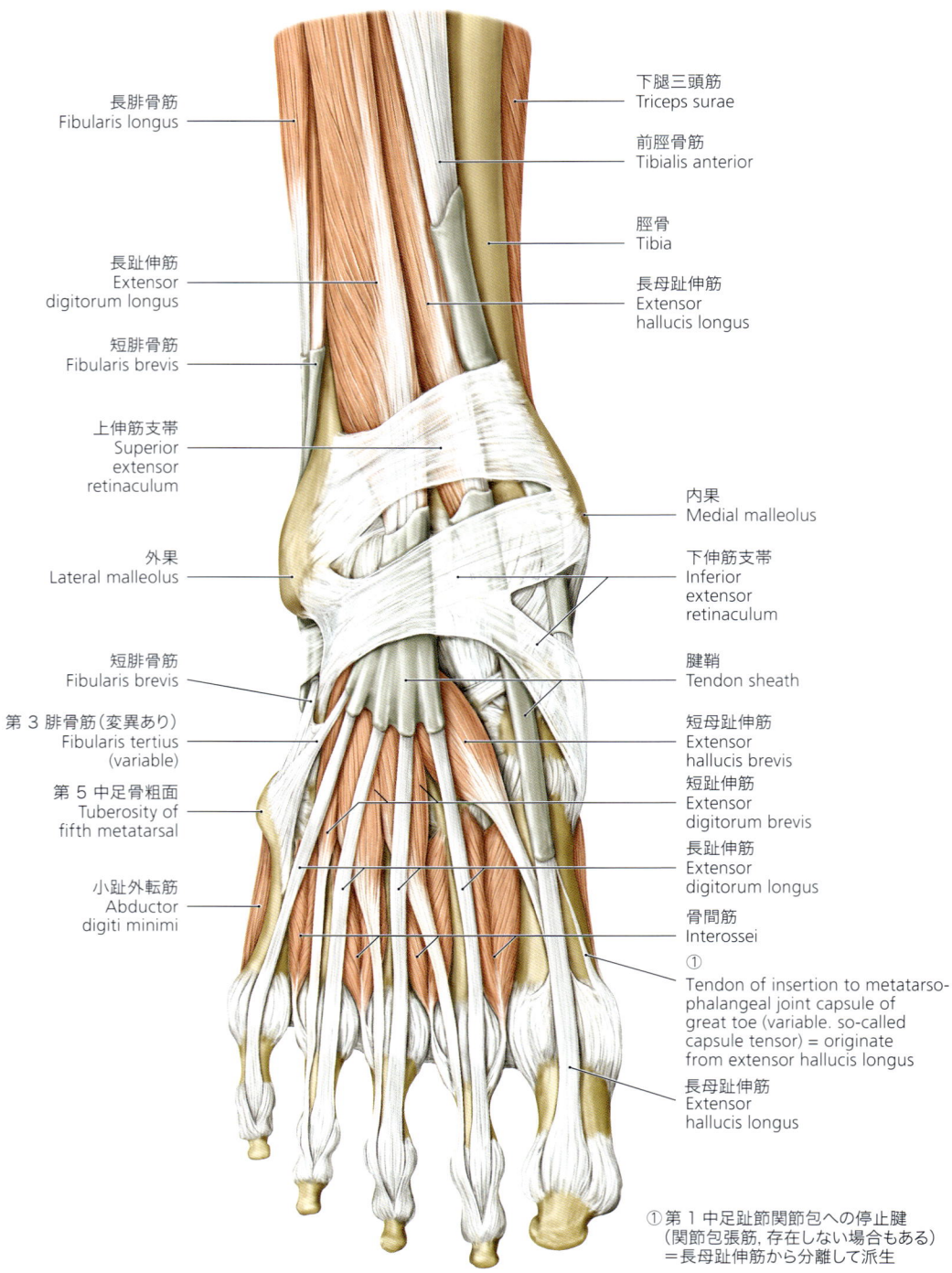

A 右足の腱鞘と支帯，前面

足は底屈させ，深層にある筋膜の帯（支帯）がよくわかるように浅層の筋膜は取り除いてある．

支帯は，足に作用する長い屈筋と伸筋の腱鞘を一定の位置に留めておく役割を果たす．上伸筋支帯と下伸筋支帯は，伸筋（前脛骨筋，長趾伸筋，長母趾伸筋，第3腓骨筋）の長い腱を押さえており，これらの筋の発揮する力が正しい方向に向くようにしている．また，足が背屈した時に，これらの腱が足関節部の骨から浮き上がろうとするのを押さえる働きもある．同様に腓骨筋支帯は，外側において，長・短腓骨筋の腱を外果の後ろに留めておく役割を果たす（**Bb**参照）．したがって長・短腓骨筋の腱は，ずれることなく，足関節の肢位に関係なく滑らかに動くことができる．

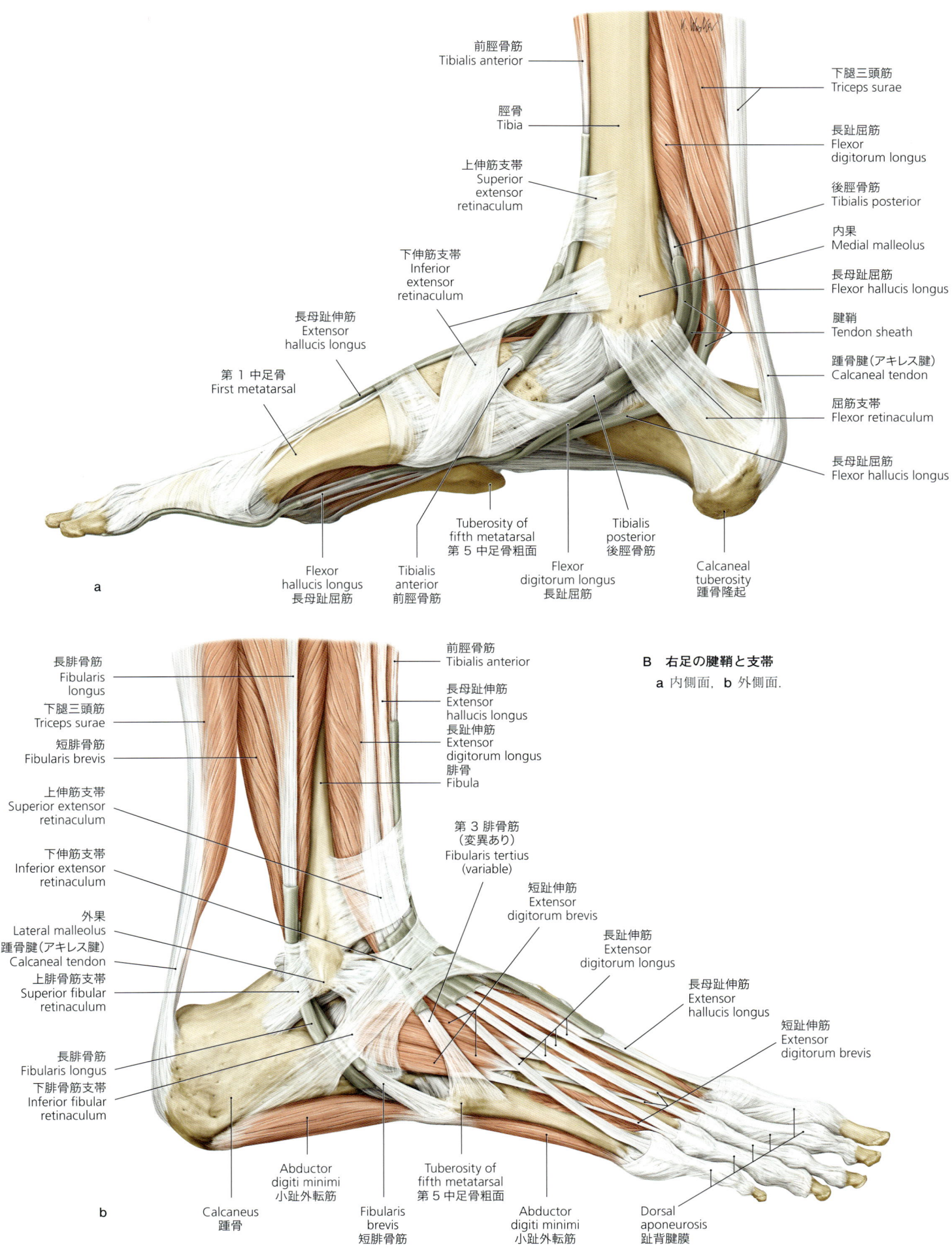

B 右足の腱鞘と支帯
a 内側面，b 外側面．

3.8 足の内在筋，足底面：足底腱膜
Intrinsic Foot Muscles from Plantar View: The Plantar Aponeurosis

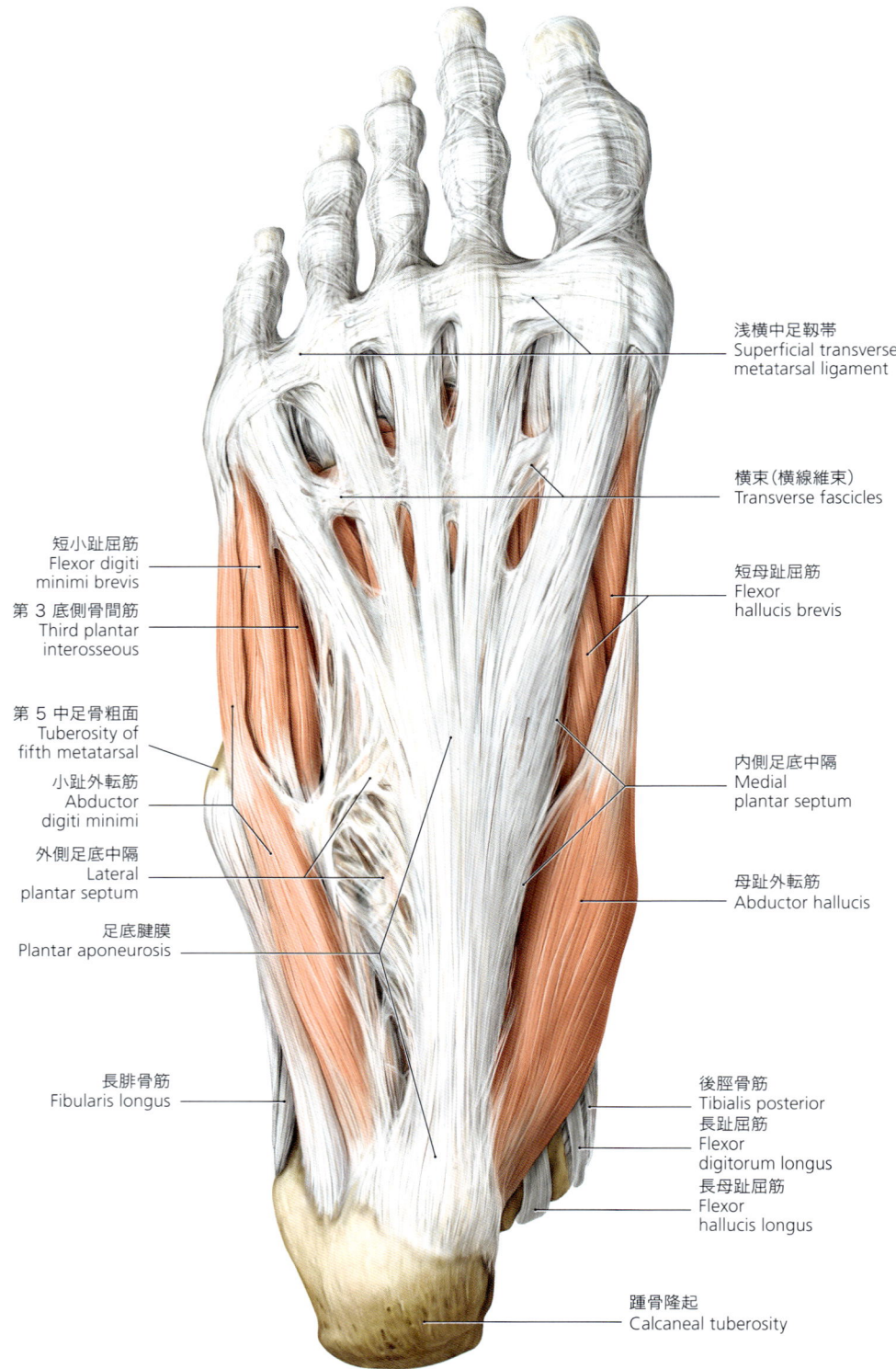

A　右足の足底腱膜*，足底面

　足底腱膜は頑丈な腱性の膜で，特に強くできている中央部とやや弱くできている内側部と外側部をもつ．この側部は，足の両縁において足背筋膜（この図では示されていない）に移行する．強靱な中央部の腱膜の両側からは，矢状方向に伸びる2つの中隔（内側足底中隔と外側足底中隔）が分岐している．これらの中隔は足の深部に伸びて足骨に至り，足底にある筋を3つの筋区画（コンパートメント），すなわち内側筋区画，外側筋区画，中央筋区画（この部位の筋はこの図では示していない．p. 512参照）に区分している．足底腱膜の主な役割は，縦足弓の受動的な支持である（p. 483参照）．

*訳注：足底腱膜は，もともとは足底筋の停止腱であったが，ヒトが直立二足歩行となったため踵骨で分離した．

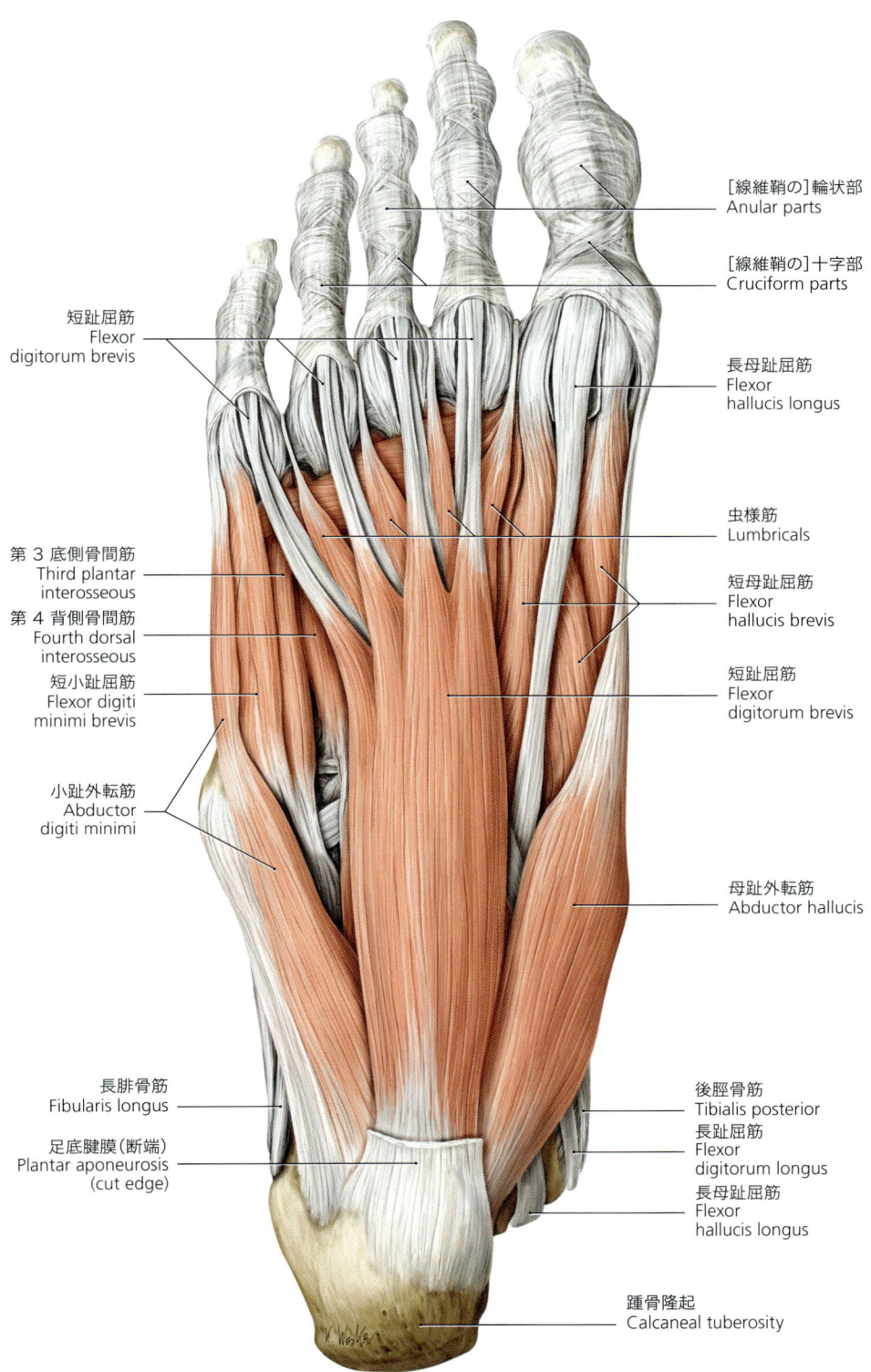

B 右足の内在筋，足底面
浅横中足靱帯を含む足底腱膜全体を取り除いてある．

Note 足趾の足底側には，斜めに走る［線維鞘の］十字部とともに［線維鞘の］輪状部があり，腱鞘を補強するとともに，趾の屈曲時に腱が浮き上がらないように滑液鞘を定位置に固定している．

3.9 足の内在筋，足底面 Intrinsic Foot Muscles from Plantar View

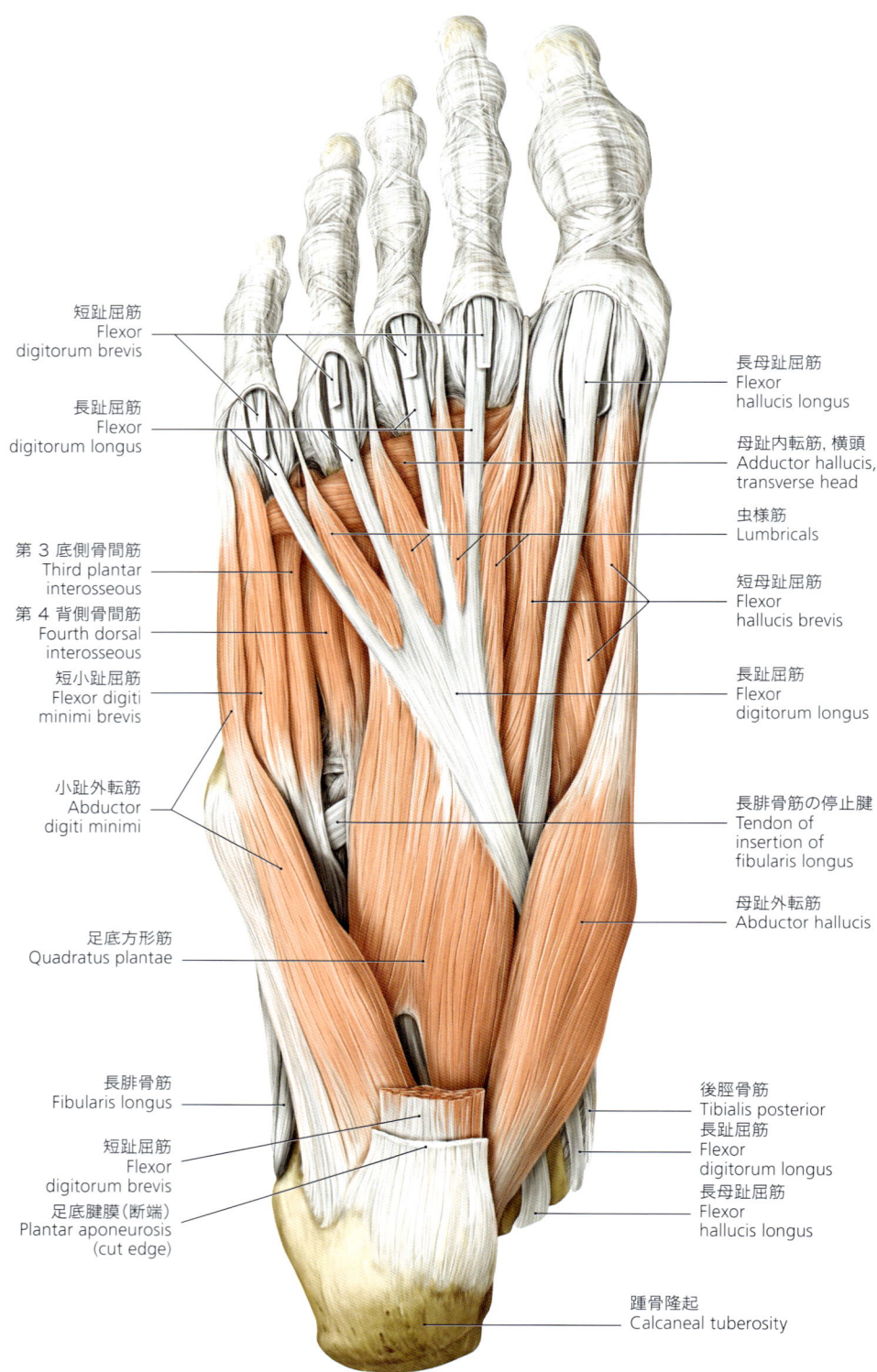

A 右足の内在筋，足底面
足底腱膜に加え，さらに短趾屈筋を取り除いてある．

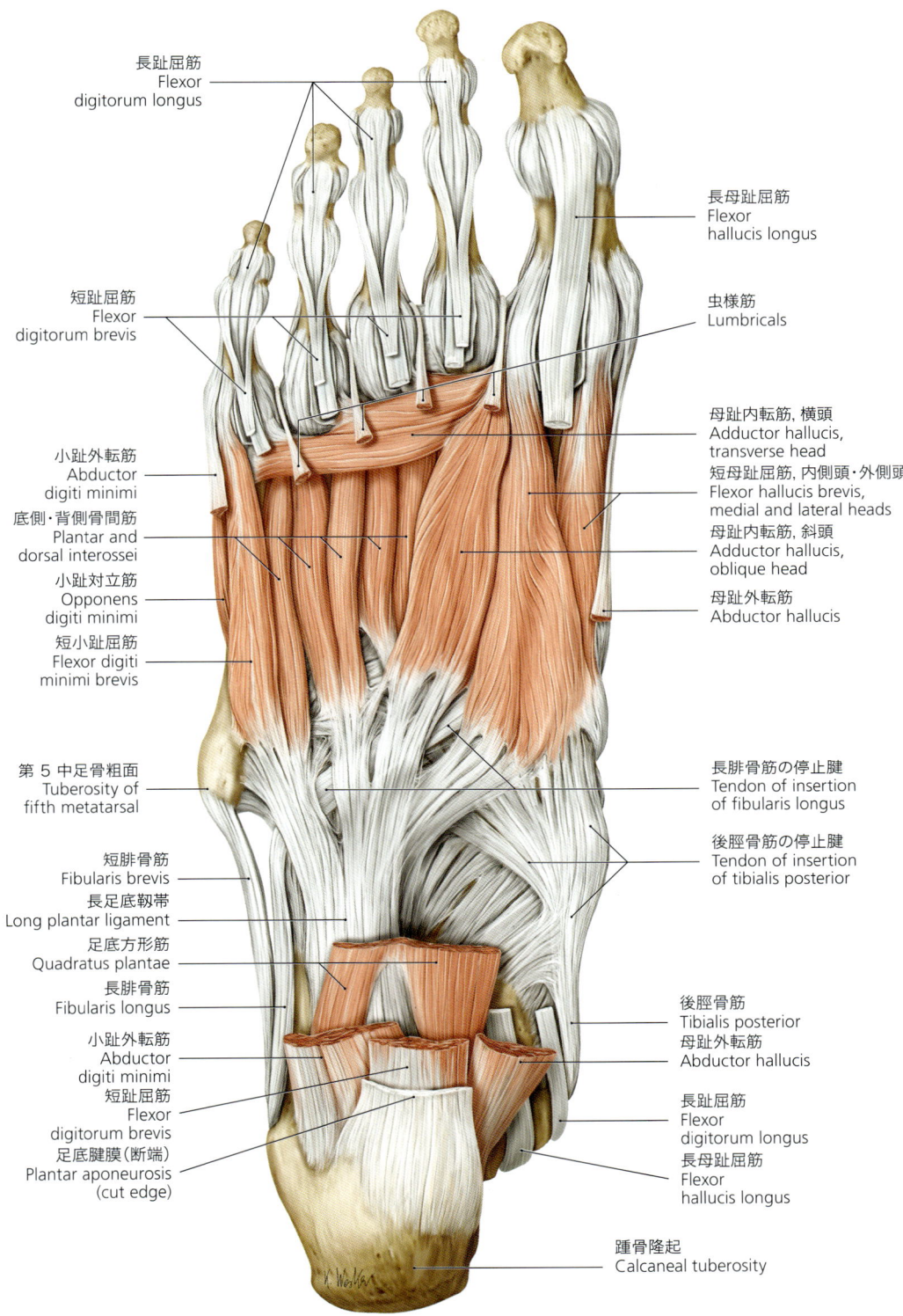

B 右足の内在筋，足底面
足底腱膜のほか，以下の筋本体と腱の大部分を取り除いてある．短趾屈筋，小趾外転筋，母趾外転筋，足底方形筋，虫様筋，長趾屈筋と長母趾屈筋．

Note 4つに分かれた短趾屈筋の停止腱は2つに分かれ，末節骨に付着する長趾屈筋腱がそれぞれを貫通している（貫通腱，腱交叉）．

3.10 足の内在筋，足底面：起始と停止
Intrinsic Foot Muscles from Plantar View: Origins and Insertions

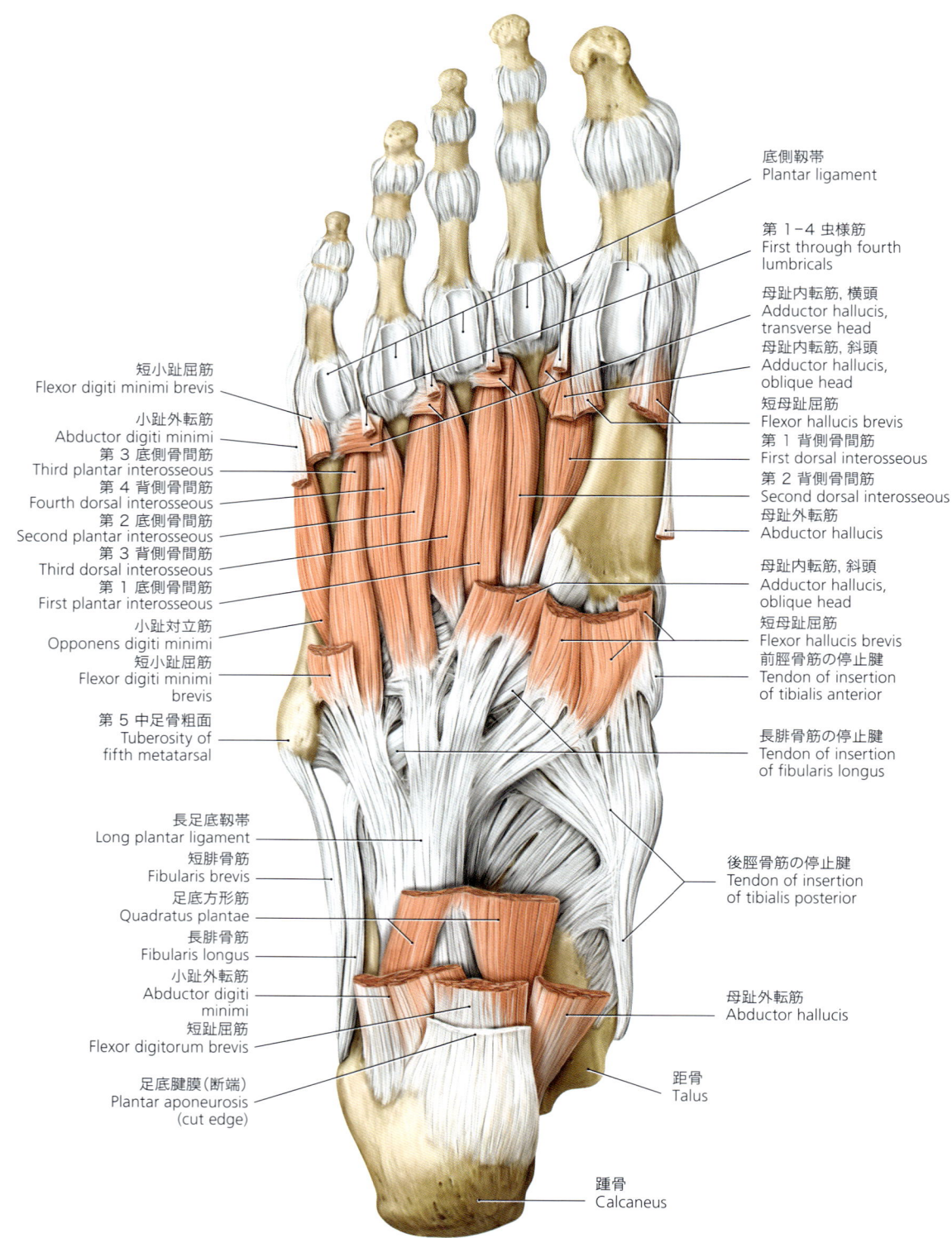

A　右足の筋，足底面
背側骨間筋と底側骨間筋を除く足のすべての内在筋に関して，起始と停止を少し残して取り除いてある．

Note　後脛骨筋と長腓骨筋の停止腱の走行に注意すること．これらの停止腱は，横足弓の補強に役立っている．

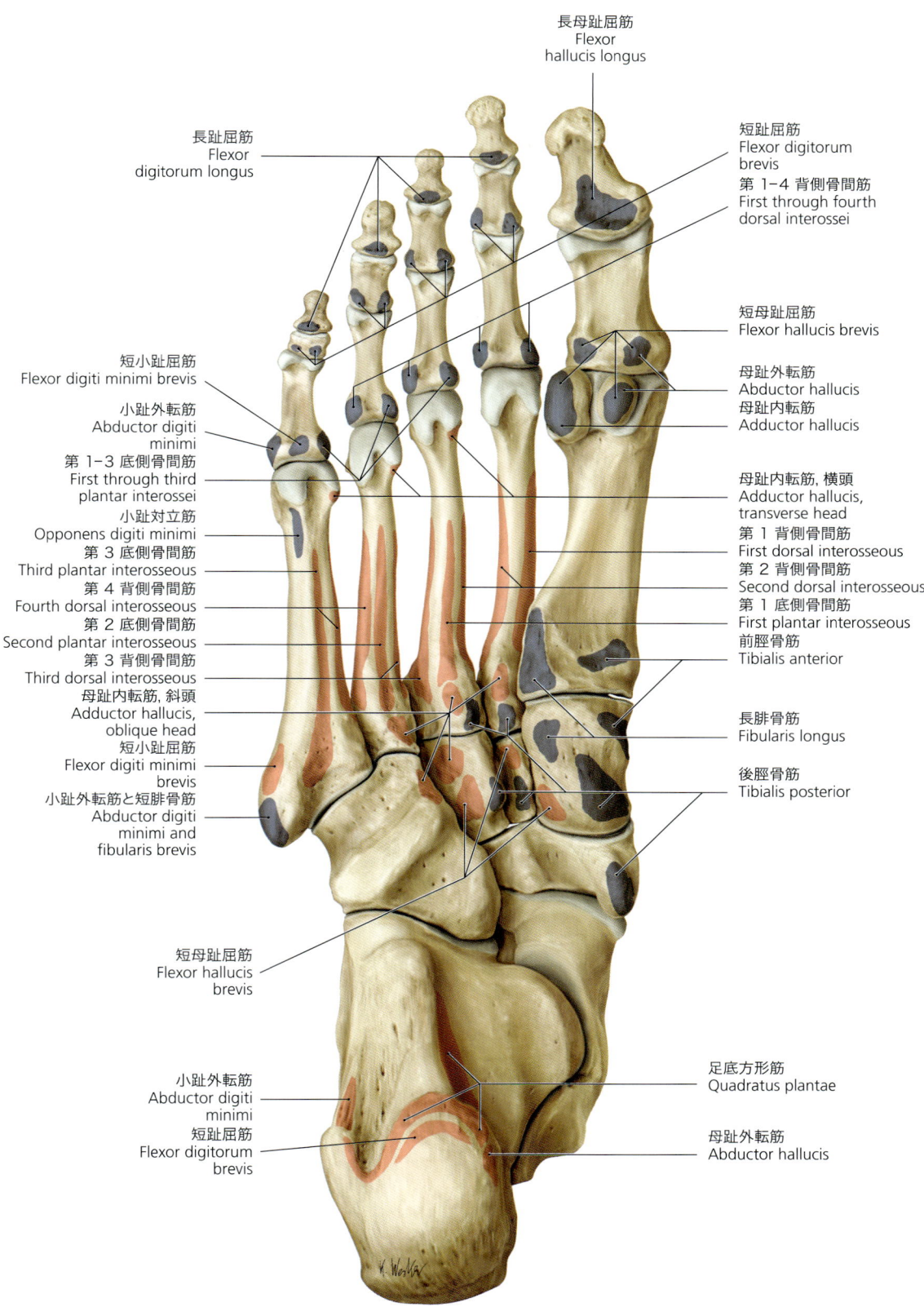

B 右足の足底における筋の起始と停止
赤色: 起始, 青色: 停止.

3.11 大腿，下腿，足の横断面 Cross-sectional Anatomy of the Thigh, Leg, and Foot

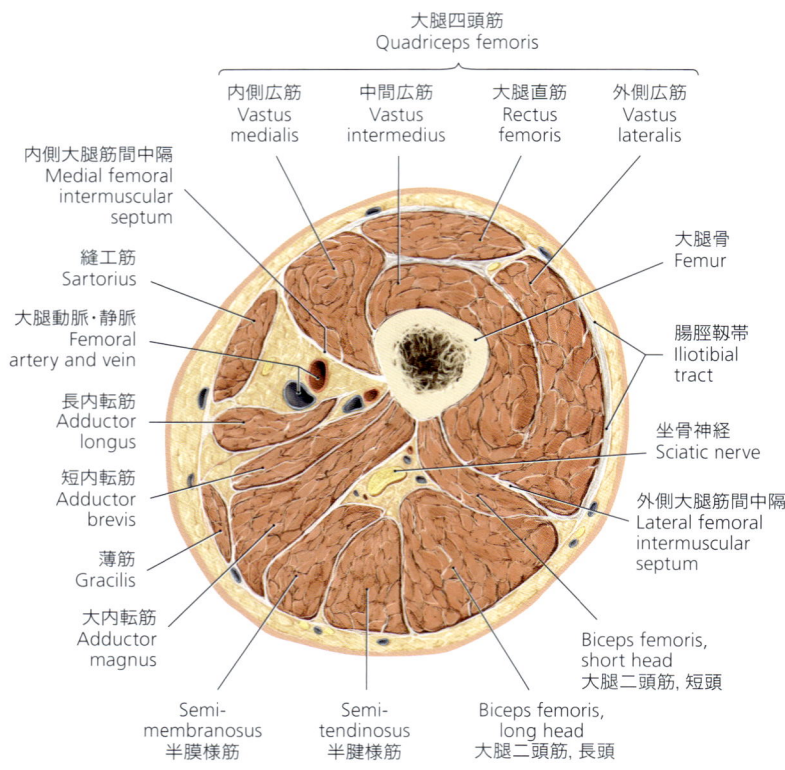

A　右大腿の横断面
上面．断面部位は C 参照．

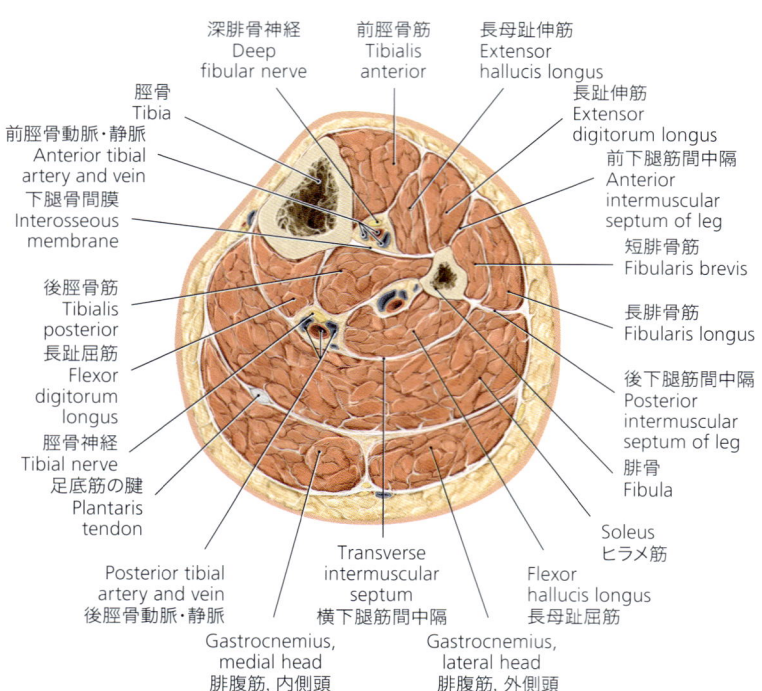

B　右下腿の横断面
上面．断面部位は C 参照．

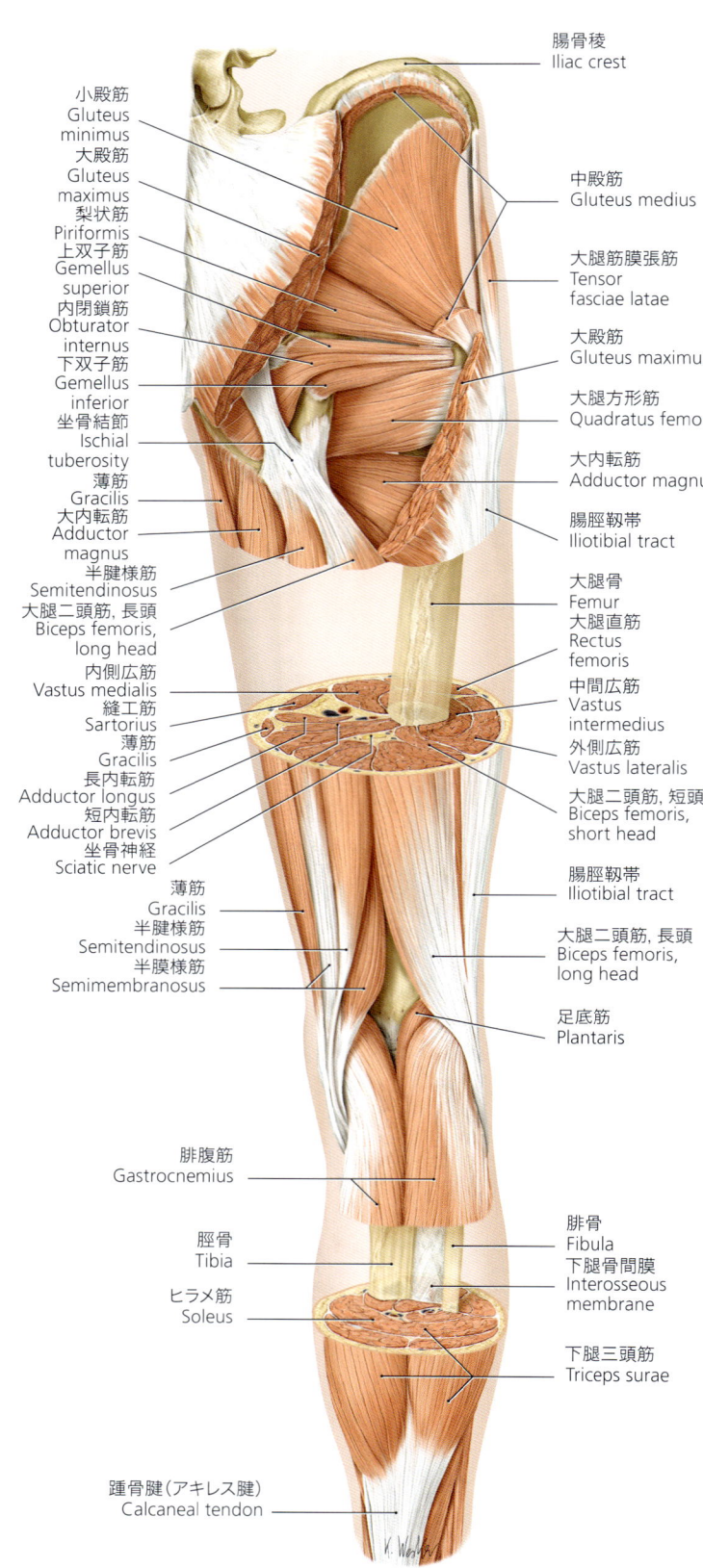

C　右下肢の立体・横断面解剖図
後面．殿部では大殿筋と中殿筋の一部が取り除いてある（断面の上部の筋に関しても取り除いてある．A, B 参照）．

下肢は断面画像による診断がよく行われる部位である．断面解剖は，特に放射線医学においてきわめて重要である．断面解剖の知識は，CT あるいは MRI における画像診断で各器官を同定するために不可欠である．

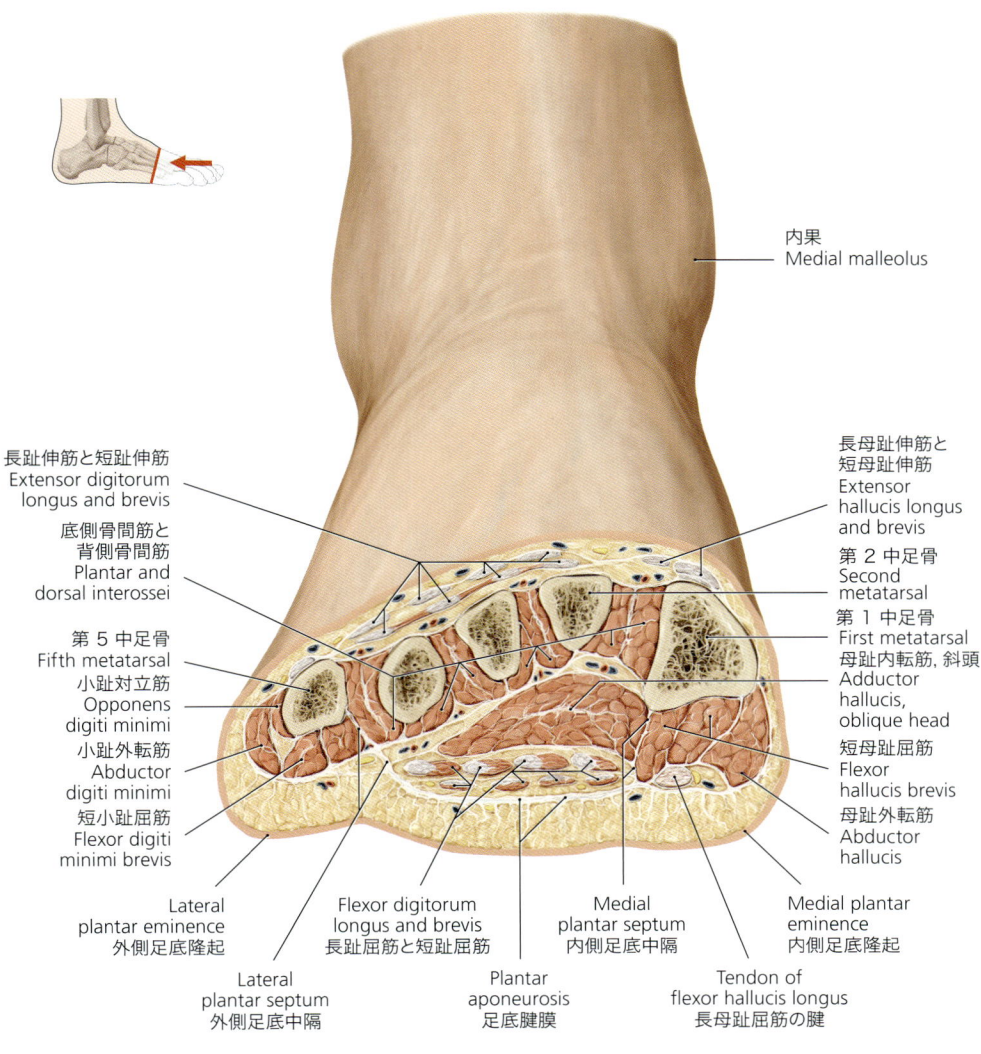

D 右足の中足骨部位における横断面

前から見る．

足の各筋区画は，主に足底腱膜，内側足底中隔，外側足底中隔，深足底筋膜によって隔てられる（Eも参照）．

足における障害（例えば，中足部あるいは足根部における脱臼骨折）の結果として，いわゆる足の筋区画症候群 compartment syndrome が起こることがある．これは，障害によって生じた出血のために（骨は最も血行のよい器官である），各筋区画における組織の圧力が高くなることによって起こる．臨床的な徴候の典型は，静脈血の還流不良と毛細血管の血流の減少（すなわち患部の腫れと痛み）である．この結果，神経筋機能の障害が起こり，血行障害も加わって筋の壊死が起こる可能性がある（Kiel 大学の解剖学コレクションの標本を基に描画）．

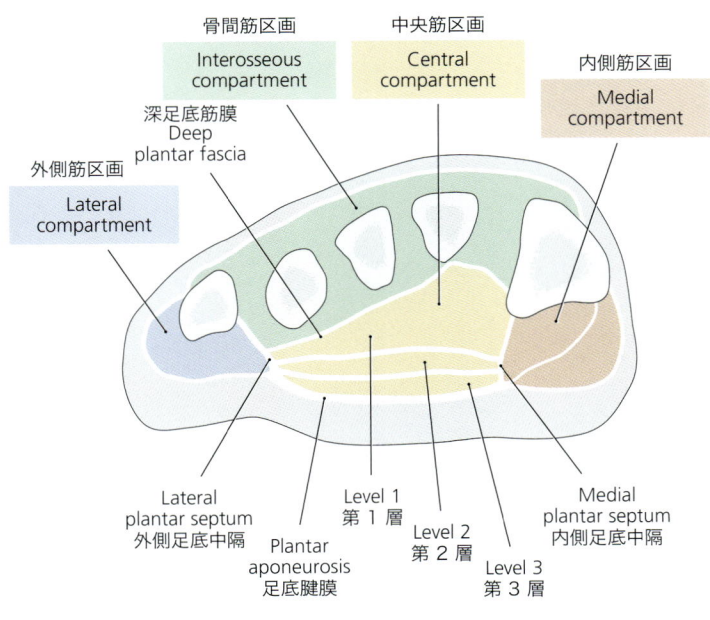

E 足の筋区画の位置

右足の横断面，前から見る．それぞれの筋区画を色分けしてある．

F 足の筋区画とそこに含まれる筋（E も参照）

骨間筋区画
・背側骨間筋と底側骨間筋

内側筋区画
・母趾外転筋
・短母趾屈筋
・長母趾屈筋の停止腱

外側筋区画
・小趾外転筋
・短小趾屈筋
・小趾対立筋

3 層になった中央筋区画
・第 1 層：母趾内転筋
・第 2 層：足底方形筋
　　　　　虫様筋
　　　　　長趾屈筋の停止腱
・第 3 層：短趾屈筋

(Mubarak, Hargens による)

4.1 動脈 Arteries

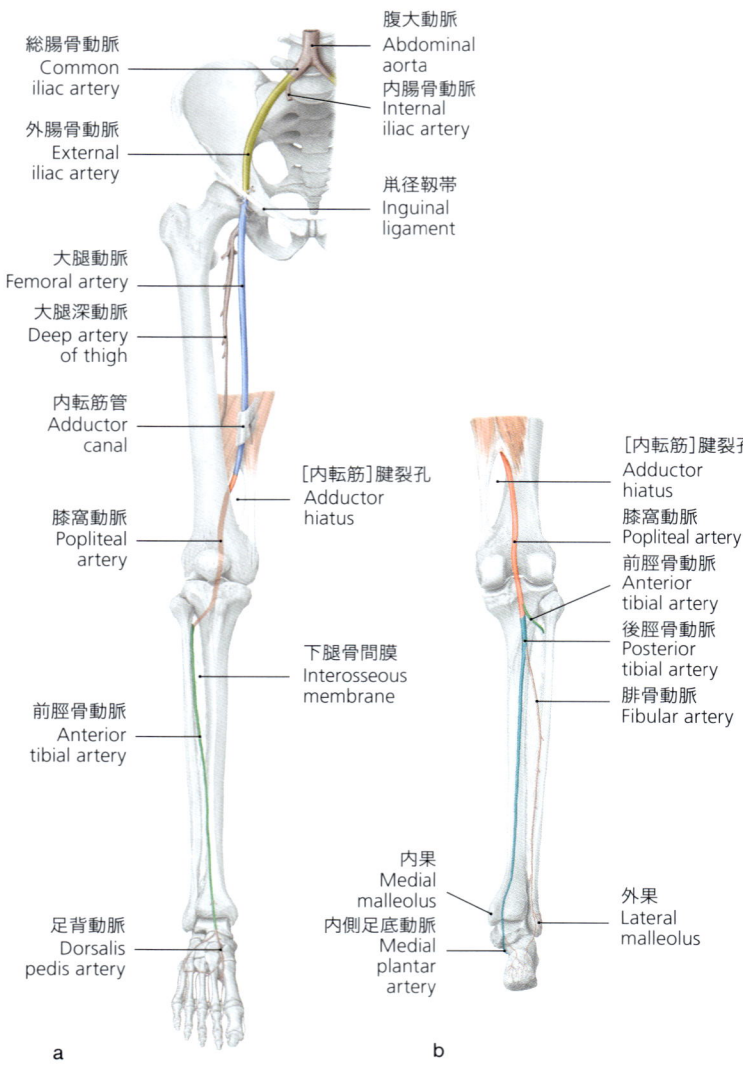

A 下肢血管の各領域
a 右下肢，前面．b 右下腿，後面．各動脈はその領域に色分けしてある．

外腸骨動脈：総腸骨動脈より内腸骨動脈とともに分岐，大腰筋内側に沿って下行し血管裂孔を通過（p.567参照）．鼠径靱帯下で大腿動脈となる．

大腿動脈：外腸骨動脈の続きで，大腿内面を下行し内転筋管に至り，そこを通過し下肢の前面から後面へと移行する．［内転筋］腱裂孔を出たところで，膝窩動脈となる．

膝窩動脈：［内転筋］腱裂孔から膝窩を通過し膝窩筋へ至る．膝窩筋下縁で終枝である前・後脛骨動脈となる．

前脛骨動脈：下腿骨間膜上縁で下腿伸筋区画に入り，前脛骨筋と長母趾伸筋の間を下行する．伸筋支帯の遠位端で足背動脈として足背へ続く．

後脛骨動脈：膝窩動脈の直接の続きであり，下腿屈筋区画へ入り，内果の後ろを走る．そこで，2終枝である内側・外側足底動脈（後者をDに示す）となり，足底へ続く．後脛骨動脈から腓骨動脈も分岐する．

B 下肢主要血管の概観

下肢の動脈の分岐位置および分岐状態は，非常に変化に富む（主な分岐型は「5 神経と脈管：局所解剖」，p.568参照）．

下表の動脈は，それぞれの動脈が親動脈から分岐する順に挙げてある．

外腸骨動脈の枝
- 下腹壁動脈
  - 精巣挙筋動脈
  - 子宮円索動脈
  - 恥骨枝
- 深腸骨回旋動脈

大腿動脈*の枝
- 浅腹壁動脈
- 浅腸骨回旋動脈
- 浅外陰部動脈
- 深外陰部動脈
- 大腿深動脈
  - 内側大腿回旋動脈
  - 外側大腿回旋動脈
  - 貫通動脈
- 下行膝動脈

膝窩動脈の枝
- 後脛骨反回動脈（膝の動脈網）
- 内側・外側上膝動脈
- 中膝動脈
- 腓腹動脈
- 内側・外側下膝動脈

Note　内側および外側上膝・下膝動脈は中膝動脈とともに膝周囲に動脈網を形成する．

前脛骨動脈の枝
- 前脛骨反回動脈
- 前外果動脈
- 前内果動脈
- 足背動脈
  - 外側足根動脈
  - 内側足根動脈
  - 弓状動脈と背側中足動脈（→背側趾動脈）

後脛骨動脈の枝
- 腓骨動脈
  - 貫通枝
  - 交通枝
  - 外果枝
  - 踵骨枝
- 内果枝
- 踵骨枝
- 内側足底動脈
  - 浅枝
  - 深枝（→深足底動脈弓）
- 外側足底動脈（→深足底動脈弓）
- 底側中足動脈
- 総底側趾動脈

*臨床的には，しばしば浅大腿動脈と呼ばれる．
→＝これに続く動脈を示す．

Note　下肢は付加的に内腸骨動脈の枝（閉鎖動脈など）によって養われる．

下肢　4　神経と脈管：形態と位置

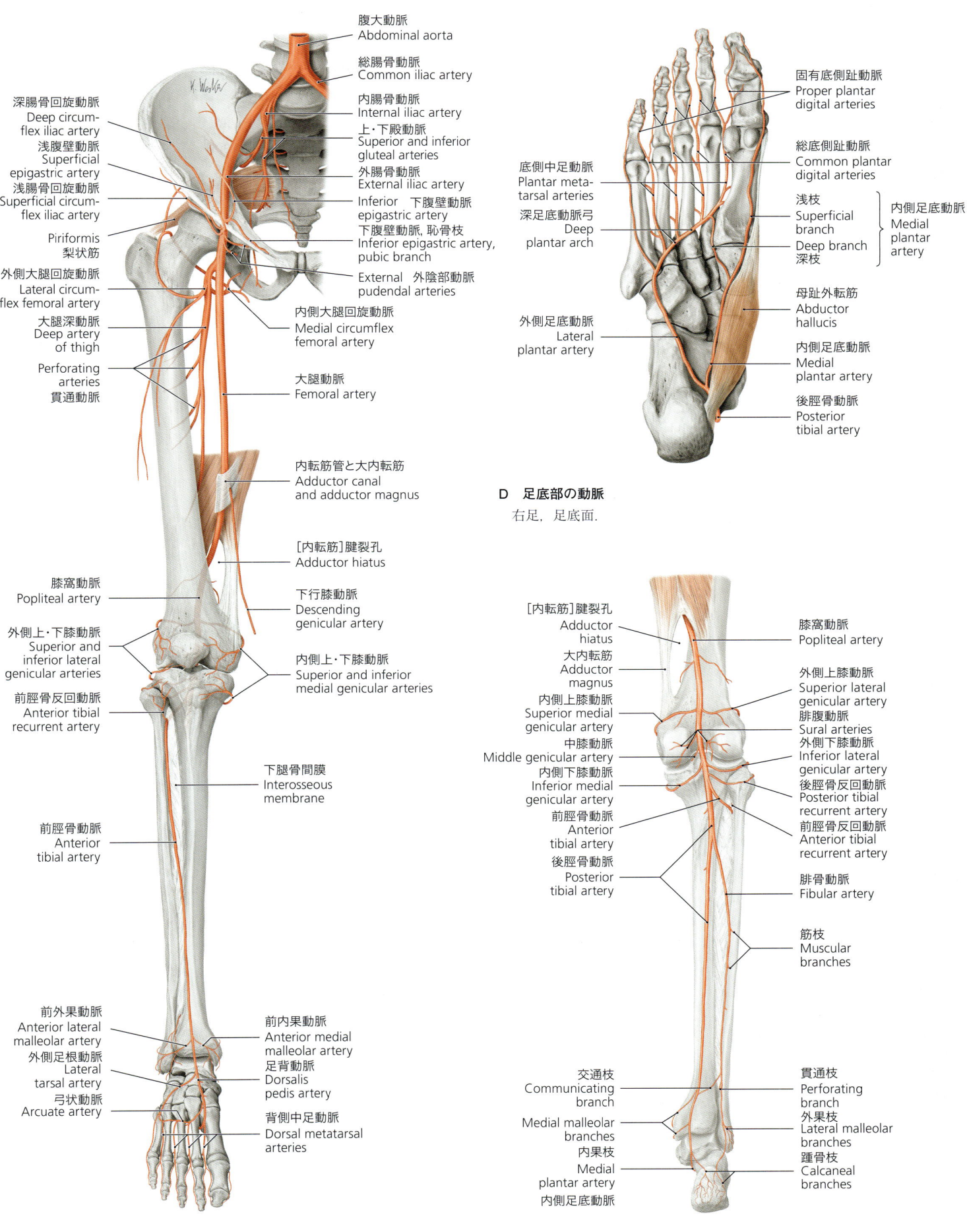

C　下肢の動脈
右下肢，足底屈曲位における前面．

D　足底部の動脈
右足，足底面．

E　膝窩と下腿の動脈
右下腿，後面．

543

下肢　4　神経と脈管：形態と位置

4.2　静脈 Veins

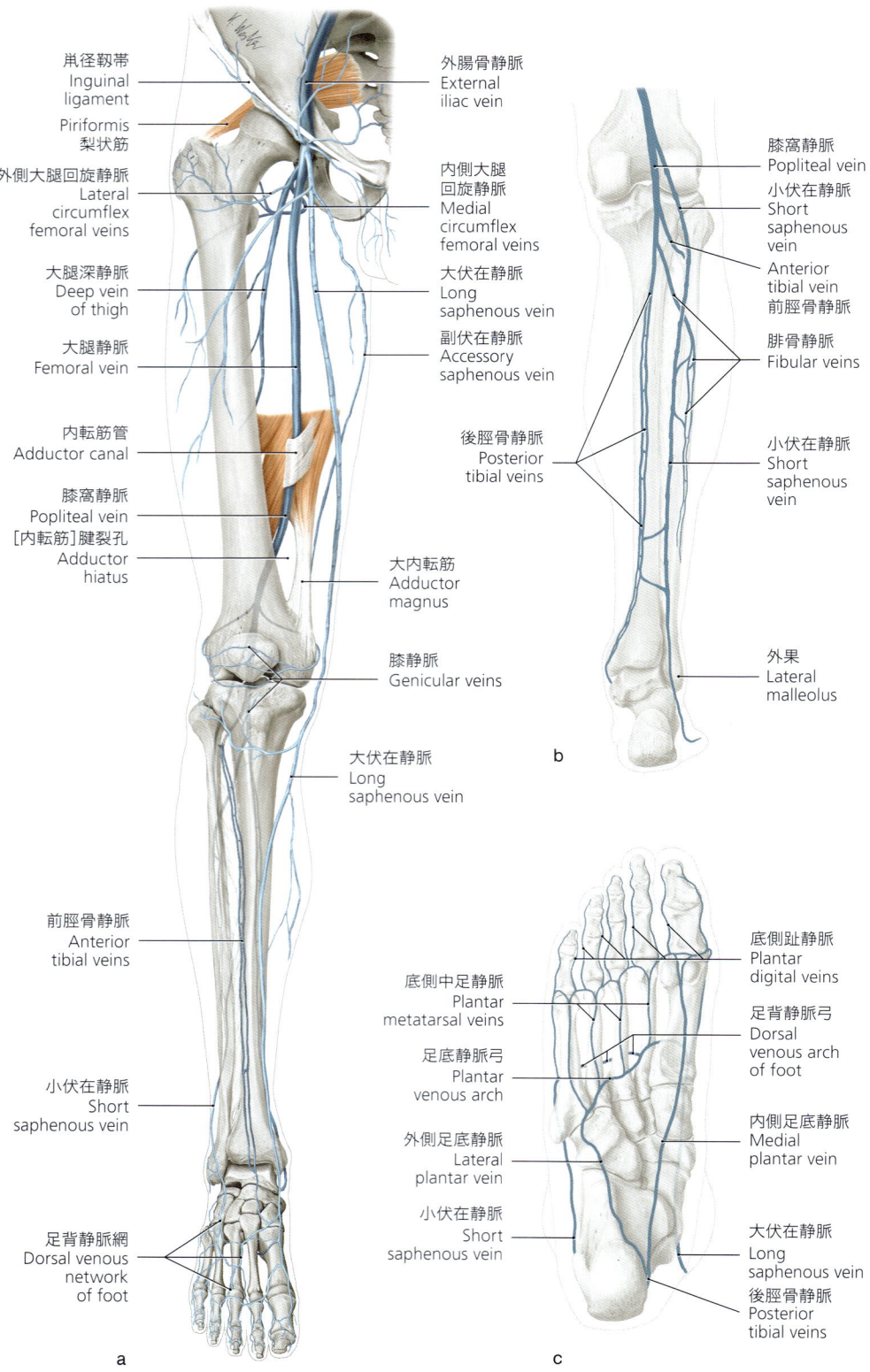

B　下肢の主要静脈の概観

下肢の静脈は3つの系に区分される．浅層（筋膜上）の静脈系，深層（筋間）の静脈系，浅層と深層の静脈をつなぐ貫通静脈系である．直立したヒトの姿勢で，血液が心臓に戻るためには，重力に逆らった動きをしなければならず，下肢の静脈に過大な負荷がかかる（静脈血の約85％は深層の静脈系により，約15％は浅層の静脈により還流される）．一連の静脈弁により，浅層から深層への正常な血流が維持されている（E参照）．わかりやすくするため，下表に記載している静脈のすべては図には示していない．

下肢の深層静脈
・大腿静脈
・大腿深静脈
・内側・外側大腿回旋静脈
・膝窩静脈
・腓腹静脈
・膝静脈
・前・後脛骨静脈
・腓骨静脈
・背側・底側中足静脈（Ac参照）
・底側趾静脈（Ac参照）

下肢の浅層静脈
・大伏在静脈
・外陰部静脈
・浅腸骨回旋静脈
・浅腹壁静脈
・副伏在静脈
・後弓状静脈
・小伏在静脈（Cb参照）
・大腿膝窩静脈（Cb参照）
・足背静脈網（Ca参照）
・足背静脈弓
・足底静脈網
・足底静脈弓

貫通静脈
下肢の貫通静脈の中でも，次の3群は臨床的に重要である（E参照）．
・ドッドの静脈群
　（大腿内側，中1/3）
・ボイドの静脈群
　（下腿膝下内側）
・コケットの静脈群
　（遠位下腿内側）

A　右下肢の深層静脈と浅層静脈

わかりやすくするため，ここでは最も重要な静脈のみを示している．
a 大腿，下腿，足背，前面．
b 下腿，後面．
c 足底，底面．

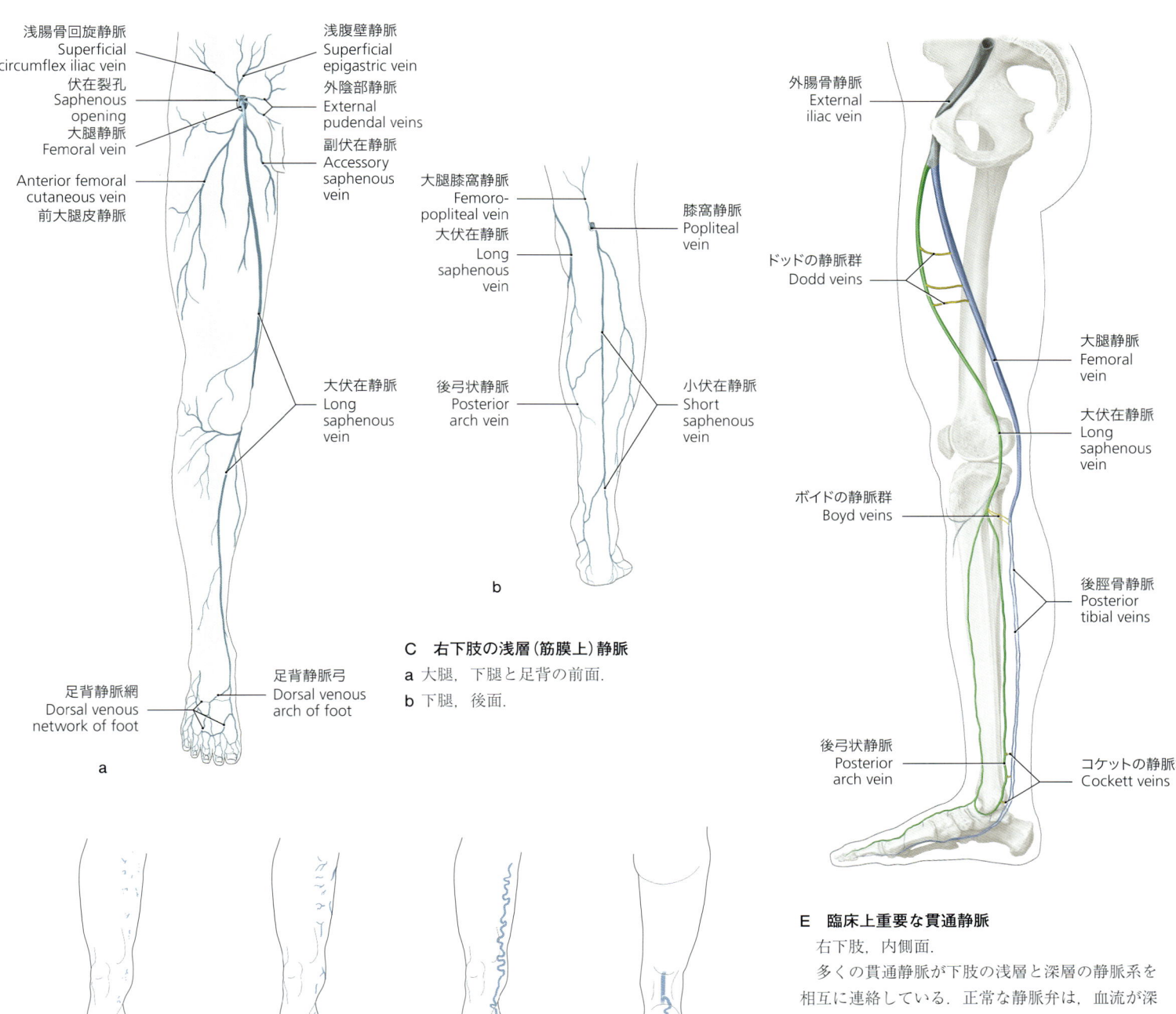

C 右下肢の浅層（筋膜上）静脈
a 大腿，下腿と足背の前面．
b 下腿，後面．

D 右下肢の浅層静脈の静脈瘤
a クモ状静脈瘤（小さな真皮内静脈瘤）．
b 網状静脈瘤（皮下小静脈のクモの巣状拡張）．
c 大伏在静脈瘤．
d 小伏在静脈瘤．

下腿浅層静脈の静脈瘤疾患は最もよくみられる慢性の静脈疾患であり，成人の約15％に認められる．静脈瘤は，原因不明の原発性静脈瘤（75％）と二次性症候性静脈瘤（15％）に分類される．**原発性静脈瘤**は，一般に静脈壁の変性による静脈弁不全から生じる．**二次性静脈瘤**は，貫通静脈不全と静脈の逆流を伴った深層静脈系の慢性的閉塞による．慢性状態によるもの以外に，重要な急性疾患として浅層静脈系を侵す疾患（血栓性静脈炎など）や深層静脈系を侵す疾患（静脈血栓など）がある．

E 臨床上重要な貫通静脈
右下肢，内側面．
多くの貫通静脈が下肢の浅層と深層の静脈系を相互に連絡している．正常な静脈弁は，血流が深層から浅層へと向かうのを防いでいる．臨床上重要なこの貫通静脈系は，深在性静脈と大伏在静脈流域との間に位置している．

・**ドッド Dodd の静脈群**：内転筋管の高さにおいて大伏在静脈と大腿静脈の間に位置する．
・**ボイド Boyd の静脈群**：下腿近位の内面で大伏在静脈と後脛骨静脈の間に位置する．
・**コケット Cockett の静脈群（Ⅰ-Ⅲ）**：大伏在静脈の内果の後ろの弯曲した枝（後弓状静脈）と後脛骨静脈の間に位置する．下腿遠位の内側にあるコケットの静脈群は，この部位が潰瘍になりやすいため，臨床上重要である．

4.3 リンパ管とリンパ節 Lymphatic Vessels and Lymph Nodes

A 右下肢の浅層リンパ系

a 前面．b 後面．矢印はリンパの主な流れの方向を示す．

下肢のリンパは，上肢の場合と同様に，浅層（筋膜上）系と深層（筋膜下）系にしたがって流れる．最大のリンパ管は集合管と呼ばれ，基本的には浅層静脈（大・小伏在静脈）と深層静脈（膝窩静脈，大腿静脈）に沿って走行し，主として膝窩と鼠径部に存在する吻合により相互に交通する．

浅層リンパ管は，基本的には皮膚と皮下組織からのリンパを排出する．深層系は筋，関節と神経からのリンパを排出する．浅層リンパ管は前内側束と後外側束からなる．**前内側束**は大伏在静脈に沿って走行し，鼠径リンパ節に至り，足の外縁部とふくらはぎの細長い領域を除く，下肢のすべての皮膚と皮下組織のリンパを排出する．**後外側束**は足の外縁部とふくらはぎの細長い領域のリンパを排出するが，これは前内側束の排出領域よりかなり狭い領域となる（b 参照）．後外側束のリンパは小伏在静脈に沿って走行し，浅膝窩リンパ節に至り，さらに深膝窩リンパ節を通過し，深鼠径リンパ節に至る．

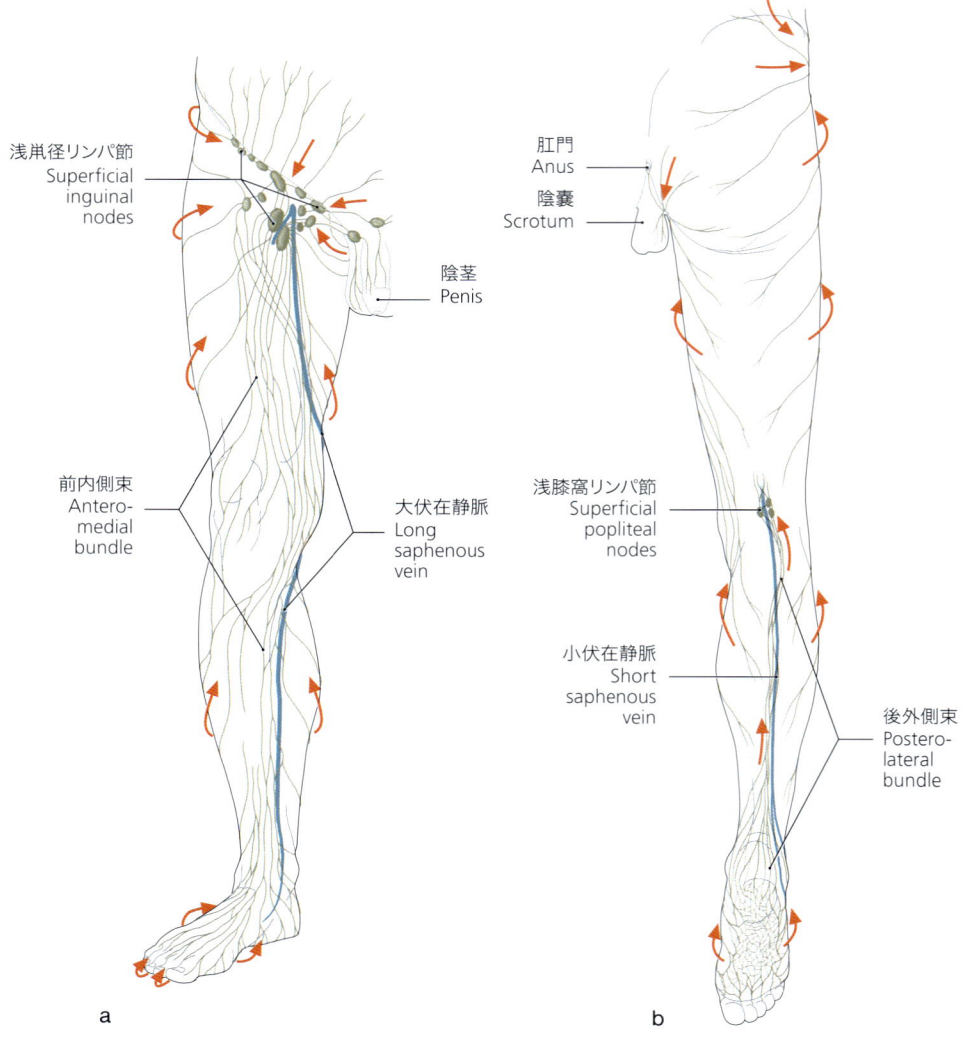

B 鼠径部における深部リンパ節

右鼠径部，前面．

篩状筋膜は取り除いてある．鼠径靱帯上部の静脈とリンパ系に薄く影を付けてある．

深鼠径リンパ節は大伏在静脈の終末の近傍，大腿静脈の内側に存在する．下肢からのすべてのリンパが，腸骨リンパ節に達する前に，これらのリンパ節によって篩にかけられるので，臨床的にも重要である．これらのリンパ節の中で最大のもの（ローゼンミュラーのリンパ節）は大集管の最も高位に位置している．外腸骨リンパ節を含む骨盤リンパ節の一群は鼠径靱帯の直上から始まる．

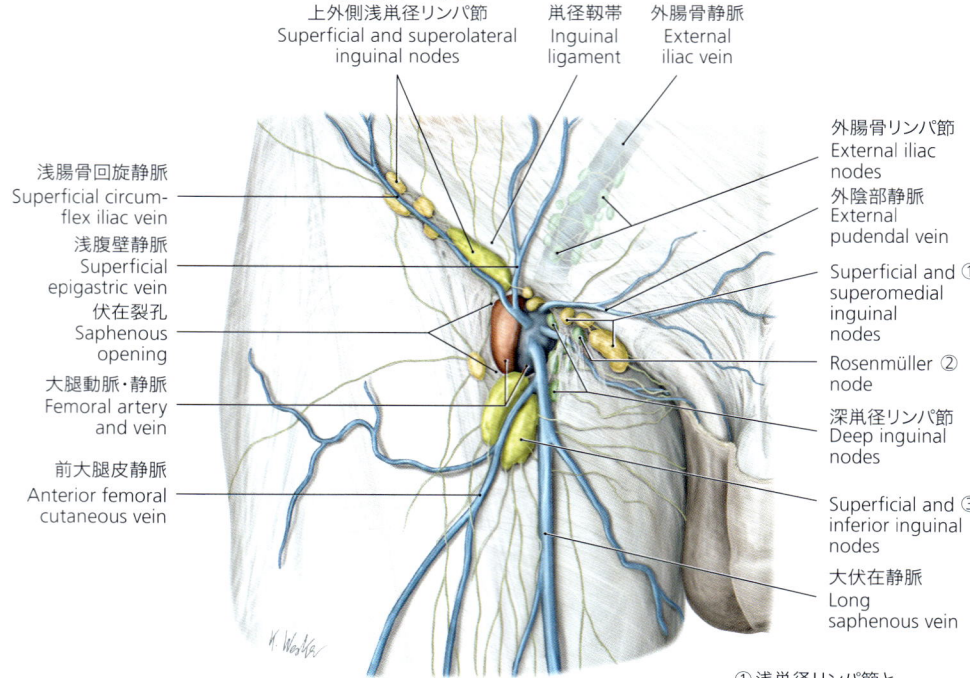

① 浅鼠径リンパ節と
  上内側浅鼠径リンパ節
② ローゼンミュラーのリンパ節
③ 浅鼠径リンパ節と
  下浅鼠径リンパ節

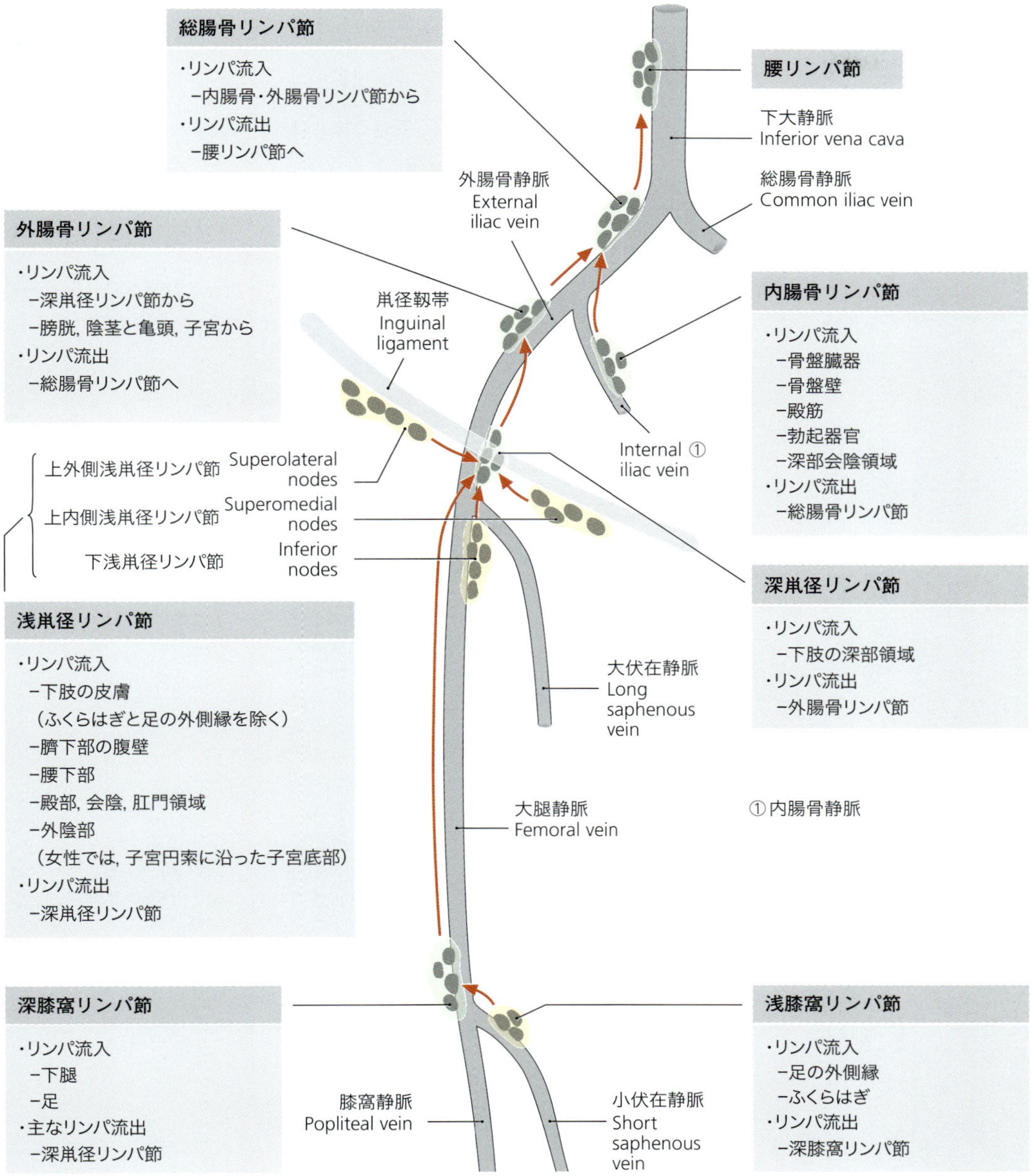

下肢 4 神経と脈管：形態と位置

総腸骨リンパ節
- リンパ流入
  - 内腸骨・外腸骨リンパ節から
- リンパ流出
  - 腰リンパ節へ

外腸骨リンパ節
- リンパ流入
  - 深鼠径リンパ節から
  - 膀胱，陰茎と亀頭，子宮から
- リンパ流出
  - 総腸骨リンパ節へ

上外側浅鼠径リンパ節 Superolateral nodes
上内側浅鼠径リンパ節 Superomedial nodes
下浅鼠径リンパ節 Inferior nodes

浅鼠径リンパ節
- リンパ流入
  - 下肢の皮膚（ふくらはぎと足の外側縁を除く）
  - 臍下部の腹壁
  - 腰下部
  - 殿部，会陰，肛門領域
  - 外陰部（女性では，子宮円索に沿った子宮底部）
- リンパ流出
  - 深鼠径リンパ節

深膝窩リンパ節
- リンパ流入
  - 下腿
  - 足
- 主なリンパ流出
  - 深鼠径リンパ節

腰リンパ節
下大静脈 Inferior vena cava
総腸骨静脈 Common iliac vein
外腸骨静脈 External iliac vein
鼠径靱帯 Inguinal ligament
Internal ① iliac vein

内腸骨リンパ節
- リンパ流入
  - 骨盤臓器
  - 骨盤壁
  - 殿筋
  - 勃起器官
  - 深部会陰領域
- リンパ流出
  - 総腸骨リンパ節

深鼠径リンパ節
- リンパ流入
  - 下肢の深部領域
- リンパ流出
  - 外腸骨リンパ節

大伏在静脈 Long saphenous vein
大腿静脈 Femoral vein
①内腸骨静脈

膝窩静脈 Popliteal vein
小伏在静脈 Short saphenous vein

浅膝窩リンパ節
- リンパ流入
  - 足の外側縁
  - ふくらはぎ
- リンパ流出
  - 深膝窩リンパ節

C 下肢のリンパ節と排出路
右下肢，前面．
浅層・深層リンパ系の主なリンパ流の方向を矢印で示す．

Note ふくらはぎと足の外縁部の皮膚と皮下組織からのリンパは，浅・深膝窩リンパ節を通過し，深層リンパ系に沿って，直接，深鼠径リンパ節に注ぐ．これと対照的に，下肢の他領域のリンパはまず大伏在静脈に沿った前内側束に注いでから，浅鼠径リンパ節に至る（A 参照）．

浅鼠径リンパ節は大腿筋膜上に存在し，以下のように構成される．
- 鼠径靱帯と平行に配置しているリンパ節（上内側・上外側浅鼠径リンパ節）
- 大伏在静脈の終末部の走行に沿って散在するリンパ節（下浅鼠径リンパ節）

これらのリンパ節ははじめに深鼠径リンパ節に注ぎ（B 参照），続いて外腸骨静脈に沿い外腸骨リンパ節および総腸骨リンパ節を経て，最終的に腰リンパ節に至る．

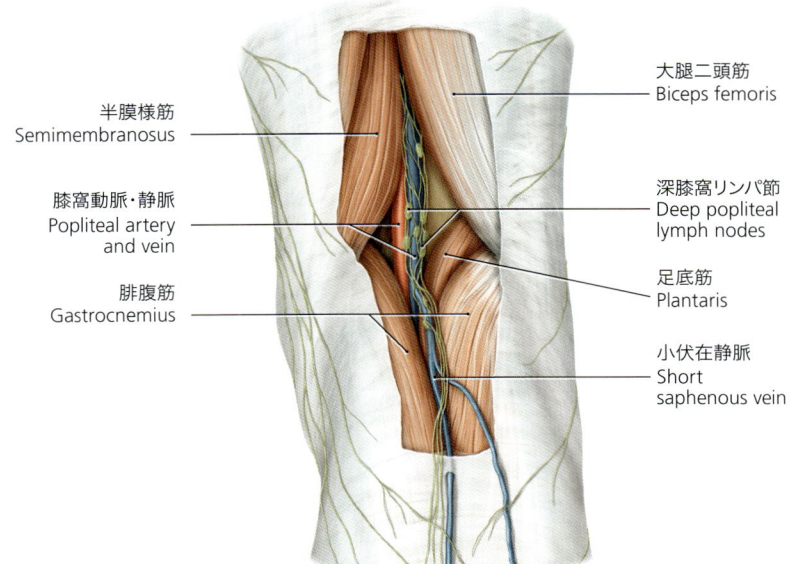

半膜様筋 Semimembranosus
膝窩動脈・静脈 Popliteal artery and vein
腓腹筋 Gastrocnemius
大腿二頭筋 Biceps femoris
深膝窩リンパ節 Deep popliteal lymph nodes
足底筋 Plantaris
小伏在静脈 Short saphenous vein

D 膝窩における深部リンパ節
右の膝窩，後面．
下肢の深部リンパ管からのリンパは（膝関節後面の関節包と膝の血管の間の深膝窩リンパ節を通過し）大腿静脈に沿って走行し，前方に向かい，［内転筋］腱裂孔を通過して深鼠径リンパ節に至る．

下肢　4　神経と脈管：形態と位置

4.4 腰仙骨神経叢の構造 Structure of the Lumbosacral Plexus

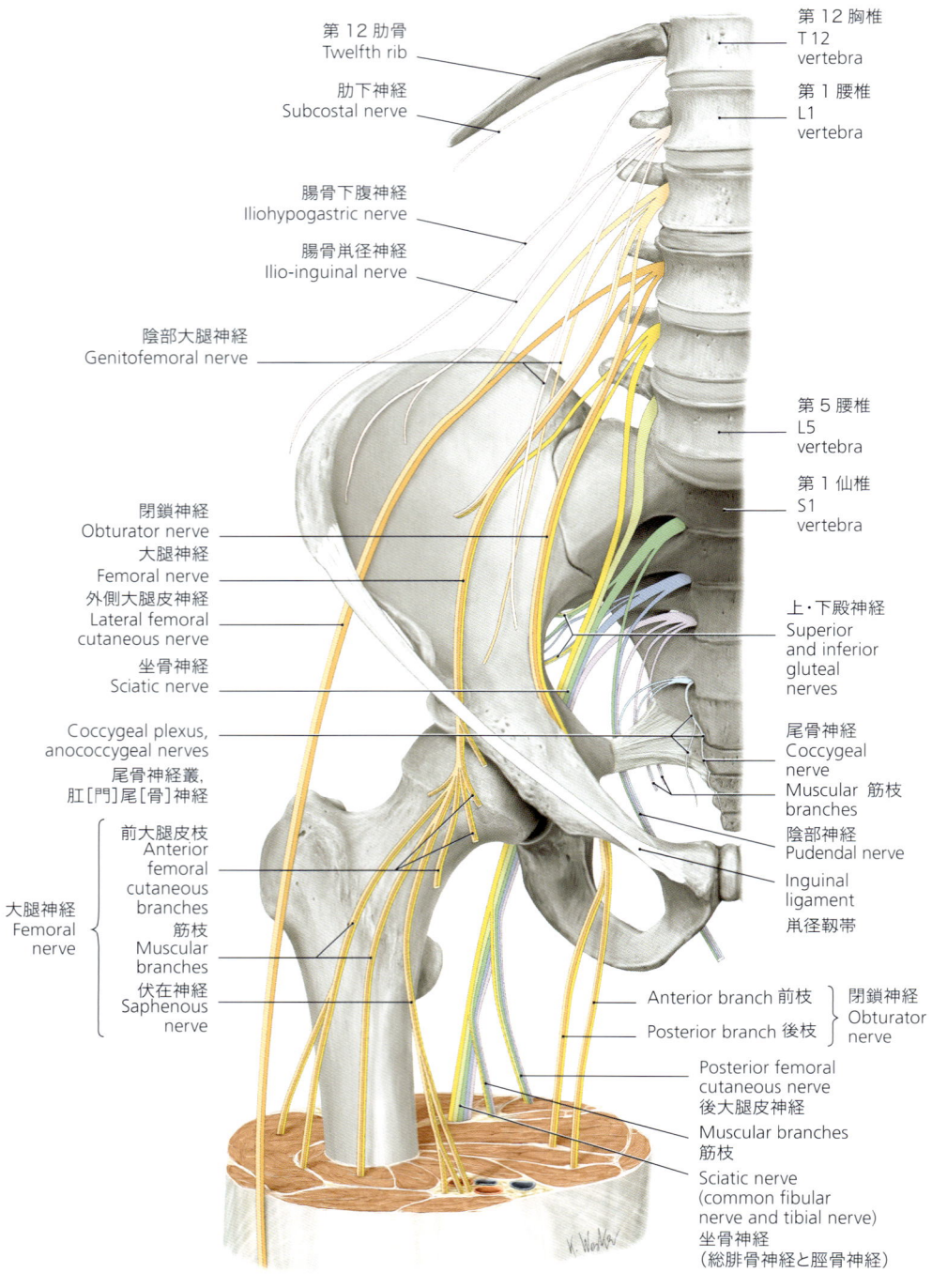

A　腰仙骨神経叢とその枝
右側，前面．
わかりやすくするため，骨盤と腰椎の筋を取り除いてある．
　腰椎の椎間孔の側面より出現する頭側の4本の腰神経（L1-L4）前枝は腰神経叢を構成し，大腰筋を貫通する．小さな筋枝は直接大腰筋に分布する．大きな分枝は筋をさまざまな部位で貫通後，下方に向かい，腹壁と大腿へ達する．閉鎖神経だけは，小骨盤外側壁を走行して大腿へ至る．はじめの4本の仙骨神経（S1-S4）前枝は仙骨の前仙骨孔から出現し，梨状筋の前で集合し仙骨神経叢を形成する．仙骨神経叢から出た神経は大腿，下腿および足の後部へ分布する．

B　脊髄分節と腰仙骨神経叢の神経
　腰仙骨神経叢は下肢に感覚と運動線維を供給する．この神経叢は，腰神経と仙骨神経の前枝より構成されるが，肋下神経（T12）と尾骨神経（Co1）もこれに加わる（D参照）．
　分布領域と位置から腰仙骨神経叢は，腰神経叢と仙骨神経叢に分類される．

腰神経叢（T12-L4）
- 腸骨下腹神経（T12-L1）
- 腸骨鼠径神経（L1）
- 陰部大腿神経（L1, L2）
- 外側大腿皮神経（L2, L3）
- 閉鎖神経（L2-L4）
- 大腿神経（L1-L4）
- 特定の腰部の筋に直接分布する短い筋枝

仙骨神経叢（L4-S4）*
- 上殿神経（L4-S1）
- 下殿神経（L5-S2）
- 後大腿皮神経（S1-S3）
- 坐骨神経（L4-S3）と大きな2分枝
  - 脛骨神経（L4-S3）
  - 総腓骨神経（L4-S2）
- 陰部神経（S1-S4）
- 特定の腰部の筋に直接分布する短い筋枝

*仙骨神経叢はさらに仙骨神経叢と陰部神経叢に分けられる．陰部神経叢の主要分枝である陰部神経は，骨盤底，会陰，外陰部の皮膚と筋へ分布する．

下肢　4　神経と脈管：形態と位置

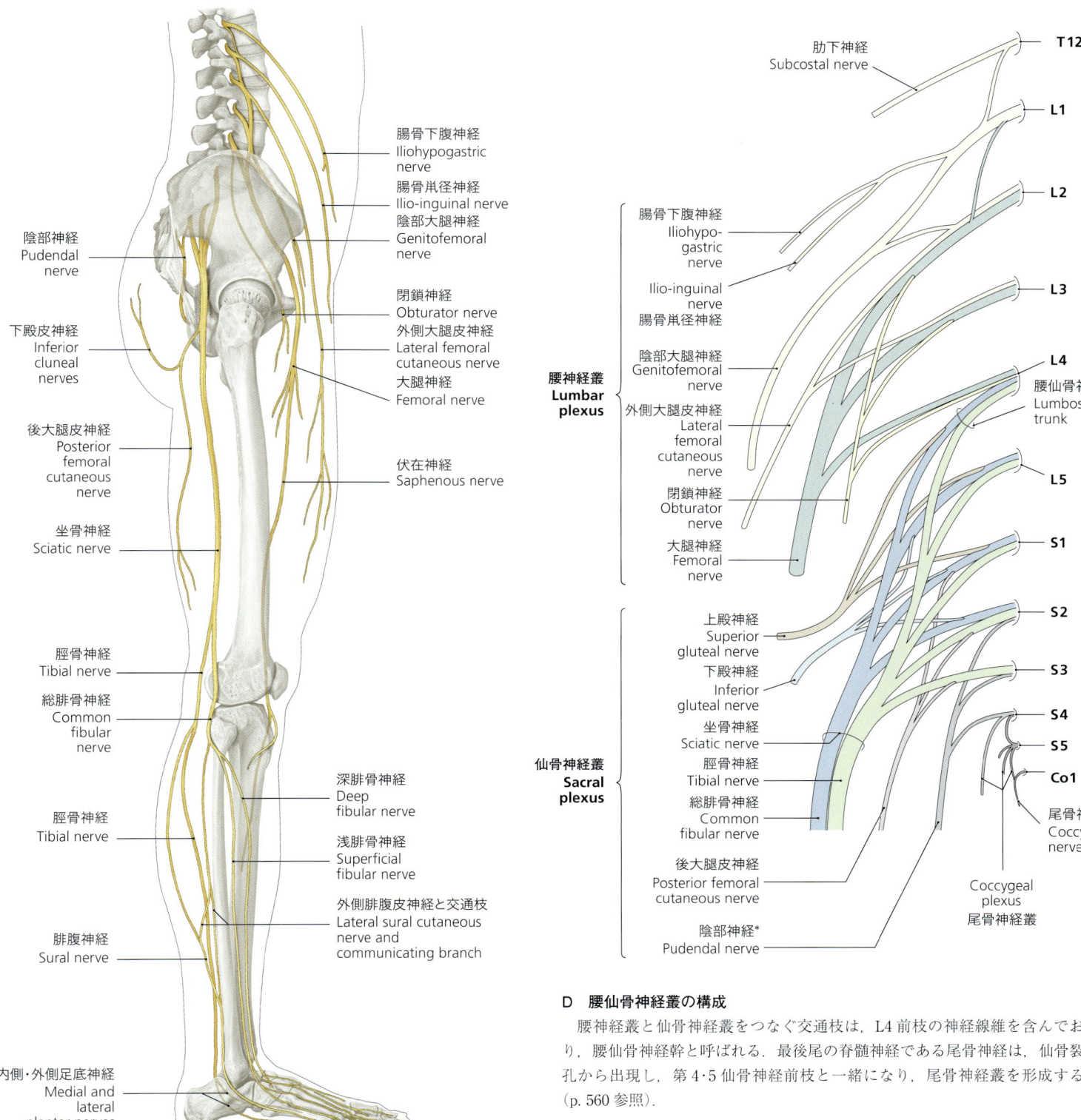

C　腰仙骨神経叢の局所解剖
右下肢，外側面．
腰神経叢からの神経は股関節前面を通って下肢に入り，主として大腿前面を支配するのに対し，股関節後面を下行する仙骨神経叢からの神経は大腿後面，下腿の大部分と足を支配する．

D　腰仙骨神経叢の構成
腰神経叢と仙骨神経叢をつなぐ交通枝は，L4前枝の神経線維を含んでおり，腰仙骨神経幹と呼ばれる．最後尾の脊髄神経である尾骨神経は，仙骨裂孔から出現し，第4・5仙骨神経前枝と一緒になり，尾骨神経叢を形成する（p. 560参照）．

＊訳注：左頁Bの脊髄分節表示と異なるが，個人差が存在する．

4.5 腰神経叢：腸骨下腹神経，腸骨鼡径神経，陰部大腿神経，外側大腿皮神経
Nerves of the Lumbar Plexus: The Iliohypogastric, Ilioinguinal, Genitofemoral, and Lateral Femoral Cutaneous Nerves

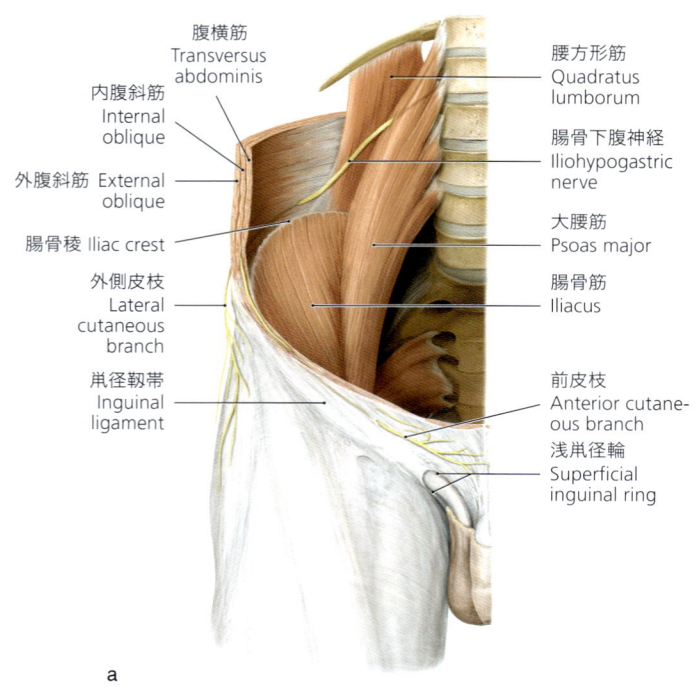

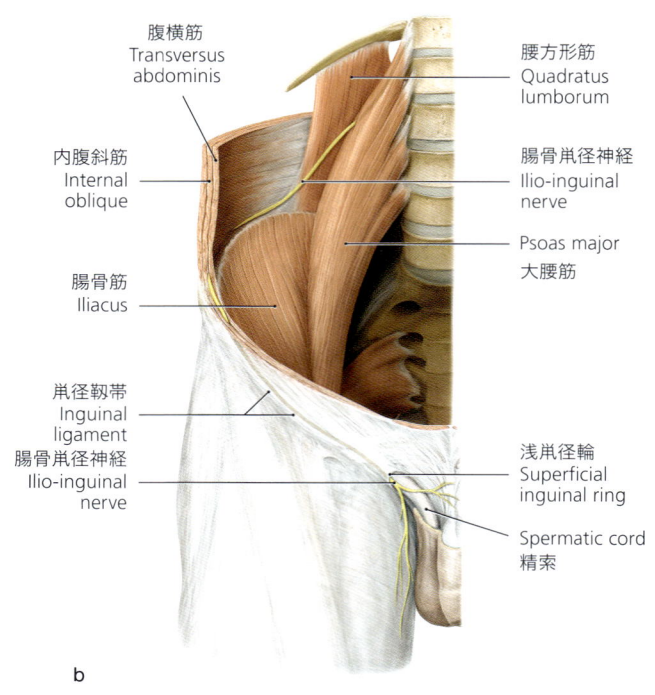

A 腰神経叢から出現する腸骨下腹神経，腸骨鼡径神経，陰部大腿神経および外側大腿皮神経の走行
右側，後腹壁領域，前面．

a 腸骨下腹神経は，通常，腸骨鼡径神経（b参照）とともに大腰筋の外側に現れ，腰方形筋前面を外側斜めに走行する．腰方形筋のほぼ3〜4cm外側で腹横筋を貫通し，腹横筋と内腹斜筋の間を腸骨稜上で前面へと走行する．これらの筋へ数本の筋枝を与え，腰部外側の皮膚への外側感覚枝を与えた後，腸骨下腹神経の終枝は内側へ向かい，鼡径靱帯に平行に走行する．浅鼡径輪上で外腹斜筋の筋膜を貫き，鼡径靱帯上皮膚への感覚性前皮枝を与える．

b 腸骨鼡径神経は腸骨下腹神経（a参照）とともに腰方形筋上を走行するが，すぐに分かれ，腸骨稜の位置で腹壁外側へ至り，さまざまな部位で貫通する．鼡径靱帯の位置で腹横筋と内腹斜筋の間を内方へ向かい，両筋へ細枝を与える．また，感覚枝は浅鼡径輪を貫き，恥骨上の皮膚と大陰唇や陰嚢外側部へ分布する．

B 腰神経叢に属する神経の概観

神経	脊髄分節	支配する筋	皮枝（感覚枝の支配領域，Cおよびpp. 552, 553を参照）
・腸骨下腹神経	第12胸神経-第1腰神経	・腹横筋，内腹斜筋（両筋の下方部）	・前皮枝 ・外側皮枝
・腸骨鼡径神経	第1腰神経	・腹横筋，内腹斜筋（両筋の下方部）	・男性の前陰嚢神経，女性の前陰唇神経
・陰部大腿神経	第1・2腰神経	・男性の精巣挙筋（陰部枝）	・陰部枝，大腿枝
・外側大腿皮神経	第2・3腰神経		・外側大腿皮神経

・閉鎖神経（p. 552参照）
  -前枝
  -後枝
	第2-4腰神経	・外閉鎖筋
		・長内転筋，短内転筋，薄筋，恥骨筋
		・大内転筋
			・皮枝

・大腿神経（p. 553参照）	第1-4腰神経	・腸腰筋，恥骨筋，縫工筋，大腿四頭筋	・前皮枝，伏在神経
・短い，直接の筋枝（p. 552参照）	第12胸神経-第4腰神経	・大腰筋，腰方形筋，腸骨筋，腰横突間筋	

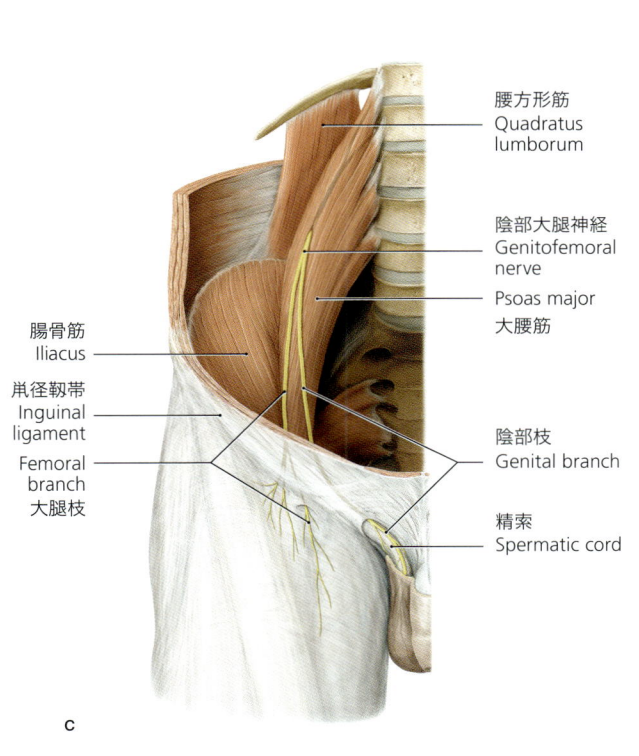
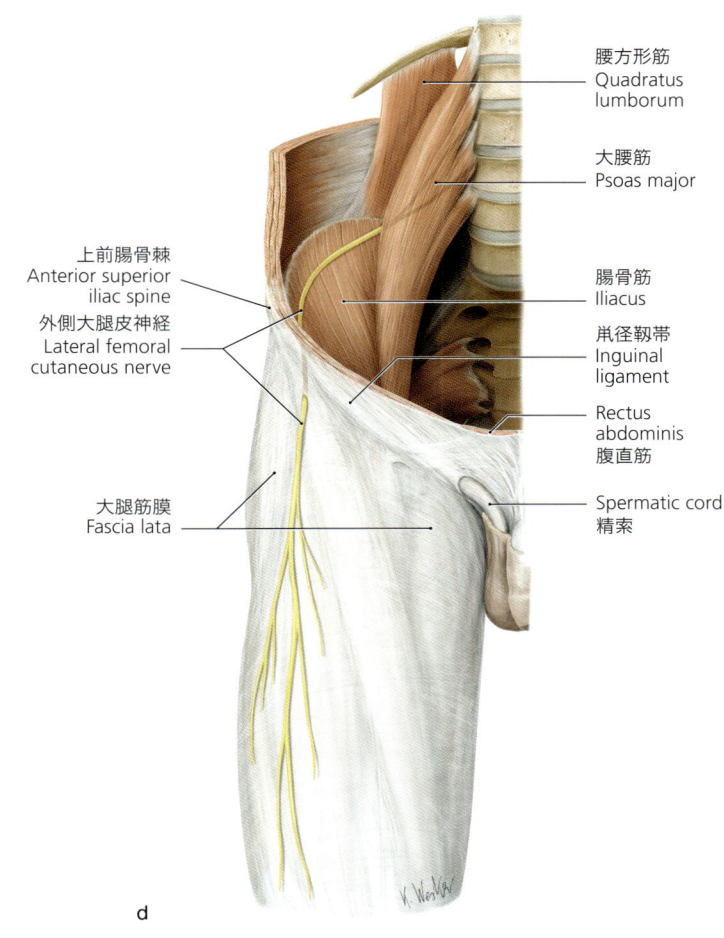

c 陰部大腿神経は大腰筋を貫き，その前面を下行し，2終枝である陰部枝と大腿枝に分かれる．
- 純感覚神経である大腿枝は，伏在裂孔（p. 567参照）の位置で血管裂孔を貫いて浅在性となり，男女両性ともに鼠径靱帯の下の皮膚を支配する．
- 混合神経である陰部枝は，男性では精索内を走り，女性でははじめ子宮円索に沿って走り鼠径管を通過する．その後，男性では陰嚢の皮膚へ，女性では大陰唇の皮膚へ感覚枝を送り，さらに男性では，精巣挙筋へ運動線維を与える（p. 184参照）．

d 外側大腿皮神経は，大腰筋の外縁より現れ，腸骨筋膜の下を上前腸骨棘に向かって下方外側へ斜めに走行する．その後，腸骨棘の内側で筋裂孔外側を通って骨盤を離れ（p. 567参照），大腿筋膜下を走った後，上前腸骨棘の約2〜3 cm下方で筋膜を貫通して筋膜上に現れ，大腿前面の皮膚へ至る．この神経は，鼠径靱帯の下で骨盤から出る角度が約80°となるため，伸展，特に股関節の伸展において，機械的損傷を受けやすい．また，外側大腿皮神経は，この部位では，わずかな脂肪組織に覆われているのみである．伸展外傷の際の障害は，感覚障害（感覚異常）または大腿外側部の疼痛として現れる．

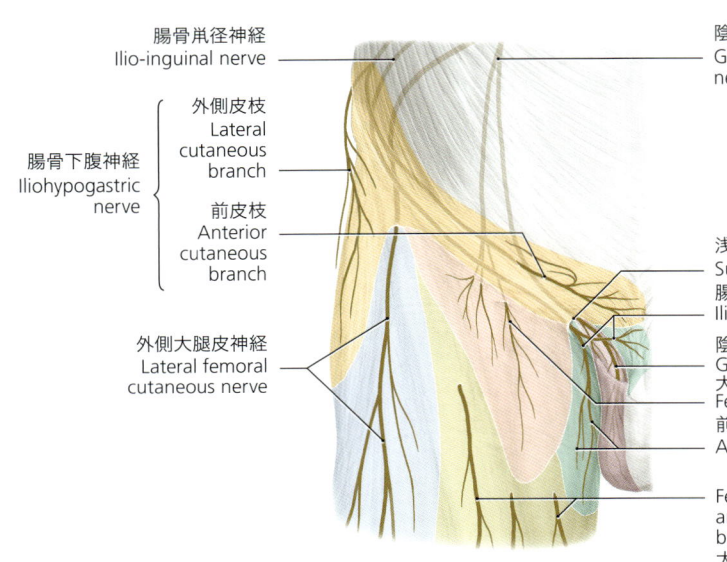

C 鼠径部と大腿の感覚支配

男性の右鼠径部，前面．各感覚神経の支配領域を色分けして示している．

Note 腸骨鼠径神経と陰部大腿神経の陰部枝はともに浅鼠径輪を通る（Ac参照）．したがってこの2つの神経はしばしば混同される．男性の陰部枝は精索に入っていることから確認できる．女性の陰部枝は，子宮円索と伴行し，大陰唇の皮膚へ分布する．

4.6 腰神経叢：閉鎖神経，大腿神経
Nerves of the Lumbar Plexus: The Obturator and Femoral Nerves

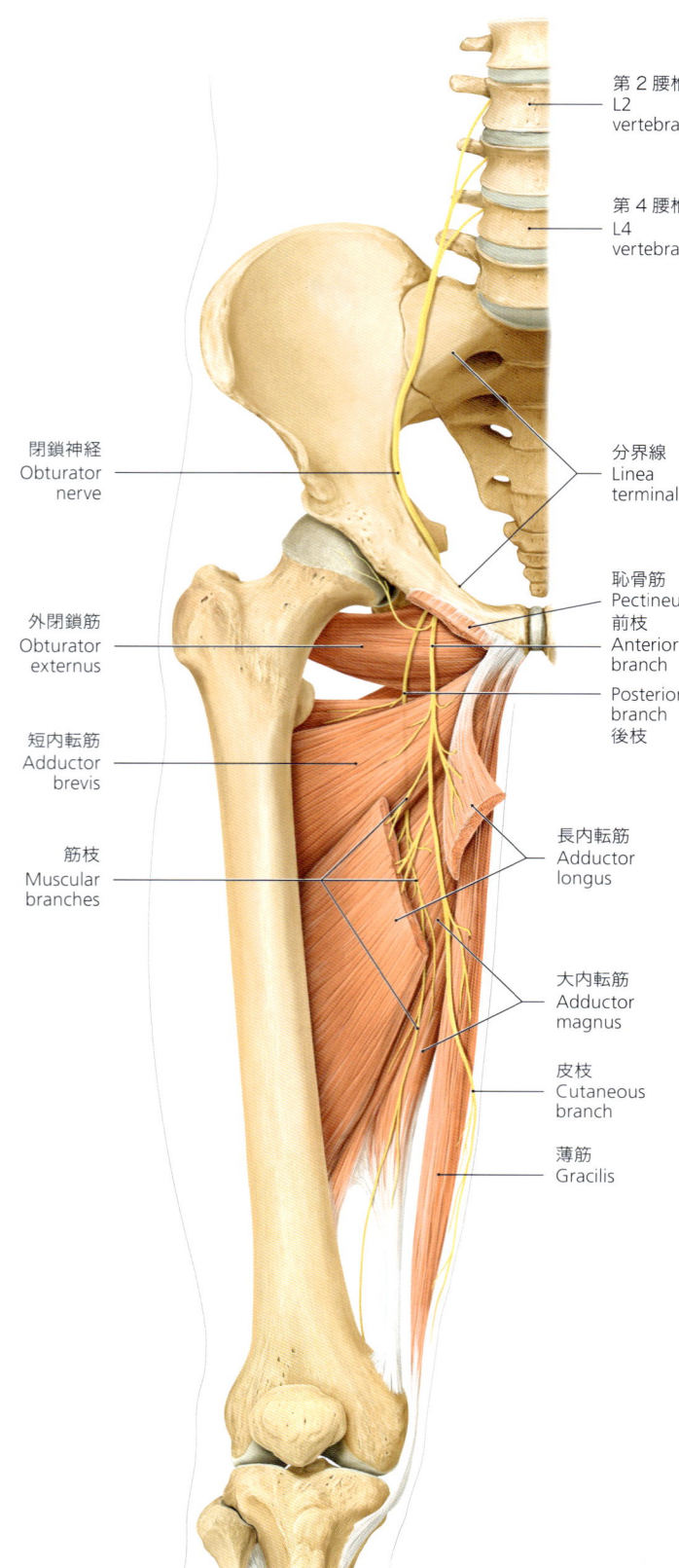

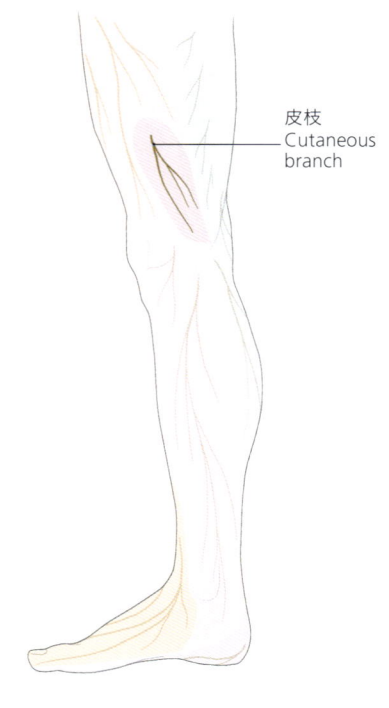

B　閉鎖神経の感覚支配領域
右下肢，内側面．

A　閉鎖神経の走行
右鼠径部と大腿，前面．

閉鎖神経は，第 2-4 腰椎の脊髄分節から神経線維を受ける．腰神経叢を離れた後，閉鎖神経は大腰筋（図には示してない）の後内側を小骨盤へ向かって下行し，分界線の下方で閉鎖動脈・静脈とともに閉鎖管へと入る（図では省略）．さらに遠位において外閉鎖筋に筋枝を出し，最終的に前枝と後枝に分かれる．これらの分枝はさらに遠位に向かい，短内転筋の前方と後方を進み，そのほかの内転筋群（恥骨筋，長内転筋，短内転筋，大内転筋，小内転筋と薄筋）に運動線維を送る．前枝は，薄筋の前縁で感覚性の終末皮枝となり，大腿筋膜を貫いて大腿下方に至り，手掌大の広さの皮膚に分布する．閉鎖神経損傷（出産や骨盤骨折など）に付随する運動障害を評価する際には，大腿神経は恥骨筋への，坐骨神経は大内転筋への神経支配を助けていることを留意しておくべきである．

下肢　4　神経と脈管：形態と位置

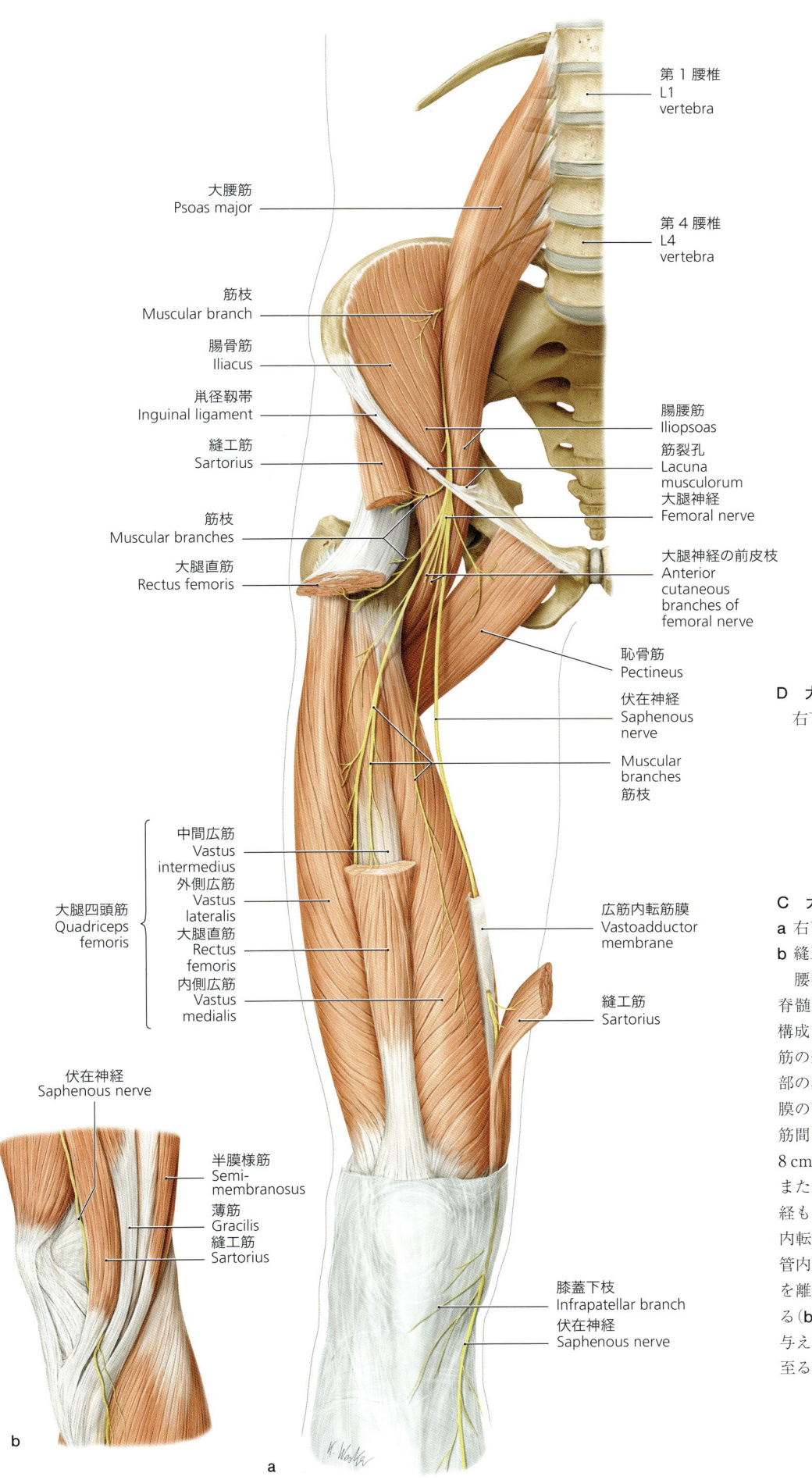

D　大腿神経の感覚支配領域
右下肢，前面.

C　大腿神経の走行
a　右下肢の鼠径部と大腿部，前面.
b　縫工筋の下の伏在神経の走行，内側.

　腰神経叢の最大最長の神経である大腿神経は，脊髄の第1-4腰椎の脊髄分節の神経線維により構成される．腸腰筋，恥骨筋，縫工筋と大腿四頭筋の運動，および大腿前面，下腿中央部と足の後部の感覚を支配する（D参照）．この神経は腰筋筋膜の下で大腰筋と腸骨筋に線維を送りながら，両筋間を走り，筋裂孔中央部へ至る．鼠径靱帯の約8cm下方で多数の皮枝（前皮枝）と筋枝に分かれ，また，終枝の足まで届く長い感覚枝である伏在神経もここで分かれる．伏在神経は，はじめ（広筋内転筋膜の下で）大腿動脈・静脈とともに内転筋管内へ入るが，広筋内転筋膜を貫通して内転筋管を離れ，膝内側に向かって縫工筋に沿って走行する（b参照）．膝内側の皮膚へ感覚性の膝蓋下枝を与えた後，大伏在静脈とともに下腿中央部と足に至る．

4.7 仙骨神経叢：上殿神経，下殿神経，後大腿皮神経
Nerves of the Sacral Plexus: The Superior Gluteal, Inferior Gluteal, and Posterior Femoral Cutaneous Nerves

A 仙骨神経叢の神経（第1部）
仙骨神経叢の運動神経と感覚神経については第2部（p. 556）と第3部（p. 560）に示す．

神経	脊髄分節	支配する筋	皮枝
・上殿神経	第4腰神経-第1仙骨神経	・中殿筋 ・小殿筋 ・大腿筋膜張筋	
・下殿神経	第5腰神経-第2仙骨神経	・大殿筋	
・後大腿皮神経	第1-3仙骨神経		・後大腿皮神経 　-下殿皮神経 　-会陰枝（感覚支配はF参照）
・神経叢から直接出る枝 　-梨状筋への筋枝 　-内閉鎖筋への筋枝 　-大腿方形筋への筋枝	第1仙骨神経-第2仙骨神経 第5腰神経-第2仙骨神経 第4腰神経-第1仙骨神経	・梨状筋 ・内閉鎖筋 ・双子筋 ・大腿方形筋	

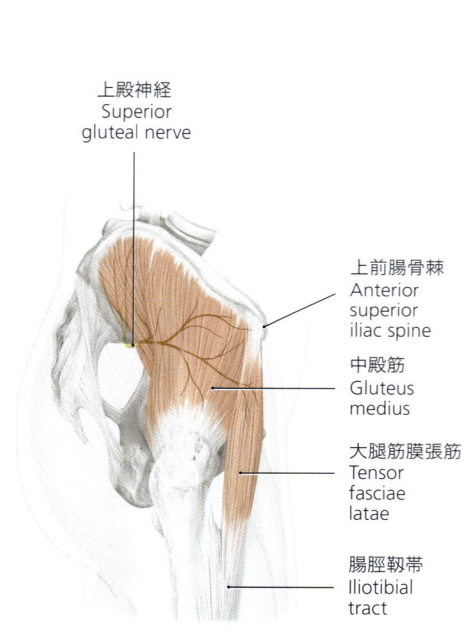

B 上殿神経の運動神経分布
右股関節領域，外側面．

上殿神経は，同名の血管を伴って梨状筋の上部の大坐骨孔を通過し，小骨盤を離れた後（p. 572参照），殿筋間を通過して小殿筋群（中殿筋と小殿筋）と大腿筋膜張筋を支配する．

C 小殿筋群の筋力低下の臨床的症候：トレンデレンブルク徴候 Trendelenburg sign とデュシェンヌ跛行 Duchenne limp
下半身，後面．
a 正常の片足立ちでは，立脚側の小殿筋群は，冠状面（前頭面）において骨盤が安定するように機能する．
b 小殿筋群の筋力低下または麻痺（誤った注射による上殿神経損傷など）は，患側の股関節の外転低下と冠状面（前頭面）における骨盤安定保持が不可能になることによって明らかになる．トレンデレンブルク試験が陽性の場合，骨盤は正常の遊脚側へと傾く．
c 上半身を患側に傾けて立脚側に重心を移動することにより，骨盤の遊脚側が挙上する（デュシェンヌ跛行）．両側の小殿筋群の筋力低下では，典型的な動揺歩行を示す．

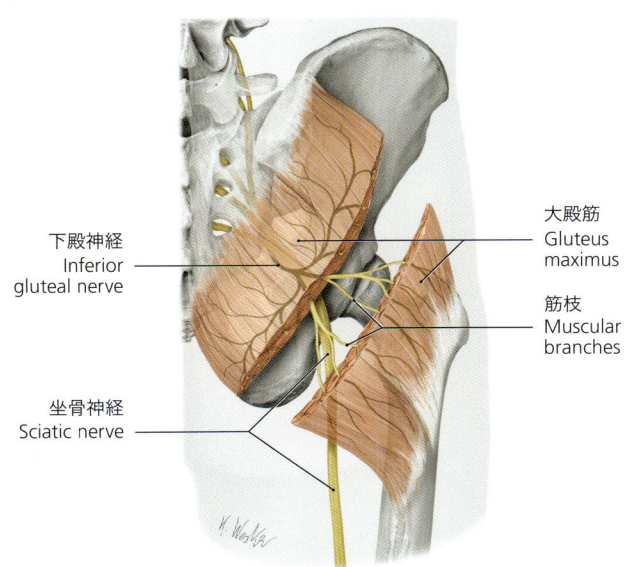

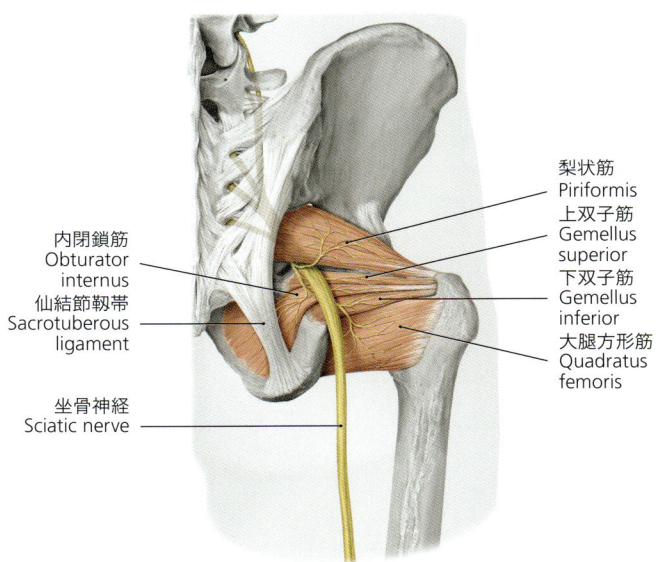

D 下殿神経の運動神経分布
骨盤右半分，後面．
下殿神経は，梨状筋下孔を坐骨神経とともに小骨盤から出て（p. 572参照），多くの筋枝を大殿筋に送る．大殿筋の麻痺は，ハムストリングス（大腿の屈筋）により補われることから，水平面における正常歩行にはほとんど影響を与えない（p. 502参照）．しかしながら，大殿筋麻痺の患者は，走る，跳ぶ，階段を昇るといった動作ができない．

E 仙骨神経叢から直接筋枝を受ける筋
骨盤右半分，後面．
仙骨神経叢からの直接の枝は **A** に列記してある．

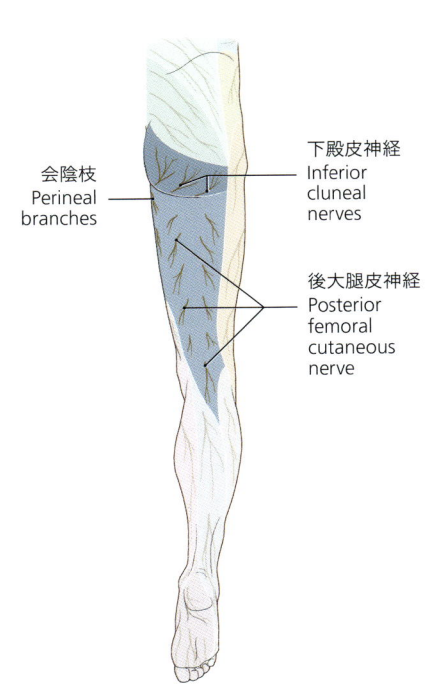

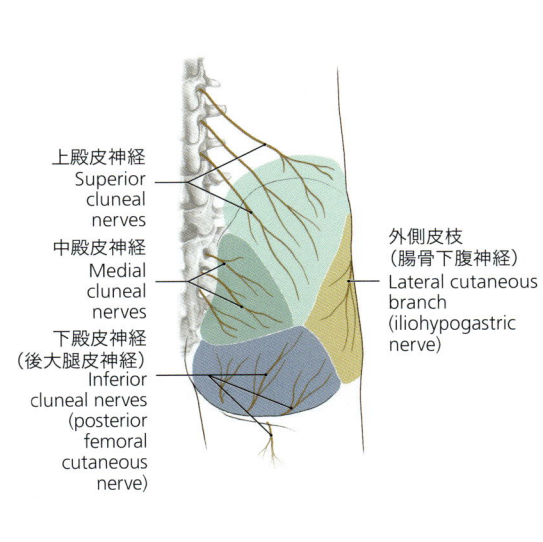

F 後大腿皮神経の感覚支配領域
右下肢，後面．
後大腿皮神経は，大腿後部の皮膚以外に，殿裂の皮膚へ数本の枝（下殿皮神経）を与え，その会陰枝は会陰部の皮膚へ分布する〔濃く色を付けた部位は固有（支配）領域を示す〕．

G 殿部の感覚神経支配
右殿部，後面．
殿部の感覚神経支配は仙骨神経叢と腰神経叢（脊髄神経の前枝）の一部と後枝よりなる．
・仙骨神経叢由来：下殿皮神経（後大腿皮神経から）
・腰神経叢由来：腸骨下腹神経の外側枝
・脊髄神経の後枝：上殿皮神経（第1-3腰神経の後枝）と中殿皮神経（第1-3仙骨神経の後枝）

H 仙骨神経の出現部位
仙骨孔の部位における仙骨右半分の水平断．
仙骨神経の前枝は前仙骨孔を通して仙骨から出るのに対して，対応する後枝は後仙骨孔を通過し殿部の皮膚へ分布する．

4.8 仙骨神経叢：坐骨神経（概観，感覚神経の分布）
Nerves of the Sacral Plexus: The Sciatic Nerve (Overview and Sensory Distribution)

A　仙骨神経叢の運動神経と感覚神経（第2部）

坐骨神経は，末梢神経の中で最大かつ最長の神経であるが，梨状筋の下方で大坐骨孔を通過し，小骨盤から離れ，大殿筋下方を通過し，大腿後面へ至る．坐骨神経は，一般には膝窩へ入る前に，さまざまな高さで，2本の主要な枝である脛骨神経と総腓骨神経へと分かれる．しかしながら，坐骨神経からの筋枝は，分岐する以前にすでに腓骨部（Fb）と脛骨部（Tib）のどちらの枝か同定できる（p. 558参照）．坐骨神経損傷は，梨状筋下孔より神経が出る部位での圧迫（通常外部からの圧力，座などの動作）により生じることがある．ほかの可能性としては，誤った部位への筋肉内注射（誤って神経に刺入する），骨盤骨折あるいは外科手術（例えば股関節置換術）がある．

神経	脊髄分節	支配する筋	皮枝
坐骨神経	第4腰神経-第3仙骨神経	・半腱様筋（Tib） ・半膜様筋（Tib） ・大腿二頭筋 　-長頭（Tib） 　-短頭（Fib） ・大内転筋（Tib），浅部	
・総腓骨神経	第4腰神経-第2仙骨神経		・外側腓腹皮神経（→腓腹神経） ・腓腹交通枝
-浅腓骨神経		・長腓骨筋 ・短腓骨筋	・内側足背皮神経 ・中間足背皮神経
-深腓骨神経		・前脛骨筋 ・長趾伸筋 ・短趾伸筋 ・長母趾伸筋 ・短母趾伸筋 ・第3腓骨筋	・母趾外側の背側趾神経 ・第2趾内側の背側趾神経
・脛骨神経	第4腰神経-第3仙骨神経	・下腿三頭筋 ・足底筋 ・膝窩筋 ・後脛骨筋 ・長趾屈筋 ・長母趾屈筋	・内側腓腹皮神経（→腓腹神経） ・外側踵骨枝 ・内側踵骨枝 ・外側足背皮神経
-内側足底神経		・母趾外転筋 ・短趾屈筋 ・短母趾屈筋，内側頭 ・第1・2虫様筋	・固有底側趾神経
-外側足底神経		・母趾内転筋 ・短母趾屈筋，外側頭 ・足底方形筋 ・短小趾屈筋（バクスター神経*） ・小趾外転筋 ・小趾対立筋 ・第3・4虫様筋 ・第1-3底側骨間筋 ・第1-4背側骨間筋	・固有底側趾神経

*Note　外側足底神経の小趾外転筋への第1枝で，運動性と知覚性の混合神経を「バクスターBaxter神経」と呼ぶ（この神経について初めて記したDonald Baxterにちなむ）．その珍しい走行から，この神経は踵の痛みの原因となることがある．バクスター神経は後方の足根管への入り口（p. 581, E, p. 582, B参照）の高さで分枝した後，内果のすぐ下で母趾外転筋の起始腱の下に潜る（p. 559, B参照）．その後の走行においてバクスター神経は足底腱膜の停止部に接近した後，足外側に到達し，小趾外転筋を支配する（p. 582, B参照）．

→＝これに続く神経を示す．

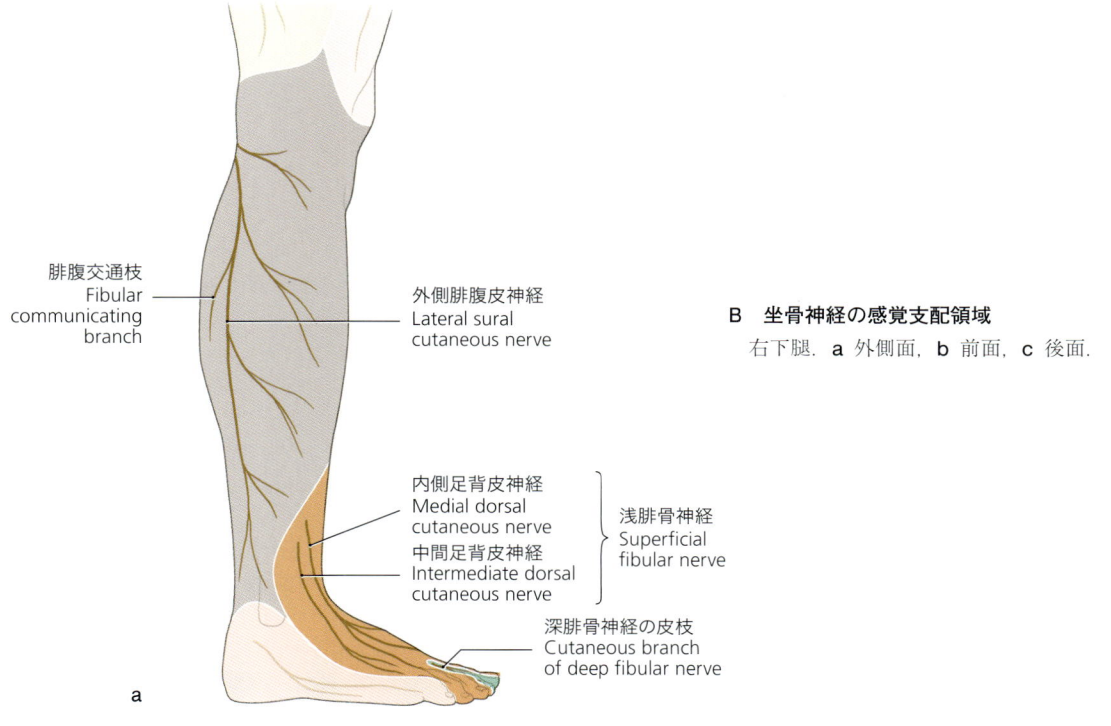

B 坐骨神経の感覚支配領域
右下腿．a 外側面，b 前面，c 後面．

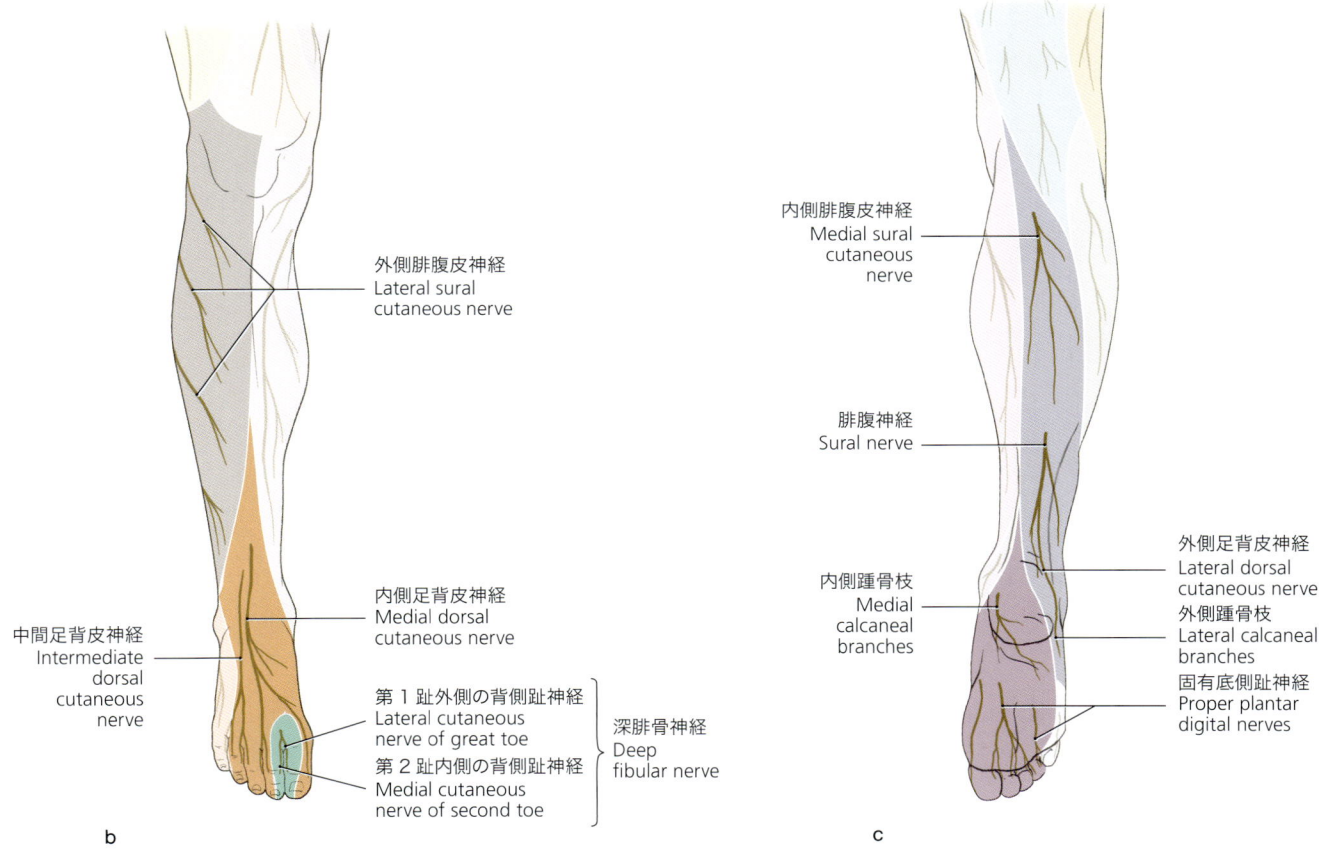

4.9 仙骨神経叢：坐骨神経（走行，運動神経の分布）
Nerves of the Sacral Plexus: The Sciatic Nerve (Course and Motor Distribution)

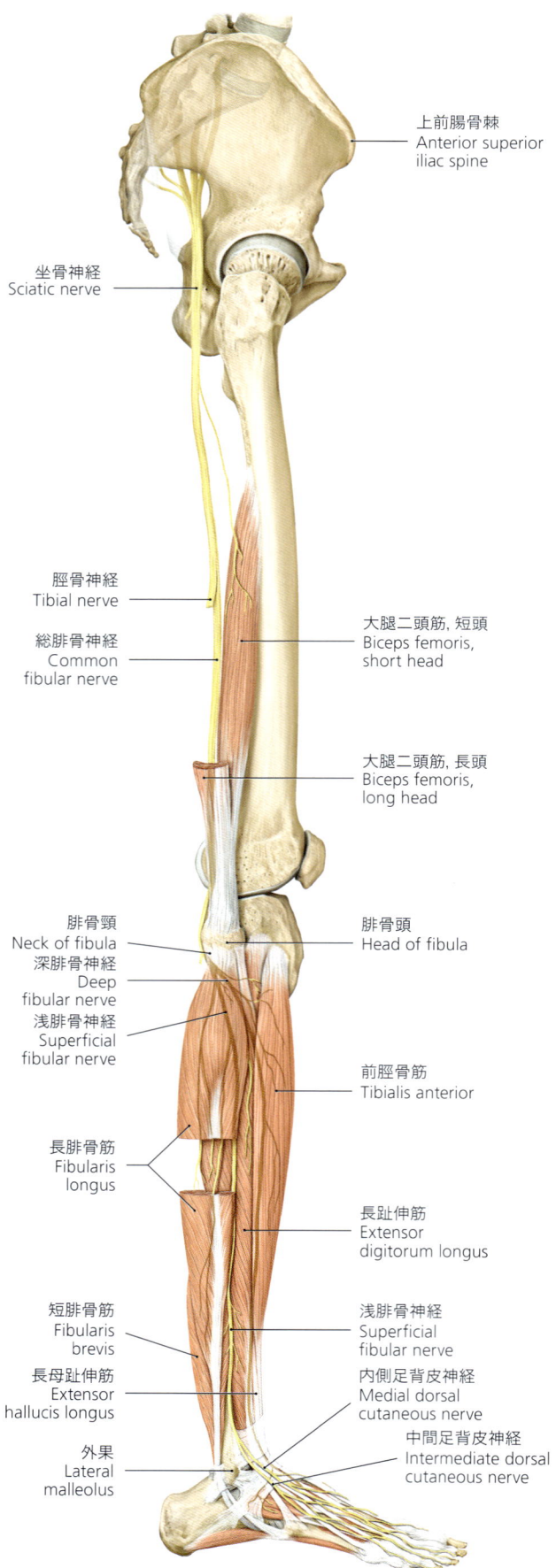

A　坐骨神経の走行と運動神経の分布：腓骨部（総腓骨神経）
右下肢，外側面．

坐骨神経は，腓骨部より数本の筋枝を大腿二頭筋短頭へ与えた後，大腿下1/3付近で脛骨神経と総腓骨神経に分かれる．総腓骨神経は，大腿二頭筋の内側面を腓骨頭へと走り，腓骨頭を回り込むようにして下腿前面へと出る．長腓骨筋に進入直後に，総腓骨神経は2終枝である深腓骨神経と浅腓骨神経に分かれる．浅腓骨神経は腓骨筋群への線維を与えながら，長腓骨筋と腓骨の間を足背に向かう．深腓骨神経は骨間膜を貫通して伸筋群内へと入り，前脛骨筋，長趾伸筋と長母趾伸筋に線維を与える．その後，前脛骨動脈とともに下腿骨間膜上を前脛骨筋と長母趾伸筋にはさまれて走り，足背に至る．

・総腓骨神経が2終枝へ分かれる前に腓骨頭（非常に露出された部位である）の部位で損傷を受けると，前方筋区画と外側筋区画に属する筋群の筋力低下または麻痺が生じ，やや内反して下垂足状態となる．
・2終枝へ分かれた後に神経が損傷を受けた場合は，深腓骨神経か浅腓骨神経のどちらが損傷を受けたかによって，前方筋区画もしくは外側筋群の筋力低下や麻痺が生じる．それにより，足の背屈力の弱体化や外がえしの低下を生じる可能性がある．浅腓骨神経のみの損傷では，一般に感覚性の終枝のみが障害され，下肢の遠位部や足背に疼痛が生じる．歩行障害は，深腓骨神経の単独損傷のみ（前方筋区画内出血による筋区画症候群 compartment syndrome，p. 585 参照）で出現することがあり，下垂足と鶏歩 steppage gait が生じる．足先を地面に引きずらないようにするために，歩行時に足を前に出す際，股関節と膝関節を強く屈曲させることが必要となる．

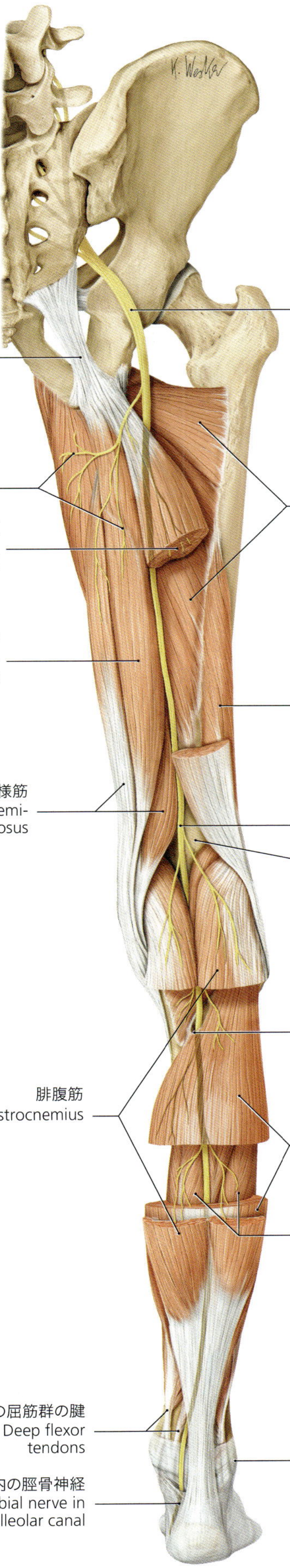

下肢　4　神経と脈管：形態と位置

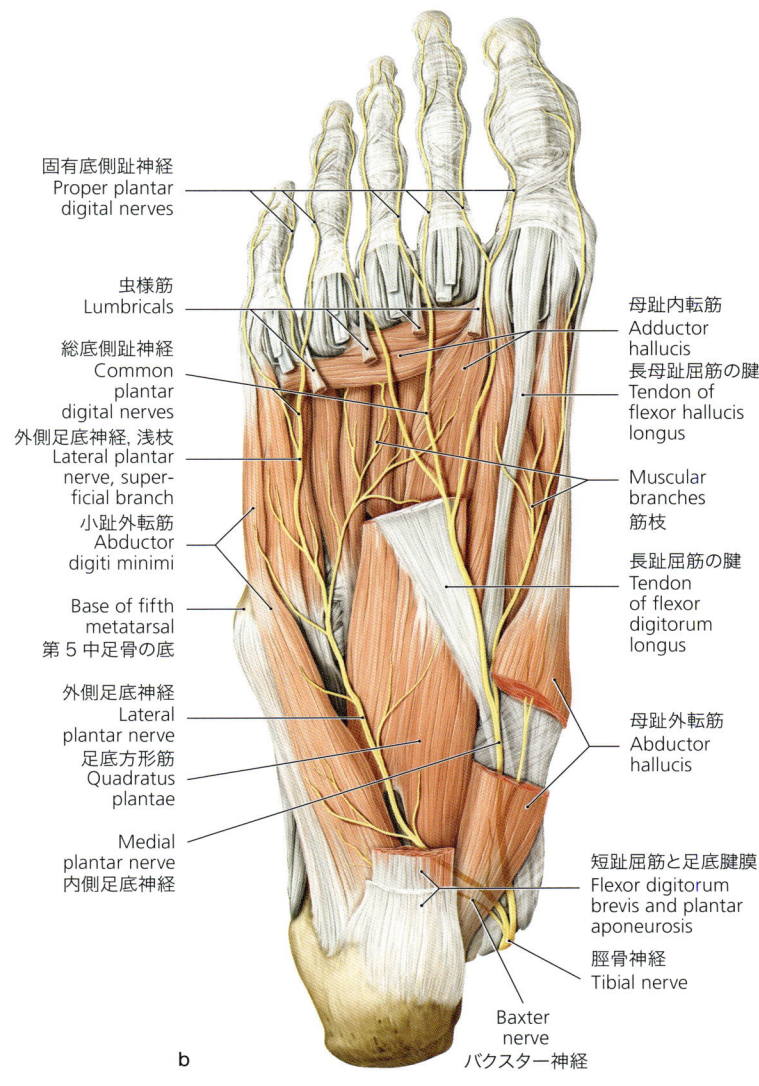

B　坐骨神経の走行，運動神経分布：脛骨部（脛骨神経）
a　右下肢，後面．b　右足，足底面．

坐骨神経脛骨部は，大腿部を走行中に半腱様筋，半膜様筋，大腿二頭筋（長頭）と大内転筋（内側部）へ数本の筋枝を送る．坐骨神経が総腓骨神経と脛骨神経に分岐した後，脛骨神経は膝窩中央部へまっすぐに下行し，ヒラメ筋腱弓下をくぐり，浅・深足底屈筋群へと向かう．深部後方筋区画では，脛骨神経は後脛骨動静脈（ここの図では示していない）とともに神経血管束として末梢へ続き，深層の屈筋腱とともに足根管を通過して足底側へ現れる（b）．脛骨神経は，足根管を通過中にすべての足底の筋を支配する2つの終枝（外側・内側足底神経）へ分かれる．

この部位における脛骨神経やその分枝への圧迫は，絞扼性神経障害 entrapment neuropathy（足根管症候群 tarsal tunnel syndrome）を引き起こす．この障害は，特に脛骨骨幹部骨折や内果骨折により引き起こされる重篤な神経障害の後に生じ，患側の足底の疼痛と感覚障害，足底固有筋群の麻痺をもたらす．バクスター神経については p.556を参照のこと．

4.10 仙骨神経叢：陰部神経，尾骨神経
Nerves of the Sacral Plexus: The Pudendal and Coccygeal Nerves

A 仙骨神経叢（第3部）
陰部神経は仙骨神経叢の最も下位にある神経である．この神経は，第1-4仙椎の前枝から形成される小さな神経叢に由来する．したがって，しばしば陰部神経叢と称せられる．

神経	脊髄分節	支配する筋	皮枝
・陰部神経 （陰部神経叢）	第1-4仙骨神経	・骨盤底筋群 -肛門挙筋 -浅会陰横筋 -深会陰横筋 -球海綿体筋 -坐骨海綿体筋 -外肛門括約筋 -尿道括約筋	・下直腸神経 ・会陰神経 -後陰唇神経（女性） -後陰嚢神経（男性） -陰核背神経（女性） -陰茎背神経（男性）
・尾骨神経 （尾骨神経叢）	第5仙骨神経-第2尾骨神経	・尾骨筋	・肛[門]尾[骨]神経 ・後枝

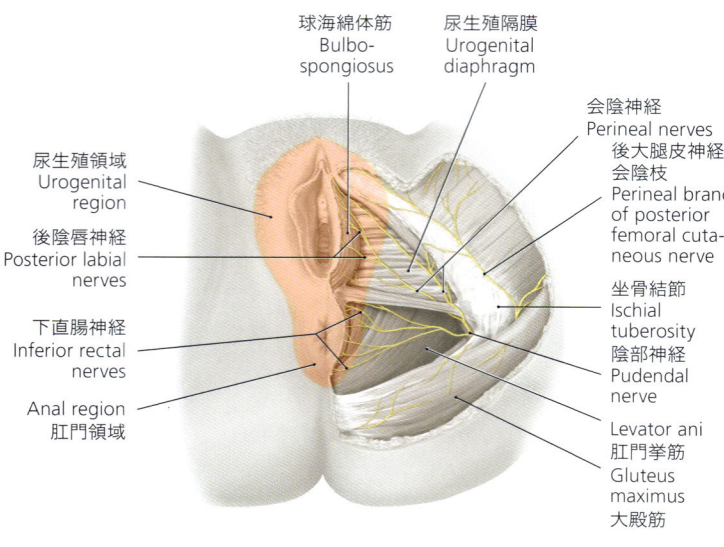

B 女性における陰部神経の皮枝と感覚神経分布
切石位，下面．

左の皮膚および皮下組織を取り除き，坐骨肛門窩（坐骨直腸窩）における陰部神経の終枝を示す（p.574参照）．各感覚神経の皮膚支配領域は色付けしてある．尿生殖領域と肛門領域の大部分は陰部神経からの枝を受けている．

陰部神経によって支配されている皮膚の領域は分娩時に浸潤麻酔または神経ブロックで麻酔可能であり，産科医は痛みを与えずに会陰切開を施術し縫合することが可能である（pp.240, 241参照）．麻酔は，肛門と後腟円蓋部の間の会陰に局所麻酔剤を浸潤させるか，坐骨棘の近傍に局所麻酔剤を注入して陰部神経を一時的にブロックすることによって行うことができる（神経分岐前，Cの模式図参照）．

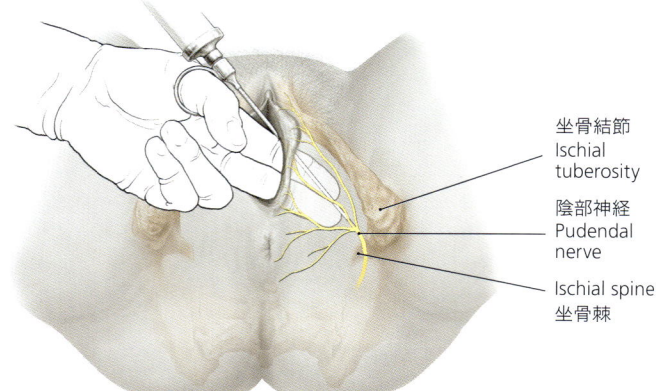

C 左方の陰部神経ブロック手技
切石位，下面．

経腟分娩で最もよく用いられる伝達麻酔は陰部神経ブロックで，会陰，陰門，腟下1/3で痛みを感じなくさせる．経腟法においては，特殊なガイド針を腟内へ導入し，約10mLの局所麻酔剤をそれぞれの側の触知した坐骨棘の約1cm上方，約1cm外側へ注入する．この部位に麻酔剤を注入することにより，陰部神経が陰部神経管（アルコック管）へ入る前で，いくつもの終枝へ分岐する前にブロックされる．神経ブロックは，会陰部における伸展痛を抑えるために，分娩後期によく行われる（p.240参照）．

下肢 4 神経と脈管：形態と位置

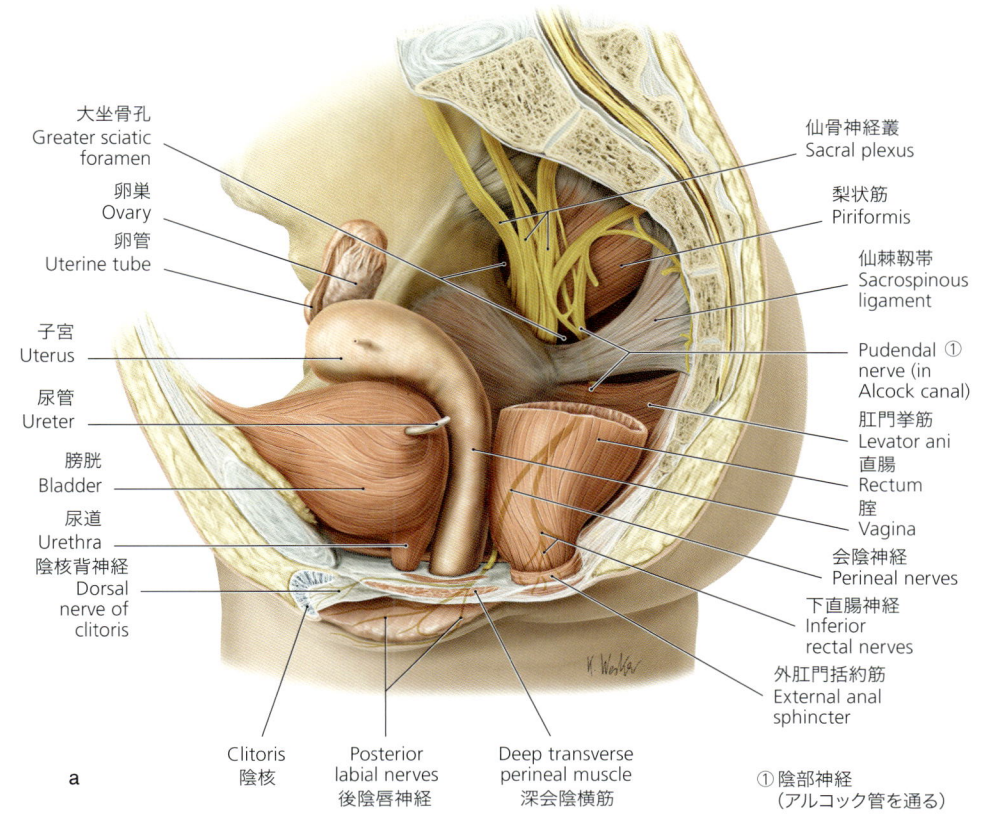

D 女性と男性における陰部神経と尾骨神経の走行
a 女性骨盤の矢状断，左側面．
b 男性骨盤の矢状断，左側面．

陰部神経は大坐骨孔を通り小骨盤から現れる．坐骨棘と仙棘靱帯近傍を通過後，小坐骨孔を通過して坐骨肛門窩（坐骨直腸窩）へ入る（p.574参照）．坐骨肛門窩の外側壁を，内陰部動脈・静脈とともに内閉鎖筋の筋膜に包まれ（陰部神経管＝アルコック管）(p.573参照)，前方へと向かう．恥骨結合の下を陰茎または陰核の背側に分布するが，途中，陰部神経は会陰内において多数の枝を出す．
- 下直腸神経は，外肛門括約筋への運動線維と，肛門周囲の皮膚への感覚線維を送る．
- 会陰神経の運動枝は会陰部の筋へ（p.170参照），感覚枝は陰嚢後部や大陰唇・小陰唇の皮膚，陰茎または陰核の皮膚，亀頭，包皮，勃起組織（海綿体）へ分布する．

陰部神経の障害（例えば，分娩時における会陰損傷による）は，会陰筋の機能障害，特に膀胱や直腸括約筋の障害を引き起こし，尿失禁・便失禁を生じる．また，陰部神経の病変は，性機能不全（例えば，男性の勃起不全）を生じる．

第5仙骨神経と第1・2尾骨神経の前枝は**尾骨神経**（同義：尾骨神経叢）を形成する．この神経と感覚性の終枝によって構成される肛[門]尾[骨]神経は肛門尾骨靱帯に沿って走り，肛門と尾骨の間の皮膚へ分布する．

5.1 体表解剖と体表の神経・脈管：前面
Surface Anatomy and Superficial Nerves and Vessels: Anterior View

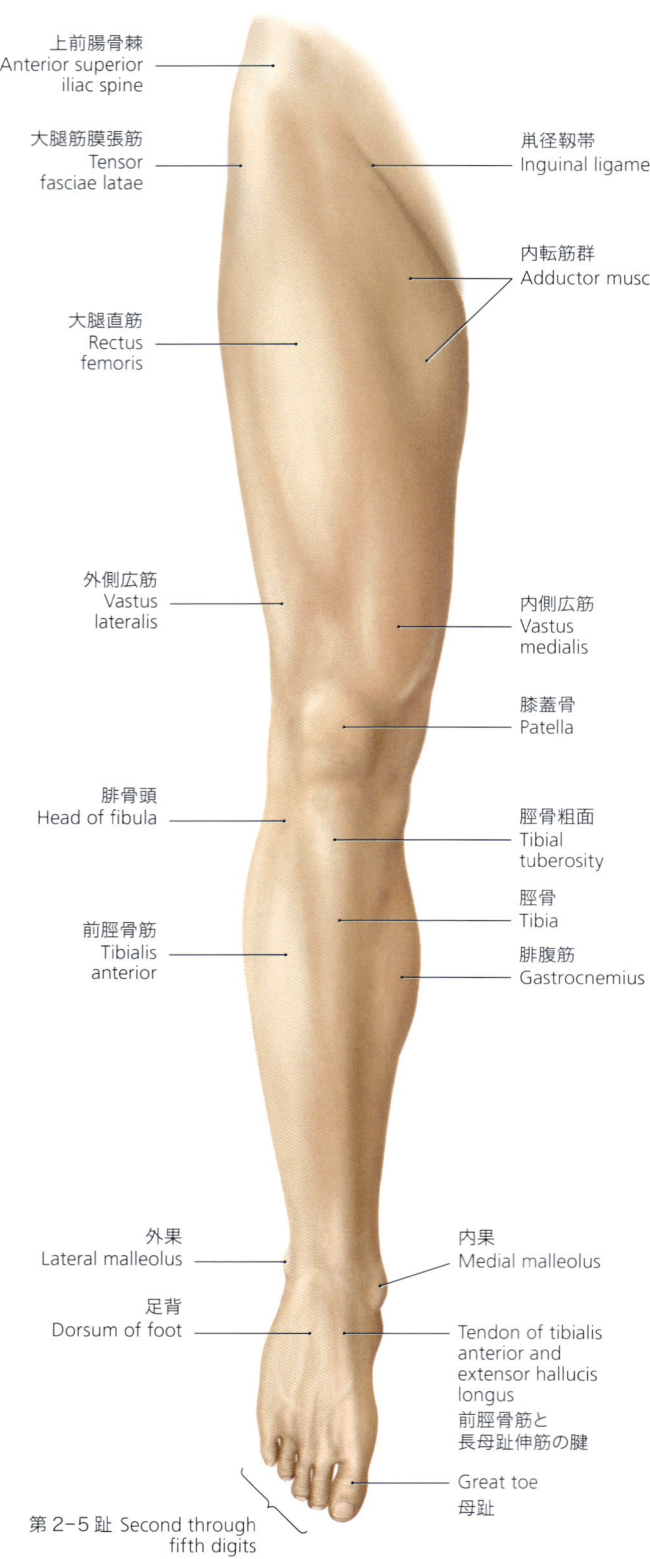

A　右下肢の体表解剖
触知可能な骨隆起は p. 423 にまとめてある．

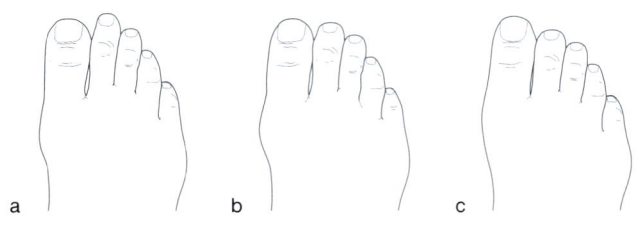

B　趾とつま先の最もよくみられる諸型（Debrunner, Lelièvre による）
つま先の形状は第1趾と第2趾の相対的な長さによって3型に分類される．
a ギリシャ型：第2趾が第1趾より長い．
b 方形型：第1趾と第2趾の長さが同じ．
c エジプト型：第1趾が第2趾より長い．

ギリシャ型では，一般に第2中足骨が第1趾より長い．そのため，特にハイヒールを履いた時など，第2中足骨頭に，荷重により痛みを生じることがある．

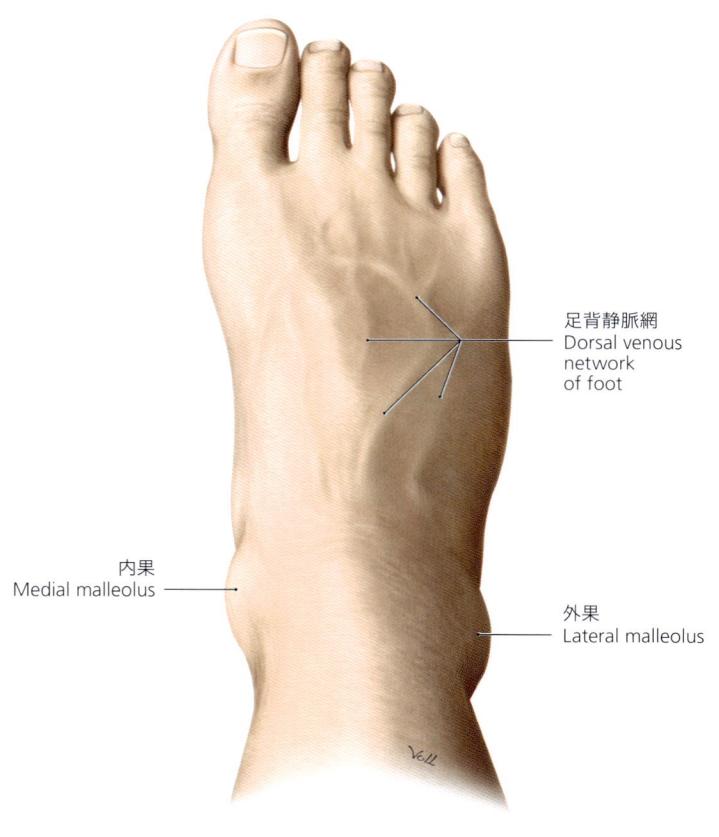

C　右足の足背
足背に浅層の静脈網を見ることができる（D と比較すること）．

下肢　5　神経と脈管：局所解剖

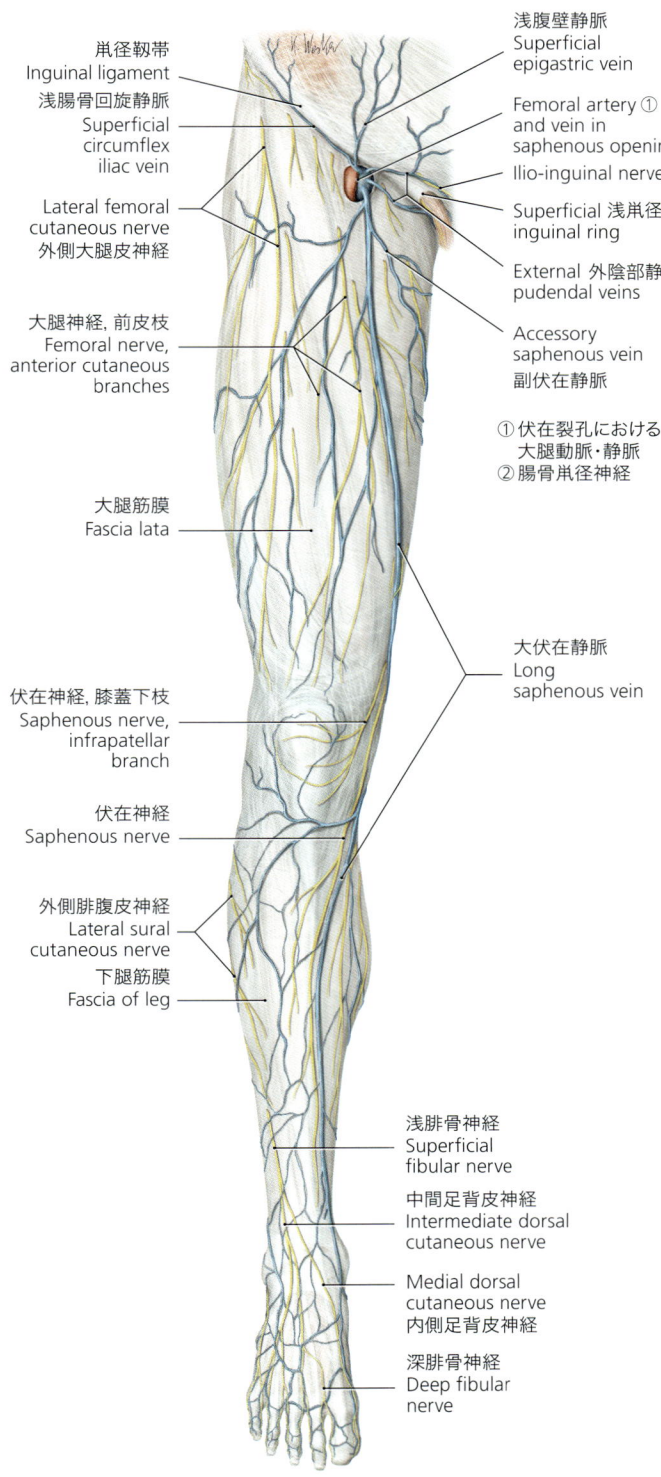

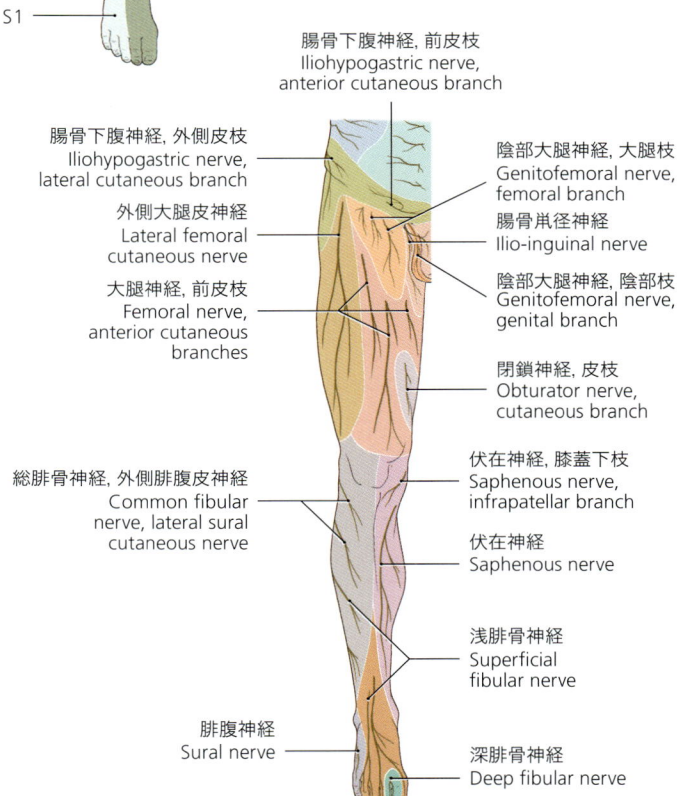

E　右下肢の分節性皮膚神経支配（デルマトーム）

上肢と同様に，発生過程における下肢の芽出により，感覚神経支配領域は引き伸ばされた細長い帯状を示すようになる．第4・5腰分節（L4，L5）そして第1仙骨分節（S1）は特に末梢へと移動し，対応する体幹の分節との連絡が失われる．

Note 腰分節由来のデルマトームは主として大腿前面を，仙骨分節由来のデルマトームは主に大腿後面を占めている（p. 94参照）．このことは椎間板ヘルニアの患者の診断，例えばヘルニアの部位診断に重要である．

D　右下肢の浅層の皮静脈と皮神経

前面．足背の静脈網は，2本の太い静脈（大伏在静脈と小伏在静脈）に流入する．皮静脈が流入するパターンはさまざまである．小伏在静脈は膝窩で膝窩静脈と合流するが（p. 545参照），大伏在静脈は鼡径靱帯の直下まで下肢内側を上行し，大腿筋膜の伏在裂孔を通過して大腿静脈へ流入する．下肢の浅層静脈はしばしば静脈瘤を形成する．静脈瘤が形成されると，静脈は太く曲がりくねり，明らかに視診可能かつ触知可能になる（p. 545参照）．

F　右下肢皮膚の末梢性神経支配

上肢と同様に，下肢の感覚神経分布は皮下組織内の末梢皮神経の分布に対応する．個々の末梢皮神経の支配領域は，その境界においては重なり合いを示す．したがって，臨床的には，各皮神経の固有支配領域（その神経のみが支配している領域）は，解剖学的に示されている最大領域と比べると著しく狭くなる．このことから，外傷による神経損傷は固有支配領域においては完全な感覚の消失（麻痺）を生じ，その周囲では感覚の減少（感覚低下）を生じることが多い．

Note 末梢神経障害による感覚消失は神経根障害によるものとはまったく異なった様式を示す（p. 96参照）．

5.2 体表解剖と体表の神経・脈管：後面
Surface Anatomy and Superficial Nerves and Vessels: Posterior View

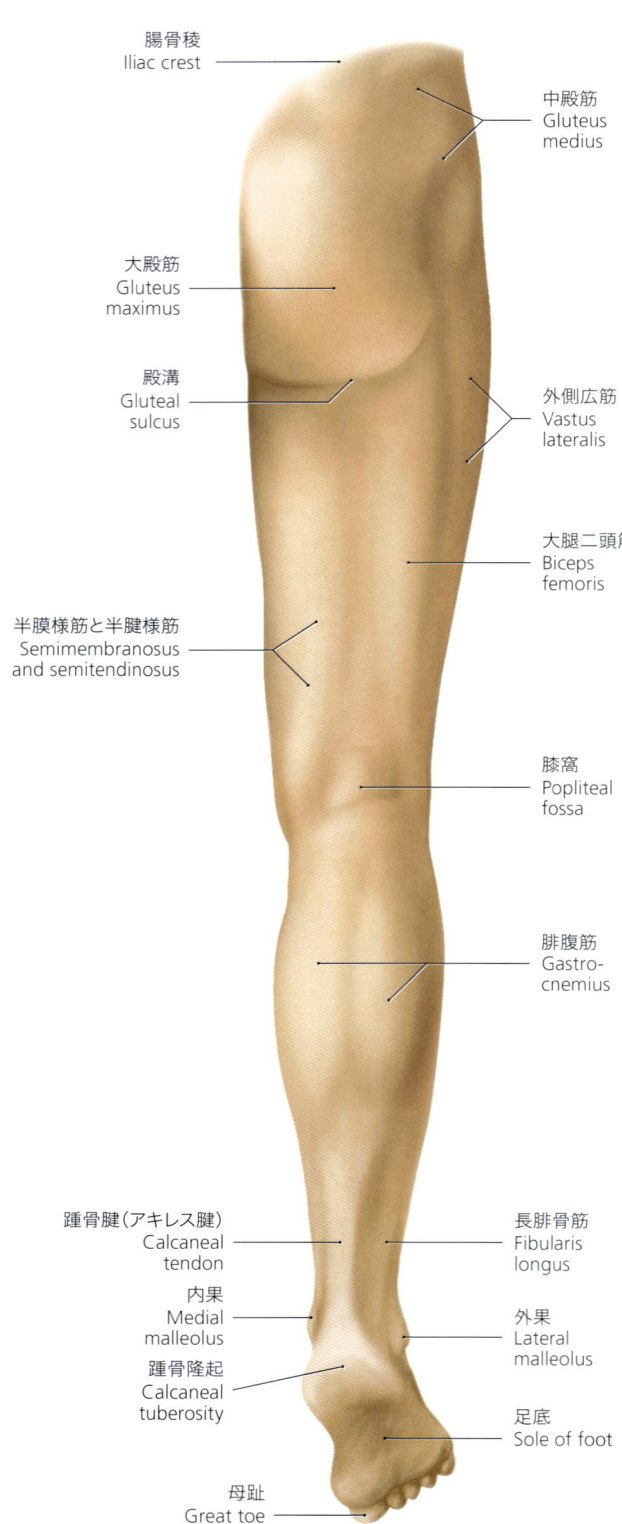

A 右下肢の体表解剖
足は底屈位にある（触知可能な骨隆起は p. 423 にまとめてある）．

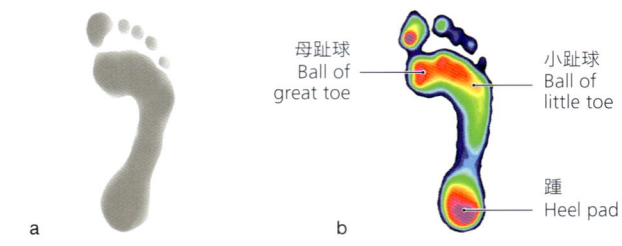

B 正常な成人右足の足型（Podogram ポドグラム）
足型は足に加えられる荷重を視覚化することができる．足底の視診以外に，足型の解析は足の荷重状態を知る有用な情報である．
a スタンプ台によって作成した足型．
b 正常な足アーチにおける足底圧分布図（p. 483 も参照）．圧力分布を異なった色で表している．母趾および小趾の付け根，踵に圧が均等に加わっており（赤紫色），その他の足底領域にはほとんど負荷はかかっていない（原図 b：Michael Kriwat, Kiel）．

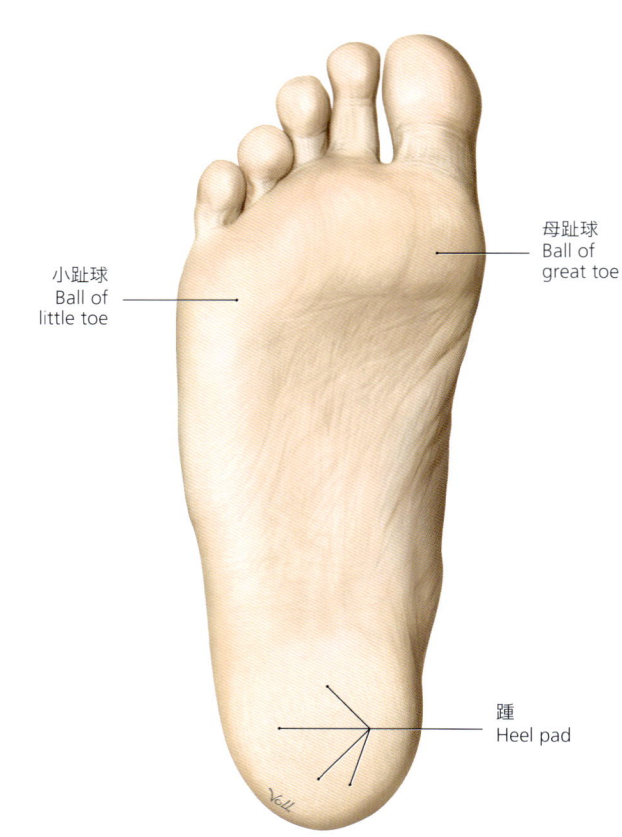

C 右足の足底面
足底面の皮膚は地面との接触のための感覚器官として機能し，足底に存在する受容体により体勢や動きの際の接地状態を感知している．踵や母趾球・小趾球には，荷重により局所的な高い負荷がかかる．この圧力に対し皮下組織は"圧緩衝系（蜂巣状の脂肪組織）"（p. 490 参照）を発達させることで機能的に適応している．

下肢　5　神経と脈管：局所解剖

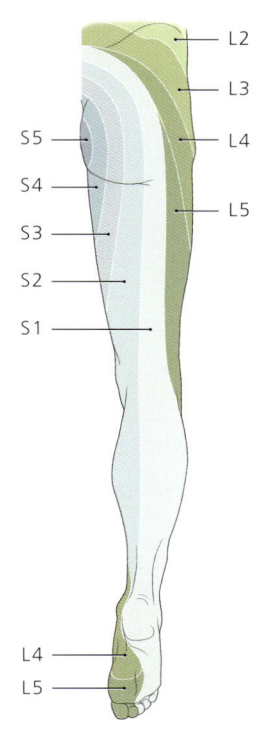

E　右下肢の分節性皮膚神経支配（デルマトーム）

上肢と同様に，発生過程における下肢の芽出により，感覚神経支配領域は引き伸ばされた細長い帯状を示すようになる．第4・5腰分節（L4, L5）そして第1仙骨分節（S1）は特に末梢へと移動し，対応する体幹の分節との連絡が失われる．

Note　腰分節由来のデルマトームは主として大腿前面を，仙骨分節由来のデルマトームは主に大腿後面を占めている（p. 94参照）．このことは椎間板ヘルニアの患者の診断，例えばヘルニアの部位診断に重要である．

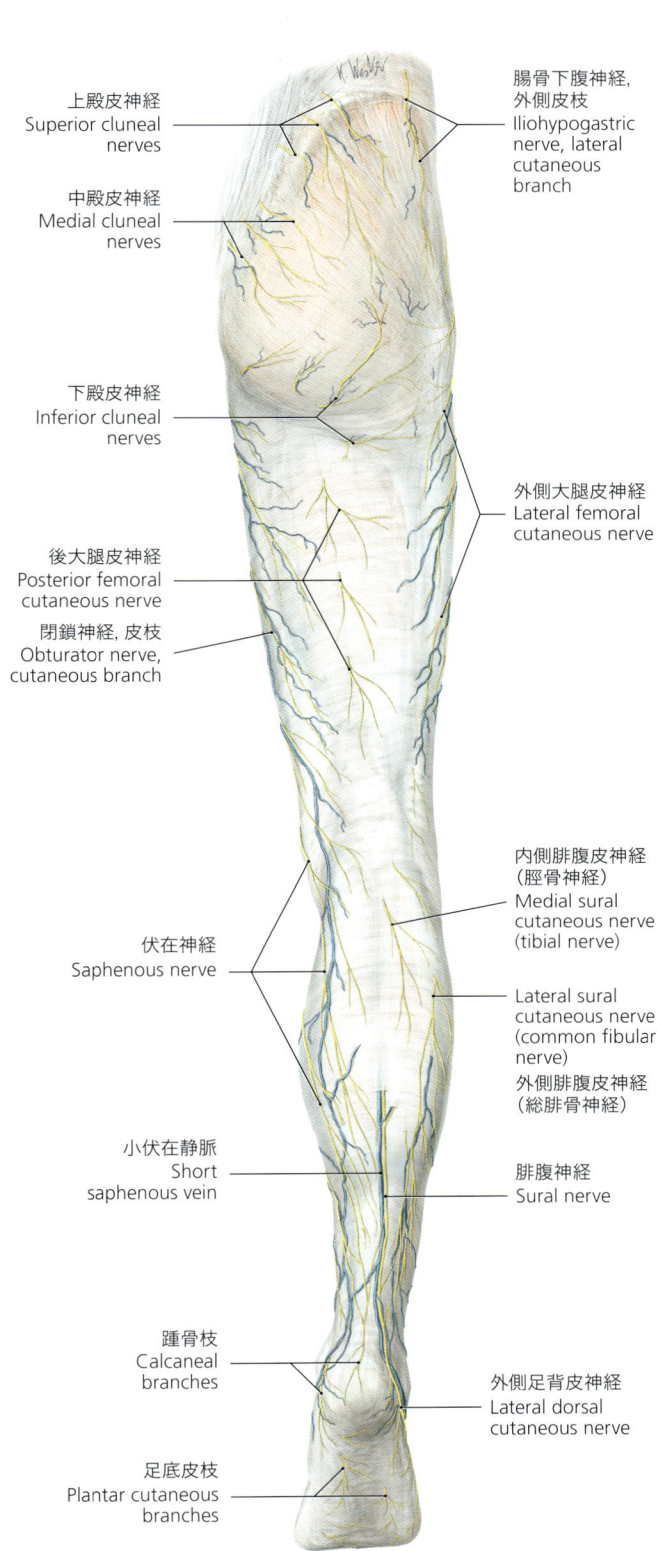

D　右下肢の浅層の皮静脈と皮神経
後面．

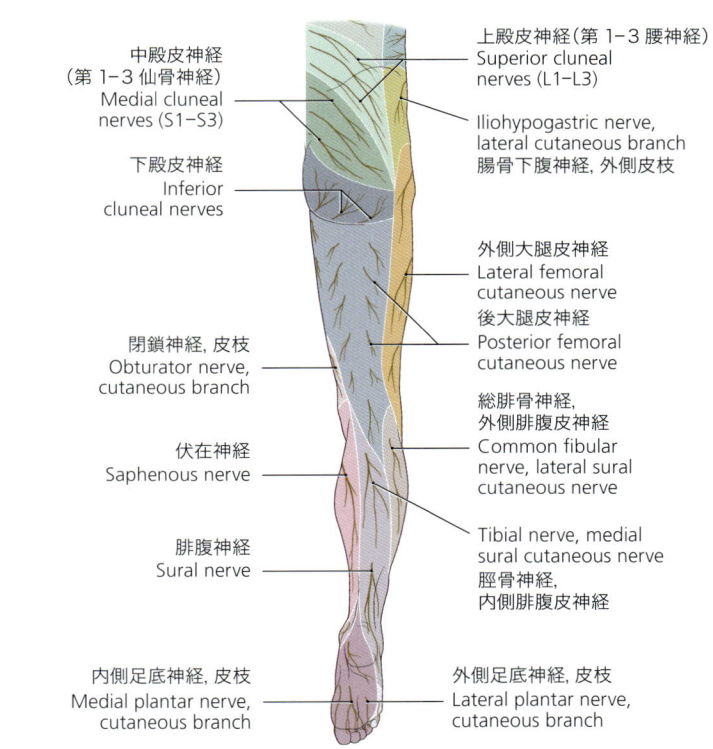

F　右下肢皮膚の末梢性神経支配

上肢と同様に，下肢の感覚神経分布は皮下組織内の末梢皮神経の分布に対応する．個々の末梢皮神経の支配領域は，その境界においては重なり合いを示す．したがって，臨床的には，各皮神経の固有支配領域（その神経のみが支配している領域）は，解剖学的に示されている最大領域と比べると著しく狭くなる．このことから，外傷による神経損傷は固有支配領域においては完全な感覚の消失（麻痺）を生じ，その周囲では感覚の減少（感覚低下）を生じることが多い．

Note　末梢神経障害による感覚消失は神経根障害によるものとはまったく異なった様式を示す（p. 96参照）．

5.3 大腿前部および大腿三角 Anterior Femoral Region Including the Femoral Triangle

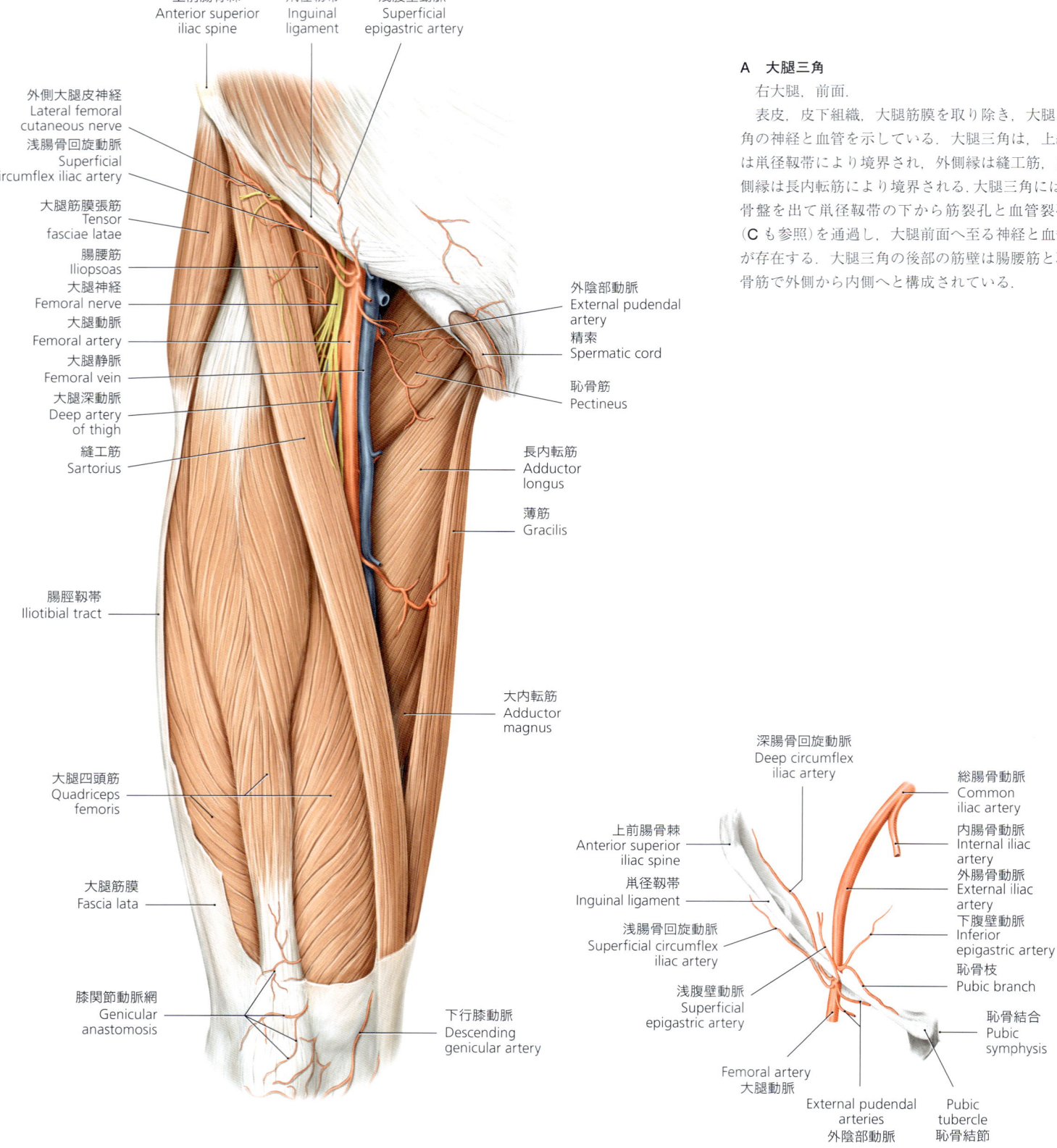

A　大腿三角

右大腿，前面．

表皮，皮下組織，大腿筋膜を取り除き，大腿三角の神経と血管を示している．大腿三角は，上縁は鼠径靱帯により境界され，外側縁は縫工筋，内側縁は長内転筋により境界される．大腿三角には，骨盤を出て鼠径靱帯の下から筋裂孔と血管裂孔（Cも参照）を通過し，大腿前面へ至る神経と血管が存在する．大腿三角の後部の筋壁は腸腰筋と恥骨筋で外側から内側へと構成されている．

B　鼠径靱帯領域での大腿動脈との移行部における外腸骨動脈の枝

Note 深腸骨回旋動脈は，ここでは外腸骨動脈の枝として鼠径部の高さに描かれている．実際には，この血管の起始は非常に可変的であり，例えば鼠径部の上下からも分枝することがある．

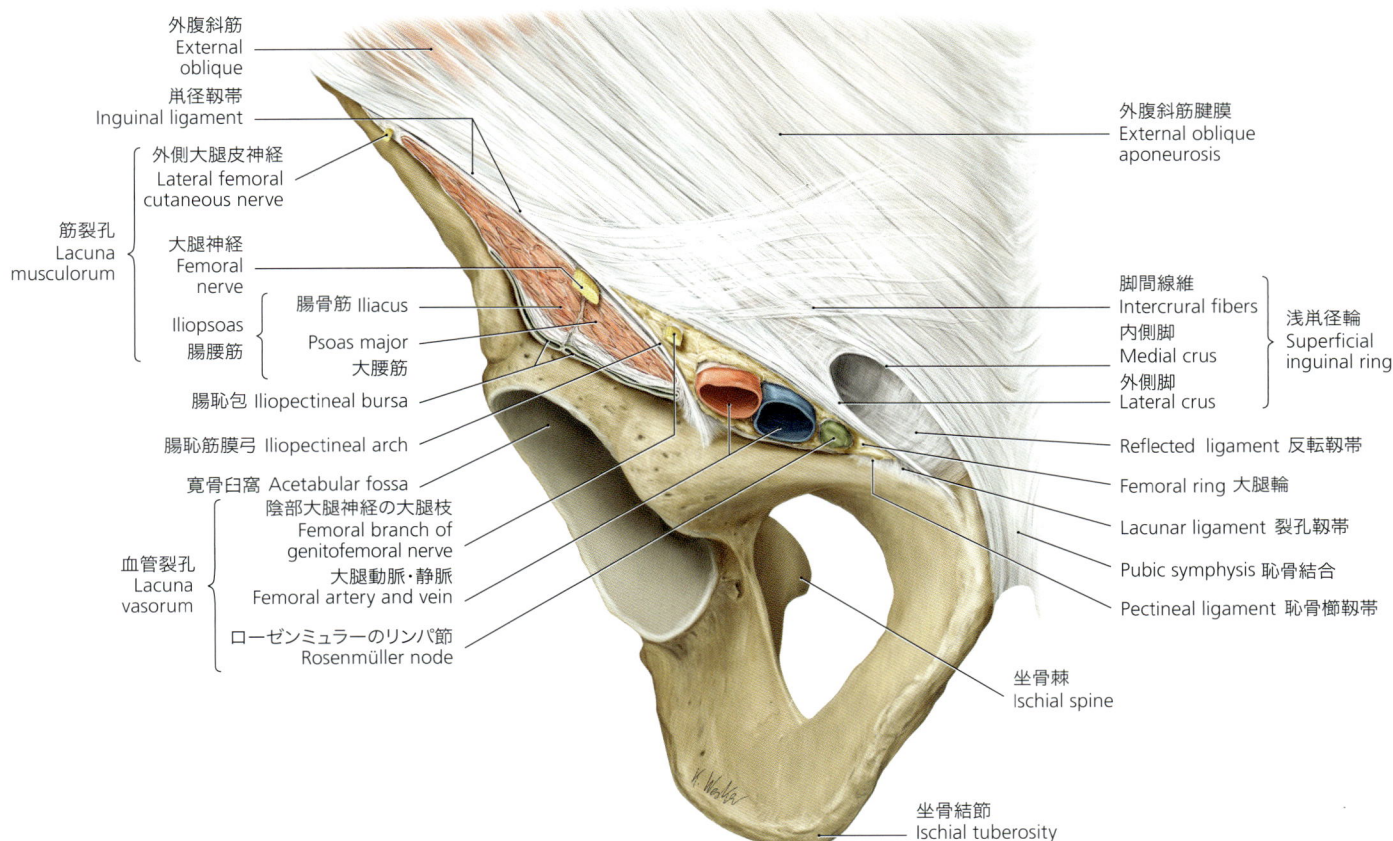

C 鼠径部と筋裂孔と血管裂孔内の組織
前面．

右股関節領域の寛骨と隣接する前腹壁下面を示す．浅鼠径輪とともに，鼠径靱帯下の筋裂孔および血管裂孔を通る構造が認められる．筋および血管の通る部位は，鼠径靱帯と骨盤上縁にはさまれた領域で，線維性の腸恥筋膜弓によって外側の筋肉部（筋裂孔）と内側の血管部（血管裂孔）に分割される．

血管裂孔は腸恥筋膜弓の内側に位置する．この"血管の門"には陰部大腿神経の大腿枝，大腿動脈・静脈，深鼠径リンパ管（図では1つのリンパ節のみを示している）が外側から内側への順で並んで通る．血管裂孔のうち，大腿静脈の内側に位置する部分は大腿輪と呼ばれる．大腿からのリンパ管は大腿輪を通過して骨盤内へと入る．大腿輪は薄い結合組織の膜で覆われているが，これは大腿隔膜（図には示していない）といわれ，通常，深鼠径リンパ節に属するリンパ節（ローゼンミュラーのリンパ節）が存在する（p.546も参照）．

筋裂孔は腸恥筋膜弓の外側に位置する．この"筋肉の門"には腸腰筋，大腿神経，外側大腿皮神経が存在する．

Note 腸恥包は腸腰筋下面に存在する．この滑液包は，股関節における最大の滑液包であり，15％の症例が股関節腔と連続している．このため，股関節の炎症性疾患はこの滑液包に波及することがある．炎症を起こすと，腸恥包はしばしば疼痛を伴い腫脹し，まれにMRIで新生物と誤診されることがある．

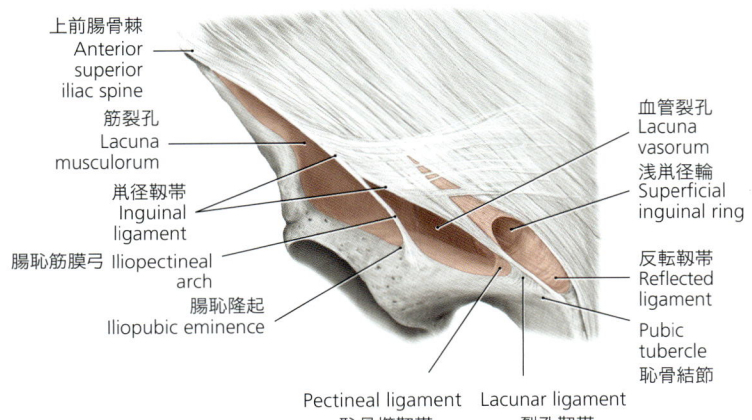

D 筋裂孔と血管裂孔の線維性組織境界と骨境界
右鼠径部，前面．

筋裂孔と血管裂孔は腸骨筋膜内側の肥厚した結合組織である腸恥筋膜弓で隔てられている．腸恥筋膜弓は鼠径靱帯から腸恥隆起まで伸びている．鼠径靱帯内側付着部から下方へ弓状に走る線維帯は裂孔靱帯と呼ばれる．この鋭利な縁をもつ靱帯が血管裂孔（大腿輪）の内側を境界し，大腿ヘルニア（p.222参照）の患者ではここでヘルニア嚢が引っかかる．鼠径靱帯の上には浅鼠径輪があり，鼠径管の外口となっている（p.218参照）．筋裂孔の外側端は上前腸骨棘となっている．

5.4 大腿の動脈 Arterial Supply to the Thigh

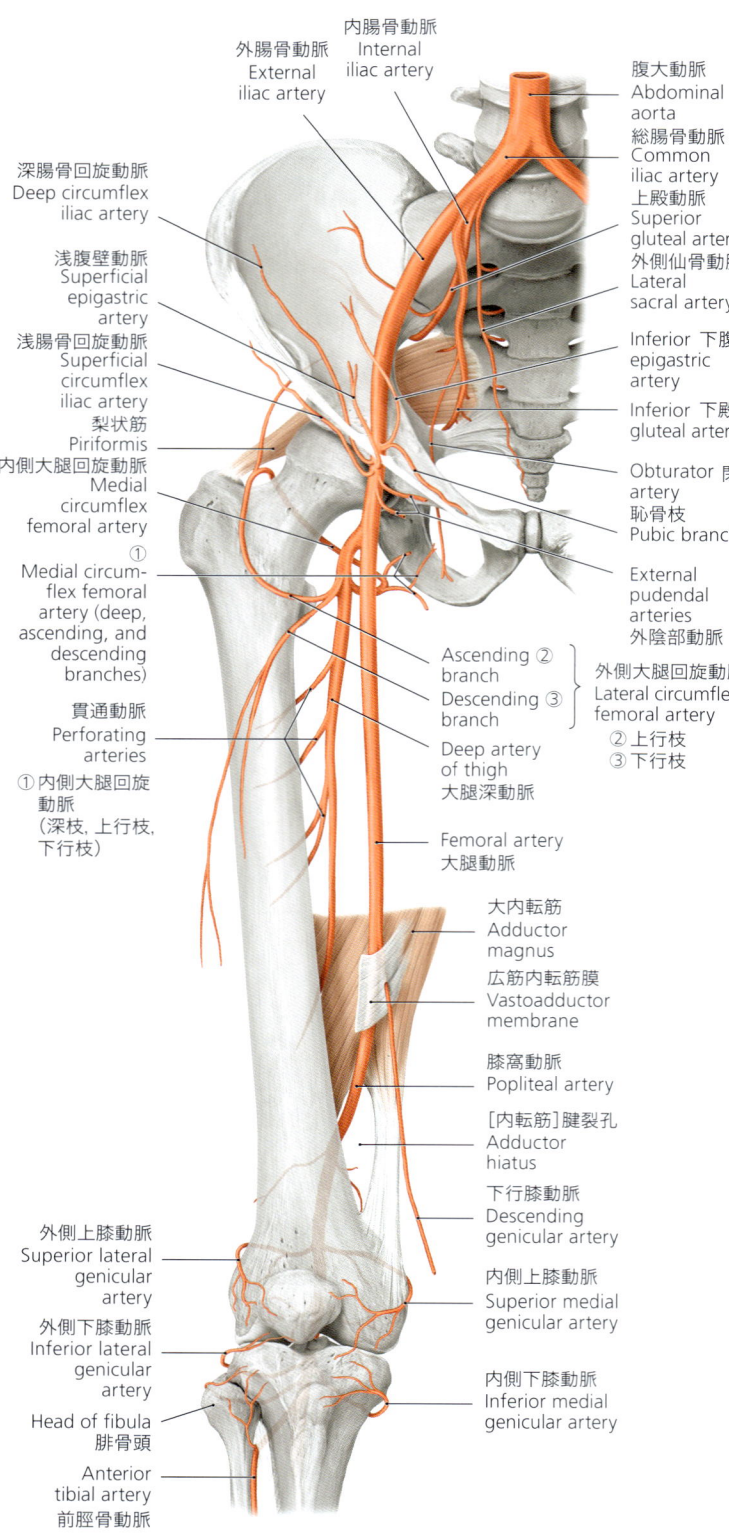

A 大腿動脈の走行と枝

大腿動脈は外腸骨動脈の遠位側への続きであり，大腿内側に沿って内転筋管まで走り，内転筋管を通過して大腿後面に至る．[内転筋]腱裂孔から出た後は膝窩動脈となる．臨床では，大腿動脈から分岐する大腿深動脈と区別するために，浅大腿動脈といわれることがある（D 参照）．

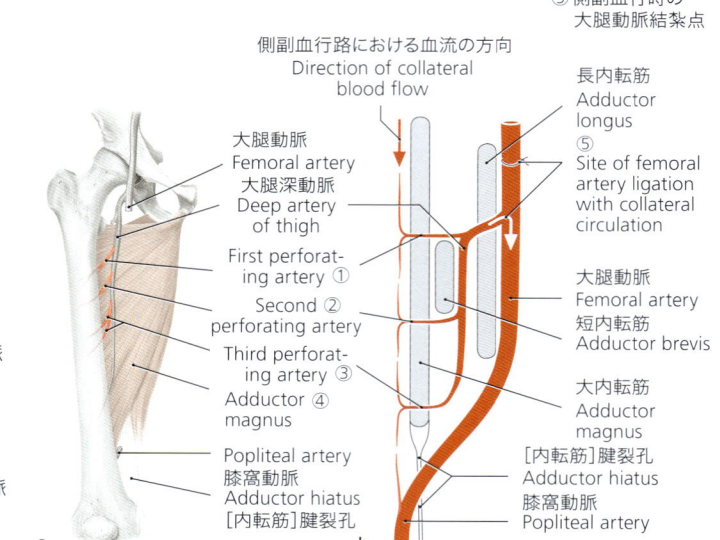

① 第1貫通動脈
② 第2貫通動脈
③ 第3貫通動脈
④ 大内転筋
⑤ 側副血行時の大腿動脈結紮点

B 大腿深動脈の走行と貫通動脈の大内転筋貫通部位

a 右大腿，前面． **b** 貫通動脈の位置で内転筋を縦断した模式図．

大腿深動脈は，大腿のほぼ前面から後面に向かって，内転筋群の大腿骨付着部位を通過する3～5本の終枝（第1-3貫通動脈）によって，ハムストリングス（大腿二頭筋，半腱様筋，半膜様筋）へ血液を供給する．一般に，貫通動脈は短内転筋の上下，および[内転筋]腱裂孔の直上で内転筋群を貫通する．大腿深動脈起始部より近位で大腿動脈を結紮しても重篤な虚血とならないのは，内腸骨動脈の分枝（上殿動脈と閉鎖動脈）からの良好な側副血行路による．

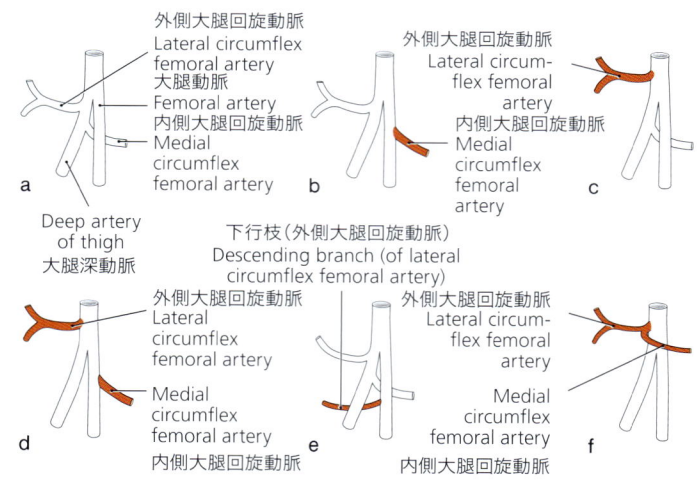

C 大腿動脈のさまざまな分岐型（Lippert, Pabst による）

a 通常，大腿深動脈と内側・外側大腿回旋動脈は共通幹から生じる（58％，このページのほかの図を参照）．
b 内側大腿回旋動脈が直接，大腿動脈から生じる（18％）．
c 外側大腿回旋動脈が直接，大腿動脈から生じる（15％）．
d 回旋動脈が大腿動脈から離れて生じる（4％）．
e 外側大腿回旋動脈の下行枝が大腿動脈から直接生じる（3％）．
f 回旋動脈が共通幹から生じる（1％）．

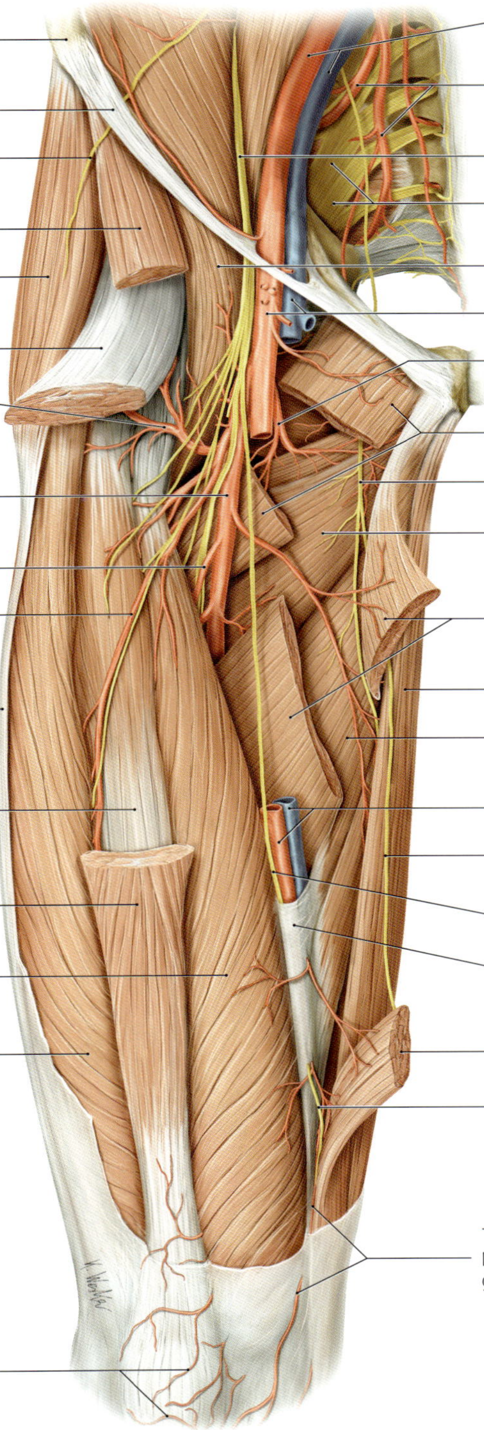

下肢　5　神経と脈管：局所解剖

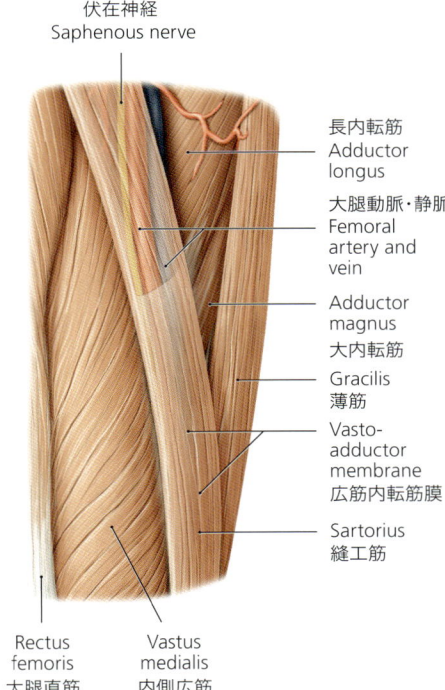

E　内転筋管の位置

右大腿，前面．

伏在神経は，大腿動脈・静脈に伴って，大腿前面を下行する．両血管は[内転筋]腱裂孔を通って膝窩へと続くが，伏在神経は下行膝動脈とともに広筋内転筋膜を貫通し，膝関節内側へと向かう（F参照）．

F　内転筋管の境界の構成と通過組織

境界
- 長内転筋（後部）
- 大内転筋（内側）
- 広筋内転筋膜（前部）
- 内側広筋（外側）

通過組織
- 大腿動脈
- 大腿静脈
- 伏在神経　　｝広筋内転筋膜を貫通
- 下行膝動脈

D　大腿深動脈からの大腿への血液供給

右大腿，前面．

縫工筋，大腿直筋，長内転筋，恥骨筋の一部を大腿動脈の中央部に沿って取り除き，大腿の大腿深動脈の走行を示す．わかりやすくするため，静脈も外腸骨静脈の位置で取り除いてある．

この図では前腹壁は示しておらず，また，鼠径靱帯より上の骨盤・腹腔内臓も示していない．内側・外側回旋動脈の枝は主として股関節と大腿の伸筋および内転筋へ血液を供給している．大腿骨内側の大腿深動脈の終枝（第1-3貫通動脈，B参照）は，内転筋の付着部の裂隙を通過し，ハムストリングス（大腿二頭筋，半腱様筋，半膜様筋）へ血液を供給する．

Note　下行膝動脈と伏在神経は広筋内転筋膜を貫通する（E, F 参照）．

5.5 殿部：神経・脈管の概観 Gluteal Region: Overview of its Nerves and Vessels

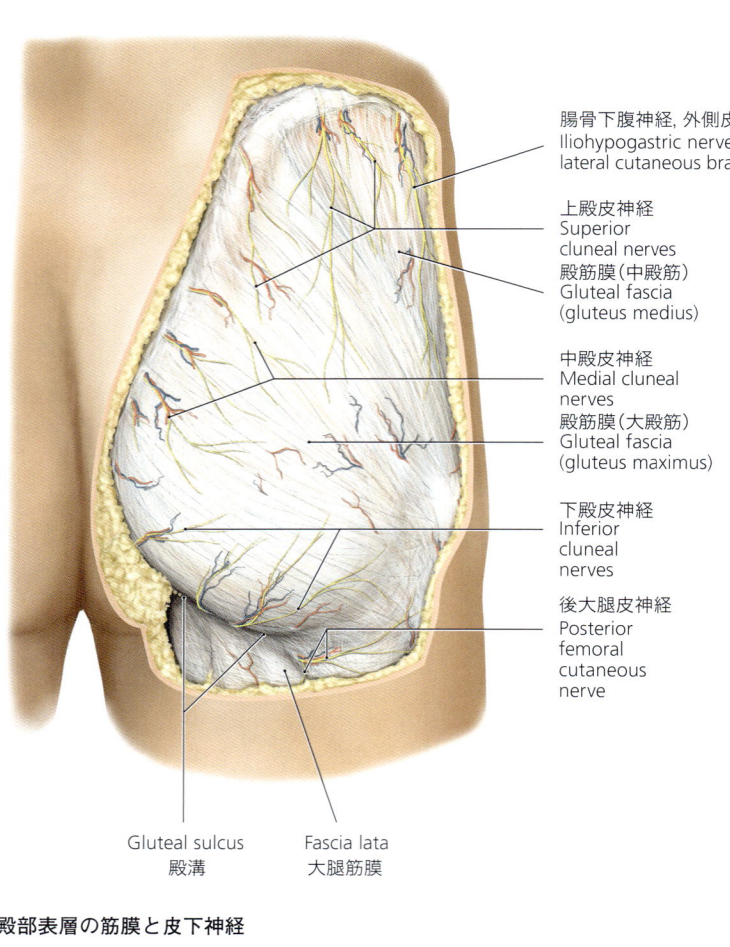

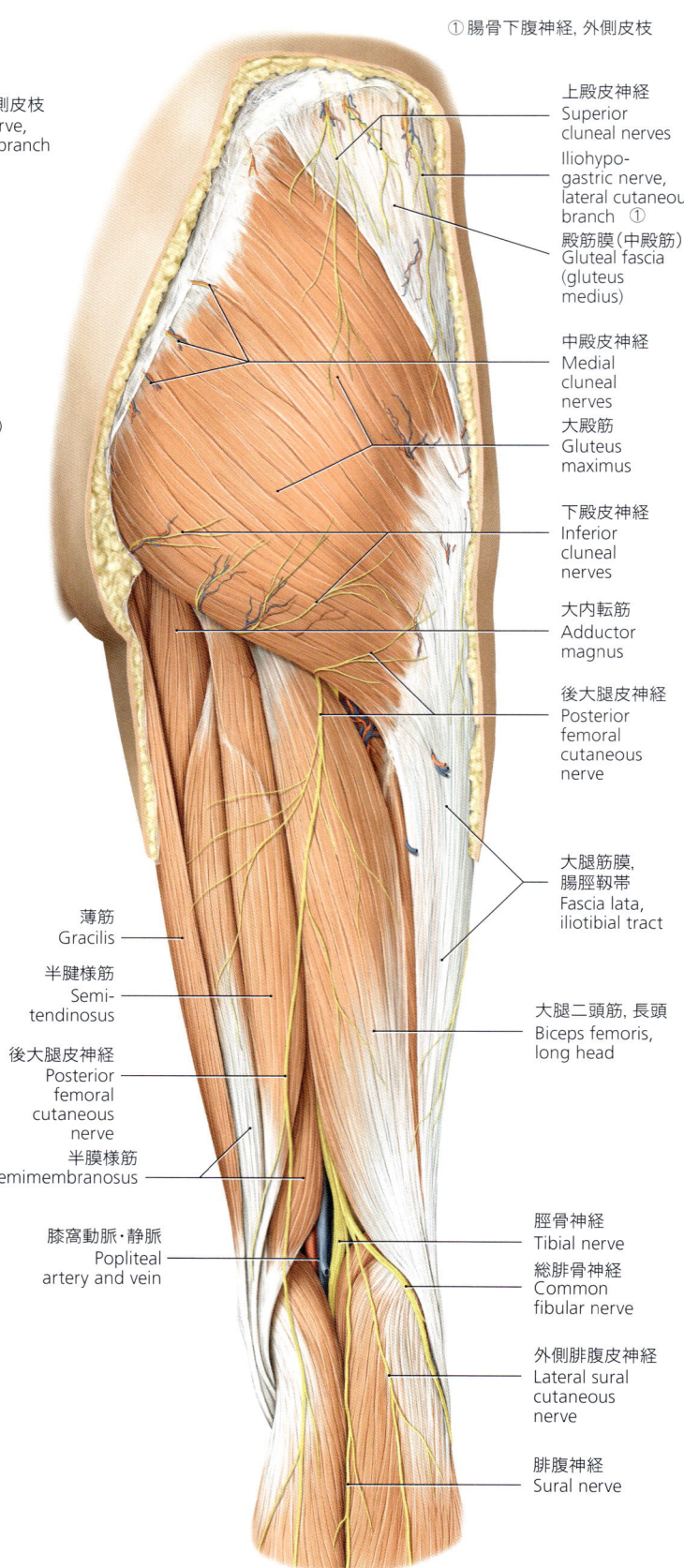

A 殿部表層の筋膜と皮下神経

右殿部，後面．

殿部は大腿筋膜の一部である殿筋膜（厳密には"大腿筋膜"は大殿筋と中殿筋より下方の部分をさす）に覆われている．大殿筋を覆う筋膜は筋束の間へ隔壁をなすように進入している．殿部と大腿後部の移行部は殿溝が緩やかに境界し，大腿筋膜の肥厚した線維束が坐骨結節の部位で大腿から横走する．

Note 体表解剖上の注意点：大殿筋の斜め下方の境界は殿溝と交叉する（**B** 参照）．したがって，その走行は殿溝と同一ではない．

B 筋膜を取り除いた後の殿部と大腿

右側，後面．

大腿筋膜が取り除いてあるため，後大腿皮神経の主枝が筋膜下を走行する大部分の行程を膝窩までたどることができる．

下肢　5　神経と脈管：局所解剖

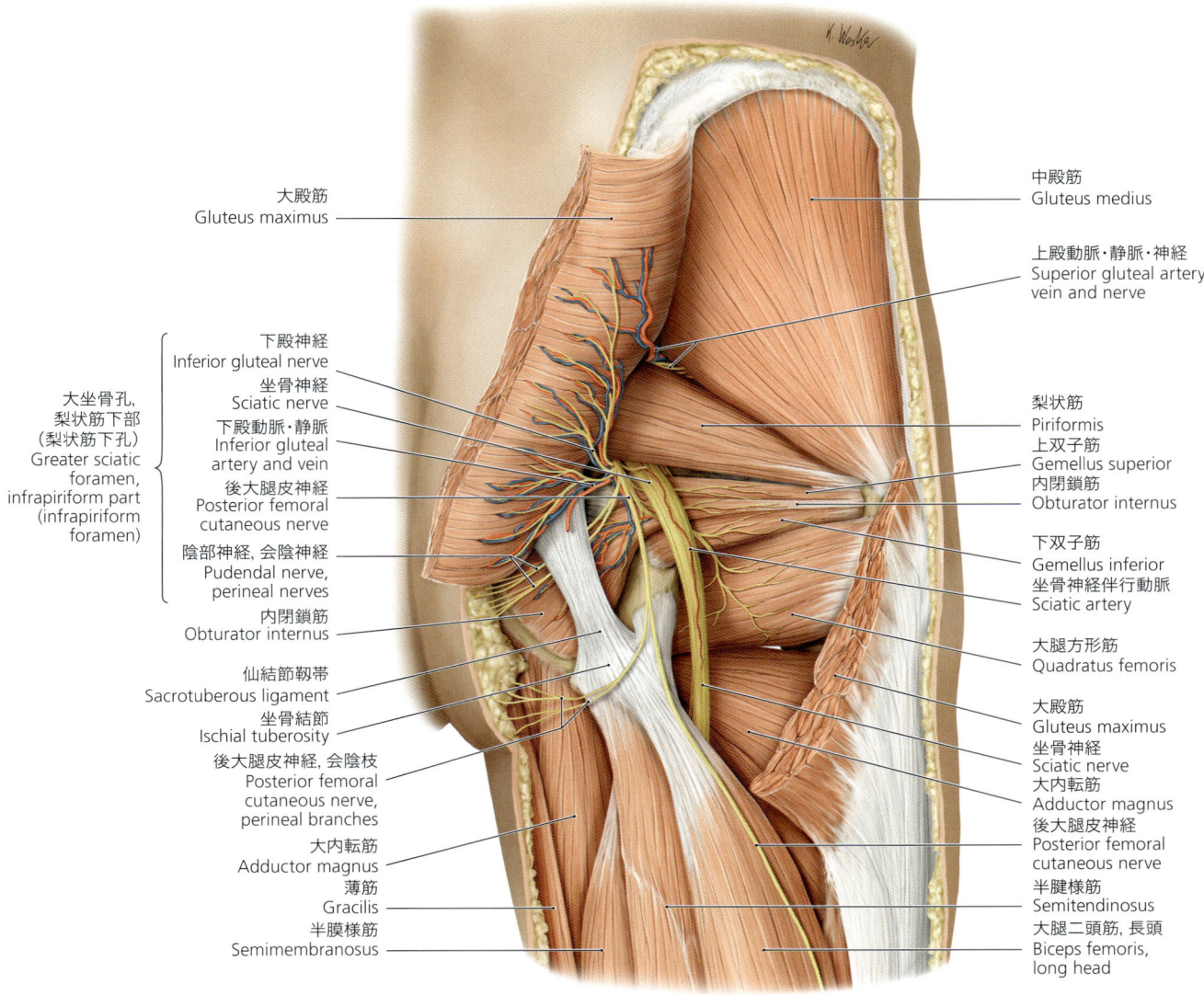

C　殿部深部領域の血管と神経
右側，後面．
大殿筋の一部を取り除いてある．
殿部深部領域の血管や神経は，大殿筋下にある多量の脂肪と結合組織領域を横断する．この領域の底は梨状筋，内閉鎖筋，双子筋，大腿方形筋によって形成される．小骨盤の結合組織と坐骨直腸窩（坐骨肛門窩）（図示していない）は坐骨孔により交通する．梨状筋は解剖図上の有用な目印であり，仙骨の骨盤表面から大坐骨孔を抜けて大転子の先に付く（p. 566, A 参照）．

D　梨状筋との関係による坐骨神経のさまざまな走行
a　坐骨神経は梨状筋下孔から小骨盤を出る（約 85％）．
b　坐骨神経の高位分岐型（約 15％）．この分岐型では坐骨神経の腓骨部（総腓骨神経）と後大腿皮神経が梨状筋を貫通する際に，この部位で圧迫され，"梨状筋症候群"を生じることがある．この用語は通常，殿部外傷後の愁訴のことをいい，強い殿部痛を特徴とする．しかし，この愁訴と坐骨神経の圧迫との明確な関連は，依然として明らかでない．
c　この分岐型では，坐骨神経の腓骨部が小骨盤を梨状筋上孔から出る（約 0.5％）．

5.6 殿部：大・小坐骨孔と坐骨神経 Gluteal Region: The Sciatic Foramen and Sciatic Nerve

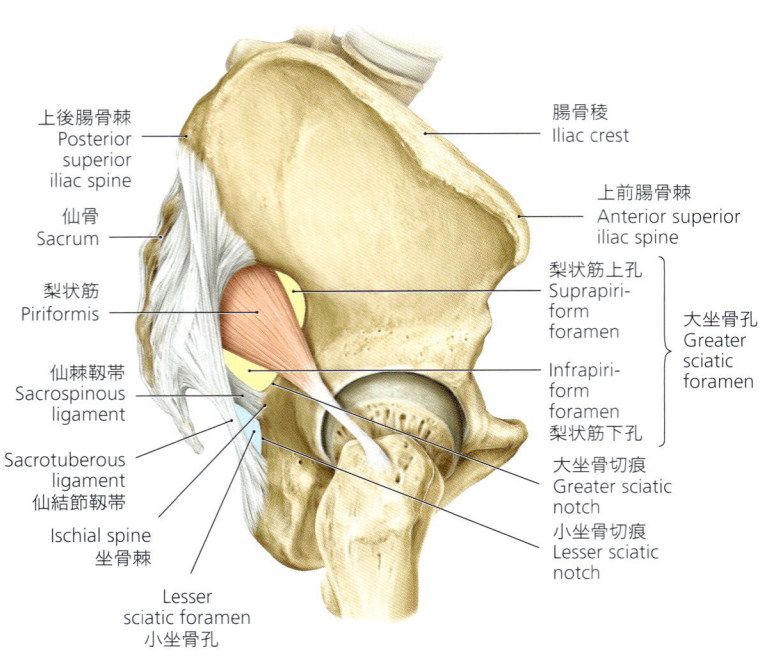

A　大坐骨孔と小坐骨孔の位置
右股関節部，外側面．

B　坐骨孔の境界と坐骨孔を通過する組織

殿部の深部結合組織は，小骨盤と坐骨肛門窩（坐骨直腸窩）の結合組織と坐骨孔でつながっている．大坐骨孔は梨状筋により，梨状筋上孔と梨状筋下孔に分けられている．

孔	境界	通過組織
・大坐骨孔	・大坐骨切痕 ・仙棘靱帯 ・仙骨	・梨状筋上孔 　－上殿動脈・静脈 　－上殿神経 ・梨状筋下孔 　－下殿動脈・静脈 　－下殿神経 　－内陰部動脈・静脈 　－陰部神経 　－坐骨神経 　－後大腿皮神経
・小坐骨孔	・小坐骨切痕 ・仙棘靱帯 ・仙結節靱帯	－内陰部動脈・静脈 －陰部神経 －内閉鎖筋

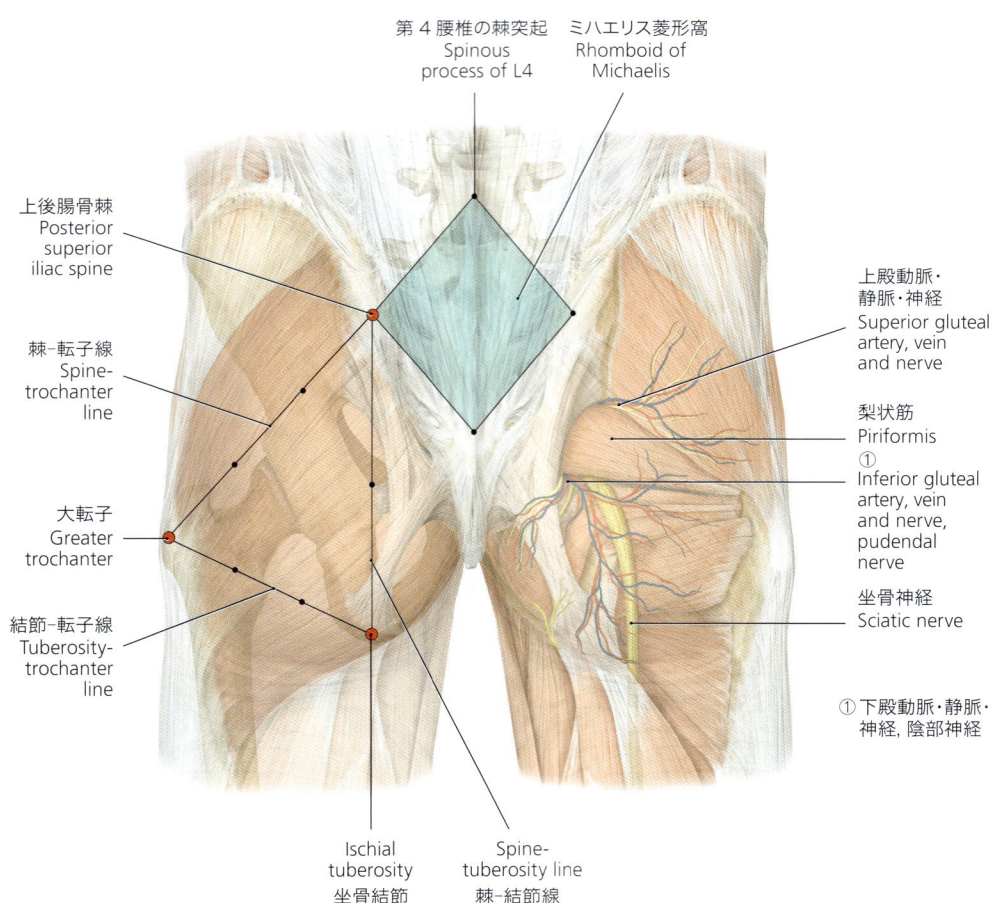

C　殿部における神経血管組織の基準線

左・右殿部，後面．

基準線は以下の点を結んで引かれる．上後腸骨棘（ミハエリス菱形窩の外側点），坐骨結節，大転子．

- **棘−転子線**：上殿動脈・静脈は，この線の中間点と上1/3点の間から梨状筋上孔を出る．
- **結節−転子線**：坐骨神経はこの線の中間点と内側1/3点の間を下方へ走る．
- **棘−結節線**：坐骨神経，下殿神経，陰部神経，下殿動脈・静脈はこの線の中間点から梨状筋下孔を出る．

①下殿動脈・静脈・神経，陰部神経

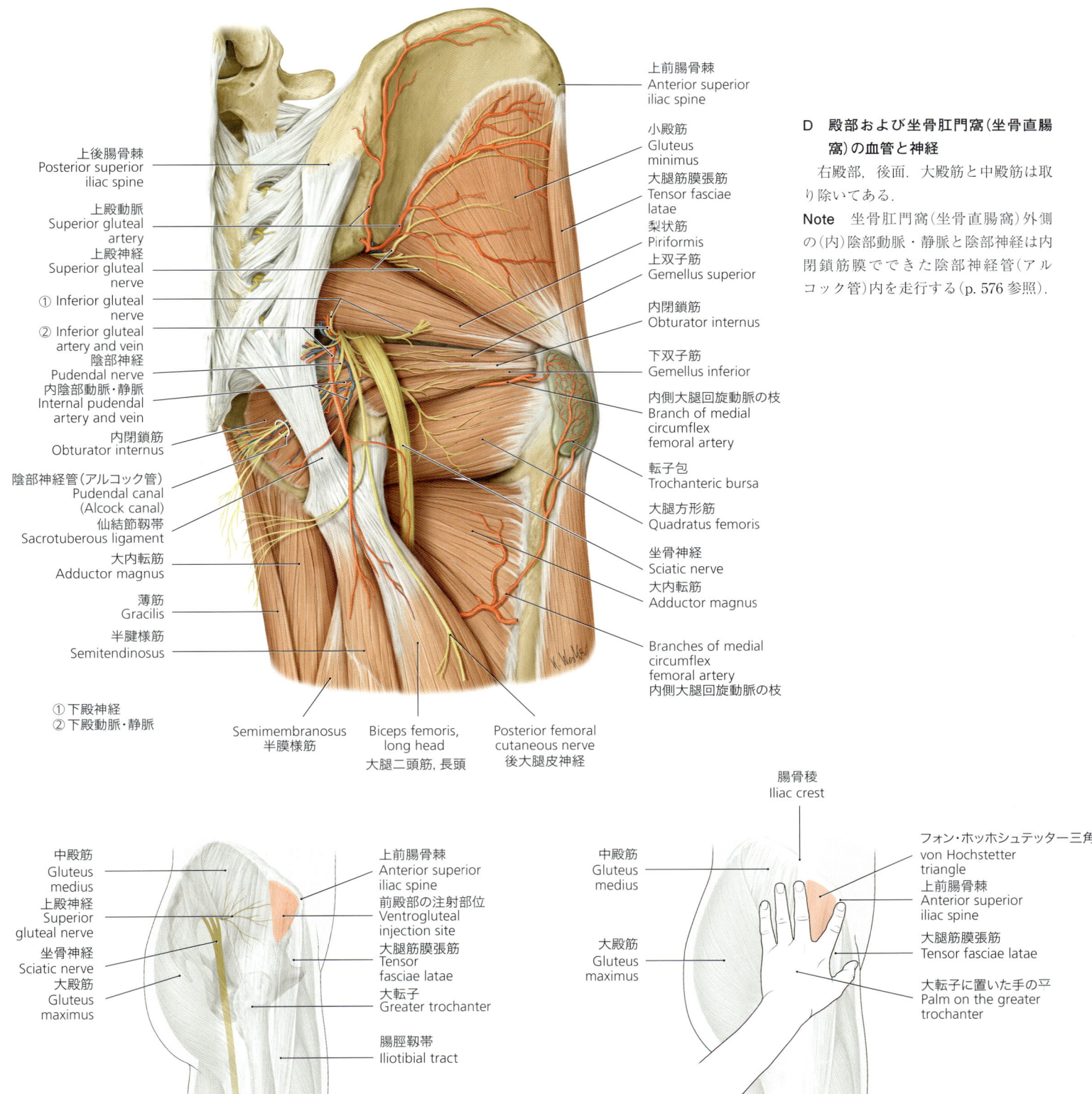

D 殿部および坐骨肛門窩（坐骨直腸窩）の血管と神経

右殿部，後面．大殿筋と中殿筋は取り除いてある．

Note 坐骨肛門窩（坐骨直腸窩）外側の（内）陰部動脈・静脈と陰部神経は内閉鎖筋膜でできた陰部神経管（アルコック管）内を走行する（p. 576 参照）．

E 殿筋内注射における坐骨神経と上殿神経の位置と保護

右殿部，外側面．

a 殿部には非常に重要な2本の神経，坐骨神経と上殿神経がある．筋肉内注射時におけるこれらの神経損傷を避けるため，これらの構造に対して可能な限り最も安全な部位に針を刺入すべきである．"フォン・ホッホシュテッター三角"内に注射することにより安全部位を確保できる．

b フォン・ホッホシュテッター三角の位置決め．刺入すべき部位は殿部前外側（"前殿部注射"と呼ばれる）である．例えば，右側に筋肉内注射をする時，左手を大転子に置き，示指の先を上前腸骨棘に置く．その位置のまま，中指を示指から外転して離し，中指・示指・腸骨稜で作る三角の皮膚に垂直に針を刺入する．

5.7 坐骨肛門窩（坐骨直腸窩） The Ischio-anal Fossa (Ischiorectal Fossa)

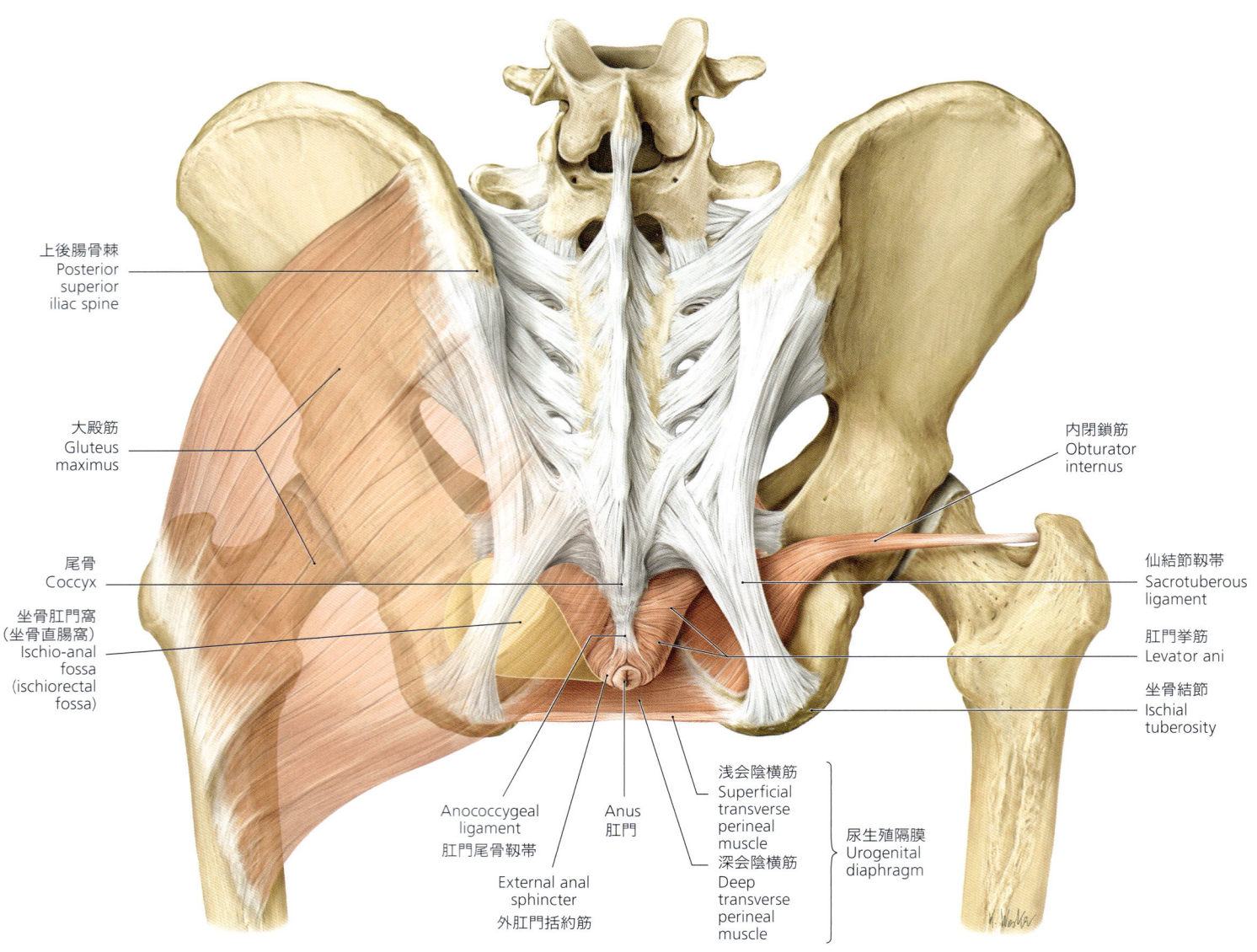

A　坐骨肛門窩（坐骨直腸窩）の筋境界
殿部，後面．
坐骨肛門窩（坐骨直腸窩）は錐体形の領域であり，両側の肛門挙筋の外側に存在する．錐体の3面の先は恥骨をさし，錐体底は後面を向く．坐骨肛門窩（坐骨直腸窩）は以下の筋により境界される．
・肛門挙筋により内側面
・内閉鎖筋により外側面
・深会陰横筋により下面
・坐骨肛門窩（坐骨直腸窩）の入り口は大殿筋と仙結節靱帯により後面が境界される

坐骨肛門窩（坐骨直腸窩）の大部分を占める脂肪組織（坐骨肛門窩脂肪）は，例えば排便や出産に際して，下方や後方へ移動する可動性のクッションとして機能する．内陰部動脈・静脈や陰部神経の主な枝は陰部神経管（アルコック管）を通過し（p. 576, A 参照），これらの枝が坐骨肛門窩（坐骨直腸窩）を横断する（B 参照）．

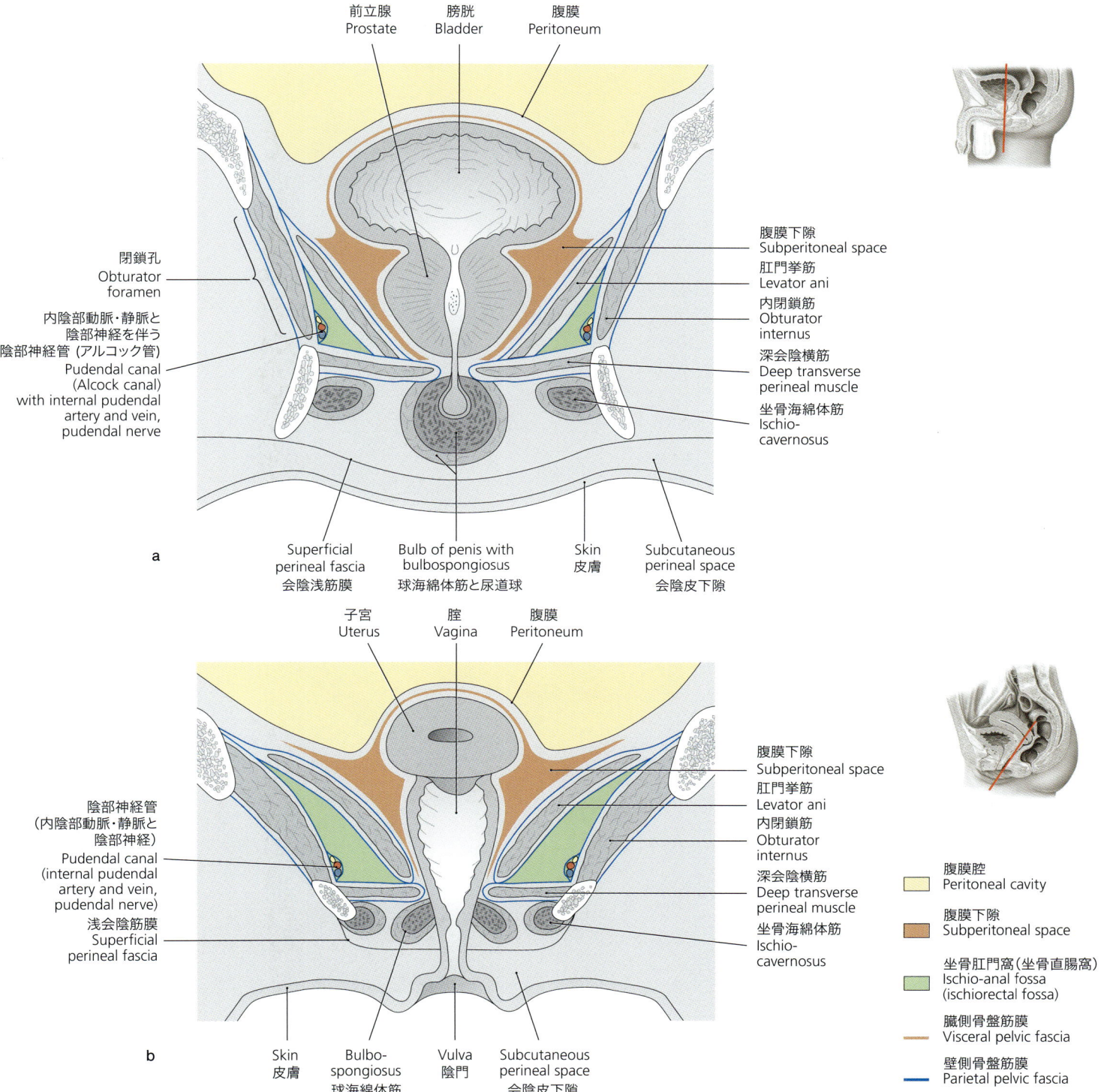

B 坐骨肛門窩（坐骨直腸窩）
a 前立腺の部位における男性骨盤の冠状断面（前頭断面）．
b 腟部での女性骨盤の斜め冠状断面（前頭断面）．

骨盤腔は腹膜と骨盤底により3つの階に分けられている．
・上階：小骨盤の腹膜腔
・中階：腹膜下隙（肛門挙筋上隙）
・下階：肛門挙筋下隙〔坐骨肛門窩（坐骨直腸窩）〕

骨盤器官は腹膜腔と腹膜下部の形状決定にさまざまな影響を与えているが，坐骨肛門窩（坐骨直腸窩）の形には関与しない．腹膜腔は壁側腹膜と臓側腹膜（卵巣のような腹腔臓器）に囲まれているが，腹膜下隙は骨盤筋膜（壁側葉と臓側葉よりなる，p. 191 参照）により境界される．

5.8 陰部神経管と会陰（尿生殖部と肛門部）
The Pudendal Canal and Perineal Region (Urogenital and Anal Region)

A 陰部神経管（アルコック管）と内部の神経・血管

骨盤の右半分，内側面．

大腰筋，梨状筋，内閉鎖筋以外のすべての筋を取り除いている．個々の静脈は，わかりやすくするため，示していない．

陰部神経管は内閉鎖筋膜から構成されている．坐骨棘の直下から始まり，肛門挙筋の腱弓の下から坐骨肛門窩（坐骨直腸窩）の外壁を恥骨結合と尿生殖筋群の後部境界へ向かって走る（p. 170参照）．陰部神経管を通る神経・血管〔内陰部動脈・静脈（動脈のみ図示）と陰部神経，B参照〕は大坐骨孔を通って小骨盤を出た後，小坐骨孔を通って陰部神経管へと入り，恥骨結合や尿生殖隔膜の後部境界へと向かう．

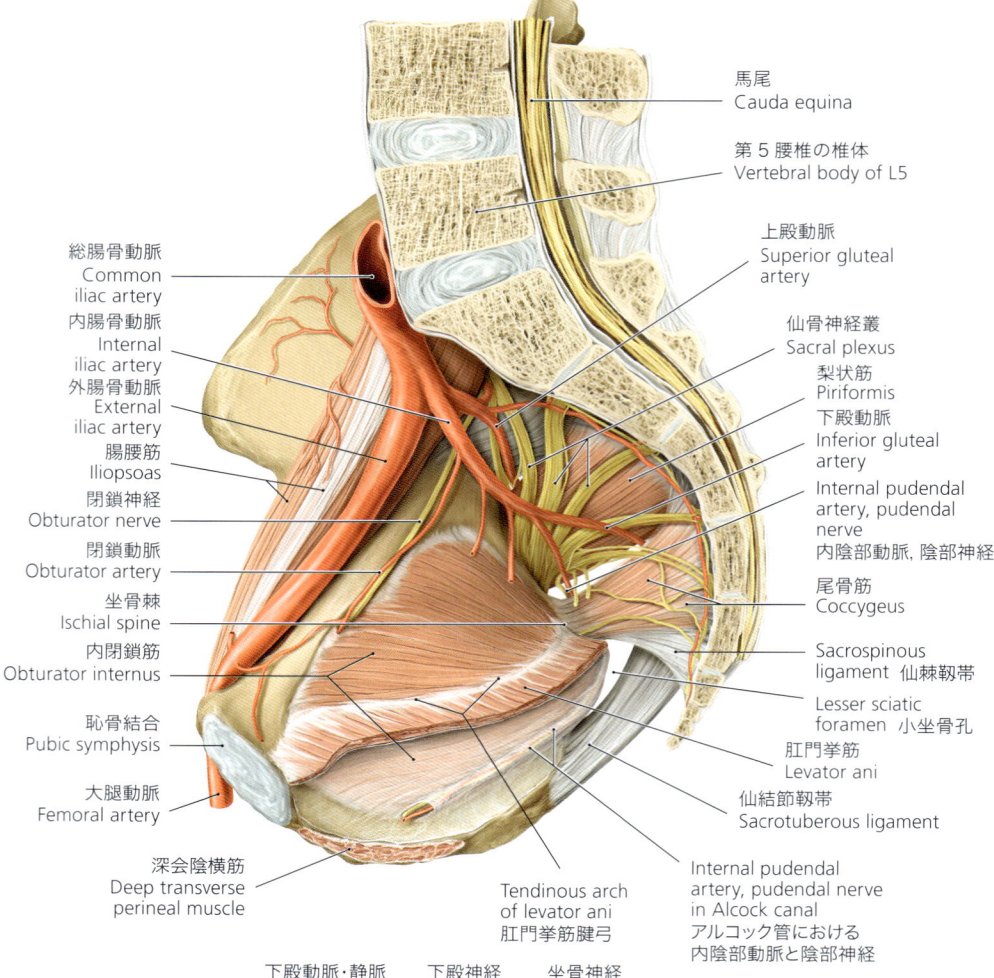

B 肛門，会陰および外生殖器への陰部神経と内陰部動脈・静脈の分布

右殿部と坐骨肛門窩（坐骨直腸窩）の後面．

大殿筋と仙結節靭帯の一部およびすべての脂肪組織を坐骨肛門窩（坐骨直腸窩）から取り除き，陰部神経と内陰部動脈・静脈を示している．

陰部神経管を通過した後（仙結節靭帯下の神経と血管を示すため，この図では描いていない），神経と血管の枝が扇のように広がり，肛門，会陰そして外陰部へと分布している．産科においては，坐骨棘の部位における陰部神経ブロックは非常によく行われる（例えば，下直腸神経，会陰神経，陰核背神経，後陰唇神経へ分岐する前で行う．p. 560参照）．

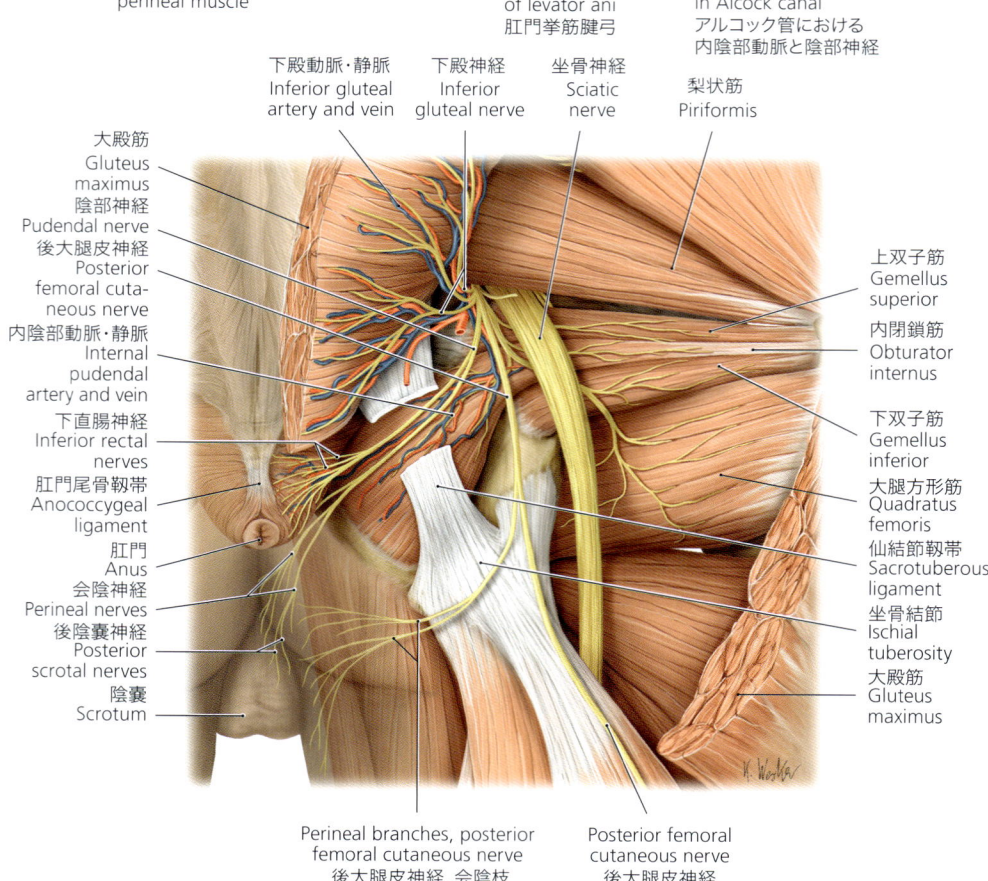

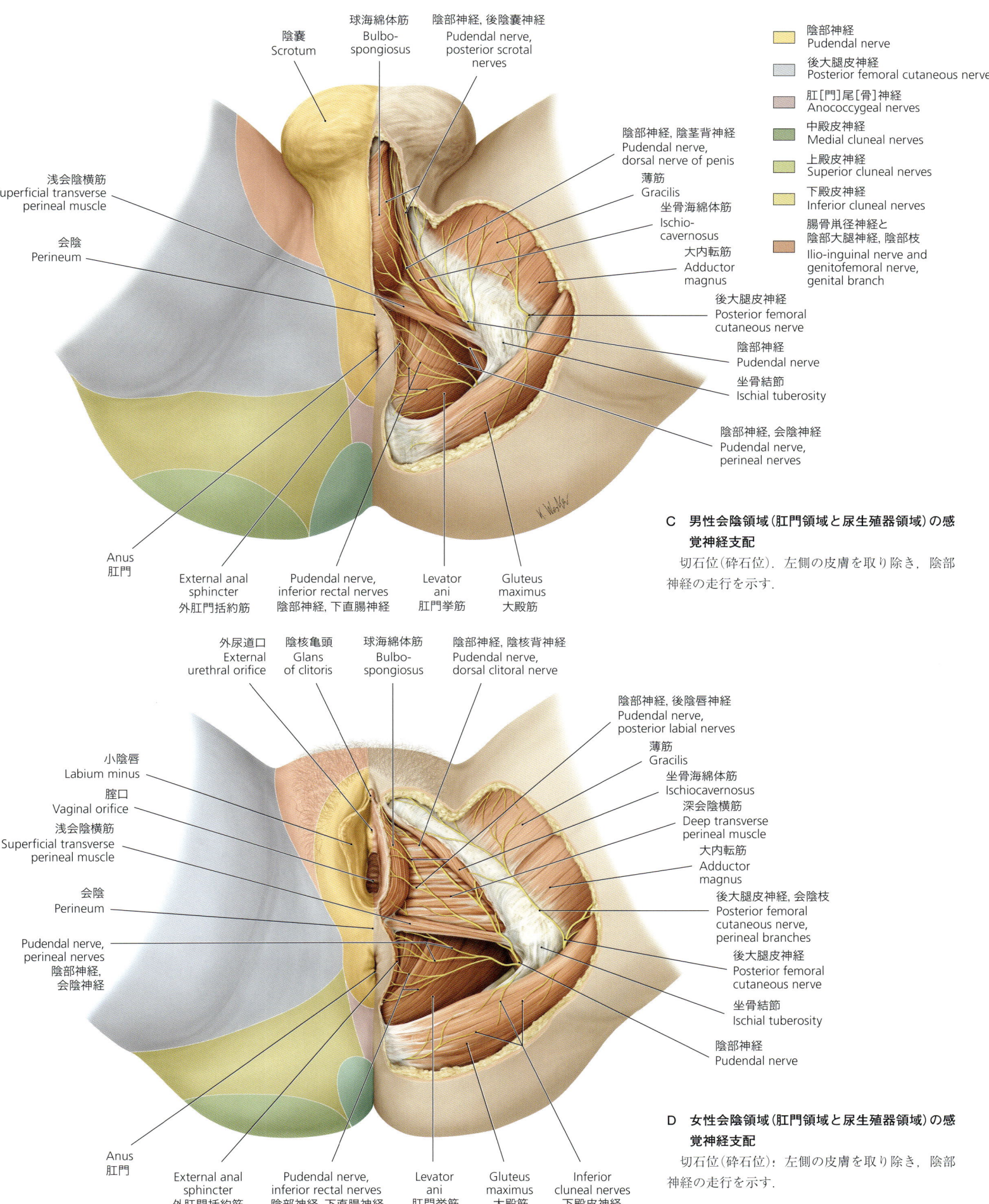

C 男性会陰領域（肛門領域と尿生殖器領域）の感覚神経支配

切石位（砕石位）．左側の皮膚を取り除き，陰部神経の走行を示す．

D 女性会陰領域（肛門領域と尿生殖器領域）の感覚神経支配

切石位（砕石位）：左側の皮膚を取り除き，陰部神経の走行を示す．

5.9 大腿後部と膝窩 Posterior Thigh Region and Popliteal Region

A 後部大腿の血管と神経

右大腿，後面．

殿部から大腿後面，膝窩に至る血管と神経を示す（C 参照）．皮膚，筋膜および大殿筋，中殿筋，大腿二頭筋の一部を取り除いてある．

半腱様筋はやや内側へ寄せてあり，［内転筋］腱裂孔（大腿動脈・静脈が通過する）を示す（膝窩の深部の神経・血管組織は F に示す）．

後部大腿領域への血流の多くは，大腿深動脈の枝（第1-3貫通動脈）と内側大腿回旋動脈から供給される．坐骨神経の近位部は，下殿動脈の枝である坐骨神経の伴行動脈から，遠位部は第1-3貫通動脈によって血液が供給される．

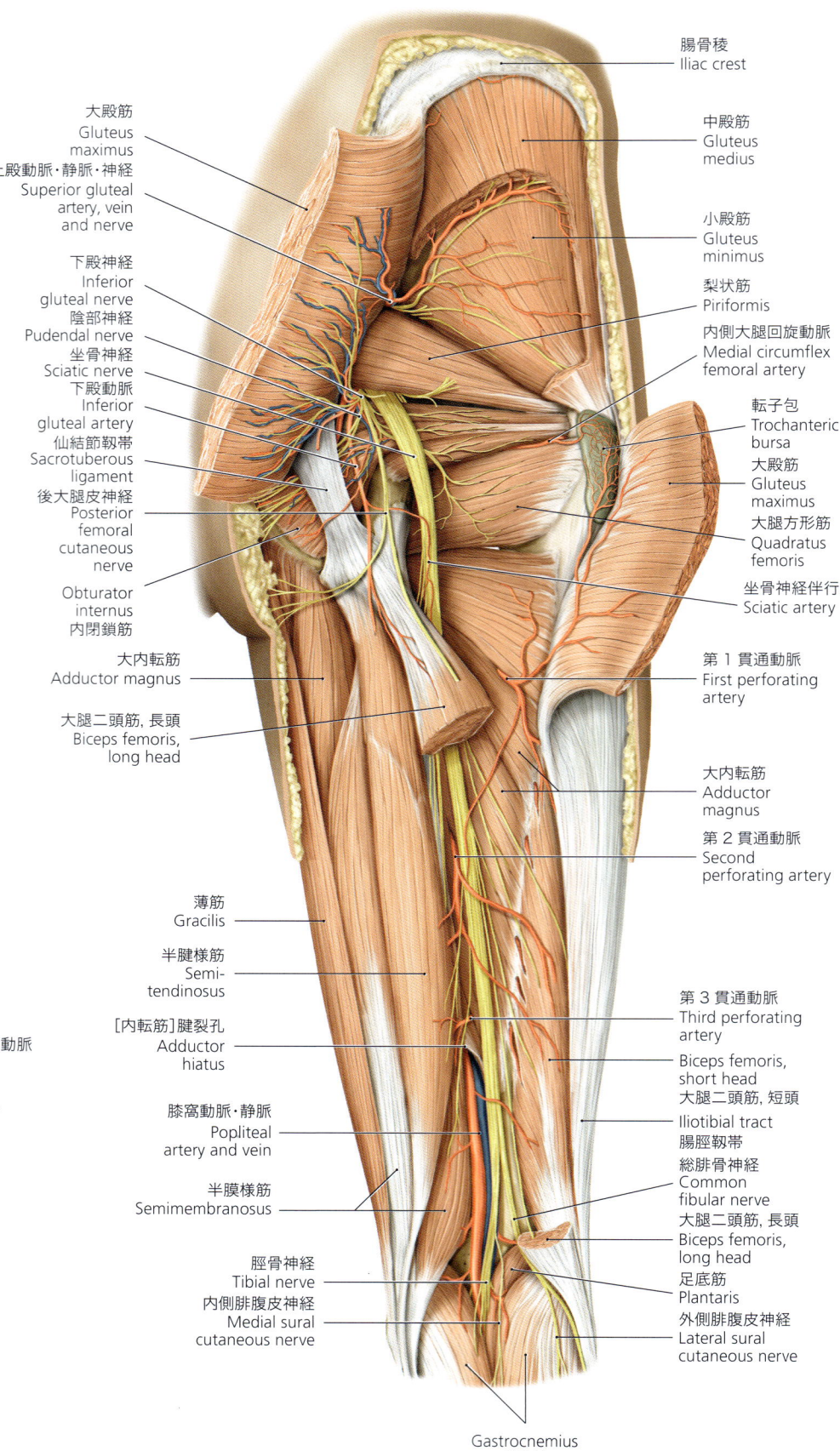

B 大腿後部の貫通動脈の出現部位

右大腿，後面．

大内転筋以外のすべての筋を取り除いてある．

Note 大腿動脈は［内転筋］腱裂孔を通過して膝窩へ入り，そこで膝窩動脈となる．

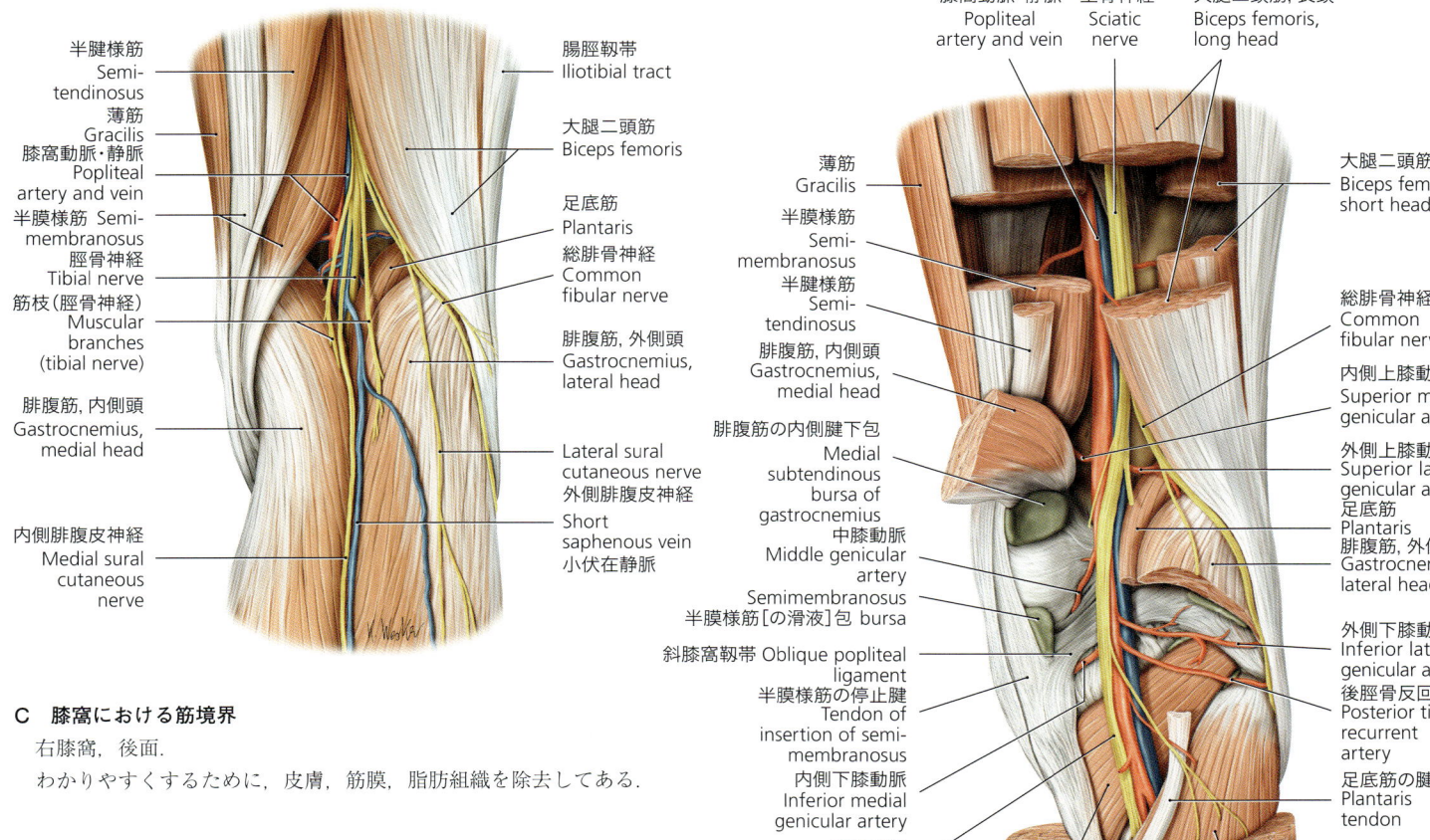

C　膝窩における筋境界

右膝窩，後面．

わかりやすくするために，皮膚，筋膜，脂肪組織を除去してある．

D　膝窩における膝窩動脈の枝

右膝関節，後面．

膝窩動脈は内転筋管出口から始まり，膝窩筋の位置で終わる．そこで，前脛骨動脈と後脛骨動脈に分岐する．

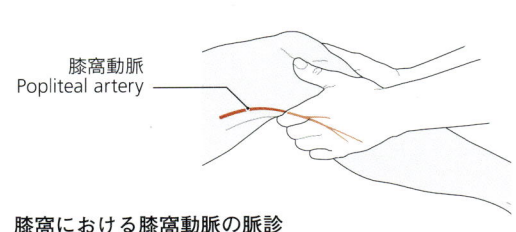

E　膝窩における膝窩動脈の脈診

F　膝窩深部の神経・血管組織

右膝関節，後面．

腓腹筋の両頭とハムストリングスの一部を取り除き，膝窩における深部（D参照）の神経と血管を示している．

膝窩動脈から下記の5本の血管が膝関節へ血液を供給している．そのうち，4本は対となっている．

・外側・内側上膝動脈
・中膝動脈
・外側・内側下膝動脈

これらの血管のうち，中膝動脈は斜膝窩靱帯の部位で膝関節包を貫通し，十字靱帯へ血液を供給する．ほかの血管は内外両側から前方へ向かい，膝を囲む動脈の網目（動脈網）を形成する．前・後脛骨反回動脈も動脈網形成に寄与する．対をなす腓腹動脈は腓腹筋両頭への血液を供給する（D参照，Fでは取り除いてある）．

Note　腓腹筋の内側腱下包は常に膝関節腔と交通し，半膜様筋包は腓腹筋の内側腱下包と時々つながっている（これが膝関節腔の著しい陥凹を形成し，異常に拡大してベイカー嚢胞 Baker cyst を形成することがある．p. 456参照）．

5.10 下腿後部と足根管 Posterior Leg Region and the Tarsal Tunnel

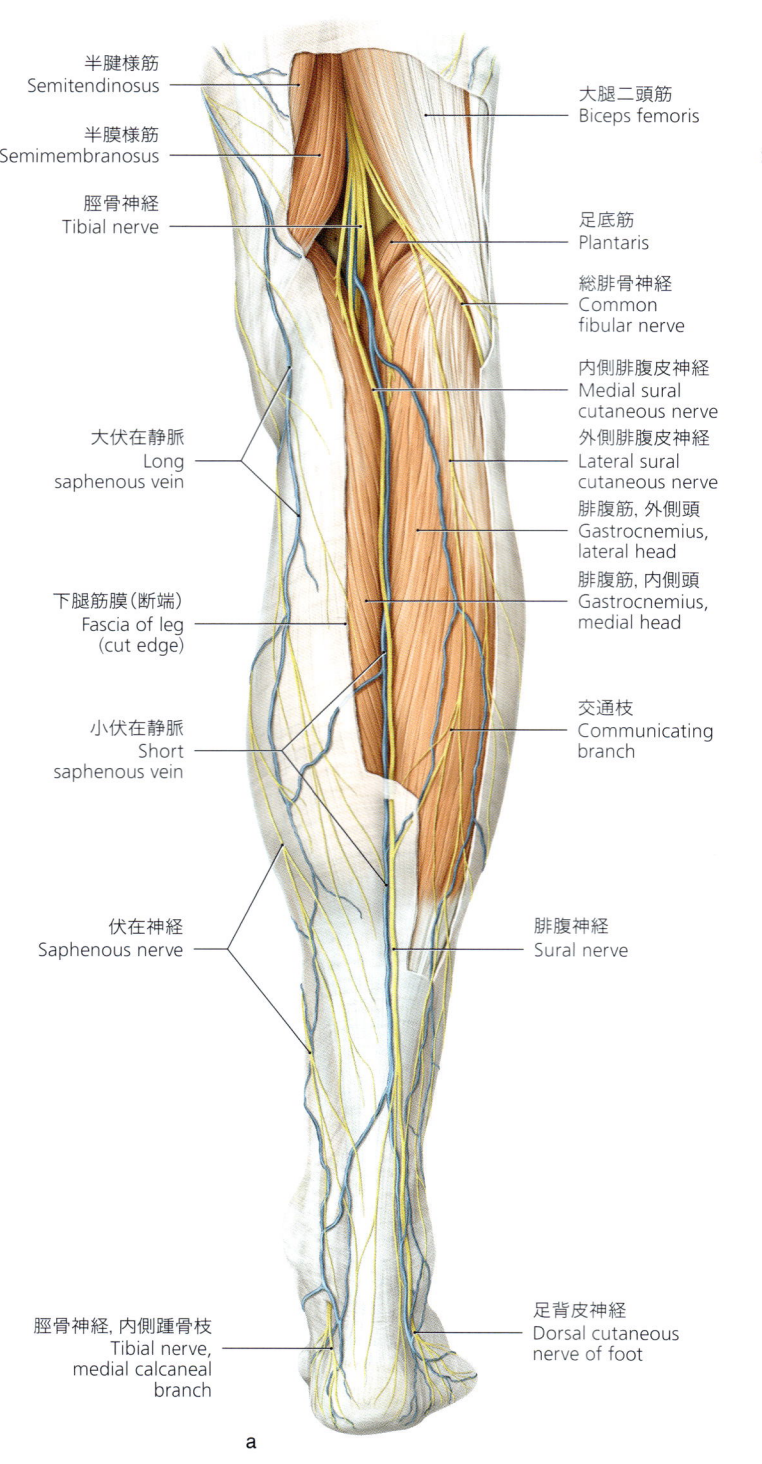
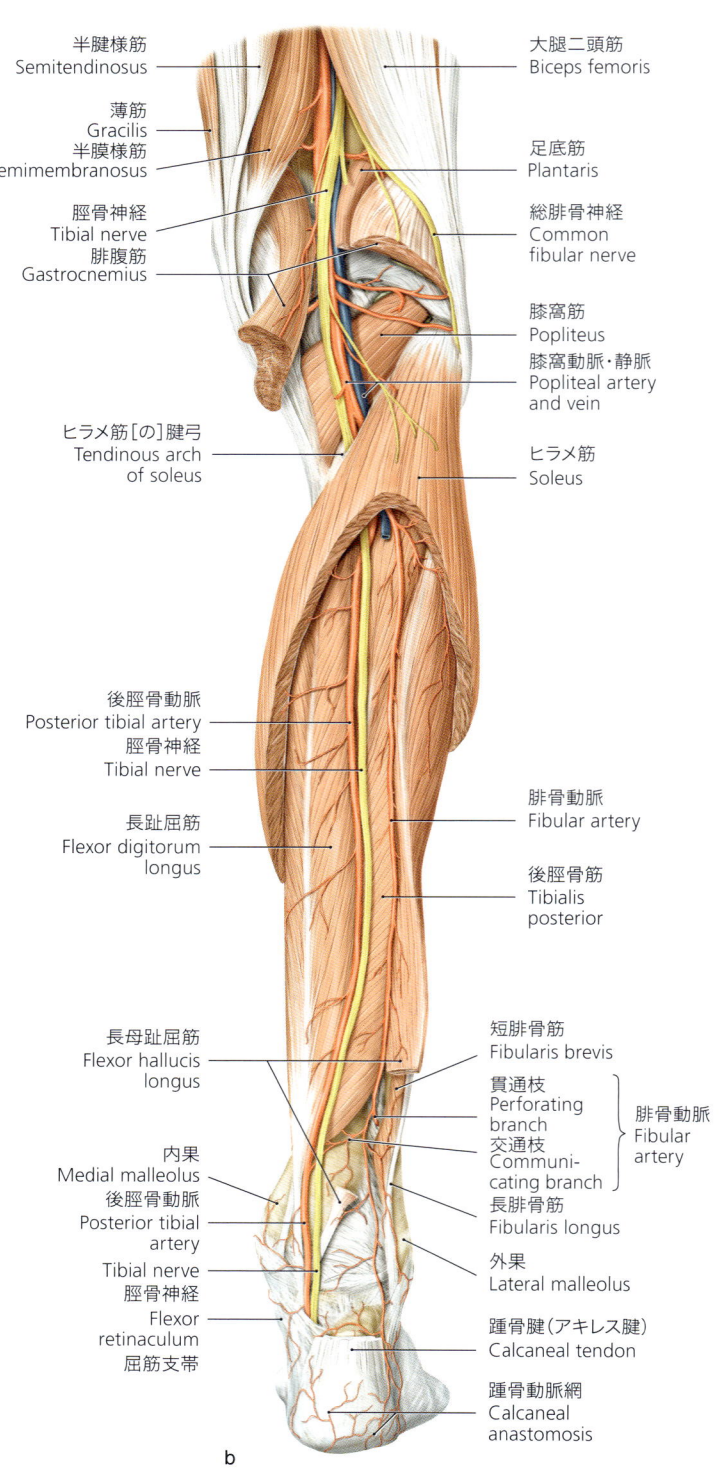

A 浅部と深部後方筋区画の神経・血管
右下肢，後面．
a 浅部後方筋区画の神経・血管．下肢の筋膜浅層は下腿三頭筋を覆っているが，近位の部分は取り除いてある．
b 下腿三頭筋の一部と深部筋膜を取り除いた後の深部後方筋区画の神経・血管．膝窩動脈は前脛骨動脈と後脛骨動脈に膝窩筋の遠位で分岐する．前脛骨動脈は下腿骨間膜を貫通し（この図には示していない，B参照），下腿前方へと向かい，前方筋区画へと進入する．後脛骨動脈は脛骨神経を伴い，後方筋区画へとヒラメ筋[の]腱弓下を通過し，ほぼ直後に腓骨動脈を分岐する．深部後方筋区画は下腿における4つの筋区画の1つ（"線維-骨区画"，線維と骨によって形成された区画）であり，拡張性に乏しいため血管損傷 vascular injury 後の筋区画症候群 compartment syndrome が発生しやすい部位でもある（p. 585 参照）．

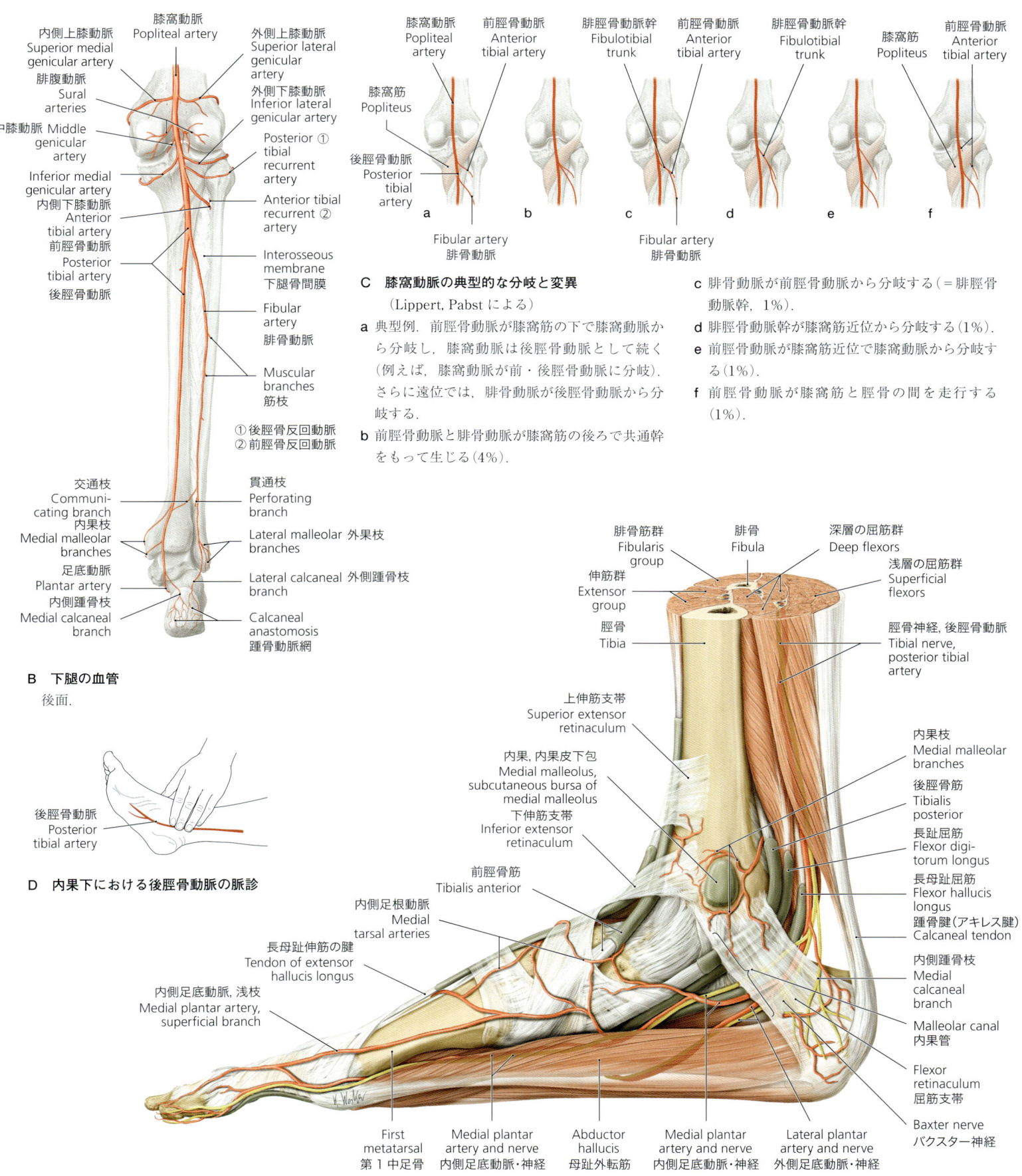

C 膝窩動脈の典型的な分岐と変異
（Lippert, Pabst による）

a 典型例．前脛骨動脈が膝窩筋の下で膝窩動脈から分岐し，膝窩動脈は後脛骨動脈として続く（例えば，膝窩動脈が前・後脛骨動脈に分岐）．さらに遠位では，腓骨動脈が後脛骨動脈から分岐する．
b 前脛骨動脈と腓骨動脈が膝窩筋の後ろで共通幹をもって生じる（4％）．
c 腓骨動脈が前脛骨動脈から分岐する（＝腓脛動脈幹，1％）．
d 腓脛動脈幹が膝窩筋近位から分岐する（1％）．
e 前脛骨動脈が膝窩筋近位で膝窩動脈から分岐する（1％）．
f 前脛骨動脈が膝窩筋と脛骨の間を走行する（1％）．

B 下腿の血管
後面．

D 内果下における後脛骨動脈の脈診

E 内果領域における神経・血管
右足，内側面．
神経・血管は，深部屈筋区画から，屈筋支帯と内果の間の内果管を通って足底へと走行する．長趾屈筋（後脛骨筋，長趾屈筋，長母趾屈筋）の停止腱が腱鞘に包まれて神経・血管と伴行する．

Note 内果管内における後脛骨神経の内側・外側足底神経への分岐と，後脛骨動脈の内側・外側足底動脈への分岐に注意すること．この部位での神経圧迫は内側・外側足根管症候群を生じる可能性がある（p. 559 参照）．バクスター神経については p. 556 を参照のこと．

5.11 足底 The Sole of the Foot

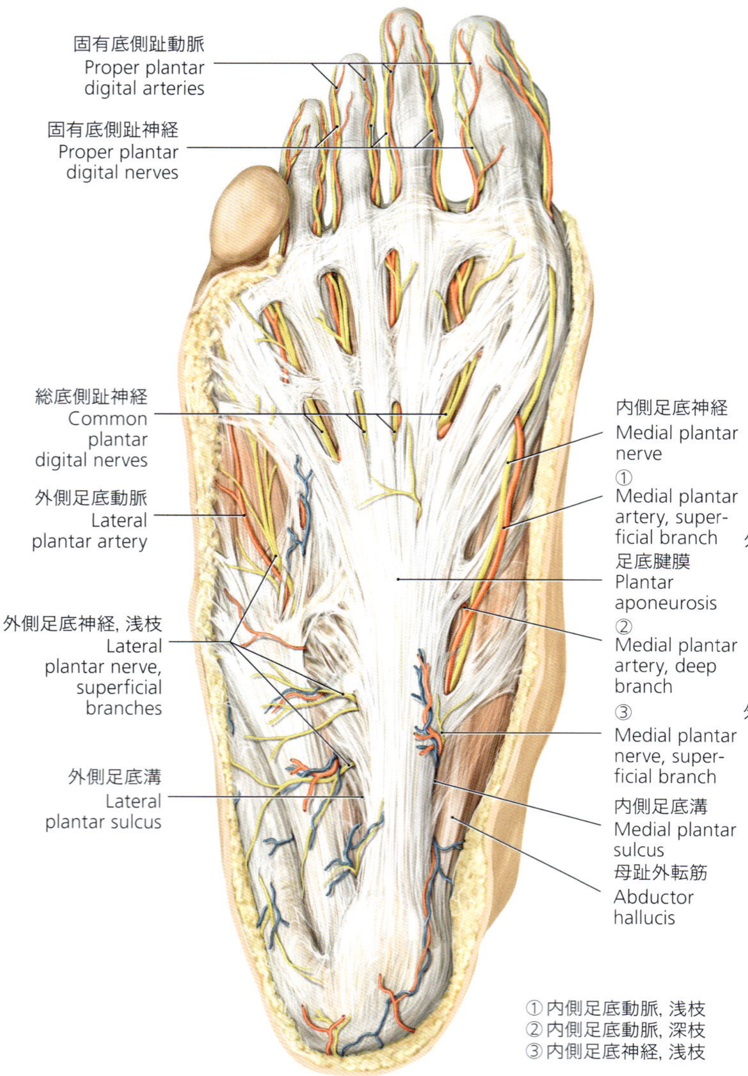

A　足底の動脈と神経（浅層）

右足，足底面．
皮膚と皮下組織を取り除き，足底腱膜と浅層の神経・血管を示す．

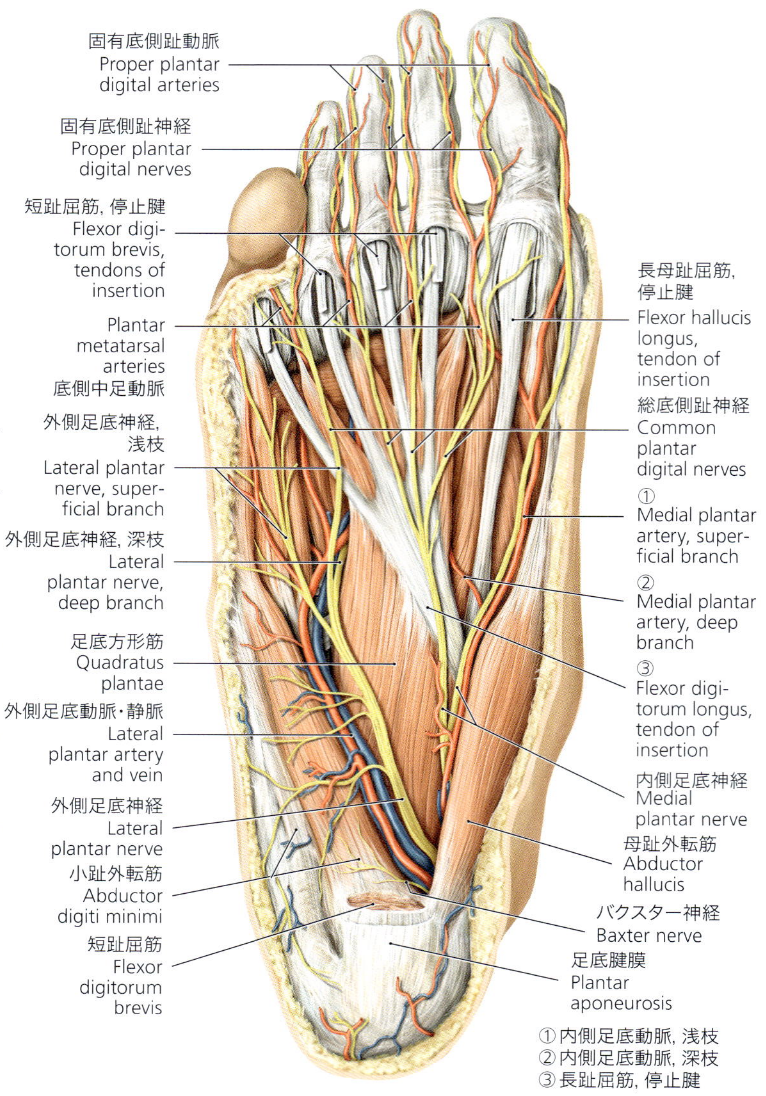

B　足底の動脈と神経（中層）

右足，足底面．
足底腱膜と短趾屈筋は取り除いてある．バクスター神経については p. 556 を参照のこと．

C　足底動脈：分岐諸型

右足，足底面．
以下に示す基本的な4分岐型のいずれかに該当する（Lippert, Pabst による）．

a 深足底動脈弓とそこから生じる底側中足動脈がすべて足背動脈の深足底枝から生じる（53％）．
b 第1-3底側中足動脈が足背動脈の深足底枝により供給され，第4底側中足動脈が外側足底動脈の深枝から生じる（19％）．
c 第1-2底側中足動脈は足背動脈の深足底枝から生じるが，第3-4底側足底動脈は外側足底動脈の深枝から生じる（13％）．
d 深足底動脈弓と第1-4底側中足動脈はすべて外側足底動脈の深枝から生じる（7％）．

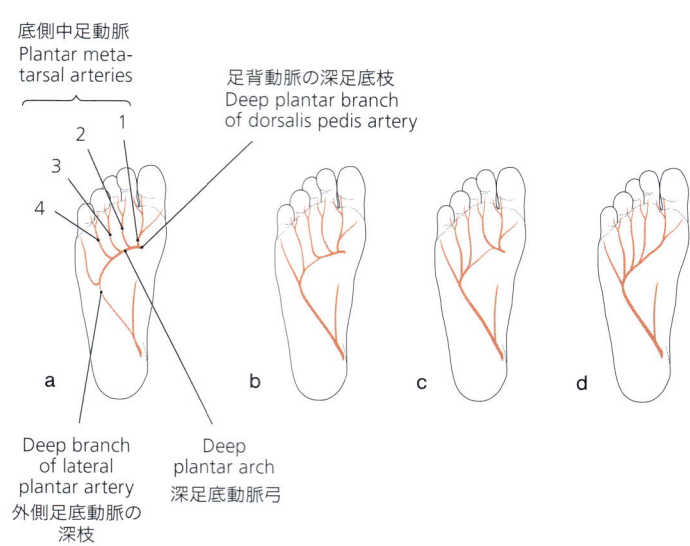

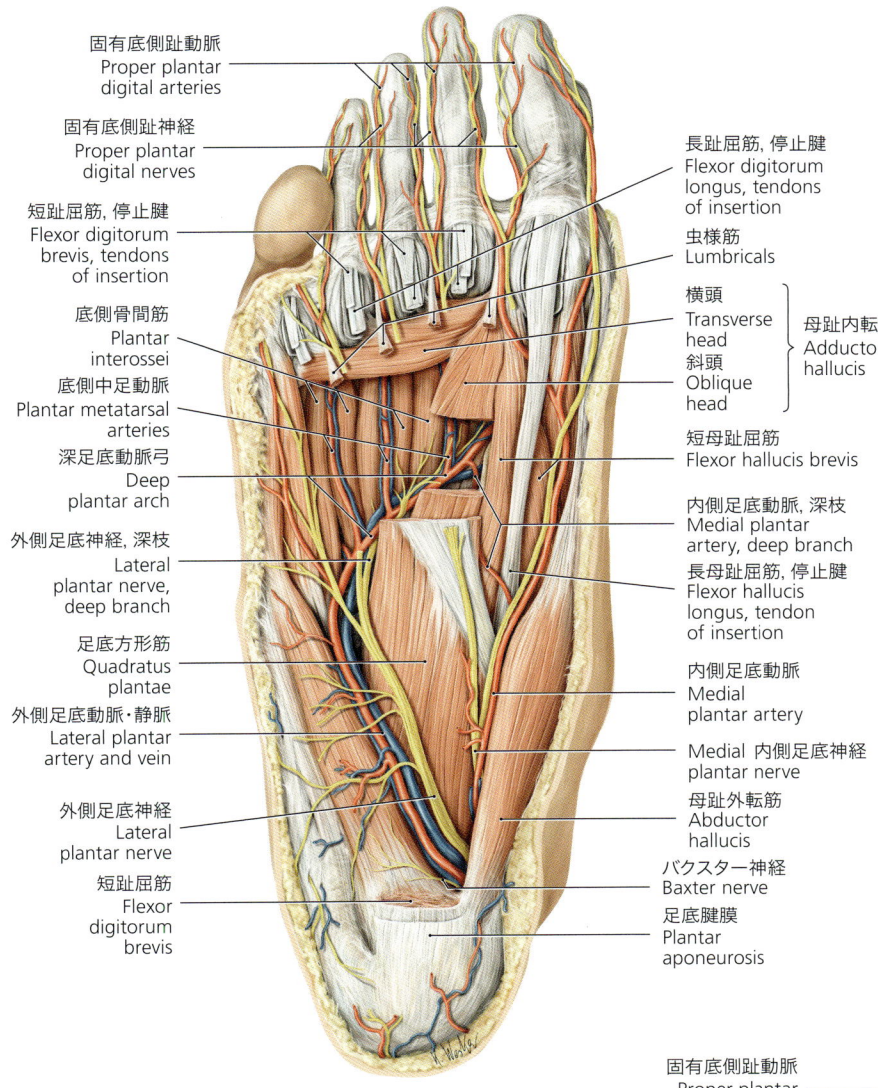

D 足底の動脈と神経（深層）

右足，足底面．

足底腱膜，短趾屈筋，長趾屈筋腱と母趾内転筋斜頭を取り除き，深足底動脈弓と外側足底神経の深枝を示す．

Note 外側足底神経の浅枝と外側足底動脈は外側足底溝を走行するのに対して，内側足底神経の浅枝と内側足底動脈は内側足底溝を走行する（A 参照）．内側・外側足底動脈の浅枝は，足底の重要な機構である圧緩衝系（蜂巣状の脂肪組織）に血液を供給している（p. 490 参照）．

E 足底の動脈の概観

右足，足底面．

深足底動脈弓は，足背動脈の深足底枝と外側足底動脈の深枝によって形成される足底の動脈弓（アーケード）である．深足底動脈弓に血液を供給するこれら2つの動脈はしばしば大きさが異なるため，深足底動脈弓から常に分岐する第1-4底側中足動脈への供給の割合が異なる（C 参照）．

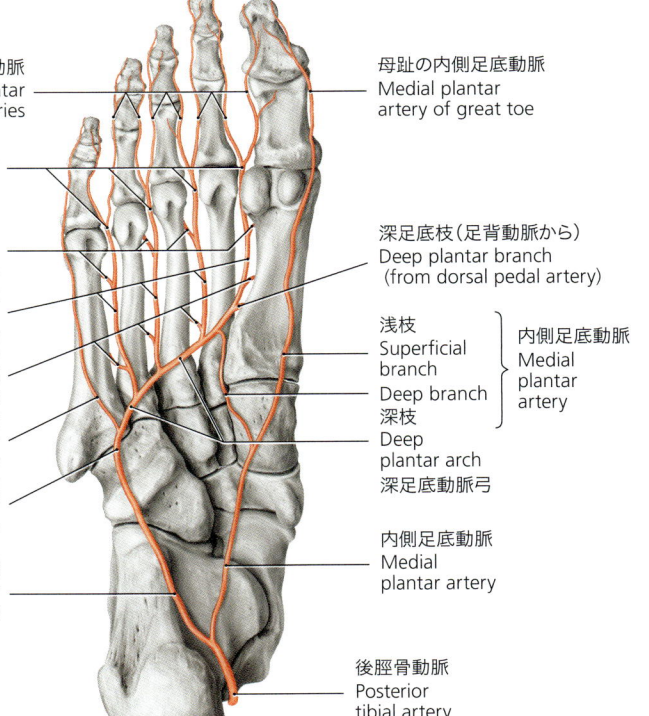

5.12 下腿前部と足背：皮神経
Anterior Leg Region and Dorsum of Foot: Cutaneous Innervation

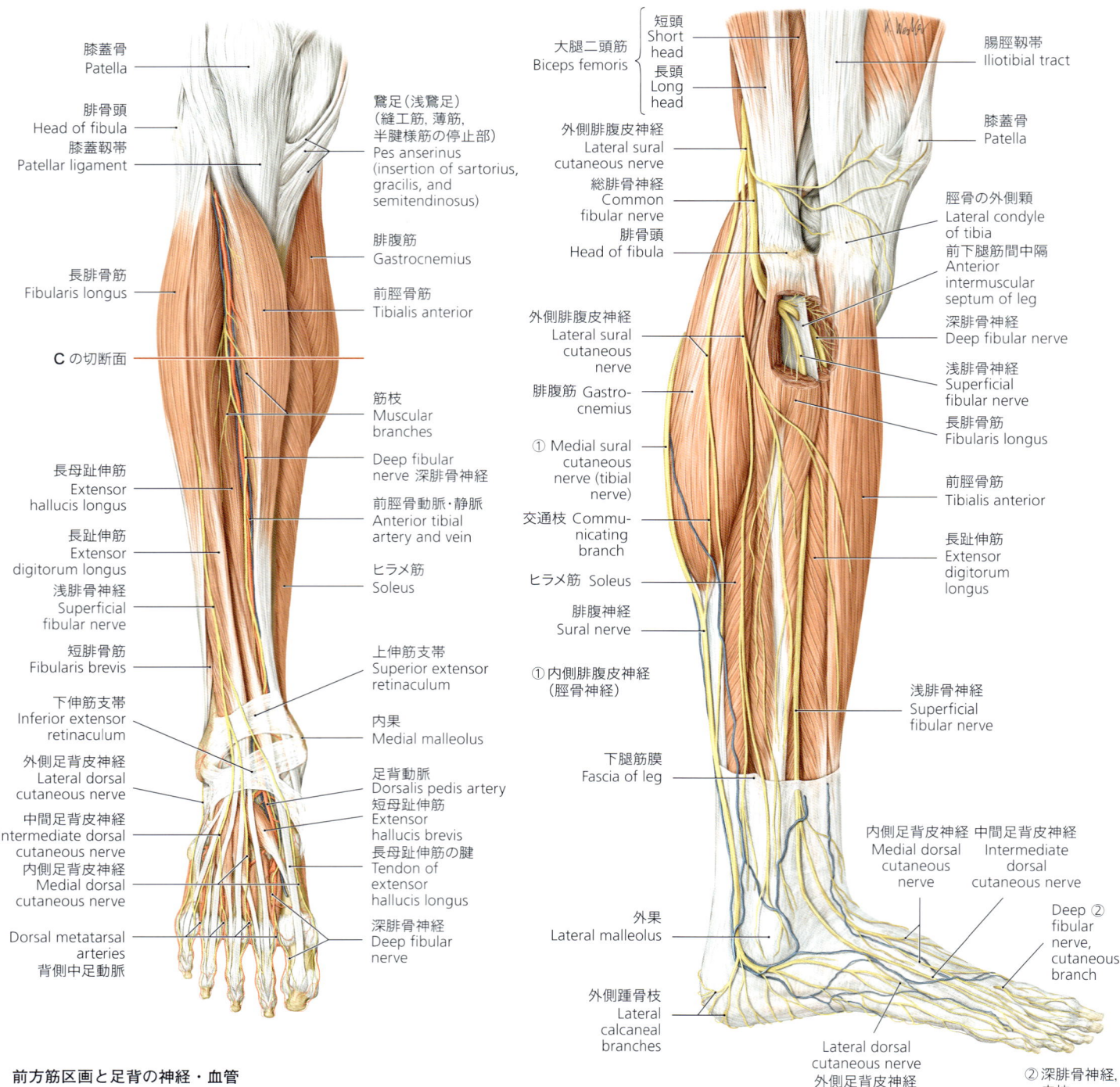

A 前方筋区画と足背の神経・血管

底屈位での右下腿，前面．
皮膚，皮下組織，筋膜を除去し，前脛骨筋と長母趾伸筋を脇に寄せて，前脛骨動脈・静脈を示す．
前脛骨動脈は足背と下腿の移行部の長母趾伸筋の腱の下を交叉する．伸筋支帯の下を足背動脈となり，深腓骨神経の終枝に伴いながら，足背を長母趾伸筋腱の外側を走行する（足背の脈を触診する部位を E で示す）．深腓骨神経は，下伸筋支帯の下を通過中に圧迫されることがある（第1・2趾の感覚障害）．

B 総腓骨神経から深腓骨神経と浅腓骨神経への分岐

右下腿，外側面．
長腓骨筋と長趾伸筋の起始を腓骨頭と脛骨外側顆で切除してある．
総腓骨神経が外側筋区画近位部で二分岐した後も，浅腓骨神経は外側筋区画に残る．深腓骨神経は前方筋間中隔を貫き，伸筋区画を前脛骨動脈・静脈とともに下行する（C に下腿筋区画の断面を示す）．

下肢　5　神経と脈管：局所解剖

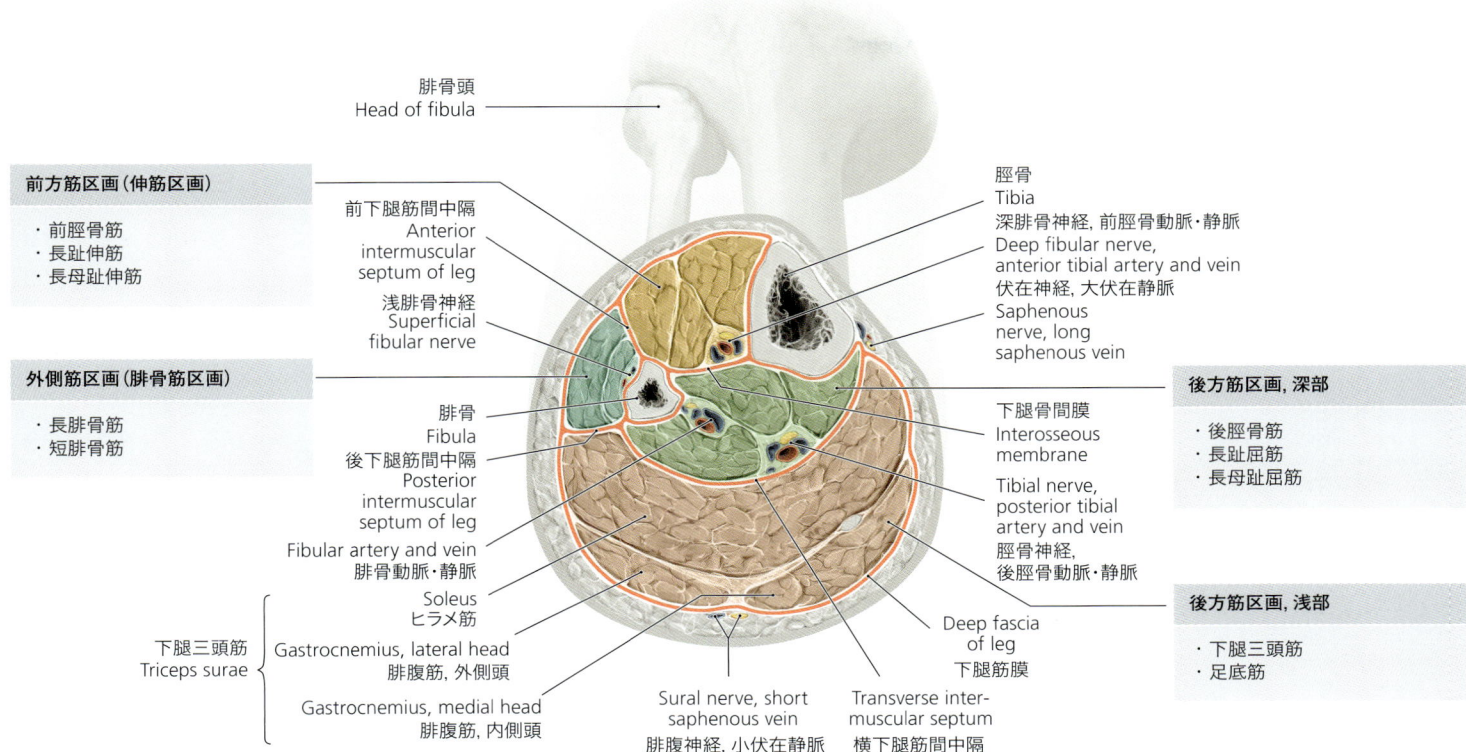

C　下腿の筋区画と神経血管組織

腓骨頸から手掌1つ分下方での右下腿切断面，遠位から見る（切断部位はAに示す）．

筋間中隔と骨間膜は，下腿筋膜とともに，下腿を，明確な筋区画へ分割する．各筋区画は拡張性に乏しく，神経や血管が下行する．

筋肉浮腫や骨折による出血で生じる組織圧の上昇により，これらの神経・血管が圧迫されると，局所虚血が引き起こされ，数時間内に不可逆性神経血管障害を引き起こす（前脛骨区画症候群 tibialis anterior syndrome などの筋区画症候群 compartment syndrome）ことがある．最も危険性が高いのは，深部後方筋区画の神経・血管（後脛骨動脈・静脈と脛骨神経）および前方筋区画（前脛骨動脈・静脈と深腓骨神経）である．前脛骨区画症候群の特徴は，急性期における激しい疼痛と足趾の背屈不能である．これは足底屈筋群に対する対立運動消失によるものである．これによって趾は"鉤爪"状態となる．一般的にこの時期の有効な治療法は，下腿筋膜の緊急切開である．これにより即座に筋区画の内圧が軽減し，筋へ血液を供給する血管への圧が開放される．

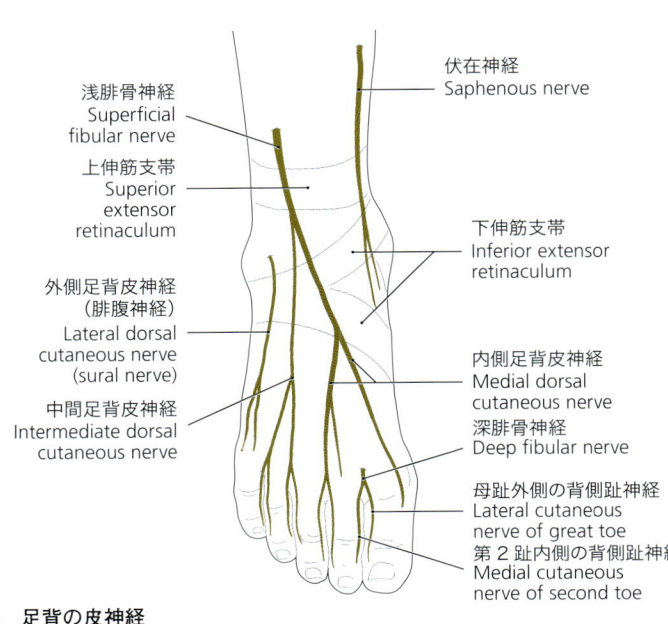

D　足背の皮神経
右足，背面．

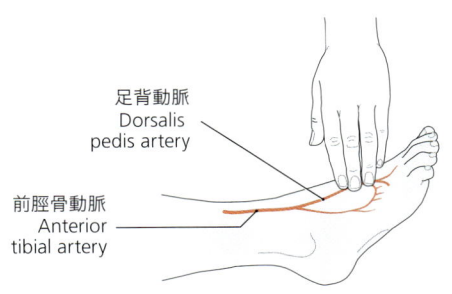

E　足背動脈の脈診

足背動脈は足背の長母趾伸筋腱のちょうど外側部で脈を触知できる．

足背脈の触診は，局所の皮膚温に加えて，下腿の動脈病変が疑われる患者の診察において重要な検査である（血流量減少のため，一足が他足に比して著しく冷たく，かつ血の気がなくなっていることがある）．触診は，鼠径部の大腿動脈から始め，遠位に向かい膝窩（膝窩動脈），内果（後脛骨動脈）そして最後に足背（前脛骨動脈の終枝である足背動脈）で行う．触知できる脈は常に左右を比較する必要がある．末梢の浮腫が存在する時には，足背動脈の脈診が困難または不可能になることに留意すべきであり，患者を背臥位（仰臥位）にして検査すべきである．

5.13 足背の動脈 Arteries of the Dorsum of Foot

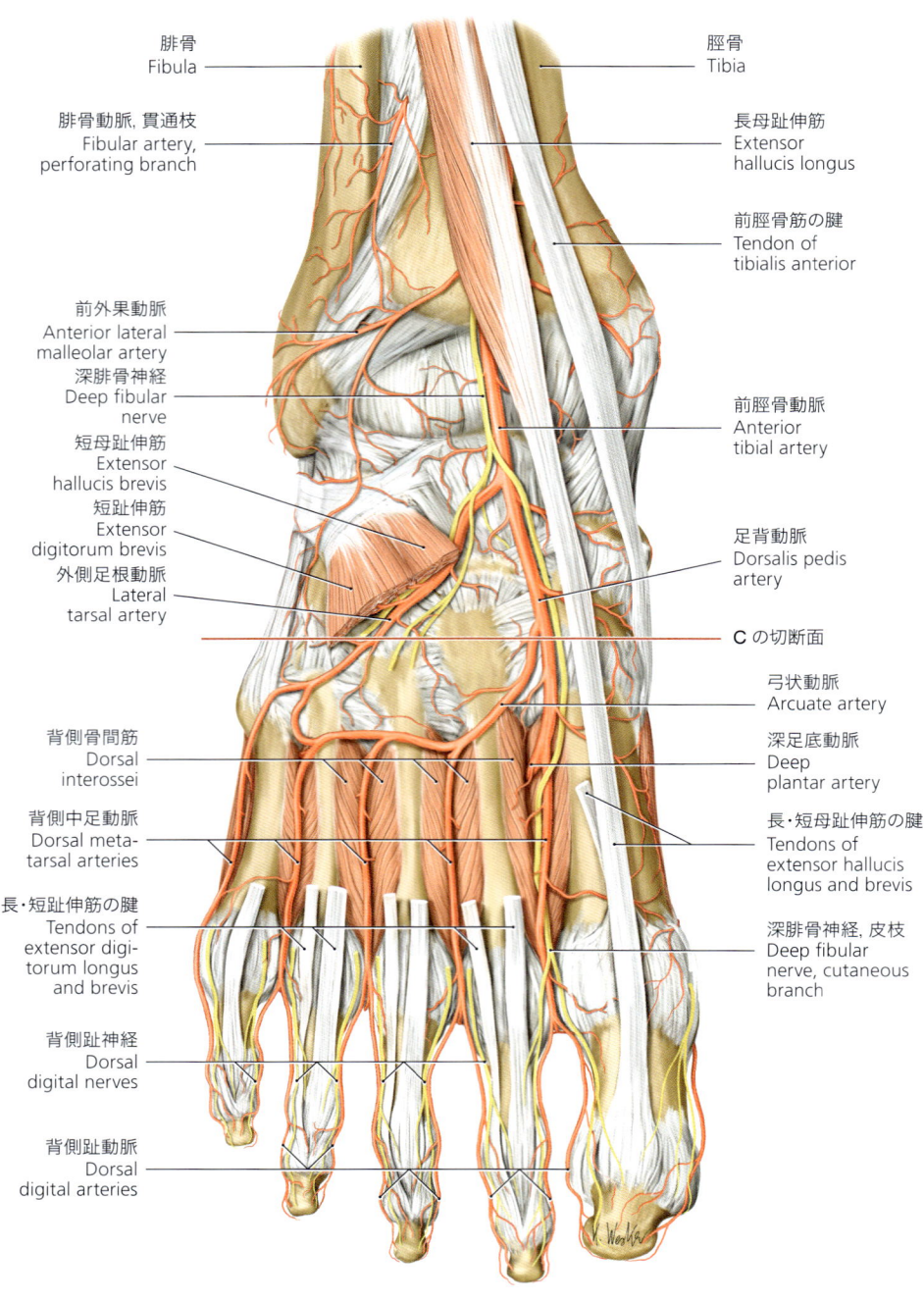

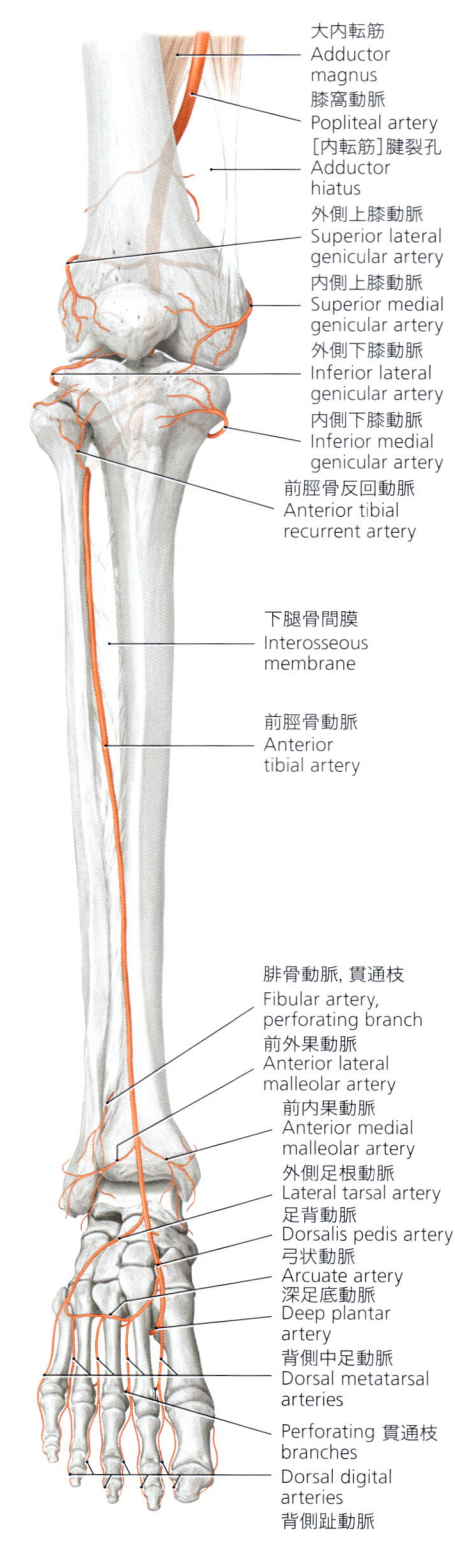

A 足背の動脈と神経
底屈位の右足，背面．
皮膚，皮下組織，足背筋膜の浅葉と深葉を，長趾伸筋と短趾伸筋と短母趾伸筋に沿って取り除き，わかりやすくしてある．
血管のさまざまな分岐型に関しては D に示す．

B 下腿と足の血管
右下肢，前面．
Note 足背は主として前脛骨動脈の枝から供給される．

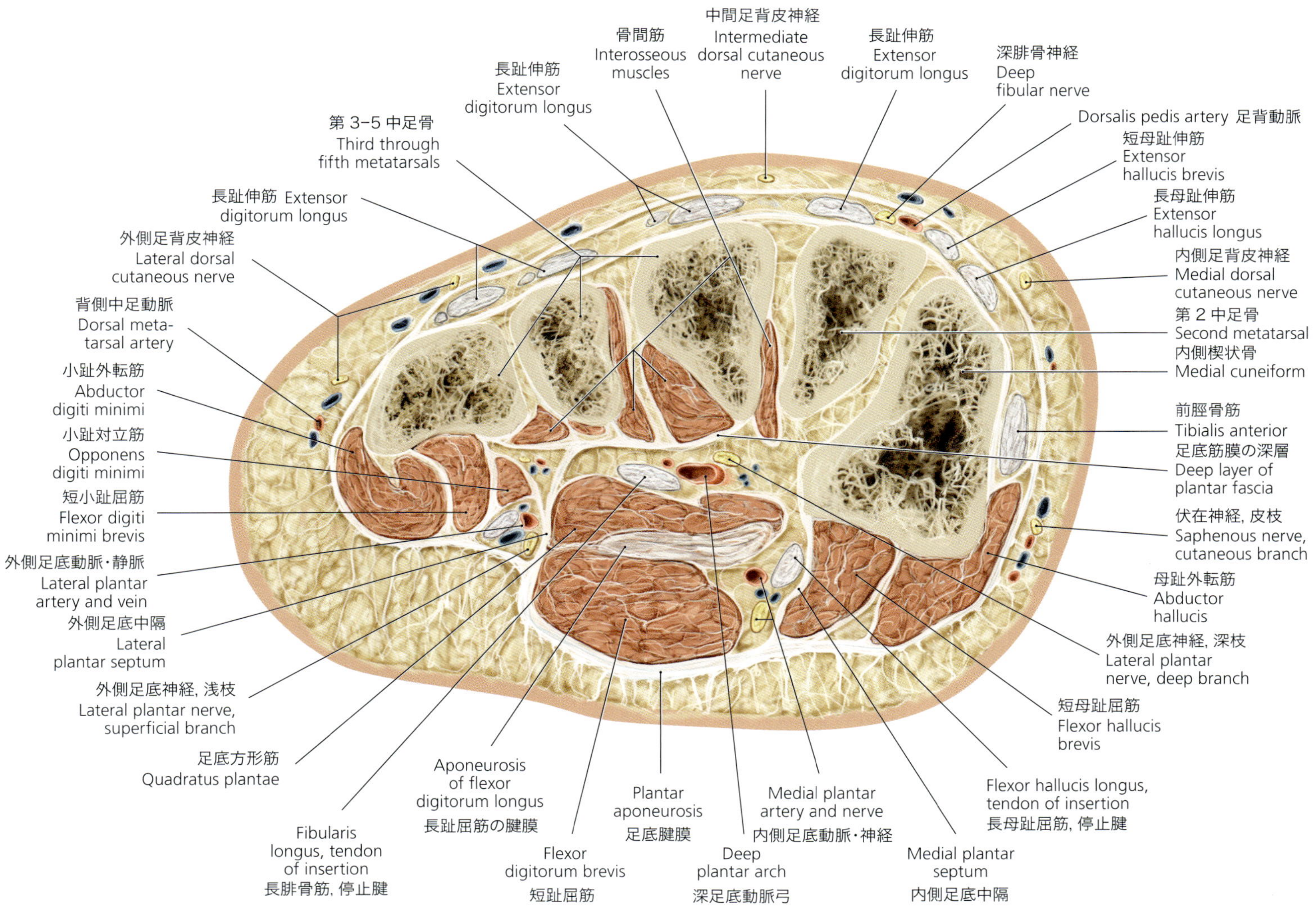

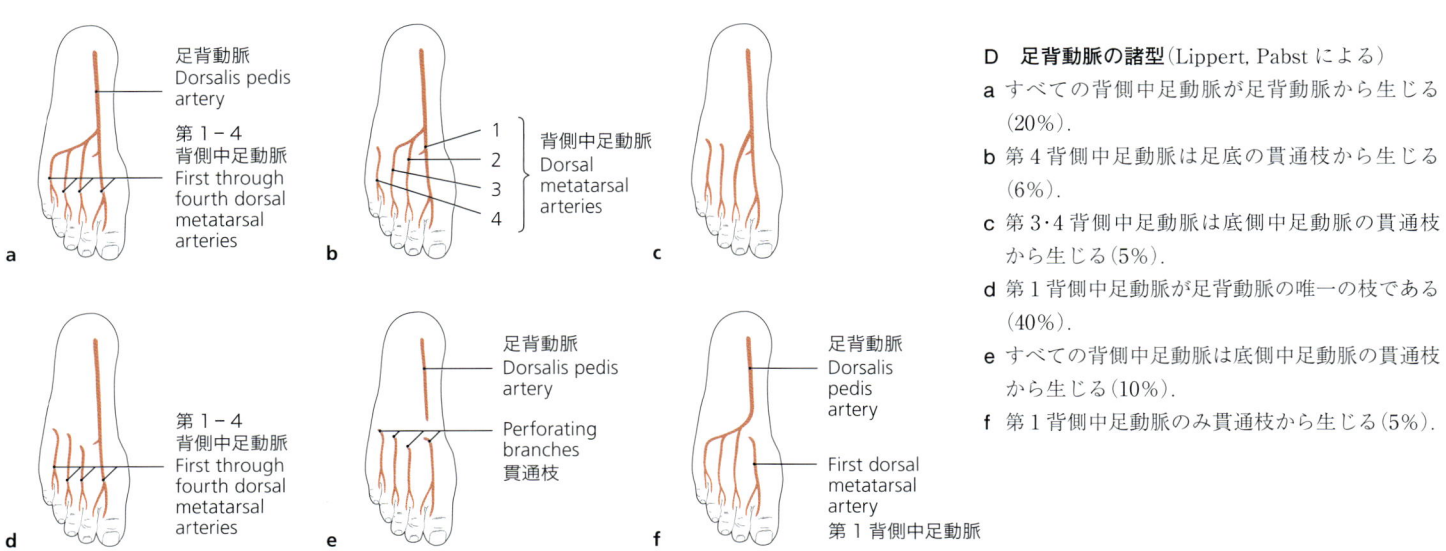

C 足底の神経・血管
内側楔状骨の部位における右足の切断面（切断部位は **A** に示す），遠位から見る．

Note 足底筋膜の深層では，足底深部の神経・血管（深足底動脈弓と外側足底神経の深枝）が結合組織に埋まり，直接外力を受けないように保護されている（足の筋区画については p. 541 参照）．

D 足背動脈の諸型（Lippert, Pabst による）
a すべての背側中足動脈が足背動脈から生じる（20%）．
b 第4背側中足動脈は足底の貫通枝から生じる（6%）．
c 第3・4背側中足動脈は底側中足動脈の貫通枝から生じる（5%）．
d 第1背側中足動脈が足背動脈の唯一の枝である（40%）．
e すべての背側中足動脈は底側中足動脈の貫通枝から生じる（10%）．
f 第1背側中足動脈のみ貫通枝から生じる（5%）．

付 録

文 献 ……………………………………… 591

索 引 ……………………………………… 593

文 献

Agur AMR. Grants Anatomie. Lehrbuch und Atlas. Stuttgart: Enke; 1999

Bähr M, Frotscher M. Neurologisch-topische Diagnostik. 10. Aufl. Stuttgart: Thieme; 2014

Baskin L, Shena J, Sinclair A et al. Development of the Human Penis and Clitoris. Differentiation 2018; 103: 74–85

Battermann N et al. Int J Sports Med 2011; 32: 211–215

Baumgartl F. Das Kniegelenk. Berlin: Springer; 1969

Bohndorf K, Imhof H, Fischer W, Hrsg. Radiologische Diagnostik der Knochen und Gelenke. 2. Aufl. Stuttgart: Thieme; 2006

Bohndorf K, Imhof H, Wörtler K, Hrsg. Radiologische Diagnostik der Knochen und Gelenke. 4. Aufl. Stuttgart: Thieme; 2017

Böhni U, Lauper M, Locher H, Hrsg. Manuelle Medizin 2. 2. Aufl. Stuttgart: Thieme; 2020

Buckup K. Klinische Tests an Knochen, Gelenken und Muskeln. 5. Aufl. Stuttgart: Thieme; 2012

Chassard J, Lapiné C. Étude Radiologique de l'arcade Pubienne Chez la Femme Enceinte. J Radiol Electrol 1923; 7: 113

Christ B, Wachtler F. Medizinische Embryologie. Wiesbaden: Ullstein Medical; 1998

Dauber W. Bild-Lexikon der Anatomie. 10. Aufl. Stuttgart: Thieme; 2008

Debrunner AM. Orthopädie. Die Störungen des Bewegungsapparates in Klinik und Praxis. 2. Aufl. Stuttgart: Hans Huber; 1985

Debrunner HU. Gelenkmessung (Neutral-0-Methode), Längenmessung, Umfangmessung. Bern: AO-Bulletin; 1971

Di Marino V, Lepidi H. Anatomic Study of the Clitoris and Bulbo-Clitoral Organ. Schweiz: Springer International Publishing; 2014

Drews U. Taschenatlas der Embryologie. Stuttgart: Thieme; 1993

Echtermeyer V, Bartsch S. Praxisbuch Schulter. 2. überarb. u. erw. Aufl. Stuttgart: Thieme; 2004

Efinger K, Kildal D, Hrsg. Bildgebende Diagnostik beim Polytrauma. Stuttgart: Thieme; 2019

Faller A. Anatomie in Stichworten. Stuttgart: Enke; 1980

Ficat P. Pathologie Fémoro-Patellaire. Paris: Masson; 1970

Földi M, Földi E, Kubik S. Lehrbuch Lymphologie. 7. Aufl. Stuttgart: Urban & Fischer, Elsevier; 2010

Frick H, Leonhardt H, Starck D. Allgemeine und Spezielle Anatomie. Taschenlehrbuch der Gesamten Anatomie, Bd. 1 u. 2. 4. Aufl. Stuttgart: Thieme; 1992

Fritsch H, Kühnel W. Taschenatlas der Anatomie. Bd. 2. 11. Aufl. Stuttgart: Thieme; 2013

Gertz SD, Liebman M. Basiswissen Neuroanatomie. 4. Aufl. Stuttgart: Thieme; 2003

Goerke K. Taschenatlas der Geburtshilfe. 2. Aufl. Stuttgart: Thieme; 2006

Graf R. Fundamentals of Sonografic Diagnosis in Infant Hip Dysplasia. J Pediatr Orthop 1984; 4: 735–740

Graumann W, Sasse D. CompactLehrbuch Anatomie. Bd. 4. Stuttgart: Schattauer; 2005

Haag-Wackernagel D. Die Klitoris – das Zentrale Organ der Weiblichen Lust. Teil 1: Entdeckt, Ignoriert und Verleugnet – die Erstaunliche Geschichte des Bulbo-Klitoralorgans. FRAUENARZT 2021a; 62 (6): 402–407

Haag-Wackernagel D. Die Klitoris – das Zentrale Organ der Weiblichen Lust. Teil 2: Bau und Funktion der äußeren Weiblichen Genitalien. FRAUENARZT 2021b; 63 (7): 484–489

Haag-Wackernagel D. Sensorische Nervenendigungen – der Schlüssel zur Weiblichen Lust. Sexuologie 2022; 29 (1-2): 5–20

Hansen K, Schliack K. Segmentale Innervation. 2. Aufl. Stuttgart: Thieme; 1962

Hees H. Grundriss und Atlas der Mikroskopischen Anatomie des Menschen. Bd. 1. Zytologie und Allgemeine Histologie. 12. Aufl. Stuttgart: Gustav Fischer; 1996

Henne-Bruns D. Duale Reihe Chirurgie. 4. Aufl. Stuttgart: Thieme; 2012

Hepp WR. Radiologie des Femoro-Patellargelenkes. Bücherei des Orthopäden. Bd. 37. Stuttgart: Enke; 1983

Hilgenreiner H. Zur Frühdiagnose der Angeborenen Hüftgelenksverrenkung. Med Klein 21 1925. Stuttgart: Hippokrates; 1981

Hochschild J. Strukturen und Funktionen Begreifen. Bd.1. 4. Aufl. u. Bd 2. 3. Aufl. Stuttgart: Thieme; 2014 u. 2012

von Hochstetter A, von Rechenberg HK, Schmidt R. Die Intragluteale Injektion. Stuttgart: Thieme; 1958

Hüter-Becker A, Schewe H, Heipertz W. Physiotherapie. Bd. 1. Biomechanik, Arbeitsmedizin, Ergonomie. Stuttgart: Thieme; 1999

Junghanns H. Die Funktionelle Pathologie der Zwischenwirbelscheibe als Grundlage für Klinische Betrachtungen. Langenbecks. Arch Klin Chir 1951; 267: 393–417

Kahle W, Frotscher M. Taschenatlas der Anatomie. Bd. 1. 11. Aufl. Stuttgart: Thieme; 2013

Kapandji AI. Funktionelle Anatomie der Gelenke. 6. Aufl. Stuttgart: Thieme; 2016

Kaufmann P. Reife Plazenta. In: Becker V, Schiebler TH, Kubli F, Hrsg. Die Plazenta des Menschen. Stuttgart: Thieme; 1981

Kilka HG, Geiger P, Mehrkens HH. Die Vertikale Infraklavikuläre Blockade des Plexus Brachialis. Anästhesist 1995; 44: 339–344

Kobelt GL. Die Männlichen und Weiblichen Wollustorgane des Menschen und Einiger Säugethiere in Anatomisch-pyhsiologischer Beziehung. Freiburg im Breisgau: Druck und Verlag von Adolph Emmerling; 1844

Koebke J. Anatomie des Handgelenkes und der Handwurzel. Unfallchirurgie 1988; 14: 74–79

Konermann W, Gruber G. Ultraschalldiagnostik der Bewegungsorgane. Kursbuch nach den Richtlinien der DEGUM und der DGOOC, Buch und DVD. 3., überarb. Aufl. Stuttgart: Thieme; 2011

Kristic RV. General Histology of the Mammals. Berlin: Springer; 1985

Kubik S. Lymphsystem der Oberen Extremität. In: Földi M, Kubik S, Hrsg. Lehrbuch der Lymphologie für Mediziner und Physiotherapeuten. Stuttgart: Gustav Fischer; 1989

Kummer B. Biomechanik der Wirbelgelenke. In: Meinicke FW. Die Wirbelbogengelenke. Stuttgart: Hippokrates; 1983

von Lanz T, Wachsmuth W. Praktische Anatomie. Bd. I/3 Arm. 2. Aufl. Berlin: Springer; 1959

von Lanz T, Wachsmuth W. Praktische Anatomie. Bd. I/4 Bein und Statik. Berlin: Springer; 1972

Lehnert G. Dopplersonographische Diagnostik der Erektilen Dysfunktion unter Anwendung des Papaverintests [Dissertation] Kiel: Universität Kiel, Medizinische Fakultät; 1995

Lelièvre J. Pathologie du Pied. 2. Aufl. Paris: Masson; 1961

Lippert H, Pabst R. Arterial Variations in Man. München: Bergmann; 1985

文 献

Loeweneck H. Diagnostische Anatomie. Berlin: Springer; 1981
Lüllmann-Rauch R. Taschenlehrbuch Histologie. 5. Aufl. Stuttgart: Thieme; 2015
Lundborg G, Myrhage R, Rydevik B. The Vascularization of Human Flexor Tendons within the Digital Synovial Sheath Region – Structural and Functional Aspects. J Hand Surg 1977; 2: 417–427
Luschka H. Die Halbgelenke des Menschlichen Körpers. Berlin: Reiner; 1858

Masuhr KF, Neumann M. Neurologie. Duale Reihe. 7. Aufl. Stuttgart: Thieme; 2013
Matzen P. Praktische Orthopädie. 3., vollst. überarb. u. Aktualisierte Aufl. Stuttgart: J. A. Barth Verlag im Thieme Verlag; 2002
Meier G, Bauereis C, Maurer H, Meier T. Interskalenäre Plexusblockade. Anästhesist 2001; 50: 333–341
Mense S. Muskeln, Faszien und Schmerz. Stuttgart: Thieme; 2021
Merk H, Jerosch J, Hrsg. Arthroskopie des Schultergelenks. Stuttgart: Thieme; 2000
Möller TB, Reif E. Taschenatlas der Schnittbildanatomie. Bd. 3: Extremitäten, Gelenke, Wirbelsäule. Stuttgart: Thieme; 2007
Möller TB, Reif E. Taschenatlas der Röntgenanatomie. 6. Aufl. Stuttgart: Thieme; 2016
Mow VC, Hou JS, Owens JM. Biphasic and Quasilinear Viscoelastic Theories for Hydrated Soft Tissue. In: Mow JC, Ratcliffe A, Woo SL. Biomechanics of Diarthrodial Joints. New York: Springer; 1990; Vol. I: 215–260
Mubarak SJ, Hargens AR. Compartment Syndromes and Volkamn's Contracture. Philadelphia: W. B. Saunders; 1981
Müller L, Hollinger B, Burkhart K, Hrsg. Expertise Ellenbogen. Stuttgart: Thieme; 2016
Müller-Vahl H, Mumenthaler M, Stöhr M. Läsionen Peripherer Nerven und Radikuläre Syndrome. 10. Aufl. Stuttgart: Thieme; 2014

Netter FH. Farbatlanten der Medizin. Stuttgart: Thieme; 2000
Niethard FU. Kinderorthopädie. 2. Aufl. Stuttgart: Thieme; 2009
Niethard FU, Pfeil J. Orthopädie. Duale Reihe. 8. Aufl. Stuttgart: Thieme; 2017
Noback CR, Strominger NL, Demarest RJ. The Human Nervous System. 4. Aufl. Philadelphia: Lea & Febiger; 1991

O'Dey DM. Anatomisch-funktionelle Rekonstruktion des weiblichen Genitales nach ritueller Beschneidung. Journal für Ästhetische Chirurgie 2015; 8(4): 179–183
O'Dey DM. Complex Reconstruction of the Vulva Following Female Genital Mutilation/Cutting. Der Urologe 2017; 56(10): 1298–1301
O'Dey DM. Vulvar Reconstruction Following Female Genital Mutilation/Cutting (FGM/C) and Other Acquired Deformaties. Cham: Springer Nature Switzerland; 2019
O'Dey DM, Bozkurt A, Pallua N. The Anterior Obturator Artery Perforator (aOAP) Flap: Surgical Anatomy and Application of a Method for Vulvar Reconstruction. Gynecol Oncol 2010; 119 (3): 526–530
O'Rahilly, Müller RF. Developmental Stages in Human Embryos. Carnegie Institution of Washington: Publication 637; 1987

Pape HC, Kurtz A, Silbernagl S. Physiologie. 7. Aufl. Stuttgart: Thieme; 2014
Pauwels F. Eine neue Theorie über den Einfluss Mechanischer Reize auf die Differenzierung der Stützgewebe (X). Beitrag zur Funktionellen Anatomie und Kausalen Morphologie des Stützapparates. Z Anat Entwickl Gesch 1968; 121: 478–515
Pauwels F. Atlas zur Biomechanik der Gesunden und Kranken Hüfte: Prinzipien, Technik und Resultate einer Kausalen Therapie. Heidelberg: Springer; 1973
Petersen W, Tillmann B. Structure and Vascularization of the Cruciate Ligaments of the Human Knee Joint. Z Orthop 1999; 137: 31–37
Petersen W, Zantop T. Das Vordere Kreuzband – Grundlagen und Aktuelle Praxis der Operativen Therapie. Köln: Deutscher Ärzte-Verlag; 2009

Pette D. Das adaptive Potential des Skelettmuskels. Dtsch Z Sportmed 1999; 50: 262–271
Pette D, Staron RS. Transitions of Muscle Fiber Phenotypic Profiles. Histochem Cell Biol 2001; 115 (5): 359–379
Platzer W. Atlas der Topographischen Anatomie. Stuttgart: Thieme; 1982
Platzer W. Taschenatlas der Anatomie. Bd. 1. 11 Aufl. Stuttgart: Thieme; 2013

Rauber A, Kopsch F. Anatomie des Menschen. Bd. 1–4. Stuttgart: Thieme; Bd. 1. 2. Aufl. 1997; Bde. 2 u. 3 1987; Bd. 4 1988
Reiser M, Kuhn FP, Debus J. Radiologie. Duale Reihe. 2. Aufl. Stuttgart: Thieme; 2006
Rockwood CA. Subluxations and Dislocations about the Shoulder. In: Rockwood CA, Green DP (eds). Fractures. Philadelphia: Lippincott; 1984; 722–985
Rohen JW. Topographische Anatomie. 10. Aufl. Stuttgart: Schattauer; 2007
Rohen JW, Yokochi C, Lütjen-Drecoll E. Anatomie. 8. Aufl. Stuttgart: Schattauer; 2015
Romer AS, Parson TS. Vergleichende Anatomie der Wirbeltiere. 5. Aufl. Hamburg und Berlin: Paul Parey; 1983
Rudigier J. Kurzgefasste Handchirurgie. 6. überarb. Aufl. Stuttgart: Thieme; 2014

Scheldrup EW. Tendon Sheath Patterns in the Hand. Surg Gynec-Obestetr 1951; 93: 16–22
Schmidt HM, Lanz U. Chirurgische Anatomie der Hand. 2. Aufl. Stuttgart: Thieme; 2003
Schumpelick V. Hernien. 5. Aufl. Stuttgart: Thieme; 2015
Schünke M. Funktionelle Anatomie – Topographie und Funktion des Bewegungssystems. 2. Aufl. Stuttgart: Thieme; 2014
Silbernagl S, Despopoulos A. Taschenatlas der Physiologie. 8. Aufl. Stuttgart: Thieme; 2012
Sökeland J, Rübben H. Taschenlehrbuch Urologie. 14. Aufl. Stuttgart: Thieme; 2007
Stäbler A, Ertl-Wagner B, Hrsg. Radiologie-Trainer: Bewegungsapparat. 4. Aufl. Stuttgart: Thieme; 2022
Starck D. Embryologie. 3. Aufl. Stuttgart: Thieme; 1975
Streater GL. Developmental Horizons in Human Embryos: Age Group XI, 13–20 Somites and Age Group XII, 21–29 Somites. Contrib Embryol 1942; 30: 211–245

Tossy JD, Newton CM, Sigmond HM. Acromioclavicular Separations: Useful and Practical Classification for Treatment. Clin Orthop 1963; 28: 111–119

Uhthoff HK. The Embryology of the Human Locomotor System. Berlin: Springer; 1990

Vahlensieck M, Reiser M. MRT des Bewegungsapparates. 4. Aufl. Stuttgart: Thieme; 2014
Vega J, Francesc M et al. The Lateral Fibulotalocalcaneal Ligament Complex: an Ankle Stabilizing Isometric Structure. Knee Surg Sports Traumatol Arthrosc 2020; 28(1): 8–17

Weber U, Greulich M, Sparmann M. Orthopädische Mikrochirurgie. Stuttgart: Thieme; 1993
Wiberg G. Studies on Dysplastic Acetabulum and Congenital Subluxation of the Hip Joint with Special Reference of the Complication of Osteoarthritis. Acta Chir Scand 1939; 83 (Suppl. 58)
Wiberg G. Roentgenographic and Anatomic Studies on the Femoro-Patellar Joint: with Special Reference to Chondromalacia Patellae. Acta Orthop Scand 1941; 12: 319–410
Wolpert L, Beddington R, Brockes J et al. Entwicklungsbiologie. Weinheim: Spektrum; 1999

和文索引

- 索引語は，片仮名，平仮名，漢字（1字目の読み）の順に配列し，読みが同じ漢字は画数の少ない順に配列している．
- 項目の主要掲載ページは太字で示す．

英数字

Ⅰ型線維　60
1次運動野　98
1次遠心性ニューロン　103
1次感覚ニューロン　99
1次性リンパ性器官　76
1次求心性ニューロン　99
1次卵母細胞　5
Ⅱ型線維　60
2次遠心性ニューロン　103
2次性リンパ性器官　76
2層性胚盤　6
2倍体　5
3指のルール　226
3胚葉性胚盤　6
α運動ニューロン　63
A型滑膜細胞　46
AC角（寛骨臼蓋角）　453
AM束（前十字靱帯の前内側線維束）　466
aOAP皮弁　246
B型滑膜細胞　46
Bリンパ球　76
Bリンパ球域　77
BMI（体重指数）　23
C細胞（甲状腺の傍濾胞細胞）　79，83
CCD角（骨頭-骨頸-骨幹角）　42
CT（X線断層撮影法）　28
FT線維　60
Kilka, Geiger, Mehrkens 式垂直鎖骨下ブロック（垂直鎖骨下腕神経叢ブロック）　398，399
Lシステム　62
M線　63
Meier式斜角筋筋隙刺入法（斜角筋間到達法腕神経叢ブロック）　399
MRI（核磁気共鳴画像法）　28
NMCS手技　247
O脚　27，424
Pauwelsによる分類《頸部内側骨折の》　447
PL束（前十字靱帯の後外側線維束）　466
ST線維　60
T関節固定術　42，48
Tシステム　62
Tリンパ球　76
Tリンパ球域　77
U字形皮弁　247
X脚　27，424
X染色体　5
X線断層撮影法（CT）　28
X線による肩関節の断面解剖　284
Y字成長線　427
Y字軟骨　43
Y字軟骨骨端線　43
Y染色体　5
Y染色体上の性決定領域　230
Y軟骨　452
Z字形皮弁　247
Z膜　63

あ

アーチ痛　280
アキレス腱（踵骨腱）　31，489，**506**，530
アキレス腱炎　489
アキレス腱断裂　506
アキレス腱反射　97，139
アクチンフィラメント　63
アグリカン　47
アセチルコリン　63，103
アセチルコリンエステラーゼ　63
アブミ骨　11
アポクリン分泌　78
アルコック管（陰部神経管）　190，560，561，573，574，576
アルツハイマー病　86
悪性黒色腫　83
足 →「そく」　**422**，472
─《四肢動物の》　20
─のX線撮影画像　488
─の運動軸　478
─の筋区画　541
─の筋区画症候群　541
─の骨　436，438
─の骨間筋　532
─の切断面　587
─の底屈　479
─の内在筋群　492，**510**，512
─の背屈　479
─の背側骨間筋　56，58
足型　564
趾 →「し」
圧　75
圧緩衝系《足底の》　490，564
圧縮力　429
─を受ける骨梁　429
圧迫　104
─に働く腱　64
圧迫症候群　377，384，386
圧力と張力　429
鞍関節　51
鞍関節症《母指の》　48

い

インターセックス（半陰陽）　231
インピンジメント症候群　280
位置と方向の一般的な用語　26
異所性精巣　232
異所反射　96
移行帯　17
移行椎　111
遺伝的欠損　231
一次海綿骨　16
一次筋線維束　62
一次腱束　64
一次骨化中心　16
一次性リンパ性器官　76
咽頭　10
─の筋　11
咽頭弓　2，**10**，14
咽頭弓筋　10，153
咽頭弓骨格　10
咽頭弓神経　10
咽頭筋　11
咽頭溝《外胚葉性の》　10
咽頭腸　10
咽頭嚢　10，12
咽頭扁桃　76
陰核　240
陰核海綿体　243，**245**
陰核角　244
陰核亀頭　188，240，243，**244**，246
─の再建　247
─の発生　230
陰核脚《坐骨海綿体筋の》　190，240，**243**
─の発生　230
陰核筋膜　245
陰核小帯　244
陰核深静脈　242，245
陰核深動脈　242，245
陰核体　240，244
─の発生　230
陰核断端　247
陰核中隔　245
陰核背神経　**242**，245，247，561
─のトンネル形成　247
陰核背動脈　**242**，245
陰核包皮　188，240，243，**245**，246
陰茎　31，188，232
─からの静脈還流　238
─の筋膜　236
─の神経支配　238
─の動脈供給　238
─の勃起組織　236
─のワナ靱帯　184
陰茎海綿体　236-238
─の発生　230
陰茎海綿体白膜　236，238
陰茎亀頭　31，188，232，236
─の発生　230
陰茎脚　237
陰茎根　237
陰茎深動脈　236-238
陰茎体　236，237
陰茎中隔　236
陰茎提靱帯　236
陰茎背神経　236，**237**，238，**560**，577
陰茎背動脈　236，238
陰茎背面　238
陰茎皮膚　236
陰茎部尿道下裂　231
陰唇陰嚢隆起　230
陰唇小帯　244
陰嚢　31，188，225，232
─からの触診　226
─からのリンパ流出路　235
─の発生　230
陰嚢腔　225
陰嚢皮膚の肉様膜　225，234
陰嚢部尿道下裂　231
陰嚢隆起　232
陰部枝《陰部大腿神経の》　160，209，218，219，221，550，551
陰部神経　197，238，242，548，**560**，571，573，574，**576**，578
─の走行　561
陰部神経管（アルコック管）　190，560，561，573，574，576
陰部神経叢　548，560
陰部神経ブロック　560
陰部大腿溝　246
陰部大腿神経　95，212，221，233，**548**，**550**，551
─の陰部枝　160，209，218，219，221，550，551
─の感覚神経支配領域　551
─の大腿枝　206，212，221，550，551，563
陰門　575

う

ウェーバー骨折　477
ウォルフ管　230
ヴィーベリのCE角　441
ヴェサリウス骨　439
右 →「みぎ」
右心室　70
右心房　70
羽状角　61
羽状筋　60
烏口下包　275，280
烏口肩峰弓　**275**，278，280
烏口肩峰靱帯　28，**271**，272，275，277，278
烏口鎖骨靱帯　**271**，272，275
烏口上腕靱帯　276
烏口突起　32，40，173，250，252，**254**，270，273，284，314
烏口腕筋　56，58，173，273，310，**322**，338，348，350，378
─の滑液包　65
内がえし　504
内股歩行　431
運動　50
─の自由度　50
運動器系　24
運動筋　60
運動根　205
運動軸　51
─《距骨下方の関節の》　478，518
─《距腿関節の》　478
─《肩関節の》　287
─《股関節の》　450
─《膝関節の》　464
─《手関節の》　309
─《足関節の》　478
─《肘関節の》　297
─《肋骨の》　144
運動終板（神経筋接合部）　63
運動神経　96
─の線維連絡　99
─の分布　558
運動神経支配　96，98
運動性神経根（前根）　88

和文索引（う，え，お，か）

運動ニューロン　63, 86, 96, 98
運搬　47

え

エクリン腺　38
会陰　188, 246, 576
　― の静脈　242
　― の線維筋網　193
会陰域　188
会陰横靱帯　238
会陰曲　194
会陰腱中心（会陰体）　188, 192
会陰枝《後大腿皮神経の》　**554**, 560, **571**, 576
会陰神経　238, 242, **560**, 571, 576
会陰切開術　241
会陰浅筋膜　575
会陰体（会陰腱中心）　188, 189, 192
会陰動脈　238
会陰皮下隙　190, 575
会陰部　188
　― の神経と血管　238
会陰部尿道下裂　231
会陰ヘルニア　229
会陰保護　241
会陰縫線　230, 240
会陰膜（下尿生殖隔膜筋膜）　69, 189, **190**, 237
会陰領域　577
栄養静脈　41
栄養動脈　41
栄養膜　5, 8
栄養膜合胞体層　8
栄養膜細胞層　8
衛星細胞　62, 83, 87
液性情報伝達　79
腋窩（腋窩部）　37, **217**, 394
腋窩陥凹　**275**, 278, 283
腋窩筋膜　394
腋窩隙　404
腋窩隙症候群　104
腋窩静脈　71, 200, 217, **371**, 393, 395
腋窩神経　95, 211, **311**, 338, 374, **378**, **380**, 381, 396, 404
　― の損傷　104
腋窩神経ブロック（腋窩神経叢ブロック）　398, 399
腋窩動脈　**71**, 198, 215, 217, 273, **368**, 374, **395**, 396, 405, 409
腋窩部（腋窩）　37, **217**, 394
腋窩リンパ　76, 202, 217, 372
腋窩リンパ叢　373
円回内筋　56, 58, 310, **328**, 340, 352, 356, 378, 386
　― の尺骨頭　328
　― の上腕頭　328
円回内筋症候群　104, 386
円錐靱帯　271
円錐靱帯結節《鎖骨の》　254
延髄　80, 113
沿軸中胚葉　6
遠位横手掌皮線　388
遠位骨端　41
　― の発生　16
遠位指節間（DIP）関節　250, **265**, 308
　― の関節包　299
　― の側副靱帯　298, **304**
遠位指節間関節線　388
遠位趾節間（DIP）関節　470
遠位手根線　388
遠心性軸索　83
遠心性線維　97

お

オーバーシュタイナー-レートリッヒ領域　100
オステオン（骨単位）　17, 41
オット法とショーバー法　133
オトガイ下三角　36
オトガイ筋　56, 58
オトガイ孔　32
オトガイ部　36
オトガイ隆起　32
オメガドーム皮弁形成術　247
オルトラーニ試験　453
凹足　487
応力，関節面に生じる　53
黄色骨髄　41
黄色靱帯　43, **126**, 128, 130, 132, 136, 138
黄体　5
横下腿筋間中隔　585
横隔胸膜（壁側胸膜の横隔部）　181, 186
横隔胸膜筋膜　181, **181**
横隔神経　398
横隔膜　152, 164, **168**, 181, **182**, 186
　― の位置　183
　― の概要　168
　― の胸骨部　169, 182
　― の形態　183
　― の左天蓋　169
　― の右天蓋　169
　― の腰椎部
　―　― の右脚　168, 182
　―　― の左脚　168, 182
　― の肋骨部　169, 182, 186
横隔膜・胸郭呼吸運動　168
横筋筋膜　175, 185, 186, 219, 224
横径《骨盤上口の》　149
横骨折　54
横手根靱帯（手の屈筋支帯）　**302**, 303, **358**, 362, 364, 366, 417
横線《仙骨の》　43, **122**
横束
　―《手掌腱膜の》　362
　―《足底腱膜の》　534
横足弓　480
横足根関節（ショパール関節）　470, 478
　― の運動　518
横断くさび形骨切除術　42
横断面（水平面）　27, 28
横頭
　―《母指内転筋の》　334, 335, 358, 362, 364, 366
　―《母趾内転筋の》　481, 510, 511, 536, 538
横突間筋　152, **154**
横突間靱帯　**126**, 131, 180
横突起　110, **114**, 128
　―《イヌの》　3
　―《環椎の》　116, 178
　―《胸椎の》　**118**, 140
　―《頸椎の》　117
　―《軸椎の》　117
　―《腰椎の》　110
　―《隆椎の》　117
　― の後結節　114
　― の前結節　114
　― の乳頭突起　**114**, 120
横突孔　**114**, 116, 128, 134
横突肋骨窩　110, 114, **118**, 145
温受容器　39

か

カーネギー発生段階　4
カウパー腺（尿道球腺）　196, 232, 238
カルシトニン遺伝子関連ペプチド（CGRP）　67
カルチノイド　83
カンパー筋膜　187
下位運動ニューロン　98
下外側上腕皮神経　378, 382, **389**, 391, 400, **402**
下角《肩甲骨の》　30, 33, 173, 209, 250, **255**
下顎角　32
下顎後部　36
下顎骨　40
下顎神経　95
　― の発生　11
下寛骨臼縁　441
下関節上腕靱帯　276
下関節突起　114
　―《胸椎の》　110, **114**, 119
　―《頸椎の》　116
　―《腰椎の》　120
下肩甲横靱帯　403, 404
下甲状腺動脈　368
下行枝《外側大腿回旋動脈の》　568
下行膝動脈　542, 568
下行大動脈　71, 198
下後鋸筋　57, 59, 152, 172, 174, **176**
下後腸骨棘　146, 426
下項線　**128**, 179
下骨盤隔膜筋膜　69, 189
下肢　24, **422**, 542
　― の荷重軸　424
　― の筋　492
　― の血管　542
　― の静脈　544, 563
　― の触知できる骨隆起　423
　― の神経　563
　― の深層静脈　544
　― の浅層静脈　544
　― の浅層リンパ系　546
　― のリンパ管　546
　― のリンパ節　547
下肢帯の骨　422, 426
下肢長の計測　423
下尺側側副動脈　**369**, 400, 406, 408
下主大動脈　13
下伸筋支帯《足の》　532
下神経幹　**93**, 374, 398
下唇下制筋　56, 58
下垂体　79
下垂体原基　80
下浅鼠径リンパ節　546
下前腸骨棘　146, 148, 188, **426**
下双子筋　57, 59, **496**, 525, 526, 540, 576
下腿　**422**, 580, 584
　―《四肢動物の》　20
　― の横断面　540
　― の筋　492, **504**, **506**, 508, **528**, 530
　― の筋区画（コンパートメント）症候群　67
下腿外側筋区画　492
下腿筋区画　580
下腿筋膜　580
下腿交叉　508, 531
下腿後部　580
下腿後方筋区画　492
下腿骨間膜　**434**, 540, 542
下腿三頭筋　31, 492, **506**, 518, 519, 528
　― の働き　52
下腿三頭筋腱反射　139

下腿前部　584
下腿前方筋区画　492
下大静脈　13, 70, **200**, 212
　― の発生　13
下腸間膜静脈　71
　― の発生　13
下腸間膜動脈　71
下直腸静脈　**238**, 242
下直腸神経　238, 242, 560, 576
下直腸動脈　238, **242**
下椎切痕　**118**, 120
下殿静脈　**571**, 572, 576
下殿神経　493, 514, 548, **554**, 571, 572, 576, **578**
　― の感覚神経支配領域　555
下殿動脈　543, **568**, 572, 576, 578
下殿皮神経　95, 204, **208**, 549, 554, **565**, 570, 577
下頭斜筋　57, 152, **158**, 178
下橈尺関節　40, 250, 261, 263, **265**, 294, **294**, 300
下尿生殖隔膜筋膜（会陰膜）　69, 189, **190**, 237
下腓骨筋支帯　533
下腹部　207
下腹壁静脈　200, **214**, 220, 223, 224
下腹壁動脈　**198**, **214**, 220, 223, 224, 542, **568**
　― の恥骨枝　566, 568
腰三角　174, 210
腰三角ヘルニア（プチ三角ヘルニア）　223, 229
下肋骨線　110, **118**
下肋部　36
可動連結（関節）　42
可変格子構造　66
仮性半陰陽　231
仮肋　141
過外転症候群　377
過敏性滑液分泌　49
窩間靱帯　219, **221**
顆間窩　428, 433, 454
顆間線　428
顆間隆起　424, **434**, 454
顆軸　431
顆上管　407
顆上棘　386
顆上突起　**256**, 407
鵞足（浅鵞足）　56, 58, 501, 520, 522, 525, 528
介在層板　17
介在ニューロン　83, 96, **99**
回外
　―《足関節の》　519
　―《肘関節の》　340
回外筋　57, 58, 310, **332**, 340, 341, 346, 352, 354, 519
回外筋症候群　104, **382**
回外筋稜　288, 292
回外軸　294
回旋　165
回旋筋腱板　28, 278, **316**
回旋変位　54
回転運動　50
　― のすべり運動ところがり運動　50
回内
　―《足関節の》　519
　―《肘関節の》　340
回内筋　341, 519
回内軸　294
灰白交通枝　**89**, 205
灰白質《脊髄の》　89, 96
海綿骨　41
　―《椎体の》　125
　― の発生　16

和文索引（か）

海綿質　16
海綿体部《尿道の》　237
海綿体部遺残《陰核体下の》　244
開口角　433
開口分泌　78
開張足　483
開放骨折　54
開放された腟前庭　247
解剖学的下肢長不一致　423
解剖学的嗅ぎタバコ入れ（橈側窩）　390, 411
解剖学的筋横断面　61
解剖学的姿勢　26
解剖学的真結合線　149
解剖学的足長軸　435
解剖学的大腿軸　424
解剖学的目印　109
解剖頭　**256**, 258
外陰部
—の再建　246
—の発生　230
外陰部静脈　200, 206, 238, 242, **544**, 563
外陰部動脈　**236**, 238, 543, **566**, 568
外果　30, 32, 40, 422, 425, **434**, 470, 474, **562**, 564
外果窩　434
外果関節面　435
外果後部　37
外果枝《腓骨動脈の》　542, **581**
外果面《距骨滑車の》　436, **439**, 473
外環状層板《長骨の》　41
外眼角外耳道面　28
外眼筋　153
外脛骨　439
外頸静脈　**71**, **200**, 206, 392
外頸動脈　71
—の発生　12
外結合線　149
外腱周膜（腱周膜外葉）　64
外肛門括約筋　61, 170, **170**, 189, 192, 195, 196, 574
外後頭隆起　33, 126, **128**, 178
外骨腫症　49
外骨盤筋群　492, **496**
外在靱帯　298
外傷性骨折　54
外傷性神経腫　105
外唇《腸骨稜の》　146
外生殖器　576
外精筋膜　225, 234, 236
外旋《肩関節の》　338
外旋筋《肩関節の》　339
—の短縮　339
外鼠径ヘルニア（間接鼠径ヘルニア）　220, **222**, 225, 226
外側腋窩隙（四角間隙）　381, **404**
外側腋窩リンパ節　**217**, 373
外側縁
—《肩甲骨の》　255
—《上腕骨の》　256, **258**
外側横膝蓋支帯　457
外側顆
—《脛骨の》　32, 423, **434**, 454
—《大腿骨の》　40, **422**, **428**, **430**, 432, 454, 462
外側顆上線《大腿骨の》　428
外側顆上稜《上腕骨の》　**256**, 258, 288, 290
外側塊《環椎の》　117
外側角《肩甲骨の》　255
外側関節面《膝蓋骨の》　455
外側環軸関節　128
—の蓋膜　130

—の関節包　128
外側環椎後頭靱帯　128, 130
—の関節包　128
外側脚《浅鼠径輪の》　218
外側弓状靱帯（方形筋弓）　168, 182
外側胸筋神経　311, 314, 338, **378**, 393, 394
外側胸静脈　200, **214**, 217
外側胸動脈　**198**, **214**, 215, 217, 369, 393, 395, **396**, 401
—の外側乳腺枝　217
外側筋区画　492, 504, 510, 541
外側結節《距骨後突起の》　488
外側楔状骨　**436**, 439, 470, 472, 488
外側広筋　29, 56, 58, 197, 492, 500, **521**, **522**, 524, 526, 540, 562, 564
外側根《正中神経の》　374, 375, 387
外側臍ヒダ　220, 225
外側手根側副靱帯　298, 300
外側種子骨《足の》　484
外側縦膝蓋支帯　457
外側踵骨枝《脛神経の》　557, 584
外側上顆
—《上腕骨の》　32, 251, **256**, 258, 261, 288, 290
—《大腿骨の》　32, **423**, **428**, 454
外側上顆炎　343
外側上膝動脈　542, **568**, **579**, 581
外側上腕筋間中隔　65, 356, **400**
外側神経束《腕神経叢の》　**93**, 311, **374**, 380, 387, 395-397
外側唇《大腿骨の》　428
外側仙骨静脈　200
外側仙骨動脈　198, **212**
外側仙骨稜　122
外側前腕皮神経　378, 380, 389, 391
—の感覚神経支配領域　378
—の筋皮神経　406
外側鼠径窩　220, **225**
外側足根動脈　542, 586
外側足底溝　582
外側足底静脈　582, 587
外側足底神経　95, 493, 549, **556**, 582
—の深枝　582, 587
—の浅枝　559, 582, 587
—の損傷　104
—の皮枝　565
外側足底中隔　534, 541
外側足底動脈　542, **581**, 582, 587
外側足背神経　556, **565**, 584
外側側副靱帯
—《膝関節の》　45, 455-458, 462, **476**
—《上橈尺関節の》　289, **290**, 294, 296
外側帯《指背腱膜の》　361
外側大腿回旋静脈　544
外側大腿回旋動脈　445, **542**, 568
—の下行枝　568
—の上行枝　568
外側大腿筋間中隔　540
外側大腿皮神経　95, 206, 208, 212, 548, **550**, 551, 563, 565, 569
—の感覚神経支配領域　551
—の損傷　104
外側頭
—《上腕三頭筋の》　**326**, 346, 356
—《短母趾屈筋の》　537
—《母趾内転筋の》　511
外側頭直筋　152, **158**
外側乳腺枝
—《外側胸動脈の》　217
—《肋間神経の》　206
—《肋間動脈の》　199
外側半関節　134

外側半月　45, **458**, 460-462, 468
外側皮枝
—《脊髄神経の前枝》　88
—《腸骨下腹神経の》　206, 208, 212, 563
—《肋間神経の》　**205**, 206, 208, 213
—《肋間動脈の》　199
外側腓腹皮神経　**549**, 556, 563, **565**, 570, **578**, 580, **584**
外側翼突筋　11
外側肋横突靱帯　145, 180
外弾性膜　72, 73
外腸骨静脈　71, 190, **200**, 544
外腸骨動脈　**71**, 190, 198, 212, 215, 542, 566, **568**, 576
外腸骨リンパ節　**202**, 546
外転《肩関節の》　338
外転筋《肩関節の》　339
外尿道括約筋　192
外尿道口　188, **237**, 244, 246
—の開口位置異常　231
外胚葉　81, 112
外胚葉性の咽頭溝　10
外胚葉性プラコード　7
外反　27
外反股　429
外反膝　424
外反肘　296
外反母趾　486
外腹斜筋　56, 58, 152, **160**, 163, 165, 174, 184, **186**, 207, 348
外腹斜筋腱膜　184
外分泌腺　78
外閉鎖筋　197, 492, **498**, 514, 522, 527, 550
外膜《血管壁の》　72
外肋間筋　56, 58, **166**, 176, 180
—の作用　167
外肋間膜　180
蓋膜《外側環軸関節の》　130
踵
—の痛み　489
—の脂肪　490
鉤爪趾　487
角運動　51
拡張期血圧　74
核磁気共鳴画像法（MRI）　28
核膜孔　86
顎下三角　36
顎関節　40
顎骨弓　11
顎舌骨筋　11
顎二腹筋　11, 61
肩　→「けん」
—の突出　339
括約筋　61
活動電位　86
割礼　246
滑液包　65, 567
滑液包炎　65
滑車上孔《上腕骨の》　256
滑車上リンパ節　373
滑車切痕　**260**, **262**, 289, 291, 292, 294
滑脱ヘルニア　183
滑膜（層）　45, 46
滑膜下結合組織層（内膜下層）　46
滑膜絨毛　46
滑膜切除術　42, 46
滑膜内膜　46
滑膜ヒダ　44, 132
褐色細胞腫　83
肝円索　220
肝静脈　70
肝臓　24
—でのホルモン生成　79

[肝]門脈（門静脈）　70
肝類洞　13
冠状静脈洞　13
冠状断　28
冠状縫合　28
冠状面（前頭面）　27, **28**
貫通枝
—《深掌動脈弓の》　415
—《内胸動脈の》　199, 217
—《腓骨動脈の》　542, **580**, 586
貫通静脈　71, 370, 406
貫通動脈　542, **568**, 578
間欠性跛行　138
間質　74
間接骨形成　17
間接鼠径ヘルニア（外鼠径ヘルニア）　220, **222**, 225, 226
間脳　80, 85
間葉組織　14
嵌頓包茎　236
寛骨　146, 422, 425, 426, **440**
寛骨臼　146, 188, **426**, **430**, 446
—の関節唇　15, **430**, **444**, 446, 449
—の月状面　**426**, 444
—の骨折　426, 447
—の発生　15
寛骨臼縁　146, **426**, 440, 452, 453
寛骨臼横靱帯　445
寛骨臼窩　**426**, 444, 446
—の発生　15
寛骨臼蓋　445, 447
寛骨臼蓋角（AC角）　453
寛骨臼蓋線　453
寛骨臼切痕　122
寛骨臼入口面　441
感覚根　94
感覚神経支配　**90**, 92, 94
感覚神経の線維連絡　99
感覚神経分布　94
感覚性神経根（後根）　88
感覚線維の走行　92
関節（可動連結）　42
—の可動性および運動範囲　52
—の基本構造　15
関節液　44, 46
関節円板　15, 44
—《胸鎖関節の》　271
—《橈尺関節の》　268
関節下結節　**255**, 274, 326
関節可動域　42, 52
関節窩　44
—《肩甲骨の》　252, **255**, 257, 271, **274**, 278, 283-285, 318
—《橈骨の》　260, 263, 289, 291, 294
—の発生　15
関節陥凹　44
関節間隙　42
関節鏡検査法　42
関節鏡の標準ポータル　282
関節腔　44
—の発生　15
関節形成異常　48
関節固定術　42, 48
関節症　48
関節拘縮　45
関節手術法　42
関節上結節　**255**, 274, 324
関節上腕靱帯　28, 275
関節唇
—《寛骨臼の》　15, 430, **444**, 445, 446, 449
—《肩関節の》　28, 44, **274**, 278
—《肩甲骨の》　285
関節切開術　42

和文索引（か，き）

関節穿刺 42
関節造影法 42
関節置換術 42
関節頭 44
関節内構造物 44
関節内注射 42
関節内肋骨頭靱帯 145
関節軟骨 44, 47
　— の2相粘弾性モデル 47
　— の発生 16
関節半月 44, 460
　— の位置 457
　— の後角 461
　— の前角 461
　— の断裂 461
関節包 44, 46
　—《遠位指節間（DIP）関節の》 299
　—《外側環軸関節の》 128
　—《外側環椎後頭靱帯の》 131
　—《近位指節間（PIP）関節の》 299
　—《肩関節の》 272, 278, 280
　—《股関節の》 444
　—《膝関節の》 460, 462
　—《中足趾節間関節の》 511
　—《肘関節の》 290, 291
　—《椎間関節の》 126, 128-130
　—《橈骨手根関節の》 267
　— の滑膜ヒダ 132
　— の線維膜 45, 46
　— の付着部 463
関節包外骨折 446
関節包外靱帯 45, 462
関節包内靱帯 45, 462
関節力学 50, 52
環軸関節 128, 130
環椎（第1頸椎） 40, 110, 115, 116, 128, 253
　— の横突起 178
　— の外側塊 117
　— の後弓 116
　— — の後結節 129
環椎横靱帯 129, 130
環椎後頭関節 128, 130
環椎十字靱帯 129
含気骨 40
眼 80
眼窩 40
眼窩下孔 32
眼窩下部 36
眼窩上切痕 32
眼神経 95
眼杯 80
眼胞 2, 10, 14, 80
眼輪筋 56, 58
顔面静脈 392
顔面神経 102
　— の発生 11

き

キヌタ骨 11
キルシュナー鋼線 55
ギヨン管（尺骨神経管，尺骨管） 412, 416, 418
　— の遠位裂孔 419
　— の近位裂孔 419
ギヨン管症候群（尺骨神経管症候群） 104, 384
気管原基と肺芽 10
気管支縦隔リンパ本幹 202
気管前葉 175
希突起膠細胞 87, 100
奇静脈 71, 200, 213

— の発生 13
祈祷師の手 386
起始腱 61
基靱帯 190
基節骨《足の》 40, 471
　第1基節骨 436, 438, 488
　— の底 472
　第5基節骨 436, 488
基節骨《手の》
　第1基節骨 264
　第2基節骨 264
基底脱落膜 8, 9
基底板《毛細血管の》 72, 75, 101
基板 81
亀頭 31, 188, 196, 230
亀頭冠 237, 238
亀頭部尿道下裂 231
器官系 24
器官発生 4
機能肢位 478
偽関節 42, 55
偽単極性ニューロン 86
拮抗筋 44
脚間線維 218
弓状膝窩靱帯 456
弓状線《腸骨の》 195, 426
弓状動脈《足背動脈の》 542, 586
吸気 167
　— を助ける筋 172
吸気位 144
求心性軸索 83
求心性線維 97
急性肘脱臼 292
球陥凹器 244
球海綿体筋 152, 170, 190, 192, 196, 237, 241, 242, 244, 560, 577
球関節 51, 274, 286
嗅球 80
嗅神経 85
挙筋下腔 190, 191
挙筋上腔（腹膜下腔） 190
挙筋裂孔 193, 194
距骨 40, 436, 438, 470, 489
　— の発生 19
距骨下方の関節 425, 474, 478, 518
　— の運動軸 518
距骨滑車 436, 438, 474, 488
　— の外果面 436, 439, 473
　— の上面 473
　— の内果面 438, 473
距骨頭 436
距骨後突起 436, 438
　— の外側結節 488
　— の内側結節 438, 488
距骨溝 437
距骨体 436, 438
距骨頭 42, 436, 438
　— の舟状骨関節面 473
距舟関節 470, 472
距踵関節 482
距踵舟関節 482
距腿関節 425, 474, 518
　— の運動軸 518
狭窄した腔口 246
胸横筋 152, 166, 186
胸郭 108, 140
　— の運動 144
　— の下端 22
　— の筋 152, 166, 168
　— の上端 22
胸郭横径 144
胸郭下口 140
胸郭矢状径 144
胸郭上口 140
胸郭上腕筋 172

胸郭出口症候群 104
胸管 76, 202
胸棘筋 156, 177
胸筋腋窩リンパ節 217, 373
胸筋間腋窩リンパ節 217, 373
胸筋筋膜 69, 395
胸筋枝《胸肩峰動脈の》 369, 396
胸筋部 36
胸筋膜 69
胸腔 25, 140
胸腔チューブ 215
胸腔ドレナージ 215
胸肩峰動脈 198, 369, 395, 396
　— の胸筋枝 369, 396
　— の肩峰枝 369, 396
　— の鎖骨枝 396
　— の三角筋枝 369, 396
胸骨 108, 140, 142, 173
　— の剣状突起 32, 40, 140, 142
　— の肋骨切痕 142
　— の肋鎖靱帯圧痕 254
胸骨下角 144
胸骨角 34, 140, 142
胸骨関節面《鎖骨の》 254
胸骨剣結合 142
胸骨枝《内胸動脈の》 199
胸骨舌骨筋 56
胸骨線 30, 34
胸骨前部 36
胸骨体 32, 40, 140, 142
胸骨端《鎖骨の》 254, 271
胸骨部《横隔膜の》 152, 169, 182
胸骨柄 32, 40, 140, 142, 252
胸骨柄結合 142
胸骨傍枝 34
胸骨傍リンパ節 202, 217
胸鎖関節 32, 40, 252, 270, 271, 272, 286
胸鎖乳突筋 31, 56, 58, 174, 178, 207, 310, 312, 348, 392
胸鎖乳突筋部 36
胸最長筋 154, 177
胸式呼吸量 144
胸上腕筋 172
胸神経 311, 375
胸腺 76
胸体節 153
胸大動脈 213
胸短回旋筋 177
胸長回旋筋 177
胸腸肋筋 154, 177
胸椎 109, 110, 113, 118
　— の横突起 118, 119, 140
　— の下関節突起 110, 114, 119
　— の下関節面 118
　— の棘突起 140
　— の上関節突起 110, 114, 119
　— の上関節面 118
　— の全可動域 133
　— の椎体 118
　第1胸椎 118
　第2胸椎 119
　第3胸椎の棘突起 109
　第6胸椎 119
　第7胸椎の棘突起 109, 172
　第12胸椎 119
　— の棘突起 109
胸内筋膜 69, 180, 181, 182, 186
胸背静脈 371
胸背神経 311, 338, 378, 395-397
胸背動脈 198, 215, 369, 393, 395, 396, 401, 403
胸半棘筋 156
胸部 24
　— の骨格 140

胸部域の構造 143
胸部後弯 111
胸部損傷 140
胸腹壁静脈 200, 206, 214, 371
胸壁
　— の筋 152, 180
　— の浅リンパ管 203
胸膜腔 25, 181
胸膜上膜（シブソン筋膜） 181
胸膜滲出液 215
胸腰筋膜 57, 59, 67, 163, 172, 174, 176
　— の深葉 163, 175, 177
　— の浅葉 163, 174, 175, 176
胸腰結合部 126
胸腰椎境界 111
胸肋関節 271
胸肋呼吸 144
胸肋三角（ラレー裂） 182
胸肋部《大胸筋の》 173, 184, 322, 348
強剛母趾 486
強直 42, 52
頰筋 58
頰骨弓 32
頰骨部 36
頰部 36
橋 80, 113
曲精細管 234
極体 5
棘下窩（肩甲骨） 250, 255
棘下筋 28, 57, 59, 174, 273, 278, 310, 316, 338, 346, 376
棘下筋膜 402
棘間筋 152, 156
棘間靱帯 43, 126, 129, 136
棘間平面 35
棘筋 152, 156, 176
棘結節間ヘルニア 229
棘-結節線 572
棘シナプス 87
棘上窩（肩甲骨） 250, 255
棘上筋 28, 57, 59, 174, 278, 280, 285, 310, 316, 338, 345, 346, 350, 376
棘上筋腱 280
棘上筋症候群 280
棘上靱帯 43, 126, 129, 136, 180
棘上腕筋 172
棘-転子線 572
棘突起
　—《イヌの》 3
　—《脊柱の》 33, 109, 110, 114, 116, 120, 140, 178, 209
棘肋筋 172
近位横手掌皮線 388
近位骨端 41
　— の発生 16
近位指節間（PIP）関節 250, 265, 308
　— の関節包 299
　— の側副靱帯 298
近位指節間関節線 388
近位趾節間（PIP）関節 470
近位手根線 388
近位正中神経障害 386
筋
　— による関節運動の制限 52
　— の起始 61
　— の機能テスト 339, 341, 343
　— の不均衡 517
筋横隔静脈 201
筋横隔動脈 198
筋芽細胞 62
筋区画 65, 66
筋区画症候群 558, 580, 585
筋型動脈 70
筋原線維 62
筋固有筋膜 68

筋骨格系 24
筋細胞 62
筋細胞膜 62
筋三角(肩甲気管三角) 36
筋枝《大腿神経の》 548, **553**
筋周膜 62, 65
筋上膜 62, 65
筋節
　—《Myomere》 3
　—《Sarcomere》 62, **63**
筋線維 61, 62
筋線維芽細胞 66, 67
筋短縮 517
　— の場合の症状 339
筋内膜 62
筋板 7, 112
筋皮神経 93, 95, **311**, 338, 356, 374, **378, 380**, 383, 395, 400, 406
筋腹 61
筋分節 90, 96
筋ポンプ 73
筋膜 62, **66**, 216
筋膜様結合組織 69
筋力低下 339, 517
　— の場合の症状 339
筋裂孔 567

く

クーパー靱帯
　—（横靱帯） 293
　—（恥骨櫛靱帯） 227, 567
　—（乳房提靱帯） 216
クモ状静脈瘤 545
クモ膜下腔 136
グラーフ卵胞 5
グランフェルト三角(上腰三角) 210
グランフェルト三角ヘルニア（上腰三角ヘルニア） 229
グリア細胞 87
グリコサミノグリカン 47
屈曲
　—《肩関節の》 338
　—《肘関節の》 340
屈曲位 341
屈曲骨折 54
屈筋(群) 492, **502**
　—《肩関節の》 339
　—《肘関節の》 341
　— の深層 310, **328**
　— の浅層 310, **328**
屈筋支帯
　—《足の》 533
　—《手の》 **302**, 303, **358**, 362, 364, 366, 417

け

ケーラー－トレーネン形状 447
ケラタン硫酸 47
毛 38
外科頸 256, 258
形質性星状膠細胞 87
形態形成 4
系統発生 2
茎状突起
　—《尺骨の》 **31**, 32, 40, 251, **260**, 267, 390
　—《側頭骨の》 11, 128
　—《橈骨の》 **30**, 32, 251, **260**, 262, 266, 390, 411

茎突咽頭筋 11
茎突舌骨靱帯 11
経腋窩画像 284
経卵径管下降 232
経腹的腹膜前アプローチ(TAPP) 227
経腹部下降 232
脛骨 30, 40, 425, **434**, 454
　— の下関節面 435
　— の外側顆 32, 423, **434**, 454
　— の外側面 434
　— の上関節面 40, 422, **434**, 454
　— の内側顆 32, 423, **434**, 454
　— の内側面 32, 423, **434**
　— の発生 19
脛骨遠位横軸 435
脛骨近位横軸 435
脛骨神経 95, 104, 493, 514, 516, 518, 540, 548, **556, 558**, 565, 570, 578, 580, 585
　—《内果管内の》 559
　— の圧迫 559
　— の外側踵骨枝 557, 584
　— の内側踵骨枝 556, 580
脛骨粗面 **31**, 32, 40, 423, 425, **434**, 562
脛骨体 434
脛骨頭 40, 434
脛舟部《三角靱帯の》 476
脛踵部《三角靱帯の》 476
脛側 26
脛腓関節 40, 434, **454**
脛腓靱帯結合 40, 43, **434, 471**
痙性麻痺 98
頸横静脈 392
頸横神経 95, 392
頸横動脈 210, 368, 393, **403, 405**
　— の深枝 211, **403**
　— の浅枝(上行枝) 211
頸横突間筋 179
頸胸椎境界 111
頸棘間筋 **156**, 177, 179
頸棘筋 **156**, 177
頸筋膜 24, 175
　— の浅葉 175
頸肩腕症候群 104
頸後横突間筋 154
頸最長筋 155
頸神経 311
　　第 3 頸神経 375
　　第 5 頸神経 374
　　第 6 頸神経 374
　　第 7 頸神経 374
　　第 8 頸神経 374
頸神経叢 **204**, 311, 312
頸神経ワナ 311, 312
頸切痕 30, **36**, 140, 207
頸体角 451
頸体節 153
頸長筋 152, **158**, 159
　— の下斜部 159
　— の上斜部 159
　— の垂直部 159
頸腸肋筋 **154**, 177
頸椎 24, 110, 113, 116, 126, 130
　— の横突起 **116**, 117
　— の横突孔 116
　— の下関節突起 116
　— の下関節面 116
　— の棘突起 109
　— の後関節面 116
　— の後結節 116
　— の鉤椎関節 134
　— の上関節突起 116
　— の上関節面 116
　— の全運動範囲 133
　— の前結節 116

　— の椎弓根 117
　— の椎弓板 117
　— の椎孔 117
　— の椎体 114, 116
　　第 1 頸椎（環椎） 116
　　→「環椎」も参照
　　第 2 頸椎（軸椎） 110, **116**, 128
　　→「軸椎」も参照
　　第 4 頸椎 116
　　第 7 頸椎（隆椎） 31, 33, 110, 113, **116**, 128, 209
　　→「隆椎」も参照
　— の棘突起 173
頸椎後頭境界 111
頸動脈三角 36
頸動脈鞘 175
頸半棘筋 **156**, 178
頸板状筋 57, 59, **154**, 176, 178
頸部 24
　— の横断面 175
　— の静脈 392
頸部外側骨折 446
頸部骨折 447
頸部前弯 111
頸部椎前筋 152
頸部内側骨折 446
　— の Pauwels による分類 447
頸リンパ節 76, 202, 373
頸リンパ本幹 202
頸肋骨 377
頸肋症候群 377
鶏歩 558
血圧 73
血液脳関門 101
血管
　— の拡張 70
　— の数 74
　— の収縮 70
　— の内圧 74
血管腔の総断面積 74
血管内皮 74
血管内皮細胞 101
血管壁の厚み 72
血管有茎皮弁 246
血管裂孔 566, **567**
血腫 55
血流速度 74
結合組織腔 24
結合組織性骨化 14
結合組織性瘢痕 105
結節 116
結節間腱鞘 275, 278
結節間溝 173, **256**, 258, 284
結節間平面 35
結節-転子部 572
楔間関節 470
楔舟関節 470, 472
楔状骨 40
楔立方関節 470
月状骨 264, **266**, 303
月状骨三角骨靱帯 300, 301
月状骨柱 266, 268
月状面《寛骨臼の》 **426**, 444
肩関節 28, 40, 51, **250, 270, 272, 274**, 338
　— の X 線による断面解剖 284
　— の運動軸 287
　— の外旋 287, 338
　— の外旋筋 339
　— の外転 287, 338
　— の外転筋 339
　— の関節唇 **274**, 278
　— の関節包 272, 278, 280
　— の筋 310
　— の屈曲 287, 338

　— の屈筋 339
　— の後部の筋 310
　— の後面の筋 344, 346
　— の伸筋 339
　— の伸展 287, 338
　— の前部の筋 310
　— の前面の筋 348, 350
　— の内旋 287, 338
　— の内旋筋 339
　— の内転 287, 338
　— の内転筋 339
肩関節鏡視下手術 282
肩甲アーケード 403
肩甲下腋窩リンパ節 **217**, 373
肩甲下窩 255
肩甲下筋 58, 273, 277, 284, 310, **316**, 338, 349-351, 378
　— の腱下包 273, **275, 278**
肩甲下筋腱 283
肩甲下神経 311, 338, 375, **378**, 395, **396**
肩甲下動脈 369, 393, 396, 401, **403, 405**
肩甲下部 36
肩甲回旋動脈 369, 395, **396**, 403, 404
肩甲間部 36
肩甲気管三角(筋三角) 36
肩甲挙筋 57, 59, 152, 172-174, 310, **314**, 345, 346, 376
肩甲胸郭関節 270, **273**, 286
肩甲棘 **31**, 33, 173, 174, 209, 250, 255
肩甲棘部《三角筋の》 285, 318, 338, 346
肩甲頸 255, 275
肩甲孔 255
肩甲骨 24, 40, 250, 255
　— の下角 30, 33, 173, 209, 250, **255**
　— の外側縁 255
　— の外側角 255
　— の関節下結節 **255**, 274, 326
　— の関節窩 252, **255**, 257, 271, **274**, 278, 283-285, 318
　— の関節上結節 **255**, 274, 324
　— の関節唇 285
　— の棘下窩 250, **255**
　— の棘上窩 250, **255**
　— の肩甲棘 40, 209, 250, **255**
　— の骨化 18
　— の上縁 255
　— の上角 33, 173, 251, **255**
　— の内側縁 31, 173, 174, 209, 251, **255**
　— の背側面 173
　— の肋骨面 252
肩甲骨部《広背筋の》 172, 320
肩甲上静脈 285
肩甲上神経 211, 255, 285, 311, 338, 375, **376, 396**, 403, 404
　— の損傷 104
肩甲上動脈 211, 285, 369, 396, **403, 404**
肩甲上部 36
肩甲上腕関節 287
　— の運動 287
肩甲上腕リズム 287
肩甲切痕 252, **255**, 396, 404
　— を通る肩甲上神経 402
肩甲切痕症候群 104, 255, 376
肩甲舌骨筋 310, **312**
肩甲線 34
肩甲背神経 311, 314, 375, **376**, 404
肩甲背動脈 403
肩甲部 36
　— の動脈 211
肩甲平面 253

和文索引（け，こ）

肩甲領域への動脈分布　397
肩鎖関節　31, 40, 250, 252, **254**, 270, 271, **272**, 285
肩鎖靱帯　271, **272**, 275, 280
肩峰　28, 32, 40, 173, 174, 250, 252, **254**, 257, 270, 388
肩峰下インピンジメント症候群　281
肩峰下腔　28, 270, 278
肩峰下包　28, 65, 270, **278**, 280
肩峰角　255
肩峰関節面
　—《肩甲骨の》　257
　—《鎖骨の》　254
肩峰枝《胸肩峰動脈の》　369, 396
肩峰端《鎖骨の》　33, 251, 254, 271
肩峰動脈　405
肩峰皮下包　65
肩峰部《三角筋の》　318, 346, 349
剣状突起《胸骨の》　32, 40, 140, **142**, 207
牽引に働く腱　64
腱画　**31**, **163**, 185, 207
腱間結合　359, 360
腱間膜　65
腱細胞　64
腱周膜外葉（外腱周膜）　64
腱周膜内葉（内腱周膜）　64
腱鞘　65
腱中心　168, 169, 182
腱の構造　64
腱板疎部　276
腱傍組織　64
腱膜　61
顕在的関節症　49
原始結節　6
原始溝　6
原始骨格　14
原始線条　4, 6
原始の海　74
原生動物　74
原腸形成　6
減数分裂　5

こ

コーレス骨折　269
コケットの静脈群　544
コッドマン・パラドックス　320
コベルト静脈叢　240
コラーゲン線維　47, 64
コラーゲン線維性結合組織　66
コラーゲン線維束　66
コンドロイチン6-硫酸　47
ゴルジ装置　78, 86
ころがり運動《回転運動における》　50
呼気　167
呼気位　144
固定カルス　55
固有感覚受容器　46
固有掌側指神経　412
　—《尺骨神経の》　378, **384**, 389, 413
　—《正中神経の》　378, 386, 389, 391, 413
固有掌側指動脈　369, **412**
固有底側趾神経　556, **559**
固有底側趾動脈　543, **582**
固有背筋　**31**, 152, 154, 156, 158, 165, 172, 174, **176**, **178**, 209
固有反射　96
股関節　40, 162, 422, 425, 430, **440**, 453, 514
　—の運動軸　450
　—の外傷性脱臼　443

—の外旋　450
—の外転　450
—の関節包　444
—の血腫　449
—の屈曲　450
—の支点　53
—の伸展　450
—の伸展範囲　450
—の線維膜　444, 448
—の脱臼　452
—の断面解剖　446
—の超音波診断　449
—の内旋　450
—の内転　450
—の発生　452
股関節成熟遅延　452
股関節部　448
虎斑物質（ニッスル小体）　86, 105
個体発生　**4**, 6, 8
　—の過程　4
鼓膜張筋　11
口咽頭膜　6
口蓋帆張筋　11
口蓋扁桃　76
口角下制筋　56, 58
口角挙筋　56, 58
口部　36
口輪筋　56
公園ベンチ症候群（公園のベンチ麻痺）　104, 382
広筋内転筋膜　553, 568
広頸筋　56, 58
広背筋　57, 59, 152, 174, 285, 310, **320**, 338, 344, 346, 348, 350, 378, 394
　—の肩甲骨部　172, 320
　—の腸骨部　172, 320
　—の椎骨部　172, 320
　—の肋骨部　320
広背筋腱膜　57, 59, 176
甲状頸動脈　199, 369, **393**, 396, 403
甲状腺　79
　—の傍濾胞細胞（C細胞）　79, 83
甲状腺原基　10
甲状腺髄様癌　83
甲状軟骨　207
　—の発生　11
交感神経　88
交感神経幹　205, 212
交感神経幹神経節　89, 103, 205
交感神経系　102
交感神経節　103
　—の原基　82
交通枝《腓骨動脈の》　542, 580
行軍骨折　54
抗ミューラー管ホルモン　230
肛門　24, 188
肛門挙筋　152, **170**, 171, 189, 190, 192, 194-196, 242, 576
肛門挙筋腱弓　193, 194, **195**, **576**
肛門直腸角　194
肛門直腸結合　170
肛門ヒダ　230
肛門尾骨筋縫線　194
肛門尾骨靱帯　189, 192, 561, 574
肛門部　36, 188
肛門領域　560, 577
肛門裂孔　171
岬角《仙骨の》　110, 113, 122, 136, 146, 148, 442
後陰唇交連　188, **240**
後陰唇静脈　242
後陰唇神経　560
後陰嚢静脈　238
後陰嚢神経　238, **560**, 576

後会陰ヘルニア　229
後腋窩線　34
後腋窩ヒダ　394
後下関節上腕靱帯　276
後下腿筋間中隔　66, 540, 585
後下腿部　37
後顆間区　435
後外側線維束《前十字靱帯の》　466
後外椎骨静脈叢　201
後角
　—《関節半月の》　461
　—《脊髄》　81, 89
後関節面《頚椎の》　116
後環椎後頭膜　128, 130, 179
後弓《環椎の》　116
後弓状静脈　544
後距骨関節面　**436**, 438
後距腓靱帯　489
後胸鎖靱帯　272
後屈　27
後脛距部《三角靱帯の》　476
後脛骨筋　57, 59, 434, 471, 481, 492, **508**, 518, **530**, 533, 536, 538, 540
後脛骨筋反射　139
後脛骨静脈　71, 471, 540, 544, 585
後脛骨動脈　71, 471, 540, **542**, 579, 580, **581**, 585
　—の内果枝　581
後脛骨反回動脈　542
後脛腓靱帯　476
後頸部　36
後結節《横突起の》　114
後骨間筋症候群　104
後骨間神経　382
後骨間動脈　369, 401, 407, 408, 410
後根《脊髄神経の》　**88**, 134, 205
　—の根糸　89
後根《背側根》《仙骨神経の》　555
後根神経節（脊髄神経節）　84, 89, 93, 96, 134, 137, 374
後枝
　—《脊髄神経の》　88, 93, 95, **204**, 208, 210, **374**
　—《閉鎖神経の》　548, **550**, 552
　—《腰神経の》　204
　—《肋間神経の》　205, 213
　—《肋間動脈の》　199
後肢　21
後斜角筋　**166**, 180
後手根部　37
後主静脈　13
後十字靱帯　457, **458**, 460, 468
後縦靱帯　**126**, **129**, 130, 136
後踵骨関節面　437
後踵骨棘　489
後上腕回旋静脈　285
後上腕回旋動脈　211, 285, 369, 395, **396**, 401, 404
後上腕皮神経　378, 382, 391, 396, 400, **402**
後上腕部　37
後神経束《腕神経叢の》　93, 311, **374**, 381, 383, 395, 396
後正中線　34
後仙骨孔　110, 122, **146**
後仙腸靱帯　**148**, 151, 442
後前腕皮神経　378, 382, **391**
後前腕部　37
後足　437
後足根管症候群　104
後大腿皮神経　95, 208, 548, **554**, 555, 565, 570, 573, 576, 578
　—の会陰枝　**554**, 560, **571**, 576
　—の感覚神経支配領域　555
後大腿部　37

後肘部　37
後頭窩下筋群　**152**, 158
後頭窩下三角　211
後頭下神経　211
後頭間　11
後頭骨　33, 40, 128
後頭静脈　392
後頭神経　210
　第3後頭神経　208, 211
後頭前頭筋　56, 58
後頭体節　153
後頭動脈　211
後頭部　36
後頭内骨静脈叢　136, 201
後捻股　431
後脳　80
後半月大腿靱帯　**458**, 460
後腓骨靱帯　458
後部大腿
　—の血管　578
　—の神経　578
後腹筋群　152
後方筋区画　506
後方引出しテスト　465
後弯性脊椎　113
咬筋　11
　—の発生　11
咬合面　133
高圧系　70, 72
鉤状突起
　—《尺骨の》　260, 288, 292, 294
　—《椎骨の》　114, **134**
　—《橈骨の》　262, 292
　—の骨折　292
鉤椎関節（ルシュカ関節）　134
鉤突窩　**256**, 288, 292
喉頭　31
喉頭筋　11
喉頭神経　11
喉頭隆起　32
硬骨魚類　3
硬膜枝《脊髄神経の》　**88**, 89, 205
硬膜上腔　136
硬膜嚢　136
硬膜包　137
絞扼性神経障害　559
項筋・頭椎関節筋群　152
項筋膜　175
　—の深葉　174-176
　—の浅葉　175
項屈　80
項靱帯　126, **128**, 129, 130, 173, 180
睾丸（精巣）　24, 79, 232, 234
興奮性シナプス後電位（EPSP）　86
合指症　14
合力　50
骨
　—による関節運動の制限　52
　—の形状分類　40
　—の発生　16
骨カルス　55
骨化帯　16
骨化中心　14, 18, 452
骨過形成　138
骨過剰（症）　138
骨芽細胞　41
　—の発生　16
骨格筋　62
骨格系の発生　14
骨間縁
　—《尺骨の》　260, 263, 294
　—《橈骨の》　260, 294
骨間距踵靱帯　471, 474, **476**
骨間筋
　—《足の》　532, 528

598

和文索引（こ，さ，し）

―《手の》 **336**, 367
骨間筋区画 541
骨間筋腱線維《指背腱膜の》 361
骨間靱帯 300, 301
骨間仙腸靱帯 **148**, 151
骨間動脈 409
骨間膜 43
骨幹 41
― の一次骨化中心 14
― の発生 16
骨幹血管 16
骨幹端 16
骨幹端血管 16
骨幹部骨膜への腱停止部 64
骨関節症 48
骨起板 18
骨棘 138
骨形成帯 17
骨結合 19, 42
骨原性細胞 17
骨細胞 41
― の発生 17
骨性寛骨臼縁 440
骨折 54
― した鉤状突起 292
― による変位 54
― の形態 54
― の治癒 55
― の治療法 55
骨層板 17, 41
骨増殖体 49
骨単位（オステオン） 17, 41
― の発生 17
骨端 18
― の骨 16
骨端線 41, 43, 452
骨端板 43
― の発生 16
骨端部軟骨への腱停止部 64
骨端輪 **121**, 124
骨頭-骨頸-骨幹角（CCD角） 429
骨突起 41
骨内膜 17
― の発生 17
骨軟骨症 138
骨ネクローシス 49
骨盤 24, **146**
― の筋 494, 496, 498, 522
― の発生 19
骨盤下口の矢状径 149, 150
骨盤隔膜 152, 170, **190**
骨盤筋群 494
骨盤腔 25
骨盤形態の性差 147
骨盤計測 149
骨盤傾斜角 111
骨盤上口 149
― の横径 149
骨盤帯 146
骨盤底 171
― の括約筋 170
― の筋 152, 170, 171, 188, 192, 196
― の構造 190
― の修復術 171
― の勃起筋 170
骨盤内臓器 171
骨盤内臓神経 102
骨盤壁の筋 193, 194
骨盤輪 **146**, 422, **427**
骨膜 41
― の発生 16
骨癒合 43, 55
骨隆起《下肢の触知できる》 423
骨梁 16

さ

サブスタンスP 67
サルコペニア 60
サルコメア（筋節） 62, **63**
左 →「ひだり」
左心室 70
左心房 70
作用点距離 53
鎖骨 30, 32, 34, 40, 173, 250, **253**, 254
― の運動 286
― の円錐靱帯結節 254
― の胸骨関節面 254
― の胸骨端 **254**, 271
― の肩峰端 33, 254, 271
― の骨化 18
― の肋鎖靱帯圧痕 254
鎖骨下窩（モーレンハイム窩） 36, **392**, 394, 399
鎖骨下筋 56, 58, 152, 172, 173, 310, **314**, 349, 350, 376
鎖骨下筋溝 254
鎖骨下神経 311, 375, **376**
鎖骨下静脈 71, 200, 371, 392, **395**, 400
鎖骨下静脈溝 143
鎖骨下動脈 **198**, 215, **368**, 373, 377, **393**, 395, 396, 400, 403, 405
― の発生 12
鎖骨下動脈溝 143
鎖骨下部《腕神経叢の》 375, **378**, 380, 382, 384, 386
鎖骨下リンパ本幹 202
鎖骨間靱帯 271
鎖骨胸筋筋膜 394
鎖骨胸筋三角 36, 371
鎖骨筋膜 69
鎖骨骨折 254
鎖骨枝《胸肩峰動脈の》 396
鎖骨上窩 31
鎖骨上神経 95, 204, 206, 208, 217, **378**, 380, 389, 391, **392**
鎖骨上部《腕神経叢の》 375, **376**
鎖骨上リンパ節 373
鎖骨切痕 140, 142
鎖骨線 133
鎖骨体 254
鎖骨中線 34, 207
鎖骨頭蓋 254
鎖骨部
― 《三角筋の》 285, 318, 338, 346, 349
― 《大胸筋の》 173, **322**, 348
坐骨 40, 146
― の小坐骨切痕 147, 426, 572
― の大坐骨切痕 147, 426, 572
― の発生 19
坐骨海綿体筋 152, 170, **170**, 189, 190, 192, 237, 242
― の陰核脚 190, 240, **243**
坐骨棘 146, 148, 150, 188, 194, 425, **426**, 442
坐骨棘間径 149
坐骨結節 32, 40, 147, **148**, 188, 423, 425, 426, 442, 572
坐骨肛門窩（坐骨直腸窩） 190, 191, 197, 561, 573, **574**
― の脂肪 574
坐骨枝 147, 170, 188
坐骨神経 29, 197, **493**, 540, 548, 555, **556, 558**, 571, 572, 576, 578
― の感覚神経支配領域 557
― の損傷 104
坐骨神経伴行動脈 29, 571, 578

坐骨体 426, 447
坐骨大腿靱帯 442
坐骨直腸窩（坐骨肛門窩） 190, 191, 197, 561, 573, **574**
坐骨直腸窩ヘルニア 229
再吸収 75
再建
― された外陰部 246
― された腟口 246
砕石位 35
細隙結合 75
細静脈 72, 74
細動脈 72, 75
細胞 74
細胞外液 74
細胞外基質 46, **47**
細胞核（雄性前核） 5
細胞間質 74
最上胸動脈 **198**, 215, 369, 393, 395, 396
最上肋間静脈 200
最上肋間動脈 **199**, 368
最長筋 152, **154**, 176
最内肋間筋 **166**
最大長（GL） 4
催奇形因子 4
載距突起 436, **438**, 470
臍 30, **184**, 207
臍静脈 9
臍帯 9
臍帯ヘルニア 228
臍動脈 9
― の閉塞（内側臍ヒダ） 225
臍部 36, 207
臍ヘルニア 222, **228**
臍傍静脈 200, **206**, 220
臍傍部 207
臍輪 228
鰓弓 2, **10**, 14
鰓孔 3
鰓性筋 153
杯細胞 78
三角間隙（内側腋窩隙） 404
三角筋 **30**, 56, 58, 174, 207, 209, 284, 310, **318**, 344, 346, 348, 378, 388, 390
― の肩甲棘部 285, 318, 338, 346
― の肩峰部 285, **318**, 346, 349
― の鎖骨部 285, 318, 338, 346, 349
三角筋下包 65, 270, 273, **278**, 280
三角筋胸筋溝 207, 371, 392, **394**
三角筋枝《胸肩峰動脈の》 369, 396
三角筋粗面 256
三角筋部 36
三角骨
― 《手根骨の》 33, 40, 251, **264, 266**, 303, 416
― 《足根骨の》 439
三角骨柱 266, 268
三角靱帯 476
三関節固定術 42
三叉神経 94
三叉神経核 94
三叉軟骨 19
三頭筋 61
三頭筋裂孔 404
産科的真結合線 149

し

シナプス間隙 63
シナプス後膜 63
シブソン筋膜（胸膜上膜） 181
シャーピー線維 41

シャセイナック麻痺 297
シュワン細胞 83, **87**, **100**, 105
― の核 101
ショーバー法とオット法 133
ショパール関節（横足根関節） **470**, 478
シルデナフィル 239
子宮 **196**, 240
子宮円索 **190**, 196, 218, 223
子宮円索動脈 542
子宮下垂 171
子宮筋層 5
子宮腔 196
子宮頸 190, 196, 240
― の腟上部 8
― の腟部 8
子宮頸管 8
子宮体 8
子宮脱 171
子宮底 190
子宮内胎児 4
子宮内膜 5
子宮粘膜 5
支持筋 60
支点 64
四間間隙（外側腋窩隙） 381, **404**
四肢
― における軸変位 27
― の発生 14
四肢原基の芽体 14
四肢骨と関節の発生 14
四肢動物 20
四頭筋 61
矢状軸 27
矢状断 28
矢状縫合 28, 33
矢状面 27, **28**
死冠（閉鎖動脈との吻合枝） 220
弛緩性麻痺 104
肢 21, 37
肢芽 153
肢屈筋 153
肢伸筋 153
肢帯 20
姿勢筋 60
指間アポトーシス 14
指間モートン神経痛 104
指屈筋の総腱鞘 358
指原基 14
指骨 33, 40, **251**, 264
― 《四肢動物の》 20
― の骨化 18
― の種子骨 18
指伸筋 57, 59, 411
指神経ブロック 413
指節間関節 32, 308
指節間関節靱帯 304
指節骨
― の体 264
― の底 264
― の頭 264
指背腱膜 354, **360**, 361
脂肪骨髄 41
脂肪被膜 175
視神経 85
趾
― の蹴り出し 491
趾骨 40
― 《四肢動物の》 20
― の種子骨 19
― の発生 19
趾節間関節 32
趾背腱膜 533
歯尖靱帯 130
歯突起《軸椎の》 110, 113, 116, 253
歯突起窩 117

599

和文索引（し）

示指伸筋　59, 310, **332**, 340, 342, 354, 360, 378, 382, 411
　── の停止腱　411
示指橈側動脈　368
耳下腺咬筋部　36
耳介筋　11
耳眼水平面　28
耳状面
　──（仙骨の）　110, 122, 150
　──（腸骨の）　150, 426
自脚　20
自己分泌　79
自滅プロセス　14
自由神経終末　38, 39
自律神経系　83, 102, 103
自律神経支配器官　82
自律神経性（臓性）領域　81
児頭の排臨　241
事故のメカニズム，骨折の　54
持続的収縮　98
軸　27
軸下筋群　7, **112**, 153, 172
軸後体節　90
軸索　86, 100
軸索-細胞体シナプス　87
軸索-軸索シナプス　87
軸索-樹状突起シナプス　87
軸索小丘　86
軸索小丘電位　86
軸上筋群　7, **112**, 153
軸前体節　90
軸椎（第2頸椎）　40, 110, **115**, **116**, 128
　── の横突起　117
　── の棘突起　178
　── の歯突起　110, 253
　── の前関節面　116
　── の椎弓　116
　── の椎体　129, 131
軸変位　54
膝横靱帯　457, 458
膝窩　30, 564, 578
　── の深部リンパ節　547
膝窩筋　57, 59, 492, **502**, 516, 526, 530, **580**
膝窩筋下陥凹　456, 462
膝窩静脈　**71**, 463, 469, **544**, 570, 578-580
膝窩動脈　**71**, 463, 469, 542, **568**, 570, 578-581
膝窩部　37
膝窩面　428
膝蓋下枝（伏在神経の）　553, **563**
膝蓋下脂肪体　462
膝蓋腱　65
膝蓋腱反射　97, 139
膝蓋骨　30, 32, 40, 422, **432**, **454**, 462, 468, 562
　── の位置　432
　── の開口角　433
　── の外側関節面　433, 455
　── の関節面　432
　── の形成不全　433
　── の形態　433
　── の内側関節面　**433**, 455
　── の発生　19
膝蓋骨尖　432
膝蓋骨底　432
膝蓋上陥凹　462, 463
膝蓋靱帯　457-459, 468
膝蓋前皮下包　455, **463**
膝蓋大腿関節　40, 51, **454**, 455
膝蓋跳動　463
膝蓋動脈網　569
膝蓋面　428, 433, 462

膝関節　40, 42, 425, **454**, **455**, 456, 458, 462, 516
　── の MRI　468
　── の運動軸　464
　── の可動域測定　464
　── の外側側副靱帯　455-458, 462
　── の冠状断面　461
　── の関節包　460, 462
　── の筋　492, **500**, 501, 522
　── の屈曲　464
　── の伸展　464
　── の正中矢状断面　463
　── の線維膜　455, 460
　── の内側側副靱帯　455-457, **458**, 469
膝関節動脈網　566
膝基底線　424
膝十字靱帯　45, 455
　── の位置　457
膝静脈　544
車軸関節　51
射精管　196, 234
射精中枢　239
斜角筋　152, **166**
斜角筋間到達法腕神経叢ブロック　399
斜角筋間ブロック　398
斜角筋群　175
斜角筋隙　375, 399
斜角筋症候群　377
斜骨折　54
斜索　294
斜膝窩靱帯　456, 579
斜頭
　──（母指内転筋の）　334, 335, 362, 364, 366
　──（母趾内転筋の）　481, 510, 511, 537, 538
尺側　26
尺側外転（尺屈）　309, 343
尺側傾斜　268
尺側骨　20
尺側手根屈筋　56, 58, 310, **328**, 342, 352, 354, 356, 362, 367, 384, 418
　── の腱　366
　── の尺骨頭　328
　── の上腕頭　328
　── の停止腱　299
尺側手根伸筋　57, 59, 310, **332**, 342, 354, 356, 360, 367, 378, 382
　── の腱　295
尺側手根隆起　303
尺側正中皮静脈　370
尺側反回動脈　369, **401**, **407**
尺側皮静脈　71, 217, 370, 388, **389**, **391**, 400
尺側リンパ管群　372
尺屈（尺側外転）　309, 342
尺屈筋　343
尺屈制限　343
尺骨　40, 250, **260**, 291, 384
　── の関節面　262
　── の茎状突起　**31**, 32, 40, 251, **260**, 267, 390
　── の鉤状突起　288, 294
　── の骨化　18
　── の骨間縁　260, 263, 294
　── の橈骨切痕　289, 291
　── の発生　14
尺骨管（尺骨神経管，ギヨン管）　412, 416, **418**
尺骨月状骨靱帯　299, 301
尺骨三角骨靱帯　299, 301
尺骨手根円板（関節円板）　267, 295, 300
尺骨手根半月　300
尺骨手根複合体　295, **301**

尺骨静脈　71, 371
尺骨神経　93, **95**, 311, 342, 356, 374, 378, **384**, 395, 396, 400, 405, 408, 412, 416, **419**
　── との交通枝（正中神経の）　386
　── の感覚神経支配領域　380
　── の固有掌側指神経　378, **384**, 389, 413
　── の固有領域　411, 413
　── の交通枝　413
　── の手背枝　384
　── の掌枝　378, **384**, 389, 413
　── の深枝　**384**, 414, 417, 419
　── の深掌枝　368
　── の浅枝　**384**, 417, 419
　── の総掌側指神経　378, **384**, 389, 413
　── の損傷　104
　── の背枝　378
　── の背側枝　391, 411
尺骨神経管（ギヨン管，尺骨管）　412, 416, **418**
　── の遠位裂孔　419
　── の近位裂孔　419
尺骨神経管症候群（ギヨン管症候群）　104, 384
尺骨神経溝　256, 288, 290, 384, 405
尺骨神経溝症候群　104, 384
尺骨神経障害　384
尺骨粗面　260, 263
尺骨体
　── の後面　33, 251
　── の前面　260
尺骨頭　250, **260**, 262
　──（円回内筋の）　328
　──（尺側手根屈筋の）　328
　──（深指屈筋の）　328
　──（浅指屈筋の）　353
尺骨動脈　**71**, 356, 368, 401, 406, 408, 412, 414, 416, **419**
　── の深枝　414, 417
　── の浅枝　419
　── の背側手根枝　369, 410
手関節　308
　── の運動　308
　── の運動軸　309
　── の背屈　309, 342
　── の背屈筋　343
手根管　266, **302**, 358, 365, 366, **416**
手根管症候群　**302**, 386
手根関節面　260, 263, 268
手根溝　266
手根骨　40, **264**, 266
　──（四肢動物の）　20
　── の骨化　18
　── の三角骨　33, 40
手根前部　418
手根中央関節　40, **265**, 301, **308**, 342
手根中央区画　300
手根中手関節　250, 308
手根中手区画　300
手根の靱帯結合　300
手根部　300
手掌　37, 388, 412, 414
　── の骨の関節　251
手掌腱膜　56, 58, 328, **362**, 389, 412
　── の横束　362
　── の縦束　362
手掌面　358
手掌面積の法則　23
手背　37, 410
手背静脈網　371, **391**
主荷重線　426
主静脈　12
主静脈幹　13

種子骨　40
　──（指骨の）　18, **264**
　──（趾骨の）　19, **485**, 488
　──（踵骨の）　437
受精　4
受精過程　5
樹状突起　86
収縮期血圧　74
収縮静脈　239
舟状骨
　──（足の）　40, **436**, 470, 472-474, 488
　──（手の）　40, **264**, **266**, 268, 303, 411, 416
舟状骨カルテット　269
舟状骨関節面　**436**, 438, 473, 474
舟状骨結節　32, 251, **264**, 267, 303
舟状骨月状骨靱帯　300
舟状骨骨折　269
舟状骨粗面　32
舟状骨柱　266, 268
周皮細胞　75
周辺断裂（関節半月の）　461
終糸　136
終脳　80, 85
終脳間脳溝（半球溝）　80
終板（椎体）　124
終末血管床　74
終末絨毛　9
終末乳管小葉単位（TDLU）　216
集合乳管　216
集合リンパ管　77
十字部（指の線維鞘の）　304
重心　27
重心線　27, 111
重複支配領域　92
重複大動脈弓　12
絨毛　44
絨毛間腔　8
絨毛中胚葉　8, 9
絨毛膜絨毛　8
絨毛膜板　8
絨毛膜無毛部　8
絨毛膜有毛部　8
縦隔　24
縦束　129, 130
　──（手掌腱膜の）　362
縦足弓　482
瞬間回転中心　50
瞬間軸　50
準備帯　16
処女膜　240
初期発生　4
女性
　── の外陰部　242
　── の外生殖器　240
　── の骨盤　147, 192, 240
　── の骨盤底　192
　──── の筋　171
　── の体表解剖　30
　── の乳房　216
　── の勃起協力筋　243
女性仮性半陰陽　231
小陰唇　188, 240, **240**, 246
　── の発生　230
　── の勃起組織　243
小円筋　57, 59, 278, 285, 310, **316**, 338, 345, 346, 378
小角（舌骨の）　11
小胸筋　56, 58, 152, 172, 173, 273, 310, **314**, 349, 378
小頬骨筋　56, 58
小結節（上腕骨の）　32, 40, 251, **256**, 258, 285
小結節稜（上腕骨の）　**256**, 258

和文索引（し）

小後頭神経 95, 208, 210, 211	— の立方骨関節面 473	— の発生 13	上腕骨頭 40, **256**, 258, 270, 273, 283-285
小後頭直筋 57, 152, **158**, 178, 179	踵骨腱（アキレス腱） 31, 489, **506**, 530	上腸間膜動脈 71	— の軸 259
小膠細胞 87	— の滑液包 489	上椎切痕 114, **118**, 120	上腕三頭筋 57-59, 174, 310, **326**, 340, 354, 378, 382, 388, 390
小骨盤 190	踵骨腱断裂 506	上殿静脈 572, 578	
— の腹膜腔 190	踵骨溝 436	上殿神経 436	— の外側頭 326, 346, 356
— の壁の筋 193	踵骨骨端炎 489	上殿動脈 493, 514, **548**, **554**, 571, 572	— の長頭 285, 326, 338, 346, 356
— のリンパ節 202	踵骨枝《腓骨動脈の》 542	上殿皮神経 95, 205, **208**, 210, **565**, 570	— の内側頭 326, 346, 356
小鎖骨上窩 36	踵骨動脈網 580		上腕三頭筋腱膜 390
小坐骨孔 151, **572**, 576	踵骨隆起 423, **436**, 480, 488, 489, 564	上頭斜筋 57, 152, **158**, 178	上腕三頭筋反射 97
小坐骨切痕 147, **426**, 572	踵骨隆起外側突起 437	上橈尺関節 40, 250, 261, 263, 288, **290**, **291**, **294**, 295	上腕静脈 71, **371**, 395, 400
小指外転筋 57, 59, 310, **334**, 358, 360, **362**, 384	踵骨隆起内側突起 437, 438	— の外側側副靱帯 289, **290**, 294, 296	上腕深動脈 **71**, 369, 396, **401**, 404, 407, 409
	踵接地 491		上腕正中領域 372
小指球 388	踵腓靱帯 476	— の内側側副靱帯 289, **290**, 294, 296	上腕前部 400
小指球筋 310, **334**	踵部 37	上尿生殖隔膜筋膜 69, 190	— の筋 310
小指伸筋 57, 59, 310, **332**, 342, 354, 356, 368, 378, 382	踵立方関節 470, 472	上皮小体（副甲状腺） 79	上腕頭
	上位運動ニューロン 98	上皮頂堤 14	— 《円回内筋の》 328
小指対立筋 310, **334**, 358, 360, 364, 366, 384	上胃部 36, 207	上皮内腺（腺蕾） 78	— 《尺側手根屈筋の》 328
	上腋窩リンパ節 **217**, 373	上腓骨筋支帯 533	— 《深指屈筋の》 328
小趾外転筋 489, 492, 510, 534, 536	上縁《肩甲骨の》 255	上腹部 207	— 《浅指屈筋の》 328
小趾球 564	上顆軸 259	上腹壁静脈 200, 214	上腕動脈 71, 368, 396, 400, **401**, **405**, 408, 409
小趾対立筋 492, **510**, 537, 538	上外側上腕皮神経 208, **378**, 381, 389, 391, **402**	上腹壁動脈 **198**, 214	
小泉門 43		上腹壁ヘルニア 228	上腕二頭筋 56, 58, 310, **324**, 338, 340, 348, 350, 378, 388
小前庭腺 240, **243**	— の感覚神経支配領域 381	上腰三角（グランフェルト三角） 210	
小腸 24	上角《肩甲骨の》 33, 173, 251, **255**	上腰三角ヘルニア（グランフェルト三角ヘルニア） 229	— の回外作用 324
小転子 40, 422, 425, **428**	上顎骨 32, 40		— の腱 406
小殿筋 57, 59, 446, 492, **496**, 514, 522, 525, 526	上顎腱 436	上肋横突靱帯 145	— の短頭 278, **324**, 338, 348, 350, 356, 395
	上顎神経 95	上肋間静脈 200	
— の働き 52	上関節上腕靱帯 276	上肋骨窩 110, 114, **118**	— の長頭 278, 285, **324**, 338, 348, 350, 356
小頭滑車溝 257	上関節突起	上腕	
小内転筋 492, **498**	— 《胸椎》 110, **114**, 119	— 《四肢動物の》 20	— — の腱 273, 278, 284
小脳 80	— 《頸椎》 116	— の横断面 356	— の停止腱 352
小嚢胞 49	— 《仙骨》 146	— の筋 310	上腕二頭筋腱膜 325, 370, **406**, 408
小伏在静脈 544, 580, 585	— 《腰椎の》 120	— の後面の筋 346	上腕二頭筋反射 97
小葉間結合組織 216	上胸動脈 397	— の骨の関節 250	上腕リンパ節 373
小腰筋 183, 495, 520	上頸神経節 102	— の神経血管経路 400	静脈 12, **72**, 200
小菱形筋 57, 59, 152, 172-174, 310, **314**, 345, 346, 376	上肩甲横靱帯 255, 271, 272, **279**, 402, 404	— の全長 251	静脈角 76, **202**
		— の前面の筋 350	静脈管 13
小菱形骨 40, **264**, 266	上甲状切痕 32	上腕横靱帯 275, 278	静脈還流 73
小菱形骨有頭骨靱帯 300	上行頸動脈 393	上腕筋 56, 58, 289, 310, **324**, 340, 348, 352, 356, 378	静脈血圧の変化 73
松果体 79	上行枝《外側大腿回旋動脈の》 568		静脈洞 13
笑筋 56, 58	上行大動脈 71, 198	上腕筋膜 65, 394	静脈壁 73
掌屈 342	上行腰静脈 200	上腕後部 404	静脈弁 72
掌屈筋 343	上後鋸筋 152, 172, 176	— の筋 310	静脈弁機能の低下 73
掌側 26	上後腸骨棘 33, 147, 150, 209, 422, 426, 450	上腕骨 40, 173, 250, 256, 288	食道
掌側傾斜 268		— 《四肢動物の》 20	— の発生 10
掌側骨間筋 310, **336**, 360, 365-367, 378, 384	上喉頭神経 11	— の外側縁 256, **258**	食道裂孔 **168**, 182
	上項線 **128**, 173, 178	— の外側顆上稜 **256**, 258, 288, 290	触盤 39
掌側指静脈 371	上骨盤隔膜筋膜 69, 190		心肝隆起 10
掌側指神経 412	上肢 24	— の外側上顆 32, 251, **256**, 258, 261, 288, 290	心臓血管系 70
— の背側枝 411	— の骨格 250		心臓原基 **2**, 14
掌側尺骨手根靱帯 296, 299	— の深部静脈 371	— の滑車小孔 256	心膜 213
掌側手根間靱帯 299	— の発生 14	— の骨化 18	心膜腔 25
掌側手根腱鞘 358	— の皮静脈 371	— の小結節 32, 40, 251, **256**, 258, 285	伸筋（群） 492, **500**
掌側手根中手靱帯 299	— のリンパ管 372		— 《肩関節の》 339
掌側手根動脈網 415	— のリンパ節 373	— の小結節稜 **256**, 258	— 《肘関節の》 341
掌側靱帯 **299**, 305, 366	上肢筋 310	— の大結節 32, 40, 251, **256**, 258, 284, 285	— の腱 360
掌側中手静脈 371	— の神経支配 311		— の深層 310, 332
掌側中手靱帯 299	上肢帯 250, 252	— の大結節稜 173, **256**	— の浅層 310, 332
掌側中手動脈 369, **415**	— の運動 286	— の内側縁 256, **258**	伸筋支帯（手の） 359, 360, 390, 411
掌側橈尺骨靱帯 **294**, 295, 299, 301	— の筋 310	— の内側顆上稜 **256**, 288	伸長変位 54
掌側橈骨手根靱帯 **296**, 299	— の骨 254	— の内側上顆 32, 251, **256**, 258, 261, 288, 290, 328	伸展
掌動脈弓 409	上尺側側副静脈 400		— 《肩関節の》 338
硝子軟骨 15	上尺側側副動脈 **369**, 400, 406, 408	— のねじれ 259	— 《肘関節の》 340
硝子軟骨性	上主静脈 13	— の発生 14	身体
— の関節軟骨 46, **47**	上舟状骨 439	上腕骨顆 259	— の断面 25
— の椎体 112	上伸筋支帯（足の） 532	上腕骨滑車 **256**, 258, 261, 288, 291, 292, 296	— の比率 22
— の椎体原基 112	上神経幹 **93**, **374**, 398		神経移植 105
硝子軟骨性終板《椎体の》 124, 125	上唇挙筋 56, 58	上腕骨骨折 258	神経芽細胞腫 83
漿膜 24	上唇鼻翼挙筋 56, 58	上腕骨小頭 **256**, **258**, 261, 288, 291, 292	神経外胚葉（神経板） 6, 82
漿膜腔 24	上前腸骨棘 **30**, 146, 148, **426**, 450, 562		神経核 80
鞘状突起 222	上前腸骨棘幅 149	上腕骨体	神経管 6, 7, 80, 82
踵骨 30, **33**, 40, **436**, 437, **438**, 470, 488	上双子筋 57, 59, **496**, 525, 526, 540, 576	— の後面 256	— の形成 6
— の載距突起 436, 438, 470, 482		— の前外側面 258	— の内腔 81
— の発生 19	上大静脈 70, **200**	— の前内側面 258	
	— の発生 13		
	上腸間膜静脈 71		

601

和文索引（し，す，せ）

神経管
　— の発生　81
　— の閉鎖　6
神経筋接合部(運動終板)　63
神経系　24
　— における情報伝達方向　85
　— の形態　84
　— の細胞　86
神経原線維　86
神経絞扼(狭窄)症候群　104
神経溝　6, 82
神経膠細胞　83, 87
神経根　134
神経根圧迫症状　139
神経細管　86
神経細胞　105
神経細胞本体　105
神経支配　391
神経支配分布　91
神経周膜　83, 101
神経周膜細胞　101
神経上膜　83
神経節芽細胞　82
神経線維　85
神経線維腫症　83
神経線維束　84
神経叢　84
　— の形成　93, 96
神経調節因子　79
神経堤　6, 7, 81, 82
神経堤細胞の発達　82
神経堤由来器官　83
神経堤由来構造　82
神経堤由来領域　83
神経伝達物質　79
神経伝達物質分泌　79
神経内膜　83, 101
　— のコラーゲン線維　101
神経の伝導速度　100
神経板(神経外胚葉)　6, 82
神経ヒダ　6, 82
神経フィラメント　86
神経分泌　79
真性半陰陽　231
真皮　38, 388
真皮乳頭層　38
真皮網状層　38
真肋　141
深陰核背静脈　242
深陰茎筋膜　236, 238
深陰茎背静脈　236-238
深会陰横筋　152, 170, 190, 192, 195, 196, 237
深会陰隙　171, 190
深横中手靱帯　299, 304, 361, 362
深横中足靱帯　481, 484
深胸筋筋膜　395
深頸動脈　199, 211, 368
深在性リンパ管　77
深指屈筋　59, 310, 328, 336, 342, 353, 354-356, 358, 367, 378, 384, 386
　— の腱　304, 361
　— の尺骨頭　328
　— の上腕頭　328
　— の停止腱　352, 364
　— の橈骨頭　328
深膝窩リンパ節　547
深膝蓋下包　462, 463
深掌静脈弓　371
深掌動脈弓　368, 369, 415, 419
　— の貫通枝　415
深鼠径リンパ節　202, 242, 546
深鼠径輪　185, 219, 220, 223, 224
深足底筋膜　541
深足底枝《足背動脈の》　582

深足底動脈　586
深足底動脈弓　543, 582, 587
深肘正中皮静脈　370
深腸骨回旋静脈　200, 220
深腸骨回旋動脈　198, 215, 220, 542, 566, 568
深頭《短母指屈筋の》　334, 365, 366
深腓骨神経　95, 493, 518, 549, 556, 558, 563, 584, 585
　— の損傷　104
深部後方筋区画　580
深部反射　96
深腹筋　152
深葉《項筋膜の》　174-176
新生児における後弯性脊椎　113
人工関節　48
人工関節置換術　42, 48
人体の部位　24
靱帯　127, 271, 275, 290
　— による関節運動の制限　52
　— による連結　42
腎筋膜の前葉　175
腎上体(副腎)　79
腎静脈　71, 235
腎臓　24
　— でのホルモン生成　79
腎動脈　71

す

スカルパ筋膜　187
スキーン腺　243
ストルザースの靱帯　386, 407
スノーボーダーの骨折　439
スピーゲルヘルニア　229
スミス骨折　269
すべり運動　50
　— ところがり運動《回転運動における》　50
水平軸(横軸)　27
水平断　28
水平面(横断面)　27, 28
垂直鎖骨下腕神経叢ブロック　398, 399
垂直軸(縦軸)　27
膵島(ランゲルハンス島)　79
錐体筋　152, 185
錐体交叉　98
髄核　112, 124
　— の脱出　139
髄腔　16
髄索　77
髄質(白質)　81, 89
髄鞘　101
　— の形成　100
髄洞　77
髄膜　136

せ

センチネル(見張り)リンパ節　217
ゼルダー線　94
正常な頸体角　429
正中(背側)型椎間板ヘルニア　139
正中環軸関節　128, 131
正中弓状靱帯　182
正中臍ヒダ　220
正中矢状面　27
正中神経　95, 302, 311, 342, 356, 374, 378, 380, 386, 393, 400, 401, 406, 411, 417
　— の外側根　374, 375, 387

　— の感覚神経支配領域　387
　— の固有掌側指神経　391, 413
　— の固有領域　411, 413
　— の交通枝　413
　— の掌枝　378, 386, 389, 413
　— の総掌側指神経　413
　— の損傷　104
　— の内側根　374, 375, 387
　— の母指球枝　417, 419
正中神経障害　386
正中切開《会陰の》　241
正中仙骨静脈　200
正中仙骨動脈　198
正中仙骨稜　122, 146
正中側切開《会陰の》　241
正中動脈　409
生殖結節　230
生殖鼠径靱帯　232
生殖隆起　230
生物発生原則　2
生命線(母指線)　388
生理学的筋横断面　61
生理的包茎　236
成長軟骨板　43
性決定領域《Y染色体上の》　230
星状膠細胞　87, 101
星状神経節　102
精液瘤　235
精管　220, 232, 234
精管結紮手術　233
精管静脈　220, 235
精管動脈　220, 235
精管膨大部　196
精丘　191
精索　184, 219, 224, 233, 238
　— の被膜　225
精索静脈瘤　235
精子　5
精子形成　5, 233
精子細胞　5
精子発生　5
精祖細胞　5
精巣(睾丸)　24, 79, 232, 234
　— の女性化　231
　— の被膜　225
精巣下降　232
精巣間膜　234
精巣挙筋　58, 160, 184, 218, 223-225, 233
精巣挙筋静脈　235
精巣挙筋動脈　235, 542
精巣挙筋膜　218, 223, 224, 227, 233, 234
精巣腫瘍　235
精巣周膜　234
　— の壁側板　225
精巣縦隔　234
精巣小葉　234
精巣鞘膜　225, 232, 234
　— の臓側板　234
　— の壁側板　234
精巣鞘膜腔　234
精巣上体　232, 234
精巣上体炎　235
精巣上体管　234
精巣上体尾　234
精巣上体体　234
精巣上体頭　234
精巣上体洞　234
精巣上体尾　234
精巣上膜　234
　— の臓側板　225
精巣静脈　220, 234
　— の発生　13
精巣水瘤　235

精巣垂　234
精巣中隔　234
精巣動脈　220, 233, 234
精巣動脈神経叢　233
精巣導帯　232
精巣網　234
精巣輸出管　234
精嚢　197, 232
精母細胞　234
静水圧　75
静水圧中立点　73
静的変形　483
赤色骨髄　41
脊索　3, 6, 82, 112
脊索鞘　112
脊索節　112
脊索動物　2
　— の特徴　3
脊索突起　6
脊髄
　— の灰白質　89, 96
　— の後角　81, 89
　— の後根　205
　— の前角　81, 89
　— の側角　81
　— の白質　89
脊髄円錐　113, 136, 137
脊髄原基　112
脊髄硬膜　136
脊髄枝《肋間動脈の》　199
脊髄神経　7, 84, 85, 88, 89, 132, 134, 136, 205
　— の形成　7
　— の後根　88
　— の後枝　88, 93, 95, 204, 208, 210, 374
　—— の外側皮枝　208, 210, 402
　—— の内側皮枝　208, 210, 402
　— の硬膜枝　88, 89, 205
　— の前根　88
　— の前枝　88, 93, 204, 374
　—— の外側皮枝　88
　—— の前皮枝　88
脊髄神経溝　116, 128, 134
脊髄神経節(後根神経節)　84, 89, 93, 96, 134, 137, 374
脊髄中心管　81
脊髄反射　96
脊髄分節　88, 89, 90, 96, 375
　— の形態と機能的構成　97
　— の構造　88
脊柱　110
　— と下肢帯(骨盤帯)の結合　111
　— の外側屈曲　141
　— の棘突起　110, 114
　— の静脈　200
　— の伸展　113
　— の靱帯　126
　— の発生　112
脊柱管　138
　—（イヌの）　3
　—《硬骨魚類の》　3
　— の中の脊髄　113
脊柱管狭窄症　138
脊柱溝　30
脊柱側弯症　141
　— によるカーブ　141
脊柱部　30, 36
脊柱傍線　34
脊柱弯曲　113
脊椎すべり症　112
脊椎動物　2
　— の特徴　3
脊椎分離症　112
切石位　35, 37

602

石灰化 138, 281
石灰化軟骨 16
石灰化軟骨基質 46
接着帯 75
節後ニューロン 103
節前ニューロン 103
舌咽神経 102
― の発生 11
舌下神経管 129
舌骨 313
― の小角 11
― の大角 11
舌骨下筋 175
舌骨弓 11
舌骨体 32
舌扁桃 76
仙棘筋系 152
仙棘靱帯 **148, 151**, 192, 195, 442, 444, 495, 561, 576
仙結節靱帯 148, **151**, 192, 195, 442, 444, 495, 574, 576
仙骨 33, 40, 43, 113, **122**, 136, **146**, 147, 148, 150, 188, 422, 427
― の横線 43, **122**
― の外側部 146
― の岬角 **110**, 136, 442
― の耳状面 110, 122, 150
― の上関節突起 146
― の上関節面 122
― の前面 146
仙骨角 111, 122
仙骨管 **122**, 136, 151
仙骨三角 31, 209
仙骨主静脈 13
仙骨神経 123
― の前枝 548
― の背側根（後根） 555
― の腹側根（前根） 555
仙骨神経叢 **204**, 243, 493, **548**, 554, **555**, 556, 558, 569, 576
― からの直接の分枝 514
仙骨尖 122
仙骨粗面 **122**, 150
仙骨底 114, 122
仙骨部 36
仙骨翼 122
仙骨裂孔 122, 151, **193**
仙髄 102
仙体節 153
仙腸関節 146, **150**, 427, 515
― の靱帯 151
仙腸関節痛 151
仙椎 111
　第 1-5 仙椎 110
仙椎化 111
仙椎後弯 111
仙尾関節 122
先脚 20
先体 5
先天性股関節形成不全 453
先天性鼠径ヘルニア 232
先天性副腎性器症候群 231
浅陰核背静脈 245
浅陰茎筋膜 236
浅陰茎背静脈 236, 238
浅会陰横筋 **170**, 189, 192, 574
浅会陰筋膜 69, 189, **190**
浅会陰隙 190, 238, 243
浅横中手靱帯 362
浅横中足靱帯 534
浅鵞足（鵞足） 56, 58, 501, 520, 522, 525, 528
浅胸筋筋膜 395
浅頚動脈 393

浅指屈筋 58, 310, **328**, 340, 342, **352**, 356, 358, 361, 367, 378, 386
― の腱 304, 361
― の腱鞘 416
― の尺骨頭 353
― の停止腱 **352**, 363, 364
― の橈骨頭 353
浅膝窩リンパ節 546
浅尺骨動脈 370, **409**
浅掌枝《橈骨動脈の》 369, 412, 414
浅掌静脈弓 371
浅掌動脈 416
浅掌動脈弓 369, 409, 412, **414**, 419
浅上腕動脈 401, **409**
浅鼡径リンパ節 **202**, 203, 242, 546
浅鼡径輪 **218**, 219, **220**, **223**, 224, 236, 550, 563, 567
― の外側脚 218
― の内側脚 218
浅層リンパ管 546
浅側頭静脈 392
浅腸骨回旋静脈 200, 206, **214**, 544, 563
浅腸骨回旋動脈 198, **214**, 542, 566, **568**
浅頭《短母指屈筋の》 334, 335, 362, 364, 366
浅腓骨神経 95, 493, 518, 549, **556**, 558, 563, **584**
浅部後方筋区画 580
浅腹筋膜 163, 187, 394
― の膜様層 187
浅腹壁静脈 200, 206, **214**, 544, 563
浅腹壁動脈 **198**, **214**, 542, 566, 568
浅葉《項筋膜の》 175
浅リンパ管 203, 372
染色体 5
穿通枝皮弁のトンネル形成 246
剪断骨折 54
腺 78
腺房 216
腺蕾（上皮内腺） 78
潜在的関節症 49
線維芽細胞 46
線維結合 42
線維骨 17
線維鞘
― の十字部 **304**, 358, 535
― の輪状部 **304**, 358, 361, 535
線維性星状膠細胞 87
線維軟骨結合 42
線維軟骨性仮骨 55
線維軟骨性線維輪 112
線維軟骨層 64
線維軟骨板 484
線維被膜 175
線維膜
― 《関節包の》 45, 46
― 《股関節の》 444, 448
― 《膝関節の》 455, 460
線維輪 112, 124, 134, 138
― の外側部 124
― の交叉線維束 124
― の内側部 124
全身の重心点 111
全分泌 78
前陰唇交連 240
前陰嚢静脈 236
前陰嚢動脈 236
前会陰ヘルニア 229
前腋窩線 34
前腋窩ヒダ 394, 399
前縁《脛骨の》 434
前下関節上腕靱帯 276
前下腿筋間中隔 540, 584, 585

前下腿部 37
前顆間区 **435**, 463
前外果動脈 542, 586
前外椎骨静脈叢 201
前角
― 《関節半月の》 461
― 《脊髄の》 81, 89
前環椎後頭膜 128
前距骨関節面 **436**, 438
前距腓靱帯 476
前鋸筋 56, 58, 152, 172-174, 184, 207, 273, 310, **314**, 345, 348, 376
前鋸筋粗面 143
前胸鎖靱帯 271, 272
前屈 27, 165
前脛距部《三角靱帯の》 476
前脛骨筋 56, 58, 471, 492, **504**, 518, 528, 532, 538, 540, 562
― の腱 489, 586
― の停止腱 538
― の働き 52
前脛骨筋区画 67
前脛骨筋区画症候群 585
前脛骨静脈 **71**, 540, **544**, 584
前脛骨動脈 **71**, 540, **542**, 568, 579, 584
前脛骨反回動脈 542
前脛腓靱帯 476
前頭三角 36
前頚静脈 392
前結節《横突起の》 114
前骨間静脈 371
前骨間神経症候群 104
前骨間動脈 369, 401, 407, **408**
前根《脊髄神経の》 **88**, 134, 205
― の根糸 89
前根（腹側根）《仙骨神経の》 555
前根動脈 199
前枝
― 《脊髄神経の》 88, 93, 204, 374
― 《仙骨神経の》 548
― 《閉鎖神経の》 548, 550, 552
― 《腰神経の》 548
― 《肋間神経の》 213
前肢 21
前耳介分節 153
前膝部 37
前斜角筋 **166**, 180, 375, 393, 398
前斜角筋結節 **143**, 166
前斜角筋症候群 104
前手根部 37
前主静脈 13
前集合リンパ管 77
前十字靱帯 457, **458**, 460, 462, **466**, 468
― の後外側線維束 466
― の前内側線維束 466
― の断裂 466
前縦靱帯 **126**, 128, 148
前踵骨関節面 437
前上腕回旋動脈 369, 395, **396**, 401, 405
前上腕部 37
前正中線 34
前仙骨孔 110, 122, **146**
前仙腸靱帯 **148**, 151, 195, 442
前仙尾靱帯 151
前［前腕］骨間神経 311, 356
前前腕部 37
前足 437
前足アーチ 481
前足根管症候群 104
前体節 112
前大腿皮静脈 545
前大腿部 37
前肘部 37

前腸 3
前庭球 190, 240, **242**, 244
前庭球静脈 242
前庭球動脈 242
前殿皮線 147, **426**
前頭筋 56, 58
前頭骨 40
前頭切痕 32
前頭直筋 152, **158**
前頭部 36
前頭面（冠状面） 27, **28**
前内果動脈 542, 586
前内側線維束《前十字靱帯の》 466
前内側束 546
前内椎骨静脈叢 136, 201
前捻股 431
前脳 10
前脳胞 80
前皮枝
― 《脊髄神経の前枝》 88
― 《大腿神経の》 206, 212
― 《腸骨下腹神経の》 206, 212, 219, 563
― 《肋間神経の》 **205**, 206, 213
前腓骨頭靱帯 458
前腹筋群 152
前腹壁 207, 220
― のヘルニア 228
前方筋区画 504
前方引出しテスト 465
前立腺 191, **196**, 232
前立腺部 237
前肋間静脈 201
前腕 294
― 《四肢動物の》 20
― の横断面 356
― の筋 310, 352, 354
― の骨の関節 250
― の全長 251
― の動脈 409
前腕筋膜 362
前腕屈筋（群） 289
― の共通頭 329, 352, 354
前腕後部 410
― の筋 310
前腕骨間膜 **263**, 294, 296, 355
前腕伸筋の共通頭 353, 355
前腕正中皮静脈 370, **389**, 406
前腕前部 408
― の筋 310
前腕橈側部の筋 310

そ

鼡径管 218
鼡径溝 30
鼡径三角（ヘッセルバッハ三角） 219, 222, **225**
鼡径靱帯 148, 184, **218**, **221**, **223**, 442, 444, 495, 542, 550, 562, 566
鼡径靱帯症候群 104
鼡径部 36, 202
― の深部リンパ節 546
鼡径停留精巣 232
鼡径ヘルニア 226
― の局所解剖学 224
― の手術 227
鼡径リンパ節 76
粗線 40, **428**
粗面小胞体 78, 86
組織発生 4
組織ホルモン 79
双極性ニューロン 86

僧帽筋　30, 57, 59, 152, 175, 176, 178, 285, 310, **312**, 346, 348, 350
　— の横行部（水平部）　173, 174, 312, 344
　— の下行部　173, 174, 312, 344
　— の上行部　173, 174, **312**, 344
総肝動脈　71
総頸動脈　**71**, **198**, 369, 393, 396, 403
　— の発生　12
総血管抵抗比率　74
総骨間動脈　369, 401, 407, **408**
［総］指伸筋　310, **332**, 342, 354, 356, 360, 378, 382, 390
　— の腱　354
　— の停止腱　390
総手根腱鞘　416
総主静脈　13
総掌側指神経
　—《尺骨神経の》　378, **384**, 389
　—《正中神経の》　378, 386, 389
総掌側指動脈　412, **414**
総上腕回旋動脈　397
総腸骨静脈　71, **200**
総腸骨動脈　**71**, 212, 566, **568**, 576
総腸骨リンパ節　**202**, 547
総底側趾神経　**559**, 582
総底側趾動脈　542, **583**
総腓骨神経　95, **493**, 516, 548, 556, 558, 563, 565, 580, 584
　— の損傷　104
造血性骨髄　41
増殖帯　16
臓性運動性核群　81
臓性運動性線維　85
臓性感覚性核群　81
臓性感覚性線維　85
臓性（副交感性）神経節　83
臓性（自律神経性）領域　81
臓側胸膜　181
臓側筋膜　68
臓側骨盤筋膜　69, 575
臓側腹膜　7
足
　— の X 線撮影画像　488
　— の運動軸　478
　— の筋区画　541
　— の筋区画症候群　541
　— の骨　436, 438
　— の骨間筋　532
　— の切断面　587
　— の底屈　479
　— の内在筋群　492, **510**, 512
　— の背屈　479
　— の背側骨間筋　56, 58
足関節　425, 518
足関節窩　422, 434, 470
　— の関節面　474
足根管　438, 475
足根管症候群　559
足根骨　40, **436**
　—《四肢動物の》　20
　— の発生　19
足根中足関節（リスフラン関節）　**470**, 472, 478
足根洞　436
足趾　14, 510, 562
足跡　483
足跡幅　491
足底　490, **582**
足底弓　480
足底筋（群）　57, 59, 492, **506**, 510, 512, 516, 518, 525, 526, 530
　— の腱　540
足底腱膜　482, 489, 490, 534
　— の横束　534

足底腱膜炎　489
足底交叉　508, 531
足底踵骨棘　489
足底静脈弓　544
足底動脈　581
足底皮枝《伏在神経の》　565
足底方形筋　471, 482, 489, 492, **512**, 536, 538
足底面の皮膚　564
足背　31, 37, 562, **584**
足背筋群　492, 510
足背静脈弓　544
足背静脈網　544, 562
足背動脈　71, 542, 583, 584, 586
　— の弓状動脈　542
　— の深足底枝　582
　— の脈診　585
速筋線維　60
側芽　105
側角《脊髄の》　81
側胸部　36
側切開《会陰の》　241
側頭下部　36
側頭筋　11
側頭骨　33
　— の茎状突起　11, 128
側頭直筋　158
側頭部　36
側板中胚葉　6
側副枝
　—《肋間神経の》　213
　—《肋間動脈の》　199
側副靱帯
　—《遠位指節間（DIP）関節の》　298, **304**
　—《近位指節間（PIP）関節の》　298
　—《中手指節（MCP）関節の》　298
　—《指の》　304
側腹筋群　152, 160
側腹筋腱膜　163
側腹部　36
側方変位　54
外がえし　504
外股歩行　431

た

ターフトウ損傷　485
多極性ニューロン　86
多乳頭症　216
多腹筋　61
多裂筋　152, **156**, 177
楕円関節　51, 308
大食細胞（マクロファージ）　16
体幹　24
　— の運動　165
　— の筋　153, 172
　— の後壁　210
　— の骨格　108
　— の参照線　34
　— の静脈　200
　— の神経　204
　— の神経堤　7
　— の前壁　214
　— の動脈　198
　— の分節動脈　12
　— のリンパ管　202
　— のリンパ節　202
体幹壁
　— の筋膜　68
　— の静脈　200
体腔　3, 7
　— の筋膜　68

体肢
　— の回転　21
　— の基本構造　20
体肢芽　2, 10, 14, 90
体重　22
　— の増加　4
体重指数（BMI）　23
体循環　70
　—《胚内の》　12
体性運動神経　239
体性運動性核群　81
体性運動性線維　85
体性感覚神経　239
体性感覚性核群　81
体性感覚性線維　85
体性筋　153
体節　6, 90
　— の形成　6
体長の成長　4
体表
　— の神経　206, 208, 388, 390, 562, 564
　— の脈管　206, 208, 388, 390, 562, 564
体表解剖
　—《女性の》　30
　—《男性の》　31
体表外胚葉　6, 82
体表面積　22
　— と年齢との関係　23
体部位局在性　94
対角結合線　149
胎児期　4
胎盤　8, 79
胎盤関門　9
胎盤循環　12
胎盤中隔　9
胎盤葉　9
胎膜　8
大陰唇　188, **240**, 246
　— の内面　244
　— の発生　230
大円筋　57, 59, 174, 285, 310, **320**, 338, 345, 346, 350, 378, 390
大角《舌骨の》　11
大胸筋　31, 56, 58, 152, 172, 207, 273, 285, 310, **322**, 338, 348, 378
　— の胸肋部　173, 184, **322**, 348
　— の鎖骨部　173, **322**, 348
　— の腹部　173, 184, **322**, 348
大頬骨筋　56, 58
大結節《上腕骨の》　32, 40, 251, **256**, 258, 284, 285
大結節稜《上腕骨の》　173, **256**
大後頭孔　130
大後頭神経　95, 208, **211**
大後頭直筋　57, 152, **158**, 178
大鎖骨上窩　36
大坐骨孔　151, 561, **572**
大坐骨切痕　147, **426**, 572
大耳介神経　95, 208, 211, **392**
大静脈間吻合　200
大静脈孔　168, **182**
大泉門　43
大前庭腺（バルトリン腺）　240, **243**, 244
大腿　422
　—《四肢動物の》　20
　— の横断面　541
　— の感覚異常痛　104
　— の筋　522
大腿管　223
大腿筋膜　570
大腿筋膜張筋　56, 58, 197, 492, **496**, 514, 521, 524, 526, 562
大腿脛骨関節　454

大腿後部　578
大腿後方筋群　492, **502**
大腿骨　29, **422**, 425, **428**, 454
　—《四肢動物の》　20
　— の外側顆　40, **422**, **428**, 430, 432, 454, 462
　— の外側顆上線　428
　— の外側上顆　32, **423**, **428**, **454**
　— の外側唇　428
　— の滑車面　433
　— の膝蓋面　**430**, **433**, 455
　— の内側顆　40, **422**, **428**, 430, 433, 462
　— の内側顆上線　428
　— の内側上顆　32, **423**, **428**, **454**
　— の内側唇　428
　— の発生　19
大腿骨幹　452
大腿骨近位部骨折　446
大腿骨頭　40, 422, **428**, 430, **431**, 440, 446, 448
大腿骨頭骨折　54, **446**
大腿骨頭軸　431
大腿骨頭体角　429
大腿骨体　428
大腿骨頭　40, 424, 428, **430**, 440, 442, 446, 448, 452
　— の骨化中心　452
　— の無血管性壊死　445
　— の発生　15
大腿骨頭窩　430, 444, 447
大腿骨頭靱帯　442, 444–446, 448
　— の発生　15
大腿三角　36, 566
大腿四頭筋　31, 56, 165, 492, **500**, 501, 516, 522, 540, 550
　— の働き　52
大腿枝《陰部大腿神経の》　206, 212, 221, 550, 551, 563
大腿膝窩静脈　544
大腿静脈　29, 71, 197, 200, 206, 233, **236**, 540, **544**
大腿神経　95, 197, 212, 218, **493**, 494, 514, 516, 548, 550, 553, 566, 569
　— の感覚神経支配領域　553
　— の筋枝　548, 553
　— の前皮枝　206, 212, **550**, 553
　— の損傷　104
大腿深静脈　29, 544
大腿深動脈　29, **71**, 445, 542, 566, 568
大腿前部　566
大腿前方筋群　492, **500**
大腿中隔　222
大腿直筋　29, 56, 58, 197, 450, 492, 500, 514, 517, **520**, 522, 524, 526, 540, 562
　— の屈曲頭　501
　— の直頭　501
大腿動脈　29, 71, 197, 198, 206, 218, 540, **542**, 566, **568**
　— の結紮　568
大腿二頭筋　57, 59, 492, **502**, 514, 516, 522, 524, 526, 528, 564
　— の短頭　29, 503, 540
　— の長頭　29, 503, 540
大腿部　29
　— の筋　492
大腿ヘルニア　220, **222**
大腿方形筋　57, 59, 492, **496**, 523, 525, 526, 576
　— への筋枝《仙骨神経叢の》　554
大腿輪　220, 567
大腸　24
大転子　32, 40, 422, 425, **428**, 430, 448, 452, 572

大殿筋　57, 165, 189, 446, 492, **496**, 514, 524, 526, 564
大動脈弓　198
　― の発生　10, 12
大動脈根　3
大動脈壁　72
大動脈裂孔　168, 182
大内臓神経　102
大内転筋　29, 57, 59, 492, **498**, 514, 520, 522, 540, 550
大脳鎌　113
大脳脚　80
大脳皮質運動野　86
大伏在静脈　29, 71, 200, 214, **544**, **563**, 580, 585
大伏在静脈瘤　545
大腰筋　152, **162**, 165, 175, 182, 492, 494, 520, 550
大腰筋弓　168
大菱形筋　57, 59, 152, 172-174, 273, 310, **314**, 345, 346, 376
大菱形骨　40, **264**, **266**, 303, 306, 411, 416
大菱形骨結節　32, 251, **264**, **266**, 302
縦アーチ《足の》　508
縦軸（垂直軸）　27
単純X線診断法　284
単純骨折　54
短回旋筋　152, **156**
短骨　40
短趾屈筋　482, 489, 492, **512**, 535, 536, 538
短趾伸筋　56, 58, 471, 492, **510**, 528, 532
　― の腱　586
　― の停止腱　511
短縮変位　54
短小指屈筋　58, 310, **334**, 358, 364, 366, 384
短小趾屈筋　492, **510**, 534, 536, 538
短掌筋　56, 58, 310, **334**, 362
短足筋群　482
短頭
　―《上腕二頭筋の》　**324**, 338, 356
　―《大腿二頭筋の》　29, 503
短橈側手根伸筋　57, 59, 310, **330**, 340, 342, 352, 354, 356, 360, 378, 382, 411
　― の腱　354
　― の停止腱　360
短内転筋　492, **498**, 514, 522, 527, 540, 550
短腓骨筋　57, 59, 471, 492, **504**, 518, **528**, 530, 537, 538
　― の停止腱　505
短母指外転筋　310, **334**, 364, 366, 386
短母指屈筋　310, **334**, 366, 378, 384, 386
　― の深頭　334, 365, 366
　― の浅頭　334, 335, 362, 364, 366
短母指伸筋　57, 59, 310, **332**, 340, 342, 354, 356, 360, 378, 382, 411
短母趾屈筋　492, **510**, 534, 536, 538
　― の外側頭　511, 537
　― の内側頭　511, 537
短母趾伸筋　56, 58, 492, **510**, 528, 532
　― の腱　586
　― の停止腱　511
短肋骨挙筋　**154**, 177
男性
　― の外陰部　236, 238
　― の骨盤　146, **191**
　― ― の靱帯　148
　― の体表解剖　31
　― の内生殖器　232
男性仮性半陰陽　231

男性生殖器　230, 232
断層撮影の基準面　28
弾性型動脈　70
弾性線維　73

ち

恥丘　**30**, **188**, 207, 240
恥骨　40, 427
　― の発生　19
恥骨下角　146, 147, **149**
恥骨下枝　**147**, 170, 188, 190, 426
恥骨弓　147, **149**
恥骨弓靱帯　193
恥骨筋　56, 58, 197, 223, 492, **498**, 514, **522**, 527, 550, 553
恥骨筋線　428
恥骨結合　32, 40, 43, 111, 146, 148, **427**, 442
恥骨結合面　426
恥骨結節　32, 146-148, 423, 425, 426, 442
恥骨後隙　196
恥骨枝　566, 568
恥骨櫛　146
恥骨櫛靱帯（クーパー靱帯）　227, 567
恥骨上枝　**147**, 188, 426
恥骨体　426, 447
恥骨大腿靱帯　442
恥骨脱臼　443
恥骨直腸筋　152, **170**, 193-195
恥骨尾骨筋　152, **170**, 193-195
恥骨部　36, 207
遅筋線維　60
緻密骨　41
　― の発生　17
腟　188, 190, 197, **240**, 244
腟口　188, 240, 244, 246
腟前庭　190, **240**, 243, 244, 246
　― の発生　230
腟脱　171
着床　8
［中］腋窩線　34
中央筋区画　512, 541
中外側型椎間板ヘルニア　139
中間筋膜　68
中間楔状骨　**436**, 439, 470, 472, 488
中間腱　61
中間広筋　29, 56, 58, 492, 500, **521**, 522, 526, 540
中間骨　20
中間仙骨稜　122
中間線《腸骨稜の》　146
中間足背皮神経　556, 558, **563**, 584
中間帯《指背腱膜の》　361
中間中胚葉　6
中間洞　77
中関節上腕靱帯　276, 283
中脚　20
中距骨関節面　**436**, 438
中頸神経節　102
中膝動脈　542, **579**, 581
中斜角筋　**166**, 180, 375, 393, 398
中手間関節　300
中手筋　310, 336
中手骨　33, 40, **264**
　―《四肢動物の》　20
　― の横断面　305
　― の骨化　18
　― の体　264
　― の底　264
　― の頭　264
　第1中手骨　**264**, 306

　― の体　306
　― の底　306
　― の頭　411
　第2中手骨　328, 330
　― の体　331
　― の底　329, 331
　― の頭　331
　第3中手骨　361
　― の底　331, 335
　第5中手骨　250
　― の体　250
　― の底　250, 332
　― の頭　250
中手骨頭間静脈　**371**, 391
中手指節（MCP）関節　32, 250, 251, **265**, **308**
　― の側副靱帯　298
　第1中手指節関節　308
中手指節関節線　388
中踵骨関節面　437
中心腋窩リンパ節　**217**, 373
中心端角　453
中神経幹　**93**, 374, 398
中枢神経系　80, 85, 100
中枢性リンパ性器官　76
中節骨《足の》
　第4中節骨　471
　第5中節骨　436, 488
中節骨《手の》　250
　第2中節骨　250, 264, 337
　第4中節骨　250
中足　437
中足アーチ　481
中足間関節　470
中足間骨　439
中足骨　40, 436, 470, 471
　―《四肢動物の》　20
　― の発生　19
　第1-5中足骨　488
　第1中足骨　40, **436**, 438
　― の底　472
　― の頭　480, 485
　第1中足骨間角　486
　第5中足骨　437
　― の底　472
　― の頭　480
　第5中足骨粗面　32, 423, 436, 472, 532
中足骨骨折　439
中足骨部位　541
中足趾節（MTP）関節　32, 423, **470**, **471**, 472, 484
　― の関節包　511
　第1中足趾節関節　479
中側副静脈　400
中側副動脈　369, 400, **401**, 407
中直腸動脈　238
中殿筋　57, 59, 174, 446, 448, 492, **496**, 514, 522, 524, 526, 564
　― の働き　52
中殿皮神経　95, 205, **208**, 210, **565**, 570, 577
中脳　80
中脳胞　80
中胚葉　6, 7, 14
中腹部　207
中膜　72
中立姿勢法　52
虫垂　76
虫様筋
　―《足の》　492, **512**, 535, 536, 538
　―《手の》　58, 310, **336**, 358, 362, 364, 366, 386
　第1虫様筋　378
　第2虫様筋　378

第3虫様筋　378, 384
第4虫様筋　378, 384
虫様筋腱線維《指背腱膜の》　361
肘窩　30, 370, 406
肘窩深部　406
肘関節　40, 250, 261, 288, 290, 340
　― の運動軸　296
　― の画像　292
　― の回外　340
　― の回外筋　341
　― の回内　340
　― の回内筋　341
　― の関節包　290, 291
　― の屈曲　340
　― の屈筋　341
　― の支点　53
　― の伸筋　341
　― の伸展　340
　― の靱帯　290
肘関節動脈網　368
肘筋　57, 59, 310, **326**, 340, 346, 378, 382
肘正中皮静脈　370, 388, **389**
肘頭　31, 33, 40, 250, **260**, 262, 288, 292
肘頭窩　**256**, 258, 288, 290, 292
肘頭皮下包　289
肘動脈網　407
肘内障　297
肘部管症候群　104, 384
肘リンパ節　372
柱脚　20
長回旋筋　152, **156**
長胸神経　204, **311**, 314, 375, **376**, 395, **397**
長骨（長管骨）　16, 40, 41, **54**
　― の外環状層板　41
　― の内環状層板　41
　― の発生　16
長趾屈筋　57, 59, 438, 471, 489, 492, **508**, 518, **530**, 533, 536, 539
　― の腱　513
　― の腱膜　587
　― の停止腱　513
長趾伸筋　56, 58, 471, 492, **504**, 518, 528, 532, 540
　― の腱　489, 505
長掌筋　56, 58, 310, **328**, 340, 342, **352**, 356, 362, 378, 386, 388, 418
　― の腱　388, 418
　― の停止腱　362
長足底靱帯　474, **476**, 482, **537**, 538
長頭
　―《上腕三頭筋の》　338
　―《上腕二頭筋の》　**324**, 338
　―《大腿二頭筋の》　29, 503
長橈側手根伸筋　57, 59, 310, **330**, 340, 342, 354, 356, 378, 382, 411
　― の腱　354, 416
　― の停止腱　360
長内転筋　29, 56, 58, 492, **498**, 514, 520, 522, 527, 540, 550
長腓骨筋　56, 58, 471, 481, 492, **504**, 518, 524, 528, **530**, **536**, 538, 540, 564
　― の腱　505, 513
　― の停止腱　587
長母指外転筋　57, 59, 310, **332**, 340, 342, 354, 356, 367, 378, 382, 411
　― の腱　366
長母指屈筋　56, 58, 310, **328**, 342, 352, 356, 358, 362, 364, 367, 378, 386, 416
　― の腱鞘　416
長母指伸筋　59, 310, **332**, 354, 356, 360, 378, 382, 390, 411
　― の腱　354

長母趾屈筋　57, 59, 438, 471, 489, 492, **508**, 518, **530**, 535, 536, 540
　— の腱　509, 541, 559
　— の停止腱　485, 582, 587
長母趾屈筋腱溝　436
長母趾伸筋　56, 58, 492, **504**, 518, 528, 532, 562
　— の腱　505, 581, 584
長肋骨挙筋　**154**, 177
腸管　224
腸管神経系　83
腸管壁神経叢の原基　82
腸管リンパ節　76
腸脛靱帯　429, 497, 521, 522, 524, 540
腸骨　40, 146, 148, 150, 452
　— の弓状線　195, 426
　— の耳状面　150, 426
　— の殿筋面　148, 497
　— の発生　19
腸骨下端　452
腸骨下腹神経　95, 212, **548**, **550**
　— の外側皮枝　206, 208, 212, **550**, 563
　— の感覚神経支配領域　551
　— の前皮枝　206, 212, 219, **550**, 563
腸骨窩　146, 426
腸骨境界線　447
腸骨筋　**162**, 186, 190, 492, 494, 520, 522, 550
腸骨坐骨境界線　447
腸骨鼠径神経　95, 206, 209, 212, 218, 224, 236, **548**, **550**
　— の感覚神経支配領域　551
腸骨粗面　147, **150**, 426
腸骨体　426
腸骨大腿靱帯　**442**, 515
腸骨恥骨境界線　447
腸骨尾骨筋　152, **170**, 193-195
腸骨尾骨筋縫線　193, **194**
腸骨部（広背筋の）　172, 320
腸骨翼　147, **427**
腸骨稜　31, 32, 40, 109, 146-148, **207**, 209, 422, 425, 426, 564
　— の外唇　146
　— の中間線　146
　— の内唇　146
腸骨稜幅　149
腸恥筋膜弓　567
腸恥包　448, **567**
腸恥隆起　146, 567
腸腰筋　56, 58, **162**, 165, 197, 448, 450, 492, **494**, 514, 522, 527, 550
腸腰静脈　200, 212
腸腰靱帯　**148**, 442
腸腰動脈　198, 212
腸リンパ小節　76
腸リンパ本幹　202
腸肋筋　152, **154**, 176
跳躍伝導　101
蝶下顎靱帯　11
蝶番関節　51, 308
直筋現象　501
直接骨形成　17
直接鼠径ヘルニア（内鼠径ヘルニア）　220, **222**, **225**, 226
直腸　196
直腸前線維　193, 194
直腸前立腺筋膜　196
直腸膨大部　196
直立姿勢　52

つ

ツチ骨　11
つまむ動作　306
つま先立ち　519
椎間運動要素の構造　132
椎間円板　3, 43, 110, **124**, 136, 138
　—（イヌの）　3
　— の変性　138
椎間（円）板ヘルニア　138
椎間関節　51, 128, 130, 132
　— の関節包　126, 128-130
　— の関節面　132
椎間関節症　138
椎間孔　84, 110, **118**, 120, 138, 205
　— を通る脊髄神経　92
椎弓　**114**, 116, 126
　—（イヌの）　3
椎弓根　**114**, 117, 121
椎弓板　**114**, 117, 119, 121
椎孔　**114**, 117
椎骨
　— の棘突起　109
　— の鉤状突起　114, 134
　— の構造　114
　— の上関節突起　110, **114**, 115-123, 132
椎骨間の連結　132
椎骨動脈　134, **198**, 211, 369, 393, 396, 403, 405
椎骨動脈溝　116, 117, 211
椎骨動脈三角　211
椎骨部（広背筋の）　172, 320
椎前葉　175
椎体　114
　—（胸椎の）　118
　—（頸椎の）　114, 116
　—（腰椎の）　120
　— の海綿骨　125
　— の骨端輪　121, 124
椎体原基　112
椎体骨折　138
椎体終板　138
椎体静脈　137, 201
椎体靱帯　126
椎体軟骨終板　138
椎体変形　138
椎板　7, 112
通路ボタン　87
土踏まず　480
槌状母趾　486, 487
蔓状静脈叢　233, 234

て

テクネチウム 99 m 標識硫黄マイクロコロイド　217
テストステロン　230
デュシェンヌ徴候　515
デュシェンヌ跛行　451, **554**
デュブイトラン拘縮　362
デルマトーム（皮膚分節）　**91**, 92, **94**, 389, 391, 563
てこ　53
手 →「しゅ」　264
　—（四肢動物の）　20
　— に内在する靱帯　300
　— の解剖学的方向を表す用語　264
　— の関節区画　300
　— の機能的肢位　309
　— の筋　310, 366
　— の腱鞘　358

　— の骨の関節　250
　— の伸筋支帯　57, 59
　— の靱帯　298
　— の全長　251
　— の背屈による骨折　269
　— の背側骨間筋　57
低圧系　70, 72
底脚　20
底屈　518
底屈筋　519
底側　26
底側骨間筋　492, **512**, 534, 536, 538, 541
底側趾静脈　544
底側趾神経　104
底側踵舟靱帯　474, 476, 482
底側踵立方靱帯　510
底側靱帯　**481**, 484, 538
底側中足静脈　544
底側中足動脈　**542**, 582
底板　81
釘植　43
停止腱　61
　— の障害　489
停留精巣　232
転子下骨折　446
転子貫通骨折　446
転子間骨折　446
転子間線　**428**, **440**, 442
転子間稜　**428**, 442
転子部骨折　446
転子包　446, 448, 573
伝達物質　79
殿筋粗面　428
殿筋の働き　52
殿筋面（腸骨の）　426
殿溝　30, 564, 570
殿部　30, 36, 570, 572
　— の筋　494, 496, 498, 522
殿裂　30, 189, 209, 423
電気的神経刺激　398

と

トーマス手技　450
トルコ鞍　129
トレンデレンブルク試験　554
トレンデレンブルク徴候　497, 515, 554
トロポニン　63
トロポミオシン　63
ドッドの静脈群　544
豆鉤靱帯　419
豆状骨　32, 40, 251, 264, **266**, 302, 416
島　80
透明骨格標本　14
透明帯　5
頭化　3
頭蓋　24
頭蓋顔面骨欠損　254
頭蓋-脊柱連結　131
頭蓋内の静脈　71
頭頸部の神経堤由来器官　83
頭最長筋　**154**, 177, 178
頭長筋　152, **158**
頭頂屈　80
頭頂骨　33, 40
　— の発生　14
頭頂部　36
頭殿長（CRL）　4
頭半棘筋　57, 59, **156**, 176, 178
頭板状筋　57, 59, **154**, 176, 178
頭部　24

　— の神経堤　7
　— の神経堤由来　83
橈屈（橈側外転）　309, 342
橈屈筋　343
橈屈制限　343
橈骨　40, 250, **260**, 291
　— の遠位端骨折　269
　— の関節窩　260, 263, 289, 291, 294
　— の関節面　262
　— の茎状突起　30, 32, 251, **260**, 262, 266, 390, 411
　— の鉤状突起　262
　— の骨化　18
　— の骨間縁　260, 294
　— の手根関節面　267, 295
　— の発生　14
橈骨窩　**256**, 258, 288
橈骨管症候群　104
橈骨頸　**260**, 288
橈骨骨間縁　263
橈骨手根移行部　268
橈骨手根関節　40, 261, **265**, 267, 268, 300, **308**, 342
　— の関節包　267
橈骨静脈　71, 371
橈骨神経　95, 311, 338, 342, 374, **378**, 380, **382**, 395, 396, 400, 405, 413
　— の運動枝　382
　— の感覚神経支配領域　383
　— の筋枝　**382**, 406
　— の深枝　**382**, 406
　— の浅枝　378, 382, 389, 391, 406, 408, 411, 416
　— の損傷　104
　— の背側指神経　411
橈骨神経管　382, 406
橈骨神経溝　**256**, 258, 405
　— を通る橈骨神経　405
橈骨神経障害　382
橈骨切痕　260, **262**, 289, 291
橈骨粗面　**260**, 263, 292
橈骨体の前面　260, 263
橈骨頭　33, 40, 250, **260**, 262, 288, 292, 295
　—（深指屈筋の）　328
　—（浅指屈筋の）　353
　— の関節環状面　**260**, 263, 288
　— の半月　291
橈骨頭窩　294
橈骨頭骨折　293
橈骨動脈　**71**, 356, **368**, 401, **406**, 408, 410, 412, 414, 418
　— の浅掌枝　369, 412, 414
　— の背側手根枝　369, 410
橈骨輪状靱帯　289, **290**, 294, 297
橈尺関節　268, 296
橈側窩（解剖学的嗅ぎタバコ入れ）　390, 411
橈側外転（橈屈）　309, 343
橈側筋群　310
橈側手根屈筋　56, 58, 303, 310, **328**, 340, 342, **352**, 356, 367, 378, 386, 418
　— の腱　366
橈側手根隆起　303
橈側正中皮静脈　370
橈側側副静脈　400
橈側側副動脈　**369**, 400, 407, 410
橈側の筋　330
橈側反回動脈　369, **401**, 406
橈側皮静脈　71, 200, 206, **370**, 388, 391, 394
橈側壁静脈　214
橈側リンパ管群　372
動眼神経　102
動筋　44

動的足底圧測定　483
動的足底圧分布図　564
動脈　72
動脈血圧の変化　73
動脈壁　73
瞳孔線　133
特発性骨折　54
凸凹の法則　51

な

ナメクジウオ　2
内陰部静脈　197, 200, **238**, 242, 572–574, **576**
内陰部動脈　197, 237, 238, **242**, 573, 574, **576**
内果　30, 32, 40, 54, 422, **434**, 470, **474**, **562**, 564, 581
内果管　581
内果関節面　435
内果溝　434
内果枝《後脛骨動脈の》　**542**, 581
内果面《距骨滑車の》　**438**, 473
内外反ストレステスト　465
内環状層板《長骨の》　41
内胸静脈　200, 213, **214**, 217
内胸動脈　71, **198**, 206, 213, **214**, 217, 369, **393**, 396
　— の貫通枝　199
　— の胸骨枝　199
　— の前肋間枝　198
　— の内側乳腺枝　199
内腔《神経管の》　81
　— の半径　72
内頚静脈　**71**, **200**, 393
内頚動脈　71
　— の発生　12
内腱周膜（腱周膜内葉）　64
内肛門括約筋　196
内後頭隆起　128
内後頭稜　128
内骨盤筋群　492, 494
内在靱帯　298
内耳原基　153
内唇《腸骨稜の》　146
内精筋膜　224, 225, **233**, 234
内旋《肩関節の》　338
内旋筋《肩関節の》　339
内鼠径ヘルニア（直接鼠径ヘルニア）　220, **222**, **225**, 226
内臓　24
内側腋窩隙（三角間隙）　404
内側縁　33
　— 《肩甲骨の》　174, 209, 251, **255**
　— 《上腕骨の》　256, 258
内側横膝蓋支帯　457
内側下膝動脈　542, **568**, **579**, 581
内側下腿皮枝《伏在神経の》　553
内側顆
　— 《脛骨の》　32, 423, **434**, 454
　— 《大腿骨の》　40, **422**, **428**, 430, 433, 462
内側顆上線《大腿骨の》　428
内側顆上稜《上腕骨の》　**256**, 288
内側顆関節面《膝蓋骨の》　455
内側脚《浅鼠径輪の》　218
内側弓状靱帯《腰筋弓》　168
内側胸筋神経　311, 314, 338, 375, **378**, 393, 394
内側筋区画　492, 510, 541
内側結節《距骨後突起の》　438, 488
内側楔状骨　**436**, 438, 470, 473

内側広筋　29, 56, 58, 492, 500, **520**, **522**, 527, 540, 562
内側根《正中神経の》　374, 375, 387
内側臍ヒダ　220, 225
内側手根側副靱帯　298, 300
内側種子骨《足の》　484
内側縦膝蓋支帯　457
内側踵骨枝《脛骨神経の》　556, 580
内側上顆
　— 《上腕骨の》　32, 251, **256**, **258**, 261, 288, 290, 292, 328
　— 《大腿骨の》　32, **423**, **428**, 454
内側上顆炎　343
内側上膝動脈　542, **568**, **579**, **581**
内側上腕筋間中隔　65, 356, **400**
内側上腕皮神経　95, 206, 375, **378**, 380, 383, 400
　— の感覚神経支配領域　378
内側神経束《腕神経叢の》　**93**, 311, **374**, 387, 395–397
内側唇《大腿骨の》　428
内側靱帯　476
内側前腕皮神経　95, 370, **378**, 380, 383, 389, **391**, 397, **406**
　— の感覚神経支配領域　378
内側鼠径窩　220, **225**
内側足根動脈　542, **581**
内側足底溝　582
内側足底静脈　544
内側足底神経　95, 493, 549, 582, 587
　— の損傷　104
内側足底中隔　534
内側足底動脈　**581**, **583**, 587
　— の深枝　542, **582**
　— の浅枝　542, 581, 582
内側足背皮神経　556, 558, **563**, 584
内側側副靱帯
　— 《膝関節の》　**45**, 455–457, **458**, 469
　— 《上橈尺関節の》　289, 290, 294, 296
内側大腿回旋静脈　544
内側大腿回旋動脈　445, **542**, **568**, 578
　— の枝　573
内側大腿筋間中隔　540
内側頭
　— 《上腕三頭筋の》　326, 346, 356
　— 《短母趾屈筋の》　537
　— 《母趾内転筋の》　511
内側乳腺枝
　— 《内胸動脈の》　217
　— 《肋間神経の》　205, 206
内側半月　**45**, **458**, 460–462, 469
内側皮枝《肋間動脈の》　199
内側腓腹皮神経　556, 565, **578**, 584
内側翼突筋　11
内弾性膜　72, 73
内腸骨静脈　71, **200**
内腸骨動脈　**71**, 198, 212, 542, 566, **568**, 576
内腸骨リンパ節　**202**, 242, 547
内転《肩関節の》　338
内転筋管　542, 544, **568**
内転筋（群）　197, 492, 498, 562
　— 《肩関節の》　339
内転筋結節　428
[内転筋]腱裂孔　499, **522**, 544, 568, 578
内尿道口　191, **237**
内胚葉性の咽頭嚢　10
内反　27
内反股　429
内反膝　424
内反尖足　519
内皮　72
内皮細胞　75

内側広筋　29, 56, 58, 152, **160**, 163, 165, 174, **184**, 186
内腹斜筋腱膜　184
内分泌　79
内分泌腺　78
内ヘルニア門　227
内閉鎖筋　57, 59, 189, 190, 193, 197, 492, **496**, 514, 520, 525–527, 561, 574
　— への筋枝《仙骨神経叢の》　554
内膜　46
内膜下層（滑膜下結合組織層）　46
内肋間筋　58, **166**, 180
　— の作用　167
長いヒモ　**361**, 413
軟骨外骨化　14
軟骨管腔　15
軟骨形成層　15
軟骨形成不全症　14
軟骨結合　42, 43
軟骨細胞（群）　49
軟骨周囲骨襟　16
軟骨性寛骨臼蓋　452
軟骨性結合　142
軟骨内骨化　55
軟骨内骨形成　17
軟骨による連結　42
軟骨変性　138
軟骨膜　16
軟部組織による関節運動の制限　52

に

ニッスル小体（虎斑物質）　86, 105
ニューロン　87
　— のシナプス結合　87
　— の電子顕微鏡像　86
二次海綿骨　16
二次筋線維束　62
二次骨化中心　14, 16
二次性リンパ性器官　76
二次リンパ小節（濾胞）　77
二重束再建術　467
二頭筋　61
二腹筋　61
二分膝蓋骨　433
二分靱帯　476
二分脊椎　112
握る動作　306
肉様膜　225
乳管　216
乳管洞　216
乳癌　217
乳腺　216
乳腺枝　217
乳腺小葉　216
乳腺傍リンパ節　217, 373
乳腺葉　216
乳腺稜　216
乳頭　30, 207, **216**
　— 《皮膚の》　38
乳頭線　34
乳頭体　80
乳頭突起《横突起の》　**114**, 120
乳ビ槽　76
乳房　207
　— のリンパ管　217
乳房下部　36
乳房提靱帯（クーパー靱帯）　216
乳様突起　33, **128**, 312
乳輪　30, 207, **216**
乳輪腺　216
尿管　24
尿管口　191

尿生殖隔膜　152, 170, **190**, 237, 574
尿生殖器　577
尿生殖器領域　560, 577
尿生殖洞　230
尿生殖ヒダ　230, 232
尿生殖部　37, 188
尿生殖裂孔　171
尿道　244
　— の陰茎部　196, 236
　— の海綿体部　196, 236
　— の隔膜部　191, 196
　— の前立腺部　196
尿道下裂　231
尿道海綿体　191, 196, 237, 238
　— の発生　230
尿道海綿体白膜　236
尿道括約筋　170
尿道球　191, 197, 232, **237**
尿道球静脈　238
尿道球腺（カウパー腺）　196, 232, 238
尿道球動脈　238
尿道手綱　244
尿道舟状窩　237, 244
尿道動脈　236, 238
尿道傍管　243
尿道面　237
妊娠期間　4

ね

捻転角　431
捻転骨折（ラセン骨折）　54

の

ノルアドレナリン　103
脳　24
　— の毛細血管　101
脳幹　102
脳神経　85
脳脊髄液の検査　136
脳胞　80
脳梁　113
囊状陥凹　289, 290

は

ハイ・アーチ　487
ハウシップ窩　17
ハウシップ-ロンベルク症候群　104
ハヴァース管　41
　— の中の血管　41
　— の発生　17
ハグルンド変形　489
ハムストリングス　165, 492
ハンマー趾　487
バクスター神経　556, 559
バケツ柄状断裂《関節半月の》　461
バルトリン腺（大前庭腺）　240, **243**, 244
バルトリン腺炎　243
パーキンス-オムブレダン線　453
パイエル板　76
パイプカット　233
パチニ小体　46
パラテノン　64
はさむ動作　306
把持動作　306
破骨細胞　41
　— の発生　17

和文索引（は，ひ，ふ）

破軟骨細胞　16
張り綱理論　429
馬尾　113, 136, 555, 576
背筋群の働き　52
背屈
　―《手関節の》　342
　―《足関節の》　518
背屈筋
　―《手関節の》　343
　―《足関節の》　519
背側　26
背側距舟靱帯　476
背側結節　260, 262, 266, 359
背側腱区画　359
背側骨間筋
　―《足の》　56, 58, 492, **512**, 535, 536, **538**, 541
　―《手の》　57, 59, 310, **336**, 358, 360, 366, 378, 384
　第1背側骨間筋　360
背側根（後根）《仙骨神経の》　555
背側指静脈　**371**, 391
背側指神経　378, 382, 384, 391, 411-413
背側指動脈　**369**, 410, **412**
背側趾神経　556
背側趾動脈　586
背側手根間靱帯　298
背側手根腱鞘　359
背側手根枝
　―《尺骨動脈の》　369, 410
　―《橈骨動脈の》　369, 410, 415
背側手根中靱帯　298
背側手根動脈網　369, 410
背側-掌側軸　309
背側踵立方靱帯　476
背側（正中）型椎間板ヘルニア　139
背側足根靱帯　476
背側大動脈　10, 12
背側中手靱帯　298
背側中手動脈　369, **410**, 415
背側中足静脈　544
背側中足靱帯　477
背側中足動脈　542, **584**, 586
背側橈骨三角骨靱帯　301
背側橈骨尺骨靱帯　**294**, 295, 298, 301
背側橈骨手根靱帯　**296**, 298, 301
背部の筋　174
肺　24
　―の毛細血管領域　70
肺芽　10
肺胸膜　181
肺循環　70
肺静脈　70
肺動脈　70
　―の発生　12
胚外中胚葉　6
胚子　4
胚子期　4
胚性幹細胞　5
胚内中胚葉　6
胚発生　2
胚盤　4, 5
胚盤胞　5, 8
胚盤腔　5
胚盤葉下層　6
胚盤葉上層　6
白交通枝　**89**, 205
白質　81, 89
白線　**31**, 161, 162, **184**, 187, 207, 228
白皮症　83
白膜　234
　―による新亀頭の被覆　247
剝離骨折　54

薄筋　29, 56, 58, 492, 498, 514, 516, 520, 522, 525, 526, 530, 540, 550
反回骨間動脈　368, 407, 410
反回神経　11
反射　96
反射弓　98
反転靱帯　219
半陰陽（インターセックス）　231
半関節　42, 151, 308
半奇静脈　13, **200**
半球溝（終脳間脳溝）　80
半棘筋　156
半月線　31, 185, 207
半月大腿靱帯　457
半月板後角　456
半腱様筋　29, 56, 58, 492, **502**, 514, 516, 520, 525, 526, 530, 540, 564
半数体　5
半仙椎化　111
半膜様筋　29, 31, 57, 59, 492, **502**, 514, 516, 520, 525, 526, 540, 564
　―［の滑液］包　456
半腰椎化　111
瘢痕ヘルニア　228
板状筋　61, 152, **154**

ひ

ヒアルロン酸　45, **47**
ヒダ　44
ヒト絨毛性ゴナドトロピン（HCG）　9
ヒト初期発生　6
ヒト胚　4
ヒモ　**361**, 413
ヒューター三角　290
ヒューター線　290
ヒラメ筋　31, 57, 59, 492, 506, 528, **530**, 540
　―［の］腱弓　506, 559, **580**
ヒラメ筋線　**434**, 506
ヒルゲンライナー線　453
ヒルゲンライナーによる寛骨臼蓋角　453
ヒルシュスプルング病　83
ピアノの鍵盤サイン　272
ピボットシフトテスト　465
引っかける動作　306
引張力を受ける骨梁　429
皮下組織　38, 187, 388
皮脂腺　38
皮質　77
皮質運動ニューロン　99
皮質深層（傍皮質）　77
皮質脊髄路　98
皮神経　92
皮内血管　233
皮板　7, 112
皮膚　38, 388
皮膚感覚受容器　89
皮膚血管　389
皮膚分節（デルマトーム）　**91**, 92, **94**, 389, 391, 563
皮膚分節形成の系統発生的由来　92
非羽状筋　60
非常在骨　40
非連続性毛細血管　75
疲労骨折　54
被覆筋膜深層　68
被覆筋膜浅層　68
被覆筋膜中間層　68
被覆小胞　78
被包脱落膜　8
脾静脈　71

―の発生　13
脾臓　76
脾動脈　71
腓骨　40, 425, **434**, 439
　―の外側面　434
　―の内側面　434
　―の発生　19
腓骨管症候群　104
腓骨筋
　第3腓骨筋　56, 58, 492, 504, 528, 532
腓骨頭　434
腓骨静脈　544, 585
腓骨体　434
腓骨頭　31, 32, 40, **434**, 562
腓骨動脈　71, 542, **580**, 585
　―の外果枝　542, **581**
　―の貫通枝　542, **580**, 586
　―の交通枝　542, 580
　―の踵骨枝　542
腓側　26
腓側骨　20
腓腹筋　31, 57, 59, 492, 506, 516, 526, **528**, 540, 562, 564
　―の外側腱下包　456
　―の外側頭　507, **528**, 530, 540
　―の内側腱下包　456
　―の内側頭　456, 507, 530, 540
腓腹交通枝　556, 557
腓腹静脈　544
腓腹神経　95, **549**, 563, 565, 570, 580, 584
腓腹動脈　542
尾骨　40, 113, **122**, 146, 150, 188
尾骨角　122
尾骨筋　192, **194**, 576
尾骨神経　548, **549**, 560, 561
尾骨神経孔　6
尾骨神経叢　**204**, 549, 560
尾側　26, 85
尾側神経孔　6
尾体節　153
尾方　6
眉毛下制筋　56, 58
微絨毛　9
鼻筋　56, 58
鼻孔　5
鼻骨　32
鼻根筋　56, 58
鼻中隔　114
鼻部　36
膝　→「しつ」
肘　→「ちゅう」　406
　―の外側側副靱帯　293
　―の動脈網　410
　―の内側側副靱帯　293
左胃動脈　71
左鎖骨下動脈　71
左鎖骨下リンパ本幹　202
左斜径　149
左鼠径部　207
左側腹部　207
左天蓋《横隔膜の》　169
左腰リンパ本幹　202
左腕頭静脈　71, **200**, 392
表在反射　96
表情筋　11
表皮　38, 388
病的骨折　54

ふ

ファーター-パチニ小体　39, 388
ファラオ式割礼　246

フォレル軸　85
フォン・ホッホシュテッター三角　573
フランクフルト面　28
フローゼ・アーケード　407
フロマン徴候　384
ブシャール関節症　48
ブチ三角　210
ブチ三角ヘルニア（下腰三角ヘルニア）　229
プリアピズム　239
プルキンエ細胞　86
プロテオグリカン　47
ぶんまわし（分回し）　515
不規則骨　40
不動連結　42
付着茎　14
浮遊肋　141
部分体重　53
　―の重心　53
部分分泌　78
伏在神経　29, 95, 548, 550, 553, **563**, 565, **569**, 580, 585
　―の膝蓋下枝　553, **563**
　―の足底皮枝　565
　―の損傷　104
　―の内側下腿皮枝　553
　―の皮枝　587
伏在裂孔　220, 224, 545, **546**
副甲状腺（上皮小体）　79
副交感神経系　102
副交感神経節　103
副交感性（臓性）神経節　83
副交感性脳神経核　102
副神経　210, **311**, 312, **392**, 402
副腎《腎上体》　79
副腎髄質　83
　―の原基　82
副腎性器症候群　231
副生殖器　232
副側副靱帯　304
副橈側皮静脈　370, **391**
副突起《腰椎の》　114
副半奇静脈　200
副伏在静脈　**544**, 563
副肋骨　114
腹圧性失禁　171
腹圧負荷　162, **164**, 168
腹横筋　56, 58, 152, **160**, 163, 165, 177, 182, 185, 186, 550
腹横筋腱膜　185
腹筋　165
腹腔　25, 35
腹腔神経節　102
腹腔動脈　71
腹斜筋　152, 160
腹側根（前根）《仙骨神経の》　555
腹側大動脈　10
腹側大動脈根　12
腹大動脈　198, 212, 568
腹直筋　56, 58, 61, 152, **162**, 165, 185, 186, 207
腹直筋鞘　163, 184
　―の外側壁　229
　―の後葉　161, 185, **186**, 214
　―の構造　186
　―の前葉　161, 184, **186**, 224, 322
腹直筋離開　228
腹部　24
　―《大胸筋の》　173, 184, **322**, 348
　―の臓側筋膜　68
腹部停留精巣　232
腹部ヘルニア　220
腹壁
　―の筋　152, 164, 184
　―の構造　186

608

和文索引（ふ，へ，ほ，ま，み，む，め，も，や，ゆ）

― の斜筋　184
― の浅リンパ管　203
腹壁層　225
腹膜　190, 221, 575
腹膜下腔（挙筋上腔）　190
腹膜下隙　24, **575**
腹膜外アプローチ（TEP）　227
腹膜外筋膜　68
腹膜外隙　24
腹膜腔　190, 575
腹膜後隙　24
腹膜鞘状突起　225
複合骨折　54
複雑骨折　54
物質交換　74
分界線　149
分水嶺　203
分節神経　112
分節性皮膚神経支配　563
分節動脈《体幹の》　12
分泌顆粒　78
分泌腺　79
分離脱出　139

へ

ヘッセルバッハ三角（鼠径三角）　219, 222, **225**
ヘルニア　222
― の治療　226
ヘルニア内容　222
ヘルニア嚢　222
ヘルニア被膜　222
ヘルニア門　222
ベイカー嚢胞　456
ベヒテレフ病　150
並行連結　87
並進運動　50
閉鎖管　**194**, 448, 552
閉鎖筋膜　189, **194**
閉鎖孔　146, 195, **426**, 575
閉鎖孔ヘルニア　229
閉鎖骨折　54
閉鎖静脈　200
閉鎖神経　95, 204, 212, 493, 514, 516, 548, **550**, **552**, 569, 576
― の感覚神経支配領域　552
― の後枝　548, **550**, 552
― の前枝　548, **550**, 552
― の走行　552
― の損傷　104
― の枝　552, 563, 565, 569
閉鎖帯（密着結合）　75, 101
閉鎖動脈　445, 542, **568**, 576
― との吻合枝（死冠）　220
閉鎖動脈前枝の穿通枝　246
閉鎖膜　148, **151**, 197, 444
閉塞した臍静脈　13
壁側胸膜　181
― の横隔部（横隔胸膜）　181, 186
― の肋骨部（肋骨胸膜）　**181**, 186
壁側筋膜　68
壁側骨盤筋膜　69, 575
壁側脱落膜　8
壁側板
― 《精巣周膜の》　225
― 《精巣鞘膜の》　234
壁側腹膜　186, 222, **575**
辺縁洞《リンパ節の》　77
変形性関節症　48, 135, 451
変形性肩関節症　48
変形性股関節症　48
変形性膝関節症　48
変形性脊椎関節症　48
変性腰椎脊柱管狭窄症　138
扁桃　76
扁平骨　40
扁平足　483

ほ

ホーフバウアー細胞　9
ホフマン-ティネル徴候　105
ホルモン　79
ホルモン生成　79
ホルモン分泌機構　78
ホロクリン分泌　78
ボイドの静脈群　544
ボトル徴候　386
ボフデレク三角（腰肋三角）　182
ポドグラム　564
歩行　490
歩行立脚期　53
歩幅　491
哺乳類
― の特徴　3
母指
― の鞍関節　308
― の鞍関節症　48
― の基底部の関節　308
― の手根中手関節　40, **250**, 265, 300, 306, 308
― の掌側指神経　412
母指 CM 関節症　307
母指球　388
母指球筋　310, **334**, 417
母指球筋枝　386
母指球枝《正中神経の》　417
母指主動脈　369
母指線（生命線）　388
母指対立筋　58, 310, **334**, 364, 366, 386
母指内転筋　58, 310, **334**, 358, 360, **364**, 384
― の横頭　334, **335**, 358, 362, 364
― の斜頭　334, **335**, 358, 362, 364
母趾　487, 562
― の中足趾節関節　510
― の内側足底動脈　583
― の背側趾神経　585
母趾外転筋　482, 489, 492, **510**, 534, 536, 538
母趾球　564
母趾内転筋　492, **510**
― の横頭　481, 510, 511, 536, 538
― の斜頭　481, 510, 511, 537, 538
方形回内筋　58, 310, **328**, 340, 352, 378, 386
方形筋弓（外側弓状靱帯）　168, 182
包茎　236
包皮　236
包皮垢　236
包皮小帯　236
包皮切除　236
放射性標識コロイド　217
放線冠細胞　5
放線状肋胸肋靱帯　**142**, 180, 271
放線状肋骨頭靱帯　145
胞状の軟骨部　16
蜂巣組織（足底の圧緩衝系）　490
縫工筋　29, 56, 58, 197, 207, 492, **500**, 501, 514, 516, 520, 522, 540, 550
傍皮質（皮質深層）　77
傍濾胞細胞（C 細胞）　79, 83
帽状腱膜　56, 58
膀胱　24
膀胱上窩　220
膀胱上ヘルニア　220
膀胱静脈叢　191, 238, 242
膀胱傍窩　191
膨隆　44
牧師の膝　463
勃起　239
勃起機能低下　239
勃起協力筋　243
勃起筋　170, 190

ま

マイスナー小体　38
マイスナー触覚小体　39, 388
マイネルト軸　85
マクロファージ（大食細胞）　16
膜性骨化（骨形成）　17, 55
膜電位　86
膜様層《浅腹筋膜の》　187
末梢神経（系）　84, 92, 96, 100, 104, 105
― の構造　83
― の発達　83
末梢伝達麻酔　398
末節骨《足の》　40, 471
第 1 末節骨　**436**, 438, 488
第 5 末節骨　436, 488
末節骨《手の》　250
第 1 末節骨　264
第 2 末節骨　264
末節骨粗面《手の》　264

み

ミエリン鞘　99
ミオシンフィラメント　63
ミクリッツ線　424
ミトコンドリア　86
ミハエリス菱形窩　30, 209, 572
見張り（センチネル）リンパ節　217
右陰核脚　244
右下肋高　207
右気管支縦隔リンパ本幹　202
右頸リンパ本幹　202
右鎖骨下動脈　393
右鎖骨下リンパ本幹　202
右斜径　149
右上肢の骨格　250
右上橈尺関節　291
右上肋間静脈　200
右鼠径部　207
右側腹部　207
右天蓋《横隔膜の》　169
右内頸静脈　392
右腰リンパ本幹　202
右卵黄静脈　13
右リンパ本幹　**202**, 217
右腕頭静脈　**200**, 392
短い項筋（群）　158, 178
短いヒモ　**361**, 413
密着結合（閉鎖帯）　75, 101

む

無肢症　14
無髄神経線維　101
無髄性軸索　83
無髄線維　83
無軟骨帯　263

め

メタ細動脈　75
メッケル軟骨　11
メッチェンフェンガー　269
メドゥーサの頭　200
メナール-シェントン線　453
メラニン芽細胞　82
メラニン産生細胞　83
メルケル細胞神経複合体　39
迷走神経　102

も

モーレンハイム窩（鎖骨下窩）　36, **392**, 394, 399
毛幹　38
毛根　38
毛細血管　72
毛細血管腔　101
毛細血管後括約筋　75
毛細血管後細静脈　74, 75
毛細血管床　72, 74
毛細血管前括約筋　75
毛細血管前細動脈　74, 75
毛細血管内皮細胞　75
毛細血管領域《肺の》　70
毛細血管ループ　17
毛細リンパ管　76, 77
毛包受容体　39
網状静脈瘤　545
門静脈（[肝]門脈）　70
門脈圧亢進　200
門脈循環　70
門脈大静脈間吻合　206
門脈洞　13

や

夜行性上腕痛　386
軛脚　20
薬指　358

ゆ

輸出リンパ管　77
輸入リンパ管　77
有茎鼠径皮弁　215
有茎皮弁　215, 369
有鈎骨　40, **264**, **266**, 303, 416
有鈎骨鈎　32, 251, **267**, 302
有髄神経線維　101
有髄性軸索　83
有髄線維　83
有頭骨　33, 40, **264**, **266**, 268, 416
― の骨化　18
有頭骨有鈎骨靱帯　300
幽門平面　35
遊脚　451
遊脚期　491
指
― と地面の距離　133
― の関節　308
― ― の運動　308
― の靱帯　304
― の側副靱帯　304

和文索引（よ，ら，り，る，れ，ろ，わ）

よ

羊膜　6
羊膜腔　6, 8
容量血管　70
腰横突間筋　550
腰外側横突間筋　**154**, 177
腰棘間筋　**156**, 177
腰筋弓（内側弓状靱帯）　168
腰三角　36
腰静脈　200
腰神経
　— の後枝　204
　— の前枝　548
腰神経叢　**204**, 212, 493, 548, **550**
腰仙骨角　111
腰仙骨神経幹　549
腰仙骨神経叢　84, 493, **548**
腰仙椎境界　111
腰体節　154
腰腸肋筋　**154**, 177
腰椎　24, 108, 110, 113, **120**
　— の横突起　110
　— の下関節突起　120
　— の下関節面　121
　— の上関節突起　120
　— の全可動域　133
　— の前弯　517
　— の断面解剖　136
　— の椎体　120
　— の副突起　114
　　第 1–5 腰椎　110
　　第 1 腰椎　110
　　　— の棘突起　140
　　第 2 腰椎　121
　　第 3 腰椎　168, 175
　　第 4 腰椎　121
　　　— の棘突起　109
　　第 5 腰椎　121
腰椎化　111
腰椎神経根圧迫　139
腰椎穿刺　136
腰椎槽　136
腰椎椎間板ヘルニア　139
腰椎部（横隔膜の）　152, 169
　— の右脚　168, 182
　— の左脚　168, 182, 183
腰動脈　198
腰内側横突間筋　**154**, 177
腰部前弯　111, 450
腰ヘルニア　210
腰方形筋　152, **162**, 175, 177, 182, 550
腰リンパ節　202, 547
腰肋　114
腰肋三角（ボフダレク三角）　182
抑制性シナプス後電位（IPSP）　86
翼状靱帯　130
翼状ヒダ　44, 462
翼板　81
横アーチ（足の）　508
横軸（水平軸）　27

ら

ライディヒ細胞　230
ラセン管　382
ラセン骨折（捻転骨折）　54
ラセン動脈　8, 239
ラックマンテスト　465
ラトケ囊　10
ラムダ縫合　33
ラレー裂（胸肋三角）　182
ラングハンス細胞　9
ランゲルハンス島（膵島）　79
ランビエの絞輪　101
卵黄循環　12
卵黄静脈　12
　— の吻合血管網　13
卵黄腸管　12
卵黄動脈　12
卵黄囊　6, 8, 12
卵管　190, 196, **240**
卵子　5
　— の形成　5
卵子発生　5
卵巣　79, 190, 196, **240**
卵巣静脈　13, 71
卵巣精索　231
卵巣提索　190
卵巣動脈　71
卵母細胞　5

り

リウマチ性関節炎　456
リスフラン関節（足根中足関節）　**470**, 472, 478
リスフラン関節線　471
リスフラン靱帯　477
リンパ　76, 77
　— の流れ
　——（女性外陰部の）　242
　——（女性乳房の）　217
　——（体幹の）　202
　——（男性外陰部の）　235
　——（ヒトの）　76
　— の排出量　75
リンパ管系　76, 202
　—（下肢の）　546
　—（上肢の）　372
　—（体幹の）　202
　—（乳房の）　217
リンパ系（ヒトの）　76
リンパ節　202
　—（下肢の）　547
　—（小骨盤の）　202
　—（上肢の）　373
　—（体幹の）　202
　— の皮質　77
リンパ節切除術　217
リンパ本幹　76
リンパ路（リンパ管）　76
梨状筋　57, 59, 194, 492, **496**, 514, 520, 522, 525, 526, 576
　— への筋枝（仙骨神経叢の）　554
梨状筋下孔　571, **572**
梨状筋下孔ヘルニア　229
梨状筋下部　571
梨状筋症候群　104, 571
梨状筋上孔　571, 572
梨状筋上孔ヘルニア　229
離出分泌　78
力点距離　53
立脚　451
立脚期　491
立方骨　40, 425, 436, 438, 470, 488
立方骨関節面　**436**, 439, 473
立方骨粗面　437
立毛筋　38
隆椎（第 7 頸椎）　31, **33**, 110, 113, **116**, 128, 209
　— の横突起　117
菱形靱帯　271
菱脳胞　80
稜上平面　35
輪状括約筋　61
輪状軟骨　32
　— の発生　11
輪帯　442

る

ルシュカ関節（鈎椎関節）　134
ルフィニ小体　39, 46
類骨　16

れ

レックリングハウゼン病　83
冷受容器　39
霊長目　2
裂孔靱帯　223
裂孔ワナ　183
裂離骨折　477
連合線維　99
連続性毛細血管　75

ろ

ローザー-ネラトン線　443
ローゼンミュラーのリンパ節　223, 546, 567
ロッカー・ソール　487
濾過　75
漏出分泌　78
肋横隔膜呼吸　144
肋横突関節　140, **145**
肋横突靱帯　145
肋下筋　152, 167
肋下静脈　200
肋下神経　204, 212, 548
肋下動脈　198
肋間筋　152, **166**
肋間静脈　181, **200**, 213–215
　— の外側皮枝　210
肋間神経　95, 181, **204**, **214**, 378
　— の外側乳腺枝　206
　— の外側皮枝　**205**, 206, 208, 210, 213
　— の後枝　205, 213
　— の前枝　213
　— の前皮枝　**205**, 206, 213
　— の側副枝　213
　— の内側乳腺枝　205, 206, 217
肋間動脈　181, **198**, 213–215
　— の外側乳腺枝　199
　— の外側皮枝　199, 210
　— の側副枝　199
　— の内側皮枝　199
肋間リンパ管　202
肋頸動脈　**199**, 369, 393
肋剣靱帯　142
肋骨　32, 108, 140
　— の運動軸　144
　— の下制　167
　— の挙上　167
　　第 1 肋骨　253
肋骨横隔洞　181
肋骨下平面　35
肋骨窩　118
肋骨角　143
肋骨弓　31, 140, 207
肋骨挙筋　152, 154, 177
肋骨胸膜（壁側胸膜の肋骨部）　**181**, 186
肋骨頸　115, **143**, 167
肋骨結節　115, 140, 143, 145
肋骨結節関節面　145
肋骨溝　181
肋骨鎖骨症候群　104
肋骨切痕《胸骨の》　142
肋骨体　143
肋骨頭　115, **143**, 145
肋骨頭関節　145
肋骨頭関節面　145
肋骨頭稜　145
肋骨突起　110, **114**, 120
肋骨部
　—《横隔膜の》　152, 169, 182, 186
　—《広背筋の》　320
肋骨面《肩甲骨の》　252, 255
肋骨隆起　141
肋鎖症候群　377
肋鎖靱帯　270, 271
肋鎖靱帯圧痕《胸骨の》　254
肋椎関節　145
　— の靱帯　145
肋軟骨　43, **140**, **142**, 180, 271

わ

ワーラー変性　105
ワナ靱帯《陰茎の》　184
ワルテンベルク症候群　104
鷲手　384
腕尺関節　250, 261, **288**
　— の関節可動域　297
腕神経叢　84, **93**, 204, 273, 311, **374**, 377, 398
　— の外側神経束　**93**, 311, 374, 380, 387, 395–397
　— の感覚神経支配領域　378
　— の後神経束　**93**, 311, 374, 381, 383, 395, 396
　— の鎖骨下部　375, **378**, 380, 382, 384, 386
　— の鎖骨上部　375, **376**
　— の伝達麻酔　398
　— の内側神経束　**93**, 311, 374, 387, 395–397
腕神経叢ブロック　399
腕頭静脈　200
　— の発生　13
腕頭動脈　71, **199**, 368, 396
　— の発生　12
腕橈関節　250, 261, 288
　— の関節可動域　297
腕橈骨筋　56, 58, 310, **330**, 340, 352, 356, 378, 382, 388

欧文索引

・項目の主要掲載ページは太字で示す.

A

Abdomen 24
Abdominal
 – aorta 198, 212, 568
 – cavity 25
 – muscles 165
 – part of pectoralis major 173, 184, **323**, 348
 – testis 232
 – wall muscles 164
Abduction
 – of hip joint 450
 – of shoulder joint 287, 338
Abductor
 – digiti minimi
 – – – of foot 489, **511**, 534, 536
 – – – of hand 57, 59, **335**, 358, 360, 362
 – hallucis 489, **511**, 534, 536
 – of shoulder joint 339
 – pollicis
 – – brevis 364, 366
 – – longus 57, 59, **333**, 354, 356, 367, 411
 – – longus tendon 366
Abnormal urethral openings 231
Accessory
 – cephalic vein 370, **391**
 – collateral ligament 304
 – nerve 210, **392**, 402
 – process of lumbar vertevra 114
 – rib 114
 – saphenous vein **544**, 563
Acetabular
 – angle of Hilgenreiner 453
 – fossa 15, **426**, 444, 446
 – inlet plane 441
 – labrum 15, **430**, **444**, 446, 449
 – margin 146, **426**, 440, 452, 453
 – notch 426
 – roof 445, 447
 – – line 453
Acetabulum 15, 146, 188, **426**, **430**, 446
Acetylcholine 63, 103
Achilles
 – tendinitis 489
 – tendon reflex 139
Achondroplasia 14
Acromial
 – anastomosis 405
 – articular surface 254, 257
 – branch of thoraco-acromial artery 369, 396
 – end of clavicle 33, 254, 271
 – part of deltoid 285, **319**, 346, 349
Acromioclavicular
 – joint 31, 40, 250, 252, **254**, 270, **272**, 285
 – ligament 271, **272**, 275, 280
Acromion 32, 40, 173, 174, 250, 252, **254**, **257**, 270, 388
Acrosome 5

Actin filament 63
Action potential 86
Adduction
 – of hip joint 450
 – of shoulder joint 287, 338
Adductor
 – brevis 499, 522, 527, 540
 – canal 542, 544
 – group 498
 – hiatus **499**, **522**, 544, 568, 578
 – longus 29, 56, 58, 499, 520, 522, 527, 540
 – magnus 29, 57, 59, 499, 520, 522, 540
 – minimus 499
 – muscles 197, 562
 – of shoulder joint 339
 – pollicis 58, 358, 360, **364**
 – tubercle 428
Adrenal
 – anlage 82
 – glands 79
Adventitia of blood vessel 72
Afferent
 – axons 83
 – lymphatics 77
Aggrecan 47
Agonist(muscle) 44
Alar
 – folds 44, 462
 – ligaments 130
 – plate 81
Alcock canal 190, 573
Amelia 14
Amnion 6
Amniotic cavity 6, 8
Amphiarthrosis 42, 308
Ampulla of ductus deferens 196
Anal
 – aperture 171
 – folds 230
 – region 36, 188, 560
Anastomotic network of vitelline veins 13
Anatomical
 – axis of femur 424
 – cross section of the muscle 61
 – neck **256**, 258
 – snuffbox 390, 411
Anconeus 57, 59, 326, 346
Angle
 – of clitoris 244
 – of mandible 32
Ankle
 – jerk 139
 – joint 425
 – mortise 422, 434, 470
Ankylosis 42, 52
Anococcygeal
 – ligament 189, 192, 574
 – nerves 209, 577
 – raphe 194
Antagonist(muscle) 44
Antebrachial fascia 362

Antecurvation 27
Anterior
 – antebrachial interosseous nerve 311
 – atlanto-occipital membrane 128
 – axillary
 – – fold 394, 399
 – – line 34
 – border of tibia 434
 – brachial region 400
 – branch of obturator nerve 548, 552
 – cardinal vein 13
 – carpal region 418
 – cervical region 36
 – circumflex humeral artery 369, 395, **396**, 401, 405
 – commissure 240
 – compartments 504
 – cruciate ligament **458**, 460, 462, 468
 – cutaneous
 – – branch
 – – – of femoral nerve 206, 212, 553
 – – – of iliohypogastric nerve 206, 212, 219, **550**, 563
 – – – of intercostal nerve **205**, 206, 213
 – – – of spinal nerve 88
 – external vertebral venous plexus 201
 – facet for calcaneus 437
 – femoral
 – – cutaneous vein 545
 – – region 566
 – fontanelle 43
 – forearm region 408
 – gluteal line 147, **426**
 – horn of spinal cord 81, 89
 – inferior
 – – glenohumeral ligament 276
 – – iliac spine 146, 148, 188, **426**
 – intercondylar area of tibia **435**, 463
 – intercostal branches 198
 – intermuscular septum of leg 540, 584, 585
 – internal vertebral venous plexus 136, 201
 – interosseous
 – – artery of ulnar artery 369, 401, 407, **408**
 – – nerve of forearm 356
 – – veins 371
 – jugular vein 392
 – lateral malleolar artery 543, 586
 – layer
 – – of rectus sheath 161, 187, 224
 – – of renal fascia 175
 – leg region 584
 – ligament of fibular head 458
 – longitudinal ligament **126**, 128, 148
 – medial malleolar artery 543, 586
 – median line 34
 – muscles of shoulder joint 348
 – perineal hernia 229
 – radicular artery 199
 – rami of spinal nerves 93, 374
 – rectus sheath 184

 – region
 – – of arm 37
 – – of elbow 37
 – – of forearm 37
 – – of knee 37
 – – of leg 37
 – – of thigh 37
 – – of wrist 37
 – root
 – – of sacral nerve 555
 – – of spinal nerve 88
 – sacral foramina 110, 122, **146**
 – sacrococcygeal ligament 151
 – sacro-iliac ligaments **148**, 151, 195, 442
 – scalene 167, 180, 375, 393, 398
 – scrotal
 – – artery 236
 – – vein 236
 – sternoclavicular ligament 271, 272
 – superior iliac spine 30, 146, 148, **426**, 450, 562
 – surface
 – – of shaft of radius 260, 263
 – – of shaft of ulna 260
 – talar articular surface **436**, 438
 – talofibular ligament 476
 – thigh muscles 500
 – tibial
 – – artery **71**, 540, **542**, 568, 579, 584
 – – recurrent artery 543
 – – vein **71**, 540, **544**, 584
 – tibiofibular ligament 476
 – trunk wall 214
 – tubercle of vertebra **114**, 116
Anterolateral surface of shaft of humerus 258
Anteromedial
 – bundle of anterior cruciate ligament 466
 – surface 258
Anteversion angle 431
Anular
 – ligament of radius 289, **290**, **294**, 297
 – part
 – – of fibrous sheath of foot 535
 – – of fibrous sheath of hand **304**, 358, 361
Anulus fibrosus 112, 124, 134, 138
Anus 24, 188
Aortic
 – arch 12, 198
 – hiatus 168, 182
AP diameter of pelvic outlet 149, 150
Apex
 – of patella 432
 – of sacrum 122
Apical
 – ligament of dens 130
 – nodes **217**, 373
Aponeurosis 61
 – of latissimus dorsi 57, 59, 176
Apophysis 41

611

Appendix
– of epididymis 234
– of testis 234
Arcuate
– artery 543, 586
– line of ilium 195, 426
– popliteal ligament 456
– pubic ligament 193
Areola 30, 207, **216**
Areolar glands 216
Arrector muscle of hairs 38
Arterial network of elbow 410
Arteriole 72, 75
Artery 72
– of bulb of penis 238
– of bulb of vestibule 242
– of ductus deferens 220, **235**
– to sciatic nerve 29
Arthrocentesis 42
Arthrodesis 42
Arthrography 42
Arthroplasty 42
Arthroscopy 42
Arthrosis 48
– deformans 48
Arthrotomy 42
Articular
– cartilage 16, 44, 47
– cavity 44
– circumference of head of radius 260, 263, 288
– disk 44, 295, 300, 301
– – of sternoclavicular joint 271
– facet 294, **435**
– – of rib head 145
– fossa 44
– – of head of radius 260, 263, 289, 291
– head 44
– surface 432
– – for cuboid **436**, 439
– of radius 262
– – of tubercle of rib 145
– – of ulna 262
Articularis genus 522
Ascending
– aorta 71, 198
– branch
– – of lateral circumflex femoral artery 568
– – of transverse cervical artery 211
– cervical artery 393
– lumbar vein 200
– part of trapezius 173, 174, 344
Astrocytes 101
A-synoviocyte 46
Atlanto-axial joints 130
Atlanto-occipital joint **128**, 130
Atlas(C1) 40, 110, **116**, 128, 253
Auricular
– surface
– – of ilium 150, 426
– – of sacrum 110, 122, 150
Autonomic nervous system 102
Autopodium 20
Axilla 394
Axillary
– artery **71**, 198, 215, 217, 273, **368**, 374, 393, **395**, 396, 409
– fascia 394
– fossa 37
– lymph nodes 76, 202, 372
– lymphatic plexus 373
– nerve 95, 211, **311**, 374, **380**, 381, 396, 404

– – block 398
– recess **275**, 278, 283
– region 37
– vein 71, 200, 217, **371**, 393, 395
Axis 40, **116**, 128
– of ankle joint 518
– of humeral head 259
– of pronation 294
– of rib movement 144
– of subtalar joint 518
– of supination 294
Axoaxonal synapse 87
Axodendritic synapse 87
Axon 86, 100
– hillock 86
Axosomatic synapse 87
Azygos vein 13, **71**, **200**, 213

B

Back muscles 174
Baker cyst 456
Ball
– of great toe 564
– of little toe 564
Bartholin gland 240, 243, 244
Basal
– lamina of vascular endothelium 72, **75**, 101
– plate of spinal cord 81
Base
– of fifth metacarpal 250
– of fifth metatarsal 472
– of first metatarsal 472
– of first proximal phalanx 472
– of metacarpal 264
– of patella 432
– of phalanx of hand 264
– of sacrum 114, 122
Basilic vein 71, 217, 370, 388, **389**, **391**, 400
Basivertebral veins 137, 201
Biceps
– brachii 56, 58, **324**, 348, 350, 388
– femoris 29, 57, 59, **503**, 522, 524, 526, 528, 564
Bicipital aponeurosis 325, 370, **406**, **408**
Bifurcate ligament 476
Bilaminar embryonic disc 6
Blastema 14
Blastocyst cavity 5
B-lymphocytes 76
Bochdalek's triangle 182
Body
– mass index (BMI) 23
– of clitoris 230, 244
– of ditoris 240
– of epididymis 234
– of hyoid bone 32
– of ilium 426
– of ischium 426
– of penis 237
– of pubis 426
– of rib 143
– of sternum 32, 40, 140, **142**
– of talus 436, 438
– of uterus 8
– of vertebra 116
– weights 22
Bone screw 55
Bones
– of foot 436, 438

– of pelvic girdle 426
Bony
– acetabular rim 440
– epiphyseal line 41
– spinal column 110
– trabeculae 16
Bottle sign 386
Bouchard arthrosis 48
Bowleg 424
Boyd veins 545
Brachial
– artery 71, 368, 396, 400, **401**, **405**, 408, 409
– fascia 65, 394
– nodes 373
– plexus 84, 204, 273, **374**, 377
– vein 71, **371**, 395, 400
Brachialis 56, 58, 289, 324, **325**, 356
Brachiocephalic
– trunk 12, 71, **199**, 368, 396
– vein 13
Brachioradialis 56, 58, 331, 352, 356, 388
Brain 24
– capillary 101
Brainstem 102
Branchiogenic muscles 153
Branchiostoma lanceolatum 2
Breast 207
Bronchomediastinal trunk 202
B-synoviocyte 46
Buccal region 36
Buccinator 58
Bulb
– of penis 191, 197, 232, **237**
– of vestibule 190, 240, **242**, 244
Bulboclitonal organs 244
Bulbospongiosus 171, 190, 192, 196, 237, 241, 242, 244, 560, 577
Bulbo-urethral gland 196, 232, 238
Bursa of calcaneal tendon 489

C

Calcaneal
– tendon 31, 489
– tuberosity 423, **436**, 480, 488, 564
Calcaneofibular ligament 476
Calcaneus 30, **33**, 40, **437**, 438, 470, 473, 488
Calcification 281
Calcitonin gene-related peptide (CGRP) 67
Cancellous
– bone 41
– – of vertebral body 125
Canthomeatal plane 28
Capillary 72
– region of lung 70
Capitate 33, 40, **251**, **264**, **266**, 268, 416
Capitellum **256**, **258**, 261, 288, 291, 292
Capitulotrochlear groove 257
Capping of new glans of clitoris with tunica albuginea 247
Caput medusae 200
Cardiac prominence **2**, 10, 14
Cardinal
– axes 26
– ligament 190
– planes 26
– vein 12

– venous trunk 13
Cardiovascular system 70
Carotid triangle 36
Carpal
– articular surface of radius 260, 263, 267, 295
– bones 40, **264**, 266
– groove 266
– tunnel **302**, 365, 366, **416**
– – syndrome 302
Carpometacarpal
– compartment 300
– joint 250, 306, 308
– – of thumb 40, **250**, 265, 300, 308
Cartilage
– channel 15
– degradation 138
Cartilage-free strip 263
Cartilaginous acetabular roof 452
Cauda equina 113, 136, 555, 576
Caval opening 168, **182**
Celiac
– ganglion 102
– trunk 71
Center edge angle of Wiberg 441
Central
– compartment 512, 541
– nervous system 80, 100
– nodes **217**, 373
– slip of dorsal digital expansion of hand 361
– tendon of diaphragm 168, 169, 182
Cephalic
– flexure 80
– vein 71, 200, 206, 214, **370**, 388, 391, 394
Cephalization 3
Cerebellum 80
Cervical
– fascia 175
– flexure 80
– lordosis 111
– nodes 76, 202, 373
– spine 24, 113, 116, 130
Cervicothoracic junction 111
Cervix of uterus 190, 196, 240
Chassaignac's paralysis 297
Chinese fingertrap 269
Chondroclasts 16
Chondrocyte cluster 49
Chondrogenesis layer 15
Chondroitin-6-sulfate 47
Chopart joint 470
Chordata 2
Chorion
– frondosum 8
– laeve 8
Chorionic
– mesoderm 8, 9
– plate 8
Circumduction 515
Circumflex scapular artery 369, 395, **396**, 403, 404
Cisterna chyli 76
Clamping 306
Clavicle 30, 32, 40, 173, 250, **253**, **254**
– fascia 69
Clavicular
– branch of thoraco-acromial artery 396
– head of pectoralis major 173, 323, 348
– line 133
– notch 140, 142
– part of deltoid 285, 319, 346, 349
Clavipectoral triangle 36

Clawing of fingers 384
Clitoris 240
C-M plane 28
Coccygeal
 – cornu 122
 – nerve 548, **549**
 – plexus 549
Coccygeus 192, **194**, 576
Coccyx 40, 113, **122**, 146, 150, 188
Cockett veins 545
Codman paradox 320
Cold receptor 39
Collagen
 – fiber bundle 66
 – fibers 64
Collateral
 – branch
 – – of intercostal artery 199
 – – of intercostal nerve 213
 – ligaments
 – – of distal interphalangeal joint 298, **304**
 – – of fingers 304
 – – of metacarpophalangeal joint 298
 – – of proximal interphalangeal joint 298
Collector 77
Colles' fracture 269
Common
 – cardinal vein 13
 – carotid artery 12, **71**, **198**, 369, 393, 396, 403
 – circumflex humeral artery 397
 – fibular nerve 95, **493**, 558, 563, 565, 580, 584
 – flexor tendon sheath 358
 – head
 – – of extensors 353, 355
 – – of flexors 329, 352, 354
 – hepatic artery 71
 – iliac
 – – artery **71**, 566, **568**, 576
 – – nodes 202
 – – vein 71
 – interosseous artery 369, 401, 407, **408**
 – palmar
 – – digital
 – – – artery 412, **414**
 – – – nerves 389, 413
 – plantar
 – – digital
 – – – arteries 543, **583**
 – – – nerves **559**, 582
Communicating branch of fibular artery 580
Compact bone 17, 41
Compartment
 – of tibialis anterior 67
 – syndrome 541, 558, 580, 585
Compression trabeculae 429
Conduction anesthesia of brachial plexus 398
Condylar axis 431
Condyle of humerus 259
Connecting stalk 14
Connective tissue cicatrix 105
Conoid
 – ligament of coracoclavicular ligament 271
 – tubercle of clavicle 254
Conus medullaris 113, 136, 137
Convection 47
Convex-concave rule 51
Convoluted seminiferous tubules 234

Cooper's ligament 216, 227
Coraco-acromial
 – arch **275**, 278, 280
 – ligament **271**, 272, 275, 277, 278
Coracobrachial bursa 65
Coracobrachialis 56, 58, 173, 273, 322, 348, 350
Coracoclavicular ligament **271**, 272, 275
Coracohumeral ligament 276
Coracoid process 32, 40, 173, 250, 252, **254**, 270, 273, 284
Corona
 – mortis artery 220
 – of glans 237, 238
 – radiata cells 5
Coronal
 – plane 27, 28
 – suture 28
Coronary sinus 13
Coronoid
 – fossa of humerus **256**, 288
 – process
 – – of radius 262
 – – of ulna 260, 288, 292, 294
Corpus
 – cavernosum
 – – of clitoris 230, 236, 238, **245**
 – – penis 237
 – luteum 5
 – spongiosum penis 191, 196, 230, 237, 238
Cortex of lymph node 77
Cortical bone 41
Corticospinal tract 98
Costal
 – angle 143
 – arch 140
 – cartilage 43, **140**, **142**, 180, 271
 – facet 118
 – groove 181
 – margin 31, 140, 207
 – notch 142
 – part
 – – of diaphragm 169, 182, 186
 – – of parietal pleura 181, 186
 – pleura 181
 – process 110, **114**, 120
 – surface of scapula 252, 255
Costocervical trunk **199**, 369, 393
Costoclavicular ligament 271
Costodiaphragmatic recess 181
Costotransverse
 – joint 140, **145**
 – ligament 145
Costovertebral joints 144
Costoxiphoid ligament 142
Cotyledon 9
Coverings of hernia 222
Cowper gland 196, 232
Coxa
 – valga 429
 – vara 429
Coxarthrosis 48
Craniocervical junction 111
Cranium 24
Cremaster 58, 184, 218, 223–225, 233
Cremasteric
 – artery 235
 – fascia 218, 223, 227, **233**, 234
 – vein 235
Crest
 – of greater tubercle of humerus 173, **256**
 – of lesser tubercle of humerus **256**, 258

 – of rib head 145
Cricoid cartilage 11, 32
Cross
 – sections
 – – of arm 356
 – – of forearm 356
Crossing of pyramidal tract 98
Cross-sectional
 – anatomy
 – – of hip joint 446
 – – of lumber spine 136
Crown-rump length (CRL) 4
Cruciate ligaments of knee 45, 455
Cruciform
 – part
 – – of fibrous sheath of foot 535
 – – of fibrous sheath of hand **304**, 358
Crural
 – chiasm 508, 531
 – sling 183
Crus
 – of clitoris 190, 230, 240, **243**
 – of penis 237
Cubital
 – fossa 30
 – nodes 372
 – region 406
Cuboid 40, 425, 436, 438, 470, 488
Cuneiforms 40
Cutaneous
 – branch
 – – of obturator nerve 552, 563, 565, 569
 – – of saphenous nerve 587
 – nerve 92
 – receptors 89
Cytotrophoblast 8

D

Decidua
 – basalis 8, 9
 – capsularis 8
 – parietalis 8
Decidual septa 9
Deep
 – artery
 – – of clitoris 242, 245
 – – of penis 236–238
 – – of thigh 29, **71**, 445, 542, 566, 568
 – branch
 – – of lateral plantar nerve 582, 587
 – – of medial plantar artery 582
 – – of radial nerve 406
 – – of transverse cervical artery 211, **403**
 – – of ulnar artery 414, 417
 – – of ulnar nerve 414, 417, 419
 – cervical artery **199**, 211, 368
 – circumflex
 – – iliac
 – – – artery 198, 220, 543, **566**, **568**
 – – – vein 200, 220
 – dorsal
 – – vein
 – – – of clitoris 242
 – – – of penis 236–238
 – extensors of forearm 332
 – fascia of penis 236, 238
 – fibular nerve 95, 493, 549, **558**, 563, **584**, 585
 – flexors 328

 – head of flexor pollicis brevis 365, 366
 – inguinal
 – – nodes **202**, 223, 242, 546
 – – ring 185, 219, 220, 223, 224
 – investing fascia 68
 – layer
 – – of nuchal fascia 174–176
 – – of thoracolumbar fascia 163, **175**, 177
 – lymphatic vessel 77
 – median cubital vein 370
 – palmar arch 369, **415**, 419
 – perineal space 171, **190**
 – plantar
 – – arch **543**, **582**, 587
 – – artery 586
 – – fascia 541
 – popliteal lymph nodes 547
 – transverse
 – – metacarpal ligament **299**, 304, 361, **362**
 – – metatarsal ligament 481, 484
 – – perineal muscle 171, 190, **192**, 195, 196, 237
 – vein
 – – of thigh 29, 544
 – – of clitoris 242, 245
 – venous palmar arch 371
Degenerative disease of joint 48
Deltoid **30**, 56, 58, 174, 207, 209, 284, **318**, 344, 346, 348, 388, 390
 – branch of thoraco-acromial artery 369, 396
 – ligament of ankle joint 476
 – region 36
 – tuberosity of humerus 256
Deltopectoral groove 207, 392, **394**
Dendrite 86
Dens of axis 110, 113, 116, 253
Depression of ribs 167
Depressor
 – anguli oris 56, 58
 – labii inferioris 56, 58
 – supercilii 56, 58
Dermatome 7, 94, 112
Dermis 38, 388
Descending
 – aorta 71, 198
 – branch of lateral circumflex femoral artery 568
 – genicular artery 543, 568
 – part of trapezius 173, 174, 344
Development
 – of extremities and joints 14
 – of skeletal system 14
 – of spinal column 112
Diagonal conjugate 149
Diaphragm 164, 168, 181, 182
Diaphragmatic part of parietal pleura **181**, 186
Diaphyseal blood vessel 16
Diaphysis 16, 41
Diarthrosis 42, 48
Diastolic pressure of blood pressure 74
Diencephalon 80
Digastric 11
Diploid 5
Direct inguinal hernia 226
Distal
 – epiphysis 16, 41
 – hiatus of ulnar tunnel 419
 – interphalangeal
 – – joint
 – – – capsule 299
 – – – crease of palm 388

613

Distal
- interphalangeal joint of hand 250, **265**, 308
- phalanx
- - of great toe **436**, 438, 488
- - of hand 250
- - of little toe 436, 488
- - of toe 40, 471
- radio-ulnar joint 40, 250, 261, 263, **265**, 294, 300
- transverse crease of palm 388
- wrist crease 388
Dodd veins 545
Dorsal
- aorta 10, 12
- aponeurosis of foot 533
- artery
- - of clitoris **242**, 245
- - of penis 236, 238
- branch
- - of intercostal nerve 213
- - of palmar digital nerves of median nerve 411
- - of spinal nerve 88
- - of ulnar nerve 391, 411
- calcaneocuboid ligaments 476
- carpal
- - arch 369, 410, **415**
- - branch
- - - of radial artery 369, 415
- - - of ulnar artery 369, 415
- - tendinous sheaths 359
- carpometacarpal ligaments 298
- digital
- - artery
- - - of foot 586
- - - of hand 369, 410, 412
- - expansion of hand 354, 360, 361
- - nerves
- - - of radial nerve **411**, 412, 413
- - - of ulnar nerve 391
- - veins of hand **371**, 391
- extension of carpal joint of hand 309, 342
- horn of spinal cord 81
- intercarpal ligaments 298
- interosseous
- - of foot 56, 58, 535, 536, **538**, 541
- - of hand 57, 59, **337**, 358, 360, 366
- metacarpal
- - arteries 369, **410**, 415
- - ligaments 298
- metatarsal
- - arteries 543, 584, 586
- - ligaments 477
- nerve
- - of clitoris **242**, 245, 247, 561
- - of penis 236, **237**, 238, 577
- pedal artery 583
- radiocarpal ligament **296**, 298, 301
- radiotriquetrum ligament 301
- radio-ulnar ligament **294**, 295, 298, 301
- rami of spinal nerve 93, 95, 208, 210, 213, **374**
- ramus
- - of intercostal artery 199
- - of intercostal nerve 205
- root
- - ganglion of spinal nerve 88, 134, 374
- - of sacral nerve 555
- - of spinal nerve 88, 134, 205
- scapular
- - artery 403

- - nerve 311, 375, **376**, 404
- spinal rootlets 89
- talonavicular ligament 476
- tarsal ligaments 476
- tubercle of radius 260, 262, 266, 359
- veins of clitoris 245
- venous
- - arch of foot 544
- - network
- - - of foot 544, 562
- - - of hand 391
Dorsalis pedis artery 71, 542, 584, 586
Dorsiflexion of carpal joint 342
Dorsiflexor of carpal joint 343
Dorsopalmar axis 309
Dorsum
- of foot 31, 37, 510, 562, **584**
- of hand 37, **410**
Double bundle reconstruction 467
Duchenne
- limp 451, **554**
- sign 515
Duct of epididymis 234
Ductus
- deferens 220, 232, **234**
- venosus 13
Dupuytren's contracture 362
Dural sac 136

E

Eccrine gland 38
Ectoderm 81, 112
Ectodermal pharyngeal cleft 10
Ectopic testis 232
Efferent
- axons 83
- ductules 234
- lymphatics 77
Ejaculatory duct 196
Elastic fibers 73
Elbow 406
- joint 40, 250, 261, 288, 290
Elevation of ribs 167
Embryo 4
Embryoblast 5
Embryonic
- disc 4
- mesoderm 6
- stem cells 5
Emissary veins 239
Endocrine gland 78
Endodermal pharyngeal pouch 10
Endometrium 5
Endomysium 62
Endoneurium 83, 101
Endoprothese 42
Endosteum 17
Endothelial cell 75
Endothelium 72
Endothoracic fascia 69, 180-182, 186
Endplate of vertebra 124, 138
Entrapment neuropathy 559
Epaxial muscles 7, **112**, 153
Epiblast 6
Epicondylar axis 259
Epicranial aponeurosis 56, 58
Epidermis 38, 388
Epididymis 232, 234
Epidural space 136
Epigastric
- hernia 228

- region 36, 207
Epigastrium 36, 207
Epimysium 62
Epineurium 83
Epiorchium 234
Epiphyseal
- bone 16
- line 43, 452
- plate 16, 43
- ring **121**, 124
Epitendineum 64
Epithelial apical ridge 14
Erectile muscles 170, 190
Esophageal hiatus 168, 182
Esophagus 10, 213
Excitatory postsynaptic potential (EPSP) 86
Exclusive
- area
- - of median nerve 411, 413
- - of ulnar nerve 411, 413
Exocrine gland 78
Exostosis 49
Expiration 167
Expiratory position of thorax 144
Extension
- of elbow joint 340
- of foot 479
- of hip joint 450
- of knee joint 464
- of shoulder joint 287, 338
Extensor
- carpi
- - radialis
- - - brevis 57, 59, 331, 352, 354, 356, 360, 411
- - - brevis tendon 354
- - - longus 57, 59, **331**, 354, 356, 411
- - - longus tendon 354
- - ulnaris 57, 59, **333**, 354, 356, 360, 367
- - ulnaris tendon 295
- digiti minimi of hand 57, 59, **333**, 354, 356, 360
- digitorum
- - brevis of foot 56, 58, 511, 528, 532
- - longus of foot 56, 58, 505, 528, 532, 540
- - of foot 471
- - of hand 57, 59, **333**, 354, 356, 360, 390, 411
- - tendons of hand 354
- group 500
- hallucis
- - brevis 56, 58, **511**, 528, 532
- - longus 56, 58, **505**, 528, 532, 562
- indicis 59, **333**, 354, 360, 411
- of elbow joint 341
- of shoulder joint 339
- pollicis
- - brevis 57, **333**, 354, 356, 360, 411
- - longus 59, **333**, 354, 356, 360, 390, 411
- - longus tendon 354
- retinaculum of hand 57, 59, 359, 360, 390, 411
External
- anal sphincter 171, 189, 192, 195, 196, 574
- carotid artery 12, 71
- circumferential lamella 41
- elastic membrane of vascular wall 72, 73

- iliac
- - artery **71**, 190, 198, 212, 215, 542, 566, **568**, 576
- - nodes **202**, 546
- - vein 71, 190, 544
- intercostal
- - membrane 180
- - muscles 56, 58, 167, 176, 180
- jugular vein **71**, **200**, 206, 392
- oblique 56, 58, **161**, 163, 165, 174, 184, **186**, 207, 348
- - aponeurosis 184
- occipital protuberance 33, **128**, 178
- pudendal
- - artery **236**, 238, 543, **566**, 568
- - veins 200, 206, 238, **563**
- rotation
- - of hip joint 450
- - of shoulder joint 287, 338
- rotator of shoulder joint 339
- spermatic fascia 225, 234, 236
- tibial bone 439
- urethral
- - orifice 188, **237**, 244, 246
- - sphincter 192
Extra-articular structure 44
Extracapsular ligament of knee joint 45, 462
Extracellular
- matrix 46
- space 74
Extraembryonic mesoderm 6
Extra-ocular muscles 153
Extrinsic ligament of hand 298
Eye 80
Eyeline 133

F

Face joint 138
Facet
- angle 433
- for dens 117
- joint disease 138
Facial
- nerve 11, 102
- vein 392
False ribs 141
Fascia 66
- enclosing a muscle group 65
- lata 570
- of body cavity 68
- of body wall 68
- of clitoris 245
- of leg 580
- of penis 236
Fast-twitch 60
Fat marrow 41
Female
- external genitalia 242
- genital mutilation 246
- pelvis 147
- pseudohermaphroditism 231
Femoral
- artery 29, 71, 197, 198, 206, 218, 540, **542**, 566, **568**
- - ligation 568
- branch of genitofemoral nerve 206, 212, 221, 551, 563
- genital sulcus 246
- head 424, 442

614

– neck
– – axis 431
– – fracture 446
– neck-shaft angle 429
– nerve 95, 197, 212, 218, **493**, 548, 553, 566, 569
– ring 567
– shaft 452
– triangle 36, 566
– vein 29, 71, 197, 206, 233, **236**, 540, **544**, 563
Femur 20, 29, **422**, 425, **428**, 454
Fertilization 4
Fetal membranes 8
Fetus in utero 4
Fibrillary astrocyte 87
Fibroblast 46
Fibrocartilage
– plate 484
– zone 64
Fibrocartilaginous
– anulus fibrosus 112
– callus 55
Fibrous
– capsule 175
– membrane 45, 46, 444, 448, 455, 460
Fibula 40, 425, 434, 439
Fibular
– artery 71, 542, **580**, 585
– collateral ligament 45, 455–457, **458**, 462, 476
– communicating branch 557
– veins 544, 585
Fibulare 20
Fibularis
– brevis 57, 59, 471, 505, **528**, 530, 537, 538
– longus 56, 58, 471, 481, 505, 524, **528**, 530, **536**, 538, 540, 564
– tertius 56, 58, 505, 528, 532
Fifth
– metacarpal 250
– metatarsal 437
Filtration 75
Filum terminale 136
Finger
– joints 308
– ray 14
Finger-to-floor distance 133
First
– distal phalanx of hand 264
– efferent neuron 103
– metacarpal **264**, 306
– metatarsal 40, **436**, 438
– proximal phalanx of hand 264
Flexion
– of elbow joint 340
– of foot 479
– of hip joint 450
– of knee joint 464
– of shoulder joint 287, 338
Flexor
– carpi
– – radialis 56, 58, **329**, 352, 356, 362, 367, 418
– – radialis tendon 303, 366
– – ulnaris 56, 58, **329**, 352, 354, 356, 362, 367, 418
– – ulnaris tendon 366
– digiti
– – minimi
– – – brevis
– – – – of foot **511**, 534, 536, 538
– – – – of hand 58, **335**, 358, 364, 366

– digitorum
– – brevis of foot 489, **513**, 535, 536, 538
– – longus of foot 57, 59, 471, 489, **509**, 533, 536, 539
– – profundus
– – – of hand 59, **329**, 336, **353**, 354, 356, 358, 367
– – – tendon of hand 361
– – superficialis
– – – of hand 58, 329, **352**, 356, 358, 361, 367
– – – tendon of hand 361
– – group 502
– – hallucis
– – – brevis 534, 536, 538
– – – longus 57, 59, 471, 489, **509, 530**, 535, 536, 540
– of elbow joint 341
– of shoulder joint 339
– pollicis
– – brevis 366
– – longus 56, 58, **329**, **352**, 356, 358, 364, 367, 416
– retinaculum
– – of foot 533
– – of hand **302**, 303, **358**, 362, 364, 366, 417
Floating ribs 141
Floor plate of spinal cord 81
Flow velocity of blood 74
Foot 422
Foramen
– of infrapiriform part 571
– transversarium **114**, 116, 128
Force arm 53
Forearm 294
Forefoot 437
Forel axis 85
Forelimb 21
Fourchette 244
Fovea
– for ligament of head 428, 430, 444, 447
– of radial head 294
Fracture 54
Fractured coronoid process 292
Fragment of clitoris 247
Frankfurt plane 28
Free nerve ending 38, 39
Frenulum of clitoris 244
Frohse arcade 407
Frontal
– belly 56, 58
– bone 40
– notch 32
– plane 27, **28**
– region 36
Fulcrum 64
Functional position of foot 478
Fundiform ligament of penis 184
Fundus of uterus 190

G

Ganglioblasts 82
Gastrocnemius 31, 57, 59, 526, **528**, 540, 562, 564
Gastrulation 6
Gemellus
– inferior 57, 59, 497, 525, 526, 540, 576

– superior 57, 59, 497, 525, 526, 540, 576
Genital
– branch of genitofemoral nerve 209, 218, 219, 221, 551
– tubercles 230
Genitofemoral nerve 95, 209, 212, 221, 233, **548**, 551
Glandular hypospadias 231
Glans
– of clitoris 188, 230, 240, 243, **244**, 246
– penis 31, 188, 230, 232, 236
Glenohumeral
– joint 250, **270**, 287
– – capsule 280
– ligaments 275
Glenoid
– cavity of scapula 252, **255**, 257, 271, 274, 278, 283–285, 318
– labrum 44, **274**, 278, 285
Glide of joint 50
Glossopharyngeal nerve 11, 102
Gluteal
– muscles 494, 496, 498
– region 30, 36, 570, 572
– sulcus 30, 564, 570
– surface of illium 426
– tuberosity of femur 428
Gluteus
– maximus 57, 165, 189, 446, 497, 524, 526, 564
– medius 57, 59, 174, 446, 448, 497, 522, 524, 526, 564
– minimus 57, 59, 446, 497, 522, 525, 526
Glycosaminoglycan 47
Goblet cells 78
Golgi apparatus 78, 86
Gonadal vein 13
Gonarthrosis 48
Graafian follicle 5
Gracilis 29, 56, 58, 499, 520, 522, 525, 526, 530, 540
Gravity 27
Gray
– matter 89
– ramus communicans **89**, 205
Great auricular nerve 95, 208, 211, 392
Greater
– cornu of hyoid bone 11
– occipital nerve 95, 208, **211**
– sciatic
– – foramen 151, 561, 572
– – notch 147, **426**, 572
– supraclavicular fossa 36
– trochanter 32, 40, 422, 425, **428**, 430, 448, 452, 572
– tubercle of humerus 32, 40, 251, **256**, 258, 284, 285
Greatest length (GL) 4
Gripping 306
Groin flap with vascular pedicle 215
Groove
– for flexor hallucis longus tendon 436
– for radial nerve 256
– for spinal nerve 116, 128, 134
– for subclavian artery 143
– for subclavian vein 143
– for subclavius 254
– for ulnar nerve 256
– for vertebral artery 116, 117
Growth plate 43
Grynfeltt's hernia 229
Gubernaculum 232

Guyon canal 419

H

Haglund exostosis 489
Hair
– follicle receptor 39
– root 38
– shaft 38
Hairs 38
Hallux
– malleus 486, 487
– rigidus 486
– valgus 486
Hamate 40, **264, 266**, 303, 416
Hamstrings 165
Hand 264
Haploid 5
Haversian
– canal 41
– vessel 17, 41
Head 24
– of epididymis 234
– of femur **15**, 40, 428, **430**, 440, 446, 448, 452
– of fibula 31, 32, 40, **434**, 562
– of fifth metacarpal 250
– of fifth metatarsal 480
– of first metacarpal 411
– of first metatarsal 480, 485
– of humerus 40, **256**, 258, 270, 273, 283–285
– of metacarpal 264
– of phalanx of hand 264
– of radius 33, 40, 250, **260**, 262, 288, 292, 295
– of rib 115, 143, 145
– of talus 436, 438, 473
– of tibia 40, 434
– of ulna 250, **260**, 262
Heel region 37
Helicine arteries 239
Hematopoietic bone marrow 41
Hemiazygos vein 13, 200
Hepatic
– sinusoids 13
– veins 70
Hernial
– contents 222
– orifice 222
– sac 222
Herniation of intervertebral disk 138
Hesselbach triangle 219, 220, 225
High division of the vessel 401
High-pressure system of blood flow 70
Hilgenreiner line 453
Hindfoot 437
Hindlimb 21
Hip
– bone **146**, 422, 425
– joint 40, 422, 425, 514
– muscles 494, 496, 498
Histogenesis 6
Hoffmann-Tinel's sign 105
Hook of hamate 32, 251, **267**, 302
Hooking of grip 306
Horizontal plane 28
Hueter
– line 290
– triangle 290
Human gait 490
Humeroradial joint 250, 261, 288

615

Humero-ulnar joint 250, 261, **288**
Humerus 14, 20, 40, 173, 250, **256**, 288
Hyaline
 – cartilage 15
 – – endplate 124, 125
 – joint cartilage 46
Hyaluronate 47
Hydrostatic indifference level 73
Hyoid arch 11
Hypaxial muscles 7, **112**, 153
Hyperostosis 138
Hypoblast 6
Hypochondriac region 36
Hypogastrium 207
Hypothenar
 – eminence 388
 – muscles 334

I

Iliac
 – bone 452
 – crest 31, 32, 40, 109, 146–148, 207, 209, 422, 425, 426, 564
 – fossa 146, 426
 – part of latissimus dorsi 172, 321
 – tuberosity 147, **150**, 426
 – wing 147, **427**
Iliacus 163, 186, 190, 495, 520, 522
Iliococcygeal raphe **193**, 194
Iliococcygeus 171, 193–195
Iliocostalis 176
 – cervicis 155, 177
 – lumborum 155, 177
 – thoracis 155, 177
Iliofemoral ligament 442
Iliohypogastric nerve 95, 212, **548**, **550**
Ilio-inguinal nerve 95, 206, 209, 212, 218, 224, 236, **548**, **550**
Ilio-ischial boundary line 447
Iliolumbar
 – artery 198, 212
 – ligament 148
 – vein 200, 212
Iliopectineal
 – arch 567
 – boundary line 447
 – bursa 448, **567**
Iliopsoas 56, 58, **163**, 165, 197, 448, 450, **495**, 522, 527
Iliotibial tract 429, 497, 521, 522, 524, 540
Ilium 40, 146, 148
Images of elbow joint 292
Impingement syndrome 280
Impression for costoclavicular ligament 254
Incisional hernia 228
Incus 11
Indirect inguinal hernia 226
Inferior
 – acetabular rim 441
 – angle of scapula 30, 33, 173, 209, 250, **255**
 – articular
 – – facet of vertebra 116
 – – process of vertebra 110, **114**, 116, 119, 120
 – – surface of tibia 435
 – cluneal nerves 95, **208**, 549, **565**, 570, 577
 – costal facet of vertebra 110, **118**

– epigastric
 – – artery **198**, **214**, 220, 223, 224, 543, **568**
 – – vein 200, **214**, 220, 223, 224
 – extensor retinaculum of foot 532
 – fascia of pelvic diaphragm 69, 189
 – fibular retinaculum 533
 – glenohumeral ligament 276
 – gluteal
 – – artery 543, **568**, 572, 573, 576, 578
 – – nerve 493, 548, 555, 571, 573, 576, **578**
 – – vein **571**, 572, 573, 576
 – inguinal nodes 546
 – lateral
 – – brachial cutaneous nerve **389**, 391, 400, **402**
 – – genicular artery 543, 568, 579, **581**
 – lumbar
 – – hernia 229
 – – triangle 174, 210
 – medial genicular artery 543, 568, 579, **581**
 – mesenteric
 – – artery 71
 – – vein 71
 – nuchal line **128**, 179
 – oblique part of longus colli 159
 – pole of iliac bone 452
 – pubic ramus 147, 188, 190, 426
 – rectal
 – – artery 238, **242**
 – – nerves 238, 242, 560, 576
 – – veins **238**, 242
 – thoracic aperture 140
 – transverse scapular ligament 403, 404
 – ulnar collateral artery 369, 400, 406, 408
 – urogenital diaphragmatic fascia 69, 189, 237
 – vena cava 13, 70, **200**, 212
 – vertebral notch **118**, 120
Infraclavicular
 – fossa 36, **392**, 394
 – part of brachial plexus 378, 380, 382, 384, 386
Infra-corporeal residual spongy part (RSP) 244
Infraglenoid tubercle **255**, 274
Infrahyoid muscles 175
Infralevator space 190, 191
Inframammary region 36
Infra-orbital foramen 32
Infra-orbital region 36
Infrapatellar
 – branch of saphenous nerve 553, **563**
 – bursa 462, 463
 – fat pad 462
Infrapiriform
 – foramen 571, **572**
 – hernia 229
Infrascapular region 36
Infraspinatus 57, 59, 174, 273, 278, **317**, 346
Infraspinous
 – fascia 402
 – fossa of scapula 250, **255**
Infrasternal angle 144
Infratemporal region 36
Inguinal
 – crease 30
 – ligament 148, 184, **218**, **221**, **223**, 442, 444, 495, 542, 550, 562, 566
 – nodes 76
 – region 36

– testis 232
Inhibitory postsynaptic potential (IPSP) 86
Inner
 – hernial orifice of Hesselbach triangle 227
 – hip muscles 494
 – lip of iliac crest 146
 – surface of labia majora 244
 – zone of anulus fibrosus 124
Inspiration 167
Inspiratory position of thorax 144
Insula of telencephalon 80
Intercapitular veins of hand **371**, 391
Interclavicular ligament 271
Intercondylar
 – eminence of tibia 424, **434**, 454
 – line of femur 428
 – notch of femur 428, 433, 454
Intercostal
 – lymphatic vessels 202
 – nerve 95, 181, 204, **205**, 214, 378
Intercostobrachial nerve 206, 375, 379, **389**, 391
Intercristal distance 149
Intercrural fibers 218
Interfoveolar ligament of transversalis fascia 219, **221**
Intergluteal cleft 30, 189, 209, 423
Intermedial investing fascia 68
Intermediate
 – cuneiform **436**, 439, 470, 472, 488
 – dorsal cutaneous nerve of foot 558, **563**, 584
 – mesoderm 6
 – sacral crest 122
 – sinus of lymph node 77
 – tendon 61
 – zone of iliac crest 146
Intermedium of carpal bone 20
Intermetacarpal joint 300
Intermetatarsal bone 439
Internal
 – anal sphincter 196
 – carotid artery 12, 71
 – elastic membrane of intima 72, 73
 – iliac
 – – artery **71**, 198, 212, 542, 566, **568**, 576
 – – nodes **202**, 242
 – – vein 71
 – intercostal muscles 58, 167, 180
 – jugular vein **71**, **200**, 202, 393
 – oblique 56, 58, **161**, 163, 165, 174, **184**, 186
 – aponeurosis 184
 – occipital
 – – crest 128
 – – protuberance 128
 – pudendal
 – – artery 197, 238, **242**, 573, **576**
 – – vein 197, **238**, 242, 573, **576**
 – rotation
 – – of hip joint 450
 – – of shoulder joint 287, 338
 – rotator of shoulder joint 339
 – spermatic fascia 223–225, **233**, 234
 – thoracic
 – – artery 71, **198**, 213, **214**, 217, 369, **393**, 396
 – – vein 213, **214**, 217
 – urethral orifice 191, **237**
Interneuron 83, 96, 99
Interossei
 – of foot 528, 532

– of hand 336, 367
Interosseous
 – artery of forearm 409
 – border
 – – of radius 260, 294
 – – of ulna 260, 294
 – compartments 541
 – ligament of hand 300, 301
 – membrane **263**, 294, 296, 355, **434**, 540, 542
 – recurrent artery of elbow 407, 410
 – sacro-iliac ligaments **148**, 151
 – slip of dorsal digital expansion of hand 361
Interpectoral nodes **217**, 373
Interphalangeal
 – joint
 – – of foot 32
 – – of hand 32, 265, 308
Interscalene
 – block 398
 – space 375, 399
Interscapular region 36
Interspinales
 – cervicis 157, 177, 179
 – lumborum 157, 177
Interspinous
 – distance 149
 – ligament 43, **126**, 129, 136
 – plane 35
Interstitial lamellae of bone 17
Intertendinous connections of extensor digitorum 359
Intertransversarii
 – cervicis 179
 – laterales lumborum 155, 177
 – mediales lumborum 155, 177
 – posteriores cervicis 155
Intertransverse ligament of vertebral column 126, 131, 180
Intertrochanteric
 – crest of femur **428**, 442
 – fracture 446
 – line of femur **428**, **440**, 442
Intertubercular
 – plane of ilium 35
 – sulcus of humerus 173, **256**, 258
 – tendon sheath of upper limb 275, 278
Intervertebral
 – disk **3**, 43, 110, **124**, 136, 138
 – – degeneration 138
 – foramen 84, 110, **118**, 120, 138
Intervillous space 8
Intestinal
 – lymph nodes 76
 – trunks 202
Intima 46
Intra-articular
 – ligament of head of rib 145
 – structure 44
Intracapsular ligaments of knee joint 45, 462
Intracranial veins 71
Intraembryonic coelom 6
Intramembranous ossification 14
Intravascular pressure of blood pressure 74
Intrinsic
 – ligament of hand 298, 300
 – muscles
 – – of foot 510, 512
 – – of hand 366
Ischial
 – body 447

– spine 146, 148, 150, 188, 194, 425, **426**, 442
– tuberosity 32, 40, 147, **148**, 188, 423, 425, 426, 442, 572
Ischio-anal fossa 190, 191, 197, **574**
Ischiocavernosus 171, 189, 190, 192, 237, 242
Ischiofemoral ligament 442
Ischiorectal
– fossa 574
– hernia 229
Ischium 40, 146
Islets of Langerhans 79

J

Joint
– capsule 44, 46, 278, 291
– – of shoulder joint 272
– compartment of hand 300
– contracture 45
– dysplasia 48
– mechanics 50
– of foot 470
– of head of rib 145
– of Luschka 135
– of shoulder 272, 274
– recess 44
– replacement 42
– space 15
Jugular
– notch 30, **36**, 140, 207
– trunk 202
Jugulo-subclavian junction 76

K

Keratan sulfate 47
Kidney 24
Knee
– baseline 424
– Joint 40, 425, 454, 456, 458, 462, 516
Knock-knee 424
Köhler-Tränen figure 447
Kyphotic
– curvature 113
– spine of newborn 113

L

Labia
– majora 230, **240**
– minora 230, **240**
Labioscrotal swelling 230, 232
Labium
– majus 188, 246
– minus 188, 246
Lactiferous
– duct 216
– major duct 216
– sinus 216
Lacuna
– musculorum 567
– vasorum 567

Lacunar ligament of inguinal ligament 223
Lambdoid suture 33
Lamellae 17
Lamina of vertebral arch **114**, 117, 119, 121
Langhans cells 9
Large intestine 24
Larrey's cleft 182
Laryngeal prominence 32
Larynx 31
Lateral
– abdominal region 36
– angle of scapula 255
– antebrachial cutaneous nerve 378, 380, 389, 391, 406
– arcuate ligament of diaphragm 182
– atlanto-axial joint 128
– atlanto-occipital ligament 128, 130
– bands of dorsal digital expansion of hand 361
– border
– – of humerus 256, **258**
– – of scapula 255
– branch of spinal nerve 88
– circumflex
– – femoral
– – – artery 445, 543, 568
– – – veins 544
– compartments 504, 510, 541
– condyle
– – of femur 40, **422**, **428**, **430**, 432, 454, 462
– – of tibia 32, 423, **434**, 454
– cord of brachial plexus 93, 311, **374**, 387, 395–397
– costotransverse ligament 145, 180
– crus of superficial inguinal ring 218
– cuneiform **436**, 439, 470, 472, 488
– cutaneous
– – branch
– – – of dorsal rami of spinal nerves 402
– – – of iliohypogastric nerve 206, 208, 212, **550**, 563
– – – of intercostal nerve **205**, 206, 208, 213
– – – of posterior intercostal artery 199
– – – of posterior intercostal vein 210
– – – of spinal nerve **88**, 208
– – dorsal cutaneous nerve of foot **565**, 584
– epicondyle
– – of femur 32, **423**, **428**, 454
– – of humerus 32, 251, **256**, **258**, 261, 288, 290
– episiotomy 241
– facet of patella 433, 455
– femoral
– – cutaneous nerve 95, 206, 208, 548, 551, 563, 565, 569
– – intermuscular septum 540
– head
– – of flexor hallucis brevis 511, 537
– – of gastrocnemius 507, **528**, 530, 540
– – of triceps brachii 326, 346, 356
– horn of spinal cord 81
– inguinal fossa 220, **225**
– intermuscular septum of arm 65, 356, **400**
– lip of linea aspera of femur 428
– longitudinal patellar retinaculum 457
– malleolar
– – branches of fibuoar artery 581

– – facet of talus 436, **439**, 473
– malleolus 30, 32, 40, 422, 425, **434**, 470, 474, **562**, 564
– mammary
– – branches
– – – of intercostal nerve 206, 217
– – – of lateral thoracic artery 217
– – – of posterior intercostal artery 199
– masses of atlas 117
– meniscus **45**, **458**, 460–462, 468
– neck fracture 446
– nodes **217**, 373
– part of sacrum 146
– pectoral
– – nerves 311, 393, 394
– – region 36
– plantar
– – artery 543, **581**, 582, 587
– – nerve 95, 493, 549, 582
– – septum 534, 541
– – sulcus 582
– – vein 582, 587
– plate mesoderm 6
– process of calcaneal tuberosity 437
– retromalleolar region 37
– root of median nerve 387
– sacral
– – artery 198, **212**
– – crest 122
– sesamoid bone 484
– subtendinous bursa of gastrocnemius 456
– supracondylar
– – line of femur 428
– – ridge of humerus **256**, 258, 288, 290
– sural cutaneous nerve 549, 563, **565**, 570, **578**, 580, **584**
– surface
– – of fibula 434
– – of radius 260
– – of tibia 434
– tarsal artery 543, 586
– thoracic
– – artery **198**, **214**, 215, 217, 369, 393, 395, **396**, 401
– – vein **214**, 217
– transverse patellar retinaculum 457
– tubercle of talar posterior process 488
– umbilical fold 220, 225
Latissimus dorsi 57, 59, 174, 285, 320, 344, 346, 348, 350, 394
Left
– brachiocephalic vein 71, **200**, 392
– crus of lumbar part of diaphragm 168, 182
– dome of diaphragm 169
– gastric artery 71
– gonadal vein 13
– inguinal region 207
– lateral region 207
– lumbar trunk 202
– oblique diameter of pelvic inlet plane 149
– subclavian artery 71
Leg muscles 504, 506, 508
Length
– of arm 251
– of forearm 251
– of hand 251
Lesser
– cornu of hyoid bone 11
– occipital nerve 95, 208, 211
– sciatic
– – foramen 151, 572, 576

– – notch 147, **426**, 572
– supraclavicular fossa 36
– trochanter 40, 422, 425, **428**
– tubercle of humerus 32, 40, 251, **256**, 258, 285
Levator
– anguli oris 56, 58
– ani 171, 189, 190, 192, 194–196, 242, 576
– hiatus 193, 194
– labii
– – superioris 56, 58
– – – alaeque nasi 56, 58
– scapulae 57, 59, 173, 174, 314, 345, 346
Levatores
– costarum 177
– – breves 155, 177
– – longi 155, 177
Lichtenstei method 227
Lifeline 388
Ligament
– of fingers 304
– of hand 298
– of head of femur 15, 444–446, 448
– of spinal column 126
Ligamentum flavum 43, **126**, 128, 130, 132, 136, 138
Limb
– buds 2, 10, 14
– girdle 20
Line of gravity 27, 111
Linea
– alba **31**, 161, 162, **184**, **187**, 207, 228
– aspera 40, **428**
– semilunaris 31, 185, 207
– terminalis 149
Lingual tonsil 76
Lisfranc
– joint 470
– ligament 477
Liver 24
– prominence 10
Load arm 53
Lobes of mammary gland 216
Lobules
– of mammary gland 216
– of testis 234
Long
– head
– – of biceps brachii 278, 285, 325, 348, 350, 356
– – of biceps femoris 29, 503, 540
– – of triceps brachii 285, 326, 346, 356
– plantar ligament 474, **476**, 482, **537**, 538
– saphenous vein 29, 71, 200, 214, **544**, 563, 580, 585
– thoracic nerve 311, 375, 376, 395, **397**
Longissimus 176
– capitis 155, 177, 178
– cervicis 155
– thoracis 155, 177
Longitudinal
– arch of foot 482
– axis 27
– bands of cruciate ligament of atlas 129, 130
– fascicles of palmar aponeurosis 362
Longus
– capitis 159
– colli 159
Lower
– abdomen 207

Lower
- leg 422
- limb 24, 422
- motor neuron 98
- trunk of brachial plexus **93**, 374, 398
Low-pressure system of blood flow 70
Lumbar
- arteries 198
- cistern 136
- lordosis 111, 450
- nodes 202
- part of diaphragm 168, 182
- plexus 204, 212, 493, 549, 550
- rib 114
- spine 24, 108, 113, **120**
- triangle 36
- veins 200
Lumbocostal triangle 182
Lumbosacral
- angle 111
- junction 111
- plexus 84, 548
Lumbrical slip of dorsal digital expansion of hand 361
Lumbricals
- of foot 535, 536, 538
- of hand 58, **336**, 358, 362, 364, 366
Lumen of neural tube 81
Luminal radius 72
Lunate 264, **266**, 303
- surface of acetabulum **426**, 444
Lung 24
Lunotriquetrum ligament 300, 301
Lunula of head of radius 291
Lymph 77
- nodes 202
- nodules 76
Lymphatic
- capillaries 77
- drainage 75
- - from scrotum 235
- - from testis and epididymis 235
- duct 76
- pathways 76
- system 76
- vessels 202

M

Male
- external genitalia 236
- pseudohermaphroditism 231
Malleolar
- canal 581
- fossa 434
- groove 434
Malleus 11
Mammillary
- process of transverse process **114**, 120
- tubercle of diencephalon 80
Mandible 40
Mandibular
- arch 11
- nerve 11, 95
Manubrium of sternum 32, 40, 140, **142**, 252
Marginal sinus of lymph node 77
Masseter 11, 58
Mastoid process 33, **128**
Maxilla 32, 40
Maxillary nerve 95

Meckel's cartilage 11
Media of vascular wall 72
Medial
- antebrachial cutaneous nerve 95, 370, **378**, 380, 383, 389, **391**, 397, **406**
- border
- - of humerus 256, **258**
- - of scapula 31, 33, 173, 174, 209, 251, **255**
- brachial cutaneous nerve 95, 206, 375, **378**, 380, 383, 400
- branch of spinal nerve 88
- calcaneal branch of tibial nerve 580
- circumflex
- - femoral
- - - artery 445, 543, **568**, 573, 578
- - - veins 544
- cluneal nerves 95, 205, **208**, 210, **565**, 570, 577
- collateral
- - artery 369, 400, **401**, 407
- - vein 400
- compartments 510, 541
- condyle
- - of femur 40, **422**, **428**, **430**, 433, 462
- - of tibia 32, 423, **434**, 454
- cord of brachial plexus **93**, 311, **374**, 387, 395-397
- crus of superficial inguinal ring 218
- cuneiform **436**, 438, 470, 473
- cutaneous
- - branch
- - - of dorsal rami of spinal nerves 402
- - - of posterior intercostal artery 199
- - - of spinal nerve 208, 210
- - dorsal cutaneous nerve of foot 558, **563**, 584
- epicondyle
- - of femur 32, **423**, **428**, **454**
- - of humerus 32, 251, **256**, **258**, 261, 288, 290, 292
- facet of patella **433**, 455
- femoral intermuscular septum 540
- glenohumeral ligament 276, 283
- head
- - of flexor hallucis brevis 511, 537
- - of gastrocnemius 456, 507, 530, 540
- - of triceps brachii 326, 346, 356
- inguinal fossa 220, 225
- intermuscular septum of arm 65, 356, **400**
- ligament 476
- lip of linea aspera of femur 428
- longitudinal patellar retinaculum 457
- malleolar
- - branches of posterior tibial artery 581
- - surface of talus **438**, 473
- malleolus 30, 32, 40, 422, **434**, 470, **474**, **562**, 564, 581
- mammary
- - branches
- - - of intercostal nerve 205, 206, 217
- - - of internal thoracic artery 217
- meniscus **45**, **458**, 460-462, 469
- pectoral nerves 311, 375, 393, 394
- plantar
- - artery 543, **581**, **583**, 587
- - - of great toe 583
- - nerve 95, 493, 549, 582, 587
- - septum 534
- - sulcus 582

- process of calcaneal tuberosity 437, 438
- root of median nerve 387
- sesamoid bone 484
- subtendinous bursa of gastrocnemius 456
- supracondylar ridge of humerus **256**, 288
- sural cutaneous nerve 565, **578**, 584
- surface
- - of fibula 434
- - of tibia 32, 423, **434**
- - of ulna 260
- tarsal arteries 581
- transverse patellar retinaculum 457
- tubercle of talar posterior process 438, 488
- umbilical fold 220, 225
Median
- antebrachial vein 370, **389**, 406
- arcuate ligament of diaphragm 182
- artery 409
- atlanto-axial joint 131
- basilic vein 370
- cephalic vein 370
- communicating branch 413
- cubital vein 370, 388, **389**
- nerve 95, 311, 356, 374, 380, **386**, 393, 400, 406, **411**, 417
- sacral
- - artery 198
- - crest **122**, 146
- - vein 200
- umbilical fold 220
Mediastinum of testis 234
Mediolateral episiotomy 241
Medulla oblongata 80, 113
Medullary sinus 77
Meiosis 5
Meissner tactile corpuscle 38, 39, 388
Melanoblasts 82
Membrane potential 86
Membranous part of urethra 191, 196
Ménard-Shenton line 453
Meningeal branch of spinal nerve **88**, 89, 205
Meniscoid synovial folds of vertebral joint of capsule 132
Meniscus 44, 460
Mental
- foramen 32
- protuberance 32
- region 36
Mentalis 56, 58
Merkel cell axon complex 39
Mesencephalon 80
Mesogastrium 207
Mesorchium 234
Mesotendineum 65
Metabolic exchange 74
Metacarpal muscles 336
Metacarpals 33, 40, **264**
Metacarpophalangeal
- joint 32, 250, 251, **265**, **308**
- - crease of palm 388
Metaphyseal blood vessels 16
Metaphysis 16
Metarteriole 75
Metatarsals 40, 436, 470, 471
Metatarsophalangeal joint 32, 423, **471**, 484
Meynert axis 85
Microglia 87
Midabdomen 207
Midaxillary line 34

Midcarpal
- compartment 300
- joint 40, **265**, 301, 308
Midclavicular line 34
Middle
- cervical ganglion 102
- facet for calcaneus 437
- genicular artery 543, **579**, 581
- phalanx
- - of little toe 436, 488
- - of toe 471
- rectal artery 238
- scalene 167, 180, 375, 393, 398
- talar articular surface **436**, 438
- trunk of brachial plexus **93**, 374, 398
Midfoot 437
Midline episiotomy 241
Mimetic muscles 11
Mineralized
- cartilage 16
- - matrix 46
Mitochondrion 86
M-line 63
Mohrenheim fossa → Infraclavicular fossa
Moment axis 50
Momentary center of rotation 50
Monosegmental innervated muscle 96
Mons pubis 30, **188**, 207, 240
Morphogenesis 4
Motor
- distribution 558
- endplate 63
- innervation 96, 98
- neuron 63, 96
Movement 50
Movements of shoulder girdle 286
Multicellular intraepithelial gland 78
Multifidus 157, 177
Muscle
- bellies 61
- cell 62
- compartment 66
- fascia 62
- fiber 62
- origins 61
Muscles
- of back proper **31**, 154, 156, 158, 165, **176**, **178**, 209
- of female pelvic floor 192
- of forearm 352, 354
- of gluteal region 522
- of hip 522
- of leg 528, 530
- of pelvic floor 170
- of thigh 522
- of thoracic cage 166, 168
Muscular
- branches
- - of femoral nerve 548, 553
- - of radial nerve 406
- triangle of anterior cervical region 36
Musculocutaneous nerve 93, 95, **311**, 356, 374, **380**, 383, 395, 400, 406
Musculophrenic
- artery 198
- vein 201
Myelin sheath 101
Myelinated
- fiber 83
- nerve 101
Myenteric plexus anlage 82
Myoblast 62
Myofibrils 62
Myofibroblast 66
Myomere 3, 90

Myometrium 5
Myosin filament 63
Myotome 7, 90, 96, 112

N

Nasal
 – bone 32
 – region 36
Nasalis 56, 58
Navicular 40, **436**, 470, 472–474, 488
 – articular surface **436**, 438, 474
 – fossa 237, 244
Neck 24
 – fracture 447
 – of femur 40, 422, **428**, 430, **431**, 440, 446, 448
 – of fibula 434
 – of radius **260**, 288
 – of rib 115, 143
 – of scapula 255, 275
 – of talus 436
Neural
 – crest 6, 81, 82
 – folds 6, 82
 – groove 6, 82
 – plate 6, 82
 – tube 7, 80–82
Neurofilaments 86
Neuromodulators 79
Neuromuscular junction 63
Neurotubules 86
Neurulation 6
Neutral-zero method 52
Nipple 30, 207, **216**
Nissl body 105
Node of Ranvier 101
Non-pennate muscle 60
Notochord 3, 6, 82, 112
 – segment 112
 – sheath 112
Notochordal process 6
Nuchal
 – fascia 175
 – ligament **128**, 129, 130, 173, 180
Nuclear pore 86
Nucleus pulposus 112, 124, 139
Number of vessels 74
Nutrient
 – artery 41
 – vein 41

O

Obersteiner-Redlich zone 99, 100
Oblique
 – cord 294
 – head
 – – of adductor hallucis 481, 511, 537
 – – of adductor pollicis **335**, 358, 362, 364
 – popliteal ligament 456, 579
Obliquus
 – capitis
 – – inferior 57, 159, 178
 – – superior 57, 159, 178
Obliterated umbilical vein 13
Obturator
 – artery 568, 576
 – branch 220
 – canal **194**, 448
 – externus 197, 499, 522, 527
 – fascia 189, **194**
 – foramen 146, 195, **426**, **575**
 – hernia 229
 – internus 57, 59, 189, 190, 193, 197, 497, 520, 525–527, 561, 574
 – membrane 148, **151**, 197, 444
 – nerve 95, 204, 212, 493, 548, **552**, 569, 576
Occipital
 – artery 211
 – belly 11
 – bone 33, 40, 128
 – nerve 210
 – region 36
 – vein 392
Occipitofrontalis 56, 58
Occlusal plane 133
Oculomotor nerve 102
Olecranon 31, 33, 40, 250, **260**, 262, 288, 292
 – fossa **256**, 258, 288, 290, 292
Olfactory
 – bulb 80
 – nerve 85
Oligodendrocytes 87
Omarthrosis 48
Omohyoid 312
Omotracheal triangle 36
Omphalocele 228
Ontogeny **4**, 6, 8
Oogenesis 5
Opened vestibule 247
Ophthalmic nerve 95
Opponens
 – digiti
 – – minimi
 – – – of foot 511, 537, 538
 – – – of hand 335, 358, 360, 364, 366
 – pollicis 58, 335, 364, 366
Optic
 – cup 80
 – nerve 85
 – vesicle 2, 10, 14
Oral region 36
Orbicularis
 – oculi 56, 58
 – oris 56
Orbit 40
Organogenesis 4
Oropharyngeal membrane 6
Os trigonum 439
Ossification
 – center (head of femur) 452
 – zone 16
Osteoarthrosis 48
Osteoblasts 16, 41
Osteochondrosis 138
Osteoclasts 17, 41
Osteocytes 17, 41
Osteogenic zone 17
Osteoid 16
Osteon 17, 41
Osteophyte 49, 138
Osteoprogenitor cell 17
Outer
 – hip muscles 496
 – lip of iliac crest 146
 – zone of anulus fibrosus 124
Ovarian
 – artery 71
 – vein 71
Ovary 79, 190, 196, **240**

Ovum 5

P

Painful arc 280
Palatine tonsil 76
Palm 388
 – of hand 37, 412, 414
Palmar
 – aponeurosis 56, 58, **362**, 389, 412
 – arch 409
 – branch
 – – of median nerve 389, 413
 – – of ulnar nerve 389, 413
 – carpal network 415
 – carpometacarpal ligaments 299
 – digital
 – – arteries 412
 – – nerves of thumb 412
 – – veins 371
 – flexion 309, 342
 – flexor of carpal jont 343
 – intercarpal ligaments 299
 – interosseous 337, 360, 365–367
 – ligament **299**, 305, 366
 – metacarpal
 – – arteries 369, **415**
 – – ligament 299
 – – veins 371
 – radiocarpal ligament **296**, 299
 – radio-ulnar ligament **294**, 295, 299, 301
 – ulnocarpal ligament 296, 299
Palmaris
 – brevis 56, 58, 362
 – longus 56, 58, **329**, 352, 356, 362, 388, 418
Pampiniform plexus 233, 234
Papillae 38
Papillary layer 38
Paracortex 77
Paramammary nodes 217, 373
Parasternal
 – line 34
 – nodes 202, 217
Parasympathetic
 – ganglion 103
 – nervous system 102
 – nuclei 102
Paratenon 64
Parathyroid glands 79
Para-umbilical veins 200, **206**, 220
Paraurethral gland 244
Paravertebral line 34
Paravesical fossa 191
Paraxial mesoderm 6
Parietal
 – abdominal fascia 68
 – bone 14, 33, 40
 – layer of tunica vaginalis 234
 – pelvic fascia 69, 575
 – peritoneum 186, 222
 – pleura 181, 186
 – region 36
Parotid-masseteric region 36
Partial body center of gravity 53
Patella 30, 32, 40, 422, **432**, **454**, 462, 468, 562
Patellar
 – ligament 457–459, 468
 – surface of femur 428, **430**, **433**, 455, 462

 – tendon 65
 – – reflex 139
Patellofemoral joint 40
Pecten pubis 146
Pectineal
 – ligament 227, 567
 – line 428
Pectineus 56, 58, 197, **499**, **522**, 527, 553
Pectoral
 – branch of thoraco-acromial artery 369, 396
 – fascia 69
 – nodes **217**, 373
 – region 36
Pectoralis
 – major 31, 56, 58, 207, 273, 285, **322**, 348, 399
 – minor 56, 58, 173, 273, **314**, 349
Pedicle of vertebral arch **114**, 117, 121
Pelvic
 – cavity 25
 – diaphragm 170, **190**
 – floor muscles 188, 196
 – inclination angle 111
 – inlet plane 149
 – splanchnic nerves 102
 – surface of sacrum 146
Pelvis 24
Penile
 – hypospadias 231
 – part of urethra 196, 236
 – skin 236
Penis 31, 188, 232
Pennate
 – angle of muscle 61
 – muscle 60
Percentage of total resistance 74
Perforating
 – artery of deep artery of thigh 543, **568**, 578
 – branch
 – – of deep palmar arch 415
 – – of fibular artery **580**, 586
 – – of internal thoracic artery 199
 – vein 370, 406
Pericardial cavity 25
Perichondrial sleeve 16
Perichondrium 16
Pericyte 75
Perikaryon 105
Perimysium 62
Perineal
 – artery 238, 242
 – body 188, 192
 – branch of posterior femoral cutaneous nerve 560, 571, 576
 – fascia 189
 – hernia 229
 – hypospadias 231
 – membrane 189, **190**, 237
 – nerves 238, 242, 560, 571, 576
 – raphe 230
 – region 188
 – veins 242
Perineum 188, 246
Perineurium 83
Periorchium 225, 234
Periosteum 16, 41
Peripheral
 – nerve 92, 96, 104
 – nervous systems 100
Perirenal fat 175
Peritendineum 64

619

Peritoneal
- cavity 190, 575
- – of scrotum 234
Peri-umbilical region 207
Perkins-Ombredanne line 453
Pertrochanteric fracture 446
Pes
- anserinus 56, 58, 501, 520, 522, 525, 528
- equinovarus 519
Petit's hernia 229
Peyer patches 76
Phalanges
- of foot 40, 470
- of hand 33, 251, 264
Phalangoglenoid ligament 304
Pharyngeal
- arch 2, 10, 14
- – musculature 10
- – nerve 10
- bursae 12
- gut 10
- tonsil 76
Phrenicopleural fascia 181
Pinching 306
Pineal gland 79
Piriformis 57, 59, 194, **497**, 520, 522, 525, 526, 576
Pisiform 32, 40, 251, 264, **266**, 302, 416
Pisohamate ligament 419
Pituitary
- anlage 80
- gland 79
Placenta 8
Planes of radiological images 28
Plantar
- aponeurosis 482, 489, 490, 534
- artery 581
- calcaneonavicular ligament 476
- chiasm 508, 531
- digital vein 544
- fascitis 489
- interosseous 513, 534, 536, 538, 541
- ligament 481, 484, 538
- metatarsal
- – arteries 543, 582
- – veins 544
- vault 480
- venous arch 544
Plantaris 57, 59, 507, 525, 526, 530
- tendon 540
Platysma 56, 58
Pleural
- cavity 25, 181
- effusion 215
Plurisegmental innervated muscle 96
Podogram 564
Polar bodies 5
Pons 80, 113
Popliteal
- artery **71**, 463, 469, 542, **568**, 570, 578–581
- fossa 30, 564
- region 37
- surface of femur 428
- vein **71**, 463, 469, **544**, 570, 578–580
Popliteus 57, 59, 503, 526, 530, **580**
Portal
- circulation 70
- sinus 13
- vein 70
Postaxial segment 90
Postcapillary
- sphincter 75
- venule 75

Posterior
- antebrachial cutaneous nerve 378, **391**
- arch of atlas 116
- articular facet of vertebra 116
- atlanto-occipital membrane **128**, 130, 179
- axillary line 34
- brachial
- – cutaneous nerve 378, 391, 396, 400, **402**
- – region 404
- branch of obturator nerve 548, 552
- calcaneal
- – articular facet 437
- – osteophyte 489
- cardinal vein 13
- cervical region 36
- circumflex
- – humeral
- – – artery 211, 285, 369, 395, **396**, 401, 404
- – – vein 285
- commissure 188, **240**
- compartment 506
- cord of brachial plexus 93, 311, **374**, 381, 383, 395, 396
- cruciate ligament **458**, 460, 468
- external vertebral venous plexus 201
- femoral cutaneous nerve 95, 208, 555, 565, 570, 573, 576, 578
- fontanelle 43
- forearm region 410
- horn
- – of meniscus 456
- – of spinal cord 81, 89
- inferior
- – glenohumeral ligament 276
- – iliac spine 146, 426
- intercondylar area of tibia 435
- intercostal
- – arteries 181, 198, 213, 214, 215
- – veins 181, 200, 213–215
- intermuscular septum of leg 66, 540, 585
- internal vertebral venous plexus 136
- interosseous artery of ulnar artery 369, 401, 407, 408, 410
- labial veins 242
- layer of rectus sheath 187, 214
- leg region 580
- ligament of fibular head 458
- longitudinal ligament **126**, **129**, 130, 136
- median line 34
- meniscofemoral ligament **458**, 460
- muscles
- – of arm 346
- – of shoulder joint 344, 346
- perineal hernia 229
- process of talus **436**, 438
- radicular artery 199
- rami of spinal nerve 93, **374**
- rectus sheath 185, 186
- region
- – of arm 37
- – of elbow 37
- – of forearm 37
- – of leg 37
- – of thigh 37
- – of wrist 37
- root
- – of sacral nerve 555
- – of spinal nerve 88
- sacral foramen 110, 122, **146**, 555

- sacro-iliac ligaments **148**, 151, 442
- scalene 167, 180
- scrotal
- – nerves 238, 576
- – veins 238
- sternoclavicular ligament 272
- superior iliac spine 33, 147, 150, 209, 422, 426, 450
- surface
- – of scapula 173
- – of shaft of humerus 256
- – of shaft of ulna 33, 251
- talar articular surface **436**, 438
- talofibular ligament 489
- thigh
- – muscles 502
- – region 578
- tibial
- – artery **71**, 471, 540, **542**, 579, **581**, 585
- – recurrent artery 543
- – veins **71**, 471, 540, 544, 585
- tibiofibular ligament 476
- trunk wall 210
- tubercle of vertebra **114**, **116**, 129
Posterolateral bundle of anterior cruciate ligament 466
Postganglionic neurons 103
Postsynaptic membrane 63
Potential at the axon hillock 86
Preaxial segment 90
Precapillary sphincter 75
Preganglionic neurons 103
Preotic region 153
Prepuce
- of clitoris 188, 240, 243, **245**, 246
- of penis 236
Prerectal fibers 193, 194
Presternal region 36
Pretracheal layer 175
Prevertebral layer 175
Priapism 239
Primary
- bundle 64
- – of skeletal muscle 62
- cancellous bone 16
- lymphatic organs 76
- oocyte 5
- ossification center 14, 16
Primitive
- groove 6
- node 6
- streak 4, 6
Primordial
- sea 74
- skeleton 14
Princeps pollicis artery 369
Procerus 56, 58
Profunda brachii artery **71**, 369, 396, **401**, 404, 407, 409
Proliferation zone 16
Promontory of sacrum **110**, 122, 136, 146, 148
Pronation
- of ankle joint 519
- of elbow joint 340
Pronator
- of elbow joint 341
- quadratus 58, 352
- teres 56, 58, 329, 352, 356
Proper
- palmar
- – digital
- – – artery 369, 412, **412**
- – – nerves 389, **391**, 412

- – – of median nerve 413
- – – of ulnar nerve 413
- plantar
- – digital
- – – arteries 543, **582**
- – – nerves 559
Proportions 22
Prosencephalon 10, 80
Prostate 191, **196**, 232
Prostatic part of urethra 196, 237
Proteoglycan 47
Prothesis 48
Protoplasmic astrocyte 87
Protozoan 74
Proximal
- epiphysis 16, 41
- hiatus of ulnar tunnel 419
- interphalangeal
- – joint
- – – capsule 299
- – – crease of palm 388
- – – of hand 250, **265**, 308
- phalanx
- – of great toe **436**, 438, 488
- – of little toe 436, 488
- – of toe 40, 471
- radio-ulnar joint 40, 250, 261, 263, 288, **291**, 294
- transverse crease of palm 388
- wrist crease 388
Pseudarthrosis 42
Pseudohermaphroditism 231
Psoas
- arcade of diaphragm 168
- major **163**, 165, 175, 182, 495, 520, 550
- minor 183, 495, 520
Pubic
- arch 147, **149**
- body 447
- region 36, 207
- symphysis 32, 40, 43, 111, 146, 148, **427**, 442
- tubercle 32, 146–148, 423, 425, 426, 442
Pubis 40, 147, 427
Pubococcygeus 171, 193–195
Pubofemoral ligament 442
Puborectalis 171, 193–195
Pudendal
- canal 190, 573
- nerve 197, 238, 242, 548, 560, 571, 573, **576**, 578
Pulled elbow 297
Pulmonary
- artery 12, 70
- circulation 70
- pleura 181
- vein 70
Pyramidalis 185

Q

Quadrangular space 404
Quadratus
- arcade of diaphragm 168, 182
- femoris 57, 59, **497**, 523, 525, 526, 576
- lumborum **163**, 175, 177, 182
- plantae 471, 489, **513**, 536, 538
Quadriceps femoris 31, 56, 165, 501, 522, 540

R

Radial
- abduction of carpal joint 309, 342
- artery **71**, 356, **368**, 401, **406**, **408**, 410, 412, 414, 418
- carpal eminence 303
- collateral
-- artery 369, 400, 407, 410
-- ligament 289, **290**, 294, 296, 298, 300
-- vein 400
- flexion of carpal joint 342
- flexor of carpal joint 343
- fossa **256**, 258, 288
- groove **256**, 258, 405
- group of lymphatics 372
- head of flexor digitorum superficialis of hand 353
- interosseous border 263
- nerve 95, 311, 374, **378**, 380, **382**, 383, 395, 396, 400, 405, 413
-- in radial groove 405
- notch of ulna 260, **262**, 289, 291
- recurrent artery 369, **401**, 406
- tuberosity 260, **263**, 292
- tunnel 406
- veins 71, 371
Radialis muscles 330
Radiate
- ligament of head of rib 145
- sternocostal ligaments **142**, 180, 271
Radiocarpal junction 268
Radio-ulnar joints 296
Radius 14, 40, 250, **260**, 291
Ramus of ischium 147, 188
Range of motion (ROM) 52
Rathke's pouch 10
Rays 480
Reabsorption 75
Recess 44
Reconstructed
- pudendum 246
- vaginal orifice 246
Rectal ampulla 196
Rectoprostatic fascia 196
Rectum 196
Rectus
- abdominis 56, 58, 163, 165, 185, 186, 207, 220
- capitis
-- lateralis 159
-- posterior
--- major 57, 159, 178
--- minor 57, 159, 178, 179
- diastasis 228
- femoris 29, 56, 58, 197, 450, 500, 501, **520**, 522, 524, 526, 540, 562
- sheath 163, 184
- sign 501
Recurvation 27
Red bone marrow 41
Reflected ligament of inguinal ligament 219
Renal
- artery 71
- fascia 175
- vein 71, 235
Reserve zone 16
Resting cartilage 16
Rete testis 234
Reticular layer 38
Retromandibular region 36
Retropubic space 196

Rhizarthrosis 48, 307
Rhombencephalon 80
Rhomboid
- major 57, 59, 173, 174, 273, **314**, 345, 346
- minor 57, 59, 173, 174, **314**, 345, 346
- of Michaelis 30, 209, 572
Rib 32, 108, 140
- hump 141
Right
- brachiocephalic vein **200**, 392
- bronchomediastinal trunk 202
- crus
-- of clitoris 244
-- of lumbar part of diaphragm 168, 182
- dome of diaphragm 169
- hypochondriac region 207
- inguinal region 207
- lateral region 207
- lumbar trunk 202
- lymphatic duct **202**, 217
- oblique diameter of pelvic inlet plane 149
- superior intercostal vein 200
Risorius 56, 58
Roll 50
Root of penis 237
Rosenmüller node 223, **546**, 567
Roser-Nelaton line 443
Rotation 50
Rotator
- cuff 316
- interval 277
Rotatores
- breves 157
- longi 157
- thoracis
-- breves 177
-- longi 177
Rough endoplasmic reticulum 78, 86
Round
- ligament
-- of liver 220
-- of uterus **190**, 196, 223
Ruffini corpuscle 39
Rupture of anterior cruciate ligament 466

S

Sacciform recess of elbow 289, 290
Sacral
- angle 111
- canal 122, 136, 151
- cord 102
- cornua 122
- hiatus 122, 151, **193**
- kyphosis 111
- plexus 204, 243, **493**, **549**, 556, 558, 569, 576
- promontory 113, 442
- region 36
- triangle 31, 209
- tuberosity 122, 150
Sacrocardinal vein 13
Sacrococcygeal joint 122
Sacro-iliac joint 146, 150, 427
Sacrospinous ligament **148**, 151, 192, 195, 442, 444, 495, 561, 576
Sacrotuberous ligament **148**, **151**, 192, 195, 442, 444, 495, 574, 576

Sacrum 33, 40, 43, 113, **122**, 136, **146**, 147, 148, 188, 427
Sagittal
- axis 27
- plane 27, **28**
- suture 28, 33
Saphenous
- nerve 29, 95, 548, 553, **563**, 565, **569**, 580, 585
- opening 224, 545, **546**
- vein 585
Sarcolemma 62
Sarcomere 62, **63**
Sartorius 29, 56, 58, 197, 207, **501**, 520, 522, 540
Satellite cell 62
Scalene
- muscles 175
- tubercle 143
Scalenus 166
Scaphoid 40, **264**, **266**, 268, 303, 411, 416
- quartet 269
Scapholunatum ligament 300
Scapula 24, 40, 250
Scapular
- line 34
- notch syndrome 255, 376
- part of latissimus dorsi 172, 321
- plane 253
- region 36
- spine 209
Scapulothoracic joint 270, 273
Schwann
- cell 100, 105
-- nuclei 101
Sciatic
- artery 571, 578
- hernia 229
- nerve 29, 197, **493**, 540, 555, 556, **558**, 571, 572, 576, 578
Sclerotome 7, 112
Scoliotic curve 141
Scrotal
- cavity 225
- hypospadias 231
- skin 234
-- with tunica dartos 225
Scrotum 31, 188, 230, 232
Sebaceous gland 38
Second
- distal phalanx of hand 264
- efferent neuron 103
- proximal phalanx of hand 264
Secondary
- bundle of skeletal muscle 62
- cancellous bone 16
- follicle 77
- ossification center 16
Secretory vesicle 78
Segmental
- nerve 112
- trunk arteries 12
Semimembranosus 29, 31, 57, 59, **503**, 520, 525, 526, 540, 564
- bursa 456
Seminal
- colliculus 191
- vesicle 197, 232
Semispinalis
- capitis 57, 59, 157, 176, 178
- cervicis 157, 178
- thoracis 157
Semitendinosus 29, 56, 58, **503**, 520, 525, 526, 530, 540, 564

Sensory innervation 90, 92, 94
Septa testis 234
Septum
- of clitoris 245
- penis 236
Sequestration 139
Serratus
- anterior 56, 58, 173, 174, 184, 207, 273, **314**, 345, 348
- posterior
-- inferior 57, 59, 172, 174, **176**
-- superior 172, 176
Sesamoid
- bones
-- of foot 437, 484, 488
-- of hand 264
Sex-determining region of the Y (SRY) 230
Shaft
- of clavicle 254
- of femur 428
- of fibula 434
- of fifth metacarpal 250
- of humerus 256, 258
- of metacarpal 264
- of metatarsal 436, 438
- of phalanx of hand 264
- of radius 260, 263
- of rib 143
- of tibia 434
- of ulna 251, 260
Sharpey fibers 41
Short
- head
-- of biceps brachii 278, 325, 348, 350, 356, 395
-- of biceps femoris 29, 503, 540
- pedal muscles 482
- saphenous vein 544, 580
Shoulder
- arthroscopy 282
- girdle 250, 252, 312, 314
- joint 40, **250**
Shouldice method 227
Sibson's fascia 181
Sildenafil 239
Sinus
- of epididymis 234
- venosus 13
Skeletal element of pharyngeal arch 10
Skeleton of trunk 108
Skene glands 243
Skin 38, 388
Slow-twitch 60
Small intestine 24
Smith's fracture 269
Socket 15
Sölder lines 94
Sole of foot 510, 512, **582**
Soleal line of tibia 434
Soleus 31, 57, 59, 507, 528, **530**, 540
Somatic musculature 153
Somatomotor
- fibers 85
- nuclear column 81
Somatosensory
- fibers 85
- nuclear column 81
Somite 6, 90
- formation 6
Spermatic cord 184, 219, 224, 238
Spermatocytes 5
Spermatogenesis 5
Spermatozoa 5
Sphenomandibular ligament 11

Sphincter muscle 61
Spigelian hernia 229
Spinal
– branch of posterior intercostal artery 199
– canal 138
– cord 113
– – anlage 112
– – segment 88, 90, 96
– dura mater 136
– furrow 30
– ganglion 84, 88, 93, **96**, 134, 137, 374
– nerve 84, 88, 92, 132, 134, 205
– part of deltoid 285, 319, 346
Spinalis 176
– cervicis 157, 177
– thoracis 157, 177
Spine of scapula **31**, 33, 40, 173, 174, 250, **255**
Spinocostal muscles 172
Spinohumeral muscles 172
Spinotuberous hernia 229
Spinous
– process **3**, 33, **109**, **110**, **114**, 116, 120, 140, 141, 172, 209, 572
– – of axis 178
Spiral arteries 8
Splanchnopleura 7
Spleen 76
Splenic
– artery 71
– vein 13, 71
Splenius
– capitis 57, 59, **155**, 176, 178
– cervicis 57, 59, **155**, 176, 178
Spondylarthrosis 48
Spondylolysis 112
Spondylophyte 138
Spongy part of urethra 196, 236
Sprout 105
Stance
– leg 451
– phase 491
Stapes 11
Static deformities 483
Stellate ganglion 102
Stenotic vaginal orifice 246
Steppage gait 558
Sternal
– angle 34, **140**, **142**
– branch of internal thoracic artery 199
– end of clavicle **254**, 271
– facet 254
– line 30, 34
– part of diaphragm 169, 182
Sternoclavicular joint 32, 40, 252, **270**, 272
Sternocleidomastoid **31**, 56, 58, 174, 178, 207, **312**, 348, 392
– region 36
Sternocostal
– head of pectoralis major 173, 184, 323, 348
– joint 271
– triangle 182
Sternohyoid 56
Sternum 108, 140, 142, 173
Stress incontinence 171
Structure of vertebra 114
Struthers' ligament 386, **407**
Stylohyoid ligament 11
Styloid
– process
– – of radius **30**, 32, 251, **260**, 262, 266, 390, 411

– – of temporal bone 11, 128
– – of ulna **31**, 32, 40, 251, **260**, 267, 390
Stylopharyngeus 11
Stylopodium 20
Subacromial
– bursa 65, **278**, 280
– space 270
Subarachnoid space 136
Subcardinal veins 13
Subclavian
– artery 12, **198**, 215, **368**, 373, 377, **393**, 395, 396, 400, 403, 405
– nerve 311, 375, 376
– trunk 202
– vein 71, 200, 371, 392, **395**, 400
Subclavius 56, 58, 173, **314**, 349, 350
Subcoracoid bursa 275
Subcostal
– artery 198
– nerve **204**, **212**, 548
– plane 35
– vein 200
Subcostales 167
Subcutaneous
– acromial bursa 65
– perineal space 190, 575
– prepatellar bursa 455, **463**
– tissue 38, 187, 388
– – of membranous layer 187
Subdeltoid bursa 65, 273, **278**, 280
Subintima 46
Submandibular triangle 36
Submental triangle 36
Suboccipital nerve 211
Subperitoneal space 575
Subperoneal cavity 190
Subpopliteal recess 456, 462
Subpubic angle 146, **149**
Subscapular
– artery 369, 393, 401, **403**, **405**
– fossa 255
– nerve 311, 375, 379, 395, 396
– nodes **217**, 373
Subscapularis 58, 273, 277, 284, 317, 349–351
Subsynovialis 46
Subtalar joint 425, 474
Subtendinous bursa of subscapularis 273, **275**, **278**
Subtrochanteric fracture 446
Sulcus tali 437
Superficial
– abdominal fascia 163, 187, 394
– brachial artery 401
– branch
– – of lateral plantar nerve **559**, 582, 587
– – of medial plantar nerve 581, 582
– – of radial nerve 378, 389, 391, 406, 408, 411, 416
– – of transverse cervical artery 211
– – of ulnar nerve 417, 419
– circumflex
– – iliac
– – – artery 198, **214**, 543, 566, **568**
– – – vein 200, 206, **214**, 563
– dorsal veins of penis 236, 238
– epigastric
– – artery 198, **214**, 543, 566, 568
– – vein 200, 206, **214**, 563
– extensors of forearm 332
– fibular nerve 95, 493, 549, 558, 563, **584**
– flexors of forearm 328

– head of flexor pollicis brevis 335, 362, 364, 366
– inguinal
– – nodes **202**, 203, 242, 546
– – ring **218**, 219, **223**, 224, 236, 550, 563, 567
– investing fascia 68
– layer
– – of cervical fascia 175
– – of nuchal fascia 175
– – of thoracolumbar fascia 163, **174**, 176
– lymphatic
– – vessels
– – – of abdominal wall 203
– – – of thoracic wall 203
– palmar
– – arch 369, 409, **414**, 419
– – branch of radial artery 369, 412, 414
– perineal
– – fascia 69, 189, **190**, 575
– – space 190
– popliteal nodes 546
– temporal vein 392
– transverse
– – metacarpal ligament 362
– – metatarsal ligament 534
– – perineal muscle 171, 189, 192, 574
– ulnar artery 409
– venous palmar arch 371
Superior
– angle of scapula 33, 173, 251, 255
– articular
– – facet
– – – of sacrum 122
– – – of vertebra 116
– – process of vertebra 110, **114**, 116, 119, 120, 146
– border fossa of scapula 255
– cervical ganglion 102
– cluneal nerves 95, 205, **208**, 210, **565**, 570
– costal facet of vertebra 110, 114, **118**
– costotransverse ligament 145
– epigastric
– – artery **198**, 214
– – vein 214
– extensor retinaculum of foot 532
– fascia of pelvic diaphragm 69, 190
– fibular retinaculum 533
– glenohumeral ligament 276
– gluteal
– – artery 543, **568**, 571, 572, **576**, 578
– – nerve 493, **548**, **554**, 571, 573
– – vein 578
– lateral
– – brachial cutaneous nerve 208, **378**, 381, 389, 391, **402**
– – genicular artery 543, 568, 579, **581**
– lumbar hernia 229
– medial genicular artery 543, 568, 579, **581**
– mesenteric
– – artery 71
– – vein 71
– nuchal line **128**, 173, 178
– oblique part of longus colli 159
– pubic ramus **147**, 188, 426
– thoracic
– – aperture 140
– – artery **198**, 215, 369, 393, 395, 396
– thyroid notch 32
– transverse scapular ligament 271, 272, **279**, 402, 404

– trochlear surface of talus 473
– ulnar
– – collateral
– – – artery 369, 400, 406, 408
– – – vein 400
– urogenital diaphragmatic fascia 69, 190
– vena cava 13, 70, **200**
– vertebral notch 114, **118**, 120
Supination
– of ankle joint 519
– of elbow joint 340
Supinator 57, 58, **333**, 341, 346, 352, 354
– crest 288, 292
Supracardinal vein 13
Supraclavicular
– fossa 31
– nerves 95, 206, 208, 217, 378, 389, 391, **392**
– nodes 373
– part of brachial plexus 376
Supracondylar
– canal 407
– process **256**, 407
Supracrestal plane 35
Supraglenoid tubercle **255**, 274
Supralevator space 190
Supranavicular 439
Supra-orbital notch 32
Suprapatellar pouch 462
Suprapiriform
– foramen 571, 572
– hernia 229
Suprapleural membrane 181
Suprascapular
– artery 211, 285, 369, 396, **403**, **404**
– nerve 211, 285, 311, 375, 376, **396**, 402, **404**
– notch 252, **255**, 396, 404
– region 36
– vein 285
Supraspinatus 57, 59, 174, 278, 280, 285, **317**, 345, 346, 350
– syndrome 280
Supraspinous
– fossa of scapula 250, **255**
– ligament of vertebral column 43, **126**, 129, 136, 180
Supratrochlear
– foramen 256
– nodes 373
Supravesical fossa 220
Supreme
– intercostal
– – artery 199
– – vein 200
Sural
– arteries 543
– nerve 95, **549**, 563, 565, 570, 580, 584
Surface
– areas of human body 22
– ectoderm 6, 82
Surgical
– neck 256, 258
– reconstruction of pudendum 246
Suspensory
– ligament
– – of breast 216
– – of ovary 190
– – of penis 236
Sustentaculum tali 436, **438**, 470
Swing
– leg 451

– phase 491
Sympathetic
– ganglion 89, 104, 205
– – anlage 82
– nervous system 102
– trunk 212
Symphyseal surface of pubis 426
Symphysis 42
Synaptic cleft 63
Synarthrosis 42, 48
Synchondrosis 43
Syncytiotrophoblast 8
Syndactyly 14
Synostosis 42
Synovectomy 42, 46
Synovial
– folds 44
– membrane 45, 46
– villus 44
Systolic pressure of blood pressure 74

T

Tactile disc 39
Tail of epididymis 234
Talar posterior process 488
Talocalcaneal interosseous ligament 471, 474, **476**
Talocrural joint 474
Talus 40, 436, 470, 489
Tarsal
– bones 40, **436**
– tunnel syndrome 559
Tectorial membrane 130
Telencephalon 80
Telodiencephalic sulcus 80
Temporal
– bone 33
– region 36
Temporalis 11
Temporomandibular joint 40
Tendinocyte 64
Tendinous
– arch
– – of levator ani 194, **576**
– – of soleus 559, **580**
– intersection **31**, **163**, 185, 207
Tendon 64
– of biceps brachii 406
– of flexor digitorum
– – – longus of foot 513
– – – – profundus of hand 304
– – – – superficialis of hand 304
– of insertion 61
– – – of biceps brachii 352
– – – of extensor indicis 411
– – – of flexor
– – – – – carpi ulnaris 299
– – – – – digitorum profundus of hand **352**, 364
– – – – – digitorum superficialis of hand 363, 364
– – of long head of biceps brachii 273, 278, 284
– – of subscapularis 283
– – sheaths of hand 358
Tendons of origin 61
Tension
– band 55
– trabeculae 429
Tensor fasciae latae 56, 58, 197, **497**, 521, 524, 526, 562

Teres
– major 57, 59, 174, 285, **320**, 345, 346, 350, 390
– minor 57, 59, 278, 285, **317**, 345, 346
Terminal
– duct lobular unit (TDLU) 216
– vascular bed 74
Terms
– of axes 26
– of cardinal planes 26
– of location and direction 26
Testicular
– artery 220, 233, **234**
– descent 232
– plexus 233
– vein 220, 234
Testis 24, 79, 232, 234
Thenar
– branch of median nerve 417, 419
– crease 388
– eminence 388
– muscles 334, 417
Thigh 422
Third occipital nerve 208, 211
Thoracic
– aorta 213
– cage 108
– cavity 25
– diameter 144
– duct 76, **202**
– fascia 69, 395
– kyphosis 111
– scoliosis 141
– skeleton 140
– spine 109, 113, 118
– wall muscles 180
Thoraco-acromial artery 198, 369, 395, 396
Thoracodorsal
– artery 198, 215, **369**, 393, 395, 396, 401, **403**
– nerve 311, 379, 395–397
– vein 371
Thoraco-epigastric vein 200, 206, **214**, 371
Thoracohumeral muscles 172
Thoracolumbar
– fascia 57, 59, 67, **163**, 172, 174, **175**, 176
– junction 111
Thorax 24, 140
Thymus 76
Thyrocervical trunk 199, 369, **393**, 396, 403, 405
Thyroid
– cartilage 11, 207
– gland 79
– – anlage 10
Tibia 30, 40, 425, 434, 454
Tibial
– collateral ligament **45**, 455–457, **458**, 469
– nerve 95, 493, 540, **558**, 565, 570, 578, 580, 585
– plateau 40, 422, **434**, 454
– tuberosity 31, 32, 40, 423, 425, **434**, 562
Tibialis
– anterior 56, 58, 471, **505**, 528, 532, 538, 540, 562
– – syndrome 585
– posterior 57, 59, 434, 471, 481, **508**, 530, 533, 536, 538, 540
– – reflex 139

Tibiofibular
– joint 40, 434, **454**
– syndesmosis 40, 43, **434**, **471**
Tight junction 101
Tigroid substance 105
Tinel's sign 105
T-lymphocytes 76
Topography of inguinal hernia 224
Total
– cross-sectional area of vascular wall 74
– hip arthroplasty (THA) 48
Tracheal anlage with lung bud 10
Transaxilla 284
Transformation zone 17
Translation 50
Transmitters 79
Transpyloric plane 35
Transversalis fascia 175, 185, 186, 219, 223, 224
Transverse
– acetabular ligament 445
– arch 480
– axis 27
– carpal ligament **302**, 303, **358**, 362, 364, 366, 417
– cervical
– – artery 210, 393, **403**, **405**
– – nerve 95, 392
– – vein 392
– costal facet 110, 114, **118**, 145
– diameter of pelvic inlet plane 149
– fascicles 534
– – of palmar aponeurosis 362
– foramen of vertebra 134
– head
– – of adductor hallucis 481, 511, 536
– – of adductor pollicis 335, 358, 362, 364, 366
– humeral ligament 275, 278
– intermuscular septum 585
– ligament
– – of atlas 129, 130
– – of knee 458
– lines of sacrum 43, **122**
– part
– – of trapezius 173, 174, 344
– – of ulnar collateral ligament 290
– perineal ligament 238
– plane 27, 28
– process
– – of atlas 178
– – of vertebra **3**, 110, **114**, **116**, 118, 140
Transversus
– abdominis 56, 58, **161**, 163, 165, 177, 182, 185, 186, 550
– – aponeurosis 185
– thoracis 166–186
Trapezium 40, **264**, **266**, 303, 306, 411, 416
Trapezius 30, 57, 59, 175, 176, 178, 285, **312**, 346, 348, 350
Trapezoid 40, **264**, **266**
– ligament 271
Trapezoideumcapitatum ligament 300
Traumatic neuroma 105
Treatment of hernias 226
Trendelenburg sign 497, 515, 554
Triangle
– of doom 221
– of pain 221
Triangular space 404

Triceps
– brachii 57–59, 174, **326**, 354, 388, 390
– hiatus 404
– surae 31, 506, 528
Triple arthrodesis 42
Triquetrum 33, 40, 251, **264**, **266**, 303, 416
Triradiate cartilage 452
Trochanteric
– bursa 446, 448, 573
– fracture 446
Trochlea
– of humerus **256**, 258, 261, 288, 291, 292
– of talus 488
Trochlear
– notch **260**, **262**, 289, 291, 292, 294
– surface of talus 436, 438
Trophoblast 5
Tropomyosin 63
Troponin 63
True
– conjugate 149
– hermaphroditism 231
– ribs 141
Trunk muscles 172
Tubercle
– of rib 115, 140, 143, 145
– of scaphoid 32, 251, **264**, 267, 303
– of trapezium 32, 251, **264**, **266**, 302
Tuberosity 32
– for serratus anterior 143
– of cuboid 437
– of distal phalanx of hand 264
– of fifth metatarsal 32, 423, 436, 472, 532
– of ulna 260, 263
Tunica
– albuginea
– – of corpus cavernosum penis 236, 238
– – of corpus spongiosum penis 236
– – of testis 234
– vaginalis 234
Tunnel
– formation
– – of dorsal nerve of clitoris 247
– – of perforator flap 246
Turf toe 485
Twelfth intercostal nerve 205

U

Ulna 14, 40, 250, **260**, 291
Ulnar
– abduction of carpal joint 309, 342
– artery **71**, 356, **368**, 401, 406, 408, 412, 414, 416
– carpal eminence 303
– collateral ligament 289, 290, 294, 296
– – – of wrist joint 298, 300
– communicating branch 413
– flexion of carpal joint 342
– flexor of carpal joint 343
– groove 256, 288, 290, 405
– group of lymphatics 372
– head of flexor digitorum superficialis of hand 353
– interosseous border 263
– nerve **93**, 95, 311, 356, 374, **384**, 395, 396, 400, 405, 408, 412–414, 416

Ulnar
- recurrent artery 369, **401**, **407**
- tunnel 416, 418
- veins 71, 371
Ulnare 20
Ulnocarpal
- complex 300
- disk 295, 300
- meniscus 300
Ulnolunate ligament 299, 301
Ulnotriquetrum ligament 299, 301
Umbilical
- arteries 9
- cord 9
- hernia 228
- region 36, 207
- vein 9
Umbilicus 30, **184**, 207
Uncinate process of cervical spine 114, **134**
Uncovertebral joint 134
Uncus of vertebral body 116
Unmyelinated
- fiber 83
- nerve 101
Upper
- abdomen 207
- motor neuron 98
- trunk of brachial plexus 93, **374**, 398
Ureter 24
Ureteric orifice 191
Urethra 197, 236, 244
Urethral artery 236, 238
Urinary bladder 24
Urogenital
- diaphragm 170, **190**, 237, 574
- folds 230
- hiatus 171
- region 37, 188, 560
- sinus 230
U-shaped skin flap 247
Uterine
- cavity 196
- tube 190, 196, **240**
Uterus **196**, 240

V

Vagina 188, 190, 197, 240, 244
Vaginal orifice 188, 240, 244, 246
Vagus nerve 102
Valgus 27
Varus 27
Vasa vasorum 72
Vascular pedicle flap 246
Vastoadductor membrane **553**, 568
Vastus
- intermedius 29, 56, 58, 500, **521**, 522, 526, 540
- lateralis 29, 56, 58, 197, 500, **521**, **522**, 524, 526, 540, 562, 564
- medialis 29, 56, 58, 500, **520**, **522**, 527, 540, 562
Vater-Pacini corpuscle 39, 388
Vein **72**, 200
- of bulb of penis 238
- of bulb of vestibule 242
- of ductus deferens 220, **235**
Venous
- plexus of Kobelt 240, 244
- valve 72
Ventral
- aorta 10
- aortic root 12
- branch
- – of intercostal nerve 213
- – of spinal nerve 88
- horn of spinal cord 81
- rami of spinal nerve 93, 374
- root
- – of sacral nerve 555
- – of spinal nerve **88**, 134, 205
- spinal rootlets 89
Venule 72, 74
Vermiform appendix 76
Vertebra prominens 31, **33**, 113, 116, 128, 173, 209
Vertebral
- arch **3**, 116, 126
- artery 134, 179, **198**, 211, 369, 393, 396, 403, 405
- body 114, 116, 118, 120
- – anlage 112
- canal **3**, 138
- foramen **114**, 117
- part of latissimus dorsi 172, 321
- region 30, 36
Vertical
- infraclavicular brachial plexus block 398
- part of longus colli 159
Vesalius' bone 439
Vesical venous plexus 191, 238
Vestibule of vagina 190, 230, **240**, 243, 244, 246
Vincula
- brevia **361**, 413
- longa 413
Vinculum longum 361
Visceral
- abdominal fascia 68
- layer of tunica vaginalis 234
- pelvic fascia 69, 575
- pleura 181
Visceromotor
- fibers 85
- nuclear column 81
Viscerosensory
- fibers 85
- nuclear column 81
Vitelline
- artery 12
- vein 12
von Hochstetter triangle 573

W

Wall thickness of blood vessels 72
Waller degeneration 105
Warm receptor 39
Watershed 203
White
- matter 81, 89
- ramus communicans **89**, 205
Whole-body center of gravity 111
Wing of sacrum 122
Wrist joint 40, 250, 261, **265**, 300, **308**

X・Y・Z

Xiphoid process 32, 40, 140, **142**, 207
Yolk sac 6, 8, 12
Z membrane 63
Zona pellucida 5
Zone
- of autonomic neurons 81
- of vesicular cartilage 16
Z-shaped skin flap 247
Zygapophyseal joint 128, 130, 132, 138
Zygomatic
- arch 32
- region 36
Zygomaticus
- major 56, 58
- minor 56, 58
Zygopodium 20